《活体形态学(*VIVOMORPHOLOGY*)》的姐妹篇

当代医学影像误诊学

CONTEMPORARY MEDICAL IMAGING MISDIAGNOSIS

第二卷
VOLUME II

总主编　巫北海

天津出版传媒集团

天津科学技术出版社

编者名单

总 主 编 巫北海 主任医师、教授、博士生导师（原第三军医大学第一附属医院，现陆军军医大学第一附属医院）

副总主编 刘 筠 主任医师、教授、博士生导师（天津南开大学人民医院）

刘昌华 副主任医师（厦门大学成功医院）

颜志平 主任医师、教授、硕士生导师（厦门弘爱医院）

吕维富 主任医师、教授、博士生导师（中国科学技术大学附属第一医院 / 安徽省立医院）

黄学全 主任医师、教授、博士生导师（陆军军医大学第一附属医院）

陈 伟 副主任医师、副教授、博士生导师（陆军军医大学第一附属医院）

韩 丹 主任医师、教授、博士生导师（昆明医科大学第一附属医院）

秦 伟 主任医师、教授、硕士生导师（重庆北部宽仁医院）

秦将均 主任医师、教授、硕士生导师（海南三亚中心医院 / 海南省第三人民医院）

邝 菲 副主任医师、副教授（厦门大学第一医院）

第一卷（颅脑与脊髓卷）主编 巫北海 颜志平 张伟国 黎海涛 陆 明 张晓宏

第二卷（面颈及多系统多部位疾病卷）主编 巫北海 刘 筠 韩 丹 秦 伟 唐 震

第三卷（胸心卷）主编 巫北海 吕维富 俞安乐 牟 玮 邱明国

第四卷（腹盆上卷）主编 巫北海 刘昌华 黄学全 秦将均 王 毅

第五卷（腹盆下卷）主编 巫北海 蔡 萍 邝 菲 周代全 薛跃辉 傅 绢

第六卷（肌骨及脊柱卷）主编 巫北海 陈 伟 汪庆华 刘士辰 胡荣惠

编写人员（按姓氏笔画为序）

马 奎	王 毅	邓 学	刘 筠	刘士辰	刘昌华	邝 菲	冯 浩	吕维富
牟 玮	伍宝忠	张伟国	张晓宏	陈 伟	陈丙丁	陈思敏	陈春梅	陈海燕
汪庆华	陆 明	杨利根	巫北海	巫登锦	肖贵玉	邱明国	周代全	林怀雄
林建坤	俞安乐	郑妙琼	秦 伟	秦将均	胡 雄	胡荣惠	韩 丹	唐 震
谢 斌	曾英琅	常 诚	黄学全	蔡 萍	郭春生	康绍磊	颜志平	傅 绢
黎海涛	薛跃辉							

序

在 62 年的医疗实践中,个人深深体会到一个问题,作为临床影像诊断的医务工作者,日常工作中,为成千上万的患者诊断正确是理所应当的,没有人在意这些工作,但是如果出现误诊或漏诊,则将引起不小的震动,小则上级领导批评,大则引发医疗纠纷、医疗事故,甚至导致不良的社会影响,对于患者、医务工作者个人、医疗单位等都可能造成不必要的损失。

1996 年,拙著《影像诊断中的误诊》问世后,许多读者来信称该书对于临床工作帮助甚大,但唯一的缺点是该书主要是文字,没有图像可供阅读,希望再版时增加内容和配以图像,以对临床工作更有益处。

误诊学是医学诊断学的一部分,它是一门专门研究诊断错误的学科,其内容涵盖甚广,既包括医学,又包括医学以外的许多学科。

作为《活体形态学(Vitomorphology)》的姐妹篇,《当代医学影像误诊学(Contemporary Medical Image Misdiagnosis)》也分为六卷:颅脑与脊髓卷、面颈与多系统多部位疾病卷、胸心卷、腹盆上卷、腹盆下卷、肌骨与脊柱卷。

《当代医学影像误诊学》是医学诊断学中专门研究影像诊断错误的专著,它既包括医学影像诊断学,又包括医学影像诊断学以外的许多学科;它主要讨论医学影像诊断中的误诊和漏诊,既有影像诊断学的丰富内容,又有许多相应临床各科的资料。

众所周知,作为影像诊断医生的我们,在多年临床工作中,诊断正确者成千上万,一点都记不住,可是,对误诊的病人却会牢牢记住一辈子,因为误诊给人的印象太深了,甚至于可以这样说,误诊给人的打击太重了。

误诊和漏诊在临床上的重要性是我们编写《当代医学影像误诊学》的动力,几十年来,我们一边工作,一边学习,一边收集资料,一边整理总结,一边深入研究、分析和编写,现在终于完成了这项艰巨的任务,呈送给同仁和读者们,由于我们才疏学浅,手边资料十分有限,难免存在许多错误和瑕疵,敬请同仁和读者们不吝批评和指正。

我们深知,医学影像的误诊学确实是一门很深奥的学问,涉及面十分广泛,而且相当有深度,从编写过程中我们学习到许多以往从未接触到的知识,真是长见识不少,这对提高我们的工作水平和质量十分有益。

本书编写时间跨度较大,长达三十余年,收集文献较多,由于出版规定参考文献篇幅有限,在此只能将5年内的外文文献和8年内的中华系列杂志文献列出，参考的绝大多数文献都无法一一列出，敬请各位作者鉴谅，在此谨致谢意。

由于作者们才疏学浅，对医学影像学的学习和研究甚感力不从心，对诊断思维的深入研究更是欠缺，加之收集资料范围有限，今冒昧将点滴学习和研究的经验和体会整理成册，与同仁们进行学术交流，因此，本书多有不当之处，衷心希望各地同仁和读者不吝批评指正。

致谢：本书编写历时甚长，编写过程中得到了全国各地多位老师的大力支持和热情关怀，学生有幸登门拜见多位老师，老师们不厌其烦地介绍他们亲身经历的误诊病例，并对误诊的教训和经验进行归纳和总结，昔日谆谆教诲，至今仍历历在目，在此，请允许学生向众多老师致谢：荣独山、汪绍训、朱大成、邹仲、左立梁、孔庆德、郭庆林、江海寿、杨竞飞、王其源、刘国相、周成刚、陈官玺、刘承志、魏大藻、刘玉清、吴恩惠、王云钊、曹来宾、兰宝森、蔡锡类、贾雨辰、郭俊渊、陈种、和毓天。

在本书的编写过程中，得到了厦门大学成功医院领导及医学影像科同仁们的大力支持，在此一并致谢。

巫北海

谨识于厦门

2020 年 9 月

Preface

In the past 62 years of medical practice, I, as a medical professional dealing with radiological diagnostics, recognize that making correct diagnoses for thousands of patients in our routine work has been taken for granted. Nobody cares about our daily activities. However, if we make a misdiagnosis or overlook a diagnosis, an unneglectable shock triggered by our mistake would be initiated around our working environment. If the consequence of misdiagnosis is not serious, we may just incur fierce criticism from our administration and related parties. If serious, we will be involved in disputes of malpractice and law sues and the mistakes we made even may directly lead to medical accidents. Furthermore, the impacts given rise from our mistakes on our society would be negative, causing unnecessary losses to the patients, medical personnel and hospitals.

After my book Misdiagnosis in Imaging Diagnostics was published in 1996, I successively received positive feedbacks from the readers. They stated that the book was helpful for their clinical work. However, one obvious drawback in that book was that it only had character descriptions but had no medical images as illustrations. The readers hope more character contents and medical images could be added in the upcoming edition. It is expected that supplemented contents and medical images will be more beneficial to their clinical practice.

Misdiagnosis is a part of medical diagnostics. It is a discipline that specializes in studying diagnostic mistakes, covering a wide range of topics in medicine as well as in many other non-medical fields.

As a sibling of serial works Vitomorphology, Contemporary Medical Image Misdiagnosis also composes of six volumes: Cranial and Spinal Cord, Face, Neck and Diseases in Multi-systems and Multi-locations, Heart and Thorax, Abdomen and Pelvis I, Abdomen and Pelvis II, and Musculoskeletal and Spine.

Contemporary Medical Image Misdiagnosis is a series of works that specialize in studying mistakes of imaging diagnosis in medical diagnostics. This series of books cover but are not limited to medical-imaging diagnostics, instead, the books also cover extensive information in other specialties of clinical medicine. This series of books discussed misdiagnosis and overlook of diagnosis in imaging diagnosis, containing affluent contents in diagnostic radiology as well as in a variety of other relevant clinical specialties.

It is known that we, radiologists, can't remember correct diagnoses we had made for thousands of cases in the past years. However, if we make mistakes in diagnosis, we will keep the misdiagnosed cases in mind for life because misdiagnosis gives us impression too deeply to be forgotten. In another word, we will be severely injured by the misdiagnosis.

That misdiagnosis and overlook are clinically important motivates us to work on this series of books Contemporary Medical Image Misdiagnosis. During the past decades, while we were working and studying, we collected clinical data, and organized and summarized those raw materials. In the meantime, we did researches and analyses on the data we accumulated and then started writing. After continuously hard working for decades, we eventually completed this mission which seemed to be impossible at the very beginning and we are pleasant to present the works to our fellow colleagues and readers today. Since we can't be experts in all fields the works involved in, and the data and references in our hands can't cover everywhere in details, our works, more or less, are unable to be free of drawbacks and mistakes. Additionally, our ability in studying medical imaging may not always help reach our goals and furthermore, we might be short of further study on diagnostic logics. Regardless of those excuses, we still daringly accomplished this series of books with our experiences accumulated in our long term of studies and researches in attempt to deal with academic exchanges with our fellow colleagues and readers. Therefore, we sincerely welcome that our fellow colleagues and readers feel free to express their critics and advices on this series of books.

We deeply recognize that misdiagnosis in the field of radiological diagnostics is indeed a discipline of sciences. It involves a lot of fields and its contents are extensive in scope and depth. Meanwhile, we were also filled of knowledge which was unknown to us before. We really learnt a lot during working on the books, which is beneficial to improve the quality of our daily clinical work.

The timeframe we spent on this series of books spanned more than 30 years. During the period, huge amount of references were searched and collected. Due to the limited space of reference listing, only abroad literature published five years ago and the Chinese national journals of medicine published eight years ago were listed in this series of books. We would specifically pay our apology to the authors whose publications had been referenced but had no chances to be listed in this series of books, meanwhile, we would like to express our sincere respect and gratitude to them.

Acknowledgement: It spanned long time for us to edit this series of books, during which we have been blessed to receive the generous supports and warmhearted cares from many well-known senior academic experts in radiology nationwide. I was honored to have chances to meet some of them. They had done a lot of work in abstracting and summarizing the lessons they learnt from their past clinical practice and always patiently shared their own experiencing misdiagnoses with me. With their mentoring opinions and advices being so deeply impressed in my mind, I feel that our conversations, which have past years and even decades, just took place minutes ago. On behalf of my fellow authors in this series of books, I would like to cordially express our gratitude to them whose names are listed as follows: Rong Dushan（荣独山）, Wang Shaoxun（汪绍训）, Zhu Dacheng（朱大成）, Zou Zhong（邹仲）, Zuo Liliang（左立梁）, Kong Qingde（孔庆德）, Guo Qinglin（郭庆林）, Jiang Haishou（江海寿）, Yang Jingfei（杨竞飞）, Wang Qiyuan（王其源）, Liu Guoxiang（刘国相）, Zhou Chenggang（周成刚）, Chen Guanxi（陈官玺）, Liu Chengzhi（刘承志）, Wei Dazao（魏大藻）, Liu Yuqing（刘玉清）, Wu Enhui（吴恩惠）, Wang Yunzhao（王云钊）, Cao Laibin（曹来宾）, Lan Baosen（兰宝森）, Cai Xinei（蔡锡类）, Jia Yuchen（贾雨辰）, Guo Junyuan（郭俊渊）, Chen Zhong（陈种）, and Ho Yutian（和毓天）.

In the process of writing this book, I am grateful for the strong support of the leaders of Xiamen University Hospital and colleagues in the medical imaging department.

Beihai Wu, Professor
At Xiamen, Fujian, China
In September 2020

前　　言

影像诊断学误诊对临床学科的影响

我们不敢奢谈医学的误诊问题,因身处医学影像诊断学,只是临床医学的一部分,在此谨讨论分析影像诊断中的误诊和漏诊问题,至于涉及影像诊断的临床科室和临床病理学的有关误诊的问题,我们也进行了一些研究,在本书有关章节向读者逐一介绍,也许对有关科室的临床工作有所帮助。

影像诊断与临床

关于影像诊断学与临床医学的关系问题讨论甚多。我们认为,说影像诊断引导临床诊断不合适,将医学影像科室说成是辅助科室,不仅不符合实际情况,而且早已过时。影像诊断学对于临床医学不是指导,也不是领导、辅助、辅导,是侦察、是检查、是寻找、是探索症状与体征的根源,是分辨体内正常与异常,区别生理情况与病理表现,辨别病灶的部位、大小、范围及性质等。

我们大力提倡影像诊断学工作者与临床各科及病理学工作者合作进行科学研究,一起筹划、申报、完成同一课题,一起分析研究、撰写文章,使影像诊断与临床及病理结合更为紧密,更好地减少和避免出现误诊和漏诊。

关于临床医师的职责

临床医师申请影像诊断时,申请单上寥寥数语,未能提供病人主要的症状及体征。这种简单、潦草一是对病人不负责,二是浪费影像诊断的资源。影像诊断医师毫无重点地读片,浪费观察、分析、研究图像的时间,不但导致诊断质量明显降低,以致造成误诊和漏诊,还会耽误诊断的时间,这在临床上屡见不鲜。

我们认为,临床各科的医师应正确认识自己应尽的职责,应认真研究病人的症状和体征,倾听病人的主诉,重点扼要地填写影像诊断申请单,让不在门诊坐诊和病房查房的影像诊断医师基本了解病人的情况,重点地观察、分析、研究可能产生症状和体征的部位,这对减少和避免误诊和漏诊十分重要。

诊断的个性化

临床和中医诊断的个性化,与病人直接接触,深入了解病情、病史、症状和体征,再做出诊断,进行个性化的治疗,可能会比我们不接触病人即做出诊断的误诊少许多! 如何在影像诊断中应用这类个性化原则？真值得研究！在此，我们不得不联想到临床科室医生的职责，如果临床医生能够真正做到尽职尽责，尽量多给予病人的信息资料，对于减少和避免影像诊断误诊将起到十分重要的作用。

不断更新知识，防止误诊与漏诊

努力学习新的知识是避免和减少误诊的最重要、最行之有效的方法和途径。不断更新知识，扩大知识面，广开思路，对防止误诊与漏诊十分有用！本书在有关章节对近期出现的影像组学、精准医学、人工智能等，以及近年影像诊断的新理论、新技术、新仪器等作了简要介绍，力图帮助读者更新有关方面的认识和了解。

新式仪器或新技术与活体形态学研究

对新式仪器或新技术钻研不够，过于迷信、盲从，导致误诊。例如 PET 等影像技术手段，对于"异常"的发现过于敏感或敏感性过高，常造成过度诊断。

由于新的影像诊断技术问世不久，人们积累的临床经验相对不足，或对正常与异常间差别掌握较差，对正常标准研究少，了解肤浅，认识不清，直接影响诊断的能力和诊断的水平。如何区分正常与异常？这就要求活体形态学进一步深入研究，这也是我们当年编写《活体形态学》的初衷。

影像诊断各项诊断技术的通力协作是减少误诊的基础

目前，在一所普通的综合医院，医学影像科一个科室的固定资产占全院固定资产总额的 30% 左右，是高科技，也是高成本。各项影像诊断手段虽然都是独自工作，各项影像诊断手段和技术理应通力协作，尊重兄弟科室，扬长避短，发挥各自优势，合力最大，经常讨论、协商、会诊，形成比较一致的诊断意见，对提高影像诊断水平十分重要，这对院内院外都是这样。然而，纵观近三十年临床影像诊断工作，一些医院的临床经验证明，影像诊断各项手段之间不协作是导致影像诊断误诊的一大原因。

影像诊断与病理

目前，免疫组织化学检测是病理学诊断金标准，它有无误诊的可能？标本的采集，观测的准确性，选择检测的项目是否合适，如何结合临床，如何结合影像等问题都值得我们深入学习和分析研究。

为了确保影像诊断的正确性，本书中所介绍的病例都是经过手术病理证实的，如无病理证实者都属于淘汰之列。我们认为，对于影像诊断的研究，应该有病理的证实，千万不要用影像证实影像，对于部分杂志上发表的一些文章中的病例要辩证地看，有的是经过病理证实的，有的却不一定经过病理证实，只是滥竽充数而已。

关于肿瘤分类的一些思考

四肢短骨的软骨瘤,根据组织学检查可能有恶性征象,但临床上此种肿瘤很少有恶性发展者;反之,扁骨或长骨的软骨瘤,从显微镜下的组织表现为良性,而发展为恶性者却甚多。

还有长骨的骨软骨瘤或软骨瘤,临床表现确已恶性变,且有转移,而显微镜下的组织学改变仍不明显。因此,对骨软骨瘤或软骨瘤恶变而来的骨软骨肉瘤或软骨肉瘤的病理诊断,必须密切结合临床和影像学表现。

子宫肌瘤一直划归良性肿瘤,可是有的子宫肌瘤却可沿着血管转移到其他部位,这种生物学行为是恶性? 还是良性?

这里提出一个问题,就是如何处理病理组织学观察与病变的生物学行为之间的关系,因此,单纯按照组织细胞学表现称良性、恶性似有不妥之处。

关于"四结合"的临床诊断模式的建议

实践是检验真理的唯一标准,在与疾病的斗争中,诊断治疗是否正确? 检验的唯一标准是疗效,诊断错误者疗效绝对不可能满意,疗效满意就是检验临床影像学诊断是否正确的唯一标准。

临床诊断金标准的讨论一直在进行。普遍认为,临床诊断的金标准以前是病理诊断,长期临床实践告诉我们,临床诊断的金标准,应为临床、影像、病理和疗效追踪随访四个方面的资料适当结合起来分析研究的结果(简称"四结合"),才更为正确,更符合病人的实际情况。

建议国内一些杂志放开对"个案报告"的字数的限制

国外一些杂志的"个案报告"深受读者的欢迎,因为那些个案报告不只是简单地报告一个病例,而是通过一个病例具体情况报告一类新发现的疾病;或是通过一个病例深入分析研究某种疾病的误诊和漏诊;或是通过一个病例深入浅出地讨论临床和影像诊断对某种疾病的诊断和治疗的新的动向;或是通过一个病例全面系统地综述全球对该类疾病的研究进展和趋势……。此类个案报告,无字数的限制,让作者畅所欲言,讨论十分深入细致,让读者受益匪浅。反观国内一些杂志对"个案报告"的字数的限制十分严格,我们建议应放开限制,让作者畅所欲言,深入讨论。

怎样阅读本书

我们建议读者阅读本书的方法是:在临床上有需要分析和研究的病例时,按照病人影像表现的异常征象所在的器官和组织,查阅有关章节;然后再按拟诊的可能性,及可能性的大与小,分别查阅该章节内该疾病的有关部分,这样就可以事半功倍地取得效果。自然,如果你有时间愿意将本书通读,然后再用上述方法查阅,那效果更好。

在学习和研究误诊学期间,我们发现一些疾病可以出现在多个系统,多个器官和某个器官的多个部位，导致误诊和诊断困难。我们特地将多系统多器官疾病尽可能集中在一起，安排于本书面颈与多系统多部位疾病卷进行介绍和讨论，作为该卷的第二部分内容，以供读者参考。但对每一种病常见部位、常见器官，则在该常见部位、常见器官另写一章或一节，更为具体、详细，这样全书合成一体，互相呼应，更有利于读者在临床实践中查阅。

　　病理学与影像诊断关系十分密切，病理学基本知识的了解，对于影像诊断十分必要，非常重要，尤其是免疫组织化学检测对疾病的最后诊断所起的决定性作用，更应让现代的影像诊断医生有所初步了解，我们专门在本书面颈与多系统多部位疾病卷作一简介，作为该卷的第三部分。

　　随着现代科技的飞跃发展，现代医学进展也非常迅速，作为影像诊断医生，知识更新是每天的必修课，近期出现的影像组学、精准医学、人工智能等，我们安排在本书面颈与多系统多部位疾病卷第四部分进行简要的介绍，只能起到扫盲的作用。该部分还介绍了一些规范及专家共识。

　　《当代医学影像误诊学》讨论内容非常广泛，前言与总论的内容十分庞杂，但限于前言与总论篇幅有限，只能扼要地提纲挈领地进行简要的介绍，有关前言与总论内容的更详细的介绍和讨论，集中安排在本书面颈与多系统多部位疾病卷，作为该卷的第五部分内容，欢迎同仁和读者们参阅并提出宝贵意见。

　　有关活体形态学的资料，请查阅科学出版社 2006 年出版，亚北海总主编《活体形态学》第一版各卷，在此不再赘述。

Forward

Misdiagnosis in radiology and its Impacts on disciplines of clinical medicine.

It might be beyond the scope of this series of books to discuss the diagnostic errors in medical sciences since diagnostic radiology is just a discipline of clinical medicine. However, we are focusing on discussing and analyzing the misdiagnosis and overlook of diagnosis in imaging diagnosis. We also analyzed and discussed misdiagnosis caused by other clinical disciplines including pathology, which is closely relevant to imaging diagnosis, hoping benefit our colleagues in other clinical departments.

Radiological diagnostics and clinical medicine

There have been a myriad of discussions regarding the relationship between radiology and clinical medicine. From our standpoint of view, diagnostic imaging should not be improperly treated as guiding discipline over other clinical disciplines in diagnosis, nor is it just an auxiliary branch of clinical medicine, a misperception, which had existed for a while and was outdated now. Diagnostic radiology does not function as a guideline for clinical medicine, nor does it bear features of leadership, auxiliary and consultancy. Instead, it is an approach to explore sources of symptoms and signs, identify normality and abnormality in human anatomy, differentiate physiological and pathological manifestations in the body, disclose location, size, scope and nature of a lesion and so forth.

We strongly encourage radiologists to work with physicians in other clinical departments and pathologists to practice clinical medicine and scientific research in a collaborative manner, including drafting proposals and applying for research funding on the same subjects and sharing data analyses and research results, a way of cooperation, which is able to establish a closer link between radiology and other clinical disciplines as well as pathology to reduce and avoid misdiagnosis and overlook of any lesions.

Responsibilities of clinical physicians in imaging diagnosis

It is not a good practice for clinical physicians to request diagnostic imaging assessment with no basically required information regarding signs and symptoms from the patients. Simplicity of imaging request forms which have no detailed main description regarding the symptoms and signs is irresponsible for the patients and wastes sources of imaging study. Radiologists have no focus in reading, which is time-consuming in observing, analyzing and studying the images, resulting in poor quality of imaging diagnosis, even bringing about misdiagnosis and overlook. As a result, processing of clinical diagnosis could be delayed. Unfortunately, it is not individual case in the clinical practice.

We do believe that clinical physicians should bear full awareness of their responsibilities when requesting imaging examinations. They should tell radiologists main findings they collect from their patients as much as possible. By this way, radiologists, who don't meet the patients in person, still are knowledgeable of cases, being able to focus on potential locations of lesions which are possibly implicated by the symptoms and signs. It is very important for reducing and avoiding misdiagnosis and overlook.

Individualization of diagnosis

Doctors of the traditional Chinese medicine make diagnosis by directly contacting patients via a cascade of process which consists of 4 steps, i.e. wang-wen-wen-qie (Literally they are observation, auscultation and olfaction, inquiry as well as pulse feeling and palpation, respectively). They exhaustively collect medical history, symptoms and signs from their patients and make individualized treatment plans. Their misdiagnosis ratio could be prospectively lower than ours, probably because radiologists don't directly obtain information from the patients. It is remarkably worthy of studying how to apply the principle of individualization in imaging diagnosis. Thus, it reiterates responsibilities from the clinicians. Should the clinicians provide us the information of the patients as in detail as they can when requesting imaging examinations, it would be much more helpful for us to reduce and avoid radiological misdiagnosis.

Prevention of misdiagnosis and overlook via knowledge update

The most significant and efficient method and approach to reduce and avoid misdiagnosis and overlook are to diligently update our knowledge. In order to reach this goal, we need to continuously learn new technologies, broaden our scope of view on other clinical specialties and establish closer communications with other clinical departments. In the relevant chapters of this series of books, we briefly introduce recently developed edging-cut technologies such as radiomics, precision medicine, and artificial intelligence, as well as new imaging theories, new techniques, and the-state-of-art equipment in imaging diagnosis in an effort to help readers refresh their understanding and knowledge.

Innovative equipment, new technologies and research on vitomorphology

If we lack fully understanding of unique features each of innovative equipment or new techniques possesses or if we are over confident to depend upon those latest developed technologies, misdiagnosis still may occur. For instance, overdiagnoses are coming out from time to time when detected "abnormalities" result from oversensitivity produced by imaging approaches such as PET, etc.

Along with advent of innovative imaging approaches, continuous education of radiologists may not be timely in pace of development of new imaging technologies. With less experience, or poor recognition between normality and abnormality, or insufficiency of study on standards of normality, or lack of deep understanding, or incapacity of judgement, our capability in imaging diagnosis could be impacted. How to tell normality vs. abnormality? An opportunity for further study has been brought to the vitomorphology.

Basics of reducing and avoiding misdiagnosis upon comprehensive collaboration of various diagnostic imaging techniques

At present, in a general hospital, the fixed assets for a department of radiology usually account for about 30 percent of the total fixed assets of the hospital. Diagnostic imaging is an advanced technology but expensive in cost. Various imaging techniques are working independently but they should be collaboratively and fully used in order to take the advantages and avoid disadvantages each of them possesses. In clinical work, we should pay respect to our colleagues in other clinical departments and make full use of each other's advantages to maximize efficiency in diagnosis and treatment. We, radiologists and clinicians in correspondent departments, should take an active engagement by academic conferences, discussions and consultations. Eventually we are able to reach consents upon diagnoses. It would magnificently help improve quality of radiological diagnosis, a model of cooperation, which not only should be used in internal consultations in a hospital but also in any other consultations among hospitals. However, throughout the past 30 years of clinical practice in imaging diagnosis, our lessons are that lack of effective collaboration among imaging diagnostic techniques in some hospitals is a major cause of imaging misdiagnosis.

Radiological diagnosis and pathology

At present, immunohistochemistry testing is the golden standard for pathological diagnosis. Is it possible for a misdiagnosis made by this technique? Is every procedure, including the collection of specimens, the accuracy of observation, and the suitability of the applied techniques, appropriate? How to combine the pathological observation with clinical data and imaging data? To answer those questions, we need to do further broad investigations and studies.

In order to ensure the accuracy of the image diagnosis, the diagnoses of cases illustrated in this series of books all had been confirmed by pathological testing. Those with no pathological results were all excluded. We believe that the imaging diagnosis must be supported by the pathological testing. It is extremely inappropriate to confirm an imaging diagnosis with another imaging techniques. When we go over literature, we need to read with a dialectical view because cases in some of articles had been confirmed with pathological evidences, whereas some of others might not but just made up numbers in amount.

Thoughts on Tumor Classifications

The chondroma in the short bones of the four limbs may have malignant signs on histological examination, but clinically those tumors rarely witness malignant development. On the contrast, the chondroma in the flat or long bones appears benign under the microscope but many of cases evolve to malignant stages.

Furthermore, osteochondroma or chondroma located in long bones clinically may manifest as malignancy because metastases in remote organs already occur, but histologically, malignant signs under microscope are still not obvious. Therefore, pathologically diagnosing osteochondrosarcoma or chondrosarcoma cancerated from osteochondroma or chondroma should reference clinical manifestations and imaging findings.

Hysteromyoma has been classified as benign tumor, but in some cases, the tumors can be transferred along the blood vessels to other sites. Biologically, is this kind of behavior malignant or still benign?

Therefore a question is raised on how to deal with the relationship between pathological-histological observations and the biological behaviors of lesions. As the result of fact, it appears to be inappropriate to judge benign or malignancy only simply based on histological cytology.

Suggestions on the four-in-one model of clinical diagnosis

Practice is the sole criterion for judging true or false. Are a diagnosis and a treatment plan correct in the battle against illness? Treatment effectiveness is the sole criterion for judging the accuracy of diagnosis and intervention. Incorrect diagnosis absolutely is unable to produce satisfying treatment effectiveness. Satisfying therapeutic effectiveness is the only criterion for judging the accuracy of clinical diagnosis, in which, diagnostic radiology plays a role.

Discussions on the golden standard of clinical diagnoses continuously are ongoing. In the past, it was generally believed that the golden standard for clinical diagnoses was pathological testing. Nevertheless, long term of clinical practice indicates that the golden standard of clinical diagnoses could be regarded as a combination of results obtained from analyses and studies via clinical examination, imaging diagnosis, pathological testing as well as therapeutic follow-up (Briefly called Four-in-One model). The description of the golden standard based on acknowledgement of Four-in-One model appears to be more accurate and therefor, more realistic in clinical medicine.

Suggestion for restriction of word count on "Case Report" by domestic journals

"Case Report" in some oversea journals is very popularly welcome by readers, because "Case Report" not only simply reports cases, but by analyzing and studying a typical individual case, it may lead to find new entities of diseases, or it may investigate misdiagnosis and overlook on a certain category of diseases, or it may explore the new trend of diagnosis and treatment made by clinical methods and radiology on a type of diseases, or it may systematically illustrate the development status and trend of global researches on the same species of diseases and so on.

"Case Report" in abroad journals has no restriction on number of words. The authors are able to fully express their opinions. Discussions in "Case Report" cover broad scope of topics, which much better benefits the readers.

On the other hand, some domestic journals have strict limitation on word count. We suggest the limitation on word count should be lifted and the authors are allowed for making full discussions on reported cases in scope and depth.

How to read this series of books

We would recommend some tips on how to read this series of books: Whenever clinically needed in analyzing and studying cases, the readers are able to search for correspondent chapters based on tissues and organs where abnormal imaging findings are located at, and then read relevant sessions of the diseases in that specific chapter based on impression of potential diagnoses and priority of possibilities. Thus, the readers may double efficiently obtain information they are searching for. Absolutely, it is recommended for readers to go over all the chapters of this series of books and then employ the tips suggested above.

While doing analyses and studies on misdiagnosis, we found that some diseases could occur in multiple systems, multiple organs and multiple sites within a certain of organ, leading to difficulty in making diagnosis and even resulting in misdiagnosis. We specifically tried our best to collect those diseases which involve in multi-systems and multi-organs in one book, Volume of the Face and the Neck, particularly arranging them as the second part of the volume for readers' references. However, for common locations and organs of the diseases, more detailed description and discussion in specific chapter or section can be found in volumes which cover the locations and organs the diseases are commonly located at. By doing so, all the volumes of this series of books are consistently integrated and reciprocally cited each other, which is more productive for the readers to search for literature in clinical practice.

The relationship between pathology and radiological diagnostics is very close. Understanding the basics of pathology in imaging diagnosis is necessary and important. Specifically, the decisive role immunohistochemical testing plays in finalizing diagnoses of diseases requires radiologists be knowledgeable in this field. We particularly brief the immunohistochemical technology which has been arranged in the third part of the Volume of the Face and Neck.

With the rapid development of modern sciences and technologies, the progress of modern medicine is also very speedy. As radiologists, updating our knowledge should be our daily requirement. Regarding the recent advent of radiomics, precision medicine and artificial intelligence, we arranged the topics in the fourth part of the Volume of the Face and Neck. Since our introductory contents are very concise, it is just elementary for our readers' awareness of those new imaging technologies.

The spectrum of discussion on misdiagnosis is very extensive. The information contained in the Preface and the Executive Summary is giant in amount and complex in structure. However, due to the limitation of space for the Preface and the Executive Summary, we are only able to synopsize hot spots of misdiagnosis. More detailed description and discussion about the contents mentioned here have been arranged as the fifth part of the Volume of Face and Neck. We sincerely welcome the feedbacks and comments from our readers.

With regard to detailed information on vitomorphology, please refer to the first edition of Vitomorphology edited by Professor Beihai Wu and published by Science Publishing House, China in 2006.

总论一　医学影像误诊研究

与前人比较，我们这一代是相当幸运的，赶上了前所未有的好时代，科技发展突飞猛进，知识大爆炸，信息交流活动日新月异，信息种类之多，信息量之大，传送速度之快，真让人喘不过气来，影像诊断技术的飞跃，更让人力不从心，我们的先辈、同辈、晚辈都忙于学习、研究影像诊断的新技术、新设备在临床的应用和科研教学，成了影像诊断各方面的专家，在影像诊断的进步和诊断水平的提升做出了傲人的成绩。

随着影像诊断的新技术、新设备的引进和广泛应用，临床上一些问题逐渐暴露出来：检查技术的规范化，各个疾病诊断标准的建立，正常与异常的鉴别，健康与疾病的划界，亚健康情况的出现，过度诊断和过度治疗的发现，误诊和漏诊的情况都是我们必须面对的问题。

误诊、漏诊研究相当复杂

我们在工作中发现，日常临床工作中所遇到的疾病大约有80%是教科书上写的典型表现，工作一段时间后，不少医生都可胜任诊断，其诊断的准确性也较高；另外20%左右的疾病没有教科书上描写的那么典型和简单，准确地对其诊断存在着一定的难度，常常导致误诊，这就是误诊学研究的主要内容；在典型疾病中有时出现漏诊，其原因有时颇耐人寻味；在常见疾病中偶尔见到十分少见的表现，也给诊断带来相当困难；在少见疾病中时不时表现为教科书上的典型表现，引起诊断混淆；在临床工作中，经常暗藏着诊断陷阱，导致误诊与漏诊。凡此等等，都是误诊学应该研究的对象。

由于误诊和漏诊的研究是一类相当复杂的问题，涉及的内容的深度远比以往想象的深刻，误诊和漏诊的原因是多方面的，多层次的，且涉及面十分广泛，因此《当代医学影像误诊学》研究和讨论的内容甚为丰富多彩：既有误诊原因的分析，又有鉴别诊断的内容；既有误诊、漏诊的经验教训介绍，又有防止误诊、漏诊的理论性研究；既有诊断思维的研究，又有知识更新的信息；既有活体形态学的研究，又有发育变异的表现；既有影像检查技术的进展，又有影像诊断研究的学术总结；既有临床常见症状、体征的观察分析，又有病理学、免疫组织化学的研究简介；既有少见疾病影像学表现，又有常见疾病的不典型征象；既有按照断面影像分卷、分章讨论，又有各个生理解剖系统疾病的分析；既有各个系统特有疾病的研究，又有多系统多部位疾病的介绍。本书不是一般的诊断学教科书，而是适用于临床工作的参考书，本着有话则长，无话则短的原则进行撰写和编纂。

国内、外对误诊的研究

造成误诊的原因有很多，国内、外学者研究不少，但专著不多，而且都是从单一的角度进行研究和分析，例如：有的从发育变异入手，专门研究导致误诊的发育变异，尤其是骨骼系统的发育变异，国内也有译本；有的从检查手段入手，专门研究影像检查中因机器设备和检查技术不当引起的各类伪影，专业期刊中不断有文章发表；有的从影像诊断的思维分析方法研究入手，还在专业期刊上辟专栏进行讨论；有的地方专业学会学术活动每次都讨论误诊病例，但报告的多，讨论分析的少，多只是以吸收错误的教训而告终；不少作者对误诊都感兴趣，许多专业期刊的个案报告都是此类内容，只不过一些作者诚实地承认对该病例发生了误诊，一些作者却碍于情面，放不下架子，不提误诊这两个字，只提经验教训一笔带过。

在研究误诊学时，我们发现，在临床工作中，对待误诊的态度真是千奇百怪：有的老实承认错误，仔细分析研究导致错误的原因，认真总结经验教训，写出研究误诊的文章，诊断水平不断提高；有的医生避重就轻，称"太忙，我只看了一眼"不负责任的推脱；有的主任在科室内是"权威"，当有人告诉他出现误诊时，他只是一笑置之，立刻转移话题，从不总结经验，故步自封，当有人追究责任时，则推给下级医生，自己永远都是"正确"的。

活体形态学研究

现代影像学的发展给我们研究活体形态学提供了前所未有的条件，研究活体形态学是时代给我们的要求，临床影像诊断医生应加大研究活体形态学的力度，这是临床影像诊断医生工作的主要研究范围之一，活体的功能、形态学研究应该是将来工作的重点。

我们一直认为，临床诊断标准的建立——金标准是活体研究而非尸体研究。每个人青壮年时期健康的活体形态学表现，可作为该个体的正常活体形态学最佳标准，可用它来检查和发现该个体患病早期出现的轻微异常，这是早期发现疾病较好的方法。因此，可以这样说，个人青壮年时期健康的活体形态学资料是检查和发现该个体患病的早期表现的最佳标准。

本书讨论活体形态学的具体内容有：关于发育变异；活体研究与非活体研究；对发育变异与先天异常的认识；变异的观点——先天发育与后天发育；关于影像诊断的个性化；正常与异常；动态生理与影像诊断的误诊；医学生物学的发展；活体的动态观察；从目前情况看，活体形态学的研究任重而道远。

诊断方法研究

对于诊断方法的研究，本书着重指出，影像诊断报告务必要留有余地。关于循证放射学和循证医学的出现和进展，我们进行了深入介绍。在影像诊断中，一定要注意保证正确诊断必需的时间。我们对于避免误诊的思维方法研究、误诊与鉴别诊断、影像诊断中的讨论、综合影像检查和诊断试验研究等也作了讨论。

影像诊断报告务必要留有余地,我们告诉读者关于四点注意事项:影像诊断应有自知之明;关于文责自负;现代问题,人人都是专家,见仁见智;放射科医生应该如何在现代环境下进行工作。希望在临床工作中,尽量减少和避免误诊和漏诊的出现。

本书还着重讨论放射科医生的视野问题,内容包括:放射科医生的视野必须超越影像;影像征象的定义;影像征象的特点;影像征象的分类;基本功训练点滴;知识更新与诊断标准。

常见共性征象的研究与分析

常见的有共性的 CT 或 / 和 MRI 征象的研究与分析,包括:颅脑及脊髓占位、脑病、脑白质疾病、癫痫、痴呆、面颈部病变、颅颈连接区病变、颈胸连接区病变、肺门包块、肺门与纵隔区域的淋巴结肿大、孤立性肺结节、肺磨玻璃密度影、肺肿块、弥漫性肺疾病、慢性阻塞性肺病与通气障碍、乳腺癌、冠状动脉疾病、胸腹连接区病变、肝占位、黄疸、胆胰管十二指肠连接区疾病、门静脉疾病、上腹包块、血尿、腹腔积液、腹膜外间隙疾病、妊娠与胎儿病变、软组织疾病、骨肿瘤及肿瘤样病变、脊柱占位性病变、骨质疏松、骨髓疾病的分析与鉴别诊断。

影像学技术

影像学技术不当造成的误诊有:不同影像手段选择应用程序的研究,投照因素不正确,投照角度不准确,伪影出现的识别和造成伪影的原因的认识,扫描序列选择和组合的应用不恰当,CT 三维重建技术不当,对不同技术(如 CT 与 MR)的诊断标准及诊断能力的评价与其评价的年代关系甚为密切,因为近年技术进步相当快速,如不注意此点,难免出现一些完全可能避免的误诊和分析意见。

相关学科与医学影像学

在相关学科与医学影像学通力合作方面,本书详细介绍了相关学科与医学影像学;手术学科对医学影像学的依赖性越来越高;医学影像学科自身的发展;医学影像学信息系统的发展;携手兄弟科室共同发展;影像诊断与临床;观察者的差异;CT 肺动脉成像之肺动脉栓塞的影像诊断读片者间的一致性研究;影像诊断各项诊断技术的通力协作是减少误诊的基础。

规范及与误诊学相关的部分资料

本书详细介绍了目前我们可以收集到的有关规范、专家共识及诊断标准,并对新的设备与检查技术的进展作了讨论,关于新近出现的影像组学、精准医学和人工智能有关资料,本书不仅介绍,而且还建议读者更深入地学习和研究。

关于病理学检查的认识

我们认为应当重视临床病理的工作和科学研究,欢迎临床病理医生到影像科室指导工作,还讨论了:病理误导与误诊;关于临床诊断金标准的认识;关于病理证实的问题;关于病理报告与误诊;临床生物学行为和组织病理表现。

影像学诊断质量评价和管理

在影像诊断学中十分重要的一个问题是影像学诊断质量评价和管理，本书对此作了比较详尽的介绍，首先简介关于影像学诊断质量评价和管理问题的重要性，并对医学生物学的发展；我国医学影像学的发展；开展影像诊断的质量保证诸多事项进行必要的讨论。

此外，本书在有关章节内，还对下述问题分别进行了详尽的研究和讨论。

影像变化与临床症状：颈椎序列及颈椎椎间盘的研究，活体的功能变化与机械的观察的矛盾，有的椎间盘膨出明显，可见突出，却一点症状都没有；有的症状明显，却未见膨出和突出；可见临床症状与膨出和突出的关系值得研究，也说明具体有无临床症状，其中还有其他许多因素在起作用。

对于误诊与病变的发现问题：我们着重强调指出，只有熟悉正常才能发现异常，并对阴影的意义，对疾病的早期发现、早期诊断，及关于读片的程序进行了深入讨论。

动态观察：在讨论动态观察与影像诊断的误诊时，除了简单扼要地分析研究身体各部位的动态观察与影像诊断的误诊以外，本书着重强调指出，一定要注意检查时间与观察的时间的差异。

影像诊断学近来的发展：本书介绍了不少疾病影像诊断研究的进展，一些检查技术及扫描序列的研究，新近发现的疾病或综合征的影像诊断学表现。

本书不是一般的诊断学教科书，而是适用于临床工作的参考书，适用于临床影像诊断医务工作者、临床各科医生、医学院校学生阅读，有利于扩大知识面，增加信息量，是有关临床影像诊断继续教育和自学较好的参考资料。

Pandect I Study on Misdiagnosis (Medical Imaging)

Executive Summary

We are much more blessed than our last generation because we catch up an unprecedented era, during which, science and technology are developing speedily. Intellectuality and knowledge are explosively increasing. The activities of information exchange keep changing at daily base. We are experiencing shortness of breath when we have to deal with the information which is numerous in categories, giant in amount as well as fast in velocity of transmission. Facing speedy development of new technologies and the-state-of-art equipment, we are worry about that our capability in imaging diagnosis may not be able to confront the challenges. Our pioneers, peers and younger generation all are busy in learning and studying those new imaging technologies and equipment which are successively employed in clinical practice, research and teaching. They grew up to become professional experts in imaging diagnostics. We are proud of their accomplishment in improving accuracy and quality of imaging diagnosis.

Along with applications of innovative techniques and equipment in radiological diagnostics, some clinical problems gradually are surfacing, including standardization of examination procedures, establishment of diagnostic criterion for individual disease, differentiation between normality and abnormality, discrimination between healthy status and morbidity, appearance of sub-healthy status, discoveries of overdiagnosis and overtreatment as well as misdiagnosis and overlook of diagnosis, all of them need to be resolved.

Complexity in studying misdiagnosis and overlook of diagnosis

We found that 80% of diseases clinically manifest as typically described in the textbooks and are able to be diagnosed by most of physicians who already have had some clinical experiences. The ratio of diagnostic accuracy on those diseases is relatively high. Nevertheless, the manifestations of remaining percentage of diseases are not so straightforward and typical as appeared in the textbooks, bringing about difficulty in diagnosis and even leading to misdiagnosis. As a result of fact, it gives rise to a research subject for misdiagnosis. Clinically, some of typical diseases sometimes are overlooked. We need to explore the reasons why we miss the diagnoses. Sometimes, unusual manifestations may occur in typical diseases, bringing about difficulty for diagnosis, too. Meanwhile, classic manifestations described in the textbooks could be seen in non-typical diseases, causing confusion in diagnosis. The traps of diagnosis are hidden in clinical practice from time to time, leading to misdiagnosis and overlook. All of these phenomena constitute subjects the misdiagnosis is studied on.

Since misdiagnosis and overlook are complicated, the meaning of the involved contents in scope and depth is beyond what we imagined before. Misdiagnosis and overlook may result from varying causes and may occur at multi-levels of diagnostic processing. With touching each of aspects in diagnostic radiology, the topics discussed and studied in Contemporary Medical Image Misdiagnosis are diverse and plentiful, which involve in analyses on causes of misdiagnosis as well as differential diagnosis, demonstration of lessons and experiences from misdiagnosis and overlook as well as theoretical research how to prevent them, study on diagnostic logics as well as information of knowledge update, research on vitomorphology as well as findings of developmental anomaly, the latest progress of imaging technologies as well as academic summarization of researches on imaging diagnostics, observation and analysis on clinically typical symptoms and signs as well as introduction on the progress of immunohistochemical technique, discussion about sectional imaging by separate chapters and volumes as well as analysis on the diseases by their physiological and pathological systems, study on special diseases by systems as well as introduction on diseases which appear in multi-systems and multi-sites in one system, etc. This series of books are not general textbooks in diagnosis but reference books which are citable in clinical work. The books are edited based on the principles that describe topics as fully as possible if needed and just brief them if no details are required.

Domestic and abroad studies on misdiagnosis

Misdiagnosis could be brought about by varying causes. A number of domestic and abroad scholars had done researches on it, but a few of specific works on the topic had been published, almost all of them conducted studies and analyses from a single of viewpoint. Some abroad researchers, for instance, started with developmental anomaly, focusing on developmental anomaly which gives rise to misdiagnosis, specifically on developmental anomaly in skeletal system. Their research reports in Chinese version were published in domestic publications. Some started with procedures of examinations, specializing in a variety of artificial imaging resulting from inappropriate use of facilities and procedures during the imaging examinations. Their publications continuously appear in journals. Some began with the methods of logic analysis in imaging diagnosis, opening forums on the topics in special columns of academic journals. Discussions on misdiagnosed cases almost exclusively appear in academic seminars and conferences, but most of them were just case reports with little exploration and analysis in depth, ending up with a conclusion that lessons should be learnt from the mistakes.

A lot of authors expressed interest in misdiagnosis and case reports published in academic journals almost were about the topic related. However, only some of authors honestly confessed that they mistakenly diagnosed the cases, whereas some of others embarrassedly never mentioned "misdiagnosis" but just concluded that the lessons must be learnt from the reported cases.

When studying misdiagnosis, we found that the people's attitudes toward misdiagnosis were strangely diverse in clinical practice. Some of them honestly accepted the facts that they made mistakes. They carefully studied possible causes which resulted in the misdiagnosis and seriously thought of lessons they experienced. And they published research reports of the cases and had quality of their diagnosis improved. Some didn't willingly touch key factors in misdiagnosis and irresponsibly gave their excuses, for instance, "too busy to carefully deal with the case". Some ones who were in leadership positions in the departments were absolutely "authoritative" in making diagnosis. When being aware of mistakes they made, they dismissed with smile and skipped the topic. They never recalled lessons they experienced. They stopped at what they learnt, which might be outdated years ago and were self-constrained. When being blamed of responsibility, they exclusively attributed the charges to others whom they supervised and kept themselves "correct" forever.

Study on vitomorphology

Development of modern imaging provides us with unprecedented conditions to study vitomorphology. We are given of an accountability for studying vitomorphology by the era we are currently in. Radiologists should pay much more efforts to the research of vitomorphology, which will be one of our major research subjects. Study on functions and morphologies of live bodies will be emphasized in our future work.

We always believe that the establishment of clinical diagnostic criterion, golden standard, should be dependent upon study on live bodies rather than on cadavers. Everyone's healthy vitomorphological findings in 30s of adulthood could be regarded as optimal reference standard of normal vitomorphology for the individual body, which could be employed to examine and find any subtle early stage of abnormality in the individual body in future. It is a better solution to find early stage of diseases. Therefore, it is reasonably to state that information of healthy vitomorphology in the adulthood is the best standard for examining and detecting early stage of morbidity which occurs in the individual body.

The following contents in this series of books which will be discussed in detail include developmental anomaly, study on live bodes and cadavers, recognition on developmental anomaly and congenital anomaly, standpoint of view on anomaly – congenital development and acquired development, individualization of diagnostic imaging, normality and abnormality, dynamic physiology and misdiagnosis in imaging diagnostics, the progress of medical biology, dynamic observation on live bodies, etc. All in all, we have a lot of work to do and a long way to go in vitomorphology.

Study on diagnostic approaches

Regarding study on diagnostic approaches, we highlighted that the diagnostic reports of imaging should be necessarily conservative for conclusions. We also introduced the latest progress of evidence-based radiology and evidence-based medicine in depth. In order to make correct imaging diagnosis, enough time should be guaranteed. We also discussed study on logic thinking how to avoid misdiagnosis, misdiagnosis vs. differential diagnosis, forums in imaging diagnosis, combined examinations of imaging approaches as well as study on diagnostic experiment.

We are trying to tell our readers that conclusions of imaging diagnosis should necessarily be conservative and attention should be paid to the following four aspects: It is out of question that diagnostic imaging is important in clinical diagnoses, but radiologists also should clearly recognize its own limitations; We are responsible for what are recorded in the imaging reports; With regard to existed problems in the modern society, everyone is professionally able to make their own annotation from their standpoints of view and how radiologists should implement their work under modern environment. We hope that we always try our best to decrease and avoid misdiagnosis and overlook in our clinical work.

In this series of books, we specially emphasized radiologists' scope of view, which always should be beyond the imaging. We also discussed definitions, features and categories the imaging signs possess, tips of basic training and knowledge update as well as diagnostic criteria.

Study and analysis on common generality of imaging signs

Study and analysis on common generality of signs displayed on CT and/or MRI cover the following diseases: Occupying lesions in brain and spinal cord, encephalopathy, white matter diseases, epilepsy, dementia, lesions in face and cervix, Lesions in junction of cranium and cervix, Lesions in junction of cervix and thorax, masses in hilus pulmonis, enlargement of lymph nodes in hilar and mediastinal areas, solitary pulmonary nodules, ground-glass like density shadow in lungs, masses in lungs, diffuse pulmonary diseases, chronic obstructive pulmonary diseases and dysfunction of ventilation, breast cancer, coronary artery disease, Lesions in junction of thorax and abdomen, occupying lesions in liver, jaundice, lesions in junction of biliary-pancreatic duct and duodenum, lesions in portal vein, masses in upper abdomen, hematuria, ascites, lesions in extraperitoneal space, Lesions in pregnancy and fetus, lesions in soft tissues, tumors and tumor-like lesions in bones, occupying lesions in spine, osteoporosis, analysis and differential diagnosis on lesions in bone marrow.

Imaging techniques

Misdiagnosis due to inappropriate application of imaging techniques includes incorrectly selected procedures of imaging approaches, incorrect projection and inaccurate angles of projection, identification of artificial shadows and unawareness of causes for the shadows, improperly selected scanning sequences, inappropriate 3D-reconstruction of CT. Evaluation on diagnostic criteria and ability of different imaging approaches such as CT, MRI, etc. is closely in correlation with time when the evaluation had been completed. Since the progress of techniques is very fast in the recent years, if neglect the facts, it is hard for us to avoid misdiagnosis and incorrect analytic opinions which originally are avoidable.

Relevant disciplines and medical imaging

With regard to collaboration among clinical specialties, this series of books introduced relevant disciplines and medical imaging, increased dependency of surgical specialties upon medical imaging, development of medical imaging as well as development of information system on the imaging's own, collaborative development with other specialties, imaging diagnostics and clinical medicine, differences among observers, study on consensus among readers with regard to imaging diagnosis of pulmonary artery thrombosis on CT imaging of pulmonary artery. Full collaboration among a variety of imaging approaches is basic in decreasing misdiagnosis.

Standard and information relevant to misdiagnosis

This series of books described in details about standard, experts' consensus and diagnostic criteria and discussed the progressive status of innovative equipment and techniques. In term of latest developed radiomics, precision medicine and artificial intelligence, we not only had description but also suggested readers to do further investigation and research.

Recognition on pathological testing

We are emphasizing the importance of clinical pathology and its scientific research, and always welcome pathologists to come to departments of diagnostic radiology for consultations and guidance. We also discussed pathology and misdiagnosis, pathological misleading and misdiagnosis, recognition on golden standard of clinical diagnosis, pathological evidences and clinically biological behaviors vs. histologically pathological manifestations.

Quality assurance and management of imaging diagnostics

An important issue in radiology is the quality assurance and management of imaging diagnostics, which had been fully detailed in this series of books. First of all, we emphasized why they were important, and then necessarily discussed the development of medical biology, domestic development of medical imaging and how to implement quality assurance of imaging diagnostics, etc.

Additionally, the following topics also had been fully discussed and studied in correspondent chapters of the books.

Radiological manifestations vs. clinical symptoms: We studied the sequence of cervical spine and cervical intervertebral discs, discrepancy between functional changes of live bodies and mechanical observation. We found that in some cases, herniation of intervertebral disc was obvious and protrusion was clearly displayed, but the patients had no symptoms at all. Whereas some demonstrated very obvious symptoms, but no herniation of intervertebral disc was seen. Obviously, it deserves further study on the relationship between clinical symptoms and extrusion or herniation. Meanwhile, it indicates that existence of clinical symptoms lies on many other factors.

Misdiagnosis vs. discovery of morbidity: We reiterate that only normality has been well recognized, can abnormality be detected. We also discussed in depth significance of shadows, early detection and diagnosis of diseases as well as procedures of image reading.

Dynamic observation: When discussing dynamic observation vs. imaging misdiagnosis, we briefly analyzed and studied dynamic observation on organs and systems. In addition, we specifically emphasized lapse between time of examination and time of observation.

The latest development of diagnostic radiology: In this series of books, we introduced the latest research progress of imaging diagnostics on a number of diseases, exploration on techniques of examination and scanning sequences along with the radiological manifestations of newly discovered diseases and syndromes.

This series of books are not general textbooks in diagnosis but reference books which are citable in clinical work. So the objects our books are edited for are radiologists, physicians in clinical departments and medical students. They are beneficiary in broadening scope of knowledge and obtaining additional information. Therefore, this series of books are good tutorials in continuous education and self-learning.

总论二 客观评价人工智能在医学影像学中的作用

在过去几十年间，计算机科学有了快速的发展，给人工智能（AI）的开发带来了前所未有的机遇。随着卷积神经网络（CNN）在 2012 年的引入，使得深度学习（DL）升级到更高台阶，其结果就是人工智能在医学影像领域日益地活跃起来。

深度学习算法不需要事先预设的资料，它可以通过训练数据集学习，而训练数据集可以是来自研究机构或医院多年积累起来的样本，或是来自已经构建起来的对公众开放的数据库。在训练期间，深度学习算法从样本提取特征和参数，然后构建模型。模型要经过验证数据集的评估，如有必要，其参数会得到修订。训练和验证的连续迭代，可以使算法得到最佳化，从而避免过度拟合。训练完成后，测试数据集会用于确认模型的分类，准确及泛化能力。除了两端的输入和输出，居于中间的层次及处理过程都是看不见的，被称作为隐藏层，或黑匣子。

人工智能在处理医学影像中的优势

接受训练后，借助强大的计算能力，人工智能能够在短时间内处理数据繁杂的图像，并能从正常人体解剖中辨识出异常。于是，人工智能有可能把医学影像医生从繁重的工作中解脱出来。这些医学影像医生每天花费大量时间在海量的医学影像中试图寻找异常。这样他们可以专注于病灶的分析与判断。大量研究报告显示，人工智能在检测病灶及做出鉴别诊断方面的能力能够达到高年资放射科医生的水平。于是人工智能有助于帮助低年资医学影像医生改善他们的诊断质量。对于肺癌的早期检测，卷积神经网络积分也能达到现有积分模型的水平，如像 Brock 模型等。但在假阴性判断方面，卷积神经网络积分系统优于 Brock 模型。卷积神经网络还能增强现有的影像诊断辅助设施的执行能力，如像计算机辅助检测（CADe）、计算机辅助诊断（CADx）及计算机辅助容积测量（CADv）等。卷积神经网络还能使影像组学（Radiomics）技术得以升级换代。

人工智能的局限性与减少和避免误诊

在医学影像中，人工智能对于良、恶性病灶的鉴别诊断及预测的高准确率已经有了广泛的报道，但同时它的一些局限性也引起了人们的注意。

首先，为了训练的目的，卷积神经网络需要大量的数据来学习，从中提取各种不同的影像特征。如果数据集来自一家研究机构及它的协作单位，所包含的病种总是有限的。对公众开放的数据库也难以解决这个问题，因为在设计之初，这些不同来源的数据集的组合彼此之间难以保持高度一致。有了组合数据集，病种是增加了，但基于这些组合数据集的模型难以避免地带有偏差。

其次，人工智能在胸部放射学有着令人鼓舞的应用，其成就主要聚焦在肺部结节。然而，如果结节过大（直径>5cm），或者邻近胸膜，或者晚期肿瘤已经侵犯到了相邻结构，人工智能检测病灶的能力显著下降，于是导致误诊。

再其次，人工智能在检测病灶的假阳性率也是不能忽略的。文献中有报道指出，人工智能的假阳性率可以高达41%，其构成包括肺异常膨出症（dystelectases）、肺内血管、肺门钙化淋巴结、肋骨、呼吸伪影等。

在知悉人工智能的优势及局限性后，我们认识到人工智能在医学影像的临床应用方面的确有着光明的前景，但目前仍然在继续开发中。人工智能所接受的训练过程其实也就是医学影像医生经历过的。这就解释了人工智能的诊断能力只是与高年资放射科医生的水平相当，还未实现超越。虽然人工智能有其独特的能力测量医学影像上密度及信号的细微差别，而这些细微差别有时是人的肉眼所不能感知的，它甚至可以直接去利用在扫描时获取的原始数据，但这些技术所提供的帮助仍然是有限的。因此，当我们在临床和研究工作中应用人工智能的时候，时刻警惕它的局限性，在某种特定情况下，例如假阳性、晚期肿瘤等，随时准备人为的干预。

Pandect Ⅱ   Objectively Evaluate the Role of artificial intelligence in Medical Imaging

In the past decades, the computer science has been experiencing a speedy progress. It brings about an unprecedented chance to the development of artificial intelligence (AI). With convolutional neural network (CNN) introduced in 2012, deep learning (DL) has been escalated to a higher level. As a fact of result, exploration and study of AI in medical imaging are increasingly active.

Deep learning algorithms do not require an intermediate feature extraction or preprocessed data. It is able to learn from training data set assigned from examples and/or from existing tremendous amount of data accumulated in the institutes and hospitals in the past years or from publicly available databases. During training, the DL algorithms abstract features and parameters, and then establishes the models. The models will be evaluated by validation data set and parameters for the models get tuned if needed. Successive iterations of training and validation may be performed to optimize the algorithms and avoid overfitting. After the training is completed, testing data set is used to confirm the models' performance of classifications, accuracy and generalizability. The whole processing experiences input of imaging, convolutional layer, pooling layer, flatten, fully connected layer and output of classification. Except input and output, all those layers and processes are invisible. So those invisible structures also are called hidden layers or black box.

Advantages of AI in Processing Medical Images

After training, with powerful computation, AI is able to deal with huge amount of images in short time and discriminate abnormalities from normal human anatomy. So it is possible for AI to free medical image doctor from spending a lot of time on a sea of images at daily work in searching for abnormalities and let them pay special attentions to analyze and judge the lesions. A lot of studies have showed that capability of AI in detecting lesions and making differential diagnosis could reach the level of senior medical image doctor. Thus, AI is useful to help junior medical image doctor improve their quality of diagnosis. With respect to early detection of lung cancer, CNN score are at the lever of existing models like Brock model, etc. but CNN score is superior to Brock model in false negative. CNN is able to improve performance for existing auxiliary utilities of imaging diagnosis, such as, computer-aided detection (CADe), computer-aided diagnosis (CADx), computer-aided detection of volume (CADv), etc. and escalate Radiomics technology.

Limitations of AI Versus Misdiagnosis

While the high accuracy of AI in differentiating and predicting benign and malignant lesions are widely reported, some limitations also have been noticed. First of all, CNN needs to learn from a large amount of data for the purpose of training and then is able to abstract a variety of imaging features from the training. If dataset comes from one institute and its collaboration institutes, the categories of diseases are always limited after all. Publicly available databases can't resolve this issue either because if combination of datasets from diverse resources is unable to be consistent each other in designs, the models based on the combined datasets could be inevitably biased.

Secondly, while AI encouragingly displays its application in chest radiology, its achievements are mainly focusing on pulmonary nodules. However, if nodules are too large in size (>5cm) or their locations contact pleura or the advanced tumors invades structures adjacent to the lung, the capability of AI in detecting lesions could be remarkably decreased. Thus misdiagnosis would take place.

Thirdly, the false-positive rate of AI in detecting lesions also is not negligible. In the literature, it was reported that false-positive of AI could be as high as 41%, among which are dystelectases, intrapulmonary vessels, hilar calcified lymph nodes, detection of ribs, and a breathing artifact.

Being aware of advantages and limitations of AI, we realize that AI indeed displays promising future in the clinical application of medical imaging but currently is still under development. The training processing AI received actually is what medical image doctor experienced. It may explain that diagnostic capability of AI has not been beyond but is just equivalent to senior medical image doctor. Though AI has its unique ability to measure the minute differences of densities and signals which may not be discerned by human's eyes, and it even is able to directly use raw data acquired from scanning, the assistance provided by these technologies is still limited. Therefore, while we make use of AI in study and clinical work, we should be alert to its limitations and be prepare to manual intervention anytime under certain circumstances, such as false-positive, advanced tumore, etc.

全书总目录

第二卷（面颈与多系统多部位疾病卷）目录

第一部分　面颈疾病

第一篇　眼及眼眶

第一章　眼及眼眶疾病的一般情况

第一节　眼眶的影像学分区

眼眶解剖结构复杂,可根据结构的不同分为不同区域,且对眼眶进行分区有利于对病变的准确定位,从而达到定性诊断的目的。国内外关于眼眶影像学分区种类繁多,包括八分区法、五分区法及四分区法。各分区法间虽存在争议,但本质上却大同小异。

一些学者采用五分区法。眼眶及其内容物可被主要的筋膜组织(眼球筋膜、眼球悬韧带和肌间膜)、骨膜及视神经鞘分成以下五个区域:眼球区、视神经鞘区、肌锥内间隙(中央间隙)、肌锥外间隙(周围间隙)及骨膜下间隙。

第二节　眼部 CT 和 MRI 检查及诊断专家共识
中华医学会放射学分会头颈学组

眼部疾病临床多见。我国视力残疾的发生率为 0.9%,因眼部症状就诊的患者占全部患者的 3.0%,明确病因并进行早期合理干预对患者康复至关重要。影像学检查是眼部疾病诊疗的关键技术之一。优化检查技术和流程,规范眼部扫描及后处理、报告内容以及诊断要点,将进一步提升眼部影像的应用价值。中华医学会放射学分会头颈学组组织专家针对以上内容经过多次讨论达成以下共识。

一、眼部影像检查方案

(一)眼部 CT 扫描方案

1. 容积数据采集　①推荐机型:建议使用探测器空间分辨率较高的 CT 扫描仪。②扫描基线:仰卧位,平行于听眶下线。③扫描范围:全眼眶和病变。④扫描参数:管电压 100~120 kV,电流 50~200 mAs,可根据不同机型的低剂量模式(如预设噪声指数等)自行调整,采集层厚 ≤ 1.25 mm。儿童参照儿童低剂量要求确定扫描方案。⑤重建算法:分别用骨算法和软组织算法。矩阵 ≥ 512×512。骨窗窗宽 3000~4000 HU,窗位 500~700 HU;软组织窗窗宽 250~400 HU,窗位 40~60 HU。⑥重建层厚、层

间距:用于后处理所需的原始图像,重建采用最薄层厚,层间距小于重建层厚,选择合适的重建函数。⑦增强扫描:对软组织病变应行增强扫描。使用对比剂参照碘对比剂使用指南(第 2 版)。主要以软组织算法重建。

2. 图像后处理　推荐采用双侧对称的多平面重建(MPR)图像,基于重建的薄层图像常规重建横断面和冠状面图像。必要时采用平行于视神经行双眼眶的斜矢状面重建。外伤或骨性病变以骨算法图像为主,其他病变以软组织算法图像为主。根据临床需要行三维图像重建和后处理,包括最大信号投影(MIP)及表面遮盖重建(SSD)成像等。

3. 不同眼部病变的 CT 重建方案　阅读图像时应该根据观察内容灵活调整窗宽、窗位。

(1)眼眶(外伤)。①横断面:基线为听眶下线,范围从眶上缘至眶下缘,骨窗窗宽 3000~4000 HU,窗位 500~700 HU, MPR 层厚 ≤ 2.5 mm,间距 ≤ 3.0 mm。②冠状面:基线为垂直硬腭,范围从眶前缘至前床突,骨窗窗宽 3000~4000 HU,窗位 500~700 HU, MPR 层厚 ≤ 2.5 mm,间距 ≤ 3.0 mm;软组织窗窗宽 250~400 HU,窗位 40~60 HU、MPR 层厚 ≤ 3.0 mm,间距 ≤ 2.5 mm。③双斜矢状面:基线为平行视

神经,范围包括眶内外侧壁,骨窗窗宽 3000~4000 HU,窗位 500~700 HU,MPR 层厚≤ 2.5 mm,间距 ≤ 3.0mm。

（2）眼眶（非外伤病变）。①横断面:基线为听眶下线,范围从眶上缘至眶下缘,软组织窗窗宽 250~400 HU,窗位 40~60 HU,MPR 层厚≤ 3.0mm,间距≤ 2.5 mm。②冠状面:基线为垂直硬腭,范围从眶前缘至前床突,骨窗窗宽 3000~4000 HU,窗位 500~700 HU,MPR 层厚≤ 2.5 mm,间距≤ 3.0 mm;软组织窗窗宽 250~400 HU,窗位 40~60 HU,MPR 层厚≤ 3.0 mm,间距≤ 2.5 mm。③双斜矢状面:基线为平行视神经,范围包括眶内外侧壁,软组织窗窗宽 250~400 HU,窗位 40~60 HU,MPR 层厚≤ 3.0 mm,间距 <1.5 mm。

（3）视神经管。①横断面:基线为平行后床突至鼻骨尖的连线,范围为视神经管上下壁,窗宽 3000~4000 HU,窗位 500~700 HU,MPR 层厚 1.0 mm,间距 1.0 mm。②冠状面:基线为垂直听眶下线,范围从眶尖至前床突,窗宽 3000~4000 HU,窗位 500~700 HU,MPR 层厚 1.0 mm,间距 1.0 mm。③双斜矢状面:基线为平行视神经管长轴,范围为视神经管内外侧壁,窗宽 3000~4000 HU,窗位 500~700 HU,MPR 层厚 1.0 mm,间距 1.0 mm。

二、眼部 MRI 扫描方案

（一）扫描方案制订

1）扫描范围:包全眼眶和病变。2）扫描线圈:常用头线圈,眼球病变可用表面线圈。3）层厚和间距:层厚 3.00~5.00 mm,层间距 0~1.00 mm。4）扫描前准备:训练患者尽量控制眼球运动,眼球控制好坏直接影响眼眶图像质量。患者根据情况选择闭眼后自主控制眼球尽量减少转动或睁眼凝视扫描框架上壁固定目标。5）扫描序列。①常规平扫:常规序列横断面 T_1WI 及 T_2WI,冠状面脂肪可抑制 T_2WI。如 T_1WI 肿块内见高信号影,增加横断面脂肪抑制 T_1WI;可适当加扫斜矢状面序列及 DWI 序列。②增强扫描:需要进一步明确肿瘤性质时行横断面动态增强扫描,绘制动态增强曲线。增强后序列为横断面 T_1WI,选做冠状面或斜矢状面 T_1WI,其中 1 个最佳断面进行脂肪抑制。③临床有低头突眼症状,怀疑静脉曲张:应行加压扫描,先行横断面 T_2WI 序列扫描,后颈部捆绑袖带加压,颈部加压后按照常规序列进行再次扫描。④怀疑海绵窦病变:参照相应规范。

推荐影像描述主要内容:CT 或 MRI 检查报告描述各有侧重。①适当描述扫描及后处理技术,需包括重建断面、扫描序列、层厚、层间距等。②描述眼眶骨壁及眶腔情况,包括骨折、硬化肥厚、发育不良、眶腔容积变化等。③描述眼球形态、眼环厚度及完整性,晶状体形态、位置,玻璃体密度,有无球内病变,如有病变需详细描述病变本身及周围侵犯情况。④视神经有无增粗、萎缩、受压等。⑤眼外肌有无增粗、萎缩、移位,密度（信号）有无异常改变等。⑥眼眶间隙及眶脂体,肌锥内外间隙、骨膜下间隙有无病变,如有需详细描述病变本身及周围侵犯情况。⑦海绵窦有无增宽或异常密度（信号）。⑧眼眶周围结构有无异常,详细描述眼眶病变的眶周侵犯情况。

（二）影像分析要点

1. 外伤及异物

1）骨折。①判定骨折位于单壁还是多壁,是否累及眶缘、视神经孔、眶下神经血管沟等,骨折段长度,骨折段前缘距眶缘距离,眶骨折片移位情况,有无压迫周围结构。②眼外肌是否肿胀增粗、移位、嵌顿和或断裂,眼眶内容物是否疝出（向筛窦、上颌窦或其他部位）、视神经是否受压等,以上情况的判定与骨折整复术密切相关。③眼球和眼眶内有无血肿（出血）或异物,眼球是否破裂,晶状体有无脱位,视神经有无损伤和断裂,是否伴外伤性颈动脉海绵窦瘘或硬脑膜海绵窦瘘导致的眼上静脉增粗和或海绵窦扩大。④脑挫裂伤是否伴颅底骨折、颅内血肿、外伤性脑膜膨出或脑膜脑膨出等。⑤是否伴鼻窦、鼻骨等骨折及软组织血肿、窦腔积血等,有无其他颅面骨骨折。⑥鉴别陈旧骨折和新鲜骨折,骨折邻近区具有眼外肌肿胀、增粗、血肿和积气等提示新鲜骨折,具体情况需结合病史综合考虑;勿将正常的管、沟和缝等误诊为骨折。

2）异物。①有无异物。②异物的大小、形状和性质。③异物的位置,位于球内或球外;位于前房、晶体、玻璃体或球壁,冠状面重建图像测量球内异物位于几点方位。平行于眼轴的斜矢状面重建图像需测量异物距角膜缘的垂直距离和距眼轴的垂直距离,球外眶内异物测量距视神经、球壁、眼外肌或眶壁的距离等。浅部眼睑区异物进行准确定位。④伴随的眼球和眶内软组织损伤或炎症。⑤有无伴眶骨骨折等。

2.软组织病变

眼眶病变来源与解剖区域有关,因此应首先明确病变部位,然后观察病变形态、密度(信号)等特征。

1)眼球区常见病变。

(1)视网膜母细胞瘤:多见于 5 岁以下患儿,临床表现为白瞳征。影像检查显示眼球大小正常或增大,球内见不规则形软组织肿块,后期可见病变侵犯到眼球外,增强扫描后呈中度至明显强化,病变内部斑片状或团块状钙化为特征性表现。

(2)原始永存玻璃体增殖症:出生后不久即出现白瞳症,眼球小,晶状体后方与视乳头区见三角形略高密度、T_2WI 见略低信号的纤维组织影。

(3)Coats 病:常见于 4~8 岁患儿,眼球大小正常,球内见出血,增强造影检查或眼底荧光血管造影显示眼底多发血管异常。但眼球内囊虫病继发引起的眼球内炎,囊虫的头节在 CT 上呈高密度,易被误诊为视网膜母细胞瘤和 Coats 病等。

(4)脉络膜骨瘤:常见眼球壁高密度影,CT 诊断较易,但应与视乳头疣鉴别,后者的高密度影位于视乳头区,呈小结节状,常为双侧。

(5)脉络膜血管瘤:MRI 特征性表现为梭形、低 T_1WI 和高 T_2WI 信号,增强后明显强化,有时还伴有颅面部其他部位血管瘤。

(6)葡萄膜黑色素瘤:特征性表现为蘑菇形的高 T_1WI、低 T_2WI 信号影和强化。如果不是蘑菇形而是梭形球壁肿块,应通过观察 MRI 时间 - 强化曲线判断是否出现明确强化,无强化考虑为视网膜下积液、脉络膜下积液或眼球内局限性出血,出现强化一般考虑为黑色素瘤、转移瘤或炎症。了解病史或检查全身有无原发恶性肿瘤可确定是否为转移瘤;炎症一般表现为基底部较广而高度相对较小的眼球壁肿块;黑色素瘤表现为高度相对较大的眼球壁肿块。

2)视神经鞘区常见病变。

(1)视神经胶质瘤:临床表现为视力下降的出现早于眼球突出,影像表现为视神经增粗、强化,儿童视神经胶质瘤常伴有神经纤维瘤病。

(2)视神经鞘脑膜瘤:临床表现为眼球突出的发生早于视力下降,影像表现为视神经增粗,20%可见钙化,冠状面显示钙化环绕视神经,增强后肿块明显强化而视神经不强化。

(3)视神经炎和结节病:累及视神经常表现为迅速发生的明显视力下降。多发性硬化、视神经脊髓炎和结节病等常伴有脑部、脊髓和胸部等其他部位病变,视神经不增粗或轻度增粗。眼球恶性病变侵犯视神经和视神经转移瘤常有原发病变。

3)肌锥内外间隙常见病变。

(1)圆形或椭圆形肿块:①海绵状血管瘤常见于肌锥内间隙,在 T_2WI 呈高信号,高分辨率 T_2WI 显示肿块内有多条细小的线形低信号影(为纤维分隔)。②神经鞘瘤在 T_2WI 表现为不均匀等信号,内部常见片状高信号影(囊性区)。动态增强检查时的"扩散性强化"见于海绵状血管瘤及海绵状淋巴管瘤,二者影像不易鉴别,且常可同时存在,但淋巴管瘤常有不同时期出血表现。颈部加压前后病变变化较大,有助于诊断静脉曲张。CT 可显示特征性钙化、低密度脂肪或骨质破坏,可帮助鉴别脑膜瘤、软骨肉瘤、泪腺恶性上皮性肿瘤或皮样囊肿等。血管内皮细胞瘤或血管外皮细胞瘤偏恶性,强化显著且强化速度很快。

(2)局限不规则性病变:主要包括 IgG4 相关性病变、炎性假瘤、淋巴增生性病变(包括淋巴瘤)、局限性淋巴管瘤、毛细血管瘤、横纹肌肉瘤、部分神经鞘瘤、神经纤维瘤、静脉曲张、转移瘤、扁平型脑膜瘤和泪腺恶性上皮性肿瘤等。局限不规则病变常可位于肌锥外间隙、肌锥内间隙、泪腺窝、眼睑和 Tenon 囊等。IgG4 相关性病变与淋巴增生性病变或炎性假瘤的诊断有部分重叠,需结合血清 IgG4 水平诊断。MRI 动态增强扫描曲线可帮助鉴别炎性假瘤、淋巴增生性病变、淋巴瘤及横纹肌肉瘤等,但研究样本数有限,还有待进一步研究证实结论。转移瘤常有眶壁骨质破坏,神经纤维瘤常伴眶壁骨质缺损和典型的皮肤咖啡色斑,扁平型脑膜瘤常伴骨质增生肥厚等改变。

(3)弥漫性病变:主要包括 IgG4 相关性病变、弥漫性炎性假瘤、弥漫性淋巴瘤、弥漫性淋巴管瘤、弥漫的神经纤维瘤病、横纹肌肉瘤和鼻咽癌侵犯眼眶等,广泛累及眼眶各间隙和结构。CT 密度和 MRI 信号表现与局限性不规则病变基本相同,诊断和鉴别诊断要点与局限性不规则病变基本相同。

4)眼外肌病变:主要包括 Grave 眼病、IgG4 相关性病变、炎性假瘤、淋巴组织增生性病变、骨折后眼外肌增粗、转移瘤和横纹肌肉瘤等。颈动脉海绵窦瘘有时也可引起眼外肌增粗,Grave 眼病主要表现为眼外肌肌腹增粗而肌腱一般不增粗；炎性假瘤、淋巴组织增生性病变和横纹肌肉瘤表现为眼外肌肌腹和肌腱均增粗；眼外肌转移瘤一般呈结节状增粗；骨折后眼外肌增粗，有骨折等外伤表现；颈动脉海绵窦瘘有眼上静脉增粗和海绵窦扩大。

5）泪腺窝病变：主要包括泪腺上皮来源的肿瘤及非泪腺上皮来源的炎性假瘤、淋巴组织增生性病变和皮样囊肿等。根据形态可分为两类：一类为圆形或椭圆形肿块，主要见于泪腺良性混合瘤、部分泪腺恶性上皮性肿瘤和皮样囊肿，皮样囊肿 CT 密度和 MRI 信号表现有特征性。良性混合瘤部分有分叶但边界清楚，且邻近的眶壁骨质为压迫性改变；部分泪腺恶性上皮性肿瘤邻近的眶壁骨质破坏和（或）肿块边缘不规则，增强扫描呈不均匀、轻中度强化。一类为弥漫性不规则肿块，主要见于 IgG4 相关性病变、炎性假瘤、淋巴组织增生性病变及部分泪腺恶性上皮性肿瘤，前三者多表现为双侧泪腺弥漫性增大，T_1WI 多呈略低信号，T_2WI 呈略低信号或等信号，增强后多呈明显不均匀强化，可见多发结节或点状中等强化影，结节灶之间为粗细不均的条带状明显强化影；一般不伴骨质改变，影像上不易鉴别，行 DWI 及动态增强扫描具有一定价值。

3. 眶壁病变　眶壁发育异常、眶腔小、双侧蝶骨大翼位置偏前内、双侧颞骨鳞部位置偏外和颞窝变浅，以上表现主要见于 Crouzon 综合征。神经纤维瘤病常见眶骨骨质缺损伴软组织病变，主要为蝶骨大翼缺损，可伴蝶骨小翼及鼻窦等发育不良，也可伴脑膜脑膨出，导致搏动性眼球突出。骨质增厚和磨玻璃样改变，周围一般不伴软组织肿块影，如累及多骨则支持纤维结构不良的诊断，如仅累及一骨、病变较局限且周围有骨性包壳则支持骨化性纤维瘤。眶骨增生肥厚主要见于扁平型脑膜瘤、视神经鞘脑膜瘤和骨髓炎等。眶骨压迫性改变主要见于与眶骨邻近的各种良性肿瘤和肿瘤样病变。

在某一眶壁出现局部溶骨性骨破坏或放射状骨针以及邻近骨破坏区的不规则肿块，多见于儿童神经母细胞瘤转移和白血病浸润等，增强后有无强化可用于与儿童红骨髓病的鉴别；以眶壁骨髓腔为中心的溶骨性骨质破坏伴软组织肿块主要见于转移瘤、朗格汉斯细胞组织细胞增生症和横纹肌肉瘤，朗格汉斯细胞组织细胞增生症和横纹肌肉瘤常见于儿

童和青少年，儿童转移瘤常有双侧眶骨和颅底骨的骨髓腔呈弥漫性异常信号；以骨皮质为中心的溶骨性骨质破坏主要见于泪腺恶性上皮性肿瘤和泪囊癌等。

4. 眶颅沟通性病变　眶部病变可通过直接压迫、破坏周围骨质（额骨眶板、筛骨纸板、蝶骨平台）或经颅底孔道（眶上裂、视神经管、翼腭窝）向颅内蔓延。

1）通过视神经管沟通：主要包括视神经和视交叉胶质瘤、视神经鞘脑膜瘤和视网膜母细胞瘤侵犯视神经和视交叉等。

2）通过眶上裂沟通：主要见于脑膜瘤、神经源性肿瘤、Tolosa-Hunt 综合征、炎性假瘤、眼眶和海绵窦皮样囊肿、鼻咽癌同时侵犯海绵窦和眼眶等。

3）通过眶骨穿支血管间隙沟通或骨质破坏缺损区沟通：主要见于扁平型脑膜瘤、转移瘤、泪腺恶性上皮性肿瘤侵犯颅内等。

4）Tolosa-Hunt 综合征：为主要累及海绵窦的非特异性炎性病变，主要临床表现为迅速发生的眼眶深部疼痛、头痛、复视以及眼球运动障碍，主要影像表现为海绵窦软组织病灶和（或）眼眶软组织病灶，结合临床表现和影像学表现可诊断。

此外，颅内起源的病变也可累及眼部，要注意判别病变的来源。

5. 眶鼻沟通性病变　鼻窦病变同时累及眼眶，主要有骨瘤、黏液囊肿、炎性病变、鼻窦恶性肿瘤累及眼眶等。黏液囊肿、炎性病变和骨瘤影像特征显著，容易诊断。鼻窦恶性肿瘤累及眼眶的病变定性有一定困难，需结合临床表现进行诊断和鉴别诊断。同样，鼻部起源的病变也可累及眼眶，需要注意鉴别。

STIR：短时反转恢复脉冲；T_2FLAIR：液体衰减反转恢复序列 T_2WI

二、眼部常见症状影像检查路径

（一）视力下降

以视力下降为临床表现的眼部检查以 MRI 扫描为主，怀疑炎性病变时采用短时反转恢复脉冲（STIR）序列观察，为显示视神经的最佳序列；怀疑脑血管性病变引起的视力下降，MRI 按照脑 MRI 扫描方案；怀疑肿瘤性病变累及眶壁或眶外时应结合 CT 综合判断。视力下降的影像检查路径见图 1-1-1-1。

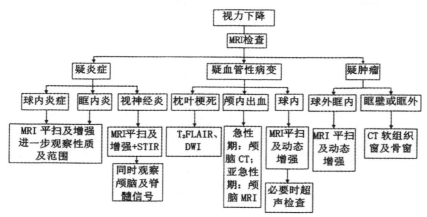

图 1-1-1-1　视力下降的影像检查路径

（二）眼球突出

眼球突出病变首选超声或 MRI 检查。推荐超声评估可疑球内病变，但对于较大病变或球外眶内者选择 MRI 优于超声；怀疑肿瘤性病变，推荐采用动态增强扫描观察强化特点；病变性质鉴别不清时可行 CT 扫描观察骨质改变；怀疑眶外疾病所致眼球突出，MRI 检查应以病变为中心。眼球突出的影像检查路径见图 1-1-1-2。

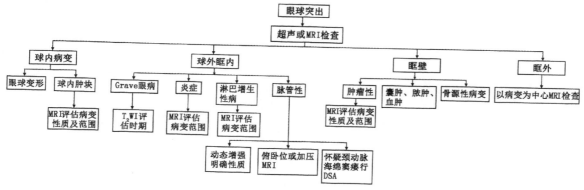

图 1-1-1-2　眼球突出的影像检查路径

（三）复视（眼球运动障碍）

眼球运动障碍可由多种原因引起，怀疑眼肌源性病变以 MRI 检查为主，判断时期及病变范围；怀疑外伤骨折所致者首选 CT 检查；怀疑海绵窦病变伴视力下降者，应以高分辨增强 MRI 为主；怀疑运动神经障碍者，采用高分辨及水成像 MRI 检查；怀疑脑血管病源性者，选用颅脑 MRI 检查。复视的影像检查路径见图 1-1-1-3。

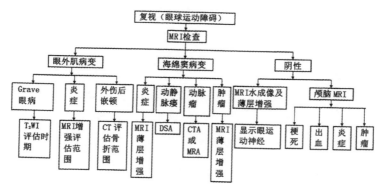

图 1-1-1-3　复视的影像检查路径

（四）外伤

外伤通常伴有骨折或异物，一般首选 CT 检查；对于非金属性异物则应考虑使用 MRI 检查，伴血管损伤形成动静脉瘘者，根据临床需求选用 CTA、MRA 和 DSA。外伤的影像检查路径见图 1-1-1-4。

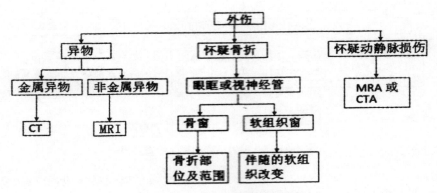

图 1-1-1-4   外伤的影像检查路径

第二章　眼球内肿瘤

第一节　眼球内肿瘤

眼球内肿瘤性病变虽然发生率较低,但临床诊断却相当复杂和棘手,眼球内肿瘤性病变不仅影响患者视觉功能,严重者甚至危及生命,眼球内肿瘤性病变是当前眼科界共同关注和探讨的难点和热点。

一些学者报告该院眼科和放射科在 14 年间,经影像诊断和病理组织学证实的眼内肿瘤 468 例,其中恶性肿瘤 444 例,包括:视网膜母细胞瘤 283 例、脉络膜恶性黑色素瘤 127 例、脉络膜转移癌 29 例、睫状体来源 1 例、视网膜恶性胚瘤 1 例、恶性髓上皮瘤 1 例、脉络膜 B 细胞恶性淋巴瘤 1 例、脉络膜 T 细胞恶性淋巴瘤 1 例。

眼内良性肿瘤 13 例,脉络膜血管瘤 3 例、睫状体黑色素细胞瘤 3 例、睫状体平滑肌瘤 2 例、睫状体上皮瘤 1 例、视网膜胶质瘤 1 例、视神经乳头母细胞型血管瘤 1 例、脉络膜结核 1 例、视网膜胚瘤 1 例。

其他 11 例,包括脉络膜骨瘤、各种囊肿、眼球结核等。

良、恶性之比为 1∶18.5,恶性肿瘤比例显著高于良性肿瘤,其中视网膜母细胞瘤以 283 例(60.4%)占首位,脉络膜恶性黑色素瘤以 127 例(27.1%)其次,脉络膜转移性肿瘤 29 例(6.1%)排第三,上述三类肿瘤约占全部眼球内肿瘤的 93.6%。

第二节　视网膜母细胞瘤

详见本书　本卷　第一部分　第十四篇　第一章　视网膜母细胞瘤。

第三节　脉络膜黑色素瘤

一、病理学

脉络膜黑色素瘤是成年人最常见的眼内恶性肿瘤,早期肿瘤自脉络膜突向玻璃体内,局部隆起 2 cm 即可显示为实体性肿物,随病变发展肿瘤隆起度增高并突破 Bruch 膜。

二、临床表现

本病好发于白人蓝眼种族。发病率为 0.02%~0.06%,且好发于中老年人,单眼发病较多,其恶性程度较高,易发生眼外蔓延和全身转移,死亡率高。

三、影像学研究

彩超显示肿瘤内血流丰富,呈红蓝色条状、分支状,大多呈低阻力动脉频谱,中高收缩期及高舒张期血流。早期 CT 表现为眼环局限增厚或局部出现半月形软组织密度影,边界清晰,随病变发展,肿物突向玻璃体内,呈球形或蘑菇形,可呈中度增强。

由于黑色素具有顺磁性物质,故脉络膜黑色素瘤在 MRI 上有特征性表现,在 T_1WI 上为高信号,T_2WI 上为低信号,可作为确诊依据。在引起玻璃体急性出血的病因中,恶性黑色素瘤仅占2%,脉络膜黑色素瘤引起玻璃体内出血机制如下:①随着肿瘤内静脉压的增加,肿瘤表面扩张的血管可以出血进入玻璃体;②突破Bruch膜的肿瘤有一个海绵状的球形血管头,该血管头容易引起玻璃体出血;③肿瘤内本身有一个大的血管腔可引起玻璃体出血;④肿瘤细胞侵入和阻塞脉络膜动脉导致肿瘤凝固性坏死,继而出血突破Bruch膜进入玻璃体。

有学者报告一例病例,肿瘤细胞侵入并阻塞脉络膜动脉导致肿瘤凝固坏死,继而突破Bruch膜进

入玻璃体。其理由如下:MRI上瘤体的密度不均匀,其内可见显著短T_1和显著短T_2信号,说明瘤体内还有出血;患者右眼疼痛约1周,正好与MRI图像上右眼肿物内显著短T_1和T_2信号相符,说明该出血为亚急性的6~8 d,而病理上瘤内也有陈旧性出血和坏死;右眼不能视物半天,而MRI图像看到的右眼玻璃体内呈稍短T_1和稍短T_2信号,与急性出血的表现相符,可能为瘤体出血突破Bruch膜进入玻璃体所致。

第四节 左眼脉络膜黑色素瘤

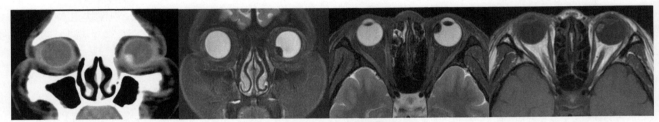

图1-1-2-1 左眼脉络膜黑色素瘤

患者,女,44岁。左眼视物模糊3个月。病理诊断:左眼 脉络膜黑色素瘤病例见图1-1-2-1。

第五节 眼球内转移瘤

眼球内转移瘤并不少见。

全身各种脏器的原发恶性肿瘤均可发生远处转移,其中以转移到肺部、骨骼、肝脏和颅脑等多见,许多相关文章也经常见诸报道,但转移到眼球内的恶性肿瘤就鲜有提及了。

有学者报告一个月内,连续会诊3个病例,均表现为眼球内占位性病变伴视网膜剥离,最终都证实系眼球内转移,这三个病例从发生眼疾开始,直到来该专科医院之前,平均花费20天左右时间,辗转多家医院,且都经过超声、CT和MRI等检查,医院给出各种各样的临床和影像学诊断,如眼球内占位伴视网膜剥离、视网膜剥离、黑色素瘤和眼球内出血等,唯独少了转移瘤的诊断。

其实转移到眼球内的恶性肿瘤并不少见,某院14年间,发生在眼球内,经病理证实的各种良恶性

肿瘤468例,其中转移性肿瘤29例,约占总数的16.1%,发病数居视网膜母细胞瘤和脉络膜恶性黑色素瘤之后,排名第三,左右眼球之比为15:14(此点与以往的报道有差异),男女之比为16:13,其中男性以肺癌为主,女性以乳房癌为主。多数病例在仔细询问病史或全身检查后,可追查到肿瘤的原发部位。

眼球内转移性肿瘤的发生率近年来有较明显逐年增加,并且发病年龄有逐渐下降趋势,上述3个病例的平均年龄在40.5岁。

眼球内的血液供应来自眼动脉的分支视网膜中央动脉和睫状体后短动脉,它们经过几次分支后直至形成毛细血管网,分别营养视网膜和脉络膜,转移的肿瘤细胞经过眼动脉及其上述分支最终停留在眼球壁上,转移多数发生在单侧眼球,转移灶可为单发

或多个病灶并存。

一、临床表现

多数病人因进行性视物模糊不清或视物变形而就诊，眼科症状和体征变化很大，呈短期内进行性发展，且在很短的时间里出现青光眼等并发症。眼底检查在眼球后极部或睫状体区可见软组织肿块突起，边界不清楚，或伴有视网膜剥离。各种检查如眼底荧光血管造影、B 超、CT 和 MRI 对诊断都很有帮助，其中尤以 MRI 最佳。化疗和局部放射治疗是常用的方法，对全身情况很好，而患眼视力已经丧失，或合并青光眼的病例，有时也施行全身化疗加患侧眼球摘除。

二、影像学研究

超声：多数病例均能探及眼底有实质不均质肿块，对伴有的视网膜剥离也能清楚显示。CT：平扫 CT 多数能显示眼球后极部或睫状体后缘区域扁平状宽基底软组织增生，以及肿块邻近的视网膜剥离和视网膜下积液，有时只能看到眼球后极部或睫状体区域的眼球壁轻度增厚，而不能分辨出增厚的球壁是软组织肿块亦或网膜剥离。CT 平扫的图像质量随扫描条件和设备好坏呈现出很大差异，总的来说平扫 CT 诊断此病有些困难。肿瘤在增强后 CT 图像上因有中度强化而显得很清楚，肿瘤基底较宽，来自球壁，多数成扁平状，向玻璃体内微微突起，密度较均质，边缘毛糙，其相邻的剥离网膜可轻度强化，视网膜下积液则不强化。MRI：几乎所有的眼球内转移性肿瘤的轮廓在 MRI 上均显示得很清楚，病灶多数位于眼球后极部，部分位于睫状体后缘，基底广泛，表面粗糙不平，虽然不同类型的肿瘤 MRI 信号略有差异，但多数病例肿瘤的信号与相邻玻璃体比较，在 T_1WI 图像上为中低信号，在 T_2WI 图像上仍呈中低信号，多数转移肿瘤均有较明显强化。

三、鉴别诊断

黑色素瘤：部分眼球转移瘤 T_1WI 呈中高信号，T_2WI 为低信号，与黑色素瘤相似，此时应依据肿瘤的形态和临床表现加以鉴别。转移性肿瘤基底宽，无细细的颈部，边缘不清楚，表面不光滑，临床可发现身体其他脏器的原发肿瘤，而蕈伞型黑色素瘤有细长的颈部和沿球壁生长的基底，多呈蘑菇云状，表面较光整，眼底检查可见褐色肿块。

脉络膜血管瘤：二者均为扁平状、宽基底的肿块，但血管瘤常较小，边界较清楚，且血管瘤信号较高，增强更显著，而转移瘤发现时往往已较大。眼底检查和荧光造影亦有助于二者的鉴别。

血肿：随出血期的不同，血肿在 MRI 影像上表现为不同的信号改变，但多数病例在 T_1WI 和 T_2WI 图像呈较高信号，边界较清楚，表面较光整，且随访可见逐渐吸收，而转移瘤短期内可见明显增大。

视网膜母细胞瘤：极少数视网膜母细胞瘤可存在于成年人，国外报道最高发病年龄在 61 岁，某院视网膜母细胞瘤患者最大年龄 49 岁，其形态和 MRI 信号改变与转移性肿瘤相似，均为宽基底、边界不清楚、表面不规则、T_1WI 和 T_2WI 中低信号的肿块，故转移瘤与无钙化的视网膜母细胞瘤鉴别特别困难。

罕见肿瘤：眼球内罕见肿瘤（如星形胶质细胞瘤、髓上皮瘤等）以及罕见病变因报道很少、缺乏经验，无法提供有价值的影像学表现和鉴别诊断。但某些罕见病变，如眼球内囊肿，因其特征性的表现，可获得确诊，但由于囊肿的密度和信号与周围玻璃体相似，在 CT 和 MRI 图像上显示欠佳。

约 10% 的病例尽管临床和影像检查均已明确诊断为眼球内转移，但经仔细询问病史和全身检查仍无法找到原发病灶，以致诊疗陷于困境，此时密切随访对诊断具有极其重要的意义。

眼球很小，血供又丰富，转移性肿瘤在此生长迅速，一个有经验的眼科医师相隔 2~3 天就能发现肿瘤的变化，而影像学检查如 B 超、CT 和 MRI 则要半月才能显示肿瘤的变化，而原发性眼球内良恶性肿瘤在这么短的时间内往往难以发现变化，这一点也有助于我们的诊断和鉴别诊断。

第六节 脉络膜黑色素瘤

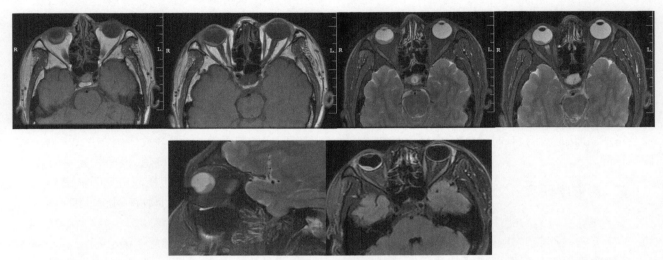

图 1-1-2-2 脉络膜黑色素瘤

病例,男,43 岁。自觉右眼不适 2 月。   手术后病理诊断:脉络膜黑色素瘤病例见图 1-1-2-2。

第三章　眼眶肿块

第一节　眼眶肿块的发病率统计

在学者报告一组 87 例眼眶肿块中,含淋巴瘤 22 例(25.3%),其中 21 例黏膜相关性淋巴瘤,1 例 T 细胞淋巴瘤;

非淋巴瘤为 65 例(74.7%),其中包括血管性病变 22 例、炎性病变 16 例、恶性肿块 10 例(黑色素瘤 4 例,睑板腺癌、鳞状细胞癌、嗅母细胞瘤、脂肪肉瘤、肝癌转移瘤、腺样囊性癌各 1 例)、脑膜瘤 8 例、神经类肿瘤 5 例(神经鞘瘤 3 例,视神经胶质瘤、神经纤维瘤各 1 例)混合瘤 3 例、颗粒细胞瘤 1 例。

第二节　眼部淋巴瘤

眼眶因缺乏淋巴组织而较少发生淋巴瘤。眼部淋巴瘤约占全部非霍奇金淋巴瘤的比例 <1%,占结外淋巴瘤的 5%~14%,是最常见的眼眶恶性肿瘤,所占比例约 10%。

眼部淋巴瘤可发生于眼部的任何部位,如眼眶、眼外肌、黏膜、眼睑、泪腺及泪囊。其临床表现与眼眶多种疾病相似,常难于与炎性假瘤及某些眼眶恶性肿瘤鉴别。

眼部淋巴瘤可以是原发于眼眶的结外淋巴瘤,也可以作为系统淋巴瘤的局部表现蔓延至眼部,国外文献报道继发于系统淋巴瘤者所占比例为 16%~27%。一组中仅 2 例(3.4%)伴胃淋巴瘤者可确诊为继发性眼部淋巴瘤,另有 5 例伴发其他部位淋巴瘤,其中头颈部淋巴瘤 4 例,鼻腔淋巴瘤 1 例,临床未能明确诊断其是否为继发性。

眼部淋巴瘤以 B 细胞来源的非霍奇金淋巴瘤居多,T 细胞淋巴瘤极少见。该组中 56 例为 B 细胞来源淋巴瘤,仅 2 例为 T 细胞来源。

目前临床医师和病理学家对眼眶淋巴瘤最常采用的分类方法是"修正的欧美淋巴瘤分类"(RDAL),共分 5 类,其恶性程度由低至高依次为:①眼眶黏膜相关淋巴样组织淋巴瘤或淋巴边缘带淋巴瘤;②淋巴浆细胞样淋巴瘤;③滤泡性淋巴瘤;④弥漫性大 B 细胞淋巴瘤;⑤其他组织类型淋巴瘤,其中眼眶黏膜相关淋巴样组织淋巴瘤是最常见的眼部原发性淋巴瘤,约占 35%~80%。

眼眶部缺少淋巴组织,仅在结膜基质内和泪腺腺泡与导管之间存在正常淋巴组织,因此这些结构被认为是淋巴瘤潜在的发生部位。多数学者认为淋巴瘤一般先发生于上述部位,然后再向眶内侵犯,因而眼眶非霍奇金淋巴瘤好发生于肌锥外区,眼眶前上部,且常累及眼睑。

一、影像学研究

眼眶部解剖结构复杂,发生在此处的病变不易观察且与邻近组织关系密切,因此定位及诊断困难。影像学检查以其无创、简便等优势在眼眶疾病的诊断中发挥着越来越重要的作用。传统的 B 超检查操作简便、经济,但受操作者技术因素的影响较大。X 线平片对本病的诊断价值不大。CT 检查可以清楚显示病变的位置、形态、眶壁骨质改变,但软组织分辨率较 MRI 低,对肿瘤与眶内邻近组织关系的判断远不如 MRI,且具有放射线损伤。

MRI 具有灵敏性高、软组织对比好、可任意方位成像等特点,配合使用脂肪抑制技术的增强检查,可显著提高图像质量,目前被认为是对眼部疾病最有价值的影像学检查方法。一些学者发现眼眶淋巴造血系统肿瘤的表观扩散系数(ADC)显著低于癌、良性实性肿块、脉管性肿块、囊性肿块($P<0.01$)。DWI 和 ADC 值可提供一些辅助诊断信息。

二、鉴别诊断

眼部淋巴瘤临床表现及 MRI 信号变化均缺乏特异性,因此有时需要与其他眶内肿块进行鉴别,如炎性假瘤、良性淋巴组织增生、泪腺肿瘤和眼眶转移瘤等,其中与炎性假瘤及良性淋巴组织增生的鉴别尤为重要。

炎性假瘤:炎性假瘤临床上发病急、疼痛明显,激素治疗有效。其 MRI 表现为 T_1WI 上呈低信号,T_2WI 上淋巴细胞浸润型呈稍高信号,混合型和纤维硬化型呈等信号或低信号,增强扫描多呈明显均匀强化,纤维硬化型呈轻度强化,并可伴有眼肌增粗,泪腺肿大,眼环增厚等。

眼部淋巴瘤临床上早期表现有时类似炎性病变,且初期给予激素治疗亦可缓解,易误诊为炎性假瘤。该组中有 4 例既往曾被诊断为炎性假瘤,其中 3 例经临床和病理确诊,其余 1 例仅经临床诊断,未做病理检查,此 4 例患者第二次入院均经病理证实为淋巴瘤。

对于上述情况,学者认为可能由两种原因造成,第一次活组织检查未取到肿瘤实质;将眼眶良性淋巴组织增生误诊为炎性假瘤。这是因为以淋巴细胞增生为主的炎性假瘤与眼眶良性淋巴组织增生在临床及影像学表现上基本相同,有时病理亦难于对二者进行鉴别。

良性淋巴组织增生:目前已有许多研究证实良性淋巴组织增生与恶性淋巴瘤之间存在着渐进性演变过程,某些病变已被认为是淋巴瘤的前期,二者之间在病理上密切相关且存在交叉。因此对于 MRI 检查诊断困难者,应长期随访并进行免疫学检查。

泪腺肿瘤和眼眶转移瘤:眼部淋巴瘤尚需与泪腺肿瘤和眼眶转移瘤相鉴别。泪腺多形性腺瘤多呈类圆形,边界清楚,泪腺窝处可见骨质受压变形。泪腺恶性肿瘤虽边缘欠清,但 MRI 信号多不均匀且常伴邻近骨质吸收破坏,可累及眶尖并向颅内蔓延。眼眶转移瘤多伴眶骨破坏,有时可伴眼球内转移,且临床具有原发肿瘤病史。眼部淋巴瘤多不伴骨质破坏,且罕有侵犯眼球内部者,MRI 检查较容易进行鉴别。

眼部淋巴瘤在 MRI 上有一定的特点,MRI 检查具有良好的软组织分辨力,有助于了解病变的范围,对该病术前定位及指导临床制定相应的治疗措施有一定的价值。

第三节　眼眶肿瘤病例

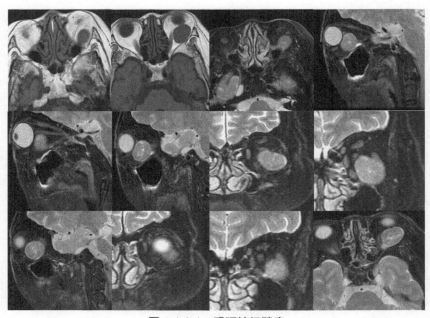

图 1-1-3-1　眼眶神经鞘瘤

眼眶常见病变包括:神经源性:神经鞘瘤,神经纤维瘤。脉管性:海绵状血管瘤,海绵状淋巴管瘤。

视神经常见病变:脑膜瘤,胶质瘤,转移瘤,炎症。病例见图 1-1-3-2。

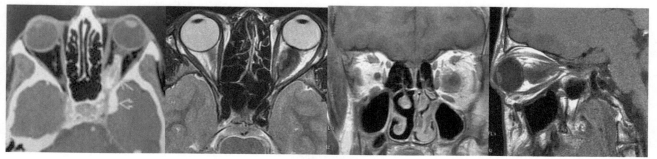

视神经脑膜瘤

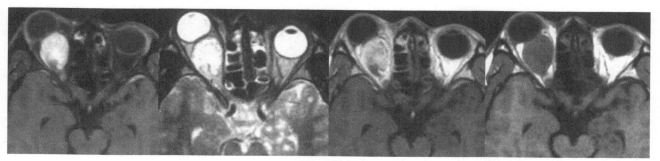

视神经胶质瘤

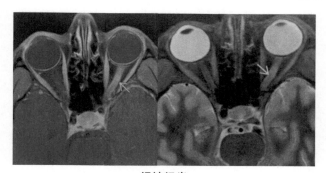

视神经炎

图 1-1-3-2 视神经常见病变

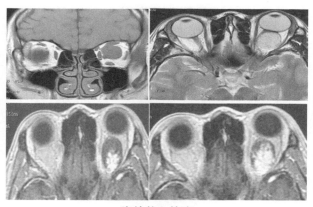

海绵状血管瘤

第四节 眼眶原发性黏膜相关淋巴组织淋巴瘤

眼眶淋巴瘤约占所有眼眶肿瘤的 6%~8%,占全身非霍奇金淋巴瘤的 1%~2%,发病率逐年增加。

眼眶原发性黏膜相关淋巴组织淋巴瘤(MALToma),作为眼眶淋巴瘤中最常见的病理类型,目前针对该病的影像学报道仍较少。

眼眶淋巴瘤约占所有眼眶肿瘤的 6%~8%,发病率逐年增加,大体上可分为非霍奇金淋巴瘤和霍奇金淋巴瘤 2 大类,其中前者占绝大部分。而在非霍奇金 B 型淋巴瘤中,眼眶黏膜相关淋巴组织淋巴瘤是最常见的类型。

一、临床表现

临床上,该病通常表现为可触及的肿块,进行性眼球突出，视力下降，眼结膜水肿及复视等。目前文献报道眼眶黏膜相关淋巴组织淋巴瘤的发生可能与幽门螺旋菌、鹦鹉热衣原体及丙型肝炎病毒感染相关。

眼部淋巴样组织仅限于眼睑、结膜及泪腺，因此这些部位被认为是眼眶淋巴瘤的好发部位。眼眶淋巴瘤无包膜，常呈浸润性生长，常包绕眼球、眼外肌及视神经，但病灶仅仅是包绕眼球壁生长，眼球不会变形，眼环亦不会增厚。一组 12 例中，病灶累及视神经 6 例，最常累及的眼外肌为外直肌。

二、影像学研究

Priego 等（2012）分析 19 例眼眶淋巴瘤病例的影像资料后指出眼眶淋巴瘤较少位于下象限并较少累及视神经，他们认为病灶位置可能在眼眶淋巴瘤诊断及鉴别诊断过程中存在重要价值。而在该项研究中，病灶最常位于外下象限（7/12），然后依次是内上象限（3/12）及外上象限（2/12），与 Priego 等（2012）的结果不完全一致。分析原因，可能与 2 组研究样本量均较小有关，分别是 19 例及 12 例，另外 Priego 等（2012）的 19 例病例中，位于泪腺的病例 9 例，可能提高了病灶位于外上象限的比例。因此认为，明确病灶位置对于眼眶淋巴瘤诊断有无提示价值，还需要更大样本的病例研究。

眼眶黏膜相关淋巴组织淋巴瘤在 CT 上常表现为等密度到稍高密度软组织肿块，均匀强化，常不伴有瘤内钙化，仅少数报道提示病灶生长入鼻窦时可伴有轻度骨质破坏。

常规 MRI 检查可以明确眼眶黏膜相关淋巴组织淋巴瘤病灶的部位、边界、邻近结构及信号特点，是眼眶黏膜相关淋巴组织淋巴瘤的首选检查方法。常规 MRI 平扫时，病灶常呈等 T_1 等 T_2 信号，信号均匀，增强后呈中度至明显均匀强化，这可能与肿瘤细胞密度高，间质成分较少有关。而 MRI 动脉增强扫描时，眼眶黏膜相关淋巴组织淋巴瘤常表现为速升速降型增强曲线，也有助于鉴别诊断。

近年来部分学者尝试使用弥散加权成像（DWI）技术评估眼眶淋巴瘤，结果发现病灶在 DWI 像呈高信号、ADC 低信号，同时发现以 ADC 值为 $775 \times 106 \ mm^2/s$ 作为诊断阈值，其诊断效能最高。

三、鉴别诊断

炎性假瘤：眼眶黏膜相关淋巴组织淋巴瘤主要是与炎性假瘤进行鉴别诊断。炎性假瘤发生发展较快，可伴有疼痛、复视、结膜充血、水肿，体检时约 1/3 的病人伴眶缘压痛，同时激素治疗有效等临床特征可辅助鉴别诊断。影像学方面，硬化型炎性假瘤在 T_2WI 上信号偏低，容易鉴别。而在其他类型的炎性假瘤与淋巴瘤鉴别诊断中，淋巴瘤磁共振动态增强呈速升速降型的增强曲线及炎性假瘤增强扫描延迟期的进一步强化，可能是鉴别诊断的要点。转移瘤：转移瘤可发生于眼眶各个分区，多为不规则多灶性肿块，边界不清楚，密度或信号欠均匀，可伴有骨质破坏，再结合原发病史可辅助鉴别。泪腺肿瘤：泪腺肿瘤可以分为上皮性及非上皮性肿瘤。上皮性肿瘤又可分为多形性腺瘤及多形性腺癌。泪腺腺瘤常局限于泪腺区，不常累及眼外肌及向肌锥内侵犯。泪腺腺癌信号多不均匀，常伴有骨质破坏，此特征淋巴瘤少见。

第五节　眼眶神经鞘瘤

患者，女，73 岁，自觉左侧眼突伴视力下降半年余。肿瘤切除手术后，常规病理诊断：左侧神经鞘瘤。影像学检查见图 1-1-3-3。

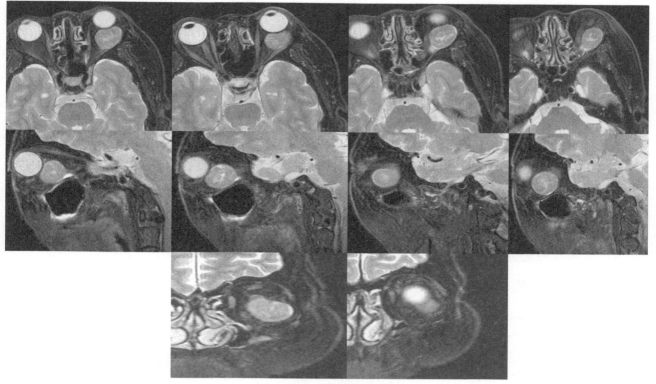

图 1-1-3-3　眼眶神及鞘瘤

第六节　眼眶的假性肿瘤

眼眶的急性假肿瘤:眼眶急性假肿瘤是原因不明的感染性病变,它可影响部分眶内组织,很少影响眶内所有成分。Nugent 等(1981)报告 16 例,对其 CT 表现回顾性分析可分成五类:前部、泪腺、后部、弥散性以及肌炎性,其发病率以前部最多,然后依次递减。

一、病理学

眶假性肿瘤是一种反应性病变,临床类似于新生物或炎性病变、甲状腺功能亢进突眼,镜下观察淋巴浸润是常见的组织学特征,故可与淋巴瘤发生混淆。

二、临床表现

临床上急性眼眶假肿瘤症状为急性发作,常有凸眼,眼睑肿胀,结膜水肿,疼痛,眼运动受限,还可见视盘水肿和视神经变性。

三、各类假肿瘤

前部假肿瘤:除疼痛、复视、眼睑肿胀症状外,还可出现葡萄膜炎,乳头炎,视神经变性及渗出性感染导致的视网膜剥离。CT 图像示眼球后部占位性病变,后巩膜或(和)脉络膜增厚,视神经与眼球连接处被遮蔽,且沿视神经向后延伸。类脂醇治疗后包块缩小,视神经与眼球边界连接处重新清楚显现。

泪腺假肿瘤:均现急性发作的疼痛、触痛、泪腺区眼睑与结合膜充血,伴存可扪及的泪腺和上睑的 S 形变形及泪腺管翘起,还可有轻度凸眼与眼球向下内移位。CT 图像见假肿瘤位于眶上外部分,邻近和遮蔽眼球外侧部分,典型者出现眼球向下内移位。用类脂醇治疗后,此包块缩小,眼球外侧部及外直肌前部皆清楚可见。

后部假肿瘤:稍现凸眼与疼痛,感染超过前部型与弥散型,但伴存视神经变性疾病。CT 见包块位于眶尖,特征性地遮蔽该处眼外肌肉与视神经的影像,且可见其沿一肌肉或视神经走行，向前延伸。治疗后，沿肌肉和视神经延伸的病变逐渐吸收，眶尖处软组织结构变清晰。

弥散型假肿瘤：急性者症状类似前部型，但更为严重，可出现视神经乳头炎，脉络膜炎和视神经变性。CT 扫描示假肿瘤侵犯全眼眶，软组织肿块从眶尖延伸到眼球的后缘，视神经和眼外肌在不同范围被遮蔽。治疗后可见恢复正常的脂肪密度，眼外肌及视神经清楚可见。

肌炎性假瘤：特征为急性发作的与眼球运动伴随疼痛，眼球局部充血及眼运动减少。由于本型侵及眼外肌，CT 见眼外肌肉呈相对弥散性肿大，本型对类脂醇治疗反应尤佳。

四、影像学研究

急性眼眶假性肿瘤的 CT 征象并非此病所特有，但当临床已怀疑此病时则其特异性甚高。巩膜增厚为一征象，也是非特异性感染的征象，说明已犯及巩膜葡萄膜边缘，它不出现于后部型或肌炎性假肿瘤。巩膜增厚不是一个孤立征象，多出现于邻近软组织（视神经、肌肉、泪腺等）侵犯时，巩膜可为弥漫型假肿瘤遮蔽。眼眶蜂窝织炎或血管炎也可产生巩膜增厚。大多数急性眼眶假肿瘤对类脂醇反应迅速。而慢性眼眶假肿瘤却只显轻微反应或反应甚差，需给予放射治疗。在临床资料欠缺时，除非使用扫描追踪，CT 检查难以区分急性或慢性。Harr 等（1982）报告 20 例眼眶炎症性病变中，12 例为假肿瘤，按照 CT 表现，该作者将假肿瘤分为 4 型：浸润型（50%），肿胀型（33%），上巩膜炎型（8.3%），肌炎型（8.3%）。超声征象包括球后筋膜积液，当液体进入视神经鞘时，视神经增粗，呈 T 型征。亦可发现一条或数条球外肌肉增大，这可由肌肉本身浸润引起，也可因肌肉起始部或眶尖眼上静脉处的假性肿瘤占位所致，肌肉增粗又可导致眶静脉缩窄。当 CT 缺乏特征性发现时，超声却可发现特异性征象，该作者全部进行超声检查者（8 例）均见低回声，这对区别肿胀型假性肿瘤与眶内肿块特别有用，例如：囊肿表现为无回声，血管瘤则为高回声。

另外，T 型征与眼外肌肿大也是超声的重要征象。临床表现及 CT、超声征象类似假肿瘤者，唯有眼眶淋巴瘤，然而淋巴瘤对低剂量经口服的类固醇不敏感，可资鉴别。

眼眶假肿瘤的合并症：双侧眼眶假肿瘤常伴有全身性疾病，如：结节病、韦格纳肉芽肿、Waldenstrom 巨球蛋白血症、慢性肌炎、脂沉积症、腹膜后纤维变性、Ridel 硬化性甲状腺炎，以及硬化性胆管炎。对此，Richards 等（1980）曾作详尽讨论。de Mosselaer 等（1980）还报告眼眶假肿瘤伴存重症肌无力的个案。

另外，眼眶假肿瘤还偶致鼻副窦受累，而酷似鼻窦癌导致误诊。

五、鉴别诊断

眼眶假肿瘤需与其他眼眶病变鉴别。甲状腺外眼病通常为双侧，如只是某一眼外肌受侵犯时，可在 CT 图像上出现伪似肌炎性假肿瘤，但假肿瘤肌肉肿胀时肌肉轮廓多不规则，而前者之肌肉轮廓则甚光滑整齐。

第七节　酷似海绵状血管瘤的眼眶淋巴管瘤

眼眶淋巴管瘤一般发生于儿童，发病年龄、临床表现和影像学表现与海绵状血管瘤明显不同，鉴别并不困难。尽管如此，但少数眼眶海绵状淋巴管瘤的发病年龄、临床表现和影像学表现与海绵状血管瘤非常相似，术前和术中常常误诊。

眼眶淋巴管瘤是由衬以单层内皮细胞的淋巴管构成的错构瘤，研究报道眼眶淋巴管瘤是由淋巴管和静脉形成，在临床、影像学、血液动力学和病理学表现上具有混合性的淋巴管和静脉的特征，因此，应称为混合性的静脉淋巴管血管畸形。一直以来，关于眼眶淋巴管瘤的来源、分类和命名争议都很大，此处仍按照传统的分类方法进行讨论。

一、病理学

肉眼观，淋巴管瘤通常是一种无包膜的浸润性肿物，瘤体切面呈蜂房状、海绵状或囊状，根据切面表现可分为毛细淋巴管瘤、海绵状淋巴管瘤和囊性淋巴管瘤，还有一类包括海绵状的血管瘤和淋巴瘤两种成分称为海绵状血管淋巴管瘤，其大体病理表现与海绵状淋巴管瘤十分相似。一组报道的7例都表现为椭圆形肿块,瘤体前部表面有薄层包膜,边界清,因毛细血管较多而表面呈红色,术前影像学表现和术中所见与海绵状血管瘤都非常相似,因此,临床上常将这种海绵状淋巴管瘤误诊为海绵状血管瘤而按照海绵状血管瘤手术方式剥离。但海绵状淋巴管瘤被膜内毛细血管较多,并有小动脉,术中容易出血,且肿瘤后部质地韧并没有包膜,常和眼眶内神经(包括视神经)、血管或眼外肌粘连,强行剥离或切除将导致视神经损伤或供应视网膜的血管损伤,引起失明以及支配眼外肌的神经损伤或眼外肌直接损伤引起眼球运动障碍等严重并发症。

为避免发生严重并发症,在这种海绵状淋巴管瘤手术时如果后部瘤体组织切除困难,则可遗留少部分瘤体组织,文献报道1例形态酷似海绵状血管瘤的淋巴管瘤手术时在眶尖遗留少部分瘤体组织,随访22年后没有复发或出血,由此可见,术前影像学诊断和术中准确诊断可避免强行剥离或切除瘤体而发生的严重并发症。

镜下可见淋巴管瘤一般由扩张的大、小管径不同的淋巴管和静脉组成,管壁内由一层内皮细胞衬托,缺乏平滑肌(偶见丛状的平滑肌细胞)及外皮细胞。海绵状淋巴管瘤的瘤体内囊腔多且呈多层海绵状,腔内为透明的浆液及黏液样基质结构构成,可见陈旧或新鲜出血,囊腔周围为厚度不一致的纤维间隔,但一般都较厚,纤维间隔内有淋巴细胞聚集和发育不良的小血管。

二、临床表现

根据临床特点可将淋巴管瘤分为眼睑型、眶内型和混合型,眼睑型位置表浅,主要由多发清亮的囊性结构构成,可混杂有黄色的或含部分血液的囊液;眶内型淋巴管瘤常由于肿瘤内自发性出血而表现为突发性眼球突出;混合型同时累及眶内和眼睑,可通过眶上裂累及颅内或发育时就伴有颅内血管畸形。

该组7例都属于眶内型淋巴管瘤,但其临床表现为缓慢进展性眼球突出而不是突发性眼球突出,与海绵状血管瘤非常相似,然而其中4例主要累及眼眶后部和眶尖的海绵状淋巴管瘤患者有明显的视力下降,这与海绵状淋巴管瘤更易累及眼眶后部和眶尖明显压迫视神经有关,海绵状血管瘤累及眶尖者较少,视神经虽然可能受压,但常不是在眶尖,故一般没有视力下降或视力下降不明显。该组病例欠缺之处是没有颅脑影像学检查而无法评估是否伴有颅内血管畸形。

眼眶淋巴管瘤一般发生于儿童,少数病例发生于成人,该组7例均发生于40~59岁的成人,和海绵状血管瘤的发病高峰年龄30~50岁相似。

三、影像学研究

由于海绵状淋巴管瘤和海绵状血管瘤一样都有海绵状腔隙及纤维间隔,因此,也表现为"渐进性强化"征象。虽然两者都表现为"渐进性强化"征象,但一部分海绵状淋巴管瘤纤维间隔较厚并且纤维间隔内有发育不良的小血管,与海绵状血管瘤相比,动态增强扫描显示肿瘤强化范围扩大较快,如果出现这种表现,放射科医师和手术医师要高度警惕肿瘤可能是海绵状淋巴管瘤。

海绵状淋巴管瘤纤维间隔较厚并且厚度不一致,T_2WI显示海绵状淋巴管瘤内有散在的条状和小片状低信号,以前文献报道海绵状血管瘤T_2WI表现为均匀高信号,但这些文献采用的方法都不是高分辨率MRI,而该组7例采用的都是高分辨率MRI,且根据观察,高分辨率T_2WI显示海绵状血管瘤也有散在的条状低信号,两者是否有区别,有待进一步研究。

过去有文献报道海绵状淋巴管瘤的完全强化时间的平均值明显小于海绵状血管瘤,这个表现对肿块大小基本相同的肿瘤可能会有帮助,但肿块大小变化较大,需要重新客观评价此表现。

还有文献提及钙化常可见于淋巴管瘤,而海绵状血管瘤没有钙化,但该组7例海绵状淋巴管瘤也都没有钙化。其他征象包括"晕环征"等都可见于海绵状血管瘤。

综上所述,成年人表现为缓慢进展性眼球突出的眼眶内椭圆形肿块的海绵状淋巴管瘤与海绵状血管瘤非常相似,鉴别诊断非常困难,但肿块主要累及眼眶后部和眶尖,动态增强扫描显示肿瘤强化范围扩大较快高度提示肿瘤为海绵状淋巴管瘤。

第八节　右眼眶海绵状血管瘤

患者,男,12岁。右眼突并异物感。手术后病理诊断:右　　眼眶海绵状血管瘤。影像学检查见图 1-1-3-4。

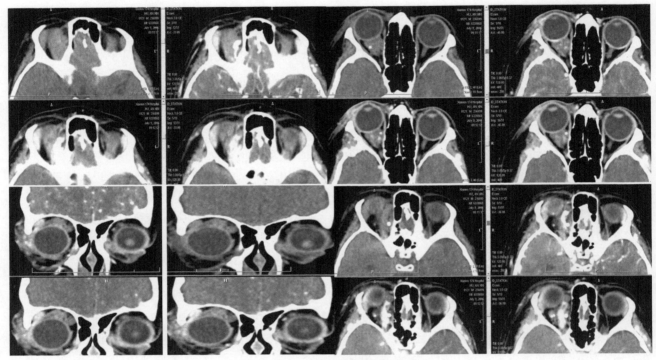

图 1-1-3-4　右眼眶海绵状血管瘤

第九节　误诊病例简介:
眼眶顶部青少年沙瘤样骨化纤维瘤

骨化纤维瘤是一种较少见的良性骨纤维性肿瘤,其病因与发病年龄不详,大部分患者于 15 岁前发病,故又称青少年骨化纤维瘤。生长方式有浸润性及膨胀性生长两种。有作者报告一例属膨胀性生长。其临床表现主要与肿物受累部位有关。

骨化纤维瘤按病理类型分为青少年小梁状和青少年沙瘤样。小梁状骨化纤维瘤主要侵犯上颌骨,沙瘤样骨化纤维瘤多起源于副鼻窦和额骨眶板,主要侵犯于副鼻窦和眼眶周围。青少年沙瘤样骨化纤维瘤的 CT 特点为椭圆形肿块,膨胀性生长,形态较为规则。瘤体骨化或钙化程度不同,CT 可呈“毛玻璃”样或点片状高密度影。瘤内密度不均匀,可见低密度囊腔或高密度骨样间隔。囊腔的出现可能与病变内部黏液或出血有一定关系,故在 CT 上表现为低密度区。

瘤体外周的“蛋壳征”是骨化纤维瘤的典型表现,一般认为其成因是由于外周骨处于发育阶段,瘤体生长压迫周围骨质,使其随肿物生长逐渐受压变薄,形成“蛋壳征”影像表现。该例术中证实蛋壳样结构为膨胀生长的骨质。当瘤体较大时,会对周围组织产生不同程度的压迫,相邻骨质结构会受压变薄,甚至吸收缺损,此与骨质破坏不同。浸润生长病变,瘤体向周围骨质侵袭,周围骨质破坏或吸收,病灶与邻近骨组织边界不清,CT上可见骨质破坏。骨化纤维瘤为骨纤维性肿瘤,需要与纤维结构不良鉴别。纤维结构不良为良性、自限性肿瘤样病变,CT 可表现为毛玻璃样,规则或不规则的透亮区,周边硬化边等,但此病变一般缺乏清晰边界。除周边蛋壳样边缘外,该例 CT 表现与纤维结构不良部分相似,造成诊断错误。

对影像表现缺乏认真细致观察和分析是导致误诊的主要原因。

第十节　颅眶沟通性疾病

请详见本书　本卷　第一部分　第八篇　第四章　颅眶沟通性疾病。

第十一节　左眼球后海绵状血管瘤

患者,女,59 岁。因突发右耳听力下降、眩晕 6 天入院。病理检查:深蓝色组织一块,大小 2.1 cm × 1.1 cm ×

1 cm,切面暗褐,质中偏软,包膜完整。常规病理诊断:左眼球后肿物切除标本:海绵状血管瘤。影像学检查见图 1-1-3-5。

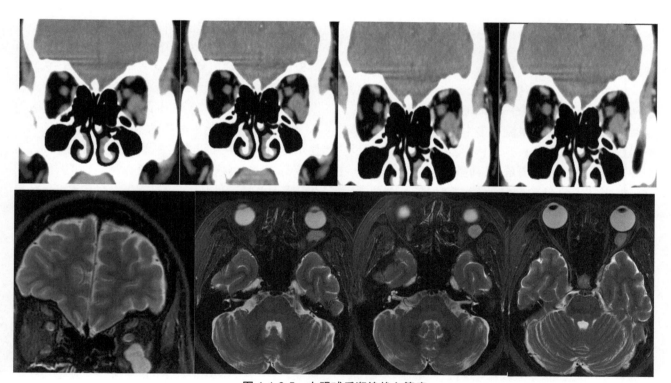

图 1-1-3-5　左眼球后渑绵状血管瘤

第十二节　误诊病例简介:眶内错构瘤

错构瘤一词由 Albrecht(1904)首先提出,是由一种或多种分化成熟,结构紊乱的组织成分组成,呈局限性生长的瘤样增生。其并非真性肿瘤,而是一种特殊畸形,本质上介于畸形与肿瘤之间。错构瘤可发源于任何组织,种类繁多,常单个出现在不同器

官和组织,也可同时发生于数个器官、系统,最常见于肾脏,亦见于肺,肝脏,脾脏等,而在眼眶内球后肌锥内发病比较罕见,国内仅见 1 例个案报道。在该例中同时出现 2 个错构瘤,极其罕见。文献中报道的眶内错构瘤的 MRI 表现为 T_1WI 与肌肉等信号,

T_2WI 呈高信号。但该例的 MRI 表现与文献报道不完全一致，在 T_2WI 上 2 个肿块，1 个呈混杂长 T_2 信号，1 个呈等 T_2 信号。该作者认为错构瘤内部成分的复杂多样性是造成其在 T_2WI 上信号多变的原因，这加大了与其他肿瘤相鉴别的难度。

鉴别诊断：眶内错构瘤主要应与眶内海绵状血管瘤鉴别。眶内海绵状血管瘤 T_2WI 呈明显高信号，与 T_2WI 上呈等或低信号改变的眶内错构瘤鉴别不难。但对于 T_2WI 上呈高信号的眶内错构瘤鉴别较难。

总之，该例错构瘤发生于眼眶内球后肌锥内，实属少见，且影像学表现不典型，因此术前未能得到确诊。确诊有赖于病理组织学检查。

第十三节　误诊病例简介：浆细胞型局限型眶内巨淋巴结增生症

巨淋巴结增生症，由 Benjamin Castleman（1954）首次描述，随后于 1965 年报道了 13 例无症状，发生于纵隔淋巴结的类似于胸腺瘤的淋巴增生，被认为是一种非肿瘤性的、多细胞淋巴增生性疾病或淋巴瘤前状态。又称血管滤泡性增生或巨细胞淋巴结增生症。

本病最常发生于纵隔淋巴结（占 60%~75%），颈部占 20%，其他可见于腋窝、肠系膜、阔韧带和腹膜后淋巴结。分为局限型和多中心型两种。淋巴结明显肿大，大的直径 3~7 cm，甚至可达 16 cm，常呈圆形，包膜完整，界限清楚，切面呈灰白色。

组织学上可分为两种亚型。玻璃样 - 血管型：最多见。巨大淋巴结增生中约 90% 以上属于这种类型。多无临床症状。淋巴结内毛细血管增生伸入淋巴滤泡。这些毛细血管内皮细胞肿胀，血管周围常有胶原纤维或玻璃样物质环绕。浆细胞型较少，约占 10%。患者常伴有全身症状，如发热、乏力、体重减轻、贫血、红细胞沉降率升高、血液丙种球蛋白增高和低白蛋白血症。淋巴结切除后症状可消失。

淋巴结内淋巴滤泡增生，生发中心明显扩大，周围的淋巴细胞较少。生发中心内各种细胞增生，核分裂象多见，并有许多吞噬了细胞碎屑的巨噬细胞。但中央无血管，亦无玻璃样变物质。淋巴滤泡之间有大量浆细胞，其间也可有较少数淋巴细胞、免疫细胞和组织细胞浸润。有些患者在同一淋巴结内两种亚型的变化可同时存在。因此，有学者认为这两种亚型可能为一个过程的不同阶段。浆细胞型可能是早期病变，以后发展为玻璃样 - 血管型。尽管本病可发生于淋巴结以外的器官或组织，但发生于眼眶内者极其罕见。

本病的唯一表现为眼眶内肿块及相应的眼球受压，与其他常见眼眶内肿物的鉴别。眼眶蜂窝织炎：显示球后肌锥内外间隙内弥漫性改变，眼球突出，临床上有急性炎症表现。弥漫炎症型炎性假瘤：病变在 T_1WI 上呈中低信号，在 T_2WI 上呈中高信号，增强后呈中度强化。另外，有视神经增粗和泪腺肿大表现。海绵状血管瘤：肿块在 T_1WI 上呈均匀的等信号或略低信号，T_2WI 呈高信号，有渐进性强化特征。神经鞘瘤：肿块内有囊变和坏死区，增强后肿瘤立即强化，但强化不均匀，可见不强化的坏死和囊变区。本病 MRI 平扫 T_1WI 及 T_2WI 均呈等信号，与常见的眶内肿瘤及肿瘤样病变不同，强化方式不同于海绵状血管瘤；无视神经及泪腺受累，不同于炎性假瘤，提示对于表现不典型的眶内肿块，应想到巨淋巴结增生症病的可能，确诊尚需组织学证实。

第四章　眼球疾病

第一节　视网膜脱离并视网膜炎

视网膜脱离,是指视网膜本身组织中的神经上皮层与色素上皮层分离,液体漏入两层之间的潜在间隙形成视网膜下积液,而非视网膜与脉络膜的分离。

视网膜脱离是许多疾病,如炎症、外伤、血管性疾病等产生视网膜下积液的一个共同表现,而不是一个具有特异性的疾病名称。

视网膜脱离,眼底镜检查有特征性的表现,但当眼底不能窥视时,则需应用影像学检查协助诊断。视网膜脱离的影像学检查包括超声、CT 和MRI。首选超声,当怀疑是肿瘤引起的继发性视网膜脱离时,需行 CT 或 MRI。

一例术前为排除视网膜母细胞瘤,行 CT 扫描,由于视网膜下积液含有蛋白质,CT 平扫示眼球内半月形均匀软组织密度影,从而难以区分病变或新生物,难以区分积液的性质,但可除外脉络膜骨瘤。CT 增强扫描视网膜下积液不强化,对鉴别诊断有一定帮助。

MRI 在显示视网膜脱离、出血及渗出方面比CT 更敏感,可显示脱离的视网膜下液体的性质,积液内蛋白含量较高或视网膜内出血时,在 T_1WI 和 T_2WI 均为高信号,通常脱离的视网膜基底较宽,表面光滑。而肿瘤引起的视网膜脱离一般呈结节状,局部隆起,表面欠规则,T_1WI 为中等信号,T_2WI 为较高信号或高信号,增强 T_1WI 上肿瘤多有强化。

第二节　Vogt-小柳-原田综合征

Vogt-小柳-原田综合征(VKHS)是一种伴有神经系统及皮肤、毛发改变的双眼内源性葡萄膜炎。葡萄膜炎的病因和类型有 100 余种,是眼科疾病中最为复杂的疾病之一。

根据大宗病例分析,特发性葡萄膜炎、Vogt-小柳-原田综合征和 Behcet 病。Behcet 病是最常见的葡萄膜炎类型。Vogt-小柳-原田综合征是最常见的葡萄膜炎类型之一,约占所有葡萄膜炎患者的14%。

病理学:眼球壁分为外膜、中膜、内膜三层。外膜为强韧的纤维结缔组织,后 5/6 为巩膜,前 1/6 为角膜,巩膜外面被眼球筋膜所包裹,角膜被球结膜所覆盖。中膜含丰富的血管、神经、色素,呈棕黑色,故又称色素膜,中膜由前到后可分为脉络膜、睫状体和虹膜,脉络膜占中膜的 2/3,外与巩膜疏松结合,内面紧贴视网膜的色素层。由于视网膜没有血管,脉络膜的主要功能之一就是为视网膜输送营养物质。内膜为视网膜,分 2 层,外层为色素上皮层,由含大量色素单层细胞组成,内层结构复杂,含有感光细胞等多种神经细胞,某些病理情况导致的视网膜剥离症即此 2 层的分离。

Vogt-小柳-原田综合征患者在后葡萄膜炎期眼部典型表现为双侧脉络膜炎、视乳头及其附近视网膜水肿,少数炎症重者可出现浆液性视网膜脱离,随后出现反复发作的肉芽肿性前葡萄膜炎,此时表现为全葡萄膜炎。

Vogt-小柳-原田综合征发病机制主要是炎症

细胞对脉络膜的浸润，以类上皮细胞为主而形成肉芽肿，使脉络膜增厚，超出正常脉络膜厚度数倍，炎性组织压迫脉络膜血管而致脉络膜循环障碍，进而导致视网膜色素上皮层破坏，引起渗出性视网膜脱离。

临床表现：Vogt-小柳-原田综合征是一种累及全身多系统的炎症性疾病，主要表现为葡萄膜炎、脑膜刺激征、听力障碍、皮肤及毛发改变等，其又是我国葡萄膜炎中常见的一种类型，双眼同时受累是Vogt-小柳-原田综合征的重要临床表现，有些患者双眼同时受累，有些患者双眼先后受累。一组所有患者均双眼受累。

影像学研究：MR 扫描可见双眼视网膜-脉络膜复合体增厚、强化及视网膜脱离等征象。MRI 显示眼球壁增厚与病理上脉络膜内炎性血管扩张、管壁渗透性增强，以及巨噬细胞、淋巴细胞、上皮细胞浸润相一致。对 Vogt-小柳-原田综合征进行大量激素药物治疗后，炎症得以控制，视网膜下的渗漏和视神经乳头的高荧光迅速得以改善。治疗后表现为视网膜-脉络膜复合体增厚程度减轻，视网膜脱离的体征消失。

MRI 上正常巩膜表现为长 T_1 信号、短 T_2 信号，增强扫描不强化。现有的 MRI 扫描技术还无法区分中膜和内膜，故将脉络膜和视网膜合称为视网膜-脉络膜复合体，正常情况下，视网膜-脉络膜复合体厚度 <1 mm，表现为等 T_1 信号、短 T_2 信号，由于视网膜-脉络膜复合体很薄，因此与巩膜在 T_1WI、T_2W1 上较难区分。

T_1 FLAIR 增加了图像对比度，Vogt-小柳-原田综合征所导致的视网膜-脉络膜复合体增厚表现可以在 T_1 FLAIR 得到较好显示。增强后由于脉络膜含有丰富的血管，视网膜-脉络膜复合体明显强化，与不强化的巩膜可以很好地区分开来，因此 Vogt-小柳-原田综合征的眼部异常改变在此序列上显示最清楚。

一组 14 例 Vogt-小柳-原田综合征患者均未累及巩膜，但是其中 4 例（8 眼）增强后行横断面压脂扫描的患者可见到球后筋膜囊异常强化，提示 Vogt-小柳-原田综合征可以累及球后筋膜囊。正常情况下，由于眶内含有大量脂肪，巩膜后的球后筋膜囊难以显示，在增强压脂的图像上，眼球筋膜与球后间隙同呈低信号，眼球筋膜不强化，也难以区分。当眼球发生炎症时，眼球筋膜异常强化，因此可以在增强压脂的图像上显示。

Rajendram 等（2007）曾报道 3 例 Vogt-小柳-原田综合征患者不仅有葡萄膜炎，还伴有双侧的视神经炎。该组中有 2 例 Vogt-小柳-原田综合征患者伴有视神经炎，表现为视神经鞘膜强化，和（或）视神经增粗、强化。Vogt-小柳-原田综合征整个病程呈眼后段炎症向前段蔓延的规律，随着病程进展，炎症逐渐累及眼前段，表现为轻度睫状充血、尘状角膜后沉着物（KP）、轻度房水闪光及少量房水细胞。推测其为部分患者 MRI 表现为睫状体异常增厚和强化的原因。MRI 中脉络膜受累多于睫状体受累也说明 Vogt-小柳-原田综合征发展到一定阶段才累及睫状体，睫状体受累表明病情较重。

鉴别诊断：Vogt-小柳-原田综合征需与葡萄膜的肿瘤和其他炎症进行鉴别。

血管瘤、黑色素瘤、转移瘤和骨瘤为葡萄膜最常见的 4 类肿瘤，均表现为葡萄膜的局限性隆起，与 Vogt-小柳-原田综合征容易鉴别。

感染、外伤、自身免疫应答等多种因素均可引起葡萄膜炎，其中最常见和最重要的类型为自身免疫应答所致的葡萄膜炎。不同类型的自身免疫应答性葡萄膜炎虽然有其各自的特征，但是不仅在眼科的常用检查上（如眼 B 超、荧光素眼底血管造影）有共性，而且 MRI 表现也十分相似，因此容易混淆。

Vogt-小柳-原田综合征是一种漏诊、误诊率很高的疾病，尤其在早期，漏诊、误诊率竟高达 85% 以上。临床漏诊、误诊的一个重要原因就是对 Vogt-小柳-原田综合征缺乏整体的认识，只注意到临床一个或一些表现而忽视了其他存在的临床表现，因而出现将 Vogt-小柳-原田综合征误诊为虹膜睫状体炎、中间葡萄膜炎、后葡萄炎、视网膜脱离和陈旧性视网膜脉络膜病变等疾病。

Vogt-小柳-原田综合征、Behcet 病及强直性脊柱炎均为全身性疾病，它们都可表现出眼部症状和全身体征，因此应密切结合患者的病史、临床特征和其他辅助检查加以鉴别。如 Behcet 病是一种以反复发作的葡萄膜炎、口腔溃疡、皮肤损害和生殖器溃疡等为特征的多系统受累的疾病，结节红斑是此病的常见体征，而强直性脊柱炎伴发的葡萄膜炎则有骶髂关节炎和"竹节"椎等表现。

Vogt-小柳-原田综合征累及神经系统较为常见，主要表现为脑膜炎和脑炎，临床上常表现为头痛,考虑与本病损害色素细胞累及脑膜引起炎症有关。

鉴于该组患者中枢神经系统 MR 扫描均未见异常,该作者只讨论了 Vogt- 小柳 - 原田综合征患者眼部 MRI 的影像表现,事实上对于 Vogt- 小柳 - 原田综合征患者可能发生的中枢神经系统改变(如脑膜炎),MR 扫描亦可清晰显示。

当患者年龄较大、伴有晶状体混浊、无法使用眼底镜看清眼底时, MRI(平扫 + 增强)能为临床诊断提供有价值的依据,有助于确定 Vogt- 小柳 - 原田综合征诊断,及时对其进行激素治疗,并可利用 MRI 随访观察疗效。

第五章 眼球运动障碍

第一节 眼外肌病变与 MRI

一、眼外肌活体形态学

眼外肌起源于胚胎发育时的头节,是由颅神经支配的。每侧眼球均有 4 块眼直肌、1 块上睑提肌及上、下斜肌各 1 块。4 块眼直肌均起自总腱环,以肌腱形式止于巩膜前部;上斜肌起自蝶骨体的骨膜,从视神经孔的内前方沿眼眶的内壁至滑车,变成肌腱后穿过滑车附着于巩膜上外后方;下斜肌是唯一起自眶壁前部的眼外肌,绕过下直肌下方向后附着于眼球后部的外下方;上睑提肌起自总腱环上方蝶骨大翼增厚的骨膜,于上直肌与眶顶壁之间前行并穿过眶隔止于上眼睑。眶部球后肌锥内外除视神经及一些小的神经及血管组织外,主要成分为脂肪组织。

MRI 是观察活体眼外肌最有价值的检查方法。冠状位、斜矢状位及轴位扫描可以很好地观察眼直肌的直径、走行及肌腱情况。由于眶部球后具有较多脂肪组织,应用 T_2WI 脂肪抑制序列能使球后眼外肌及视神经更好地显示;应用快速反转恢复序列(TIR)扫描,通过选择短 T_1 亦可使脂肪被抑制。

目前,用小直径的眶部线圈对眼眶部进行的高分辨 MRI 检查,正逐渐受到重视。眼直肌的厚度、纵向走行形态大致相似,个体差异较小。一些学者应用 MRI 对正常眼外肌进行轴位、冠状位扫描,认为内直肌厚约 3.2~4.9 mm,下直肌 3.0~6.0 mm,上直肌 3.1~5.6 mm,外直肌 2.6~4.8 mm。

二、临床表现

眼外肌病变,包括原发于眼外肌的疾病和发生于肌锥内、外疾病对眼外肌侵犯情况的情况。眼外肌还是许多全身性疾病侵犯的靶器官之一,一些神经肌肉疾病,如重症肌无力、甲状腺性眼眶病变、高尿酸血症及糖尿病性微血管病等易累及眼外肌。所以眼外肌病变不只是关系到临床眼科的问题,常常还与多个临床学科有复杂的联系。

三、影像学研究

眼外肌疾病表现为眼外肌体积缩小及长度缩短的病例不常见。一组病例中仅见 1 例外展神经麻痹所致的左侧外直肌萎缩,及 1 例因眶骨骨折所致眼外肌嵌顿。

眼外肌疾病主要表现为眼外肌增粗。眼外肌增粗疾病中,最常见的是甲状腺性眼眶病变及非特异性眶部肌炎。

甲状腺性眼眶病变:又称内分泌性突眼,Graves 眼病或甲状腺眼病,或甲状腺性眼眶病变,是引起眼外肌增粗的最常见原因之一。可发生于甲状腺机能亢进期或其前后,但也偶尔可见于甲状腺机能低下者。本病眼外肌增粗的显著特点是双侧、多发和对称。该组中表现为单侧者较少,占 21%(26/123);88.6%(109/123)为多块肌肉受累;单侧单发眼外肌增粗更少见。

受累眼外肌中以下直肌、内直肌及上直肌最常见,该组中 87.8%(108/123)的病例有下直肌受累,内直肌及上直肌受累分别占 67.5%(83/123)及 43.9%(54/123)。

甲状腺性眼眶病变引起眼外肌增粗的另一个特点是肌腹增粗,而肌腱一般正常。文献报道甲状腺性眼眶病变可以累及眼外肌肌腱,肌腱受累不能排除甲状腺性眼眶病变可能,但该组病例中甲状腺性眼眶病变眼外肌增粗者仅为肌腹增粗。

受累眼外肌的 MRI 信号强度受病程的影响,因而,可以用 MRI 信号表现来判断其病期。受累眼外肌中央部分在 T_1WI 上呈点状高信号,提示脂肪变性,病程较长;眼外肌在 T_2WI 上呈高信号,提示急性水肿期;并且还可对其进行 T_2 值的测量,正常眼外肌 T_2 值在 100 ms 以下,而该组急性水肿期的病例 T_2 值的平均值为 123 ms。

非特异性眶部肌炎:是一种非特异性眼眶炎性病变的一个亚型。有些病例也可表现为双侧多发眼外肌增粗,类似于甲状腺性眼眶病变。从该组病例结果可看出,两者形态学改变无差别,但在发病部位是单侧还是双侧,是单肌受累还是多块肌肉受累,是否累及肌腱,有无合并球后脂肪的受累以及是否伴有眼外肌的脂肪变性等方面的 MRI 表现具有差异。非特异性眶部肌炎一般表现为肌腹、肌腱均增粗,且表现为单块外直肌增粗者也很常见。甲状腺性眼眶病变常伴有眶内脂肪增多,且可出现在眼外肌尚无受累的情况下,而非特异性眶部肌炎无眶内脂肪增多的表现。此外,临床有无甲状腺机能亢进病史对鉴别诊断也有重要作用。

炎性假瘤:在临床上比较常见,是单侧突眼的常见原因之一。该病病因不明,可能是球后组织对某种抗原所产生的自体免疫反应。炎性假瘤的表现多种多样,主要包括眼外肌增粗、球后肿块、眼环增厚和视神经增粗等,这些征象可单独出现也可同时出现。当仅出现眼外肌增粗而鉴别困难时可给予激素治疗,炎性假瘤对激素治疗反应非常敏感。

其他眼外肌增粗的疾病:其他眼外肌增粗的疾病还包括颈内动脉海绵窦瘘、肿瘤侵犯、外伤后水肿和出血、感染性眼外肌炎等。

颈内动脉海绵窦瘘是指颈内动脉海绵窦段与海绵窦之间有异常通道,多由外伤所致,使眼上静脉压力增高、回流障碍,眼外肌因水肿而增粗,眼外肌增粗通常比较均匀。眼上静脉增粗扩张征象是本病与其他原因引起的眼外肌增粗鉴别的关键。

眶部肿瘤侵犯眼外肌,主要包括横纹肌肉瘤、淋巴瘤和转移瘤。横纹肌肉瘤是儿童眶内最常见的原发恶性肿瘤,其起源于眶内的间质细胞,而并非直接起源于眼外肌,早期可呈眼外肌增粗表现,晚期常有眼眶骨质破坏,其 MRI 信号与眼外肌相比呈等信号,增强扫描时呈均质强化。

眶部淋巴瘤多见于肌锥外区,多位于眶隔后方外上象限,淋巴瘤累及眼外肌时可以是累及一块眼外肌,尤其是上直肌,也可同时累及数块眼外肌。

转移瘤也可累及眼外肌,引起眼外肌增粗,常呈局限性或节段性,眶壁及副鼻窦常同时受累。眶尖或海绵窦的肿瘤也可因阻塞静脉回流造成眼外肌增粗,诊断主要依靠眶内及海绵窦出现肿块征象。

眼眶外伤后也可因眼外肌水肿或出血而增粗,增粗的眼外肌形态多不规则,常同时有眶壁骨折征象,结合临床外伤史鉴别诊断不难。

感染性眼外肌炎常由副鼻窦感染扩散而来或见于眶内蜂窝织炎。副鼻窦感染扩散常见于筛窦炎,向外扩散引起内直肌肿胀增粗,也可同时引起数块眼外肌肿胀增粗。

感染性眼外肌炎眼外肌增粗的特点与炎性假瘤相似,即肌腹和肌腱同时增粗。同时可有球后脂肪受累,也可见骨膜下脓肿形成,此时 MRI 增强扫描可出现环形强化。

第二节　眼肌麻痹

眼肌麻痹是临床常见表现,涉及眼科、神经科及内分泌科等多个学科,诊治的首要问题是查明其责任病变的位置及性质。过去对以眼肌麻痹为主要表现的影像学报道较少,而且影像检查阳性率较低。一些研究者报告一组 1264 例眼肌麻痹 CT 和 MRI 阳性患者,其病变统计如下表 1-1-5-1

一、优化眼肌麻痹患者影像检查流程和方法的重要性

眼肌麻痹常表现为复视和上睑下垂等,临床很

常见。而且常规 CT 或 MRI 对海绵窦区病变检出率较低。因此,改进眼肌麻痹影像检查流程和方法具有重要临床意义。

二、眼肌麻痹患者影像检查流程和扫描方案的优化

研究结果显示经影像检查发现的引起眼肌麻痹的前 3 位病变分别为甲状腺性眼眶病变、海绵窦炎症和眼外肌炎性病变。对于引起眼肌麻痹的不同病变需要选择相应的影像检查流程和方案。

表 1-1-5-1　1264 例眼肌麻痹 CT 和 MRI 阳性患者病变统计

病变	例数	%	病变	例数	%
海绵窦区病变	552	43.7	颅眶沟通性病变	108	8.5
海绵窦炎症	284	22.5	炎性病变	75	5.9
原因不明的海绵窦病变	81	6.4	肿瘤	33	2.6
颈内动脉海绵窦瘘	48	3.8	脑干病变	47	3.7
海绵窦占位性病变	45	3.6	中脑或脑桥梗死	38	3.0
鞍旁动脉瘤或血管畸形	41	3.2	脑干肿瘤	6	0.5
鼻咽部 / 蝶窦 / 鞍区肿瘤	29	2.3	脑干炎性病变	3	0.2
鞍旁占位性病变累及海绵窦	20	1.6	动眼神经和外展神经脑池段病变	39	3.1
颈内动脉海绵窦段增粗迂曲	4	0.3	动眼神经和展神经来源的肿瘤	13	1.0
眼外肌病变	518	41.0	动眼神经炎症	10	0.8
甲状腺性眼眶病变	391	30.9	非神经来源的桥前池占位性病变	8	0.6
眼外肌炎性病变	98	7.8	血管压迫动眼神经	8	0.6
外伤后眼外肌嵌顿	29	2.3			

对于眼外肌病变，特别是甲状腺性眼眶病变患者 CT 与 MRI 阳性率差异无统计学意义，CT 简便易行、检查费用低，因此首选 CT 检查。在横断面上，上直肌、下直肌与断面平行或近似平行，对于轻度增粗者难以判断，对于明显增粗者可表现为类圆形肿块，易导致误诊，需要密切结合其他断面进行判断。

在冠状面脂肪抑制 T_2WI 上，可在同一断面上同时清晰显示各眼外肌，平行于视神经长轴的斜矢状面可显示上直肌、提上睑肌、下直肌全长，有利于显示眼外肌增粗是以肌腹增粗为主还是肌腱肌腹均增粗，这是鉴别甲状腺性眼眶病变与炎性假瘤的关键。

研究结果显示完善修改的 MRI 检查流程和检查方案明显提高了海绵窦区域病变的显示率，MRI 阳性率可高达 100%，且只有薄层扫描才能减少漏诊，薄层、冠状面及增强 MRI 对诊断海绵窦炎症至关重要。

对于动眼神经脑池段本身的炎症或肿瘤性病变，薄层增强后 T_1WI 提高了病变显示率，更有利于动眼神经病变的显示。3D 真稳态进动快速成像（FIESTA）或 3D 稳态构成干扰（CISS）序列有利于动眼神经本身及其病变的显示。研究结果显示 3D FIESTA 或 3D CISS 序列可用于发现病变，随后进行增强扫描有助于病变定性。

该项研究为回顾性研究，仅收集了以眼肌麻痹为主要表现进行了影像检查患者的 CT 和 MRI 资料，样本的选取未能实行随机原则，因此各病变阳性率及引起此眼肌麻痹病变的发生率存在偏倚。今后需进一步进行前瞻性研究，制定严格的入组标准和检查路径与方法，获得更可靠和客观的结果与检查流程和方法。

总之，CT 和 MRI 可显示引起眼肌麻痹的病变，MRI 是眼肌麻痹患者的最佳检查方法，海绵窦区病变、眼外肌病变和颅眶沟通性病变是导致眼肌麻痹的最常见病变。眼外肌病变患者首选 CT 检查，冠状面对诊断尤为重要，斜矢状面有助于甲状腺性眼眶病变与眼外肌炎性病变的鉴别；海绵窦炎症患者首选 MRI 检查，薄层扫描和增强扫描是关键。

第六章 关于视力与视觉通路

第一节 1 591 例视力下降 MRI

引起视力下降的视觉通路病变、眼球及颅内病变种类繁多,分类比较困难,有研究按照病变累及部位主要分为视觉通路病变、眼球病变和其他病变,视觉通路包括视神经、视交叉、视束、外侧膝状体、视辐射和视皮质。此处显示视觉通路病变引起视力下降远多于眼球病变,其原因主要是大部分引起视力下降的眼球病变临床一般能够确诊,不再需进行影像学检查。

一项研究报告 MRI 检查 1 591 例视力下降的病变如下表 1-1-6-1。

表 1-1-6-1　1 591 例视力下降患者的病变例数和比例

病变	例数	百分比(%)	病变	例数	百分比(%)
视觉通路病变	1 520	95.54	视觉通路外压性病变		
视觉通路本身病变	1 157	76.12	骨纤维异常增殖症	17	1.07
视神经炎	830	52.17	颅咽管瘤	13	0.82
视神经萎缩	172	10.81	生殖细胞瘤	10	0.63
脑血管病	67	4.21	眼眶占位性病变	9	0.57
视神经占位性病变	35	2.20	下丘脑肿瘤	6	0.38
脑炎	24	1.51	颈内动脉压迫视交叉	4	0.25
转移瘤	15	0.94	神经纤维瘤病	2	0.13
胶质瘤	10	0.63	眼眶炎性病变	1	0.06
颅内其他肿瘤	4	0.25	眼球病变	21	1.32
视觉通路外压性病变	363	23.88	占位性病变	16	1.01
鞍区脑膜瘤	89	5.59	炎性病变	5	0.31
垂体瘤	68	4.27	其他病变	50	3.14
眼眶外伤后血肿	43	2.70	颅内高压综合征		
颅底肿瘤	40	2.51	特发性	26	1.63
脑膜炎	35	2.20	继发性	24	1.50
恶性肿瘤颅底侵犯	26	1.63			

一、视神经病变的 MRI 检查方法

视神经炎泛指所有视神经的炎症性病变。原发性或特发性脱髓鞘性视神经炎是临床最常见类型,并与多发性硬化关系密切。MRI 表现为视神经增粗,周围蛛网膜下隙模糊,STIR 显示为高信号,增强后可强化或不强化;病程较长或反复发作,间歇期患者视神经可无增粗或变细。该组病例所指视神经炎泛指各种原因引起的视神经炎性病变,既包括原发性脱髓鞘性视神经炎,也包括梅毒、缺血性疾病等引

起的视神经炎。该组 830 例视神经炎中,伴多发性硬化 57 例,视神经脊髓炎 24 例,梅毒性视神经炎 4 例。

对怀疑视神经炎患者常采用全脑横轴面 T_1WI、T_2WI、矢状面 FLAIR 及视神经冠状面 STIR 和 T_1WI,增强后序列包括横轴面、冠状面和斜矢状面 T_1WI。冠状面 STIR 和增强后序列用于观察视神经改变,矢状面 FLAIR 用于观察颅内病变。STIR 为显示视神经病变的最佳序列。由于视神经所处眶内、视神经管内均与脂肪、骨骼密切相邻,磁场均匀度差, STIR 是抑制视神经周围脂肪的最佳序列,对视神经信号改变显示最好。

该组中视神经占位性病变包括视神经鞘脑膜瘤 21 例、视神经胶质瘤 12 例和转移瘤 2 例。视神经鞘脑膜瘤眶内部分表现为软组织肿块包绕视神经生长,典型者可见"双轨征",向后生长进入颅内则在视神经管颅口处形成宽基底肿块,相邻脑膜明显强化呈"脑膜尾征"。视神经胶质瘤多发生于儿童及青年,该组中患者平均年龄为 15.47 岁,影像学表现为视神经增粗,轻度强化,有 4 例向后蔓延至视交叉、视束和视辐射。转移瘤 2 例均为白血病累及视神经,表现为视神经增粗,轻度强化。

二、占位性病变引起视力下降的原因及检查方法

视觉通路占位性病变直接导致视力下降,其他颅内占位性病变常压迫视觉通路导致视力下降,鞍区肿瘤最常见,主要包括鞍结节脑膜瘤、垂体瘤、颅咽管瘤和生殖细胞瘤;其他颅内肿瘤包括累及视皮质的胶质瘤、转移瘤;颅底肿瘤主要包括鼻窦、骨源性肿瘤和鼻咽部恶性肿瘤,常压迫眶尖部视神经而引起视力下降。

该组病变中颅底肿瘤还有软骨肉瘤和脊索瘤等,对此类肿瘤性病变采用横轴面 T_1WI、T_2WI、增强后冠状面、矢状面和横轴面 T_1WI。鞍区较小肿瘤

采用小视野和薄层厚。

三、眼眶病变引起视力下降的原因及检查方法

眼眶病变种类较多,视神经肿瘤主要累及视神经导致视力下降,其他眼眶病变主要压迫视神经引起视力下降,MRI 扫描应采用眼眶病变扫描方案。

脑梗死和颅内高压综合征引起视力下降的原因及检查脑梗死主要为视皮质或视辐射脑梗死,从而引起视力下降,MRI 扫描应按脑 MRI 扫描方案。颅内高压综合征常见于女性患者,伴或不伴静脉窦血栓形成,临床表现为视力下降、头痛,查体发现视盘水肿。导致视力下降的原因不清,可能是长期颅内压增高导致视神经萎缩。MRI 主要表现为视神经纤细、周围蛛网膜下隙增宽,还可表现为空蝶鞍、小脑扁桃体下疝等征象,MRV 可显示颅内静脉窦情况,确定有无静脉窦血栓形成。

四、外伤引起视力下降的原因及显示

外伤引起视力下降主要为视神经管骨折累及视神经和颅内挫裂伤累及视觉通路。磁敏感加权成像显示颅内挫裂伤敏感,显示率高,如条件许可,可加该序列。

该项研究样本量大,系统分析了引起视力下降的各种病因,但有其不足之处。其一在于主要分析了影像学改变,部分患者最终诊断不能确定;其二,因工作量大,数据复杂,分类方法仍有待于优化;其三该研究为回顾性研究,不是前瞻性研究,样本的选取未能实行随机原则,因此各病变阳性率及引起视力下降各病变的发生率存在偏倚。总之,MRI 可发现引起视力下降的视觉通路病变和其他病变,视神经病变和颅内占位性病变是引起视力下降的常见视觉通路病变,视神经炎患者应首选冠状面 STIR。

第二节　视神经脊髓炎的 MRI

视神经脊髓炎是一种严重的、以体液免疫介导的选择性侵犯视神经和脊髓为主的特发性炎性脱髓鞘和坏死性疾病。

视神经脊髓炎好发于非白人人种,我国是视神

经脊髓炎的高发地区。过去,视神经脊髓炎被认为是多发性硬化的变异型,但最近研究表明视神经脊髓炎是不同于多发性硬化的一个疾病实体。

视神经脊髓炎的诊断目前主要依据 Wingerchuk（2006）修订标准。两个必要条件：视神经炎和急性脊髓炎；辅助条件：脊髓显示 T_2 信号病灶大于 3 个或存在 3 个以上椎体节段；脑部 MRI 不符合多发性硬化诊断标准；血清 NMO-IgG 阳性。

此标准长期以来作为视神经脊髓炎临床诊断的推荐标准，在此标准的辅助诊断条件中提到了脊髓和脑部 MRI 的应用，但是没有进一步的详细描述脊髓及脑部 MRI 的影像特点。因此，重视 MRI 在诊断视神经脊髓炎中的价值是非常必要的。

在常规 MRI 影像上，视神经脊髓炎患者脊髓病变主要累及脊髓中央灰质区域，脑部病变主要分布在下丘脑、第三脑室、第四脑室周围富含水通道蛋白 4（AQP-4）的区域。上述相对特异性的 MRI 表现为视神经脊髓炎的影像诊断提供了证据，但仍需大宗病例的观察。

MRI 功能成像为研究视神经脊髓炎脑部变化的模式、发生机制等方面的问题提供了契机。扩散张量成像（DTI）可以早期发现视神经脊髓炎患者看似正常脑实质的隐匿性改变，磁化传递成像技术研究发现视神经脊髓炎患者脑部看似正常脑灰质磁化传递率降低，基于体素的形态测量学技术可以敏感地探测到视神经脊髓炎患者脑部体积的变化，静息态脑功能成像可以评估视神经脊髓炎患者静息状态下异常的脑部活动。

常规 MRI 及其他 MRI 相关新技术的应用可以全面评价视神经脊髓炎的中枢神经系统受累特点，对其早期诊断、治疗及病情监测具有重要意义。

MRI 征象观察对于视神经脊髓炎的鉴别诊断具有重要意义。在日本，复发型视神经脊髓炎被称为视神经脊髓型多发性硬化（OSMS），也可以表现为视神经炎及脊髓炎，但目前研究认为视神经脊髓炎和视神经脊髓型多发性硬化是两个不同的疾病实体。因此，MRI 表现对于两者的鉴别就显得尤为重要，这对于患者治疗方法的选择有较大意义。

尽管视神经脊髓炎的 MRI 研究逐渐增多，但目前关于视神经脊髓炎特征性的 MRI 表现认识还不够，尚需要大样本的纵向追踪研究，以及对病变预测、转归及病情监测方面的研究。相信随着对本病 MRI 诊断及研究的不断深入，视神经脊髓炎规范化的诊断、鉴别诊断、疗效评估及预后判断能力将会得到逐步提高。

第三节　关于近视的误诊

Moseley ＆ Sanders（1982）发现 CT 增强扫描时，两侧眼球大小形状不仅不对称，而且相差悬殊，右侧正常大小，左侧明显增大，增大凸出表现在眼球后部。

该学者指出，上述征象常常出现于近视患者。如不知晓，可致误诊。同时还可见到近视侧眼球后巩膜缘比正常侧明显变薄。

第七章　泪腺与泪道疾病

第一节　泪腺多形性腺瘤

泪腺多形性腺瘤是泪腺上皮性肿瘤中最常见的一种，约占眼眶肿瘤的 10%~15%，由于肿瘤组织结构复杂，成分多样，又称为良性混合瘤。

一、病理学

多形性腺瘤起源于具有多向分化潜能的上皮细胞。最常见的泪腺肿瘤，其间质成分均为上皮化生的产物。大多发生于泪腺眶部，少数起源于泪腺睑部，一组 45 例中 95.6%（43/45）的肿瘤发生于泪腺眶部。由于有完整的包膜，肿瘤表面大多光滑，较大肿瘤表面可有分叶或结节。

切面上，肿瘤由上皮和基质组成，基质成分多样，包含黏液性、纤维性、软骨性和骨性等，骨的形成与基质的骨样退变和化生有关。

镜下示肿瘤假包膜外有瘤细胞，并可见正常残余泪腺组织附于肿瘤上。高倍镜下肿瘤为分化的上皮细胞构成的大量双层管状结构及形态各异的片状、条索状和乳头状上皮细胞巢，间质分化区可见大量散在或密集的星形、梭形细胞和透明样、黏液样、钙化和骨组织结构。

二、临床表现

临床上常表现为眼眶外上象限无痛性肿块伴眼球突出、眼球向外运动受限等症状。多形性腺瘤生长缓慢，病程较长，常见于 20~50 岁青壮年，最常见的症状为单侧进行性眼球突出、眼球向下移位和眼球向外运动受限，眼外上方可扪及硬性肿物，无痛感。典型者无疼痛，如出现疼痛、复视或生长加快，常提示恶变的可能。

如治疗得当，肿瘤可完全治愈，穿刺活检会增加术后复发的可能性。该肿瘤有自发恶变的倾向，恶变后可发生远处转移。

泪腺多形性腺瘤术后易复发，复发后多数病变广泛侵犯周围结构，甚至引起骨质破坏，尽管在组织病理学仍为良性肿瘤特征，但其生物学行为已为恶性肿瘤。

三、影像学研究

泪腺多形性腺瘤的典型表现为位于眼眶外上象限的圆形或类圆形的分叶状肿块，边缘光滑，可有结节状突起，多伴有泪腺窝扩大及邻近眶壁受压变形。通常，肿瘤后极圆钝。不常见的表现为肿瘤呈扁长形，形态不规则，边缘有明显的结节。一组 6 例不规则形态肿块，4 例边缘有明显结节，并见邻近眶壁骨质破坏，与泪腺恶性肿瘤表现相似。

常规 MRI 检查可以明确多形性腺瘤的发生部位、信号特点，并可以准确判断病变累及的范围及邻近正常结构的情况，是多形性腺瘤的首选检查方法。大部分多形性腺瘤在 MRI 平扫 T_1WI 上呈等信号，T_2WI 上由于组织结构复杂呈等高混杂信号，一般无囊变坏死及出血，增强后呈轻至中度均匀或不均匀强化。

眼球突出并向下移位，上直肌群及外直肌受压移位变形。一部分病例中可见部分残存的正常泪腺组织，多位于病变下方。眼眶外侧壁骨质受压变形，骨皮质连续，骨髓腔信号正常。

在泪腺肿瘤的定性诊断中邻近骨质改变是一个重要征象，良性肿瘤多表现为骨质受压变形，部分伴骨质吸收，无骨质破坏，骨髓腔信号正常，而恶性肿瘤多有眼眶外侧壁骨质破坏，呈虫蚀状或锯齿状，骨髓腔信号异常，增强后可见明显强化，由于 MRI 对于骨质的显示不如 CT，所以在泪腺肿瘤的诊断中必须密切结合 CT 表现。

泪腺多形性腺瘤多引起眶壁骨质压迫性改变，表现为泪腺窝扩大，眶壁凹陷变形、吸收变薄或缺损，长期存在的肿瘤可引起骨质侵蚀破坏，该征象并不一定表示肿瘤为恶性。该组6例出现眶壁骨质破坏，呈"锯齿"状或"花边"状改变，均伴眶骨肥厚。一般认为，骨质破坏伴眶骨肥厚在某种意义上反映肿瘤生长缓慢的特点，可提示肿瘤的良性倾向。泪腺多形性腺瘤在MRI影像中，T_1WI上表现为低信号或等信号，在T_2WI上表现为高信号或等信号，T_2WI信号不均匀。增强后，肿瘤表现为中度至明显强化，囊变区无强化。增强后加脂肪抑制的横断面T_1WI能清晰显示泪腺眶部改变，对明确肿瘤起源有价值。

骨质改变是鉴别肿瘤良、恶性的重要征象，CT可清晰、准确地显示骨质改变的细节；MRI能更清晰地显示肿瘤内部结构、强化程度及与邻近结构的关系，两者结合可以提高病变诊断的准确性。尽管常规MRI检查对于多形性腺瘤的诊断具有确定的价值，但对于部分不典型病例及术后复发病例的诊断和鉴别诊断方面还存在一定困难，所以一般都同时将动态增强扫描应用于多形性腺瘤的诊断中。

一组10例多形性腺瘤的动态增强曲线均为持续上升型，即对比剂流入很慢，无流出或少量流出，T_{peak}值大，流出率值小，其中有4例的流出率值为0，这在其他肿瘤中是很少见的。T_{peak}反映肿瘤的微血管密度即血供情况，肿瘤血供越少，T_{peak}值越大；流出率与肿瘤的细胞／间质比例有关，细胞／间质越小，即细胞成分少，间质组织多，流出率值越小。

多形性腺瘤的动态增强扫描表现与其组织学特征相符，良性肿瘤血供较少，毛细血管内皮细胞完整，通透性正常，对比剂需要很长时间才可以通过肿瘤血管渗透至细胞外间隙内，而间质成分多且结构复杂，即细胞外间隙大，对比剂可以在细胞外间隙内长时间存留，从而导致肿瘤的流出率值较小。（动态增强扫描中：峰值信号强度（SI_{peak}）所对应的时间为T_{peak}）

四、鉴别诊断

泪腺多形性腺瘤需与以下疾病鉴别。

泪腺恶性上皮性肿瘤：少数泪腺恶性上皮性肿瘤表现不典型与良性肿瘤鉴别困难，然而多数恶性肿瘤为不规则形或扁长形，沿眶外壁向眶尖生长，由于无包膜或包膜不完整且呈浸润性生长，边缘多不规则呈结节状或锯齿状，多伴有邻近眶壁骨质"虫蚀"样或锯齿状广泛破坏，易侵及颅内、颞窝及鼻窦。

泪腺多形性腺瘤主要与泪腺恶性上皮性肿瘤进行鉴别，泪腺恶性上皮性肿瘤一般病程较短，除眼球突出、运动受限外还会出现明显的疼痛，MRI上泪腺恶性上皮性肿瘤多表现为形态不规则、边界欠清楚的肿块，信号较混杂，病变有沿着眼眶外侧壁肌锥外间隙向后蔓延的趋势，可累及颅内。

对于一些多形性腺瘤术后复发恶变的病例，肿瘤的定性诊断还很困难。动态增强扫描曲线可提供一些辅助诊断信息，多形性腺瘤的时间-信号强度曲线多为持续上升型，T_{peak}值大，流出率值很小，为典型的良性肿瘤的表现。

泪腺炎性病变及淋巴增生性病变：两者常同时发生于泪腺眶部及睑部，故表现为泪腺弥漫性肿大，形态与肿大的泪腺相仿。病变沿眼球及眶外壁塑形生长，后缘为锐角。炎性病变大多呈等T_1、短T_2信号，淋巴增生性病变呈等T_1、等T_2信号，信号相对均匀，大多不伴有眶壁骨质的改变。激素对急性炎性病变的治疗有效。

第二节　泪腺混合瘤病例

患者，女，55岁。左眼突出不适一年余，运动稍受限，视力稍下降。影像学检查见图1-1-7-1。

手术切除后病理诊断：泪腺混合瘤。

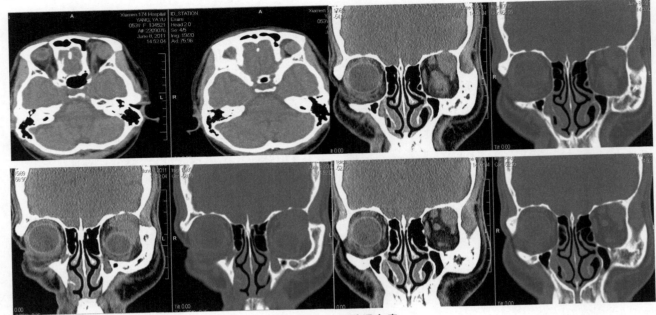

图 1-1-7-1　泪腺混合瘤

第三节　类似泪腺肿瘤的眶内异位淋巴结

正常眶内一般是没有淋巴结的。

Wolter & Roosenberg（1978）报告一例 47 岁女性患者，20 年前在右眉下发现一肿块，活检为良性，给予放射治疗。以后又见该肿块缓慢增大，位于眶外上方，怀疑系眶内肿块，考虑为泪腺肿瘤。X 线眼眶照片未见异常。

手术见眶顶肿块呈囊状包裹，约为 20 mm×15 mm×10 mm 大小，表面光滑，质地坚韧如橡皮样，组织学诊断为眶内一粒大的异位淋巴结。

第四节　双侧泪腺炎性肿大

在 2005 年 12 月，学者在海南曾见一例中年女性结膜炎患者，在 CT 平扫图像上清楚可见双侧泪腺明显炎性肿大，状如肿瘤，为正常泪腺大小的 2 倍以上，且右侧重于左侧。结合临床追问患者本人病史，方知该患者迷信当地的偏方，竟用自己尿液多次冲洗患结膜炎的双眼，不仅症状未见减轻，反而病情加重，遂来院眼科急诊求治，并做 CT 检查。后经眼科对其炎症对症治疗后恢复正常。

第五节　泪囊血管平滑肌瘤病例

患者，女，79 岁。发现左眼泪囊区肿物生长 5 年。

病理检查：左侧泪囊区肿物切除标本：结节状肿物一块，大小 1.4 cm×1.2 cm×1 cm，表面光滑，切面灰白，质中，境界清楚。常规病理诊断：左侧泪囊区肿物切除标本：初步考虑良性间叶源性肿瘤，待做免疫组化检测进一步明确肿瘤类型。免疫组化检测：阳性：CD34（血管内皮＋），SMA，H-caldesmon，Calponin，Desmin，Actin，Vimentin，Ki-67（＋，约 1%）；阴性：CD57，HMB45，MelanA，CK（P），GFAP，Bcl-2，S-100，SOX-10，P63，STAT6，TTF-1，NSE。免疫组化诊断：左侧泪囊区肿物切除标本：免疫组化检测结果支持血管平滑肌瘤,建议术后复查。影像学检查见图 1-1-7-2。

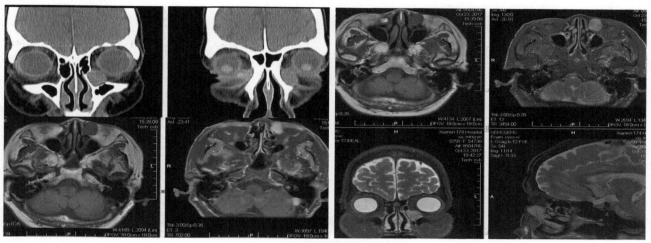

图 1-1-7-2　泪囊血管平滑肌瘤

第八章　颈内动脉海绵窦瘘

颈动脉海绵窦瘘是眼科和神经外科较为常见的一种颅内动、静脉的直接交通，是颈内动脉及其分支与海绵窦之间形成异常交通所致的一组临床综合征，眼部症状和体征在本症中尤其突出，易误诊为其他眼部疾患而延误治疗。海绵窦为中颅窝两层硬脑膜构成的硬膜窦，它是由不同大小管径的静脉组成的静脉丛，眼上静脉、眼下静脉、蝶顶窦静脉、外侧裂静脉、大脑中浅静脉和基底静脉汇入其中，主要引流至岩上窦与岩下窦，两侧海绵窦经海绵间窦（海绵间窦包括前窦、后窦和下窦，其分别位于鞍隔前附着缘、后附着缘及垂体的下面）与基底静脉丛相连，颈内动脉从中通过，这是体内唯一动脉通过静脉的结构。因此只要颈内动脉壁一方破裂就可形成动、静脉瘘，而体内其他部位只有相邻的动静脉壁同时受损破裂时才能形成动 - 静脉瘘。

1）病因：不明确。有学者认为系轻度外伤引起薄壁小动脉破裂或小动脉硬化自发破裂引起，高血压、妊娠、手术、先天性血管病变及发育畸形都是可能的病因。外伤性多为颅底骨折引起颈内动脉海绵窦段或其分支破裂所致。自发性者常由颈内动脉海绵窦段或其分支的动脉瘤破裂、动脉粥样硬化，以及硬脑膜动、静脉畸形及海绵窦炎症引起，少数继发于遗传性胶原纤维缺乏症。

2）分类：颈内动脉海绵窦瘘根据病因可分为外伤性和自发性，外伤性者占75%~85%。根据解剖部位可分为颈内动脉海绵窦瘘和硬脑膜动脉海绵窦瘘，前者多为外伤性，后者多为自发性。自发性者常由颈内动脉海绵窦段或其分支的动脉瘤破裂、动脉粥样硬化，以及硬脑膜动、静脉畸形及海绵窦炎症引起，少数继发于遗传性胶原纤维缺乏症。

直接颈动脉海绵窦瘘有典型的征象和临床症状。由于大多数颈动脉海绵窦瘘的瘘口位于硬脑膜壁，故大多数属于硬脑膜动静脉瘘。

Barrow（1985）将其分为四型：A 型，颈内动脉主干与海绵窦直接交通。此型多有外伤病史，故又被称为外伤性颈动脉海绵窦瘘（TCCF），偶因颈内动脉海绵窦段囊状动脉瘤破裂引起。B 型，供血动脉为颈内动脉的脑膜支，包括脑膜垂体干和海绵窦下外侧干。C 型，供血动脉为颈外动脉，常为颈内动脉的分支如脑膜中动脉、咽升动脉、脑膜副动脉和枕动脉的脑膜神经支。D 型，既有颈内动脉供血又有颈外动脉供血。有必要澄清的一点是 Barrow 的这一分型是针对海绵窦区的动静脉瘘来分的。由于直接颈动脉海绵窦瘘在诊断和治疗上有其独到之处（如在诊断其瘘口的位置时常常压迫患侧颈内动脉行椎动脉造影，在治疗时多用球囊闭塞瘘口即可治愈），故临床上所说的颈动脉海绵窦瘘（CCF）一般特指直接颈动脉海绵窦瘘。而 Barrow B、C、D 型则被直接归于颅内硬脑膜动静脉瘘。因此，这一分型在临床上已渐被弃用。

3）发病机制：汇入海绵窦内的静脉均无瓣膜，当发生颈内动脉海绵窦瘘时，颈内动脉本身或其分支破裂，动脉血流入海绵窦，使窦内压力增高，逆流入眼上静脉，使眼上静脉逆向充盈，明显增粗、扩张，回流受限，进而引起眼眶内肿胀，眼肌肥厚，眶内组织水肿，导致搏动性突眼、结膜充血等一系列症状。正常眼眶 CT 扫描偶可见到眼上静脉影，但均较细，通常直径不超过 3.5 mm，且不伴有眼球突出、眼肌肥厚等其他改变。

海绵窦不仅引流多条静脉，且其内部及侧壁尚有动眼神经、外展神经、滑车神经及三叉神经眼支通过。当发生颈动脉海绵窦瘘时，动脉血涌入海绵窦可向不同的方向引流，动脉性血流逆入眼静脉引起眼内静脉迂曲扩张、眶内脂肪及眼外肌水肿导致眼球突出、球结膜水肿和血管扩张、眼底视盘水肿、视网膜静脉迂曲扩张等。

眶内容物将来自海绵窦的动脉脉冲传导至眼部引起眼球搏动，并可在眼部听到与脉搏同步的血管性杂音。海绵窦内的神经受累可引起眼球的运动和感觉障碍。因此，颈动脉海绵窦瘘的原发部位虽在颅内,但由于眶、颅静脉的特殊关系,症状和体征几乎均表现在眼部,其中波动性突眼为其特征性体征。

4)临床表现:患侧海绵窦扩大及其引流静脉的扩张是颈内动脉海绵窦瘘的直接征象,具有定性诊断的价值,眼外肌肥厚、突眼、患侧脑组织水肿、出血、脑萎缩则是引流静脉压力增高及"偷血"引起的继发改变,为颈内动脉海绵窦瘘的间接征象,不具有特异性。有的病人临床眼部症状较轻,搏动性突眼和血管杂音常不明显。

有研究者报告12例中11例颈动脉海绵窦瘘均以眼静脉为主要引流血管,眼部症状和体征均较典型,MRI均有患侧海绵窦增大,眼上静脉扩张等直接征象。其中1例伴同侧眼睑静脉曲张,1例伴同侧蝶顶窦及外侧裂静脉逆引流致左顶叶脑组织水肿与出血,考虑与瘘口较大致海绵窦内压力较高有关。1例经海绵间窦及蝶顶窦引流致对侧海绵窦和同侧蝶顶窦扩张明显,缓解了患侧眼上静脉内的压力,故眼上静脉扩张不明显。该组仅有3例出现患侧眼外肌肥厚,未见有眶内软组织肿胀征象,可能与该组病例多数病史较短有关。

对典型的颈内动脉海绵窦瘘,结合外伤史及眼部症状诊断较易,而对眼部症状不明显或仅表现为眼球突出、结膜充血、发红的自发性颈内动脉海绵窦瘘,眼科临床易误诊为角膜炎、结膜炎、甲状腺功能亢进等疾患,因此对临床有突眼、结膜充血等疑为本病者宜及时做CT扫描或(和)MRI检查。发现上述影像学表现时可诊断或考虑为颈内动脉海绵窦瘘。

5)影像学研究:在颈内动脉海绵窦瘘,眼上静脉扩张均较明显,严重者扭曲呈团块状,眼肌肥厚为眼眶内压力上升、组织水肿引起的继发改变,Grove(1984)报道以水平肌肉增大明显,但一组冠状位CT扫描未发现各组眼外肌肿胀的明显差异。冠状位CT扫描眼上静脉扩张,断面呈所谓'泪珠状'改变亦不多见,多以迂曲的盘状或扁圆形为主。据统计,颈内动脉海绵窦瘘在颅底脑外伤的发生率约为2.5%,部分自发性的颈内动脉海绵窦瘘多为来自颌外动脉的硬脑膜动脉分支与海绵窦相通引起。这些分支通常以脑膜中动脉、脑膜副动脉以及颌内动脉为主。一组23例均经DSA造影证实,其中颈内动脉海绵窦瘘14例,硬脑膜动脉海绵窦瘘9例,后者比例较高可能与患者因眼部症状首先就诊眼科有关。

典型血管造影表现:颈内动脉海绵窦瘘表现为颈内动脉造影动脉期,颈内动脉与增大的海绵窦同时显影,眼上静脉亦同时逆向充盈、扩张、迂曲,少数病例通过海绵间窦使对侧海绵窦同时显影;硬脑膜动脉海绵窦瘘表现为,颈外动脉造影动脉期可见脑膜中动脉或脑膜副动脉、颌内动脉分支与海绵窦相通,海绵窦显影、扩张,眼上静脉扩张显影,而颈内动脉造影正常。

有效显示扩大的海绵窦及其内异常血管是颈动脉海绵窦瘘定性诊断的关键。彩色多普勒血流显像可以显示眶内粗大血管、血流方向及速度,CT平扫与增强扫描可以显示扩张的眼上静脉全程、引流侧的海绵窦扩大、眼外肌和视神经的充血水肿,但均不能准确观察供血动脉的来源及海绵窦内瘘口的情况。DSA可以提供供血动脉的来源、瘘口的位置和大小、静脉的引流方向及脑动脉的"盗血"情况和对侧脑动脉的代偿情况,被认为是最具诊断价值的检查方法,但由于其具有创性、危险性且价格昂贵而受到局限。

一组资料显示MRA同样可以较好的提供DSA所提供的信息,且MRA尚能显示眼外肌肥厚、脑组织水肿、缺血和出血等DSA所不能显示的间接征象,同时MRA检查不需对比剂、避免了放射损伤,可见MRA检查不仅是本病安全、简便、准确的定性诊断方法,而且能确切了解脑实质、视神经等重要组织的受损范围、程度、性质。颈动脉海绵窦瘘很少导致死亡,其危险性在于"偷流"引起的脑缺血及异常静脉引流导致的脑出血、失明,因此可以认为MRA检查对指导颈动脉海绵窦瘘治疗、估计颈动脉海绵窦瘘预后亦有重要价值。但是,由于MRA难以显示细小血管分支,对瘘口大小的显示也存在一定的差异,故定量诊断需依靠DSA检查,尤其是选择性脑动脉DSA检查能更清晰地显示其细节。

6)鉴别诊断:眼科临床还有一些疾患可引起眼上静脉扩张、突眼,如甲状腺性眼眶病变、眼眶肿瘤、血管畸形、海绵窦栓塞、炎性假瘤等,但通常眼上静脉扩张不明显,且海绵窦通常不增大,尤其重要的是无海绵窦扩大,海绵窦内无异常的血管流空信号。此点对其他有眼上静脉扩张的病变具有鉴别意义,如有学者报告1例患甲状腺功能亢进10年的患者,伴双侧轻度突眼多年,3个月前眼外伤,CT扫描发现双侧眼外肌梭形肥大,眼上静脉扩张,不能区分是甲状腺功能亢进引起,还是颈内动脉海绵窦瘘引起。

增强扫描发现双侧海绵窦扩大,因而诊断为颈内动脉海绵窦瘘,后经DSA证实。

通常上述疾病以一种改变为主,而不同时具备颈内动脉海绵窦瘘的5种CT改变,如甲状腺性眼眶病变以突眼伴眼肌梭形肿胀为主,多为双侧,眼上静脉扩张常较轻或无扩张。眼眶肿瘤引起眼上静脉扩张不如肿瘤本身明显,由于其为压迫引起,海绵窦扩张不显著。血管畸形引起的眼上静脉扩张和突眼常较明显,但CT增强扫描可见扭曲成团的血管性团块,可有眼眶骨壁破坏,有时可延及颅内可资鉴别。

总之,对突眼伴结膜充血的患者进行CT扫描,具有眼球突出、眼上静脉扩张、眼肌肥厚、眶内软组织肿胀及海绵窦增大等CT改变时,结合临床表现不难做出颈内动脉海绵窦瘘的诊断。但鉴别瘘的类型仍需DSA检查,以便提供进一步治疗的途径。

根据临床表现、CT检查及DSA造影,以下几点有助于颈内动脉海绵窦瘘与硬脑膜动脉海绵窦瘘的鉴别:

从临床方面颈内动脉海绵窦瘘多有外伤史,突眼病史时间短、发展快、搏动性突眼及结膜充血均较显著,临床症状明显,常有血管杂音,而硬脑膜动脉海绵窦瘘多无外伤史,突眼及眼部症状轻或无突眼,发病时间较长或有妊娠及高血压病史,血管杂音可有可无,症状相对较轻。

在CT检查时,颈内动脉海绵窦瘘的突眼、眼肌肥大、眼上静脉扩张较严重,海绵窦扩张明显,而后者均较轻。最后确诊尚需要DSA造影。

MRA平扫显示,颈动脉海绵窦瘘的眼球突出、眼上静脉增粗、海绵窦区扩张迂曲的流空血管影、眼肌肥大等均较硬脑膜海绵窦瘘明显。

MRA检查时,颈动脉海绵窦瘘常见异常海绵窦内的颈内动脉形态异常,而硬脑膜海绵窦瘘的异常海绵窦内的颈内动脉正常。但因MRA难以显示硬脑膜动脉,故最终确诊有赖于DSA检查。

从临床角度来讲,对颈内动脉海绵窦瘘及硬脑膜动脉海绵窦瘘的鉴别意义较大,前者病情重,有失明的危险,且不会自愈,常需栓塞治疗,而后者有自愈可能,可先行非手术治疗或观察。

有学者总结出以下3点有助于颈内动脉海绵窦瘘与硬脑膜海绵窦瘘的鉴别:颈内动脉海绵窦瘘患者多有外伤史,发病时间短,临床症状明显,而硬脑膜海绵窦瘘的患者多无外伤史,发病时间较长,症状相对较轻;MRA平扫显示颈内动脉海绵窦瘘的眼球突出、眼上静脉增粗、海绵窦区扩张迂曲的流空血管影、眼肌肥大等均较硬脑膜海绵窦瘘明显;MRA检查时,颈内动脉海绵窦瘘常见异常海绵窦内的颈内动脉形态异常,而硬脑膜海绵窦瘘的异常海绵窦内的颈内动脉正常。但因MRA难以显示硬脑膜动脉,故最终确诊有赖于DSA检查。

第九章　眶骨

第一节　眼眶内侧壁骨折

头面部外伤后常发生眶骨骨折及其他并发症，尤其眼眶内侧壁极易骨折。若诊断不准确，将给患者留下残疾。同时诊断结果又可为司法鉴定提供可靠依据。眼眶内侧壁骨折是眼眶爆裂性骨折中最常见的一种，系眼眶前部遭受暴力，使眼眶内压突然升高，引起眶内壁向外爆裂，常伴眶内容物疝出和嵌顿，可产生复视、眼球运动障碍、眼球内陷等临床表现。

影像学研究：眼眶内侧壁骨折的 CT 征象包括直接征象和间接征象。

1）直接征象：眶壁骨质的连续性中断、粉碎及移位改变。一组 48 例能直接看到骨折线 30 例，其中粉碎性骨折 16 例，断端错、移位 9 例，线样骨折 5 例。眼眶内侧壁大部分由筛骨纸板组成，因其很薄极易发生骨折，尤以打击伤最为常见。螺旋 CT 是显示眼眶内侧壁骨折较好的影像方法。螺旋 CT 扫描可以对骨折的位置，大小形状和移位程度从最佳角度和方位显示出来，尤其以多方位多平面重建及 3D 重建为主。

2）间接征象：主要是骨折周围局部软组织改变。包括下列改变：眼内直肌增粗、移位，内直肌增粗与眶内壁间正常脂肪间隙变窄、消失；眶内容物疝，即眶内容物（眼肌、脂肪）或眶内的出血通过骨折处疝入邻近副鼻窦腔内。眶内容物疝入窦腔内，在其顶部呈乳头状或息肉样突起，形如眼泪，称为"泪滴征"。在筛窦可表现为患侧筛窦塌陷，筛泡压缩聚拢等改变；眼球旁、球后积气，眼睑肿胀或睑下积气；筛窦积液出现液平，CT 值多在 50~80 HU，多为血性，1~2 周后复查，液体逐渐减少，密度减低，CT 值多在 30~50 HU；眼球内陷，眼眶骨折致眶腔容积扩大，眶腔空虚，眶内容物脱垂，眼球内陷，眼球内、

球后出血，球内、球后示片状或条索状高密度渗出影；视神经损伤，视神经增粗等。

一、新鲜骨折与陈旧性骨折的鉴别诊断

新鲜骨折时除显示眼眶内侧壁骨折片移位或塌陷等直接征象外，间接征象一般都有不同程度的存在，如眼球旁、球后积气，眼睑肿胀或睑下积气，出血、视神经的改变，筛窦积液，内直肌增粗模糊、扭曲，眶内容物疝等。

陈旧性眼眶内侧壁可伴或不伴有骨折影，或仅见骨折片移位或塌陷，存在断端移位的骨折多可见明显的骨质不连续，或眶内侧壁无明显中断，但有显著曲度改变的骨折，邻近结构的积液、积气多已吸收，部分眼肌仍略粗但边缘清晰。如果骨折片移位或塌陷同时合并筛窦积液时则不能很好地区别。有作者认为，宜于 1 周后复查，如果有变化则多为新鲜骨折，否则多为陈旧性骨折。

1）骨折程度的鉴定：根据眼眶内侧壁凹陷，眼内容物疝入的程度，可分为轻、中、重度。可根据影像、临床症状和愈后情况划分为一级、二级、三级。以骨折的前后缘或上下缘连线为基线，测得骨折内陷的程度及范围。以此作为决定是否手术及制订最佳手术方案、评估预后和司法鉴定残疾的依据。一级：眼眶内侧壁凹陷 4 mm 内，内直肌显示肿胀，未见移位。临床无症状。该组有 12 例，螺旋 CT 诊断及临床诊断均无斜视和复视。二级：眼眶内侧壁凹陷 5~7 mm，内直肌及眶内容物部分疝入筛窦。该组有 26 例，受伤后有视物不清等，螺旋 CT 诊断 3 例可能会出现斜视和复视。经过积极治疗仅有 1 例存在斜视和复视等临床表现。三级：眼眶内侧壁凹

陷 8 mm 以上,内直肌及眶内容物疝入筛窦范围较大。该组有 10 例,螺旋 CT 诊断 9 例可能会出现斜视和复视。经过积极治疗仍有 6 例出现斜视和复视的临床症状。一、二级经过积极治疗不易留下后遗症,三级则容易留下后遗症,造成残疾。

2)比较影像学:X 线平片常用检查位置有柯氏位、瓦氏位、后前位和侧位片,由于解剖结构重叠,分辨率低,难以直接显示骨折线,软组织情况更不易观察,容易造成漏诊、误诊。MRI 检查无辐射损害,无伪影,软组织对比度好,可行任意方位断层扫描,是比较理想的眼科检查方法,但对骨折、新鲜出血、较小钙化的显示不如螺旋 CT 敏感。应用螺旋 CT,患者只需 1 次常规位置螺旋扫描,即可得到高质量的横断面图像,又可通过图像后处理功能得到较高质量的多平面重建图像,从最佳角度和方位显示眼眶骨折的直接征象和间接征象。该组 48 例眼眶内侧壁骨折均采用轴扫及冠状位及多方位多平面重建及 3D 重建成像。

螺旋 CT 是目前较为有效的应用于眼外伤的无创检查方法,不仅可以确定骨折大小、位置及移位情况,显示眼肌嵌入的程度、眶内脂肪、出血、气肿及视神经的改变,还可显示表面形态及周围毗邻关系,对眼眶内侧壁骨折的诊断优于 X 线和 MRI,是诊断眼眶内侧壁骨折较精确的方法。同时,上述诊断标准对于决定是否手术及制订最佳手术方案、评估预后和司法伤残的鉴定可能具有一定的价值。

第二节　眶上部的诊断陷阱

眶上部:有学者报告,澳大利亚土著的眶上部有着极大的变异范围。成人的眶上部从具有典型的发达的圆枕到完全没有明显的眉嵴;额部从平额到凸额,额部从一些成年女性的类似幼儿的隆凸到一些成年男性的平扁而后倾的类型。

眶顶变薄:冠状面颅脑 CT 检查时,有时在眶顶可见一个或数个不连续区,这多为额骨眶板之最薄处 CT 扫描时部分容积效应所致,切勿误为邻近肿瘤所致侵蚀。

眶上裂不对称:眶上裂不对称,可为正常发育变异,临床上偶可见及。但是,如伴存蝶骨大翼某部明显阙如,则必须考虑神经纤维瘤病并蝶骨发育不良存在的可能。

神经纤维瘤病通常有颞叶通过蝶骨的缺损疝入眶内,临床常有突眼,而先天变异的不对称眶上裂,则缺乏这些表现,Holt(1978)专门讨论这个问题。

另外,在标准后前位 X 线照片上,眶上裂常投影于眶之内上边缘附近,圆弧边缘较为明显,勿将之误认为眼球钙化。

不对称的眶上孔:在柯氏位 X 线照片上,有时可见眶上孔两侧表现形态、大小、密度不对称,这亦为正常发育变异。偶尔,较大的边缘不甚清楚的眶上孔,可与眼眶边缘局限性破坏混淆。

第三节　X 线片上的假性骨折和病变

在瓦氏位照片中,头部稍旋转则可使一侧颧额缝显示出来,酷似眶外侧壁骨折。也是在瓦氏位照片上,一侧或双侧眶下沟偶尔显于片上,为位于眶底骨中几乎水平走行(实际是从内上斜向下外)线状透光影,如不留神,则可误认为眶底骨折。

柯氏位上颅内横静脉窦影,因为可见该侧横窦的条状透光影,方才真相大白。

在后前位照片中,如头部轻度旋转,由于枕外粗隆可重叠于一侧眼眶影上,遂形成该侧眼眶密度明显高于对侧,而误为骨质增生性病变。

另外,眼眶正位片上,前床突气化可伪似视神经沟增大,导致误诊。

第十章　突眼

第一节　非甲状腺相关性免疫眼病突眼

突眼是眼科常见主诉,包括双侧性和单侧性,前者大多见于甲状腺相关性免疫眼病(又名 Graves 眼病)。单侧性突眼多见于非甲状腺相关性免疫眼病突眼,为眼眶内占位性病变引起,其突出程度和移位方向与病灶的大小和位置有关,且绝大多数位于球后肌锥内、外。

1)MRI 检查方法:MRI 具有良好的软组织分辨率及无射线辐射等优点。Lemke 等(2006)提出眼眶病变要根据具体情况使用 MRI 线圈,尤其是眼眶表面线圈,并随之选定相应序列。具体情况如下:单侧眼球突出,应使用 12 或 5 cm 表面线圈,采用 T_1WI 横断面、T_2WI 冠状面或矢状面定位,增强检查采用 T_1WI 矢状面;泪腺肿块使用 12 或 5 cm 表面线圈,采用冠状面 T_1WI 及 T_2WI,增强冠状面 T_1WI 与其他病灶加以鉴别;视神经肿块,使用 12 cm 表面线圈,采用冠状面快速 T_2WI、冠状面或平行于视神经的矢状面 T_1WI 及冠状面增强序列。

Roshdy 等(2010)通过对 20 例突眼患者进行常规 MRI 及 DWI、MRS 检查,结果发现 DWI 和 MRS 能显著增加鉴别眼眶良恶性肿瘤的准确性,尤其是后者。Xian 等(2010)对 102 例眼眶肿块患者行平扫、常规增强及动态增强检查,发现 T_2WI 序列呈等信号及动态增强的时间 - 信号强度曲线呈快速下降型等特征是眼眶恶性肿瘤最显著的特点。

引起突眼症状的病灶多位于球后肌锥内外,对眼球有不同程度及方向的推移,很少累及眼球本身。眼眶表面线圈虽然局部空间分辨率及信噪比高,但容易受病变与线圈之间的深度的影响。笔者采用头颅相控阵线圈常规眼眶扫描,对于突眼患者临床诊断并无明显影响,且更符合日常医疗情况及需求。但值得强调的是,增强扫描非常必要,有条件者可同时行动态增强检查。

2)突眼的发病原因及部位:发生突眼的眼眶疾病种类繁多,包括肿瘤(良、恶性)和肿瘤样病变。视神经鞘区最常见的肿瘤包括视神经胶质瘤和视神经脑膜瘤。肌锥内区病变包括肿块和血管性改变,前者以良性病变为主,主要见于海绵状血管瘤、炎性假瘤和神经鞘瘤;后者主要为眶内静脉曲张,以眼上静脉扩张为主。

肌锥外病变主要源于泪腺,常见的是泪腺炎症,其次是泪腺肿瘤,其他还有良性肿瘤如毛细血管瘤、静脉性蔓状血管瘤及恶性肿瘤如淋巴瘤、神经纤维瘤、横纹肌肉瘤及转移瘤等。Kim 等(2010)报道一组 6 328 例眼眶疾病,有 1 277 例(20.2%)为眼眶内肿瘤,其中前三位病因为血管源性肿瘤(369 例,28.9%)、神经源性肿瘤(336 例, 26.3%)、淋巴瘤或白血病相关眼病(131 例,10.3%)。一组 168 例非甲状腺相关性免疫眼病突眼中占前三位的病因分别为血管瘤、淋巴瘤及泪腺混合瘤。具体情况是:肿瘤 150 例,其中良性肿瘤 101 例,含血管瘤 68 例(海绵状血管瘤 53 例,血管瘤 11 例,蔓状血管瘤 4 例);泪腺混合瘤 14 例;神经鞘瘤 6 例,脑膜瘤 5 例,孤立性纤维瘤 3 例,其他 5 例。恶性肿瘤 49 例,含淋巴瘤 34 例(其中 28 例为黏膜相关淋巴瘤),泪腺腺样囊腺癌 6 例,其他 9 例。

3)单侧突眼眼眶病变。

(1)血管性病变:眼眶血管性病变的分类基于其自然病史,生长方式及组织病理学,包括毛细管血管瘤、静脉性血管畸形、静脉 - 淋巴管畸形、动脉或动静脉病灶及肿瘤。

典型的血管瘤无包膜,位置不局限,经常分叶,且多位于肌锥外。毛细血管瘤是儿童中最常见的血管源性肿瘤,病灶边界欠清,且有侵袭性生长的倾向,病灶信号不均质,其他 MRI 表现与典型的血管瘤一致。海绵状血管瘤（畸形）好发于中年人。

（2）神经源性肿瘤:神经源性肿瘤包括视神经胶质瘤、视神经鞘脑膜瘤、神经鞘瘤和神经纤维瘤。视神经胶质瘤在儿童中属罕见,其发病率在颅脑肿瘤中占 3%~5%,占眼眶肿瘤 4%。视力障碍为首发和主要症状,眼球缓慢性、无痛性、进行性前突为主要体征。该病合并神经纤维瘤病 I 型概率高,T_1WI 呈低信号,T_2WI 呈高信号,增强后呈中到高度强化。视神经呈梭形、管状或椭圆形增粗,多数为中心性,少数为偏心性。

视神经鞘脑膜瘤可为偏心性,T_1WI 与 T_2WI 均呈中等信号,可见"轨道征",其临床特征为进行性单侧眼球突出,视力障碍,视盘水肿,继发性视神经萎缩和视神经睫状静脉存在等"四联征"。

神经鞘瘤大多呈椭圆形,长轴与眼轴一致,边缘清楚,少数呈哑铃形,强化均匀或呈环形。少数可同时位于眼眶和海绵窦,为眶颅沟通性神经鞘瘤。患者多以无痛性突眼症状就诊,若伴有明显疼痛,应考虑可能为恶性。神经纤维瘤,尤其是孤立性神经纤维瘤,患者主要以慢性眼球突出症状就诊,多发生于肌锥内。

（3）炎性假瘤:炎性假瘤因其不同的组织学发现而有不同的特征表现,包括典型的炎性组织反应性增生的淋巴组织和肉芽组织。其病灶可局限分布也可弥漫分布,常合并眼外肌和泪腺炎症,T_1WI 呈等信号,T_2WI 呈低信号,增强扫描轻至中度强化,眶尖脂肪信号消失,临床上有急性发病或反复发作病史;但若临床病史不明显,易与淋巴瘤混淆,一组 7 例误诊为淋巴瘤。

（4）淋巴瘤:淋巴瘤为肌锥外常见恶性肿瘤,其信号均匀, T_1WI 与 T_2WI 均呈等信号,显著均匀强化为其重要特征。该肿瘤一般不破坏眼眶本身的结构,但却呈现弥漫性生长,有时病灶边缘与球后脂肪组织边界呈锯齿状。眼眶淋巴瘤也可位于眼睑、泪腺和结膜下组织。

从整组病例来看,排除平扫及样本量等原因,误诊率中排在最前位的是淋巴瘤与炎性假瘤之间的诊断与鉴别诊断（19 例,占误诊比率的 31.7%）。

非甲状腺相关性免疫眼病突眼的病因及病种繁多,但病灶的分布有一定规律,即分布于球后肌锥内和肌锥外。MRI 头颅相控阵线圈检查应为临床首选的检查方法。常规 MRI 眼眶扫描应包括 3 个平面增强扫描,有条件者可行动态增强检查,以提高良、恶性病变的鉴别诊断能力。

第二节 成人筛窦胚胎性横纹肌肉瘤引起突眼

请详见本书 本卷 第一部分 第二篇 第十三章 第一节 成人筛窦胚胎性横纹肌肉瘤引起突眼。

第十一章　青光眼

青光眼是临床常见致盲性眼病,研究表明青光眼早期可能存在中枢视放射形态和功能的改变。因此,寻找一种能早期检测青光眼视放射病变的无创性检查技术是诊治青光眼的关键。磁共振扩散张量成像(DTI)是目前唯一能活体观察脑白质纤维的无创性检查技术,其能检测神经纤维在生理或病理状态下的微观结构及形态学改变并可定量分析。

青光眼是一类病理生理机制、临床表现等均具有差别的眼病,其共同终点是进行性视觉功能丧失。研究表明,中枢视觉通路的损伤导致了青光眼的发病,青光眼可能是整个视觉传导通路的神经退行性疾病。潜在的中枢机制可能影响了青光眼视觉功能损害的进展。青光眼患者早期视野缺损难以发现。因此,其早期诊断是防治失明的关键。

DTI能检测视放射在生理或病理状态下的微观结构及病理生理学改变,并可定量分析,对正常视觉传导通路及其病变后的转归可进行系统的观察和评价。

扩散是指水分子自由运动的特性,其扩散受限的特征称各向异性。各向异性是指水分子沿平行于神经纤维走行方向的扩散速度大于沿垂直于神经纤维走行方向的速度。其受神经纤维的髓鞘化程度、结构完整性、直径、密度等因素的影响。

FA值和ADC值是DTI系统中常用参数。FA值指神经纤维中水分子各向异性占整个扩散张量的比例,其反映神经纤维细胞排列的完整性和一致性。ADC为近似表观扩散系数,其测量水分子扩散平均速度,受组织细胞完整性和大小的影响。

在神经组织,水分子扩散所受限制越小,则ADC值越高、FA值越低。将ADC值和FA值结合,可较为准确地研究青光眼发病的病理生理机制。

Garaci & Bolaceehi(2009)研究表明,视神经的平均ADC值与青光眼分期呈正相关;平均FA值与青光眼分期呈负相关。提示ADC值和FA值与青光眼严重程度相关。

一项研究结果显示,青光眼患侧平均纤维束长度、平均纤维束密度、FA均值、ADC均值分别为(48.56±2.41)mm、8.54±1.86、0.37±0.06、(9.34±0.53)×10⁻⁶mm²/s;健侧平均纤维束长度、平均纤维束密度、FA均值、ADC均值分别为(89.76±12.13)mm、15.12±1.21、0.56±0.01、(6.53±0.27)×10⁻⁶mm²/s;正常组平均纤维束长度、平均纤维束密度、FA均值、ADC均值分别为(90.92±11.26)mm、14.87±2.34、0.61±0.02、(6.86±0.46)×10⁻⁶mm²/s。青光眼健侧与正常组比较各参数差异无统计学意义;青光眼患侧与健侧及正常组比较,视射纤维束平均长度明显减小,平均密度明显减低,差异有显著统计学意义($P<0.01$);青光眼组FA值明显减小,ADC值明显升高,差异有显著统计学意义($P<0.01$)。

神经纤维的平均长度及密度等可能是影响各向异性程度评价的重要因素。研究表明,神经纤维的平均长度及密度的大小与神经功能呈正相关。青光眼患者部分神经纤维长度缩小、直径变细、排列紧密程度下降、视觉皮层萎缩,导致青光眼患者视放射FA值明显减小、ADC值明显升高,水分子扩散能力增高,扩散速率加快。

有研究表明,中枢视放射的早期病变可能直接参与了视觉功能的进一步损伤,最终将导致视觉功能的完全丧失,这就是检测临床前期青光眼视射病变的意义所在。

因此,研究青光眼中枢视路的早期细微改变,对青光眼进行早期干预或许是防止视觉功能丧失的关键之一。上述研究显示,MRI DTI作为临床前期青光眼视射病变的评价技术,对检测青光眼早期中枢视路的病变可能具有重要的临床意义。

第十二章　眼动脉

第一节　误诊病例简介：外伤致眼动脉假性动脉瘤

颈内动脉由颅底破裂孔入颅腔后，沿蝶鞍外侧的颈内动脉沟通过海绵窦，在前床突尖端内侧突出海绵窦向后进入蛛网膜下隙。在海绵窦内的颈内动脉有 3 个分支，即脑膜垂体干、海绵窦下动脉、垂体囊下动脉。故头颅外伤尤其是颅底骨折造成该段颈内动脉和 / 或分支破裂，动脉血由破裂口直接注入海绵窦内，即形成外伤性颈内动脉海绵窦瘘，其诊断及治疗既往多有文献报道，也有自发闭塞消失的病例报道。而眼动脉位于眶内，不与周围骨结构相邻，故外伤极少损伤眼动脉。

有研究者报告一例患者入院时急诊头颅扫描未检查眼眶，于 12 d 后出现右眼显著肿胀，行右眼 CT 证实有右上颌窦前外侧壁骨折，估计可能为外伤当时眶下壁冲击致眼动脉壁微小损伤，后损伤渐加重而出现眼动脉破裂，从而导致眼动脉假性动脉瘤形成。

该例患者入院第 2 天即有右侧脑脊液耳漏，为血性，提示可能有颅内血管损伤。但因并发颅内血肿，经急诊开颅手术后病情稳定，且血性脑脊液漏不

久后即消失，患者一直处于昏迷状态，故未予特殊注意，转行骨科行骨折复位手术。

患者于外伤后 12 d 起开始出现右眼肿胀，但为非搏动性，未闻及血管杂音，且经局部外用药后可暂时消肿，当时考虑为球后血肿，但肿胀持续加重，且视力及对光反应始终未恢复，后行 DSA 才确诊为右眼动脉假性动脉瘤。此时距右眼开始肿胀已有 1.5 个月，患者右眼仍无光感。

该例情况提示，对于有脑脊液鼻漏的颅脑复合伤患者，在生命体征平稳后，眼部持续肿胀且无搏动性突眼及血管杂音，在此情况下应考虑到眼动脉破裂致假性动脉瘤的可能，应尽早行脑血管造影以明确诊断，以免延误治疗时机。

在本病的治疗上，由于右眼已无光感，视觉诱发电位右眼未见波形引出。考虑右眼视力已丧失，且眶内高压呈进展性，如不采取治疗措施，右眼可引起溃破、出血、感染，并进一步引起交感性眼炎，从而影响对侧视力。考虑到直接手术存在止血困难的风险，故行右眼动脉完全栓塞后再清除眶内血肿。

第二节　颈内动脉成窗合并大脑前动脉和眼动脉变异

颅内动脉成窗变异是一种少见的脑血管发育异常，指血管起始于一处而在其走行过程中分为 2 支，而后再汇合为 1 支而形成的桥样结构，易合并颅内其他血管变异。临床上多见于椎 - 基底动脉系统，其次为大脑中、前动脉。

颈内动脉颅内段成窗变异的具体形成原因尚不明确。Gailloud 等（2002）认为原始颈内动脉远端发出 1 支大分支和许多小分支，大分支形成后来的脉

络膜前动脉，而小分支则融合成原始大脑前动脉和大脑中动脉。

有学者推测颈内动脉 C_1 段成窗原因可能就是本应融合为大脑前动脉的小分支存留，同时影响同侧大脑前动脉 A_1 段发育。

据文献报道，眼动脉起源于颈内动脉刚出海绵窦处，且多数起源于颈内动脉床突上段内上壁，少数起源于上壁，极少数眼动脉可起源于颈内动脉海绵

窦段及脑膜中动脉。起源于大脑前动脉未见报道，原因有待进一步研究。

颈内动脉血管成窗及其他血管变异影像学表现：颈内动脉颅内段成窗变异可以通过多种影像学方法诊断，其中包括彩超、CTA、MRA、DSA。彩超可实时观察大血管血流走向，对于较小的变异血管显示不佳。CTA、MRA、DSA 上根据成窗窗径大小可表现为"OK 手势"征和"孔"形。

有的病例在 CTA 上表现为颈动脉 C1 段局部突出，未见典型"OK 手势"征或"孔"形，误诊为动脉瘤。分析误诊原因主要是动脉成窗窗口不明显，造成窗口不明显可能与血管内对比剂浓度及容积效应有关。右侧大脑前动脉 A_1 段狭窄合并右眼动脉起始异常显示清晰，并清晰显示右侧大脑前动脉 A_1 段以远部分主要由左侧大脑前动脉供血。

MRA 诊断颅内动脉成窗相关报道极少，MRA 空间分辨率较高，理论上显示血管有优势，但大部分成窗分支血管都较细，血流速度慢，造成成窗分支血管不能清晰显示，有些血流可能在成窗血管内形成涡流，造成血管显示形态异常，导致不能准确诊断病变性质。

一些病例成窗血管分支形态不规则，边缘欠光滑，不能与动脉瘤（或夹层动脉瘤）区分；同时狭细的大脑前动脉显示中断，右眼动脉显示不清，反映了 MRA 在显示细小血管及变异血管时存在缺陷。

DSA 被认为是金标准，最能真实反映脑血管形态及管腔情况；成窗血管在 DSA 上表现为典型的桥形血管或"OK"手势征，容易区分动脉瘤。DSA 也可以清晰显示颅内合并其他血管变异，判断其是否影响脑组织供血有独特优势。

但对于水平走行或较细的成窗分支血管及其他变异血管，由于重叠关系，单纯 DSA 造影可能漏诊；如果结合 DSA 三维成像后处理功能，可以选择最佳角度显示成窗血管和其他变异血管，可以弥补这一缺憾。一般认为，DSA 结合三维成像功能最能明确诊断；CTA 及 MRA 能发现问题血管，但不一定能明确诊断；彩超对发现变异血管作用有限。

动脉成窗临床意义目前不明，多数观点认为这种血管变异易合并其他血管畸形。一些研究者报道 14 例成窗患者中，5 例合并单侧或双侧大脑后动脉起源异常，1 例伴基底动脉成窗，1 例伴大脑后动脉成窗，1 例伴左侧永存三叉动脉，3 例伴颅内其他动脉的动脉瘤。1 例合并同侧大脑前动脉狭窄及眼动脉起始异常，似乎与这一观点一致。

动脉成窗的近端易合并动脉瘤，有报道称基底动脉成窗发生动脉瘤的比例高达 7%。Morita 等（2012）报道 1 例椎动脉成窗合并成窗血管近端动脉瘤破裂出血，并查阅其文献后发现有 7 例类似报道，这可能与成窗血管内膜缺陷、平滑肌和胶原成分减少及成窗两端血液动力学发生改变有关。

有的病例临床表现为右侧肢体无力，与一些学者报道的 1 组病例类似，可能与右侧大脑前动脉"盗血"导致左侧大脑前动脉缺血有关。影像学意义在于明确诊断，指导临床制定治疗方案，并为需要手术治疗或介入治疗的患者保驾护航。

第十三章　眼眶损伤

第一节　眼眶内壁爆裂骨折

眼眶内壁爆裂骨折可伴发其他很多损伤表现，其中较为常见的有眼外肌的损伤。

一项研究报告 10 例眼眶内壁爆裂骨折病例对内直肌损伤的 CT 表现总结并进行简单明了的分类以满足临床治疗的需要。观察显示，内直肌受损伤后肿胀最为明显的部位肿胀在肌肉中间段的肌腹，同时与骨折部位相邻近的肌肉部位肿胀也较为显著。

值得注意的是，患侧内直肌受累的同时，同侧的外直肌与健侧外直肌相比较也显示增粗，提示在眶内受到暴力冲击导致内壁骨折的同时眶内其他结构也会受到不同程度的损伤。这也可解释内直肌损伤后的肿胀可不在骨折相邻层面发生。

此外，从该组 10 例病人同时获得的冠状面 CT 扫描图像显示，不仅内、外直肌横径有明显的增粗肿胀，同时其上下径亦明显增大。该组患侧内、外直肌横径的平均值明显高于健侧，也明显高于其他研究者所测量的正常眼内、外直肌的平均值。

从对眼眶内壁爆裂骨折受损伤的眼外肌治疗的意义上讲，针对内直肌的移位尤其是嵌顿更为重要。因为此类损伤病人的临床表现十分明显，功能受累严重。个别嵌顿的病例往往需要手术来矫正已嵌顿的肌肉。如不能得到及时的诊断和治疗，不仅其康复时间延长，而且功能恢复也将受到影响。

该组 16 例伴有内直肌嵌顿的病人也均有眼球协调运动功能障碍、复视等症状，与一些研究者结果一致。但与其他研究者认为眼球外组织的嵌顿主要为下直肌和 / 或下斜肌或周围组织有所不同，这主要是因为该组病例为眼眶内壁爆裂骨折。

该组 28 例病人其眼外肌（内、外直肌）未见肿胀及移位改变，可能与受到打击的间接压力较小和 / 或受累的眼眶内壁相对较薄有关。

该组因行冠状面 CT 扫描的病例较少，且横断面 CT 扫描无法清晰准确地显示眼上、下直肌，而没有进行上、下直肌是否受到同样损伤的统计分析。当然，为了更进一步全面准确了解眼眶上、下壁等其他情况，应酌情补充眼眶冠状面 CT 扫描。而螺旋 CT 多平面重建及 3D 图像不仅可以以最佳角度、不同方位来观察骨折的位置、大小、形状和移位程度，而且能够良好显示眼肌和软组织变化及移位情况，这样既可以方便医师对危重病人扫描位置的摆放，又可避免病人同时接受横断及冠状 CT 二次扫描。

总之，眼眶 CT 扫描不仅能够明确眶壁骨折的诊断，同时也能清晰地显示眼外肌损伤的情况，有利于临床评价病情并进一步指导医师治疗，对病人眼部功能的恢复有十分重要的意义。

第二节　眼眶静脉性血管瘤

患者，男，49 岁。右眼术后外伤 4 个月入院。患者缘于 4 月前因"右眼突出 5 年余"入住我院，考虑诊断：右眼球突出待查：甲状腺相关眼病？右眼视神经萎缩，并在全麻下行鼻内窥镜联合克陆氏下眶下壁、内侧壁部分切除 + 眶脂肪部分切除 + 眶减压术，手术顺利，术后患者自觉右眼突出、运动较入院明显改善，伤口愈合，拆线后出院。

出院后患者自诉不慎右眼撞伤后再次出现右眼突出,遂求诊外院,建议转上级医院就诊,患者再诊我院,要求手术,门诊拟"眼球突出"再次收入院备手术治疗。

手术所见:患者取仰卧位,常规消毒、铺巾,取右下睑结膜切开约 2 cm,向下分离至肿物表面,并剥离,见肿物呈白色,形状不规则,质韧,约 2 cm×1 cm 大小,将肿物完整剥离后取出,检查右眼眶下未触及明显包块,用 5-0 滑线剪断缝

合睑结膜伤口,留置引流条一条,红霉素眼膏涂眼,术毕,局部加压包扎处理,患者安返病房。

病理检查:灰白色组织一堆,总体积 4 cm×2 cm×1 cm,切面均灰白淡黄镶嵌,质软。常规病理诊断:右眼眶肿物切除标本,纤维脂肪组织中见较多血管,管壁厚薄不一,结构紊乱,考虑为静脉性血管瘤。影像学见图 1-1-13-1。

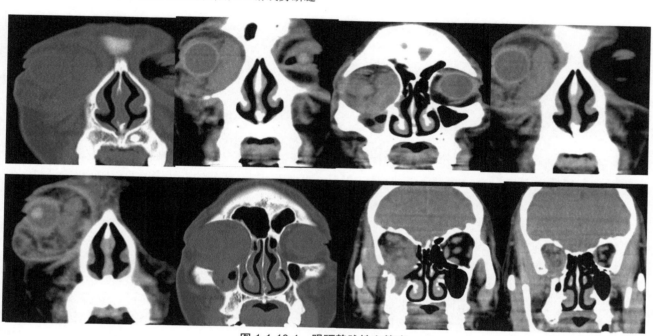

图 1-1-13-1　眼眶静脉性血管病

第十四章　眼先天异常

第一节　先天性囊肿眼

一、病理学

先天性囊肿眼是一种少见的在胚胎第四周眼泡内陷时异常所致先天性发育异常。无眼球形成，仅有一囊状肿块，囊肿大小不等，小的囊肿临床上易被误诊为无眼球，较多见的为大囊肿，有时可比正常眼球更大，这种畸形临床极少见。

囊肿眼的外壁为纤维组织类似巩膜，其表层有时附有眶内肌肉。囊壁内面衬贴原始视泡的外胚叶组织，常为分化不良的视网膜结构，视网膜各层的前后位置顺序可正常或相反，或分化的视网膜仅见某些区域，间或可见脉络膜组织的原基，视蒂可仅余剩件或完全消失。囊肿体积可逐渐增大。囊内为黄色含蛋白质液体，也有文献报道为血浆成分。有时囊内可发现一般睫状肌部位有较厚的色素上皮，但无虹膜、瞳孔、前房、玻璃体等结构的痕迹。

二、临床表现

单侧多见，也可为双侧，一出生即见眼眶内无正常眼球，为一复杂的囊性结构占据眼眶，大小不等，一般位于眶中部或从上、下睑处凸出，尤向下睑凸出多见，凸出处呈青蓝色，触软，无明显体位性肿大改变。临床上，部分先天性囊肿眼仅眼部发育异常，另一部分则伴随有身体其他部位的先天畸形，如唇裂、狼咽，小头颅、脊柱裂、指趾畸形、蹼颈、心血管或泌尿生殖器发育异常。

三、影像学研究

CT表现为单侧多见，亦可为双侧，眼眶大小正常亦可增大，患侧眼眶内无正常眼球结构，眼眶被一类圆形、密度均匀的囊性低密度肿块所占据，囊肿大小不等，有眼外肌样结构与之相连，肿块可从眶的上、下位向前膨出，尤其向前下膨出多见，眶内脂肪组织增多，泪腺增大，脑部CT一般无异常。以上CT表现有助于此病与先天性无眼球，先天性小眼球合并眼眶囊肿等鉴别。

第二节　先天性水平注视麻痹伴进行性脊柱侧弯

水平注视麻痹伴进行性脊柱侧弯（HGPPS）是一种罕见的常染色体隐性遗传性疾病，由第11号染色体上ROBO3基因突变引起，以先天性双眼水平运动阙如、眼球运动和集合反应正常、进行性脊柱侧弯为临床特征。

一、病理学

双眼水平注视是一侧外直肌和对侧内直肌共同完成的协调性运动，由外展神经核控制。外展神经核被面神经运动核的轴突围绕，两者共同形成第四脑室底部水平脑桥背侧的一对突起，即面神经丘。双眼水平运动阙如、轴面MRI上面神经丘消失而面神经、前庭蜗神经及动眼神经功能均正常可提示选择性外展神经核发育不良。

二、影像学研究

脑桥裂隙征是本病的主要影像表现之一。一例脑桥裂隙征较文献报道轻微,可能与纵形沟闭合受影响的程度不同有关。延髓蝴蝶样改变是本病的另一特征性影像表现。特发性脊柱侧弯的原因尚不明确,目前认为可能与本体感觉传导通路的功能障碍有关。

三、鉴别诊断

水平注视麻痹伴进行性脊柱侧弯需要与Duane眼球后退综合征、Mobius综合征相鉴别,3者具有相似的临床表现,且外展神经核的异常发育在这些疾病的发病机制中均起到关键性作用。

（1）Duane眼球后退综合征:以眼球外展缺如、内收不足、眼球后退和眼睑缩小为特征,病因为展神经核的直接运动神经元选择性阙如而核间神经元正常,这种患者在试图向一侧注视时,同侧眼球不能外展,但对侧眼球可以内收。

（2）Mobius综合征:以面瘫和水平注视麻痹为特征,病因为面神经核和展神经核发育不良,并常伴有其他颅神经发育异常,这种患者均有完全性或部分性面瘫。

第十五章　眼及眼眶其他疾病

第一节　累及眼环的眼眶病变

1）眼环的结构及其正常 CT 表现：眼球壁在体层像上显示为眼环，是眼外部的包壁，眼球壁分为三层：外膜或纤维膜（角膜及巩膜）、中膜或血管膜或葡萄膜（脉络膜、睫状体及虹膜）和内膜或视网膜。在 CT 图像上眼环包括了巩膜及其内面的葡萄膜和视网膜，呈现与肌肉密度相似的中等密度，轴位上可显示前部的虹膜、角膜，但眼球中后部三层结构密切相连，密度相仿，CT 图像上无法区分。另外巩膜外面尚有一层眼球筋膜，为疏松的、围绕眼球的纤维组织膜，起于角膜缘，向后扩展止于视神经周围。

2）球内病变：眼环内膜，即视网膜由神经组织和血管组织构成；中膜，即脉络膜，位于视网膜和巩膜之间，血管密集、血流缓慢，是眼内多种疾病的好发部位；外膜，即纤维膜，较韧，不能伸缩，维持眼球正常体积及形态。

在一组 60 例累及眼环的眼眶病变中，包含球内病变 18 例，其中 16 例来源于视网膜，2 例来源脉络膜，前者包括 15 例视网膜母细胞瘤及 1 例渗出性视网膜炎，后者包括脉络膜海绵状血管瘤及黑色素瘤各 1 例。18 例病变的主体均在眼球内，即位于眼环内侧面，亦有 2 例突破眼环向外生长累及眼环内外侧面。

这种球内病变主体均有在眼球内生长的特点应该与其解剖结构有关。眼环内侧为玻璃体，相对压力及韧性均较低，而眼环外侧面为两层纤维组织膜（纤维膜及眼球筋膜），韧度较高，是肿瘤外侵的天然屏障，这两方面的原因促使肿瘤向球内生长，只有当肿瘤生长至一定程度时才会突破眼球向外生长。由此可以得出结论，若病变的主体位于眼环内侧，其来源可位于眼环，再根据其病变特征及发病年龄，不

难对其作出定性诊断。

3）球外病变：球外病变的种类繁多，包括多种良、恶性病变，如该组病例数虽少，仅有 42 例，但病变的种数却不少，如恶性病变有横纹肌肉瘤、黑色素瘤、Burkitt-like 淋巴瘤及纤维组织细胞瘤；良性病变有炎性假瘤、肉芽肿性炎症、蜂窝织炎、海绵状血管瘤、动静脉血管瘤等，其 CT 表现各异，对其作出定性诊断较难。

对眶内病变进行分区或对病变的形态学改变分析，对病变的定性诊断有较大价值。研究显示，对于球外病变的诊断，除了对其进行分区诊断和形态学改变分析，观察其位于眼环的内外侧面及与眼环的夹角，对其定性诊断亦非常重要。

根据病变位于眼环的内外侧面，可将球外病变分为位于眼环外侧面的病变和位于眼环内外侧面的病变。良性肿瘤和炎性病变均位于眼环外侧，恶性肿瘤可位于眼环外侧亦可见位于眼环内外侧面，且相关系数为 0.438，这与良性肿瘤、炎性病变和恶性肿瘤的生长方式是密不可分的。

良性肿瘤一般无侵袭性，故球外良性肿瘤不会穿过眼环向球内生长。炎性病变一般沿疏松结缔组织蔓延，若发展范围到达眼环，通常会沿眼球外层的纤维膜发展，即环绕眼环发展，而不会穿透眼环。而恶性肿瘤的生长方式大部分为浸润性生长，当病变直径较小，恶性肿瘤位于眼环外侧，然而，只要肿瘤达到眼球外侧或眼环，肿瘤细胞就会包绕眼环生长或穿透眼环生长，从而使肿瘤位于眼环的内外侧。

根据球外病变与眼环的夹角，可将球外病变分为与眼环成锐角的病变和与眼环成钝角的病变。良性肿瘤大多数与眼环成锐角，少数亦可成钝角，而炎性病变和恶性肿瘤均与眼环成钝角，且相关系数较

高(为 0.759),这种表现方式亦与病变生长方式密不可分。

良性肿瘤一般均为膨胀性生长,生长缓慢,且瘤体呈球形、结节状,周围常有包膜。而眼球本身亦为球体,两个球体相遇时肯定是两个点接,而接触面肯定是一小部分,从而使两者的夹角为锐角;而眼球本身位置变动不大,相对固定,当肿瘤生长到一定程度,又受眶内空间所限时,使良性肿瘤不得不包绕眼球生长,从而使之与眼环成钝角。

炎性病变一般沿疏松结缔组织蔓延,若发展范围到达眼环,通常会沿眼球外层的纤维膜发展,即环绕眼环发展,从而使炎性病变与眼环的夹角为钝角而不是锐角,但其一般不会穿透眼环。

而恶性肿瘤的生长方式大部分为浸润性生长,只要肿瘤达到眼球外侧或眼环,肿瘤细胞就会包绕眼环生长或穿透眼环生长,从而也使恶性肿瘤与眼环的夹角为钝角。

总之,球外良性肿瘤多与眼环成锐角,球外炎性病变与眼环成钝角但不会侵及眼环,而球外恶性肿瘤虽与眼环成钝角但可侵及眼环向球内生长。

另外可根据良性肿瘤、炎性病变与恶性肿瘤各自的解剖部位、CT 值差别及病变特点作出进一步诊断。

第二节　假性类风湿结节侵犯眼眶

类风湿型的皮下结节(假性类风湿结节)可犯及眼眶和上下眼睑。

Floyd 等(1982)介绍一例 8 岁女孩,反复右下眼睑发红与肿胀数月,最初诊断为眼眶蜂窝织炎,给予抗生素治疗无效。在右眼下方能扪及一包块,推移眼球向上,右侧可扪及小的耳前淋巴结。

眼眶 X 线片示右眼眶下方一包块,无骨质缺损;右眶 CT 示一包块从下睑后方进入眼眶;超声扫描认为属炎性假瘤或淋巴瘤。手术取下包块,组织学检查见多数性星状坏死区为上皮细胞环绕,诊断为类风湿型皮下结节。

Ross 等(1983)报告一例 29 岁女性病人,有 3 个月右眼结节性上巩膜炎病史。检查见一结节 12 mm × 12 mm 大小,附着于巩膜上,伸延超过外直肌且进入穹隆,超声细心检查,可见一边界清楚的结节性病变,与前颞侧巩膜相续。眼眶 CT 扫描显示眶周围水肿和结节性病变,位于内侧眼角,局限于接近内肌中段。病理证实为假性类风湿结节侵犯眼睑、上巩膜和眼眶。

第二篇　鼻咽、鼻窦与鼻

第一章　鼻咽癌

第一节　常规MRI对鼻咽癌分期诊断的局限性

对于多数鼻咽癌病例,单凭常规MRI即可对其作出较准确的分期诊断;但对于一些不典型病例,由于其肌肉及骨皮质早期受侵时MRI信号改变轻微,肿瘤刺激颅底骨炎性反应性增生与瘤灶强化表现类似,导致常规MRI难以对肿瘤侵犯范围及相应受累结构作出明确诊断。有鉴于此,确有必要寻找新的、具有较高临床实用价值的影像学技术手段以弥补常规MRI之上述不足。

一、鼻咽癌原发瘤及受侵结构之DWI征象以及ADC诊断阈值的应用价值

一项研究结果显示,鼻咽癌原发灶及肌肉受累病灶的ADC值均低于正常结构,于DWI图和ADC图分别呈高信号和低信号表现,此与国内外文献研究结论相符。

值得注意的是,该组资料显示受累斜坡瘤灶区的ADC值均高于正常斜坡,但低于正常肌肉组织,且在ADC图上斜坡瘤灶均相对于正常骨髓呈较高信号表现(此征象与软组织瘤灶的ADC图表现相反);结合文献所述及该组研究对象之年龄特点分析,此情况应与该组研究对象均为颅底骨髓脂肪含量丰富的成人以及DWI所采用的成像序列具有压脂效应等因素有关,故在观察成人鼻咽癌患者斜坡等颅底骨结构的ADC图时需注意到该特殊情况,应以DWI图和ADC图均显示骨髓内较高信号灶且病灶ADC值高于正常骨髓而低于前述诊断阈值作为鼻咽癌颅底侵犯的诊断依据。

该项研究对采用ROC曲线获得的鼻咽癌原发灶及受累结构内瘤灶之ADC诊断阈值进行诊断效能研究,证实ADC诊断阈值具有很高的诊断敏感性、特异性和准确性。因此ADC诊断阈值可作为

有效的定量诊断指标,能为鼻咽癌的定性及分期诊断提供重要参考信息。

二、DWI+平扫+增强与平扫+增强对鼻咽癌T分期诊断的价值比较

该项研究资料显示,DWI+平扫T_2WI+增强T_1WI较平扫T_2WI+增强T_1WI诊断准确度高。在平扫T_2WI+增强T_1WI的基础上加做DWI,能减少对斜坡受侵的错误诊断,正常成人斜坡红、黄骨髓含量不同,常规MR扫描信号不均匀,尚难将正常斜坡与斜坡受侵之瘤灶区分,而受累斜坡于DWI图及ADC图皆呈稍高信号表现,利用此图像特点,则可鉴别斜坡内瘤灶。该组资料还显示应用DWI能探查常规序列所不能显示的早期椎前肌及斜坡内病灶,这是由于DWI具有较高的对比噪声比且从分子水平成像,故其可较常规序列更早地检测到病变。

该项研究的局限性:①受病例数目的限制,该项研究仅对部分"较具代表性"的咽旁结构进行初步研究,故所得阈值之适用性尚有待进一步研究。②正常鼻咽壁较薄,选取ADC值感兴趣区的准确性存在一定的困难;此因素难免会一定程度地影响ADC测量值和据此确定之诊断阈值的精确性和可靠性。③由于颅底瘤灶无法取得病理诊断依据,故该项研究仅能以MRI随访资料作为MRI诊断准确性的评价标准;此因素可能会影响结果的准确判断。

总之,DWI能很好地显示鼻咽癌原发瘤及其邻近部位受累结构,在常规序列的基础上应用DWI可提高鼻咽癌分期的准确性,对鼻咽癌T分期评估具有较高应用价值。

第二节　鼻咽癌

鼻咽癌绝大多数起源于呼吸道柱状上皮。好发于亚洲，我国南方多见，以广东为主，男性发病率高于女性，多发于40~60岁之间，致癌因素为EB病毒感染及环境。本病好发于鼻咽隐窝和顶壁。病理类型：鳞癌、腺癌、泡状核细胞癌和未分化癌，东方人以未分化癌最为常见。鼻咽癌发展可分为上行型、下行型、混合型、局限型。

鼻咽癌侵犯范围10%。向前：蔓延侵犯鼻腔、经蝶腭孔侵犯翼腭窝，经眶下裂侵及眶尖，经眶上裂进入海绵窦；向外：蔓延主要侵犯咽旁间隙，向后外方蔓延至茎突后间隙可使Ⅸ～Ⅻ对颅神经受累；向后：侵犯椎前肌肉及筋膜；向下：蔓延侵及口咽；向上：蔓延侵及颅底或经卵圆孔、破裂孔进入海绵窦、经颈静脉孔进入后颅窝。

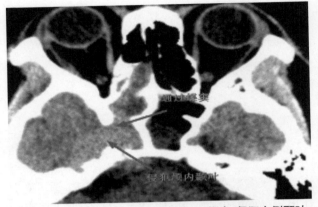

图1-2-1-3　鼻咽癌侵犯右侧蝶窦、进入颅内，侵犯右侧颞叶。

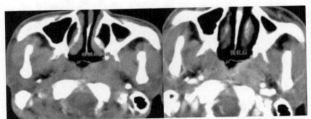

图1-2-1-1　鼻咽腔明显缩小，左侧咽隐窝变形，咽鼓管开口消失，咽后及咽旁间隙均变窄，以左侧明显，右侧咽隐窝及咽鼓管开口受压变窄。咽顶部软组织影增强后明显强化。

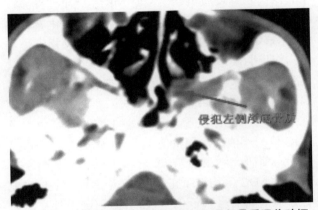

图1-2-1-4　鼻咽癌侵犯左侧颅底骨质，局部骨质吸收破坏。

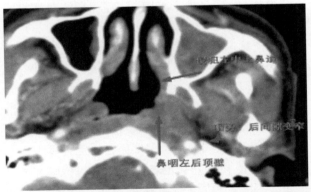

图1-2-1-2　鼻咽左后顶壁黏膜增厚，左侧咽隐窝及咽鼓管开口消失，咽后间隙变窄，左中上鼻道内见软组织充填。

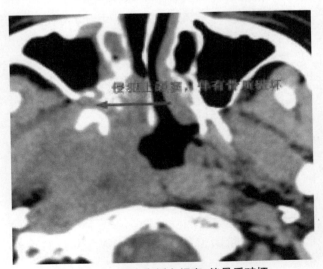

图1-2-1-5　侵犯右侧上颌窦，伴骨质破坏。

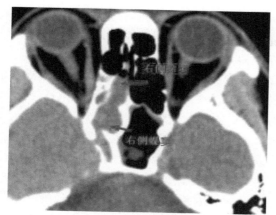

图 1-2-1-6　侵犯右侧筛窦及蝶窦。

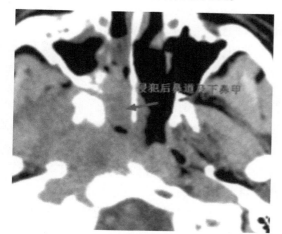

图 1-2-1-7　侵犯后鼻及下鼻甲

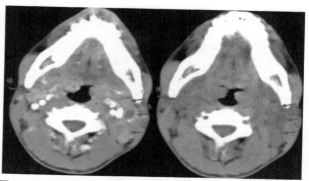

图 1-2-1-8　双侧颈部见多发肿大淋巴结,右④示颈浅淋巴结,左①②③为颈深淋巴结,其中②增强后表现为环状强化,中央低密度灶示坏死区。

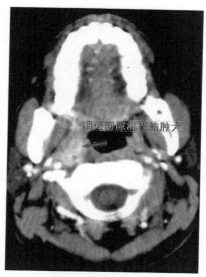

图 1-2-1-9　右咽旁间隙肿大淋巴结,增强后明显强化。

第三节　以眼科症状首诊的鼻咽癌

依据美国癌症联合会(AJCC)第 6 版鼻咽癌的临床分期标准,鼻咽癌侵犯包括眼球运动神经在内的颅神经均归于 T_4 期。病变沿神经扩散常提示预后差,复发和转移率高。因此,发现鼻咽癌沿神经周围扩散具有重要的临床意义。

以往文献报道了鼻咽癌沿三叉神经蔓延,但关于鼻咽癌浸润眼球运动神经的文献报道较少。一组资料显示以眼球运动障碍为首诊症状的鼻咽癌患者发生率约为 9.6%。准确的定性诊断和临床分期评估,有助于制定正确治疗方案,改善预后。

一、临床表现

支配眼外肌的眼球运动神经包括外展神经、滑车神经和动眼神经,分别支配外直肌、上斜肌和除上述 2 条肌肉之外的其余眼外肌和上睑提肌。上述神经均发自脑干,经桥前池、海绵窦及眶上裂入眶后,进一步分支支配相应眼外肌。

研究结果显示,鼻咽癌患者致眼球运动神经受累的主要途径:鼻咽腔 - 海绵窦 - 眶上裂 - 眼外肌;鼻咽腔 - 翼腭窝 - 眶下裂 - 眼外肌。鼻咽癌累及上述神经行程中任何部位均可以出现相应的临床症状。

在一组 22 例患者中，出现复视者最多，占 63.6%。外展神经不全麻痹所致的外展受限占 36.4%，动眼神经不全麻痹占 15.9%，主要表现为眼睑下垂和上下视、内收受限，滑车神经不全麻痹 9.1%。有文献报道，在全组颅神经中，鼻咽癌患者上述神经受损率分别为外展神经占 18.0%，动眼神经占 4.5%，滑车神经占 4.0%。

该组资料与文献报道的统计方法不同，但反映出以眼运动神经麻痹就诊的鼻咽癌患者占有一定比例，不应忽视，因其直径细小，外展神经相对容易受侵，行程较长，位于岩尖 Dorello 管的位置较低且走行在海绵窦的内侧壁。

二、影像学研究

MRI 检查技术：由于 MRI 较高的软组织分辨率，与 CT 相比可以检出更多的颅内侵犯。Chong 等（1996）报道 MRI 的检出率约为 31.0%。MRI 还可以进行准确的分期，使 28.2% 的临床分期发生改变。采用冠状面增强 T_1WI 脂肪抑制序列成像，可以抑制眶上裂、眼眶内脂肪信号的干扰，与增强的肿瘤组织形成对比，十分有利于对海绵窦、眶上裂病变进行观察，同时可以观察到鼻咽部原发病变，并显示颅底受累的途径。辅以横断面扫描有助于显示肿瘤的走行方向和蔓延扩散的全程，特别是眼外肌受累的范围、程度及侵犯途径。

重要的是，临床具有眼球运动神经麻痹的症状，MRI 检查过程中发现海绵窦或眼眶占位性病变并有颅底侵犯的患者，应考虑到鼻咽癌的诊断并扩大扫描范围至鼻咽部。

另外，该组分析 10 例患者鼻咽部、海绵窦及眼眶内肿块的动态增强扫描曲线，发现海绵窦及眼眶内病变与原发灶的曲线是一致的，均表现为速升平台型曲线，延时至 5 min 时，仍保持明显强化。因此，认为动态增强扫描对于鉴别转移灶应具有一定价值。

肿瘤沿眼运动神经浸润的 MRI 表现：鼻咽癌造成海绵窦受累的发生率约为 25.0%。海绵窦是由双侧硬脑膜构成的相对坚硬、狭小的一个间隙，与其他部位相比，肿瘤累及海绵窦会造成更为明显的神经压迫症状，产生外展神经、动眼神经或滑车神经麻痹。

该组结果显示，海绵窦受累主要表现为海绵窦增厚且明显强化，失去正常略凹陷的扁窄外观，出现增厚且膨隆。另外，还可以表现为局部不规则肿块，甚至突入同侧中颅窝底，包绕颈内动脉，肿块有明显强化。由于鼻咽癌具有嗜神经性，当某一神经分支受侵后，便会沿该分支或与其有节点的神经向周围蔓延。

鼻咽癌神经侵犯机制：肿瘤细胞沿神经内膜、神经外膜或神经束膜蔓延；沿神经外膜或神经鞘膜的淋巴管蔓延。因此海绵窦受累后易向前延伸到眶上裂，从而累及 Ⅲ、Ⅳ 和 Ⅵ 组颅神经。眶上裂受累可表现为眶上裂扩大、脂肪信号消失，可见中等偏低信号肿块影占据眶上裂，并明显强化。

眼外肌受累可以自眶尖部由后向前累及，此时易致各条眼外肌均受累；也可以由眶下裂自下向上累及内直肌、下直肌和下斜肌。受累眼外肌肌腹和肌腱均可增粗，周围脂肪间隙模糊，明显强化。

鼻咽癌虽以外直肌、下直肌受累的发生率最高，但不具有特异性，与其他原因所致的眼外肌受累不易鉴别。文献报道，鼻咽癌可以出现因三叉神经受累造成的咀嚼肌失去神经支配性，导致肌肉变性、萎缩，该组患者眼外肌未发现上述改变，其原因有待进一步探讨。

三、鉴别诊断

鼻咽癌侵犯海绵窦、眶上裂及眼外肌者，需与炎性肌成纤维细胞瘤和扁平肥厚性脑膜瘤鉴别，二者在 T_2WI 上均可以表现为中等偏低信号，与鼻咽癌鉴别诊断困难。上述病变鼻咽部多没有病灶，没有咽旁间隙侵犯及淋巴结肿大等恶性肿瘤的表现。

另外，在一组 229 例患者中，还发现了部分患者一侧或双侧海绵窦受累，但没有产生眼球运动神经麻痹的症状。

有学者认为，由于神经内膜和神经束膜具有一定的膨胀性或伸展性，早期虽然有肿瘤细胞堆积，但是神经纤维本身尚保持一定的完整性。随病变进展或由于神经孔道的空间狭小，肿瘤细胞堆积到一定程度使上述间隙的压力增高，神经纤维变性，产生症状。

该研究结果表明，眼球运动神经麻痹可以是鼻咽癌的首诊症状，在该组统计的鼻咽癌患者中约占 9.6%，进行 MR 检查可以发现病变，有助于判断病变侵犯的范围和程度，指导临床医师采取正确的治疗方案。

第四节　鼻咽癌侵犯右侧眼眶视神经管

病例,男,60岁。右眼失明2月入院。

病理检查。①(冰冻送检)右眶内肿物:鲜红色软组织3枚,总体积0.4 cm×0.4 cm×0.2 cm。病理诊断:右眶内肿物为低分化鳞状细胞癌;免疫组化结果支持低分化鳞癌,建议对鼻咽部进行组织活检。②(常规送检)右眶内肿物:粉红色不规则组织一块,体积0.8 cm×0.6 cm×0.2 cm。病理诊断:右眶内肿物为纤维、血管脂肪及平滑肌组织,未见肿瘤组织。右鼻咽部肿物活检标本病理诊断为非角化性低分化鳞癌。影像学检查见图1-2-1-10。

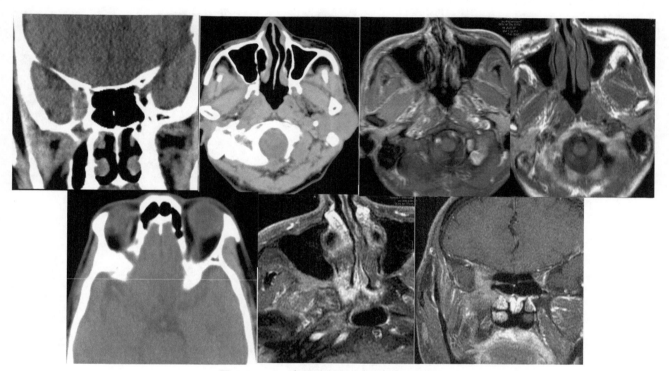

图 1-2-1-10　鼻咽癌侵犯右侧眼眶视神经管

第五节　颈部多发病变:非角化性未分化型鼻咽癌

患者,男,47岁。

病理检查:灰白色黏膜组织四块,最大者大小为0.1 cm×0.1 cm×0.1 cm,最小者为针尖大小。

常规病理诊断。鼻咽部组织活检标本:黏膜慢性炎,黏膜间质灶区可见异型的上皮样细胞聚集,待做免疫组化及原位杂交检测进一步协助诊断。

免疫组化检测结果:阳性:CK(P),CK5/6,P63,EBV,CD3(T淋巴细胞+),CD45RO(T淋巴细胞+),CD20(B淋巴细胞+),CD79α(B淋巴细胞+),Ki-67(+,约30%);阴性:CD56,TIA-1,粒酶B。免疫组化诊断:鼻咽部肿物活检标本:非角化性未分化型鼻咽癌。影像学检查见图1-2-1-11。

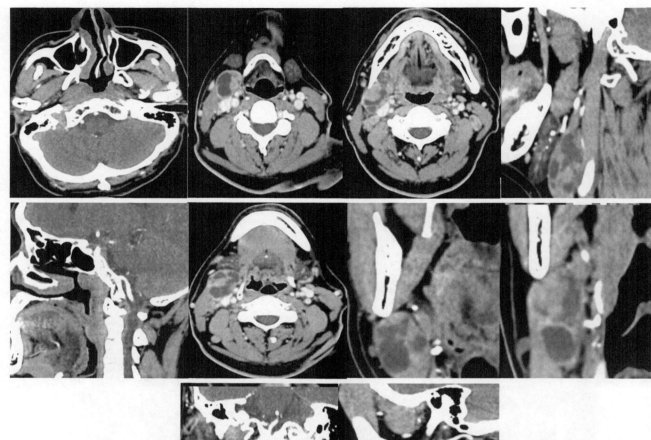

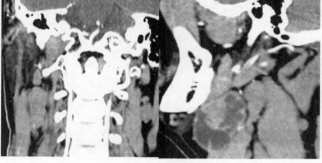

图 1-2-1-11　颈部多发病变

第二章　鼻腔肿瘤

第一节　鼻腔 T/NK 细胞型淋巴瘤

原发于鼻腔的恶性淋巴瘤在临床上并不少见，有学者统计，在鼻部肿瘤中，恶性淋巴瘤仅次于鳞状细胞癌，居第二位，约占鼻部肿瘤的 14%。我国鼻腔淋巴瘤大多数为 T/NK 细胞型，早期临床症状不典型，常被误诊为炎症而耽误治疗。本病过去曾被称为致死性中线肉芽肿、多形性网织细胞增生症、中线恶性网织细胞增生症、恶性肉芽肿，其特点为进行性经久不愈的溃疡坏死，有严重的鼻塞和中面部破坏。

一、病理学

随着现代免疫学、分子生物学和分子病理学的发展，现在认为它们起自 NK 细胞或 T 细胞的一种淋巴瘤亚群，既可表达 T 细胞分化抗原，又可表达 NK 细胞标记物（CD56），WHO（1997）分类已用鼻/鼻型 T/NK 细胞淋巴瘤取代上述名称。

鼻腔淋巴瘤大多数为非霍奇金淋巴瘤，根据免疫组化分为 B、T 和 T/NK 细胞 3 种类型。T/NK 细胞型是鼻腔最常见的原发淋巴瘤，其次为 T 细胞型，B 细胞型罕见。T/NK 细胞型淋巴瘤多发生于亚洲、南美洲和墨西哥，与 EB 病毒感染有关，易浸润并破坏血管壁，常引起坏死和骨质破坏，预后差。

二、临床表现

本病好发于成年男性，男女比例 3.5∶1，平均发病年龄 45 岁，病程较短，平均 4 个月，临床进展较快。常见临床症状包括鼻塞、进行性加重的鼻出血、外鼻和面颊部肿胀疼痛，还可有发热、流涕、嗅觉减退、溢泪、复视、视力下降、头痛、颅神经麻痹等症状出现。

鼻窥镜检查显示鼻黏膜不规则增厚、糜烂或溃疡，表面多伴恶臭的干痂或脓痂。晚期患者的鼻骨、鼻甲、鼻中隔或硬腭等中线结构常发生明显破坏，甚至发展到"自动鼻手术"，中面部严重变形。

三、影像学研究

本病早期影像学表现不典型，仅为鼻黏膜增厚和鼻腔前部少许软组织影，此时较难做出诊断，但对中老年人而言，只要影像学发现鼻腔前部有类似的改变，尤其消炎或抗过敏治疗效果不佳者，应及时局部活检行免疫组织化学检查。进展期本病有较典型影像学表现，有作者根据病变范围将本病分为局限型和弥漫型两种类型。

1）CT：局限型多发生于鼻腔前部，向前常浸润鼻前庭、鼻翼、鼻背及邻近面颊部皮肤，向后可沿邻近鼻甲生长；部分病变密度不均匀，内可见不定形的低密度影，提示为坏死组织。

弥漫型淋巴瘤表现为鼻腔中线区骨质破坏伴形态不一的软组织影，常蔓延到邻近鼻窦，易侵犯面部软组织、牙槽骨、硬腭、眼眶、颞下窝、翼腭窝等结构。

2）MRI：T_1WI 为低信号或等信号，T_2WI 为等信号或高信号，部分病变信号不均匀，增强后低到中度强化。由于淋巴瘤易阻塞窦口 - 鼻道复合体，通常伴邻近鼻窦炎，利用 MRI T_2WI 易将肿瘤与其伴发的炎症进行鉴别。MRI 能更准确显示病变的范围，尤其对发现鼻外结构的侵犯更有优势，有利于临床分期。

由于本病易沿皮肤或黏膜下淋巴管向周围组织器官蔓延，常造成邻近皮肤增厚，表现为鼻翼、鼻背、面颊部、内眦、泪囊及眼睑软组织不同程度的增厚，甚至形成结节状软组织肿块，其邻近骨质多数无异常改变。邻近皮肤改变为本病非常重要的特征。

与鼻腔癌比较，本病骨质破坏轻。局限型骨质破坏少见，仅少数病例有轻微浸润性骨质破坏。弥漫型常造成鼻中隔、鼻甲及上颌窦内壁骨质破坏，但轮廓尚存。少数淋巴瘤伴有轻度骨质肥厚，可能由于瘤细胞浸润而引起的改变，注意与慢性炎性病变鉴别。

本病可侵犯翼腭窝、颞下窝，表现为其内形态不规整的软组织影，与鼻腔病变并不连接，邻近上颌窦窦壁骨质一般无破坏，少数可有轻度骨质肥厚。有研究者认为可能为瘤细胞通过鼻黏膜下淋巴管蔓延而致，称其为"跳跃性"扩散，对本病诊断有一定价值。

本病也可沿翼腭窝神经周蔓延，CT表现翼腭窝的自然通道扩大、骨质破坏；利用MRI易早期发现病变，表现为神经增粗、明显强化，尤其以增强后脂肪抑制序列显示最佳。

一些研究者认为，局限型的特征性影像学征象为位于鼻腔前部、鼻前庭，浸润鼻翼、鼻背及邻近面颊部皮肤，邻近骨质无异常或轻微破坏；弥漫型的特征性影像学征象包括病变范围广，鼻中线结构破坏，广泛浸润面部软组织。

CT是诊断本病的主要影像学检查手段，平扫即可做出诊断；MRI的价值在于准确描述病变的范围，尤其对弥漫型的诊断价值更大，帮助临床更准确分期。

四、鉴别诊断

本病需要与韦格纳肉芽肿、鼻硬结病、急性暴发性真菌性鼻窦炎、鳞状细胞癌等病变进行鉴别。

1）韦格纳肉芽肿：韦格纳肉芽肿进展缓慢，多为全身性疾病，常累及肺和肾脏，活动期胞浆型抗嗜中性粒细胞胞浆自身抗体（c-ANCA）升高，鼻腔改变较局限，常有中下鼻甲和鼻中隔破坏，邻近窦壁骨质增生和硬化，晚期可出现"双线"征，侵犯面部皮肤较少见。

2）急性暴发性真菌性鼻窦炎：急性暴发性真菌性鼻窦炎几乎全部发生于免疫功能低下或缺陷的患者，常见患者有糖尿病、白血病、器官移植、艾滋病等基础病，发病急，进展迅速，临床症状重，短期内可蔓延到颅面部广泛结构，常有鼻腔、鼻窦、眼眶及颅底广泛骨质破坏。

3）鼻硬结病：鼻硬结病由克雷伯鼻硬结杆菌引起，多发生于贫穷、卫生条件差的地方，病程进展缓慢，就诊时常已有几年的病史，典型CT表现为鼻甲、鼻中隔及邻近骨质变形、萎缩或完全破坏，但残存的骨质通常有不同程度硬化。

4）鼻腔鳞状细胞癌：鼻腔鳞状细胞癌发病部位更偏后，病变周围常出现严重的骨质破坏，病变密度或信号常不均匀，MRI T_1WI 和 T_2WI 多为中等信号，侵犯鼻旁软组织少见，颈部转移淋巴结的中心常出现坏死。

第二节　鼻腔高分化鳞状细胞癌

患者，男性，44岁。

病理检查：灰白色黏膜组织三块，最大者大小为 0.4 cm×0.3 cm×0.3 cm，最小者大小为 0.2 cm×0.2 cm ×0.2 cm。病理诊断：右鼻中隔内侧壁被覆鳞状上皮呈重度不典型增生，局灶区癌变并见浸润性生长，符合高分化鳞状细胞癌。影像学检查见图1-2-2-1。

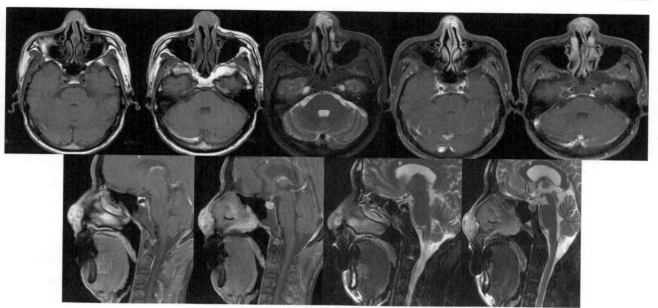

图 1-2-2-1　鼻腔高分化鳞状细胞癌

第三节　鼻腔血管纤维瘤

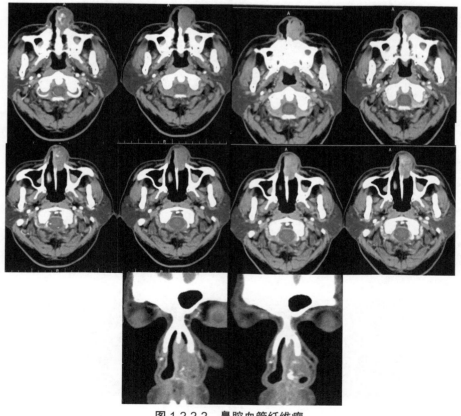

图 1-2-2-2　鼻腔血管纤维瘤

患者，男，49 岁。

病理检查：左鼻腔肿瘤，由丰富血管和梭形细胞构成，伴显著出血。免疫组化诊断：左鼻腔血管纤维瘤。注：肿瘤由丰富血管（内皮细胞 Vim、CD31、CD34 阳性）、成纤维细胞和肌成纤维细胞（Vim、SMA、Actin 阳性，S-100 阴性）构成，符合血管纤维瘤。影像学检查见图 1-2-2-2。

第四节　嗅神经母细胞瘤

详见本书　本卷　第一部分　本篇　第十　章　第一节　嗅神经母细胞瘤。

第五节　出血坏死性鼻息肉

患者，男，20 岁。反复流鼻血、鼻闷痛 1 年余入院。

病理检查：暗褐色碎组织一堆，总体积 1.7 cm×1 cm×0.3 cm。常规病理诊断。上颌窦肿物活检标本：初步考虑为鼻息肉伴黏膜糜烂及较多的胶原纤维渗出，待做特染以排除特殊病原菌感染与否。免疫组化检测：阳性：Lambda 链，Kappa 链，PAS 染色，PAM 染色。免疫组化诊断：上颌窦肿物活检标本：鼻息肉伴黏膜糜烂及较多的胶原纤维渗出，特染均未找见真菌等特殊病原菌。影像学检查见图 1-2-2-3。

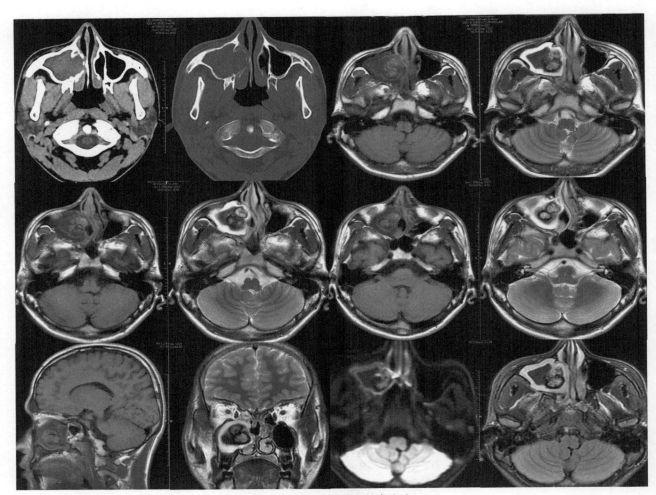

图 1-2-2-3　出血坏死性鼻息肉

第三章　鼻腔鼻窦肿瘤

第一节　鼻腔和鼻窦腺样囊性癌

腺样囊性癌多数起源于小涎腺，是一种少见的恶性肿瘤，约占头颈部恶性肿瘤的 1%。鼻腔和鼻窦是小涎腺肿瘤最常累及的部位，腺样囊性癌在鼻腔和鼻窦的发病率仅次于鳞癌，约占 5%~15%。腺样囊性癌常沿黏膜下和纤维组织层向四周蔓延，并且具有嗜神经生长的特点，因而术前对病变进行准确的定位和定性诊断对于手术和综合治疗至关重要。

一、病理学

腺样囊性癌是由 Billroth（1856）首先报道，当时称其为圆柱瘤。Tauxe 等（1962）首先报道了发生于鼻腔和鼻窦的腺样囊性癌。

腺样囊性癌组织学上主要表现为浸润性、均匀一致的基底上皮样细胞以蜂窝状和条索状排列，与大量黏液样物质共同形成假囊肿。依据肿瘤细胞的排列方式，分为 3 个不同的病理学亚型：实体型、筛状型和管状型，其中筛状型最常见。组织学分型与病变的预后有关，一般认为实体型的预后最差。手术治疗联合术后放疗是本病的最佳治疗方案。

二、临床表现

鼻腔和鼻窦腺样囊性癌最好发于上颌窦，其次为鼻腔。鼻腔和鼻窦腺样囊性癌临床表现不具特异性，主要包括鼻塞、肿胀和面部疼痛等，常呈慢性渐进性发展，超过 50% 的患者从出现症状到就诊的间隔时间为 1~5 年。鼻腔和鼻窦腺样囊性癌通常发生于 40~70 岁，很少见于 20 岁之前，男女发病率基本一致。

腺样囊性癌具有局部复发和远处转移的特点。局部复发常沿起源部位周围的黏膜下、纤维组织层

和神经周蔓延，远处转移则与血行转移有关，罕见淋巴结转移。一组 13 例中有 1 例为术后复发前来就诊。

三、影像学研究

由于鼻腔和鼻窦腺样囊性癌早期通常无症状，就诊时多为晚期，此时病变体积多已较大。该组病例病变直径均在 2 cm 以上。由于腺样囊性癌是由不同细胞密度及囊变组织构成的，因而在 CT 上肿块密度不均匀，其内可见大小不等的囊性低密度区，在 MRI 上信号强度不均匀，呈以等信号为主的混杂信号。该组 9 例（69%）等密度区内见低密度，6 例行 MRI 检查的病例均呈混杂信号。

在另外研究者的报道中见 3 例（18%）病变内有钙化，该组尽管有 2 例病变内含有高密度影，但该组认为是邻近受破坏骨组织的残留，而不是钙化。

肿瘤呈膨胀性生长，形态不规则，具有侵袭性浸润的特点，常蔓延至邻近结构，包括硬脑膜、脑、眼眶、颈动脉和颅神经，表现为肿块与周围组织界限不清。该组所有病例均呈膨胀性生长，周围骨质破坏，邻近组织广泛受累。

嗜神经现象是腺样囊性癌的主要特点，鼻腔和鼻窦腺样囊性癌常在早期即有支配神经的侵犯，一般认为伴有神经侵犯的病例预后不良。三叉神经的眼支和上颌支是支配鼻腔和鼻窦的主要感觉神经，因而在影像学上观察三叉神经各分支走行区的改变至关重要。三叉神经的眼支穿海绵窦经眶上裂入眶，上颌支穿海绵窦经圆孔入翼腭窝进眶下裂。在 CT 上表现为眶上裂、圆孔、翼腭窝和眶下裂的扩大及骨质破坏，其内见软组织浸润。在 MRI 上表现为相应孔道的扩大，其内脂肪信号消失，代之以异常软

组织信号影，增强扫描呈沿神经走行区的条索状强化。该组 5 例肿瘤伴有翼腭窝区的神经周围蔓延，其中 1 例还同时累及海绵窦和视神经。

CT 和 MRI 在评价鼻腔和鼻窦腺样囊性癌中各有优势。CT 具有优良的骨分辨力，能够更好地显示骨结构钙化和其他改变，尤其对骨质破坏的显示优于 MRI，因而是定性诊断的重要影像学检查方法；MRI 具有较高的软组织分辨率，能够提供多方位、多参数成像，对神经和颅底的侵犯较敏感，能够很好地区分肿瘤组织和阻塞性分泌物，清晰地显示肿瘤边界。

该组 4 例发生于鼻窦的腺样囊性癌，MRI 检查明确地区分了肿瘤组织和阻塞性炎症，是明确病变范围的最佳影像学检查方法。随着多层螺旋 CT（MSCT）的不断推广应用，对成像组织的多层面重组使得 CT 检查能取得与 MRI 同等的定位诊断效果。CT 和 MRI 联合应用，能为制订鼻腔和鼻窦腺样囊性癌手术方案提供更多信息。

四、鉴别诊断

鼻腔和鼻窦腺样囊性癌需与鳞状细胞癌、腺癌、黑色素瘤、淋巴瘤、嗅神经母细胞瘤和横纹肌肉瘤等恶性病变鉴别。

1）鳞状细胞癌：发生于鼻腔和鼻窦的最常见恶性肿瘤，从事与镍金属有关职业的人群易患此病，在 T_2WI 上多数呈低信号，增强扫描呈不均匀强化。

2）腺癌：发生于鼻腔和鼻窦的少见恶性肿瘤，与从事于木粉尘和皮革加工相关的职业有关，多发生于筛窦，在 T_2WI 上多数呈略低信号。

3）黑色素瘤：好发于鼻中隔和鼻甲，典型的黑色素瘤由于黑色素的顺磁效应在 T_1WI 上呈高信号，而在 T_2WI 上呈低信号。

4）淋巴瘤：主要发生于老年男性，好发于鼻前庭和上颌窦，在 MRI 上表现为中等信号强度的巨大肿块，增强扫描呈中等程度强化，常伴有邻近鼻背、鼻翼及颌面部软组织的浸润。

5）嗅神经母细胞瘤：起源于鼻腔上部的嗅上皮细胞，多数以筛板为中心，沿嗅神经向上穿越筛板侵犯前颅窝嗅沟区为其特征性表现。

6）横纹肌肉瘤：主要见于儿童和青少年，好发于蝶筛区，常伴有颅底和眼眶等邻近结构广泛受累，在 MRI 上呈稍长 T_1 稍长 T_2 信号。

第三节　鼻腔鼻窦鼻咽部神经鞘瘤病例

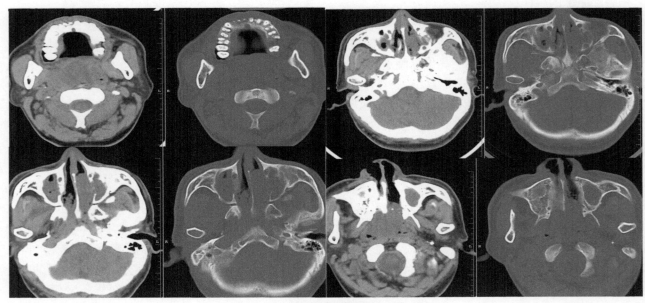

图 1-2-3-1　鼻腔鼻窦鼻咽部神经鞘瘤

病例，男，53 岁。反复鼻塞 10 年，右鼻出血 1 天入院。病理检查：①鼻腔灰黄色碎组织一堆，总体积

4 cm×4 cm×1 cm，切面灰黄质软，呈半透明。②鼻咽部灰黑色组织一堆，总体积 8 cm×5 cm×1.5 cm，表面凹凸不平，

切面灰黄灰白,质中。病理诊断:鼻咽部及鼻腔肿物切除标本:梭形细胞增生性病变,表面衬覆柱状纤毛上皮。类型待定,待免疫组化检测进一步明确诊断。

免疫组化检测:梭形肿瘤细胞 S-100 蛋白,波形蛋白(Vimentin)阳性;CK-P,SMA,Calponin,CD34,CD68,Ki67 均阴

性。免疫组化诊断:鼻咽部及鼻腔肿物切除标本:梭形细胞增生性病变,表面衬覆柱状纤毛上皮。免疫组化检测支持神经鞘瘤。符合退变性神经鞘瘤伴出血,局灶区被覆鳞状上皮呈轻 - 中度不典型增生,建议治疗后复查及随访。影像学检查见图 1-2-3-1。

第四节　鼻部 CT 和 MRI 检查及诊断专家共识
中华医学会放射学分会头颈学组

我国鼻部疾病患病率高达 30.8%,明确病变并进行早期合理干预对患者康复至关重要。影像学检查是鼻部疾病诊疗的关键技术之一。当前鼻部疾病检查技术流程、影像处理和影像评价缺乏统一的规范,制约了鼻部影像学的发展。

中华医学会放射学分会头颈学组专家经过多次讨论,对鼻部疾病影像检查路径、扫描及后处理方案、报告内容和诊断要点等达成共识。

一、鼻部检查方案

(一)鼻部 CT 扫描方案

1. 鼻骨　①扫描模式:螺旋扫描。②扫描体位:仰卧位。③扫描范围:鼻根至鼻尖。④扫描条件:管电压 100~120 kV,管电流 50~200 mAs,扫描厚度 16×0.50~16×0.75 mm,可根据不同机型的低剂量模式(如预设噪声指数等)自行调整,螺距 0.7 mm~0.9 mm。⑤重建层厚:最薄允许层厚为 0.70 mm;重建间距 0.35 mm(重叠 50% 重建)。⑥重建算法:骨算法。⑦重建方法:①利用软组织算法的薄层影像进行 VR 重建;②必要时平行于正中矢状面行矢状面的重建。

2. 鼻腔鼻窦　①扫描模式:螺旋扫描。②扫描体位:仰卧位。③扫描范围:额窦上缘至硬腭或根据具体病变确定范围。④扫描条件:管电压 100~120 kV,管电流 50~200 mAs,扫描厚度 16 或 64×0.50~16 或 64×0.75 mm,可根据不同机型的低剂量模式(如预设噪声指数等)自行调整,螺距 0.7 mm~1.0 mm。⑤重建层厚:最薄允许层厚为 0.70 mm;重建间距 0.35 mm(重叠 50% 重建)。⑥重建算法:骨算法、标准算法。⑦重建方法:鼻窦和颅底 CT 以骨算法图像为主,其他部位以标准算法图像为主;必要时行矢状面重建;根据临床需要行三维图像重建和后处理,包括最小密度投影(MIP)、表面遮盖法(SSD)、容积再现(VR)技术。

3. 增强扫描　对软组织病变应行增强扫描。根据具体的设备类型选择上述适当扫描方法。使用对比剂参照碘对比剂使用指南(第 2 版)。必要时可行延迟扫描。血管性病变在注射对比剂后延迟 20 s 开始扫描;炎性和肿瘤病变在注射对比剂后延迟 40 s 开始扫描。

4. CT 图像后处理　鼻骨 CT 重建方法。①横断面:重建基线为平行听眶下线,范围为鼻骨尖至鼻根,骨窗 4000 HU、700 HU,MPR 层厚≤ 2.0 mm,间距≤ 2.0 mm。②冠状面:重建基线为平行鼻骨,范围为鼻骨至泪骨,骨窗 4000 HU、700 HU,MPR 层厚≤ 1.0mm,间距≤ 1.5 mm。③矢状面:重建基线为平行正中矢状面,范围为双侧鼻骨,骨窗 4000、700 HU,MPR 层厚≤ 1.0 mm,间距≤ 1.5 mm。

5. 鼻腔、鼻窦 CT 重建方法　①横断面:重建基线为平行听眶下线,范围为额窦顶部至硬腭,骨窗 2000、200 HU,MPR 层厚≤ 2.5 mm,间距≤ 3.0 mm。②冠状面:重建基线为垂直于硬腭,范围为额窦前部至蝶窦后部,骨窗 2000、200 HU,MPR 层厚≤ 2.5 mm,间距≤ 3.0 mm;软组织窗 300、40 HU,MPR 层厚≤ 3.0 mm,间距≤ 3.0 mm。③矢状面:重建基线为平行正中矢状面,范围为两侧上颌窦外侧缘,骨窗 2000、200 HU,MPR 层厚≤ 2.5 mm,间距≤ 3.0 mm。

(二)鼻部 MRI 扫描方案

MRI 用于评估鼻腔、鼻窦各种软组织病变(如炎症、肿瘤等)。

1. 扫描范围　原则上包括整个病变。①横断面:前颅窝、鞍膈水平至第 2 颈椎下缘;②冠状面:额窦前缘至蝶窦后缘;③矢状面:包括整个鼻腔、鼻窦。

2. 扫描线圈　头颅正交线圈或头颈联合线圈。

3. 层厚和间距　层厚 3.00~5.00 mm,层间距 0~1.00 mm。

4. 扫描序列　①平扫:横断面 T_1WI 及 T_2WI、

冠状面 T_2WI、矢状面 T_1WI；②增强扫描：横断面、冠状面及矢状面 T_1WI，其中 1 个断面行脂肪抑制成像；③怀疑肿瘤性病变需进一步明确病变性质时，行 DWI 和动态增强扫描；④怀疑脑脊液鼻漏时加扫冠状面水成像，层厚 1.50~2.00 mm，无间距扫描。

5. 推荐影像诊断报告内容 ①检查技术及重建技术。②诸鼻窦气化情况（主要针对 CT 报告）：是否有气化、气化良好、过度气化及气化对称等。③鼻腔、鼻窦内软组织密度（信号）影：局限性病变要评估病变位置、形态、边缘、密度（信号）、大小、周围情况；增强扫描重点评估病变强化程度及方式；弥漫性病变重点评估病变范围及周围侵犯情况；评估病变与周围组织关系要注意与关键解剖结构（如血管、神经等）的关系，以及病变是否有鼻外侵犯及范围。④鼻腔、鼻窦骨质改变：有无骨质破坏、中断、增生硬化等。⑤诸窦腔开口情况：有无变异、堵塞，重点评估窦口 - 鼻道复合体开放情况。⑥鼻腔通畅情况：鼻腔狭窄闭塞，鼻中隔偏曲，鼻甲肥大、气化、反向等。⑦明显发育变异：如鼻丘气房、Haller 气房、鸡冠气化、副中鼻甲等。⑧邻近颅腔、颌面部、眼眶、颞骨、咽腔、口腔等部位情况。

（三）影像分析要点

1. 鼻和鼻窦发育变异 鼻和鼻窦发育变异常见，部分变异引起窦口鼻道复合体狭窄，是鼻窦炎的易患因素。部分变异增加鼻内镜手术的风险，在 CT 报告中需要重点描述：常见的变异包括鼻中隔偏曲、鼻中隔骨嵴、鼻丘气房、鼻甲气化、中鼻甲反向和眶下筛房。少见的发育变异包括前床突气化、筛凹低位、钩突气化、额筛泡、鸡冠气化、眶上筛房和蝶筛气房等。

2. 外伤及异物

1）骨折：鼻面部位置表浅暴露，易遭受外力导致损伤。鼻部外伤为面部常见外伤，可合并眼眶、颅脑等损伤，可导致颅面部畸形及相应器官的功能异常。

鼻部骨折包括鼻骨区骨折、鼻窦壁骨折。鼻骨区骨折多见于拳击伤，鼻窦骨折多见于复合伤，易合并眼眶和颅脑损伤。鼻骨区骨折包括：鼻骨、上颌骨额突、泪骨、额骨鼻突骨折，可单发，也可同时发生。该区域骨折建议按部位逐一描述。鼻窦壁骨折可累及各个鼻窦，以筛窦外侧壁最为常见，其次为上颌窦上壁、蝶窦和额窦上壁。若累及颅底，损伤脑膜则易发生脑脊液鼻漏。

鼻部骨折重点观察和描述内容和注意事项：①骨折直接征象为骨质连续性中断；间接征象为邻近软组织肿胀、积气。②骨折类型，单纯线性骨折、粉碎性骨折及复合骨折。③骨折片数量及移位情况，有无压迫周围结构。④复合骨折是否累及筛前、筛后动脉管和颅底等结构。⑤鼻腔、鼻窦有无血肿（出血）或异物，鼻周软组织损伤情况。⑥鉴别新鲜与陈旧性骨折，骨折断端形态、密度及邻近骨质改变是鉴别的直接征象，周围软组织改变是间接证据。⑦勿将正常的管、沟和缝等误诊为骨折，如鼻颌缝、鼻额缝、额颌缝和鼻骨间缝。⑧儿童及青少年没有发现骨折，但又不能完全排除骨折的，可建议其 2 周后复查。

2）异物：成人多为鼻窦异物，见于爆炸伤、溺水和交通事故等。影像检查应描述以下几个方面：①有无异物；②异物的位置、大小、形状和密度或性质（金属、植物等）；③伴随的鼻窦损伤或炎症。

3. 鼻腔、鼻窦黏膜肥厚与炎症 一般为多发，可累及多个鼻窦，常伴有鼻腔的发育变异（如鼻中隔弯曲、鼻甲肥大等），应在描述中体现。黏膜肥厚一般表现为沿骨壁走行的软组织影，较厚时可引起窦腔缩小，由于炎性刺激窦腔内常可观察到聚集分泌物，因此窦腔内出现气液平面可提示疾病处于急性期。黏膜邻近骨质是否有增生硬化也可间接提示慢性炎症。

4. 囊肿 囊肿可单发或多发，多呈圆形或半圆形，囊肿的大小、密度或信号特点可提示其来源。观察周围组织结构有无异常，如黏膜是否增厚、骨质是否改变等，有利鉴别诊断。

5. 软组织病变 包括肿瘤与非肿瘤病变。

1）低密度软组织病变：鼻部常见病变为规则或不规则鼻窦囊肿及鼻息肉。鼻窦囊肿分为鼻窦黏液囊肿和鼻窦黏膜下囊肿。黏液囊肿多发生于额窦和筛窦，黏膜下囊肿多发生于上颌窦，呈类圆形。水肿型鼻息肉多发生于鼻腔外侧壁和鼻顶部，形态不规则。以上病变密度较低，增强扫描内容物无强化，其周围黏膜强化。邻近窦壁无异常改变或有轻度压迫性吸收。

2）边界清楚的软组织肿块：鼻部良性占位性病变常呈局限规则性或不规则性，主要包括出血坏死性息肉、内翻乳头状瘤、血管瘤、多形性腺瘤、神经源性肿瘤以及脑膜瘤。除内翻乳头状瘤形态不规则外，其余肿瘤常为边界清楚的类圆形肿物，周围骨质压迫性吸收,无侵蚀性骨质破坏。

出血坏死性息肉好发于上颌窦开口,同时向鼻腔及上颌窦内生长,多数形态不规则,边界清楚,T_2WI见病变内部呈不均匀高信号,边缘呈环形低信号,增强后T_1WI可见病变内部结节状或斑片状强化。

血管瘤好发于鼻中隔前部和上颌窦,毛细血管瘤形态规则,海绵状血管瘤形态通常不规则。多形性腺瘤好发于鼻中隔或鼻腔外侧壁。神经源性肿瘤多数位于鼻筛区。血管瘤在T_2WI为高信号,明显强化,少有坏死囊变区。神经源性肿瘤信号相对混杂。脑膜瘤CT平扫常为稍高密度,有时可见钙化灶,明显强化,少有坏死区。

内翻乳头状瘤虽然边界清楚,但形态不规则,好发于鼻腔外侧壁近中鼻道区域,特异性表现为T_2WI或增强T_1WI上呈脑回样外观。

3)边界不清楚的软组织肿物:多为恶性肿瘤,主要包括鳞癌、腺癌、腺样囊性癌、黑色素细胞癌、淋巴瘤、嗅神经母细胞瘤、横纹肌肉瘤、神经内分泌癌及转移瘤。

此类肿物多形态不规则,边界不清楚,强化不均匀,邻近骨质常见侵蚀性骨质破坏。虽然上述肿瘤表现大致相同,但部分肿瘤具有特征性,可资鉴别。

典型黑色素型黑色素瘤MRI表现为T_1WI高信号,T_2WI低信号;淋巴瘤在DWI上呈高信号,其中弥漫大B细胞淋巴瘤信号均匀,沿黏膜蔓延生长,呈轻、中度强化;NK/T细胞淋巴瘤常位于鼻腔偏前部,累及颌面部皮下软组织;腺样囊性癌沿神经分支及骨性管道、孔裂浸润性生长;嗅神经母细胞瘤多位于一侧鼻腔顶嗅区和筛窦,常突入前颅窝;横纹肌肉瘤多发生于青少年。

非肿瘤病变肉芽肿性多血管炎表现为中线区广泛骨质破坏,而鼻腔鼻窦软组织增厚,邻近骨壁出现异常新生骨,双线征为其特异性表现,同时其实验室检查抗中性粒细胞包浆抗体阳性可与其他肿瘤鉴别。

4)骨性病变:包括局限性或弥漫性骨质肥厚、骨质吸收及骨质破坏。局限性骨病变可见于骨瘤及骨化性纤维瘤,后者密度不均,内部呈软组织密度,边缘多可见菲薄骨壳。弥漫性骨质增生多见于慢性鼻窦炎及纤维结构不良,后者常累及多骨,多表现为均匀致密磨玻璃样改变,部分可见囊变区。真菌球所致炎症表现为广泛的骨质增生及局部的骨质破坏。

鼻部骨质破坏常为邻近病变影响所致,良性病变常导致鼻部骨质的压迫性骨质吸收,恶性病变常导致鼻部骨质的侵蚀性破坏。鼻腔、鼻窦区软组织肿块内含有肿瘤骨考虑为骨肉瘤。

5)鼻—颅沟通性病变:鼻部病变可通过直接压迫破坏周围骨质(额骨眶板、筛骨纸板、蝶骨平台)或经颅底孔道(盲孔、筛孔、翼腭窝、蝶腭孔)向颅内蔓延。

恶性肿瘤以鼻腔、鼻窦上皮来源癌多见,其中鳞癌多直接破坏周围骨质,腺样囊性癌多沿孔道浸润;嗅母细胞瘤通过筛骨筛板累及鼻部和颅内;其他恶性肿瘤如横纹肌肉瘤、尤文肉瘤、神经内分泌癌和转移瘤等多以直接破坏的形式累及颅内。

良性肿瘤包括鼻咽纤维血管瘤、内翻乳头状瘤、神经纤维瘤和嗅沟神经鞘瘤,鼻咽纤维血管瘤起于蝶腭孔区,沿孔道向颅内生长;内翻乳头状瘤等良性肿瘤则主要通过压迫吸收的形式累及颅内。

此外,颅内起源的病变也可累及鼻部,需注意判别病变的来源,如起源于颅内的间变性脑膜瘤亦可形成颅—鼻沟通性病变。

6.鼻眶—沟通性病变　为鼻窦病变同时累及眼眶,主要有黏液囊肿、炎性病变、鼻窦恶性肿瘤累及眼眶和骨瘤等。

黏液囊肿、炎性病变和骨瘤影像特征显著,诊断明确。鼻窦恶性肿瘤累及眼眶的病变定性有一定困难,需结合临床表现进行诊断和鉴别诊断,但最终确诊需依靠活检或手术获得病理结果。眼部病变也可累及鼻部,需注意判别病变来源。

总之,在规范的鼻部影像学检查方法的基础上,通过上述思路分析,应当明确有无病变存在,病变部位、大小、与邻近结构关系,大部分病变通过将影像特征和临床表现结合可获得明确诊断,但对于少数病变尤其是缺乏影像学特征的恶性肿瘤,应及时进行活检或进行手术取得病理结果。

二、鼻部常见症状的影像检查路径

(一)鼻塞、流涕

鼻塞、流涕症状就诊患者,CT为首选检查方法。需将横断面与冠状面结合观察,除疾病外对于窦口-鼻道复合体及鼻道、鼻窦的发育变异也应重点观察,还需将骨窗与软组织窗结合观察,必要时进行重建辅助判断。对于部分难以定性的炎性病变或肿瘤性病变,需加行 MRI 协助诊断病变性质和判断累及范围。影像检查路径见图 1-2-3-2。

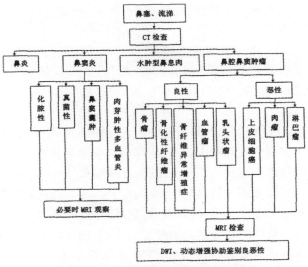

图 1-2-3-2　鼻塞、流涕的影像检查路径

（二）鼻出血

鼻出血患者首选 CT 检查,尤其对于有明确外伤史的患者,应行高分辨率 CT 扫描,将横断面与冠状面结合观察,观察有无骨折及其具体位置和骨折形态,必要时进行 MPR 或 VR 重建辅助判断。对有明确软组织肿块或怀疑脉管源性病变的患者,需行 MRI 检查,协助判定病变性质和范围。鼻出血的影像检查路径见图 1-2-3-3。

（三）嗅觉减退

临床因嗅觉减退就诊的患者,首选内镜检查,之后根据内镜结果,进一步检查进行疾病诊断及评估。值得注意的是,不到 3% 的嗅觉减退病因为先天发育异常。MRI 可以清晰显示嗅球、嗅束、嗅沟的先天发育异常,有助于明确诊断和临床排除其他更常

见的引起嗅觉功能障碍的疾病。嗅觉减退的影像检查路径见图 1-2-3-4。

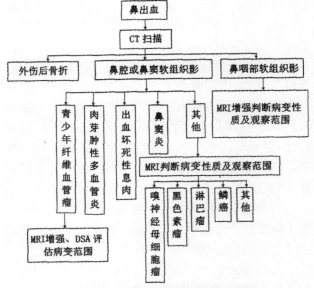

图 1-2-3-3　鼻出血的影像检查路径

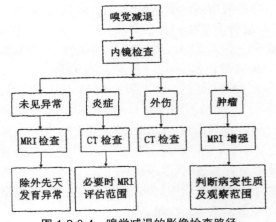

图 1-2-3-4　嗅觉减退的影像检查路径

第四章　鼻窦肿瘤

第一节　鼻窦脂肪肉瘤

脂肪肉瘤起源于原始间充质细胞,由分化不等和异性程度不等的脂肪细胞组成,占软组织肉瘤的9.8%~16%。好发于中年人,男多于女,为3:1。

脂肪肉瘤一般发生于深部软组织,很少从皮下发生,这与脂肪瘤恰好相反,说明脂肪肉瘤很少从脂肪瘤恶变而来,系一开始即为恶性,且向周围浸润生长,切除后容易复发。该病以腹膜后及下肢最多见,但极少发生于副鼻窦、鼻腔及鼻咽部。

脂肪肉瘤病理上分为4型,即分化良好型、黏液型、原细胞型及多形性型。其中以多形性型恶性度最高。

对于分化较好的脂肪肉瘤,由于其具有特征性的脂肪密度或脂肪信号,定性诊断不难,但对分化较差者,可仅呈恶性肿瘤的一般表现,定性诊断较困难。

CT能很好地显示窦壁骨质受浸蚀及破坏程度,以及窦腔外软组织肿块范围。MRI显示肿瘤侵及范围较CT好。

有作者报告一例鼻窦脂肪肉瘤,其CT及MRI均可见鼻窦内软组织密度/信号影,但却未见明显脂肪密度/信号,分析这与该肿瘤的分化程度较低有关,导致对定性诊断造成了困难,出现误诊。

第二节　鼻窦神经内分泌癌

鼻窦神经内分泌癌(NEC)比较罕见,国外报道原发小细胞神经内分泌癌发病率为0.73/10万;在大宗病例的鼻腔鼻窦恶性肿瘤报道中神经内分泌癌占2.5%~4.0%。头颈部神经内分泌癌已经划归为胺前体摄取脱羧化(APUD)肿瘤系列,为能够摄取胺前体对其进行脱羧作用生成有关产物的一组新生物。

神经元特异性烯醇化酶(NSE)、突触蛋白(Syn)、细胞角蛋白(CK)、P53均为阳性。

一、病理学

鼻窦神经内分泌癌具有上皮和神经内分泌双向分化趋势,可有腺癌和神经内分泌癌两种混合表现,也可有鳞状细胞癌和神经内分泌癌的两种特征。组织病理学光镜下显示,80%的神经内分泌癌亲银或嗜银染色为阳性;免疫组织化学染色显示存在神经内分泌肿瘤及上皮来源肿瘤的标记物,如NSE、嗜

铬粒素A、Syn、CK等,至少2种以上染色阳性可以确诊, Syn被认为是诊断神经内分泌肿瘤敏感且特异性强的标记物。

电镜下约50%以上的神经内分泌癌细胞胞质内含有50~200 nm大小的神经内分泌颗粒,嗜铬粒素A的表达与神经内分泌肿瘤颗粒的多少有关。根据肿瘤细胞分化程度, WHO(2005)头颈部肿瘤分类将鼻道鼻咽神经内分泌癌分为类癌(高分化)、不典型类癌(中分化)和未特殊说明的神经内分泌癌(低分化)。

二、临床表现

神经内分泌癌发病率无男女差异,平均发病年龄为42~55岁,筛窦及上颌窦常见,具侵袭性特征,预后差,中位生存时间约为37个月。单纯手术治疗往往不能奏效,现多采用综合治疗。一项9例研究

中，患者发病年龄为（48±9）岁，较一般鼻腔肿瘤低。

神经内分泌癌肿瘤较小时（<3 cm）可局限于鼻窦，边界清晰，形态较规则；因部位隐匿，出现症状时常已为晚期，初次就诊瘤体即较大（>3 cm），常单侧或双侧侵入鼻腔，向上可侵及前颅窝并向脑内进展，也可侵入眼眶，累及视神经；该项研究中9例鼻腔受累，7例侵犯眼眶，4例侵犯翼腭窝。

该病还可出现颈部淋巴结转移及肝、脑、肺、骨等部位转移，但较少见。该研究中出现1例肝脏的多发转移，1例肺转移。

三、影像学研究

该项研究中有1例蝶窦类癌患者，CT显示骨质压迫吸收、骨质硬化，术前诊断不明，怀疑为恶性肿瘤或炎症；另9例非类癌均呈虫蚀状骨质破坏，术前均诊断为恶性肿瘤。该研究中这两种类型的MRI表现未见明显差异。组织学显示鼻窦神经内分泌癌常有坏死及出血，与T_2WI信号不均匀，病灶中央有相对应的斑片状高信号影征象。

原发蝶窦肿瘤发病率占所有鼻窦肿瘤的2%，神经内分泌癌少见，影像表现缺乏特异性，导致对其认识不足，术前常误诊。该研究中5例位于蝶窦，典型类癌、不典型类癌各1例，神经内分泌癌3例，病变均对称分布。

如果患者为中青年，病变位于蝶窦且对称分布，CT示骨质破坏但轮廓可见，MRI示肿瘤浸润性生长，轻度不均匀强化，并有非常见的鳞状细胞

癌、淋巴瘤、腺样囊腺癌如腺癌的典型影像表现，需考虑神经内分泌癌的可能。MRI的价值在于准确全面地显示肿瘤侵犯的范围，结合CT表现可对肿瘤作出定性、定量诊断。最终仍需依靠病理学确诊。

四、鉴别诊断

1）嗅神经母细胞瘤：病理上神经内分泌癌与嗅神经母细胞瘤的区别在于后者缺少支柱细胞；两者可通过免疫组织化学染色和电镜确诊。影像上肿瘤多起源于鼻腔嗅神经上皮嵴。在鼻腔上部、筛窦顶沿嗅丝分布，典型者呈"葫芦"样或长条状突入前颅窝底，骨质破坏较明显。MRI呈等T_1信号、混杂T_2信号，增强扫描强化显著。

2）鳞状细胞癌：多见于老年人，CT显示为完全溶骨性骨质破坏，骨质轮廓消失。MRI信号欠均匀，增强扫描中度强化，强化程度较神经内分泌癌明显。

3）恶性淋巴瘤：无骨质破坏或轻微骨质破坏，MRI信号均匀，轻度强化，结合临床表现一般不难做出诊断。

4）腺样囊性癌：CT表现较为特殊，呈缓慢膨胀破坏性改变，骨壁受压变薄，后可伴有骨质破坏；肿瘤有沿神经生长特点，可呈跳跃样不规则条束状生长；密度不均匀，多见囊性低密度影，增强后更明显。MR检查肿瘤呈等T_1WI信号、等高T_2WI信号影，信号欠均匀，增强扫描明显强化。

第五章　鼻咽部其他肿瘤

第一节　鼻咽部淋巴瘤

近年来,国内外淋巴瘤的发病率有所上升。头颈部为结外淋巴瘤第二常见侵犯部位,而鼻咽部淋巴瘤约占头颈部结外淋巴瘤的 8%~20%。加之其在鼻咽部恶性肿瘤中发病率仅次于鼻咽癌位居第二,因此鼻咽部淋巴瘤在临床中并不罕见,在进行诊断时应引起足够的重视。鼻咽癌、鼻咽部淋巴瘤均好发于中老年男性,临床表现均为涕中带血、鼻塞、头痛、耳鸣等。鼻咽癌大多对放射治疗具有敏感性,因此放射治疗是其首选治疗方法。而淋巴瘤为全身系统性疾病,治疗多采用以全身化疗为主与局部放疗相结合的治疗方式。

总的来说,两者临床表现不具特异性,治疗方式差异甚大,加之早期的诊断治疗对提高两者生存率作用重大,因此从影像学方面客观地对两者进行鉴别具有重要意义。

1)影像学研究。常规影像学表现:鼻咽部淋巴瘤常对称性累及鼻咽各壁,鼻咽癌则易偏侧生长,仅累及一侧者较多见。鼻咽癌与鼻咽部淋巴瘤均可向外侵犯周围组织,但相对来说,鼻咽癌多为深度侵犯。而鼻咽部淋巴瘤则常以膨胀的方式超腔生长,骨质破坏较少见。鼻咽癌和鼻咽部淋巴瘤均表现为鼻咽黏膜增厚或软组织肿块形成,MRI 平扫上均呈 T_1WI 等、低信号,T_2WI 稍高信号,增强后较明显强化。

鼻咽癌病变形态不规则、边界不清、信号较混杂、强化不均匀,与其肿瘤组织恶性度较高、侵袭性强、生长速度较快,易造成肿瘤组织密度不均且坏死囊变率较高有关。

鼻咽部淋巴瘤则以沿鼻咽腔生长的致密实性软组织肿块形成为主,平扫及强化信号较均匀。考虑与结外淋巴瘤以单一类型细胞堆积为主,肿瘤细胞密集度高,富含液体的间质成分少,囊变坏死少见的病理特征有关。

虽然鼻咽癌与鼻咽部淋巴瘤在形态、信号、周围侵犯方式上有一定的区别点,但是当病变表现不典型、范围较广泛时仅从 MRI 常规序列较难鉴别两者,误诊率较高。

2)MRI 动态增强的诊断价值:MRI 动态增强扫描是一种较新的磁共振成像技术,指经静脉高压快速注射对比剂,同时采用快速成像序列进行多次连续扫描的成像方法。通过随时间变化的信号表现,可以定量地反映病灶动态增强效果,从而反映病灶血供状况,并间接反映病灶的微血管分布情况。目前该技术在乳腺等部位中应用较多,亦有文献报道应用于头颈部恶性肿瘤的鉴别诊断。

动态增强早期,对比剂主要分布于血管内,信号强度的变化主要与肿瘤的血管生成度相关,由时间 - 信号强度曲线(TIC)的峰值出现所需的时间达峰时间(TTP)表示,早期病灶血管内的对比剂剂量越多,信号变化率越大,峰值出现所需的时间越少,在 TIC 曲线中表现为曲线越陡,反之则所需的时间越长,曲线越缓。

动态增强的晚期曲线走势变化则主要与血管的通透性和血管外间隙等有关,受对比剂进入细胞外间隙的速度及细胞外间隙的大小等因素的综合影响,不同类型肿瘤的表现不一。

增强峰值(EP)反映了病变信号强化的最大值,反映肿瘤最大强化程度。最大对比增强率(MCER)反映病灶的最大对比增强程度,与增强峰值及信号强度标准值(SI_0)有关,排除了 SI_0 较高时增强峰值较大的假象,其主要由组织血供及灌注决定,在鉴别病变良恶性、肿瘤分级诊断中有较大价值。廓清率

（WR）反映了动态增强末期病变信号强度的减低程度，与肿瘤血管的多少及其通透性相关。

有研究显示鼻咽癌的 TIC 曲线类型多呈流出型，达峰时间多小于 60 s，增强峰值及最大对比增强率较高，提示此可作为鼻咽癌、鼻咽部淋巴瘤以及其余头颈部肿瘤的鉴别诊断点。鼻咽癌为富血供肿瘤，肿瘤组织内可见较多微血管，可呈条状分布于间质或以血管间隙形式穿插于癌细胞中。而鼻咽部淋巴瘤为乏血供肿瘤，瘤细胞于间质内密集堆积，肿瘤血管少而细小，对正常组织血管的破坏少见，瘤细胞多围绕血管呈袖套样浸润。因此相对来说，鼻咽部淋巴瘤肿瘤组织内血管密度明显小于鼻咽癌。一项实验中鼻咽癌的增强峰值为 1475.38 ± 77.76，最大对比增强率为（136.89 ± 24.41）%；鼻咽部淋巴瘤的增强峰值为 1161.82 ± 64.04，最大对比增强率为（113.47 ± 28.52）%，鼻咽癌组的增强峰值与最大对比增强率高于鼻咽部淋巴瘤组，考虑此与上述病理表现有关。

同时，因鼻咽癌肿瘤组织内新生肿瘤血管为薄壁血管，血管壁多不完整，内皮细胞间间隙较大，所以与正常血管相比其渗透性明显升高。因此血液与对比剂进出血管的速度增快，通过微血管的时间缩短，使得动态增强时，鼻咽癌早期迅速强化，达峰值后能够较快廓清。而鼻咽部淋巴瘤内少见新生肿瘤血管，且对正常组织血管的破坏较少，仅于其周围浸润生长。该项实验中鼻咽癌的达峰时间值为（48.29 ± 12.20）s，小于鼻咽部淋巴瘤组，廓清率大于鼻咽部淋巴瘤组。

总之，该项研究结果显示鼻咽癌与鼻咽部淋巴瘤的 TIC 曲线类型及其 MRI 动态增强相关参数均具有特征性，两者间差异具有统计学意义。结合常规 MRI 平扫及增强表现、动态增强特征及相关参数的分析，可对鼻咽癌和鼻咽部淋巴瘤进行有效的鉴别诊断，并为肿瘤治疗方案的制订打下基础。

第二节　泌乳型垂体腺瘤（PRL 腺瘤）累及鼻咽部

患者，男，31 岁。反复头痛 4 个月，左鼻塞 1 个月入院。

4 月 28 日病理检查：鼻咽部肿物活检标本：灰白色组织两块，大小分别为 2.5 cm × 1.0 cm × 0.5 cm 和 1.2 cm × 0.7 cm × 0.2 cm，切面灰褐，质中。常规病理诊断：鼻咽部肿物活检标本：镜下可见瘤细胞呈巢片状，胞核空壳，核仁明显，初步考虑鼻咽癌，待做免疫组化检测进一步明确诊断。

免疫组化检测：阳性：CgA，Syn，CD56，CK（P）（+），CK（L）（+），Ki-67（+，5%），PRL；阴性：CK5/6，P63，CK7，CK20，Vimentin，NSE，ACTH，LH，PLAP，PTH，HPL，S-100，CR，GFAP，CD34，PAS，EBV。免疫组化诊断：鼻咽部肿物活检标本：结合免疫组化检测结果及临床病史，符合垂体泌乳素瘤。注：我科现有内分泌标记 ACTH，LH，PLAP，PTH，HPL 均阴性；经外院协助做 PRL 免疫组化检测结果肿瘤细胞阳性表达；鉴于细胞形态过度单一请结合临床，必要时相关专家会诊。

5 月 31 日经鼻蝶入路侵袭性垂体巨腺瘤切除术＋鼻腔内肿瘤切除＋左大腿外侧取脂肪阔筋膜鞍底重建术。6 月 1 日病理检查：鞍区、蝶窦及鼻咽部肿瘤切除标本：灰褐色组织一块，大小 1.2 cm × 1.0 cm × 0.8 cm，切面灰褐，质软，另见灰褐色碎组织一堆，总体积 0.7 cm × 0.4 cm × 0.2 cm。病理诊断：鞍区、蝶窦及鼻咽部肿瘤切除标本：结合前次病理检测结果，符合泌乳型垂体腺瘤（PRL 腺瘤）。影像学检查结果见图 1-2-5-1。

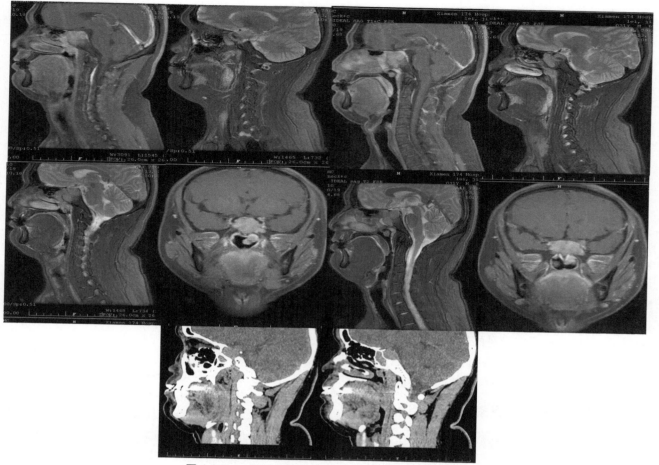

图 1-2-5-1　泌乳型垂体腺瘤(PRL 腺瘤)累及鼻咽部

第三节　误诊病例简介：鼻腔 - 鼻咽部脊索瘤

一组研究者报告一例鼻咽部脊索瘤，术前诊断为鼻腔 - 鼻咽部恶性或低度恶性肿瘤，考虑腺样囊腺癌。在鼻腔内镜下手术，发现肿物主要位于鼻咽部，大小 5 cm×4 cm×4 cm，有包膜，蝶窦受压，肿瘤侵犯鼻中隔各部，内有 3~4 个分隔腔及黏液腐烂肉芽样组织。镜下见肿瘤细胞呈带状及岛状分布，细胞外见大量黏液样基质，胞浆内较多空泡。病理诊断为脊索瘤。肿瘤颅侧病变内带有鼻息肉样组织的假复层柱状上皮包绕，可能为肿瘤压迫、移位所致。

一、病理学

脊索瘤来自脊索残余，约占原发恶性骨肿瘤的 1%，发病部位以脊柱两端即骶尾部及蝶枕部最常

见，分别占 50% 与 30%，其余病例中以椎骨最常见（包括颈、胸、腰椎），少数病例见于颅内，包括鞍区、岩骨尖。头颈部文献中可见侵犯蝶窦、眼眶、鼻咽腔及上下颌骨的报道，另外，偶见侵犯肋骨、肺脊索瘤的个案报告。

鼻腔 - 鼻咽部脊索瘤罕见，可能的来源包括斜坡脊索瘤侵犯或异位脊索瘤。该例肿块以鼻后孔为中心，紧邻斜坡前缘，提示肿瘤与斜坡关系密切，可能来自于沿斜坡前缘下降的异位脊索残余。本病病理学上以肿瘤细胞内空泡及肿瘤细胞间黏液样及软骨样基质为特点，因此需与软骨来源肿瘤鉴别，脊索瘤免疫组织化学检查可见角化蛋白及 S-100 蛋白阳性，具有诊断意义。大体病理学上肿瘤质地柔软，呈分叶状，灰色。

二、临床表现

好发于 20~50 岁患者,临床表现与病变所在部位有关,发生于头颈部者常可出现视力异常、颅神经麻痹、头痛、局部肿块,位于鼻腔 - 鼻咽部者可导致鼻塞。

三、影像学研究

影像学上显示病变具有低度恶性肿瘤的特征,如生长缓慢、局部膨胀性骨质改变和侵蚀。CT 检查呈等 - 低密度为主的混杂密度病变,边缘清楚,瘤内可见钙化及残留骨,邻近的骨质膨胀及破坏,但一般边缘清楚,增强扫描可呈轻微至明显强化。研究证实,肿瘤内低密度区可能为黏液样或胶样基质,增强扫描无强化。

MRI 检查肿瘤信号混杂,T_1WI 呈不均匀混杂等信号或低信号,局部可见高信号,可能与黏液样基质有关,增强扫描呈轻度至明显强化。MRI 对肿瘤范围及血管侵犯显示优于 CT,尤其是累及鞍区者。

四、鼻腔 - 鼻咽部脊索瘤的鉴别诊断

1)内翻乳头状瘤:内翻乳头状瘤肿块常以中鼻道为中心,可延伸至后鼻孔,但很少侵犯鼻咽部,少数可见钙化与骨破坏,一般不破坏鼻中隔,肿瘤可侵入鼻窦,增强扫描特征为脑回状强化。

2)鼻腔鳞癌:鼻腔鳞癌的影像学特点为以鼻腔为中心的软组织肿块,骨质破坏明显,MRI T_1WI 为中等信号,T_2WI 为稍高信号,增强扫描呈均匀或不均匀明显强化。

3)鼻腔腺癌:包括腺癌、腺样囊性癌、腺泡细胞癌及神经内分泌癌,影像学上呈伴邻近骨质膨胀性改变及破坏的软组织肿块,部分可见明显强化。

4)鼻腔黑色素瘤:鼻腔黑色素瘤在 CT 上呈中等密度或高密度,MRI 可见 T_1WI 高信号及 T_2WI 低信号成分,增强扫描可见中等至明显强化。

5)鼻腔淋巴瘤:以 T 细胞淋巴瘤多见,鼻腔鼻窦骨质呈膨胀性破坏,肿块大小不一,有时似息肉状,增强扫描呈中度强化。

6)蝶窦黏液囊肿:在蝶窦黏液囊肿,窦腔膨胀显著,合并感染时增强扫描囊壁可见环状强化。MRI 特点为 T_1WI 高信号及 T_2WI 可见较低信号。

总之,鼻腔 - 鼻咽部脊索瘤少见,但在鼻咽部、尤其是邻近斜坡腹侧的肿瘤鉴别诊断中应考虑本病可能,影像学特点为分叶状肿块、轻中度强化,邻近骨质呈膨胀性破坏,斜坡前缘及蝶骨出现窦道及骨质破坏或侵蚀对诊断有提示作用。

第六章　鼻咽部其他疾病

第一节　鼻咽结核

鼻咽结核，属于一种少见、独特的肺外结核杆菌感染，发病率较低，Rohwedder(1974)报道的843例结核病例中，仅1例鼻咽结核；Chopra等(1994)报道原发性鼻咽结核的发病率仅占结核病的0.12%。

近年来鼻咽结核时有报道，可能与结核分支杆菌的变异、耐药菌株的产生等原因有关，结核病的发病率有增高的趋势，特别是肺结核发病率增加有关，常继发于肺结核，少数经血道或淋巴途径发生。

但有些研究者则认为鼻咽结核是一种原发性或独立存在的上呼吸道结核病变，而不是继发于肺部，与肺结核同时存在的可能性很少。

一些患者就诊时，以颈部包块为首发症状，伴有发热，无鼻咽部症状，行相关检查发现肺、鼻咽和颈淋巴结结核同时存在，应属继发性鼻咽结核。

鉴别诊断

鼻咽结核与鼻咽部恶性肿瘤的鉴别有一定的难度。其主要症状包括颈部肿块、耳鸣、鼻出血及鼻咽部结节样病变等，缺乏明确的特异性症状和体征，在临床上最易误诊为鼻咽恶性肿瘤，漏诊率及误诊率较高，鼻咽结核全身中毒症状不明显，与典型的病程描述差异很大，体检时鼻咽部病灶也不呈典型的虫蚀样、溃疡型结核肿块。

鼻咽结核也不易与一般炎症鉴别，CT在显示病变范围包括咽旁肌群、咽旁间隙及邻近组织器管方面具有优越性。

鼻咽结核与鼻咽部恶性肿瘤的鉴别可参考下述几点：①鼻咽结核多表现为顶后壁弥漫性对称性增厚为主；而鼻咽癌多发生于咽隐窝，即使发生在顶后壁，也多偏于一侧，且常较局限；②鼻咽结核CT平扫与周围肌肉密度相仿或略高，咽部肌群边缘隐约可见，增强轻度强化。且与咽部肌肉界限更清楚；鼻咽癌则多较周围肌肉密度稍高，增强强化更明显，受累咽部肌群边缘也模糊不清；③鼻咽结核的咽旁间隙存在，无颅底骨质破坏；鼻咽癌常伴咽旁间隙变窄或消失，晚期可有颅底骨质破坏；④鼻咽结核颈淋巴结肿大通常较小且成串分布或融合成块，无明显好发部位，增强典型表现为轻度包膜强化，以其淋巴结肿大干酪样变为病理基础；肿瘤转移性淋巴结肿大，多为实性肿块，增强呈均一轻中度强化，可有中心性坏死。

总之，以颈部包块就诊患者发现鼻咽顶后壁弥漫性对称性增厚或局限性隆起，呈等密度或略高密度，咽部肌群间隙清楚，较小且成串分布或融合成块，增强包膜轻度环形强化，无其他合并症时，应想到鼻咽结核的可能，可摄胸片观察肺部情况，并注意与鼻咽癌鉴别，但确诊仍有赖于重复多次病理检查。

第二节　关于鼻咽腔与鼻咽壁的讨论

鼻咽腔主要由2个侧壁、顶壁和后壁构成。侧壁上有咽鼓管咽口和咽鼓管圆枕结构，从浅至深由黏膜、咽颅底筋膜、咽缩肌和颊咽筋膜组成，在侧壁的咽颅底筋膜后内侧(即咽鼓管圆枕的后内方)有腭帆提肌，咽颅底筋膜的前外侧(即咽鼓管口的前外方)有腭帆张肌；顶壁紧贴颅底，由黏膜和咽颅底筋膜组成；后壁由黏膜、咽颅底筋膜、咽缩肌和颊咽筋膜组成，在咽后壁中线后方的软组织中有鼻咽缝间隙。因在鼻咽横轴面像上不能清楚区分顶壁和后壁，故统称为顶后壁。鼻咽腔向前通向后鼻孔鼻腔，向下与口咽相续。

咽颅底筋膜是鼻咽表浅结构和深层结构的分界线，对肿瘤侵犯深层有一定的阻挡作用，但在影像上，尤其是 CT 图像上，不能完整地显示咽颅底筋膜，仅能观察鼻咽壁及组成鼻咽壁的部分肌肉结构。

鼻咽部恶性病变，若侵犯鼻咽深部间隙和肌肉，相对容易判断；但在鼻咽腔和鼻咽壁出现异常影像则应注意，鼻咽腔的异常可以是空间上的异常（如鼻腔后鼻孔肿块的突入），而鼻咽壁本身可以无异常。当然，鼻咽壁的病变还可以有囊肿、恶性肉芽肿等，此处不讨论后者。

鼻腔后鼻孔肿块突向鼻咽腔，若不与鼻咽壁接触，易于诊断鼻腔后鼻孔病变；如突向鼻咽腔的肿块与鼻咽壁接触，则需要与鼻咽本身的病变相鉴别。

鼻腔后鼻孔肿块突向鼻咽腔并与鼻咽壁接触，肿块表面不规则，虽然与鼻咽壁接触，但仍然有缝隙存在（即间断性接触），所以出现小气泡征；而起源于鼻咽壁的肿块，基底较宽，多不出现小气泡，当基底窄、且肿块不规则时，亦可出现小气泡，这时应结合有无腭帆提肌改变来判断，如腭帆提肌受侵，则肿块多起自于鼻咽。

鼻腔后鼻孔息肉和内翻乳头状瘤的肿块密度均低于邻近鼻咽肌肉，但前者因表面光滑，边缘显示规则，后者因呈葡匐状生长，边缘不规则。

有研究者报告一组鼻咽炎症性病变，除病理活检诊断外，还经过了临床抗炎治疗和较长时间的追踪观察，排除了鼻咽癌可能。

鼻咽腺样体一般位于顶后壁，在 6~7 岁发育至最大，青春期后逐渐萎缩，在成人基本消失，若腺样体增生肥大，引起相应症状者，称腺样体肥大，儿童多见，成人少见。在临床上，因鼻咽活检组织块较小，病理上常将腺样体肥大诊断为鼻咽炎，所以，结合影像上顶后壁增厚情况可作出较为正确的诊断。

一组鼻咽炎和腺样体肥大均表现为顶后壁增厚，前者顶后壁增厚程度较轻，后者顶后壁显著增厚致鼻咽腔浅窄，两者前缘平直或内凹，而鼻咽淋巴瘤和鼻咽癌所形成的鼻咽腔肿块，其肿块边缘呈弧形外凸，且不规则，由此可区别鼻咽炎和腺样体肥大与鼻咽部肿瘤。

鼻咽癌好发于咽隐窝，早期表现为咽隐窝变浅或消失和腭帆提肌肿大，这是因为腭帆提肌位于咽颅底筋膜后内侧，邻近咽隐窝，该处癌肿早期即可累及腭帆提肌。

一组鼻咽癌 33 例，其中 5 例经 2~3 次病理活检后诊断，CT 图像上见腭帆提肌肿大或 MRI 图像上见腭帆提肌被肿瘤部分或全部取代者 23 例，占 69.7%，与 Hoe（1989）报道的鼻咽癌中腭帆提肌受累达 91% 不同，这可能与后者包含有较多深层浸润的病例有关，而该组其他良性病变腭帆提肌均表现正常。

若鼻咽腔肿块伴腭帆提肌正常时，则需要注意观察肿块边缘情况，如边缘不规则且呈弧形外凸，多为恶性肿瘤，反之，若肿块边缘光滑平直或有内凹，则多为鼻咽炎或腺样体肥大。

有研究者报告 1 例鼻咽癌，鼻咽腔不规则肿块，其密度低于邻近鼻咽肌肉，邻近后鼻孔，且有小气泡影，腭帆提肌正常，与内翻乳头状瘤突向鼻咽腔者难以区别。

第七章　鼻窦炎症

急性暴发性真菌性鼻窦炎

急性暴发性真菌性鼻窦炎,也称为鼻脑型毛霉菌病,在临床上少见,但随着抗肿瘤药物、抗生素和糖皮质激素的广泛应用,以及器官移植的开展,近年发病率有逐渐增多的趋势。此病起病急,进展快,短期内可蔓延到颅面部其他结构,死亡率高达60%~80%。

真菌性鼻窦炎的分型:目前根据临床表现、治疗方案不同分为以下四种类型。

急性暴发型:主要发生于免疫功能低下或缺陷的患者,常有基础病。病情发展迅速,主要临床表现包括发热、鼻黏膜溃疡或干痂、鼻出血、眶面部肿胀及疼痛、头痛,需及时手术和抗真菌治疗;

慢性侵袭型:多发生于免疫功能正常的患者,病情发展缓慢,临床症状较轻,由于病变易侵犯眶尖或海绵窦,患者常伴有眶尖或海绵窦综合征,靠手术清理加抗真菌治疗;

真菌球:为最常见的1种类型,发生于免疫功能正常的非特应性患者,通常只累及1个鼻窦,以上颌窦最常见,可压迫受累的窦腔,但无侵袭性破坏,症状轻或表现为慢性鼻窦炎症状,应手术去除;

变应性真菌性鼻窦炎:发生于免疫功能正常的特应性患者,通常侵犯半组或全组鼻窦,伴有鼻息肉,病变特征为受累鼻窦内发现变应性黏蛋白,血清IgE水平升高,组织学可见夏科-莱登结晶、分隔菌丝及大量嗜酸性细胞,手术是治疗本病的首选方法,还需辅助糖皮质激素抗真菌和免疫治疗。

一、临床表现

本病几乎全部发生于免疫功能低下或缺陷的患者,常见有糖尿病、器官移植、长期应用糖皮质激素或抗肿瘤药或广谱抗生素、放疗及人类免疫缺陷病毒(HIV)阳性病人,仅有4%无任何全身疾病,国内有作者报告一组6例(6/8)有糖尿病。Ferguson(2000)将本病定义为发生于免疫功能低下的患者,病程少于4周,典型组织病理学显示真菌侵犯血管。

本病发病急,进展迅速,首先侵犯鼻腔和鼻窦,接着沿血管迅速蔓延,短期内侵犯颅面部广泛结构,严重者出现死亡。早期症状有发热、鼻阻、鼻出血、眶面部肿胀及疼痛,随着病变进展可发生剧烈头痛、呕吐、眼球突出、动眼障碍、视力下降、皮肤破溃等,晚期可出现严重组织坏死,如鼻腔侧壁、鼻中隔、鼻甲、硬腭、面颊部皮肤等部位,抗生素治疗不能缓解。

鼻内镜检查可见鼻黏膜呈苍白、灰色或黑色等不同程度的坏死性改变,鼻腔内可见褐色或黑色干痂,周围多伴有脓性分泌物。鼻腔分泌物真菌涂片及培养可发现真菌成分,病理检查可发现坏死组织内见大量真菌菌丝。本病主要致病菌为毛霉菌,曲霉菌、白色念珠菌等也有报道,该组毛霉菌5例(5/8)。

二、影像学研究

文献报道本病多发生于上颌窦和筛窦,其次为蝶窦,额窦罕见;该组7例(7/8)发生于单侧上颌窦和筛窦,与文献基本相符。

本病病理上早期改变为鼻腔和鼻窦黏膜周围炎症细胞浸润,中、下鼻甲及鼻中隔缺血坏死。因此,影像学上早期表现为单侧鼻腔黏膜和软组织增厚(与正常侧比较),包括鼻甲、鼻腔外壁和下壁、鼻中隔,符合内镜所见:黏膜水肿和坏死组织周围炎渗出。DelGaudio等(2003)报道此种征象发生率约占91.3%,该组仅见2例,可能与患者到该院就诊较晚有关。

尽管此征象为本病早期的非特异性改变,但这种较轻的影像学表现与较重的临床症状不成比例,如果患者有潜在的致病因素,应提示本病,建议临床活检进一步确诊。鼻窦黏膜肥厚亦为本病早期改变,但此表现更无特异性,与其他类型的鼻窦炎难以鉴别,对早期诊断价值不大。

由于侵袭性真菌性鼻窦炎主要通过穿支血管侵犯邻近的结构,Silverman等(1998)提出上颌窦周脂肪间隙软组织浸润为侵袭性真菌性鼻窦炎较早的征象，上颌窦周脂肪间隙包括窦前和窦后 2 个间隙，窦前脂肪间隙位于面部表情肌与窦前壁之间，窦后脂肪间隙位于窦后外壁后方、颞肌前方及翼突外板外侧（包括翼腭窝）。该研究者发现该组病例均可见上颌窦周脂肪间隙软组织浸润，为较特异的征象，但此征象究竟在发病后多长时间出现难以准确判断，因为该组患者多在发病 1 周后才到该院就诊，有待进一步观察。

病理上，本病进展期改变为真菌菌丝侵犯血管、骨质，引起血管炎、血管栓塞、骨质破坏和组织坏死等改变。因此本病典型表现包括骨质破坏和鼻窦外蔓延。受累鼻腔结构紊乱，中下鼻甲、鼻中隔破坏，周围可见形态不规则、密度不均匀的软组织影；鼻窦黏膜肥厚，窦腔内充以软组织影，窦壁骨质破坏，可累及多个部位，呈跳跃性，该组见 3 例（3/8），均发生过糖尿病酮症酸中毒。

由于本病易通过血管、神经通道迅速扩散，短期内蔓延到邻近结构，其表现甚至较鼻部更明显。病变常侵犯鼻部周围软组织，表现为鼻背、面颊部软组织弥漫性增厚。病变易侵犯眼眶，表现为眼睑弥漫性增厚，常累及内眦部，较有特征性，眶尖区可见软组织影，与眼外肌、视神经分界不清，严重可侵犯整个眼眶。

病变常扩散到颅内，常见海绵窦增宽，脑膜增厚，邻近脑组织可发生脑水肿、脑炎，严重者可出现脑梗死、脑出血、脑脓肿、脑动脉瘤及海绵窦血栓等。

病变极易侵犯翼腭窝、颞下窝，轻者表现为脂肪间隙消失，肌肉边界模糊，严重者可出现软组织影；笔者认为，翼腭窝软组织浸润但邻近窦壁骨质尚完整为本病较特异的征象，提示主要通过小血管蔓延，而非骨质的直接侵犯，与一般肿瘤侵犯途径不一致。晚期可出现颅底、硬腭等部位广泛骨质破坏。

CT 能够清楚显示鼻部的结构，为诊断本病的主要检查方法。患者有基础病，临床症状重，CT 发现单侧鼻腔黏膜和软组织增厚，可能为本病早期改变，应建议临床活检证实。CT 可清晰显示窦壁骨质破坏，是诊断本病的典型征象，但由于本病易沿血管或神经通道蔓延，CT 不能准确显示窦外侵犯的范围。

本病在 MRI T_1WI 多为低信号或等信号，T_2WI 多为高信号，有明显强化。MRI 能更清楚地显示眼眶、颅底、海绵窦等鼻外侵犯的范围，是选择手术方案的重要依据，对术后随访也有帮助。MRI 也可清晰显示本病沿神经周侵犯的途径，最常累及三叉神经的第 2 或 / 和 3 分支，表现为神经增粗，Meckel 腔呈实性强化。血管成像（MRA）可以观察颈内动脉海绵窦段及其分支有无狭窄、阻塞及真菌性动脉瘤发生。MRI 检查除常规平扫和增强序列外，还应包括增强后脂肪抑制序列和头颅 MRA。

影像学除了对本病诊断有重要价值外，更重要的是显示病变侵犯的范围和并发症，以指导临床治疗。由于该组患者几乎都有基础病，并且病情较重，CT 增强扫描有一定危险性；CT 软组织分辨率远不如 MRI，即使增强扫描显示病变的范围及并发症也难以与 MRI 相媲美；CT 对比剂加 CT 扫描的费用与 MRI 基本持平。因此，对本病而言，有条件的医院 MRI 可取代增强 CT，即平扫 CT 加 MRI 是诊断本病最佳组合的影像检查方法。

总之，本病早期影像学改变缺乏特异性，应结合临床综合分析；典型征象为骨质破坏和窦外蔓延，侵犯上颌窦周及翼腭窝脂肪间隙为本病较特异征象；最终确诊要依靠组织学和真菌学检查。

三、鉴别诊断

1）急性细菌性鼻窦炎：多数患者免疫功能正常，范围较局限，受累窦腔常见气液平面，骨质破坏不明显，抗生素治疗有效。鼻腔或鼻窦癌，一般不伴有基础病，临床上发热少见，较本病进展缓慢，多发生 1 个鼻窦或鼻腔，侵犯范围相对局限，很少伴有颅面部广泛骨质破坏，跳跃性侵犯颅内少见。

2）鼻部淋巴瘤：较本病发展慢，可为全身病变一部分，更易发生于鼻腔，密度或信号较均匀，骨质破坏较少见，可侵犯邻近皮肤，引起明显增厚，侵犯颅内少见。

3）其他各型真菌性鼻窦炎之间的鉴别诊断：鼻窦真菌球多发生于单个鼻窦，CT 表现为受累窦腔实变，中央可见形态不一的钙化，多伴有窦壁骨质硬化、肥厚；变应性真菌性鼻窦炎典型 CT 表现为累及半组或全组鼻窦，实变的窦腔内散在条状、匍行状或云雾状高密度影，窦腔膨大、变薄、局部连续性中断，伴有鼻息肉。慢性侵袭性真菌性鼻窦炎病程通常大于 4 周，进展较缓慢，易侵犯眶尖及海绵窦，常造成窦壁骨质破坏，但多同时伴有骨质增生硬化，晚期可出现明显骨质肥厚，病变在 MRI T_2WI 多呈低信号。

第八章　鼻骨

第一节　鼻骨骨折与鼻骨孔

在鼻骨骨折的诊断中,骨折线即线样低密度影是诊断骨折的直接征象,但鼻骨的正常解剖结构中鼻骨孔也表现为线样低密度影,与骨折线表现非常相似,是鼻骨骨折诊断中漏诊、误诊的重要原因。

1)鼻骨孔的解剖基础及影像表现:鼻骨孔为鼻骨的正常解剖结构,位于鼻骨的中下部,内有鼻外动脉、鼻外静脉及鼻外神经通过。鼻外动脉为眼动脉的筛前动脉分支,与颈外动脉的面动脉分支有广泛吻合;鼻外静脉可经眼上静脉汇入海绵窦;鼻外神经为鼻睫神经的筛前神经分支。鼻骨孔多垂直或斜行穿过鼻骨板,呈管状走行,但在影像断面上,只能看到孔,所以称之为鼻骨孔。

在高分辨CT(HRCT)上鼻骨孔与鼻骨骨折的表现颇为相似,即线性低密度影。因此,鉴别不伴有移位的线性鼻骨骨折和鼻骨孔成为HRCT的一个难点。

一些研究者指出,鼻骨孔是鼻骨上的一些小骨孔,有小血管和神经走行其中,垂直或斜行于鼻骨中下部。冠状面显示较好,呈点状、小圆孔状影,横轴面扫描表现为在相应位置垂直或斜行于鼻骨的线状透亮影,部分不穿透鼻骨。光滑自然,不同于锐利的骨折线影。鼻骨孔可以两侧不对称,是正常的细小结构。此孔显示在“拱桥”坡面上,呈斜行低密度线,颇似骨折。

鼻骨孔在冠状位影像上的小圆形低密度线不易误诊为骨折,但横轴位“拱桥”坡上的低密度线有时很难与骨折区别,这种低密度线不似真骨折线锐利,且无错位和软组织肿胀。有时轴位扫描头部摆位不正,导致一侧鼻骨尖末端不对称地显示在最末一个层面上,易误为骨折片。另有研究者认为,鼻骨孔在CT横断扫描表现为纵行线样骨质不连续,或鼻骨体部的斜行低密度线;冠状扫描表现为横行或斜形骨质不连续,容易与骨折相混淆。

有研究者提出孔状鼻骨孔可以在CT上显示为线样低密度影,而点状鼻骨孔在CT上则不显示。一组30个干颅标本,肉眼观察孔状鼻骨孔40个(40/60);CT扫描容积再现重建像上观察,孔状鼻骨孔37个(37/60)。标本观察组与标本影像组孔状鼻骨孔阳性率的差异无统计学意义。表明CT扫描容积再现重建影像非常接近大体解剖,可以再现大体解剖结构。

2)鼻骨孔与鼻骨骨折的鉴别:鼻骨骨折最易发生在鼻骨的下部,此区为鼻骨厚薄区移行带,与鼻骨孔所在位置相同。鼻骨骨折可分为不伴有移位的单纯性骨折、伴有移位的单纯性骨折和伴有塌陷的粉碎性骨折,以及伴有其他面骨骨折的复合骨折。另一组非螺旋横断面CT扫描诊断的19例单发骨折中,通过多平面重建和容积再现影像证实仅8例为单发骨折,其余5例为多发骨折,6例无骨折,漏诊原因是将骨折误认为鼻骨孔,过度诊断的原因是将鼻骨孔及鼻骨下缘正常变异诊断为骨折;另一组非螺旋横断面CT扫描诊断的11例多发骨折中,通过多平面重建和容积再现影像证实仅6例为多发骨折,其余5例为单发骨折。过度诊断为多发骨折的原因是将鼻骨孔或鼻骨正常变异诊断为鼻骨骨折。

造成漏诊或过度诊断的原因是由于线性鼻骨骨折不伴明显移位,其周围又无明显局限性软组织肿胀,横断面及冠状面影像上与鼻骨孔表现相似而无法辨别。

通过AW 4.2工作站重建的多平面重建和容积再现图像在同屏显示时,通过计算机自动识别系统,点对点地观察多平面重建上线样低密度影在容积再现影像上的形态、位置及走行,可以准确地鉴别鼻骨骨折及鼻骨孔。多平面重建中显示的线样低密度影,若容积再现上显示为长短不等的线状影,且位于非骨缝部位,则可以明确诊断为鼻骨骨折;容积再现上若未见线状影,而显示为小孔状者,则判定为鼻骨孔。

3）鼻骨骨折的其他鉴别诊断:在鼻骨骨折的鉴别诊断中,还应该认识骨颌缝及鼻骨下缘的正常变异。

鼻颌缝即鼻骨与上颌骨额突间形成的骨缝,在多平面重建影像上也显示为线样低密度影,因其有特定的位置,正常情况下横断面及容积再现影像上很容易识别。骨颌缝正常时宽度 <1 mm,若宽度 ≥1 mm 则为鼻颌缝分离。

鼻骨下缘还可以见到窄带状骨质缺损,为鼻骨正常变异,横断面影像上也显示为线样低密度影,双侧可以同时出现,也可以单侧出现,该组的出现率为23.3%（14/60）。

伴有移位的鼻骨骨折所表现的线样低密度影,由于骨折断端的移位很容易确定诊断。

对于不伴移位的线状鼻骨骨折、鼻颌缝、鼻骨下缘的正常变异以及鼻骨孔,均表现为鼻骨中下部的线状低密度影,在横断面或冠状面影像上有时很难鉴别,且后三者经常被误诊为骨折,使鼻骨骨折诊断的正确率产生很大的误差。而在容积再现影像上,线样低密度影若位于鼻颌缝走行区,可以判定为鼻颌缝;线样低密度影若表现为鼻骨下缘窄带状骨缺损,则为鼻骨正常变异。因此,容积再现影像在鉴别鼻骨骨折、骨颌缝、鼻骨下缘正常变异以及鼻骨孔上具有明显优势。

鼻骨骨折最佳检查方法:有研究者认为,高分辨率 CT（HRCT）已经成为检查鼻骨骨折的首选。Remmler 等（2000）在评价鼻眶筛骨骨折时,认为二维多平面重建影像结合三维容积再现影像的作用优于其中任意一种方法,尤其对伴有移位的骨折或面颅的复合骨折。有研究者认为只有使用多平面重建结合容积再现技术才可以准确地确诊鼻骨骨折及其范围与多发性。

该研究采用非螺旋高分辨扫描,骨算法,采集层厚 0.625 mm,层间隔 0.625 mm,使用了各向同性体素采集。与螺旋高分辨扫描相比较,理论上非螺旋扫描为非容积扫描,可能会丢失微量信息,容积再现影像在视觉上不如后者细腻、平滑。一般认可的鼻骨骨折传统检查方法采用高分辨 CT 骨算法,而不是标准扫描,因为前者更适宜微小骨折的显示。

因此,当临床可疑鼻骨骨折时,建议采用非螺旋横断面高分辨扫描和骨算法,扫描范围从眼眶上缘水平至硬腭水平,即鼻颌缝下端水平,这样才不致遗漏鼻骨最下方骨折好发部位。诊断时,采用多平面重建结合容积再现影像,使多平面重建及容积再现影像同屏显示,点对点地观察多平面重建上线样低密度影在容积再现影像上的位置及其形态,从而准确地确定该线样低密度影的性质、范围与多发性。

一项研究中,标本影像组与标本观察组间可能存在假阴性及假阳性。这是由于部分鼻骨孔呈点状,在 16 排 MS CT 重建的容积再现影像上辨别不清,而出现假阴性,但在多平面重建中点状鼻骨孔不形成与鼻骨骨折相似的征象——线样低密度影。因此,不会造成鉴别诊断问题。而少数鼻骨滋养孔可以近似孔状鼻骨孔,即出现假阳性,在多平面重建中形成与鼻骨孔相同的征象——线样低密度影,但在容积再现影像上孔状鼻骨孔、滋养孔容易辨认,也不会造成鉴别诊断问题。

我们认为,很重要的问题是观察病人的症状和体征,低密度线影毫无症状且无体征,一般不会是骨折,软组织肿胀与否亦十分重要。

第二节　鼻骨及周边骨性结构和缝隙

不少研究者指出,探讨鼻骨及其周边相关骨性结构和与之组成缝隙的影像学表现,对正确诊断鼻骨骨折有相当重要的意义。

一项研究对 20 名自愿者鼻骨采用标准双侧位 X 线摄影,沿中心线对准鼻根部射入。然后分别用 Siemens Somatom AR.Star 螺旋 CT 横轴位及冠状位扫描,层厚 2 mm。横轴位扫描以听眦线为基线至鼻尖骨性终末。冠状位采用靶区扫描技术,即利用定位相其基线与鼻骨前缘平行至鼻尖下部骨性终末。利用骨算法及 3D 重建,综合进行比较分析。

研究结果发现,20 名自愿者的 X 线片表现:鼻骨均呈尖刀状骨影其下有与之平行较直的数条纤细的条纹影,鼻额缝均不显示,鼻上颌缝显示不清。

横轴位 CT 表现:鼻根部呈"座机式电话手柄征",鼻骨体部呈"拱桥征",鼻尖部呈"刀尖征",鼻上颌缝显示良好,鼻骨间缝显示不清。

冠状位 CT 表现:鼻背部呈"鸭嘴征",鼻骨纵轴体部呈"三叉征",鼻尖部呈"刀尖征",鼻骨间缝及鼻额缝显示良好。但冠状位 CT 成像中的鼻骨小静脉孔和鼻睫神经血管沟纹形成深浅不一的低密度影,单独阅片有时很难与骨折区别。因此,如果单纯依靠冠状位 CT 对鼻骨骨折的诊断,可能会出现假阳性。

该项研究认为,熟悉和掌握成人正常鼻骨及其周边骨性结构和与之组成缝隙的影像学表现,采用平片 + 横轴位 CT(骨算法)+3D 重建,对正确诊断鼻骨骨折,减少漏诊和误诊有重要临床意义。

第九章　鼻与鼻腔

第一节　鼻部先天性畸形

鼻和鼻窦先天异常可单独发生，亦可为区域异常或系统异常表现之一。

先天性外鼻异常有外鼻缺失、鼻裂和鼻赘等，鼻窦缺失多伴颌面部其他畸形。

先天性后鼻孔闭锁相对常见，以右侧发生为多，双侧少见，闭锁可为膜性、骨性和混合性。膜性闭锁系胚胎时期颊鼻膜或颊咽膜未分裂所致，由颊鼻膜形成的闭锁位于后鼻孔前方，颊咽膜闭锁则位于后鼻孔边缘。骨性闭锁为犁骨、腭骨、蝶骨体或翼骨内板等过度增生引起。CT可以很好地显示闭锁的性质、部位和厚度，为临床治疗提供参考。

第二节　漏诊病例简介：鼻部神经鞘瘤

患者，男，21岁。发现鼻部无痛渐大性肿物8个月入院。

常规CT报告只描述了副鼻窦的情况，没有对病变部位进行描述。实际上，可见鼻部左侧皮下一稍低密度影，大小约10 mm×6 mm，CT值26 HU，边界欠清，周围骨质未见破坏、吸收。这是典型的漏诊。

手术所见：肿物为椭圆形，呈粉红色，表面包膜完整，质软，和周围组织无明显粘连。

病理检查：结节样肿物一块，大小1.6 cm×1.2 cm×0.5 cm，切面灰白，质中，包膜完整。常规病理诊断：初步诊断为神经鞘瘤，免疫组化检测结果支持神经鞘瘤诊断。

漏诊原因分析：书写诊断报告时，只看图像，没有看检查申请单和了解临床病史及查体情况。医院推行无纸化办公，门诊病人没有打印申请单，只有就诊指引单，单上看不到病人情况。部分临床医师申请单上不填写临床资料或套用模板，使影像诊断医师对部分临床病史不信任。影像诊断技师扫描检查时，未追问病史，了解患者检查的目的。影像学检查见图1-9-2-1。

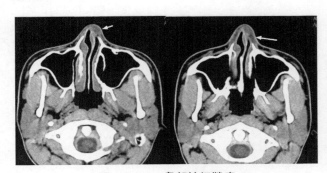

图1-2-9-1　鼻部神经鞘瘤

第三节　遗传性出血性毛细血管扩张症

遗传性出血性毛细血管扩张症是一种常染色体显性遗传性出血性疾病，临床少见。

遗传性出血性毛细血管扩张症诊断标准为反复自发性鼻出血，多个特征性部位的毛细血管扩张，内脏受累及阳性家族史。具备其中 3 项可确诊遗传性出血性毛细血管扩张症,具备 2 项为可疑,少于 2 项可以排除遗传性出血性毛细血管扩张症。

该病可累及患者全身各部位,尤其是皮肤、黏膜和内脏的小血管。临床表现为身体某一部位自发性反复出血,最常见的是鼻出血,多达 93% 的遗传性出血性毛细血管扩张症患者有鼻出血史或以鼻出血就诊。

遗传性出血性毛细血管扩张症伴发肺动静脉畸形约占 20%,累及肝脏约占 8%,累及胃肠道继而引起消化道出血也偶见报道。

反复的出血可造成患者贫血,各部位动静脉畸形(瘘)又可使循环系统负荷增加,甚至导致心力衰竭;肝脏受累还可导致肝硬化、肝性脑病、食管静脉曲张等;合并肺动静脉畸形患者大量肺动脉血未经肺泡氧合直接回流至体循环,从而造成紫绀、杵状指(趾)及继发性红细胞增多等;合并脑血管畸形者发生脑出血可危及生命。

遗传性出血性毛细血管扩张症目前尚无特殊的根治性治疗措施,只能对症及支持治疗,行动静脉瘘封堵、血管畸形介入栓塞是有效治疗手段。发生肝内和 / 或肺动静脉畸形者,一般预后欠佳。

第四节　鼻部高分化鳞状细胞癌

患者,男,44 岁。鼻腔创面渗出半年余。

病理检查:灰白色黏膜组织三块,最大者大小为 0.4 cm×0.3 cm×0.3 cm,最小者大小为 0.2 cm× 0.2 cm×

0.2 cm。病理诊断:"右鼻中隔内侧壁"被覆鳞状上皮呈重度不典型增生,局灶区癌变并见浸润性生长,符合高分化鳞状细胞癌诊断。影像学检查见图 1-2-9-2。

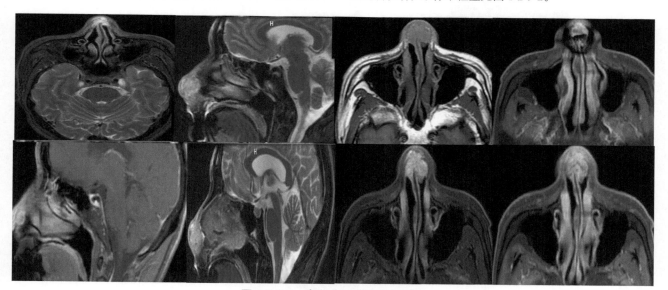

图 1-2-9-2　鼻部高分化鳞状细胞癌

第五节　鼻神经内分泌癌

患者,女,60 岁。

病理检查:左鼻腔肿物活检标本:灰褐色组织一堆,总体积 1.5 cm×1.5 cm×0.8 cm,切面灰褐,质软。常规病理诊断:左鼻腔肿物活检标本为恶性肿瘤,需做免疫组化及原位杂交进一步探讨肿瘤类型。

20 天后,手术后病理检查:左鼻腔肿物切除标本;送检冰冻标本及常规标本组织全取,肿瘤组织图像与前次送检病理一致,结合免疫组化检测结果,符合大细胞神经内分泌癌诊断。影像学检查见图 1-2-9-3。

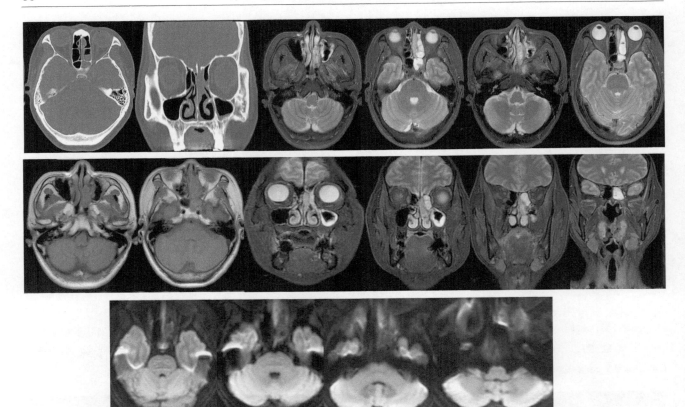

图 1-2-9-3　鼻神经内分泌癌

第十章　嗅觉功能障碍

第一节　嗅神经母细胞瘤

嗅神经母细胞瘤是起源于嗅觉黏膜的神经上皮细胞恶性肿瘤,由 Berger & Luc(1924)首先描述,约占鼻恶性肿瘤的 3%。据 2007 年肿瘤分类,嗅神经母细胞瘤、嗅神经上皮瘤、肾上腺和交感神经系统的神经母细胞瘤列为周围神经系统肿瘤,不再包括在中枢神经系统肿瘤分类中。

鼻腔嗅神经母细胞瘤来源于鼻腔黏膜胚胎感觉上皮细胞,临床上极少见的恶性肿瘤。自从 Berger(1924)首例报道以来,到 2003 年为止,全世界报道约 1000 例。

一、病理学

本病病理发生于胚胎期的嗅基板细胞,位于嗅区黏膜,外观淡红似鼻息肉,易出血,常侵犯上鼻甲、中鼻甲、上鼻道、中鼻道及鼻中隔上端,并可破坏额窦、筛窦、蝶窦、眼眶、上颌窦及鼻咽等处,晚期侵入前颅窝。

Cope 等(2001)回顾性分析了文献报道的儿童期肿瘤,认为出现遗传性视网膜母细胞瘤可能是一系列分化不良的鼻窦神经外胚层肿瘤的先兆,这可能与嗅神经母细胞瘤有关。

病变一般发生于鼻腔顶部、上壁、侧壁,病程进展较缓慢,呈局部侵袭性生长,可侵及筛窦、上颌窦、蝶窦和额窦,也可向眼眶、鼻咽部和颅内侵犯,13%~24% 可有淋巴结转移,约 1/5 的病例有远处转移,以肺、骨为多见。

二、临床表现

嗅神经母细胞瘤可发生于任何年龄,有 2 个发病高峰,分别是 11~20 岁和 51~60 岁,男女发病率基本相等,病程一般为 6 个月。一组资料与文献报道基本相符,高峰年龄为 50~60 岁(3/10),男性病例比女性多 1 例,平均病程 6.2 个月。值得注意的是该组有 2 例为 10 岁以下的儿童,有文献报道该肿瘤亦可与其他部位的神经母细胞瘤一样为先天性的。发病原因至今未明,有文献报道该病的发生与 EB 病毒并无多大联系。

嗅神经母细胞瘤发病部位与嗅黏膜分布区一致,较典型范围包括鼻腔及其所属的筛窦、前颅底、眼眶。虽是恶性,但大多生长缓慢,且最常见症状为鼻塞、鼻出血,早期往往不会引起患者重视,就诊时多已属中、晚期。一组 A 期无 1 例而 C 期占 7 例,即可说明这一点。

首发症状为鼻阻、鼻出血。当眶区受累会引起眼球突出、视力障碍,侵入颅内会有神经系统症状。

临床表现与肿块的位置及其血供相一致,由于肿瘤主体部位多在鼻腔内,同时易侵犯副鼻窦,并且相对的富血管,所以其临床体征初发时多表现为鼻塞、鼻出血。病变累及筛板可伴有嗅觉的丧失;眼眶受累往往会伴有眼眶区疼痛、前突及过度流泪;堵塞咽鼓管可伴有耳痛及中耳炎;额窦受累会出现额前区疼痛;肿块累及颅内可有视力障碍、呕吐等颅内高压症状;颈部淋巴结转移局部可触及肿块。

三、影像学研究

了解组织特征和原发部位能够把嗅神经母细胞瘤和其他常见的鼻腔鼻窦恶性肿瘤区别开来。嗅神经母细胞瘤的影像学评价主要依赖于 CT 和 MRI。嗅神经母细胞瘤的中心多位于上鼻腔及前组筛窦,偶尔可见中心位于中鼻甲、上颌窦和鼻咽等部位,这是由于嗅神经上皮异位于此所致,蝶窦也常常受累。除鼻腔和副鼻窦以外,眼眶是最常见的受侵部位,

CT 表现为鼻腔内软组织肿块影，容易破坏窦壁骨结构，侵入筛窦及上颌窦，到晚期可破坏眼眶内侧壁、筛板而侵入眶内以及颅内。

在颅外部分肿块密度均匀，多有明显均匀的强化，少见有液化坏死、出血钙化等表现，肿块多呈浸润性生长。在颅内部分肿块密度欠均匀，增强扫描多有明显不规则的强化。CT 检查能够为诊断肿瘤和局部侵犯，尤其是周围受侵犯的骨结构，提供最好的信息。在治疗后随访的患者中 CT 亦起重要作用。它能显示肿瘤残留、肿瘤复发，以及显示定位活检的可疑部位。

MRI 能评估肿瘤侵入周围软组织，如前颅窝、上颌骨后间隙的情况，能够很好地把肿瘤和周围组织以及液体区分开来。Pickuth 等（1999）回顾性分析了 22 例经组织学检查确诊了的嗅神经母细胞瘤患者的 CT 和 MRI，指出任何年龄的患者一旦影像学检查发现鼻腔上部团块呈膨胀性或破坏性生长，就应考虑嗅神经母细胞瘤的可能。

肿瘤 T_1WI 呈稍低信号或等低混合信号，T_2WI 信号不高，呈等信号或稍高信号，与镜下观察到的细胞胞质稀少相符。病灶信号不均者可见囊变、出血或坏死，病灶侵入脑组织时，肿瘤周围脑实质多有明显的水肿，侵入脑实质者囊变较多。一组病例有 8/10 例出现囊变，囊内信号与脑脊液信号相似。Som 等（1994）总结认为较大的嗅神经母细胞瘤周围出现囊性变，是区别嗅神经母细胞瘤与鼻腔内其他肿瘤较特异的征象。

肿瘤内血供多较丰富，注射钆喷替酸葡甲胺（Gd-DTPA）后实性病灶大多呈现明显强化，病理显示血管增生明显，呈祥网状甚至血管瘤样结构。MRI 在显示颅内病变和区分肿块与窦腔内潴留液或阻塞性炎症方面具有优势，表现为长 T_1 长 T_2 信号影，增强后无强化。

有研究者总结极少数病例原发于蝶窦、上颌窦、鼻咽部、蝶鞍、鞍旁及岩尖。Lin 等（2009）报道 1 例原发于鞍区的嗅神经母细胞瘤，并总结 10 例原发于筛板以外的嗅神经母细胞瘤，其中包括 6 例在鞍区，3 例在蝶窦，还有 1 例无临床详细记载。

一组病例有异位于蝶骨 - 鼻咽部和鞍区的嗅神经母细胞瘤各 1 例，术前难以诊断。病灶异位于左侧蝶骨 - 鼻咽部的患者 3 岁，男性，因左鼻腔反复鼻出血 5d 就诊，MRI 诊断为来自蝶骨的恶性肿瘤。另 1 例病灶异位于鞍区的患者 56 岁，女性，因鼻塞、鼻出血 1 年余就诊，并有多尿多饮症状。MRI 误诊为侵袭性垂体瘤。

分析 2 例患者均有鼻出血症状，应是富血供肿瘤所致，与 MRI 显示肿瘤明显强化相符。病灶异位于鞍区的患者，因病灶完全阻塞蝶窦而有鼻塞症状；病灶位于左侧蝶骨 - 鼻咽部的患儿，亦部分向上突入左侧蝶窦，但可能范围较小，故无明显鼻塞症状。病灶异位于鞍区患者还有多尿多饮症状，考虑应是破坏垂体柄所致，故也可合并内分泌症状，Josephs（2008）报道合并柯兴综合征的患者 1 例，并总结了其他文献共有 5 例类似报道。

以上 2 例异位嗅神经母细胞瘤的病例中心位置虽然都不是典型部位，但都突入蝶窦，考虑仍是嗅黏膜分布区，嗅黏膜分布虽然存在较大变异，但有研究研究发现 84.4% 的嗅束后端与蝶窦相邻、前中部与筛窦顶相邻。一般认为能明确定位是关键，鼻塞、鼻出血等症状也是重要辅助诊断条件。

四、冠状及矢状面扫描

MRI 尤其冠状及矢状面扫描，可清晰显示脑膜受侵范围、程度以及脑实质受累情况，为临床手术入路提供可靠信息。与 10 例手术者手术所见进行对照，4 例 MRI 显示未侵犯硬脑膜者，肉眼见硬脑膜光滑；6 例 MRI 显示侵犯硬脑膜者，肉眼见硬脑膜均受累，肿瘤呈浸润性生长侵入脑实质，在彻底切除肿瘤的同时，手术者均行颅底重建和硬脑膜修补。

该组研究还发现，CT 冠状位可较清晰显示骨质破坏及肿瘤向眶内侵犯的情况；而 MRI 增强扫描 T_1 加脂肪抑制序列可鉴别肿瘤与球后脂肪，使肿瘤边界更为清晰，从而为放疗野的设定提供更客观的依据。肿瘤向上破坏筛板可侵及前颅窝底，CT 显示筛板的骨质破坏优于 MRI；如果颅内已有明显肿物，CT 增强扫描也能较好显示病变情况，但对于仅有硬脑膜受侵的病例，CT 则不如 MRI 敏感，该组有 1 例病例术中发现硬脑膜受侵而 CT 未能提示。

除了眼眶和前颅窝外，肿瘤向后向下可侵及翼腭窝和颞下窝。翼腭窝有丰富的血管与淋巴引流通道，使颅面沟通，一旦翼腭窝受侵，肿瘤很容易进一步侵及中颅窝及海绵窦、鼻咽和软腭等部位，常提示预后不良。嗅神经母细胞瘤生长缓慢，常引起副鼻窦的阻塞性炎性改变，CT 可清晰显示窦壁骨质有无破坏，但很难鉴别窦腔内的肿瘤组织与炎性积液；而 MRI T_2WI 像及 T_2 加脂肪抑制序列炎性积液表现为明显高信号,与稍高信号的肿瘤组织很易区分,注射对比剂后肿瘤强化较明显而炎性积液无明显强化。

五、分期

嗅神经母细胞瘤的分期最早是由 Kadish 等(1976)提出的。根据肿瘤的侵犯范围分为 A、B、C期:A 期是指肿瘤局限于鼻腔;B 期指肿瘤侵及鼻窦;C 期指肿瘤超出鼻腔和鼻窦范围且侵及眼眶、颅内,并/或有颈部及远处器官转移。

肿瘤中心大多位于鼻腔中后部,形态较规则的呈圆形或椭圆形,边界清楚,反映其恶性度较低;C 期病例大多形态不规则,边界不清,反映其恶性度较高,局部侵袭性强。一组 10 例中,MRI 显示 C 期中有 6 例均破坏筛骨并突破颅底而累及脑实质,考虑因为嗅神经经筛孔入颅,向上终止于嗅球的前端,故病灶到晚期多延续侵入前颅窝底,手术所见该组 6 例硬脑膜和脑组织均有不同程度受累,其中累及右侧额叶 4 例,左侧额叶 1 例,双侧额叶 1 例。分析该 6 例肿瘤,中心位于哪侧鼻腔则累及同侧额叶,很难跨过大脑镰向对侧侵犯。1 例肿瘤中心位于双侧鼻腔的则累及双侧额叶,该组认为这可能与肿瘤起源于单侧或双侧嗅束有关,但该组样本尚少,需进一步积累病例证实。

Tamase 等(2004)认为肿瘤的不同分期能够预测肿瘤的治愈率,因此 MRI 对于术前肿瘤的分期起到尤为重要的意义。通过 MRI 定位,该组肿瘤均分布于 B 期及 C 期,与手术及病理所见基本一致。手术所见肿瘤位置分布与 MRI 显示的一致,手术所见肿瘤中心多位于鼻腔中后部,呈息肉状、宽基底生长在筛窦内,其组织形态表现为软硬不等,颜色表现为从红色到灰色不等,这主要与肿瘤的血供相关联。

术后病理显示 MRI 定为 B 期的肿瘤具有较明显的巢状或小叶状结构,肿瘤细胞间可见数量不一的嗜酸性神经纤维组织,核分裂象较少见,提示其分化较好;MRI 定为 C 期的肿瘤中大多数则小叶状结构不明显,肿瘤细胞多呈弥漫分布,可见肿瘤性不规则坏死,核分裂象多见,细胞异型较明显,提示其分化较差。

嗅神经母细胞瘤的分期与预后有密切关系。根据 Kadish 分期法,A 期治疗后的 3 年存活率为 89%~100%;B 期治疗后的 3 年存活率为 80%~83%;C 期 3 年存活率为 40%~53%。一组中随访的 3 例患者,至今为止,存活期分别为 9 年,6 年和 2 年。

虽然 1 例为 C 期,但可能是由于肿瘤生长缓慢,因而术后病人仍未见明显复发。

六、鉴别诊断

嗅神经母细胞瘤应与发生于鼻腔鼻窦的黏液囊肿、良性肿瘤(青年型纤维血管瘤、鼻息肉)、癌(如鳞癌、腺样囊性癌等)、颅前窝及蝶鞍区肿瘤(脑膜瘤)相鉴别。

1)鼻窦黏液囊肿:是由鼻窦口堵塞而引起的黏液潴留所致,受累的窦腔呈气球样扩大,可突入眼眶或鼻腔内,病变密度较低,如合并感染密度可较高,其表现为膨胀性生长、窦壁骨结构受压变薄而不是浸润性骨破坏、CT 值偏低,增强不强化可资鉴别。

2)鼻腔、鼻窦的鼻息肉、血管纤维瘤等良性肿瘤:青年型纤维血管瘤多见于青年男性,好发于翼腭窝、颞下窝、鼻咽以及上颌窦等部位,T_2 呈不均匀高信号,内可见血管流空信号,强化非常明显。

3)内翻性乳头状瘤:主体部分位于中鼻道内,最先侵犯上颌窦,很少累及眼眶,而且病灶内常有钙化。

4)其他鼻腔鼻窦的恶性肿瘤:鳞癌是鼻腔及副鼻窦常见的恶性肿瘤,上颌窦最常见,其次为鼻腔和筛窦。患者年龄一般 >50 岁,长期应用鼻腔气雾剂以及接触含镍、铬涂料易导致此病,肿瘤内极少发生钙化;腺样囊性癌多起自腭部,其次为上颌窦和筛窦,肿瘤常沿神经向周围扩展;在 CT 影像上难于鉴别,主要靠病理确诊,如鼻腔肿块侵及鼻窦、眼眶及颅内伴有骨质破坏可提示嗅神经母细胞瘤的诊断。

5)颅前窝及蝶鞍区肿瘤:嗅神经母细胞瘤病变中心在颅外,而颅内肿瘤病变主要在颅内且极少破坏颅底侵至鼻腔、鼻窦。嗅神经母细胞瘤在颅内部分呈高密度或等密度实性肿块,周围少有水肿,主要与脑膜瘤相鉴别,后者少有骨质破坏,相反呈骨反应性增生,肿块较少延及颅外可加以鉴别。蝶鞍区肿瘤与之难于鉴别,关键在于肿块中心在鼻腔、鼻窦内可助鉴别。嗅沟脑膜瘤患者以中年女性多见,肿瘤呈圆形或卵圆形,中心位于前颅窝底,以广基与前颅底相连,边界清晰,注射造影剂后呈均匀明显强化,邻近骨质常有反应性增生。前颅窝恶性脑膜瘤,通常强化均匀而且明显,但累及鼻腔少见,嗅神经母细胞瘤 MRI 大都显示瘤体信号不均匀,强化也不均匀。

6)鼻腔淋巴瘤:鼻腔淋巴瘤多发生于鼻腔前

部,相邻鼻背侧皮肤肿胀,皮下脂肪消失,骨结构的破坏或变形少见。

7)鼻咽癌:鼻咽癌也常累及颅底,但一般位置较偏后,常引起斜坡骨质破坏,且可见鼻咽后顶壁黏膜线不连续,以 MRI 显示较为清楚,嗅神经母细胞瘤沿嗅神经走行生长,引起前颅窝底骨质破坏,位置偏前,且鼻咽后顶壁黏膜常较完整。

总之, MRI 对于嗅神经母细胞瘤的定位、定性、分期、治疗方案的制定及预后具有重要价值。位于鼻腔中后部,破坏筛骨并突破颅底而累及脑实质的肿块,增强后中度至明显不均匀强化,症状中有鼻塞、鼻出血者应高度怀疑嗅神经母细胞瘤,同时,还应注意异位嗅黏膜分布区的肿瘤发生。

第二节　嗅神经及嗅神经母细胞瘤

详见本书　颅脑与脊髓卷　第十一篇　第九　　章　第三节　嗅神经及嗅神经母细胞瘤。

第十一章　关于鼻窦

第一节　鼻窦窦组织细胞增生症

窦组织细胞增生症,由 Rosai & Dorfman(1969)首次报道,故又称为 Rosai-Dorfman 病(RDD)。该病主要发生于淋巴结,并常累及多系统,亦可单独发生于淋巴结外。原发鼻窦者少见。

一、病理学

本病病因尚不清楚。免疫学和细胞因子研究表明窦组织细胞增生症的组织细胞可能来源于被激活的巨噬细胞,由于血液淋巴系统免疫活动异常作出过度反应;有研究者曾提出与 EB 病毒、Klebsiella Sp 及人疱疹病毒 6(HHV-6)有关,在有些病例中也发现有 EB 病毒和人疱疹病毒 6 的过度表达,但病毒与窦组织细胞增生症的关系未被证实。

窦组织细胞增生症病理学上表现为不同形态的组织细胞,由大量成熟的浆细胞和淋巴细胞组成"明暗"相间的组织学特征;该类组织细胞体积巨大,胞质极其丰富,内有吞噬的淋巴细胞,并有胶原纤维或网织纤维增生;免疫学检查组织细胞 S-100 蛋白阳性,单核巨噬细胞标记 CD3、CD11c、CD14、CD33、CD68 也呈阳性,为一种巨噬细胞和交指状齿突细胞的杂交表现,电镜下无 Birbeck 颗粒,且 CD1a 阴性,故非朗格汉斯细胞。

二、临床表现

典型的窦组织细胞增生症好发于儿童和年轻人,临床上多数以无痛性淋巴结肿大为首发症状,90% 的患者首先累及颈部淋巴结,腋前线、主动脉周围、纵隔、腹股沟淋巴结也常累及。患者还可有一些非特异性的临床表现,如不明原因发热咽炎等,提示窦组织细胞增生症。25%~40% 病例累及结外,其中部分甚至可能在疾病发生过程中不伴有淋巴结

病。淋巴结外(87%)窦组织细胞增生症最常累及的部位是皮肤及软组织(16%),结外窦组织细胞增生症例报道还可累及中枢神经系统、肾脏等,仅发生于鼻窦者极为少见。

三、影像学研究

本病窦壁骨质有吸收、连续性中断,且侵袭性侵犯眶内,有一定恶性征象,但 CT 扫描、MRI 扫描 T_1WI 均呈较均匀软组织影像,且骨质亦有明显增生、硬化是良性病变征象。因此肿瘤呈现良、恶性交界性影像学表现。

同时病灶组织内部自由水含量较少,故 MRI 扫描 T_2WI 呈现特征性的等信号、略短 T_2 信号,对病变鉴别诊断有一定意义。

四、鉴别诊断

发生于单侧上颌窦者应与上颌窦原发癌、黑色素瘤等恶性病变,鼻窦炎、内翻乳头状瘤及息肉等良性病变等疾病鉴别。

1）上颌窦恶性癌:好发于中老年人,影像学表现为不规则软组织肿块呈浸润生长,易引起广泛骨质破坏,可有坏死、囊变、钙化等,故 CT 扫描密度不均匀,MRI 扫描多呈混杂异常信号。

2）恶性黑色素瘤:因其黑色素成分呈顺磁性,MRI 呈典型的短 T_1 短 T_2 信号影。

3）鼻窦良性病变:炎症本身多表现为均质软组织肿块,MRI 呈长 T_2 信号影为主,急性炎症可引起轻度骨质吸收改变,慢性炎症病程较长,骨质呈增生硬化表现。

4）内翻乳头状瘤及较大息肉:病灶中心位于鼻腔,生长较大者累及上颌窦多会引起窦口开放、骨质

呈膨胀受压性改变。

此外,本病还需与炎性假瘤、淋巴瘤、朗格汉斯细胞组织细胞增生症、恶性肉芽肿等少见病变鉴别,此类病变应结合临床、影像、病理及免疫组化检查等。

第二节　鼻窦结构及发育变异

临床上根据功能性内镜鼻窦外科手术需要将鼻窦结构简单分为 A、B、C 3 个区。A 区位于中鼻甲附着处的前端与筛泡后的中鼻甲基板之间,包括前筛区和中筛区;B 区位于中鼻甲基板与蝶窦前壁之间,是后筛区;C 区为蝶窦区。其中 A 区和 C 区解剖结构最为复杂,术中引起的并发症也最严重。

前筛区和中筛区。鼻丘气房:位于鼻腔外侧壁,中鼻甲前端外上方,开口于筛漏斗,是前组筛窦的一部分,气化程度的个体差异很大。鼻丘气房前方为上颌骨额突,后方为筛漏斗,上方为额隐窝和额窦底,内下方为钩突,外侧为泪骨的前外侧、鼻骨及最前筛房的纸样板。

当鼻丘气房明显增大或广泛气化至上颌骨额突或泪骨时,可挤压泪骨和中鼻甲颈部,引起额隐窝狭窄。另外,鼻丘气房与泪囊关系密切,其间仅有薄弱的泪骨分隔,因此当泪骨有裂口,炎症易扩散进入泪囊。鼻丘气房在冠状位上易于显示,各家对其出现率报道不一,主要原因在于标准不同。Zinreich 等(1988)提出的标准为:位于额窦下方,上至额隐窝,下侧方达泪囊窝,前侧方为鼻骨。

额隐窝:位于中鼻甲最前端附着处之下,可直接开口于中鼻道或向后与侧窦广泛交通。额隐窝内界为中鼻甲,外界为纸样板,顶为筛顶,后界为筛前动脉。

额窦可经鼻额管开口于额隐窝。在术后发生持续性或复发性额窦炎时,尤其是当鼻丘气房清除不干净时,额隐窝起了重要作用,因此在功能性内镜鼻窦外科术中要注意额隐窝病变清除得是否干净。Klevansky(1999)的研究表明,矢状位重建有助于额隐窝的显示,而 Meloni 等(1997)、Hilger 等(1999)认为斜矢状位显示得最好。

窦口鼻道复合体:后筛区:即后组筛房,位置较深,前界为中鼻甲基板,后界变异较大,与颅底、眼眶、视神经、颈内动脉及蝶窦关系密切。后组筛房因其后界位置不同可分别形成眶上气房、筛上颌窦、蝶上筛房以及 Onodi 气房等。

Onodi 气房:是由后组筛房向蝶窦外、上方延伸而成,和蝶窦共壁,紧邻视神经管。Onodi 气房与视神经管之间仅有一菲薄骨性间隔,骨板上有时有裂口,当视神经管在其外侧壁形成突起时则称为视结节。

Onodi 气房因易与蝶窦混淆而致术中视神经的损伤,成为颅内损伤的第 2 个危险区。Meyers 等(1998)将其列为术中可能导致前颅底或眼眶损伤的六大变异之一。关于 Onodi 气房的发生率文献报道不一,在 3%~14% 之间。但 Driben 等(1998)对一组标本的研究表明,CT 扫描对 Onodi 气房的检出率不高。CT 检出 7%,而标本有 39%,因而 Onodi 气房的发生率比以前认识的要高得多。横断面或斜位 CT 有助于提高 Onodi 气房的检出率。通常认为 Onodi 气房在横断面上显示较好,但有作者认为沿视神经走行的斜位是其显示最好的位置。

蝶窦区:蝶窦位于蝶骨体内,居于鼻腔最后上方,开口位于前壁上方近鼻中隔处,引流入蝶筛隐窝。蝶窦在横断面和冠状位上均可清楚显示。

蝶窦气化个体差异很大。Koichi 等(2000)研究表明,蝶窦气化可一直持续到 30 岁左右,平均最大容积约 8.2 ± 0.5 cm^3,然后开始缩小,到 70 岁左右容积约为最大时的 71%。

蝶窦上壁为中颅窝底的一部分,上有蝶鞍,承托垂体,前有视交叉,视神经孔位于上壁和外壁交界处。矢状位可以很好显示蝶窦与鞍底的关系。下壁为后鼻孔上缘和鼻咽顶。后壁为枕骨斜坡。内壁为蝶窦间隔。外壁亦为中颅窝底的一部分,与颈内动脉、海绵窦、视神经管、Onodi 气房以及第 Ⅲ ~ Ⅵ 脑神经相毗邻。蝶窦的气化类型与视神经管和颈内动脉关系密切,气化越好,视神经和颈内动脉向蝶窦腔内的隆起率越高,隆起越明显,但隆起率各家报道不太一致。

Delano 等(1996)提出视神经管与蝶窦 100% 相邻,其中 3% 同时与后组筛窦相邻。他将视神经管与后组鼻窦关系分为 4 型:与蝶窦相邻,但未凸入蝶窦壁（76%）；与蝶窦相邻，凸入蝶窦壁（15%）；穿过蝶窦（6%）；同时与蝶窦及后筛窦（Onodi气房）相邻（3%）。

文献报道蝶窦外侧壁上视神经隆起率为13%~31.5%，而颈内动脉的隆起率为12%~26.1%。蝶窦与视神经及颈内动脉的关系在横断面上评价较好。

其他一些发育变异，如前床突气化及翼窝气化均有报道，但发生率不一，Sirikci等（2000）研究表明，翼窝气化与视神经管隆起有统计学相关性，而前床突气化与颈内动脉的隆起无统计学相关性。

综上所述，只有在功能性内镜鼻窦外科术前的CT检查中明确上述解剖结构及变异的位置，才能确保手术的安全性，减少术中或术后并发症的发生，提高手术效率。

第十二章　上颌窦和上颌骨

第一节　上颌窦的假性病变

在 X 线检查的瓦氏位片上，偶可见齿槽上后沟呈现于上颌窦的外下壁上，为一透光线影，十分类似窦外侧壁骨折，实为假性骨折。鼻翼重叠于上颌窦腔内下分佯似息肉影，这在临床是司空见惯。侧位照片上，鼻甲与下颌骨冠状突同时重叠投影于上颌窦上，颇似上颌窦腔内肿瘤。在仰卧侧位片上，下颌骨喙突投影于上颌窦后方，喙突前缘的轮廓可伪似上颌窦内的气液面。

第二节　上颌骨假肿瘤性纤维性发育不良

Vanel 等（1980）报告 4 例上颌骨假肿瘤性纤维性发育不良，临床表现皆以进展迅速为其特征，X 线照片显示上颌窦窦腔混浊，骨壁破坏与结构模糊。确诊困难时可行组织学检查，该组中有 2 例最初组织学解释为成骨肉瘤，以后方确诊为本病。

因为 CT 扫描密度分辨力高于 X 线照片约 10~100 倍，在常规 X 线检查提示上颌窦有破坏时，CT 图像可清楚显示完整的纤维壁，以及上颌窦黏膜增厚，故诊断有疑惑时可行 CT 检查。

第三节　右上颌窦侵袭性纤维瘤病

患者，女，55 岁。

病理检查：灰白色碎组织一堆，总体积 1.5 cm × 1 cm × 0.3 cm。病理诊断：右上颌窦纤维组织增生，伴淋巴样细胞浸润。大部分区域显著胶原化伴玻璃样变性。注：送检组织破碎，难以判断其整体结构，不排除纤维性肿瘤或瘤样病变。

免疫组化检测结果：梭形细胞：阳性：CK-P(＋)，Vimentin (＋＋＋)，Catenin-β(＋＋＋)，SMA(＋)，CD99(＋＋)，Ki67(＋,局部 10%)；阴性：Calponin, DOG1, Nestin, ALK, S-100, H-caldes-mon,CD117。炎细胞：CD45(＋)，CD68(＋)，CD138(＋)。

免疫组化诊断：右上颌窦纤维组织增生，伴慢性炎细胞浸润。大部分区域显著胶原化伴玻璃样变性。结合免疫组化和会诊意见，考虑为韧带样纤维瘤（侵袭性纤维瘤病）或炎症性肌成纤维细胞瘤。注：此两种肿瘤均为纤维性中间性肿瘤，即具有低度恶性或恶性潜能，边界不清，呈侵袭性生长，切除不净易于复发。（附图中 1-2-12-1 的胸、腰椎图像为另外 2 例病理证实的侵袭性纤维瘤病）。

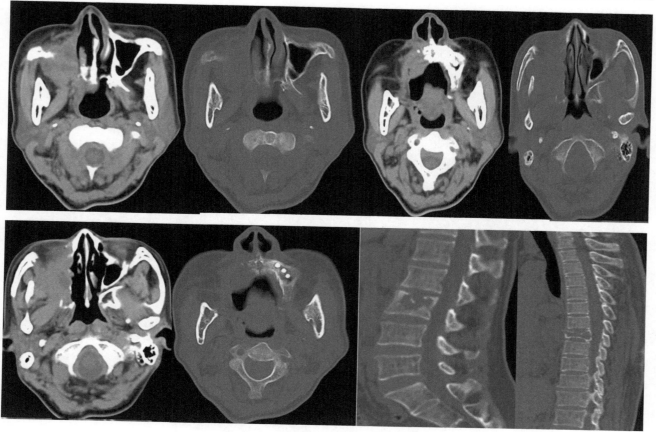

图 1-2-12-1　右上颌窦侵袭性纤维瘤病

第四节　酷似霉菌病的双侧上颌窦结核

上颌窦结核十分少见,影像表现为钙化而无窦壁破坏,酷似霉菌病的双侧上颌窦结核更为少见。有研究者报道 4 795 例耳鼻咽喉科瘤样病变及特异性感染的病理分类,仅 1 例上颌窦结核。近来报道鼻窦结核发病率有上升趋势,究其原因可能与肺结核发病率增高有关。

鼻窦结核有原发性和继发性 2 种,该例曾患开放性肺结核,因此考虑为继发感染。无论原发性或继发性鼻部结核,机体免疫力下降及局部损伤是致病的关键。

鼻窦结核表现多样,其临床症状和体征缺乏特异性,常见症状是患侧面部疼痛,该例以鼻塞、流涕为主要症状,伴有涕中带血。

影像检查是发现病变的主要手段,文献报道上颌窦结核除窦腔内软组织密度阴影外,多有窦壁骨质破坏,其临床表现及影像检查与肿瘤很难鉴别。

该例冠状面 CT 扫描显示双侧上颌窦内软组织阴影,伴中央团状高密度类似钙化阴影,而上颌窦骨壁完整,其他窦腔无异常,易误诊为霉菌病。尽管后者以单一窦腔受累多见,可有窦壁局限性骨质增生与破坏并存,上颌窦霉菌病的钙化形态常表现为点状或条状,与该例所见不同。

第五节　上颌腺样囊性癌

患者,女,52 岁。

病理检查:灰白色碎组织一堆,总体积 0.4 cm×

0.3 cm×0.1 cm。病理诊断:右上颌肿物穿刺活检标本:唾液腺来源的肿瘤,待免疫组化进一步分型诊断。免疫组化检测结果:阳性:P63,EMA,SMA,Actin,CK(P),Calponin,Colla-

gen,PAS,AB,Ki-67(+,约5%);阴性:Desmin,CK7,S-100。免疫组化诊断:右上颌肿物穿刺活检标本:腺样囊性癌。(影像学检查见图1-2-12-2)

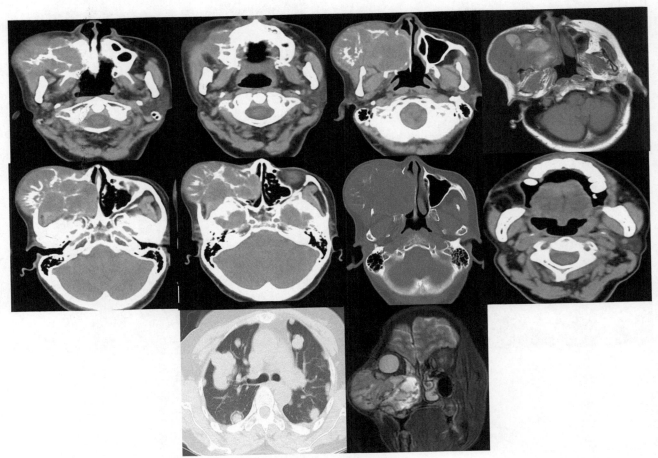

图 1-2-12-2　上颌腺样囊性癌

第六节　左上颌窦腺样囊性癌(T3M0N0)

患者,女,73岁。左鼻塞、左面部麻木感8个月入院。

病理检查:左鼻腔及左上颌窦肿物活检标本:灰白灰红色组织一堆,总体积1.6 cm×1.0 cm×0.3 cm。病理诊断:左

鼻腔及左上颌窦肿物活检标本:腺样囊性癌。

出院诊断:左上颌窦腺样囊性癌(T3M0N0)。贫血。(影像学检查见图1-2-12-3)

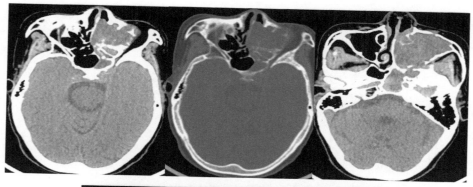

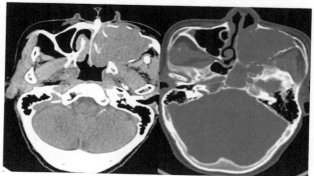

图 1-2-12-3　左上颌窦腺样囊性癌

第十三章　筛窦

第一节　成人筛窦胚胎性横纹肌肉瘤引起突眼

横纹肌肉瘤是来源于不同分化阶段的横纹肌母细胞的恶性肿瘤，常发生于无横纹肌的器官或组织，其原因可能是多能原始间叶组织化生为横纹肌细胞或胚胎早期横纹肌母细胞异位到伴有畸形的异常部位。横纹肌肉瘤可发生于任何部位，最常见于头颈部，其次为泌尿生殖系统、四肢、腹膜后和躯干。

鼻窦横纹肌肉瘤按其形态学特点可分为 4 型：胚胎型、葡萄簇型、腺泡型及多形型。WHO（2007）将横纹肌肉瘤分为 4 型：胚胎型、腺泡型、梭形细胞型及多形型。

不同病理类型与发病年龄、部位之间有一定关系。胚胎型是鼻窦横纹肌肉瘤中最常见的类型，绝大多数发生于 3~12 岁儿童，占鼻窦横纹肌肉瘤的 50%~60%，很少发生于成人。本例发生在成人筛窦的胚胎型横纹肌肉瘤实属少见。

一、临床表现

鼻窦横纹肌肉瘤早期症状不明显，主要表现为鼻间断性出血及鼻塞。有文献报道本病早期易发生颌下及颈部淋巴结转移。一例发生在筛窦，因眶内壁纸板薄，肿瘤突破进入眶内，表现为突眼而误诊为眶内占位病变。

二、影像学研究

肿瘤易通过相互交通的鼻窦腔隙侵犯同侧鼻窦、鼻腔及鼻咽部，也易侵犯邻近结构如眼眶、翼腭窝、颞下窝及颅底等。一例明显侵犯右侧眼眶、上颌窦及鼻腔。

肿瘤边界一般模糊，有文献报道称肿瘤内部可夹杂脂肪、气体，也易发生囊变、出血而密度往往不均匀；有时肿块内可见大块骨质，与肿瘤生长过快有关。增强时肿块呈明显不均匀强化。肿瘤沿骨骼呈侵蚀性骨质破坏，由于鼻窦构成骨质较薄，易突破分隔侵犯邻近骨质结构。CT 对组织密度分辨力高，能较好地显示病灶的骨质破坏情况，能区分溶骨性或膨胀性骨质破坏。MRI 对软组织分辨力较高，能较好显示肿瘤周围结构的侵犯。

三、鉴别诊断

息肉：CT 表现为低密度的无强化软组织密度影，无明显骨质破坏改变；内翻型乳头状瘤：好发于鼻腔外侧壁、中鼻甲或鼻窦，肿瘤内可见钙化；淋巴瘤：鼻腔鼻窦原发淋巴瘤少见，病灶累及范围广，但骨质破坏程度轻；鼻窦癌：表现为鼻窦软组织肿块，好发于中老年患者，病程进展快，临床症状重，以鳞癌为多，上颌窦癌最常见。

鼻窦良性病变进展较慢，对周围结构以推压改变为主，骨质破坏相对较轻，破坏区边缘清晰，邻近骨质可有硬化，与横纹肌肉瘤主要以破坏为主较易鉴别。以溶骨性、浸润性骨质破坏为主并浸润周围软组织为主要影像学表现的其他鼻窦恶性肿瘤与横纹肌肉瘤鉴别有一定困难，确诊需依赖病理检查。

第二节　误诊病例简介：筛骨骨巨细胞瘤

骨巨细胞瘤是一种常见的起源于骨髓结缔组织　　内间充质细胞的肿瘤，因含有大量多核巨细胞而得名。骨巨细胞瘤于20~40岁女性患者多见。好发于长管状骨骨端，最常发生部位为股骨远端、胫骨近端，其次为桡骨远端、肱骨近端等，也可发生于手足骨、椎体、肋骨等。而发生于副鼻窦诸骨，尤其是筛骨者罕见。

此患者为21岁女性，符合骨巨细胞瘤好发年龄及性别，提示筛骨骨巨细胞瘤流行病学特点与常见部位骨巨细胞瘤一致。

影像学检查示肿块邻近骨质结构破坏，右侧眶尖及额底受压；术中见肿瘤无明显包膜，向鼻腔膨胀生长，与骨巨细胞瘤呈膨胀性生长，多为溶骨性病变情况相符。患者以右眼视力逐渐下降为主诉，眼科检查未见明显异常，结合影像学表现考虑为肿瘤压迫眶尖所致。

MRI上骨巨细胞瘤常以等 T_1 等 T_2 信号为主，出血、液化、坏死常见，少有周围软组织肿块；可有病变内部多房状结构，周围可见低信号环的特征性表现。少数情况下，病变内可见液-液平面，有文献考虑此为合并了动脉瘤样骨囊肿。

该例筛骨骨巨细胞瘤的MRI表现与常见部位骨巨细胞瘤在一定程度上相符。该例肿块内部分小囊出现液-液平面，上部呈短 T_1 长 T_2 信号，下部呈等信号，结合术中所见考虑分别为血液、坏死碎屑、胶原纤维等。

鉴别诊断：该例筛骨骨巨细胞瘤需与巨细胞修复性肉芽肿、鼻腔淋巴瘤等鉴别。

1）巨细胞修复性肉芽肿：常发生于颌骨，多数有外伤感染史，局部有压痛。影像学表现为膨胀性骨质破坏，但少有分隔，可伴瘤内出血及骨化，可有软组织肿块影，增强扫描可见强化。

2）鼻腔淋巴瘤：好发于中年男性，相邻骨质破坏少见，可向周围侵犯，T_1WI 肿块呈等低信号，T_2WI 呈均匀高信号，少见钙化、坏死、囊变。

由于发生于筛骨的骨巨细胞瘤极罕见，有关报道较少，导致对其认知不足。因此，当遇到发生于罕见部位、但具有典型骨巨细胞瘤影像学表现的病变应考虑到骨巨细胞瘤的可能。同时患者以视力下降为主诉入院，提示筛骨骨巨细胞瘤可以眼部症状为首发症状，临床医师应注意完善影像学检查以找出原发病变。影像学诊断以CT和MRI相结合为首选，CT可清楚显示周围骨质破坏程度，MRI可准确定位、明确周围组织侵犯程度并帮助进行定性诊断。

第三节　筛窦内创伤性假性动脉瘤

伴有大量鼻出血的创伤性假性动脉瘤一般多见于颈内动脉颅内段，瘤体亦多位于海绵窦或蝶窦，而发生于眼动脉分支的筛前动脉创伤性假性动脉瘤则相对少见，以往诊断主要依靠DSA检查，但早期行DSA检查可能无异常发现。

筛前动脉均起自眼动脉第3段，于上斜肌与内直肌之间穿出，60.4%的筛前动脉紧贴眶内侧壁前行，经筛前孔入筛窦。

头面部外伤时可致眼眶内侧壁纸样板骨折，骨碎片导致筛前动脉全层受损，局部血肿机化包裹，随着血流的不断冲击逐渐扩大而突入筛窦内。

创伤性假性动脉瘤容易破裂，患者易出现大量鼻出血，甚至低血压性休克而至死亡。

需要考虑的是，创伤性假性动脉瘤是直接继发于颅面部外伤后，还是以前就存在的动脉瘤在外伤后破裂。

有研究者报告一例外伤后两天第一次CT平扫仅表现为右侧前组筛窦密度增高，邻近外直肌未见明显压迫。而2个月后CT扫描显示右侧前组筛窦明显扩大，增强后与血管同步强化，充分说明动脉瘤是直接继发于颅面部外伤后的创伤性假性动脉瘤。

创伤性假性动脉瘤的形成需要一段时间，Aarabi（1995）认为最短时间为3周，该例表现支持这一结论。由于早期行MSCT三维重建或DSA检查可能无异常发现，因此后续检查应选择合适的时机。

临床上应采用CT进行定期随访观察，如果病灶增大，增强后与动脉同步强化，应警惕假性动脉瘤的存在，此时再行MSCT三维重建或DSA检查。诊断一旦明确，根据影像学检查所见判断瘤体的大小和比例及其与载瘤动脉关系，在同时全面了解假性动脉瘤与周围组织的关系后选择合适的手术方式。

第四节　误诊病例简介：筛窦骨瘤

鼻窦骨瘤的发病率约为 0.01%~0.43%；男、女比例约 1.5~3：1；可发生于任何年龄，高发年龄段 20~50 岁。鼻窦骨瘤多发生于额窦，其次是筛窦、上颌窦、蝶窦。

筛窦骨瘤最常见的症状是头痛、面部疼痛，也可以侵犯筛窦周围的组织，发生眶内并发症和 / 或颅内并发症。一例患者的溢泪症状就属于眶内并发症的一种。CT 平扫示筛窦骨瘤多表现为均匀、致密的高密度影，界限清晰。MRI 平扫表现为 T_1、T_2 均低信号、界限清晰的肿块。但这些表现并非筛窦骨瘤所特有。脑膜瘤也可发生在筛窦，也可以发生钙化。该例患者由于有脑膜瘤病史而误诊为脑膜瘤。脑膜瘤也可出现钙化，但钙化出现较罕见，多为斑片状或沙砾样钙化。

鉴别诊断：筛窦骨瘤还应与真菌球、纤维结构不良和骨化纤维瘤鉴别。

1）真菌球：由于真菌球内含有的主要成分是锌、铜、铁、镁、钙的磷酸盐，其中以磷酸钙为主和少量硫酸钙，因此半数以上病变可见高密度的点状、斑片状钙化影。

2）纤维结构不良：纤维结构不良在 CT 上，受累骨呈"磨砂玻璃样"典型改变，其病理基础是梭形的纤维组织和发育不良的网状骨小梁构成，而骨瘤则是成熟的骨小梁。

3）骨化性纤维瘤：骨化性纤维瘤好发于颌面骨，以下颌较为多见，但也有文献报道发生在筛窦的骨化性纤维瘤。CT 表现为骨皮质内囊状破坏，边缘硬化，无骨膜反应，其病理基础为不规则的骨小梁杂乱分布于纤维基质中，并构成网状骨的中心。

第五节　诊断陷阱：眼眶内侧壁局部缺失

不少学者注意到，在 CT 横断图像上，一些病例眼眶内侧壁缺失，由于筛窦壁薄，眼眶内容物可凸入筛窦，一般无临床意义。此时，密切结合患者的临床表现十分重要。

第十四章　蝶窦

第一节　蝶窦内异位垂体腺瘤

详见本书颅脑与脊髓卷　第十三篇　第一　章　第五节　蝶窦内异位垂体腺瘤。

第二节　误诊病例简介:蝶窦异位侵袭性垂体瘤

异位垂体腺瘤是发生在蝶鞍内以外的垂体瘤,临床上极为少见,好发部位为蝶窦、鞍上、鼻腔等处。

一例蝶窦异位侵袭性垂体瘤,临床主要表现为头痛、神经压迫症状,生长激素水平增高。影像表现主要有:肿瘤主体部分位于蝶窦内,未突破蝶鞍,形态不规则;CT 平扫肿瘤呈稍低密度软组织影,局部骨质破坏;T_1WI 及 T_2WI 均呈混杂信号,出血、坏死囊变为其信号特征;增强扫描肿瘤呈明显不均匀强化,肿瘤侵犯海绵窦。

鉴别诊断:发生在蝶窦的异位侵袭性垂体瘤主要需与蝶窦癌、颅底脊索瘤、侵袭性脑膜瘤等鉴别。蝶窦癌发病率极低(占全身恶性肿瘤的 0.1% 以下),且增强后肿瘤中度或明显均匀强化。颅底脊索瘤:CT 平扫主要表现为斜坡区不均匀混杂密度肿块影,均可见不同程度骨质破坏,并可有钙化;MRI T_1WI 呈不均匀低、等、高混杂信号, T_2WI 呈不均匀高信号;增强扫描,病变呈轻至中度强化,强化多不均匀,以“蜂窝样”、“颗粒样”强化为主。

侵袭性脑膜瘤:在侵袭性脑膜瘤中, T_1WI 及 T_2WI 呈等信号,增强后明显强化,并且可见脑膜尾征,肿瘤邻近骨质以增生、硬化居多,边界常较清晰,CT 可予以鉴别。

蝶窦异位侵袭性垂体瘤发病率低,影像诊断较困难,确诊依靠术中观察及病理检查。

第三节　误诊病例简介:蝶筛隐窝神经鞘瘤

蝶筛隐窝位于上鼻甲上方及后方,为由后组筛窦壁与蝶窦壁形成的不规则狭窄间隙,是后组筛窦与蝶窦的开口。

神经鞘瘤是一种良性神经源性肿瘤,少数可恶变,病因不明,好发于头颈部,发生在鼻部者少见。肿瘤多起源于三叉神经眼支和上颌支的施石细胞,常累及鼻腔、上颌窦和筛窦,累及鼻咽部者罕见。其特点是离心性生长,神经束不进入肿瘤内部,故临床少有神经症状。一例起源于蝶筛隐窝,向下、向后生长累及鼻咽部,无神经症状。

CT 表现为软组织肿块,一般呈类圆形,密度较均匀,有囊变者可呈中低混杂密度,可有钙化,边缘较清楚、光滑。增强后可强化,而囊变部分不强化。骨质可有破坏。

MRI 表现:肿瘤实性部分在 T_1WI 上信号与肌肉相似, T_2WI 上高于肌肉,增强后明显强化,为神经鞘细胞和纤维组织;可有囊变,呈长 T_1、长 T_2 信号,不强化,为 Antoni B 区。

一例表现典型,但发生部位罕见,累及鼻腔后部及鼻咽部,确定肿瘤原发部位不易,故术前误诊。

本病应与纤维血管瘤、多形性腺瘤相鉴别。

第四节　蝶窦区发育变异

蝶窦位于蝶骨体内，居于鼻腔最后上方，开口位于前壁上方近鼻中隔处，引流入蝶筛隐窝。蝶窦在横断面和冠状位上均可清楚显示。

蝶窦气化个体差异很大。Koichi 等（2000）研究表明，蝶窦气化可一直持续到 30 岁左右，平均最大容积约 8.2 ± 0.5 cm³，然后开始缩小，到 70 岁左右容积约为最大时的 71%。

蝶窦上壁为中颅窝底的一部分，上有蝶鞍，承托垂体，前有视交叉，视神经孔位于上壁和外壁交界处。矢状位可以很好显示蝶窦与鞍底的关系。下壁为后鼻孔上缘和鼻咽顶。后壁为枕骨斜坡。内壁为蝶窦间隔。外壁亦为中颅窝底的一部分，与颈内动脉、海绵窦、视神经管、Onodi 气房以及第Ⅲ～Ⅵ脑神经相毗邻。蝶窦的气化类型与视神经管和颈内动脉关系密切，气化越好，视神经和颈内动脉向蝶窦腔内的隆起率越高，隆起越明显，但隆起率各家报道不太一致。

Delano 等（1996）提出视神经管与蝶窦 100%相邻，其中 3% 同时与后组筛窦相邻。他将视神经管与后组鼻窦关系分为 4 型：与蝶窦相邻，但未凸入蝶窦壁（76%）；与蝶窦相邻，凸入蝶窦壁（15%）；穿过蝶窦（6%）；同时与蝶窦及后筛窦（Onodi 气房）相邻（3%）。

文献报道蝶窦外侧壁上视神经隆起率为13%~31.5%，而颈内动脉的隆起率为 12%~26.1%。蝶窦与视神经及颈内动脉的关系在横断面上评价较好。

其他一些变异，如前床突气化及翼窝气化均有报道，但发生率不一，Sirikci 等（2000）研究表明，翼窝气化与视神经管隆起有统计学相关性，而前床突气化与颈内动脉的隆起无统计学相关性。

综上所述，只有在功能性内镜鼻窦外科术前的 CT 检查中明确上述解剖结构及发育变异的位置，才能确保手术的安全性，减少术中或术后并发症的发生，提高手术效率。

第五节　蝶窦的气化

蝶鞍的广泛气化：在 CT 横断图像上，经眶顶、鞍旁区及岩骨层面，可观察到前床突及整个鞍背广泛的膨胀气化，这在 CT 扫描中相当常见。这些气体的积聚不应混淆于颅内的游离气体。

蝶窦的非对称性气化：蝶骨体某侧气化而对侧不气化，在临床上并不少见，而在 X 线照片影像的分析上则常导致混淆。

蝶窦外侧气化，可向下延伸到达该侧翼板平面，它还可经过小孔与其他窦相通。外侧蝶骨气化一般是对称的，如不对称，再加上形状不规则，且与上颌窦重叠，常引起误诊。如 X 线检查实难分辨，可用 CT 扫描澄清此类问题。

另外，正常蝶骨小翼也可不对称。

蝶窦气房的延伸：蝶窦气房延伸至蝶骨大翼，在柯氏位照片上形成该侧眶内骨质呈囊状膨胀性改变，可误为囊肿。在瓦氏位片上，由于蝶窦气房向外下延伸，重叠于上颌窦上，酷似上颌窦内分隔，这在临床上屡见不鲜。蝶骨翼板也可气化，侧位片上适位于鼻咽腔前方，清楚可见。蝶窦气房可延伸至蝶骨大翼，一侧或两侧，从而形成罕见的表现。

第十五章　额窦

第一节　额隐窝

位于中鼻甲最前端附着处之下,可直接开口于中鼻道或向后与侧窦广泛交通。额隐窝内界为中鼻甲,外界为纸样板,顶为筛顶,后界为筛前动脉。额窦可经鼻额管开口于额隐窝。在术后发生持续性或复发性额窦炎时,尤其是当鼻丘气房清除不干净时,额隐窝起了重要作用,因此在功能性内镜鼻窦外科术中要注意额隐窝病变清除得是否干净。

Klevansky(1999)的研究表明,矢状位重建有助于额隐窝的显示,而 Meloni 等(1997)、Hilger 等(1999)认为斜矢状位显示得最好。

第二节　额筛窦骨瘤并发颅内积气

鼻窦骨瘤常发生于额窦、筛窦或全鼻窦,后者多由筛窦骨瘤向其他鼻窦蔓延所致。少数发生于上颌窦、蝶窦、鼻腔和鼻骨。额窦及筛窦骨瘤多为致密型,常呈分叶状,可有蒂,个别较大的额窦骨瘤可使眶顶和前颅窝骨质受压下移,并向后侵入颅内。一些研究者报告一例右侧筛窦及额窦内骨瘤侵入颅内,右侧额窦与前颅窝相通,因此较为特殊。额窦、筛窦骨瘤较常见,但额筛窦骨瘤并发颅内积气者不多见。有作者分析 321 例额窦骨瘤,并发脑内积气者占 2.5%。额骨骨瘤并发颅内积气临床上很难作出确切的诊断,确诊主要依靠医学影像学及病理组织学检查。常规 X 线平片对鼻窦骨瘤及脑内气体的诊断一般无困难,但要确定两者的关系或观察骨瘤是否破坏窦壁时,CT 扫描是必要的。

第三节　额窦的异常气化

额窦的异常气房可类似于板障内上皮样囊肿,表现为一圆形透光区,周边为光滑的硬化环,其位置在眼眶正上方,似远离额窦气房,实际上是额窦的向一个方向延伸的过度气化。额窦过度气化,或气化延伸,表现形式甚多,向上延伸可直达冠状缝,正位片上酷似一病理性囊状透光区;向后延伸,侧位片示额窦凸入颅内,骨质硬化,宛如骨病;向外侧延伸,可达额鳞缝,位于眼眶之外上方。有时额窦气房甚大,其内更存分隔,边缘毛糙,密度不甚均匀,尤如颅骨良性囊性病变。

第四节　X 线检查中额窦的假性病变

额窦前壁气化不全,造成额窦密度不均,酷似窦内肿块,再加摄侧位片,则可发现前壁气化欠佳,澄清观察。标准后前位照片上,枕外粗隆重叠于额窦上,可导致额窦出现假性混浊。人字缝硬化，若与额窦边缘重叠，则可误为额窦附近的骨髓炎。

鼻额缝硬化时，可造成该区及邻近骨质呈云雾状变白，与额骨骨髓炎难于分辨。

第十六章　脑脊液鼻漏

　　脑脊液鼻漏临床上比较常见。脑脊液鼻漏是指脑脊液经破裂的硬脑膜、蛛网膜及骨质缺损所形成的通道流入鼻窦、鼻腔形成的脑脊液外漏。

　　脑脊液鼻漏是指脑脊液腔（即蛛网膜下隙）有破损口与鼻及鼻窦腔相通，发生原因可为外伤性、自发性或手术后并发症，在上述3种原因中，外伤性最多见，约占80%。

　　自发性脑脊液鼻漏是先天性脑脊液憩室或颅内压增高引起的脑脊液憩室破裂所致，可能的发病因素包括肥胖、颅底的先天畸形、蝶窦过度气化（特别是由蝶窦向外侧延伸形成的翼突气化腔）和空蝶鞍综合征。

　　脑脊液鼻漏手术方式较多，包括开颅修补术、鼻外入路修补术、显微镜下鼻内入路修补术和鼻内窥镜下修补术等，在这几种手术方式中，鼻内窥镜下修补术成功率较高，术后复发率较低。尽管鼻内窥镜下修补术有较大优势，但此方法最重要和最困难的一步是术前准确定位脑脊液鼻漏瘘口位置。

　　过去将高分辨率CT（HRCT）和CT脑池造影术（CTC）作为常用的检查方法，但是都存在一些问题。因此，进一步探索简单易行且可靠的诊断方法就显得至关重要。而近几年来，随着MRI技术的迅速发展，MRI脑池成像在脑脊液鼻漏的诊断中逐渐显示出明显的优势。

一、临床表现

　　主要临床表现为鼻腔内有清亮液体流出。多数患者症状较轻可以自愈，但是症状较重者反复出现脑脊液外漏，可导致颅内感染，迁延不愈者需手术治疗。因此，术前漏口的定位对术前评估及手术方式的选择起着关键的作用。

　　脑脊液鼻漏易伴发脑膜炎或颅内脓肿，部分患者反复发生脑膜炎可能与瘘口间歇性再开放有关，推测轻微外伤或各种因素导致的颅内压增高可能是瘘口间歇性再开放的原因。

　　根据脑脊液鼻漏典型的临床表现（鼻孔内排液）和鼻腔漏出液葡萄糖定量分析，其诊断不难，因此，脑脊液鼻漏的诊断不在于定性，而在于定位。

　　脑脊液鼻漏最常见位置是筛板或筛顶，其次是蝶窦及其向外侧延伸的气化腔如翼突气化腔等，但有作者报告一组18例中，筛窦、蝶窦和额窦发生脑脊液漏的概率几乎相等。

二、脑脊液鼻漏显示方法的比较

　　过去，临床上一直使用核素脑池显影结合分鼻道棉试放射性测定和CT脑室造影（CTC）作为脑脊液鼻漏定位诊断的常用方法。

（一）CT脑池造影术

　　Drayer等（1977）首先采用CT脑池造影术来诊断脑脊液鼻漏，CT脑池造影术是通过腰穿把碘对比剂注入到蛛网膜下隙，采用膝胸卧位使碘对比剂进入颅内蛛网膜下隙，然后进行CT扫描，通过观察碘对比剂从颅内漏入到鼻腔或鼻窦来诊断脑脊液鼻漏。文献报道CT脑池造影术显示脑脊液鼻漏的准确率为22%~100%，对于有活动性瘘口的脑脊液鼻漏，总的准确率可从65%上升到85%。

　　一组病例采用Valsalva方法增加颅内压后，显示脑脊液鼻漏的准确率达到100%，而Manelfe等（1982）报道CT脑池造影术对非活动性瘘口的脑脊液鼻漏的显示率只有33%，推测一部分瘘口未显示的原因主要是在行CT脑池造影术时这些瘘口不是活动性瘘口。到现在为止，CT脑池造影术仍被认为是诊断脑脊液鼻漏的最佳方法和参考标准。

　　尽管如此，CT脑池造影术是一种费时，有创性的检查方法，大多数患者进行此检查后都有头痛等不适症状，有的患者头痛剧烈或并发感染；另外，由于部分患过脑膜炎的患者以前曾进行过多次腰穿，常有蛛网膜粘连，导致腰穿失败而无法进行CT脑池造影术；一部分患者由于害怕腰穿或CT脑池造影术会导致并发症而拒绝行此检查；还有一部分伴有活动性脑膜炎或颅内压增高的患者是CT脑池造影术的相对禁忌证。

(二)鼻内窥镜法

鼻内窥镜法检查对脑脊液鼻漏的检查较为准确,但是内窥镜检查观察部位较多且费时,操作烦琐,对软组织有创,患者较难接受。

(三)高分辨率CT

目前使用的无创型检查主要为高分辨率CT,但是据报道其准确率约为87%。CT平扫由于鼻副窦与颅板之间的骨质菲薄、脑脊液的通路窄及部分容积效应的影响不能直接显示脑脊液鼻漏的具体位置,只能显示是否有骨折缺口。

由于CT技术的快速发展,MSCT,如64层及128层MSCT扫面层厚可达到0.5 mm,但是要想达到预期的结果需要采集量较大,病人接受的辐射较大。

(四)MR脑池成像

由于上述原因,临床医师、放射科医师和患者都希望有一种诊断脑脊液鼻漏的简单易行、无损伤又可靠的检查方法。薄层冠状面高分辨率CT可较好地显示骨质缺损或骨折,这些骨质缺损或骨折可能在脑脊液鼻漏的瘘口处,MR脑池成像则可通过显示颅腔脑脊液高信号影与鼻腔或副鼻窦内高信号液体影之间有线状高信号影相连而确定脑脊液鼻漏及其瘘口,二者可相互补充,文献报道二者结合起来显示脑脊液鼻漏的准确性、灵敏性和特异性较高,是替代CT脑池造影术的理想的检查方法,该组结果中高分辨率CT、CT脑池造影术和MR脑池成像显示脑脊液瘘口的差异无统计学意义,高分辨率CT结合MR脑池成像完全能胜任CT脑池造影术的作用,且该组所有18例患者均成功完成了高分辨率CT和MR脑池成像,而只有10例完成了CT脑池造影术。

脑脊液鼻漏的MRI表现为仰卧位可见漏口副鼻窦内长T_2高信号影,俯卧位薄层冠状位扫描可见漏口处如筛窦、蝶窦内线样长T_2高信号影,与前颅窝底脑脊液相连,尤以T_2WI像显示较好。

MRI操作简单,且无需腰穿,不需要对比剂,相对简单易行,对患者无伤害,属无创性检查,由于MRI对软组织的分辨率较高,即使无活动性漏液的情况下,通过采取改变体位,或压迫双侧颈静脉等措施,也能清晰地显示漏口的位置。因此,MRI检查可作为临床诊断脑脊液鼻漏定位诊断的无创检查方法之一。

MR脑池成像的原理是采用三维薄层快速自旋回波重T_2WI或三维薄层稳态梯度回波序列(CISS或FIESTA),脑脊液呈明显高信号,其他组织均呈低信号,对比强,通过显示颅腔脑脊液高信号影与鼻腔或副鼻窦内高信号液体影之间有线状高信号影相连直接确定诊断,且层厚较使用脂肪抑制技术的单纯T_2WI薄,MR脑池成像不但能明确显示瘘口较大的脑脊液鼻漏,还可显示一部分CT脑池造影术未显示的瘘口较小的脑脊液鼻漏、非活动性脑脊液漏或有多发瘘口的脑脊液鼻漏。

另外,MR脑池成像无须腰穿或使用对比剂,简单易行,扫描时间不长,患者无不适,容易被接受。文献报道和该组病例显示MR脑池成像与CT脑池造影术显示脑脊液瘘口无显著差别,同时MR脑池成像还清楚地显示脑膜膨出或脑膜脑膨出,因此,MR脑池成像是一种显示脑脊液鼻漏较为理想的检查方法。但MR脑池成像对骨性结构显示较差,不能直接显示骨质缺损。

(五)冠状面CT和MRI脑池成像结合

虽然冠状面CT诊断脑脊液鼻漏的标准是颅腔与鼻腔或副鼻窦之间窦壁骨质缺损并且鼻腔或副鼻窦内有积液或软组织影,但鼻腔或副鼻窦内的炎症也常表现为鼻腔或副鼻窦内积液或软组织影,与脑脊液鼻漏漏到鼻腔或副鼻窦内形成的积液或软组织影无法鉴别,因此,冠状面CT的假阳性率较高;另一方面,瘘口较小的自发性脑脊液鼻漏,冠状面CT不能显示骨质缺损,推测这可能与CT分辨率有关。

冠状面CT和MR脑池成像结合起来,既可显示骨质缺损和重要的骨性结构,又可提高灵敏性、特异性与准确率,同时还可减少假阳性率。

(六)MR脑池造影

对于少部分瘘口较小的脑脊液鼻漏或非活动性脑脊液鼻漏患者,无论采用冠状面CT、CT脑池造影术还是MRI脑池成像都不能显示,为解决此问题,有研究者采用腰穿将0.5 ml钆喷替酸葡甲胺(Gd-DTPA)注入到蛛网膜下隙后再进行MR脑池造影,此方法与CT脑池造影术相比,需要的对比剂量较少,出现头痛等不适的情况明显减少,但正如前面已提到的一部分腰穿不成功或不愿进行腰穿的患者,此方法同样不能使用。

有研究者曾探索采用俯卧位颈过伸位MR脑池成像,以增加脑脊液压力,提高显示脑脊液鼻漏的准确性,该组病例中 2 例在冠状面 CT、俯卧位颈过伸位 CT 脑池造影术和仰卧位 MR 脑池成像上都未显示,而在俯卧位颈过伸位 MRI 脑池造影上显示。但目前 MR 脑池成像扫描时间相对较长,采用俯卧位颈过伸位的患者头颅难免有些运动, MR 脑池造影的图像运动伪影较多,图像质量较差,尚不能作为客观的诊断依据,相信随着 MRI 技术发展,扫描速度加快,会获得较满意的图像质量。

第三篇　口咽与喉咽

第一章　口咽

第一节　咽淋巴环原发非何杰金淋巴瘤

咽淋巴环,即 Waldeyer 环,是由鼻咽部的咽鼓管扁桃腺和口咽部的腭扁桃腺、舌扁桃腺、软腭和侧咽壁等淋巴组织构筑而成的环形淋巴管网结构,是结外非霍奇金淋巴瘤常见的发病部位,而且近年来发病率呈明显上升趋势。

咽淋巴环分为内环和外环;内环包括鼻咽部的咽扁桃体(腺样体)、口咽两侧的腭扁桃体、舌根两侧的舌扁桃体及咽侧索、咽后壁淋巴滤泡;外环主要由咽后淋巴结、下颌下淋巴结和颏下淋巴结等组成。

咽淋巴环是最常见的头颈部结外非霍奇金淋巴瘤发病部位,而发生在腭扁桃体的非霍奇金淋巴瘤在头颈部结外非霍奇金淋巴瘤中约占半数,且大多为 B 细胞来源。

咽后淋巴结及颈部淋巴结肿大的诊断标准:①横断面图像上淋巴结最小径≥10 mm(Ⅱa 区为 11 mm);②同一区域内 3 个或以上的淋巴结呈簇状聚集且最小径≥8 mm;③咽后淋巴结:横断面最小径≥5 mm。

影像学研究:一组 18 例口咽部非霍奇金淋巴瘤原发灶 MRI 信号均匀,边界较为清楚,增强后均匀强化,所有病灶均无囊变、坏死或钙化。

淋巴瘤少有深部侵犯,肿块较大时咽旁间隙仅受推移变窄。因 MRI 有良好的软组织分辨率,在 T_2WI 可以清楚显示咽旁间隙内受压移位的高信号脂肪仍存在。位于腭扁桃体及舌根非霍奇金淋巴瘤在形态上表现较具有特征性,均表现为类圆形软组织肿块影突入口咽腔内,口咽黏膜完整,MRI T_2WI 及增强 T_1WI 均可显示完整的黏膜,无破坏中断。

口咽部上皮细胞来源的鳞癌容易侵入咽旁间隙累及周围软组织结构,边缘多不清楚,且局部口咽黏膜线中断,可为两类疾病在影像学上的重要鉴别征象。

口咽部淋巴瘤累及范围:口咽部淋巴瘤病变范围广,可累及内环两个或两个以上解剖部位。该组病例中内环单一解剖部位受累 14 例,累及咽淋巴环内环两个或两个以上解剖部位共 4 例,在 MRI 上呈多处侵犯。可能与咽淋巴环内环之间有诸多的淋巴管相通有关,肿瘤易沿相连淋巴管向周围蔓延,使得病变累及范围广。

这有别于来源于口咽部上皮细胞的鳞癌,上皮细胞的恶性肿瘤往往起源于病灶中心并向四周浸润生长,但肿瘤的主体最大径仍在原发部位。该组病例咽淋巴环内环解剖部位以腭扁桃体受累最为多见,可能与腭扁桃体为咽淋巴环最大淋巴器官有关。

由于咽淋巴环内、外环之间有诸多的淋巴管网相连通,并通过淋巴管道与颈部 5 大群淋巴结相连(颏下、颌下、颈前、颈浅和颈深淋巴结群)。因此,口咽部淋巴瘤很容易通过淋巴管道向各组淋巴结转移,且该转移方式可为内环向外环再向颈部各淋巴结组顺次转移或可出现跳跃式转移。

该组病例中有 15 例出现颈部淋巴结肿大占 83.3%,单侧受侵 6 例,双侧受侵 9 例,以颈部Ⅰ、Ⅱ、Ⅲ区最多,考虑与其解剖位置和咽淋巴环距离稍近有关。颈部淋巴结肿大病变信号相对均匀,等于或略高于肌肉信号,边界规则。

总之,深入了解咽淋巴环活体形态学相关知识,有助于深入理解口咽部非霍奇金淋巴瘤发生机制、周围侵犯方式,进而加深对其 MRI 征象的认识。口咽部非霍奇金淋巴瘤在发病部位、形态、肿瘤信号及周围组织的侵犯都有一定的解剖学及影像学特征,MRI 征象的准确判断,对于非霍奇金淋巴瘤的鉴别诊断和病变范围的判断有重要价值。

第二节　咽部假肿瘤

咽部侧位 X 线照片上，有研究者注意到，在发音时软腭阴影形如一软组织肿块，不发音时该块影消失；吞咽时，舌底部向后下方移，宛如一软组织肿块置于舌骨上方，几近闭塞咽部气道；在不吞咽时，该块影不复存在；如软腭和悬雍垂较大，X 线照片侧位时可投影于鼻咽腔，亦可伪似一软块；咽部扁桃体增大，在侧位 X 线照片上显示为下颌角平面口咽部后方向前凸出的大的软组织肿块，甚至几乎闭塞口咽腔。

不少研究者注意到，咽部假肿瘤还可由喉头与吞咽早期梨状窝充填钡剂所致。上述几类咽部假肿瘤，在临床上经常可以见到，且易引起混淆，理应加强对它们的认识，以减少和避免误诊。

第二章 咽旁间隙

第一节 误诊病例简介:咽旁单囊型造釉细胞瘤

造釉细胞瘤较少见,约 80% 发生于下颌骨,骨外型造釉细胞瘤占所有造釉细胞瘤的 1.3%~10%,发病年龄为 9~92 岁,其中 64% 发生于 40~69 岁。多发生于承牙区的牙龈或无牙颌的牙槽黏膜,下颌发生率较上颌高。

造釉细胞瘤为良性,但具有局部侵袭性的多形性肿瘤,其组织来源包括造釉器或牙板上皮、牙源性囊肿的上皮衬里、口腔黏膜上皮基底层。

肿瘤虽然生长缓慢,属良性肿瘤,易呈局部浸润性生长,手术不彻底常易复发,且有可能恶变。

造釉细胞瘤可分实质型和囊肿型,囊肿型造釉细胞瘤又分为单房型和多房型,单囊型造釉细胞瘤占所有造釉细胞瘤的 5%~15%,病变大小不等,表现为一个典型的囊肿,囊肿壁内可含有一个或多个突向囊腔的增生结节。

由于 MRI 有较高的软组织分辨力和多方位、多序列成像的特点,其在显示颌骨囊性病变的囊壁结构、囊内容物性质、病变侵袭范围等方面优于传统 X 线和 CT 检查。

造釉细胞瘤 MRI 多为囊实混合性,囊壁较厚,内壁常见乳头状突起,囊性部分呈长 T_1 长 T_2 信号,实性部分呈等信号;增强检查囊壁、壁结节及乳头状突起明显强化。

造釉细胞瘤的囊液信号依成分不同可呈多种表现,但多呈均一长 T_1 长 T_2 信号,如囊液内富含有胆固醇结晶或伴有出血时,囊液可呈短 T_1 或中等 T_2 信号,且信号不均匀,有时可见液 - 液平面;有时不同的囊腔内因囊液性质不同而显示信号强度不同。

鉴别诊断:咽旁造釉细胞瘤需与咽旁间隙唾液腺肿瘤、神经源性肿瘤相鉴别。

唾液腺肿瘤:唾液腺肿瘤可呈均质或不均质,一般肿块在 T_1WI 呈中等信号或较低信号,T_2WI 呈高信号或较高信号,较大的肿块多不均质,瘤内粘液样变区在 T_2WI 呈局灶性高信号,良性肿瘤常表现为边界清楚、光滑、有包膜,而恶性肿瘤边缘多不规则、包膜不清楚,呈浸润性生长。

神经源性肿瘤:咽旁间隙神经源性肿瘤常致颈内动脉向前移位,咽旁间隙神经源性肿瘤多呈实性肿块,具有完整包膜,边界清楚光滑,肿瘤 T_1WI 呈中等信号,T_2WI 呈较高信号,其内可有囊变区,增强后肿瘤呈中等强化,少数呈明显强化。

本病从瘤体的信号特点、边界及颈内动脉移位情况易与咽旁间隙唾液腺肿瘤和神经源性肿瘤鉴别。该病例单囊型造釉细胞瘤 MRI 表现比较典型,但因该病灶位于颌骨外咽旁间隙内且与颌骨关系不密切,导致术前诊断困难。因此,诊断本病除了行 MRI 平扫加增强扫描外,还需依靠病理检查最终确诊。

第二节 翼腭窝小唾液腺多形性腺瘤

病例,男,52 岁。

病理检查:灰白灰褐破碎软组织一堆,总体积 7 cm × 6 cm × 3 cm,切面成囊实性,其中实性区灰白,灰褐,质中偏脆,囊性区囊壁厚 0.1~0.2 cm。病理诊断:(左翼腭窝)翼腭窝小唾液腺多形性腺瘤。瘤体最大径 7 cm,建议随访。(影像学检查见图 1-3-2-1)

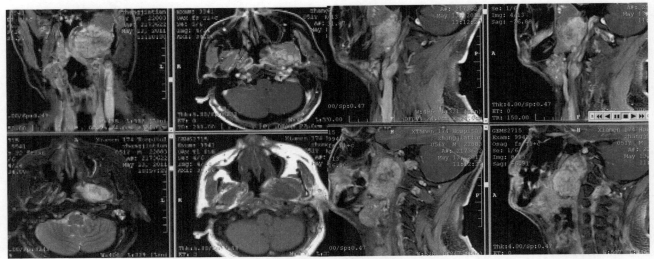

图 1-3-2-1　翼腭窝小唾液腺多形性腺瘤

第三节　误诊病例简介：不典型咽旁胸锁乳突肌肉血管瘤

肌肉内血管瘤是原发于骨骼肌的良性肿瘤，其特征为血管在肌肉组织中异常增生。为少见肿瘤，在全部良性血管肿瘤中占 0.8%，多见于小于 30 岁者，肿瘤生长缓慢。最常见于四肢，其次为面部及躯干，其中 13.8% 发生于头颈部，咬肌较常见，其次是斜方肌及胸锁乳突肌。临床表现不典型，多表现为无痛性软组织肿块。

X 线平片以钙化的静脉石为特征，但出现率及发现率低，亦不能清楚显示肿瘤范围。超声及彩色多普勒血流显像能清晰显示血管瘤的大小形态和内部结构特征，方便观察其血流情况。CT 图像上表现为形态规则或不规则、边界清晰或不清晰的软组织肿块，平扫呈等密度灶，密度多不均匀，增强扫描可见明显强化。肿瘤内见钙化、机化、骨化、静脉石常有诊断意义。MRI 表现为肌肉内形态不规则肿块，T_1WI 上信号与骨骼肌相当或稍高，T_2WI 肿块呈高信号，中央可见条状低信号间隔，增强 T_1WI 肿瘤明显强化。

一例为不典型病例，发病部位也较少见，不具备上述肌肉内血管瘤的典型影像学表现。B 超示包块边界清晰，其内回声不均，提示病变由多种成分组成，彩色多普勒血流显像未探及血流信号。CT 平扫未见特征性钙化或静脉石，增强扫描从动脉期至延迟期均未见强化，但可显示病变范围及与周围正常组织，特别是与邻近血管的关系，为手术提供了依据。

由于上述极不典型的血管瘤表现，使得术前 B 超及 CT 未能明确诊断。究其原因可能与瘤内大量血栓形成有关（术后病理证实）。因此，在临床工作中对肌肉内的良性混杂密度占位，特别是有钙化或静脉石时，应考虑该病可能，不能单以血流信号或强化程度作为诊断该病的依据，超声及 MRI 为首选的影像检查，CT 增强需行延迟期扫描。

第四节　咽旁间隙上皮 - 肌上皮癌

患者，男，38 岁。

病理检查：淡黄色碎组织一堆，总体积 4.5 cm×4.5 cm×0.5 cm，切面淡黄灰褐，质中。常规病理诊断：左咽旁间隙肿物切除标本：肿瘤性病变伴显著出血坏死，仅边缘残留少量肿瘤细胞，待做免疫组化检测进一步分析。

免疫组化检测：阳性：CK（P），CK（L），MGMT，SOX-10，SMA，Actin，Calponin，P63，Vimentin，S-100（灶 +），PAS，Ki-67（+，约 1%），Ⅳ 型胶原（基底膜 +）；阴性：Desmin，

GFAP,NeuN,CD34,CD31,CgA,Syn,NSE,CD56,CD99,F8。

免疫组化诊断:左咽旁间隙肿物切除标本:免疫组化结果提示,肿瘤由上皮-肌上皮构成,间质富于胶原纤维,伴显著出血坏死,瘤细胞主要见于浅表组织。考虑为上皮-肌上皮癌或腺样囊性癌。注:咽部涎腺型肿瘤(由上皮肌上皮构成)罕见。此例肿瘤以出血坏死为主,仅见浅层有少量肿瘤细胞,且缺乏

典型性;免疫组化表达腺上皮及肌上皮标志,考虑为上皮-肌上皮癌或腺样囊性癌,低度恶性。建议外地会诊进一步确诊。北京协和医院病理会诊结果:(左咽旁间隙肿物)低度恶性肿瘤,大片坏死,残存细胞数量少,结合免疫组化染色结果倾向于上皮-肌上皮癌。(影像学检查见图1-3-2-2)

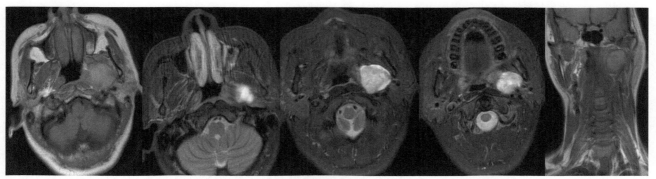

图 1-3-2-2　咽旁间隙上皮-肌上皮癌

第五节　左侧咽旁间隙占位——腮腺多形性腺瘤

病例,男,44岁。

病理检查:左腮灰白灰褐不规则软组织一块,体积5.5 cm×4 cm×2.5 cm,切面灰白,质中,覆有黏液,部分包膜

偏脆。病理诊断:左咽旁间隙左腮腺多形性腺瘤。(影像学检查见图1-3-2-3)

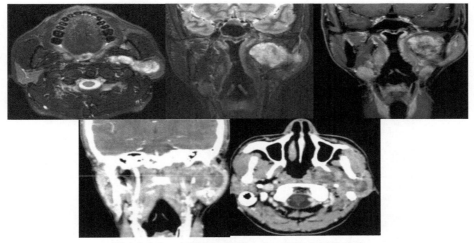

图 1-3-2-3　左侧咽旁间隙占位-腮腺多形性腺瘤

第六节　颞下窝神经鞘瘤

病例，男，58岁。左耳流血3个月入院。

病理检查：颞下窝梭形细胞肿瘤，显著纤维化，局部拟似神经鞘瘤，待免疫组化进一步确诊。乳突根治标本为纤维性组织，其中见较多胆固醇沉积。免疫组化检测：阳性：S-100（+++），Vimentin（+++）；阴性：GFAP，SMA，Calponin。免疫组化诊断：颞下窝神经鞘瘤，伴纤维化。（影像学检查见图1-3-2-4）

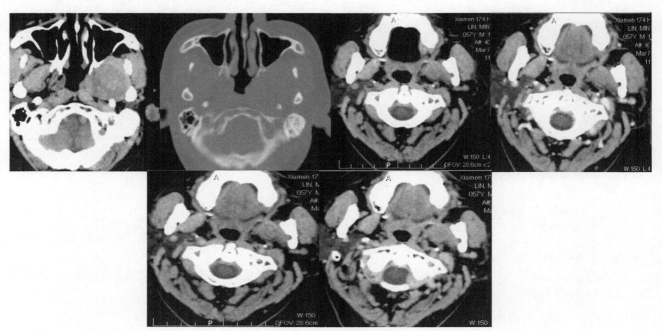

图 1-3-2-4　颞下窝细胞肿瘤

第三章　咽后椎前区

第一节　咽后椎前区软组织

在临床工作中,不少研究者都注意到,咽后部软组织相当柔软,在婴幼儿尤其明显,可是,在日常工作中对此点却未给予必要的重视,在影像诊断时恰恰把"软"这个字忘掉,导致出现不少误诊。

婴幼儿颈部侧位片拍摄时,如正值呼气相,咽后部软组织常呈块状向前凸出,而气道细窄,甚至几近完全闭塞,酷似咽后壁脓肿形成,易造成误诊。

有研究者收集 2 例此类病例,咽部呼气相照片,小儿咽后部软组织(C_{1-4} 平面)呈巨块状致密球状影向前凸出,气道前移,几近完全闭塞,皆被误诊为咽后壁脓肿,给患儿带来不应有的痛苦。

在青少年和成人,呼吸相对咽后部软组织厚度自然比婴幼儿薄了许多,但个别人呼气相照片产生咽后壁软组织增厚的例子仍是屡见不鲜,值得提高警惕,尽力减少误诊。

在成人颈部侧位照片上,偶见脊椎前出现竖行透光条纹,伪似咽后壁软组织积气,事实上是颈椎前的脂肪条纹影。

第二节　误诊病例简介:成人颈部肺隔离症

肺隔离症是各种因素导致喉气管沟分出额外的副肺芽所致。当副肺芽形成早于胸膜发育时,前者被包埋于邻近肺组织而形成叶内型肺隔离症;与之相反,则前者被自身胸膜包裹,形成远离正常肺的叶外型肺隔离症。

在临床上,叶内型肺隔离症多见,占肺隔离症的 75%~85%,可见于婴幼儿、儿童或成人。好发于两下肺,尤以左下肺后基底段多见,通常以肺内同一区域反复感染为主要临床表现。叶外型肺隔离症少见,占 15%~25%,多见于婴幼儿,其中大约 60% 的患者在出生后 6 个月内或产前超声检查时发现,大约 10% 的患者出现于成人。另外, 50%~65% 的叶外型肺隔离症患者同时合并其他发育畸形,如膈疝、食管 - 气管瘘、支气管囊肿、先天性囊腺瘤样畸形、胃肠憩室和椎体畸形等。

Gerler 等(1968)通过对 13 例肺隔离症的临床病理分析发现,肺隔离症及其合并的其他发育畸形具有共同的胚胎起源,并提出用"支气管肺 - 前肠畸形"来命名肺隔离症及其伴随的其他前肠发育异常。叶外型肺隔离症常位于下部胸腔,尤以左侧多见,典型发病部位为肺下叶和膈肌之间的后肋膈窦。该例肺隔离症发生于下颈段深部及前上纵隔,根据胚胎发育理论推测,其最初的副肺芽可能起源于喉气管沟的头侧,实属罕见。

典型叶外型肺隔离症表现为胸腔下部膈肌后内侧局限性软组织肿块影,肿块也可位于上部胸腔、纵隔、脊柱旁区甚至膈下腹腔内。叶外型隔离肺由于它有自身的胸膜包裹,故感染的机会较少。因此, CT 平扫肿块一般密度均匀,境界清楚。叶外型肺隔离症诊断的关键是发现隔离肺的异常供血动脉和引流静脉,因此,怀疑肺隔离症的患者术前需要增强扫描显示隔离肺的异常血管。动态 CT 增强扫描由于能够显示隔离肺来自主动脉的供血血管,一直作为肺隔离症诊断的首选检查方法。

另外,主动脉 DSA 能够直接显示隔离肺的异常血管结构,历来被公认为肺隔离症诊断的金标准。

近年来，MSCTA 和 MRA 技术越来越多地应用于显示隔离肺异常血管，技术日趋成熟，趋于替代 DSA 在肺隔离症诊断中的地位。

一、鉴别诊断

该例隔离肺位于颈深部脊柱前方，邻近的气管和食道受压向前外侧移位，肿块密度不均匀，边缘模糊，提示为来源于咽后间隙并发感染的占位性病变。因此，需要和咽后间隙感染性病变及原发性和继发性肿瘤相鉴别。

1）咽后间隙感染：咽后间隙感染在临床上绝大多数为继发于食道穿孔或窦道形成，常见于食道异物或食道镜检查操作不慎所致，CT 扫描可见咽后间隙单房或多房脓肿，多数脓腔内可见气影，增强后脓肿壁呈明显均匀强化，结合病史，术前诊断不难。

2）咽后间隙原发性良性肿瘤：咽后间隙原发性良性肿瘤比较少见，偶有脂肪瘤和血管瘤的个案报道。脂肪瘤 CT 扫描一般或多或少都能发现肿瘤内脂肪成分；血管瘤增强扫描有显著的强化，因此，两者与肺隔离症鉴别不难。

3）咽后间隙恶性肿瘤：咽后间隙恶性肿瘤主要由鼻咽癌和甲状腺癌的咽后间隙扩散而来，CT 扫描一般能清楚显示鼻咽部和甲状腺肿瘤的形态以及肿瘤向咽后间隙扩散的范围，易于和咽后间隙原发性肿瘤区别。

因此，对于颈深部咽后间隙占位病变，在除外咽后间隙感染性病变及原发性和继发性肿瘤的情况下，要考虑到叶外型肺隔离症的可能，此时应进行 CT 动态增强扫描或 DSA 检查，如果发现肿块有异常供血动脉和引流静脉，则高度提示肺隔离症的诊断。但是，确诊仍需术后病理学检查证实。

第四章　腭

第一节　腭部肿瘤简介

腭分为前2/3的硬腭及后1/3软腭两部分,硬腭呈穹隆状,以骨腭(由上颌骨的腭突和腭骨的水平板构成)为基础,表面覆盖黏膜构成,软腭主要由黏膜、黏膜下层、腭腺、腭腱膜、腭肌、血管和神经等构成,腭为口腔的顶,分隔口腔和鼻腔,是鼻咽和口咽的分界,参与发音、言语及吞咽等活动。硬腭后部和软腭黏膜下层内含较多小黏液腺,为腺源性肿瘤的好发部位。MSCT的冠矢状位重建可直观、立体地显示腭部结构。

一、病理学

硬腭后部和软腭黏膜下层内含较多小黏液腺,为腺源性肿瘤的好发部位。

腭部肿瘤约占颌面部肿瘤发病率的15.6%,其中腭部恶性肿瘤的发病率约占颌面部肿瘤的29.4%。一组25例均为偏侧生长,其中14例位于硬腭后份及软硬腭交界处,11例良性肿瘤中9例为混合瘤,14例恶性肿瘤中鳞癌7例。腭部良性肿瘤以多形性腺瘤多见,一组25例中有11例良性肿瘤,3例位于一侧硬腭,5例位于软腭,3例位于软硬腭交界处。肿瘤最大径1.2~3.9 cm,平均2.5 cm。腭部恶性肿瘤种类繁多,其中以黏液表皮样癌及鳞癌多见,此外还包括恶性混合瘤、肌上皮瘤、淋巴肉瘤等。14例恶性肿瘤,5例位于硬腭,5例位于软硬腭交界处,4例位于软腭。

二、临床表现

腭部肿瘤可发生于任何年龄,以中老年多见,男女发病率无明显差异。腭部良性肿瘤以20~49岁发病最多,恶性肿瘤以30~69岁发病最多。临床上良性肿瘤病程较长,临床表现主要为生长缓慢的无痛性肿块。多表现为半圆形、卵圆形或结节状无痛肿块,黏膜表面光滑,患者多因言语、进食异物感而就诊。良性肿瘤多位于软硬腭交界处,密度均匀,边界清楚,可使咽腔不同程度的变形狭窄,较大者可发生囊变坏死。

恶性肿瘤病程较短,在表现为肿块基础上,伴有局部疼痛或肿块表面溃烂,肿物一般生长迅速,和周围组织粘连,不活动,并向附近淋巴结转移或远处转移,晚期患者出现贫血、消瘦等症状。恶性肿瘤多位于硬腭,表现为边缘不规则的隆起型肿块,表面凹凸不平常伴有溃疡,密度欠均呈不均匀性强化。

三、影像学研究

腭部CT检查技术:以薄层轴位增强扫描为基础运用多平面重建技术作冠状面、矢状面图像重组,并采用软组织及骨窗多方位、多窗位观察,全面观察肿瘤的CT表现特征,易于做出定性诊断;全面确定恶性肿瘤的侵犯范围,给临床提供更多有用信息。扫描范围包括了上颈部,考虑恶性肿瘤时则应包括整个颈部,以了解有无颈部淋巴转移,对临床分期、治疗方案的选择都有重要意义。

1)腭部良性肿瘤:由于硬腭后部及软腭为小唾液腺密集区域,故肿瘤多发生于硬腭与软腭交界及软腭处;咽腔受压变形狭窄,表面光整;对邻近骨质可造成压迫吸收。一般良性肿瘤较大,形态规整,边缘清楚,密度均匀,呈轻中度强化。肿瘤较大者中心可发生坏死或囊性变。

腭部良性肿瘤平扫表现为与邻近肌肉密度相近或稍低的卵圆形或类圆形软组织密度肿块,边界清楚,轻至中度均匀强化。位于硬腭部肿瘤常伴有邻近骨质弧形压迫吸收,多因硬腭部黏膜及黏膜下层较薄;如果骨质吸收小,在轴位上则不易显示,故结合冠、矢状重组图像并加骨窗观察非常必要。一组11 例中, 10 例根据上述表现可做出定性诊断,另 1 例 8 岁患者伴有肿瘤表面溃烂及颈淋巴结增大,临床曾考虑腭黏液表皮样癌,CT 矢状位骨窗上可以看到弧形骨质吸收,但做出定性诊断相对较难。个别良性肿瘤有颈深多个淋巴结增大,术后病理检查证实为炎性反应。

2)腭部恶性肿瘤:在 CT 上大部具有恶性肿瘤的表现,即形态不规则的软组织肿块或腭部软组织局部增厚,边缘不清,表面常有溃疡。平扫均表现为等密度或稍低密度软组织影,增强扫描呈轻至显著不均匀强化。较为特征的表现:多位于硬腭;表面不光整有小溃疡;肿瘤可破坏邻近骨质,沿邻近的神经周围间隙累及腭大孔、翼腭窝,并进一步向颅内侵犯。

腭部恶性肿瘤邻近结构受侵,邻近骨质多有不规则破坏,可伴颈淋巴结甚至远处转移;一组12 例恶性肿瘤可见腭舌肌受侵, 9 例可见邻近腭骨骨质不规则破坏、边缘不整,其中 5 例累及牙槽突、上颌窦、腭大小孔及翼腭管下份。6 例伴有颈深多个淋巴结转移, 1 例恶性肿瘤伴双肺多发转移。CT 可以显示恶性肿瘤对邻近软组织及骨质的侵犯情况。一组 12/14 例可根据上述表现做出定性诊断,另 2 例表现为形态规则、密度均匀、强化均匀,无邻近结构明显受侵表现,在 CT 上与良性肿瘤难以鉴别。在肿瘤病理分型上,各种良性肿瘤之间或各种恶性肿瘤之间在 CT 图像上特异性差,良性肿瘤间或恶性肿瘤间的鉴别需依赖病理学检查。

四、鉴别诊断

腭部肿瘤良、恶性的 CT 鉴别诊断可从肿瘤的位置、边缘、肿瘤邻近结构的情况以及肿瘤的大小、密度等几个方面进行评估。

1)腭部肿瘤的定位:肿瘤的定位是腭部肿瘤良、恶性的主要鉴别要点之一。一组病例中良性肿瘤大多(8/11)位于硬腭与软腭交界处,而恶性肿瘤(7/8)多位于硬腭,可见肿瘤的定位对于腭部良、恶

性肿瘤的鉴别具有重要价值。MSCT 的多平面重建图像能达到各向同性,可以在任意方向、任意角度对病灶及周围邻近结构进行显示。良性肿瘤可致口咽及鼻咽腔狭窄变形,表面光整。通过多平面重组能清楚显示病变的位置,从而帮助鉴别病变的性质。

2)腭部肿瘤的边缘:肿瘤的边缘对腭部肿瘤良、恶性鉴别具有重要价值。一般良性肿瘤表现为形态规整,呈圆形或类圆形,边缘多清楚光整。恶性肿瘤较为特征的表现为表面伴有小溃疡,形态欠规整。MSCT 的多平面重建能够显示肿瘤的表面是否规则,有无溃烂。

3)腭部肿瘤邻近的情况:腭部肿瘤周围骨质的情况对良、恶性的鉴别有重要的提示作用。腭部恶性肿瘤浸润性破坏硬腭和上齿槽骨,晚期可累及鼻腔、上颌窦。而腭部的混合瘤则为骨质压迫吸收。恶性肿瘤常浸润性生长,易于侵犯血管和神经束,并沿神经周围间隙侵犯腭大管。通过冠、矢状多平面重建可以显示病变浸润的范围及程度,最大密度投影能够显示肿瘤的供血血管,判断病灶的血供。通过对腭大孔、翼腭孔的观察,帮助判断病变的性质。

4)腭部肿瘤的大小:一组病例显示腭部良性多较恶性肿瘤大,前者肿瘤最大径平均 3.1 cm×2.6 cm,而恶性肿瘤最大径平均只有 1.8 cm×1.4 cm。腭部肿瘤的大小是否能作为良、恶性肿瘤的鉴别依据还有待于进一步研究。

5)腭部肿瘤的密度:良、恶性肿瘤都可发生囊变、坏死,均可表现为均匀 / 不均匀密度。增强扫描,良性肿瘤多呈轻度均匀一致强化,而恶性肿瘤以不均匀性明显强化多见。平扫结合增强扫描可帮助判断肿瘤性质。

虽然 CT 不能确定腭部肿瘤的病理类型,但腭部良、恶性肿瘤的发病部位及 CT 表现具有一定的特征, MSCT 多平面重组能够准确立体地显示病灶的全貌及细节特征,对腭部肿瘤的诊断及良恶性的鉴别有重要价值。CT 多方位、多窗位的图像观察可以对腭部肿瘤做出准确定位诊断,对恶性肿瘤侵犯范围也可做出较准确判断。多数情况下,CT 能对腭部肿瘤良、恶性做出定性诊断;但对早期及小病灶定性诊断则有一定的困难。

第二节 左侧软硬腭交界处腺样囊性癌

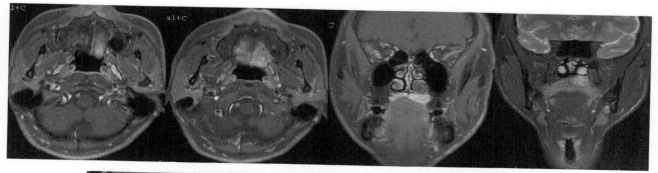

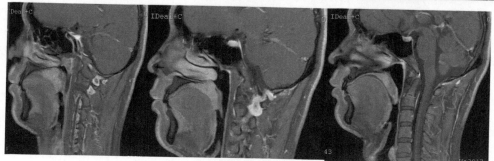

图 1-3-4-1 左侧软硬腭交界处腺体囊性癌

患者,男,33 岁。

病理检查:灰红色组织一块,大小 0.7 cm×0.4 cm×0.2 cm,切面灰红质中。病理诊断:"软硬腭肿物活检标本"小涎腺肿瘤。腺样囊性癌为首选,需作免疫组化检测进一步确诊。免疫组化结果:阳性:CK-P(腔内细胞),EMA(腔内细胞),P63(腔外细胞),CK-H(腔外细胞),AB,PAS;阴性:CD117,CEA,CK-L,S-100,Ki-67。免疫组化诊断:"软硬腭交界处肿物活检标本"免疫组化结果支持腺样囊性癌。(影像学检查见图 1-3-4-1)

第五章　扁桃体

第一节　扁桃体非霍奇金淋巴瘤

腭扁桃体位于口咽两侧腭舌弓与腭咽弓围成的较深的三角形扁桃体窝内，是一对卵圆形的淋巴上皮器官，可分为内侧面、外侧面，上极和下极，腭扁桃体与舌根、软腭咽后壁共同组成口咽。扁桃体为淋巴组织构成，咽黏膜下淋巴组织丰富，较大淋巴组织呈环形排列，称为咽淋巴环，腭扁桃体是淋巴瘤的好发部位，扁桃体淋巴瘤往往呈外生性生长，发生于黏膜下，瘤体较大，表面光滑，无溃疡，呈结节状或充血肿胀。扁桃体非霍奇金淋巴瘤早期临床表现与扁桃体癌和慢性炎症相似，常引起误诊。

一、病理学

扁桃体为咽淋巴环的一部分，非霍奇金淋巴瘤常侵犯咽淋巴环。国内咽淋巴环淋巴瘤发生率为结外第一位，占结外淋巴瘤的 37%，其中发生于扁桃体者占 61.8%~73.5%，在美国发生率更高，占 92%。咽淋巴环淋巴瘤属结外淋巴瘤，其中发生于扁桃体者最多见。侵犯扁桃体的淋巴瘤绝大多数为非霍奇金淋巴瘤（NHL），极少数为霍奇金病（HD），且以 B 细胞系、大细胞为主型多见。一组 23 例扁桃体淋巴瘤组织病理学均为非霍奇金淋巴瘤，其中 22 例属 B 细胞，仅 1 例属 T 细胞。

二、临床表现

扁桃体非霍奇金淋巴瘤的发病年龄、性别与发生于淋巴结的非霍奇金淋巴瘤一致，男女比例 1.5~2.8 : 1。多发生于中老年人，其中又以 30~49 岁年龄组最多见，占 45% 左右，中位年龄为 44 岁。国外文献报道平均发病年龄 56.3 岁，比国内偏高 10 岁左右。

临床上扁桃体淋巴瘤患者常以无痛性扁桃体肿大或颈部淋巴结肿大就诊，部分有异物感，肿块大者可伴有呼吸及吞咽困难，多数为单侧肿大，少数为双侧肿大。临床表现与扁桃体癌不易区分。按 Ann Arbor 分期，扁桃体淋巴瘤以 Ⅰ、Ⅱ 期为主，一组中 65.2% 的患者就诊时伴有颈淋巴结肿大。

三、影像学研究

扁桃体非霍奇金淋巴瘤的 CT 表现为边界清楚的类圆形软组织肿块，位于舌腭弓和咽腭弓之间的扁桃体窝内，向外凸向口咽腔生长，使口咽腔变形、狭窄。肿块平均大小 2.6 cm × 3.1 cm，密度均匀，平扫与咽壁肌比较呈等密度，无钙化、囊变或坏死，肿块轮廓规整，呈轻至中度强化，一般无咽旁间隙及邻近结构受侵，咽旁间隙仅为受压、移位、变窄表现。一组病例中有 13 例（56.5%）于肿块前份边缘部或中央区见小圆形气体影，检索相关文献未见提及该征象，该组认为此为扁桃体非霍奇金淋巴瘤的特征性表现，分析原因可能为未受肿瘤累及的咽鼓管咽口内气体。

咽淋巴环淋巴瘤同时合并颈部淋巴结侵犯的发生率高达 50% 以上，该组扁桃体非霍奇金淋巴瘤颈部淋巴结受侵犯率达 65.2%（15/23）。淋巴瘤颈部淋巴结受侵表现为颈部淋巴结肿大，多数为多发，少数为单发，且以同侧引流区淋巴结受累多见约占 69.2%，其中又以 Ⅱ、Ⅲ 组淋巴结最易受累。非霍奇金淋巴瘤受累的淋巴结密度均匀，边界清楚，液化坏死少见，该组 2 例占 8.7%。

另一组 16 例扁桃体淋巴瘤 CT 均表现为外生性肿物，突出于咽腔，表面光滑，密度均匀，符合临床特征。但由于肿瘤组织与咽侧壁正常软组织密度相近，CT 平扫有时无法分辨肿瘤组织与咽侧壁正常组织的界限,增强扫描可进一步了解肿瘤侵及范围,了解肿瘤是否侵及舌根、舌腭弓、咽侧壁组织和咽旁间隙。该组中 8 例增强扫描见肿瘤侵及舌根 2 例,5 例均见咽侧组织及舌腭弓受侵,6 例见同侧淋巴结肿大。

四、鉴别诊断

扁桃体癌:扁桃体原发性肿瘤霍奇金淋巴瘤最为常见,其次是鳞癌及少见的血管肉瘤。扁桃体淋巴瘤多为结节增生,咽腔内凸出肿块为常见,边缘清楚,密度均匀,可伴有淋巴结肿大,不易向邻近间隙浸润,临床症状相对较轻。

扁桃体鳞癌的 CT 表现与非何杰金淋巴瘤不同,肿块表面不光滑,密度不均匀,呈浸润生长,可侵犯咽旁间隙,多见液化、坏死、囊变,常侵犯咽旁间隙和舌根部肌肉。合并淋巴结转移时亦多密度不均,边界不清。

增强扫描可进一步鉴别扁桃体淋巴瘤和扁桃体癌,扁桃体淋巴瘤呈轻度均匀强化,扁桃体癌血供丰富,呈明显强化,密度不均匀,中心可见不规则低密度影。扁桃体淋巴瘤与扁桃体癌临床上较难鉴别,常需手术、病理进一步证实。

扁桃体炎:扁桃体淋巴瘤多与局部刺激症状和扁桃体炎症有关,临床表现多样化,缺乏特异性,易与咽部慢性炎症相混淆,误诊率较高。扁桃体淋巴瘤早期表现为单侧淋巴结肿大,也可见双侧,黏膜表面光滑无糜烂。扁桃体炎多见于青少年,多为双侧,有反复感染病史,扁桃体腺窝有脓栓,临床有高热,扁桃体红肿、咽痛等症状。

青少年扁桃体肥大:还应注意与淋巴组织增生引起的青少年扁桃体肥大相鉴别,CT 多表现为双侧扁桃体对称性均匀性肿大,形态规整,密度均匀,较少呈向口咽腔内突出的肿块或结节,颈部无肿大淋巴结,当鉴别困难时应及时取材活检以明确诊断。

一些研究者指出,当中老年人发现一侧扁桃体肿大,CT 表现为扁桃体肿块密度均匀,边缘规整,轻至中度强化,无咽旁间隙受侵,尤其当肿块前份边缘部或中央区见小圆形气泡影时,无论是否合并颈淋巴结肿大,均应首先考虑扁桃体非霍奇金淋巴瘤的诊断。

CT 扫描特别是增强扫描能清楚显示扁桃体淋巴瘤的大小、形态、范围,肿瘤的血供情况及肿瘤突入咽腔的程度与周围组织的关系,正确诊断应结合临床,重视实验室检查及活检,综合影像学特点,可减少误诊、漏诊。

第二节　隐匿性扁桃体癌

磁共振扩散加权成像(DWI)可明显提高头颈部肿瘤的检出率并对其早期疗效的评估具有重要意义。ADC 值双峰直方图分析显示,隐匿性腭扁桃体癌、明显的腭扁桃体癌和正常扁桃体的平均50‰和 90‰ ADC 值差异存在统计学意义,当传统MRI 和 ^{18}F-FDG PET/CT 未能检测到隐匿性扁桃体癌时, ADC 值双峰直方图分析可以提供进一步的帮助。

第六章　下咽部与梨状窝

第一节　咽食管交界处 Zenker 憩室

一、发病原因及机制

咽食管憩室，发生在咽与食管交界处，为膨出型憩室。咽食管憩室的解剖学基础是在咽部下缩肌斜形纤维与环咽肌横纤维之间的后方中央的一个缺损，在稍偏左侧更明显，因此憩室多发生在左侧。咽食管憩室常不是单一因素造成，多由于环咽肌和食管肌肉运动失调、失弛缓或其他运动异常，在上述解剖基础上造成黏膜膨出而形成憩室。

二、临床症状

咽食管憩室常见于 50 岁以上的成年人，男性多于女性。极少数咽食管憩室可发生癌变。早期仅有一小部分黏膜突出的憩室，开口较大，且与咽食管腔直角相通，食物不易残留，常无症状或症状轻微。如果憩室逐渐增大，积存的食物和分泌物开始增多，有时会自动返流到口腔内，偶尔造成误吸、吞咽困难等。

三、影像学研究

X 线平片上偶见液平面，服钡可见食管后方的憩室，若憩室巨大明显压迫食管，可见到钡剂进入憩室后，再有一条钡剂影自憩室开口流向下方食管。

CT 扫描可观察到憩室多位于咽食管交界区的左侧，表现为边界清楚的含气或含液囊性包块影，有时可见液平，薄层重建图像上可见憩室与咽食管交界处相通。

第二节　下咽部的一些诊断陷阱

在吞钡充盈的上段食管影像上，平 $C_{5,6}$ 水平，偶尔可见后缘出现清楚的切迹，为环咽肌压迹。有研究者报告 4 例环状软骨后不同表现的压迹，是由于腹侧黏膜下静脉丛松弛，黏膜皱襞下垂所致，钡剂通过后消失。由于骨性入口处狭窄，食管在胸部入口处明显向左侧移位，此类发育变异常常与肿瘤造成的移位混淆。

第四篇　口腔与涎腺

第一章　口腔疾病

第一节　舌癌

在我国,舌癌发病率居口腔癌第 1 位,其中又以舌鳞状细胞癌为主要类型;一组 18 例舌鳞癌患者,发病年龄为 25~73 岁,平均发病年龄约为 52 岁,与一些文献报道的 63 岁相比,发病年龄有年轻化趋势。

近几年来已有学者探讨研究 CT、MRI 对舌癌诊断的应用价值,认为舌属表浅器官,对可疑舌癌或其他舌占位性病变行穿刺活检,容易取得病灶病理组织,对舌癌的诊断准确性高,因此临床医师不倾向于术前行 MRI 及 PET/CT 检查以明确诊断。

然而术前能否明确病灶侵犯范围及准确分期对手术方式的选择起关键作用,对位于舌深部的病灶,CT 或 MRI 为目前唯一无创且能清楚显示病灶的检查手段。且根据手术方式的不同,术后早期即行游离皮瓣重建术患者,可保留舌基本的发音和吞咽功能。

一、临床表现

有文献报道称约 3/4 的舌癌发生于舌前 2/3 的舌体,并以舌中 1/3 侧缘处为其最好发的部位,约占舌癌的 70%;舌背和舌后 1/3 的舌根较少见,而舌前 1/3 近舌尖处较罕见。

该组病例最多发部位亦为舌体部,占所有病例数的 77.8%,其次是舌根部,而舌尖最少,与文献报道相符。其中舌体癌好发于舌缘,主要是由于舌侧缘是舌与牙齿直接摩擦的主要部位,长期刺激舌黏膜产生溃疡,最后导致癌变;特别是舌侧缘附近有慢性刺激因素,例如不良义齿、残根、残冠及锐利牙冠边缘等皆可刺激损伤舌黏膜并进一步诱发舌癌。该组 18 例中有 5 例因不良义齿而引发舌癌,进一步证实不良义齿是诱发舌癌的重要因素之一。

另外舌癌的诱因还可能与长期嗜好烟酒、口腔卫生不良、黏膜白斑红斑、生物致癌因素等有关,其中 Lingen 等(2013)研究报道称人类乳头状病毒感染是口腔癌的一个重要原因。

二、影像学研究

MRI 主要在形态学上对舌癌进行评估,且在冠状位上更容易显示舌癌对口底的侵犯情况。该组 18 例舌癌患者在 MRI 上均可见不规则形软组织灶,正常舌肌结构受推压或被破坏。由于正常舌肌间隙内含有较多脂肪成分,T_1WI 呈相对高信号,而舌鳞癌患者由于正常舌肌间隙结构被破坏,T_1WI 上呈混杂低信号,较易观察;T_2WI 舌癌常呈稍高信号或高信号;T_2WI 抑脂像则呈混杂高信号或高信号。

增强扫描大部分病灶呈明显均匀强化,但肿瘤范围较大者可出现坏死无强化区,表现为不均匀强化。

另有研究显示淋巴结微转移者有 21.4% 在 5 年内出现复发转移,而阴性者仅 13.3%,提示微转移可能与肿瘤的复发转移有关。但 MRI 对颈部直径 <1 cm 的淋巴结是否转移难以定性,与颈部淋巴结核和淋巴结炎的鉴别诊断困难。

PET/CT 上病灶常表现为软组织密度影,形态不整、边界不清,增强扫描明显不均匀强化,氟脱氧葡萄糖(FDG)药物摄取增高,邻近骨质受累时表现为低密度骨质破坏区,FDG 药物浓聚。目前普遍认可对大多数病灶 $SUV_{max}>2.5$ 者提示为恶性病变的可能性大,且有文献报道原发灶 SUV_{max} 越高,患者临床预后越差,出现转移或复发的风险越高。

该组 18 例舌鳞癌患者原发灶 ^{18}F-FDG 摄取呈局灶性增高,SUV_{max} 为 1.9~12.6,平均 SUV_{max} 为

7.65 ± 3.07；其中 SUV_{max} 达 2.5 以上 17 例，5 以上 13 例，10 以上 7 例。该组病例 SUV_{max} 在 2.5~4.9 者共 4 例，病理证实无淋巴结转移；SUV_{max} 在 5~9.9 之间者 6 例，病理证实淋巴结转移 3 例；SUV_{max} >10 者 7 例，病理证实淋巴结转移 3 例；进一步说明 SUV_{max} 值越高，出现淋巴结转移的机会越大，但未证实存在线性关系。

用 Wilcoxon 符号秩检验分析 MRI 联合 PET/CT 对舌鳞癌患者术前分期与术后病理分期一致性情况，结果显示差异有统计学意义；说明术前 MRI 联合 PET/CT 对肿瘤的诊断及分期的准确率较高。

MRI 在原发灶大小、邻近牙龈、颊黏膜以及口底等软组织受累情况的评估上更有优势；在周围骨质受累早期，T_1WI 即可见呈低信号的骨髓水肿区，与正常骨髓的高信号对比明显，容易观察。但部分患者由于金属假牙等可造成磁敏感伪影，MRI 上难以准确评估病灶情况，且 MRI 在直径 <1 cm 的淋巴结定性上存在困难。

而 PET/CT 在评估邻近结构受累情况时不易受骨质或金属假牙等高密度物质造成的伪影或容积效应的影响，呈葡萄糖异常浓聚区；且 PET/CT 为全身一体扫描，对淋巴结转移或远处脏器转移的检出率较高。综上所述，MRI 联合 PET/CT 在舌癌术前明确病灶受累情况及准确分期上起到优势互补作用。

MRI 为多参数成像，可通过多个不同序列成像对舌鳞癌患者原发灶的大小、形态、周围软组织及骨质等结构受累情况进行精细评估，但对于周围有磁敏感性物质存在病灶或是直径 <1 cm 的淋巴结定性上 MRI 常难以准确评估；PET/CT 则可通过形态学和功能学对病灶部位、形态，尤其是淋巴结转移情况进行较准确评估，且不受金属物质干扰。

可见，MRI、PET/CT 能清楚显示舌鳞癌病灶发生部位、形态、大小、累及范围及转移情况，MRI 联合 PET/CT 在原发灶大小、周围牙龈、口底、颊黏膜等软组织及骨质等结构受累情况以及淋巴结转移情况评估上可形成优势互补，有助于对舌鳞癌患者术前明确诊断及准确分期，尤其在对肿瘤 N 分期准确上有重要价值。

第二节　右下牙龈鳞状细胞癌

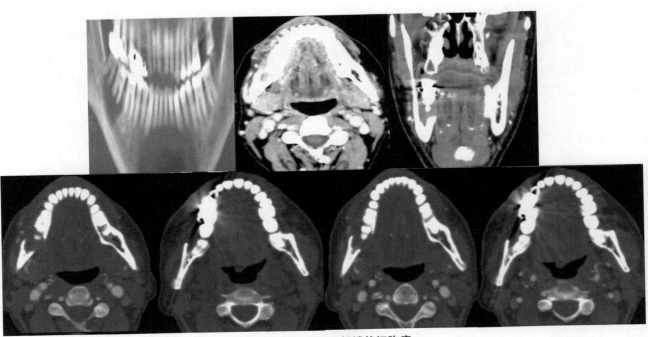

图 1-4-1-1　右下牙龈鳞状细胞癌

患者，男，62 岁。因右下牙疼痛 2 月余，发现右下牙龈肿物 1 月余入院。查体：牙 47、48 颊侧见菜花样外生肿物，大小约 2 cm × 1 cm 大小，质硬，无明显触压痛。

病理检查：灰褐色组织 3 枚，总体积 0.4 cm × 0.4 cm × 0.2 cm。病理诊断：右下牙龈肿物活检：鳞状细胞癌。（影像学检查见图 1-4-1-1）

第三节　舌下表皮囊肿伴有异物巨细胞反应

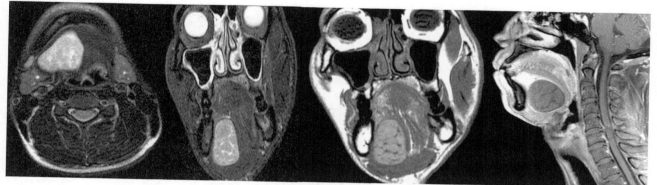

图 1-4-1-2　舌下表皮囊肿伴有异物巨细胞反应

患者,男,39 岁。发现右下颌占位 1 月入院。查体:右下颌可触及直径 5 cm 的质软肿物,可以活动。

病理检查:灰白、灰褐结节样肿物一枚,大小约 5 cm × 4.5 cm × 3 cm,切面见一直径约 4.5 cm 的囊腔,囊内充满淡黄色油脂样物,囊壁厚 0.1 cm。常规病理诊断:表皮囊肿伴有异物巨细胞反应。(影像学检查见图 1-4-1-2)

第四节　舌部病变

舌部病变种类多,包括感染性疾病、变态反应性疾病、溃疡类疾病、大疱类疾病、斑纹类疾病、肉芽肿性疾病、系统疾病的舌部表现、肿瘤及瘤样病变等。其中,舌癌发病率在口腔癌中最高,约占 30%~50%,多与局部创伤、反复摩擦刺激、吸烟和饮酒等因素有关。

影像学研究

一组舌部的良性病变除创伤性溃疡外,其余均很少见,多数患者预后较好。虽然舌溃疡、新生物或硬结较易被临床发现,但 CT、MRI 在明确病变范围和良、恶性的鉴别上具有诊断价值,已越来越多应用于临床。特别对于舌癌,因其早期淋巴结转移率较高,术前影像学诊断有利于治疗方案的制定。

舌主要由软组织组成,发生于该区域的肿块与其密度相仿,缺乏自然密度对比,加之舌受非随意运动及下颌骨的影响,CT 平扫像上舌组织显示不理想,诊断价值有限,对肿大淋巴结的发现能力也有限,需行常规 CT 增强扫描。MRI 软组织分辨率高,可以多平面及多序列成像,清晰显示病变,且可较明确地显示周围淋巴结转移情况,其对肿瘤的术前评估更理想。一组 MRI 检查舌癌 15 例,均见肿块占位效应,其中 10 例溃疡可见环形强化,2 例舌外侵犯;而良性者 7 例,表现为肿块占位效应者仅 1 例,可见环形强化征象 5 例,1 例表现阴性,1 例仅表现为溃疡性凹陷。

舌癌:舌癌在临床上分为疣型、溃疡型、浸润型,影像表现为不同程度舌外形改变及舌内肿块占位。疣型舌癌表现为舌缘结节样隆起肿块,与舌体肌肉界限尚清;溃疡型表现为舌缘较僵直,波浪样凹凸不平,呈圆形肿块影;浸润型表现为软组织异常增生和软组织肿块形成,与舌体肌肉分界不清。通常可几种病理类型同时存在。增强扫描呈明显均匀或环形强化,通常可见异常强化边,能清晰显示病灶大小、与正常舌肌界限清楚。

舌癌较多发生淋巴结转移,文献报道可高达 60%~80%。一组 7 例行 MRI 且有完整手术病理资料者,肿块最大径 ≥ 2 cm 者 6 例,淋巴结转移 5 例,转移率为 83.3%(5/6);肿块最大径 <2 cm 者 1 例,未发现淋巴转移。提示对于 MRI 上舌癌最大径 ≥ 2 cm 的患者,应注意是否有淋巴结转移。转移的部位以颈深上淋巴结群多见,其次为颌下淋巴结。

2)淋巴管瘤:淋巴管瘤是胚胎期原始淋巴囊及

淋巴系统发育异常或阻塞所形成的一种错构瘤，分为大囊型和微囊型，后者多见于舌、唇和颊部。一组1例微囊型淋巴管瘤发生于口底及舌，呈弥漫性长T_1、长T_2囊状信号影，增强扫描囊壁及分隔可见强化与舌癌较易鉴别。

　　3）良性病变：良性病变常呈溃疡表现，有时临床上难以除外溃疡型舌癌的可能，MRI检查可提供一定的鉴别诊断价值。这些良性病变发生于舌表面，影像表现为舌黏膜中断或斑片状异常信号影，有时周围可见水肿影，易误认为肿块，增强扫描仅见病灶周围黏膜强化或未见强化，仅周边轻度强化，边界模糊，无肿块占位效应，因此，可诊断炎症溃疡，如为肿块伴有溃疡，则难以与舌癌区别。

第五节　误诊病例简介：中心性巨细胞病变（修复性巨细胞肉芽肿）

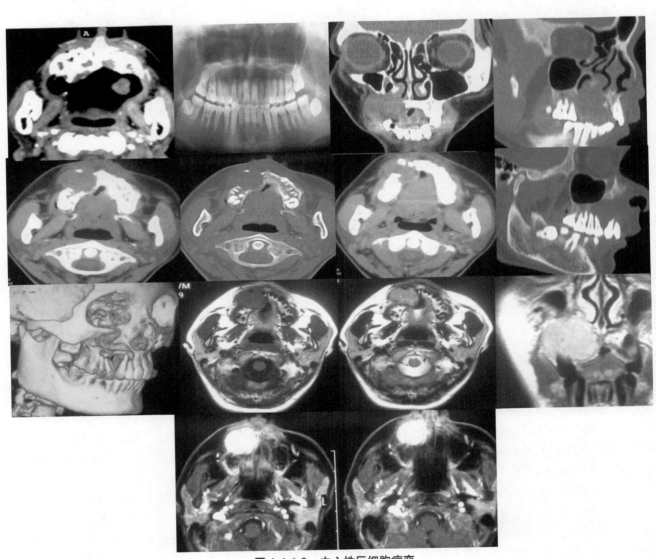

图 1-4-1-3　中心性巨细胞病变

　　病例，女，25岁。3月前发现右上前牙松动，渐加重，未行处理；2月前右面部隆起一肿物，约蚕豆大小，右上牙松动处见一花生米大小肿物隆起，于外院行口腔全景片、CT及MRI增强检查，近日肿块增大明显加快，住入我院，病后消瘦约2公斤。入院后突发病灶区喷射状搏动性出血，急诊行DSA止血治疗。

　　手术方式：右上颌骨肿物切除＋右上颌骨部分切除＋松动牙拔除术。

病理检查:右上颌骨肿物:灰褐色结节肿物一块,体积 2cm×1.3cm×0.7cm,切面灰白灰褐,质中,无包膜。病理诊断:右上颌骨梭形细胞增生,伴多核巨细胞形成,符合中心性巨细胞病变(修复性巨细胞肉芽肿)。建议检测甲状旁腺素水平并注意随访。该例术前影像诊断考虑为肉瘤,因缺乏对本病的认识,误诊率高。(影像学检查见图1-4-1-3)

第六节　上颌骨纤维性牙龈瘤

患者,男,62岁。左上颌恶性肿瘤放化疗后3年,发现肿物1年余。患者缘于三年前发现左上颌肿物,无明显不适,就诊于口腔医院,行肿物活检术,示:鳞状细胞癌。遂就诊于外院,行放化疗等治疗。于今年发现同样位置一肿物,初始为绿豆大小,后逐渐增大,现今约枣大小。为求进一步诊治,就诊我院,要求手术治疗,门诊拟"上颌骨恶性肿瘤"收入院。患者病程中,神智清,精神可,饮食、睡眠较差,体重明显减少,约10kg左右,肿物无破溃、流脓等明显异常。

病理检查:"左上颌骨牙龈处肿物切除标本"纤维性牙龈瘤(属于瘤样病变)。(影像学检查见图1-4-1-4)

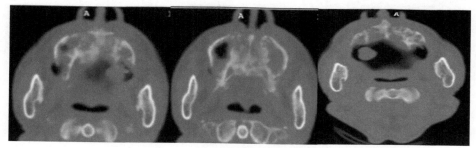

图1-4-1-4　上颌骨纤维性牙龈瘤

第七节　上腭腺样囊性癌

患者,男,33岁。发现上腭无痛性肿物2年余入院。患者缘于2年前无明显诱因自觉上腭出现隆起肿物,无进食痛,无压痛,表面无破溃、出血等,未重视,未行治疗;近半年以来,患者自觉腭部异物感明显,遂来院就诊。

病理检查:灰红色组织一块,大小0.7cm×0.4cm×0.2cm,切面灰红质中。免疫组化检测:阳性:CK-P(腔内细胞),EMA(腔内细胞),P63(腔外细胞),CK-H(腔外细胞),AB,PAS;阴性:CD117,CEA,CK-L,S-100,Ki-67。常规病理诊断:软硬腭肿物活检标本:小涎腺肿瘤。腺样囊性癌为首选,需作免疫组化检测进一步确诊。免疫组化诊断:软硬腭交界处肿物活检标本:免疫组化结果支持腺样囊性癌(图1-4-1-5)。

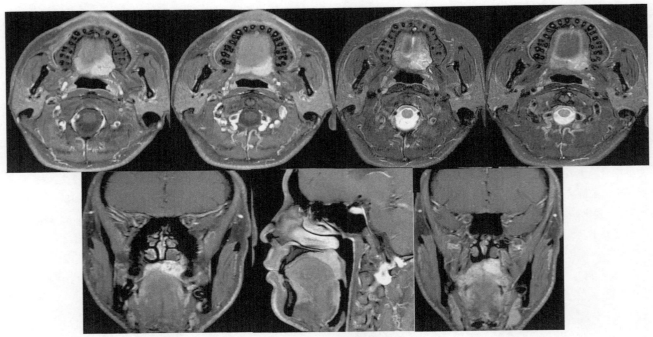

图 1-4-1-5 上腭腺样囊性癌

第八节 上颌高分化鳞状细胞癌

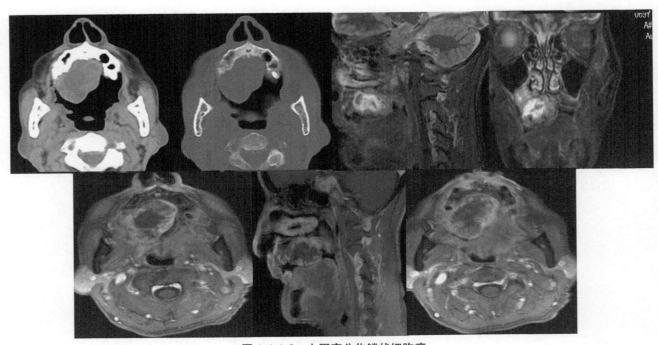

图 1-4-1-6 上腭高分化鳞状细胞癌

患者,男,43 岁。

病理检查:灰白灰褐色碎组织一堆,总体积 1 cm×

1 cm×0.3 cm。常规病理诊断:上颌部肿物活检标本:高分化鳞状细胞癌(图 1-4-1-6)。

第二章　涎腺疾病

第一节　关于涎腺原发恶性肿瘤

涎腺肿瘤是口腔颌面部常见的肿瘤,多为良性(约占 54%~79%),恶性相对少见(约占 21%~46%)。涎腺癌包括大涎腺癌和小涎腺癌,是涎腺上皮组织发生的恶性肿瘤,任何有涎腺的部位都可发生,其淋巴结转移率相对较低,一旦发生转移患者生存率可降低 50%。有研究报道临床上涎腺癌颈部淋巴结转移率在 15% 左右,腮腺发生者较其他腺体为多,而隐匿性转移率为 0~49%。大涎腺癌是指发生于三大唾液腺的恶性肿瘤,包括舌下腺和颌下腺、腮腺。

一、病理学

一组 31 例原发肿瘤中, 22 例来源于腮腺、8 例来源于颌下腺、1 例来源于舌下腺。其中非特异性腺癌 7 例、鳞癌 5 例、黏液表皮样癌 5 例、涎腺导管癌 4 例、淋巴上皮样癌 3 例、腺泡细胞癌 2 例、腺样囊性癌 2 例、小细胞癌 2 例、恶性混合瘤 1 例。

二、影像学研究

转移淋巴结分布:根据国际通用的 7 区分区法:Ⅰ 区为颌下及颏下区;Ⅱ 区为颈内静脉链上组,位于颈内静脉周围,从颅底至舌骨水平;Ⅲ 区为颈内静脉链中组,位于舌骨至环状软骨下缘;Ⅳ 区为颈内静脉链下组,位于颈内静脉周围,从环状软骨水平至锁骨上窝;Ⅴ 区为颈后三角区淋巴结(以胸锁乳突肌后缘界定为后三角区的前缘);Ⅵ 区为气管食管沟及甲状腺周围相关的淋巴结,自舌骨下缘至胸骨柄上缘,位于双侧颈总动脉或颈内动脉之间;Ⅶ 区为上纵隔淋巴结。另外,咽后组、颊组、腮腺内、耳前、耳后及枕下组淋巴结,不包括在上述 7 分区内。

该组病例术后病理证实共有 271 个转移淋巴结,因无法与影像一一对应,故选取各转移区域短径最大的淋巴结进行研究,总计 111 个淋巴结,其中 Ⅰ 区 14 个、Ⅱ 区 28 个、Ⅲ 区 26 个、Ⅳ 区 20 个、Ⅴ 区 9 个、腮腺内 14 个。

颈部淋巴结转移常见于 Ⅰ ~ Ⅵ 区、咽后组及腮腺区,一组以 Ⅱ 区最多见,Ⅲ 区次之,其他依次为 Ⅳ 区、Ⅰ 区、Ⅴ 区。

大小与强化程度:参考以往头颈部淋巴结的研究,以肿瘤与颈后三角区肌肉的 CT 值之差作为参考值,将强化程度分为:无明显强化(参考值 <15 HU)、轻度强化(参考值为 15~30 HU)、中等强化(参考值为 31~50 HU)、明显强化(参考值 >50 HU)。

并在相应 CT 和 MR 图像上手动测量淋巴结短径,颈部淋巴结转移的诊断标准为:颌下、颏下区淋巴结短径 ≥ 10 mm,其他区域 ≥ 8 mm,气管食管沟 ≥ 5 mm,故该组按短径 <5 mm、5 mm ≤ 短径 <8 mm、短径 ≥ 8 mm 分为 3 组。

转移淋巴结的影像特点:该组大涎腺癌颈部转移淋巴结 CT 和 MRI 表现均为边缘不规则,其中 5 例 CT 表现为边缘毛糙有毛刺, 1 例 MRI 表现为明显外侵,其病理类型为低分化腮腺非特异性腺癌。

该组取各转移区域短径最大的淋巴结进行研究,总计 111 个淋巴结,但因病理转移淋巴结无法与影像一一对应,故本组研究淋巴结中不排除有假阳性。

此组研究中淋巴结短径 <5 mm 有 6 个, 5 mm ≤ 短径 <8 mm 有 52 个,短径 ≥ 8 mm 有 53 个,鳞癌、黏液表皮样癌的转移均在 5 mm 以上,鳞癌以 8 mm 以上最多,黏液表皮癌以 5~8 mm 最多,而非特异性腺癌可见 5 mm 以下转移。

由此可见大涎腺癌颈部转移淋巴结短径以 5~8 mm 最多，大于 8 mm 次之，但小于 5 mm、边缘不规则并且病理证实为非特异性腺癌时也应警惕转移，可结合超声引导下穿刺。

腮腺癌容易发生腮腺内转移，该组 22 例腮腺癌 14 例有腮腺内淋巴结转移，需要医师在日常工作中注意。

另外，涎腺原发性鳞状细胞癌（PSCC）在涎腺肿瘤中所占比例不足 1%，该组病例中有鳞癌 5 例，高于文献报道，其中 2 例来源于腮腺，2 例来源于颌下腺，1 例来源于舌下腺和颌下腺，诊断 PSCC 需排除转移型鳞癌，排除其他原发灶。

大涎腺癌淋巴结转移的影像表现：一组颈部转移淋巴结边缘均不规则，其中 5 例边缘毛糙并可见毛刺，仅 1 例表现为明显外侵，其病理类型为低分化腮腺非特异性腺癌。

研究结果表明：大涎腺恶性肿瘤颈部转移淋巴

结边缘常呈轻至中度环形强化，中央低密度，且由于腮腺的胚胎发育特点，腮腺内可有淋巴结。该组大涎腺癌颈部转移淋巴结密度或信号多不均匀，CT 上常可见小片或大片低密度区，MRI 上多呈 T_1WI 混杂等低信号，T_2WI 混杂等高信号；颈部转移淋巴结以轻到中度强化为主，少见明显强化，部分可有不同程度环形强化。且边缘环形强化的淋巴结内部平均 CT 值在 60 HU 以上，仅略低于肌肉密度，考虑为坏死伴黏液变可能性大。

总之，大涎腺癌颈部淋巴结转移的特点为：多为同侧转移，以 I ~ IV 区为主，尤其是 II、III 区，腮腺癌容易有腮腺内淋巴结转移；淋巴结较小，以 5~8 mm 最多，大于 8 mm 次之，亦可见 5 mm 以下的转移淋巴结；边缘不规则，轻到中度强化，边缘环形强化伴内部均匀实性低密度或 T_2WI 呈混杂等高信号为其特征性表现。

第二节　腮腺多形性腺瘤局部恶变

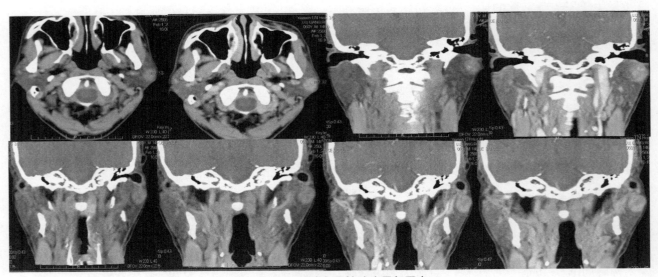

图 1-4-2-1　腮腺多形性腺瘤局部恶变

患者，男，60 岁。发现左耳下肿物 20 余年。

病理检查：标本所见：左耳下肿物为鲜红色结节一个，体积 3.5 cm×2.5 cm×1.6 cm，切面有灰白区，大小 1.2 cm×1.1 cm，其余淡黄，淡黄区呈颗粒状，质偏硬。常规病理诊断：左耳下腮腺多形性腺瘤，伴显著鳞状化生，考虑有局部恶变为高分化鳞状细胞癌，又称癌在多形性腺瘤中。注：经多处取材，可见基础病变为多形性腺瘤，伴有显著鳞状化生，细胞轻度异型，增生较活跃（核分裂象 >6/10HPF），片

状角化及角化珠形成，散在小灶性坏死，胆固醇结晶沉积伴多核巨细胞反应。肿瘤边界尚清，局部似有包膜侵犯。故考虑有局部恶变可能，待免疫组化进一步确诊（图 1-4-2-1）。

免疫组化检测：鳞状细胞：CK（P）（+）、CK（H）（+）、CK5/6（+）、P63（+）、Ki-67+（>20%）；腺上皮：EMA（+）、CK（L）（+）、CK（P）（+）；肌上皮：VIM（+）、S-100（+）、SMA（+）、Calponin（+）、GFAP（-）、CD10（-）。免疫表型提示肿

瘤中含有鳞状上皮、腺上皮、肌上皮,鳞状上皮增殖活性较高(Ki-67 阳性细胞 >20%),符合腮腺多形性腺瘤,局部恶变为高分化鳞状细胞癌。

免疫组化诊断:左耳下腮腺多形性腺瘤,伴显著鳞状化生,考虑有局部恶变为高分化鳞状细胞癌,又称癌在多形性腺瘤中。

第三节 涎腺淋巴上皮样癌

淋巴上皮样癌是一种罕见的恶性肿瘤,在组织学上与鼻咽未分化癌相似,可发生在鼻咽以外前肠起源的器官。

涎腺淋巴上皮样癌罕见,占所有涎腺肿瘤 1% 以下。该病由 Hilderman 等(1962)首先提出,又被称为淋巴上皮瘤样癌、恶性淋巴上皮病变、伴淋巴样间质的未分化癌、未分化癌在淋巴上皮病变中等名称。在 WHO 涎腺肿瘤分类第 2 版定义为伴淋巴样间质的未分化癌,在第 3 版更名为淋巴上皮样癌。

一、病理学

涎腺淋巴上皮样癌罕见,有明显的地区和种族分布倾向。爱斯基摩人、格陵兰土著人群、中国南部沿海及日本人涎腺淋巴上皮样癌的发生率明显高于其他地区。某医院地处中国南方,以收治鼻咽癌病患者见长,相关头颈部肿块患者也较多,所以该项研究中患者数较多。淋巴上皮样癌是一种罕见的恶性肿瘤,在组织学上与鼻咽未分化癌相似,可发生在鼻咽以外前肠起源的器官,包括涎腺、胸腺、胃、肝胆系统、子宫、膀胱和皮肤等。

虽然鼻咽癌很少转移至涎腺,但因两者的组织学形态一致,因而在诊断淋巴上皮样癌前常规检查鼻咽部以排除鼻咽癌,尤其是发生于腭部的淋巴上皮样癌更应排除鼻咽癌的浸润和蔓延。该项研究病例均排除了鼻咽癌转移的可能性。

在涎腺淋巴上皮样癌的发生过程中 EB 病毒被认为是重要因素,发生于涎腺的淋巴上皮样癌属 EB 病毒相关的疾病。目前最敏感和高特异性的 EB 病毒检测方法是 EB 病毒编码小 RNA 检查。该项研究 28 例中 19 例进行了免疫组织化学检查,检查项目为 CK、CK5/6、P63、P53、Ki67 及原位杂交法检查 EB 病毒编码小 RNA(EBER),均为阳性。有文献报道,地方性涎腺淋巴上皮样癌 100% 与 EB 病毒有关。

二、临床表现

该项研究病例年龄跨度较大,患病年龄为 12~60 岁,多数发生在 40~50 岁,男多于女。

文献报道,淋巴上皮样癌好发于大涎腺,腮腺约占 80%,其次是下颌下腺,小涎腺很少见。该项研究发生于腮腺的占 60.7%(17/28),发生于颌下腺的占 28.6%(8/28),发生于舌下腺、小涎腺及同时累及颌下腺及舌下腺的各占 3.6%(1/28)。发生于颌下腺病例多于文献报道。

涎腺淋巴上皮样癌似乎具有良性病变的过程,病史可以很长,该研究中病史最长为 10 年。肿块大部分为无痛性,部分微痛,肿块可长期存在,只有 9 例短期内出现增大症状。临床检查大部分病变质地硬,活动度差。这一点可能提示恶性病变。

三、影像学研究

有关涎腺淋巴上皮样癌影像表现报道很少。有文献提到该病,但没有详细的影像表现描述。本病主要累及大涎腺,均为单侧发病。发生于腮腺的病例,大部分发生于浅叶或同时累及深浅叶,单发于深叶病例少见。

CT:多为发生于腮腺区或颌下单发结节或肿块,偶可多发;肿块边界清楚或欠清,形态多样;密度常均匀,无钙化,偶见小囊变区;强化程度通常较明显,呈中至重度强化,肿块均匀强化或不均匀强化,不均匀强化表现为内见小裂隙状低强化区,无大片坏死区;可伴有同侧引流区淋巴结转移,转移淋巴结强化较明显,偶可出现坏死;较大病灶可破坏邻近骨质。

MRI:类圆形或不规则形肿块,病灶信号均匀,与邻近肌肉相比,T_1WI 等信号,T_2WI 稍高信号,增强后强化较明显。该研究中行 MRI 检查者较少,淋巴上皮样癌的 MRI 表现特点除病灶信号较均匀,增强强化较明显外,其他特点还有待进一步总结。

该研究中淋巴结转移发生率较高,为 75%,明显高于 Leung 等（1995）的报道的 20%，但与一些作者报道相近。因正常人颈部可以有小淋巴结，而部分淋巴上皮样癌患者转移淋巴结不大，最大短径未超过 10 mm，容易误认为良性淋巴结。但是，淋巴上皮样癌转移淋巴结均发生在病灶附近淋巴引流区，强化方式与原发灶相似，也为较明显强化，偶可出现坏死，这一点有助于鉴别。

四、鉴别诊断

1）嗜酸性淋巴肉芽肿：涎腺淋巴上皮样癌需要与嗜酸性淋巴肉芽肿鉴别。嗜酸性淋巴肉芽肿也是发生于腮腺区或面颊部，呈单发或多发结节或肿块；边界多不清楚，与正常腮腺组织或皮下脂肪间隙分界不清；密度或信号常均匀；强化程度通常较明显；常伴有引流区淋巴结肿大。但嗜酸性淋巴肉芽肿常单侧多发或双侧腮腺受累，体检肿块边界较清，常活动，有外周血嗜酸性粒细胞明显增多等特点有助于鉴别。

2）腮腺混合瘤：本病还需与腮腺混合瘤和腮腺基底细胞腺瘤鉴别。腮腺混合瘤常位于浅叶，平扫可见钙化，增强扫描强化不均匀，可见囊变，无淋巴结转移。

3）基底细胞腺瘤：有研究者认为年龄较大的女性患者，腮腺浅叶内单发类圆形、边界清楚的病灶，CT 增强表现为薄壁环形明显强化且有壁结节，MRI 表现为短 T_1 信号、长 T_2 信号，增强后内见裂隙样，小片状低信号，诊断时要考虑基底细胞腺瘤的可能。

与常见的腮腺恶性肿瘤，如黏液表皮样癌，腺样囊性癌、混合瘤恶变等鉴别较容易，这些病变影像表现上，坏死、囊变明显。

4）鼻咽癌：另外，涎腺淋巴上皮样癌还应与鼻咽癌转移及淋巴瘤相鉴别。在影像及病理上，鼻咽癌转移到涎腺与涎腺淋巴上皮样癌均难以鉴别。虽然鼻咽癌转移或蔓延到涎腺的机会较少，但诊断时仍需排除鼻咽癌。Ahuja 等（1999）建议做诊断前应做鼻咽影像检查及鼻咽活检。

5）涎腺淋巴瘤：涎腺淋巴瘤与涎腺淋巴上皮样癌在影像上有较大不同，涎腺淋巴上皮样癌增强扫描强化较明显，而淋巴瘤常轻度强化，单发于涎腺的淋巴瘤也较少见。

第四节　左腮腺腺泡细胞癌

患者，女，48 岁。

病理检查：大体标本：切面灰褐，分叶状，质中。免疫组化检测：阳性：CK（P）、CEA、CK（L）、E-cad、Ki-67（<1%）。

免疫组化诊断：左腮腺腺泡细胞癌。（影像学检查见图 1-4-2-2）。

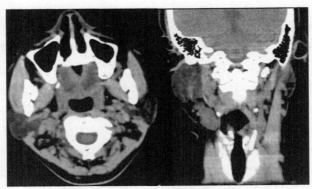

图 1-4-2-2　左腮腺腺泡细胞癌

第五节　良性淋巴上皮病变（Mikulicz 病）

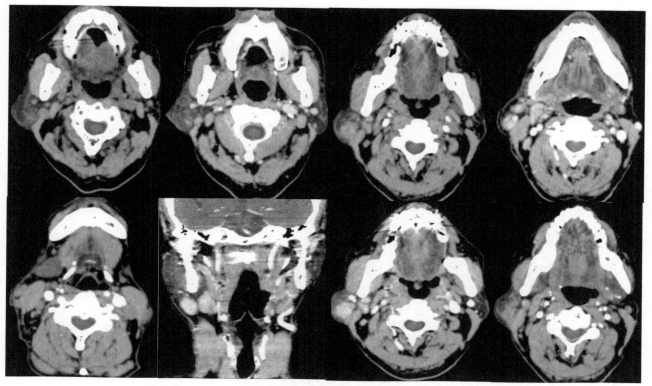

图 1-4-2-3　良性淋巴上皮病变

患者,男,74 岁。

病理检查:右腮腺腺体及肿物:灰红色软组织一堆,体积 5 cm×4.5 cm×2 cm,切面灰褐,局灶呈颗粒状,质中。免疫组化检测:阳性:CD20(B 细胞＋),CD79α(B 细胞＋),PAX-5(B 细胞＋),CD3(T 细胞＋),CD45R0(T 细胞＋),CD5(细胞＋),CD23(树突细胞＋),CK(P)(腺管＋),CK(H)(腺管＋),Bcl-2,Ki-67(约 30% 集中于淋巴滤泡)阴性:TdT,P63,EBV"右侧腮腺肿物切除"免疫组化检测结果支持良性淋巴上皮病变(Mikulicz 病)。(影像学检查见图 1-4-2-3)

第六节　咽部涎腺肌上皮癌

肌上皮癌(MC),也称恶性肌上皮瘤(MME),是主要发生于大小涎腺的罕见恶性肿瘤,首先由 Shelchon(1943)报道并命名。WHO(1991)《涎腺肿瘤的组织学分析》中将其作为一种类型提出。主要发生于腮腺和腭部小涎腺,较少发生于身体其他部位和腺体。

一、临床表现

临床上主要表现为生长突然加速的局部包块,肿瘤无完整包膜,呈浸润性生长,可继发出血坏死。其恶性度高,可原发,也可来自良性混合瘤或基底细胞瘤的恶变。男女性别无差异,发病年龄多在 50 岁以上,其复发率和转移率较高,病程最短 6 个月,最长 20 年,多数在 1 年以内。

诊断本病主要依据 HE 染色形态及免疫标记,肿瘤中的肌上皮细胞表达 vimentin 或 keratin、actin、S-100 蛋白免疫组织化学染色阳性。

二、影像学研究

有研究者报告一例，因肿块以右侧软硬腭交界平面为界向上、下生长，此处为口腔涎腺分布区，所以应首先考虑为涎腺来源的肿瘤。结合该例发现肿块15年余，迅速长大1年余，应高度怀疑为恶性肿瘤或肿瘤恶变。约6个月后复查，肿块破坏范围明显加大且双肺多发转移，与该肿瘤复发率和转移率较高的特点相符合。

该病例CT表现除与其他涎腺恶性肿瘤，如黏液表皮样癌、腺样囊性癌、恶性多形性腺瘤等鉴别外，还需与鼻咽部CT扫描时常见的恶性肿瘤如鼻咽癌相鉴别。

咽隐窝是鼻咽癌最常见的原发部位，鼻咽癌早期即表现为咽隐窝变浅或消失和腭帆提肌肿大。该例肿瘤明显推挤咽隐窝，显示"小空泡征"，说明是非原发于咽隐窝的肿瘤。结合其较多层面位于右侧口咽部，应考虑为口咽部涎腺肿瘤侵犯鼻咽部，致咽旁间隙变窄外移、腭帆提肌受侵犯等与鼻咽癌周围组织受侵犯相似的征象。

鼻咽部涎腺肌上皮癌少见。与多数涎腺肿瘤一样，虽然CT检查特征性改变较少，但可以确定肿瘤的发病部位、大小、范围、生长方向、与周围解剖结构的关系；对确定肿瘤的良恶性，以及有无淋巴转移、远处转移等很有价值，对确定肿瘤的分期、制定治疗方案十分重要。

第七节　良性淋巴上皮病变（mikulicz 病）

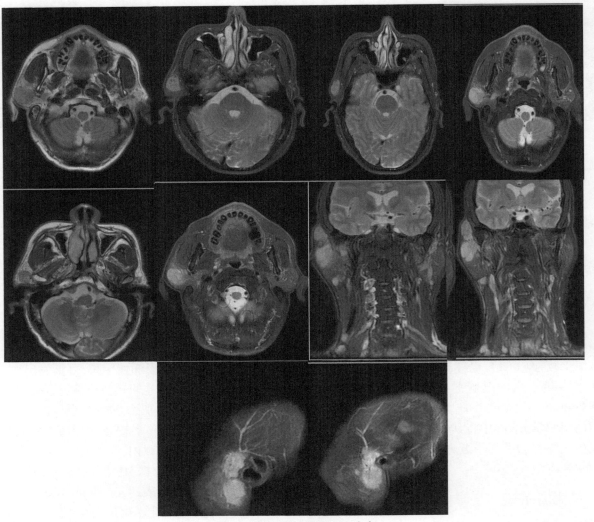

图 1-4-2-4　良性淋巴上皮病变

患者,男性,62 岁。

病理检查:右腮腺肿物及腺体:红褐色组织一块,大小 6.5 cm×3 cm×2 cm,切面见一结节样肿物,大小 5 cm×1 cm,灰白,质中,其余切面红褐,质软。免疫组化检测:阳性:CK(P)(腺上皮+),CK(L)(腺上皮+),CK(H)(局灶+),CD68,CD163,CD31(血管内皮+),CD34(血管

内皮+),Ki-67(+,约 20%);阴性:EMA,AB,PAS,PAM,抗酸染色。免疫组化诊断:右腮腺肿物及腺体:符合良性淋巴上皮病变(mikulicz 病)

良性淋巴上皮病变是以涎腺腺实质被淋巴细胞取代为特征的一种自身免疫性疾病。(影像学检查见图 1-4-2-4)

第八节　腮腺多形性腺瘤

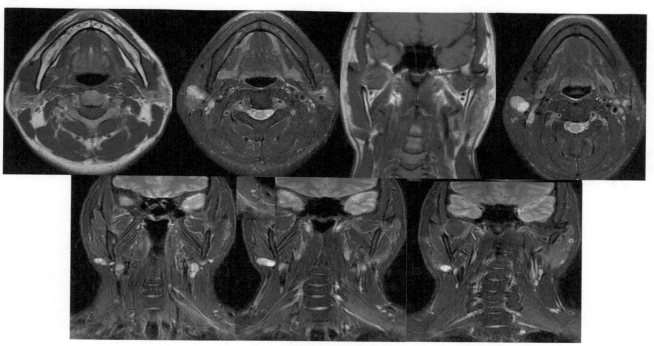

图 1-4-2-5　腮腺多形性腺瘤

患者,男,35 岁。

病理检查:"右腮腺肿物"灰红色组织一块,大小 3.5 cm×2.5 cm×1.5 cm,切面见一结节,大小 2.1 cm×1.4 cm,

结节切面灰白,质中,与周围组织界限清楚。病理诊断:"右颌下腮腺"多形性腺瘤。(影像学检查见图 1-4-2-5)

第九节　误诊病例简介:左翼腭窝小唾腺多形性腺瘤

详见本书　本卷　本部分　第十六篇　第五章　第二节　误诊病例简介:左翼腭窝小唾腺多形性腺瘤。

第十节　腮腺神经鞘瘤

患者,男,47 岁。

病理检查:冰冻病理:灰红色组织两块,大小分别为

0.8 cm×0.5 cm×0.2 cm 和 0.7 cm×0.5 cm×0.1 cm。冰冻病理诊断："右腮腺肿物切除标本"：良性病变,待常规病理进一

步分型诊断。常规病理诊断："右腮腺"神经鞘瘤。（影像学检查见图 1-4-2-6）

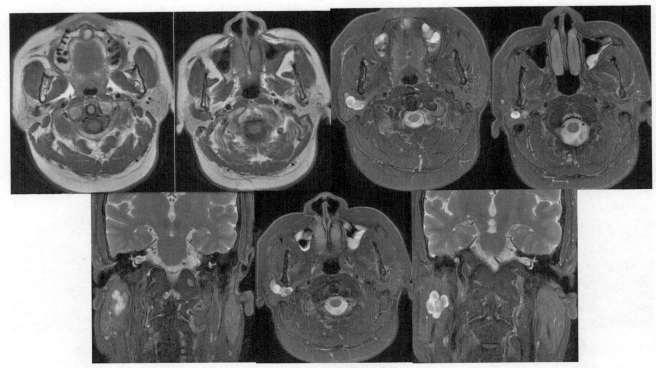

图 1-4-2-6　腮腺神经鞘瘤

第三章　腮腺疾病

第一节　腮腺病变的影像学分析

腮腺疾病种类较多,仅根据临床表现难以做出正确诊断,因细针穿刺活检敏感性和特异性较低,并且可能出现肿瘤细胞种植,所以有些外科医师不主张术前活检。

CT 和 MRI 对于腮腺病变能准确定位,明确病灶位于腮腺浅叶或深叶,腺体内还是腺体外,其定位标志分别为下颌后静脉和咽旁间隙透明带。

腮腺良、恶性肿瘤的鉴别在于肿块的边缘、密度及邻近组织情况。一般良性肿瘤边缘清楚、密度均匀,而恶性肿瘤多边缘不清、密度不均匀,且伴有邻近组织的浸润或破坏。该组腮腺局部单发肿块中,良性肿瘤边界多清楚,恶性肿瘤边界多模糊,向腮腺外侵犯者均为恶性肿瘤。

腮腺良性肿瘤中,最常见的是混合瘤,其次为腺淋巴瘤。混合瘤在涎腺良性肿瘤中约占80%,多见于 40 岁左右中年女性,平均直径为 3~5 cm;腺淋巴瘤占涎腺良性肿瘤的 6%~10%,男性多见,好发年龄平均为 60 岁,平均直径 <3 cm。一组 6 例腮腺混合瘤中, 3 例出现钙化,与文献报道的腮腺混合瘤钙化少见(7%~11%)有差异。

弥漫性海绵状血管瘤累及腮腺,易沿周围间隙生长,呈弥漫性改变, MRI 表现为长 T_1 长 T_2 信号,强化明显,结合皮肤暗红色改变可诊断。

腮腺脓肿呈局限性肿块并出现斑点状坏死,邻近筋膜增厚和皮下脂肪层模糊,结合临床局部皮温升高可进行诊断。

该组腮腺囊肿 1 例,位于腮腺实质内,贯穿腮腺浅叶和深叶,且在深叶部分呈分叶状,应注意与混合瘤囊变区别,后者可见实性肿块,囊壁不甚规则。

腮腺急性炎症时腮腺呈弥漫性肿大,可双侧发病;腮腺慢性炎症伴有淋巴结反应性增生,表现为密度均匀的结节状肿块影时,病灶内局限性结节影一般较小,直径常 <1.5 cm,且为多个,借此可与腮腺良性肿瘤鉴别。

该组腮腺淋巴瘤表现为腮腺弥漫性肿块影,伴有颈部及颌下淋巴结肿大;鼻咽癌侵犯腮腺,其弥漫性肿块延至鼻咽腔,诊断恶性病变不难。

第二节　误诊病例简介:腮腺结核

患者,女,54。门诊以"腮腺区肿物"收入院。

MRI:考虑腺淋巴瘤。

病理检查:左腮腺肿物及腺体:灰红色组织一块,大小 4.7 cm×3 cm×1.5 cm,切面见一肿物,大小 3 cm×2.5 cm,肿物切面灰红质中,边界清楚。左腮腺淋巴结:结节一个,大小 2 cm×1 cm×0.5 cm,包膜完整。切面灰黄质软。

常规病理诊断:左腮腺肿物及腺体:腮腺中未见特殊改变,边缘淋巴组织内见肉芽肿形成,倾向结核。左腮腺淋巴结:慢性肉芽肿性炎症,倾向结核。

免疫组化检测:阳性:CD68,CD163;阴性:抗酸染色。免疫组化诊断:"左腮腺肿物及腺体":腮腺边缘淋巴组织内见肉芽肿形成,部分肉芽肿内见干酪样坏死。考虑为结核。注:

免疫组化支持肉芽肿由组织细胞（上皮样细胞）构成。抗酸染色阴性，因其阳性率很低，不足以排除结核。请结合临床。（影像学检查见图 1-4-3-1）

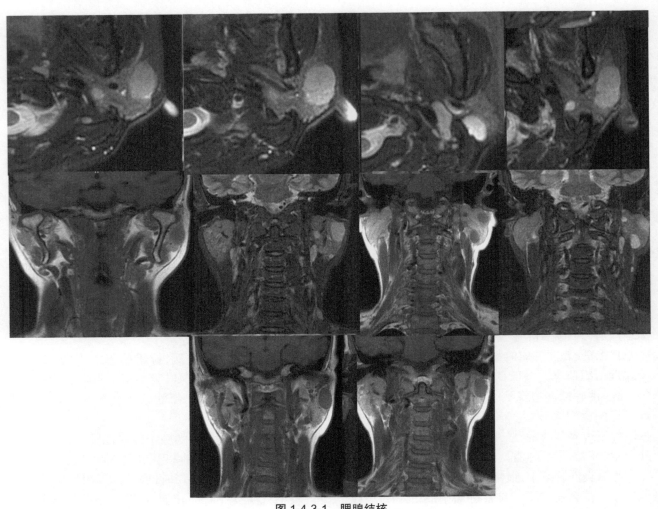

图 1-4-3-1　腮腺结核

第三节　腮腺部分少见病

腮腺的部分少见病缺乏影像特征，特别是炎性病变与恶性肿瘤术前难以鉴别，而治疗方式却并不完全一样。一些研究者对比分析腮腺少见病变的影像表现，并总结部分少见病的影像特征。

一、病理学

腮腺良性肿瘤多表现为边缘清晰，而炎性病变及恶性肿瘤多表现为边缘不清。这主要与病变的生物学行为及其病理学基础有关，良性肿瘤多呈膨胀性和外生性生长，无邻近组织侵犯，而表现为边缘清晰；恶性肿瘤呈浸润性生长，能穿破淋巴管或血管，破坏周围组织，致病灶边缘不清；而炎症病理过程是变质、渗出和增生并存，亦多表现为病变边缘不清。腮腺筋膜来自颈深筋膜的浅层，在腮腺后缘分为深、浅 2 层，包绕腮腺形成腮腺鞘，浅层致密坚韧，深层薄而不完整。

炎性病变由于病程多较长，反复的渗出与增生修复，多表现为浅层筋膜及皮肤广泛增厚，皮下脂肪模糊。恶性肿瘤呈浸润性生长，可累及筋膜不规则增厚，但相对较局限，由于浅层筋膜致密坚韧，故局限性单发肿块早期多不突破浅层筋膜而累及皮下脂肪及局部皮肤；一组中 4 例可见筋膜不规则增厚，仅

1 例突破筋膜致皮下脂肪模糊及局部皮肤增厚。

良性肿瘤多生长缓慢，表现为边缘光整的局限性肿块。一组炎性病变中，5 例可见多发反应性肿大淋巴结；主要是由于淋巴结具有滤过淋巴液和参与免疫反应的功能。而恶性肿瘤在肿瘤细胞累及淋巴结后也可见肿大，该组 2 例淋巴瘤可见多发肿大淋巴结影。良性肿瘤均不伴有淋巴结的肿大。

二、影像学研究

嗜酸性淋巴肉芽肿表现为腮腺、耳周及面颊部软组织肿块或多发结节影，边界清或不清，密度及信号均或不均，局部皮下脂肪层常表现混浊或变薄，生化检查均可出现嗜酸性粒细胞明显增多。而有学者根据形态学将边界清楚的肿块或结节分为Ⅰ型，而将边界不清，斑片状的软组织肿块分为Ⅱ型；并认为是此病发展的前后阶段表现。该组 2 例影像表现较典型，可见浅层筋膜及局部皮肤增厚、皮下脂肪模糊等炎性征象；而颈部多发大小不一、边缘清晰、明显强化的淋巴结与淋巴瘤融合成团，与结核及转移瘤常见坏死亦不同，结合临床及生化检查等能准确诊断。

腮腺结核 CT 表现为密度不均、边缘较模糊的结节或肿物，可见结节状钙化伴淋巴结肿大，呈不均匀、环形强化。该组 2 例肿块及淋巴结均呈环形强化，具有一定的影像特征；与嗜酸性淋巴肉芽肿、淋巴瘤等的淋巴结肿大表现不同。

良性淋巴上皮病变 CT 典型表现为腮腺弥漫性肿大，实质密度增高，其内散在分布的小结节影，通常为双侧对称性改变；病变进展期可出现类似肿瘤样软组织结节影。该组 1 例较典型；另 1 例表现边缘不清的单发结节，浅层筋膜及皮肤广泛增厚、皮下脂肪模糊有助于与低度恶性肿瘤鉴别。

腮腺神经鞘瘤的影像表现与其他部位的神经鞘瘤相似，为边缘清晰的实性或囊实性肿块。该组 1 例呈混合型，MRI 可见典型 Antoni A、B 区及肿瘤包膜，较具特征性。另 1 例 CT 表现为囊实性肿块，边缘清晰。MRI 对肿瘤包膜和内部成分的显示明显优于 CT。

肌上皮瘤影像多表现为单发圆形或椭圆形肿块，边缘清晰，多数有浅分叶，如交界性或低度恶性者呈浸润性生长，易侵犯包膜并向外生长，形态可不规则，甚至形成细小棘状突起。本组 2 例均呈分叶状，但边缘清晰，均有面神经受累的临床表现，可能与病变呈侵袭性生长有关。

第四节　误诊病例简介：左侧腮腺表皮囊肿

病例，女，53 岁。

MRI 诊断：左侧腮腺区良性囊性病变，考虑①淋巴管囊肿；②腮裂囊肿；必要时进一步增强扫描。

病理检查：囊壁样肿物一块，大小 4 cm×3 cm×2 cm，切面见一囊腔，直径 2.5 cm，囊内含豆渣样物，囊内壁光滑，壁厚 0.1~0.2 cm。常规病理诊断：左腮腺肿物切除标本为表皮囊肿，建议切除后复查。（影像学检查见图 1-4-3-2）

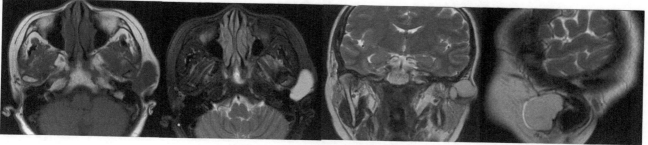

图 1-4-3-2　左侧腮腺表皮囊肿

第五节　嗜酸性粒细胞增生性淋巴肉芽肿（kimura 病）

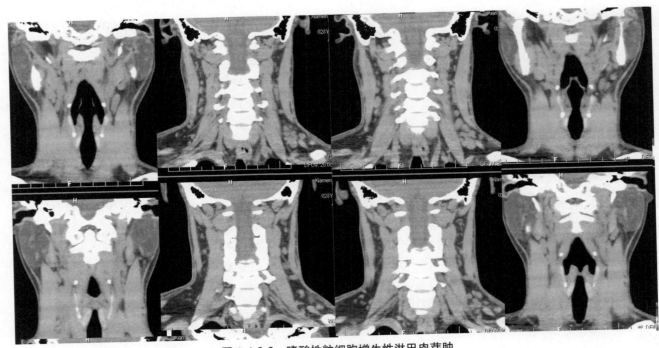

图 1-4-3-3　嗜酸性粒细胞增生性淋巴肉芽肿

患者，男，28 岁。因发现颈部无痛性肿物半年余入院。查体：左侧颈部可触及数个肿大淋巴结，最大的约 2.0 cm×1.5 cm，质硬，活动度差，无压痛。

病理诊断：左颈部淋巴结活检标本：嗜酸性粒细胞增生性淋巴肉芽肿（kimura 病）。（影像学检查见图 1-4-3-3）

第六节　左侧腮腺乳头状淋巴囊腺瘤

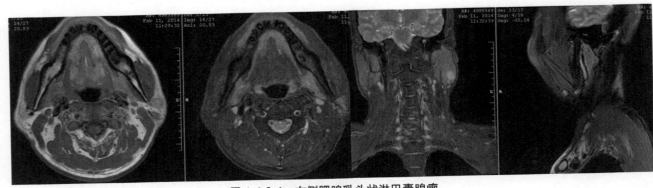

图 1-4-3-4　左侧腮腺乳头状淋巴囊腺瘤

患者，男，45 岁。发现左耳下肿物一年余。患者于一年前无明显诱因发现左耳下肿物，当时约"红枣"大小，无疼痛等异常不适，未予任何处理。肿物一直存在，无消长史。一般情况可。

手术所见：于耳屏前绕耳垂至颌下常规做一 S 形切口，长约 10.0 cm，切开皮肤及皮下组织，于腮腺筋膜表面翻瓣，见肿物位于耳屏前的腮腺筋膜下腺体内，于下颌骨下缘找到下颌缘支，向面神经总干方向追踪并同步切除肿物及部分腺体,分离颞面干、颈面干及各分支,结扎切断腮腺肿物周围次级导管,将肿物及周围腺体(扩大约 5 mm)一并完整扩大切除,剖开见肿物于腺体内,类圆形,直径约 2.5 cm,实性,质软,表面结节感,质地不均匀,暗红色,伴有感染。

病理检查:手术标本:"左腮腺肿物",紫红色组织一块,大小 5 cm×4 cm×2 cm。切面见一肿物,大小 3.5 cm×2 cm,肿物切面紫红质中,与周围组织分界清楚。病理诊断:"左腮腺肿物",乳头状淋巴囊腺瘤(Wartin tumor)。(影像学检查见图 1-4-3-4)

第四章　腮腺肿瘤

第一节　误诊病例简介：腮腺表皮样囊肿

表皮样囊肿，又称表皮囊肿、角质囊肿，是一种常见的良性病变，见于皮下组织或真皮内，其发生机制与外伤、手术时表皮细胞植入皮下或先天组织发育异常有关，是最常见的皮肤囊肿之一，可发生于全身任何部位，而以面、颈和臀部多见，在颅内桥小脑角区表皮样囊肿居多。

一、病理学

表皮样囊肿单发或多发，囊内充满角蛋白。浅表部位的表皮样囊肿多表现为缓慢增大的肿块，质地较软，无明显压痛，边界清楚。囊肿可破裂，继发感染或钙化，囊肿继发感染时边界不清，与周围组织粘连。发生在腮腺区的囊肿少见，而表皮样囊肿则更少见。

表皮样囊肿内可含有液态脂肪、固体角化蛋白、胆固醇及纤维组织等。文献报道手术后的表皮样囊肿内大多为囊变和数量不等的胆固醇结晶，造成病灶 CT 平扫上表现为低密度的原因为肿瘤液化和内含胆固醇；无液化的低密度原因主要为其内含有胆固醇结晶。

二、临床表现

临床症状无特异性，偶然发现无痛性椭圆形包块，质中等偏硬。临床上腮腺表皮样囊肿易被误诊为肿瘤，是因有致密较厚的腮腺嚼肌筋膜覆盖，使囊肿特有的症状被隐匿。有的小儿患者，囊肿边界清楚，但触之柔软可有波动感。

三、影像学研究

表皮样囊肿的典型超声表现为囊肿边缘低回声，中心部分高回声；彩色多普勒超声检查肿瘤表现为无血流信号或仅有极少量血流信号。

表皮样囊肿在颌面部的来源可能包括外伤种植，皮脂腺、汗腺导管阻塞或发育过程中残留的原始上皮。有的患者年龄幼小，考虑先天性的可能性大，生长慢，触之韧。CT 上大多数表皮样囊肿呈低密度，因此主要与低密度病变鉴别，尤其是单纯性囊肿。单纯性囊肿衬里上皮为单层立方上皮或 2~5 层扁平上皮，囊腔内为透明浆性液体。

一例患者腮腺区低密度病灶 CT 值为 12 HU，接近于水的 CT 值，高于脂肪瘤的 CT 值，增强无强化，故误诊为单纯性囊肿，忽略了其触诊为质地中等偏硬肿块及超声检查提示为混合性肿块的临床综合资料。

该例 CT 表现与腮腺炎性或恶性肿物有相似之处，可能与病灶周围组织伴炎症有关。腮腺表皮样囊肿 CT 表现缺乏特异性，临床上遇类似病例时，除考虑腮腺炎性肿物或恶性肿瘤之可能性外，尚应考虑到腮腺表皮样囊肿合并感染之可能性。

第二节　腮腺多形性腺瘤，局部囊性变、玻璃样变性及梗死

患者，男，70岁。

病理检查：冰冻病理描述：左腮腺肿物及腺体：带皮组织

一块,大小 16 cm×12 cm×8.5 cm,皮肤面积 10.5 cm× 7.5 cm,皮肤表面见一窦口,直径 0.7 cm,皮下见一结节样肿物,大小 15.5 cm×11.5 cm×8 cm,重 800 g,肿物切面灰黄灰白相间,质略硬,局部呈囊性变,境界清楚,似有包膜。冰冻病理诊断:左腮腺肿物及腺体切除标本:多形性腺瘤为首选诊断,肿瘤巨大,局部呈囊性变及玻璃样变,灶区见坏死,待

做常规石蜡切片进一步证实。

常规病理诊断:左腮腺肿物及腺体切除标本:初步诊断多形性腺瘤,局部呈囊性变、玻璃样变性及梗死,待做免疫组化检测进一步证实。免疫组化诊断:免疫组化检测结果支持多形性腺瘤,局部呈囊性变、玻璃样变性及梗死,建议切除后复查。(影像学检查见图 1-4-4-1)

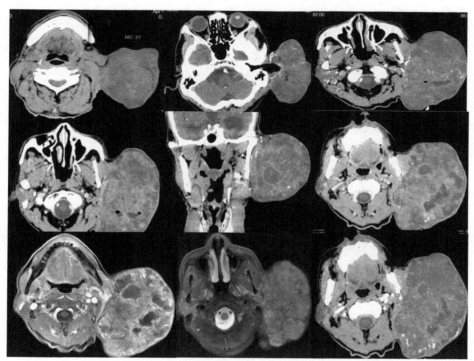

图 1-4-4-1　腮腺多形性腺瘤,局部性变、玻璃样变性及梗死

第三节　左腮腺多形性腺瘤

患者,男,46 岁。

病理检查:冰冻及常规病理:左腮腺肿物及部分腺体:结节状肿物一块,大小 3.4 cm×3.2 cm×2 cm,切面灰白灰黄,质中,包膜完整;肿物周围软组织一块,大小 3.5 cm× 2.5 cm×1.6 cm,切面灰红灰黄,质软。冰冻病理诊断:左腮腺肿物及部分腺体:多形性腺瘤,进一步分析待常规多块取材。常规病理诊断:左腮腺肿物及部分腺体切除标本:良性涎腺肿瘤,考虑为多形性腺瘤,待做免疫组化检测进一步排

除肌上皮瘤;周围正常涎腺组织中检出淋巴结 2 枚,呈反应性增生。

免疫组化检测:阳性:CK(L)(腺上皮+),CK7(腺上皮+), CK8(腺上皮+),P63(肌上皮+),S-100(肌上皮+), Calponin(肌上皮+),Vimentin,Ki-67(+,<5%)。免疫组化诊断:左腮腺肿物及部分腺体切除标本:多形性腺瘤。(影像学检查见图 1-4-4-2)

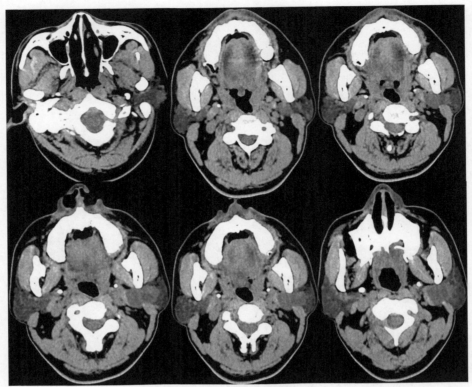

图 1-4-4-2　左腮腺多形性腺瘤

第四节　腮腺乳头状淋巴囊腺瘤

病例,男,43 岁。

影像诊断:双侧腮腺占位,以右侧较大,考虑腺淋巴瘤,混合瘤?

病理检查:右腮腺肿物及腺体:灰红色组织一块,大小

4.5 cm×4 cm×2 cm,切面见一结节状肿物,大小 4 cm×3.2 cm,肿物切面灰红灰褐,质中。病理诊断:右耳下(腮腺)沃辛(Warthin)瘤(乳头状淋巴囊腺瘤)。(影像学检查见图 1-4-4-3)

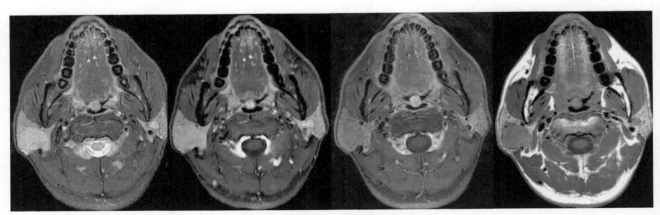

图 1-4-4-3　腮腺乳头状淋巴囊腺瘤

第五节　腮腺腺淋巴瘤和多形性腺瘤的对比

腮腺肿瘤中良性肿瘤发病率高于恶性肿瘤,其中又以多形性腺瘤和腺淋巴瘤最常见。腮腺多形性腺瘤是腮腺最多见的良性肿瘤,约占腮腺良性肿瘤的80%。腮腺腺淋巴瘤发病率仅次于多形性腺瘤,约占腮腺良性肿瘤的10%,近年来相关研究报道其发病率有不断上升趋势。

两者同属良性肿瘤,以往术前诊断较为困难,一项研究报告16例腮腺腺淋巴瘤和23例多形性腺瘤CT检查所见逐一对照比较。

一、临床表现

腮腺腺淋巴瘤:腺淋巴瘤生长缓慢,通常来源于涎腺的上皮,或者来源于被膜内淋巴结内发生异位的腺体,这些上皮和淋巴样肿瘤组织容易继发感染,经抗感染治疗可有所缩小,临床表现为时大时小的肿块,即所谓消长史,可伴局部疼痛。

病灶多呈圆形或类圆形,其直径一般 <3 cm,在肿瘤外部有较薄包膜,包膜完整或不完整,肿瘤质地较软,肿物剖面呈实质性,囊变较常见(该组5个囊变病灶,占23.8%)。本病多发于50岁以上男性,该组有13例(占81.3%)年龄 >50岁,有男性14例(占87.5%)。

多形性腺瘤:一种含有腮腺组织、黏液和软骨样组织的腮腺肿瘤,组织成分复杂,故又称混合瘤。其中的黏液和软骨样组织都是由腺组织蜕变而成的,肿瘤外层是一层很薄的包膜,是由腮腺组织受压后变形所形成,并非真性包膜。可伴囊变坏死及钙化,术后复发率稍高。临床症状常呈无痛、缓慢生长性肿块,病程短者数日或数周,长者数年或数十年。该组病例平均年龄46岁,女性略多于男性(1.3∶1),与腺淋巴瘤不同。

二、影像学研究

腮腺腺淋巴瘤病灶部位:多发于腮腺浅叶后部下方。该组16例21个病灶有14个(66.7%)中心位于后下象限。形态表现:肿瘤边界清楚,多呈圆形或类圆形,少数因多发肿瘤而呈分叶状。该组21个病灶均边界清楚;呈类圆形病灶16个,圆形4个,呈明显分叶状的病灶1个(4.76%)。病灶密度:平扫多表现为均匀稍高密度,部分因坏死囊变而致密度不均匀。该组病灶密度均匀16个,坏死囊变而致密度不均匀5个,CT值(33.9±22.8)HU。增强扫描:病灶早期不均匀或均匀强化,以明显强化较为多见,部分中度强化;延迟期对比剂迅速退出,呈"快进快出"表现。该组强化峰值均在早期,CT值平均值上升(50.2±15.9)HU。

腮腺多形性腺瘤病灶部位:多发于腮腺非后下象限,可位于浅叶或深叶。该组7个(25.9%)病灶中心位于后下象限,20个(74.1%)位于非后下象限。形态表现:病灶均边界清楚,多呈圆形或类圆形,部分可见分叶。该组呈圆形病灶11个,类圆形病灶10个,呈明显分叶状的病灶6个(22.2%);病灶密度:多表现为均匀高密度,部分有囊变坏死区而呈类圆形低密度,有时可见斑点状或较大钙化灶。该组病灶密度均匀18个,坏死囊变而致密度不均匀6个,伴钙化灶3个,CT值(42.8±24.7)HU。增强扫描:病灶实质区呈缓慢渐进性强化,该组强化峰值均在延迟期,CT值上升平均值(14.2±7.7)HU。

三、鉴别诊断

1)发病部位:该组腮腺腺淋巴瘤病例中有66.7%(14/21)位于后下象限,无累及腮腺深叶的病灶;皆因腮腺腺淋巴瘤多起源于腮腺内的淋巴结,淋巴结位于浅叶后下方,故腺淋巴瘤也好发于此部位。腮腺多形性腺瘤多以耳垂为中心生长,约10%腮腺多形性腺瘤发生于面神经深层,即腮腺深叶组织,所以多位于非后下象限。病灶部位两组间对比,差异具有显著性(P<0.05)。

2)大小及密度:该组病例中腮腺多形性腺瘤平均最大径(2.7 cm)较腮腺腺淋巴瘤(2.3 cm)稍大,但两者差异无显著性(P>0.05)。两者密度大多均匀,都可有大小不等的囊肿,但腺淋巴瘤的低密度灶往往呈裂隙样、囊腔样改变,比多形性腺瘤的坏死灶密度更低,而边界相对清楚,这些差别考虑为两者囊肿成分和形成方式不同所致;腮腺多形性腺瘤有时可见斑点状或较大钙化,较大病灶常易囊变坏死而密度不均匀,但坏死灶相对边界不清;两组密度比较,差异无显著性(P>0.05)。

3）形态表现：两者均大多表现为圆形或类圆形、边缘光整清晰的良性肿瘤征象，但多形性腺瘤的分叶状肿瘤所占比例（22.2%）明显高于腮腺腺淋巴瘤（4.76%），有可能与肿瘤组织成分相关，腺淋巴瘤的成分较简单，而多形性腺瘤成分较复杂，向周围浸润而呈分叶征。两组的分叶状病灶所占比例对比，差异具有显著性（P<0.05）。

4）强化方式：腮腺腺淋巴瘤病灶增强后早期均呈中度至明显强化，90.5%（19/21）延迟扫描密度迅速下降，呈"快进快出"表现，手术病理证实病灶内及周边见较多丰富的血管影，呈不同程度扩张，可以解释这一征象。而多形性腺瘤病灶呈缓慢渐进性强化，一般认为是基质中细胞外间隙丰富，对比剂在其中停留较长，延迟廓清所致。两组比较，腮腺腺淋巴瘤的增强 CT 值上升平均值（50.2±15.9）HU 大于多形性腺瘤（14.2±7.7）HU，差异具有显著性（P<0.05）。所以动态增强扫描强化方式和强化程度对两者的鉴别具有重要意义。

总之，螺旋 CT 检查操作简便、图像客观，具有较好的密度分辨率，可清楚显示腮腺肿块的病灶特点。根据 CT 平扫、双期增强扫描所显示肿瘤的部位、轮廓、形态、内部结构、强化方式等情况，有助于诊断和鉴别腮腺腺淋巴瘤及多形性腺瘤，具有很高的临床应用价值。

第六节　腮腺腺淋巴瘤，伴部分退变梗死、鳞化及纤维化

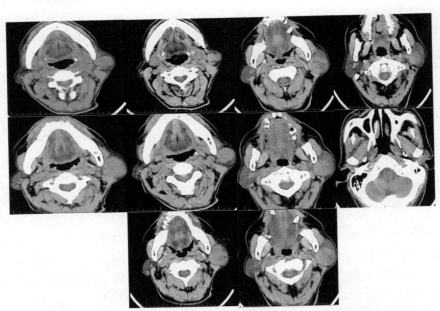

图 1-4-4-4　腮腺腺淋巴瘤，伴部分退变梗死、鳞化及纤维化

患者，男，72 岁。因发现血压高 9 年余，左侧腮腺肿痛 4 天入院。

病理检查：左腮腺肿物：灰红色组织一块，大小 6 cm×5 cm×2.5 cm，送检前已剖开，切面可见两处结节状实性区，其中大者直径 2.5 cm，切面灰褐，质软，小者大小 2.5 cm×1.2 cm，切面灰白、灰褐，质中。常规病理诊断：左腮腺肿物切除标本：腺淋巴瘤，伴部分退变梗死、鳞化及纤维化，建议治疗后复查及随访。（影像学检查见图 1-4-4-4）

第七节　左腮腺乳头状淋巴囊腺瘤

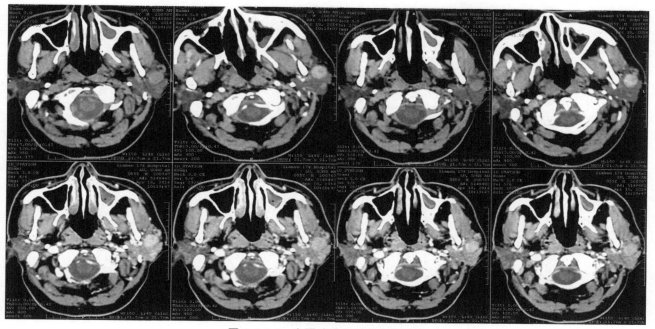

图 1-4-4-5　左腮腺乳头状淋巴囊腺瘤

患者,男,55 岁。

手术所见:剖开见肿物位于腺体内,类圆形,直径约 1.5 cm,实性,质中,表面较光滑,包膜完整,边界清楚,切开肿物,切面呈红褐色。

病理检查:左腮腺肿物:紫红色组织一块,大小 5.5 cm×4.5 cm×2 cm,切面见一结节,直径约 2.0 cm,结节切面紫红,质中,与周围界限清楚。常规病理诊断:左腮腺乳头状淋巴囊腺瘤。(影像学检查见图 1-4-4-5)

第八节　右腮腺肌上皮瘤

患者,男,51 岁。

术后病理检查:右腮腺肿块冰冻病理诊断:初步诊断多形性腺瘤;常规病理诊断:初步诊断多形性腺瘤,肌上皮丰

富,腺上皮不明显。待做免疫组化检测,不排除肌上皮瘤。免疫组化诊断:肌上皮瘤。(影像学检查见图 1-4-4-6)

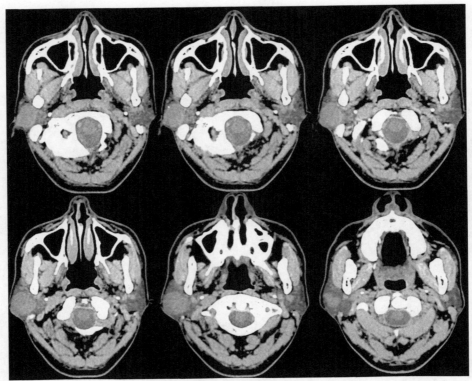

图 1-4-4-6　右腮腺肌上皮瘤

第九节　腮腺面神经神经鞘瘤

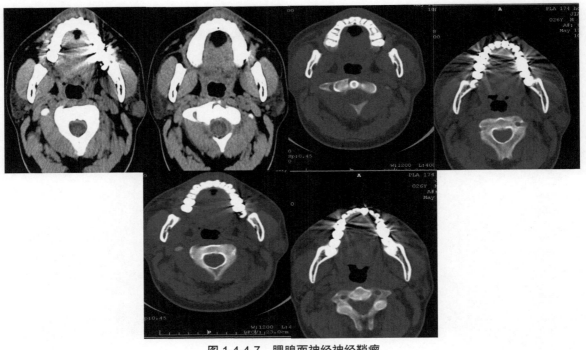

图 1-4-4-7　腮腺面神经神经鞘瘤

患者,男,29 岁。发现左耳垂下肿物 3 年余入院。患者　　　　于 3 年前偶然发现左耳垂下有一"桂圆"大小肿物,无明显肿痛、皮肤麻木等不适感觉,无进食后肿胀感。

　　手术所见:于腮腺筋膜表面翻瓣,见肿物位于腮腺下极的腮腺筋膜下,于腮腺后缘处暴露面神经颈面干并向总干方向追踪,同步切开浅叶,见肿物位于面神经总干及其分支表面,分离并保护面神经及其分支(颈面干、颞面干、总干等),同时将肿物包括周围腮腺组织完整扩大切除,剖开检查见肿物为1个,约2.0 cm×1.5 cm大小,质中,切开剖面为白色实性,质韧,中心无囊性变。

　　病理检查:左腮腺肿物及部分腺体:灰红色组织一块,大小 3.5 cm×2.5 cm×1.5 cm,表面见一肿物,大小 2 cm×

1.5 cm×1.3 cm,包膜完整,切面灰白灰红,质中。免疫组化检测:阳性: S-100, Vimentin, Ki67(+,约 1%);阴性: CD57, SMA, NF, Calponin。

　　冰冻病理诊断:左腮腺肿物及部分腺体:梭形细胞肿瘤,考虑为良性,具体类型待定。病理诊断:左腮腺肿物及部分腺体:梭形细胞肿瘤,初步考虑神经鞘瘤,待免疫组化进一步确诊。另见少量腮腺组织及四枚淋巴结,未见特殊改变。免疫组化诊断:左腮腺肿物及部分腺体:神经鞘瘤。(影像学检查见图 1-4-4-7)

第十节　　腮腺神经鞘瘤

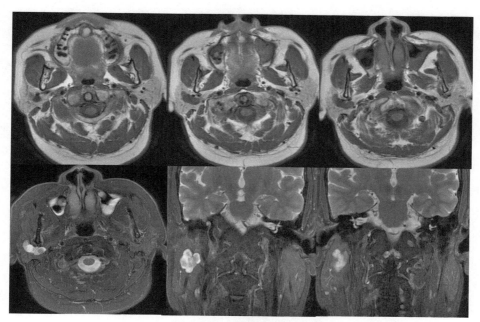

图 1-4-4-8　腮腺神经鞘瘤

　　患者,男,47 岁。于 4 月前体检 CT 发现右耳下一肿物,1 月后复查 CT 示:右腮腺占位性病变,腮腺内见一约 23 mm×9 mm 大小密度增高影。现门诊以"腮腺良性肿瘤"收治住院。查体:表面轻度结节感,界尚清,质中,无触痛,活动度尚可,表面皮肤无明显红肿、出血、破溃、流脓,颈部活动无受限。

　　病理检查:冰冻病理:"右腮腺肿物活检":灰红色组织两块,大小分别为 0.8 cm×0.5 cm×0.2 cm 和 0.7 cm×0.5 cm×0.1 cm。冰冻病理诊断:"右腮腺肿物切除标本":良性病变,待常规病理进一步分型诊断。病理诊断:"右腮腺"神经鞘瘤。(影像学检查见图 1-4-4-8)

第十一节　右侧腮腺基底细胞腺瘤

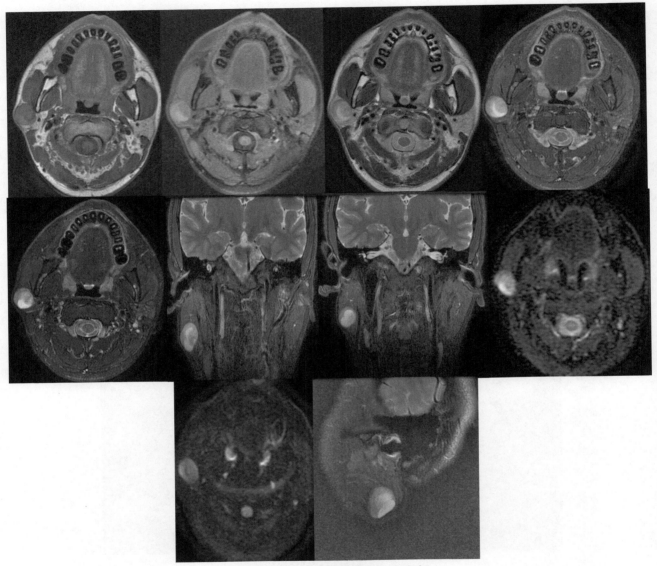

图 1-4-4-9　右侧腮腺基底细胞腺瘤

患者，男，34 岁。

术后病理检查：右侧腮腺肿物切除标本：肿物大小 2.3 cm×1.7 cm×1.7 cm，切面灰白灰褐，质中，与周边组织界

清。免疫组化诊断：腮腺肿物切除标本：结合组织学图像及免疫组化检测结果，诊断为腮腺基底细胞腺瘤。（影像学检查见图 1-4-4-9）

第十二节　误诊病例简介：腮腺神经鞘瘤与腮腺混合瘤

患者，男，26 岁。发现左耳垂下肿物 3 年余入院。CT：左侧腮腺区可见类圆形软组织肿块影，边界清，大小为 1.8 cm×1.3 cm，密度均匀，CT 值约

20 HU，邻近组织受推压，局部骨质未见明显破坏。CT 诊断：左侧腮腺占位，性质待定，混合瘤？建议增强扫描进一步检查。

手术所见:肿物位于面神经总干及其分支表面。剖开检查肿物,约 2.0 cm×1.5 cm 大小,质中,切开剖面为白色实性,质韧,中心无囊性变。

病理检查:冰冻病理与常规病理:左腮腺肿物及部分腺体:灰红色组织一块,大小 3.5 cm×2.5 cm×1.5 cm,表面见一肿物,大小 2.0 cm×1.5 cm×1.3 cm,包膜完整,切面灰白灰红,质中。冰冻病理诊断:左腮腺肿物及部分腺体:梭形细胞肿瘤,考虑为良性,具体类型待定。常规病理诊断:左腮腺肿物及部分腺体:梭形细胞肿瘤,初步考虑神经鞘瘤,待免疫组化进一步确诊。

免疫组化检测:阳性:S-100,Vimentin,Ki-67(+,约 1%);阴性:CD57,SMA,NF,Calponin。免疫组化诊断:左腮腺肿物及部分腺体:神经鞘瘤。

误诊病例回顾分析:此病例 CT 检查只做了平扫,未做增强扫描,可能是导致误诊的重要原因。

第十三节　误诊病例简介:腮腺表皮样囊肿

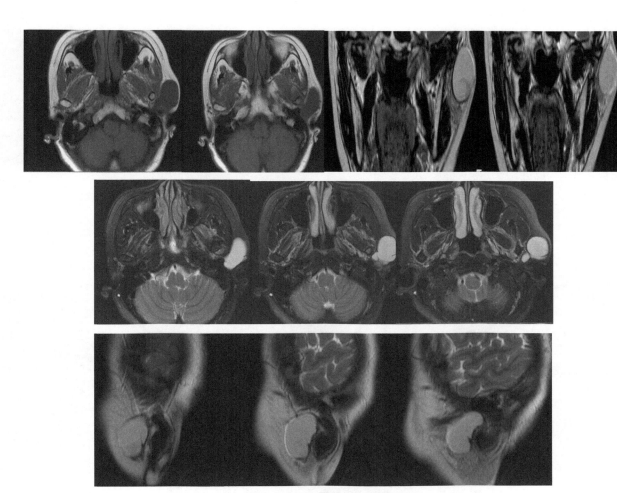

图 1-4-4-10　腮腺表皮样囊肿

患者,女,54 岁。

MRI 诊断:左侧腮腺区良性囊性病变,考虑①淋巴管囊肿;②鳃裂囊肿,必要时进一步增强扫描。

病理检查:囊壁样肿物一块,大小 4 cm×3 cm×2 cm,切面见一囊腔,直径 2.5 cm,囊内含豆渣样物,囊内壁光滑,壁厚 0.1~0.2 cm。常规病理诊断:左腮腺肿物切除标本:表皮样囊肿,建议切除后复查。(影像学检查见图 1-4-4-10)

第十四节　误诊病例简介：腮腺皮脂腺淋巴腺瘤

皮脂腺淋巴腺瘤为涎腺罕见的良性肿瘤，占全部涎腺肿瘤的 0.1%。主要发生于腮腺，颌下腺、颊腺，磨牙也可发生。发病患者以 60 岁以上居多。临床易误诊为淋巴结肿大，鳃裂囊肿，多形性腺瘤等。

病理学镜检：皮脂腺瘤由皮脂腺细胞排列呈巢状或囊状，中央细胞大、细胞膜清晰，团块周边部细胞小、胞浆少。间质为纤维组织。

皮脂腺淋巴腺瘤为皮脂腺排列呈腺样结构，可伴随大小不等的导管，间质为淋巴组织，可形成淋巴滤泡。与这些肿瘤对应的恶性肿瘤极少见。

影像学表现无特异性，具备一般良性肿瘤的影像表现，结合临床表现及发病部位(主要位于腮腺浅层尾部)，还有明显均匀强化的特点基本可作出正确的诊断。该肿瘤需与皮脂腺癌和皮脂腺淋巴癌，多形性腺瘤，慢性颌下炎症，淋巴瘤等鉴别。

附：具体病例资料

患者，女，68 岁。5 年前感冒后颈部疼痛，后发现左颌下出现肿物，如蚕豆大小，伴红肿，疼痛及低热。无咽喉不适、吞咽、呼吸困难、声音嘶哑等症状。5 年来患者自感肿块逐渐增大。近来肿块有疼痛感就诊。专科检查：肿块质硬，边界清楚，表面光滑。无红肿、无破溃流脓、无波动及皮温升高，如栗子大小。涎腺导管口无红肿，无异常分泌物。实验室检查及胸部 X 线片未见异常。超声诊断：左颈部淋巴结肿大。颈部 CT 平扫＋增强扫描：左腮腺尾部见类圆形软组织密度团块，边缘光整，增强扫描显示病变呈渐进性、均匀性强化。考虑腮腺多形性腺瘤。

术中所见：剥露后肿块位于腮腺浅层尾部，呈结节状，包膜完整，与周围粘连，周围无肿大淋巴结及瘘管。完整切下，大小约 3 cm×3 cm，切面灰白，质软。病理切片：镜下可见导管结构与分化良好的皮脂腺相融合，并有大量淋巴细胞浸润。病理诊断：皮脂腺淋巴腺瘤。

第十五节　误诊病例简介：鳃裂囊肿

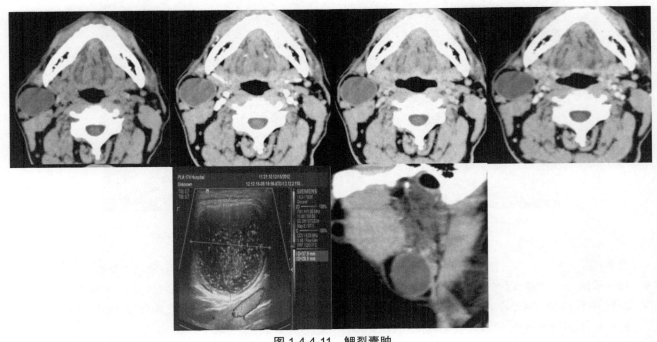

图 1-4-4-11　鳃裂囊肿

病例,男,27岁。

手术所见:肿物为透明囊性物,大小约 2.7 cm×3.2 cm×3.5 cm,边界清楚,部分与周围组织有粘连,顺包膜分离,将肿物完整摘除。抽出肿物液体为淡清样液体,未送快速冰冻病理检查。

病理检查:已剖开囊性肿物一个,大小 3.3 cm×3 cm×0.4 cm,内容物已流失,壁厚 0.2~0.4 cm,表面见一个囊腔,大小 0.8 cm×0.5 cm,内含乳白色物。病理诊断:"颈右侧"鳃裂囊肿。注:送检囊壁样组织,内衬单层及复层上皮,囊壁中淋巴组织丰富,并见淋巴滤泡形成。(影像学检查见图 1-4-4-11)

第十六节　先天性鳃裂瘘

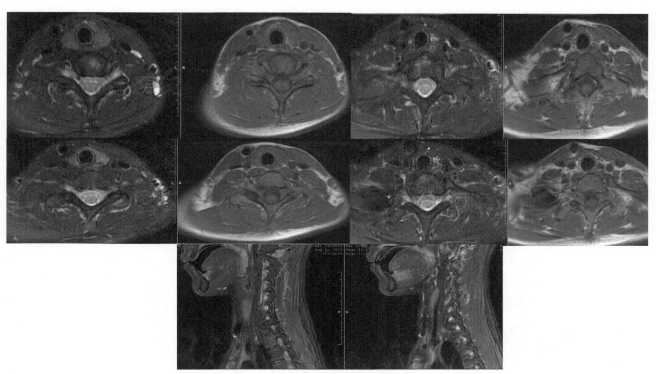

图 1-4-4-12　先天性鳃裂瘘

患者,女,15岁。出生后即发现颈部瘘口伴流液 14年余。

病理检查:管状组织一块,长 9.5 cm,切面管腔直径 0.2 cm,管壁厚 0.1-0.2 cm。病理诊断:符合"颈部"瘘管。注:瘘管内衬鳞状上皮,管壁内侧淋巴组织增生。结合临床,可考虑为鳃裂瘘。(影像学检查见图 1-4-4-12)

第五章　腮腺恶性肿瘤

第一节　腮腺恶性肿瘤

腮腺是最大的涎腺,为单叶结构,周围有致密的鞘筋膜包裹,临床为手术治疗需要以面神经为界分为浅叶和深叶。正常成人腮腺含较多脂肪组织,CT图上腮腺密度低于肌肉而稍高于脂肪,与周围结构分界清楚,且双侧易于对比。

一、病理学

腮腺恶性肿瘤的组织学类型十分复杂,恶性程度差别也很大,肿瘤生长方式、生长速度呈现多样化的生物学行为。低度恶性肿瘤一般界限清楚,可有部分不完整包膜,切除后不易复发,很少转移。高度恶性肿瘤无被膜,浸润性生长,界限不清,有较高的血行转移或淋巴转移能力。

二、临床表现

一般而言,恶性肿瘤生长较快,病期较短;良性肿瘤生长缓慢,病期较长,但当出现近期生长加速,并伴有疼痛等症状时应考虑恶变。多数腮腺肿瘤都表现为无痛性肿块而就诊,部分可伴有局限性或放射性疼痛。当肿瘤侵犯面神经或舌神经时,可引起面瘫或舌麻木。多数恶性肿瘤触诊质地较硬、与周围组织粘连及活动受限。

三、影像学研究

肿瘤的生物学特性的多样性决定了其CT表现的复杂性。有研究者根据肿瘤的形态将腮腺肿瘤分成三类:界限清楚的圆形肿瘤,多为良性肿瘤;界线清楚的分叶状肿瘤,多为具有侵袭性的良性肿瘤或低度恶性肿瘤;弥漫性的浸润性肿瘤,为恶性肿瘤。

一些研究者研究显示低度恶性肿瘤CT表现为边界清晰或部分清晰、形态较规则多见,较少侵犯周围结构及淋巴结转移;中高度恶性肿瘤多表现为边界模糊、形态不规则、密度均匀或不均匀,可侵及皮肤、咬肌、翼内外肌等邻近结构,表现为皮下脂肪、肌肉周围脂肪逐渐模糊、消失,颈部淋巴结常有转移。

腮腺恶性肿瘤颈部淋巴结转移一般都较小,约1.0~1.5 cm,边缘呈中低度环形强化、中央低密度。恶性肿瘤血供相对丰富,增强扫描多数病灶呈明显强化。动态增强扫描进一步显示腮腺恶性肿瘤为早期快速强化,而良性肿瘤(除腺淋巴瘤外)为渐进性强化,腺淋巴瘤呈快进快出型。该组资料术前诊断正确16例,CT上多表现为形态不规则,边界模糊,周围筋膜、肌肉、脂肪及皮肤等邻近结构的侵犯或淋巴结转移。

四、误诊分析

该组23例恶性肿瘤中,有7例术前定性误诊。其中大多数CT均表现为边界清晰,形态规则(6/7),仅1例边界模糊伴有周围结构累及者被误诊为炎症;其中3例病灶直径<1.5 cm,3例属低度恶性肿瘤。

回顾误诊病例临床资料发现,多数肿块有近期增大趋势(4/7),并伴有轻微疼痛或压痛,活动度差(5/7)。故当肿瘤较小或恶性程度较低时,肿瘤的侵袭性较弱,CT上可以表现为形态规则、边界清晰等良性肿瘤的征象;密切结合临床表现和体征,特别是有近期肿块增大、伴有疼痛和肿块粘连固定时,应考虑恶性肿瘤的可能。

总之,形态不规则、边缘模糊、明显强化、周围侵犯及淋巴结转移是腮腺恶性肿瘤的一般特点。一些较小的中高度恶性肿瘤或低度恶性肿瘤也表现为形态规则、边界清晰等良性肿瘤的CT征象,密切结合 临床有利于避免误诊。

第二节 腮腺滤泡性细胞淋巴瘤(滤泡为主型)

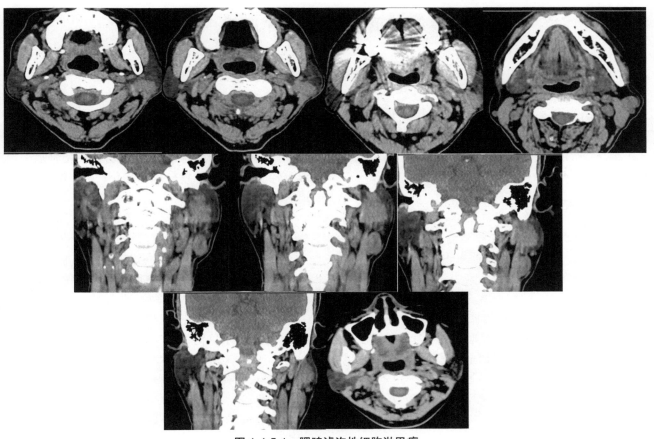

图 1-4-5-1 腮腺滤泡性细胞淋巴瘤

患者,男,64岁。缘于1月前无明显诱因下发现左耳下区稍隆起,可扪及两个肿物,均约"桂圆"大小,局部无红肿及破溃,无疼痛,无畏寒,无口角歪斜等。患者当时未重视,左耳下肿物持续存在,未见明显增大。今门诊以"腮腺良性肿瘤"收治住院。患者近期精神、饮食、睡眠好,大小便正常,体重无明显减轻。

病理检查:免疫组化诊断:左腮腺肿物及腺体切除标本:滤泡性细胞淋巴瘤(滤泡为主型),Ⅰ级,侵及涎腺组织。两个肿物同样性质。(影像学检查见图 1-4-5-1)

第三节 误诊病例简介:腮腺腺泡细胞癌

患者,女,48岁。发现右耳垂下方无痛渐大性肿物8个月,无红肿热痛等不适,我院彩超示右腮腺实性占位,行CT进一步检查。CT初步诊断为混合瘤。

手术所见:切开皮肤、皮下组织,暴露肿物,见肿物与面神经粘连,将肿块与腮腺浅叶完整切除。病理检查:"右腮腺肿物"紫红色软组织一块,切面可见一灰褐色结节,直径1.2 cm,与周围组织界限较清,质中。镜下为界限较清呈分叶状及巢片状分布的浆液性及透明样肿瘤细胞,伴含铁血黄素附着,病理诊断:腺泡细胞癌。免疫组化:阳性:CK(P)、CEA、CK(L)、E-cad、Ki-67(<1%)。免疫组化诊断:腺泡细胞癌。

腺泡细胞癌（ACC）是临床少见的低度恶性肿瘤，主要发生于腮腺，约占唾液腺肿瘤的3%。其特点是病程长，生长缓慢，具有较强的侵袭性，易复发和转移。好发于腮腺浅叶，多为无痛性肿块，无淋巴结肿大，术前多与良性腮腺肿瘤鉴别困难，B超、CT及MRI均难以鉴别肿瘤性质。需要与混合瘤等良性肿瘤相鉴别。治疗手段多为手术切除，术后放疗，不主张术后化疗。

第四节　腮腺软骨肉瘤

骨外黏液样软骨肉瘤是一类罕见的以黏液形态为特征性表现的软组织肿瘤，发病率在软组织肉瘤中的比例小于2.5%。男性发病率高于女性，约80%发生于四肢软组织，少有发生于头颈部，而发生于腮腺区的黏液性软骨肉瘤及其罕见，国内报道极少，国外仅有个案报道。

一、病理学

有报道，腮腺区的软骨肉瘤为腮腺多形性腺瘤衍生而来。多形性腺瘤是一种含有腮腺组织、黏液和软骨样组织的肿瘤，其中，黏液和软骨样组织是由腺组织蜕变而成的。因此，多形性腺瘤的组织学表现是多变和不均质的，其软骨样组织可恶变为软骨肉瘤。组织病理学特点为含黏液样组织的囊性肿物，镜下瘤细胞呈梁索状排列，其间含大量淡染的黏液样基质，细胞质内含小空泡，核圆形，深染，但点状已分化的瘤性软骨岛罕见。

二、临床表现

患者多为中老年男性，临床表现为左侧面神经麻痹为主，腮腺区肿块，伴疼痛，生长较快，质偏硬，界尚清，实验室检查正常。

三、影像学研究

肿瘤较大，边缘分叶状；肿瘤CT值较低，呈囊性，有明显斑点状、小片状钙化或骨化；增强后黏液成分轻度强化，病灶壁分隔样强化；相邻周围骨质压迫吸收改变。

四、鉴别诊断

由于含黏液成分多，本病需与腮腺高分化黏液表皮样癌、腺样囊性癌、黏液性脂肪肉瘤等鉴别。

1）高分化黏液表皮样癌：高分化黏液表皮样癌CT扫描可有囊性低密度区，强化不明显，形态规则，边缘清楚，偶尔见钙化。

2）腺样囊性癌：在腺样囊性癌，肿瘤较大时密度不均匀，可有囊变区，囊壁形态不规则，边缘模糊，强化明显。

3）黏液性脂肪肉瘤：黏液性脂肪肉瘤病灶形态不规则，钙化少见，肿瘤内富含脂肪。

腮腺黏液性软骨肉瘤的最终确诊需要依靠病理检查。

第五节　误诊病例简介：右侧腮腺黏液表皮样癌

病例，男，44岁。

CT诊断：右腮腺浅叶肿物，性质？腮腺混合瘤？低度恶性肿瘤？请结合临床。左侧腮腺未见明显异常。

病理检查：右腮腺深叶肿物为暗红色肿物一块，大小3.7 cm×2.8 cm×2.1 cm，切面灰黄，质中偏软，包膜完整。术中冰冻病理诊断：右腮腺恶性肿瘤，黏液表皮样癌可能性大，需经常规病理及免疫病理最后确诊。术后常规病理诊断：右侧腮腺区肿物切除标本为黏液表皮样癌（以表皮样细胞为主，提示分化较低），包膜可见侵犯。

误诊分析：该例影像诊断首先考虑为多形性腺瘤，主要因为高分化的粘液表皮样癌的CT表现、临床表现常难以和多形性腺瘤鉴别。仔细分析该例CT图像，可以发现其恶性肿瘤的影像特点：①肿块侵犯周围正常腮腺组织，边界模糊，而多形性腺瘤有完整包膜，边界清楚；②强化不均匀，中央见低密度坏死不强化区，恶性肿瘤的中央低密度区较大、融合为坏死、出血所致，而多形性腺瘤的内部低密度多由于其内的粘液变性、囊变引起，可多发，但较少出现融合；③增强扫描明显强化，且肿瘤增强后密度明显高于颈部肌肉组织（密度差在50 HU左右，该例静脉期病灶CT值约95 HU，颈部肌肉CT值约52 HU），而多形性腺瘤肿瘤增强后密度近似颈部肌肉或略高于肌肉（密度差一般小于 30HU）；鉴于以上几点可知本病例具有恶性肿瘤的征象。但是，多形性腺瘤为腮腺最好发的占位性病变，且两者也有影像上的共同点：①肿块轮廓边缘光整，无明显分叶或毛刺；②肿瘤内低密度坏死及囊性变；③增强后肿瘤轻度不均匀强化，且呈延时逐步强化，坏死囊性变处不强化；④颈部、颌下、颏下未见明显肿大淋巴结影。（影像学检查见图 1-4-5-2）

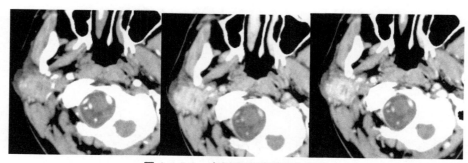

图 1-4-5-2 右侧腮腺黏液表皮样癌

第六章　颌下疾病及颌下腺

第一节　误诊病例简介：颌下腺浸润性低分化癌与炎性肿块伴钙化

患者，男，75岁。发现左颌下肿物30余年，增大2月入院。30年前无意中发现左颌下花生仁大小无痛性肿物，未重视，未治疗。近2月该肿物突然增大至鸡蛋大小，无明显疼痛，外院彩色超声检查示：左颌下腺实质性占位伴钙化，恶性待排。门诊以颌下腺良性肿瘤收治住院。CT：左侧颌下见一约2.5 cm×2.6 cm大小不规则软组织密度块影，边界不清，CT值9~51 HU，其内见结节状高密度影，CT值161 HU，与左侧颌下腺无界，周围脂肪间隙不清，邻近骨质无明显破坏，双侧颌下及肌间隙内多发淋巴结。CT诊断：左侧颌下占位伴高密度结节影，性质待定，考虑颌下腺炎性肿块伴结石可能性大，不除外其他性质疾病，必要时建议MRI检查。双侧颌下及肌间隙内多发淋巴结。

手术所见：肿物与下颌下腺粘连明显，无明显界限及包膜，触之较硬，活动度差。将肿物与下颌下腺完整切除，剖开肿物见肿物实性剖面灰白，可见结节样物质，送术中快速病理。快速病理示左下颌浸润性低分化腺癌，局部累及淋巴结，未见颌下腺组织，可能为转移性。

病理检查：冰冻病理与常规病理：左颌下肿物切除标本：红褐色组织一块，大小4.0 cm×3.5 cm×2.8 cm，切面见两个结节样物，直径1~2.5 cm，切面灰白，质中，其余切面红褐，质软。冰冻病理诊断：左颌下肿物切除标本：左下颌浸润性低分化癌，局部累及淋巴结，未见颌下腺组织，可能为转移性。常规病理诊断：左颌下肿物切除标本：左下颌浸润性低分化癌，局部累及淋巴结、颌下腺及个别神经，可能为转移性，待免疫组化进一步确诊。

免疫组化检测：阳性：CK7，CK19，CK-L，CK-H，Ki-67（约70%）；阴性：CK5/6，CEA，P63，TTF-1，CDX2，PSA，P504S，Villin，CK20，CA19-9，TG。免疫组化诊断：左颌下肿物切除标本：左下颌浸润性低分化癌，局部累及淋巴结、颌下腺及个别神经，腺癌免疫表型与颌下腺腺上皮一致，考虑来自颌下腺。注：所用标记基本排除甲状腺癌、前列腺癌、胃肠道癌和肺腺癌转移。

误诊病例回顾分析：看见颌下腺肿物再加上钙斑，自然想到炎性肿物加颌下腺结石，对于该肿物是其他疾病的可能性一点都不考虑，这是诊断思路狭窄的典型表现；肿物存在三十年，近二月突然长大的病史，未在影像诊断医生头脑中出现过，不与临床联系，不结合临床资料，难免出现误诊。

第二节 右侧颌下神经鞘瘤伴退变

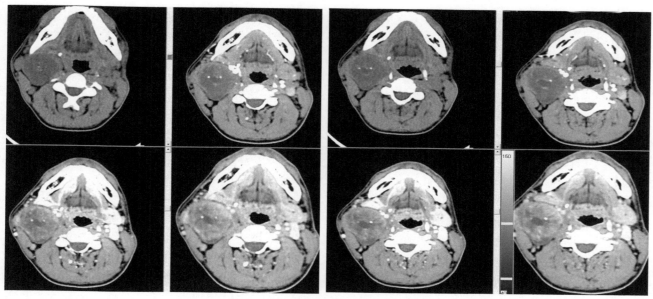

图 1-4-6-1 右侧颌下神经鞘瘤伴退变

患者,男性,42 岁。右颈部无痛渐大性肿物 10 年余入院。

病理检查:送检两块右侧颈部肿物切除标本:初步诊断良性梭形细胞肿瘤伴退变,待作免疫组化检测进一步明确肿瘤类型。免疫组化诊断:送检两块"右侧颈部肿物切除标本"神经鞘瘤伴退变。(影像学检查见图 1-4-6-1)

第三节 颌下区原发性肿瘤

颌下区原发性肿瘤在颈部肿瘤性病变中较常见,临床多表现为无痛性肿块,肿瘤多来源于颌下腺,也可来源于颌下区淋巴结及其他组织,且恶性肿瘤的发病率较高。

一、颌下区正常 CT 表现

颌下区上界为下颌骨下缘,下界为二腹肌前后腹,其底边由下颌舌骨肌、舌骨舌肌和咽上缩肌构成;该区最主要的结构是颌下腺(人体第二大唾液腺)以及三条与之密切相关的神经即舌下神经、舌神经及面神经的下颌缘支;

颌下区邻近内容物包括皮下深层脂肪及颈阔肌,颌下腺旁有 3~6 枚淋巴结,但与腮腺不同,腺体内没有淋巴结。

CT 像上正常成人颌下区结构显示清楚,颌下腺、周围脂肪间隙及淋巴结可明确显示,颌下腺表现为形态规整,边缘清楚,密度均匀,密度略高于腮腺密度,与相邻的下颌舌骨肌和舌骨舌肌密度相仿,低于胸锁乳突肌。

一些研究者对 77 名正常成人颌下腺 CT 表现进行研究,结果表明颌下腺最大截面的正常值范围为左侧长径 1.5~3.5 cm,横径 1.0~2.6 cm,右侧长径 1.4~3.8 cm,横径 0.9~2.5 cm。

二、颌下区原发肿瘤类型

多数患者以颌下区无痛性肿块就诊,部分恶性者呈进行性增大。颌下区原发肿瘤包括颌下腺肿瘤及腺外肿瘤,颌下腺肿瘤占涎腺肿瘤的 8%~22%,50%~57% 的颌下腺肿瘤属于良性,以混合瘤多见;另 43%~50% 属于恶性,较腮腺区高,恶性病变中又以腺样囊性癌多见。腺外恶性肿瘤主要为淋巴瘤,尤其以非霍奇金淋巴瘤多见。

　　影像学研究：在临床工作中，常常比较颌下区肿瘤的 CT 征象，分析良、恶性肿瘤 CT 表现的差异。具体 CT 征象包括：①边界（是否清楚）：包膜是否完整、周围脂肪间隙是否模糊、邻近深筋膜是否增厚；②强化方式（是否均匀）；③周围淋巴结表现（有无肿大淋巴结）：肿大标准为淋巴结直径≥1 cm；④病灶内是否钙化；⑤病变内部表现（有无坏死囊变）；另外，加入年龄因素。

　　肿块与颌下腺间是否存在脂肪间隙多可以判断其是否来源于颌下腺。腺内良性肿瘤绝大多数表现为腺内肿块，且以良性混合瘤多见，多表现为密度均匀，增强扫描呈轻中度强化，延迟期进一步强化，病灶边界清楚。腺外良性肿瘤病灶边界清楚，与相邻颌下腺间多存在脂肪间隙，该组病例中腺外良性肿瘤均为蔓状血管瘤，2 例内部可见钙化及血栓，增强扫描强化不明显或仅有轻微强化，与文献报道蔓状血管瘤强化较明显，部分内部可有钙化及血栓稍有不同，究其原因可能为该组蔓状血管瘤病例较少，涵盖不全。

　　腺内恶性肿瘤表现为包膜不完整，边界不清楚，相邻深筋膜增厚，脂肪间隙模糊，增强扫描不均匀强化，内部可见囊变坏死区；且有时可见肿大淋巴结影。

　　腺外恶性原发肿瘤中淋巴瘤多见，尤其是非霍奇金淋巴瘤，肿瘤常呈铸型生长，可单侧发病，也可双侧发病，表现为单个或多个肿块，部分融合呈分叶状，CT 平扫呈等密度或稍低密度，增强扫描呈轻中度强化，部分肿块因坏死囊变也可呈环状强化。

　　CT 征象对该部位肿瘤良、恶性的鉴别具有重要作用。一项研究结果显示，是否钙化对良、恶性的鉴别诊断无统计学意义（P>0.05）；而边界是否清楚、强化是否均匀、周围有无肿大淋巴结、病变内部有无坏死囊变对判断病变良恶性有重要意义（P<0.05），且边界是否清楚、周围有无肿大淋巴结、病变内部有无坏死囊变对病变良、恶性判断尤为重要。另外，恶性肿瘤患者年龄偏大。

　　但值得注意的是，该组病例增强扫描均采用的是动脉期（注药后 18~22 s 扫描），仅少数患者行延迟扫描。因此，在强化评估方面不够全面，有待大样本进一步分析、研究。

　　此外，腺外恶性肿瘤尚需与以下疾病相鉴别：多发转移淋巴结。转移淋巴结较少融合，且坏死常见，有原发灶病史可以鉴别；淋巴结结核。淋巴结结核 CT 平扫密度不均匀，中央密度较低，增强扫描一般呈厚壁环状强化，结合临床病史不难诊断。

　　综上所述，根据颌下腺区肿瘤的生长方式及颌下腺形态的改变，能基本判断肿瘤来源于腺内还是腺外。患者年龄、病灶边界是否清楚、是否均匀强化、有无淋巴结肿大及有无坏死囊变对肿瘤的良、恶性判断具有重要的诊断意义。但对于来源颌下腺恶性肿瘤难以判断其组织学类型。CT 对颌下区肿瘤的定位及定性具有重要意义，能为临床诊疗及治疗方案的选择提供重要依据。

第四节　右颌下腺区良性淋巴上皮病变

　　患者，女性，51 岁。

　　超声：右颌下腺区可见一个混合回声区，大小约 33 mm×23 mm，内部不均匀，可见数个片状不规则低回声区。CDFI：内部可见丰富血流信号。

　　手术所见：右侧下颌肿物为淡黄色，表面凹凸不平，大小约 2.5 cm×2.0 cm，实性，质韧，位于下颌下腺包膜内；顺下颌下腺包膜分离肿物及下颌下腺，分离过程于颌下腺导管腺体起始段见 2 粒大小约 0.6 cm×0.6 cm 结石，局部腺管内积存黄色粘稠脓液。颌下腺导管结石 2 枚，大者约 0.8 cm×0.5 cm，小者约 0.5 cm×0.4 cm。

　　病理检查：右颌下肿物：结节样肿物一个，大小 4.5 cm×2.5 cm×2 cm，切面淡黄暗褐夹杂，质中。免疫组化诊断：右下颌下腺肿物切除标本符合良性淋巴上皮病变，建议治疗后复查。（影像学检查见图 1-4-6-2）

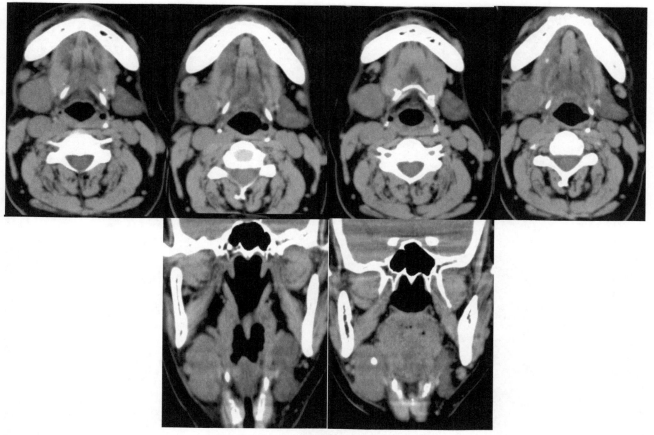

图 1-4-6-2　右颌下腺区良性淋巴上皮病变

第五节　恶性周围神经鞘膜瘤和单相性滑膜肉瘤

患者,女,32 岁。发现左颌下肿物半年余入院。

手术所见:切开皮肤、皮下组织直至颈深筋膜浅层,暴露肿物,见肿物为椭圆形,表面包膜完整,界清,与周围组织略有粘连,直径约 2.0 cm,质中,实性感,深部与颌下腺包膜粘连,于肿物周围钝性分离肿物,将肿物完整切除,切开肿物,剖面可见中央含有黄色颗粒状钙化物,淋巴结炎(伴钙化)可能性大,送常规病理检查。

病理检查:结节状肿物一个,大小 2 cm×1.5 cm×1.5 cm,切面灰白质中。病理诊断:左颌下梭形细胞肿瘤,待

免疫组化进一步确诊。免疫组化检测:阳性:S-100 蛋白,CD56,CD57,Vimentin,Bcl-2,Ki67(约 20%);阴性:H-Caldesmon,Calponin,CD34,HMB45。免疫组化诊断:左颌下梭形细胞肉瘤,倾向为恶性周围神经鞘膜瘤,不排除单相性滑膜肉瘤。注:①该肿瘤为复发性,且细胞丰富,核分裂象多见(约 10/10HPF),增殖指数较高(约 20%),故考虑为恶性肿瘤。②本例组织学表现及免疫表型符合恶性周围神经鞘膜瘤和单相性滑膜肉瘤,两者鉴别困难。(影像学检查见图 1-4-6-3)

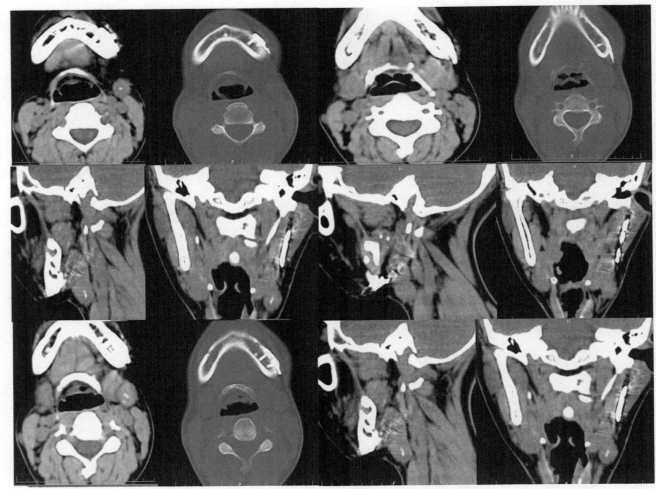

图 1-4-6-3　恶性周围神经鞘膜瘤和单相性滑膜肉瘤

第六节　经典型霍奇金淋巴瘤（富于淋巴细胞型）

患者，男，33 岁。

手术所见：于颈部肿物表面取顺皮纹横行切口，长约 4 cm，切开皮肤、皮下组织及颈阔肌，可见肿物呈圆形，大小约 2.3 cm×2.0 cm，暗红色，包膜完整，质韧，与周围软组织稍粘连，疑为肿大淋巴结。

病理检查：结节状肿物一块，大小 3.0 cm×2.5 cm×2.0 cm，送检前已切开，切面灰黄，质软，包膜完整。病理诊断：左下颌下肿物切除标本：不排除淋巴瘤可能，待做免疫组

化及原位杂交检测进一步明确诊断。

免疫组化检测：阳性：CD30，PAX-5，MUM1，CD3，CD7，CD8，CD43，CD45RO，CD20，CD45，CD68，CD23，CyclinD1（散在 +），CD15（散在 +），Bcl-2，Ki-67（+，约 30%），EBV。阴性：CD5，CD57，CD10，ALK。免疫组化诊断：左下颌下肿物切除标本：经典型霍奇金淋巴瘤，富于淋巴细胞型。（影像学检查见图 1-4-6-4）

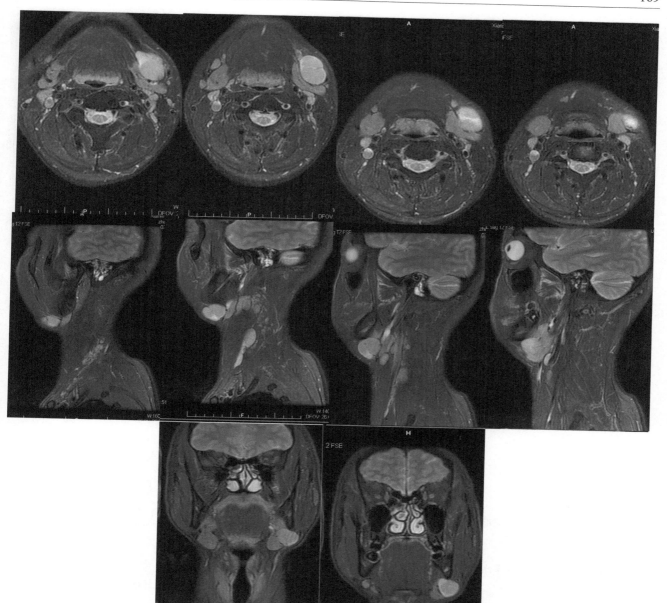

图 1-4-6-4　经典型霍奇金淋巴瘤

第七节　左颌下浸润性低分化腺癌

患者,男,75 岁。发现左颌下肿物 30 余年增大 2 月余入院。

病理检查:冰冻病理描述:左颌下肿物:红褐色组织一块,大小 4 cm×3.5 cm×2.8 cm,切面见两个结节样物,直径 1~2.5 cm,切面灰白,质中,其余切面红褐,质软。冰冻病理诊断:左下颌浸润性低分化癌,局部累及淋巴结,未见颌下腺组织。可能为转移性。常规病理诊断:左下颌浸润性低分化癌,局部累及淋巴结、颌下腺及个别神经。可能为转移性,待免疫组化进一步确诊。

免疫组化检测:阳性:CK7,CK-L,CK-H,Ki67(约 70%)阴性:CK5/6,CEA,P63,TTF-1。免疫组化诊断:左下颌浸润性低分化腺癌,局部累及淋巴结、颌下腺及个别神经。腺癌免疫表型与颌下腺腺上皮一致,考虑来自颌下腺。注:所用标记基本排除甲状腺癌和肺腺癌,请注意排除胃肠道等部位的腺癌转移。(影像学检查见图 1-4-6-5)

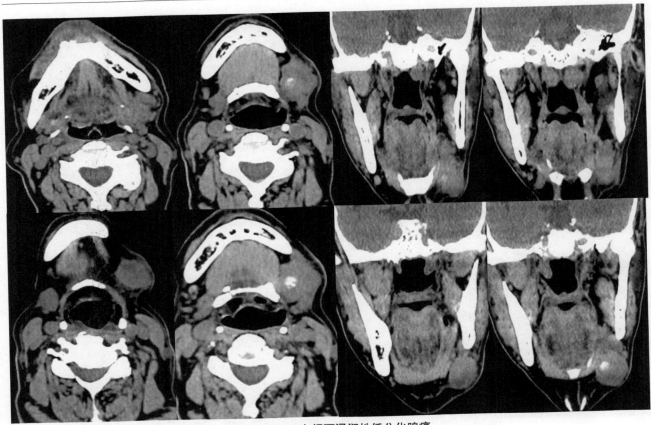

图 1-4-6-5　左颌下浸润性低分化腺癌

第八节　左颌下弥漫大 B 细胞淋巴瘤（生发中心 B 细胞样型）

病例，男，30 岁。左颌下无痛渐大性肿物 1 月余入院。患者缘于 1 月前晨起时因颈部活动不适发现左颌下一无痛性肿物，初始"枣"样大小，无明显不适，未予重视，未行诊治。后肿物逐渐增大，曾静脉滴注消炎药物治疗，肿物稍有减小，无明显效果。当地医院 CT 及肿物活检，考虑炎症，期间肿物持续增大，现今约"鸭蛋"大小。为求诊治就诊我院。

病理检查：冰冻病理诊断：①左颌下肿物切除标本：小细胞性恶性肿瘤，待作石蜡常规切片及免疫组化切片进一步明确肿瘤类型。②送检左颌下肿物上、下、内、外及底切缘切除标本均未见肿瘤组织成分。常规病理诊断：①左颌下肿物切除标本：小细胞恶性肿瘤，待免疫组化进一步明确肿瘤类型。②送检"颌下肿物上、下、内、外及底切缘切除标本均未见肿瘤组织成分。免疫组化诊断：左颌下肿物切除标本：弥漫大 B 细胞淋巴瘤（生发中心 B 细胞样型）。（影像学检查见图 1-4-6-6）

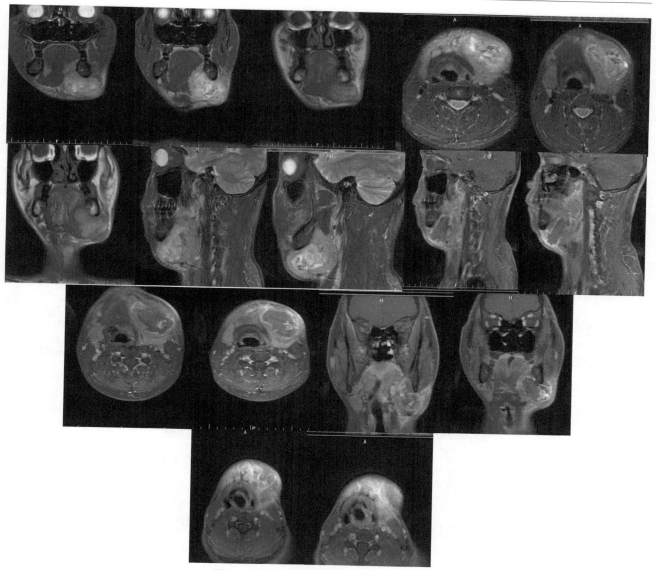

图 1-4-6-6　左颌下弥漫大 B 细胞淋巴瘤

第九节　右颌下恶性黑色素瘤

患者,男,80 岁。

病理检查:右颈部肿物:暗红色组织一块,大小 5.0 cm×2.5 cm×2.0 cm,切面呈暗褐色,质软。冰冻病理诊断:颈部肿物切除标本:上皮源性恶性肿瘤,待做常规石蜡切片及免疫组化检测进一步确定肿瘤类型。病理诊断:右颈部肿物切除标本:初步考虑恶性黑色素细胞瘤,待做免疫组化检测进一步证实,并可见瘤组织浸润涎腺组织、神经组织及

骨骼肌组织。

免疫组化检测:阳性:HMB45,MelanA,S-100,Vimentin,Ki-67(+,约 70%);阴性:CK5/6,P63,CK(P),CK(L),CK7,CK20,Villin,EMA,TTF-1,CgA,SyN,CD56。免疫组化诊断:右颈部肿物切除标本:免疫组化检测结果支持恶性黑色素瘤,并可见瘤组织浸润涎腺组织、神经组织及骨骼肌组织。

(影像学检查见图 1-4-6-7)

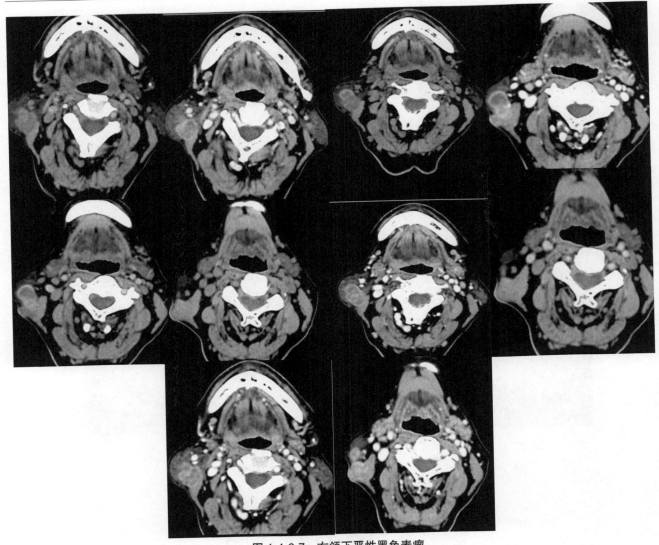

图 1-4-6-7　右颌下恶性黑色素瘤

第十节　右颌下表皮样囊肿

　　患者，男，21 岁。病理检查：右颌下肿物切除标本：囊样肿物大小 3.5 cm×3.5 cm×2 cm，切面见到一囊腔，直径 3.5 cm，腔内充满淡黄色豆渣样物，囊壁光滑，壁厚 0.1 cm~0.2 cm。病理诊断：右颌下表皮样囊肿。（影像学检查见图 1-4-6-8）

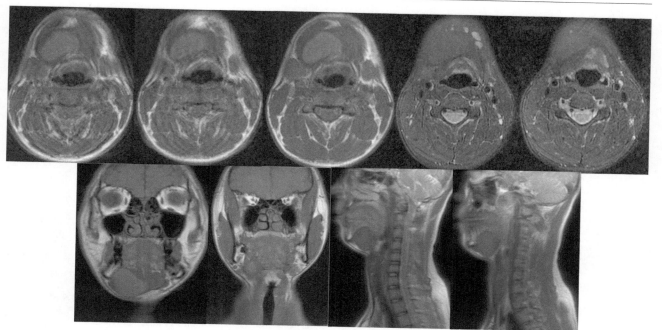

图 1-4-6-8　右颌下表皮样囊肿

第七章　颞颌关节

第一节　颞颌关节的关节盘位置研究

关节盘移位是颞颌关节紊乱最重要的征象之一。MRI可清晰显示关节盘和髁突的位置关系。颞颌关节是人体最为复杂的关节之一，由下颌骨髁突、颞骨关节凹、位于两者之间的关节盘及关节周围的关节囊和韧带组成。

关节盘由纤维组织组成，富有弹性，在骨关节面之间起缓冲作用，再加上其形态特点使关节运动既灵活又稳定。如关节盘位置异常则可能出现关节弹响、疼痛及功能障碍等症状。MRI是颞颌关节的首选检查方法，尤其PDWI可清晰显示颞颌关节的结构及关节盘与髁突的位置关系。目前对于关节盘移位基本限于MRI矢状位研究，且缺乏客观测量指标。

Brooks & Westesson（1993）对临床上有症状但矢状位无异常发现的颞颌关节紊乱患者尝试斜冠状位检查，发现部分形态学异常，认为斜冠状位对矢状位有很好的补充价值。但对于正常人群颞颌关节斜冠状位盘髁位置关系的研究报道较少。

一项研究斜冠状位分析层面的选择是由斜矢状面的盘髁位置特点而定的：闭口位时关节盘后带及部分中带位于髁突前斜面与关节结节后斜面之间，关节盘与髁突前斜面密切接触。选择通过髁突前斜面中心的斜冠状面作为分析层面能清晰显示关节盘与髁突的位置关系。张口位时髁突及关节盘向前下移位达关节结节前下方，同时髁突亦相对于关节盘向前下移位，此时关节盘中带为受力面，覆盖于髁突后斜面上方。髁突后斜面较长，与关节盘的接触面积较大，有2~3层斜冠状面可同时清晰显示关节盘与髁突。有研究者选择通过关节盘中带中心的斜冠状面作对分析层面。

颞颌关节是长期塑形关节，为了更准确研究关

节盘与髁突位置关系，避免关节退变因素对关节盘与髁突位置关系造成影响，该组选取无症状青年志愿者作为研究对象。结果显示有9个（15.5%）关节出现可复性关节盘前移位。Haiter-Neto等（2002）对健康青年人进行研究，发现12%~32%存在关节盘前移位。

该组的研究显示关节盘与髁突位置关系在斜冠状位有一定特点：闭口位时有63.83%的关节盘内缘超出髁突内缘，张口位时达95.74%，且关节盘内缘与髁突内缘间距于张口位大于闭口位；而张、闭口位观察关节盘外缘多不超出髁突外缘（6.38%），且关节盘外缘与髁突外缘间距在张、闭口位比较无统计学差异。

分析原因可能与以下三因素有关：关节盘并不居中，正常人群即有向髁突内侧偏置的特点；张闭口位测量层面不同导致盘髁相对位置存在差异。关节盘解剖形态可分为S型、L型及SL混合型，关节盘前、中份较宽，而后份较窄。该研究闭口位分析层面通过关节盘后份，而张口位通过关节盘偏中份，故前者关节盘宽度大于后者。该组数据也显示张口位关节盘宽度大于闭口位，相对应的髁突宽度张闭口位比较无明显差异，支持上述推论；张口位时关节盘相对于髁突有向内移位的趋势。

关节盘移位是诊断颞颌关节紊乱的重要征象。以往有学者认为正常人关节盘内外缘不超出髁突内外缘，如超出则认为存在关节盘侧方移位。该组对正常青年人盘髁对位关系的研究却发现存在关节盘内缘超过髁突内缘的现象，且张口位时超出更明显。这对于充分认识盘髁相对运动特点，防止误判关节盘侧方移位有重要意义。

第二节　颞颌关节与 MSCT

颞颌关节是人体最为复杂、精细的关节之一，组成颞颌关节的组织结构并非规则的几何形状，且形态复杂多变，不同个体，甚至同一个体的左右侧之间、不同年龄之间，可能存在较大的差异，传统的研究方法，越来越不能满足临床和基础研究的需要。

MSCT 不仅具有普通 CT 组织分辨清晰的优点，而且能以较小的层厚，在短时间内 1 次扫描获得扫描对象的全部容积数据，配合多平面重建技术可重建颞颌关节任一断面清晰图像，实现对颞颌关节骨组织形态及其之间位置关系全面和精确的测量，

这是 X 平片和普通 CT 无法比拟的。虽然目前公认 MRI 是诊断颞颌关节关节盘病变的金标准，但有研究者发现利用 MRI 测量关节盘厚度与解剖测量间仍有较大差距，MSCT 配合多平面重建技术对颞颌关节关节盘厚度的测量虽然不及对骨组织的测量准确，但对于观察颞颌关节关节盘病变仍有较大的意义，利用 MSCT 研究颞颌关节，可以有针对性地选择受试对象，尤其可在活体进行，具有非活体解剖方法不具有的优势。

第三节　髁凹气化

髁凹气化有时非常明显，读片如不细心，常误认为颞颌关节有异常改变，此刻，再补作对侧关节照片，对比观察常有好处。

第五篇　喉与周围

第一章　喉癌

第一节　关于喉癌的淋巴结

为了在术前提供更为精确的影像学信息,可以应用 MRI 快速序列减少运动伪影,提高图像质量,有利于淋巴结的检出及肿瘤复发、水肿的鉴别。

此外,快速脂肪抑制技术还有助于辨认部分正常大小的隐匿性淋巴结。

第二节　喉癌的临床分期

一、声门上喉癌

T_1:肿瘤局限在声门上的 1 个亚区,声带活动正常。

T_2:肿瘤侵犯声门上 1 个以上相邻亚区,侵犯声门区或声上门上区以外(如舌根、会厌谷、梨状窝内侧壁的黏膜),无喉固定。

T_3:肿瘤局限在喉内,有声带固定和 / 或侵犯任何下述部位:环后区、会厌前间隙、声门旁间隙和 / 或甲状软骨内板。

T_4a:中等晚期局部疾病:肿瘤侵犯穿过甲状软骨和 / 或侵犯喉外组织(如气管、包括深部舌外肌在内的颈部软组织、带状肌、甲状腺或食管)。

T_4b:非常晚期局部疾病:肿瘤侵犯椎前筋膜,包绕颈动脉或侵犯纵隔结构。

二、声门部喉癌

T_1:肿瘤局限于声带(可侵犯前联合或后联合),声带活动正常。T_1a:肿瘤局限在一侧声带;T_1b:肿瘤侵犯双侧声带。

T_2:肿瘤侵犯至声门上和 / 或声门下区,和 / 或声带活动受限。

T_3:肿瘤局限在喉内,伴有声带固定和 / 或侵犯

声门旁间隙,和 / 或甲状腺软骨板。

T_4a:中等晚期局部疾病:肿瘤侵犯穿过甲状软骨外板和 / 或侵犯喉外组织(如气管、包括深部舌外肌在内的颈部软组织、带状肌、甲状腺或食管)。

T_4b:非常晚期局部疾病:肿瘤侵犯椎前间隙,包绕颈动脉或侵犯纵隔结构。

三、声门下喉癌

T_1:肿瘤局限在声门下区。

T_2:肿瘤侵犯至声带、声带活动正常或活动受限。

T_3:肿瘤局限在喉内,伴有声带固定。

T_4a:中等晚期局部疾病:肿瘤侵犯环状软骨或甲状软骨和 / 或侵犯喉外组织(如气管、包括深部舌外肌在内的颈部软组织、带状肌、甲状腺或食管)。

T_4b:非常晚期局部疾病:肿瘤侵犯椎前间隙,包绕颈动脉或侵犯纵隔结构。

四、喉癌的 N 分期

N_1:同侧单个淋巴结转移,最大直径 ≤ 3 cm。

N_2:同侧单个淋巴结转移, 3 cm< 最大径 ≤ 6 cm,或同侧多个淋巴结转移,最大径 ≤ 6 cm;或双侧或对侧淋巴结转移,最大径 >6 cm。

N2a：同侧单个淋巴结转移，3 cm< 最大径 ≤ 6 cm；

N2b：同侧多个淋巴结转移，最大径≤ 6 cm；

N2c：双侧或对侧淋巴结转移，最大径 ≤ 6 cm。

N3：转移淋巴结最大直径 >6 cm；

第二章　喉部其他肿瘤

第一节　喉多形性腺瘤恶变

多形性腺瘤,又称混合瘤,是来源于涎腺的良性肿瘤,肿瘤生长缓慢,边界常清楚,大多数发生于大涎腺尤以腮腺常见,占腮腺肿瘤的 60% 以上,也可发生于鼻咽,口咽,喉和气管的小涎腺。虽然喉部有丰富的小涎腺,但喉多形性腺瘤却很少见。

一、病理学

多形性腺瘤是由上皮和肌上皮共同参与肿瘤生长,常见上皮细胞形成腺管样,也可呈团块状、条索状排列,周围由肌上皮细胞围绕。喉多形性腺瘤组织学特点是其外观为圆形或椭圆形,表面光滑或呈结节状,分叶,肿瘤外有包膜,肿物增大时突破包膜生长有恶变的可能。切面呈现淡红色或者灰白色,湿润,常见黄色软骨样、半透明黏膜样区域。

二、临床表现

喉多形性腺瘤多数位于声门下,其次在声门上。原发声带罕见。喉多形性腺瘤男女发病无差异,大多数病例在 30~60 岁。腺瘤生长缓慢,原发于声带下者,早期往往不明显,发生于声带者,则出现声嘶,声门上者伴有"异物感";随着肿物的增大,可表现为呼吸困难。

三、影像学研究

多形性腺瘤 CT 平扫多表现为边缘锐利,高密度孤立结节,与正常腺体界限清楚,CT 值与肌肉相似,增强呈均匀一致强化,少数肿瘤可呈分叶状,边缘可不规则,肿瘤可囊变和钙化。有关喉多形性腺瘤影像学报道甚少,CT 表现缺乏特征性,需与喉的乳头状瘤和喉癌等鉴别,仅仅靠影像学检查很难鉴别,确诊依赖纤维喉镜或手术取材病理诊断。

第二节　喉部假肿瘤

Hanson 等(1982)报告由于喉部隐蔽性创伤造成的喉部假肿瘤。

一例 34 岁男性病人,右喉持续疼痛,回忆不起创伤历史,喉镜见喉内块状病变,CT 扫描示正常软骨轮廓丧失伴明显软骨破坏,手术见甲状软骨明显变形,环状软骨右移 0.5 cm。

一例 54 岁男性患者有间断性嘶哑,喉部 X 线片示左真声带运动微弱伴左喉内包块,CT 示甲状软骨骨折伴左甲状翼突下移。

一例 56 岁男性也有间断性嘶哑,CT 图像示甲状软骨骨折是引起喉部畸形的原因。

Pellettiere 等(1980)报告 1 例 62 岁老妇,主诉声嘶 4 年多,2 年前曾切除声带息肉,发音有所改善,但一直未能恢复到正常。直接喉镜见左侧真声带和假声带息肉状表现,左侧假声带前后活检均见淋巴组织,切除此类淋巴组织后随访 2 年,患者症状完全消失。该研究者指出,此类喉部淋巴组织增生极为类似喉新生物,应引起广泛重视。

第三章　喉部其他疾病

第一节　喉部软骨的诊断陷阱

甲状软骨钙化：正位照片上，甲状软骨钙化位于颈椎两侧，常与颈动脉钙化混淆；侧位片上甲状软骨上角钙化，多孤立断续存在，每易误诊为异物。有的甲状软骨钙化几将甲状软骨全貌勾划出来，容易认识，但大多数甲状软骨的钙化皆呈分散断断续续的小片状钙化。

杓状软骨：杓状软骨的 X 线表现，在发音时与平静呼吸时不尽相同，侧位照片上平静呼吸时隐约可见杓状软骨阴影，发音时照片杓状软骨影则十分明显。杓状软骨钙化一般较小，成小片状，可横行，也可竖行。如伴存于甲状软骨和/或环状软骨钙化，一般不难辨认；如为孤立性钙化，则难免误认为异物存留。熟识此钙化影有利于识别其真伪。

环状软骨与后环压迹：环状软骨后板钙化，常呈竖行小条致密影，如单独存在，容易与异物影发生混淆，初学者更难以辨别，此类钙化是喉部软骨钙化中最易误为异物者。如后板钙化与广泛喉头钙化同存，则易于辨认。

后环压迹：在颈部食管吞顿检查时，喉咽部前方，环状软骨后方可使喉咽产生切迹状缺损，即后环压迹，为喉咽部腹侧黏膜下静脉丛上松弛黏膜脱垂引起，可为单个切迹，也可为连串多个切迹，最长者约与一个颈椎椎体高度相等，一般在钡剂通过后，此压迹则消失，勿误认为新生物所致。环咽肌压迹一般位于喉咽部后方，多较深大，个别可引起吞咽不适，其轮廓光整，如不注意，亦可误为病变。

第二节　喉囊肿

发病原因及机制：喉囊肿是位于喉腔底前部的喉囊袋异常扩张，此喉囊袋向上延伸至假声带，并与喉腔相通。单纯喉囊肿多是含气体密度的囊状肿块。

根据囊肿与甲状舌骨膜的关系，将喉囊肿分为内部囊肿、外部囊肿和联合囊肿。内部喉囊肿与假声带相连，位于甲状舌骨膜内侧。外部喉囊肿向上延伸，通过甲状舌骨膜凸向颈部。内外部喉囊肿相连合，位于甲状舌骨膜内外两侧，称为联合喉囊肿。

喉囊肿发病原因可能与喉组织先天薄弱、喉淀粉样变性或喉癌有关。

临床症状：发病率男性多于女性，60 岁为发病高峰，左右两侧发病率无明显差异。早期无临床症状，严重时可表现为咳嗽、颈部肿胀、呼吸困难、吞咽困难等。

影像学研究：临床上多通过喉镜即可检出病变。CT 扫描可见甲状舌骨膜水平颌下间隙较低处，边界清楚的囊状含气包块影，局部可与喉腔相通。

第四章　喉与下咽

第一节　普通CT和下咽和喉部肿瘤定性诊断

下咽和喉部的肿瘤及肿瘤样病变多种多样,除血管瘤、脂肪瘤、软骨瘤等少数病变具有特异性CT征象易诊断外,普通CT在定性诊断其余病变方面均有一定的困难。

下咽和喉部肿瘤及肿瘤样病变多种多样,普通CT扫描除少数病变具有特异性征象易诊断以外,在下咽及喉部病变的鉴别诊断方面均有一定的困难。因而进一步明确普通CT在下咽和喉部病变定性诊断中的价值非常具有实际临床应用价值。

一组数据逻辑回归分析表明,在所选取的12个变量(含:病变部位、病变形态、肿块、病变界限、病变强化程度、增强特点、局部血管增生、会厌前间隙及喉旁间隙是否受侵、病变邻近结构受侵犯情况、喉软骨及淋巴结转移情况)中,只有病变发生部位及病变对邻近结构的侵犯情况2个变量具有统计学意义,可以用于诊断恶性病变。

当运用病变部位来判断病变的良、恶性时,其特异性较高,然而它们的敏感性较低,准确性较差。此结果的出现可能是由于下咽和喉部病变大部分为恶性,而且主要位于声门上区和声门区所致。该项研究的目的在于探讨能否通过普通CT影像特征判定同一部位不同病变的良、恶性。显然用部位特征来诊断病变的良、恶性具有很大的局限性。

出现病变对周围结构的侵犯,在恶性肿瘤中,常为T3或T4期肿瘤。在良性病变中,则见于肉芽肿性病变对周围结构破坏,这种征象在良性病变中出现的比率(20%),在该组病例中低于恶性病例(53%)。尽管在下咽及喉部病变中大多数为恶性,病变对周围组织侵犯的敏感性和准确性都不高,分别为53%和55%。因此,仅用周围结构侵犯来诊断良性或恶性病变的性质显然其应用价值有限。

在对客观数据分析之后,2位放射科专家采取双盲法分析76例病例的普通CT影像资料,判断病变的部位及其良恶性。结果显示两者对良性病变性质判断的准确性分别为30%、40%;恶性病变判断的准确性分别为92.4%、89.4%,两者间病变良、恶性具有中度一致性Kappa=0.55;76例病例总体定性诊断的准确性分别为84%、83%。

由于该组良恶性病例比例严重失衡,即使所有的病变均诊断为恶性病变,其准确性仍高达86.8%(66/76),高于2位放射学专家的判断。因此,此数据并不能表明普通CT影像特征在下咽及喉部病变良恶性诊断方面具有较高的准确性。

为了弥补病例比例严重失衡这一不足,该组作者进一步选取全部10例良性病例及另外随机选取10例恶性病例,让2位放射科专家在不知道病理结果而知道病例构成的情况下,根据普通CT影像征象,分别判断这20例病变的性质。结果显示:两者病变的诊断准确性均为70%,但是观察者间一致性差(Kappa=0.20),说明普通CT征象判定病变良、恶性的可靠性较低,重复性较差。由于这2位放射科专家预先知道这组病例中50%为良性,两者诊断的准确性略好于随机概率,而两者间判断一致性差。说明了普通CT影像特征在判断下咽和喉部病变性质中的价值有限。

在2位放射科专家共同正确诊断为良性病变的4例病变中,普通CT影像具有以下共同点:病变广泛累及声门上下,而喉旁间隙尚存在,轻度均匀性强化。其病理分别为慢性喉炎2例、喉角化病1例、韦格纳肉芽肿病1例。由于2位放射科专家在诊断过程中,需诊断半数的病变为良性,因而对上述征象相对于其他征象可能具有一定的良性倾向性。

　　尽管该项研究数据并不支持喉软骨破坏及肿瘤喉外生长可以诊断病变为恶性（因为该组恶性病变中大部分并不出现此征象），然而这2个征象判断病变为恶性的特异性为100%，见于晚期下咽癌及喉癌的患者，但敏感性较低，分别为10.9%、14.5%，故其临床应用价值有限。

　　普通CT在下咽和喉部肿瘤及肿瘤样病变定性诊断方面，尽管应用了客观的逻辑回归数据分析及主观的分析判断，仍难以用CT影像特征来判定下咽和喉部病变的性质。只有少数普通CT征象在判断下咽和喉部病变性质时，具有一定的倾向性，但其临床应用价值有限。

第二节　喉部及下咽部鳞状上皮癌

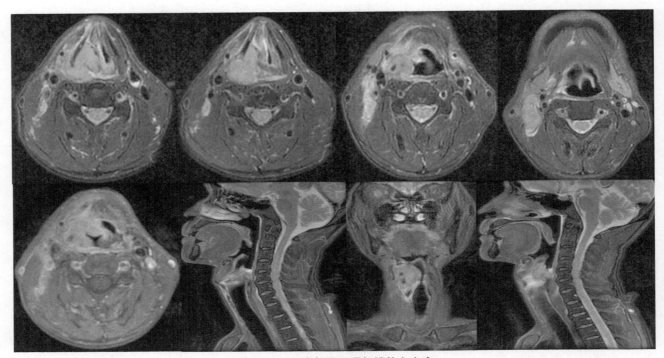

图 1-5-4-1　喉部及下咽部鳞状上皮癌

　　患者，男，59岁。术后病理诊断：喉部及下咽部鳞状上皮癌。（影像学检查见图1-5-4-1）

第五章 阻塞性睡眠呼吸暂停综合征

Fujita 等(1981)通过悬雍垂腭咽成形术扩大软腭部气道,改善阻塞性睡眠呼吸暂停综合征的上气道阻塞。此后,外科治疗在阻塞性睡眠呼吸暂停综合征中蓬勃发展,悬雍垂腭咽成形术也成为应用最广泛的手术方法。但是对患者不加选择地进行手术其客观疗效仅约 50%,重症患者疗效更差。

阻塞性睡眠呼吸暂停综合征患者咽腔存在多部位狭窄且术前缺少准确定位,可能是造成疗效不理想的原因之一,故术前准确判断阻塞性睡眠呼吸暂停综合征患者咽腔阻塞部位,筛选合适患者将会提高手术有效率。

近年,经过耳鼻咽喉科、颌面外科的不懈努力,以及对上气道阻塞特性的深入了解,许多新的手术方法问世,提高了疗效,改变了无论何处阻塞或何种原因导致的阻塞性睡眠呼吸暂停综合征几乎均采用悬雍垂腭咽成形术治疗模式的状况。而对于手术疗效的评价,单纯应用多导睡眠监测不能了解上气道形态的变化情况,MSCT 能够很好地显示上气道形态变化,利于手术疗效的评价。

诊断标准:参照中华医学会呼吸病学分会阻塞性睡眠呼吸暂停综合征的诊断标准。睡眠时有响亮的鼾声,白天有嗜睡症状,睡眠监测显示呼吸紊乱指数(AHI)>5 或 7 h 睡眠呼吸暂停 30 次以上,每次呼吸暂停 >10 s,发作时血氧饱和度下降 >4%。

根据呼吸紊乱指数划分阻塞性睡眠呼吸暂停综合征严重程度:轻度呼吸紊乱指数 5~19 次/h,中度呼吸紊乱指数 20~49 次/h,重度呼吸紊乱指数 >50 次/h。

口咽的多源因素造成阻塞:肥胖通常是阻塞性睡眠呼吸暂停综合征发病的主要原因之一,近年来肥胖人群的年轻化使阻塞性睡眠呼吸暂停综合征在中青年人群的发病率有逐年上升趋势,已高达 2%~4%,其中,中、重度阻塞性睡眠呼吸暂停综合征患者约占 60%~70%,常需手术治疗。

资料证实阻塞性睡眠呼吸暂停综合征患者口咽部截面积明显低于正常人。有研究者认为大部分的阻塞性睡眠呼吸暂停综合征患者上气道存在解剖性狭窄,小部分与正常人有交叉性;一组 36 例均为中、重度阻塞性睡眠呼吸暂停综合征患者,CT 扫描结果显示阻塞性睡眠呼吸暂停综合征患者上气道截面积与对照组有非常显著差异。狭窄主要位于口咽上部,且存在以某一区域为主的多部位狭窄,与对照组无交叉区域出现,这可能因较严重的阻塞性睡眠呼吸暂停综合征患者解剖性狭窄发生率高有关,更易形成多部位狭窄。

阻塞性睡眠呼吸暂停综合征的阻塞通常由组成口咽的多源因素造成,如腭扁桃体肥大、软腭增厚、咽腭弓肥厚、悬雍垂过长过宽、舌扁桃体增生及舌体肥大等因素所致。

检查方法:目前悬雍垂腭咽成形术是治疗阻塞性睡眠呼吸暂停综合征最有效的手术方法之一,但该手术仅能扩大腭咽平面的狭窄区域,无法解决下咽阻塞问题,故不加选择的对所有患者实施悬雍垂腭咽成形术,往往易造成术后疗效不佳;对于中重度阻塞性睡眠呼吸暂停综合征患者术前判断咽腔阻塞部位及引起阻塞的异常结构,筛选患者,有针对性地制订治疗方案是提高手术有效率的关键。

近 10 余年来,已有诸多方法用于术前咽阻塞定位研究,如压力传感器、内窥镜、颅咽 X 线测量、CT 及 MRI 等,其中螺旋 CT 检查可以确定阻塞平面,直观准确测量口咽截面积及在三维成像中显示肥大扁桃体、腭咽及舌根部结构,为临床重视和应用。

MSCT:有作者应用 16 层 MSCT 的多平面重建、曲面重建及容积重建等重建方法,对资料完整的阻塞性睡眠呼吸暂停综合征进行手术前、后对比分析,以了解手术后上气道形态的变化,评价手术疗效,并与多导睡眠监测仪结果进行相关分析。

16 层 MSCT 较快的扫描速度、更高的分辨率、几乎各向同性的特点,可获得更好的图像,其中包括任何角度的多平面重建、曲面重建及容积重建图像等。该组应用这些重建方法对阻塞性睡眠呼吸暂停综合征患者的上气道进行评价，以期能够更准确的进行数据测量及形态评价。

上气道分为 3 个区：鼻咽（鼻甲至硬腭）、口咽又分为腭后区（硬腭至软腭远端）和舌后区（软腭远端至舌骨水平）和喉咽（舌骨水平至喉）。

大多数阻塞性睡眠呼吸暂停患者睡眠时表现为腭后区和舌后区的闭塞或狭窄，腭后区更为多见。而上气道的狭窄原因与周围软组织肥大和颅面结构减小或变化有关。

临床常见的解剖结构异常包括悬雍垂粗长、扁桃体肥大、咽侧壁肥厚、舌体肥厚、舌根后坠、软腭松弛、咽壁顺应性增大以及颅面畸形等。

手术前、后上气道腭后区的变化：外科治疗阻塞性睡眠呼吸暂停综合征通常采用扩大咽腔。该组患者中，术后腭后区中下部咽腔前后径及面积均较术前明显增大，腭后区最小面积层面积及左右径术后也显著扩大，同时手术前、后腭后区最小面积层位置有显著差异，这些均证实手术实现了咽气道扩大的目的。其他学者的研究也得到相同的结果。该组测量显示软腭、悬雍垂的长度及其矢状面面积术后明显减小，说明其为术后咽腔扩大的原因之一；而双咽侧壁术后明显减薄，成为咽腔术后扩大的另一主要原因。

该组患者中，口咽腔腭后区上部（第 2 层）前后径和面积术后减小均有统计学意义，术后软腭明显增厚，显示了悬雍垂软腭折叠手术方法的不足，其在改善腭后区中下部气道狭窄的同时，可能会继发导致气道上部狭窄。Kryger 等（2005）也认为，术后软腭非手术部位继续存在的气道狭窄与悬雍垂腭咽成形术失败有关。

另外，该组临床治愈的患者术后腭后区最小面积层前后径、左右径及面积均有明显增大，而该组整组患者中仅表现为面积及左右径的显著增大，前后径的变化却没有统计学意义，考虑其与软腭增厚有关。这能够说明手术的成功与上气道扩大是一致的，可以提示最小面积层各经线的明显增大可能是评价手术有效性的有意义指标之一，而且临床医师需对手术后软腭增厚可能导致咽腔前后径的变小情况有所重视。

手术前、后上气道舌后区的变化：该组结果显示，舌后区中部矢状面前后径（第 7、8 层）术后显著减小，但是面积变化没有统计学意义；舌后区最小面积层的前后径也明显变小，但左右径明显增加，面积也没有明显变化；该组中临床治愈的患者测量结果显示舌后区前后径未见明显变小，左右径及面积的变化也不明显，由此提示术后舌后区前后径的变小是否会对疗效产生影响。

Cahali 等（2004）研究显示 Muller 吸气时，咽成形术组舌后区咽腔的面积、左右径、前后径都显著变小；而 Li 等（2005）的研究中术后舌后区咽腔也有面积变小（其未进行舌后区前后、左右径的评价），但差异无统计学意义；Shepard & Thawley（1989）也得出类似的结果。这说明术后出现舌后区咽腔前后径和 / 或面积变小并非少见，有学者认为术后舌后区咽腔前后径变小的原因可能是腭部手术后，更多的气流可以到达舌后区，使吸气压力发生了变化，由此可能使舌体向后推移。至于舌后区的这种变化对手术后疗效的评价意义尚有待进一步的评价研究。

另外，有学者在研究中发现，阻塞性睡眠呼吸暂停综合征患者的下咽腔面积较正常人大，而且是阻塞性睡眠呼吸暂停综合征程度越重，下咽腔越大，这是否会与术后腭后区咽腔增大后，舌后区咽腔变小的形成机制有关？关于此气体动力学方面的问题有待进一步研究。

冠状面曲面重建的价值：咽侧壁的肌肉在阻塞性睡眠呼吸暂停综合征病理生理学方面起着重要作用，其增厚或顺应性增加（与神经肌肉功能下降有关）均可引起咽部狭窄、气道阻力增加而导致睡眠时阻塞性呼吸事件发生。Schwab（1998）提出阻塞性睡眠呼吸暂停综合征患者的腭后区是左右径狭窄，而在非呼吸暂停人群中腭后区是前后径窄，也间接提示了阻塞性睡眠呼吸暂停综合征患者咽侧壁的问题。Li 等（2005）也认为左右径狭窄与阻塞性睡眠呼吸暂停综合征的严重性一致。

该组采用冠状面曲面重建方式对咽侧壁进行评估，其优点是可沿咽腔正常曲度来进行冠状面的重建，观察的是咽腔冠状面的全貌，同时咽外侧壁缘也因为咽旁脂肪间隙的清楚显示，使得咽侧壁的测量更易准确；而若应用轴面像进行咽侧壁测量，测量位置不易确定，咽侧壁外缘有时也不清晰，容易造成测量的不准确。该组中手术前、后冠状面曲面重建最厚的左、右侧壁均有显著差异，显示手术减小了双侧咽侧壁的厚度，从而增加了咽腔的左右径。该组认为，冠状面曲面重建可以很好的评价咽侧壁手术前、后的变化。

关于上气道的容积重建和容积测定:该组应用三维容积重建技术重建出的上气道冠、矢状面图像清楚地显示了手术前、后咽腔的整体变化,其与繁琐的测量相比更为直观,明确地显示了咽腔各部位手术后的变化,该组认为其应常规用于临床评价。

该组中手术前后测定上气道容积的变化无统计学意义。分析其原因可能是由于术后腭后区咽腔虽然扩大,但伴有舌后区咽腔变小,可能造成总气道容积差异不大。另外,术后舌骨等结构的位置变化,使测量的下界产生差异,也是总容积差异不大的原因,这从容积重建像上可以直接观察到,而更好的评价方法有待进一步研究。

相关性研究:关于上气道 CT 测量径线与多导睡眠监测仪的相关分析研究,不同学者的研究结果不同。Chen 等(2002)研究认为最狭窄的腭后区面积与呼吸紊乱指数呈反相关;而 Bhattacharyya 等(2000)的研究结论是气道 CT 与临床重要的疾病参数没有很好的相关性。

该组对于各项 CT 测量数据与多导睡眠监测仪数据的相关性分析显示,仅个别几个数据有相关性,绝大多数均没有相关性。其原因可能是由于该组阻塞性睡眠呼吸暂停综合征均为中、重度患者,上气道狭窄由多个相关径线的变化共同参与,即呼吸暂停事件的发生是这些径线变化的综合作用结果,因此可能导致与单一的某个径线的相关性较小。该组应用上气道测压法对阻塞性睡眠呼吸暂停综合征患者呼吸暂停事件的评价研究证明阻塞性睡眠呼吸暂停综合征患者的上气道狭窄经常是多个水平的,在整晚的睡眠监测中可以发现,不同患者腭后区、舌后区阻塞或狭窄所致的呼吸暂停事件发生比例不同,这也许能够解释阻塞性睡眠呼吸暂停综合征患者上气道 CT 测量径线与多导睡眠监测仪结果多数都不相关的原因。

重建后的测量:该组测量结果应用的是重建后的测量,其目的是使测量更加准确,该组对整组及临床治愈的 9 例腭后区、舌后区最小面积层相关径线应用重建后测量和常规轴扫测量 2 种方法所得结果进行对比证明了这一点。该组发现,整组的评价中常规轴扫腭后区仅显示术后左右径显著增大,而重建后测量显示左右径和面积的增加均有统计学意义。

对临床治愈的 9 例重建后测量显示腭后区术后最小面积层前后、左右径及面积均较术前明显增大;

常规轴扫测量组仅显示前后径的增大有统计学意义。因此该组认为重建后测量与常规轴扫测量是有确定差异的,重建后的测量可能更为准确。

该组应用的二维重建、三维重建及测量的方法主要有以下几个特点:由于对原始数据再次进行垂直于咽后壁的轴面重建,避免了由于体位不同导致的测量上的误差,使手术前、后的轴面测量尽可能的标准化。重建后更易于评价最小面积层;而常规轴扫,不易准确确定最小面积层。曲面重建使咽侧壁的测量更加准确,避免了因咽侧壁外缘界限不清和边缘不规则产生的测量上的误差。多层面的评价可以了解整个上气道的变化,利于对上气道的全面评价,这在以往的研究中未给予考虑。容积重建像更直观的显示了上气道的形态和变化。

Sher 等(1992)用纤维鼻咽镜的 Muller 检查确定阻塞平面,认为有 87% 的可靠性。而 Doghramji 等(1995)报道手术有效率 50% 左右。一组 CT 术前口咽阻塞平面定位,单纯口咽上部阻塞者 I 型手术有效率为 85%,而口咽上部 + 口咽下部阻塞者(II 型)手术有效率为 33.3%,差异有非常显著意义,证实 CT 术前扫描筛选阻塞性睡眠呼吸暂停综合征患者能不同程度提高悬垂腭咽成形术客观疗效。

阻塞性睡眠呼吸暂停综合征术后 CT 随访报道较少,一组 36 例全部于术后 6~12 月进行 CT 上气道扫描并与多导睡眠监测对照量化分析评估,I 型中显示阻塞性睡眠呼吸暂停综合征术后患者口咽横截面积均有不同程度的扩大,与呼吸紊乱指数、最低血氧饱和度及临床症状改善程度呈正相关,术后有效率明显提高。对小部分效果差者,虽其术后咽腔截面积扩大,但多导睡眠监测及症状改善不明显,考虑与其上气道功能性塌陷有关;II 型患者术后上气道横截面积均不同程度扩大,但手术有效率仅 33.3%,印证了疗效不佳是由于多部位梗阻的原因所致。

总之,应用该研究方法可以较好地评价阻塞性睡眠呼吸暂停综合征患者手术前、后上气道的变化。不仅可以很好地显示解剖结构的变化,也可能提示继发的功能变化,对手术方法的评价很有意义。具体的评价可以是首先应用容积重建像观察手术前、后上气道整体变化特点;其次依据容积重建像对 ROI 进一步评价,如:进一步评价最小面积层的面积和前后径、左右径等。

第六篇　甲状腺与甲状旁腺

第一章 甲状腺结节

第一节 甲状腺结节影像检查流程专家共识

中华医学会放射学分会头颈学组

甲状腺结节临床多见，4% 人群体检可触及结节，50% 人群行超声检查可发现结节，50% 尸检能够发现结节，其中 5% 的甲状腺结节为恶性。甲状腺恶性肿瘤包括原发性甲状腺癌、转移癌和肉瘤，其中绝大多数为原发性甲状腺癌，日常生活及工作中提及的甲状腺恶性结节多指原发性甲状腺癌。

依据组织构成，原发性甲状腺癌分为乳头状甲状腺癌（PTC）、滤泡细胞癌、髓样癌及未分化癌，其中乳头状甲状腺癌占 80%~88%。经外科手术和 ^{131}I 治疗，甲状腺癌的 5 年生存率达 97%，10 年生存率达 96%，对于低危的乳头状甲状腺癌，5 年和 10 年生存率可达近 100%。30%~90% 的乳头状甲状腺癌在确诊时伴有颈部淋巴结转移，淋巴结转移是局部复发的重要风险因子，其危害较原发灶更为严重。因此，依据临床资料及影像特征，尽早将少数原发性甲状腺癌从众多的良性结节中鉴别出来，并对其进行分期、预测侵袭性和随访，对制定治疗方案和改善预后均具有重大意义。

目前，针对甲状腺结节主要的影像检查方法包括超声、超声引导下细针穿刺细胞学检查（FNAC）、CT、MRI 和核素检查等，这些检查方法各有优势及不足，制定合理的影像检查流程至关重要。为此，中华医学会放射学分会头颈学组和《中华放射学杂志》编辑部组织影像科、核医学科、超声科、内科和外科相关专家，经过多次讨论，形成了此版甲状腺结节影像检查流程专家共识供广大临床和影像医师参考，今后还将根据大家的反馈不断完善和改进。

一、各种影像检查方法介绍及其诊断价值

（一）超声检查

1. 检查方法 观察颈部淋巴结时需要 7.5 MHz 或以上频率的探头。受检者仰卧位，观察甲状腺结节的数目、大小、形态、边界、周边声晕、内部回声、钙化、结节内部和周边血供，采用国际 7 分区法对双侧颈部淋巴结进行评估。

2. 优势及不足 ①优势：具有价格低、无创、无辐射、实时成像等优势，是甲状腺结节检查和监测的首选方法。②不足：对操作者的习惯和经验依赖性强；对中央组、上纵隔组和咽后间隙组淋巴结转移的评估受限；对胸骨后甲状腺病变、滤泡性结节、较大甲状腺结节，以及其与周围结构的关系评估受限；对孤立性粗钙化和厚壁环形钙化的判断存在一定困难。

3. 良恶性结节的主要声像图征象 ①良性结节：囊性为主、形态规则、等高回声、有声晕、海绵状外观、周围环形血流和弹性评分为 1~2 级（4 级评分法）。②恶性结节：实性为主、低或极低回声、形态不规则、前后径/横径≥1、有微钙化、中央血流模式、频谱多普勒阻力指数（RI）≥0.75，弹性评分为 3~4 级（4 级评分法）。

4. 颈部淋巴结转移的声像图征象：低回声（乳头状甲状腺癌转移可为高回声），最小径/最大径≥0.5、淋巴门回声消失、囊性变、有微钙化、血管杂乱。淋巴结最小径是预测转移的重要征象，一般 >5 mm。

（二）超声引导下细针穿刺细胞学检查

1. 检查方法 受检者取仰卧位，术前超声确定靶结节位置及进针路线。选取 22~25 G 穿刺针，在超声引导下，穿刺针达到预定部位后，反复提插穿刺针活塞，以便获取更多的细胞标本。

2. 优势及不足　①优势:超声引导下细针穿刺细胞学检查诊断甲状腺非滤泡性结节具有高度特异性,可取得细胞学标本,被视为甲状腺结节性病变诊断的金标准。②不足:超声引导下细针穿刺细胞学检查对粗钙化、环状钙化、滤泡性结节和囊性结节检出率不高。

(三)CT

1. 检查方法　受检者取仰卧位,头部充分仰伸,双手尽量向足侧拉伸。扫描范围从颅底至主动脉弓水平。层厚 3.0~5.0 mm。根据需要进行不同层面重建,重建层厚≤ 1.0 mm。增强扫描采用高压注射器以 2~3 ml/s 流率经肘部静脉团注射对比剂 80~100 ml,注射对比剂后 45~55 s 行单期扫描, 25~30 s 及 45~55 s 后行双期扫描。

2. 优势及不足　①优势:对操作者的经验依赖性小;可对中央组淋巴结、上纵隔组淋巴结和咽后间隙组淋巴结进行观察;可对胸骨后甲状腺病变、较大病变以及其与周围结构的关系进行细微观察;通过观察强化程度可对滤泡性病变进行初步判断;有利于观察环状钙化内部与周围甲状腺组织,判断病变良恶性,有利于预测孤立性粗钙化的良恶性。②不足:射线暴露;价格相对较高;软组织分辨率较低,不适用于最大径≤ 5 mm 结节及弥漫性病变合并结节的患者;碘过敏、甲状腺功能亢进及术后短期内需行 ^{131}I 治疗是 CT 检查禁忌证;无法对淋巴结内微转移及最大径 <5 mm 的淋巴结性质进行判断。

3. 良、恶性结节的 CT 征象　①良性结节:边界清晰、形态规则、有囊变,增强后边界较平扫清晰、高强化。②恶性结节:边界模糊、形态不规则、有 "咬饼" 征及微钙化,增强后边界较平扫模糊。

4. 颈部淋巴结转移的 CT 征象　高强化(CT 值≥ 40 HU)、淋巴结最小径 / 最大径≥ 0.5、有囊变、微钙化、簇集状淋巴结(同组淋巴结≥ 3 枚),淋巴结大小的阈值同超声。

(四)MRI

1. 检查方法　①设备及体位:采用 1.0~3.0 T MRI 设备,高分辨率多通道环形线圈。患者取仰卧位,扫描过程中勿吞咽。(2)扫描参数:行横断面快速自旋回波 T_1WI、T_2WI 和冠状面 T_2WI 扫描。层厚 3.0~4.0 mm,层间距 0~1.0 mm, FOV 22 cm × 22 cm。DWI 采用多 b 值(如 300、500、800 s/mm²),层厚 4.0 mm,层间距 0~1.0 mm,FOV 22 cm × 22 cm。动态增强扫描采用高压注射器以 2~3 ml/s 的流率注射对比剂 0.1 mmol/kg 体质量,注入对比剂后立即行连续动态增强扫描,每个期相的扫描时间为 3~5 s,共采集 30~100 个期相,扫描时间 3~5 min。

2. 优势及不足　①优势:对操作者的经验依赖性小;无射线损伤;对中央组、上纵隔组和咽后间隙组淋巴结的判断较好;通过多方位、多参数成像,可更好地观察胸骨后甲状腺病变、较大病变与其周围结构的关系、病变内囊变和出血等情况;可通过动态增强扫描、DWI 等功能成像对结节良、恶性进行较准确评估。②不足:分辨率不高,仅适用于最大径 >1 cm 的结节检查;MRI 检查禁忌证较多,如病情危重、患幽闭恐惧症及有心脏起搏器者;对钙化不敏感,影响对良恶性结节和淋巴结转移的判断;检查时间长,易受呼吸和吞咽动作影响。

3. 良、恶性结节的 MRI 征象　①良性结节:边界清晰、形态规则、有囊变,增强后边界较平扫清晰、高强化、速升速降型的灌注曲线、较高的 ADC 值。②恶性结节:边界模糊、形态不规则、"咬饼" 征、增强后边界较平扫模糊、渐进型的灌注曲线、较小的 ADC 值。

(五)核医学检查

1. 检查方法　静脉注射高锝酸盐 $^{99m}TcO_4^-$ 后 20 min 显像(平面显像活度为 74~185 MBq,断层显像活度为 296~370 MBq)。使用单光子发射计算机断层成像(SPECT)设备进行断层图像采集。原始图像经重建后获得横断面、矢状面和冠状面断层像。甲状腺癌转移灶显像通常在已经接受过 ^{131}I 治疗,完全清除残余甲状腺之后进行。空腹口服 ^{131}I(活度为 74~185 MBq)48 h 后采用高能通用型准直器,进行前、后位全身显像,必要时进行局部断层显像。

2. 优势及不足　优势为在单发或多发结节伴有血清促甲状腺激素(TSH)降低时,甲状腺 ^{131}I 或 ^{99m}Tc 核素显像可判断结节是否有自主摄取功能。不足是受 SPECT 显像仪分辨率的限制,甲状腺核素显像仅适用于评估最大径 >1.0 cm 的甲状腺结节。

3. 良、恶性结节的判断　根据结节的放射活性高于、相近或低于周围正常甲状腺组织(或无放射性分布),将结节分为热结节、温结节和冷(凉)结节。单发热结节主要见于功能自主性甲状腺腺瘤,一般不需超声引导下细针穿刺细胞学检查;多发性热结节可见于各结节功能不一的结节性甲状腺肿。温结节主要见于功能正常的甲状腺腺瘤、结节性甲状腺肿和慢性淋巴性甲状腺炎。冷(凉)结节主要见于甲状腺癌、甲状腺腺瘤、甲状腺囊肿、出血、钙化及局灶性亚急性甲状腺炎。单发冷(凉)结节癌变发生率较高,多发冷(凉)结节癌变发生率则较低。^{18}F-脱氧葡萄糖(^{18}F-FDG)PET 显像能够反映甲状腺结节摄取和代谢葡萄糖的状态,高 ^{18}F-FDG 摄取的甲状腺结节多为恶性。

(六)甲状腺癌颈部淋巴结转移的影像评估比较

超声和 CT 是评估甲状腺癌颈部淋巴结转移的常用方法。超声评估侧颈部淋巴结转移优于 CT,而 CT 判断中央组淋巴结转移优于超声,二者联合可以提高诊断敏感度,从而降低漏诊率。

二、甲状腺结节影像检查流程

(一)甲状腺结节初诊及术前影像检查流程(图 1-6-1-1)

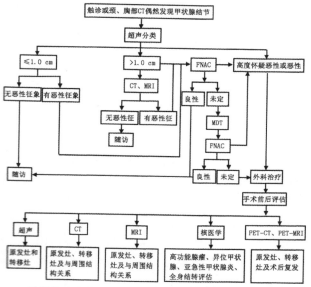

TSH:促甲状腺激素;FNAC:超声引导下细针细胞学检查穿刺

图 1-6-1-1　甲状腺结节初诊及术前影像检查流程图

甲状腺结节术前影像检查流程图中,超声、超声引导下细针穿刺细胞学检查是核心环节。

1. 超声　经触诊、颈部或胸部 CT 等偶然发现甲状腺结节后,根据超声声像图征象将结节分为 3 类:①声像图高度怀疑恶性结节者,直接进行外科手术治疗。②最大径 >1.0 cm 或有风险因素的结节,建议行超声引导下细针穿刺细胞学检查,可进一步行 CT、MRI 检查。其中 CT 检查适用于胸骨后甲状腺病变、巨大结节性病变、与周围结构关系的评估、粗钙化或厚壁环状钙化性质的判断等;MRI 检查(尤其是 DWI 和动态增强 MRI)可以更好地对原发灶及转移灶进行评估。对 CT、MRI 确定为良性的患者进行临床及超声随访,对 CT、MRI 显示可疑恶

性或不确定的患者进行超声引导下细针穿刺细胞学检查。(3)最大径 ≤ 1.0 cm 且无危险因素的结节,建议临床及超声随访,1~2 次/年;最大径 ≤ 1.0 cm 且具有风险因素的结节,建议进行超声引导下细针穿刺细胞学检查。

2. 超声引导下细针穿刺细胞学检查　经超声或 CT、MRI 筛选为可疑恶性或不确定的结节,进一步行超声引导下细针穿刺细胞学检查。超声引导下细针穿刺细胞学检查确定为恶性的结节,建议外科手术治疗。对超声引导下细针穿刺细胞学检查未能确定的结节,进行多学科协作讨论(MDT),对其性质进行综合判断;建议 6 个月后重复超声引导下细针穿刺细胞学检查,如果为良性结节,进行临床及超声随访,对于重复超声引导下细针穿刺细胞学检查认为恶性或仍未能确定的患者,建议外科手术治疗或随访。

3. 手术前评估　手术前后,超声、CT、MRI 和核医学检查各具价值。超声用于手术前后原发灶和颈部淋巴结的评估。CT 可以明确结节范围、病变与气道等周围结构的关系、并发症等,对无碘对比剂使用禁忌证的患者,包括准备在术后短期内行 ^{131}I 治疗的患者,术前可行增强 CT 检查。术前 MRI(尤其是 DWI 和动态增强 MRI)主要用于评估结节范围和颈部淋巴结转移情况。术前 SPECT 主要用于高功能腺瘤、亚急性甲状腺炎、异位甲状腺、全身转移等情况的评估;PET/CT 主要用于评估全身转移和复发,PET/MRI 主要用于评估术区及淋巴结情况。

(二)甲状腺结节术后复查及随访影像检查流程(图 1-6-1-2)

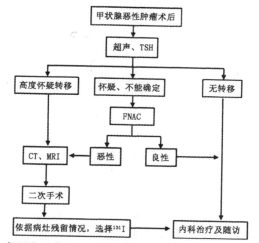

TSH:促甲状腺激素;FNAC:超声引导下细针细胞学检查穿刺

图 1-6-1-2　甲状腺结节术后复查及随访影像检查流程图

甲状腺结节术后复查流程中,通过超声和实验室检查促甲状腺激素等进行筛选,将患者分为以下3组。

1. 高度怀疑转移组 有典型的淋巴结转移影像征象(如钙化、囊变伴有壁结节等),对患者行 CT、MRI 检查,在进一步明确病变性质的同时,对病变与周围的结构进行判断(如侵犯、融合等),为制订二次手术方案提供依据。术后依据病灶残留情况选择 131I 治疗,治疗后行内科治疗及随访。

2. 怀疑、不能确定组 对超声表现不典型或不确定者,行超声引导下细针穿刺细胞学检查。结果为恶性者,后续处理同高度怀疑淋巴结转移组;结果为良性者,进行内科治疗及随访。

3. 无转移组 进行内科治疗及随访。

(三)多学科协作讨论

甲状腺疾病的多学科协作讨论主要由内分泌科、超声科、放射科、核医学科和外科组成,主要针对疑难和复杂的甲状腺病变进行探讨,制订诊断及进一步治疗方案。

1. 内分泌科 对甲状腺功能情况进行总体评估及制定相应的药物治疗方案;对甲状腺结节的性质初步判断,并与超声科联合,对怀疑恶性或性质难以确定者,进行超声引导下细针穿刺细胞学检查。

2. 超声科 通过影像特征对结节的危险程度进行初步判断,并对结节大小、位置、与邻近结构关系及周围淋巴结情况进行观察,对甲状腺整体病变情况进行评估。

3. 放射科 多用于超声难以判断的复杂甲状腺病变,如结节较大、周围侵犯、胸骨后病变、粗钙化和厚壁环状钙化等,高度怀疑恶性结节而需对中央组、上纵隔组淋巴结转移及远处转移进行评估的患者。

4. 核医学科 诊断方面主要用于评价甲状腺结节的功能状态以及临床怀疑甲状旁腺功能性病变患者;治疗方面采用 131I,对分化型甲状腺癌全切或近全切术后复发风险较高的患者进行辅助性清除术后残留甲状腺组织治疗,对于 131I 治疗后复发的分化型甲状腺癌患者,经再次手术切除病灶后仍有证据提示存在肿瘤转移灶者,可进行清除病灶治疗。

5. 外科 综合患者病史以及超声科、超声引导下细针穿刺细胞学检查结果、放射科、内分泌科和核医学科的全面评估,确定适合的治疗方案,并对术后的辅助治疗提出建议,并随访。

四、小结

超声、CT、MRI、核医学以及超声引导下细针穿刺细胞学检查各有适应证,只有熟练掌握各检查方法之间的优势及不足,取长补短,才能同时降低甲状腺恶性肿瘤的误诊率和漏诊率,达到最优化诊疗,从而更好地为广大甲状腺结节患者服务。建议参照本专家共识,指导临床实践,规范标准化检查流程,继续加强循证医学研究,早日制定临床应用指南。

第二节　博采众长规范甲状腺检查流程

甲状腺癌是内分泌系统和头颈部最常见的恶性肿瘤,约占全身恶性肿瘤的 2%,近年患病率在全球呈现持续上升趋势,标准化年发病率由 1990 年的 2.74/10 万升至 2013 年的 3.30/10 万。虽然我国 2013 年的甲状腺癌患病率和病死率均低于全球平均水平,但与我国 1990 年标准化发病率 1.25/10 万相比,2013 年甲状腺癌的标准化发病率上升至 2.07/10 万。

与此同时,现代医学技术迅速发展。自 20 世纪 90 年代起,颈部超声和细针穿刺细胞学检查用于诊断甲状腺结节,使以往难以发现的甲状腺微小癌(癌灶最大径 ≤ 1.0 cm)得以检出。内分泌学、基因组学、核医学、肿瘤学、病理学、儿科学、影像学及以外科学领域针对甲状腺结节的基础研究及临床研究大量开展,也对临床医师最新信息的及时掌握提出了挑战。

随着循证医学和精准医学概念的提出,不同类型的指南和共识相继出台,医师在疾病的诊疗过程中更加注重遵循医疗规范。

美国甲状腺学会发布的《甲状腺结节与分化型甲状腺癌诊治指南》是国际上最具影响力的指南,2006 年首次发布,并于 2009 年和 2015 年进行了修订和更新。在最新版本中强调了甲状腺癌术前、术中、术后的管理以及 131I 治疗的内容,还提出了动态风险评估及随访策略,肯定了影像学检查手段在甲状腺癌早期诊断和随访中的作用。

2012年，我国由中华医学会内分泌学分会、中华医学会外科学分会内分泌学组、中国抗癌协会头颈肿瘤专业委员会和中华医学会核医学分会联合制定的《甲状腺结节和分化型甲状腺癌诊治指南》中也强调，所有疑有甲状腺结节的患者必须接受超声检查。然而，这些指南主要是面向内分泌科和头颈外科医师的甲状腺诊疗指南，并未提出甲状腺结节影像检查流程及甲状腺影像诊断标准，并可能低估了新型影像检查方法在甲状腺结节诊断中的潜力。

因此，随着现代影像学新技术及分子诊断方法越来越多地应用于甲状腺成像中，临床和影像医师在学习临床诊治指南的同时，也急需制定出符合我国国情的规范化的甲状腺结节影像检查流程共识。

为了更好地评估甲状腺结节，国外研究者吸取了乳腺影像报告和数据系统的成功经验，提出了甲状腺影像报告和数据系统（TI-RADS），首次对甲状腺超声诊断提供了规范的指导性意见，建立了一套完整的甲状腺影像报告和数据系统，用以方便地进行甲状腺结节恶性风险评估及指导治疗。

然而，甲状腺影像报告和数据系统在超声甲状腺结节检查中的作用毋庸置疑，却尚无成功利用甲状腺影像报告和数据系统系统评价CT、MRI的研究出现。作为甲状腺结节的常用临床检查方法，CT和MRI不但有助于鉴别甲状腺结节性质，还在甲状腺结节周围浸润及淋巴结转移评估中更具优势。而且，CT及MRI新技术（CT灌注成像、CT能谱成像、质子MR波谱、DWI和MRI动态增强扫描等）可以提供更多的功能影像信息，提高检出率和诊断准确率。

此外，目前甲状腺结节的超声、CT、MRI、核医学影像结论中常包含类似"甲状腺腺瘤可能"、"甲状腺癌不能除外"、"甲状腺癌可能大"以及"复发待除外"等模糊的、主观的诊断术语，且不同医疗机构、不同医师间的描述及诊断结果缺乏一致性及可比性，影像医师与临床医师之间也不能对甲状腺结节信息进行准确沟通，这些均影响了临床选择进一步的诊治方案及最终的手术决策。

其他亟待解决的问题还包括，如何辅助患者及临床医师处理头颈部CT及MRI检查中偶然发现的甲状腺结节，如何平衡微小癌的早期诊断和过度治疗，如何规范进行影像学随访以便早期发现复发转移病灶。因此，在目前推广甲状腺结节规范化影像诊疗理念势在必行。

制定和推广临床共识是当前规范医疗卫生服务的重要举措，近年在各方的共同努力下，肺、乳腺、前列腺等部位的影像检查共识相继出台，为国内医师尤其是年轻医师的临床操作提供了可靠和权威的参考依据。中华医学会放射学分会头颈学组和《中华放射学杂志》编辑部组织放射科、超声科、核医学科、内科以及外科相关专家，参考国外文献并结合我国实际，共同起草了甲状腺结节影像检查流程共识，并经过多次讨论达成一致意见。

希望能借此对甲状腺结节的恶性风险进行分层评估，提高甲状腺结节术前诊断、分期及预后评价的准确性，为临床甲状腺肿瘤的早期诊断提供可靠依据；减少不必要的穿刺及手术治疗，减轻患者不必要的焦虑和痛苦；规范甲状腺影像报告使用术语，统一诊断标准，减少诊断中主观因素的干扰，并提出相应临床处理推荐意见。希望借此机会引发影像学界对甲状腺影像规范化流程的关注，集思广益，最终实现甲状腺结节影像学诊断的标准化、规范化，真正使广大患者受益。

第三节　关于"滤泡型甲状腺乳头状癌"和NIFTP

这种被重新归类划分的肿瘤是甲状腺内的一种小肿块，它被周围的纤维组织囊泡完全包裹起来。这种肿块的细胞核看起来很像癌症的细胞核，但是细胞本身却没有脱离周围囊泡的包裹。

国际专家团队表示，此前医生会对患者实施手术以切除整个甲状腺，接下来对患者使用放射性碘进行治疗。在他们看来，这种医疗措施是不必要的，而且对患者身体有害。如今，他们还给这类肿瘤起了新的名字。

此前人们称之为"滤泡型甲状腺乳头状癌"（encapsulated follicular variant of papillary thyroid carcinoma），现在它的名字则是"带有乳头状细胞核特征的非扩散式滤泡型甲状腺肿瘤"（noninvasive follicular thyroid neoplasm with papillary-like nuclear features）。或者我们可以简称其为NIFTP。可以看出，新名字中不再含有"癌"这个字眼。

第二章　甲状腺良、恶性病变的鉴别

第一节　甲状腺微小结节良、恶性的鉴别

甲状腺结节是甲状腺比较常见的病变,据尸体解剖材料报道,发生在其上的微小恶性肿瘤可高达17%。临床上将直径≤1.0 cm的甲状腺癌,无论其有无淋巴结转移,都称其为甲状腺微小癌。

病理上以乳头状微小癌最常见,属于内分泌性癌,女性发病率明显高于男性,可能与性激素有关。一组76例患者中,女69例,占90.8%;发生微小癌51例,其中乳头状微小癌49例,占96.1%。

由于甲状腺的结构简单,血供丰富,摄碘能力强,在CT增强情况下容易发现直径1 cm及以下的微结节,并提供可靠的影像征象。加之图像解剖结构清晰,易于临床分期,所以在甲状腺微结节的检出率方面,CT增强与超声相当。

1)结节数量:有学者认为甲状腺单发结节常为恶性,多发结节多为良性。该组58例为单发结节,其中恶性47例,占81%。而多发结节中以结节性甲状腺肿为多见,其中伴发癌结节的有16例,这也是微小结节癌变漏诊主要原因之一,因而对于多发微小结节诊断需警惕其良、恶性的甄别。

2)分布部位:一组资料显示甲状腺结节好发两侧腺体,而峡部比较少见;恶性结节大多位于腺体包膜下,突出于包膜,出现包膜节段性缺损,即包膜局部不连续,这可能与恶性肿瘤具有侵袭特点有关,也可能与甲状腺的血供是呈由外向内有关;而良性结节大多位于腺体内,这一特点对结节的良、恶性鉴别有重要意义。

3)形态和边界:微结节由于直径在1 cm以内,所以在扫描上避免不了容积效应。一组资料显示除部分可能由于容积效应所致边界不清外,良性结节大多为形态规则,边界较清的结节。而恶性结节则没有很明显特征性倾向,甲状腺微小癌结节前后径超过左右径的征象在该组资料中与一些文献不符。

4)钙化:文献报道甲状腺肿块钙化率为69.39%,一组病例的钙化率为26.3%,目前甲状腺结节发生钙化的机制尚未明确。该组55例微小癌中,14例出现钙化,其中乳头状微小癌12例,滤泡癌及髓样癌各1例,除1例为粗钙化外,其余恶性结节钙化均为细小钙化。而21例良性病变中,6例出现钙化,其中1例为细小钙化,其余5例为粗钙化。可见在甲状腺微小结节中,虽然钙化的出现率不是很高,但细小钙化对于恶性结节的诊断有较高的特异性。

5)淋巴结:CT可以清晰显示淋巴结的大小、位置、形态特征,是判断颈部淋巴结转移情况的重要方法。对甲状腺癌颈部淋巴结转移的判定多以其成分、大小、增强改变方式为标准。在成分方面,淋巴结内出现细小钙化是判断其转移的特征性征象;在大小方面,对于淋巴结转移的判定大都以Ⅰ区和Ⅱ区的淋巴结>1 cm或>1.5 cm,Ⅵ区的≥0.5 cm,其他区域的淋巴结≥0.8 cm或≥1 cm为CT诊断标准;在增强改变方面,由于其血供丰富,且有甲状腺组织的吸碘特性,增强后略低于或等于正常甲状腺密度,常以结节状、环形或不均匀强化淋巴结为判断标准。如果出现有上述强化方式,则<0.5 cm的淋巴结同样可以判定为转移淋巴结,尤其是Ⅵ区任何大小的淋巴结均应高度警惕为转移的可能。

该组中有6例乳头状微小癌及1例髓样癌合并Ⅵ区淋巴结转移,CT共发现9个淋巴结,与病理结果一致;其增强表现为除环状强化未出现外,其余均有发现,与文献报道基本一致,说明CT是观察甲状腺微小癌颈部淋巴结转移情况比较可靠的影像手段之一。

6)增强表现:有研究者认为,增强CT对于甲状

腺结节的良、恶性诊断具有非常高的价值。一组资料显示，甲状腺良、恶性微结节的强化比例较高，但表现形式有所不同。

良性结节中，点状强化比较常见，包括壁结节样强化、结节中结节样强化等形式；周边向中心强化的结节中，恶性结节有 32 例，占 94.1%，在图像上表现为原有平扫结节的范围在增强后缩小或递进式的轻中度强化，有文献报道在时间 - 密度曲线上呈慢升慢降型；在不均匀的强化方式上，良、恶性结节的发生例数相当，无明显的差异；其余因无规律可循的无定式的强化方式归为一类。

7）囊变：该组病例结节内有囊变的仅 2 例，且都为结节性甲状腺肿患者，说明囊变征象在微小结节中的出现率比较低，敏感性较差，这可能与结节大小有关系。但据文献报道囊变对于微小结节的良性判定具有较高的特异性，是良性微小结节比较具有特征性的征象之一。

综上所述，在甲状腺微小结节的 CT 表现中，良性结节主要表现为多发、形态规则、边界清、钙化少见，多为粗钙化，偶有囊变表现，常见点状强化表现。

而恶性结节主要表现为位于包膜下的孤立结节，常见包膜的节段性缺损，无囊变，钙化多为细钙化，增强往往表现为周边向中心强化，如出现颈部肿大淋巴结对恶性结节定性诊断有决定性意义。总之，CT 检查对甲状腺微小结节良、恶性的鉴别有一定的临床价值。

第二节　结节性甲状腺肿

病例，女，39 岁。

CT 诊断：右侧甲状腺占位，考虑偏良性病变，血管源性肿瘤可能，乳头状癌待排。

病理检查：冰冻病理："右侧甲状腺"：紫红色组织一块，大小 5.5 cm×4.5 cm×1.5 cm，切面见两个结节，结节分别为 0.8 cm×0.5 cm，4 cm×3 cm。较小者切面灰白，质中，界尚清，较大者切面灰红，质软，界尚清。冰冻病理诊断："右侧甲状腺肿物切除标本"结节性甲状腺肿。病理诊断："右侧甲状腺肿物切除标本"结节性甲状腺肿。（影像学检查见图 1-6-2-1）

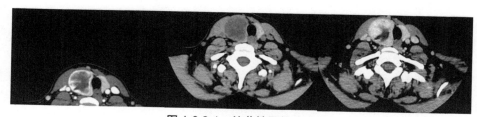

图 1-6-2-1　结节性甲状腺肿

第三章　微小甲状腺癌和小甲状腺癌

根据 WHO 确定的标准，直径≤ 1.0 cm 的甲状腺乳头状腺癌（PTC），称为甲状腺乳头状微小腺癌（PTMC），它是甲状腺乳头状癌的亚型。

随着高频超声检查的普遍开展和术中冰冻病理检查广泛深入，甲状腺微小癌的临床检出率有明显上升趋势。甲状腺乳头状微小腺癌可以颈淋巴结转移为唯一表现，临床往往无任何症状，并在数年内无症状和不发展，或在尸检或其他甲状腺疾病切除的标本中偶然被发现，有文献报道甲状腺乳头状微小腺癌在尸检中检出率可高达 35.6%。

甲状腺微小癌的男女发病率不同，女性明显多于男性，通过免疫组化证实甲状腺癌中雌激素受体（ER）和孕激素受体（PR）的阳性率明显高于男性，故认为本病与体内激素水平有一定关系。

1）甲状腺微小癌的生物学行为：甲状腺微小癌一般分化良好，生长缓慢，预后较好。多数甲状腺微小癌灶可终生携带，或发生纤维化、钙化，故有学者认为甲状腺微小癌多停滞在微小癌灶，具有良性的生物学特性，并不发展为肿瘤。尽管甲状腺微小癌原发肿瘤直径在 1.0 cm 以下，但仍具有腺内及腺外侵袭性及颈淋巴结或远处转移的特性。甲状腺微小癌远处转移罕见，发生远处转移者，预后相对较差。

2）甲状腺微小癌的诊断：甲状腺微小癌患者通常无明显症状，在临床上较难发现，由于结节小，且多位于甲状腺腺体中甚至背侧，临床很难触及，如合并其他甲状腺疾病，更易造成漏诊。

3）影像学研究。

（1）彩色多普勒超声成像：超声是甲状腺的首选检查方法，可以良好地显示甲状腺的内部结构，鉴别囊性或实性，有经验的医师可以发现 2~3 mm 微小结节，尤其是彩色多普勒超声对甲状腺微小癌的术前诊断很有帮助，随着高频超声技术在颈部疾病中的应用，超声对微小甲状腺癌的检出率逐步提高。

有研究者分析甲状腺占位性病变灰阶和彩色超声表现，二维超声综合彩超表现，对恶性病变的诊断符合率为 82.0%，而当恶性病灶小于 1.0 cm 时，符合率为 72.6%；特别是属于下列几种情况时，诊断困难：①多发小的恶性肿瘤病灶；②单发或多发小的恶性肿瘤病灶合并其他良性病变；③较大的良性病灶内有小的局灶性恶变区。

甲状腺微小癌二维声像图及彩色多普勒超声表现为：①实性低回声肿块，这是由于甲状腺癌细胞大而重叠，间质成分少，在超声图像中不会形成强烈反射界面；②甲状腺乳头状微小癌形态多不规则，边缘多欠规整，无或无完整声晕：但少部分可形态规则。边缘较规整，可多发。滤泡状微小癌常为圆形，边缘规整，易被误诊为腺瘤，但其包膜较厚且不规则，此为肿瘤浸润包膜后引起纤维组织反应性增生所致。但甲状腺结节无沦是单发还是多发、形态是否规则、边缘是否清晰，均不能作为结节良、恶性的鉴别诊断标准，尤其是直径在 1 cm 以下的结节，可以表现为形态规则，边缘清晰，这与癌灶较小，病变较早期，对邻近腺体的浸润不明显有关。③结节内微小钙化灶，一般说来，微小钙化基本可以反映病理中的砂粒体，而砂砾体的出现，高度提示甲状腺乳头状微小癌的诊断。有无微小钙化是甲状腺微小癌最有意义的鉴别诊断依据之一。有研究者报道甲状腺微小癌中微小钙化的特异度达到 94.4%，Wang 等（2006）报道可达到 96.77%。另有研究者报道有钙化的甲状腺结节病变的恶性程度比无钙化者高 2.5 倍，而且单发结节病灶伴钙化恶性程度要比多发结节大钙化者高 22.2%；④淋巴结转移。超声对转移性淋巴结的诊断准确性较高，其特点为淋巴结呈圆形，失去正常淋巴结门结构，呈实质性低回声结节，或虽可见淋巴结门，但淋巴结皮质呈偏心性增厚。Wunderbaldinger 等（2002）对甲状腺乳头状癌的淋巴结转移进行回顾性研究，认为实性淋巴结转移灶诊断较为明确，单发囊性淋巴结转移灶不易与良性病变区分。甲状腺癌的囊性淋巴结转移灶特点：单侧多见，多数位于颈静脉旁淋巴链的中上部，绝大部分为复杂囊性结构（厚壁，内部有结节或分隔）；⑤病变以内部血流丰富而周边少或无血流的Ⅲ型血流相对特异。一些研究者认为由于高代谢和肿瘤组织快速生长，血管形成较多，而新生血管缺乏平滑肌组织、壁薄等特点，在彩色多普勒血流显像可显示血流速度增高，阻力指数偏低的频谱图，但在小于 5 mm 的病变中病灶内及周边无彩色血流增多、增速的迹象。

另有研究者认为当病灶小于 1 cm 时，其内没有血流不能肯定为良性病变，另外，血流速度、阻力指数在良、恶性病变中交叉重叠现象明显，无重要鉴别价值。此外，超声对甲状腺病变的探查同样存在局限性。如不能明确气管食管沟、胸骨后及纵隔内的病变。

（2）CT：对微小癌尤其直径 <5 mm 者，显示不如超声，其对甲状腺癌的主要诊断作用在于确定肿瘤的范围、有无淋巴结转移，而很难对直径小于 1 cm 的肿瘤本身鉴别良、恶性。

甲状腺癌 CT 表现为密度不均，边缘不规则，其内可见颗粒状钙化及囊性变伴高密度乳头状结节。有无淋巴结转移是鉴别良、恶性的重要参考依据，有研究者回顾性分析经手术及病理诊断的 100 例甲状腺癌淋巴结转移的 CT 表现，甲状腺癌转移淋巴结好发部位为颈静脉链周围、气管食管沟及纵隔；淋巴结边缘大多整齐，明显强化，略低于或等于正常甲状腺密度。囊性变、囊壁内明显强化的乳头状结节及细颗粒状钙化为甲状腺乳头状癌转移淋巴结的特征性改变。另有研究者认为病变边缘是否清晰，有无多发、孤立、规则低密度结节，有无颗粒样钙化，是否伴有颈部淋巴结肿大，增强扫描病变内有无密度混杂。在甲状腺良、恶性病变鉴别诊断中有很大价值。

（3）MRI：需采用特殊的颈部线圈，其分辨力不如超声，显示钙化不如 CT，故可作为二线释疑检查方法。对不能进行增强 CT 检查的患者，其有助于了解颈部淋巴结情况，对于甲状腺癌术后随诊的患者有助于鉴别纤维化或复发。

（4）放射性核素显像：在甲状腺结节的影像学诊断中有很大作用，目前常用的方法是肿瘤闪烁显像。其成像原理是肿瘤组织对某些放射性物质摄取增加或不摄取，从而呈现出放射性浓聚区或缺损区，目的是检验甲状腺结节的吸碘功能。

放射性核素检查的药物主要有 ^{131}I，^{99m}Tc，^{201}TI，其中 ^{99m}Tc 和 ^{131}I 应用较为广泛。甲状腺癌多表现为放射性缺损即冷结节，少数也可呈放射性浓聚即热或温结节，但冷结节并非都是甲状腺癌，甲状腺囊腺瘤、囊肿等也可以表现为冷结节，热结节也有可能为癌。由于良、恶性结节的核素显像表现有很大重叠，且其对小于 1.0 cm 或甲状腺深部的结节显示困难，故其对良、恶性结节的鉴别意义有限。

PET 是目前较为先进的影像学检查技术，可以获得某一容积组织的一系列动态扫描图像及全身扫描图像。通过该技术能够早期发现肿瘤淋巴结转移，术后残留与复发，判断预后，有助于进一步检查传统影像方法难以检查出的病灶。

（5）超声导向下细针穿刺细胞学检查（FNAC）：是甲状腺肿瘤及甲状腺疾病的主要细胞病理学诊断方法，其结果接近病理组织学诊断，是诊断直径 <1 cm 的微小癌，术前获取细胞病理学诊断的最有效方法。

近年国内外细针穿刺细胞学检查广泛应用，有研究者报道超声引导自动活检对甲状腺病变的明确诊断率高达 92.6%。但穿刺的成功主要取决于超声仪器的性能及穿刺的手法，掌握好穿刺手法尤为重要。只要穿刺成功，制片良好，此技术诊断乳头状癌准确可靠。另有研究者通过检测肿瘤中的血管内皮生长因子表达情况，并结合术前细针穿刺病理，认为血管内皮生长因子高表达提示甲状腺癌的高相关性，有助于发现微小病灶，从而提高甲状腺微小癌的早期诊断率。

第四章　甲状腺癌

第一节　关于甲状腺癌的误诊、漏诊

甲状腺癌是内分泌系统发病率最高的恶性肿瘤，近年来发病率呈上升趋势。Davies 等（2006）报道在美国甲状腺癌 2002 年发病率比 1973 年增长了 2.4 倍。甲状腺癌可发生于任何年龄，但以中青年女性多见。甲状腺癌以原发性多见，部分甲状腺癌与其他甲状腺疾病合并存在，少数为甲状腺瘤或结节性甲状腺肿恶变引起。MSCT 检查是甲状腺癌较常用的影像学检查方法。CT 表现典型时诊断不难，但当 CT 表现不典型时，容易误诊和漏诊。

甲状腺癌误诊、漏诊原因分析：甲状腺癌误诊、漏诊的主要原因为诊断医师对甲状腺癌的 CT 表现认识不足，观察不仔细，没有详细询问病史；对甲状腺癌临床及 CT 表现不典型的病例警惕性不高。

该组误、漏诊原因主要有四：CT 平扫出现单发类圆形、密度较均匀一致的低密度结节，或增强扫描病灶较均匀轻中度强化，无壁结节或壁结节很小，医师没有认真观察包膜是否完整，也没有综合分析就诊断为良性肿瘤；对较小的结节没有仔细观察都认定是良性结节，即使出现甲状腺周围淋巴结肿大因没有认真观察而漏诊；对较大肿瘤包膜完整，都认定为良性肿瘤；对肿瘤内部钙化灶较大，边缘较清晰，或是肿瘤边缘钙化认定为良性钙化，而缺乏进一步分析。该组误诊单发腺瘤病例 13 例。

原发甲状腺功能亢进，有甲状腺功能亢进症状，甲状腺常弥漫肿大，当其内出现单结节或多结节，或甲状腺内出现边缘钙化时医师认定是良性结节，没有认真观察及综合分析。对颈部出现淋巴结肿大，也没有认真观察而误诊。该组原发甲状腺功能亢进合并甲状腺癌误诊为合并结节性甲状腺肿 6 例。

结节性甲状腺肿合并甲状腺癌检出率较低，主要原因为医师对结节性甲状腺肿的结节本身表现边缘较清或模糊、规整或不规整，对结节性甲状腺肿的多发良性结节合并恶性结节或良性结节恶变出现浸润改变、局部包膜中断观察不够仔细；结节性甲状腺肿合并甲状腺癌，癌灶结节可能较小，隐匿于多发良性结节中，常被掩盖；结节性甲状腺肿密度变低，结节边界显示均欠清，也给诊断带来较大困难；当结节性甲状腺肿肿瘤较大，出现出血、坏死、囊变，结构复杂，其内密度不均，也影响观察其形态、边缘；没有详细观察结节性甲状腺肿患者颈部出现的肿大淋巴结。该组结节性甲状腺肿漏诊合并甲状腺癌共 19 例，最多见。

当甲状腺内有多发结节时，没有了解患者有无其他部位原发恶性肿瘤病史及症状，或认定为与其他部位原发恶性肿瘤是并存的，CT 片上也没有观察甲状腺邻近组织受侵情况，忽视甲状腺也是食管癌的常见转移部位。该组甲状腺转移癌误诊结节性甲状腺肿 7 例。其中原发病灶鼻咽癌 3 例、食管癌 2 例、舌尖癌 1 例、鼻腔嗅母神经细胞癌 1 例。

一、临床表现

临床上如有下列表现者，应当考虑甲状腺癌的可能性：成年男性与儿童患者；多年存在的甲状腺结节，短期内突然增大；产生压迫症状，如声嘶或呼吸困难等；肿瘤硬实，表面粗糙不平，瘤体活动受限或固定；甲状腺 ECT 扫描结节为"冷结节"；甲状腺周围淋巴结肿大。

二、影像学研究

病灶密度、形态特点：甲状腺癌具有恶性肿瘤的生物学行为，储碘细胞被破坏，CT 显示为不均匀低密度，不均匀低、中度强化，向四周浸润呈"蟹足"样生长,内壁不光滑,一般无包膜,无强化环,病灶形态呈不规则或分叶状,与正常组织的边界大多模糊不清;甲状腺癌灶靠近包膜常引起包膜受侵、中断,良、恶性最重要的鉴别点是外包膜是否规则,有无中断,如包膜受侵、中断应考虑为恶性;当肿瘤较大时可以发生坏死、囊变,可表现为单囊、多囊、囊内囊、囊壁、囊间隔厚薄不均,囊变好发于乳头状癌;如周围组织出现纤维增生可形成囊壁厚薄不均的假性包膜,癌组织常穿破假包膜形成不完整的强化环;由于血管内的癌栓造成瘤内不规则坏死与尚存血供的瘤组织混合存在,形成囊内壁结节,结节多明显强化;当肿块内见大片低密度及中心坏死,强化由周边向中心递进,中心为裂隙状强化的征象时,应高度考虑肿瘤为恶性。

结节性甲状腺肿大,应仔细观察比较各个结节的 CT 表现,高度警惕结节性甲状腺肿合并甲状腺癌的可能。文献报道,结节性甲状腺肿切除的标本中发现 4%~17% 为甲状腺癌。良性甲状腺肿瘤一般较小,多为类圆形,边界清楚,均匀强化,有完整厚薄一致包膜,可出现周边强化环,囊壁光滑。

三、病灶周围组织、器官侵犯特点

甲状腺包膜遭破坏,癌细胞可向外呈"蟹足"样浸润,侵犯气管、食管、颈动脉鞘和周围淋巴结时,周围脂肪组织低密度带消失。

由于气管后间隙组织较疏松,肿瘤容易呈匍匐灌注式生长,包绕食管、颈动脉鞘等周围邻近器官及组织,与周围组织分界不清,邻近器官受侵的重要标志是病变与邻近器官之间的脂肪间隙消失。受累的血管、颈前肌群、气管可受压变形。在评估甲状腺癌侵犯食管,或食管癌引起甲状腺转移,如鉴别困难时,可作食管吞钡 X 线检查。良性肿瘤以膨胀性生长为主,对气管、血管等周围邻近器官及组织的影响是一种推压性改变。

四、病灶的钙化特点

由于癌细胞生长迅速,血管及纤维组织过度增生可出现钙盐沉积,甲状腺微小钙化,恶性肿瘤有较高的特异性。砂砾样钙化,密度低、模糊钙化及囊内壁结节钙化以恶性病变多见,常是甲状腺乳头状癌的特征性表现;腺瘤、结节性甲状腺肿如出血囊性变及血肿吸收、机化,可形成结节钙化或者纤维隔带钙化,常呈块状和弧形改变。粗大致密、边缘清楚钙化常见于甲状腺良性病变。但在粗大的钙化中,约有 10%~20% 为癌,以滤泡状腺癌最多见,髓样癌常为粗大和砂砾样钙化混合存在。对于粗大致密钙化,要结合病灶密度、形态特点及临床表现等综合因素分析,避免误诊。

五、颈部淋巴结转移情况

甲状腺癌易发生颈淋巴结转移,以单侧多见,应仔细观察颈淋巴结是否肿大。文献报道甲状腺癌淋巴结转移率高达 50%~75%。因此颈部淋巴结肿大常是甲状腺癌转移的可靠征象。部分甲状腺癌原发病灶较小,以颈部淋巴结肿大为首发症状。淋巴结内出现砂砾状钙化或淋巴结内及甲状腺病灶同时钙化是甲状腺乳头状癌转移的特征性表现。MSCT 多平面显示甲状腺癌病变的大小、密度、内部钙化、边缘、外侵及转移情况,在评价甲状腺病变的范围、与周围脏器关系及淋巴结转移方面意义重大。但当甲状腺癌 CT 表现不典型时,可出现较高的误诊、漏诊率。

应结合临床及 ECT 扫描综合分析,必要时,行 MSCT 灌注成像,根据各种灌注参数的差异,判断甲状腺病变的良、恶性;进行血清甲状腺球蛋白检测,甲状腺滤泡状癌、转移癌大多明显增高,进一步提高甲状腺癌 CT 诊断的准确率。必要时,进行细针穿刺原发灶或颈淋巴结抽吸活检,最大限度降低甲状腺癌误诊、漏诊率。

第二节　甲状腺乳头状癌(癌组织范围大小约 1 cm × 0.8 cm)

患者,女,47 岁。因发现颈前无痛性肿块 25 天入院。25 天前患者自行发现右侧颈部无痛性肿块,约鹌鹑蛋大小,无突眼、手颤、易饥、怕热、心悸、心慌、消瘦,无声嘶、呛咳等不适;未在意,一周后自觉肿块无缩小。

病理诊断:右侧腺叶及峡部切除标本:甲状腺乳头状癌(癌组织范围大小约 1 cm × 0.8 cm),送检标本周围检出 1 枚淋巴结,未见癌转移。(影像学检查见图 1-6-4-1)

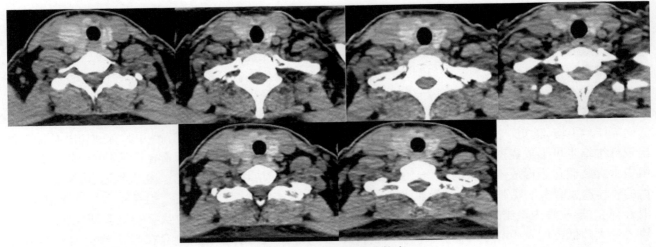

图 1-6-4-1　甲状腺乳头状癌

第三节　误诊病例简介：甲状腺乳头状癌与血管瘤

病例，男，61 岁。发现颈部肿物 5 年入院。CT：左侧甲状腺肿大，其内见多个大小不一类圆形稍低密度影，边界不清，最大约 1.6 cm×1.7 cm，平扫 CT 值 55 HU，增强后动脉期明显强化，CT 值为 109~155 HU，静脉期及延迟期强化均匀，CT 值 100 HU；左侧胸锁乳突肌、左侧颈内动静脉与左侧甲状腺间隙内见多个类圆形低密度影，边界清楚，最大约 1.9 cm×2.5 cm，平扫 CT 值 20~30 HU，增强后无明显强化。CT 诊断：左侧甲状腺占位，性质？血管瘤？恶性肿瘤待排，请结合临床；左侧颈部间隙内多个类圆形低密度影，考虑偏良性病灶，囊性淋巴管瘤？请结合临床。

手术所见：左侧甲状腺可见约 5.6 cm×3.2 cm 大小肿物，边界清楚，活动度可。甲状腺左叶偏峡部

可触及一质硬肿物，移动度差。

病理检查：冰冻病理与常规病理：左侧甲状腺肿物标本：紫红色组织一块，大小 4.0 cm×3.0 cm×2.0 cm，切面灰白灰黄，质中。冰冻病理诊断：左侧甲状腺肿物标本：甲状腺乳头状癌。常规病理诊断：左侧甲状腺肿物标本：甲状腺乳头状癌。

甲状腺峡部：灰褐色组织一块，大小 3.0 cm×2.0 cm×1.0 cm，切面灰褐，质中。常规病理诊断：甲状腺峡部：甲状腺内可见多个散在微小癌结节。

左颈总动脉旁、喉返神经旁淋巴结：灰褐色淡黄色组织一堆，总体积 2.5 cm×2.0 cm×0.5 cm。常规病理诊断：左颈总动脉旁、喉返神经旁淋巴结：镜下可见 4 枚淋巴结，其中 1 个见癌转移，1/4；另见少量甲状腺组织及一小团甲状旁腺组织。

第四节　左侧甲状腺乳头状癌

患者，男，61 岁。发现颈部肿物 5 年，肿物无疼痛等不适，局部皮肤无红肿、破溃，无发热、无怕热、易怒，无声音嘶哑，无吞咽困难，无呼吸困难，无胸闷、心悸等不适，肿物进行性增大。

病理检查：左侧甲状腺肿物：紫红色组织一块，大小 4.0 cm×3.0 cm×2.0 cm，切面灰白灰黄，质。病理诊断：左侧甲状腺肿物切除标本为甲状腺乳头状癌。（影像学检查见图 1-6-4-2）

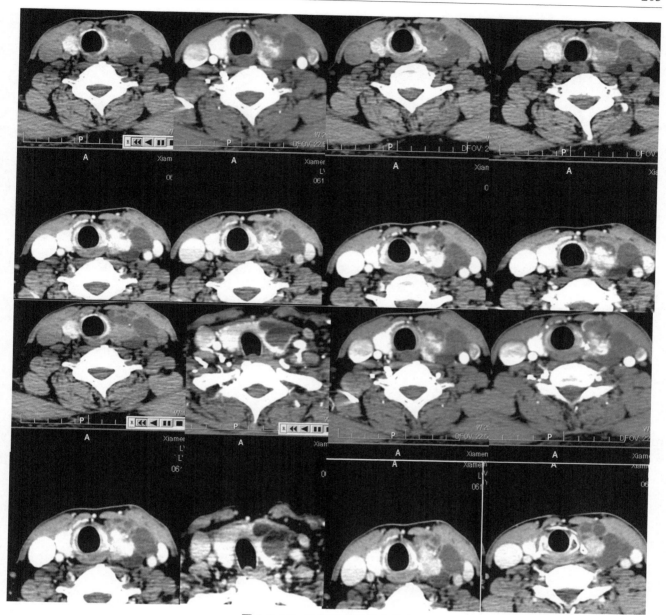

图 1-6-4-2　左侧甲状腺乳头状癌

第五节　甲状腺乳头状癌

患者,女,26 岁。发现左侧甲状腺肿物 1 年,半年来增大,现橄榄大小,超声显示甲状腺肿物伴钙化,双侧多发液性暗区。

病理诊断:左侧甲状腺乳头状癌,包膜侵犯。右侧结节性甲状腺肿。(影像学检查见图 1-6-4-3)

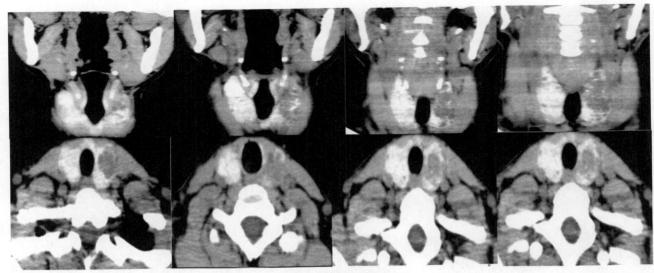

图 1-6-4-3　甲状腺乳头状癌

第五章　甲状腺癌以外的其他恶性肿瘤

第一节　甲状腺间叶性软骨肉瘤

Lichtenstein & Bernstain（1959）首次报道了甲状腺间叶性软骨肉瘤。多见于年轻患者，60%以上在 10~30 岁发病。发生在骨外软组织的相对少见。研究证实间叶性软骨肉瘤源自前软骨生成细胞，这种软骨前驱细胞可由成纤维细胞转化而来，因而其分布范围决不仅限于骨组织。甲状腺被膜内偶尔可见软骨岛，具有成为间叶性软骨肉瘤原发部位的可能。Abbas 等（2004）首次报道原发于甲状腺的间叶性软骨肉瘤后，国内外相继也有报道。

间叶性软骨肉瘤具有典型的双相组织学特性，未分化富细胞区域和不同分化程度的软骨岛相互移行，多数细胞密集区核分裂象少见，可呈现血管外皮瘤样结构，软骨岛可为分化完全的良性软骨，也可为低分化的肉瘤性软骨。未分化细胞伴有分化良好的软骨细胞和血管外皮瘤样结构是诊断间叶性软骨肉瘤的组织学特征。

一些研究者报道 1 例间叶性软骨肉瘤的 CT 表现为单侧，粗糙块状钙化间杂较低密度软组织成分肿块，有清晰和完整肿块强化环；内侧可见弧形受压的正常甲状腺组织，呈"鸟嘴状"包绕肿瘤组织；钙化、骨化较多；预后较好属分化良好型。与该例表现不甚一致。

综合看来，肿瘤对甲状腺组织呈推移和受压改变，甲状腺"鸟嘴状"包绕肿瘤组织，内有斑点状或斑片状钙化，为甲状腺间叶性软骨肉瘤共性表现。

间叶性软骨肉瘤钙化与肿瘤细胞分化程度密切相关，分化良好者，多有环状、斑块状钙化；分化不良或不分化者钙化不明显。该例甲状腺间叶性软骨肉瘤包膜不完整，有外侵表现，且瘤内有少量散在点状、簇状钙化，病理证实属分化不良。

CT 可鉴别甲状腺肿瘤和颈部非甲状腺肿物。病灶边缘不规则，境界不清，密度不均匀，粗颗粒钙化，无包膜，病灶单发不均匀强化，向邻近组织侵犯，颈部肿大淋巴结是甲状腺恶性肿瘤的较特征性表现；而包膜完整，境界清楚，密度均匀或不均，病灶呈囊性，有一定程度强化，瘤内强化结节及周边强化环常提示良性病变。

就钙化而言，甲状腺良、恶性肿瘤均可发生且恶性病变钙化率相对更高，良性病变以细颗粒钙化多见，易出现在病灶边缘，而恶性肿瘤以粗颗粒钙化多见，易出现在病灶内部。

第二节　甲状腺透明变梁状肿瘤

甲状腺透明变梁状肿瘤是一种相对罕见的肿瘤，诊断关键是与甲状腺乳头状癌进行鉴别。Carney 等（1987）首次描述了一种罕见而良性的甲状腺肿瘤，并将其命名为甲状腺透明变梁状肿瘤，后来有学者报道这种肿瘤有血管浸润，并质疑这种肿瘤究竟是一种独特的肿瘤，还是甲状腺乳头状癌的一个亚型或是在不同的甲状腺病变中出现的非特异性生长方式。WHO（2004）内分泌器官肿瘤分类中明确将这种肿瘤命名为甲状腺透明变梁状肿瘤，并定义为一种滤泡源性的罕见肿瘤，呈梁索状生长和明显梁索内透明变性。

一、临床表现

平均发病年龄 47 岁，多见于女性。病因不明，常发生于慢性淋巴细胞性甲状腺炎患者，细胞核形态提示与甲状腺乳头状癌有关。

　　一般表现为单发性无症状肿块，少数亦可呈弥漫性及多结节性甲状腺增大，大多数病变呈良性过程，但仍有极少数病例可出现恶变、转移，认为这是一种具有不可预测的恶性生物学潜能的肿瘤。

二、影像学研究

　　CT 表现为单发性甲状腺低密度肿块，少数亦可呈弥漫性及多结节性甲状腺增大，密度均匀或不均匀，边缘清楚，增强扫描时呈中等强化。极少数病例可出现病灶周围浸润，甚至转移。

三、鉴别诊断

　　结节性甲状腺肿：结节性甲状腺肿 CT 表现为双侧和单侧甲状腺弥漫肿大，其内可见多个大小不等的结节状低密度灶，边界清，密度均匀，可见增强表现，强化幅度不如甲状腺透明变梁状肿瘤，病灶较大时其内密度不均匀，可有不规则钙化。

　　甲状腺腺瘤：甲状腺腺瘤分为实质性腺瘤和囊性腺瘤，实质性腺瘤 CT 表现为低密度结节性病灶，边缘光滑，密度均匀，有强化；囊性腺瘤 CT 表现为低密度结节内密度不均匀，中央密度更低，增强扫描周边实质部分强化明显，而中央含黏液部分无强化，增强后腺瘤与正常甲状腺组织结构对比更加清晰。

　　甲状腺癌：甲状腺癌 CT 表现为甲状腺内见不规则或结节状软组织密度肿块，密度不均匀降低，边界不清，有时可见砂粒样钙化，有时病灶内见囊变区，增强后病灶呈不同程度强化，与正常甲状腺密度差异更为明显，界限较平扫为清，病变可侵犯气管、喉软骨及颈部其他组织，可见颈部淋巴结肿大。

　　综上所述，甲状腺透明变梁状肿瘤是一种罕见而相对独立的滤泡源性肿瘤，呈梁索状生长和明显梁索内透明变性。影像表现及病理表现都具有特征性，因此掌握此肿瘤的临床及影像表现，对术前诊断有很大帮助。

第三节　甲状腺弥漫大 B 细胞淋巴瘤

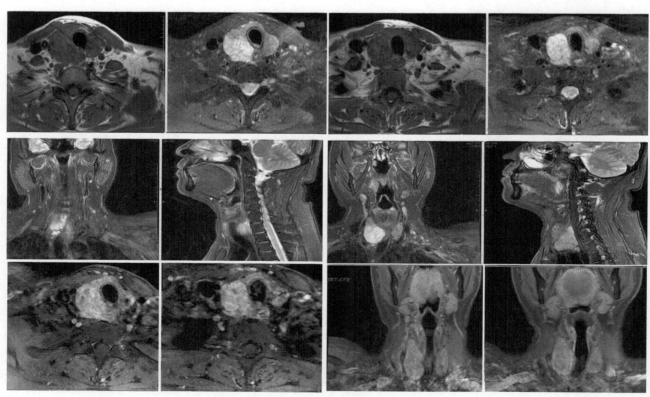

图 1-6-5-1　甲状腺弥漫大 B 细胞淋巴瘤

患者,男,54岁。体检发现甲状腺肿物1年余入院。患者1年前体检发现甲状腺肿物,右侧颈部可见一肿物拟"拇指头"大小,局部无红肿及破溃,无疼痛,无畏寒,无烦躁、易怒及性格改变,无手指颤抖、胸闷、气促、呼吸困难,无饮水呛咳及声音嘶哑等。今门诊拟"甲状腺肿物"收住入院,自发病以来,饮食、睡眠可,大小便正常,近期体重无明显增减。

病理检查:右侧甲状腺肿物:灰红色不规则组织一块,大小5.5 cm×4.5 cm×2.5 cm,切面灰白灰褐,质中。冰冻病理诊断:右侧甲状腺肿物切除标本:镜下示局部区见桥本氏甲状腺炎结构,更广泛的区域见弥漫性的非典型性淋巴细胞样细胞增生,淋巴瘤可能性大,需做常规石蜡切片及免疫组化检测进一步协助诊断并分型。常规病理诊断:右侧甲状腺肿物切除标本:镜下示局部区见桥本氏甲状腺炎结构,更广泛的区域见弥漫性的非典型性淋巴细胞样细胞增生,初步诊断非何杰金淋巴瘤,待做免疫组化及原位杂交检测进一步协助诊断并分型。

免疫组化检测:阳性:CD20,Bcl-6,CD10,CD79α,PAX-5,PAX-8,Bcl-2(局灶+),MUM1,CD21,CD3(反应性T细胞+),CD45RO,CD43(反应性T细胞+),CD5(反应性T细胞+),Galectin-3,Ki-67(+,约90%);阴性:EBV,CD35,CK19,CD15,TG,MPO,ALKP80,cD30,EMA,TTF-1,cyclinD1。免疫组化诊断:右侧甲状腺肿物切除标本:结合免疫组化、原位杂交检测结果及组织学图像,符合甲状腺弥漫大B细胞淋巴瘤(生发中心B细胞样型,GCB)。(影像学检查见图1-6-5-1)

第四节 甲状腺弥漫大B细胞淋巴瘤(生发中心B细胞样型,GCB)

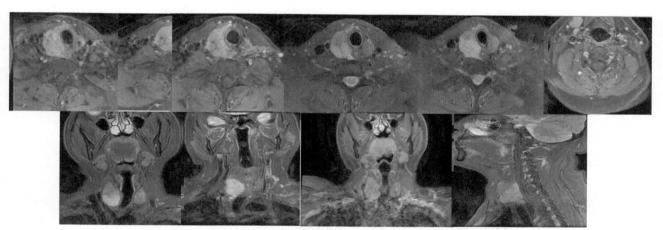

图1-6-5-2 甲状腺弥漫大B细胞淋巴瘤(生发中心B细胞样型,GCB)

患者,女,54岁。

术后病理检查:免疫组化诊断:甲状腺弥漫大B细胞淋巴瘤(生发中心B细胞样型,GCB)。(影像学检查见图1-6-5-2)

第六章　甲状腺肿

第一节　甲状腺反复肿大引起食管上段静脉曲张

Lagemann（1973）对三组甲状腺反复肿大病人检查食管上段静脉曲张的发生率，分别为：甲状腺腺病者，4%；甲状腺摘除术后，12%；甲状腺反复腺病者，54%。食管上段静脉曲张，一般为纵隔肿瘤、纵隔纤维化、或创伤造成上腔静脉或奇静脉压迫所致。

该作者还着重讨论下述三个问题。

为什么食管上段静脉曲张未出血（与食管下段静脉曲张比较）？　答：门静脉循环血液容积甚大，加之门静脉梗阻为进行性的，故出血多，而颈部静脉引流容量较小，其病变相对说来又比较静止，故出血少。

为什么食管上段静脉曲张发现甚少？　答：食管上段静脉曲张不引起痛苦，故病人就诊少，发现也就较少。

为什么反复腺病组发生率高？　答：单纯甲状腺腺病一般不产生静脉曲张。甲状腺摘除术后，特别是反复甲状腺腺病，静脉曲张变得较为常见，这似乎与静脉引流的手术结扎与瘢痕形成有密切关系。食管上段静脉曲张与肝脏病变无关。

第二节　单发性结节性甲状腺肿

患者，女，39岁。缘于3月前无意间发现右侧颈前稍隆起，可见一肿物似"拇指头"大小，局部皮肤无红肿及破溃，无疼痛，无畏寒，无烦躁、易怒及性格改变，无手指颤抖，无饮水呛咳及声音嘶哑等。自觉肿物有缓慢增大，至我院就诊收治入院。

病理检查：右侧甲状腺标本：紫红色组织一块，大小5.5 cm×4.5 cm×1.5 cm，切面见两个结节，其大小分别为0.8 cm×0.5 cm，4 cm×3 cm。较小者切面灰白，质中，界尚清，较大者切面灰红，质软，界尚清。病理诊断：结节性甲状腺肿。（影像学检查见图1-6-6-1）

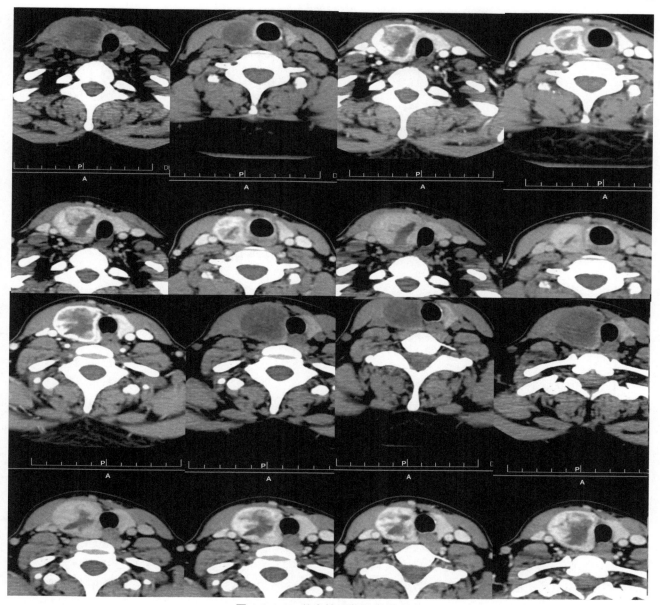

图 1-6-6-1　单发性结节性甲状腺肿

第三节　结节性甲状腺肿伴滤泡性腺瘤形成

　　患者,女,37 岁,发现颈部肿物 2 年,局部无红肿及破溃,无疼痛。

　　病理检查:①左侧甲状腺:多结节状肿物一块,大小 7 cm×5.5 cm×3 cm,切面呈多结节状,直径从 0.3~3.5 cm,切面灰白,质中,境界清楚。②右侧甲状腺:紫红色组织一块,大小 6 cm×3 cm×3 cm,切面见一结节,直径 3.0 cm,肿

物切面灰白暗褐夹杂,质中,包膜完整,其余切面紫红,质软。③甲状腺峡部:紫红色组织一块,大小 3 cm×1.5 cm×1.5 cm,切面见一结节,直径 1.5 cm,肿物切面灰白暗褐夹杂,质中,与周围界清,其余切面紫红,质软。病理诊断:"双侧侧及峡部甲状腺肿物切除标本"均为结节性甲状腺肿伴滤泡性腺瘤形成。(影像学检查见图 1-6-6-2)

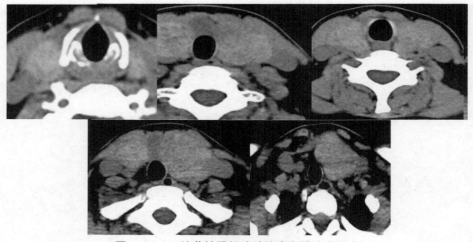

图 1-6-6-2   结节性甲状腺肿伴滤泡性腺瘤形成

第四节   结节性甲状腺肿合并甲状腺癌

结节性甲状腺肿是甲状腺癌发病相关的危险因素，甲状腺癌在结节性甲状腺肿中的发生率可高达 4%~17%，但影像诊断困难，容易误诊。

结节性甲状腺肿的发生，与缺碘和促甲状腺激素刺激关系密切，结节性甲状腺肿是促甲状腺激素引起甲状腺内不同部分的滤泡上皮增生，新的滤泡产生与复旧变化不一致而逐渐形成的。由缺碘导致的促甲状腺激素长期刺激在甲状腺癌的启动发生和发展过程中有促进作用，是甲状腺癌发病的危险因素。动物实验也表明，用碘缺乏地区的饮水和食物喂养大鼠或小鼠后，血清促甲状腺激素水平增高，不仅可诱导产生结节性甲状腺肿，而且也可发生甲状腺癌，包括乳头状和滤泡状甲状腺癌，甲状腺癌的发生率高达 17.4%。

影像学研究

CT 对甲状腺良、恶性病变的鉴别诊断价值目前各方意见还不一致。临床工作中 CT 诊断甲状腺良、恶性的依据主要是病灶密度的高低、密度是否均匀以及甲状腺的大小差异等。

一些研究者认为对甲状腺内实性占位性病变 CT 鉴别诊断较困难，因为从病灶的大小、有无钙化以及增强的表现上良、恶性之间有重叠。部分研究者分别对 30 例和 12 例甲状腺癌进行 CT 与病理的对照分析，认为 CT 对甲状腺恶性肿瘤的定性诊断的符合率达 80%。

一项研究报告，甲状腺癌的时间 - 密度曲线较平缓，在 60 s 时 CT 值达到峰值走势较平直，属"缓升缓降型"；甲状腺肿结节时间 - 密度曲线显示在 30 s 时 CT 值达到峰值后走势平缓，也属于"缓升缓降型"；正常甲状腺组织时间 - 密度曲线显示 30 s 时 CT 值达到峰值后逐渐下降，曲线较陡，属于"速升速降型"。

甲状腺癌平扫 CT 值最低，为（51.0±4.1）HU，增强后 60 s 时达峰值，为（115.0±10.3）HU；甲状腺肿结节平扫 CT 值为（85.0±10.2）HU，注药后 30 s 时达峰值 [（138.0±24.5）HU；正常甲状腺平扫 CT 值为（121.0±7.0）HU。各兴趣区 CT 平扫及增强后各期 CT 值相比差异有极显著性意义（$P<0.001$）。

有的研究者通过动态增强 CT 研究对甲状腺低密度结节的诊断价值进行分析认为，3 种（腺瘤、腺癌及结节性甲状腺肿）表现为甲状腺低密度结节的病变增强后均有不同程度的强化。其中结节性甲状腺肿强化最明显，强化程度最高，时间 - 密度曲线可见到一段快速上升期，从峰值降为平衡期时间亦较短，曲线表现为快升快降型；甲状腺癌强化程度次之，时间 - 密度曲线为慢升慢降型；甲状腺腺瘤强化程度最低，时间 - 密度曲线趋于平稳型。

与另外一项研究结论大部分相仿，但在结节性甲状腺肿结节 CT 增强扫描 60 s 后的数据存在一定的差异，导致时间 - 密度曲线类型也不同，但前 60 s

数据和结论相仿;这可能是由于采集资料的部位及采集时刻不同,且时刻相距较宽而导致收集的数据存在一定差异;而且该组研究对象例数偏少也可能是数据差异的原因之一。

该研究定量分析结节性甲状腺肿合并甲状腺肿的动态增强 CT 特征及其曲线变化,在增强扫描 30 s 后甲状腺癌结节、结节性甲状腺肿结节及正常甲状腺组织的 CT 值差异最大。在增强扫描后 180~300 s 结节性甲状腺肿结节及癌结节的 CT 均值有重叠,对影像诊断造成困难,因此,应尽量选取增强扫描后 30~60 s 这一时间段来扫描。

在实际工作中,应与其他影像方法或影像表现相结合,通过对甲状腺结节的形态、边缘是否规整,以及甲状腺包膜是否完整,是否有腺外浸润侵犯、淋巴结肿大等影像征象进行分析,对诊断准确性的提高有很大帮助。

第五节　左侧甲状腺乳头状癌,右侧结节性甲状腺肿

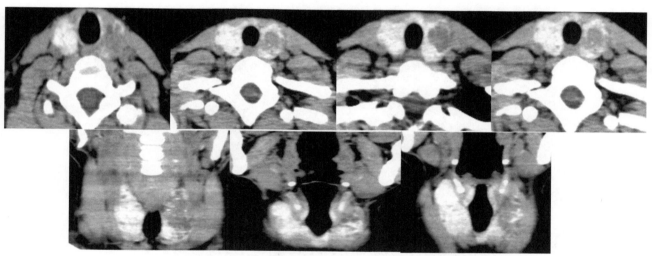

图 1-6-6-3　左侧甲状腺乳头状癌　右侧结节性甲状腺肿

患者,女,26 岁。发现左侧甲状腺肿物 1 年,半年来增大,现为橄榄大小。超声示甲状腺肿物伴钙化,双侧多发液性暗区。

病理诊断:左侧甲状腺乳头状癌,包膜侵犯。右侧结节性甲状腺肿。(影像学检查见图 1-6-6-3)

第六节　结节性甲状腺肿

患者,男,52 岁。
术后病理检查:免疫组化报告:甲状腺右叶及峡部结节性甲状腺肿伴纤维瘢痕及灶区腺体增生活跃。(影像学检查见图 1-6-6-4)

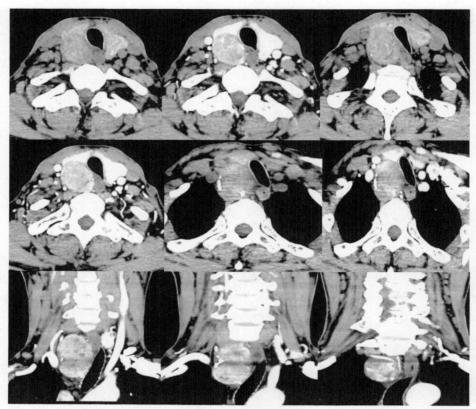

图 1-6-6-4　结节性甲状腺肿

第七节　结节性甲状腺肿,局灶滤泡上皮呈乳头状增生

患者,男,72 岁。发现右颈部渐大性肿物 5 年入院。

手术所见:右侧甲状腺肿物为巨大囊性物,约 7 cm× 10 cm×8 cm 大小,甲状腺右叶正常组织被破坏、吸收,喉、气管被推向左侧,向上达喉侧面,下达锁骨上窝,表面光滑,血管扩张明显,底部与气管前筋膜明显粘连。甲状腺左叶中、下极见多个囊性物,最大者约 1.1 cm×1.5 cm。因右侧甲状腺肿物巨大,无法完整分离,予抽出约 120 ml 褐色液体,顺右侧甲状腺肿物周围钝性分离,将右侧甲状腺肿物完整切除,见肿物与第一、二气管环右侧小部分粘连,软化,气管环尚完整,不影响通气。

冰冻病理检查:A 右甲状腺肿物:灰红色不规则组织一块,大小 1.5 cm×1.1 cm×0.4 cm。B 左侧甲状腺肿物:灰红色不规则组织一块,大小 2.5 cm×2 cm×0.5 cm,切面灰褐,质中。冰冻病理诊断:第一次送检右甲状腺肿物切除标本:初步考虑结节性甲状腺肿,需做常规石蜡切片进一步证实。第二次送检左甲状腺肿物切除标本:初步考虑结节性甲状腺肿,需做常规石蜡切片进一步证实。

(1)常规病理检查:暗褐色组织一块,大小 6 cm× 4 cm×3.5 cm,切面呈囊实性,囊腔大小 5 cm×4 cm×3 cm,囊壁内侧附有血性块,壁尚光滑,厚约 0.1~0.4 cm。常规病理诊断:右甲状腺囊肿切除标本:结节性甲状腺肿伴出血及囊性变,建议术后复查。

(2)常规病理检查:A 右甲状腺肿物:灰红色不规则组织一块,大小 1.5 cm×1.1 cm×0.4 cm。B 左侧甲状腺肿物:灰红色不规则组织一块,大小 2.5 cm× 2 cm×0.5 cm,切面灰褐,质中。常规病理诊断:右甲状腺肿物切除标本:结节性甲状腺肿;左甲状腺肿物切除标本:结节性甲状腺肿,局灶滤泡上皮呈乳头状增生,待做免疫组化检测进一步排除肿瘤性病变。

免疫组化检测:阳性:TTF-1,TG,PAX-8,CD56,CK19(灶+),Ki-67(+,<3%);阴性:MC,Galectin-3,CT,PTH。免疫组化诊断:左甲状腺肿物切除标本:免疫组化检测结果支持结节性甲状腺肿,局灶滤泡上皮呈乳头状增生,建议术后复查。(影像学检查见图 1-6-6-5)

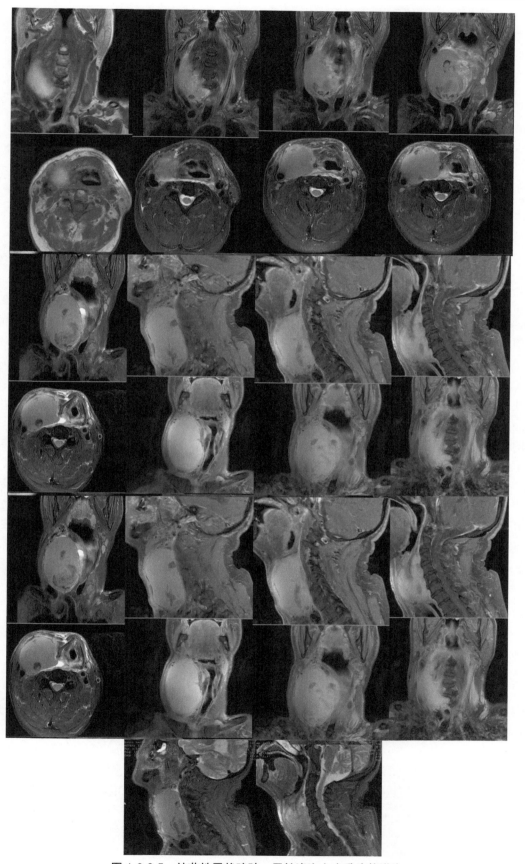

图 1-6-6-5　结节性甲状腺肿　局灶滤泡上皮乳头状增生

第七章　异位甲状腺

第一节　颈部异位甲状腺

异位甲状腺是胚胎发育和下移过程中发生异常所致，临床少见，可发生于任何年龄，男女比例为1∶3~8。常见于舌部、甲状舌管、气管、喉、食管、纵隔等部位，一例甲状腺异位于颈内病例，多发，且颈部有正常甲状腺组织，属少见病例。

甲状腺在其发育过程中未下降或仅有部分下降到颈前正常位置而出现于其他部位时称异位甲状腺。发生机制可能是因胚胎期甲状腺始基的发育异常或移行过程中受到某些干扰。当颈前正常位置甲状腺阙如时，此时异位甲状腺被称为迷走甲状腺，约占全部异位甲状腺的75%。可伴先天性甲状腺功能减退，患者长期服用甲状腺素。一旦误诊误切将导致终生甲状腺功能减退，产生一系列症状。

颈前正常位置存在甲状腺时，此时异位甲状腺称副甲状腺，或额外甲状腺，很少见，出现临床症状或良、恶性病变时可完全切除，很少影响甲状腺功能。该例属于副甲状腺。

异位甲状腺根据发生位置不同产生各异临床表现。发生于颈部以肿块就诊，病程数月至若干年。肿块质硬、无压痛、表面光滑。发生于上纵隔压迫气管、食管出现呼吸、吞咽困难，亦可无症状，体检时发现。

CT平扫表现为较高密度软组织结节或肿块，边界清楚，密度均匀或不均匀，增强扫描明显强化。可伴有出血、钙化，如果出现良、恶性病变，出现相应表现。CT、MRI主要了解颈部肿块和正常甲状腺的大小、位置、性质及二者关系，特别适合于颈部异位甲状腺检查。彩超可发现异位甲状腺及血流信号，放射性核素甲状腺扫描敏感性与特异性均较高。细胞学穿刺有助于明确诊断，了解是否发生良、恶性变。

异位甲状腺因发病率低，缺乏特异性临床表现，容易被误诊、误治。根据发生部位不同需与甲状舌管囊肿、脉管及神经源性肿瘤、转移瘤等鉴别，最终确诊依靠病理检查。

第二节　盆腔异位甲状腺癌

异位甲状腺通常位于中线部位，最常见于舌根部，其次为舌骨上、舌骨下、舌骨前、上纵隔等，但限于颈动脉鞘内侧，发生于盆腔的异位甲状腺罕见。

异位甲状腺患者约75%可缺乏正常位置的甲状腺，而其他部位者多为无功能的甲状腺组织，但并非绝对。一例术后颈部B超示双侧甲状腺大小、形态及密度均正常。

异位甲状腺癌变很少见，多数为乳头状癌。CT虽可清晰显示盆腔异位甲状腺癌肿块的大小、

形态、密度、边界、强化方式及有无转移等，但定性困难，需与来源于子宫、卵巢及肠道的多种肿瘤鉴别。

同位素 ^{131}I 扫描可将异位甲状腺或异位甲状腺肿瘤与其他肿瘤鉴别，并能显示其位置、大小及是否存在正常部位甲状腺，确定甲状腺组织的部位、大小及其活性，但临床上多不将其作为首选和常规的检查项目，该例术前未想到该病而未做此项检查。

第三节　左下肺异位甲状腺腺瘤部分癌变

肺内异位甲状腺瘤文献少有报道。异位甲状腺是胚胎时期甲状腺囊向尾侧的生长过程中,偶有部分原基发展成为另一部分独立甲状腺组织引起,又称迷走甲状腺,位置不定,可并发腺瘤、囊肿或癌变。

X线平片和CT对检出异位甲状腺腺瘤病变有帮助,可以用于定位,但是很难定性,尤其是远离甲状腺部位的腺瘤,根据影像征象只能基本确定肿块的良、恶性,但最终确诊还需病理学检查。有研究者报告一例左下肺异位甲状腺腺瘤部分癌变。

第四节　关于异位甲状腺

凡在正常甲状腺位置以外出现的甲状腺组织统称为异位甲状腺,它是一种先天性胚胎发育异常性疾病,是胚胎时期甲状腺囊向尾侧的生长过程中,偶有部分原基发展成为另一部分独立甲状腺组织所致。

异位甲状腺可发生于舌至横膈的任何部位,通常位于中线部位,多见于颈部,最常见于舌根部,其次为舌骨上、舌骨下、舌骨前、胸骨后、纵隔内等,但限于颈动脉鞘内侧,发生于盆腔的异位甲状腺罕见。

迷走甲状腺和副甲状腺:异位甲状腺比较少见,包括迷走甲状腺和副甲状腺。当颈前正常位置甲状腺阙如时,异位甲状腺被称为迷走甲状腺,一旦被误切将影响身体及智力发育,会给患者带来严重的不良后果。异位甲状腺患者约75%可缺乏正常位置的甲状腺,而其他部位者多为无功能的甲状腺组织,但并非绝对这样。

当颈前正常位置存在甲状腺时则称为副甲状腺,副甲状腺手术切除对患者一般无碍,出现临床症状或良、恶性病变时可完全切除。异位甲状腺可并发腺瘤、囊肿或癌变。异位甲状腺的临床表现缺乏特征性,误诊率较高。

前上纵隔胸骨后副甲状腺:一例患者CT提示左前上纵隔占位,肿块密度与甲状腺相近,内有条带状钙化,CT冠状位重组清楚显示在正常位置有甲状腺组织,符合胸骨后副甲状腺的影像特点。但应与前上纵隔常见的原发肿瘤包括胸腺瘤、甲状腺肿、畸胎瘤、淋巴源性肿瘤等鉴别。主要鉴别点在于肿块的密度与甲状腺相似。确诊仍需依靠手术病理。

升主动脉异位结节性甲状腺肿:有研究者报告

1例升主动脉异位结节性甲状腺肿,患者为女性,56岁。因反复胸闷、气短9年余,逐渐加重就诊。体检无明确异常。心脏彩超检查示右心房侧壁异常回声影,为明确诊断行心脏MSCT检查。

平扫CT示心包内侧右心房上方升主动脉旁肿物,大小约4.8 cm×4.9 cm×6.2 cm,边缘光整,无分叶,CT值约72 HU,其内见点片状低密度和点状钙化。增强CT示肿物明显强化,CT值约130 HU,其内见点片状低密度区,可见多支升主动脉小分支向肿物供血。心包、右心房和上腔静脉受压,心包腔少许水样密度影。CT诊断为心包内侧升主动脉旁占位病变。一周后行心包内肿瘤切除术,术中见肿物附着于升主动脉右侧,包膜完整,主动脉多支小分支向肿物供血,逐层分离肿物,同时结扎供血血管,完整摘除肿物。病理诊断:主动脉外膜异位结节性甲状腺肿。术后患者症状消失,甲状腺功能指标T_3、T_4水平正常;超声示颈前正常位置甲状腺存在伴多发实性占位。

该例发生在升主动脉旁,超声示颈前正常位置存在甲状腺,属于副甲状腺合并结节性甲状腺肿。病变切除后,患者症状消失,未出现甲状腺功能减退症状。

异位甲状腺在CT图像上有一定特征性,由于甲状腺组织含碘量高,血供丰富,平扫CT表现为较高密度肿块,增强CT呈明显强化,可与周围正常组织区分,可产生占位效应。若在此基础上发生甲状腺肿,肿块内可有低密度区。约25%的胸内甲状腺肿有不定形钙化。此例平扫CT示肿物密度较高,与甲状腺密度相近,有点片状低密度区和点状钙化,增强CT示明显强化,提示异位结节性甲状腺肿的可能。

升主动脉异位甲状腺发生率较低，临床表现缺乏特异性，易误诊。当 CT 发现升主动脉旁肿物时，尤其具有以上 CT 图像特点时，应考虑此病可能，建议检查正常甲状腺位置上有无甲状腺组织，以防误切导致甲状腺功能低下。

第八章　甲状腺其他疾病

第一节　甲状腺 IgG4 相关性疾病

甲状腺作为 IgG4 相关性疾病的目标器官之一，是随着对自身免疫性胰腺炎病人伴有甲状腺功能减退现象的深入研究而发现的。

甲状腺 IgG4 相关性疾病临床上主要表现为弥漫性或结节性甲状腺肿大、甲状腺机能减退或气管、食管受压的症状。

甲状腺 IgG4 相关性疾病的成员之一是 Riedel 甲状腺炎，又称为慢性硬化性甲状腺炎，其发病率极低，占甲状腺病变的 1.06/10 万，以甲状腺实质广泛纤维化及纤维化向周围组织蔓延为主要特征。

有关 Riedel 甲状腺炎的影像学报道极少，在影像学上主要表现为甲状腺弥漫性或结节样肿大，与正常甲状腺比较，在 CT 上病灶呈低密度至等密度，密度多均匀；在 MRI 上病灶信号明显低于正常甲状腺实质，呈长 T_1、短 T_2 信号，无论 CT 还是 MRI 增强后病灶均呈轻度均匀强化，强化明显低于正常甲状腺，动态增强可见与其他部位相似的渐进性延迟强化。此外，CT 和 MRI 尚可见邻近软组织受侵或气管、食管的受压情况。

甲状腺 IgG4 相关性疾病的另一成员是桥本甲状腺炎，有文献报道了 70 例桥本甲状腺炎的临床及病理资料，发现桥本甲状腺炎可分为 IgG4 相关性者和非 IgG4 相关性者，其中约 27% 是 IgG4 相关性者，超声检查时 IgG4 相关性者多呈弥漫性低回声，而非 IgG4 相关性者以弥漫性粗糙回声更多见。

第二节　慢性淋巴细胞性甲状腺炎（桥本甲状腺炎）

患者，女，32 岁。发现颈部肿物 7 月入院。患者于 7 月前无意中发现颈部增大，无疼痛，无畏寒、寒战、发热等不适，肿物缓慢增大，于近 1 月前患者因自觉肿物逐渐增大，出现压迫不适，门诊以"甲状腺肿物"收入院。

病理检查：右侧甲状腺肿物大小 8 cm×7 cm×2 cm，表面呈多结节状，切面呈分叶状，淡黄色，质中。左侧甲状腺肿物大小 10 cm×5 cm×1.5 cm，表面呈多结节状，切面呈分叶状，切面淡黄，质中。病理诊断："双侧"慢性淋巴细胞性甲状腺炎（桥本甲状腺炎）。（影像学检查见图 1-6-8-1）

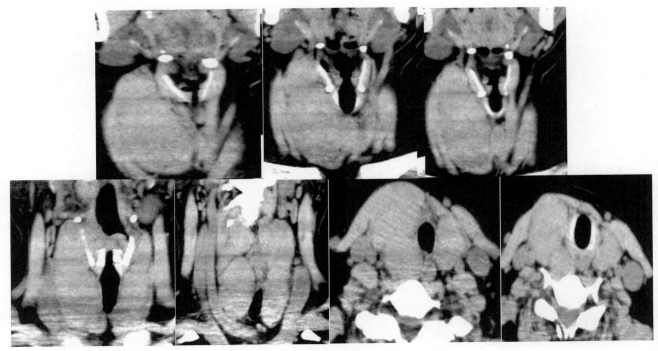

图 1-6-8-1 慢性淋巴细胞性甲状腺炎

第三节 胚胎性甲状腺腺瘤

甲状腺腺瘤是最常见的甲状腺良性肿瘤,发生于甲状腺滤泡上皮,分为滤泡状和乳头状囊性腺瘤2种,前者较常见。滤泡状甲状腺腺瘤按照其组织结构可分6型:胚胎性腺瘤、胎儿性腺瘤、单纯性腺瘤、胶样腺瘤、嗜酸细胞腺瘤、不典型腺瘤,其中胚胎性腺瘤是滤泡状甲状腺腺瘤组织细胞学上分化最差的一种类型。Stephen(2002)认为,滤泡状甲状腺腺瘤的组织细胞学分类缺乏临床意义,没有必要对其进一步分型。

一、病理学

大体表现为甲状腺内实性肿块,有完整包膜,剖面较正常甲状腺色淡,呈淡黄褐色,质较软。肿块均呈圆形或卵圆形,对正常甲状腺组织有不同程度的挤压。有研究者报告一组15例中,11例有坏死灶,4例有出血,1例有钙化斑。镜下见肿瘤主要由互相吻合的细胞梁索构成,缺乏胶质,梁索间为富于血管的疏松结缔组织,呈水肿状。瘤细胞小而圆,大小较一致,细胞浆染色深红,核居中央,少有核分裂象,与胎龄几周的胚胎甲状腺相似。

二、临床表现

可有单侧甲状腺肿大,扪及较大包块;也可无任何症状,为体检偶然发现。

三、影像学研究

一些研究者发现,在CT表现上,胚胎性甲状腺腺瘤是甲状腺腺瘤分型中较为特殊的一种,有别于其他类型,而且容易与其他性质的病变混淆,直接影响临床手术方案和术后评估、术后治疗等方面。因此认为有必要在影像学方面做好甲状腺腺瘤的术前分型及鉴别诊断。

平扫显示甲状腺实质内单发孤立性低密度结节(出血的则为高密度),大小在1~4 cm,边缘光滑整齐,密度均匀,腺瘤周围一般均有完整的包膜,少数可见囊变区或钙化点。增强后呈均匀强化,但密度仍低于正常的甲状腺。

1)大小、形态、边缘:均为单侧发病,左右无明显差异。CT平扫显示一侧甲状腺区孤立软组织肿块。这符合甲状腺腺瘤的一般表现,多为单发。胚胎性甲状腺腺瘤通常体积较大。一组 15 例中 14 例 >4 cm，1 例 2.7 cm。这有别于甲状腺腺瘤的一般 CT 表现。胚胎性甲状腺腺瘤均呈圆形或椭圆形。有 10 例平扫肿块边界显示不清，但增强扫描时均显示边缘清楚、光滑。这主要是因为平扫时肿块密度与周围肌肉软组织较接近，因而影响边界显示。手术切除所见瘤体均有纤维包膜包裹，与正常的甲状腺分界清楚，与瘤体的大小无关。其形态、边缘符合甲状腺腺瘤的一般表现。

2）坏死、出血及钙化：11/15 例发生花斑样坏死灶（占 73%），其中瘤体 >6 cm 的 9 例均发生了不同程度的坏死。机制较为明确，为肿瘤细胞生长迅速，瘤体血供相对不足导致肿瘤细胞发生坏死、液化。所以体积较大的瘤体更容易出现坏死灶。4 例瘤体内发现出血灶，CT 平扫表现为瘤体内片絮状高密度影。1 例肿块内出现孤立小斑块样钙化灶。

瘤体 CT 平扫为低密度，略低于肌肉，有 4/15 例因出现出血灶，而表现局部高密度。正常的甲状腺组织因高含碘，CT 平扫密度明显高于其他组织，而胚胎性甲状腺腺瘤由于不含碘，故平扫时相对于甲状腺为低密度。这符合甲状腺腺瘤的特点。

CT 增强时表现为显著强化，该组强化值为 91~107 HU，这与甲状腺腺瘤强化特点差异较大。胚胎性甲状腺腺瘤由互相吻合的细胞梁索构成，梁索间为富于血管的疏松结缔组织，有别于一般甲状腺腺瘤的病理特点。显然，富于血管的组织结构为其提供丰富的血供，是 CT 增强时能呈现显著强化的基础。

3）误诊简介：胚胎性甲状腺腺瘤术前常常误诊或难以定性。一组 15 例，误诊为甲状腺癌 5 例，误诊为甲状腺淋巴瘤 3 例，误诊为单发大结节性甲状腺肿 1 例，拟诊为少见类型甲状腺腺瘤 6 例，诊断符合率较低（6/15）。

4）分析原因：第一，主要是对胚胎性甲状腺腺瘤特征性 CT 表现认识不足，未与类似影像表现的病变相鉴别；第二，由于患者要求转院，有 3 例未能做增强扫描，结果均造成误诊。CT 平扫，只能提示甲状腺肿瘤病变，而对肿瘤定性存在限度，尤其是体积较大的肿瘤，与周围组织结构密度接近，且边界不清，更容易造成误诊。

甲状腺腺瘤和甲状腺癌在 CT 平扫时均可出现不规则低密度表现，一些研究者认为二者在 CT 平扫的低密度表现不具有特征性，反映不出其病理性质。

5）甲状腺肿瘤良、恶性的鉴别：CT 检查必须强调增强扫描，只有增强扫描才能显示出肿瘤良、恶性的强化特征，才能有效观察甲状腺周围器官受侵犯的情况，才能真正体现 CT 对甲状腺肿瘤鉴别诊断的重要价值。因此有研究者建议，在有条件的医院，甲状腺 CT 检查，平扫加增强扫描应当列为常规。

四、鉴别诊断

1）甲状腺癌：CT 平扫显示不规则或分叶状低密度肿块，大多密度不均；30%~35% 可发生钙化，有研究者认为甲状腺肿物中见细颗粒状钙化应首先考虑甲状腺癌的可能；甲状腺癌大多呈浸润性生长，与周围组织分界不清，可呈"蟹足状"改变；增强扫描病灶呈不规则强化，其中强化部分也较正常甲状腺密度为低；甲状腺腺瘤无淋巴结肿大，有文献报道甲状腺癌中乳头状癌最易发生颈部淋巴结转移，其中 25% 乳头状癌以颈部淋巴结转移为首发症状；甲状腺癌容易侵犯喉返神经，而出现声音嘶哑。

2）甲状腺淋巴瘤：可以是单发或多发的结节，偶尔可以是弥漫性甲状腺肿大，对周围组织结构大多呈压迫改变，较少为浸润改变，钙化及坏死都较少见，CT 增强后扫描亦为不规则强化。

3）单发大结节性甲状腺肿：典型的结节性甲状腺肿 CT 诊断不难，但对于单发大结节性甲状腺肿，CT 诊断仍有困难，主要与甲状腺腺瘤鉴别。结节性甲状腺肿表现为甲状腺增大、密度减低；有研究者收集了 6 例单发大结节性甲状腺肿（结节直径 3.6~6.1 cm），发现其结节内部密度混杂，增强扫描呈不均匀强化，形态欠规整，边缘欠光滑，包膜薄而不完整，具有鉴别诊断意义。

胚胎性甲状腺腺瘤的 CT 表现具有一定特征性：单侧发病、类圆形肿块、边缘清楚、体积大、增强扫描呈显著强化（常强于甲状腺）。对其认真观察分析，做好鉴别诊断，可提高其 CT 的定性诊断准确率，对于临床制订治疗方案和估计预后有重要意义。

第四节　核素显像发育变异与诊断陷阱

副甲状腺组织：有研究者报告在甲状腺右叶下方发现有显像的影像，起初误认为属食管的活动，用水冲洗食管后再斜位摄影，才发现为副甲状腺组织显像。

锥叶：显像时偶可见到，这不应混淆于出现在^{123}I 或 ^{99m}Tc 显像时的食管的胃食管反流影像，一般皆应用水冲洗食管后再辅以斜位摄影，方可除去混淆影像。

甲状腺峡部组织的阙如：峡部，顾名思义，为狭窄处，该处光子放射性自然甚低，不应将峡部误为一冷结节。

胸骨下甲状腺类似热结节：熟悉甲状腺核素显像时核素的正常分布，及正、斜位的图像，是避免此类误诊的基础。

不对称的甲状腺：甲状腺一般两侧对称，两侧不对称者也不少见，右叶常常大于左叶。核素显像时，不对称的甲状腺叶可侔似结节，为澄清此种混淆，可再行斜位摄影，同时结合临床扪诊及临床表现再做诊断。

甲状腺半侧阙如伪似结节：甲状腺半侧阙如甚为少见，细心地扪诊与甲状腺刺激激素试验在某些病例是十分必需的，以区别此情况与其余腺体均受抑制的热结节。Melnick & Stemkowski（1981）专门讨论了此问题。

甲状腺核素显像的陷阱：在甲状腺核素显像中，仰卧位摄影时，如果病人未连续做吞咽动作，含有放射性核素（^{99m}Tc）的唾液贮存于口咽或下咽部，使甲状腺区显像而出现错误的解释，当甲状腺实质无结构异常时，可将之解释为甲状腺外组织。

此类混淆影像易于清除。在颈部扫描时，病人应清洗口腔，而且要饮入一小杯水，以冲洗贮存的唾液，扫描时宜反复饮水。Sartin 等（1975）详细讨论了此类问题。

Grossman（1979）还报告胃食管反流也可引起此类混淆，当病人仰卧位扫描时尤其容易被混淆，为防止此类混淆，行斜位显像摄影，常可奏效。

第五节　异位甲状腺囊肿

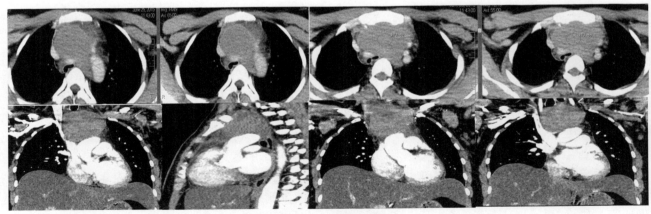

图 1-6-8-2　异位甲状腺囊肿

患者，女，25 岁。胸闷、气短 2 月入院。缘于 2 月前无意间出现胸闷、气短；平时工作及正常活动不受影响，平躺及夜间睡觉时为重；不伴有胸痛、咳嗽、咳痰、咯血、呼吸困难、大汗淋漓等不适；自发病以来患者自觉症状无明显加重。

病理检查：免疫组化诊断：前上纵隔肿物切除标本：结合免疫组化检测结果，符合异位甲状腺囊肿。（影像学检查见图 1-6-8-2）

第九章　甲状旁腺疾病

第一节　左颌下异位胸腺合并部分甲状旁腺异位

胸腺和甲状旁腺由第 3、4 咽囊发生。第 3 和第 4 咽囊的远部末端都可分为背翼和腹翼两部分。背翼的部分分化为甲状旁腺组织，第 3 咽囊腹翼部分分化成胸腺组织。胚胎第 6 周，甲状旁腺和胸腺向尾侧迁移，由于胸腺的主要部分迅速移向胸腔，同时也把背翼向下拉到较低的位置，因此，第 3 对咽囊背翼组织反而迁移到第 4 对咽囊背翼的下方，形成一对下甲状旁腺，而第 4 对咽囊的背翼组织形成一对上甲状旁腺。

胸腺异位的发生机制是胸腺由原始发生的部位向胸腔内迁移的过程中，部分或全部胸腺组织残留在异常位置。甲状旁腺也可停留于高位，也有可能被胸腺的迁移带到胸腔上部，形成颈部高位的或低位的甲状旁腺。异位胸腺可位于颈部、后纵隔及肺门，异位胸腺位于颌下部位者比较罕见。MRI 表现与颌下区的血管瘤、神经源性肿瘤容易混淆，应注意鉴别。

一些研究者报告一例 4 个月男婴，因发现左颌下肿物 3 个月入院。体检左颌下可触及一肿物，大小约 3 cm × 3 cm，呈实性，质软，稍可活动，无触痛，表皮无红肿，触压肿物患儿无哭闹，压迫肿物大小无变化。心、肺、腹无异常。超声检查见左颌下肿物呈囊实性，实质内血流丰富。MRI 表现：T_2WI 示左颌下腮腺下方肿物，呈中等偏高信号，内部无明显流空血管影。T_1WI 上肿物呈等信号，信号强度均匀，肿物边界清晰，肿物紧邻颈内动、静脉。液体衰减反转恢复（FLAIR）序列见肿物呈高信号，信号强度均匀一致，对周围组织无侵犯。增强 T_1WI 示肿物呈轻度均匀强化。冠状面 T_1WI 示纵隔内正常胸腺组织存在，其形态、信号均正常。手术见左腮腺下方胸锁乳突肌后方一实性肿物，有包膜，呈分叶状，色略发白，予完整切除。病理诊断：异位胸腺组织且其内含有少许异位甲状旁腺组织。

术前 MR 检查可确切地反映异位胸腺的形态、大小、范围，对于术前诊断及制定手术方案有一定的参考价值。应该注意的是，如果纵隔内无正常胸腺组织，则异位胸腺组织不能切除或只能部分切除，否则会引起患者免疫功能低下。

第二节　左侧甲状旁腺嗜酸细胞腺瘤和右侧甲状腺微小髓样癌

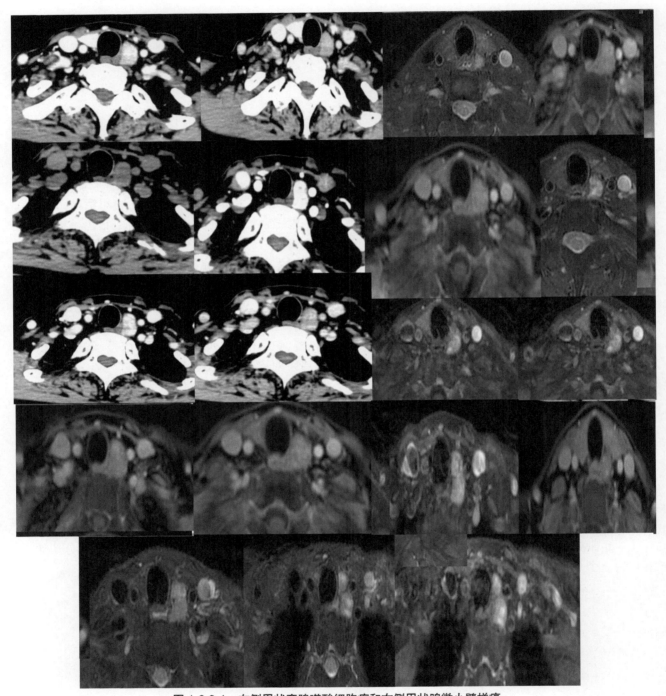

图 1-6-9-1　左侧甲状旁腺嗜酸细胞瘤和右侧甲状腺微小髓样癌

患者,女,58 岁。缘于 2 月前因"腹痛"入住我院消化内科,行甲状腺彩超提示"甲状腺下后方实性包块,性质待定"再次入院。

既往 14 年前因"子宫肌腺病"在外院行子宫切除术,5 年前有"慢性胃炎"病史,去年因"输尿管结石"就诊我院泌尿外科治疗。

手术所见:探查左侧甲状腺下极后方见一约 3.5 cm × 2.5 cm × 0.8 cm 大小肿物,色灰黄,质地中等,边界清楚,包膜完整,未侵及周围组织。右侧甲状腺中部可扪及一肿物,约 1 cm×1 cm 大小,均质中,质地中等,边界尚清,与周围无粘连。

病理检查:冰冻病理检查:①左侧甲状旁腺肿物灰褐色组织一块,大小 3.5 cm×2.5 cm×0.8 cm,切面灰褐、质软。②右侧甲状腺结节样物一块,大小 1.5 cm×1.0 cm×1.0 cm,切面呈囊性,囊腔内含血水,壁厚 0.1 cm。病理诊断:①左侧甲状旁腺肿物切除标本:镜下可见甲状旁腺嗜酸性细胞呈结节状增生,其中某些细胞胞核具有轻度非典型性,待做免疫组化检测进一步协助诊断。②右侧甲状腺结节切除标本:结节性甲状腺肿伴囊性变,局灶区可见胞浆嗜酸的细胞呈结节状增生,其中可见散在的细胞胞核具有轻度非典型性,待做免疫组化检测进一步协助诊断。

免疫组化诊断:结合免疫组化检测结果、组织学图像及临床影像学检查:①左侧甲状旁腺肿物切除标本:符合甲状旁腺嗜酸细胞腺瘤。②右侧甲状腺结节切除标本:符合甲状腺微小髓样癌(最大径小于 0.9 cm),癌组织小灶区微浸润附近甲状腺组织。

误诊原因分析:患者以腹痛症状入院,病灶稍偏大,形态不甚规则,在 CT 增强图像上呈明显强化,强化程度近于甲状腺实质强化程度,虽然大部分文献中描述甲状旁腺腺瘤的强化方式为明显强化,但因认识不足,本病例给人的第一印象为异位的甲状腺组织。

约 10% 腺瘤为异位甲状旁腺腺瘤,可位于上颈部、颈动脉鞘、甲状腺叶内、颈根部、前上纵隔内,而这些部位通常会发生其他病变,如增大的淋巴结、外突生长的甲状腺局灶结节性病变等,易导致误诊或者漏诊。因此,在上述部位看到边缘光整、明显强化的实性结节,应考虑甲状旁腺腺瘤可能。(影像学检查见图 1-6-9-1)

第三节　异位甲状旁腺瘤

甲状旁腺功能亢进症少见,25~75 岁人群中男性甲状旁腺功能亢进的患病率为 0.13%,女性为 0.35%。约 90% 发现有甲状旁腺腺瘤。异位甲状旁腺或甲状旁腺瘤的患者占甲状旁腺功能亢进患者的 5.7%~10.1%。

不及时治疗,甲状旁腺功能亢进可引起肾和骨的损害,此时即使手术切除原发病灶,肾、骨的损害也难于恢复。手术切除甲状旁腺腺瘤是重要的治疗方法,而术前病变的正确定位是手术成功的关键。

术前病变定位诊断主要是影像检查,其中超声、$^{99}Tc^m$-MIBI 甲状旁腺双相显像与 CT 是主要检查方法。3 种影像方法对甲状旁腺腺瘤诊断的敏感度与特异度分别为 36.0%~76.0%、80.2%、92.0%~98.3%,100%、50.0%~83.3%、88.5%。临床经验告诉我们,异位甲状旁腺或甲状旁腺瘤常常是导致手术治疗甲状旁腺功能亢进失败的原因。

异位甲状旁腺或甲状旁腺瘤多发生于纵隔内,也有报道发生于颈动脉旁、颌下腺、胸腔与膈顶等部位。

利用甲状腺与甲状旁腺对 $^{99}Tc^m$-MIBI 摄取相同,但排除速度不同的特点,甲状腺与甲状旁腺双相显像是异位甲状旁腺或甲状旁腺瘤敏感度与特异度最高的检查方法。但标准的成像范围及肿瘤明显囊变时 $^{99}Tc^m$-MIBI 也可无阳性发现。

CT 可对异位甲状旁腺瘤进行准确定位,但敏感性较低。一例病变较大,于气管前呈长条状,呈部分明显强化,提示病变血供丰富。结合临床表现,应想到异位甲状旁腺瘤。

临床与实验室检查提示甲状旁腺功能亢进的患者,CT 颈部影像检查阴性时,应扩大检查范围,包括下颌到膈。发现明显强化的肿块时,应提示临床行该部位的 $^{99}Tc^m$-MIBI 显像检查,以排除异位甲状旁腺腺瘤。

第四节　甲状旁腺腺瘤的影像学表现

一组 19 例中,手术病理证实 18 例为原发性甲状旁腺腺瘤,1 例为继发自主性甲状旁腺腺瘤。共摘除 20 枚腺瘤,19 例中,3 例位于甲状腺下极,15 例位于甲状腺上极,1 例位于甲状腺内。

X 线片表现为:全身性骨质疏松 19 例,指骨骨膜下骨吸收 18 例、纤维囊性骨炎 15 例,颅盖骨的磨玻璃或颗粒样变 12 例，颌骨牙槽骨吸收 14 例。19 例 X 线均作出提示性定性诊断，CT，B 超，锝 ⁹⁹Tc-MIBI SPECT 可作出定位诊断，其中 CT 作出定位诊断 7 例（7/10），超声 15 例（15/16），锝 ⁹⁹Tc-MIBI SPECT 14 例（14/14）。

全身骨骼广泛性骨质疏松及指骨骨膜下骨吸收

是 X 线作出甲状旁腺腺瘤定性诊断的可靠征象，定位诊断主要依靠超声，CT，锝 ⁹⁹Tc-MIBI SPECT 等影像学检查，其中，锝 ⁹⁹Tc-MIBI SPECT 双时相法对于甲状旁腺腺瘤的定性诊断是一种很有应用前途的方法。

第五节　甲状旁腺囊肿

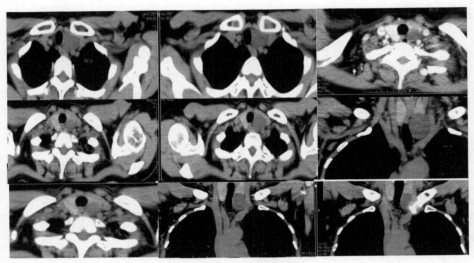

图 1-6-9-2　甲状旁腺囊肿

病例，女，54 岁。上腹部胀痛一周入院。入院后肺部 CT 平扫发现下颈部及上纵隔囊性占位、胆囊结石等。平时颈部无明显异常不适。血钙正常，总胆固醇升高。

CT：颈根部气管左旁见一类圆形稍低密度影，大小约 2.9 cm×2.5 cm×3.3 cm，边界清楚，CT 值约 28 HU，气管及

甲状腺左叶等邻近组织受推压。

病理检查："气管旁囊肿"送检标本为完整的囊肿一枚，最大径 2 cm，囊内为清亮液体，囊壁光滑，厚 0.1~0.5 cm。病理诊断："气管旁囊肿"为甲状旁腺囊肿，壁周围为甲状旁腺组织。（影像学检查见图 1-6-9-2）

第十章　甲状舌骨区

第一节　误诊病例简介：甲状舌骨区支气管源性囊肿

支气管源性囊肿，又称支气管囊肿，系先天性发育异常性疾病，较多位于纵隔及肺组织，好发于中青年男性，病因尚不明确，一般认为是由于胚胎发育时期气管支气管树或肺芽发育异常引起。

病理上其壁结构与支气管壁结构相同，内膜为支气管黏膜上皮，囊内为黏液或明胶样液体。考虑因上皮间的紧密连接限制了囊肿的膨胀，所以肿瘤生成缓慢，多在成年发病。

根据发病部位可分为肺内型、纵隔型及异位型，其中以肺内型多见。肺内型支气管源性囊肿常合并感染，囊腔多与支气管相通，形成含气或气液体囊肿。反复感染者囊壁多增厚，形成肉芽组织，CT表现为实性软组织影。

病变右肺比左肺多，上肺比下肺多。反复的肺部感染及胸部影像学表现是诊断本病的关键，恶变时会引起相应的压迫和呼吸道症状。

纵隔型支气管囊肿很少与支气管相通，囊肿密度一般较高，以软组织密度及压迫症状为较明显特征。

异位型支气管源性囊肿可因大小、数目、对邻近脏器的影响程度及有无感染、破裂等并发症，表现各不相同，多数表现为囊性密度影。该例患者异位发生于甲状舌骨区。

该例需与甲状舌管囊肿、皮样囊肿、淋巴管囊肿、腮裂囊肿相鉴别。CT和MRI有助于病变的定位，明确病变的性质，但最终诊断还要依靠病理。

第二节　舌骨内生性软骨瘤恶变

软骨瘤一般由透明软骨构成，分为内生软骨瘤和外生软骨瘤，肿瘤位于骨内者称内生性软骨瘤。内生软骨瘤又分为单发性内生软骨瘤和多发性内生软骨瘤。内生性软骨瘤是发生于软骨内化骨的一种良性肿瘤。

内生性软骨瘤可能为先天性软骨细胞错构而成的肿瘤。由于手足上小关节多，关节面软骨也多，软骨细胞错构的机会就多，故该病多发生在指（趾）骨、掌（跖）骨等短管状骨，其次为扁平骨，发生在长骨者少见。

短管状骨的软骨瘤恶变极少；而长骨的软骨瘤恶变率约为10%~20%，骨盆和脊椎的软骨瘤恶变机会较大。

发生在肢体的软骨瘤一般无明显症状，往往经

数年后由于肿瘤逐渐长大，造成畸形或伴有间歇性隐痛时才引起患者注意。

一例发生在舌骨的内生性软骨瘤并发生恶变此例极为少见。该例因发生在舌骨而导致口咽腔狭窄，引起吞咽困难和呼吸不畅。

肿瘤局部常有轻微压痛，肿块表面凹凸不平，有时有乒乓球壳样感，偶可发生病理性骨折。当肿瘤生长速度加快，疼痛加重，静脉显示曲张，局部温度升高，体重逐渐减轻时应警惕肿瘤恶变。

影像学研究：X线表现骨皮质膨胀、变薄，肿瘤周围骨质增生、硬化。肿瘤内可有多数间隔及散在砂粒样钙化点。CT能很好的显示骨质破坏的程度和破坏的范围。良性软骨瘤破坏区边缘硬化且清楚，恶变则变得模糊。软骨瘤发生恶变时出现软组

织肿块,当恶性程度较低时,软组织肿块密度均匀,周围界线清楚。恶性程度较高时肿块密度不均匀,中心出现坏死低密度区,周围界线不清。由于 CT 密度分辨率很高,因此,能很好的显示软骨瘤的钙化。肿瘤内斑片状、块状或砂砾样钙化是软骨瘤的特征。肿瘤短期生长迅速,疼痛明显,骨皮质破坏伴软组织肿块是肿瘤恶变的重要征象。

第三节　关于舌骨

在青少年,舌骨之舌骨体与舌骨大角间的软骨结合处常被误认为骨折所在,因其两端不仅不连续,而且稍有"不对位"更为骨折的诊断提供理由,实应加以注意。

与舌骨有关的韧带钙化,除茎突舌骨韧带钙化外,还有起自甲状软骨上角的甲状舌骨韧带钙化,正位与侧位片可见此钙化紧邻甲状软骨上角,一般容易识别。

第四节　甲状舌管囊肿病例

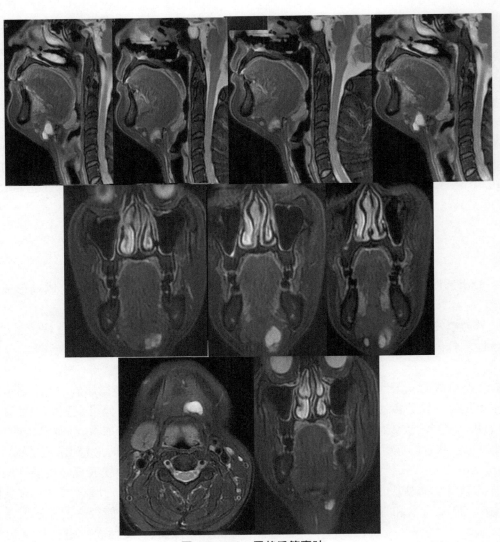

图 1-6-10-1　甲状舌管囊肿

患者,女,46岁。左颌下肿物术后22月发现颏下肿物14月余入院。患者缘于长22月前就诊于外院行"颌下淋巴结切除＋颌下腺切除术",手术顺利。于14月前无意间发现左颏下一无痛性肿物,初始"黄豆"大小,就诊于外院行颈部彩超检查示:左颌下低回声结节,建议观察。患者自觉肿物稍变大,曾就诊我院门诊,行颈部彩超检查示:左颌下实性包块,建议门诊随访。近日患者自觉肿物增大明显,就诊我院,建议住院手术治疗,现肿物增大至"红枣"大小,门诊以"颌下肿物"收入院。

病理检查:灰褐色组织一块,大小3.3 cm× 2.5 cm× 2.5 cm,切面灰褐质中,部分呈囊性。边缘附骨组织一块,骨组织大小2.5 cm×1.2 cm×0.5 cm。病理诊断:颈深部肿物切除标本:甲状舌管囊肿。(影像学检查见图1-6-10-1)

第七篇　耳与颞骨

第一章 耳部病变与影像学研究

第一节 耳部病变影像学

耳部结构细小复杂,显示该区域的解剖及病变需要采用特殊的影像检查技术及灵活的图像后处理。新技术的飞速发展和快速普及应用提高了耳部的影像学诊断水平,要求影像医师及时更新知识。

一、影像学研究

选择检查方法

不同的临床表现需要采用不同的影像学检查流程和检查技术,可有效避免误诊漏诊和浪费医疗资源与费用。

以最常见的耳聋为例来阐述这个问题:首先明确耳聋是传导性耳聋、感音神经性耳聋还是混合性耳聋,是否准备进行人工耳蜗植入手术,然后根据不同的耳聋类型选择检查方法。①传导性耳聋的常见原因包括外中耳畸形、中耳炎、胆脂瘤和窗型耳硬化症等,高分辨率CT(HRCT)是最佳方法,怀疑颅内并发症、侵犯迷路或神经时,同时行增强MRI扫描明确诊断;②感音神经性耳聋的常见原因包括内耳畸形、听神经异常、迷路炎、耳蜗型耳硬化症及听中枢异常等,听神经或听中枢异常采用MRI显示最佳,耳蜗型耳硬化症采用HRCT最佳,迷路炎采用增强后 T_1WI 和/或迷路水成像最佳,内耳畸形采用CT和MRI相结合;③混合性耳聋根据传导性耳聋和感音神经性耳聋的程度来选择检查方法;④准备接受人工耳蜗植入术的患者进行术前影像评估比较复杂(后面述及);⑤不管是什么病变,只要拟行手术治疗,均需要行CT扫描明确手术入路情况。

二、特殊检查技术和图像后处理的应用

部分解剖结构及变异或病变需要借助特殊检查技术和图像后处理才能明确显示和诊断。

颈静脉窝高位伴大颈静脉窝或颈静脉窝骨质缺损的临床和影像表现与颈静脉球瘤非常相似,运用MRV或DSA很容易鉴别;部分听骨链及面神经需采用特殊基线扫描或三维图像才能清楚显示;内耳道内神经需要采用迷路水成像源图像及重组的斜矢状面才能明确显示;上半规管骨质缺损在Poschl位(基线垂直于颞骨长轴)诊断较准确,但在常规冠状面上正常上半规管的顶壁可能未显示而易误诊为骨质缺损;迷路炎早期在CT和MRI平扫表现正常而只在增强后 T_1WI 表现为异常强化;较小的听神经瘤在增强后 T_1WI、薄层(2 mm 或以下层厚)重 T_2WI 或迷路水成像显示,而CT或MRI平扫易漏诊。

三、规范检查方法

明确检查方法是否规范,即选择的检查方法是否适应于临床表现,能否满足诊断要求。包括扫描参数和序列是否满足诊断需要;扫描或重建基线是否正确;层厚和层间距是否合乎要求;双侧颞骨是否对称;CT是否有符合诊断要求的骨算法和软组织算法重组图像,窗宽和窗位是否合适;MRI是否需要采用合适的脂肪抑制技术;是否有符合诊断要求的多断面图像或三维重组图像。

需要强调的是,二维图像仍然是诊断的基础,三维图像可帮助显示和诊断病变,是有效的补充手段。

四、耳部影像学的学习经验点滴

耳部结构复杂细微,易误诊为病变的变异较多,病变的种类也较繁杂。因此学习难度很大,多年的学习、教学和工作经验提示:学习耳部影像学的基础是掌握耳部大体解剖和发育变异,关键是熟悉和掌

握正常结构及发育变异的影像学表现并定期地复习和应用,最终目的是根据基本影像学表现以及疾病的诊断与鉴别诊断要点分析病变影像学而获得诊断。

另外,耳部影像学诊断较困难的一个重要原因是很多发育变异没有公认的判定标准且其表现与病变非常相似,诊断时常常比较疑惑,典型的例子是颈静脉窝高位。

首先明确其临床意义,一是像颈静脉球瘤一样可产生搏动性耳鸣,二是在耳部手术时易损伤颈静脉;根据其临床意义和相关文献,颈静脉窝高位的诊断标准是颈静脉窝上缘达到蜗窗水平及以上层面;

由于颈静脉窝高位像颈静脉球瘤一样,CT 都表现为颈静脉窝扩大或骨质缺损,MRI 表现为等信号或混杂高信号,根据这些影像表现鉴别二者非常困难,对于这种情况,冠状面 MRV 能清楚显示颈静脉窝高位患者的颈静脉窝,而颈静脉球瘤 MRV 表现为颈静脉窝阙如,这是鉴别二者的最佳无损伤性检查方法。

另外,如颅中窝低位,一些研究者目前使用的标准是低于鼓室天盖 5 mm,但并没有公认的标准。

对于发育变异的诊断应熟悉其临床意义及最佳的检查方法,然后根据临床意义和相关文献来判断。

第二节　右耳后动静脉畸形

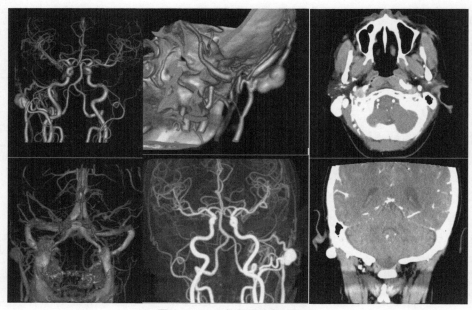

图 1-7-1-1　右耳后边静脉畸形

病例,女,62 岁。发现右耳后搏动性包块一年,可触及明显震颤感,闻及明显血管杂音。患者缘于一年前无明显诱因发现右耳后搏动性包块,无红肿疼痛,无听力减退、无耳鸣,后肿块渐进性肿大;查体:右耳后可见一大小约 3 cm×2 cm 大小的肿块,无红肿破溃,质软,可触及明显震颤感,局部皮温明显高于周围皮肤;可闻及明显血管杂音。

头颅 CT-DSA:右耳后可见一大小约 1.6 cm× 2.3 cm 瘤样等密度影,CT 值 42 HU,边界清楚,增强程度与动脉相仿;病灶由右侧颈外动脉分支供血,见引流静脉与右侧颈外静脉相连,周围见多发迂曲血管影;CT 诊断:右耳后动静脉畸形。(影像学检查见图 1-7-1-1)

第三节　耳部 CT 和 MRI 检查及诊断专家共识

中华医学会放射学分会头颈学组

耳部疾病临床高发。我国听力下降发生率约为13%,听力残疾约为8%,耳鸣约为17%,明确病因并进行早期合理干预对患者康复至关重要。影像检查是耳部疾病诊疗的关键技术之一。优化检查技术和流程,规范耳部扫描及后处理、报告内容及诊断要点,将进一步提升耳部影像的应用价值。中华医学会放射学分会头颈学组专家针对以上内容,经过多次讨论达成共识,供大家参考。

一、耳部影像检查方案

(一)耳部 CT 检查方案

1. 容积数据采集　①推荐机型:建议使用本医疗机构探测器空间分辨率最高的 CT 扫描设备。②扫描基线:平行于听眦上线。③扫描范围:岩骨上缘至乳突尖。④扫描参数:成人管电压 100~140 kV,管电流 100~300 mA,可以根据不同机型的低剂量模式(如预设噪声指数等)自行调整;儿童可适当降低管电压及管电流,建议不使用电压、电流自动调节模式,选择 CT 扫描仪最小 FOV 选项和最薄采集层厚。⑤重建算法:骨算法。推荐骨窗窗宽 3000~4000 HU,窗位 500~700 HU;肿瘤或肿瘤样病变等需要观察软组织时,加做软组织算法重建,软组织窗窗宽 250~400 HU,窗位 40~60 HU。⑥重建层厚、层间距:重建层厚 <1 mm 或根据临床需要调整,层间距≤层厚。⑦增强扫描:主要适用于不宜行 MRI 检查的软组织、面神经、听神经或颈内静脉病变等。使用对比剂参照碘对比剂使用指南(第 2 版)。⑧双期增强 CT 扫描:针对耳镜未见明确肿块的搏动性耳鸣患者行双期增强 CT 扫描。使用对比剂参照碘对比剂使用指南(第 2 版)。主动脉弓水平设 ROI自动触发扫描,建议触发阈值 120~150 HU:动脉期行足头方向扫描,扫描完成后延迟 8 s,反方向行静脉期扫描。动脉期采用软组织算法重建,静脉期分别采用骨算法及软组织算法重建。

2. 图像后处理　推荐采用双侧对称重建的 MPR 图像作为临床观察和诊断用图像。① FOV:14 cm×14 cm~18 cm×18 cm,如单侧分别重建 FOV 为 8 cm×8 cm,矩阵≥512×512。②窗宽、窗位:推荐骨窗窗宽 3000~4000 HU,窗位 500~700 HU;软组织窗窗宽 250~400 HU,窗位 40~60 HU。显示鼓室内韧带、肌腱、鼓膜等软组织及镫骨,需要较低窗位和较大窗宽,建议窗宽 3000~4000 HU,窗位≤ 200 HU。阅读图像时应根据观察内容灵活调整窗宽、窗位。③ MPR 重建方位:横断面重建基线平行于水平半规管;冠状面重建基线垂直于水平半规管;斜矢状面重建分别平行于同侧面神经管鼓室段;矢状面重建基线平行于正中矢状面或根据需要进行其他断面或曲面重建,如听力障碍患者可行听骨链功能状态层面的重建(镫骨斜位、杠杆层面等),面神经功能障碍患者可行面神经管迷路段、水平段、垂直段同层显示图像的重建。④三维图像重建:根据临床需要进行相应处理,包括最大密度投影、最小密度投影、表面成像及仿真内镜。利用最大密度投影进行听骨链重建获得三维图像;利用最小密度投影去除骨迷路周围结构,仅对骨迷路内腔进行重建;利用表面成像对图像进行切割,去除表面的一部分结构,从不同角度观察所要观察的结构;采用仿真内镜观察迷路腔、内听道底和鼓室腔等。

(二)耳部 MRI 扫描方案

主要适用于面神经病变、听神经病变、炎性病变、肿瘤及内耳畸形等。根据不同的病变部位及特点,可适当添加或调整一些序列。

1) 线圈:头线圈。

2) 扫描体位:仰卧位,头先进,以双外耳道连线为中心。

3) 扫描序列:常规平扫序列包括横断面 T_1WI、T_2WI,冠状面脂肪抑制 T_2WI。怀疑面神经病变时,加做斜矢状面,采用高分辨率 T_2WI 及高分辨率脂肪抑制后增强 T_1WI。怀疑内耳畸形、内听道异常或神经血管压迫时行水成像,内耳畸形采用 MIP 重建,内听道神经异常行多平面重建(垂直于内听道神经走行方向)。对于突发性耳聋患者,加做横断面液体衰减反转恢复(FLAIR)序列 T_2WI。

4) 扫描参数:不同机器各序列名称各异,在信噪比和患者可接受的扫描时间允许的条件下,尽可能用最高空间分辨率。常规图像层厚 2~3 mm(10%~20% 间隔),像素 <1 mm×1 mm。水成像扫描选用三维序列,建议各向同性采集,体素 <0.8

mm × 0.8 mm × 0.8 mm。

5）增强扫描：①炎性病变或肿瘤均需行增强扫描，常规扫描脂肪抑制后横断面及冠状面 T1WI（至少 1 个层面脂肪抑制）。②部分肿瘤性病变可进行 MRI 动态增强检查。③怀疑梅尼埃病者，可行内耳三维 FLAIR 序列 MRI 钆成像。

二、推荐影像诊断报告内容

CT 或 MRI 检查报告描述各有侧重。

1）描述扫描方法、重建技术。

2）外耳道：观察外耳道形态，对外伤患者重点观察外耳道骨壁有无骨折，观察有无软组织病变，如有则描述部位、范围。

3）鼓膜：有无增厚，不建议诊断鼓膜穿孔。

4）中耳：

（1）颞骨气化程度：包括气化型（大气房薄间隔）、板障型（小气房厚间隔）、硬化型（无气房）、混合型（以上两种或以上同时出现）。

（2）软组织影：描述部位、范围，详细描述周围结构受累情况：对于中耳乳突炎，重点观察炎症累及的范围，是否侵及耳蜗、前庭、半规管、脑膜等结构，是否破坏蜂房间隔、听小骨、面神经管，是否合并胆脂瘤。如考虑肿瘤，观察肿瘤的密度（信号）、大小、形态、强化等情况从而做出影像诊断，重点观察肿瘤累及的范围，是否侵及耳蜗、前庭、半规管等结构，是否破坏听小骨、面神经管。

（3）听小骨：观察形态、密度、位置、锤砧关节及砧镫关节有无异常改变，听骨链中断时，观察是听小骨骨折还是关节脱位。

5）内耳：双侧耳蜗、前庭、半规管有无异常改变，蜗窗、前庭窗显示是否清晰，耳蜗及前庭窗前区骨质密度有无异常，前庭导水管有无扩大，有无内淋巴囊积液。

6）内听道：双侧内听道是否对称，有无狭窄及扩大。

7）面神经：观察面神经形态、位置、走行、骨壁完整性及有无强化等。

8）颅中窝：观察有无低位。

9）血管：观察乙状窦、颈静脉球、导静脉、颈内动脉等情况。

10）颞骨周围结构：观察有无异常，包括颅腔、咽腔、眼眶、鼻腔鼻窦等。

三、影像分析要点

（一）传导性耳聋

由声音传导通路（外耳道、鼓膜、听骨链及卵圆窗）的破坏导致，需重点观察上述每个结构的状况。

1. 耳道常见病变　①外耳道炎：表现为外耳道黏膜增厚，多不伴骨壁破坏。②外耳道胆脂瘤：常位于下壁，邻近鼓膜，较小时即可引起骨壁吸收，范围较大时可累及中内耳结构。③外耳道狭窄：前后径及上下径 <4 mm。外耳道癌和坏死性外耳道炎均多见于老年人，表现为骨质破坏，但坏死性外耳道炎常见于免疫力低下人群，病变范围更广泛，占位效应不如外耳道癌明显。④外耳道骨性或膜性闭锁：骨性闭锁者需测量闭锁板厚度，并重点观察中耳、面神经管情况。⑤其他外耳道病变：包括外耳道骨瘤、外生骨疣、耵聍等。

2. 中耳相关病变　①慢性中耳炎：表现为中耳含气腔内软组织影，部分可伴发鼓室硬化症导致听小骨固定。②获得性胆脂瘤：多表现为 Prussak 间隙软组织影，鼓室盾板变钝，听小骨常受侵蚀、移位。③胆固醇样肉芽肿：CT 表现与胆脂瘤相似，MR T_1WI 及 T1WI 上均呈高信号。④听小骨错位：常见于外伤后颞骨骨折，砧镫关节最常受累。⑤先天性听小骨固定：听小骨多形态异常，固定于中耳骨壁。

3. 卵圆窗相关病变　①窗型耳硬化症：卵圆窗前区骨质密度减低。②卵圆窗畸形：卵圆窗狭窄或闭锁。

（二）感音神经性耳聋

成人听神经瘤常见。幼儿多见不同程度的内耳畸形（耳蜗、前庭、半规管、前庭导水管）及听神经发育异常（纤细或未显示）。迷路炎骨化期在高分辨率 CT 上表现为迷路内腔密度增高，随病变进展表现为迷路内腔变形、变窄、消失。

急性期或亚急性期迷路炎在 MR T_2WI 及水成像上表现为正常迷路的高信号被低信号取代，其中低信号代表纤维化组织，增强后可见强化，在高分辨率 CT 上常无阳性表现。

慢性期迷路炎在高分辨率 CT 上表现为迷路内腔狭窄或消失。外伤后感音聋患者需仔细观察耳蜗、前庭、半规管及内听道改变。

对于突发性耳聋，首选三维 FLAIR 序列，可见内耳区高信号影；伴眩晕的突发性耳聋在内耳三维 FLAIR 序列 MRI 钆成像上可见内耳结构区信号减低或缺失。

（三）耳鸣

首先明确耳鸣性质是搏动性或非搏动性。非搏动性耳鸣多见，耳部常见病因包括中耳炎、听神经瘤、耳硬化症等。搏动性耳鸣多种多样，按病因分为动脉性、静脉性及肿瘤性。

1. 动脉性耳鸣病因 颈内动脉颈段粥样硬化或夹层；颈动脉岩骨段动脉瘤；动静脉畸形或瘘，以硬脑膜动静脉瘘多见，多为颈外动脉分支主要参与供血，患侧静脉窦形态异常，双侧静脉显影不对称；瘘异位颈内动脉少见，颈内动脉岩骨段纤细、外移，可突入鼓室内，可伴发永存镫骨动脉。

2. 静脉性耳鸣病因 乙状窦周骨壁缺失，多见于回流优势侧乙状窦上曲段，范围多 >3 mm；乙状窦憩室，均合并乙状窦周骨壁缺失；颈静脉球骨壁缺失，伴或不伴颈静脉球突入鼓室；颅内高压，多合并双侧横窦狭窄；异常导静脉，粗大导静脉走行于颞骨气房。

3. 肿瘤性耳鸣病因 鼓室球瘤，鼓膜后搏动性肿块，位于鼓岬，较小时可无骨质破坏，增强后明显强化，肿块较大时可见"盐胡椒"征（盐为出血，胡椒为血管流空）。颈静脉球瘤，位于颈静脉孔区，表现与鼓室球瘤相似。内淋巴囊肿瘤，位于前庭导水管末端区域，较小时即可见骨质破坏、出血、血管流空，增强后明显强化。其他肿瘤如脑膜瘤、血管瘤和转移瘤等。

（四）耳源性眩晕

常见病因为良性阵发性位置眩晕，影像无阳性表现。梅尼埃病，内耳 MRI 钆成像可见膜迷路扩大，提示内淋巴积水。迷路炎，增强后 T_1WI 可见迷路强化，T_2WI 可正常或信号略减低。耳硬化症，卵圆窗及耳蜗周围骨质密度减低。半规管裂，上半规管多见，可为先天性或病变侵蚀所致。观察中内耳结构是否存在异常，如有异常，判断是何种病变，重点观察耳蜗、半规管、前庭导水管。观察鼓室、颈静脉孔区是否有病变。

（五）周围性面瘫

单侧面神经损伤，依据面神经解剖部位可将面神经分为颅内段、桥小脑角 - 内听道段、颞骨内段、腮腺段，任意部位的损伤均可能引起面瘫。颞骨区常见病变包括：Bell 麻痹，MRI 显示面神经颞骨段全程强化，无占位效应；获得性中耳胆脂瘤，较大时可累及面神经鼓室段、前膝段；颞骨骨折，面神经鼓室

段最常受累；颞骨区肿瘤，如面神经鞘瘤、面神经血管瘤、副神经节瘤、颞骨脑膜瘤和颞骨转移瘤等；桥小脑角 - 内听道病变，压迫面神经，听神经瘤最多见，也可见于转移瘤、脑膜瘤、面神经鞘瘤及结节病等。

四、耳部常见症状影像检查路径

实际临床工作中，应根据患者的临床症状、耳镜检查、听力学检查等具体情况，选择合理的影像检查方法。

（一）眩晕

临床以眩晕症状就诊的患者需要首先判断症状病因，即耳源性眩晕或非耳源性眩晕。若为耳源性眩晕则首选高分辨率 CT 进行检查，重点观察中耳、内耳骨性结构是否有病变或表现异常（如耳硬化症、半规管裂综合征等）。如经高分辨率 CT 排查结果为阴性，疑为梅尼埃病或迷路炎的患者需要进一步做 MRI 检查明确诊断，梅尼埃病内耳 MRI 钆成像可见膜迷路扩大征象提示内淋巴积水，迷路炎行 MRI 增强扫描表现也具有一定特征。眩晕的影像检查路径见图 1-7-1-2。

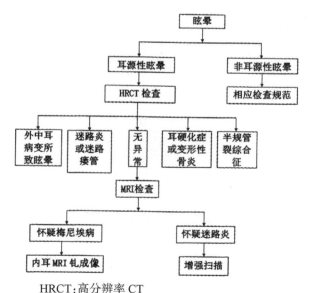

HRCT：高分辨率 CT

图 1-7-1-2 眩晕的影像检查路径

（二）听力下降

1. 成人传导性聋或混合性聋 高分辨率 CT 依然是成人传导性聋或混合性聋的首选检查方法，重点观察外耳、中耳及卵圆窗结构病变，如外耳道炎症、外耳道占位病变等。中耳乳突炎、胆脂瘤同样是

引起传导性耳聋的常见病因，此外，听骨链的异常及病变也是观察的重点，需要注意的是，对听骨链的影像评价推荐使用重建图像进行，有利于对各听小骨形态、关节关系进行显示。在经高分辨率 CT 排查出外耳或中耳占位性病变的基础上，还需要进行 MRI 检查进一步观察，确定病变累及的范围及其与周围组织结构的关系，以便给临床制订手术治疗方案提供参考依据。成人传导性聋或混合性聋的影像检查路径见图 1-7-1-3。

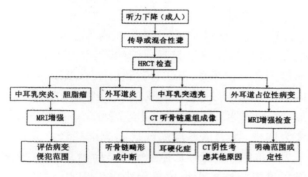

图 1-7-1-3　成人传导性聋或混合性聋的影像检查路径

2. 成人感音聋　感音性耳聋患者的病因主要在内听道以及听神经，针对此类患者软组织分辨率高的 MRI 检查应作为首选检查手段。除了对内听道及颞骨的占位性病变有较高敏感性外，还能准确评估病变累计范围及其周围情况；另外，MRI 对内耳畸形有较好的显示率，且 MRI 的神经成像能够清晰观察到听神经形态、走行及其异常表现，有助于感音性耳聋的病因诊断。成人感音性聋的影像检查路径见图 1-7-1-4。

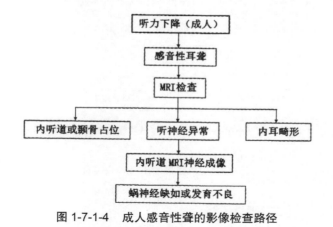

图 1-7-1-4　成人感音性聋的影像检查路径

3. 婴幼儿听力下降　婴幼儿听力下降的影像检查流程及原则基本同成人，不同之处在于婴幼儿听力下降的病因多为内耳结构或听神经发育异常，在

检查或阅片时应重点排查相关疾病。婴幼儿听力下降的影像检查路径见图 1-7-1-5。

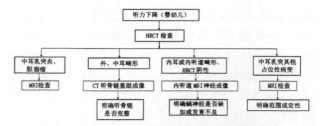

图 1-7-1-5　婴幼儿听力下降的影像检查路径

（三）耳鸣

耳鸣临床常见，根据其病因性质分为搏动性耳鸣及非搏动性耳鸣。非搏动性耳鸣根据其耳鸣是否伴有听力下降或炎症，采用不同的影像检查方法。耳鸣伴听力下降或炎症者需首先除外梅尼埃病，故首选 MRI 钆成像；耳鸣不伴听力下降或炎症者首选高分辨率 CT，必要时加做 MRI 增强扫描评估病变范围。搏动性耳鸣情况相对复杂，首先临床医师需进行耳镜检查，判断鼓膜后是否有肿物。对明确有肿物的患者首先进行高分辨率 CT 检查判断肿物性质，如鼓室球瘤必要时进一步行 MRI 评估病变范围，血管源性肿物需行 MRI 血管成像检查。

如耳镜下未见明显异常，则需要进行颞骨双期增强 CT 检查，判断搏动的成因是动脉性、静脉性或肿瘤性。对动脉性或怀疑有动静脉瘘（或畸形）的患者，DSA 检查是必要的；而对肿瘤性病变患者行 MRI，有助于判断病变范围及其周围受累情况。耳鸣的影像检查路径见图 1-7-1-6。

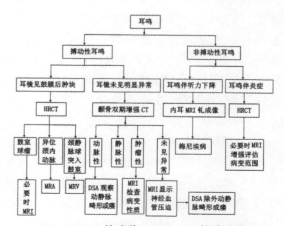

MRA：MR 血管成像；MRV：MR 静脉成像

图 1-7-1-6　耳鸣的影像检查路径

（四）周围性面瘫

面神经是颞骨区重要的解剖结构之一，其损伤可造成周围性面瘫。根据损伤原因不同分为面神经管病变、面神经区域占位病变、面神经周围病变累及面神经 3 类。

首选检查方法为高分辨率 CT，尤其对骨性面神经管的病变显示率较好，然后再根据需要判断是否行进一步 MRI 检查，肿瘤性病变及高分辨率 CT 检查阴性的患者需要行 MRI 检查。周围性面瘫的影像检查路径见图 1-7-1-7。

耳部疾病临床常见，涉及部位多、范围广，症状表现多样。行单一的影像检查病因检出率低，推荐根据患者临床症状进行有价值的初筛检查，再根据初筛检查结果，个性化地选择进一步的检查方法，从而达到根据不同病因选择相应合理、便捷及高效的耳部个性化诊断流程，最大限度地节约患者的经济及时间成本，同时及时地、全面地给临床提供诊断治疗信息，

进一步提高耳部相关疾病的治疗效果及治愈率。

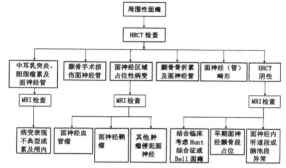

图 1-7-1-7　周围性面瘫的影像检查路径

规范化流程的普及首先要得到广大从业者的认可，并积极配合推广，在推广过程中请各位同仁积极指出需要改进之处，以此为契机提高全国耳部疾病的影像诊疗水平。

第四节　耳后表皮囊肿

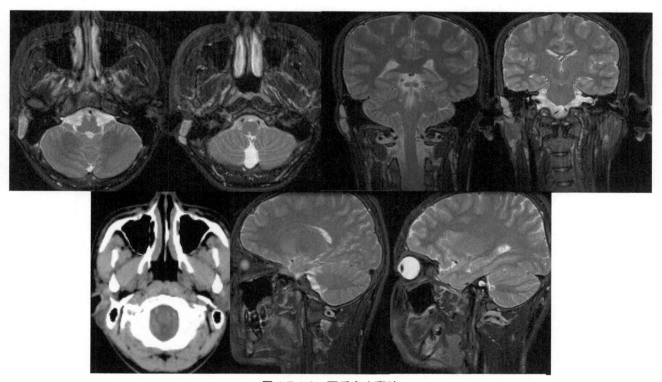

图 1-7-1-8　耳后表皮囊肿

患者，男，14 岁。患者缘于半年前无意中发现右耳后一　　大小约 3.5 cm×3.0 cm 肿物，隆起于耳后皮肤表面，边界清

楚,质软,无压痛。

手术所见:切开皮肤及皮下组织至肿物表面,见肿物呈囊性表现,有包膜,和周围组织稍粘连,顺囊肿表面仔细分离周围组织,见肿物大小约 4.0 cm × 3.5 cm × 2.5 cm,深达乳突骨质表面,和骨质分界清楚,未向骨质侵犯。肿物向上及向前蔓延至耳廓深部软组织内,其向下并向乳突尖深部软组织延伸。仔细分离邻近组织,避免囊肿包膜破裂及残留,完整分离后摘除囊肿。剖开囊肿,见包膜内为豆腐渣样内容物,予以切除物送病理检查。

病理检查:囊壁样组织一块,大小 3 cm × 2 cm × 1 cm,腔内含豆腐渣样物,囊壁厚 0.1 cm。病理诊断:"右耳后囊肿切除标本"表皮囊肿。(影像学检查见图 1-7-1-8)

第二章　内耳

第一节　内耳 MR 水成像

一、内耳解剖和 MR 水成像原理

内耳,又称迷路,深藏于颞骨岩部,内含听觉器官和前庭器官,外层骨质为骨迷路,其内有随骨迷路分布的膜管和膜囊,称膜迷路。骨迷路由致密骨质围成,是颞骨岩部骨质中的曲折"隧道",MRI 不能显示。膜迷路套在骨迷路内,与骨迷路之间的间隙内充满外淋巴液,膜迷路为一封闭的管道系统,管内充满内淋巴液,内外淋巴液不相通,位、听觉感受器位于膜迷路内。

MRI 主要是通过内耳结构中的液体成分来体现其形态,通过三维重建得到内耳骨迷路系统内包含的内淋巴和外淋巴的综合影像,MR 水成像能显示内外淋巴液的形状分布,因而能立体直观显示膜迷路的结构、形状,对发现膜迷路病变敏感。

膜迷路的解剖结构较复杂,耳蜗呈螺旋状,三个半规管又互相垂直,因此膜迷路不可能在一个扫描方位上清晰显示,所以常规 T2WI 不能很好显示。

三维稳态采集快速成像序列(3D-FIESTA)是一个完全平衡稳态下连续成像脉冲序列,可在很短的重要时间(TR)下产生高信噪比的图像,在每个TR 间期的末期重新界定横向磁化矢量的相位,所产生的信号强度不依赖于 TR,而与 T_2/T_1 比值有关。

短的 TR 对自旋相位至关重要,要求维持横向磁化矢量的一致性以减少由于磁化率诱导的相位位移产生的伪影。由于内耳是由含水的膜迷路和外周的骨迷路组成,因而也适用于这一成像技术。

二、内耳 MR 水成像的应用

MR 水成像技术能直观而立体地显示膜迷路的精细结构。膜迷路及内听道成像的基础是利用水成像原理,使内听道内脑脊液和膜迷路内淋巴液信号强度提高,与周围的低信号骨结构形成鲜明对比,突出内听道及膜迷路的影像,从而达到内听道及膜迷路造影的效果。

在水成像中半规管、耳蜗管、前庭的淋巴液及内听道和桥脑小脑角的脑脊液均呈高信号,其他结构如面神经、听神经、骨性结构等呈低信号,MRI 原始图像、多平面重建图像和三维图像均可清楚显示半规管、前庭、耳蜗管、内听道内及桥脑小脑角的脑脊液和面神经、听神经,但多平面重建的图像及 MRI 原始图像所显示的是二维图像,而水成像三维图像对内耳的显示是立体的,能从各个方位对上述显示的结构进行观察。

一般认为 3D 水成像对显示内耳明显优于 2D扫描序列。其优点在于:内听道内神经与脑脊液的信号对比明显,膜迷路信号更突出;后处理图像立体逼真,任意角度的三维旋转可使各部分完整地显露出来,使得内耳复杂的结构变得直观而易于理解,这在临床上尤为实用。因此在显示内耳先天异常,如Michel、Mondini 畸形、耳蜗导管扩张以及耳硬化症、膜迷路闭塞病变,3D 图像比 2D 常规图像有着明显的优势。但 2D 常规图像亦有其优点,特别是显示内听道病变时能很好的反映病变信号特点。同时超高场强 3.0 T 磁共振系统能产生更高信噪比,其图像质量更好。

在该组病例中有 13 例三维重建图像中半规管出现不同程度狭窄、中断、阙如或多发裂隙状或车辐状改变,其中 1 例病人出现水平半规管局部"豆芽"状突起。出现上述异常表现,还需结合临床及大量检查数据,才能进一步探讨研究。

三、内耳 MR 水成像的优势与不足

利用 MRI 进行扫描后三维重建不仅能显示内耳膜迷路正常解剖形态、提供三维测量值、为耳科医生定位解剖标志与病变位置关系提供直观信息,还能协助医生术前制定手术计划以及模拟手术操作。而且 MRI 扫描可显示耳蜗软组织的病变和畸形,如迷路炎、耳蜗闭塞、听神经鞘瘤、耳蜗纤维化等。此外,内耳 MRI 三维重建也可以用于人工电子耳蜗植入术前评估。医生术前可以通过重建检测出:耳蜗纤维化以及内耳迷路各种畸形,进行术前病例的选择,排除手术禁忌症。但是 MRI 亦有其不足之处,如对电极植入术后的检查属禁忌症,这时候只能通过 CT 检查来了解插入电极的形态和位置。

第二节　上半规管裂综合征

Minor 等(1998)首次报道一种新的涉及到前庭及耳蜗相关的综合征,即上半规管裂综合征(SS-CDS)。此后不断出现相关的病例分析报道及较大样本的临床研究。

有关此病的病因,目前不完全清楚,可能与发育过程中受到感染、外伤、压迫以及各种外界因素的影响有关。Carey 等(2000)对颞骨解剖标本研究发现,上半规管裂的发生率大约为 0.5%。

一、临床表现

上半规管裂综合征主要发生于上半规管顶壁缺乏部分骨质覆盖的人群中,患者大多数具有相关的前庭症状(如慢性平衡障碍、眩晕等)及耳蜗症状(如低频听力下降、低频气骨导差增大、耳鸣等),其中具有特征性的临床表现为自声增强各强声刺激诱发眩晕(Tullio 现象)。检查发现患侧前庭诱发肌电图的阈值较正常侧低,以及用强声刺激或增加患侧中耳腔压力(按压耳屏、捏鼻鼓气等)可诱发出垂直旋转性眼震(眼震方向慢相向健侧)。一组 8 例患者中均有相关的前庭及耳蜗症状,其主要机制是因为内耳中出现了除圆窗和卵圆窗之外的第 3 活动窗。

目前国内外大部分学者认为用强声刺激或增加患侧中耳腔压力能否诱发出慢相向健侧的垂直旋转性眼震为诊断此病的最关键标准。但此病的高分辨率 MSCT 图像也比较有特征,在辅助诊断方面具有很大的价值。

二、影像学研究

分析该组 8 例患者的高分辨率 MSCT 的多平面重建图像,发现有如下的特点:裂隙好发于上半规管顶壁的正中部,部分同时累及前部;裂隙一般发生于上半规管顶壁非气化型的人群;发生于顶壁后部的裂隙一般较位于顶壁正中部和顶壁正中偏前部的裂隙小。

Carey 等(2000)的一项颞骨标本的解剖研究表明,上半规管顶壁骨质最薄的部位常位于弓形隆起处和 / 或岩上窦压迹处,此处也正是上半规管裂的好发部位,这可能主要是因为顶壁骨质的发育是从顶壁两端开始的。该组 8 例患者中,有 6 例发生于顶壁的正中部,部分同时累及前部,与岩上窦压迹相隔较远,占该组患者的 75%,因此该组认为上半规管裂综合征的好发部位主要为上半规管顶壁的正中部和正中偏前部。

结合 8 例患者的临床症状,该组还发现裂隙位于顶壁后部的 2 例患者均有低频听力下降、眩晕及 Tillio 现象而未出现自声增强,但是有 50% 裂隙位于顶壁前部及正中部的患者却无眩晕及 Tillio 现象,其原因目前还不清楚,究竟临床症状和裂隙的部位及大小之间是否有相关性,尚有待于进一步的研究。

Belden 等(2003)的颞骨 MSCT 研究认为,上半规管顶壁通常由 1~3 层骨质构成,从外向内依次为岩尖的皮质骨(即中颅板)、中间的小梁骨(通常气化)及内面的听囊骨(通常厚度为 0.5~0.9 mm)。正常人群中,仅有单层听囊骨者占 65.0%,同时拥有岩尖皮质骨和听囊骨者占 23.0%,3 层骨质均有者占 14.0%。

但是另有研究者对一组正常人的上半规管顶壁骨质的 MSCT 图像进行研究时发现,当上半规管顶壁的骨质是由岩尖皮质骨和内面的听囊骨融合而成时,影像上无法区分其顶壁是由单层或双层骨壁构成,可能与该组使用的扫描机层厚不够薄,分辨率不够高有关。一般认为,在 MSCT 图像上,将上半规

管顶壁的骨质类型分为气化型和非气化型可能更加合理。该组中,有4例患者上半规管的顶壁骨质全层未见气化;另外4例患者仅见其后壁靠近颅后窝的位置有少量气化,因此认为该组上半规管裂隙主要发生于那些顶壁骨质未气化的人群,自然,这还待大样本研究方可定论。

三、鉴别诊断

在上半规管裂综合征的CT诊断过程中,应当注意与岩上窦压迹鉴别,因为部分人的上半规管顶壁上可有岩上窦通过,其在MSCT图像上典型的表现为深浅不一的压迹。在这部分人中,如果压迹和上半规管之间骨质层较厚或压迹较浅,常规横断面结合冠状面图像对其诊断并不困难。

然而Carey等(2000)对颞骨的解剖研究中发现,大约占正常人群中的1.4%其上半规管顶壁的骨质层的厚度不超过0.1 mm,在这部分人群中同样也会有岩上窦压迹。对这部分人群而言,虽然目前高分率MSCT的分辨率已经达到了亚毫米级,但是由于部分容积效应的影响,在其常规的横断面和冠状面图像上还是很容易将其与上半规管裂综合征相混淆。

与常规横断面及冠状面图像相比,利用多平面重建的上半规管最大层面的图像提供了更多的信息(可以显示整个上半规管的情况),再加上高密度的听囊骨(其CT值约为1800~2000 HU)与周围低密度的脑组织及内外淋巴液(其CT值约为0~40 HU)之间形成的典型对比,所以对于厚度低于0.1 mm的听囊骨也能较好的显示,在其多平面重建图像上可见岩上窦压迹下面延续的骨质,而在常规的横断面和冠状面图像上,常显示为骨壁缺损,因此利用多平面重建技术可以将其与上半规管裂综合征区分开,大大提高了诊断的特异性和阳性预测值。

该研究者曾经对多例在高分辨率MSCT常规横断面和冠状面图像上将岩上窦压迹破误认为上半规管裂综合征的患者进行多平面重建技术成像,结果发现压迹下骨质是连续的。

该组研究的8例患者中有3例患者在全身麻醉下行上半规管裂填塞修补术,术中所见的上半规管顶壁骨质的裂隙和高分辨率MSCT扫描同时行上半规管最大层面重组所见的结果相符,进一步说明了高分辨率MSCT结合多平面重建技术在上半规管裂综合征辅助诊断中的价值,其可以明确缺损部位、缺损大小,为临床医师手术方案的制订及手术中缺损部位的探查提供准确的指导。

第三章　　内耳迷路疾病

膜迷路异常：迷路内出血 T_1WI 表现为高信号；迷路内神经鞘瘤的高分辨率 T_2WI 表现为肿瘤呈低信号，增强后 T_1WI 示肿瘤强化；迷路炎的高分辨率 T_2WI 迷路呈正常高信号，增强后 T_1WI 表现为耳蜗、前庭及半规管间隙内有轻到中度强化；迷路含蛋白液体的表现与迷路内出血表现相同，平扫 T_1WI 示迷路内液体信号间隙内出现高信号，影像鉴别困难，但迷路内出血有临床表现或复查 MRI 发生变化可帮助鉴别；伴有听神经瘤的迷路平扫 T_1WI 出现高信号，可能继发于液体内的高蛋白成分；迷路炎常见于儿童脑膜炎后，表现为获得性感音神经性耳聋，CT 平扫显示耳蜗、前庭及半规管为致密骨组织充填，膜迷路间隙闭塞，但听囊结构的外凸形态存在，而迷路未发育时外壁扁平，迷路炎纤维化期 CT 表现正常，而只有在增强后 T_1WI 和 / 或迷路水成像源图像、T_2WI 上才能显示。

骨迷路异常：主要应用 HRCT 技术。

耳蜗型耳硬化症表现为耳蜗周围低密度影，一般为斑片状而不是浸润性改变，典型的表现为"双环征"；纤维结构不良常见于年轻人（30 岁以下），可累及颞骨各个部分，常为致密影和磨玻璃样表现，但内耳一般不受累；畸形性骨炎常见于老年患者，骨迷路和颅底骨质呈弥漫性"棉花絮"样改变；耳梅毒病常见于有全身梅毒感染的成年患者，听囊呈弥漫浸润性低密度影；迟发性成骨不全一般发生于儿童，临床上常伴有骨质易碎及蓝色巩膜，影像学表现与耳蜗型耳硬化症的严重类型相似，鉴别较困难，但骨迷路出现更广泛的低密度影则支持迟发性成骨不全的诊断；鼓室硬化症或炎症后新生骨形成与耳硬化症不同，有明显的中耳乳突炎表现，炎症后形成的新生骨不仅仅局限于圆窗和卵圆窗，还可见于鼓膜、中耳、听小骨和乳突等区域。

第四章　内耳内淋巴囊肿瘤

内淋巴囊肿瘤（ELST），又称为来自于内淋巴囊的低度恶性腺癌，也有研究者称其为内淋巴囊腺样囊性癌、内淋巴囊乳头状腺癌或乳头状内淋巴囊瘤。

临床上非常罕见，国外文献多为个案报道，Joseph 等（2002）统计英文文献约有 60 例报道。国内文献报道不足 10 例。有研究者报道 2 例经手术证实的病例，并总结其影像学表现。

一、病理学

内淋巴囊乳头状肿瘤为起源于内耳内淋巴囊的肿瘤，首先由 Hassard 等（1984）报道。Heffner（1989）在对 20 例内淋巴囊肿瘤的临床、病理及生物学行为分析后，建议使用"内淋巴囊低度恶性腺癌"的称谓。目前这种观点已被普遍接受。

内淋巴囊的上皮高度在不同部位是不同的，在远端较扁平，在皱折部为立方或低柱状上皮，其皱折部被认为是内淋巴囊肿瘤的发生部位。

内淋巴囊肿瘤缓慢生长、易局部侵犯并向后颅窝扩展。多并发于 von-Hippel-Lindau 病（VHL 病），也可单独发病。由于病例数量有限，目前尚不能明确内淋巴囊肿瘤在发病年龄及性别上是否有特异性，Heffner（1989）报道的 20 例中女性多于男性。

二、临床表现

内淋巴囊肿瘤一般病程较长，临床症状主要为感音神经性耳聋、耳鸣、眩晕、颅神经受累等。感音神经性耳聋呈进行性加重，到发现肿瘤时已到重度，有时甚至表现为突聋。耳鸣呈高调，持续不间断，有时可为搏动性耳鸣。颅神经受累以面神经多见，表现为面肌无力或面瘫。第Ⅸ～Ⅻ对颅神经也可受累表现出相应症状。

三、影像学研究

内淋巴囊肿瘤的 CT 表现具有特征性，肿瘤中心位于内听道和乙状窦之间岩骨后缘的前庭导水管区域，直径 <2 cm 的肿瘤表现为岩骨迷路后前庭导水管外孔区软组织肿块和前庭导水管骨质破坏，随肿瘤增大，累及范围包括迷路骨质等内耳周围结构及颈静脉孔，骨质破坏多为"蜂窝状"、溶蚀性，其中心位于前庭外口周围，肿瘤边缘呈"蜂窝状"和"虫蚀样"。肿瘤内有点片状及针状高密度骨质，代表活动性骨破坏结果，而其溶蚀性骨破坏区和边缘反映了肿瘤生长缓慢。Mukherji 等（1997）认为肿瘤后缘见薄层钙化缘是重要的诊断依据。

MRI 上信号混杂，但 T1WI 上的高信号具有一定的特征性。Mukherji 等（1997）报道的 20 例中，15 例进行了 MRI 检查，T_1WI 上与小脑白质等信号 3 例，高信号 12 例，依肿瘤的大小不同高信号表现有所不同，肿瘤较小时表现为周边呈高信号，肿瘤较大时，表现为散在的多个高信号。这些高信号是肿瘤内亚急性出血的产物，包括高铁血红蛋白、胆固醇结晶和蛋白类物质。T_2WI 上均可见均匀或不均匀的高信号。肿瘤内的低信号区为残留骨质或含铁血黄素沉积所致。肿瘤其他部分呈中等信号。较大的肿瘤内可见血管流空信号。增强扫描肿瘤均匀或不均匀性明显强化。

内淋巴囊肿瘤的血供丰富，主要由颈外动脉的分支血管供血，包括咽升动脉、颞浅动脉、枕动脉及脑膜中动脉等，小脑前下动脉可参与供血。Mukherji & Castillo（1996）和 Mukherji 等（1997）报道的 12 例血管造影中 7 例由颈外动脉分支供血，5 例同时存在小脑前下或后下动脉供血。

四、鉴别诊断

内淋巴囊肿瘤主要需与颈静脉球瘤鉴别，内淋巴囊肿瘤的血供较丰富易侵犯颈静脉球，故易误诊为颈静脉球瘤，但 CT 上颈静脉球窝无明显扩大，仅部分边缘骨破坏，有助于与颈静脉球瘤鉴别。与其他侵犯颞骨岩部的常见肿瘤鉴别，如：软骨肉瘤、软骨瘤、颈静脉鼓室球瘤、血管外皮细胞瘤、脑膜瘤、嗜伊红性肉芽肿和转移瘤等，MRI 上所具有的不同形式的特征性高信号有助于鉴别诊断。

第五章　梅尼埃病

一、磁共振 Q-Flow 序列的功能和优势

20 世纪 90 年代人们多采用相位对比动态 MRI（PC-MRI），其特点是对慢速流体的探测具有较高的敏感性，且无损伤。人体内脑脊液的流动为慢相流动，因此相位对比动态 MRI 对探测脑脊液的流动是敏感的。

由于耳蜗里的内淋巴管道是一密闭的腔隙，与外界不通；内耳淋巴液类似脑脊液的成分，故可以用 Q-Flow 的方法分析。内耳结构微小且复杂，普通影像学检查不能显示，然而磁共振可以显示内耳的精细结构，可以为实验确定准确的位置。

内耳淋巴液分外淋巴液和内淋巴液，外淋巴液充满于耳蜗的鼓阶、前庭阶以及前庭器官膜迷路与骨迷路之间。内淋巴液位于蜗管、前庭器官的膜质管道中。

运用磁共振的优势有：①磁共振对慢流体的研究比较成熟；②磁共振是一种无创的、直接的、新型的、快速的探测内耳淋巴液流速技术；③内耳的结构细小、复杂，普通的成像技术根本显示不清其结构，而磁共振技术可以清楚地显示内耳的结构。

二、测量位置的确定

因为流速的测定一定要垂直被测体，这样出来的截面为正圆。耳蜗结构特殊，内耳结构精细微小而且复杂，深埋于颞骨岩部深处，耳蜗管呈螺旋状盘旋，故测定有一定的难度，MRI 可清晰地显示外层 1 圈半至 2 圈，而内层半圈至 1 圈显示较模糊。

一项实验选用的是耳蜗底转角处，经过多次试验认为耳蜗底转处近似一条直线，可以满足流速测定的要求，因此该研究选择这个位置为感兴趣区。

耳蜗底转角横断面淋巴液流动方向的设定，由于事先设定速度方向为从左往右流动，已知组织运动方向与速度编码方向一致即左向右时，呈高信号（白色），当流动组织运动方向为从右向左时，呈低

信号（黑色），静止组织信号不变。

从 12 帧相位像可以观察到同一个心动周期不同时段耳蜗底转角淋巴液信号的变化：在第 1~6 帧图像中，耳蜗底转角淋巴液信号呈白色，表明淋巴液向右运动，在第 7~12 帧图像中，淋巴液信号呈黑色，表明耳蜗底转角淋巴液向左运动。由此可见，在 R-R 心动周期中，不同的时段存在 2 种方向相反的的运动，呈往复性的搏动。

心动周期的前半时期为心室收缩期，后半时期为心室舒张期，最后为心房收缩期，将图像与之对应，可见耳蜗底转角淋巴液在心脏收缩时，其流动方向为左向右流动，心脏舒张时，其流动方向为右向左，已知心脏收缩时驱动血液流入颅内增多，舒张时颅内血液流出颅外增多，而淋巴液的运动方向正好相反，心脏收缩时流出淋巴囊，心脏舒张时流入淋巴囊，提示淋巴液运动和心脏活动之间存在某种直接的联系。心脏收缩期或舒张期内淋巴液的信号也有一定的变化，提示其流动的速度在不断改变。

三、Q-Flow 序列 MRI 淋巴液流速测定的基本原理

相位对比法磁共振成像是利用流动自旋相位变化效应，在同一区域内获得 2 组流动自旋相位不同状态的数据，定量比较两者相位差异并转换成图像对比。结合心电同步采集技术，在 1 个心动周期的不同时相，分别采集不同状态的数据，可获得速度分布曲线，计算兴趣区面积（ROI）乘以平均速率即可获得通过层面的总流。

在相位对比（PC）法 MR 流量测定中，1 个体素内自旋运动与相位位移存在下列关系：

$\phi = \int \gamma G(t)X(t)d$,

ϕ：相位位移，γ：旋磁比，$G(t)$：作为时间（t）函数的梯度脉冲，$X(t)$：作为时间（t）函数的质子位置。

当施以 1 个梯度变化的磁场时，静止和运动组

织的自旋都进行相位积聚;当施以第2个同样宽度但极性相反的梯度脉冲时,静止组织丧失相位,总相位位移为零;而运动组织施以这样2次梯度脉冲期间移动了一段距离,其相位积聚不会被取消,因而产生相位位移,此相位位移与流动组织在速度编码方向上的流动速度成正比,在PC图像上表现为像素信号强度的变化。

同理,相位对比法可进行相对慢流速的内耳淋巴液流量的测量。感兴趣区必须放置在垂直于淋巴液流动方向,同时使用心电门控。流速和流量可以通过时间-信号强度曲线换算为信号强度灰价图像。

四、梅尼埃病与正常对照组间 Q-Flow 数据的比较

目前临床公认梅尼埃病的诊断依据包括:①发作性旋转性眩晕2次或2次以上,每次持续20 min至数小时。常伴自主神经紊乱和平衡障碍。无意识丧失。②波动性听力损失,早期多为低频听力损失,随病情进展听力损失逐渐加重。至少1次纯音测听为感音神经性听力损失,可出现听觉重振现象。③伴有耳鸣和/或耳胀满感。④前庭功能检查:可有自发性眼震和/或前庭功能异常。⑤排除其他疾病引起的眩晕,如良性阵发性位置性眩晕、迷路炎、前庭神经元炎、药物中毒性眩晕、突发性耳聋、椎基底动脉供血不足和颅内占位性病变等。其诊断多数依据患者的主诉及医师的临床经验,缺乏客观性。随着磁共振的发展,临床医师充分认识到要为梅尼埃病制订具有客观数据磁共振金标准的重要性。

当今世界各地医疗机构正在规划内耳内淋巴空间成像的MR标准化,2008年日本名古屋已经制定了关于前庭和耳蜗的内淋巴积水的3个分级标准。外国学者研究表明,在梅尼埃病症状缓解的患者进行2次以上的磁共振检查,可明显地看到内淋巴积水的减少。

目前对内淋巴积水的研究都采取有创的增强对比方法,具有临床的局限性。一项研究采用无创的PC-MRI具有临床可操作性、先进性和创新性。

该项研究的结果表明,左耳梅尼埃病组内耳淋巴液最大流速平均值为 1.00 cm/s,左耳正常组的内耳淋巴液最大流速平均值为 0.47 cm/s;右耳梅尼埃病组内耳淋巴液最大流速平均值为 0.70 cm/s,右耳正常组的内耳淋巴液最大流速平均值为 0.59 cm/s;

梅尼埃病患者左耳内耳淋巴液较正常人群流速增高明显,而右耳内耳淋巴液较正常人群流速稍高,其最大流量未见明显差异,表明利用 PC-MRI 对梅尼埃病的临床诊断具有很大的价值与前途。

正常人内耳淋巴液流速图呈规则正弦波图,流速幅度维持在 ±0.5 cm/s 左右;而梅尼埃病人内耳淋巴液流速图呈规则正弦波图,流速幅度波动较大,一般在 ±1 cm/s 以上。

经 t 检验,正常组与梅尼埃病患者组之间存在差异,尤其左耳2组间差异性说明梅尼埃病的主要症状与内耳淋巴液的流速值有关。可能与以下的原因有关:内淋巴囊在内淋巴液与脑脊液的离子交换中起积极作用,在维持内淋巴与脑脊液间压力平衡中起重要作用。

前庭导水管(VA)是由前庭内壁向后延伸到颅后窝岩锥后的小骨管,内淋巴管经此管连续内淋巴囊(ES)和前庭迷路,再经联合管与蜗管相连。正常人前庭导水管平均长度为 10 mm,梅尼埃病患者前庭导水管不显示是其特征性改变,在 MRI 上表现为前庭导水管显示率下降或前庭导水管狭窄。前庭导水管及其周围骨质发育不良伴随内淋巴囊发育不成熟,其重吸收内淋巴的能力下降,在外伤、病毒感染、免疫反应等触发因素的作用下导致内淋巴积水。

有研究发现梅尼埃病组前庭导水管与正常人群组相比常表现为狭窄,并且常见于左侧,与另一项研究相互验证。研究数据显示,梅尼埃病患者左耳内耳淋巴液最大流速为(1.00±1.07)cm/s,明显大于左耳正常组的最大流速,具有明显的统计学意义(t=2.376,P<0.05),而右耳2组间无统计学意义,该项研究表明梅尼埃病患者具有左侧的偏侧性。该组研究者分析发现,2耳2组流量的对比分析无明显统计学意义(左耳 Fmax t=-0.592,P>0.05;右耳 Fmax t=0.591,P>0.05),表明内淋巴积水不是单一引起梅尼埃病的主要原因。左耳2组流速的对比分析有明显统计学意义,表明其病变造成局部的狭窄引起流速的加快,可能是梅尼埃病发病的机制,此项研究有待进一步深入。

五、梅尼埃病的客观诊断标准

Prosper Meniere(1861)首次发现梅尼埃病至今,梅尼埃病病因仍不明确。由于无法进行临床活体内耳病理检查,所以美国 AAO-HNS 制定梅尼埃病诊断标准(1995)和我国中华医学会 2006 年(贵

阳）制定梅尼埃病诊疗指南,主要依靠典型症状和相关功能性检查推测内淋巴积水。2008 年由卫生部北京医院耳鼻咽喉科牵头,采用给药技术经咽鼓管鼓室内导入对比剂钆喷酸葡胺稀释液,内耳三维快速液体衰减反转恢复核磁共振扫描（3D-FLAIR MRI）,可以显示梅尼埃病患者内耳内淋巴积水情况;提出了活体内耳内淋巴间隙的正常值和影像学诊断梅尼埃病内淋巴积水的诊断标准。该项课题通过相位对比动态 MRI 的研究,客观地计算出正常人群和梅尼埃病患者的内耳内淋巴液最大流速和最大流量的平均值。

　　该项课题研究的结果表明:①研究以左耳为主,耳蜗底转角处的最大流量为测量对象。②正常人内耳淋巴液最大流速平均值为 0.47 cm/s,梅尼埃病内耳淋巴液最大流速平均值为 1.00 cm/s。③内耳淋巴液最大流速 >1.00 cm/s 时,提示与梅尼埃病高相关性。本课题研究的成果是对梅尼埃病的客观诊断标准的一个完善和补充。

　　一方面因实验时间短,收集的实验数据不是太多,且前人在这方面没有开展研究,该项研究得到的结果可能不够精确;另一方面因梅尼埃病缺少明确的病因诊断,对于可疑诊断者,除了上述检查方法外应根据条件进一步行甘油试验、耳蜗电图、耳声发射及前庭功能检查以达到明确诊断的目的。

　　总之, MRI 对脑脊液和一些慢流体疾病的定量研究作用已得到广泛认同,而内耳内淋巴液流速的研究有助于临床多方位、更全面地了解诊断内耳淋巴液异常的疾病。该项研究力图解决国内、外以内淋巴积水为主要病理特征的一系列缺乏客观诊断标准的内耳病,可以大幅提高临床诊断技术水平;而且早期诊断和治疗梅尼埃病,可使早期、轻中度听力损害患者的听功能得以保存或延缓听功能向重度听力损害方向发展,对于大幅减少耳聋和严重眩晕所致的劳动力残疾,减轻社会负担起着一定的社会和经济效益。

第六章 中耳

第一节 中下鼓室内软组织结节

中下鼓室内孤立性软组织结节临床少见,可引起耳鸣或听力下降等临床症状,因有鼓膜遮挡,临床医师常常无法直接看清结节的范围及与周围的关系。病变性质不同,治疗方法各异,有一些需要手术切除;有一些为血管变异,如果手术则可引起严重后果。因此,临床需借助影像学检查明确病变的性质和范围。

一、临床病理表现

1)鼓室球瘤:鼓室球体是由上皮细胞构成的毛细血管或前毛细血管结构组成的小结节,其直径通常<1.5 mm,在颞骨中耳腔鼓室球体多分布于鼓岬附近,当它们病理性扩大时可形成鼓室球瘤。鼓室球瘤为中耳腔内最常见的肿瘤,临床最常见的症状为搏动性耳鸣,其次为听力下降,本病性别差异明显,有女性好发的特点,可能与雌性激素水平有关。发病年龄为中年以上,多生长缓慢。

2)鼓室内迷走颈内动脉:鼓室内迷走颈内动脉是罕见的血管发育畸形,为中耳腔与颈动脉管的骨性间隔因胚胎发育异常致缺损,或后天性缺损,如外伤骨折等。骨缺损比率为1%左右,颈内动脉可经缺损处膨胀性扩展至中耳腔内,形成中耳鼓室内血管性肿块。大多数发生于女性,右耳多见,双侧发病率亦较高,也可无症状,可有进行性听力下降、搏动性耳鸣、眩晕、中耳炎、耳痛、非搏动性耳鸣等症状,检查可发现鼓膜后红色肿块。

3)颈静脉球高位变异:颈内静脉在颈静脉孔与乙状窦相连续,该处颈内静脉膨大向上隆起形成颈静脉球,位于岩骨下面的颈静脉球窝内,并向鼓室方向突出。颈静脉球高位最常用的是以耳蜗底旋下缘为标准,颈静脉球高位在临床上并不少见,是一种正

常的发育变异,当颈静脉球顶较高时,鼓室底与颈静脉球之间的骨质较薄或缺损,而突入中耳腔形成结节。

4)胆固醇肉芽肿:胆固醇肉芽肿是一种含有胆固醇结晶和多核巨细胞的肉芽肿,中耳胆固醇肉芽肿的形成原因是中耳通气受阻、引流不畅,从而导致负压、低氧,无菌性炎症渗出及黏膜下出血,血铁质沉着并裂解产生胆固醇。肉芽肿大多位于中耳乳突腔、鼓窦及入口、上鼓室及鼓室窦等处。气腔阻塞、引流障碍、出血是形成胆固醇肉芽肿的重要条件,三者可能是同一疾病的不同发展阶段。

5)鼓室囊肿:囊肿是临床耳鼻喉科常见的多发病,发病部位大都位于鼻腔、鼻窦和咽喉等部位,而发生在鼓室内的囊肿实属罕见。鼓室囊肿病因可能与变应反态有关,致敏原使鼓室黏膜层的毛细血管长期处于扩张状态,微血管通透性增加,浆液性液体渗出,长时间潴留于黏膜下层的结缔组织间隙内,并且不断增多从而形成鼓室囊肿。

6)中耳癌:为中耳腔内的恶性肿瘤,以鳞状细胞癌最常见,中耳癌发病率低,约占耳部肿瘤的1.5%,占全身肿瘤的0.06%。其发病部位深在和隐匿,早期表现为中、下鼓室小的软组织结节,临床早期发现较难,确诊时多已属较晚期。中耳癌患者有长期慢性中耳炎病史者占80%~85%。

二、影像学研究

CT:鼓室球瘤为中耳腔内最常见的肿瘤。Larson等(1987)和Phelps & Stansbie(1988)认为冠状面HRCT扫描是诊断鼓室球瘤最敏感的方法,优于轴面CT,增强CT对于小的中耳病变无帮助。有的研究者认为1~2 mm薄层轴面和冠面HRCT均能发

现鼓室球瘤,定位明确,其敏感性无明显差别。层厚越薄,越易发现鼓室内的小病变。因鼓室腔狭小及部分容积效应,对比性差,层厚太厚,CT 软组织窗或增强 CT 都难以显示鼓室内小结节,而 HRCT 可以发现鼓室内小的软组织结节。

鼓室迷走颈内动脉、颈静脉球高位突入鼓室内均为血管变异致鼓室内形成结节,HRCT 可发现鼓室内软组织结节,并见软组织结节与颈动脉水平段或颈静脉球窝相连,其骨性间隔缺损,颈动脉水平段骨质迂曲变异。颈静脉孔球窝高位骨质光滑锐利,无明显扩大和骨质破坏,有别于颈静脉球瘤的骨质吸收破坏,边缘不光整。

胆固醇肉芽肿、鼓室囊肿、早期中耳癌 HRCT 均表现为鼓室内小的软组织结节影,HRCT 对于此类病变的显示均有较高的敏感度,均能明确定位,但对结节的性质无法确定。

MRI:鼓室球瘤在 T_1WI 上病灶多呈中等信号,T_2WI 上呈高信号,增强后则明显强化,以接近血管的强化程度为其特点。

胆固醇肉芽肿在 T_1WI 和 T_2WI 上均呈高信号表现,对胆固醇肉芽肿有较高的诊断价值,该组 1 例胆固醇肉芽肿在 T_1WI 上显示为高信号,与鼓室球瘤在 T_1WI 上呈中等信号有区别,T_2WI 则为高信号,因在 T_1WI 上为高信号,故 T_1WI 增强后仍为高信号,但与鼓室球瘤的增强后 T_1WI 信号有区别,略低于鼓室球瘤增强后的信号强度。

中耳癌在 T_1WI 上呈中信号,T_2WI 呈偏高信号,增强后较明显强化,亦低于鼓室球瘤的强化程度。鼓室囊肿在增强 MRI 上不强化,可与以上病变区别。

鼓室迷走颈内动脉、颈静脉球高位突入鼓室内在 T_1WI、T_2WI 上因血管流空征象,显示为典型的无信号血管流空表现,与其他鼓室内的结节可区别,在 SPGR 增强 MRI 上鼓室迷走颈内动脉显示颈动脉水平段血管迂曲变形,并见小结节样血管影突入鼓室内,明显强化呈高信号表现。颈静脉球高位突入鼓室内可见颈静脉球有强化明显的结节突入鼓室内,两者均有明显血管变异的 MRI 特点。

HRCT 在中、下鼓室内结节的定位有很高的敏感度,但对于结节的定性无特异性,而 MRI 对中、下鼓室结节的定位不如 HRCT 清晰,但在 T_1WI、T_2WI 及增强 T_1WI 上有不同的表现,据此根据影像学的不同表现,再结合临床有无搏动性耳鸣症状,大致可区分以上病变,临床多伴有搏动性耳鸣症状的病变,包括鼓室球瘤、鼓室内迷走颈内动脉、颈静脉球高位突入鼓室内;而另一类临床上一般不伴有搏动性耳鸣或无耳鸣病变,包括胆固醇肉芽肿、鼓室囊肿、早期中耳癌。

中耳异常密度或信号影:鼓膜松弛部获得性胆脂瘤较常见,耳镜表现为鼓膜松弛部穿孔或退缩呈袋状,CT 示 Prussak 间隙(鼓膜上隐窝)内肿块伴鼓室盾板破坏,听小骨受压向内侧移位;鼓膜紧张部获得性胆脂瘤较松弛部少见,耳镜表现为鼓膜后上方穿孔,CT 示后上鼓室肿块,常有鼓室窦及面神经隐窝受累,听小骨受压外移;中耳先天性胆脂瘤仅占中耳胆脂瘤的 2%,耳镜表现为完整鼓膜后的局灶性肿块,CT 表现为鼓室肿块和听小骨受侵;中耳胆固醇肉芽肿的特征性表现为 T1WI 呈高信号,CT 表现为中耳肿块伴听小骨侵蚀,耳镜表现为蓝色鼓膜;鼓室球瘤表现为紧邻耳蜗岬的肿块,增强后 T1WI 显示明显强化的局灶性肿块,CT 显示无骨质破坏,临床表现为鼓膜后血管性肿块,伴或不伴搏动性耳鸣;中耳积液临床表现为鼓膜后有液体,CT 表现为中耳及乳突完全不透光,无骨质侵蚀,对中耳完全不透光的病例,如果没有听小骨破坏,则 CT 不能鉴别胆脂瘤与积液;面神经鞘瘤表现为面神经鼓室段管状增粗,面神经管扩大,增强后 T1WI 显示肿块强化,临床表现与先天性胆脂瘤类似,表现为完整鼓膜后可见白色肿块;脑膜/脑膨出在 MRI 上表现为颅内容物疝出,T_1WI 呈低信号,T_2WI 呈高信号,CT 示颞骨骨质缺损,常为鼓室盖缺损;非面神经鞘瘤的中耳神经鞘瘤较少见,耳镜表现为完整鼓膜后的肉白色肿块,CT 示边缘锐利的中耳肿块,增强 T_1WI 示中耳强化的肿块;中耳腺瘤非常少见,耳镜表现为位于完整鼓膜后方的粉红色发亮肿块,CT 示肿块包绕听小骨骨质无破坏,增强后 T_1WI 示中耳内的强化肿块。

第二节 中耳异位脑膜瘤

异位脑膜瘤是指发生于中枢神经系统以外的脑膜瘤,分为原发性及继发性两类。

原发性异位脑膜瘤是指发生于颅外及椎管外的脑膜瘤,并与中枢神经无关;继发性是指颅内及椎管内脑膜瘤,扩展到达颅外,或者颅内脑膜瘤颗粒转移至颅外。

原发性异位脑膜瘤来源尚有争议。Coons 等(1989)报道异位脑膜瘤的起因包括:①在胚胎发生中,蛛网膜细胞硬膜外捕获;②蛛网膜巢伴随周围神经发生异位迁移;③周围神经鞘细胞化生成熟。Tampieri 等(1987)报道异位脑膜瘤的形成主要有以下因素:①颅内病变的直接侵犯;②颅内脑膜瘤的直接转移;③起源于伴随颅神经鞘的蛛网膜细胞;④起源于胚胎巢的蛛网膜细胞。发生于中耳的异位脑膜瘤影像上缺乏特异性,易误诊为中耳乳突炎并胆脂瘤形成,确诊需依靠病理。

第三节　诊断陷阱:颈内动脉表现为中耳肿瘤

中耳的血管异常十分少见,但临床上极为重要。文献上已报告过的有:镫骨动脉;异常高位的颈静脉球,有或无骨质覆盖;颈内动脉少见的分支;颈内动脉的动脉瘤;正常位置的颈动脉,但只为黏膜覆盖。Lapayowker 等(1971)报告颈内动脉表现为中耳肿瘤。

胚胎学上,颈内动脉之颅段是背侧主动脉延续而成。舌骨动脉来自颈内动脉,且分支成为镫骨动脉与颈-鼓室动脉。正常情况下,镫骨动脉萎缩而颈-鼓室动脉支保留为胚胎舌骨动脉的残余。在颞骨正常情况下,颈动脉位于耳蜗囊与鼓室腔的前面,颈动脉与它们分开是借助于一薄骨板,在儿童时期此薄板之内侧弯曲处可为筛孔状,此骨板在老人中稍有吸收。

正常动脉造影前后位观察,颈动脉走行直接向上,位于颞骨的颈动脉管中,然后有一大约90°的向内侧弯曲。此动脉也可向前成角,约为35°~40°。为了给此血管走行寻找一正常标准,有研究者发现在颈动脉管最外侧部分与中耳的关系,可利用 X 线透光的圆形前庭作一境界,这通常见于正位动脉造影片上。从前庭伸延向下画一垂直线,一般认为系中耳的最内侧部分,下鼓室区能延伸向内,在耳蜗囊岬下一定距离,但与鼓膜相距数毫米。

该研究者进行 100 例正常人摄片检查,见颈动脉管的最外侧伸延范围即相当于此前庭线。正常动脉无一例在此线外侧,从此线到内侧(颈动脉管内侧)距离变化于 0~12 mm,平均 5.35±2.4 mm。而 Lapayowker 等报告 5 例颈内动脉向外侧伸延均超过前庭线,故而伪似中耳肿瘤。

中耳所有包块,特别是有搏动者,在活体组织检查前务必进行动脉造影,了解颈内动脉及颈内动脉骨性管道与中耳的关系。上述前庭线的使用有助于确定此关系,当颈内动脉超过此线向外侧延伸时,应高度怀疑中耳可能出现包块。

第七章　中耳炎症

第一节　中耳疾病几种征像的鉴别诊断

中耳和乳突内液体:急性中耳乳突炎表现为中耳和乳突内液体,常有气 - 液平面,临床表现有感染症状;外伤后中耳出血的 CT 表现为外伤后中耳内气 - 液平面,没有骨折或临床上没有耳漏病史但有头外伤伴有鼓室出血病史,平扫 T_1WI 示高信号,数周至数月后液体可消失;鼻咽癌伴发的阻塞性中耳炎表现为鼻咽黏膜间隙肿块并阻塞咽鼓管,颞骨没有骨折或缺损区;颞骨骨折 CT 表现为骨折线并有头外伤史。

听小骨异常:听小骨畸形常伴发于外耳道闭锁,单独的听小骨畸形少见,临床表现为先天性传导性耳聋;胆脂瘤引起的听小骨破坏较常见,为非坠积性软组织肿块,听小骨破坏并有移位;炎症后听小骨固定融合为中耳炎的一种表现,听小骨纤维性融合 CT 表现可正常或表现为中耳腔小的软组织影,营养不

良性钙化常提示继发于鼓室硬化症的纤维性或骨性融合;术后听小骨缺失常有乳突切除术或治疗窗型耳硬化症的镫骨切除术病史;外伤后听小骨脱位有头外伤史,可伴或不伴颞骨骨折。

中耳和乳突局灶性高密度灶:中耳和乳突局灶性高密度灶多见于鼓室硬化症,常有慢性中耳乳突炎的病史或表现(中耳内碎片和硬化型乳突),鼓室硬化症的特征性 CT 表现是听小骨链周围有高密度病灶伴部分或整个中耳乳突密度增高;窗型耳硬化症的高密度灶一般局限于卵圆窗前部,其实质是卵圆窗前部骨皮质海绵样变,而镫骨及面神经正常。

卵圆窗闭锁,CT 表现为卵圆窗阙如,为骨组织覆盖,伴随镫骨及砧骨远端畸形,面神经鼓室段向内下方移位至相当于正常卵圆窗的位置。

第二节　中耳炎侵犯迷路

中耳炎是耳科常见病,如不及时治疗,可侵犯迷路导致眩晕、耳聋等症状,严重影响患者的生活质量。早发现、早治疗是提高疗效的关键。

中耳炎侵犯迷路的过程:中耳炎侵犯迷路是最常见的中耳炎颞骨内并发症,结合病变进展及影像学表现将其分为 4 期,即骨迷路破坏、迷路腔淋巴受侵、迷路增生硬化和骨迷路广泛破坏。

骨迷路破坏:是迷路炎的起始阶段,炎症局限于骨迷路内,甚至可破坏骨内膜达外淋巴隙,但迷路腔内、外淋巴液无炎性改变。一些研究者报道其发生率约3.6~13.0%。一组中占33.3%(8/24),考虑是由于入选病例不同所致,该研究选择的病例均已明确

有迷路受侵。其中破坏外半规管最常见,与 Gersdorff 等(2000)报道一致,上半规管次之。破坏部位(临床称之为瘘管)多为单个,占 66.7%(6/9)。HRCT 表现为中耳炎症破坏骨迷路,与迷路腔相通。MRI 可明确迷路腔淋巴液有无受侵。

迷路腔淋巴液受侵:多由中耳炎症直接破坏骨迷路,也可通过前庭窗、蜗窗或先侵犯脑膜引起脑膜炎后,病原体经内耳道中听神经周围隙或经耳蜗导水管等解剖途径侵犯内耳淋巴液。早期以浆液或浆液纤维素渗出为主,即浆液性迷路炎,病变进展,淋巴液积累,组织坏死,肉芽生成,形成化脓性迷路炎。文献报道该病发生率约 28.6%,而该组病例中淋巴

液受侵占迷路受侵的 58.3%（14/24），考虑是由于入选病例标准不同所致。

HRCT 可通过显示骨迷路破坏而提示淋巴液可能受侵，但骨迷路完好者不能排除此病，该组病例中有 35.7%（5/14）的病例不伴有骨迷路破坏，考虑是由于炎症经蜗窗、前庭窗、耳蜗导水管等解剖途径累及淋巴液所致。

淋巴液受侵后 MRI 信号改变不同，考虑是由于淋巴液受侵的严重程度不同所致。对于淋巴液在 T_1WI、T_2WI 上信号无变化，而有异常强化者，考虑由于淋巴液受侵时间较短，病情较轻；淋巴液在 T_1WI 上信号增高，而 T_2WI 上信号无变化者是由于病变处于化脓性迷路炎阶段，脓液中含有的蛋白质成分导致 T_1WI 信号增高，而在 T_2WI 上脓液与淋巴液信号相似，均呈高信号。对于淋巴液在 T_1WI 上信号增高、T_2WI 上信号减低者是由于病变时间较长，进展严重，淋巴液内肉芽组织形成所致；另外，淋巴液内出血也可导致。

迷路骨质增生、硬化：是迷路腔淋巴液受侵后，治疗及时、有效，病人抵抗力强，淋巴液内纤维结缔组织和新生骨组织充填，骨螺旋板、蜗轴、骨迷路内膜部分吸收，代以新生纤维组织或骨组织。

HRCT 可清晰显示受累骨迷路不同程度的骨化，骨迷路密度增高、增厚，甚至与周围密质骨相同，迷路腔变窄。病变累及前庭窗、蜗窗时可导致前庭窗、蜗窗变窄甚至封闭。若整个迷路全部骨化，则呈均匀的骨质密度影。MRI 上增厚硬化的迷路在 T_1WI、T_2WI 及内耳道水成像上均呈低信号，迷路腔变细、甚至消失。

骨迷路广泛破坏：是迷路炎进一步进展，炎症侵犯骨迷路骨质及骨髓，导致坏死性骨髓炎，骨质缺血区可形成死骨。死骨可为一片或多片，体积较小，严重者可导致整个迷路坏死，形成整块死骨。该组病例中有 1 耳发生此病，HRCT 表现为骨迷路内低密度影及骨质破坏，其内死骨是该病的重要诊断依据。MRI 在显示死骨方面不如 HRCT，病变区死骨与低密度病变在 T_1WI、T_2WI 上呈混杂信号，不均匀轻度强化。

HRCT、MRI 对诊断中耳炎侵犯迷路的价值：颞骨 HRCT 采用薄层、靶扫描，骨算法重建，宽窗（4000 HU）显示，其优点可清晰显示颞骨细微、复杂解剖结构及微小的骨质改变，在诊断中耳炎导致骨迷路改变方面有重要价值，而 MRI 软组织分辨力高，可显示迷路腔淋巴液的异常改变，弥补 HRCT 的不足。

在诊断骨迷路破坏方面，HRCT 可明确骨迷路破坏的确切部位及范围。该研究中 HRCT 与术中发现骨迷路破坏的符合率高（7/8）。对于漏诊的 1 耳外半规管破坏者，是由于骨质破坏太小（仅有 0.2 mm）所致，MRI 在显示骨迷路破坏方面价值不大。另外，在诊断骨迷路广泛破坏方面，HRCT 优于 MRI，可准确显示骨迷路的破坏部位及迷路内死骨，是诊断骨迷路广泛破坏的重要方法。但是，在诊断迷路腔淋巴液受侵方面，HRCT 价值有限，MRI 是首选方法，并能够根据淋巴液信号及强化的不同而评估病变进展的严重程度。

在诊断迷路骨质增生、硬化方面，HRCT 也可较准确显示骨迷路增生、硬化的程度及前庭窗、蜗窗狭窄的严重程度，文献报道 HRCT 诊断符合率达 53%~75%。但是 HRCT 不能显示早期病变纤维化改变，并且高分辨力成像方法密度分辨力低及受部分容积效应的影响，难显示少量骨化。MRI 可诊断纤维化及早期骨化，弥补 HRCT 不能显示早期骨化性迷路炎的缺点。

中耳炎侵犯迷路的影像学分期与临床分期：中耳炎侵犯迷路的影像学分期与临床分期不完全一致。临床上分为局限性迷路炎、膜迷路炎、骨化性迷路炎和坏死性迷路炎四种类型。

局限性迷路炎包括中耳炎仅侵犯骨迷路和炎症破坏骨内膜侵入外淋巴隙导致外淋巴液炎性改变，而内淋巴液（膜迷路）未受累。膜迷路炎专指炎症侵犯内耳膜迷路，导致内淋巴液炎性改变。而影像上的骨迷路破坏仅为临床上局限性迷路炎的前一部分，而将局限性迷路炎外淋巴液受侵和膜迷路炎（内淋巴液受侵）归为一种类型。主要因为目前 HRCT 和 MRI 不能显示内外淋巴液之间的膜性结构而将内外淋巴液区分开来。影像上迷路增生、硬化和骨迷路广泛破坏则分别与临床上的骨化性迷路炎、坏死性迷路炎相一致。

第八章　面神经及面神经管

第一节　血管压迫性偏侧面肌痉挛

目前已知大约有80%~90%偏侧面肌痉挛（HFS）是由于面神经出脑干区存在血管压迫所致。美国Jennatta（1967）首创微血管减压（MVD）治疗面肌痉挛。从20世纪80年代开始，在国际上这种手术方法已成为治疗面肌痉挛的首选手术治疗方法。

一、神经血管压迫基础研究

引起面肌痉挛的原因很多，椎-基底动脉系发育异常或退行性改变所形成的迂曲、异位动脉与面神经根部接触或压迫成为面肌痉挛的主要病因。

临床资料表明，在导致面肌痉挛的血管因素中以小脑前下动脉及小脑后下动脉为主，而小脑上动脉次之。这是因为小脑上动脉起自于基底动脉与大脑后动脉交界处，位置较高，走行最为恒定。而小脑后下动脉和小脑前下动脉则相对变异较大，因而容易形成血管襻或异位压迫到面神经。

另外迷路上动脉及其他变异的大动脉如椎动脉、基底动脉亦可能对面神经形成压迫而导致面肌痉挛。Jennatta（1967）详述了血管压迫概念，面肌痉挛是由于相应颅神经根部受血管搏动性压迫所致，该部为中枢和周围髓鞘的移行区，长度0.5~1.0cm。移行部分由于髓鞘结构变化，对刺激敏感性增高。

二、影像学研究

CT仅可显示桥小脑角占位性病变。常规颅脑MRI对发现肿瘤、炎症等原因引起的面肌痉挛敏感性、特异性均较高。3D-TOF MRA能清楚显示面神经与邻近血管的关系，是目前检测血管压迫神经最佳的影像学检查技术；血管显示为高信号，神经显示

为中等信号，而脑脊液显示为低信号，为不同的组织结构提供了明显的对比。

有研究者研究证实，成像方法三维时间飞跃法断层血管成像（3D-TOF-MRTA）由于空间和组织分辨率较高，能清晰显示面神经脑干起始段与邻近血管的关系，可为临床提供客观的诊断依据，是患者首选的影像学检查手段。

一组研究资料采用常规MRI薄层扫描脑干和3D-TOF MRA 2种扫描方法既清晰显示血管神经关系，同时排除其他病因引起的面肌痉挛。术前MRI加3D-TOF检查不仅有助于病因诊断，明确压迫责任血管来源与走向，还可对手术的难易程度做出评估。但是由于静脉血流缓慢，3D-TOF序列不能显示静脉。静脉的接触可能预示着微血管减压术后最终复发的可能。有资料显示神经血管位置的关系，发现血管压迫神经的位置和临床症状出现有密切关系。该组研究亦证实偏侧面肌痉挛患者临床症状出现与神经根部有血管压迫或接触有显著相关性。同时该组病例，MRI诊断责任血管为单发动脉压迫10例（55.56%），多发动脉压迫8例（44.44%），手术结果所见责任血管数目与MRI诊断的压迫血管的数目完全一致。MRI诊断结果对术者实施手术提供指导意义，可避免遗漏责任血管，减少复发。

面肌痉挛的诊断主要依赖于临床表现。术前MRI检查主要在于排除颅神经疾病的继发性病因，明确和分辨责任血管来源，了解责任血管与相应颅神经出脑干段及脑干面的空间解剖关系。总之，常规MRI薄层扫描脑干加上3D-TOF MRA可清楚显示面神经脑池段与毗邻血管的关系，是诊断偏侧面肌痉挛血管压迫的很好的影像学检查方法，手术符合率高，尤其对多发动脉神经根部接触或襻状包绕

的术前诊断有重要价值,可弥补临床实践的不足,减　　少术后复发。

第二节　面神经管迷路段变异

面神经管发育:面神经管的发育始于胚胎第三周,起于第二鳃弓面听原基及 Reichert 软骨,胚胎发育的第 6~7 周,逐渐形成面神经管的鼓室段和乳突段,大约于胚胎发育的第 9 周, Reichert 软骨形成面神经管的前壁。镫骨和膜迷路的发育决定了面神经管在颞骨中的最终位置。颞骨、中耳结构发育异常,可使面神经管走行发生移位。内耳结构发育异常时,可使面神经管迷路段移位,镫骨足弓发育异常、镫骨足弓和镫骨足板不融合,并可能引起面神经管鼓室段和乳突段分别向下和向前移位。

当耳廓严重发育畸形时,可合并面神经管第二膝发育不全。面神经管发育异常多与耳部的畸形伴发,单独面神经管异常并不常见。

面神经解剖:面神经为第七对颅神经,外周部分一般分为 6 段:第一段为脑桥小脑角段,面神经离开脑桥后,跨过脑桥小脑角,与听神经一起抵达内耳门;内耳道段,面神经由内耳门进入内耳道,走行于内耳道前上部;迷路段,上为内耳道顶,下界为横嵴,外侧为 Bill 嵴,自入口向外前走行,于耳蜗及前庭之间到达膝状神经窝,为面神经最细、最短的一段,其直径小于 0.7 mm,长度为 3~5 mm,在内耳道开口处的直径平均为 0.68 mm,紧贴内耳道底,与内耳道夹角约 125°;鼓室段即水平段,自膝状神经窝向后向下,经鼓室内壁、前庭窗上方、外半规管下方走行至鼓室后壁的锥隆起平面;乳突段即垂直段,自鼓室后壁锥隆起高度向下达茎乳孔;颞骨外段,面神经出茎乳孔后的一段。

CT 横轴面图像上,面神经管迷路段位于内耳道层面,呈细管状低密度影,在内耳道底前上部沿耳蜗外缘向前外侧方向走行,止于膝状窝,位于耳蜗内上缘上方。在耳蜗冠状面图像上,耳蜗外上缘可见两个低密度圆点,内侧圆点为面神经管迷路段的断面,外侧圆点为面神经管鼓室段起始部。

面神经管迷路段发育变异:面神经管颞骨段的先天异常较多,HRCT 曲面重建图像是显示面神经管的可靠方法。

一项研究中发现面神经管迷路段的变异有以下5 种:

(1)骨壁裂缺,起始部开口向前内移位,第一膝角度增大,长度增加和分叉畸形。面神经管裂缺常见,文献报道其发生率达到 35%~76%,而 90% 的裂缺发生于鼓室段,可以认为是一种发育变异。Reichert 软骨与耳囊间的连接位于鼓室段,此处是骨壁缺失最常发生的部位。面神经迷路段裂缺少见,其发生率为 10%~15%。面神经管骨壁缺失可分为骨管完全缺失和部分缺失,面神经管迷路段骨壁裂缺主要位于膝状窝,常位于其前壁和 / 或上壁,骨壁缺损后面神经裸露,与硬脑膜相邻,若膝状神经节疝出神经管外,则应与发生于此处的面神经鞘瘤鉴别。

(2)正常面神经管迷路段起始于内听道底前上部,位于内听道外三分之一。若起始部位于内听道外三分之一以内,则为向前内移位。文献报道面神经管迷路段向前内侧移位多伴有耳蜗畸形,但常不伴随 Mondini 畸形。胚胎发育过程中面神经的过早分化,可能是造成面神经管移位的原因,依据颞骨发育的程度,面神经管移位可发生在面神经管的不同区段。手术过程中经岩前入路打开内耳道时,需准确判断耳蜗和骨迷路的位置,术前 HRCT 扫描结合面神经管曲面重建图像可发现面神经管的先天变异,避免术中损伤面神经。

(3)面神经管第一膝的角度是指以膝状窝为中心、迷路段和鼓室段长轴之间的夹角,利用颞骨标本的实际测量值与 HRCT 测量值相似,均约 75°。一组资料中面神经管第一膝的角度为 96°~126°,平均107.2°,角度明显增大。第一膝角度增大通常与迷路段开口向前内移位伴随发生,膝状神经窝的位置相对固定,若面神经管迷路段向前内侧移位,则引起第一膝角度的增大。同时面神经管迷路段开口向前内移位时,可引起迷路段长度增加和内听道垂直嵴增宽。

(4)正常面神经管迷路段的长度为 2~4 mm,而该组资料中面神经管迷路段的长度为 5.2~8.3 mm。

(5)面神经管迷路段分叉畸形非常少见。仅有少量文献报道。面神经管分叉畸形可以发生于面神经的各个节段,常位于乳突段,而迷路段最为少见。一般认为迷路段面神经分叉,一支为面神经,另外一支为中间神经,中间神经较面神经细,但两者的骨性管道直径相当。面神经分叉的胚胎起源尚不清楚,胚胎发育早期的异常分支可能是导致面神经管分叉的原因。面神经管迷路段分叉畸形不一定伴有其他颞骨畸形。

面神经管迷路段存在多种先天变异,且常伴有同侧耳蜗畸形。颞骨 HRCT 结合多平面重建及曲面重建图像可以清晰显示面神经管迷路段的先天变异,有利于本病的诊断,避免手术中医源性面神经损伤。

附:具体研究资料:一组 16 例患者共发现 30 侧面神经管迷路段存在先天变异,可分为以下 5 种类型:1 型,膝状神经窝骨壁裂缺;2 型,起始部向前内移位;3 型,第一膝的角度增大;4 型,长度增加;5 型,分叉畸形。

第九章　耳聋

第一节　突发性耳聋伴眩晕

内耳外淋巴液增强 MRI 是诊断梅尼埃病和迟发性膜迷路积水的重要手段,能较好地显示内耳膜迷路形态及对比剂在迷路中的分布情况,从而可能解决突发性耳聋患者面临的 2 个临床问题。第一,部分突发性耳聋伴眩晕症状的患者可能存在膜迷路积水,但缺乏直观的影像学依据;第二,通过鼓室注射药物的方法治疗突发性耳聋,医师需要了解患耳圆窗膜渗透性的问题。

伴眩晕突发性耳聋患者膜迷路积水:突发性耳聋除突发性听力下降症状外,约 40% 患者伴有眩晕,由此推测突发性耳聋患者存在膜迷路积水的可能。目前判断膜迷路积水的方法主要有前庭诱发肌源性电位检查及蜗电图,但这 2 种方法均为间接手段,缺乏直接的诊断依据,导致治疗过程是否行脱水治疗存在争议。

一项研究中,内耳外淋巴液增强 MRI 上,含有钆对比剂的外淋巴间隙为高信号,同时由于内外淋巴屏障的存在,对比剂无法进入膜迷路,低信号区即为膜迷路。膜迷路积水主要表现为椭圆囊及球囊扩大,影像上表现为迷路内低信号区扩大。该项研究结果显示,25% 突发性耳聋伴眩晕患者存在膜迷路积水,与 Chen 等(2012)的结果一致,从影像上直观显示了膜迷路形态。

突发性耳聋患者圆窗膜改变:根据内耳外淋巴液增强 MRI 的成像原理,迷路中高信号是由于钆对比剂进入外淋巴间隙所致。因此,信号强弱与外淋巴液中钆对比剂浓度相关。在相同条件下,注入鼓室中的钆剂浓度及剂量一致,迷路内钆剂浓度的不同就在一定程度上反映了圆窗膜的渗透性。

该项研究中,虽然患耳与无症状耳内耳外淋巴液增强 MRI 成功率无差别,但患耳耳蜗三维液体衰减反转恢复(3D-FLAIR)信号强度明显低于无症状耳,说明突发性耳聋患耳除存在膜迷路积水外,圆窗膜渗透性亦发生改变。

圆窗膜具有半透膜性质,其渗透性在中耳与内耳间的物质交换中起重要作用,临床上正是利用这一特性而采用经鼓室途径给药治疗突发性耳聋。突发性耳聋患者除圆窗膜本身可能存在病变外,其渗透性下降也与膜迷路积水有关。扩大的膜迷路挤占外淋巴间隙,导致压力升高,影响了圆窗膜对钆对比剂的渗透功能。该项研究中,突发性耳聋患者内耳外淋巴液增强 MRI 结果提示患耳的圆窗膜渗透功能下降,临床在选择经鼓室注射药物治疗突发性耳聋时,应充分考虑该因素,调整药物剂量或改变给药途径。

该项研究测量迷路钆对比剂信号强度的部位选择耳蜗底转,主要原因是钆剂从鼓室进入内耳,首先分布在耳蜗底转,只要内耳外淋巴液增强成功,底转上应有钆剂分布。另外,为了个体间信号强度具有可比性,该项研究主要观察的指标是耳蜗底转信号与同层脑干信号的比值。

该项研究的局限性:在于迷路 MRI 三维液体衰减反转恢复(3D-FLAIR)序列信号强度与淋巴液中钆剂的浓度是否呈线性正相关,圆窗膜对钆对比剂的渗透性是否与临床治疗药物如糖皮质激素一致尚不清楚,今后有待于进行深入研究。

综上所述,突发性耳聋患耳外淋巴液增强 MRI 显影减弱,提示突发性耳聋患耳的圆窗膜渗透性受损的可能。伴眩晕的突发性耳聋患者在 MR 内耳水成像排除其他病因的基础上,可引入内耳外淋巴液增强 MRI 判断是否存在膜迷路积水。

第二节　成人听力下降

准确显示和诊断导致听力下降的病变对制定治疗方案至关重要,HRCT 和 MRI 能准确客观地显示病变,在诊断和治疗中发挥着巨大作用。

表 1-7-9-1　5198 例听力下降患者中影像学检查阳性各种病变的构成百分比

病变	病例数	%	病变	病例数	%
慢性化脓性中耳炎	4121	79.28	颞骨肿瘤及肿瘤样病变	68	1.31
外中耳畸形	228	4.39	骨化性迷路炎	38	0.73
内耳畸形	212	4.08	耳硬化症(混合型)	29	0.56
外伤后听骨链损伤	140	2.69	外伤后鼓室或乳突内积血	24	0.46
听神经瘤	122	2.35	耳硬化症(耳蜗型)	14	0.27
迷路动脉压迫前庭蜗神经	113	2.17	外伤后耳蜗或内耳道损伤	7	0.13
耳硬化症(窗型)	77	1.48	外伤后颞叶挫裂伤	5	0.10

比较影像学:听力下降患者首先要明确是器质性还是功能性听力下降,现代影像学检查(主要包括 HRCT 和 MRI)能清楚显示器质性病变:HRCT 显示颞骨、乳突病变最佳,MRI 显示内耳、听神经及听神经中枢异常优于 HRCT;其次,要明确是传导性、感音神经性还是混合性听力下降。听觉通路由外耳、中耳、内耳、听神经、听中枢组成,这条通路的任意部位受损均可导致听力下降。外耳和中耳异常导致传导性听力下降,内耳、听神经及听中枢病变引起感音神经性听力下降,而混合性听力下降时传音和感音系统均受损。

HRCT 和 MRI 能对上述病变进行准确定位,为临床诊断和制订治疗方案提供重要依据。

一组研究结果显示成人听力下降患者中,中耳炎占绝大多数,而 HRCT 显示中耳炎最佳,故 HRCT 检出病变的总阳性率高于 MRI。同时行 HRCT 和 MRI 者的病变相对较大,故两者的病变显示率无显著差异。大多数传导性听力下降患者为中耳炎,因此 HRCT 和 MRI 诊断此类病变的阳性率相近,但 MRI 能发现颅内并发症。

儿童感音神经性听力下降常见病因为内耳先天畸形,MRI 检出病变的阳性率较高。而大多数成人感音神经性听力下降病因不明确,可能与病毒感染和血液循环障碍有关,而 MRI 难以发现微血管、免疫相关性病变造成的耳蜗损伤,因此成人感音神经性听力下降的 MRI 诊断阳性率较低。同时行 HRCT 和 MRI 患者,MRI 阳性率比 HRCT 高是因为患者多为蜗后聋,MRI 显示听神经、听中枢病变优于 HRCT。混合性听力下降多见于长期慢性化脓性中耳炎患者,HRCT 为首选。

不同 MRI 序列、层面的显示:内耳水成像对前庭蜗神经阙如、迷路动脉压迫前庭蜗神经的显示优于 T_2WI,提示内耳水成像为神经性聋(蜗后聋)的首选检查方法。对微小听神经瘤的显示内耳水成像与 T_2WI 无显著性差异,可能与样本数目较少有关。HRCT 显示骨迷路异常优于 MRI,而显示迷路腔淋巴液异常首选 MRI,因此联合应用 HRCT 和 MRI 可提高对迷路炎的显示率。早期迷路炎 HRCT 无阳性发现、高分辨力 T_1WI、T_2WI 示迷路腔内淋巴液信号正常,而增强后 T_1WI 上可见强化;迷路炎纤维化期 HRCT 仍可表现正常,但高分辨力 T_2WI 显示迷路腔淋巴液高信号降低、增强后 T_1WI 多呈轻度强化。

该组结果提示内耳水成像显示迷路炎优于增强后 T_1WI,可能因为病变仅有轻度强化或无强化而漏诊。综上所述,成人听力下降以传导聋多见,且最常见病因为中耳炎,影像学检查首选 HRCT,感音神经聋应联合使用 HRCT 和 MRI 以提高病变显示率。

第十章　耳鸣

耳鸣患者颞骨异常发生率

表 1-7-10-1　1015 例耳鸣患者颞骨部位异常发生率

病变	例数	%	病变	例数	%
颈静脉窝高位	414	40.79	听神经瘤	6	0.59
乙状窦异常	387	38.13	颈静脉鼓室球瘤	3	0.30
中耳乳突炎	148	14.58	内耳畸形	3	0.30
中颅窝低位	70	6.90	外耳道炎	2	0.20
内耳道内血管袢	42	4.14	颞骨骨折	2	0.20
颅内动脉、颈动脉异常	26	2.56	面神经瘤	1	0.10
颈内静脉异常	14	1.38	面神经炎	1	0.10
耳硬化症	12	1.18	面神经管部分缺如	1	0.10
听小骨畸形	10	0.99	外耳道耵聍	1	0.10
前庭导水管扩大	8	0.79	颞下颌关节半脱位	1	0.10

表 1-7-10-2　搏动性耳鸣及非搏动性耳鸣患者的 4 种常见颞骨异常发生率(1015 例)

耳鸣类型	例数	颈静脉窝高位		乙状窦异常		中耳乳突炎		中颅窝低位	
		例数	%	例数	%	例数	%	例数	%
搏动性耳鸣	145	63	43.45	96	66.21	10	6.90	4	2.76
非搏动性耳鸣	870	351	40.34	291	33.45	138	15.86	66	7.59
χ^2 值		0.496		56.537		8.021		4.511	
P 值		>0.05		<0.01		<0.01		<0.01	

耳鸣,分搏动性耳鸣(PT)与非搏动性耳鸣(NPT),多数为非搏动性耳鸣,呈持续性高调或低调耳鸣。搏动性耳鸣占耳鸣的 4%,节律与脉搏一致。目前研究重点在于耳鸣的治疗,对病因诊断报道较少。耳鸣影像学研究文献较少,对影像检查的优化有待完善。

影像学研究

影像检查方法:增强后 HRCT 不仅可显示颞骨的骨壁缺损及走行于此区的动脉和静脉,而且还能显示小的骨壁缺损及其与动脉和静脉之间的关系。该技术已成功用于诊断乙状窦沟骨壁缺损引起的搏动性耳鸣,同时为研究颞骨蜂房与动静脉之间骨壁

缺损等发育变异,与搏动性耳鸣之间的关系提供了研究平台。

该研究中总阳性率为 75.57%,对耳鸣诊断可提供较大的帮助。平扫 HRCT、增强后 HRCT 及同时行 HRCT 和 MRI 者的阳性率均较高,单独应用 MRI 检查阳性率较低,因此对于耳鸣患者可先行 CT 检查。对耳鸣患者,应行详细的问诊、体检、听力学检查,区分耳鸣性质,然后选择不同的检查方法。

搏动性耳鸣检查方法的选择:该组中搏动性耳鸣发生率为 14.29%(145/1015),搏动性耳鸣应高度怀疑存在血管异常的可能性。该组中颅内动脉及颈内动脉异常的发生率为 2.56%,平扫 HRCT 可显示

动脉在骨质内的走行情况、动脉壁钙化及斑块，增强后 HRCT 可直观观察动脉的狭窄情况及其与骨质的关系，可作为首选方法。MRI 难以显示骨质及钙化情况。MRA 有其优势，无放射性、无需注射对比剂即可血管成像，对碘剂过敏的患者可首选 MRA。

动静脉畸形血管湍流可产生搏动性耳鸣，以大脑内动静脉畸形、硬膜动静脉畸形常见，增强后 HRCT 及 MRA 可清晰显示，外伤性动静脉畸形则首选 CT，可同时观察颅骨骨折及颅内出血。耳鸣患者乙状窦异常发生率总体居第 2 位，但在搏动性耳鸣患者中居第 1 位，增强后 HRCT 的阳性率明显高于其他检查，推荐诊断为搏动性耳鸣患者的首选方法。乙状窦裸露表现为患侧乙状窦沟前壁或前外侧壁骨质缺损，边缘毛糙，乙状窦直接与乳突蜂房相邻。

乙状窦憩室为乙状窦局部通过骨壁缺损处突入乳突蜂房内形成囊状改变，表现为乳突蜂房内软组织密度影，边缘光整，与乙状窦相连，并同步强化。乙状窦血栓表现为增强后乙状窦内的局部充盈缺损影。乙状窦异常致搏动性耳鸣的文献多为个案报道，有研究者报道乙状窦沟局部骨质缺损及乙状窦憩室是形成搏动性耳鸣的原因之一，增强后 HRCT 可明确诊断。颈静脉球窝高位发生率最高，首选平扫 HRCT 而不是增强后 HRCT，其原因在于颈静脉球窝与颞骨骨质关系密切，HRCT 即可观察。迷路动脉压迫蜗神经可引起搏动性耳鸣，该组 42 例均为 MRI 发现，HRCT 不能显示。MRI 水成像序列（3D FIESTA）可显示内耳道内神经和血管之间的关系，因此，显示率最高。肿瘤性病变是引起搏动性耳鸣的另一类原因，主要是富血供性肿瘤，影像检查应综合 HRCT 及 MRI，CT 可观察到骨质破坏情况，通过 MRI 观察肿瘤范围更清楚，因此，增强后 T_1WI 必不可少。

非搏动性耳鸣影像检查方法的选择：中耳乳突炎常伴咽鼓管异常开放或关闭，可产生持续性耳鸣，HRCT 为首选检查方法，怀疑颅内并发症时，MRI 为必要的检查手段。前庭导水管扩大、耳硬化症、内耳畸形等内耳病变可导致非搏动性耳鸣，HRCT 为首选。听神经瘤可表现为高调持续性耳鸣，MRI 为首选，尤其是较小听神经瘤位于内耳道内，CT 检查为阴性，水成像序列可见内耳道脑脊液信号消失，增强后肿瘤强化。

耳鸣的影像检查流程：搏动性耳鸣患者怀疑血管源性时首选增强 HRCT。迷路动脉压迫蜗神经需行 MR 水成像。肿瘤性病变应联合使用 HRCT 及 MR 检查。非搏动性耳鸣患者首选 HRCT，可发现大多数病变。如结果阴性，可行 MRI 检查，联合应用二者可提高检出率。

该研究为回顾性研究，虽然该院对耳鸣颞骨 CT 和 MR 检查流程和方法按照统一规范完成，但是对于检查方法阳性率的比较不是同一患者同时行 2 种检查方法进行的比较，也不是通过完全随机突然进行的检查结果，与医师选择检查方法的偏向有一定关系，结果可能有偏差。

仅对 CT 和 MR 检查的阳性率进行分析，未考虑灵敏度、特异度等参数。而且，CT 和 MR 检查的阳性率与众多因素有关，包括患者的构成、仪器、药剂、扫描与重建参数的选择等，今后需要采取完全随机的前瞻性研究来进一步完善。

乙状窦异常为搏动性耳鸣患者最常见的颞骨异常，搏动性耳鸣可首选增强后 HRCT。颈静脉窝高位为非搏动性耳鸣患者最常见的颞骨异常，非搏动性耳鸣可首选 HRCT。内耳道内血管压迫神经可首选 MR 水成像序列。该研究可为规范与优化耳鸣患者的影像检查流程和检查方案及提高诊治水平提供客观依据。

第十一章　外耳道

第一节　外耳道肿块

外生骨疣是外耳道最常见的实性肿瘤，呈良性，宽基底的过度生长，有长期冷水接触史；骨瘤表现为单侧局部骨质的过度生长，有蒂，表面覆盖的软组织正常，没有侵袭性生长的特点；胆脂瘤为单侧外耳道内软组织肿块，侵蚀性骨质破坏（但不是溶骨性骨破坏）是特征性表现，50% 的外耳道壁内骨质呈"鳞片"状改变；炎症后外耳道内侧部纤维化表现为外耳道内侧部增厚的纤维肿块，无骨质侵蚀，常继发于外耳炎、中耳炎或手术后；坏死性外耳道炎一般见于老年糖尿病患者，是严重感染，常向邻近结构蔓延，并继发假单胞菌感染，影像学表现为外耳道内有肉芽组织并可伴外耳道下方的骨和软骨结合部骨质侵蚀，诊断的关键是老年糖尿病史和外耳道骨质侵蚀；外耳道癌的特征是不规则肿块伴溶骨性骨破坏，但肿瘤较小时可无骨破坏，需活检才能确诊；外耳道阻塞性角化病常见于伴发鼻窦炎和支气管扩张的年轻患者，表现为双侧外耳道充填角蛋白，外耳道弥漫性扩张，但无骨质侵蚀。

第二节　耳后皮肤外毛根鞘癌

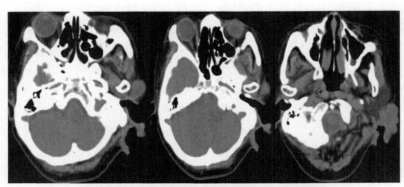

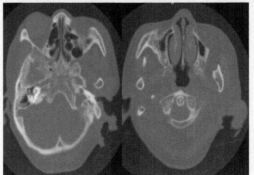

图 1-7-11-1　耳后皮肤外毛根鞘癌

患者,女,65岁。

因左耳后肿物16月余伴破溃7月余入院。左耳后皮肤破溃,破溃面可见红色肉芽样组织表面覆盖干痂,未见渗出,基底硬性浸润,界限不清,创面边缘皮肤不规则隆起,轻度充血,局部触痛明显。

病理诊断:左耳后皮肤外毛根鞘癌。(影像学检查见图1-7-11-1)

第三节　外耳道炎性肌成纤维细胞瘤

炎症肌成纤维细胞瘤,曾被称为炎性假瘤、浆细胞肉芽肿等,WHO(2002)软组织肿瘤国际组织学分类正式将其命名为炎性肌成纤维细胞瘤。定义为由分化的肌成纤维细胞性梭形细胞组成,常伴大量浆细胞和或淋巴细胞的一种肿瘤。

炎症肌成纤维细胞瘤属交界性肿瘤,好发于儿童及年轻人,平均年龄10岁。炎症肌成纤维细胞瘤一般表现为占位性膨胀软组织影,密度不均,或伴钙化。

发生于外耳道的炎症肌成纤维细胞瘤需要和外耳道鳞癌、腺癌、胆脂瘤等鉴别。外耳道鳞癌、腺癌患者一般发病年龄较大,一些研究者统计17例外耳道鳞癌和腺癌,患者年龄分别为48~85岁和46~55岁。胆脂瘤亦可见于儿童及青年人,但骨质破坏的边缘一般较规整,有时可见硬化边。确诊有赖于病理学检查。

第四节　耳后外耳道瘘和表皮囊肿

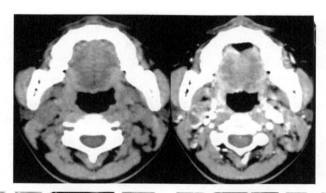

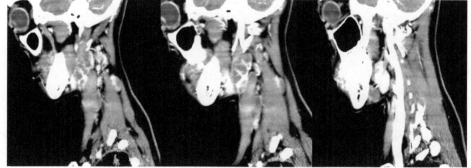

图1-7-11-2　耳后外耳道瘘和表皮囊肿

患者,女,37岁。CT诊断:淋巴结炎,淋巴结结核待排。病理诊断:(右耳后)外耳道瘘;(右耳后)表皮囊肿。(影像学检查见图1-7-11-2)

第十二章　内耳道

第一节　内耳道肿块

脑膜瘤表现为基底位于硬脑膜的肿块,有"脑膜尾征",内耳道内的脑膜瘤与听神经鞘瘤相似,但少见;听神经瘤肿瘤位于内耳道内,即使肿瘤主要位于脑桥小脑角区内,内耳道内听神经也常受累;面神经鞘瘤如局限于脑桥小脑角区和内耳道,可与听神经鞘瘤相似,但面神经鞘瘤常累及面神经迷路段,可帮助鉴别;转移瘤和淋巴瘤可为双侧脑膜的多发病变,常有全身肿瘤病史或其他相关病变;神经结节病常为多发病变,以硬脑膜为基底、漏斗垂体柄受累可帮助鉴别。

第二节　内耳道的单侧扩大

两侧内耳道的明显不对称通常见于脑桥小脑角肿瘤,最常见为听神经瘤。据一般统计,10% 以下的健康人在内耳道的垂直高度和 / 或后壁的长度,两侧比较,分别可有 1 mm 或 2 mm 的差异。Weinberg 等（1981）报告 3 例病人,年龄为 20、36 和 44 岁,两侧内耳道显著的不对称,在高度上相差最大者为 13 mm,在长度上为 5 mm,他们均无与脑桥小脑角区相关的临床症状,X 线平片、多轴位断层片均见扩大的内耳道皮质边缘完整, 2 例碘水脑池造影与 CT 均未发现异常,第 3 例作进一步神经放射学研究,无听力障碍,追踪 7 年仍未发现脑桥小脑角病变的表现。该研究者认为,两侧内耳道不对称且无症状,后壁长度差大于 3 mm,高度差大于 2 mm,可能都属于发育上的变异。

第三节　内耳道狭窄 X 线诊断的陷阱

有研究者曾报告内耳道异常狭窄并压迫内容物的一种新的综合征,此类狭窄（或称小道综合征）在 X 线平片或颞骨断层片上表现为内耳道直径 3 mm 或更小,经水溶性碘对比剂脑池造影显示特征性内耳道缩窄及不充盈。 这种狭窄发生于颞骨的血管神经沟内,在颞骨标本照片上也可观察到。然而,Pagani 等（1980）的研究资料表明,此综合征的 X 线诊断标准用处不大,因为内耳道的管道内部分在骨性内耳道口内侧终止,任何出现在该口内侧的狭窄都是管道外的,并且不会包绕压迫颅神经,乃因其不在骨性管道之内。

况且,作为正常发育变异,在正常后颅窝水溶性对比剂造影检查时,内耳道可以不充盈,因而这些征象不宜作为小道综合征的 X 线可靠诊断标准,该研究者将此称作内耳道狭窄 X 线诊断的陷阱。

第四节　听神经瘤（神经鞘瘤）病例

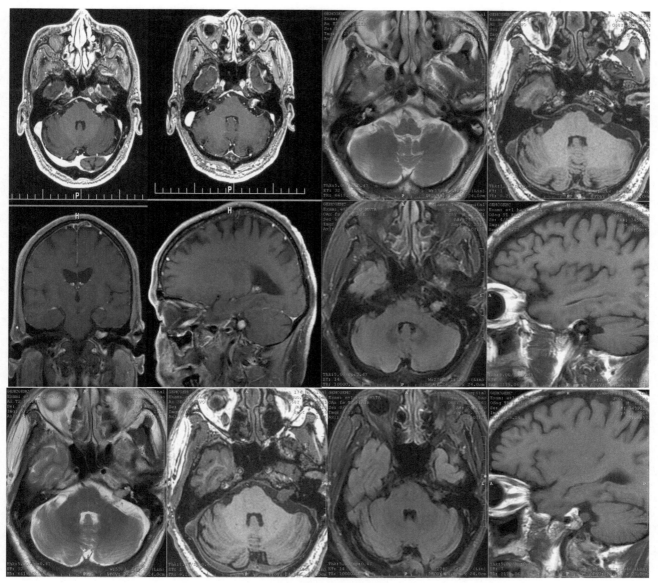

图 1-7-12-1　听神经瘤

患者，男，68 岁。

左眼闭合不全，口角右歪 1 年余入院。患者缘于 1 年前无明显诱因发现左眼闭合不全，口角右歪，无头痛、头晕、恶心、呕吐，无发热，无耳鸣，无外耳道流液、流脓，无视物旋转、行走不稳，无意识不清，无颜面部疼痛及感觉障碍，无吞咽困难、饮水呛咳等，当时程度不重，未就治，之后上述症状缓慢加重。

病理检查：常规病理诊断：内耳道肿物活检标本：良性梭形细胞肿瘤，待做免疫组化检测进一步分类。免疫组化诊断：内耳道肿物活检标本：良性梭形细胞肿瘤，部分细胞表达神经性标记，部分细胞表达平滑肌标记，围绕血管，血管较丰富，管壁厚薄不等。倾向听神经瘤（神经鞘瘤），静脉性血管瘤不能排除。请结合手术所见进行研究。（影像学检查见图 1-7-12-1）

第五节　小的小管内的听神经瘤的假阳性诊断

Lin & Silver（1973）报告 2 例假阳性造影检查，一为前庭神经炎致内听道不全充盈，一为蛛网膜炎及硬膜与第Ⅶ、Ⅷ颅神经之间的粘连，均误诊为听神经瘤。

当时造影技术为碘苯酯 1 ml 加多轴位断层，内耳液体分流（诊断性内耳迷路切开术）对于发现小的小管内的听神经瘤是一可靠的手段，当造影结果模棱两可或不满意时，或造影不能确定有否小管内肿瘤，疑有充盈缺损时，更应采用此术。

第十三章　颞骨

第一节　几种常见的颞骨变异和诊断陷阱

现代医学对影像学的要求越来越高,力求做到全面、快速、准确和无创诊断。影像学在现代医学领域中的作用越来越广泛。高分辨率 CT 的颞骨检查,能识别许多以前放射学文献没有涉及的重要结构。在儿童期,颞骨的变异经常可见,熟悉这些变异,不仅对颞骨各种病理条件下的鉴别诊断有很大帮助,而且使耳、外科医生在进行内耳、中耳及后颅窝手术前对这些正常变异有足够认识,避免误诊和手术损伤。

一、颈静脉球高位及颈静脉球高位伴裸露

颈静脉球为颈内静脉与乙状窦接合的膨大部,藏于岩骨后外底部的颈静脉窝内。在 CT 影像上,按照 Wadin 提出的标准以圆窗下缘及耳蜗底旋下缘为标志,如果颈静脉球窝顶高度超过这些标志,则为正常颈静脉球高位变异。高位颈静脉球多见于乳突气化不良者。右侧较左侧常见,高位颈静球的窝顶可呈憩室样隆起,贴近前庭导水管、蜗导管、耳蜗、圆窗、前庭、后半规管、面神经管降段和内听道,甚至因其侵占致骨缺损。

颈静脉球高位在 350 个儿童颞骨中有 12.6% 的发生率,右侧明显多于左个。并且在 44 个颈静脉球高位中有 13 个伴有颈静脉球裸露,颈静脉窝与中耳腔有一薄骨板相隔,如果此骨板缺损,颈静脉球可突入耳腔,颈静脉球的蓝色即可透过鼓膜下部隐约可见。

颈静脉球高位伴颈静脉球裸露,即不仅有颈静脉球高位,而且同时伴有颈静脉球窝顶壁骨质缺损。这种变异比单纯颈静脉高位更有临床价值。它常常使耳科医生误诊为颈静脉球瘤,颈静脉球瘤

多见于中年女性,儿童少见。肿瘤较大时,可在乳突部听见搏动性杂音,而且在 CT 影像上,医师能根据颈静脉球瘤的形态有效的排除诊断,颈静脉球可充满上中鼓室。而且鉴别出这种变异对耳外科医生是非常重要的,因为鼓膜切开术及耳部手术探查时常能引起出血不止的意外,而且在拟行耳后手术进路时比较麻烦。

二、颈静脉孔显著不对称

颈静脉孔由一个较小的前、内侧部分(神经部)和一个较大的后、外侧部(血管部)构成,两侧之间由一个完全或不完全的骨隔——颈静脉棘分开。在 CT 影像上,颈静脉孔的大小变化极大,但平均长 1.5 cm,宽 1 cm,2/3 的人右侧颈静脉较左侧大。

两侧颈静脉孔严重不对称由 Di Chiro 等(1984)提出,用颈静脉孔血管部的宽度 B、神经部的宽度 A 以及颈静脉孔的长度 C 总和作为颈静脉孔大小的标志,如果两侧颈静脉孔大小相差 20 mm 以上,且颈静脉孔无骨质破坏,则为颈静脉孔显著不对称变异。

颈静脉孔病理性扩大多发生在颈静脉球瘤,第 IX、X 及 XI 颅神经肿瘤,并且在病理条件下,颈静脉边缘有不规则的骨破坏,以及颈静脉棘的破坏,这是正常颈静脉孔与异常颈静脉孔非常重要的不同。

然而 Di Chiro 等报道在血管畸形中,颈静脉孔无骨质破坏而呈病理性扩大。鉴于条件有限,这种情况在一些研究者收集的资料中可能不能完全除外,这要在临床引起足够重视,可根据临床表现酌情进行进一步检查,区分正常与异常。一组收集的 160 位儿童颞骨 CT 影像中有 5 人发生此变异,其比

率为 3.1%，其中有 1 例两侧颈静脉孔大小相差最大达 24 mm。

三、乙状窦前位

一般说来，乙状窦前壁骨壁与外耳道骨性部后壁的间距在 1.2 cm 以上，但在少数人，此间距小于 1 cm，则属乙状窦前位。一组 347 个颞骨中有 5 个乙状窦前位，其中有 2 个在乙状窦前壁骨壁与外耳道后壁几乎没有前后空间。这种 CT 的距离测量在乳突窦腔手术前是非常重要的。前位的乙状窦可位于乳突小房内，这在耳外科手术时比较麻烦，尤其是拟行耳后进路手术时。一般来说，乙状窦前位的患儿耳后点的手术进路常常是不能进行的。

在研究颈静脉球高位、颈静脉球高位伴颈静脉球裸露、颈静脉孔显著不对称、乙状窦前位等变异时，应排除乙状窦区、颈静脉球区的肿瘤及炎性肿块。

四、耳蜗导水管开口扩大

耳蜗导水管是连接耳蜗底旋骨阶外淋巴管和后颅窝蛛网膜下隙的骨性通道。其内口起于圆窗膜前方，外口通至岩锥下缘。管长约 10 mm，前段细窄，宽约 0.1 mm，中段腔约 1 mm，普通 CT 图像上难以显示，通常在岩骨下部的 CT 横断层面可见此管下内段和漏斗状开口，常位于内听道下后约 5 mm，颈静脉窝顶上方的前内侧。此管可为迷路炎和脑膜炎的通路。

Rask-Anderson 等（1977）在 80 个颞骨标本上测量其外口的口径为 2.6~6.7 mm，（平均 4.2 mm）。Bhiimani（1984）报道在 CT 轴位片上测量其外口的口径（即前后距离）范围为 2.0~5.3 mm，如果超过 6 mm，则为发育变异。

耳蜗导水管开口扩大变异是先天性脑脊液漏的原因之一。脑脊液可经扩大的开口由卵圆窗或圆窗流入鼓室，并且在镫骨足板切除术及卵圆窗周围的手术时常常能增加脑脊液耳漏、脑膜感染的危险。一组资料 341 例儿童颞骨中，有 4.4% 的发生率，其中 1 例耳蜗导水管最大口径为 8 mm。研究耳蜗导水管开口扩大变异时，则应排除中耳及内耳的先天畸形及肿瘤。高分辨率 CT 的颞骨检查，能识别许多以前放射学文献没有涉及的重要结构。在儿童期，颞骨的变异经常可见，熟悉这些变异，不

仅对颞骨各种病理条件下的鉴别诊断有很大帮助，而且使耳外科医生在进行内耳、中耳及后颅窝手术前对这些发育变异有足够认识，避免误诊和手术损伤。

五、前庭导水管的观察

前庭导水管的影像学变化与扫描技术的关系：前庭导水管的形态主要随着以下两种情况而变化，断层平面与前庭导水管平面；个体的发育变异。

Walbrand 等（1974）提出前庭导水管与上半规管平面的夹角为 31°~65°，上半规管平面垂直于颞骨长轴。然而，由于个体差别，颞骨长轴并不总是与颅骨矢状面呈 45°。尽管 Gado 等（1975）在所有个体标本中均能观察到前庭导水管的近段，但在临床上，因头颅的位置关系，绝大多数矢状面也可显示前庭导水管，但斜矢状面更为有利。

斜矢状面 CT 扫描的优越性：前庭导水管解剖结构较为复杂，几何平面接近或平行于人体矢状面，因此斜矢状面最能反映其全长。理想的扫描线应完全平行于其平面，但由于解剖的变异，略有一些个体差异。

Wilbrand 等（1974）认为前庭导水管与上半规管平面夹角为 30°~65°，与矢状面呈 ±15°，因此每个人的投照角度略有不同，但同一常规角度基本都能显示前庭导水管远段。弯曲部较难显示。Gado 等（1975）采用矢状面体层扫描，10 例仅显示 7 例。许多研究表明 CT 图像的分辨力明显优于多轨迹体层。CT 扫描使用骨的滤过函数和重建技术可提高影像质量，复杂结构需三维重建及多体位扫描。

直接扫描图像比重建图像质量好，但有以下两种缺点：要求病人达到一定体位，操作较难；病人增加了 X 线照射剂量。

六、颞骨小骨内的腔洞

在颞骨断层照片上，有时见到完整健康的小骨中出现微小的腔洞或骨质缺损，且常见于年轻人，这情况属于正常，还是异常。Sandstrom & Wilbrand（1971）带着这个问题进行解剖组织学对照研究，指出这些腔洞或缺损是血管走行所致，在婴儿时期比成人后尤为明显，因为骨内的结合、融合生长随年龄增长而增加，此类腔洞属胚胎源性。锤骨与砧骨血

管为前鼓膜动脉的分支,它在小骨中与黏膜支交通。他们着重指出,此类腔洞属正常发育变异,切勿误认为骨病。

七、岩骨弧状隆突

经脑干、眶及颞叶的 CT 横断扫描,在颞叶外侧部分中央,恰在副海马回钩的内侧,可见一高密度结构,为岩骨弧状隆突之部分容积效应所致。弧状隆突内藏有上半规管,这不应误为脑膜瘤引起的骨质增生,或错认为颞叶包块内部出现钙化。

八、诊断陷阱

岩床韧带结节样致密钙化,可形似一侧岩骨不对称发育。两侧乳突气化可以不对称发育,一侧可过度发育,大而不对称的乳突气房可被误认为骨质破坏区。大的乳突窦可形似破坏病灶,也可被误认为胆脂瘤。两侧正常岩骨嵴的高度可以不对称,此现象有时可伴存三叉神经痛。

第二节　岩尖病变

颞骨岩锥位于内耳迷路内前方的一段称为岩尖部,位于前方的蝶骨和后方的枕骨之间,尖端以破裂孔为界,此锥体的底部以骨迷路和颈内动脉前为界,其上面由中颅窝、Meckel 腔及颈内动脉升段构成,后面为后颅窝及展神经走行的 Dorello 管,下面由颈静脉球和岩下窦组成。

由于岩尖部深在、位于颅底,而且周围缺乏良好的组织对比,所以这些客观难题使得普通 X 线检查大受限制。CT 和 MRI 技术的发展给岩尖部病变的诊断、鉴别诊断和治疗带来进步,也给岩尖病变的术前评价和手术入路的选择带来了很大的帮助。

岩尖先天性胆脂瘤、黏液囊肿和胆固醇肉芽肿 CT 均表现为岩尖区边缘光滑的膨胀性病变,前二者鉴别困难,MRI 均表现为长 T_1、长 T_2 信号,后者 MRI 表现为 T_1WI 和 T_2WI 均呈高信号;岩尖积液 CT 表现为岩尖气房密度增高,无膨胀性改变,大多数病例 MRI 表现为长 T_1、长 T_2 信号;岩尖炎 CT 表现为破坏性病变伴骨小梁及骨皮质缺失,MRI 表现为局限性液体,周边壁厚且强化,脑膜可强化;岩尖区恶性病变,临床表现缺乏急性的炎性病变症状;原发性恶性肿瘤(软骨肉瘤和脊索瘤等)CT 表现为斜坡、岩枕裂或岩尖的破坏性肿块;岩尖区转移瘤或非霍奇金淋巴瘤 CT 表现为岩尖区浸润性肿块伴溶骨性破坏,患者常有全身肿瘤病史或其他相关病变。

岩尖气化不对称在 MRI 上易误诊为病变,T_1WI 显示非气化侧岩尖呈等信号或高信号,无强化,脂肪抑制序列证实为正常不对称的岩尖黄骨髓,HRCT 示一侧岩尖为正常气房,对侧为正常岩尖骨髓腔;岩尖脑膨出常来源于 Meckel 腔,CT 表现为岩尖边缘光滑的膨胀性病变与 Meckel 腔相延续,MRI 表现为岩尖内长 T_1、长 T_2 信号病变,与 Meckel 腔脑脊液信号相延续。

诊断陷阱:在头颅标准后前位照片上,岩尖的乳突大气房投影于眼眶内,可形似听神经瘤的改变。

第三节　右乳突下低级别软骨肉瘤（Ⅰ级）

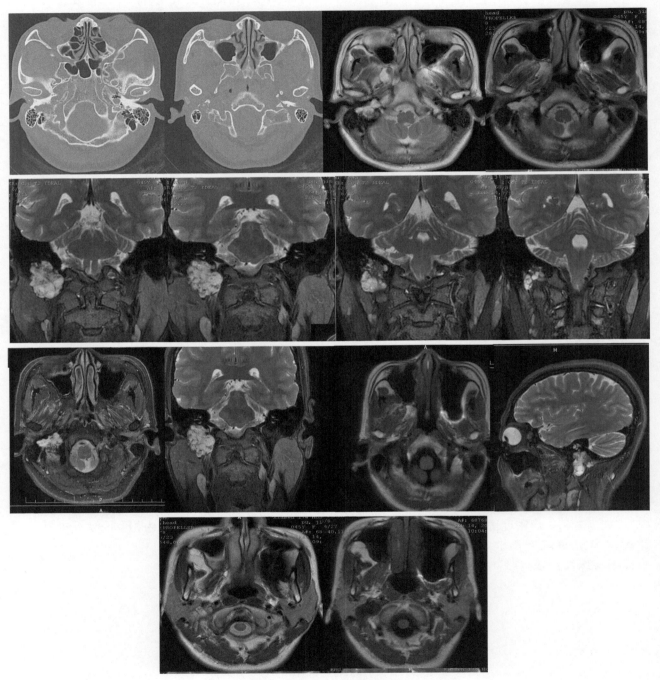

图 1-7-13-1　右乳突下低级别软骨肉瘤

患者，女，44 岁。发现右侧乳突占位 8 个月入院。

手术所见：见面神经肿胀充血明显，怀疑局部变性可能，进一步将乳突完整磨除，腮腺前移，暴露肿物，见面神经出颈乳孔处与肿物分界不清，肿物约 4 cm×3 cm 大小，与周围组织粘连，包膜较薄，内呈黄白色，质硬，用取瘤钳于显微镜下将肿物分块取出并送冰冻病理检查，并沿肿物下逐步分离暴露颈内静脉、颈内动脉、颈外动脉及舌咽神经、迷走神经、副神经、舌下神经及神经袢,见肿物与神经血管粘连,并向上内方侵入鼓室。肿物快速冰冻病理回报提示:"右乳突下肿物":软组织肿瘤,肿瘤细胞松散,细胞浆丰富、核轻度异型,背景呈黏液样变,低度或恶性潜能的软组织肿瘤可能性大(如黏液软骨肉瘤或脊索瘤),确诊待常规及免疫组化。考虑恶性肿瘤,遂拟进一步磨除外耳道后壁、下壁,暴露鼓室内肿物,向内暴露颈静脉孔,见乙状窦受压变形,将肿物完整摘除后,用软组织将咽鼓管开口封闭。

冰冻病理:右乳突下肿物:灰红色碎组织一堆,总体积1.5 cm×1 cm×0.6 cm,较大者切面灰白,质偏硬。冰冻病理诊断:右乳突下肿物:软组织肿瘤,肿瘤细胞松散,细胞胞浆丰富,核轻度异型,背景呈黏液样变,低度或恶性潜能的软组织肿瘤可能性大(如黏液软骨肉瘤或脊索瘤),确诊待常规及免疫组化。

常规病理:右侧乳突下肿物:灰褐色不规则组织一堆,总体积4.8 cm×3.5 cm×1.3 cm,切面灰红灰褐,质中,其中可见一骨组织,大小3 cm×0.5 cm×0.5 cm,质硬。面神经:灰褐色组织一块,大小1.2 cm×0.3 cm×0.2 cm,切面灰褐,质中。诊断印象:右侧乳突下肿物切除标本:可见残余低级别软骨肉瘤(Ⅰ级),检出淋巴结9枚,均为阴性。面神经切除标本:神经组织,周围见少许软骨组织。常规病理诊断:右乳突下肿物切除标本:软组织肿瘤,肿瘤细胞松散,细胞胞浆丰富,核轻度异型,背景呈黏液样变,倾向低级别软骨肉瘤(Ⅰ级),确诊待免疫组化。

免疫组化检测:阳性:Vimentin, S-100, CD99, PAS, AB, Masson, Ki-67(+<1%)阴性:Syn, CgA, CK(P), EMA, Desmin。免疫组化诊断:右乳突下肿物切除标本:结合免疫组化检测结果,诊断为低级别软骨肉瘤(Ⅰ级)。(影像学检查见图 1-7-13-1)

第四节　外伤后易误为骨折的颞骨结构 HRCT 识别

颞骨与周围:颞骨位于颧骨、蝶骨、顶骨、枕骨之间,参与构成颅腔侧壁和颅底。颞骨与邻近结构的骨缝包括蝶鳞缝、枕乳缝、顶乳缝、鳞缝、岩枕缝、蝶岩缝等。

岩枕缝表现为岩尖、斜坡之间的斜行骨缝,与颈内静脉窝前内侧相通。海绵窦内血液经岩枕缝内的岩下窦回流入颈内静脉。蝶岩缝分隔开岩尖、蝶窦。枕乳缝位于颞骨乳突部与枕骨之间。蝶鳞缝为蝶骨大翼、颞骨鳞部之间的骨缝,横断位、冠状位都可以显示。

乳突后方中点近枕乳缝,有乳突孔,乳突导静脉经乳突孔使耳后静脉或枕静脉与乙状窦相通。鳞缝、顶乳缝由于特殊的走行,颅骨三维图像上可以显示,横断位、冠状位难以显示,鳞缝、顶乳缝的移行处为顶切迹。

颞骨各部:颞骨由鳞部、岩部、乳突部、鼓部、茎突构成。鼓鳞缝、鼓乳缝横断位表现为外耳道前上壁、后下壁的骨缝,矢状位重组可以客观显示鼓鳞缝、鼓乳缝的空间关系。鳞部(关节后突)与鼓部之间为鼓鳞缝,有一薄骨嵴楔入其中,将此缝分为(前方)岩鳞裂、(后方)岩鼓裂。岩鳞裂前端起自 Glaserian 裂,通过鼓室盖和鼓窦盖至乳突部。Korner 隔是岩部、鳞部骨性分界,斜行走行,长短、厚度不一,将乳突气房分为鳞乳突气房、岩乳突气房,分别

通向乳突窦。岩鳞裂横断位表现为鳞部后侧一个短小、自前内向后外走行的骨缝,冠状位表现为鼓室上壁内的斜行骨性裂隙。

岩鼓裂(Huguier 管)位于下颌窝中,内有鼓索神经和锤骨前韧带穿出,且有上颌动脉的分支(鼓室前动脉)进入鼓室。岩鼓裂由于斜行走行,横断位、冠状位较难显示,行矢状位重组显示较好,直接矢状位扫描由于患者摆位的困难不易实现。

其他结构的构成:鳞乳缝位于鳞部、乳突部之间。乳突尖与茎突的茎乳孔是面神经出颅的孔道。岩部与蝶骨大翼、枕骨形成破裂孔。岩浅大神经通过面神经裂孔与面神经膝部相连。颈静脉孔由颞骨和枕骨围成。横断位岩部、鳞部之间可见鼓膜张肌半管、咽鼓管伴行,鼓膜张肌半管位于前上。

由于不熟悉上述颞骨自身或邻近骨缝的正常 CT 表现,是导致外伤后误诊为骨折的原因之一,而不能准确识别颞骨内一些正常结构,如单管、耳蜗导水管、前庭导水管等,是导致误诊的另一个原因。

单管,国内外仅有个别报道,横断位、冠状位表现为位于内耳道底后下与其平行的骨性裂隙,前庭下支的后壶腹神经(单孔神经)经单管分布于后半规管。

耳蜗导水管内口位于蜗窗,外口位于颈静脉窝内侧。外淋巴液通过耳蜗水管向蛛网膜下隙引流。

前庭导水管起自前庭内壁，向后下走行，开口于岩骨后缘，是内淋巴囊和内淋巴管通过的孔道。岩乳管横断位表现为位于内耳道上方上半规管层面弓形骨性裂隙，其内走行小脑前下动脉、弓下静脉。

乳突管位于颈内静脉孔后外侧、面神经管乳突段之间，其内走行迷走神经的分支（Arnold 神经）。鼓室小管冠状位表现为下鼓室、颈静脉窝之间斜行向前下走行的骨性裂隙，内走行有舌咽神经的鼓室下支（Jacobson 神经）。

颞骨自身的或邻近的各种骨缝，以及颞骨内单

管、耳蜗导水管等骨性管道，多有其特定的位置、形态，骨皮质连续，HRCT 表现较骨折线模糊，与颞骨骨折表现不同。

当骨缝不对称，骨缝出现分支，骨缝边缘不规则较易误诊为颞骨骨折。因此，熟悉并正确地认识颞骨相邻的或自身的各种骨缝、颞骨的各种骨性管道，可以减少颞骨骨折的误诊。另外，当外伤患者检查体位较难满足摆放标准，图像后重组校正体位出现偏倚时，进行双侧颞骨骨缝认真对比，或必要时短期复查，是减少颞骨骨折误诊的有效措施。

第五节　多发性骨化性纤维瘤

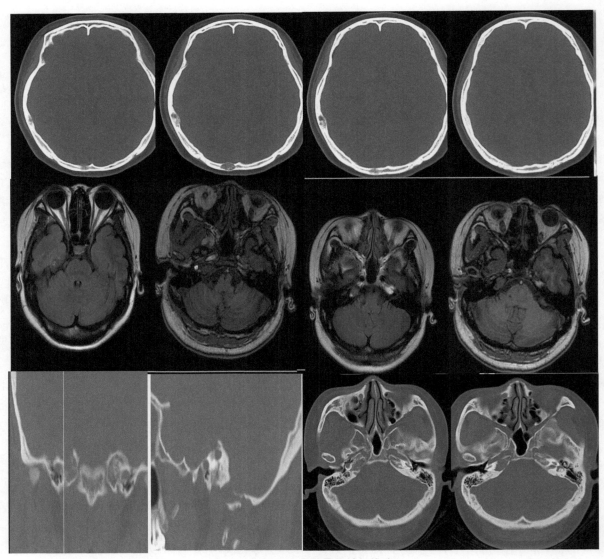

图 1-7-13-2　多发性骨化性纤维瘤

病例，女，28 岁。右耳听力下降 2 个月，眩晕 3 天入院。外院头颅 CT 提示右侧颞骨及枕骨低密度灶（影像学检查见图 1-7-13-2）。

病理检查：①右侧岩骨颅内占位性病变：灰褐色碎组织一堆，总体积 0.5 cm × 0.5 cm × 0.2 cm。②右侧颞骨：骨组织一块，大小 1.5 cm × 1 cm × 0.8 cm。③右侧枕骨：骨组织一块，大小 2 cm × 1.7 cm × 0.8 cm。

病理诊断：右侧岩骨、颞骨、枕骨颅内占位性病变：均为成熟的小梁、部分围以骨母细胞，大小不规则的骨小梁之间可见富有小管的密集和疏松纤维间质和少许骨样组织及多核巨细胞。送检的三处标本图像相同。综上，为多发性骨化性纤维瘤。

第八篇
颅底区及颅内外沟通性疾病

第一章　颅底及颅内外沟通性疾病

第一节　颅底沟通性肿瘤

部分源于颅底内、外组织或颅底骨本身的肿瘤，经由正常的腔隙、孔道破坏颅底骨质，侵犯颅底相关结构并分布于颅内和颅外，称之为颅底沟通性肿瘤。该类肿瘤具有位置深在、累及范围广泛、周围解剖关系复杂及临床表现多样等特点。因此，术前 CT 和 MRI 定位和定性诊断显得尤其重要。

颅底沟通性肿瘤分类：一般来说，学者们主张按沟通解剖部位分类：

颅眶沟通：眶颅沟通性肿瘤常有 4 个沟通渠道，每一沟通渠道各有其好发的肿瘤类别及颅内受累部位。最常见者是视神经管通道。如：视神经胶质瘤、视神经鞘脑膜瘤、视网膜母细胞瘤等。其次为眶上裂通道。常见者有神经鞘瘤、视神经鞘脑膜瘤、脑膜瘤、炎性假瘤等。眶下裂通道，主要为神经鞘瘤及脑膜瘤，较眶上裂通道少见。颅底骨缺损（破坏）通道，主要有颅底骨的骨肉瘤、软骨肉瘤、恶性纤维组织细胞瘤及泪腺癌、转移瘤等。

颅鼻沟通：鼻腔、鼻窦与颅内沟通，此类肿瘤主要有嗅神经母细胞瘤、鼻窦癌、脑膜瘤、颅咽管瘤、垂体瘤、鼻腔鼻窦小细胞神经内分泌癌及鼻腔 NK/T 细胞淋巴瘤等；鼻咽部与颅内沟通，主要有鼻咽癌、神经鞘瘤等。

颅鼻眶沟通：肿瘤发展到后期或恶性程度高的肿瘤，肿块巨大，常累及眼眶、鼻腔、鼻窦、颅底骨及颅内，有时甚至难以判断肿瘤的起源部位（嗅神经母细胞瘤、鼻腔 NK/T 细胞淋巴瘤等）。

一、影像学研究

CT、MRI 能清楚地显示肿瘤的部位及累及范围，尤其肿瘤与周围重要器官，如眼眶、脑组织的关系，对术前的分期、指导临床医师制订手术或放疗计划及评估预后均具有重要意义。

鼻眶颅沟通区有重要的动静脉及颅神经通过，术前正确地显示颅底沟通性肿块与这些结构的关系及沟通的路径，对于肿块的切除，减少或避免手术误伤重要结构等具有至关重要的作用。CT 像上能较好地显示眶上裂、眶下裂、视神经管、内听道等孔道的扩大及病灶周围的骨质破坏、增生、硬化；还可根据骨质的表现判断肿瘤的性质，但 CT 难于准确地显示病变的范围；CT 也能准确地显示鼻部骨性结构及变异，为鼻内镜手术提供解剖依据。因 MRI 软组织分辨率高，可多方位扫描，无骨的伪影，对颅底沟通性肿瘤的显示及对颅内和脑实质的浸润显示较 CT 有一定的优势，尤其是运用增强后脂肪抑制序列，可清楚显示病变向眼眶、颅底、颅内、翼腭窝、颞下窝等部位蔓延的范围，为手术定位、手术入路选择及制定手术方案提供了重要指导作用。

CT 很难鉴别肿瘤浸润与阻塞鼻窦引起的炎症或积液，易过高估计肿瘤范围，MRI 可清晰地辨别两者。一般情况下，肿瘤在 T_2WI 上为等信号或稍高信号，炎性组织或分泌物在 T_2WI 上呈高信号。但在显示肿瘤的钙化或骨化方面，MRI 不及 CT 敏感。

就颅底沟通性肿瘤而言，影像检查最大的价值在于定位诊断。定性诊断有时较困难，需结合临床表现及组织病理学检查进行综合判断。综合 CT 和 MRI 所见，再结合患者的病史及临床表现，术前部分病变能够做出定性诊断。

二、鉴别诊断

1. 颅眶沟通性肿瘤

脑膜瘤：CT 像上呈等或稍高密度，可见点状、线状或斑片状钙化，颅底骨质吸收破坏或硬化，眶上裂或视神经管扩大；MRI T_1WI 等信号或低信号，T_2WI 等信号或高信号；明显强化，可见"脑膜尾征"，视神经鞘脑膜瘤呈"双轨征"。

视神经胶质瘤：CT 多呈梭形均匀等密度肿块，沿视神经纵轴发展，穿过视神经孔向颅内浸润，视神经管扩大；MRI T_1WI 上呈低信号，在 T_2WI 呈高信号；轻中度强化。

视网膜母细胞瘤：CT 表现为眼球后极钙化肿块影，视神经管扩大、视神经增粗迂曲，骨质破坏。MRI T_1WI 呈等信号，T_2WI 呈高信号。

神经鞘瘤：CT 呈等、稍低低密度；MRI T_1WI 呈低信号，T_2WI 信号不均匀伴内部斑点状高信号，周围可见低信号纤维包膜；轻中度不均匀强化，多有囊变。

泪腺腺样囊性癌：CT 表现为泪腺区长圆形、扁平形或不规则形稍高密度肿块影，可有点状或结节状钙化，邻近眶壁"虫蚀"样骨质破坏；T_1WI 呈低信号或等信号，T_2WI 多呈等信号或稍高信号；中到高度强化。部分腺样囊性癌与外周神经有较高的亲和性，易沿着脑神经经过颅底的孔洞进入颅内，可使颅底骨结构外观保留完整，颅内病灶可能并不与泪腺区病变相连，即：所谓"跳跃转移"。

颅眶沟通性肿瘤均可表现为"哑铃征"，脑膜瘤可见钙化及"双轨征"，视神经胶质瘤轻中度强化，视网膜母细胞瘤眼球后极钙化肿块，神经鞘瘤多有囊变等有助于鉴别；CT 增强扫描低密度区中伴团状稍高密度改变为神经鞘瘤最具特征的影像表现之一。

2. 颅鼻沟通性肿瘤

鼻咽癌：CT 平扫表现为鞍旁接近等密度的肿块，斜坡和蝶骨体骨质破坏；T_1WI 为稍低信号，T_2WI 多呈稍高信号或等信号；增强扫描呈明显强化。

颅底骨肉瘤：CT 表现为病变区不同程度骨质破坏伴颅内外形态不规则软组织肿块，肿块内常见数量及密度不一的"棉絮"状、"放射"状、"象牙"状肿瘤骨；T_1WI 上主要呈低信号，T_2WI 多为中等信号，信号不均，内有散在长 T_1、短 T_2 信号，对应 CT 所显示的肿瘤骨；中高度不均匀强化。

颅底脊索瘤：常累及斜坡、鞍区、中颅窝；CT 表现为以斜坡为中心的骨质破坏，骨破坏区内或软组织肿块内可见小片状或点状高密度骨化或钙化影；瘤内含黏液样及胶样物质，因此 T_2WI 上为明显高

信号，增强扫描肿块轻中度边缘或分隔状强化；MRI 主要表现为混杂信号软组织肿块影，内可见散在斑点样高信号及低信号影，与瘤内囊变坏死、出血和钙化有关。

侵袭性垂体瘤：生长速度不均，易发生囊变、出血，CT 表现为等密度为主的混杂密度肿块，蝶鞍骨质破坏；T_1WI 及 T_2WI 主要以混杂信号多见；中度不均匀强化。

嗅神经母细胞瘤：起源于筛骨筛板或鼻腔嗅区黏膜的嗅神经细胞，CT 表现为肿瘤较大，中央常有小点状坏死、钙化和骨化，使肿瘤密度不均匀；T_1WI 稍低信号，在 T_2WI 上以稍高信号为主，信号不均，可夹杂斑片状更高信号或点状、条状低信号；强化明显。

鼻腔 NK/T 细胞淋巴瘤：CT 可见软组织影沿窦壁蔓延，侵入筛窦的肿瘤也可经筛板进入前颅窝或破坏眶壁骨质进入眶内；T_1WI 肿瘤呈等信号或稍低信号，T_2WI 呈等信号或不均匀稍高信号，信号强度高于肌肉但低于鼻黏膜；肿瘤呈轻至中度强化，可能和瘤细胞以血管为中心弥漫性浸润致血管破坏有关。

颅鼻沟通性肿瘤以鼻咽癌最为常见，鼻咽癌堵塞咽鼓管开口可导致中耳乳突炎，是鼻咽癌的重要间接征象；坏死少、强化明显、钙化或骨化可作为嗅神经母细胞瘤与其他鼻源性肿瘤的鉴别点之一；T_2WI 明显高信号是脊索瘤区别垂体瘤和鼻咽癌的特征性征象；鼻腔 NK/T 细胞淋巴瘤多原发于下鼻甲或鼻中隔前部，倾向于沿鼻黏膜弥漫浸润并循窦腔自然生长，骨质破坏相对较轻。

3. 颅眶鼻沟通性肿瘤　一些恶性肿瘤晚期或生长迅速的高度恶性肿瘤，肿块巨大，形成颅眶鼻沟通，一组有鼻腔鼻窦小细胞神经内分泌癌、恶性脑膜瘤、鼻咽癌、蝶窦癌、嗅神经母细胞瘤及骨肉瘤，此时影像表现无特异性，较难判断肿瘤的起源。

颅底沟通性肿瘤的诊断思路：首先根据肿块主体位置判断肿瘤起源，观察肿瘤的大小、形态及累及范围，进行定位诊断；然后根据病灶的密度、信号、强化方式及骨质情况进行初步的定性诊断；如有典型的影像学表现，部分肿瘤可进行定性诊断，但最终确诊还需依赖组织病理学检查。颅底沟通性肿瘤不论是良性还是恶性，对患者的危害均很大，因此定位诊断对于临床治疗方式及手术入路的选择尤为重要。

综上所述，术前 CT 和 MRI 能准确显示颅底沟

通性肿瘤的部位、大小、范围、毗邻及沟通途径等情况,为临床选择手术入路提供了良好的解剖关系;

CT 和 MRI 对部分颅底沟通性肿瘤定性诊断有一定的提示作用。

第二节　沟通性脑膜瘤

脑膜瘤绝大多数具有特征性的 CT 和 MRI 表现,术前多能作出正确的影像学诊断。而起源于颅内正常脑膜覆盖部位并沿邻近间隙、解剖腔隙向邻近部位蔓延的脑膜瘤,临床上称为沟通性脑膜瘤,由于其范围广泛、临床症状复杂,给影像诊断带来困难,通常靠手术和病理结果作出正确诊断。

一、病理学

由于沟通性脑膜瘤的范围相对广泛,并且多伴有颅底骨质破坏和功能障碍,治疗难度大,外科手术常需要多学科联合进行。术前全面了解其 MRI 特征有助于明确肿瘤的部位、大小以及周围结构的改变,对选择最佳手术入路,充分暴露肿瘤以达到最大程度上切除肿瘤有重要临床意义。根据脑膜瘤发生来源、部位、数目的不同,存在多种不同的分类方法,而不同类型的脑膜瘤的治疗原则和手术指征不尽相同。沟通性脑膜瘤不同于多发脑膜瘤和异位脑膜瘤。一些研究者提出多发脑膜瘤是指患者存在 1 个以上互不连通的脑膜瘤,并且排除神经纤维瘤病等其他类型的肿瘤;而异位脑膜瘤是指原发于中枢神经系统以外的脑膜瘤。

二、临床表现

沟通性脑膜瘤的临床症状主要与肿瘤的起源部位、大小和累及的范围有关。根据肿瘤的起源可分为颅源性、眶源性和转移性,以颅源性居多,而转移性相对很少。

一组沟通性脑膜瘤 7 例,含颅源性 5 例,眶源性 2 例。颅源性肿瘤引起的症状往往表现出多样性,主要取决于肿瘤对周围结构的功能影响,如该组 1 例颅颈部广泛沟通者,咽部瘤体远远大于颅内部分,以咽部异物感就诊。由于肿瘤的沟通性生长,范围不断扩大,对周围结构的功能影响越大,其症状越复杂。一般而言,起源于眶内者与视神经关系密切,眼部症状和体征发生较早。眼球外突是眶源性脑膜瘤的最常见和典型表现,视力、视野和对光反应异常多为晚期症状,也是肿瘤增大的征象之一。

三、影像学研究

沟通性脑膜瘤跨度较广,临床症状无特异性,尤其以颅外肿瘤表现为首发症状。像颅内局部单发的脑膜瘤一样,沟通性脑膜瘤仍呈特征性的较均匀的等信号或稍长 T_1、T_2 信号,颅外部分瘤体形态通常不规则,呈结节状或"哑铃"状(如该组颅鼻沟通者),肿瘤与周围结构可清楚或模糊。

肿瘤对邻近结构的改变与肿瘤的大小、生长方式和组织分化程度有关,颅眶沟通者引起视神经管局部或全程增宽,视神经被包绕、受压移位;原发于桥前池和脑桥小脑角并通过枕大孔向椎管蔓延者,枕大孔可变形或增大;颅咽部沟通者可引起口咽腔变形、狭窄,咽旁间隙消失。

肿瘤还可以出现颅底骨质硬化、吸收和破坏。骨质硬化可能由于肿瘤对其长期刺激所致,在 T_1WI 和 T_2WI 上均为低信号;骨质吸收表现为局部变薄或"虫噬"样,该组 1 例颅鼻沟通者术中发现颅底骨质吸收,回顾性分析其 MRI 图像仍难以识别,可能与扫描层厚偏厚有关。增强 MRI 可反映肿瘤的血供、质地以及肿瘤与周围结构的关系,有助于在外科手术中充分暴露术野,从而最大程度上切除肿瘤。该组除 1 例右侧脑桥小脑角向中颅窝生长者增强扫描中度强化外,其他各例均出现较均匀明显强化,呈富血供肿瘤表现,而视神经强化程度较肿瘤弱,二者形成良好的对比。

与常见的颅内单发脑膜瘤比较,硬脑膜尾征在沟通性脑膜瘤中出现较少,可能与肿瘤形态不规则、肿瘤的部分瘤体位于颅外有关。

沟通性脑膜瘤沿解剖腔/孔匐匍性生长,形态呈不规则结节状,极少数低度恶性者表现出恶性肿瘤具有的生长活跃的生物学特性,但与颅内局部单发的恶性脑膜瘤有所不同。恶性脑膜瘤坏死和囊变率高, Dufresne & Bedard(1996)统计恶性脑膜瘤坏死率达 54%;Servo 等(1990)认为恶性脑膜瘤的常见征象包括轮廓结节状、囊变和肿瘤内无钙化。该组 5 例术后病理提示肿瘤细胞排列异型性,1 例可见核分裂象呈低度恶性，但未见肿瘤内部坏死和囊变。术后病理发现 3 例同一肿瘤的颅内与颅外部分细胞分化程度不一致，可能是肿瘤在向外蔓延、侵袭过程中其分化程度发生了改变，有待进一步研究、证实。

四、鉴别诊断

沟通性脑膜瘤需要同神经鞘瘤、鼻咽癌、三叉神经瘤、脊索瘤和垂体瘤等鉴别。

神经鞘瘤：神经鞘瘤是神经鞘施石细胞发生的一种生长缓慢的良性肿瘤，好发于头颅、四肢软组织，纵隔及腹膜后，肿瘤较大时常有囊变和小的钙化，MRI 上肿瘤实体部分 T_1WI 多呈等信号或稍低信号，T_2WI 呈等信号或稍高信号。

鼻咽癌：鼻咽癌易发于鼻咽顶壁和顶后壁，肿块在 T_1WI 上呈低信号，T_2WI 多为混杂信号，常伴有单侧或双侧颈部淋巴结肿大。

三叉神经瘤：多数三叉神经瘤中心位于内听道口，肿瘤较大时可跨中后颅窝，对颅底骨质的影响多为骨质吸收，临床症状主要为三叉神经痛。

颅底脊索瘤：大多伴有出血和囊变，信号混杂，边界较清楚，颅底骨质破坏广泛且以肿块为中心向两侧发展，软组织肿块通常信号均匀，增强扫描病灶可不强化，亦可均质或不均质强化。

垂体大腺瘤：垂体大腺瘤向鞍底生长时，可突入蝶窦乃至筛窦并侵犯颅底骨质和海绵窦，T_2WI 上呈稍高信号或混杂信号，增强扫描强化程度依其构成质地而异。可见，T_2WI 信号是否均匀、颅底骨质吸收或破坏的方式以及某些肿瘤较具特征性的临床表现有助鉴别诊断。

总之，沟通性脑膜瘤的 MRI 表现有一定的特征：起源于颅内正常脑膜覆盖部位；肿瘤形态不规则，边缘可不清楚；沿解剖腔 / 孔匍匐生长，可伴有邻近骨质改变；平扫呈较均匀等信号或稍长 T_1、T_2 信号，增强扫描明显强化；肿瘤内无坏死、囊变和钙化。

当 MRI 发现颅内外软组织肿块范围广泛、呈典型的较均匀等信号或稍长 T_1 及 T_2 信号且增强扫描明显强化时，应综合轴面、冠状面和矢状面仔细分析病灶的可能起源，如确认肿块与颅内正常脑膜覆盖部位关系密切并结合临床症状初步排除其他病变时，要考虑到沟通性脑膜瘤的可能性。

第三节　累及咽旁间隙的颅底软骨肉瘤

软骨肉瘤是肿瘤细胞具有软骨细胞特征的恶性肿瘤，多发生于长骨、骨盆及肋骨，发生于颅底者罕见，约占颅底肿瘤的 6%，多见于颅底软骨结合处，广泛累及咽旁间隙者少见，临床上容易误诊。

一、临床表现

颅底软骨肉瘤是一种生长缓慢具有侵袭性的低级别恶性肿瘤，临床上非常罕见，仅占所有颅内肿瘤的 0.10%~0.15%。一般认为肿瘤起源于原始的间质细胞或胚胎残存的软骨基质，多见于岩 - 枕、蝶 - 枕、蝶 - 岩等颅骨软骨结合处。Oghalai 等（2005）总结了 33 例软骨肉瘤的病例资料，发现大多数肿瘤（29 例）位于岩—枕交界区。

一组 6 例均广泛累及咽旁间隙，累及颈静脉孔区 5 例（岩 - 枕结合处）、岩尖 3 例（蝶 - 岩 - 枕骨结合处）。咽旁间隙可分为茎突前和茎突后间隙，茎突前间隙内包含脂肪和腮腺深叶，茎突后间隙内包含着颈动脉、颈静脉及后 4 对脑神经。

发生于咽旁间隙的肿瘤少见，仅占所有头颈部肿瘤的 0.5%，大部分为来源于涎腺的肿瘤尤其是多形性腺瘤，其次为神经鞘瘤和副神经节瘤。广泛累及咽旁间隙的软骨肉瘤罕见，可发生于任何年龄，但成年以后多见，男女发病率相近，5~79 岁均可发病，40 岁左右多见。临床表现主要取决于肿瘤所在的部位、大小及生长速度，患者一般有与颅高压相关的长期头痛史及相应的体征，以及局部脑和神经受压的症状和体征。该研究中 3 例表现为面瘫，这可能与肿瘤组织累及颈静脉孔区，而颈静脉孔区与面神经管垂直段的解剖关系密切有关。

二、病理学

本病组织学上可分为 3 个亚型：高分化、黏液样及间叶性，其中高分化型最常见，一项研究中 3 例为黏液样软骨肉瘤，其余 3 例未作具体分型。黏液样软骨肉瘤十分罕见，以黏液成分为主，透明软骨成分很少，其恶性程度较高，生长较快，组织学上易与脊索瘤相混淆,故以往本病有脊索样肉瘤之称,但本病免疫组化 S-100 蛋白和波形蛋白(＋)、角蛋白(－),与脊索瘤不同而与软骨肉瘤相似。

三、影像学研究

CT 扫描可显示骨质破坏及肿瘤钙化,对诊断软骨肉瘤有重要作用。典型 CT 表现为软组织肿块内有散在点、结节、环形、斑片状或不定形软骨基质钙化,钙化是本病重要的影像学征象,文献报道钙化率约为 45%~60%,该项研究中 5 例(5/6)可见数量不一、形态各异的软骨基质钙化,其中以点状、条状钙化多见(4 例),片絮状钙化及边缘弧形钙化亦较常见(2 例)。

也有学者认为肿瘤恶性度越低钙化率越高,该项研究中 3 例黏液样软骨肉瘤钙化均不显著,其中 1 例未见明显钙化,1 例少许条状钙化,1 例中心片絮状钙化,周边弧形钙化,考虑可能与黏液样软骨肉瘤恶性程度较高有关。肿块累及岩尖、颈静脉孔区时可见不规则骨质破坏,这也反映了肿瘤侵袭性生长的特性,对鉴别诊断有一定作用。

与 CT 比较,MRI 能更清晰准确地显示肿瘤大小、形态及侵犯的范围,并可帮助评价神经、血管等结构的侵犯。肿瘤组织通常于 T_1WI 上呈低信号或中等信号,T_2WI 呈高信号,因为肿瘤内的钙化及纤维软骨成分,其信号通常不均匀,增强扫描表现为不均匀强化。

该项研究中 T_1WI 上除 1 例呈等低混杂信号,其余均呈较均匀低信号,而 T_2WI 上黏液样软骨肉瘤呈多房样明显高信号,这可能与黏液样软骨肉瘤主要是黏液成分有关,而软骨肉瘤则可见不同比例的等信号或稍高信号,过去有研究认为这可能与软骨肉瘤含有钙化或骨化成分有关,但该项研究中对照 T_2WI 上的等信号、稍高信号区,CT 上并未见明显钙化,仅见少许条状钙化灶,而 1 例 CT 上多发点状、斑片状钙化,MRI T_2WI 仅小部分呈等信号、稍高信号,大部分仍为多房明显高信号,因此该组研究者认为 MRI T_2WI 上出现等信号、稍高信号的比例不仅与钙化或骨化有关,可能还受其他因素影响,还需进一步深入研究。

典型的软骨肉瘤呈分叶状生长,增强扫描以周边及分隔强化为主,其分隔状强化自周边伸向中心,中心无明显强化或轻中度强化,肿瘤整体呈不规则"花环"状与"蜂窝"状,相对应的组织学上显示周边

与间隔由纤维血管构成,内部主要由软骨、黏液或坏死组织构成。该项研究中 6 例均为不均匀强化,并可见周边及间隔强化。

四、鉴别诊断

多形性腺瘤:该项研究中 6 例颅底软骨肉瘤均广泛累及咽旁间隙,因此应与咽旁间隙常见肿瘤如多形性腺瘤、神经鞘瘤和副神经节瘤相鉴别,多形性腺瘤多位于茎突前间隙,神经鞘瘤多位于茎突后间隙,两者均可表现为圆形或椭圆形光滑肿块,不均质,增强扫描不均匀强化,可有部分囊变。

神经源性肿瘤:该组中 2 例误诊为神经源性肿瘤,考虑和病变密度较低,且钙化不明显(1 例未见钙化,1 例少许钙化)有关,该组研究者认为 MRI T_2WI 上病灶呈多房明显高信号较具特征性,可作为鉴别诊断要点。

副神经节瘤:副神经节瘤在 T_1WI 和 T_2WI 上常可见到细条状和细点状很低的信号阴影,为丰富的小血管流空信号,即"盐和胡椒征",增强扫描明显强化,鉴别诊断比较容易。

皮样囊肿:该项研究中另有 1 例误诊为皮样囊肿,分析原因可能与 MRI 上病灶表现为囊性病变,强化不明显有关,但仔细观察病变 CT 表现,可见颈静脉孔区"虫蚀"样骨质破坏,因此 CT 与 MRI 联合诊断可以优势互补,减少误诊。

脊索瘤:颅底软骨肉瘤的临床表现及影像学特点与脊索瘤非常相似,需要进一步鉴别,脊索瘤主要位于中线,瘤内钙化的发生率明显较低,常向斜坡后下方生长,伴寰椎等颈椎侵蚀;缓慢、持续强化是其特征。而颅底软骨肉瘤偏中线居一侧多见,呈分叶状肿块,T_2WI 明显高信号,但最终仍需通过病理检查和免疫组化加以鉴别,脊索瘤来源于外胚层,上皮细胞膜抗原和角蛋白往往阳性,而软骨肉瘤来源于中胚层,上述指标为阴性,而 S-100 蛋白阳性。该组研究中 6 例均位于中线一侧,且斜坡均未见明显受累,因此与脊索瘤较易鉴别。

综上所述,颅底软骨肉瘤可广泛累及咽旁间隙,应引起重视。MRI 显示肿块呈多房分叶状,T_2WI 明显高信号,增强扫描轻度强化伴包膜强化较具特征性,CT 显示瘤内钙化及不规则骨质破坏,亦具有一定特征,两者联合,优势互补,可减少误诊。

第四节　误诊病例简介：颌面骨巨细胞肉芽肿

巨细胞肉芽肿，以前又称为巨细胞修复性肉芽肿或中心性巨细胞肉芽肿，是一种少见的良性非肿瘤性病变，具有局部侵袭性，容易被误诊为骨巨细胞瘤。由 Jaffe（1953）首先提出，认为是因外伤后造成骨内出血而引起的增生性修复反应，具有局部侵袭性。Jaffe 的贡献在于提出巨细胞修复性肉芽肿是一种非肿瘤病变，这一观点已为大多数学者接受。现在巨细胞肉芽肿的发病机制有众多学说，如感染、生长变异和激素影响等，可能是机体对外伤或炎症刺激后出血的一种修复性反应，然而准确的发病机制仍不十分清楚。

一、病理学

巨细胞肉芽肿在大体病理上呈红褐色，质地较脆，呈纤维组织样。光镜下巨细胞肉芽肿主要由多核巨细胞成簇分布在椭圆形或纺锤形的成纤维细胞组成的基质中，巨细胞体积偏小，细胞核数量多为 5~10 个。免疫组织化学检查显示多核巨细胞对 CD68 呈强阳性反应，提示组织细胞或巨噬细胞来源。病灶中可见骨样组织、出血或者含铁血黄素沉积。

二、临床表现

巨细胞肉芽肿主要发生于面部的骨骼，下颌多于上颌，下颌又多发生于第一磨牙前的部位，手足骨等罕见部位也有报道。巨细胞肉芽肿的临床表现变化较大，从无痛性肿胀到有疼痛的侵袭性肿块、局部骨质破坏都可出现。本病多见于青年女性，儿童与青年好发，多为单发。一般 25 岁前发病。单纯刮除病变效果良好。

三、影像学研究

影像学表现缺乏特异性，常显示单房状囊性阴影，并常有骨样或骨小梁发生，周界清楚，极少穿破骨皮质。

巨细胞肉芽肿的 X 线表现并无特征性，多为边界清晰或不清晰的膨胀性骨质破坏。CT 上表现为密度不均匀的软组织肿块，增强后有明显均匀强化；邻近骨有膨胀变形和溶骨性骨质破坏。该组 2 例骨质破坏的表现与文献报道一致，其中 1 例增强 CT 表现为不均匀强化，且 CTA 显示病灶由右侧上颌动脉分支供血，提示病灶的血供十分有利于术前治疗方案的选择。

巨细胞肉芽肿在 MRI T_1WI 和 T_2WI 上可均表现为低信号，这主要是由于病灶内的纤维化或者含铁血黄素所致，但也有在 T_2WI 为高信号者，增强后轻度至明显强化，该组 2 例在 T_1WI 和 T_2WI 均为低信号，且增强后强化明显，与 Aralasmak 等（2006）报道的一致。

该组 1 例 CT 显示软组织肿块和骨质破坏，病灶内未见明确出血征象，诊断为骨巨细胞瘤；但 MRI T_2WI 显示病灶为明显低信号，增强后病灶有明显强化，表明了病灶内既有软组织成分，又有含铁血黄素的沉积，给诊断提供了更多信息。巨细胞肉芽肿在 T_1WI 和 T_2WI 上的低信号虽然不是其特有表现，但结合其软组织肿块和骨破坏形态提示该病的可能。

四、鉴别诊断

巨细胞肉芽肿在影像方面需要与骨巨细胞瘤、动脉瘤样骨囊肿、甲状旁腺功能亢进引起的棕色瘤等鉴别，尤其应与骨巨细胞瘤鉴别，本病的临床、影像表现与骨巨细胞瘤相似，但二者的生物学行为不同，骨巨细胞瘤切除后容易复发、恶变，在治疗上有所不同。

病理检查见巨细胞肉芽肿以富于血管的结缔组织为主要成分，多形巨细胞数目相对少，聚于出血灶周围，病变外围区可见类骨质及骨小梁。而骨巨细胞瘤镜下以多核巨细胞和间质细胞为主要成分，常见出血及坏死。

骨巨细胞瘤常发生在长骨的骨端，发生在颅面骨者较少；而巨细胞肉芽肿则主要发生于颅面骨，尤其上、下颌骨最多。两者都可以表现为膨胀性溶骨性骨质缺损，在 T_2WI 上均可出现液 - 液平面，但目前未见骨巨细胞瘤于 T_2WI 上呈低信号的非液性征象报道；而巨细胞肉芽肿在 T_2WI 上多表现为均匀的低信号。

总之，巨细胞肉芽肿主要发生于面部骨骼，CT

和 MRI 表现为软组织肿块和骨质膨胀破坏，MRI T_1WI 和 T_2WI 多出现低信号，增强后有中到明显强化，容易误诊为巨细胞瘤，诊断主要依靠病理，但当 T_1WI 和 T_2WI 均出现低信号时，要想到该病的可能。

第二章　颈静脉孔区

第一节　颈静脉孔区肿瘤简要鉴别诊断研究

颈静脉孔区肿瘤种类繁多,术前诊断困难。一些研究者研究分析 23 例颈静脉孔区肿瘤的 CT 及 MRI 表现。

颈静脉孔结构及肿瘤种类:颈静脉孔是枕骨和颞骨岩部之间的骨性孔道,中间由嵴和纤维隔(颈静脉孔棘)分成前内侧的神经部及后外侧的血管部。

神经部包含有舌咽神经、Jacobsen 神经和岩下窦;血管部包含有迷走神经、Arnold 神经、副神经和颈内静脉、脑膜后动脉。舌咽、迷走神经和副神经出颅后由同一结缔组织鞘包绕,上与硬脑膜相连。颈静脉孔区肿瘤可以原发于颈静脉孔内神经根、副神经节和脑膜;也可起源于周围的骨质、内淋巴囊和胚胎残留组织。神经鞘瘤和副神经节瘤最为常见,起源于脑膜、颈静脉孔骨质和胚胎残留组织的肿瘤相对少见,但种类繁多,术前诊断相对困难。

肿瘤位置、形态及生长方式:准确定位是肿瘤影像分析及诊断的第一步,而肿瘤的形态、生长方式在一定程度上反映了肿瘤的生物学特性,对肿瘤定性有一定帮助。综合分析该组资料,不同种类的肿瘤位于颈静脉孔区不同的部位,生长方式不同而呈现不同的形态特点。

神经鞘瘤:起源于第Ⅸ～Ⅺ对颅神经神经鞘膜的施石细胞,肿瘤中心常位于颈静脉孔前内侧部,颈静脉球部受压后移;肿瘤沿着神经根向颅内、外生长,颅外部分位于颈动脉鞘内,颈内动、静脉向前外侧推移。

该组神经鞘瘤 8 例,肿瘤中心位于颈静脉孔神经部,颈静脉球部受压变扁。7 例肿瘤呈哑铃状,向上突入后颅窝,向下经颈静脉孔沿颈动脉间隙生长。1 例肿瘤在岩骨内扩展,包绕颈内动脉。

副神经节瘤:副神经节瘤起源于颈内静脉顶端血管膜,中心位于颈静脉孔的血管部;由于肿瘤没有包膜,边界不清,较大者边缘分叶。肿瘤可沿 Jacobson 神经或 Arnold 神经侵犯下鼓室及乳突部,或直接破坏鼓室壁,同时合并鼓室球瘤。少数为恶性,可向远处转移。

6 例副神经节瘤均发生于右侧。2 例局限于颈静脉孔血管部。4 例侵入鼓室,突破颅底骨质并包绕颈内动脉,边界不清。其中 1 例为恶性,肺和脊髓多处转移。2 例合并鼓室球瘤,表现为颈静脉孔 - 鼓室内由一窄蒂相连的哑铃状肿块。

脑膜瘤:常紧贴颅骨、硬脑膜,宽基底与其相贴,颅外部分可以环绕颈动脉鞘生长。这与神经鞘瘤及颈静脉球瘤不同。2 例脑膜瘤均为颅内外沟通,边界清楚。肿瘤颅内部分以宽基底与颞骨岩部及乳突部相贴,1 例伸入颈静脉孔内,1 例沿颈动脉鞘生长,包绕颈内动、静脉,达颈上部。

软骨肉瘤、脊索瘤、转移瘤:肿瘤中心常位于颈静脉孔旁的骨质,脊索瘤更趋向于中线和中线旁的岩尖、岩枕联合区。

软骨肉瘤 3 例,其中 2 例沿着颈静脉孔从颅底穿出沿颈动脉间隙生长;1 例为颞枕联合部,基底为骨性突起,肿块突入后颅窝,浸润舌下神经管、乙状窦。

脊索瘤 1 例,肿瘤位于破裂孔 - 颈静脉孔区,经颈静脉孔向颈部蔓延。1 例颅咽管瘤突入后颅窝,小脑半球受压。1 例为甲状腺腺癌转移瘤,肿瘤向内前浸润岩骨,边缘毛糙。

内淋巴囊肿瘤:常位于以颞骨后内侧岩骨表面,相当于中耳裂处。内淋巴囊乳头状腺瘤 1 例,以颞骨后内侧岩骨表面相当于中耳裂处为中心,向周围膨胀性生长。

骨质破坏特点：神经鞘瘤、较小副神经节瘤、脑膜瘤、颅咽管瘤和内淋巴囊乳头状腺瘤均表现为颈静脉孔膨胀性扩大的良性征象。8例神经鞘瘤均表现为神经部扩大，颈静脉棘变薄、后移。而较大的副神经节瘤、脊索瘤、软骨肉瘤、转移瘤均表现为浸润性、溶骨性骨质破坏，边缘不规则、"虫蚀"状，为侵袭性、恶性肿瘤表现。其中脑膜瘤可见结节样骨质增生，与颅内脑膜瘤一样，为其特征性表现。6例副神经节瘤为颈静脉孔血管部扩大，4例肿瘤较大者呈侵袭性、溶骨性骨质破坏，边缘呈"虫蚀"状。

脊索瘤内出现点条状残存骨，而软骨肉瘤内的小环形钙化具有定性价值。该组的软骨肉瘤蒂部为骨块突起，推测可能为骨软骨瘤恶变所致。脊索瘤、软骨肉瘤和转移瘤均表现为浸润性骨质破坏，边缘毛糙、"虫蚀"样、脊索瘤骨质破坏区内还可见散在斑片状钙化和点条状残存骨。而软骨肉瘤可见小斑点状、小环形钙化灶。脑膜瘤颈静脉孔内后缘见结节样骨质增生硬化。内淋巴囊腺瘤或癌如显示前庭导水管喇叭样扩大，对本瘤的诊断具有决定性价值，肿瘤中心位于中耳裂也可提示诊断。

肿瘤信号特点和强化形式：MRI信号可以一定程度上反映肿瘤的组织学成分，对肿瘤的定性有帮助。8例神经鞘瘤大部分为囊实性混杂信号，增强扫描肿瘤实性部分及囊壁强化，这是由病理上瘤细胞排列密集的Antoni A区及瘤细胞排列稀疏的Antoni B区2种结构混杂而成。这2种成分比例决定了肿瘤囊实性比例和信号，AntoniA比例大，实性成分多，T_2WI呈等信号；Antoni B比例高，则囊性成分多，T_2WI呈高信号。值得注意的是，混杂信号的构成除了A、B区结构的因素外，还有肿瘤的缺血坏死成分在内，所以信号强度更显复杂。

副神经节瘤实性肿瘤内富含血管，T_1WI及T_2WI上均可见粗大的点、条状流空血管影，呈"胡椒和盐"征，增强扫描肿瘤明显强化，具有一定的特点。但较小的肿瘤（直径<1 cm）一般不出现典型的"胡椒和盐"征，要注意与其他肿瘤鉴别。

脑膜瘤T_1WI及T_2WI呈等信号，增强扫描明确强化，可见脑膜尾征。

脊索瘤和软骨肉瘤均可有钙化。软骨肉瘤一般钙化更多，可出现典型的小环形钙化，强化较脊索瘤更明显，有时两者鉴别较困难，需依赖病理免疫组织化学确定诊断。

1例脊索瘤和2例软骨肉瘤均表现为T_1WI低信号、T_2WI高信号，增强后呈轻度不均匀强化。1例软骨肉瘤MRI信号混杂，以T_1WI低信号、T_2WI高信号为主，内混杂多发斑点状T_1WI高信号、T_2WI低信号，增强后呈轻度斑点状强化和小环形强化。

颈静脉孔区颅咽管瘤极少见，因肿物内含有胆固醇结晶，在T_1WI及T_2WI均呈高信号，有一定特点，但与表皮样囊肿、皮样囊肿难鉴别。肿瘤可因出血、钙化等，信号混杂，如合并出血还可以出现液-液平面。

内淋巴囊腺瘤或癌由于肿瘤内的胶样物质、胆固醇结晶或出血后含铁血黄素沉着，MRI信号混杂。肿瘤血供也丰富，增强扫描呈明显不均匀强化。

转移性肿瘤的MRI信号多样，没有特异性，但可从患者年龄、原发肿瘤情况等进行综合分析，排除其他肿瘤而确定诊断。

总之，颈静脉孔区肿瘤复杂，需精确定位、仔细观察骨质破坏特点，结合其形态、生长方式、肿瘤信号特点及强化形式综合分析推断其性质。

第二节　侵及颈静脉孔区的原发性中耳癌

一、临床表现

原发性中耳癌非常少见，在头颈部恶性肿瘤中不到0.2%，其中鳞癌最常见，其他包括腺癌、腺样囊性癌、基底细胞癌等。鳞癌好发年龄为50~70岁，最典型的症状为耳漏、耳痛、耳部流血水及听力下降，晚期的临床表现包括面瘫、耳聋、眩晕、耳鸣及牙关紧闭等。一项研究7例中6例经病理证实为鳞癌，1例为腺癌，部分区域向鳞癌分化，发病中位年龄59岁，主要临床症状是听力下降及耳部流脓或流水，晚期出现耳鸣、面瘫等。

耳部长期慢性感染是诱发中耳癌的原因之一，Conley（1965）分析了20例中耳癌患者，发现55%的患者有10~50年的慢性耳部流水、流脓病史，Golding-Wood等（1989）报道了11例中耳癌患者，发现有5~80年持续性耳漏的病史。该研究中6例患者有间断性或持续性耳部流水、流脓，病史最长40余年，最短5个月，这也证实了中耳长期暴露于慢性炎症刺激状态可诱发中耳癌。

二、影像学研究

原发性中耳癌主要通过直接蔓延向周围侵犯，很少发生远处转移。向上可以通过鼓室盖进入中颅窝，向前可以侵及颞颌关节窝及颞下窝，向下生长可以侵及颈静脉孔，向后可以侵及乳突气房，向中线可以累及中耳腔和颈动脉管。HRCT可以准确地显示颞骨的细微解剖结构及肿瘤组织对周围骨质结构的侵犯。

一组7例均广泛侵及颈静脉孔区，涉及咽鼓管骨性段（7例）、面神经管（4例）、颈动脉管（4例）、外耳道前后壁（3例）、听小骨（2例）及前庭窗、水平半规管（1例）等结构的破坏，破坏区呈不规则多点"虫蚀"状，边界不清，无硬化边，这也反映了肿瘤侵袭性生长的生物学特性，对原发性中耳癌的诊断有重要意义。

HRCT对骨结构的显示有着独到的优势，但软组织分辨率低，很难将肿瘤组织与积液、肉芽肿、胆脂瘤等准确区分开来。MRI具有较高的软组织分辨率，且为多参数成像，可以更好地显示肿块的内部特点。

该组病变与脑灰质相比，大多数肿瘤组织MR平扫T_1WI呈等信号、略低信号，T_2WI呈等信号、略高信号，信号较均匀，增强扫描呈中度较均匀强化。这些特点与积液、肉芽肿及胆脂瘤均不同。由于血管流空效应，MRI在显示血管侵犯方面也具有独到的优势，该研究中4例颈内动脉受侵、1例乙状窦受侵均被准确诊断。此外MRI在显示肿瘤的边界、肌肉浸润及颞骨外侵犯等方面也优于CT。

误诊原因分析：一组中3/7例术前均误诊为颈静脉球瘤，分析原因主要有两点：

3例均以侵犯颈静脉孔区为主，且伴有搏动性耳鸣，类似颈静脉球瘤。颈静脉球瘤是颈静脉孔区最常见的肿瘤，其MRI表现较具特征性，T_1WI呈等信号，T_2WI呈高信号，T_1WI、T_2WI均可见曲线状、点条状血管流空影即"胡椒和盐"征，增强后病灶明显

强化，其内仍可见流空血管影。但部分颈静脉球瘤也可不表现为"胡椒和盐"征，其内部信号比较均匀，这就容易与原发性中耳癌的诊断相混淆。原发性中耳癌发病率较低，对其影像表现缺乏足够的认识，病变广泛侵及颈静脉孔区容易造成诊断者首先考虑颈静脉孔区病变，从而将中耳的病变误诊为是中耳乳突炎。

三、鉴别诊断

颈静脉球瘤：大多数原发性中耳癌MRI表现较具特征性，T_1WI、T_2WI呈较均匀等信号，增强扫描中度较均匀强化，这与颈静脉球瘤不同，少数病灶信号欠均匀，内见小片状T_1WI、T_2WI低信号灶，易与颈静脉球瘤的"胡椒和盐"征相混淆，但结合CT平扫上为高密度，考虑为钙化或骨化，可以与流空血管区分开来。此外，仔细分析观察咽鼓管骨性段、颈动脉管及面神经管等重要结构的破坏可帮助鉴别诊断。

Ussmüller & Sanchez-Hanke（2000）研究表明，原发性中耳癌在肿瘤组织局限于中耳腔时就会沿着耳咽鼓管扩散，侵及邻近的骨质结构，侵犯鼓膜张肌和颈内动脉管。一组中7例均累及咽鼓管骨性段，因此认为肿瘤组织沿耳咽鼓管侵犯是原发性中耳癌的重要特点，可帮助鉴别诊断，减少误诊。

其他肿瘤：此外，侵及颈静脉孔区原发性中耳癌还应与颈静脉孔区神经鞘瘤、脑膜瘤、软骨肉瘤等肿瘤相鉴别。神经鞘瘤常合并变性、坏死，增强后肿瘤多呈明显不均匀强化，颈静脉孔常扩大，局部骨质因长期受压而吸收；脑膜瘤基底附着于硬膜，增强后明显较均匀强化，脑膜尾征常见；颈静脉孔区软骨肉瘤少见，局部可见骨质破坏及软组织肿块，CT上常有大量软骨钙化。

综上所述，原发性中耳癌容易广泛侵及颈静脉孔区，易造成误诊，应引起重视；HRCT可准确显示中耳癌骨质破坏特点及范围，咽鼓管骨性段破坏可帮助减少误诊；MRI能更清楚显示病变范围，肿瘤信号及强化方式有一定特点，有助于进一步减少误诊。

第三章　颈静脉球

第一节　关于颈静脉球高位

颈静脉球高位是一种发育变异,其成因尚未有定论。颞骨气化是否对颈静脉球高位的发生存在影响是一个值得研究的问题。一些学者对此做了研究,但意见存在分歧, Wadin & Wibrand(1986)认为其形成与颞骨岩部及乳突气化程度相关,气化较差的颞骨颈静脉球高位的发生率高,但 Orr & Todd(1988)及 Asland 等(1997)则认为颈静脉球高位与颞骨的气化不存在相关性。

颈静脉球高位是一种先天性发育变异,原来认为其意义主要为增加颞骨手术的偶然性及难度。现在有文献报道,它可以影响中耳及内耳结构,从而引发相应的临床症状,应引起临床医生的重视。

颈静脉球高位的发生率,因诊断标准的不同(如下鼓室,圆窗,耳蜗基底转,内听道)而有较大差异,从 5%~65% 不等。一些研究者应用较常用的耳蜗基底转为标准,发生率为 31.03%,与应用同一标准的 30.58% 的统计结果相近。

一组颈静脉球高位以右侧多见,与 Jahrsdoerfer 等(1981)的研究结果一致,但他们研究认为发生率以成人多见,且不存在性别差异。有研究者认为不同性别及年龄组间颈静脉球高位的发生率存在差异,以女性多见,儿童多见。分析结论不同的原因,可能是因为颈静脉球高位的诊断标准不同,也可能为种族之间存在差异或者抽样误差所致。

颈静脉球高位可伴发憩室,有学者认为其发生率在不同的种族及性别间均有差异。但由于在 CT 上其诊断主要以冠状位为主。

乳突气化与中耳炎的关系,也就是谁因谁果的问题一直存在争论,目前有环境学说和正常发育变异学说:一种观点认为健康人应为气化乳突,气化不良是生长发育过程中受到环境中病理因素的影响,是造成中耳炎的结果,称为环境学说或病理变异学说;另一种观点认为乳突气化程度的差异为正常发育变异,是由遗传因子所决定的,硬化型乳突是正常变异的结果,气化不良的乳突带有先天的脆弱性,易于患中耳炎,称为正常变异学说或发育变异学说。

不少研究者支持前者的意见,理由是:硬化型乳突在中耳炎症患者中常见,而在正常人中罕见,且硬化型乳突几乎皆有中耳炎症病史。

由于中耳炎是一种常见病,据报道在儿童中发病率为 7.3%~30.7%,而硬化型乳突在炎症患者中又很常见。如果乳突气化程度的差异为正常发育变异,硬化型乳突是先天形成的,就可以推论硬化型乳突在正常人群中亦不少见,这与统计结果并不一致。一组统计结果显示正常组硬化型乳突仅占 1.92%,且这部分病例没有详细追问有无中耳乳突炎或者外伤的病史,而一些研究者报道 317 例正常人中未有硬化型乳突。

另外有研究者统计炎症患者年龄≤14 岁的病例 19 例,一侧或双侧硬化型乳突者占 35.29%。如果根据发病率及硬化型乳突在儿童中耳乳突炎患者中的发生率,可以估计在所有儿童中硬化型乳突的出现率约为 6.71%。而在该组统计的正常儿童 77 例中,无 1 例硬化型乳突。如果硬化型乳突是先天形成的,两者的硬化型乳突的出现率应该相近,数据再次显示这是矛盾的。

支持环境学说的另外一个佐证是在骨折病例中硬化型乳突较为常见。有研究者推断是因为骨折创伤导致炎症,从而继发性引起乳突硬化,再次证实了硬化型乳突是中耳乳突炎症的结果。

岩尖的过度异常气化,是一个偶然的放射学发现,它可以解释一些临床症状,据报告有岩尖异常气化的患者易产生并发症。有研究者统计，岩尖大气房的发生率为5.87%，高于一些文献的报道，其原因可能是各个研究者应用的标准不同。

颈静脉球裸露，是指鼓室底壁骨质缺损，颈静脉球的暴露，颈静脉球可突入鼓室超过骨性鼓环，同鼓膜和听骨接触或阻塞圆窗，引起搏动性耳鸣、听力下降、鼓膜下部发蓝等症状或体征，耳科手术时易造成误伤，引起严重出血。Tomura等（1995）报道鼓室下壁缺损，颈静脉疝的发生率为2.4%，一组资料统计其发生率为2.10%，与之相近。

右侧颈静脉比左侧粗，故颈静脉球高位发生率大于左侧，研究结果证实了这点。颈静脉球的发育受诸多因素影响，Graham（1977）认为静脉引流途径的变化、胚胎发育、骨的重塑、异常的骨形成或乳突腔内的感染，在决定颈静脉系统表面覆盖骨质的多少及形态上起一定作用。

有文献认为颈静脉球的形态还受颞骨气化程度的影响，气化不良时，颈静脉球易高位，其原因为：当颞骨气化良好时，乙状窦相应后移，此时颈静脉球几乎为乙状窦垂直段的直接延续，故颈静脉窝低，如果颞骨气化差，乙状窦则前移，使其急转为颈静脉球，故球窝较高。

Wadin & Wibrand（1986）通过研究245侧颞骨标本，支持上述观点，认为静脉球高位易发生于气化不良的颞骨。但是Orr & Todd（1988）及Asland等（1997）分别用25侧及30侧颞骨标本并采用了不同的研究方法，结果认为二者之间没有相关性。

一些研究者运用的分析方法与前人不同，通过观测不同颞骨气化分型颈静脉球高位的发生率是否有差异，来推断两者之间是否存在相关性。在乳突气化分型中，由于板障型及混合型较少，且均属气化不良型，故将之与硬化型合并分析。

该组采用的是定性分析，没有详细计算颈静脉球高度及乳突气房的体积，因为在如此大量的病例中，要做到定量分析工作会十分繁琐，而且通过CT图像计算乳突气房体积也很难作到准确。该方法的优点是研究对象为活体人群，比前人通过尸体标本的解剖的研究结果更有意义；另外由于方法简便，可以进行大样本量统计，更具有说服力。

该组把疾病组亦归入研究范围，是因为在正常人中硬化型乳突罕见，很难搜集大量病例与正常组进行对照。但是由此就产生的一个问题，即疾病本身是否对颈静脉球高位或颈静脉球发育存在影响。

大多数学者认为颈静脉球高位是一种先天性发育变异，目前尚未发现文献报告疾病对其发育存在影响。关于这个问题也有待于进一步的研究。该组研究结果表明，乳突气化型与其他型及岩尖气化Ⅰ型与Ⅲ型颈静脉球高位的发生率均不存在差异，故可以认为颞骨气化与颈静脉球高位之间不存在相关性。

第二节　颈静脉孔区及鼓室的颈静脉球瘤

颈静脉球瘤是一种副神经节瘤，在颈部主要发生在颈静脉区、鼓室等处，因其源于神经节旁细胞，故又称神经节旁肿瘤。颈静脉球瘤在临床上较为罕见，且多为良性，但因其生长部位较为隐蔽、深在，肿瘤生长较为缓慢，所产生的临床症状往往与相近部位其他疾病的症状相类似，因此在日常工作中常出现误诊。

根据颈静脉球瘤的生长部位可将其分为两类，一类称为颈静脉球体瘤，发生于颈静脉窝内的感受器小体；另一类称为鼓室球瘤，发生于中耳鼓室内的血管外膜小体。颈静脉球瘤主要沿颅底的解剖通道生长，并沿周围的骨缝、孔道及大血管等向周围组织结构侵犯，有时可压迫邻近颅神经而引起一系列临床症状。

一、临床表现

颈静脉球瘤的临床表现依肿瘤大小、生长方向的不同而有所差异，主要包括：①搏动性耳鸣，耳鸣与脉搏一致，压迫同侧的颈静脉，耳鸣即消失，生长入鼓室者可导致传导性耳聋；②听力下降；③外耳道肿物及血性分泌物，肿瘤晚期沿颞骨自然通道侵犯岩骨、鼓窦、中耳及外耳道，耳部检查可见鼓膜后下方的红色肿块，触之易出血，继发感染后可产生脓血性耳漏，从而导致临床医师将本病初诊为中耳炎、乳突炎；④进食呛咳，出现于颈静脉孔综合征时提示肿瘤已经侵犯颅内，损害第Ⅸ～Ⅺ颅神经，如肿瘤从颈静脉孔延伸至中耳,或从中耳侵犯到颈静脉孔时,则临床称之为颈静脉鼓室球瘤,一例肿物主体部分位于左侧颈静脉孔区,凸向左侧鼓室及外耳道,即属于前者。

二、影像学研究

影像诊断的核心在于定位和定性,这与解剖、组织、病理和各种影像检查密切相关,需综合考虑、分析。颈静脉孔区位置深在,可分为颈静脉孔内口、孔腔和外口3个层面,其内结构复杂,既有迷走神经、副神经、舌咽神经,颈内静脉,咽升动脉脑膜支,肌肉,脂肪,也有邻近的骨质结构以及脑膜,只有对各种结构及功能有清晰认识,才能对病变及其产生的临床症状做出合理的解释。

高分辨率CT在评价颈静脉孔区的病变时至关重要,颈静脉孔的管壁是否光滑对于疾病诊断价值较高。颈静脉球瘤首先表现为颈静脉孔管壁不规则,而不表现为颈静脉孔大小的变化。一例颞骨高分辨率CT表现为左侧颈静脉孔骨质不规则、毛糙,提示病变的存在。

MRI需要注意有无"盐和胡椒征"。但是当病变较大,并非所有病例都有典型的"盐和胡椒征",此时需注意动态增强曲线的特征,该病例表现为典型的速升速降型,提示病变的血供特征,这对于球瘤的诊断具有特征性价值。MRI的另一重要价值为评价病变的范围,从而决定手术的范围,该病例左侧颈静脉孔区不规则条状肿物,沿左侧颈静脉孔突出颅外,并伸入左侧咽旁间隙,可以清晰地显示病变累及的范围,为临床手术提供了帮助。

另外,本病复杂的地方在于病人有中耳炎病史,而且为中耳乳突炎根治术后,临床表现不典型,高分辨率CT上出现骨质破坏,需要与中耳癌鉴别。动态增强MRI可明确区分两者,中耳癌主要为弥漫性软组织肿块伴不规则"虫蚀状"骨质破坏,且病变主要位于中耳,可侵犯颈静脉孔,动态增强曲线表现为缓慢上升缓慢下降,强化中等。

颈静脉球瘤确诊主要依赖于病理和免疫组织化学检查。因其为一种副神经节瘤,组织学上大体呈腺泡样、巢状或弥漫实体性结构,间质富于较宽的胶原性硬化带或多发毛细血管,细胞呈多边形或卵圆形,胞质丰富、淡染或呈嗜酸性细颗粒状,周边多环以扁平支持细胞;细胞学涂片可见肿瘤细胞胞质缺失或呈少量淡染嗜酸性,呈单个或少量几个细胞的分散性串珠样排列,细胞核呈卵圆形或长梭形,可见小核仁及少量散在长松状支持细胞;刮片或压片细胞学中血管内皮细胞较正常,并呈分支状血管腔隙样结构,亦可见较宽的红染胶原性区域。在该例,人神经特异性烯醇化酶染色表现为细胞质内棕黄色颗粒弥漫分布,提示其具备神经内分泌肿瘤的特征,CD34提示肿瘤内血管丰富,可成为确诊颈静脉球瘤的敏感标志物。

联合高分辨率CT和MRI能够明确病变的范围和性质,虽然最终的诊断仍需要病理结果,但影像为医师选择方案病人的治疗及确定手术范围提供了很大的帮助。

三、鉴别诊断

需与本病鉴别的疾病。

慢性中耳炎:慢性中耳炎影像表现为鼓室黏膜增厚,乳突气房间隔增粗,密度增高,而颈静脉球鼓室瘤多为低密度溶骨性骨质破坏,结合病人的临床表现可资鉴别。

胆脂瘤及胆固醇肉芽肿:CT平扫较难区别,而胆脂瘤及胆固醇肉芽肿增强扫描不强化,即可与本病鉴别。

中耳癌:主要为弥漫性软组织肿块伴不规则"虫蚀状"骨质破坏,而本病虽有骨质破坏,但肿瘤边界较清。

神经源性肿瘤:神经源性肿瘤多位于颈静脉孔的内前方,颈静脉孔的神经部扩大,一般没有"盐和胡椒征",很少破坏骨质,强化不及颈静脉球瘤,MRI可显示囊变;迷走神经体瘤可从颈静脉孔下方延伸至颅内,且有"盐和胡椒征",压迫颈内静脉,致其移位,但是不会导致中耳的骨质破坏;神经鞘瘤也可发生于此区域,多呈卵圆形,有囊变,一般没有"盐和胡椒征",很少破坏骨质,强化不及颈静脉球瘤。

脑膜瘤:脑膜瘤大部分位于颈静脉孔上方,附着处骨质常增生,一般不累及颈静脉孔,MRI增强脑膜瘤明显强化,同时伴有"硬膜尾征"。

第四章　颅眶沟通性疾病

第一节　眶颅沟通性朗格汉斯细胞组织细胞增生症

朗格汉斯细胞组织细胞增生症是以朗格汉斯细胞大量增生为特征的一组疾病，以前曾称为组织细胞增生症 X，包括嗜酸细胞性肉芽肿、黄脂瘤病和勒-雪病。

一、病理学

朗格汉斯细胞组织细胞增生症好发于儿童，发病率很低，不足儿童肿瘤性病变的 2%。朗格汉斯细胞组织细胞增生症可单发，也可多发，单发病变易误诊为恶性肿瘤。

Alfred Hand（1890）首先提出本病；Lichtenstein（1953）将本病命名为组织细胞增生症 X，包括嗜酸细胞性肉芽肿、韩-薛-柯病和勒-雪病 3 种类型，三者病理改变基本相同，但各自的临床表现和预后不同，在病变发展过程中可相互转换，三者实质上系同一疾病的不同阶段和表现形式；Nezelof 等（1973）根据现代病理学研究，发现组织细胞增生症 X 是由不正常的组织细胞过度增生和浸润造成，这种细胞在形态和免疫学上与 Langerhans 细胞相同；1985 年，国际组织细胞学会推荐更名为朗格汉斯细胞组织细胞增生症，现多数文献采用该名称。

本病病因不清，可能与免疫功能紊乱、病毒感染、酶代谢障碍或外伤有关，最近有些学者提出朗格汉斯细胞组织细胞增生症是一种单克隆增殖性疾病。

二、临床表现

本病从新生时期到 65 岁均可发生，但更多见于 5~10 岁的儿童，该组平均年龄 7.8 岁，超过 20 岁者很少见。本病最常见的临床表现为突眼，多数患者以该症状就诊；此外，还有上眼睑肿胀、眶周痛、上眼睑下垂、眼球运动受限、视力下降、头痛等症状。

三、影像学研究

一组 15 例眶颅沟通性朗格汉斯细胞组织细胞增生症均发生于眼眶外、上壁交界处（额骨）的三角区，文献报道常累及颧额缝，但该组仅见 2 例。病变以该处骨质为中心向周围生长，向上进入额部，向下进入眼眶外上象限肌锥外间隙，向外侵及额、颞部头皮软组织，向内可蔓延到额窦。

典型眶颅沟通性朗格汉斯细胞组织细胞增生症的 CT 表现为眼眶外、上壁交界处溶骨性破坏，多形成大的骨质缺损，残端轮廓不规则，边缘清楚，但无硬化，相应处伴密度不均匀的软组织肿块，少数病例可见碎骨片或小死骨；增强扫描显示病变中至高度不均匀强化。

本病的骨质改变较有特征性，要清楚观察骨质细节，应采用 HRCT 扫描或重建技术，冠状面显示最佳。CT 增强扫描可较准确判断肿块与周围结构的关系。

有关颅面部朗格汉斯细胞组织细胞增生症的信号，文献报道不一。眶颅沟通性朗格汉斯细胞组织细胞增生症在 MRI T_1WI 多呈低信号，T_2WI 呈等信号或高信号，增强后中到高度强化。MRI 软组织分辨率高，能更准确判断软组织肿块大小、蔓延的范围及与邻近结构关系。MRI 也可清晰显示骨质破坏残端周围的骨髓改变，为制订手术切除方案提供可靠依据。关于该区的 MRI 扫描序列，除了常规 MRI 扫描序列外，还应包括增强后脂肪抑制序列。

影像学在本病诊断中起到非常重要作用，但最终确诊要依赖组织病理学证实。20 岁以下青少年，眼眶外、上壁交界处（额骨）出现明显骨质破坏，甚至形成大的缺损,但临床症状较轻,仅有突眼和轻微炎性改变,即骨质改变与临床症状不相符,此时应考虑到朗格汉斯细胞组织细胞增生症。

比较影像学:眼眶、头颅 X 线平片由于密度分辨率较低及邻近颅面部结构重叠,难以准确显示骨质改变,伴发的软组织肿块也无法显示,与其他性质的病变较难鉴别,对本病的诊断和鉴别诊断价值不大。

CT 的最大优势在于能清晰、准确地显示骨质结构,而本病的诊断主要依靠骨质改变,因此 CT 是诊断本病最重要的影像学检查方法。MRI 软组织分辨率好,能更清楚、准确显示病变侵犯的范围,尤其对脑实质、脑膜、眼外肌、视神经等结构显示较 CT 更可靠,是指导手术治疗和评估预后的最重要影像学检查方法。CT 和 MRI 两种检查方法的有机结合,对本病诊断和治疗必将发挥更大作用。

四、鉴别诊断

主要鉴别诊断包括转移瘤、白血病、横纹肌肉瘤、骨髓瘤、表皮或皮样囊肿及骨髓炎。

青少年转移瘤:常来源于神经母细胞瘤,少数为肾母细胞瘤,神经母细胞瘤的原发病变多位于腹膜后、肾上腺区,患者一般情况较差,病变进展快,多为浸润性骨质破坏,可伴放射状骨膜反应,影像学发现腹部原发肿瘤可帮助诊断。

白血病:患者一般情况差,病变发展迅速,可广泛浸润颅面部骨髓,也可在眼眶形成软组织肿块,又称为绿色瘤,多位于眼眶外、上象限肌锥外间隙,邻近骨质呈“虫蚀样”破坏,边界模糊,骨髓穿刺可帮助确诊。

横纹肌肉瘤:是青少年常见的眼眶恶性肿瘤,进展非常迅速,多发生于肌锥外间隙,眼眶外、上象限较常见,病变处形成明显的软组织肿块,骨质破坏少见。

骨髓瘤:易累及眼眶外上壁,单发又称浆细胞瘤,多发更常见,中老年人多见,约 50%~70% 的患者尿本周蛋白阳性,常为浸润性骨质破坏,很少形成大的骨质缺损。

表皮或皮样囊肿:多见于中年人,发病缓慢,骨质多为受压改变,少数病变长入骨内, CT 可发现病灶内脂肪密度,MRI 信号多变,但内部结构不强化。

骨髓炎:发病急,临床症状重,多为额窦炎引起,早期为“虫蚀样”骨质破坏,边界不清,可出现死骨,及时有效的抗炎治疗,骨质可出现修复,晚期常出现明显骨质硬化。

第二节　右侧颅眶原始神经外胚层肿瘤病例

患者,男, 26 岁。患者于三月前无明显诱因感右眼视物模糊,无头晕、头痛,无畏光、流泪,无寒战、高热等,当时程度不重,未在意,未行特殊检查、治疗;之后上述症状渐加重,于一月前开始出现头痛,以右侧颞部为主,呈阵发性,无头晕,无恶心呕吐,无眼部胀痛,无听力下降、耳鸣,无饮水呛咳,无流涎,无肢体抽搐及乏力,无咳嗽、咳痰,无胸腹部疼痛,行头颅 CT、MRI 检查提示颅眶沟通性肿瘤(图 1-8-4-1)。

手术所见:眼眶外侧、颞窝硬脑膜外可见浅灰红色肿瘤组织,质韧,相邻硬脑膜被侵蚀。额颞叶脑组织外观未见明显异常,但眶外侧壁、颞底侧见肿瘤组织,表面部分呈菜花样,已突破硬脑膜及眼眶外侧壁。肿瘤血供较丰富,与脑组织间粘连较轻,肿瘤位于眼眶筋膜外,分块切除、镜下全切肿瘤。肿瘤已部分侵蚀上颌窦骨质。

病理检查:右侧颅眶肿瘤:灰白色碎组织一堆,总体积

4 cm×3.5 cm×3 cm,切面灰白灰红,质中;右侧颅眶硬脑膜:灰白色壁样组织一块,大小 3.5 cm×3 cm×0.5 cm;右侧颅眶颅骨:灰白色组织两块,总体积 1 cm×1 cm×0.3 cm,质硬;灰白色组织一块,大小 2.5 cm×2 cm×0.8 cm,切面灰白,质中。常规病理诊断:右侧颅眶肿瘤:小细胞肿瘤,待免疫组化进一步明确诊断;右侧颅眶硬脑膜:纤维性组织,未见肿瘤累及;右侧颅眶颅骨:少量骨与纤维性组织,未见肿瘤累及。

免疫组化检测:阳性:CD99, Vimentin, Ki-67(＋,局部 80%);阴性:Desmin, SMA, Calponin, MC, EMA, AFP, Hepatocyte, CK5/6, CK7, CK-P, Villin, CK20, PLAP, HCG-β, CD20, CD3, LCA, HMB45, MelanA, S-100, GFAP, CD57, Syn, NSE, NeuN, NF, Nestin, CD34, CD31。

免疫组化诊断:右侧颅眶小细胞肿瘤,考虑为原始神经外胚层肿瘤。

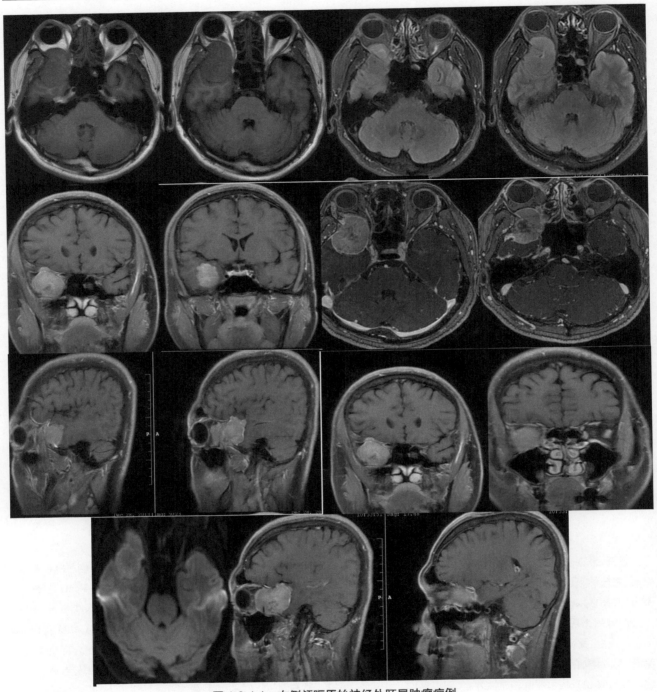

图 1-8-4-1　右侧颅眶原始神经外胚层肿瘤病例

第五章　颅鼻沟通性疾病

第一节　嗅神经母细胞瘤

嗅神经母细胞瘤可发生于任何年龄,有2个发病高峰,分别是11~20岁和51~60岁,男女发病率基本相等,病程一般为6个月。一组10例资料与文献报道基本相符,高峰年龄为50~60岁(3/10),男性于女性多1例,平均病程6.2个月。值得注意的是该组有2例为10岁以下的儿童,有文献报道该肿瘤亦可与其他部位的神经母细胞瘤一样为先天性的。发病原因至今未明,有文献报道该病的发生与EB病毒(EBV)并无多大联系。

嗅神经母细胞瘤发病部位与嗅黏膜分布区一致,较典型范围包括鼻腔及其所属的筛窦、前颅底、眼眶。虽是恶性,但大多生长缓慢,且最常见症状为鼻塞、鼻出血,早期往往不会引起患者重视,就诊时多已属中、晚期。该组A期无1例而C期占7例,即可说明这一点。

临床表现与肿块的位置及其血供相一致,由于肿瘤主体部位多在鼻腔内,同时易侵犯副鼻窦,并且相对的富血管,所以其临床体征初发时多表现为鼻塞、鼻出血。病变累及筛板可伴有嗅觉的丧失;眼眶受累往往会伴有眼眶区疼痛、前突及过度流泪;堵塞咽鼓管可伴有耳痛及中耳炎;额窦受累会出现额前区疼痛;肿块累及颅内可有视力障碍、呕吐等颅高压症状;颈部淋巴结转移局部可触及肿块。

肿瘤中心大多位于鼻腔中后部,形态呈较规则的圆形或椭圆形,边界清楚,反映其恶性度较低;C期病例大多形态不规则,边界不清,反映其恶性度较高。局部侵袭性强,MRI显示C期中有6例均破坏筛骨并突破颅底而累及脑实质,考虑因为嗅神经经筛孔入颅,向上终止于嗅球的前端,故病灶到晚期多延续侵入前颅窝底,手术所见该组6例硬脑膜和脑组织均有不同程度受累,其中累及右侧额叶4例,左

侧额叶1例,双侧额叶1例。

分析该6例肿瘤,中心位于哪侧鼻腔则累及同侧额叶,很难跨过大脑镰向对侧侵犯。1例肿瘤中心位于双侧鼻腔的则累及双侧额叶,认为该组可能与肿瘤起源于单侧或双侧嗅束有关,但该组样本尚少,需进一步积累病例证实。

肿瘤 T_1WI 呈稍低信号或等低混合信号, T_2WI 信号不高,呈等信号或稍高信号,与镜下观察到的细胞胞质稀少相符。病灶信号不均者可见囊变、出血或坏死,病灶侵入脑组织时,肿瘤周围脑实质多有明显的水肿,侵入脑实质者囊变较多。该组病例共有8例出现囊变,囊内信号与脑脊液信号相似。Som等(1994)总结认为对于较大的嗅神经母细胞瘤周围出现囊性变,是区别嗅神经母细胞瘤与鼻腔内其他肿瘤较特异的征象。

肿瘤内血供多较丰富,注射 Gd-DTPA 后实性病灶大多呈现明显强化,病理显示血管增生明显,呈祥网状甚至血管瘤样结构。MRI 在显示颅内病变和区分肿块与窦腔内潴留液或阻塞性炎症方面具有优势,表现为长 T_1 长 T_2 信号影,增强后无强化。

有学者总结极少数病例原发于蝶窦、上颌窦、鼻咽部、蝶鞍、鞍旁及岩尖。Lin 等(2009)报道1例原发于鞍区的嗅神经母细胞瘤,并总结了国外10例原发于筛板以外的嗅神经母细胞瘤,其中包括6例在鞍区,3例在蝶窦,还有1例无临床详细记载。

该组病例有异位于蝶骨-鼻咽部和鞍区的嗅神经母细胞瘤各1例,术前难以诊断。病灶异位于左侧蝶骨-鼻咽部的患者3岁,男性,因左鼻腔反复鼻出血5d就诊,MRI诊断为来自蝶骨的恶性肿瘤。另1例病灶异位于鞍区的患者56岁,女性,因鼻塞、鼻出血1年余就诊,并有多尿多饮症状。MRI误诊

为侵袭性垂体瘤。

分析 2 例患者均有鼻出血症状,应是富血供肿瘤所致,与 MRI 显示肿瘤明显强化相符。病灶异位于鞍区的患者,因病灶完全阻塞蝶窦而有鼻塞症状;病灶位于左侧蝶骨 - 鼻咽部的患儿,亦部分向上突入左侧蝶窦,但可能范围较小,故无明显鼻塞症状。病灶异位于鞍区患者还有多尿多饮症状,考虑应是破坏垂体柄所致,故也可合并内分泌症状,Josephs（2008）报道合并库欣综合征的患者 1 例,并总结了其他文献共有 5 例类似报道。

2 例异位嗅神经母细胞瘤的中心位置虽然都不是典型部位,但都突入蝶窦,考虑仍是嗅黏膜分布区,嗅黏膜分布虽然存在较大变异,但有学者研究发现 84.4% 的嗅束后端与蝶窦相邻、前中部与筛窦顶相邻。一般认为能明确定位是关键,鼻塞、鼻出血等症状也是重要辅助诊断条件。

Tamase 等（2004）认为肿瘤的不同分期能够预测肿瘤的治愈率,因此 MRI 对于术前肿瘤的分期起到尤为重要的意义。通过 MRI 定位,该组肿瘤均分布于 B 期及 C 期,与手术及病理所见基本一致。手术所见肿瘤位置分布与 MRI 显示的一致,手术所见肿瘤中心多位于鼻腔中后部,呈息肉状、宽基底生长在筛窦内,其组织形态表现为软硬不等,颜色表现为从红色到灰色不等,这主要与肿瘤的血供相关联。

术后病理显示 MRI 定为 B 期的肿瘤具有较明显的巢状或小叶状结构,肿瘤细胞间可见多少不一的嗜酸性神经纤维组织,核分裂象较少见,提示其分

化较好;MRI 定为 C 期的肿瘤中大多数则小叶状结构不明显,肿瘤细胞多呈弥漫分布,可见肿瘤性不规则坏死,核分裂象多见,细胞异型较明显,提示其分化较差。

MRI 尤其冠状及矢状面扫描,可清晰显示脑膜受侵范围、程度以及脑实质受累情况,为临床手术入路提供可靠信息。与 10 例手术者手术所见进行对照,4 例 MRI 显示未侵犯硬脑膜者,肉眼见硬脑膜光滑;6 例 MRI 显示侵犯硬脑膜者,肉眼见硬脑膜均受累,肿瘤呈浸润性生长侵入脑实质,在彻底切除肿瘤的同时,手术者均行颅底重建和硬脑膜修补。

鉴别诊断:主要应与前颅窝恶性脑膜瘤、鼻腔淋巴瘤、鼻咽癌、内翻性乳头状瘤等鉴别。

前颅窝恶性脑膜瘤:前颅窝恶性脑膜瘤通常强化均匀而且明显,但累及鼻腔少见,嗅神经母细胞瘤 MRI 大都显示瘤体信号不均匀,强化也不均匀。

鼻腔淋巴瘤:鼻腔淋巴瘤多发生于鼻腔前部,相邻鼻背侧皮肤肿胀,皮下脂肪消失,骨结构的破坏或变形少见。

鼻咽癌:鼻咽癌也常累及颅底,但一般位置较偏后,常引起斜坡骨质破坏,且可见鼻咽后顶壁黏膜线不连续,以 MRI 显示较为清楚,嗅神经母细胞瘤沿嗅神经走行生长,引起前颅窝底骨质破坏,位置偏前,且鼻咽后顶壁黏膜常较完整。

内翻性乳头状瘤:内翻性乳头状瘤主体部分位于中鼻道内,最先侵犯上颌窦,很少累及眼眶,而且病灶内常有钙化。

第二节　鼻腔颅内沟通型神经内分泌癌

神经内分泌癌属于发生于神经内分泌细胞系统（APUD）的恶性肿瘤,其特点是肿瘤细胞能摄取胺前体并在细胞内脱羧产生胺类和 / 或肽类物质。WHO 将神经内分泌肿瘤分成二种:一种是起源于特定内分泌腺体内的神经内分泌细胞,另一种是起源于广泛分布在全身各部位的一些神经内分泌细胞和细胞群。

一、病理学

散在分布的神经内分泌癌好发生于消化器官、肺、头颈部、胸腺、泌尿生殖系统和皮肤等部位均可发生,头颈部一般发生于鼻腔、鼻窦、咽、喉和甲状腺

等部位。该肿瘤的特点是肿瘤细胞内具有特异性标记物质:神经元特异性烯醇化酶（NSE）、（CgA）和（Syn）。

鼻腔神经内分泌肿瘤分为 2 个亚型:伴有嗅神经分化表现的嗅神经母细胞瘤,不伴有嗅神经分化表现的神经内分泌瘤。

二、影像学研究

有研究者报告一例 MRI 表现,病理组织学中未见嗅神经分化,故为起源于上鼻腔黏膜内的神经内分泌癌,癌肿向颅内侵犯侵及颅骨及额叶脑组织,造成鼻腔颅内广泛沟通,颅骨破坏。侵犯额叶的癌肿

周围可见囊腔样结构,囊壁及分隔有强化,囊内液体呈长 T_1、长 T_2 信号改变,推测为肿瘤细胞分泌黏液后或黏液变性形成。

三、鉴别诊断

鼻腔神经内分泌癌需与嗅神经母细胞瘤、鼻腔癌相鉴别。

嗅神经母细胞瘤:鼻腔神经内分泌癌与嗅神经母细胞瘤的组织起源上可能源于相同的神经上皮,但前者在组织学上分化程度相对较差,且癌组织细胞中无支持样细胞的存在,二者影像学上,鉴别有一定困难。

鼻腔癌:鼻腔癌形成鼻腔巨大肿块后,向周围侵袭性生长,破坏骨质,侵及颅内脑组织,但未见有囊变结构的报道。鼻腔肿瘤有恶性征象表现,影像学上不能鉴别时,尚需病理学检查,为临床治疗和预后提供参考。

第三节　脑脊液鼻漏

详见本书　本卷　本部分　第二篇　第十六　章　脑脊液鼻漏。

第九篇　颅颈连接区

第一章　颅颈连接区一般情况

第一节　第三枕髁与髁旁突

在人体生长发育过程中,有时除一般的左、右枕骨髁外,还另有一髁,称第三枕髁。

此髁常位于前方,有时清楚可见它发自枕骨,轮廓光滑,呈类圆形连于枕骨上,其下端游离;有时此髁较小,成不规则形,位于寰椎前弓前方,其上方阴影融于枕骨皮质内,可类似一骨折片。第三枕髁可与髁旁突同存。髁旁突为枕骨髁外侧的骨性突起,可为单侧,也可为双侧。髁旁突有时较长而可与枢椎横突形成关节,有时较短,仅与寰椎横突发生关系。此突常与寰椎横突上突同存。

第二节　关于寰枕融合

起源于寰椎横突的横突上突,向颅侧突出至枕髁为髁旁突的镜影。横突上突可为单侧或双侧,可与髁旁突共存。髁旁突起源于枕骨。第一颈椎后方的神经弓可以向上倾斜,有的第一颈椎后弓与颅底之间还可形成异常关节。第一颈椎与颅底完全融合,即寰椎同化,寰枕融合;也可部分融合。

枕椎,即寰枕融合,可为单侧,也可为双侧,此时常常可见第三髁状突,或称第三枕髁。单侧髁旁突可与寰椎横突形成关节。侧位颈椎片上,头部如出现轻度倾斜,可造成假性颅椎脱位。在颅底与寰椎椎弓之间有时可见小骨块游离,实为副骨。

颈椎还可以发生一些异常的融合,寰椎部分或全部与枕骨融合或与枢椎融合,寰枕融合可与寰枢关节半脱位并存,亦可合并 $C_2 \sim C_3$ 融合。

第三节　斜寰枕韧带钙化

在颈椎侧位片上,斜寰枕韧带钙化时可形成弓形孔,椎动脉通过该孔上行。此孔可以完整地表现为一类圆形孔,也可形成不完整的弓形孔。

在颈部侧位片上,起源于颅底的骨刺可形似椎弓,而起源于寰椎后弓的向上方的骨质突起构成椎动脉的弓形孔,椎动脉从弓形内向上升进入颅内。

在颅颈连接区侧位片上,有时可见到寰椎后方有弧形线条骨质影或条片形骨片影,此可能为斜寰枕韧带钙化所形成的弓形孔,椎动脉由此孔上行。

此孔如不形成完整的孔,也可出现不完整,后者勿误为骨折片。

第四节　颈 1 神经鞘瘤病例

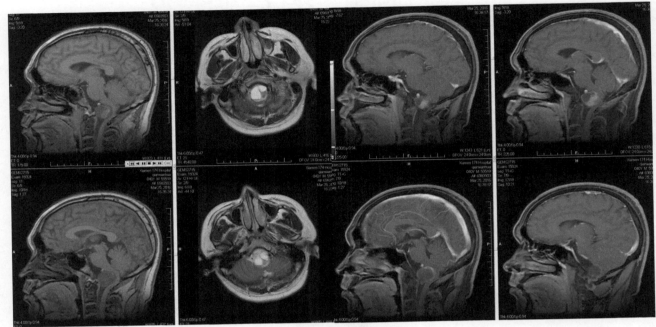

图 1-9-1-1　颈神经鞘瘤病例

患者，男，39 岁。因左侧上肢麻木伴右侧肢体感觉减退 4 月余入院。患者缘于 4 月前出现左手麻木，并逐渐累及前臂、上臂及颈肩部，同时出现右侧上肢感觉减弱，上述症状逐渐加重，并感左手握力差，无头晕、头痛，无恶心呕吐，无饮水呛咳，无听力、视力下降，无口角歪斜，于近日就诊于外院行颈椎 MRI 检查发现延髓腹侧占位，今为进一步治疗而就诊我院，门诊拟"延髓腹侧占位"收住入院，自发病后进食、睡眠及大小便正常。

MRI：延髓前缘脑桥前池内占位，考虑：血管母细胞瘤，室管膜瘤，请结合临床。

手术所见：可见延髓及其左侧肿瘤，肿瘤色泽微黄，无明确包膜，剪开蛛网膜，切开肿瘤，质地中等，血供中等，对瘤内分块切除肿瘤，其间流出淡黄色液体，为肿瘤囊性部分，随着瘤内逐步切除肿瘤，其体积逐步缩小，再分离外周部分，见副神经、舌下神经、椎动脉位于其上内侧，注意保护，并将肿瘤与其分离，逐步将肿瘤与延髓分离，切除肿瘤，见肿瘤附于颈 1 神经根上，考虑为颈 1 神经鞘瘤，最后将肿瘤附着处及其所包裹的颈 1 神经根一并切除，至此全切肿瘤。

病理检查：延髓腹侧肿瘤切除标本：灰白灰褐色组织一堆，总体积 3.5 cm × 3 cm × 0.8 cm。常规病理诊断：延髓腹侧肿瘤切除标本：初步诊断为神经鞘瘤，待做免疫组化检测进一步证实。

免疫组化检测：阳性：Vimentin，S-100，GFAP（灶 +），NeuN（散在 +），CD57（灶 +），Ki-67（+，约 20%），NSE（灶 +），EMA（灶 +），NF；阴性：CK（P），Desmin，SMA，CD34。免疫组化诊断：延髓腹侧肿瘤切除标本：免疫组化检测结果，符合神经鞘瘤。（影像学检查见图 1-9-1-1）

第五节　颈椎脊索瘤

脊索瘤主要发生于脊柱两端及附近部位，这可能与脊索的组织学发生有关，目前研究认为脊索瘤起自脊索残存物，因此任何有脊索残存的部位均有发生脊索瘤的可能。

脊索出现于胚胎发育早期,在胚胎发育12周时脊索组织被水、Ⅱ型胶原、髓核的软骨聚集蛋白聚糖所替代,而骶尾部和蝶枕部的脊索组织不完全消退,因而脊索瘤以骶尾部和蝶枕部多见。

骶骨以上的脊柱脊索残存物相对少,因而发生脊索瘤的概率相对低,可动脊柱的脊索瘤主要位于颈椎尤其是上颈椎,C_2 以下及胸腰椎少见,一组11例中7例位于 C_2,分析原因可能与 C_2 更靠近蝶枕区、脊索残存物在此分布相对较多、C_2 以下颈椎脊索残存物相对较少有关。该组1例 C_2 椎体和枕骨同时可见肿瘤,也支持脊索瘤发生的部位与脊索残存物分布有关的观点。

脊索瘤可发生于任何年龄,以50~60岁多见,该组患者年龄19~75岁,平均(44.81±17.45)岁,脊索瘤由于生长相对缓慢,临床症状相对不典型,以颈肩部疼痛为主要表现,容易与颈椎病混淆,因此病程相对较长。

一、影像学研究

颈椎脊索瘤主要位于椎体,累及附件或单独发生于附件的相对少见,该组11例肿瘤均位于椎体,仅1例伴横突累及。脊索瘤呈溶骨性或混合型骨破坏,骨质膨胀改变不明显,破坏区周围可见骨质硬化,部分伴邻近骨质密度增高,上述特点与骨巨细胞瘤不同。该组5例表现为混合型骨破坏,相对具有特征性。骨质破坏区周围可见点状或条片状钙化,与软骨源性肿瘤环弓样钙化不同。

颈椎脊索瘤出现钙化的概率较骶尾骨明显小,据报道骶尾骨出现钙化的概率可高达95%,而该组仅45%(5/11)出现点状钙化。发生在颈椎尤其是上颈椎椎体,轻度膨胀性的骨破坏伴周围骨硬化,肿瘤内部伴钙化可提示脊索瘤的诊断。

MRI可通过信号改变间接反应肿瘤的病理组成,同时可更好地判断肿瘤与邻近结构的关系,因而在脊索瘤的诊断中有重要作用。

典型脊索瘤含丰富的黏液基质,内可见分泌的黏液呈巢样或索条样排列成泪滴细胞,同时肿瘤内部可见纤细的纤维血管间隔,将肿瘤分成小叶状;因其共同的病理组成成分,发生在颈椎的脊索瘤信号特点与其他部位如骶骨、蝶枕部的脊索瘤相似,均以混杂或高信号多见。

肿瘤内部丰富的黏液基质及泪滴细胞是造成 T_2WI 高信号的主要原因,脂肪抑制序列信号进一步增高,肿瘤内部纤维分隔及多发点状钙化呈索条状或点状低信号,同时肿瘤出血、坏死也比较常见,造成脊索瘤信号不均匀,该组11例中10例 T_2WI 呈混杂信号或高信号,9例肿瘤内部可见索条样或点状低信号,有学者将其描述为蜂房样改变,认为是脊索瘤的特征性表现,对提示诊断具有重要意义。

部分脊索瘤由于肿瘤内部泪滴样细胞及黏液基质较少,T_2WI 呈不典型的蜂房样改变且信号偏低,该组1例位于C6的肿瘤因其不典型的 T_2WI 信号特点术前误诊为骨巨细胞瘤,经与病理对照发现此例肿瘤主要由胞浆嗜酸性细胞组成,而非典型的泪滴样细胞,同时黏液基质成分含量极少因而导致 T_2WI 信号偏低。同时此例肿瘤 T_1WI 信号混杂,内可见片状高信号,经与病理对照为肿瘤内部出血所致。

总之,T_2WI 呈混杂信号或高信号、呈蜂房样改变是脊索瘤较具特征性的表现,部分肿瘤由于病理类型特殊或细胞成分不同而导致信号多变,需结合CT进行判断。

脊索瘤另一个重要特点是容易突破骨皮质在椎旁或硬膜外形成蘑菇状软组织肿块,部分病例由于病程较长形成的软组织肿块体积较大,可突向椎前间隙并跨越多个椎体,往往同时伴椎体骨质破坏,周围软组织密度或信号与椎体内病变相似。

脊索瘤较容易向椎管内侵犯,该组6例累及椎管,4例脊髓明显受压。增强扫描脊索瘤强化特点多样,总体来说以不均匀强化为主,肿瘤内部纤维血管成分的多少是其强化程度差异的病理学基础,内部黏液基质成分一般无明显强化。

二、鉴别诊断

该组11例中,4例诊断为脊索瘤,7例误诊,分别是:2例诊断为骨巨细胞瘤,2例诊断为软骨源性肿瘤,2例诊断为转移瘤,1例诊断为结核。

颈椎脊索瘤需与骨巨细胞瘤、软骨肉瘤、结核及转移瘤进行鉴别。

骨巨细胞瘤:骨巨细胞瘤多同时累及椎体和附件,单独累及椎体很少见;骨质膨胀较脊索瘤明显,周围一般无骨质反应性增生硬化,内部钙化极为少见,T_2WI 信号偏低;如果两者信号相似,需结合CT根据骨质改变进行鉴别诊断。

软骨肉瘤:软骨肉瘤一般位于附件,表现为溶骨性骨质破坏,肿块呈分叶状,内部钙化呈环弓样,与脊索瘤的点片状钙化不同。

结核：脊索瘤因含丰富的黏液基质，椎旁软组织密度往往较低，与结核的椎旁脓肿有相似之处，同时骨破坏区及周围软组织内的点状钙化与结核死骨也有相似之处，因而需与结核鉴别。该组 1 例位于 C_4 的脊索瘤误诊为结核，结核一般累及相邻椎体伴椎间隙变窄，而脊索瘤多累及单一椎体；脊索瘤内部往往可见低信号纤维分隔，T_2WI 信号不均匀，增强扫描呈分隔样或蜂窝样强化，而结核伴发的椎旁脓肿一般呈环形强化。

转移瘤：此外，还应与转移瘤进行鉴别，该组 11 例中有 2 例被误诊为转移瘤。

总之，颈椎脊索瘤主要发生在上颈段，以 C_2 多见，主要表现为椎体溶骨或混合型骨质破坏，内部可见钙化，典型的 T_2WI 呈高信号或混杂信号，可见蜂房样改变，增强扫描多呈不均匀强化。

第二章　寰枢关节及寰枢椎之间

第一节　关于寰枢关节半脱位的诊断

在日常工作中发现,颈肩疼痛、上肢麻木、头晕恶心等颈椎病患者中,有相当数量的人群存在着寰枢关节半脱位,通过手法复位等治疗后病人症状明显好转,证实其症状的出现与寰枢关节半脱位密切相关。

由于"颈椎病"的常规 X 线检查很难反映寰枢关节的异常,加之临床医生对该病缺乏足够的认识,对病变局部的诊疗不到位,误诊或漏诊率较高,疗效甚微。随着不少学者在"颈椎病"领域的新的探讨,对寰枢关节半脱位的研究也越来越深入。寰枢关节半脱位是指由于外伤、劳损、退变等诸多因素导致寰椎、枢椎的解剖位置移位及其软组织损伤而出现的一种临床疾病,其常见症状是头痛、眩晕、眼胀、颈枕部酸痛僵硬等。

一、解剖基础

寰枢关节是构成头颅旋转运动和部分屈伸运动功能的重要结构,是脊柱中活动度最大也是最不稳定的部分。

寰枢椎之间有 4 个关节,中部及外侧各有 2 个关节,在中部,齿状突和寰椎前弓中部组成前关节,齿状突和横韧带组成后关节称齿状突关节(寰枢正中关节),寰枢外侧由两侧侧块下关节面和枢椎上关节面组成关节突关节。

这种结构特点允许寰枢关节较大范围轴向旋转、某种程度的屈伸及小范围的侧屈。其稳定性主要依赖于本身骨性结构的完整及位于齿状突后方的横韧带和翼状韧带,翼状韧带起着限制寰枢关节过度轴向旋转的作用,双侧翼状韧带必须保持完整,才能限制轴向旋转,否则将意味着寰枢关节存在着潜在旋转不稳的风险。

横韧带是稳定寰椎最强有力结构,限制屈曲时寰椎向前滑动,当其损伤断裂后,枕颈部的其余韧带容易遭受牵拉,并使之支持固定作用大为削弱,甚至发生显著移位。

另外,寰枢关节的关节突关节囊大而松弛,关节面较平坦,活动范围较大,椎间无间盘组织,构成了寰枢关节易于脱位的解剖学基础。

病因:寰枢关节不同于其他椎间关节,以其独特的结构适应头颈部复杂的功能,由于颈部活动度大而且频繁,容易造成损伤,加之以上解剖关系,易造成寰枢关节半脱位,引起复杂的临床表现。目前寰枢关节半脱位的病因尚不完全清楚,多认为与炎症、创伤、发育畸形等因素有关,部分患者无明显原因。

二、临床表现

寰枢关节位置改变,易致颈椎,枕部肌群的残余张力性损伤。导致局部软组织炎症、挛缩或痉挛等,出现枕后疼痛、颈部僵硬、活动受限、甚至颈肩背部疼痛。

头晕或眩晕:椎动脉在颈椎经各横突孔上行,寰枢关节半脱位时椎动脉可发生狭窄或关闭,致小脑、前庭供血不足,产生恶心、呕吐、眩晕等症状,横突孔越小,半脱位程度越大的患者,其椎动脉供血不足症状就越明显。

头痛或偏头痛:寰枢关节半脱位、局部软组织痉挛可致枕大神经、枕小神经及耳大神经的刺激或压迫,出现头痛、偏头痛、耳后周围疼痛等表现。

交感神经症状:如恶心、呕吐、心慌、心悸、失眠、血压升高或降低等症状。

脊髓压迫症状:表现为脊髓型"颈椎病"的相关症状。

主要体征:颈活动受限或头向一侧倾斜;当 C_3

以上头颈活动时,若左右旋转,侧偏及前屈后伸等引发出眩晕、头痛或眼花、恶心等症状,或上述病症明显加重,为阳性体征;C2 棘突偏歪;棘旁压痛;头面部歪斜。

寰枢关节半脱位的分类:寰枢关节半脱位时,寰枢关节突可向前后、左右旋转和多方向移位;依脱位的方向和复杂性可分为:单纯性半脱位和复合性(两种以上方向)半脱位。

三、影像学研究

寰枢关节半脱位主要依靠影像诊断,包括 X 线平片及 CT 检查。

1.X 线检查　包括颈椎侧位片、开口位片、过伸过屈位片。

1)侧位片:用于诊断前后脱位。可测量寰齿前间距(指自寰椎前弓背面的最下缘,到相对的齿状突前缘之间的最短距离),只要寰齿前间距成人 >3 mm,小儿 >4 mm,即可做出寰枢关节半脱位(前脱位)的诊断,前脱位时侧位片还可显示寰齿前间隙呈明显"V"字形,夹角大于 170°,寰椎后结节与其下诸椎体棘突前缘的弧线不连续。当寰枢关节后仰半脱位时,侧位片示寰齿前间隙呈"八"形,C2 棘突与枕骨或寰椎后结节的间隙明显变窄。

2)开口正位片:用于观察寰椎侧块与枢椎齿突的关系,诊断左右脱位。测量方法:作两侧块外下角连线的平分垂直线,与齿状突的轴线相比较,正常此二线基本重叠,若有侧向脱位偏移,则此二线分离,双侧齿侧间隙常出现一宽一窄改变;若有倾斜,则此二线互成夹角,双侧齿侧间隙的上下端宽窄不合比例,两侧寰枢关节间隙不对称,呈现一宽一窄改变。若寰齿前间距正常,寰枢椎开口正位 X 线片齿状突与寰椎侧块间距不对称,并相应的寰枢椎侧块关节侧方移位,也可做出寰枢关节半脱位(侧方脱位)的诊断。

有研究者将脱位的程度做出如下具体诊断标准:作寰枢关节两侧块内缘中点之连线,测量每一侧块中点至齿状突外缘连线交点的间距,求其两侧间距之差,按如下标准诊断寰枢关节侧向滑脱:轻度 0.5 mm ≤间距差≤ 1.0 mm;中度 1.0 mm< 间距差 ≤ 3.0 mm;重度间距差 >3.0 mm。他们提出只要排除体位不正,并且患者存在症状和体征,寰齿间隙差 >0.5 mm 就有临床意义,如果同时有寰枢上下关节面不平行、寰椎侧块两外下角与枢椎外侧缘不对称、

枢椎齿突倾斜,即可做出明确诊断。

但是,临床经验告诉我们,患者的症状和体征并不一定是因为寰枢关节间距的变化引起的,不少病人间距变化仍存,但症状与体征早已消失;而一些无症状体征的正常人因为其他原因检查颈椎时,也经常看到两侧间距不对称。因此,我们一直认为,此类诊断的做法似应属于过度诊断的一个例子。方法确实太机械,完全忘记病人是活体,是活动的、有生理活动的动态平衡的个体!

关于齿突与侧块之间关系一直是文献讨论的主题之一,不少学者认为,正常人的齿突在两侧块间并不是绝对居中,绝大多数人的齿突偏移在 1 mm 之内。一项研究对 100 例正常人颈椎张口位片分析后提出,正常人齿状突与侧块间隙可存在差值,差值范围在 0~3 mm,平均差值为 0.9 mm,当寰齿间隙差值大于 3 mm 时对寰枢关节半脱位的诊断有重要意义,但不是诊断本病的唯一依据。

3)旋转 10°~15° 开口位:可通过观察寰枢椎的相互关系,了解其是否正常运动。正常时寰椎两侧侧块的长轴呈"八"字型排列,当头部旋转向一侧时,X 线片显示对侧侧块的宽度变宽,齿突侧块间距变窄,同侧相反。由于寰枢外侧平面关节在旋转的同时,带有轻度的前后滑移,使头转向一侧时,对侧的寰枢平面关节间隙增宽,同侧变窄。

在正常人中,95% 以上呈这种变化,而寰枢关节半脱位患者会出现寰枢运动的异常。

例如枢椎右偏病人,左侧齿突侧块间距宽于右侧,并在头向右旋转 10°~15° 时,左侧间距不像正常人那样变窄而是仍宽于右侧,而头向左旋转时寰枢运动正常。有研究者指出,对具有典型症状和体征者,即使齿突偏移小于 1 mm 但旋转开口位显示寰枢运动异常者,也应考虑其具有病理意义并酌情行手法治疗并配合 X 线检查观察疗效。

4)颈椎过屈、过伸侧位片:是颈椎在其运动范围的极限或接近极限时的情况,过屈、过伸侧位片可以显示寰齿间距的异常增大,更好地观察齿状突前间隙,并可有效的观察寰枢关节脱位的程度。

5)在确定寰枢关节侧移半脱位之后,若同时伴有寰椎前半脱位或后仰半脱位或旋转半脱位者,即可诊断为寰枢关节复合性半脱位。

2.CT　寰枢椎 CT 扫描主要层面包括寰椎和齿状突上部层面、寰齿关节层面、寰椎侧块层面、寰椎下关节层面、寰枢关节层面和枢椎椎体层面;寰枢关

节功能 CT 扫描是在完成正位寰枢椎 CT 扫描后,头向左或向右作最大旋转,再作 CT 扫描。

正常当头向左旋时,寰椎右侧下关节向枢椎左前方移动,寰椎左侧下关节向枢椎右后方移动,寰椎纵轴与鼻中隔平行一致左旋,枢椎纵轴左旋角小于寰椎,致使寰椎在枢椎上形成旋转。当头向右旋时,产生与左旋相反的表现,齿状突与前弓及与侧块距离不变。

有研究者在对 100 例正常成人寰枢关节 CT 测量中指出:正常成人寰齿前间距 CT 测量值小于 2 mm,双侧寰齿间隙之差大于 2.0 mm 为异常。但因齿状突为圆锥形,在测量寰齿前间距时应注意扫描层面的不同,扫描层面偏上测量结果会高于正常值而出现假阳性,但齿状突

中心至寰椎前弓后缘间距不会受扫描层面影响,他们的结论是正常人此间距小于 8.6 mm,因此当此间距 <8.6 mm 而寰齿前间距大于正常值,应考虑到因扫描层面偏上而致的假阳性。

比较影像学:由于 X 线检查本身的局限,对复合性半脱位、半脱位的程度、旋转角度、分型等变化不能或缺乏直观可靠的显示, CT 则优于 X 线。CT 为人体轴位断层扫描,避免了组织重叠,无放大误差,测量精确,螺旋 CT 检查的多平面重建图像可以清晰显示脱位的程度,具有 X 线无法比拟的优势。但关于寰枢关节 CT 方面的报道较少,在寰枢关节半脱位时所出现的异常表现还有待于进一步研究探讨。

综合以上分析认为,结合颈部僵直、疼痛、活动受限、头痛头晕等典型临床表现,结合颈椎侧位片寰齿间距变化,张口位片两侧寰枢关节间隙改变,以及 CT 检查两侧寰齿间距的差别,基本可明确诊断。有一点必须强调的是,千万要注意不要过度诊断和过度治疗,影像诊断必须要密切联系临床,密切追踪随访观察,避免误诊。无论是 X 线平片还是 CT 检查,为了保证测量的准确性,对于检查技术要有严格的标准,检查时务必确保患者的体位标准,不能存在体位带来的误差。

第二节　寰枢关节失稳

寰枢关节结构的特点:寰枢关节的稳定性依靠寰椎、枢椎结构的完整性及位于齿状突后方的横韧带、翼状韧带的连续性共同维持。

横韧带是颅颈连接区最大、最厚和最坚固的韧带,是寰枢椎间最强有力的韧带,它两端附着于寰椎两侧块内侧的结节上,将枢椎齿状突束缚于寰椎前弓内面与之形成寰齿关节,限制齿状突过度活动,防止寰椎前脱,是维持寰枢椎稳定的主要韧带。

横韧带创伤是一种严重的创伤,常会造成较严重的寰枢椎不稳,其诊断一直较困难。普通 X 线片上无法显示韧带组织,只能间接从骨折成角或移位来评估,CT 片也仅能反映损伤的间接征象。

MRI 检查可直接显示横韧带及其损伤部位,且可根据横韧带及骨性结构的损伤范围将横韧带损伤分型, Dickson & Sontag(1996)根据横韧带及骨性结构的损伤范围将横韧带损伤分成以下 2 种类型。

I 型,即严格意义上的横韧带损伤,横韧带真正断裂,在中间部断裂者为 I A 型,附着部断裂者为 I B 型。II 型:骨性结构破坏使横韧带失去功能,严格来讲并不属于真正的横韧带损伤,寰椎侧块粉碎性骨折为 II A 型,寰椎侧块内侧的结节撕脱骨折使横韧带与侧块联系中断为 II B 型。

MRI 与寰枢关节失稳:①该部位多种骨性结构相互重叠,一方面 MRI 使骨骼不显影,可避免图像重叠,另一方面 MRI 的多层面、多方位成像可避免误诊。对于骨质的陈旧性或新发损伤可清楚辨别。② MRI 对软组织分辨率高,配合多方位成像可清楚显示软组织损伤范围及程度。对于肿瘤所致椎体破坏以及肌肉、软组织受累诊断明确,对横韧带的形态、信号的异常可清晰显示。对于寰枢椎脱位,齿状突骨折以及周围骨质间嵌入的组织类型也可清楚辨认。③颈段脊髓组织在 MRI 上能清晰显示,是 MRI 的最重要价值。

MRI 具有多参数成像、多方位扫描和高软组织分辨率的特点,能安全、直观、全面、清晰地显示造成寰枢椎不稳的病理解剖因素,能够准确评价颈段脊髓的损伤程度。T_1WI 可明确脊髓急性损伤程度及有无出血,T_2WI 与脊髓损伤预后有关。脊髓位置、形态、受压方向及本身信号的变化是判断脊髓有无损伤及损伤程度的主要依据。颈段脊髓受压的部位

和方向对判断骨性结构异常有一定价值。

MRI 对本病的分型及解剖情况的描述对临床治疗具有指导意义。一般认为自发性寰枢椎脱位不合并韧带断裂、单纯枢椎椎弓骨折，齿状突骨折中Ⅰ型和稳定的Ⅲ型若不合并不可解除的脊髓压迫则均可采取非手术治疗（即外固定或牵引）；齿状突Ⅱ型骨折及不稳定的Ⅲ型骨折及诊断明确的横韧带断裂均需行手术治疗。

不同类型的横韧带损伤，其手术方式和手术时机也不尽相同，对于不可复位的颈髓受压，应尽快行减压术，而确定造成压迫的是前方的齿状突和／或后方的寰椎后弓、枕骨等，有利于选择合理的前、后方或侧方减压术式。

寰枢关节失稳，是颈源性眩晕的重要因素，X 线张口位、侧位及 CT 冠状位扫描是常用的和基本的检查方法，但不能显示寰枢关节的韧带结构，MRI 检查，弥补了 X 线和 CT 检查的不足，可清晰显示导致寰枢椎失稳的骨性结构异常、外伤及肿瘤和炎症等病变的范围及其与周围组织的关系，能够确定寰枢椎有无失稳或脱位，尤其可准确判断脊髓受压部位和程度，为临床选择治疗方案提供可靠依据。

第三节　寰枢椎之间

在颈椎侧位片上，投照时旋转可导致寰枢椎之间的小关节面形似骨块突出，在标准侧位片和正位照片上则未见任何异常。扁桃体前柱阴影重叠（Mach 带）导致寰枢椎横突假性骨折。

第 1、2 颈椎棘突之间可形成异常关节。

寰椎侧块与齿突的关系：头部的旋转和倾斜导致寰椎侧块与齿突的关系改变。头部倾向右侧导致寰椎滑向右侧，左侧侧块与齿突的距离变窄，对侧增宽，寰枢关节的外侧间隙不对称，棘突偏向左侧。10 岁以下儿童寰椎与齿突间距在头部屈伸时宽度常有变化，屈曲时增宽，后仰时变窄。在成人，此间距基本上倾向于固定。后椎板线也有相类似的变化。

寰椎与枢椎生长不均衡：有研究者报告儿童发育中，寰椎侧块及枢椎椎体外侧角向外局限性突起。此现象如出现于成人可与寰椎椎弓骨折相类似，在儿童则为寰椎与枢椎生长不均衡所致，且常见于 4 岁儿童。此类突起多为双侧对称，也可仅出现于一侧。有的人的此类突起还可形似 Jefferson 爆裂骨折，且可见于椎弓闭合不全的病人。

前弓和后弓：寰椎前弓上方前纵韧带可出现钙化。在年龄较大的人群中，这种变化还可伴发寰齿关节退行性变。偶然发现的先天性齿状突及寰椎后弓缺如。

要注意：寰椎前弓过度发育见于先天性齿状突缺如和齿状突不融合。

有研究者报告 3 岁幼儿寰椎前弓与齿状突融合。

第三章　颅颈连接区的韧带

第一节　翼状韧带的活体形态学

翼状韧带的非活体大体解剖表现:翼状韧带是起自齿状突的背外侧,斜向外走行的纤维束,附着于同侧枕骨髁下内侧面,双侧对称,呈蝶翼状。有研究 12/12 例解剖标本均显示翼状韧带斜向上走行。

一、翼状韧带的各典型层面的活体形态学表现:齿状突上部横断面

非活体解剖学表现:齿状突上部的前方为寰椎前弓,两者之间构成齿状突前关节。寰椎侧块的后方为枕骨髁。在齿状突的两侧与左右枕骨髁之间,可见斜向外走行的纤维束,为翼状韧带,呈蝶翼状。

活体形态学表现:CT 能显示位于枕骨髁内侧缘和齿状突后外侧缘之间的翼状韧带,呈略高密度,形似蝶翼。MRI 可清晰显示翼状韧带,呈稍低信号,形似蝶翼,双侧对称,轮廓光滑。此平面是显示翼状韧带的理想层面。

二、齿状突中部冠状面

非活体解剖学表现:枕骨髁下方有寰椎侧块。寰椎侧块之间可见突向上的齿状突,在齿状突周围有脂肪组织填充。在齿状突的两侧与左右枕骨髁之间,可见一斜向外侧走行的纤维束,连于枕骨髁的下内侧缘和齿状突的后外侧缘之间,为翼状韧带。

活体形态学表现:CT 可显示斜向枕骨髁走行的翼状韧带,呈略高密度,形似蝶翼。MRI 可清晰显示翼状韧带,在质子密度加权成像上呈稍低信号,边缘光滑,双侧对称。82.4%(42/51)的翼状韧带斜向上走行, 17.6%(9/51)为水平走行。此平面亦为显示翼状韧带的理想层面。

三、寰椎侧块内侧矢状面

非活体解剖学表现:椎管前方上部为枕骨髁部,下部为枢椎侧块,两者之间可见卵圆形或圆形的翼状韧带。

活体形态学表现:CT 可显示枕骨髁下方的翼状韧带,呈略高密度。MRI 可清晰显示翼状韧带,呈稍低信号。51 例 102 侧翼状韧带在 MRI 上呈 3 种形态,其中 62.7%(64/102)为卵圆形, 33.3%(34/102)为圆形, 4.0%(4/102)为翼状。

翼状韧带的 MRI 测量:统计结果显示,翼状韧带宽度在男女性别、左右侧别间的差异均无统计学意义($P>0.05$)。

四、翼状韧带的解剖特点及临床意义

翼状韧带起自齿状突上部,斜向外走行,附着于同侧枕骨髁下内侧面。平均长约 11 mm,截面为椭圆形,面积约为 3.2 mm^2,该研究显示,翼状韧带为斜向上走行,而 Divrak & Panjabi(1987)认为翼状韧带有 3 种走行方向,斜向上走行、水平走行、斜向下走行,这可能与齿状突的长度及齿状突与枕骨髁的关系不同有关。

就组织学特性而言,翼状韧带大部分是由胶原蛋白纤维组成,纤维沿韧带长轴平行走行,故而翼状韧带具有刚度较高而弹性较小的力学特点,因此,翼状韧带易受损伤。翼状韧带损伤通常是由于枕颈部屈伸运动时受到轴向暴力作用所致。当头部处于旋转位时,翼状韧带最易受损,且拉紧的一侧较对侧松弛的水平方向走行的韧带更易受损。

研究结果表明,翼状韧带在寰枢椎旋转运动中的作用是最重要的,主要是限制上颈部的过度轴向

旋转及侧屈活动。翼状韧带损伤后，寰枕关节各向运动范围无进一步增加，但寰枢关节侧弯与旋转分别增加 36.3% 和 35.4%，因而认为翼状韧带损伤后可导致寰枢关节轴向旋转不稳。以往的研究认为寰枢关节一侧轴向旋转仅受对侧翼状韧带的限制。近年来的观点倾向于双侧翼状韧带协同作用方能有效限制寰枢关节的过度轴向旋转，一侧韧带损伤后导致双侧轴向旋转均显著增加。

五、翼状韧带的影像学研究

传统的 X 线平片不能直接观察到翼状韧带的形态变化，对翼状韧带损伤的诊断主要依靠间接征象来判断，例如颈椎开口位显示寰齿外侧关节间隙不对称等。

随着 CT 的问世，尤其是 MSCT 的出现，颅颈连接区结构不再存在投影重叠，但以往的研究认为，CT 仅可显示解剖的翼状韧带，不能显示活体的翼状韧带。该组研究者分析了 51 例活体头颈部 CT 检查正常者的翼状韧带，结果表明翼状韧带在 CT 上的显示率为 100%（51/51），可能与该研究者选择了恰当的显示层面及合适的扫描参数有关。

MRI 具有无创、无骨性伪影、对软组织结构分辨率高等优点，且可以多方位、多序列成像，对翼状韧带结构的显示优于 CT。该研究结果表明，质子密度加权成像显示翼状韧带效果最佳，优点为：①质子密度加权成像采用短的回波时间，可增加对比分辨率、提高信噪比，这就允许使用更小的像素和更薄的层厚，从而减少了部分容积效应的干扰。②低信号韧带和

邻近组织形成对比，因此更易于显示韧带结构。

该组研究结果显示，齿状突上部横断面和齿状突中部冠状面对于翼状韧带的显示率均达到 100%（51/51），上述两层面是显示翼状韧带的理想层面，表明恰当的成像层面有助于显示翼状韧带。

Divrak 等（1987）对翼状韧带进行测量。该研究者利用 MRI 技术对翼状韧带宽度进行了测量，结果显示，翼状韧带的宽度中位数男性为 3.2 mm，女性为 3.4 mm，左侧 3.3 mm，右侧 3.0 mm，翼状韧带在性别及左右侧别间的差异均无统计学意义，因此从影像测量上证实的翼状韧带是双侧对称的，与非活体解剖学研究一致。

该组研究结果表明，在矢状面上，正常翼状韧带有 3 种形态，即卵圆形、圆形及翼状，与 Krakenes 等（2001）的研究结果一致。该研究结果还显示，翼状韧带在 MRI 上呈稍低信号，且信号均匀、双侧对称。当翼状韧带受损伤时，MRI 显示韧带增粗、轮廓不规则，信号增高；当其撕裂时，翼状韧带连续性中断，厚度会减小，轮廓不规则。

翼状韧带损伤与姿势有关，当头部处于旋转位时，翼状韧带易受损，Kalle 等（2005）研究表明，从前部撞击翼状韧带较从后部撞击，其更易受损，且损伤部位与旋转速率有关。当速率高时（50°/s、100°/s、400°/s）损伤发生在韧带本身；速率低时（4°/s）损伤多在韧带骨附着处。虽然目前关于翼状韧带创伤性病变的诊断尚需进一步研究，但对正常活体翼状韧带的研究能为进一步诊断翼状韧带的创伤性病变奠定活体形态学基础。

第二节　横韧带的活体形态学

横韧带是颅颈连接区最大、最厚和最坚固的韧带，它限制齿状突活动范围，稳定寰椎并限制其在屈曲运动中过度前移。横韧带损伤后常导致寰枢关节脱位，进而造成颈髓压迫和椎动脉损伤，严重威胁患者生命，必须早期诊断、治疗。因此，对横韧带解剖学、影像学的研究具有重要的临床意义。

各典型层面的横韧带影像学研究

齿状突中部横断面：CT 能显示位于寰椎侧块的内侧和齿状突后方的横韧带，呈略高密度；横韧带后方的覆膜与硬膜融合，构成覆膜 - 硬膜复合体，呈略高密度，无法分辨。MRI 可清晰显示横韧带，在质

子密度加权像上呈均匀的稍低信号，形似半环形，轮廓光滑，横韧带与齿状突后缘构成齿状突后关节；覆膜与硬膜在中间部相互融合（即覆膜 - 硬膜复合体），而在两侧部则彼此分开，呈均匀低信号，形似倒"八"字。此平面是显示横韧带的理想层面。

齿状突后部冠状面：CT 可显示位于寰椎两侧块之间与齿状突后方的横韧带，呈略高密度，双侧对称；同时亦可显示起自齿状突向双侧枕骨髁走行的翼状韧带，呈略高密度，形似蝶翼，寰椎两侧块与齿状突构成寰齿侧关节。MRI 能清晰显示横韧带，在质子密度加权像上呈稍低信号，边缘光滑且信号均

匀；亦能显示翼状韧带，呈均匀的稍低信号，轮廓光整。此平面亦为显示横韧带的理想层面。

正中矢状面：CT 可显示紧贴齿状突后方的横韧带，呈略高密度，形似长条状；横韧带后方的覆膜与硬膜融合，即覆膜 - 硬膜复合体，呈略高密度。MRI 能清晰显示横韧带，在质子密度加权像上呈长条状稍低信号，信号均匀且边缘光滑；覆膜 - 硬膜复合体，呈线样均匀的低信号，轮廓光滑；在齿状突周围高信号脂肪的衬托下，能清晰显示起自齿状突尖端，向上附着于枕骨大孔前缘的齿突尖韧带，呈线样低信号。

MRI 不同扫描序列对横韧带的显示：一组 51 例在 STIR 和 T_2^*WI 序列上，横韧带与周围组织缺乏对比，且信噪比低，因此不易显示此韧带；常规的 T_1WI 虽具有较高的信噪比，但对比分辨率较低，而 T_2WI 信噪比低，质子密度加权脂肪饱和序列虽可抑制脂肪组织，但对比度稍差，故该研究应用上述 3 种成像序列虽可显示横韧带，但其与周围组织对比欠佳；而在质子密度加权像序列上，稍低信号的横韧带和邻近组织对比鲜明，能清晰显示该韧带位置、形态及走行，这可能与质子密度加权像采用短的回波时间有关，其对比分辨率和信噪比显著提高，可允许使用更小的像素和更薄的层厚，从而减少了部分容积效应的干扰。

研究中，一般医师对质子密度加权像显示横韧带情况的评分最高，且具有高度的一致性。由此可见，质子密度加权像显示横韧带的效果最佳，可作为显示横韧带的首选 MRI 序列。

比较影像学：横韧带即十字韧带水平部，附着于寰椎两侧块内侧面结节，将枢椎齿状突束缚于寰椎前弓的后方，作为颅颈连接区最大、最厚和最坚固的韧带，它的主要作用是限制齿状突活动范围，稳定寰椎并限制其在屈曲运动中过度前移。

在组织学上，横韧带主要成分为胶原纤维，弹力纤维含量很少，胶原纤维相互交织形成特殊网状结构，纤维间夹角为 30°，独特的胶原蛋白及纤维走向决定了横韧带具有刚度较高而弹性较差的力学特性，承受外力时常突然断裂，从而导致寰枢关节前屈运动增加，且在该节段存在潜在的旋转不稳定。

因此，横韧带损伤后，其临床表现隐匿，影像学表现复杂，故对正常横韧带的影像学研究具有重要的临床意义。

传统的 X 线平片上无法显示横韧带，只能间接通过骨折成角或移位程度来评价横韧带的完整性。然而，Dickman 等（2000）研究发现，如果以寰椎两侧块向侧方移位总和超过 6.9 mm 为标准来判断横韧带是否断裂，将有 69% 的患者被误诊；如果以寰齿前间距超过 3 mm 为标准，则有 26% 横韧带损伤的患者得不到正确的诊断，因此强调利用 CT 联合 MRI 显示寰椎侧块和横韧带的结构。

随着 CT 的问世，尤其是 MSCT 的出现，颅颈连接区结构不再存在投影重叠，从而为横韧带的影像学研究提供了一条新的途径。以往的研究认为 CT 仅可显示非活体解剖的横韧带，而不能显示活体的横韧带。

有研究者通过研究 51 例健康志愿者的 CT 图像，发现横韧带在 CT 上的显示率为 100%（51/51），因此，采用恰当的 CT 显示层面及合适的扫描参数可大大提高活体韧带的显示率，且随着大样本、系统性研究的深入，对于横韧带识别和分析能力也会不断增强。

MRI 具有无创、无骨性伪影、对软组织结构分辨率高等优点，因而可以区分韧带纤维部分的厚薄，前者呈稍低信号，后者则呈低信号；而且在 MRI 上可区分覆膜 - 硬膜复合体与横韧带结构，但在 CT 上无法分辨两者。此外，MRI 亦可进行多参数、多序列、多方位成像。由此可见，在横韧带的显示方面，MRI 优于 CT。

该组通过研究 51 例 CT 和 MRI 图像，发现 CT 和 MRI 齿状突中部横断面和齿状突后部冠状面可清晰显示横韧带结构，并能观察其走行，且显示率均为 100%（51/51）。因此，可以认为上述 2 层面是横韧带的理想显示层面，在临床研究中选用恰当的成像层面将有利于显示横韧带结构。研究结果表明，横韧带在 MRI 上呈稍低信号，信号均匀，轮廓光滑。Krakenes 等（2003，2005，2006）报道，横韧带信号强度增加、轮廓不规则、局部不连续，是韧带损伤的征象，若仅是韧带增粗，而信号强度无增加，则是正常发育变异。因而，正确识别横韧带的正常 CT 和 MRI 表现，对于诊断该韧带损伤具有重要价值。

总之，CT 和 MRI 均能显示出横韧带，MRI 比 CT 更具优势，且质子密度加权像为横韧带的最佳 MRI 成像序列。通过对正常横韧带的影像学研究，可为该韧带创伤、畸形及感染等病变的诊断提供影像学客观依据。

第四章　先天畸形

影像学检查在 Chiari 畸形 I 型的诊断和评价中起到关键性的作用。MRI 具有无创伤、无骨伪影、组织对比度高、分辨率高、多方位任意扫描等优点，仅薄层矢状位 T_1WI 即可满足诊断要求。而且 MRI 可清楚显示颅神经结构及重要骨性标志的准确位置，利用 MRI 进行形态学测量是可行的。

一、Chiari 畸形 I 型小脑扁桃体下缘形态

有研究者报告一组 20 例 Chiari 畸形 I 型中 18 例（90%）小脑扁桃体呈尖形，2 例（10%）呈圆钝形。绝大多数 Chiari 畸形 I 型患者小脑扁桃体形态有改变。通常 Chiari 畸形 I 型患者小脑扁桃体下缘呈尖状，这是由于颈椎上部椎管内空间小，疝出的小脑扁桃体受压变尖。受压越严重，其形态越尖。然而，有些病例有小脑扁桃体疝出，其末端不呈尖状。这可能与颈椎上部椎管空间较大有关。小脑扁桃体的形态改变对 Chiari 畸形 I 型的诊断有帮助。

二、Chiari 畸形 I 型小脑扁桃体下缘位置

多数文献提到 Chiari 畸形 I 型的诊断标准为小脑扁桃体下疝超过枕骨大孔平面 5 mm。Aboulezz 等（1985）发现正常人小脑扁桃体不会超过枕骨大孔平面下 3 mm。Barkvich 等（1986）的研究得出了相似的结论，小脑扁桃体在枕骨大孔下 2~3 mm 被认为是正常值的界限。

有研究者认为 Chiari 畸形 I 型的诊断是一个综合诊断，应该将临床和影像表现相结合。不仅要注意小脑扁桃体的位置，还要注意患者的年龄、小脑扁桃体的形态等因素。MRI 上小脑扁桃体疝出 5 mm，可肯定 Chiari 畸形 I 型的诊断；如果小脑扁桃体疝出不到 5 mm，为可疑 Chiari 畸形 I 型。

临床上有典型的 Chiari 畸形 I 型症状和小脑扁桃体下缘变尖和 / 或脊髓空洞症等其他改变者，也可诊断为 Chiari 畸形 I 型。如果临床上没有症状或症状较轻微，应定期复查或行进一步检查。

文献报道小脑扁桃体的位置与年龄有相关性，随着年龄的增加，小脑扁桃体的位置有增高的趋势。在幼儿和儿童时期小脑扁桃体位置较低，是正常发育的一个过程。因脑组织营养供应充足，生长发育速度快于颅骨组织的发育速度，颅腔容积相对狭小，难以完全容纳脑干和小脑，此时小脑扁桃体就经枕骨大孔向下突入椎管内，造成"生理性"的小脑扁桃体下疝。随着年龄增长，其位置升高。老年时，由于脑组织的萎缩，造成小脑扁桃体的上移。

三、漏诊与过诊

小脑扁桃体下缘形态对 Chiari 畸形 I 型的诊断比较重要，在诊断 Chiari 畸形 I 型时应密切参考其形态改变。有研究者认为按照 5 mm 为诊断标准，可能漏诊部分病例。在该组病例中，有 1 例 63 岁患者，小脑扁桃体下缘没有达到枕骨大孔平面下 5 mm（该值为 -3.7 mm），合并颅底凹陷和脊髓空洞症，延髓受压，小脑扁桃体下缘变尖，临床上表现为后颈胀痛、四肢麻木，病程达 8 年。在此讨论这个病例，就是因为如果按照 5 mm 为诊断标准，显然要漏诊一部分病例。

文献中亦有小脑扁桃体疝出 <5 mm 的 Chiari 畸形 I 型病例报道。另有研究者研究的 Chiari 畸形患者小脑扁桃体的下缘在枕骨大孔平面下方 1~25 mm 之间。一些研究者认为以小脑扁桃体疝出枕骨大孔下缘作为 Chiari 畸形 I 型诊断标准，但是他们没有按年龄进行分组。也有以超过 2 mm 为诊断标准的。按照小脑扁桃体超过枕骨大孔为诊断标准，我们认为可能存在过诊情况，使部分正常人被诊为 Chiari 畸形 I 型。

四、Chiari 畸形 I 型小脑扁桃体位置与脊髓空洞症

Chiari 畸形 I 型患者 37%~75% 伴有脊髓空洞

症。该组中 12 例有脊髓空洞症（60%）。经统计学分析，小脑扁桃体下疝的程度与脊髓空洞的大小无相关性。曾认为脊髓空洞症是脑脊液强制性地由第四脑室进入脊髓中央管而产生，但现在认为绝大多数的瘘管与第四脑室无联系，而与脊髓中央管被堵塞或狭窄有关。

小脑扁桃体下疝所造成的颅内与椎管内脑脊液压力分离是空洞形成的动力，压力差的大小决定了空洞的大小。小脑扁桃体下疝程度并不是决定空洞是否形成或空洞大小的直接因素，只有当下疝的小脑扁桃体压迫枕骨大孔处的蛛网膜下隙，导致颅内与椎管内出现一定的压力差时，蛛网膜下隙的脑脊液在收缩期因增高的搏动压力使脑脊液通过异常的血管周围间隙和间质间隙进入脊髓中央管，空洞才开始形成。

第五章 颅颈连接区创伤

第一节 寰、枢椎隐匿骨折 MSCT

寰、枢椎隐匿骨折多见于车祸或高处坠落伤。随着交通业、工农业等的发展，车祸、工伤等事故增多，不明确诊断骨折引发的医疗纠纷不断增多。此类损伤机制较为复杂、隐匿。

在颈椎 X 线片和普通 CT 检查中，由于颈椎体形状的特殊性，患者不能配合检查，下颌骨的重叠和体位等因素，在此检查上未能显示的隐匿型骨折，易造成早期的漏诊。其中齿状突和寰、枢椎线形骨折，曾报道病例有 1 组齿状突骨折漏诊率高达 54%。并且隐匿骨折在初期患者临床表现轻，往往容易忽视。故快速诊断和及时治疗寰枢椎隐匿骨折，对患者恢复健康和提高生存质量具有重要意义。

MSCT 提供快速、清晰的图像等诸多优点已被公认，在骨骼肌肉系统损伤的诊断中占有较高地位，对于具有复杂解剖结构的骨骼疾病的检查更是如此，使明确诊断隐匿骨折有了保障。（及时给予患者颈部有效制动，以防止再次损伤。）

MSCT 重建图像具备各向同性，不仅多平面重建与常规 CT 横断扫描图像质量相同，薄层扫描可获得更多的诊断信息，且其三维重建图像更为清晰可靠。一项研究应用的 16 排 MSCT 行 1 mm 层厚的扫描，细微结构还可用 0.5 mm 层厚的扫描，理想的后处理工作站，能进行实时或回顾性（多平面重建、最大密度投影、容积重建、表面遮盖显示法等）重建，无间隔重建或重叠重建，可行任意层面的多平面重建，使其在诊断骨骼的复杂解剖结构更具优势。常规采用 1 mm 层厚扫描后，可行 >1 mm 的任意层厚的重建，能够获得空间分辨率较高的 2D 及 3D 重建图像，同时结合其成像速度快，可行大范围容积数据采集等特点，可在短时间内患者制动好的情况下进行大范围的检查，通过任意平面、任意角度的高质量重建图像，识别微小的隐匿性骨折，最大程度地减少误诊及漏诊。

在隐匿性骨折诊断中，因骨折细小而位置和结构复杂，应以多平面重建为主，容积重建及表面遮盖显示法、最大密度投影为辅。二维（多平面重建）重建技术是诊断隐匿性骨折的主要方法。由于骨骼与周围软组织之间存在着较好的天然对比，一般情况下用多平面重建方法通过调整层厚、窗宽及窗位，不仅能显示骨折的部位、类型、骨折断端对位对线情况等，而且还能清晰地显示周围软组织的损伤情况。

在进行多平面重建时应行冠状位及矢状位重建，不断调整窗宽、窗位观察以清晰地显示骨小梁为宜。对于解剖结构较为复杂的骨骼，若冠状位及矢状位尚未发现骨折，应再行与水平线成多角度重建，尽可能使重建平面垂直于骨折线为佳。

最大密度投影方法是取每个像素的最大 CT 值进行投影，反映组织的密度差异，对比度高。由于密度相近的组织以相同的视觉效果显示，使骨与软组织的分辨、对比更为明显，在显示相邻组织间密度差别小的骨折（肋骨骨折，婴幼儿骨折）时优于多平面重建，但显示软组织损伤情况不如多平面重建，二者可互为补充。

在表面遮盖显示法图像上调整阈值以隐去与骨骼不相关的组织而清晰地显示骨骼整体观，但因表面遮盖显示法阈值选择不当将会导致假阳性或假阴性，要求医师在操作上应仔细，但表面遮盖显示法显示骨折线的长短、形态、走向、骨碎片的形态大小及空间位置，有很大优势。3D（容积重建，表面遮盖显示法，最大密度投影）重建术可获得具体、逼真的立体图像。容积重建及表面遮盖显示法是多平面重建和最大密度投影的适当补充，通过调节阈值，不仅能清晰地显示整体骨架,还可以任意旋转图像进行多角度观察,明确骨折的立体定位。通过实践总结,重建技术(容积重建、表面遮盖显示法、最大密度投影、多平面重建)对细小骨折的显示以多平面重建技术为佳。

对于骨骼系统隐匿性骨折的 MSCT 检查,应确定最佳图像重建方案。选择合理的旋转角度、耐心也进行图像切割,以发挥重建图像的立体 3D 空间直观优势。理想的窗宽及窗位值是 2D 显示图像的基本保障。2D 与 3D 图像的结合可优势互补,是诊断隐匿性骨折的最佳手段,可更准确地显示隐匿性骨折,最大限度地减少漏诊和误诊。

对临床怀疑寰、枢椎隐匿性骨折而普通 X 线不能确诊的病例应及时进行 MSCT 检查并行 2D 和 3D 重建,以便做出准确的诊断,并为临床制订治疗方案及估计预后提供重要的参考依据。

第二节　颈椎齿状突骨折

颈椎齿状突骨折是枢椎最常见的损伤,占全部颈椎损伤的 8%~15%。由于齿状突解剖形态及结构上的特殊性,其骨折常引起较严重的后果,总的死亡率为 3%~8%,故快速诊断、及时治疗齿状突骨折,对患者恢复健康和提高生存质量具有重要意义。

一、齿状突骨折的分型

齿状突骨折的形态多种多样,对于不同的骨折方式其临床处理方法也大相径庭,目前临床上采用 Anderson & D'Alonzo(1974)分类法的主要依据就是齿状突骨折需要进行的临床处理手段,此分型强调了齿状突骨折最重要的特征是否稳定,所以被广泛接受。该分类方法将齿状突骨折分为 3 型:

Ⅰ型,齿状突尖端骨折,少见,约占 4%。当头部过度伸展时,由于翼状韧带或齿尖韧带牵拉,可发生齿状突尖端撕脱骨折,伤后一般无严重症状,骨折稳定性好,常选择保守治疗,行石膏固定 2~3 个月后骨折就可愈合,即使不愈合也不致于引起寰、枢椎严重不稳。

Ⅱ型,齿状突与枢椎椎体连结处的骨折,即经齿状突基底部的横行骨折,为不稳定性骨折,无论有无移位,都有 41.7%~72% 的不愈合率,此型最常见,占 65%。Ⅱ型骨折常出现明显的寰、枢椎不稳,易引起神经系统症状,需要内固定治疗。因此,对Ⅱ型骨折应采取以手术为主的治疗措施。

研究发现齿状突骨折中Ⅱ型骨折最容易发生移位,而且向后移位较多见,分析认为其主要因为Ⅱ型骨折有较小的骨折接触面,稳定性较差,而且由于齿状突前方有寰椎前弓阻挡不易向前移位,而其后方相对空虚容易向后移位。

对于陈旧Ⅱ型齿状突骨折,由于未进行及时治疗,常导致骨折不愈合,形成骨不连。在寰、枢椎复杂骨折脱位中,齿状突骨折合并寰椎骨折最多见。

Ⅲ型,枢椎体部骨折,骨折通过齿状突基底部并延入枢椎椎体,占 31%。按骨折线位置高低又分为浅型和深型骨折,此部骨折位于松质骨内,骨折愈合率在 90%。深Ⅲ型较稳定,应给予保守治疗。浅Ⅲ型骨折靠近齿状突颈,其临床表现及治疗同Ⅱ型骨折。Ⅲ型骨折为稳定性骨折,多选择保守治疗。

1. 影像学研究

X 线检查:由于寰、枢椎较为特殊解剖结构,要明确齿状突骨折的诊断,X 线平片常需投照侧位及张口位来观察,常难获得高质量的平片,对齿状突骨折难以做出正确的分型,特别对Ⅰ型及Ⅲ型无移位的齿状突骨折容易漏诊。

一组 X 线平片明确诊断有 18 例,正确率仅为 75%;尤其对已行 Halo 外固定治疗后复查的患者,X 线平片在摆位投照及图像质量上都会受金属外固定架的干扰,这样的患者又无法进行 MRI 检查。通过 CT 检查来评价齿状突骨折,尤其薄层 CT 扫描检查可作为齿状突骨折较好的检查方法,可以使 X 线平片难以诊断的齿状突骨折的确诊率大大提高。

临床上枢椎齿状突骨折经常并发其他部位损伤,如最常见的颅脑损伤,病人临床症状常较重,所以漏诊的机会较多。漏诊的原因有:①颅脑伤常为直接暴力所致,着力点和临床表现明确,而齿状突骨折多因间接暴力所致,加之该处椎管较宽而颈髓直径相对较小,通常不引起颈髓损伤,临床症状和体征隐匿,容易被忽视。②X 线检查是齿状突骨折主要的诊断方法和依据,但由于齿状突轴位重叠结构较多,X 线的投照角度和方向控制不佳,假阴性率较高,最容易造成漏诊。

CT：常规 CT 轴位图像克服了平片的局限性，可排除各种重叠因素的影响，较容易显示细微骨折或无移位的骨折，但对于水平方向的骨折则不能显示或难以显示骨折全貌。

与单纯轴位图像相比，CT 多平面重建（MPR）图像可以多方位、多角度观察齿状突骨折情况，除可显示轴位图像所有征象外，在了解齿状突骨折、脱位及颈髓损伤方面，也提供了更直观、立体的依据，避免了轴位图像对平行于 X 线束的骨折线及半脱位、轻微的压缩性骨折的遗漏，可以区分骨质边缘部分容积效应与撕脱碎骨片，提高诊断准确率。

MSCT 还可以提供多种后处理技术，如表面遮盖三维重组图像（SSD）技术、曲面重建技术（CPR）及容积再现技术（VR）均能良好显示齿状突骨折及移位。但根据该组资料，可以认为应用多平面重建技术适当结合容积再现技术基本能够明确诊断。

MRI：近年来 MRI 在脊柱外伤中的应用也逐渐增多。Holmes 等（2002）通过对 16 个急诊中心的 688 例行 MRI 与 CT 的颈部创伤患者的影像资料回顾性分折后得出，MRI 能分辨 55% 的骨折，100% 的脊髓损伤，86% 的椎体合并脱位，100% 的韧带损伤，78% 的小关节绞锁。而 CT 能发现 97% 的骨折，86% 的椎体脱位或并脱位，25% 的韧带损伤，97% 的小关节绞锁，而对脊髓损伤的显示率为 0。

一般认为 CT 优于显示骨损伤，MRI 擅长显示软组织损伤，两项检查手段所获信息的相互补充和对照观察十分重要。对于颈椎创伤的患者，行 CT 与 MRI 扫描是必要的。研究结果显示 MRI 分辨率要稍逊于 MSCT，而且其 MRI 初诊均为阴性，通过 CT 确诊后才确定的回顾性诊断。因此可以认为，虽然 MRI 在显示脊髓及韧带的损伤方面有一定优越性，但是 MRI 难以发现单纯性细微骨折或无移位骨折，对怀疑齿状突骨折的患者应首选 CT 检查。

第六章　寰椎

第一节　寰椎的发育变异和诊断陷阱

寰椎后弓阙如:在成人,有时可发现第1颈椎后神经弓阙如,有的为部分阙如,有的为完全性阙如,此现象并非一定无害,它可伴发不稳定而产生症状。

寰椎前弓高位:部分人群在颈椎侧位照片上,可见寰椎前弓位置较高,当头部居后仰位时,可将此误认为创伤所致。事实上,寰椎前弓高位,即使在头部处于自然位置时,也可见于正常人。

寰椎前弓骨化阙如:在新生儿,偶尔可发现第一颈椎前弓骨化部分性或完全性阙如,这被认为是正常新生儿的正常表现,勿误为异常。

寰椎前弓下小骨:在成人寰椎前弓下方有时可见小骨,侧位片及侧位断层片容易见到。小骨的数目可为一枚或二枚;小骨大小变化较大,小者如芝麻、粟粒,大者如黄豆或花生仁。此类小骨一般紧邻寰、枢椎体,上为寰椎前弓,后为枢椎齿突。有时此类小骨体积较大,且与寰椎前弓下方形成关节,此时即可误认为骨折,并可与颈长肌钙化性肌腱炎相混淆。

寰椎侧块的变异:正常情况下,正位照片上,可见侧块一些发育变异,勿视为异常。在正位照片上或冠状断面扫描时,侧块内缘可呈骨刺样改变。侧块内缘形成孔样。有时,侧块内缘还出现局限性骨质增生,伪似骨折,实为假性骨折。

有时侧块内侧边缘呈现骨刺样改变,可表现为钝性骨刺,轮廓光滑。有时侧块内缘可呈现孔状。有时侧块内侧分上缘出现较深的切迹,极类似于骨折。此类变异切勿误为创伤所致。

侧块内缘还可出现切迹样骨质凹陷,形似骨折,实际上这些切迹是横韧带的附着点。

寰椎沟骨桥:即寰椎后弓与枕骨之间的细条状的骨性联接,属于发育变异。

第二节　重叠所致误诊

在颈椎(尤其是上颈椎)X线照片上常与邻近结构重叠,造成误诊,不可轻估。

正中切牙投影重叠于枢椎,可误为齿突基底横断骨折,齿突纵行分裂(牙缝重叠),枢椎椎体纵行骨折等。正位照片上,颅底重叠或颅骨血管沟重叠也可造成齿突假性横断骨折。扁桃体前柱阴影重叠,可导致正位片上寰、枢椎横突假性骨折。咽部软组织阴影在正位片上重叠于枢椎,可产生枢椎椎体的假性骨折。侧位片上耳垂下缘重叠于枢椎椎弓也可误为枢椎椎弓骨折。后述马赫带亦为重叠所引起的误诊。

第三节　照片投照位置不正

正位X线照片时,由于头部旋转可使齿突与寰椎侧块间距不对称,当纠正旋转取中立位再投照时,此不对称即刻消失。在上颈椎侧位照片时,头部旋转而造成第2、3颈椎神经弓出现透光线,可误为骨折，而当旋转纠正后再照片，此假骨折线顿感烟消 云散。

第四节　V形齿突前间隙

Bohrer 等（1985）发现许多病例的颈椎齿突与寰椎前弓间呈 V 形增宽，并对有此征的 26 例进行具体测量和观察。寰、枢椎的前后不稳定可因齿突或横韧带功能不全所致，前者常见于骨折、先天异常、肿瘤及炎症病变；后者可由外伤、炎性断裂、先天或后天松弛引起。文献报道的所谓自发性或非外伤性寰、枢椎脱位是由于头、颈炎性病变所致。

近年看来，类风湿性关节炎可能是横韧带功能不全的最常见原因。Bohrer 等根据自己的资料分析认为 V 形齿突前间隙和寰、枢椎棘突间距增宽的原因多为非外伤性畸形。但是，当外伤后出现齿突前间隙 V 形角增大时，应结合临床考虑有后韧带或横韧带撕裂的可能，后韧带在正常情况下是限制颈屈曲活动的。

头屈曲时，寰椎与齿突距离增加，尤其是儿童。V 形齿突前间隙，为正常发育变异，不提示横韧带损伤。

第五节　寰椎椎弓发育不全

寰椎椎弓发育不全，有时还伴部分或完全性分裂，在后者的正位片上则可见隐性脊柱裂。如果为一侧发育不全，切不要误为骨折。侧位片投照位置标准时两侧椎弓重叠良好，如投照位置不标准，两侧椎弓重叠不好时，椎弓分裂则极似椎弓骨折或骨质缺损且有移位，实为一诊断陷阱。寰椎椎板阙如。此现象并非一定是无意义的，有可能伴发颈椎的不稳定。

第六节　寰椎前弓的副小骨与颈长肌腱钙化

寰椎前弓可出现副小骨，它可与前弓下方形成关节，此关节可被误为骨折。此副小骨不要与颈长肌钙化性肌腱炎混淆。此副小骨还可向前凸起，导致咽后壁前凸。前弓有时还可与副小骨融合。在侧位颈椎照片上，耳垂投影重迭影可形似颈长肌腱钙化。

第七节　寰枕融合；寰椎右侧侧块骨折，寰椎前弓发育变异

患者，女，56 岁（图 1-9-6-1）。

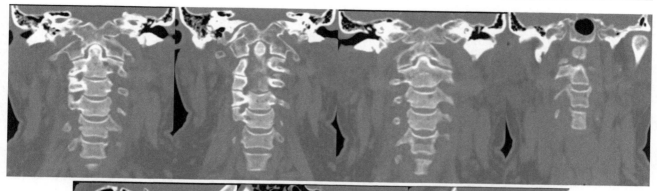

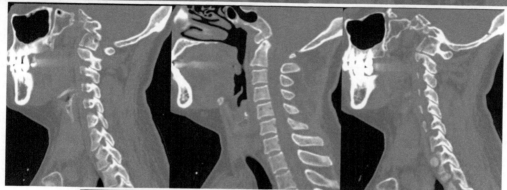

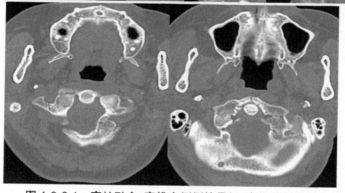

图 1-9-6-1　寰枕融合；寰椎右侧侧块骨折，寰椎前弓发育变异

第八节　关于寰椎后桥与侧桥

椎动脉在离开寰椎横突孔后，经过寰椎横突后根的上方，继转向后内到寰椎侧块后方，穿过寰枕后膜进入枕骨大孔，椎动脉通常在寰椎后弓上面的外侧部压迫形成沟，此沟有时被一骨性桥架于其上，称此为寰椎后桥；有时在寰椎横突上方从侧块架至横突末端的另一骨桥，称寰椎侧桥。过去由于检查手段的限制，寰椎后桥，特别是寰椎侧桥在临床工作中不常见，并多被忽视而造成误诊。

一、寰椎后桥与侧桥的形成

骨桥产生具体原因目前有争论，多数学者认为

沟环是属于先天畸形，是人类进化过程中形态学的退化痕迹，而不是寰枕后膜骨化所形成。一组 1 例 10 岁患者，符合先天性发育异常。也有学者认为是发育变异。

分型：一些学者将侧桥和后桥划分为两类。部分桥（不完整桥）：在椎动脉沟的两端或仅某一端伸出的骨突，不管有多长，只要未达到对方者或两端的突起未相接者。侧桥的部分桥与此标准一致。全桥（完整桥）：完全跨越椎动脉沟或横突后与上方者。

部分研究者根据解剖学形态分为全环型和半环型。全环型：关节突关节后缘与寰椎横突形成骨桥

样骨环称为侧环；若寰椎上关节突及上关节面后方与寰椎后弓部形成跨越椎动脉沟的完整骨桥并形成封闭的骨环称为后环。

半环型：跨越椎动脉沟处的骨桥不完整，骨环未封闭。半环型根据骨桥发生的部位和形态不同分为3个亚型。①上突型：骨桥起自关节突关节后缘向后下弯曲延伸者。②下突型：骨桥起自寰椎后弓根部且向前上方形成弧形突起者。③吻突型：上下突起皆存在且骨突相对称者。

一些研究者将不全型归纳为4型。断环型：骨桥中央断裂；钟乳型：上骨棘较长，下骨棘较短，颇似山洞中的钟乳石；骨刺型：骨桥中断，上或下骨棘端呈尖刺状，对椎动脉的威胁最大；增生型：寰椎上关节突后缘，骨桥起始部如棚状，向后下延伸，状似关节突的增生，盖在椎动脉沟的上方。

一些研究将后桥分为3型。全环型：有完整的骨性骨板；半环型：骨性桥板不完整，尖端呈锥形，比较尖锐；断环型：骨性桥板中间部分阙如，两端尖锐。

实际上各种分法从形态学上是一致的，只是名称及包含范围不同。有研究者根据侧桥形态分为侧完全桥和侧部分桥2类完全型多宽大，表现为从侧块抵横突间的片状骨桥；不完全型侧桥为自寰椎侧块向横突方或／和自横突侧向侧块呈不连续弧形骨突。

后桥完全型沟环孔为圆形或椭圆形，桥板由皮质骨和骨松质构成，边缘光滑；不完全型以寰椎上关节凹后缘或／和后弓上缘三角形突起常见。一组48例中，单侧骨桥多于双侧骨桥，不完全型多于完全型。

一些学者报道后桥44例，其中完全型26例，明显多于不完全型，有学者分析可能是X线片由于重叠等因素在不完全后桥的显示率低于解剖标本及三维重建。而在侧桥，则完全型明显多于不完全型。有学者报道50例中，侧桥部分桥占34例，而完全型只有16例，原因是他们观察的为解剖标本；另外，则可能与其他学者对不完全型侧桥的认识不足有关。

二、临床表现

寰椎后桥患者多有椎动脉及颈神经症状，如眩晕、头痛伴颈部不适、肢体麻木等一系列症状，即沟环综合征；亦有无症状者。无症状可能是因为后弓与后桥之间的孔还能容许椎动脉和第一颈神经通过。

有学者认为椎动脉在寰椎椎动脉沟中随头颈的活动而滑动，头颈前屈时椎动脉向前上滑移，而伸颈时向后下滑动，而沟环的存在干扰了头颈部活动时椎动脉滑动的正常规律，椎动脉受到牵拉和挤压，如环孔较小可造成椎动脉的直接卡压。经手术切除沟环者疗效满意，故认为手术是治疗该病的有效方法之一。

出现有症状者主要原因如下。

（1）椎动脉受机械刺激或交感神经激惹反射造成椎动脉动力性痉挛所致，椎基底动脉供血不足，在有颈椎骨质增生或有动脉硬化的老年患者中易发生。

（2）寰椎侧、后桥伴有颈段椎体失稳者以中年人居多，均可出现明显症状，主要是由于椎动脉在解剖走行上有多个迂曲，当颈段椎体失稳后使椎骨之间内平衡、软组织之间外平衡、骨与软组织内外平衡之间关系发生失调，并产生相应的软组织痉挛和无菌性损伤，加上寰椎侧、后桥的存在，尤其是在头颈部旋转活动时，使椎动脉第三段通过椎动脉沟，在穿过骨桥与椎动脉沟形成的沟环时易受到阻碍，挤压发生痉挛，影响血流而导致颅内椎基底动脉供血不足。

（3）内环径线的大小对临床症状有一定影响，径线越小对椎动脉的压迫程度越重，临床症状越显著。

（4）资料表明寰椎侧、后桥与颈椎退行性变相比，出现临床症状相对要年轻，50岁以前出现临床症状就医患者约占45%，可能是寰椎侧、后桥为先天性变异，未产生压迫不出现症状，当血管出现不同程度硬化，骨桥环对椎动脉和第一颈神经产生压迫时才会出现临床症状。

而有的学者研究发现，寰椎后桥与患者临床症状之间无明显相关性。一些学者认为侧桥所致侧孔对椎动脉机能可能影响不大。

一组病例中半数病例合并有颈椎其他疾病，症状的出现可能是综合性因素所致，1/3病例没有任何相关症状，最小者10岁。

三、影像学研究

寰椎侧、后桥可分为完全型、不完全型。MSCT三维容积重建能够清晰地立体显示，并能旋转多角度观察，更好地显示侧、后桥的类型，桥环形态及大小，特别是颈部CTA更易显示骨桥与血管间的关系；一组 2 例颈部血管 CTA 同为右侧椎动脉从第二颈椎横突孔出来后沿寰椎椎管内上行通过枕骨大孔进入颅内，而没有通过寰椎横突孔及侧、后桥所形成的椎动脉沟孔。

MSCT 容积扫描及三维重建，特别是 CTA 血管重建对了解寰椎侧桥及后桥的类型以及与椎动脉的关系具有重要的临床意义。

第九节　寰椎前弓和后弓

颈椎侧位片上，头部后仰时，寰椎前弓上移明显，其下缘几乎离开枢椎齿突前缘，如不注意，则可误认为外伤所致。正常人可出现寰椎前弓高位，侧位片上基本与齿突尖同一平面，即使头部处于自然位置时也可这样。

寰椎后弓上、下都可出现小的骨突。寰椎前弓还可出现罕见的骨刺样外观。寰椎前弓可明显增大表现为巨大前弓，不伴其他异常。

新生儿第一颈椎前弓阙如，此为许多新生儿的正常表现。有学者报告 29 个月婴儿寰椎前弓平片显示可疑阙如，通常在 12 个月时就可看见一些骨质结构，一例 CT 显示前弓已见骨化核。

在婴幼儿，寰椎正常的椎弓联合不应误诊为 Jefferson 骨折。寰椎其他的一些发育变异还包括前、后弓的不全骨化。寰椎前弓、后弓闭合缺损可导致寰椎分裂。有时还可伴存前弓肥大。在 CT 检查中，偶尔可见一线状透光影通过寰椎前弓，这是前弓融合缺损，勿误为骨折。有时还可发现寰椎后弓发育不全，而 X 线侧位平片则难以观察此种后弓异常，常常是通过 CT 扫描首先察知。这些发育异常一般可见于多处，尽管它们各自表现出互不相干的情况。

侧位颈椎片上，有时耳垂可与寰椎前弓重叠成一结节状软组织密度影。有时耳廓的气体与寰椎后弓重叠，可伪似后弓骨折。

第十节　寰椎软骨联合

CT 扫描时，有学者报告，在严重颈部外伤患儿，可能将寰椎的椎体与侧块的软骨联合误诊为寰椎骨折。但是，它们双侧对称，边缘光滑而又较笔直，这些特点有助于认识这正常发育结构。

第十一节　神经弓纵裂

婴幼儿颈椎神经弓软骨联合两侧闭合时间可不一致，正位形似纵裂，表现为一个颈椎或数个颈椎的神经弓有纵行透光线条影，数椎的透光线形状、位置、粗细均相近似。

此类软骨联合可持续至 3~6 岁，一侧闭合可比另侧闭合延迟数月之久。

第七章　枢椎

第一节　枢椎的发育变异和诊断陷阱

齿突:正常齿突顶骨化中心出现于2岁,12岁时融合,此骨化中心未融合前,常使齿突顶端显示不规则、凸凹不平,可见小骨块嵌于齿突顶,小骨块与齿突顶有透光裂隙相隔而误认为病理情况。齿突顶端偶尔前方变尖,断层侧位片或CT冠状断面扫描显示清楚,勿误为异常。齿突顶端偶尔可呈甲介样外形,形同一顶端不平整的粗茎蘑菇。齿突顶端偶见小圆形骨突再向上凸,尤如童帽(齿突)顶上一小结,均为变异,非属病理。

齿突样骨:齿突在发育过程中与枢椎椎体融合不完全则形成齿突样骨,表现为齿突游离,齿突样骨与枢椎之间可见透光裂隙。此裂隙有宽有窄,一般在断层片或CT扫描上观察较为清楚。侧位片上见齿突样骨多紧贴寰椎前弓,且常伴寰椎前弓生长过度。有学者指出,齿突样骨与陈旧性齿突骨折只从影像学角度观察常难以鉴别,故临床病史在此,意义甚大。值得留心的是,齿突样骨此类发育变异在动作过多时仍有潜在的危险。齿突样骨与陈旧性齿突骨折难以鉴别。如动作过度时有潜在危险。齿突样骨乃源于软骨联合的停止。可以认为,一些齿突样骨源于发育,而不是继发于创伤。有时,齿突样骨伴存寰椎前弓生长过度。

前弓的过度肥大是对鉴别齿突样骨与急性齿突骨折有帮助的征象。在有的病人颈椎侧位片上,可见寰椎侧块类似齿突样骨,进行断层摄影或冠状矢状断面扫描则可观察问题所在,有时是齿突明显不连接,有时显示并无齿突样骨。

发育性裂隙:侧位照片上,偶尔在枢椎椎体前缘可见一小切迹,边缘光滑完整,为发育变异。有时,枢椎棘突尖在侧位片上呈现纵行弧形透光裂隙,可误为骨折,实质上,此亦为一发育性裂隙。

分节不全:临床工作中,常常看见第2、3颈椎分节不全,表现为两个颈椎的椎体、附件不能(或部分不能)分开,称之分节不全,这样,第2、3颈椎就形成了先天性椎体块,此为发育变异。但已有学者报告,先天性椎体分节不全可导致早期退行性脊柱变性。

正常分叉的齿突:经寰椎椎体与枢椎齿突层面CT扫描,在寰椎前弓后方可见二骨性结构,是齿突主块之V形尖的顶,更颅侧层面可见单一的尖的骨化中心。此正常分叉的齿突到11~12岁时才逐渐完成骨化,维持骨化状态直到成人。了解此发育情况可减少解释错误。

第二节　关于C₂肥大征

Pellei等(2000)报告C_2肥大征。第二颈椎(C_2)肥大征是指外伤后常规颈椎X线侧位片上C_2椎体前、后缘之间的距离与C_3椎体相比明显增加。它是由于C_2椎体的斜行骨折导致椎体的前缘或后缘移位或前、后缘同时移位,从而导致前、后缘之间的距离增加。

在侧位X线片上,骨折线能否被观察到取决于骨折面在冠状位上倾斜的角度。C_2肥大征提示存在伴有骨折片移位的不稳定骨折,需要影像学进一步检查。它可能由C_2椎体的复杂纵行骨折、低位齿状突骨折或不典型外伤性椎体滑脱引起。

C_2 椎体的复杂纵行骨折在常规 X 线片上,因 X 线束不在斜行骨折面的切线位上,导致骨折线是模糊的。然而,由于过曲、过伸或二者合力作用分别导致椎体前缘、后缘或二者同时中断,使 C_2 椎体在侧位片上明显增宽产生 C_2 肥大征。

低位齿状突骨折是由屈曲过度或伸展过度以及侧弯的合力造成。C_2 椎体的水平或斜行骨折正好累及齿状突下方,它使 C_2 上部、齿状突、C_1 椎体和枕部与脊柱的其他部分分离,因而是不稳定型骨折。这种骨折通常单独存在,有时可合并下颌骨骨折、过长的茎突骨折或寰枕关节脱位。不典型外伤性椎体滑脱是指外伤导致形成 C_2 椎体环的后缘骨皮质中断,使 C_2 椎体前后径增宽,这种损伤可能引起脊柱机械性不稳定、椎管狭窄及神经学后遗症,故认识 C_2 肥大征,明确骨折的原因是重要的。

建议行 CT 和 MRI 检查,进一步明确骨折片的位置及脊髓损伤情况,因为延误诊断后果是严重的。

第三节　枢椎齿突的假性骨折马赫带

枢椎齿突的假性骨折马赫(Mach)带,是一视觉问题,其暗线和亮线出现于 X 线片上不同密度的结构的边缘。大多数情况下,它们不引起诊断上的左右为难,然而颈椎外伤的病人,常可出现阳性马赫带横过齿突的基底部而被误为骨折,不认识此类视觉的错觉,可造成不必要的骨骼牵引治疗。Daffner(1977)报告 2 例寰椎后弓与齿实重叠而出现马赫带,导致误为枢椎齿突横断骨折。值得一提的是,在枢椎齿突区可形成马赫带的重叠结构除寰椎后弓外,还有颈部皮肤皱折、门齿、枕骨以及舌根上方的空气。

在头部轻度旋转时,枢椎椎体与关节突阴影重叠,在侧位照片上可伪似枢椎椎体骨折。

第四节　青年枢椎假性半脱位

枢椎在第 3 颈椎上向前移位常见于儿童。Harrison 等(1980)在 44 例 14~62 岁的病例中,发现 4 例有第 2 颈椎对第 3 颈椎的微小移位,其年龄分别为 14 岁、16 岁、17 岁和 18 岁。

该学者指出,不应把此类假性半脱位与创伤性损伤混淆,这点甚为必要。揭示真正损伤的表现有棘突间距增大,脊椎牵引复位失败,椎间隙变化以及第 2 颈椎移位超过 2 mm 等。

第五节　枢椎软骨黏液样纤维瘤

软骨黏液样纤维瘤是一种少见肿瘤,发生在椎体者更为少见。

文献报道椎体的软骨黏液样纤维瘤病例中 1 例发生在枢椎。肿瘤的主要成分为软骨、纤维和黏液组织。本病好发年龄为 10~30 岁。好发于长骨干骺端和骨端,以胫骨上端多见,多为单发,偶可多发。病程较长的可出现软骨的钙化。

典型影像学表现为长骨干骺端或骨端的囊状或多房状骨破坏,边缘清晰,呈分叶状,靠髓腔侧骨质硬化较明显,大部分病例可见骨膜增生,一般病程较长。本病预后较好,复发率在 10%~20%,也有恶变的报道。

本病应与骨巨细胞瘤、非骨化性纤维瘤、成软骨细胞瘤、动脉瘤样骨囊肿、内生软骨瘤、单骨型纤维结构不良、成骨细胞瘤、骨囊肿和软骨肉瘤等病变鉴别。

一般骨巨细胞瘤很少出现边缘硬化带,有研究者报告病例术前考虑骨巨细胞瘤,主要是忽视了骨破坏边缘的硬化。

第六节　关于齿突顶端

正常齿突顶骨化中心出现于 2 岁，12 岁时融合，此骨化中心未融合前常使齿突顶端显示不规则、凸凹不平，可见小骨块嵌于齿突顶，小骨块与齿突顶有透光裂隙相隔而误认为病理情况。齿突顶端偶尔前方变尖，断层侧位片或 CT 冠状断面扫描显示清楚，勿误为异常。

齿突顶端偶尔可呈甲介样外形，形同一顶端不平整的粗茎蘑菇。齿突顶端偶见小圆形骨突再向上凸，尤如童帽（齿突）顶上一小结，均为变异，非属病理。

偶尔在侧位片上可见到齿突后倾，即齿突顶端不竖指向上，而后倾指向后上，同时皆伴寰椎前弓高位，不应将齿突后倾与齿突骨折混淆。

有时齿突顶端可见一小骨游离，称其为齿突顶小骨，此骨上缘呈光滑半弧形，与齿突间以不甚规则透亮线，此为发育变异，勿误为齿突顶端骨折。

侧位颈椎片上，有时一侧乳突尖重叠于枢椎齿突上方表现为小骨块密度影，类似齿突尖的副小骨，但正位片上却不能见到该小骨块影。

齿突顶部周围可见小骨。齿突顶端韧带可出现钙化，表现为局限性骨质密度向上凸起。在正位照片上，舌阴影所致的 Mach 效应，可类似齿突顶端的骨化中心不连。在儿童，齿突与其距两侧侧块间距常常稍有差异，多为摄片时头部旋转所致，不是外伤的表现。

齿突上前方变尖，不要误为骨质侵蚀。齿突顶端形态异常，可表现为甲介样形状。齿突中部可显示明显的“腰形”征象。

第七节　$C_{2\sim3}$ 颈椎生理性半脱位

在儿童，$C_{2\sim3}$ 颈椎连接处正常运动最大，头部屈曲时尤著，此刻拍摄屈曲侧位片常可见第 $C_{2\sim3}$ 半脱位，再摄中立位片此半脱位立即消失，故称为假性半脱位或生理性半脱位。

$C_{2\sim3}$ 生理性半脱位也可见于成人，有的成人在颈前屈、后仰时出现生理性半脱位，而在中立位时又不可见及半脱位。有学者提出，在此类生理性半脱位与真正半脱位之间在 X 线侧位片上可以作出区别，即观察后颈线的表现，在前者后颈线不会改变，而在真半脱位时后颈线常有改变。

第八节　可伪似枢椎骨折的一些情况

有学者指出，齿突可以后倾，不要误为骨折。此时常常可伴存寰椎前弓高位。

头部轻度旋转时，枢椎椎弓可见透光线形影，伪似骨折，CT 扫描却未见异常；有时，头部轻度旋转时，C_3 上关节突重叠影，亦可酷似枢椎椎体骨折。颈椎侧位片上，C_3 大的钩突可造成枢椎椎体的假性骨折。有时，枢椎椎弓正常轮廓改变，也可伪似骨折。

耳垂重叠于枢椎椎体上，如不注意，亦可误认为骨折。齿状突常向后倾斜，它可发生于寰椎的前弓，也可不与枢椎相连（齿状突小骨），易误认为骨折。

正位颈椎张口位照片上，寰椎后弓、舌或枕骨阴影重叠产生 Mach 效应，形似齿突底部骨折。经分层摄影证实均为假性骨折。颅底重叠形似齿突骨折。颅骨血管沟形似齿突骨折。唇影所致的 Mach 效应似枢椎横突横行骨折。有时可见到枢椎原发性骨化中心软骨联合的残迹，它可引起齿突基底部假性骨折。咽部软组织重叠影也可伪似枢椎椎体骨折。枢椎脊柱裂也可酷似骨折，这个诊断陷阱值得注意。正位颈椎照片上，舌的中央深沟与齿突重叠，形似齿突垂直骨折。牙齿重叠影形似枢椎椎体骨折。正位颈椎照片上，上颌中切牙重叠可显似齿突骨折、齿突纵行分裂。寰椎前弓中线未闭合，形似齿突裂隙，可酷似齿突骨折。

第九节 枢椎齿突底部软骨联合

在儿童,齿突基底部的软骨结合处表现为横行的透光线,常被误认为骨折,此结合一般在7岁时完全闭合。但偶尔它可永存,在成人则更易误为基底部骨折。

有时此软骨结合闭合后呈现为不规则横行硬化线,有时齿突基底周围可见竖行透光缝状切迹,两侧对称,多为此软骨结合闭合后的遗迹。持续残留的齿突下软骨联合,在矢状位MRI上呈无信号横条带为发育变异,勿误为骨折。有时在冠状断面上可见到齿突底部正常的发育性裂隙,为软骨联合的残迹。儿童齿突底部下椎体正常软骨联合可被误为骨折,此联合通常于7岁时闭合。但有作者报告9~13岁男孩部分永存齿突软骨联合。有作者报告23岁、28岁女性齿突软骨联合残迹。

第十节 关于齿状突

齿突的中央缝常于出生时闭合,但有的小儿仍存在。有学者报告4岁男孩齿突中央缝在正位颈椎片上仍清楚可见。齿状突甚至可以阙如。在颈椎侧位片上,第2颈椎椎板线向后移位是一种成人和儿童均可发生的正常发育变异,不要误为半脱位。

第十一节 枢椎椎体

枢椎椎体发育异常时可出现起自椎体前方的副小骨,形成一尖端向前的三角形骨质突起。有学者注意到枢椎横突可见永存骨突。一些学者报告7月婴儿枢椎椎体多条冠状裂隙,为暂时性的发育变异,侧位颈椎片上仅见一条,CT图像上则见多条低密度线状影,且两侧对称。

前后位照片上可显示枢椎侧块融合不良,此罕见的异常可伴神经根病变。在颈椎侧位片上,枢椎后方附件异常导致横突孔不对称,CT证实左侧横突孔不完整。

有时,颈椎侧位片上可见到枢椎的横突孔,其透光区中致密影为枢椎部分椎体投影所致。

枢椎棘突有时出现竖行透光线影,伪似骨折。在正位颈椎片上,枢椎椎弓重叠可造成"双齿突"。第二颈椎椎体前侧发育裂隙,表现为枢椎平直的前缘出现凹陷,但骨皮质完整、光滑。

第十二节 关于枢椎椎体与椎弓脱离

在颈椎侧位片上,有学者报告2例1岁幼儿枢椎椎体与椎弓脱离,C3椎弓上突上移正位于脱离出现的间隙中,原来诊断为Hangman骨折,但儿童椎体脱离较多,此骨折罕见。急诊时CT可明确诊断。一些学者报告1例3岁Down综合征幼儿枢椎椎体脱离,表现为屈曲时椎体前移。另有学者报告2月婴儿枢椎椎体脱离,颈椎侧位片上及CT扫描清楚可见,但是,尽管出现椎体前移,但并无创伤史。不少学者指出,此种情况也可见于成人,但二者脱离的间隙则没有幼儿那么宽,仅存线状透光裂隙,边缘清楚锐利光滑。

第十三节　枢椎椎弓上方的浅沟

有学者发现,在颈椎侧位片上,许多病人枢椎椎弓上方可见到一浅沟,该浅沟可被误认为 Hangman 骨折。屈曲时这些浅沟双侧均可见及,C_2、C_3 的生理性半脱位可强化这些表现。在 CT 图像上,此类浅沟清楚可见,为位于横突孔后方外侧皮质的局限性凹陷,两侧可对称,也可不对称。另外,在枢椎椎弓前方 CT 扫描时有时也可见到局限性线状低密度影横过椎弓,可与骨折混淆。

第十四节　关于枢椎"靶"复合阴影

颈椎侧位片上,横突轴位像上形成枢椎"靶"复合阴影,一般是缘于投照体位的变化,而不是解剖结构的异常。但要注意,此类环影的改变是低位齿突骨折(Ⅲ型)的有力证据。年龄较小的病人,此类"靶"复合阴影可表现为多个环状阴影。斜位片可见该环影呈现为双环,再照标准侧位片,该环影则明显缩小。

第十五节　永存的幼稚齿突

一些学者报告 18 岁男性永存的幼稚齿突。这种发育变异产生齿突底部增宽、假性骨折及齿突宽基底。幼稚齿突常常伴存齿突底部发育的不对称,它可形似齿突骨折,可伴存寰椎侧块的畸形。

第十六节　关于齿突发育不全

X 线正位片上有时可见到枕骨髁、C_2 侧块及齿突不对称发育,同时还见 C2、C_3 分节不全。齿突发育不全可合并大的枕骨髁。齿突发育不全可伴存寰枢椎不稳定。齿突发育不全可合并 C_2、C_3 的隐性脊柱裂,正位片上显似齿突裂缝。齿突发育不全可合并寰椎侧块不对称及头倾向一侧。齿突不融合形成齿突样骨分离,即枢椎分节不全。有学者报告枢椎发育不全伴第 3 颈椎后方附件肥大,并与第 3 颈椎椎弓构成假关节。

第十篇　颈胸连接区

第一章　颈胸连接区的划分

第一节　颈胸连接区 MSCT 三维影像学观察

颈胸连接区,系连接颈部与上纵隔、上胸腔及双侧腋窝的特定部位,以颈根部为中心,上起自甲状腺中部,下止于主动脉弓平面,在胸部包括上纵隔、胸膜顶部、双侧肺尖和上胸腔;在颈部包括筋膜、筋膜间隙及其包绕的上下通连的肌肉、神经、血管、气管、食管、甲状腺和甲状旁腺等器官;既有颈部中线结构向上纵隔的延续,又有颈部的神经、血管及肌肉等结构向双侧腋窝区的横向延伸,其解剖结构相当复杂。而关于颈胸连接区病变采用 MSCT 三维影像学观察与尸体断层解剖观察进行活体形态学研究甚少。为此,一项研究将颈胸连接区作为一个整体,明确此区正常解剖,感染、积气性病变的影像表现特点,相互通连关系和优势扩散途径的形态学基础,提高对此区域病变的解剖及其影像表现特征的整体认识,旨在为此区域疾病的诊断、治疗及预后判断提供完整的影像学信息,为临床治疗方案的制定提供重要的形态学依据。在 X 线检查时,目前 DR 组织均衡技术显示颈胸连接区骨结构较好。

非活体正常左侧颈胸连接区断面表现:颈深筋膜解剖较为复杂,此处采纳的是将颈深筋膜分为浅、中、深 3 层的解剖学基础,结合尸体断面解剖进行观察,颈深筋膜浅层围绕整个颈部,包绕斜方肌和胸锁乳突肌,向后附于项韧带和第 7 棘突,向下约在左胸骨柄上方水平分为前、后两层附着于胸骨柄前、后缘,两层之间为胸骨上间隙;中层,包绕咽、喉、颈段食管、颈段气管、甲状腺和甲状旁腺等器官,向上附着于环状软骨弓、甲状腺软骨和舌骨,向下包绕甲状腺形成甲状腺鞘,并越过气管前面及两侧进入胸腔与纤维心包相融合,中层与气管之间为气管前间隙,向下与纵隔气管前间隙相延续,咽和食管后壁与深层之间为咽后间隙,向下通向后纵隔;深层包括翼状筋膜和椎前筋膜,翼状筋膜位于椎前筋膜前方,向两侧离开椎前筋膜,分两层包裹颈动脉、颈内静脉和迷走神经形成颈动脉鞘,向前与颈深筋膜中层延续,向外下与椎前筋膜融合,延续至上纵隔主动脉弓平面;椎前筋膜包绕椎体、椎前肌和斜角肌的表面,向下与前纵韧带和胸内筋膜相延续,与椎体之间形成椎前间隙,向外下方包裹腋动脉、腋静脉和臂丛的锁骨下部分而形成腋鞘,通向腋窝。

上胸部包括上纵隔、胸膜顶、双肺尖和上胸腔。

上纵隔结构,主要是颈部管道系统经胸廓入口纵行向下的延续,下界为胸骨角至第 4 胸椎下缘平面,两侧为纵隔胸膜,前方为胸骨柄,后方为第 1~4 胸椎体。实际上是一间隙,为了便于标明病变在纵隔内的所在位置,而人为划分为若干部分,由前向后大致分前、中、后三层:前层内主要有胸腺、左右头臂静脉和上腔静脉,与胸骨之间围成血管前间隙;中层有主动脉弓及其三大分支、膈神经和迷走神经,大血管与气管之间形成气管前间隙;后层有气管、食管、胸导管和左喉返神经。

颈胸连接区感染、积气性病变的 MSCT 表现。感染性病变:共同的 MSCT 主要表现为间隙浅层的皮下脂肪肿胀、密度增高,纤维间隔增粗,邻近肌肉肿胀增厚;若为蜂窝组织炎,受累间隙组织水肿,边缘模糊;若有脓肿形成,病灶内可见局限性低密度区,增强扫描可见环状或不规则强化;部分病例还伴有颈部淋巴结增多、增大;而且炎性组织或脓肿在颈部间隙和上纵隔内可相互蔓延。

感染性病变在颈胸连接区间隙的局限、扩散及其解剖基础:同时累及颈胸连接区的疾病中,感染性病变常见,多为继发性感染,常见如牙源性感染,冠周炎、根尖炎、颌骨骨髓炎;腺源性感染,如扁桃体炎、涎腺化脓性感染。此外,咽源性感染、上呼吸道和上段食管创伤及异物、脊椎骨髓炎和淋巴结炎等也是引起颈胸连接区间隙感染的常见原因。

另外,糖尿病、长期使用激素者也可诱发颈胸部多个间隙感染。其中严重威胁生命的急性坏死性蜂窝组织炎,病原菌多为溶血性链球菌、金黄色葡萄球菌或混合细菌感染,其主要病理特点是皮下组织及筋膜的广泛坏死,炎症不局限,很快向四周迅速扩散、蔓延。

颈部筋膜间隙充填着错综复杂交织的疏松结缔组织和脂肪,感染容易在筋膜间隙中形成蜂窝组织炎或脓肿,并沿筋膜间隙蔓延、渗透至上纵隔或/和腋窝及其他间隙。

颈部主要间隙感染在颈胸连接区的局限和蔓延。咽后间隙感染:咽后间隙位于颈深筋膜中层与翼状筋膜之间,向上延伸至颅底,向下约于上段胸椎平面与翼状筋膜融合,并与椎前筋膜及胸内筋膜延续,两侧相邻于颈动脉鞘,后方相邻于危险间隙。因此,咽后间隙与上纵隔食管后间隙自然相通。咽后间隙的感染多源于咽后淋巴组织炎症、食管异物及创伤等。该组中,有 16 例咽后间隙感染向下蔓延至上后纵隔,这表明两者之间可能自然相通,也可能系此处筋膜较薄、不能阻止感染的蔓延;也有文献报道,可能因重力或纵隔负压的作用导致感染向纵隔内蔓延。有 7 例咽后间隙蜂窝织炎向外侧蔓延至颈动脉鞘,1 例广泛坏死性筋膜炎伴发咽后间隙和腋窝感染,这表明由 3 层颈深筋膜构成的颈动脉鞘对一般感染有一定的阻隔作用,但对严重感染仍不能阻止炎症的扩散。

椎前间隙感染:椎前间隙位于椎体和椎前筋膜之间,椎前筋膜向下约在上段胸椎(约 T_3)平面与前纵韧带和胸内筋膜相延续,向外下方经腋鞘与腋窝相连通,前方与危险间隙相邻。椎前间隙感染主要来自于椎体的感染。

该组有 5 例椎前间隙感染向下蔓延至纵隔内,但均未超过主动脉弓平面,这表明椎前间隙与上纵隔直接相通,由于椎前筋膜止于 T_3 平面,而阻隔了炎性病变的进一步向下蔓延。

该组中还有 2 例向外后方扩散到了腋窝,这是由于椎前筋膜参与形成了腋鞘,致炎症沿着腋鞘发展到了腋窝。该组中无 1 例扩散至咽后间隙,表明坚韧的前纵韧带和椎前筋膜限制了炎症的扩散。

危险间隙感染:危险间隙是位于翼状筋膜与椎前筋膜之间的潜在间隙,翼状筋膜向下约在 T3 水平与椎前筋膜融合,此间隙与上后纵隔自然相通,前方隔有翼状筋膜而与咽后间隙相邻,向后隔有椎前筋膜与椎前间隙相邻,向外前方隔着翼状筋膜相邻于颈动脉鞘。在该组尸体断层解剖中能见到此间隙。由于翼状筋膜菲薄,在普通 CT 上不能显示,以至危险间隙与咽后间隙在普通 CT 影像上难以区分。而且正是由于翼状筋膜菲薄,咽后间隙感染很容易蔓延至危险间隙。

颈动脉鞘:国内、外多数学者认为颈深筋膜的 3 层均参与形成颈部动脉鞘。其参与方式可能为颈动脉鞘前外侧壁由颈深筋膜浅层构成,内侧壁由内脏筋膜和翼状筋膜构成,后壁由翼状筋膜和椎前筋膜构成,向内隔翼状筋膜与咽后间隙相邻,后外侧由胸锁乳突肌覆盖,后方隔斜角肌与臂丛相邻。

该组中发生颈动脉鞘感染者 13 例,其中 7 例合并咽后间隙感染,3 例合并咽旁间隙感染,2 例伴有多间隙坏死性筋膜炎,说明由颈深筋膜 3 层结构参与的颈动脉鞘与周围多个间隙感染可以相互蔓延;其中无 1 例来源于椎前间隙感染,提示椎前筋膜和前纵韧带可能局限了感染向外下方的扩散;其中 1 例坏死性筋膜炎向外下蔓延至腋窝,表明严重的炎症可沿筋膜或破坏筋膜和腋鞘而扩散至腋窝;9 例伴有上纵隔感染,表明颈动脉鞘与上纵隔血管周围间隙之间可能存在自然通道,也可能因胸廓入口筋膜较薄弱,不能阻止感染的扩散。

颈深筋膜浅层感染:颈筋膜浅层围绕整个颈部,包绕斜方肌和胸锁乳突肌,内侧与颈深筋膜间隙相邻,外侧为颈浅筋膜即皮下组织覆盖;在距胸骨柄上方约 3~4 cm 处有胸骨上间隙。颈浅筋膜间隙感染多来源邻近肌肉或器官的感染。

该组 5 例颈深筋膜浅层合并前胸壁感染,2 例合并胸骨后间隙感染,1 例坏死性筋膜炎直接破坏颈浅筋膜向下扩散至上胸部浅筋膜层和胸骨上间隙。

由此表明,颈部间隙感染可经自然通道或以筋膜、肌肉为传导体向下蔓延至纵隔;原发性纵隔炎少见,纵隔炎多因颈深部感染下行蔓延至纵隔所致。该组中,几乎后纵隔的感染均伴有颈部单个或多个间隙的感染。反之,原发于上纵隔的感染也可循自然通道或穿过菲薄的筋膜向颈根部、下颈部或腋窝区等相邻间隙蔓延。

颈胸连接区积气的聚集和分布及其解剖基础：导致颈胸连接区积气的原因很多，包括外伤性、自发性、食管或气管破裂、术后等因素。气体可来源于多个部位，包括肺、纵隔、气道、食管、颈部等。气体聚集、扩散分布与上述感染性疾病蔓延的解剖特点相似，但与炎症蔓延不同的是气体不能穿透筋膜、肌肉，只能在相通的间隙内，穿行的血管间隙或穿过损伤的筋膜在间隙之间扩散。

该组中，9例异物致食管破裂后均产生上后纵隔积气，表明食道后间隙与上后纵隔相通；同时可见气管前间隙积气4例，胸骨后血管前间隙积气2例，腋窝区积气2例，颈部浅层皮下积气1例，表明上后纵隔与气管前间隙、胸骨后食管前间隙或腋窝区可能存在直接或间接相通的自然通道。

该组10例自发性积气中，7例肺内表现为间质性肺气肿，同时合并纵隔及颈部积气，提示气体可能经破裂的肺泡进入周围间质，再经肺门进入纵隔，纵隔内的气体再经与颈根部相通的间隙到达颈部和胸壁。外伤或术后所致的颈胸连接区广泛积气的分布区域可能与自发性气肿相同。

颈胸连接区感染、积气性病变的MSCT表现特点和规律，表明下颈部病灶可向下累及上胸部、上纵隔和腋窝区；同时上胸部病灶也可向上累及至下颈部和腋窝区；加强对此区域正常解剖结构的认识，有助于正确理解和诊断此区域病变局部或相互扩散的影像学表现特征，为临床制订相关疾病的治疗方案以及疗效观察提供重要的依据。

第二节　下颈部及上纵隔囊性占位：甲状旁腺囊肿

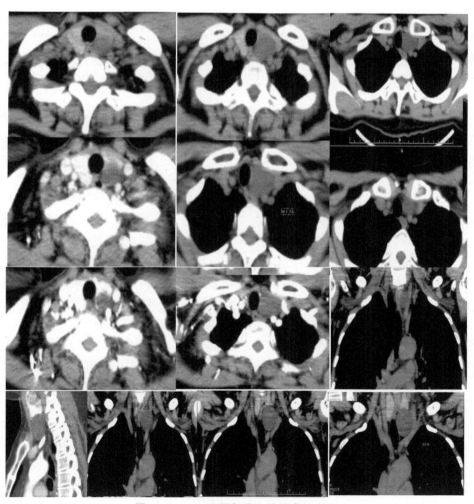

图 1-10-1-1　下颈部及上纵隔囊性占位

病例，女，54岁。上腹部胀痛一周入院。入院后肺部CT平扫发现下颈部及上纵隔囊性占位、胆囊结石等。平时颈部无明显异常不适。血钙正常，总胆固醇升高。

病理检查："气管旁囊肿"送检标本为完整的囊肿一枚，最大径2 cm，囊内为清亮液体，囊壁光滑，厚0.1~0.5 cm。病理诊断："气管旁囊肿"为甲状旁腺囊肿，壁周围为甲状旁腺组织。（影像学检查见图1-10-1-1）

第三节　颈胸连接区疾病分区

颈胸连接区，又名胸腔出入口区，解剖结构甚为复杂，病变种类比较多，CT和MRI检查中容易误诊和漏诊。

关于划分颈胸连接区的价值：颈胸连接区的定义为颈部与胸部之间的过渡区，具体讲其范围包括上界为甲状腺中部，下界为胸骨柄上缘内的所有解剖结构。

该区结构复杂，病种繁多，不同病变在各区域的分布上有着相对集中的特点。因此对该区域进行合理的影像学横断分区具有非常重要的临床应用价值。有学者提到过胸腔入口这一解剖概念，但无具体分区，仅见个别文献研究该区域的CT分区及其病变的CT表现特点。

近年来有少数关于该区域的CT和MRI的文献报道，但很少提及活体形态学分区，主要研究功能解剖变化的CT表现，个别学者将胸腔入口分为4个区即内脏区、神经血管区、肺区及脊柱区，有一定合理性，但未包括所有胸腔入口区，往往不能满足临床诊断的需要。

5个区的内容：有学者根据该区的结构特点及其病变的发生率，认为以甲状腺为中心在CT上提出颈胸连接区的概念，并将该区分为5个区域更为合理，满足了该区域疾病诊断和鉴别诊断的需要，这5个区包括：甲状腺区（1区）、甲状腺内侧区（2区）、甲状腺外侧区（3区）、甲状腺后区（4区）及甲状腺前区（5区）。

这5个区域里都有不同的器官组织结构，从疾病的发生角度看不同的器官组织结构可发生不同种类的疾病。因此，可以对该区域进行活体形态学分区为CT的定位诊断提供较为可靠的器官组织的依据。CT定位正确再根据CT表现多能达到定性诊断的目的。

在该组127例病例中甲状腺类占位性病变较多达32例，仅次于淋巴类疾病，说明甲状腺类疾病比较常见，况且其所处位置又相对固定，故将其单独划为一个区具有重要的临床意义。从该组127例颈胸连接区的病种来看，多达数十种之多，不了解该区域的活体形态学特点会给定性诊断带来极大的困难，但根据活体形态学特点，仔细分析这些疾病的分布规律，将会给定性诊断带来很大的方便。

例如1区18例占位均来自甲状腺，3区75例占位来自淋巴类的占绝大多数，有些疾病如肺上沟癌及脉管类疾病一般不大会发生在其他区域，炎性疾病多集中在5区和1区。

先定位再定性：事实上，在实际工作中首先按照先定位再定性的诊断原则，该区域的多数病变都能做出正确的定性诊断。在少数情况下定位诊断也有些困难，常见于一些较大的呈跨区性生长的占位性病变。

在该组中有5例甲状腺恶性肿瘤，由于肿瘤向周围侵犯，与邻近肿大的淋巴结和其他解剖结构融合成块，给定性位诊断带来困难，CT诊断为"淋巴结转移或淋巴瘤"，最后诊断为"甲状腺癌伴淋巴结广泛转移"，尽管如此，该组认为对该区域进行活体形态学分区具有重要的临床应用价值。

影像学研究：定位诊断是定性诊断的前提，但定位诊断不能代替定性诊断，因为在同一个区域内有不同的疾病发生；此外，同一种疾病可同时累及多个区域，这就要求我们在定位诊断的同时，对每种疾病的CT特征性表现进行深入细致的研究。

跨区性占位：该组127例病人1区18例，均为甲状腺异常，跨区性占位绝大多数也是甲状腺疾病，总例数34例，从病种上看，包括甲状腺肿大、甲状腺腺瘤、甲状腺癌及甲状腺炎。在CT上这4类病变的表现是不一样的，甲状腺肿主要表现为一侧或双侧甲状腺弥漫性肿大，其中甲状腺功能亢进类肿大多表现为均匀的高密度，甲状腺功能减退类肿大则多表现为均匀的低密度，增强后无明显强化，提示甲状腺吸碘率低下。

甲状腺腺瘤可单发或多发,在 CT 上均表现为低密度,增强后腺瘤本身无明显强化,但边缘光滑,可见环形轻度强化,少数腺瘤可发生钙化,钙化的密度较高,有文献报道甲状腺钙化性占位恶性的可能性较大,该组有 3 例腺瘤钙化,术前均诊断为甲状腺腺癌,最后病理诊断为腺瘤,提示根据有无钙化确定良、恶性是不可靠的;有的腺瘤长得很大,呈跨区性生长,但与周围结构界限清楚,提示为良性占位。

甲状腺癌在 CT 平扫上与良性占位难以区别,但增强后可见肿瘤边缘呈不规则强化,该组 14 例均有此表现,说明有特征性;此外瘤体本身强化也比较明显,主要表现为团块样和花瓣样强化,提示肿瘤血供丰富;恶性肿瘤与周围结构界限欠清,尤其当肿瘤跨区生长时,对周围的侵犯更加明显,有的病人早期就有附近淋巴结转移;瘤体钙化在恶性肿瘤中是较多见的,钙化的形态多种多样,多见呈较大的条状钙化。

甲状腺炎症多见于青少年,CT 平扫表现为一侧或两侧甲状腺均匀性肿大,密度较低,周围渗出明显,往往累及甲状腺前区,增强后可见中度强化,此与甲状腺功能减退肿大有区别。

3 区的病变种类和数量:3 区的病变种类和数量最多,共 75 例,这与该区复杂的解剖结构有关,其中淋巴结异常者占绝大多数,共 60 例,60 例中又以淋巴结恶性肿瘤(转移瘤 39 例,淋巴瘤 16 瘤)占绝对多数,共 55 例,而淋巴结结核只有 5 例。

在 CT 上,转移性淋巴结肿大与淋巴瘤的鉴别有时较为困难,一般来讲,前者密度均匀,边界较清晰,无明显强化,多为单侧性;而后者常为双侧性,以非霍奇金淋巴瘤多见,多个淋巴结肿大可融合成块,其直径约为 3.0~10.0 cm,在密度上可表现为均匀性,少数为不均匀性,增强后有轻中度强化。该组 16 例非霍奇金淋巴瘤有 5 例增强后见中心坏死,但坏死区边缘欠光滑锐利,此外该组 16 例淋巴瘤患者均伴有其他组淋巴结受累,这在定性诊断上具有重要意义。3 区内还发现 5 例淋巴结结核,多见于 20 岁以下年轻患者,该组 5 例年龄均 <15 岁。此外淋巴结结核周围间隙内渗出明显,伴有条索样改变,增强后淋巴结见周边环形强化,中央可见低密度坏死,直径一般不超过 2.5 cm,以此可与淋巴瘤和转移性肿瘤样鉴别。

其他各区病变:该组有 8 例(6.84%)占位性病变分布在 2 区,其中食管癌 6 例,食管平滑肌瘤和甲状旁腺腺瘤各 1 例。在 CT 上食管癌多表现为食管壁的局限性增厚,呈软组织密度影,边界不清,多数可见周围淋巴结肿大,1 例食管平滑肌瘤较局限呈外生性生长,表现为软组织块影,密度均匀,边缘光滑,气管受压移位,食管腔受压变窄并有弧形推移,在 CT 上有时难以与食管癌鉴别,食管吞钡是最理想的影像学检查技术。

值得注意的是正常食管在颈胸连接区易形成"假肿块"样表现,在食管吞钡时显得明显,在 CT 上可见该段食管壁稍厚,但扩张度好,周围界限清楚,不要误为异常。

甲状旁腺腺瘤主要分布在甲状腺的后方,在 CT 上呈肿块样表现,密度均匀,边缘光滑,增强后呈明显强化,可与淋巴结和甲状腺占位相鉴别。

颈椎结核 1 例分布在 4 区,表现为第 7 颈椎椎体骨质破坏,周围可见寒性脓疡,增强后可见环形强化,此为特征性表现。5 区病变有 3 例,均为炎性病变,CT 表现为甲状腺前部的肌肉明显肿胀,肌间隙内脂肪结构不清,密度增高,病变范围广泛,增强后呈广泛性网状强化,临床上患者可有发热,局部压痛明显等表现。

关于跨区病变:该组跨区病例 22 例,除 1 例甲状腺炎性病变外,均为肿瘤性病变,其 CT 表现各有特点,甲状腺炎症呈均匀性肿大,周围渗出明显;甲状腺腺瘤呈低密度肿块,强化不明显,与周围结构界限清楚,无淋巴结肿大;甲状腺癌强化明显,与周围结构不清,可有钙化;甲状腺跨区性占位均表现为一侧或两侧甲状腺完全异常,很少残存有正常的甲状腺组织。淋巴瘤跨区生长多表现为巨大肿块,甲状腺多受到累及和推移,但多少要保存一些正常的甲状腺组织,以此可与来源于甲状腺占位相鉴别。

附具体研究资料。

颈胸连接区分区:颈胸连接区的活体形态学范围是指颈部与胸部之间的过渡区。此区上界起自甲状腺中部约平第 7 颈椎上缘,下界止于胸骨柄上缘约平第 2~3 胸椎。颈胸连接区解剖十分复杂,病变种类多,影像学上常常容易误诊和漏诊。一些学者提出对颈胸连接区内正常 CT 影像进行分区,以甲状腺为中心共分 5 区:1 区(甲状腺区),主要指甲状腺峡部及甲状腺中下极;2 区(甲状腺内侧区),主要包括两侧甲状旁腺、气管、食管以及淋巴组织;3 区(甲状腺外侧区),主要包括前方有锁骨下静脉和膈神经,后内方有肺尖、胸膜顶、胸导管和交感干,后外方斜角肌间隙内有锁骨下动脉和臂丛穿行,此区内淋巴组织主要分布在大血管周围一直向上延伸至血管鞘,向下延伸至入口区的血管间隙内;4区(甲状腺后区),主要包括脊柱、脊柱旁神经及诸肌群;5区(甲状腺前区),主要包括颈前肌群及结缔组织。

　　一组127例颈胸连接区占位性病变,男73例,女54例,年龄7~78岁,平均48.7岁。以颈部包块为首发症状来就诊者77例(66.54%),体检及偶然发现占位34例(22.49%),其他16例(11.17%)。

　　经病理证实79例,临床及CT随访证实48例。从正常胸腔出入口的群体中随机抽取60例作为正常CT解剖对照组,在性别及年龄构成上与研究组相比较无显著性差异。

　　病变在各区的分布:1区占位性病变共18例(占12.4%),其中甲状腺增大6例,甲状腺癌6例,甲状腺腺瘤7例;2区占位性病变共8例(占6.84%),其中食管平滑肌瘤3例,食管癌2例,甲状旁腺腺瘤3例;3区占位性病变最多共75例(占61.54%),其中淋巴结转移瘤39例,神经源性肿瘤5例,淋巴瘤16例,淋巴结核5例,颈静脉球瘤和颈静脉变异各2例,淋巴管囊肿和海绵状血管瘤及炎性包块各1例,肺上沟癌5例。4区占位性病变共1例为颈椎结核。5区病变3例,均为炎性病变。

　　另外还有跨区的占位性病变,分布于1、3、5区有15例(占12.82%),其中甲状腺腺瘤6例,甲状腺癌6例,甲状腺肿大2例,炎性包块1例。分布于1、2、3区有7例(占5.98%),其中甲状腺癌5例,甲状腺腺瘤2例。

　　颈胸连接区病变的CT表现:颈胸连接区病变以淋巴腺类占位病变最多,达61例,占53.93%,其中淋巴结转移性病变39例,多表现为结节状,密度均匀且无明显强化;淋巴瘤16例,形态多不规则,密度均匀并有轻或中度强化;淋巴结结核5例呈结节状,密度不均匀且中央见低密度坏死区有周边环形强化。

　　甲状腺类疾病32例,占27.35%,其中甲状腺癌14例,表现为不规则形态且与周边结构分界不清,其密度不均匀,多有坏死、钙化,可呈轻、中度强化;甲状腺腺瘤10例,在形态上可规则亦可不规则,密度多不均匀,可有钙化、坏死等,且有轻度强化;甲状腺肿大8例,形态多较规则且密度均匀性减低呈轻度强化。神经源性肿瘤5例,占4.26%,形态多较规则以囊实性混杂密度存在为特点,其实质部分有轻或中度强化表现。

第四节　胸1椎体骨巨细胞瘤病例

　　患者,女,38岁。双下肢麻木、无力伴大小便障碍2个月入院。患者2月前开始出现腰部束带感,腰部以下麻木,双下肢无力,行走困难伴腹胀、大小便障碍,症状进行性加重。双上肢活动正常,无头痛、头晕、恶心、呕吐,无吞咽困难、饮水呛咳,无畏冷、发热(图1-10-1-2)。

　　手术所见:胸1椎体少许压缩,椎体膨胀性隆起,质地稍硬。电刀灼烧椎体横动脉止血。止血彻底后,咬骨钳咬除胸1椎体,并送标本行病理检查。再用刮匙逐步削去剩下的椎体后壁并向椎体两侧扩大减压范围,直至椎管及神经根完全暴露,并切除上下终板及椎间盘纤维环、髓核等。根据颈7至胸2椎体的高度,选用合适长度的钛网,填充骨水泥后,移植于截骨区。

　　病理检查:灰白色碎组织一堆,总体积8 cm×6 cm×2 cm。病理诊断:胸1椎体占位切除标本:骨巨细胞瘤。

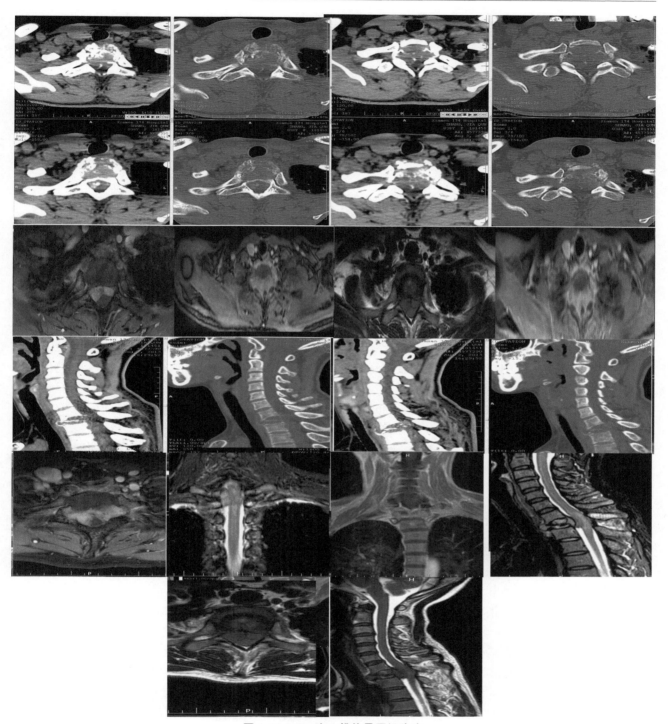

图 1-10-1-2 胸 1 椎体骨巨细胞瘤

第二章　颈胸连接区疾病

第一节　颈胸连接区部分疾病

颈胸连接区是指由锁骨、第1肋骨、第1胸椎及胸骨构成的特殊区域，它包括食管、气管、臂丛神经、颈部肌群、肺尖及至腋部的诸多血管等结构，系胸腔内与颈部结构交通的重要门户，又称为胸腔入口区，或胸廓出口区。

虽然该区域较为狭小，但其解剖结构极为复杂，也很重要，正常发育变异也常见。

除局部相应器官组织发生病变外，上颈部和上纵隔及肺尖部的病变也可侵及胸腔入口。该区解剖结构复杂，正常发育变异也常见。常规X线检查由于众多组织结构的重叠，而难以充分显示其组织结构及病变情况。

一、颈胸连接区的结构与病理

颈胸连接区，有学者又称之为胸腔入口区、胸腔出口区，系连接胸腔与头颈部及上肢的特殊部位。虽然该区域较为狭小，但其结构极为复杂，也很重要，其由锁骨、第1肋骨、第1、2胸椎及胸骨柄等围成。

在这特殊的区域中有诸多血管、神经、气管和食管等组织器官通过，还包括肺尖部和颈胸连接区的肌肉、西布逊筋膜（由第1肋至第7颈椎横突、跨过肺尖顶的筋膜组织）及胸腔顶部壁层胸膜，胸膜在该处也常常增厚。

这些结构的破坏或先天发育不良均可引起肺尖疝、皮下气肿或气胸等。该区血管、神经和肌肉纵横交错，尤其血管的走行变异较多，除发育变异外，头颈部和双上肢有些病变可引起局部侧支循环的增加，均可引起该区异常改变。

该区除了发生气管、上段食管性病变、肺尖部病变、上纵隔病变外，邻近结构如上肺和纵隔的病变、下颈部和锁骨上、下区的病变均可累及该区。正确、清楚地显示和诊断颈胸连接区的病变对于指导临床采取何种治疗方案有至关重要的意义。如食管癌、气管癌锁骨上、下窝淋巴结转移癌等常需要术后放疗，清楚显示病变的范围对于放疗范围和总剂量的确定极为重要。传统的X线检查由于缺乏良好的组织对比，缺少空间分辨率，故不能清楚显示该区的病变，定位和定性诊断均较困难。螺旋CT检查具有良好的组织密度分辨率和空间分辨率，对颈胸连接区病变的定位诊断，95%以上可以明确诊断，90%以上可以作出定性诊断。

二、影像学研究

肺尖部癌：初发性肺尖部癌，常常在发现时已较大，一组5例最大径为5~10 cm，肿瘤较大的原因之一为较小时未累及胸膜和较大的支气管，一般不出现疼痛和支气管梗阻症状，而未能及时检查发现，当累及胸膜和压迫血管及神经时，才出现疼痛和霍纳综合征，此时肿瘤已经较大。其二常规X线检查由于重叠影较多，较小的病变难以发现。CT检查不仅可准确定位，而且能显示与周围的关系，尤其对显示有无侵犯肋骨、脊椎等，CT有独到之处。CT增强薄层扫描更能明确肿瘤是否侵犯胸膜、臂丛神经、无名静脉及锁骨下动脉、静脉等。

该组5例均不同程度地累及颈胸连接区胸膜、第1、2肋骨，并向颈部和周围组织侵犯，有3例包绕血管，CT平扫难以判断是否血管壁受侵，增强扫描后显示血管壁完整，提示血管壁尚未侵及，对照手术病理基本一致。

对于初发性肺尖部肺癌，术前CT诊断符合率较高。有时需要与纵隔内肿瘤鉴别，后者常见肺受压向外移,肿瘤外缘一般较整齐,肿瘤中心一般在纵隔,另外纵隔内肿瘤很少侵犯臂丛神经。对于术后复发的肺上沟癌,平扫较难与手术后瘢痕鉴别,增强扫描很有必要,后者可以明确有无复发及侵犯的范围。但对放疗后较早期形成的瘢痕,CT增强扫描常较明显,需与肿瘤复发鉴别,放疗后形成的瘢痕与放疗范围有关,常常伴有放射性肺炎。

上段食管癌:尽管上段食管癌在食管癌中所占比例不到10%,但上段食管癌仍不少见。食管钡餐是首选的极佳检查方法,但对食管壁外情况的显示尚显不足。CT检查可以弥补这种不足,其能充分显示肿瘤的范围与周围的关系以及气管食管沟和纵隔淋巴结转移情况,对食管癌的分期和预后的评价具有重要价值,对治疗方法的制订也具有指导性意义。

食管上段癌在CT平扫图像上常表现为食管壁呈环形或偏心性增厚,较早期的食管癌在食管内无气体的情况下,常表现为食管呈类圆形增粗,扫描前低张和服少量产气粉,能提高显示病变的能力。

甲状腺病变:一组44例,占同期CT检查甲状腺病变的67%,表明甲状腺病变累及胸腔入口者很常见,尤其以结节性甲状腺肿最为常见。其一由于结节性甲状腺肿是甲状腺的最常见病;其二结节性甲状腺肿最常发生的部位在甲状腺的下极。该组44例甲状腺病变中,32例为结节性甲状腺肿,其中双侧性18例,单侧性14例,仅发生在下极者21例。CT显示颈胸连接区之结节性甲状腺肿的突出特点是肿物与颈部甲状腺相连续。

CT除可明确诊断外,还可明确胸内甲状腺肿与气管和周围大血管的关系。结节性甲状腺肿较大时常常推移和压迫周围组织,尤其是气管,但肿块境界一般较为清楚,与恶性肿瘤可鉴别。与甲状腺密度一致的肿块有时难以与正常甲状腺组织分界,此时增强扫描是必要的,正常的甲状腺组织强化程度明显高于肿块,密度也较肿块均匀,肿块内多有无强化的坏死区。

胸腺肿瘤:一组6例中4例为侵袭性胸腺瘤,不同程度地累及周围血管和胸壁。增强扫描显示肿块呈不均匀性中度强化,形态不规则。1例良性胸腺瘤和1例胸腺囊肿,边缘规则,周围组织未见侵袭性征象,肿块密度均匀,囊肿呈低密度改变,CT值低于20HU,显示为囊性特征。CT检查对胸腺肿瘤既可以帮助确定病变范围,又具有鉴别诊断的价值。

肿大淋巴结:普通X线检查对于局限于颈胸连接区的原发或继发性淋巴结肿大无能为力。一组24例颈胸连接区肿大淋巴结均由CT检查发现,这些肿大的淋巴结直径均>1.0cm。单个淋巴结肿大呈类圆形或不规则形软组织密度影,多个淋巴结肿大常融合成团块状软组织密度影。由于各种病变所引起的淋巴结肿大均缺乏特征性CT表现,故鉴别诊断较为困难。但CT检查可以帮助发现病变和分辨病变累及了哪一组或哪几组淋巴结。对分析转移瘤的转移途径有一定的帮助。

血管性病变:发生于颈胸连接区的血管性病变并不少见,包括该区的血管畸形、血管狭窄和栓塞等。一组15例颈胸连接区血管性病变,其中10例与DSA进行了对比分析,CT平扫对血管畸形可作出提示性诊断,而对血管狭窄和栓塞几乎没有诊断价值。

增强CT检查具有重要诊断价值,尤其是CTA三维重建具有与DSA同样的诊断价值,而且在显示血管壁的粥样斑块和附壁血栓方面更具优势。

气管性病变:颈胸连接区气管源性肿瘤较少见,发生于气管壁或突入腔内的肿瘤主要见于气管癌、腺瘤、平滑肌瘤等,X线平片具有提示性的诊断价值,CT检查更可以明确肿瘤起源于哪一侧壁。气管源性囊肿多见于气管旁,X线平片尚难显示病灶范围和大小,但可显示气管受压情况。CT检查显示肿块呈类圆形,边缘光滑,密度均匀,CT值一般在30HU以内。但一组2例均显示密度较高,CT值为44.0~55.6HU。手术病理证实囊肿内为巧克力样内容物,可能与曾经出过血有关。

气管憩室较常发生于颈胸连接区。国内报道较少,国外文献已有不少报道。一组5例,约占同期肺部和颈部CT检查的0.08%。X线平片均未显示,可能与平片质量不佳有关。CT检查不仅显示了憩室的囊腔,而且能显示与气管相通的针孔样之通道,尤其是螺旋CT三维重建图像更具优势。表面遮盖显示法(SSD)可清楚显示憩室的形态、大小和与气管相连的部位。多平面重建(MPR)图像可显示与气管相通的通道。

憩室多数呈类圆形或不规则形空气样密度影,少数可见液平面或呈囊肿样改变,其通道则呈针孔样低密度影,一旦显示这种通道即可作出气管憩室的诊断。少数未显示通道的气管憩室需与肺尖疝相鉴别。后者常呈山峰状，底部与肺尖相连，大多数不难鉴别。

第二节　胸廓入口及其发育变异

胸腔的上部开口，叫做胸廓入口，其内有一些脏器通过以及出入头颈部与上肢的血管。在这区域，斜角肌和胸锁乳突肌最值得关注。

需要重点指出的是，在不同的病人中，甚至同一病人上肢位置的不同也会使这些血管、肌肉的大小与对称性发生变化。例如，当一个病人行高压注射器快速螺旋 CT 增强扫描时，如果其上肢置于头上，偶尔对比剂会进入侧支通路，在所获得的 CT 图像上，可酷似软组织钙化。

另外，它也可能表现出类似于中心静脉阻塞的征象。当慢性阻塞性肺病（COPD）病人以胸锁乳突肌为呼吸辅助肌时，则它会表现为过度肥大。

此外，由于 CT 的部分容积效应，胸锁乳突肌在锁骨中部的附着处易被误认为骨骼上的小病变。胸锁乳突肌受副神经支配。斜角肌由前、中、后三部分组成，分别受 C_3~C_8 颈神经支配，中、后斜角肌共同称为斜角肌主体。

胸廓入口的骨结构包括锁骨、肋骨和胸骨。胸骨分为三部分：胸骨柄、胸骨体和剑突。胸骨柄连接锁骨和第 1、2 肋骨。它和胸骨体的连接部叫胸骨角（Luis 角）。

进行胸骨、胸锁关节及其邻近软组织 CT 扫描时，有一些正常变异可被误认为病变。

胸骨骨化中心不融合可导致各种先天性异常。如中线融合性缺损，包括完全性胸骨裂、不完全性胸骨裂和中线孔裂以及剑突分叉等。其他变异还包括分离或者融合的上胸骨小体、胸骨柄低位融合（在第 3 肋骨水平）或不对称的胸骨肋骨连接。

胸骨小体可单发或成对发生，可与胸骨柄呈软骨联合，更常见于女性。不应误认为血管或淋巴结的钙化。胸骨的其他变异包括漏斗胸、鸡胸、胸骨倾斜和胸骨发育不全。

经常可见在胸骨柄的后缘或胸骨体侧缘的皮质骨显示较为模糊，后者可能是由于肋软骨胸骨关节的浅切迹造成的，胸骨皮质缘的模糊现象更常见于女性，尤其是 40 岁以上的病人。

胸骨柄后缘模糊部分是由于其厚度的变异、部分是由于其与 CT 横断面的倾斜角度造成的。它容易被误认为骨内病变或者周围病变的入侵。

另外，在 50 岁以上的病人中胸锁关节不对称也比较多见。

第三节　颈背部退变性神经鞘瘤病例

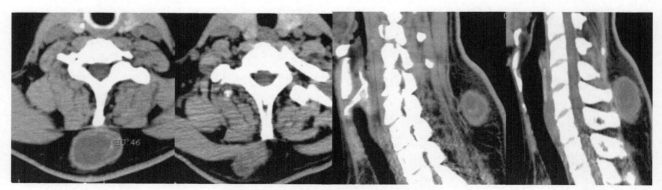

图 1-10-2-1　颈脊部退变性神经鞘瘤病例

患者，男性，52岁。发现肩背部肿物10年入院。查体：背部第七颈椎上缘可见局部隆起明显，可扪及约5cm大小肿物，边界清楚，活动度一般（图1-10-2-1）。

病理检查：灰褐色结节一枚，体积4.5cm×3cm×2.5cm，切面灰褐，质偏韧。常规病理诊断："背部肿物活检标本"梭形细胞肿瘤伴退变坏死。

免疫组化检测：阳性：S-100，Vim，NSE（弱），CD68（组织细胞），CD163（组织细胞），Ki-67（<1%）；阴性：NF，GFAP，HMB45，CD57，Actin，SMA，Des，CK（P），CK（H），CK（L），CD34。免疫组化诊断："背部肿物活检标本"退变性神经鞘瘤。

第四节　胸内甲状腺

胸内甲状腺一叶或两叶的下极可表现为类似气管旁的肿块或肿大淋巴结。在朝向头侧的连续的CT层面上可以看出，这些"肿块"或淋巴结样结构与易于确认的甲状腺组织融为一体。另外，如没有经静脉内注射对比剂行增强CT扫描，可能由于正常甲状腺组织内含碘量较高，其密度较纵隔内血管结构高。

增大的甲状腺伸入胸腔内，即为胸内甲状腺肿，一般位于前纵隔，偶可延伸到大血管后方，与气管旁肿大淋巴结相混淆。正确认识胸内甲状腺肿的典型CT表现，有助于作出正确诊断。胸内甲状腺肿一般边缘清晰，经静脉注入对比剂后持续强化，内部可能含有钙化灶以及由于囊变或胶样变性而产生的低密度区。最重要的一点是连续扫描可显示胸腔内甲状腺肿块与颈部甲状腺组织相连续。

第五节　误诊病例简介：锁骨上窝血管平滑肌脂肪瘤（错构瘤）

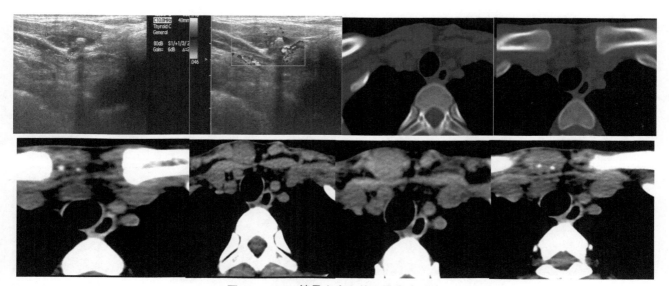

图1-10-2-2　锁骨上窝血管平滑肌脂肪瘤

病例，男，23岁。缘于半年前于剧烈运动后发现颈部右侧一直径约2cm包块，局部无红肿、破溃、疼痛，无发热、畏冷，无呼吸困难、吞咽困难、胸闷等不适，自觉肿物缓慢增大。查体：颈部右侧锁骨上窝处可触及一大小约3cm×3cm包块，局部皮肤无红肿、破溃，质软，边界清楚，活动度可，无压痛，不随吞咽上下移动。甲状腺未触及肿大。

彩超：颈部皮下肌层组织内可见一个混合回声团块，大小21mm×7mm，边界清晰，形态规则，内可见一强光团，直径3mm，后伴声影，彩色多普勒血流显像（CDFI）示其内见明显血流信号，考虑血管瘤可能（图1-10-2-2）。

病理检查：灰黑褐色组织一块，大小 4 cm×3 cm×1.5 cm 切面灰黄灰褐，质中，局部钙化，部分有包膜。病理诊断：颈部肿物切除标本：血管平滑肌脂肪瘤（错构瘤）。

第六节　误诊病例简介：T_1骨巨细胞瘤与淋巴瘤

患者，女，39 岁。进行性腰部以下肢体麻木、无力，伴二便障碍二月入院。MRI：胸椎生理曲度减小，椎体前后缘连续性中断，T1 椎体压缩变扁呈楔形变，且其前后缘可见软组织块影突起，以后缘明显，累及附件，大小约 3.5 cm×2.4 cm×1.4 cm，T_1WI 等低信号，T_2WI 略高信号，边界清楚；增强扫描肿块明显强化呈高信号，未见明显坏死区，局部椎管变窄颈髓显著受压变形且髓内见斑片状长 T_1 长 T_2 异常信号影，边缘模糊。C_7/T_1 及 $T_{1/2}$ 椎间隙变窄，间盘信号略不均匀，边界清楚。MRI 诊断：T_1 椎体占位，考虑淋巴瘤，结核待排，伴病理性骨折。

同日下午 CT 诊断：T_1 椎体及其附件骨质碎裂，椎管明显狭窄，脊髓受压。性质？骨巨细胞瘤？纤维结构不良？转移瘤待排，建议结合临床进一步检查。双侧颈部多发肿大淋巴结。

入院两周后手术所见：胸 1 椎体少许压缩，椎体膨胀性隆起，质地稍硬。电刀烧灼椎体横动脉止血。止血彻底后，咬骨钳咬除胸 1 椎体，并送标本行病理检查。

病理检查：胸 1 椎体占位切除标本：灰白色碎组织一堆，总体积 8 cm×6 cm×2 cm。病理诊断：胸 1 椎体占位切除标本：骨巨细胞瘤。

误诊病例分析：本例 MRI 检查在前，CT 检查在后，MRI 诊断报告时未能结合 CT 所见，对骨骼病变的诊断准确性有限；MRI 平扫的价值在许多疾病的诊断上都有一定限度，增强扫描对诊断的准确性则可能有所提高。

第七节　右侧颈胸连接区神经鞘瘤

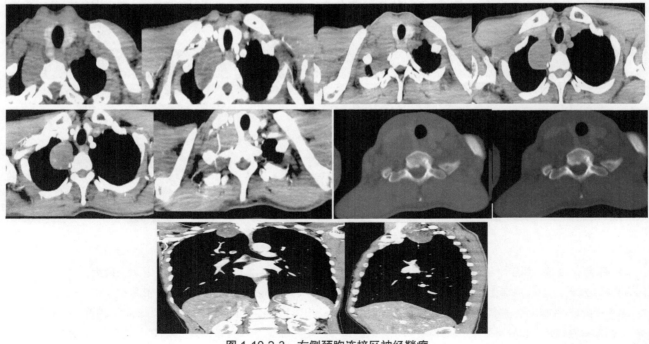

图 1-10-2-3　右侧颈胸连接区神经鞘瘤

患者,女,43 岁。右侧颈胸连接区包块,与四年前对比变化不明显,未侵蚀骨质,增强扫描显示少许局限性强化,胸

1/2 椎间孔略有扩大,手术病理诊断为神经鞘瘤。术后病理检查:免疫组化诊断:神经鞘瘤(图 1-10-2-3)。

第八节　胸腔入口平面气管右旁气囊影

胸腔入口平面气管右旁气囊影,发生率约 1%,临床多因胸部症状影像学检查偶然发现。

一、发生机制

气管右旁气囊影在 X 线平片难以发现,多为 CT 偶然而发现,临床多无症状,极少因此外科治疗。国内外病理证实的多为个案报道,仅 MacKinnon(1953)在一组 867 例常规尸检中发现了 8 例经病理证实的气管憩室。Coo 等(1999)报道的一组 64 例气管右旁气囊影大宗病例均未经手术证实;但 Coo 等认为气管右旁气囊影发生部位特殊,易于与表现为气管右旁气囊影的喉气囊肿、咽膨出、Zenker's 憩室、肺尖疝、肺尖肺大泡等鉴别,CT 上发现的气管右旁气囊影排除了上述病变外可以认定为气管憩室。

气管憩室分先天性和后天性两种,均少见;尸检发现率约 1%,纤维支气管镜为 0.57%。先天性者通常认为代表残余的肺组织或为早产患儿初始肺芽异常的高位隔离;也有认为是气管后壁发育过程中内胚层分化缺陷或胎龄第 6 周气管软骨发育缺陷引起,憩室壁结构与气管壁相同。后天性者多见于成人,一般认为是在增高的气管内压长期作用下,气管黏膜通过气管壁薄弱部分局限性囊袋状突出而形成,其内壁由柱状纤毛上皮组成,有慢性炎症反应,少数黏液腺与气管有一个或多个狭小管道相通,囊壁缺乏典型的平滑肌和软骨,多见于慢性咳嗽患者。

二、临床表现

一组 55/64 例(85.9%)患者有慢性咳嗽病史,51~70 岁年龄组发生率和所占比例均较高,气管指数平均值显著低于对照组,这些患者胸腔及气道内压力均较高,气管壁薄弱处易于形成黏膜及黏液腺疝,在最小阻力点可能持续进展形成憩室,而此点可能就位于胸外和胸内气管的过渡点,因此,气管右旁气囊影多位于胸廓入口水平;由于气管左后壁受到食管支撑,气管右旁气囊影多位于气管右后壁。

三、影像学研究

T_{1-3} 平面胸腔入口气管右后侧单发或多发气囊影是气管右旁气囊影的 MSCT 主要表现,气囊壁薄,外缘多较圆隆,内缘较平直,可能与外侧肺组织相对阻力较低,内侧气管阻力较高,两侧膨胀度不对称有关。

气囊纵径多较长,与其上下极纵隔脂肪间隙阻力较小,气囊易于膨胀有关。气囊体积多较小,随访复查变化不明显,慢性支气管炎肺气肿患者明显大于无慢性支气管炎无肺气肿患者($P<0.05$),显然与慢性支气管炎肺气肿患者胸腔及气管内压较高有关。

在成人气管右旁气囊影绝大多数为后天性气管憩室,理论上憩室均与气管相通,但该组与多数文献报道相似,只有部分病例显示其与气管间含气细管影相通,该组常规 7 mm 层厚仅显示 7 例,多数显示不清,但如含气细管恰巧处于层面内还是可显示;0.75 mm 亚毫米可显示清晰,该组显示 27 例($P<0.05$)。

含气细管影连接点均在气管侧后壁交界处即气管软骨环与气管后壁肌肉结合部位,容积再现能清晰显示其空间关系,部分含气细管影显示不全,表现为气管右旁气囊影内侧"蒂"状突起指向气管,提示其起源;CT 仿真内镜显示局部气管内表面凹陷及小孔;部分于气管右旁气囊影旁气管内见少量分泌物堆积,可能堵塞细管影响其显示,因此,其内口纤维支气管镜显示率并不高,甚至手术证实的病例,纤维支气管镜也难以发现其黏膜口。

气管右旁气囊影多伴剑鞘状气管,与对照组比较差异显著($P<0.05$),而后者与慢性阻塞性肺疾病(COPD)关系密切;总之,MSCT 显示 T_{1-3} 胸腔入口平面气管右旁气囊影特殊部位与特征形态,既可大致推断其病理实质,又可提示临床患者有潜在的阻塞性肺功能异常的可能,具有一定的临床价值;并可作为气管憩室首选的检查和诊断手段。

四、鉴别诊断

喉气囊肿、咽膨出、Zenker's 憩室、肺尖疝、肺尖肺大泡、气管憩室等均可表现为胸腔入口平面气管右旁气囊影。

喉气囊肿、咽膨出：喉气囊肿、咽膨出平面较高，与咽喉部相通；Zenker's 憩室：Zenker's 憩室位于食管入口平面，可与食管相通；肺尖疝：肺尖疝 MSCT 纵向重建可清晰显示与肺尖部相连，其内可见肺纹理；肺尖部肺大泡：肺尖部肺大泡为肺野边缘菲薄的空腔影，与较大支气管不通。以上都不难作出鉴别诊断。

至于气管憩室是先天性抑或后天性，MSCT 鉴别要点为：憩室较小、开口较小及室壁密度较高即有软骨成分者为先天性憩室可能，否则，考虑后天性憩室；但有关影像病理对照研究报道极少，这些鉴别点仅供参考。

该组 64 例气管右旁气囊影虽均未经手术病理证实，但根据典型 CT 表现，35 例（35/6213）诊断为气管憩室，发生率 0.57%，与纤维支气管镜结果相似；另 29 例根据其发生平面、形态表现及毗邻关系，可排除上述病变；而且，该组 CT 诊断的气管憩室占气管右旁气囊影 56.7%，因此，CT 上发现气管右旁气囊影优先考虑气管憩室。

第十一篇　面颈部血管

第一章　颈动脉内膜斑块

颈动脉粥样硬化斑块是导致缺血性脑血管病的主要病因之一,由于颈动脉的解剖特点,斑块最常见的部位不在颅内段而在颅外段。

长期以来,许多文献把颈动脉管腔的狭窄程度作为评估动脉粥样硬化疾病的指标,并且认为是预测脑卒中发作的主要危险因素,而近年的大组临床病例观察却显示,颈动脉狭窄程度与同侧卒中发病率并不成正相关。

研究发现,由于动脉管壁的代偿性扩张,即使斑块的体积有较大的增加,管腔的面积却可以长时间保持不变;因此,单纯的颈动脉轻中度狭窄不易导致脑缺血症状,这类斑块称为稳定性斑块或硬斑块,而斑块出现破裂、出血、脱落,或阻塞血管,会造成脑组织缺血,这类斑块称为不稳定斑块或软斑块,这解释了为何斑块即使不引起严重的颈动脉狭窄,也可能会造成脑缺血症状。

显然,如果单纯以血管狭窄程度来评估颈动脉粥样硬化疾病和预测脑卒中是不全面的。

颈动脉粥样硬化斑块的稳定性取决于其形成机制和病理结构。斑块的破裂、血小板的聚集以及血栓的形成是缺血性脑血管病的主要发病原因。

破裂的斑块可作为栓子直接栓塞下游动脉,而暴露的脂核与血液接触后能迅速导致血栓形成,血流动力学改变,血粘度的增加以及全身系统炎症反应等均可能与斑块破裂有关,破裂的斑块以很薄、不完整的纤维帽为特征,此外,脂核的大小、新生血管形成的程度、斑块内出血以及炎症细胞的浸润都可能影响斑块的稳定性。

判断不稳定斑块的标准:1995 年美国心脏病学会(AHA)将动脉粥样斑块病理分型中的Ⅳ型(独立、大块细胞外脂质的粥瘤)和 Ⅴ型(独立、大块细胞外脂核的纤维粥瘤)认为是不稳定斑块。该组织判断不稳定斑块的标准分主要标准和次要标准,主要标准:①活动性炎症反应;②纤维帽薄弱及脂质核巨大;③内皮细胞剥脱局部血小板聚集;④有裂纹的斑块;⑤管腔重度狭窄 >90%。次要标准:①斑块表面结节钙化;②黄色斑块;③斑块内出血;④内皮细胞功能障碍;⑤外生性斑块。

MSCT 的出现开拓了 CT 血管成像的新领域,多种重组方法,如最大密度投影、曲面重建、表面遮盖显示法、多平面重建等增加了血管病变研究手段,重组的 CT 三维立体血管图像可以旋转,从不同角度、不同方向、不同层面来观测,避免了结构重叠。

一组部分患有颈动脉斑块的患者与 DSA 比较,发现两者对血管狭窄的显示差异无显著性意义,说明 CTA 对颈动脉狭窄同样非常敏感。同一次 CT 检查获得的常规薄层轴面图像还可测量斑块大小、密度。

该组病例通过增强前后密度的测量,发现软斑块密度较低且不均匀,表面不光整,增强后斑块及斑块处血管壁明显强化,说明软斑块内成分较复杂,内部新生血管较多,且伴有炎症细胞浸润,部分软斑块表面可以出现溃疡。

硬斑块的密度较高,表面较光整,由于斑块内部钙化程度的不同其 CT 值差别可以很大,增强后斑块及斑块处血管壁无明显强化,说明硬斑块内部成分较简单,内部新生血管贫乏。而混合斑块则表现为高低密度混杂影。

CTA 对钙化的显示优于对比增强 MRA,CTA 也有不足,如需要接受 X 线照射,需要静脉注射碘对比剂,对碘过敏的患者受到限制,对于识别斑块内出血、脂核、纤维帽仍有困难。因此,CTA 对于评估颈动脉管腔及管壁的情况和预测斑块的稳定性有重要的价值。

高分辨率、多序列 MRI 除了能准确评估颈动脉斑块的位置及管腔狭窄程度外,还能对斑块的成分进行识别,对于分析斑块的稳定性具有很大的潜质,同时顺磁性对比剂可增加不同组织间的对比,使平扫不易确定的斑块成分(如纤维帽、新生血管区)明确显示,有助于确定斑块稳定性。

一组采用 3.0 T 高分辨超导磁共振机以及专用颈部相控阵表面线圈，同时进行多序列对比增强 MRA 分析，清晰地显示了硬斑块和软斑块的 MR 特点，硬斑块表现为血管腔狭窄，邻近管腔见相对较厚而光整的低信号带；软斑块表现为血管壁明显增厚呈偏心型，壁不光滑，邻近管腔低信号带不规则，欠连续，软斑块中的炎症细胞（如巨噬细胞）可分泌多种细胞因子诱导新生血管生成促进斑块发展，新生血管破裂是导致斑块内出血和血栓形成的原因，导致斑块的不稳定。

该组增强后软斑块处血管壁强化明显高于硬斑块，并发现血栓 2 处，说明软斑块内新生血管较多。

Roberts 等（2002）采用动态对比增强 MRI 来判断斑块内新生血管的数量，从而估计斑块的稳定性并预测缺血性脑卒中的可能性。因此，对比增强 MRA 对于颈动脉斑块的稳定性评价具有无创、安全、软组织高分辨率等特点，但对钙化的识别没有 CTA 敏感。

总之，CTA 和对比增强 MRA 对于判断颈动脉斑块的稳定性各有优势。能够为临床预测缺血性脑卒中提供非常可靠准确的信息，可作为大规模筛查手段并相互补充，相信随着设备的不断更新，软件的不断升级，技术的不断优化，CTA 和对比增强 MRA 一定会显示出更大的优越性。

第二章　颈动脉狭窄

第一节　颈动脉硬化斑块狭窄

　　脑卒中是威胁人类生命安全的三大杀手之一，其中三分之二的病例是动脉硬化所致。颈动脉的颅外段是经常受累的部位。对于颈内动脉硬化斑块造成的血管狭窄导致卒中的诊断和治疗已经引起广泛的注意。由颈动脉狭窄或动脉硬化斑块脱落造成的血栓或栓塞约占卒中病例的 20%~30%。显然，单纯的内科治疗不能获得理想的效果。

　　Eastcott（1954）曾为一例有短暂性脑缺血发作的患者做过颈动脉内膜切除术。1980~1985 年间，在欧美每年约有 10 万人接受颈动脉内膜切除术治疗。但早期的检查方法受到限制，开始阶段的导管插管和手术治疗有一定的合并症，特别是无症状的颈动脉狭窄患者不愿意接受导管检查。因此，对这类患者的诊断和手术治疗曾有些争论。

　　近年来医学影像技术飞速发展，颈动脉内膜切除术更加成熟。在北美和欧洲各有一个试验组，北美症状性颈动脉内膜切除术试验组（NASCET）和欧洲颈动脉外科试验组（ECST），分别各有 106 个和 98 个治疗中心，做了大量的临床和研究工作。

　　北美症状性颈动脉内膜切除术试验组将有症状的颈动脉狭窄分为三种程度：0~49%，50%~69%，70%~99%，认为 50% 以下的狭窄无需手术治疗，70%~99% 的狭窄必须接受手术治疗。对颈动脉内膜切除术后两年的随访显示，与内科保守治疗比较，卒中的发病率由 26% 降至 9%。术前影像学检查可准确估价狭窄范围，精细测量狭窄的程度，对于决定是否手术、手术方式的选择都是至关重要的。

　　颈动脉硬化斑块狭窄的 MSCT 各种后处理技术各有特点，最大密度投影对确定血管钙化及没有钙化的血管狭窄十分敏感，但有时因高密度钙化斑块掩盖了血管管腔，导致评价血管狭窄及管径测量不准确。

　　大多数国外文献中，对于管壁周围的钙化，CTA 分析均存在局限性，目前还没有满意的解决方法，因为人为消除钙化，一方面费时，另一方面钙化的评价不精确，造成高估或低估血管管腔实际大小，一般来说，上述情况仅对大面积钙化而言，对于小点状钙化影响不大，此时，容积重建可作为很好的补充。

　　目前文献研究报道，容积重建在评价血管狭窄及管径上与 DSA 相比，符合率达 85%，与表面遮盖显示法相近，但两者仍有区别，容积重建对大多数严重狭窄及闭塞准确率高，有时容积重建存在血管管腔内不同部位造影剂 CT 衰减值的不同引起部分容积效应，加上 X 线束硬化导致的伪影，会低估血管狭窄的程度。此时回顾分析原始相应平面横断面图像有助于解决这一不足。

　　表面遮盖显示法需要预设阈值范围，而且在成像之前，计算机自动处理了有关钙化及背景的减影，掩盖了血管管壁钙化的真实情况。

　　颈动脉 CT 仿真内镜能获得颈内动脉狭窄管腔内壁表面的仿真内镜图像，为了获得良好的仿真内镜图像，除合理选择观察方位，随时调整视屏角度外，还要注意阈值方式及阈值的选择。一般采用黑底白影方式观察强化血管及管壁表面，然后使用边缘显示方式观察管腔内两种密度。

　　阈值的大小不但可影响病变的几何形态，也是诸如穿透伪影、漂浮伪影产生的原因。一般上限阈值设为 300 HU，下限 120 HU，当然影响因素还很多，如注射速度、延迟时间等。

　　颈动脉 MSCT 血管造影在颈动脉内膜切除术和支架术后的应用上，可清晰观察到血管腔再通与否，以及支架的位置有否移位，可作为随访的有效手段。

第二节　诊断陷阱：颈内动脉假性闭塞

Sekhar 等（1980）报告三例病人颈内动脉高度狭窄，最初被认为完全闭塞，由于病人症状持续存在，考虑行小血管旁路手术。但再仔细观察当初照片或再做血管造影，发现有对比剂细流顺行越过海绵窦部，从而证明动脉并未真正闭塞，乃为假性闭塞。手术证实局限性动脉硬化斑远端的颈内动脉管腔是开放的，但却又是萎陷的，确实未闭塞。

此三例症状各异，一例 71 岁男性突然虚脱、失语，有严重的左侧偏瘫；一例 69 岁男性曾数次右半头部一过性缺血，较长的一次发作引起左臂轻度无力和假性失语；一例 54 岁男性 5 个月来反复出现一时性黑矇。此三例在动脉内膜切除术后症状均得缓解。

Clark 等（1971）首先发现动脉硬化性颈内动脉狭窄可表现为假性闭塞。

Macpherson（1978）在 10 年期间内发现 31 例颈内动脉假性闭塞，共做 42 次颈动脉造影。此组造影中第一张照片见颈内动脉颈段变尖的末端为对比剂充盈者 16 次；对比剂向上延伸到颈动脉管者 11 次；抵虹吸部者 8 次；到颅内血管近端者 7 次。后期照片显示对比剂柱在颈段前进上升者 17 次；上升不超过破裂孔者 4 次；抵达虹吸部者 8 次；达颅内血管近侧者 5 次；颅内段颈内动脉假性闭塞前后造影片显示同一征象者 8 次。31 例中 29 例脑膜中动脉显影，通过脑膜中动脉的循环时间或多或少地与颞浅动脉相同，收缩期血压对之无影响。此组病例中最常见的病因是创伤造成动脉瘤破裂和 / 或血肿形成，以及原发性肿瘤。

第三章　颈动脉粥样硬化斑块稳定性

第一节　MSCTA 评价颈动脉粥样硬化斑块稳定性

动脉粥样硬化造成的心、脑及外周血管缺血性疾病的致残率、致死率均很高。动脉粥样硬化斑块破裂引发血栓可能导致突发的威胁的并发症,包括急性冠状动脉综合征和中风。

一、斑块不稳定性的概念及可能的机制

斑块的破裂是缺血性脑卒中的最重要始动环节,常常导致脑血管事件发生。各种斑块类型的区别在于斑块内不同成分的比例,对于活体内斑块形态特征的区分即斑块不稳定性的研究显得愈发重要。

研究的最终目的是能以各种临床手段及早判明不稳定性斑块的存在及类型,并给予有效地干预治疗,防止脑血管事件的发生,而不能仅拘泥于近期临床症状的发生。

作为动脉粥样硬化的好发部位,颈动脉位置表浅且运动较少,故此处的粥样斑块比较容易检测,给临床研究提供了便利途径。

斑块不稳定性的概念包括:斑块的成分易于脱落致远端血管栓塞;斑块的结构不稳定,易于在短期内急速进展导致管腔堵塞,如血栓形成、斑块内出血。

大量组织学与临床对比研究证实,不稳定斑块为偏心性斑块,斑块存在表面溃疡、有薄的"纤维帽"或局部"纤维帽"变薄、斑块内出血破裂、"纤维帽"下血栓形成、炎症细胞浸润、斑块新生血管、小结节钙化,胶原含量少,易发生破裂。

斑块的稳定与否取决于胶原成分、平滑肌细胞与脂核间的比例。胶原是"纤维帽"的主要结缔组织成分,平滑肌细胞位于胶原之下;"纤维帽"下为脂核。任何可以影响到斑块成分、受力变化的因素,都可能对斑块的稳定性产生影响。

另外,斑块所处局部环境中其他因素对其产生的作用也会影响斑块的稳定性。不稳定性斑块内新生血管较稳定性斑块增多,同时炎症细胞浸润也较严重,并累及相应的血管壁,引起血管壁的明显强化。因此,研究斑块处血管壁的强化程度对提示斑块的不稳定性具有重要意义。

二、MSCTA 在评价颈动脉粥样硬化斑块稳定性方面的价值

斑块的组成成分决定其 CT 值大小,CT 值的测量有助于鉴别钙化、中等密度纤维斑块和低密度软斑块。斑块内含脂质成分越多, CT 值越低,溃疡的发生率也越高。MSCTA 的薄层轴位图像可显示斑块内密度,分析斑块的组成成分。

Oliver 等(1999)研究了颈动脉分叉处动脉粥样硬化斑块的 CT 影像表现与其组织病理学特征的相关性,发现 MSCTA 能区分斑块内不同成分,包括斑块内低密度的脂质和高密度的钙化,但对溃疡的显示欠佳,对于判断斑块内出血和显示"纤维帽"仍有困难。

目前 CT 已成为评估斑块形态及组成成分的可选方法之一,采用 MSCTA 对斑块内部的情况和血管壁的研究还在逐步探索之中,如何使其由研究阶段走向临床应用阶段,并逐步统一颈动脉粥样硬化 MSCTA 征象的参照标准是迫切需要解决的问题。

有研究采用 MSCTA 对斑块的成分、斑块处血管壁的强化程度进行了分析,主要以测量的 CT 值作为区分斑块类型和评价血管壁强化程度的指标,所获得的斑块组成成分、血管壁的强化程度等结果与文献报道基本一致。

MSCTA 是易于重复的、可靠的影像学诊断技术,它能无创地检测颈动脉粥样硬化及管腔情况,通过观察斑块的组成成分、血管壁的形态和强化程度评价斑块的稳定性,对预测动脉粥样硬化病变的进展或评估治疗效果有重要的意义。

三、血管壁强化程度对斑块稳定性的提示作用

斑块的稳定性主要和斑块内组成成分比例失衡、斑块内氧化应激和炎症反应以及斑块所受的血流剪切力有直接的关系。

血液中高浓度的胆固醇及甘油三脂可能通过破裂的斑块表面或通过直接的渗入进入斑块内部,增加斑块内部脂质成分的比例。低密度脂蛋白进入内膜接触巨噬细胞后被吞入,形成泡沫细胞,进一步增加斑块脂质含量。斑块含脂质越丰富,其稳定性可能越差。

动脉粥样硬化进展期很大程度上是由于脂质介导的炎症反应导致基质成分降解,同时伴随脂质成分的增加,氧化的低密度脂蛋白在血管内膜下沉积,引起内膜损伤和大量的淋巴细胞集聚,炎症细胞、巨噬细胞和平滑肌细胞受刺激后分泌大量的细胞粘附分子和胰岛素样生长因子,促使血管壁有大量微小血管生成。另外,肺炎衣原体感染血管壁的细胞成分可以诱发动脉粥样硬化斑块形成并加速其向不稳定斑块发展。

因此,在行 MSCTA 检查时对比剂能更深入地进入血管内膜,从而使血管壁强化程度增高,这对评价斑块稳定性也是一个非常重要的参考指标。

对于斑块组成成分与斑块稳定性的研究文献已有大量报道。该研究重点观察不同类型斑块处血管壁的强化程度。通过对 212 例研究对象的分析,研究发现富含脂质斑块组血管壁的强化程度明显高于对照组(t=4.11, P<0.01);而钙化斑块组明显低于对照组(t=5.07, P<0.05),纤维斑块组与对照组之间差异无统计学意义(t=0.94,P>0.05)。

分析上述结果,考虑可能是富含脂质斑块内新生血管较纤维斑块和钙化斑块增多,同时炎症细胞浸润也较严重,并累及相应的血管壁,引起血管壁的明显强化。

同时,富含脂质斑块本身的强化程度也明显高于纤维斑块和钙化斑块,斑块的强化程度与血管壁强化程度之间存在明显的相关性(r=0.89, P<0.01),即斑块的强化程度越高,斑块处的血管壁强化越明显。

研究斑块处血管壁的强化程度对提示斑块的不稳定性具有较大参考价值。由于没有病理结果作为“金标准”,因此,该研究没有进行诊断功效方面的统计分析,但研究结果很大程度上提示 MSCTA 是一种可靠的影像学检出手段,它不仅能全面地、无创地分析斑块的组成成分和检测颈动脉血管壁的血供状况,而且还能通过观察血管壁的强化特征间接评价斑块的稳定性,为评价斑块的稳定性征象提供补充依据。

第二节　颈动脉破损斑块的高分辨 MR 成像研究

斑块的破损与临床心脑血管缺血性事件的发生密切相关。大量的病理研究表明易损斑块具有薄的纤维帽,大的脂质核心及斑块内出血等特征。越来越多的血流动力学研究结果显示,斑块在血管纵向的形状、大小和重构方式及成分比例,与斑块的破裂与否有关,决定斑块的易损性。

大量 MRI 与病理对照研究证实:多对比高分辨颈动脉 MRI 可以定性定量分析斑块内成分及斑块的形态学特征。但这些研究均在 2D 横断面上进行,缺乏斑块纵向分布的信息。有研究综合分析斑块横断面和纵向长轴面的信息,进一步揭示了破损斑块 3D 影像特征。

一、斑块成分特征

病理学上一系列复杂的特征与斑块的破损相关,脂质坏死核心在动脉粥样硬化斑块中所占比例越大,斑块越容易破裂。大的脂质核心被认为是不稳定斑块的一个主要特征。一项研究显示该组破损斑块不仅平均脂质核心比例大于未破损斑块,在血管纵向长度上也明显长于未破损斑块。

这一发现与病理学上关于冠状动脉易损斑块的研究结果相似,提示横断面上脂质核心的比例大小及血管纵向上富含脂质核心斑块的长度在颈动脉粥样硬化斑块的稳定性上起重要作用。

斑块内出血与临床短暂性脑缺血发作（TIA）和卒中发作之间存在联系，这一观点得到大量病理学研究证实。Takaya 等（2006）对颈动脉斑块 18 个月随访研究表明有出血的斑块其脂质核心的面积和病变的进展明显快于未出血斑块。在该研究中破损斑块组发现斑块内出血和血栓的比例明显高于未破损组。

此外，虽然斑块内平均出血面积比例在破损斑块组与未破损组 2 组间无统计学意义，但破损层面的平均出血面积比例要此未破损斑块平均出血面积比例多 4 倍。这一结果可以提示斑块的破损更容易发生在出血面积最大的部位。

二、斑块形态学和分布

通过对斑块分布细致的研究，发现狭窄最严重部位在破损斑块组与未破损组 2 组间差异无统计学意义。经匹配狭窄程度后发现破损斑块平均管腔面积明显小于未破损组。这一发现提示局部的狭窄程度不能准确预测斑块的稳定性。

大范围的狭窄比局部的狭窄对于易损斑块来说更危险。斑块负荷和血管重构模式是除了狭窄程度以外决定易损斑块进展的重要因素。

Pasterkamp & Smits（2002）报道具有明显病理组织学特征的易损斑块，在伴有血管向外代偿扩张时斑块多无破损。换句话说，在斑块体积非常大时，血管向外的重构，可以降低斑块对管腔的压迫。

Glagov 等（1995，1997）提出在动脉粥样硬化的早期，血管向外的膨胀可以使病变生长而不影响管腔面积和血流；在动脉粥样硬化晚期，斑块进一步生长超过代偿扩张的能力最终导致血管狭窄、血流动力学改变、甚至管腔堵塞。

该研究中血管负荷指数在破损斑块组明显高于未破损组。而两组的平均管壁面积和总血管面积差异不明显。综合上述发现，可以认为高斑块负荷和明显向腔内重构是导致斑块破损的重要因素。另外，该研究发现破损斑块的高度偏心性分布与以往病理及血管内超声研究结果相一致。从力学角度来说，大的偏心斑块使管周压力重新分布到斑块的肩部，而该区域正是斑块极易破损的部位。综上所述，破损斑块在斑块成分、纵向分布上均具有特征性表现。多平面多方位 MRI 管壁成像可潜在的获得病变空间结构的特征，特别是对斑块纵向长轴的研究可以更好的理解斑块负荷、斑块成分与斑块稳定性及临床事件的关系，从而进一步前瞻性预测斑块的破损。

第四章　自发性头颈动脉内膜剥脱症

大多数头颈部动脉夹层很难发现明显诱因，头颈部动脉夹层可与外伤有关，与外伤无关的头颈部动脉夹层称为自发性头颈动脉内膜剥脱症，或自发性头颈部动脉夹层（sCAD），主要包括颈内动脉系统夹层（ICAD）及椎动脉系统夹层（VAD），自发性颈内动脉内膜剥脱症的发病率高于自发性椎动脉内膜剥脱症。

自发性头颈动脉内膜剥脱症是一种临床上较为少见的血管性病变，近年来随着三维时间飞跃法磁共振血管成像（3D-TOF-MRA）的广泛应用，发现自发性头颈动脉内膜剥脱症患者越来越多。

自发性头颈动脉内膜剥脱症病情进展快，致残率及病死率均较高，早期诊断对救治患者有着重大的意义。

由于自发性头颈动脉内膜剥脱症症状潜隐，其确切的发病率难以确定。自发性头颈动脉内膜剥脱症在各年龄组均可发生，且男女性别发病率相近，好发于颈内动脉、大脑中动脉、椎动脉及基底动脉，一组病例中颈内动脉夹层 6 例，大脑中动脉夹层 6 例，椎动脉夹层 4 例，基底动脉夹层 4 例，受累颈内动脉及椎动脉可位于颅内段，也可位于颅外段。自发性头颈动脉内膜剥脱症可同时累及双侧颈内动脉，该组 1 例患者同时累及右侧颈内动脉 $C_4 \sim C_7$ 段、左侧颈内动脉 $C_6 \sim C_7$ 段及右侧大脑中动脉 M_1 段。

自发性头颈动脉内膜剥脱症可能是遗传与环境因素相互作用的结果，血管壁固有的、潜在的动脉病变，如肌性纤维发育不良、遗传性结缔组织病、胶原和弹性纤维超微结构异常等，被认为是导致血管壁结构不稳定的主要病因。

常染色体显性遗传 E-D 综合征、同型半胱氨酸血症、马方综合征、动脉中膜囊性坏死、血管退行性变、大动脉炎、感染、自身免疫系统疾病以及与动脉粥样硬化相关的危险因素如高血压和糖尿病等均可能与本病有关，高血压是最常见的危险因素，该组 8/20 例患者有高血压史。

血流通过受损的内膜进入血管壁，形成壁内血肿，通常在内膜和中膜之间，可以纵向扩展，并重新进入原始的腔，形成一个与原血管腔平行的假腔，在局部损伤的血管内膜处形成血栓，可引起血管狭窄甚至闭塞；血肿如果向外扩张进入中膜与外膜之间，可形成夹层动脉瘤样扩张。

随着 3D-TOF-MRA 的广泛应用，越来越多的缺血性脑卒中被诊断是由自发性头颈动脉内膜剥脱症所致。自发性头颈动脉内膜剥脱症引起的缺血性脑卒中约占全部缺血性脑卒中的 2%，占青年人缺血性脑卒中的 10%~25%，是青年人缺血性脑卒中的主要原因之一。

大多数脑缺血症状（85%~95%）是由于来源于夹层分离部位的栓子脱落所致，5%~15% 是由于血管狭窄引起的血流动力学改变所致。

自发性头颈动脉内膜剥脱症的临床表现取决于受累的动脉和夹层所在位置，由于颈内动脉系统和椎基底动脉系统供应脑部的区域不同，自发性颈内动脉内膜剥脱症和自发性椎动脉内膜剥脱症的临床症状不尽相同，自发性颈内动脉内膜剥脱症的病情较重且预后较差，该组 63.6%（7/11）的自发性颈内动脉内膜剥脱症患者发生急性期脑梗死。

自发性头颈动脉内膜剥脱症的影像学检查主要包括 X 线血管造影（DSA）、磁共振血管成像（MRA）及 CT 血管造影（CTA）。目前 DSA 仍是自发性头颈动脉内膜剥脱症影像学检查的"金标准"，但因其属于创伤性检查方法，价格昂贵，应用含碘对比剂，患者有过敏的风险，使其在筛选和随诊患者上受到限制，DSA 已经越来越多地被无创性检查如 MRA、CTA 所代替。

MRA 可反映血管腔内的血流情况，利用真假腔内血流速度差异显示血管病变，可直观显示夹层的真假双腔和剥离内膜片之低信号"线样征"，"双腔"与"内膜片"的性质相同，为自发性头颈动脉内膜剥脱症的直接征象。

MRA 横断面上通常真腔较窄,呈类圆形低信号,假腔较宽,呈新月状高信号。MRA 能了解自发性头颈动脉内膜剥脱症的立体影像改变,能精确评价夹层分离程度、夹层动脉瘤样扩张、血管狭窄或闭塞等。

MRA 的缺点:有时难以作出动脉夹层壁内血肿与缓慢血流或附壁血栓的鉴别诊断,易把血流缓慢的血管诊断为血管闭塞,过高估计夹层所致的动脉狭窄程度,对微小的自发性头颈动脉内膜剥脱症难以发现,检查时间长,不适合躁动的患者。

MRA 诊断自发性头颈动脉内膜剥脱症还需要与动脉硬化斑块引起的血管狭窄进行鉴别诊断。

该项研究存在一些不足,如患者缺乏 CTA 或 DSA 的结果对照。

总之,自发性头颈动脉内膜剥脱症虽为少见疾病,但病情凶险,致残率及病死率均较高,如能早期诊断和及时治疗,有望降低自发性头颈动脉内膜剥脱症患者的病死率,减少后遗症,改善预后。3D-TOF-MRA 检查具有无创性,敏感性及特异性较高,且没有放射性,可作为目前诊断自发性头颈动脉内膜剥脱症的检查方法。

第五章　关于颈动脉分叉

Kaseff（1982）对200侧颈总动脉分叉的血管造影表现进行回顾性分析，共105例30~90岁的病人，颈外动脉位于颈内动脉前内侧者占52%（104/200），斜位照片不能适当显示颈总动脉分叉者为18.2%（18/104）。

该组资料中，斜位观察足以显示大多数病例的分叉（62%，124/200），但有37%（74/200）病例为了更清楚显示颈总动脉分叉必须补以侧位观察，仅1%（2/200）病例正侧位片都可很好地观察分叉。

如果只用正位和斜位投照，则仅能满意地观察到2/3病例的颈动脉分叉的真实情况，颈总动脉分叉的后壁是动脉粥样硬化和颈内动脉内膜溃烂最常见部位，因此，如分叉未很好被显示，必须辅以侧位照片，否则，有些严重的但可以治疗的异常将被遗漏。

第六章 椎动脉

第一节 Ⅱ型永存寰前节间动脉合并同侧椎动脉缺如

颈 - 椎基底动脉在胚胎大小约 3 mm 左右时，出现 4 支暂时的吻合血管，从头侧到尾侧依次为三叉动脉、耳动脉、舌下动脉和永存寰前节间动脉，这些吻合血管在胚胎生长到大约 12~14 mm 时基本消失。若某些吻合支在成人期持续存在，则称为永久性颈 - 椎基底动脉吻合，比较少见。

永存寰前节间动脉到目前相关报道不足 30 例。Lasjaunias 等（1978）将永存寰前节间动脉分为 Ⅰ型和Ⅱ型。Ⅰ型永存寰前节间动脉起源于颈内动脉背侧，向上后外侧走行，上升至寰椎横突水平经枕骨大孔入颅，过程中不通过任何颈椎椎体的横突孔。Ⅱ型永存寰前节间动脉起源于颈外动脉外侧，并在较Ⅰ型永存寰前节间动脉更为外侧的位置上行，经枕骨大孔入颅。

Ⅰ型永存寰前节间动脉与永久性舌下动脉因均起源于颈内动脉颅外段而易于混淆，二者主要区别：后者通过扩大的舌下神经管入颅。回顾以往报道，永存寰前节间动脉发生在左侧多见，且大多数合并同侧椎动脉的发育不良或阙如、单侧或双侧颈内动脉狭窄或闭塞、基底动脉尖综合征、动脉瘤或动静脉畸形等。

有学者报告一例患者为Ⅱ型永存寰前节间动脉合并同侧椎动脉阙如，永存寰前节间动脉在椎动脉发育不全或阙如时保证了后颅窝的血供。大多数永存寰前节间动脉是在颈脑血管检查时偶然发现的，本身无需治疗，伴有脑血管病时可进行相应的治疗。

该例永存寰前节间动脉并非患者脑出血病因，同时该患者未见合并动脉瘤或动静脉畸形、颈动脉狭窄等血管病变，临床上针对脑室出血进行治疗。

第二节 椎动脉发育变异

由于椎动脉是头部血液供应的重要来源，其发生变异会对大脑后部供血产生重要影响，了解其发育变异对颈部外科手术、介入手术及诊断椎基底动脉供血不足等疾病有积极的参考价值。椎动脉先天性变异是造成大脑后循环供血不足的原因之一，目前在临床上尚未引起广泛重视，椎动脉变异包括起源变异、数目变异、行径变异等类型，即椎动脉颈段入横突孔位置异常、椎动脉起始位置异常、单侧双支椎动脉和窗式椎动脉等。椎动脉变异的胚胎学基础和发生机制尚不完全清楚，可能由于对诸多变异的情况及发生机制不了解，其与临床疾病（诸如椎 - 基底动脉供血不足等）的相关性一直未引起重视。随

着 MSCTA 的快速发展，对椎动脉发育变异有了进一步认识。研究发现，椎动脉变异很容易造成由于基底动脉供血改变而发生的多种疾病，产生相应的临床症状。

MSCT 特别是 64 排 MSCT 血管成像，作为一种无创伤性影像学检查方法，具有较高的空间分辨率和丰富的图像后处理技术，其中容积重建图像可以真实地反映变异血管的起源、行径异常及与周围大血管的三维关系，而曲面重建图像可以多方位观察血管与骨骼的解剖位置，对于诊断椎动脉异位进入横突孔的行径变异很有帮助。

由于椎动脉是头部血液供应的重要来源，其发

生变异会对大脑后部供血产生重要影响，了解椎动脉的发育变异，有助于临床解释部分大脑后循环供血不足的病因，有助于临床医师在术前了解椎动脉变异情况和制订颈部外科手术、介入手术方案，避免损伤异常的血管；且对诊断椎基底动脉供血不足等疾病有积极的参考价值。

椎动脉血管变异包括椎动脉起始部及其行径的变异，口径、数目变异，还有椎动脉发育不良、分支、吻合等变异。可能由于对诸多变异的解剖及发生机制不了解，其与临床疾病的相关性一直未引起重视。随着 MSCTA 的快速发展，对椎动脉发育变异有了进一步认识。研究发现，椎动脉变异很容易造成由于基底动脉供血改变而发生的多种疾病，产生相应的临床症状。

一、椎动脉起始部水平的变异

椎动脉起始部水平的变异并不少见，在我国约占正常人的 3.48%。其中左侧椎动脉直接起始于主动脉弓更为多见。一组资料 7 例，均为左侧椎动脉起始于主动脉弓凸侧。多数研究认为，这是由于胚胎发育过程中，发育成椎动脉的背外侧支和参与合成主动脉弓的背主动脉主干之间未发生萎缩或中断而成。

椎动脉直接起源于主动脉弓，其内压必定高于锁骨下动脉，可得到更充足的血液供应，在理论上可减少椎动脉供血不足性疾病的发生。但如发生椎动脉粥样硬化、狭窄或阻塞时，主动脉弓内的压力就成为致椎动脉破裂或形成椎动脉夹层动脉瘤的重要原因之一。

其他少见的起始部变异还包括：右侧椎动脉起源于右颈总动脉，椎动脉起源于颈外动脉、头臂干或无名动脉末端，与锁骨下动脉共干等。

二、椎动脉行径的变异

椎动脉异位入横突孔也很常见。椎动脉在上行的过程中不进入第 6 颈椎横突孔而是从第 5、4、3、2 横突孔进入，极少数进入第 7 横突孔。多认为是胚胎时期横突孔发育不良，使得椎动脉不进入该横突孔而绕行，如，横突孔先天性狭窄或闭锁，这在一组 22 例中得到证实。

就行径异常的椎动脉而言，其颈段常位于皮下，位置变浅，容易受到寒冷刺激，可导致大脑后循环缺血；其次，椎动脉颈段位于由前斜角肌、颈长肌及锁骨下动脉构成的三角区内，入横突孔前的行程延长迂曲，且没有得到横突孔的保护，如果头颈运动不当，两侧前斜角肌、颈长肌容易产生应力不均衡，可使第 3 至第 6 颈椎之间的应矩力不等而发生旋转移位，对椎动脉产生刺激或压迫。尤其是直接激惹椎动脉壁上的交感神经，使椎动脉痉挛，也可造成大脑后循环缺血。

其他行径变异还包括：椎动脉直接穿过寰枢椎后膜进入椎管内上行入颅，椎动脉不进入颅内而终止于颅外。

三、椎动脉口径的变异

椎动脉口径的变异主要是单侧先天性狭窄。多数情况下，椎动脉两侧粗细常不一致，左椎动脉外径大于右椎动脉的占多数。若全程均匀狭窄、纤细，且内径为正常的 1/3~1/4，则属于椎动脉先天性狭窄变异。有个案报道，纤细的椎动脉内径尚不及对侧的 1/11。

在一组 15 例的此种变异中，有 5 例同时伴有椎动脉起始或行径异常。由于单侧椎动脉口先天性狭窄，导致血流阻力高、流速低，这与椎动脉型颈椎病发作时椎动脉呈痉挛性缺血表现相同，因此，它是椎动脉系发生血供不足的解剖基础。

但一般情况下，一侧椎动脉狭窄变异不会造成显著的椎动脉系供血不足，当对侧椎动脉受到多种因素刺激而不能代偿时，继而会出现一系列后循环缺血症状。

Chaturvedi 等（1999）指出，发育细小的椎动脉会较正常侧更早发生粥样硬化，由于管壁僵硬、弹性减弱而致狭窄，从而进一步诱发或加重椎基底动脉供血不足。

四、椎动脉数目的变异

单侧椎动脉阙如或单侧锁骨下动脉发出双椎动脉的变异很少见。发出的两条椎动脉，可以在颈部汇合成为一支，进入相应的横突孔；也可仅一支进入椎间孔营养脊髓，另一支进入横突孔后上行与基底动脉汇合。

1. 双椎动脉与窗式椎动脉（详见本章第六节"双椎动脉与窗式椎动脉"）　单干椎动脉形成基底动脉属于发育不良变异，一组资料有 2 例。此种变异颅内段发育不良，会影响到枕动脉（椎动脉侧支循环与颈外动脉的分支枕动脉形成交通）和内听动脉(起自基底动脉或基底动脉发出的小脑前下动脉)的供血。枕动脉供血给枕大神经,枕大神经缺血是临床上引起头痛的主要原因;而内听动脉缺血会引起支配内耳、半规管、耳蜗等动脉血供不足,引起眩晕、耳鸣、听力减退。

吻合变异非常少见,椎动脉和小脑前下动脉、基底动脉间均可有吻合支;还可见双侧椎动脉的汇合点发出脊髓前动脉。

一组有 1 例椎动脉起始段双分支伴入横突孔位置异常,此种变异分支多发自椎动脉颈段上 1/3 后壁,进入椎间孔的一支为沿神经根进入椎管的颈部神经根动脉。此种变异分支血管走行迂曲,会对血流动力学产生一定的影响。

另外,Schwarzacher 等(1989)曾报道 1 例起始于主动脉弓的椎动脉发出甲状腺下动脉的变异。窗式变异的成因可能是丛状吻合未发育成单腔血管通道,从而致多条旁路血管的存在。

窗式椎动脉变异按所在部位可分为颅内型、颅外型和颅内外型。该组 4 例均为颅内型。由于椎动脉窗式改变,使血管行程延长、迂曲,血流速度不均,易发生血管粥样硬化,且在损伤局部形成血栓并导致狭窄或栓塞。另外,颅外型和颅内外型窗式椎动脉变异的旁路血管常处于颈椎骨性结构以外。这类变异的明确诊断有助于神经外科和介入科医师在该区域的手术操作。

五、椎动脉发育不良、分支及吻合口的变异

单干椎动脉形成基底动脉属于发育不良变异,一组资料有 2 例。此种变异颅内段发育不良,会影响到枕动脉(椎动脉侧支循环与颈外动脉的分支枕动脉形成交通)和内听动脉(起自基底动脉或基底动脉发出的小脑前下动脉)的供血。枕动脉供血给枕大神经,枕大神经缺血是临床上引起头痛的主要原因;而内听动脉缺血会引起支配内耳、半规管、耳蜗等动脉血供不足,引起眩晕、耳鸣、听力减退。

椎动脉窗式变异属于分支变异的一种,按其所在部位可分为颅内型、颅外型和颅内外型,其中颅外型最多见。该组中 1 例属于颅内型。由于椎动脉局部呈窗式改变,致使血管弯曲增多,折角变锐,血流速度不均,导致血流动力学的改变,产生管壁内膜损害,这样容易造成动脉血管的粥样硬化,而且会在损伤的局部形成血栓导致狭窄或栓塞改变。另外窗式

椎动脉变异的 MSCTA 诊断,有助于神经及脊柱外科医生在此区域的手术操作。

吻合变异非常少见,椎动脉和小脑前下动脉、基底动脉间均可有吻合支;还可见双侧椎动脉的汇合点发出脊髓前动脉。

六、椎动脉变异的其他影像学检查

对椎动脉的检查可采用其他多种方法,包括DSA、多普勒超声和 MRA。DSA 是诊断血管性病变的金标准,并可以行介入治疗。但有创性的插管具有相当的风险和并发症,而且 DSA 仅可以确诊起源变异,提供二维图像,难以确定变异血管行径异常及其与邻近骨性结构的解剖关系;另一方面变异血管不确定的异位开口和异常行径也增加了 DSA 术者的操作难度,影响了图像的质量。

多普勒超声检查能直接观察在转颈过程中椎动脉血液动力学改变,能较为准确地诊断椎动脉的行径变异,但图像质量过于粗糙,直观性差,且需要经验丰富的医师多角度探查,否则易将椎动脉行径变异误诊为闭塞。一组病例中有 2 例椎动脉行径及起源变异,超声却诊断为椎动脉闭塞。

椎动脉的磁共振成像(MRA)检查具有敏感性高,特异性强并具有良好的分辨率,图像清晰,无创伤的优点,很容易为病人接受,但也有一定的局限性,比如,左、右锁骨下动脉与采集方向平行,常常出现信号减弱或缺失,而起始部是椎动脉变异发生率较高的部位。另外 MRA 不能显示管壁的钙化,对观察椎动脉与横突孔的关系明显不如 CT 显示得清楚。

七、MSCTA 诊断椎动脉变异的优势

与上述检查方法相比,MSCT 图像的空间分率和密度分辨率更高,扫描时间更短,扫描后,可作不同的后处理,容积重建可真实地反映变异血管的变异行径及与周围大血管的三维关系,而多平面重建、曲面多层面重建和最大密度投影则可反映其与周围结构的二维关系,并可对管壁及管腔进行多方位观察和测量,再有仿真内镜对血管腔内的情况及开口位置的真实再现,为临床提供更直观的好图像。

MSCT 作为椎动脉变异的一种新的无创伤性影像学检查方法,能较准确地判断椎动脉的变异行径和起源,在解剖上为椎动脉型颈椎病的部分致病因素提供了依据,随着 MSCT 的广泛应用,其可作为

椎基底动脉供血不足患者血管变异的常规检查方法。

　　总之，椎动脉的变异非常复杂，但是 MSCTA 经多种后处理，仔细观察其影像学表现不难确诊。同时还会发现伴有的其他骨性异常，如寰椎枕化、Klipple-Feil 综合征、C1 横突孔不发育等，这是其他检查手段所不能的。

　　MSCTA 能无创、较准确地诊断椎动脉发育变异，从解剖学上为多种脑后循环疾病的诊断提供了依据。随着 MSCT 的广泛应用，MSCTA 有望成为诊断椎动脉血管变异的常规方法。

第七章 面颈血管的其他疾病

第一节 颅颈部假性动脉瘤

主动脉及大血管创伤性假性动脉瘤特征性地见于升主动脉、降主动脉、无名动脉以及左锁骨下动脉。

以往关于主动脉及无名动脉的多发性创伤性假性动脉瘤的报告均包括左颈总动脉的损伤。De-Meules 等（1971）报告 15 例主动脉及大血管饨器伤，包括左颈总动脉单独受伤。事实上，左颈总动脉所在部位相对受到保护，故其单独受伤十分少见。

Colley 等（1980）报告 1 例闭合性头胸创伤造成左颈总动脉基底部形成假性动脉瘤，临床表现无特殊，X 线胸片显示左上纵隔影增宽。动脉造影证实诊断。

此类病例检查时除了做选择性左颈动脉造影外，还应做主动脉弓段主动脉造影，这样才不至于漏诊更近侧的损伤。

有学者指出，对于脑膜中动脉的外伤性假性动脉瘤与动静脉瘘，仅只根据临床表现进行诊断常易混淆，在手术前宜行 MSCTA 和 / 或高质量的动脉造影，从而减少误诊。

第二节 四维对比增强磁共振血管成像

动态 CT 血管成像可以无创性地研究血管变化及其对移植物的存活和排异，有助于手术计划的制订和全脸移植术后潜在生物学变化的监测。研究发现，尽管供体与受体组织之间存在广泛的表面接触，但受体的血供情况取决于广泛的侧支血管形成而不是供体内新血管的生成。在全脸移植术中，单一的动脉和静脉双边吻合术是足够的。

320 排全头部动态容积 CT 灌注成像能够为自体皮瓣移植患者在评估不同皮瓣的血液供应和血管解剖时提供有效的参考。灌注信息和 CT 解剖的融合图像更有助于对皮瓣的分析和定位。

巨细胞动脉炎是一种累及大中型动脉的血管炎，研究发现可通过 MRI 来评估颞深动脉和颞肌血管的炎性改变，在大多数巨细胞动脉炎患者中颞深动脉和颞肌血管常同时受累。

研究显示四维对比增强磁共振血管成像（4D CE-MRA）与 DSA 在显示头颈部血管畸形的病灶大小、供血动脉和引流静脉等方面有非常好的一致性。

第三节　左侧颈动脉体瘤

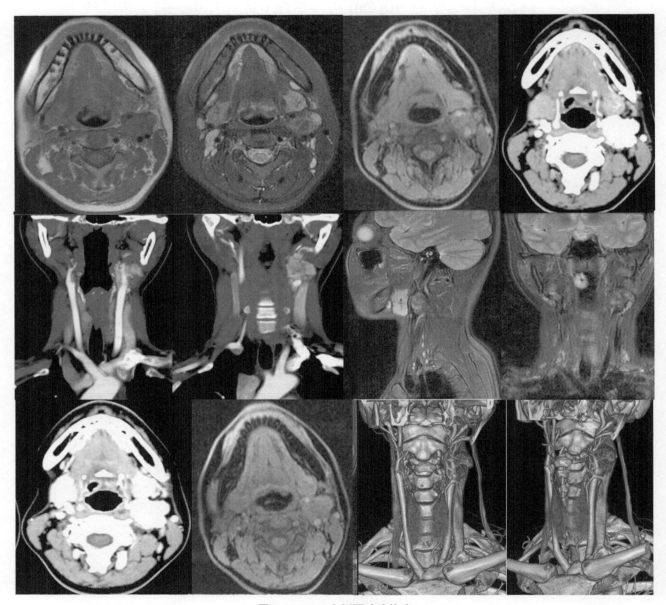

图 1-11-7-1　左侧颈动脉体瘤

患者，女，30 岁。左颈部渐大性肿物 4 年余，"红枣"大小，触痛不明显，边界尚清，活动度差（图 1-11-7-1 ）。

手术病理证实：左侧颈动脉体瘤。

第四节　颈动脉炎

　　Takayasu 动脉炎是一种自身免疫有关的累及主动脉及分支的慢性肉芽肿性颈动脉炎，有较高的致残率和病死率，其临床表现和实验室检查缺乏特异性，诊断主要依靠 DSA。但由于无创性检查方法的发展,早期改变如管壁增厚等能够在 MSCT 增强扫描中发现。

早期临床表现包括脉弱、低热、无力等,晚期表现为无脉、跛行、血管杂音、高血压等。

MSCT 扫描管壁增厚,管腔狭窄,增强后早期炎症区域有强化,CT 血管造影对诊断 Takayasu 动脉炎敏感而特异,经过后处理,在最大密度投影上表现为节段性狭窄和节段性扩张,横断面上在管腔闭塞前表现为管壁增厚,管腔狭窄和继发扩张。

第五节　慢性脑脊髓供血不足

慢性脑脊髓供血不足(CCSVI)可由颈内静脉管腔狭窄造成并最终导致脑静脉血回流障碍,同时常与多发硬化等疾病相关。

然而关于颈内静脉狭窄的算法尚不明确,一般以管腔狭窄 50% 时才会描述静脉狭窄。研究显示,通过观察颈静脉全程的正常解剖和生理性管径改变,发现颈部和颅脑基底部区域的颈静脉狭窄可能

超过 50%,故关于静脉狭窄的诊断和治疗应更谨慎的进行。

金属假牙在头颈部检查中经常遇见,研究发现采用去金属伪影算法并结合迭代重建技术在伴有金属假牙的颈动脉血管成像中,可以明显减少金属伪影,提高图像质量及增强 CT 值测量的准确性。

第六节　颈动脉体副神经节瘤病例

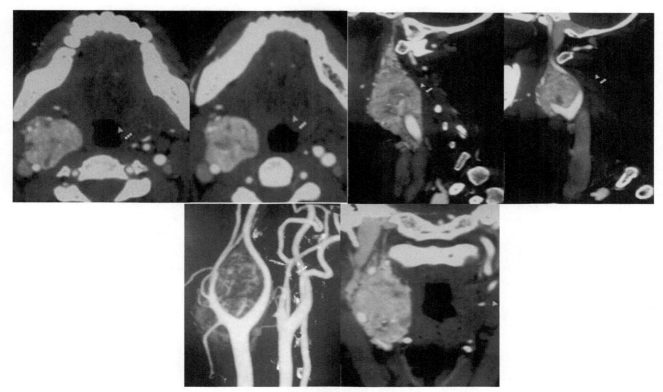

图 1-11-7-2　颈动脉体副神经节瘤

患者,女,42 岁。发现右颈部搏动性肿块 1 年余,无任何

不适。专科检查:右侧颈部偏颌下可见一大小约为

30 mm × 40 mm 肿物，局部无红肿、破溃，触之质软，表面光滑，活动度可，触及搏动，未及波动感（图 1-11-7-2）。

术后病理诊断：颈动脉体副神经节瘤。

第七节　真、假颈外动脉偷窃

颈外动脉近侧闭塞，导致椎动脉供应颈外动脉的侧支循环新路线，称做颈外动脉偷窃。

在无明显椎基动脉疾病的病人，看见椎基动脉血流分配到颈外动脉即可考虑本症，然而，对于诊断闭塞性血管疾病说来，观察到椎颈吻合，就其本身而论是不足够的。

充盈血流的速度，流过的内容，导管尖放置的位置，患者的全身血液动力学情况诸多因素皆需考虑。

只有在椎动脉注入对比剂时，见到颈外动脉确切显影，才能诊断为真正的颈外动脉偷窃。

颈总动脉造影时，可观察闭塞处近侧的颈外动脉的情况。在血管造影时，发现椎基动脉显影不佳加上颈外动脉闭塞，在区别诊断上应考虑颈外动脉偷窃。

Hesse & Rosenbaum（1974）专门讨论了真、假颈外动脉偷窃的问题。

第八节　右耳后动静脉畸形

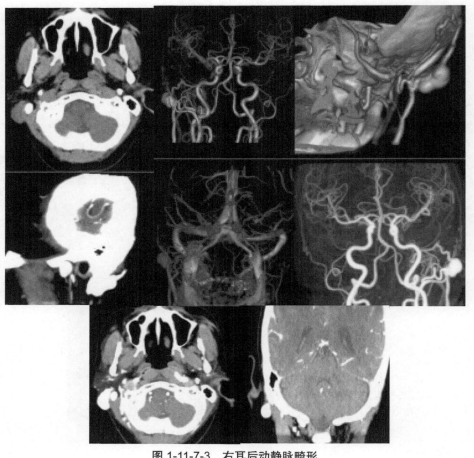

图 1-11-7-3　右耳后动静脉畸形

病例,女,62 岁。右耳后搏动性包块,可触及明显震颤感,闻及明显血管杂音。患者缘于近日无明显诱因发现右耳后搏动性包块,无红肿疼痛,无听力减退、无耳鸣,后肿块渐进性肿大;查体:右耳后可见一大小约 3 cm×2 cm 大小的肿块,无红肿破溃,质软,可触及明显震颤感,局部皮温明显高于周围皮肤;可闻及明显血管杂音。

头颅 CT-DSA:右耳后可见一大小约 1.6 cm×2.3 cm 瘤样等密度影,CT 值 42 HU,边界清楚,增强程度与动脉相仿;病灶由右侧颈外动脉分支供血,见引流静脉与右侧颈外静脉相连,周围见多发迂曲血管影;诊断:右耳后占位,考虑动静脉畸形,请结合临床(图 1-11-7-3)。

第九节　颈内动脉假性闭塞

Sekhar 等(1980)报告三例病人颈内动脉高度狭窄,最初被认为完全闭塞,由于病人症状持续存在,考虑行小血管旁路手术。但再仔细观察当初照片或再做血管造影,发现有对比剂细流顺行越过海绵窦部,从而证明动脉并未真正闭塞,乃为假性闭塞。手术证实局限性动脉硬化斑远端的颈内动脉管腔是开放的,但却又是萎陷的,确实未闭塞。

此三例症状各异,一例 71 岁男性突然虚脱、失语,有严重的左侧偏瘫;一例 69 岁男性曾数次右半头部一过性缺血,较长的一次发作引起左臂轻度无力和假性失语;一例 54 岁男性 5 个月来反复出现一时性黑矇。此三例在动脉内膜切除术后症状均得缓解。

Clark 等(1971)首先发现动脉硬化性颈内动脉狭窄可表现为假性闭塞。

Macpherson(1978)在 10 年期间内发现 31 例颈内动脉假性闭塞,共做 42 次颈动脉造影。此组造影中第一张照片见颈内动脉颈段变尖的末端为对比剂充盈者 16 次;对比剂向上延伸到颈动脉管者 11 次;抵虹吸部者 8 次;到颅内血管近端者 7 次。后期照片显示对比剂柱在颈段前进上升者 17 次;上升不超过破裂孔者 4 次;抵达虹吸部者 8 次;达颅内血管近侧者 5 次;颅内段颈内动脉假性闭塞前后造影片显示同一征象者 8 次。

31 例中 29 例脑膜中动脉显影,通过脑膜中动脉的循环时间或多或少地与颞浅动脉相同,收缩期血压对之无影响。此组病例中最常见的病因是创伤造成动脉瘤破裂和/或血肿形成,以及原发性肿瘤。

第十节　诊断陷阱:颈内动脉表现为中耳肿瘤

请详见本书　本卷　第一部分　第七篇　第六　　　章　第三节　诊断陷阱:颈内动脉表现为中耳肿瘤。

第十一节　右下颈部动静脉畸形

病例,男,21 岁。发现右侧颈后区无痛性囊性肿物 3 年,有搏动。患者于 3 年前无意中扪及其右侧颈后部有一皮下肿物,约"拇指"大小,表面光滑,无自觉疼痛及压痛,无颈部酸痛、麻木,无皮肤红肿发热等其他症状,后肿物逐渐增大至"乒乓球"大小。为进一步诊治来我院就诊。

CT 颈部血管 DSA:右侧下颈部见巨大不规则畸形血管团影,供血管动脉来源于右侧甲状颈干一分支动脉及肩峰动脉,肩峰动脉明显增粗,右背部并见多发迂曲细小畸形动脉影,畸形血管团下方见一回流静脉汇入右侧锁骨下静脉,另一回流静脉沿脊柱后方皮下下行,远端未包全,未显示汇入静脉(图 1-11-7-4)。

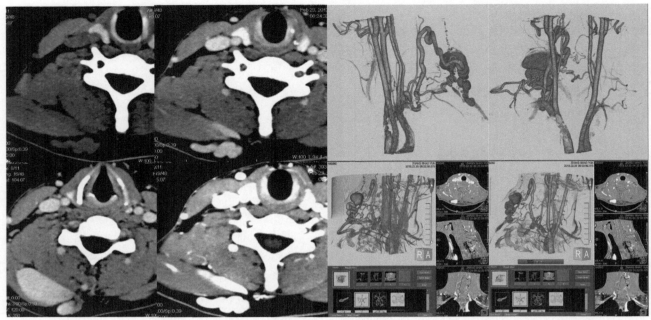

图 1-11-7-4　右下颈部动静脉畸形

第十二节　位于外侧的颈外动脉

颈外动脉通常有一主干，与颈内动脉平行上升，且多位于颈内动脉的前内侧。颈外动脉先天阙如或位于外侧十分少见，按 Schreiber（1941）的说法，Hyrtl 早在 1841 年即首先报告此位于外侧的少见情况。

Schreiber 报告 2 例，颈总动脉均正常，颈外动脉发自正常平面，但位于颈内动脉之背外侧。颈外动脉干细而短，发出几个大支，上颌动脉与舌动脉可同享一共干，且与颈内动脉交叉。颈外动脉位于外侧出现于右侧者远较左侧多，大于 40 岁的人出现的机会也多。据 Handa 等（1972）称，几部解剖学教科书均无此异常的记载，血管造影文献上只见 3 例。

Seidel（1965）的血管造影显示闭塞的的左颈外动脉的外侧位置，而发自颈内动脉的几支血管被确定为甲状腺上动脉、舌动脉、上颌动脉、枕动脉与颞浅动脉。

Lie（1968）报告 2 例大脑血管功能不全，左右各一，发现在早期胚胎发育（12~14 mm 胚）时，颈外动脉干的先驱起于第三主动脉弓，接近中线，以后，此动脉逐渐由其内侧的位置移向外侧，直到它最后位于一典型位置，即居颈内动脉腹内侧。Lie（1968）

想象此颈外动脉的外侧位置乃因胚胎期颈外动脉干过度移位所致。

Teal 等（1973）的资料中，还有一更常见因素，即继发于颈动脉的伸长与扭曲的颈总动脉的旋转，在年老者且与不同程度的动脉硬化的进展有一定关系。

血管造影容易漏掉观察此类颈部血管异常，因为颈总动脉分叉常常难以描绘显示，或数字减影血管造影的前后位投照所摒除。然而，如颈外动脉在血管造影时出现于颈内动脉后方，或在侧位投照时完全重叠于颈内动脉阴影中，则应考虑可能有颈外动脉的外侧位存在。

以前报告此异常只出现于右侧，而 Teal 等（1973）的资料左侧为 5.2%（12/251），右侧为 17.6%（59/336），所有年龄组中皆是右多于左，其原因待明。

一般 40~59 岁与 60~99 岁组无明显差别，但大于 40 岁者则明显不同于年轻人。在老人组，它常伴颈动脉之伸长与扭曲，突出地源于动脉硬化，类似的扭曲的颈动脉偶尔也出现于小儿组。

第八章　面颈血管疾病部分检查技术

第一节　颈动脉超声检查

　　在欧美,脑卒中占死亡人数的第三位,是成人致残的首要原因。美国用于脑卒中的费用为409亿美元(1997)。45~84岁的人群动脉血栓性脑卒中发病率(Framingham研究的40年随访数据):男性:3.78/1000,女性:2.80/1000。在我国,尽管没有完整的统计资料,但是每年用于脑卒中的费用肯定是惊人的。

　　随着高血压和糖尿病等发病率的增高,社会的老龄化,预计在未来二十年脑卒中将成为主要的致残和致死病因,致残者将给家庭和社会保险造成沉重压力。

　　病人最关心的是什么结局? 致残、致死;对颈部血管粥样硬化,临床医师最关心的是什么? 狭窄、血栓、脑血管事件的预测、粥样硬化斑块进展的评估、治疗效果的评价;我们已经知道了什么? 脑卒中的最重要原因(栓塞)、栓子的最主要来源(颈动脉颅外段粥样硬化斑块)。

　　据荷兰脑卒中实验研究组的报道结果,颈动脉斑块表面溃疡、纤维帽破裂使具有强烈诱导血栓形成的脂质核心暴露于血液中,从而激活凝血级联反应,继发血栓形成是脑栓塞的非常重要的原因。因此,近年来关于颈动脉粥样硬化斑块的稳定性和侧支循环的代偿功能与脑卒中发病的关系受到广泛关注,已成为世界范围内的研究热点。

　　二十世纪90年代以前,对颈动脉狭窄的研究完全依靠传统的X线血管造影。但是,血管造影只能提供管腔的狭窄程度,无法确切反映粥样硬化斑块的稳定性和纤维帽状态及有无血栓形成,因而其实用价值受到质疑。

　　目前,MRI、MRA、PET也被用于粥样硬化斑块的评价,但是,这些技术除了价值有限外,昂贵的设备和高额的检查费用不适用于对患者多次随访。

　　研究结果表明,高分辨率超声可以较准确地显示斑块的组织结构和表面形态,并能正确识别表面溃疡、斑块内出血、裂解及血栓形成等不稳定斑块,与手术切除标本的病理结果比较,符合率达90%以上。

　　超声诊断仪器的性能迅速提高,超声对颈动脉狭窄的诊断及动脉粥样硬化斑块稳定性的评估并以此确定治疗方案的安全性和可靠性受到广泛重视。受此影响,北美有症状性颈动脉内膜切除术实验组(NASCET)及欧洲颈动脉手术治疗试验组(ECST)等研究组织开始探讨超声等非创伤性诊断技术取代血管造影确定颈动脉内膜切除术治疗方案的可行性。

　　有研究表明斑块发生溃疡、内出血和愈合,有一定的规律。因此,美国心脏学会(AHA)和国家脑卒中学会(NSA)已将稳定粥样硬化斑块、阻止血栓形成当作预防脑卒中的重要措施加以推广。

　　因此,系统了解我国颈动脉粥样硬化患者硬化斑块的形成规律、变化特征、对临床干预的反应及发生脑卒中的危险因素,对提高脑卒中的预防和治疗水平,降低其发生率,具有重要意义。

　　高分辨率超声可以较准确地显示斑块的组织结构和表面形态,并能正确识别表面溃疡、斑块内出血、裂解及血栓形成等不稳定斑块,与手术切除标本的病理结果比较,符合率达90%以上。

　　超声便于反复检查和动态观察,不仅能够显示颈动脉硬化更为详尽的病理形态学变化,而且能够提供其血流动力学改变的信息。为进一步深入探索动脉硬化斑块的形成规律、演变过程、不稳定斑块的特征、斑块对治疗的反应等提供新的方法。

　　进展包含:背向散射定量、组织多普勒技术、应变及应变率、组织弹性成像。

在一些先进的医疗中心，多普勒超声显像已成为一项新的主要检查手段，不仅仅因为它是一种生理学检测，能对影像学进行补充，而且还是一种能够方便进行床头检测的技术。

第二节　颈部血管超声检查注意事项

颈部血管超声检查诊断脑血管病（CVD）已被广泛应用，甚至很多医院都将此作为颈部血管检测筛选的首选方法。可见脑血管病对人类的危害之大，越来越被临床重视，同时亦反映了临床医师对此项检查的依赖及信任，因此重视超声对颈部血管检测的全面性，并提高准确性是非常重要的问题。

一、颈部血管超声检测

脑血管疾病已成为人类致死、致残的主要原因之一，我国脑血管疾病年死亡率已居世界首位，根据病因分为出血性和缺血性2大类。

缺血性脑血管疾病（ICVD）是一种常见病，有文献报道其占卒中患者70%~80%。根据病变部位分为颅内段和颅外段动脉病变型。

脑动脉缺血最常见部位不在颅内动脉而在颅外动脉。51.1%短暂性脑缺血发作（TIA）的病人，有颅外颈动脉粥样硬化性狭窄。缺血性脑卒中与颈动脉粥样硬化性狭窄关系密切，重视颈动脉特别是颅外段颈动脉狭窄的早期诊断对缺血性脑卒中的发生至关重要。

二、比较影像学

目前用于诊断脑血管疾病的影像检查，脑血管造影，可准确判断血管有无狭窄及狭窄程度，是诊断脑血管疾病的可靠方法，但有一定的创伤性和禁忌证。

CT血管造影（CTA）患者接受X线照射，仍需静脉注射对比剂，碘过敏患者受限，三维重建成像中影响因素较多。

普通CT主要用于颅内病变的诊断。MSCT尚未如超声检查那样普及。

对比增强MRA价格昂贵，无法观察内中膜厚度及确定的斑块性质。

彩色超声，价格便宜，无创伤，简单易行，可用于普查；实时成像，形象直观，可重复。通过不同超声影像显示颈部血管解剖结构的变化和血流动力学的变化，可以较为准确判断病变的原因，检测到内膜改变、斑块形成及特征、动脉狭窄或闭塞、判断狭窄程度并提供于临床，是得到选择和实施准确恰当治疗方法，预防缺血性脑血管疾病发生的重要检查手段。

三、对颈部血管检查要全面，规范化

颈部血管检查对超声医师来讲已经不是什么难题了。但是很多医院却始终采用的是旧的常规检测方法，即高频探头仅观察颈总动脉（CCA）远端及颈内动脉（ICA）、颈外动脉（ECA）分叉水平近端，部分椎动脉（VA）段。

对双侧颈总动脉起始部、双侧椎动脉开口处、无名动脉、双侧锁骨下动脉往往忽略检测。换用低频探头观察颈内动脉中远段及椎动脉颅外段全程更是比较少。这样就造成颈部血管检查不全面，因此会遗漏很多病变。

尽管颈动脉硬化斑块好发于颈内外动脉分叉水平，但颈总动脉起始部，无名动脉，椎动脉开口处等粥样斑块发生也不少。颈内动脉中远段斑块或血栓形成导致血管狭窄性病变是更不能忽视的，准确判断是非常重要的。

需强调对颈内动脉中远段的检测首先需要对仪器显像的条件，探头的频率做出完整的调整。低频凸阵探头增加了颈内动脉显像长度，检测到颈内动脉狭窄后最远端实际血流变化，提高病变检出率。

因此应改变对颈部血管检查的旧观念，常规彩色多普勒血流显像对颈部血管检测应选择高低不同的频率探头对双侧颈总动脉，颈内动脉全程、双侧椎动脉颅外段、双侧锁骨下动脉及无名动脉，进行观察，注意每条血管的完整性，提高病变的检出率；并做出血流动力学变化的客观评估，避免结果的片面性造成诊断失误，尽量使颈部动脉血管检查全面和规范化。

四、对颈动脉硬化斑块检测时应注意的几点

颈动脉内膜厚度（IMT）增厚可作为颈动脉硬

化早期病变的评价标准。颈动脉内膜厚度的增加同卒中发病率的增加正相关。

颈动脉内膜厚度增厚与斑块形成二者概念不同,检测限定标准现尚未完全统一。有学者认为正常颈动脉内膜厚度 <1 mm,颈总动脉分叉部颈动脉内膜厚度 <1.2 mm;另有学者认为颈动脉内膜厚度 >1.0 mm 即为异常,若颈动脉内膜厚度 >1.5 mm,并向血管腔内凸出,则应确定为斑块形成。美国杰斐逊超声教育中心认为颈动脉内膜厚度 >1.3 mm 为斑块形成。Bond 等（1989）认为颈动脉内膜厚度 >1.3 mm 为异常。一般认为标准的选择是一方面,准确性还主要依赖于仪器的分辨率和操作者的手法。

血栓栓塞是一个导致脑卒中的重要原因,其病理改变是由于斑块破裂直接栓塞动脉血管或斑块内容物释放到血液中导致血栓形成,进而导致缺血性脑卒中,主要是脑梗死。可见颈动脉硬化斑块的存在与缺血性脑血管病密切相关,斑块破裂危险性取决于斑块的类型,而不取决于斑块的大小。

表面不规则,内部不均质的易损斑为不稳定斑块,这种斑块纤维帽薄,易破裂,表面易出现裂隙或溃疡,继而血栓形成,随之脱落,出现脑栓塞。所以对斑块检测不能仅局限于测出大小即可,要注意仔细观察其表面纤维帽的完整性、内部回声、形态。

了解斑块成分与形态的信息,可有助于预测脑卒中发生的危险及治疗方式的选择。回声强硬斑块称稳定性斑块,此斑块纤维帽完整,较厚,不易破裂。尽管斑块已形成管腔狭窄,但较少发生心脑血管意外。

超声根据检测斑块的形态和回声特点,分下面几种类型:扁平斑、软斑、复合斑、硬斑。决不能认为其是与病理结果评估斑块的性质相一致的。

以往概念认为超声提示的低回声软斑就一定是"软斑块"。但工作实践中发现并非如此,超声曾提示的软斑经颈动脉内膜剥脱术（CEA）后,发现其实是非常坚硬的斑块。

另外,"低回声斑块"还有可能是血栓,二者一定要注意区别,斑块表面是否存在"纤维帽"是区别的关键。所以单以超声检测做斑块性质判断,会导致不客观的诊断结果。

超声检测斑块提供于临床的信息应该是大小、位置、数量、形态学特征及内部回声的综合评估,其中鉴别稳定性的关键是斑块回声及形态学特征。

五、注重血流动力学变化分析及评估动脉狭窄率的标准

对颈部动脉血管病变的评估,除了观察内膜厚度、斑块的形态及回声特点外,对检测到的血流动力学结果的分析同样是重要组成部分。

要想有一准确性评估,仪器检测条件的选择,操作者的手法是首要因素。在获取了有分析价值的血流参数后,方可做出评估。否则测出的值准确性、重复性差,无临床意义。

在血流动力学变化分析时,应注意颈动脉流速是受血压,心输出量,血管形态和弹性,颅内血管阻力,对侧颈动脉疾病等方面的影响,不能忘记考虑。当检测发现有血流速度增高时,首先要弄清楚是全面性还是局限性。对异常血流更重要的是要注重分析,追踪其发生的原因。

血管狭窄度 >95% 时残留腔极小,血流速度可降低到正常范围以下,彩色多普勒血流显像不能显示低速血流呈黑色,常与血管阻塞不能区别,此时需应用彩色多普勒功率（能量）图（CDE）方法鉴别。

应用超声准确检测血管狭窄的程度和范围,可作为评估卒中危险性的标准之一,是选择不同治疗方法的关键。目前治疗颈动脉狭窄的主要方法是支架植入和内膜剥脱术。

颈动脉狭窄超声评估方法包括形态学指标和血流动力学指标。国内外学者对多普勒血流参数评价颈内动脉狭窄程度的诊断标准做了大量工作,提出了适合自己的诊断标准,但这些标准在数字上并不完全一致。

有学者还提出,对颈动脉狭窄特别是狭窄率 ≥ 70% 的,不能只注意二维管径和面积的测量评定,更重要的是注重血流动力学的改变及选择评估狭窄率的标准及程度。并强调狭窄远端入颅前段的颈内动脉血流出现低流速,低搏动性改变（与狭窄前端比较）是判断颈内动脉狭窄率 ≥ 70% 的关键。

参考以上资料的标准及结合临床实践中的体会,一些学者的观点是在对颈动脉解剖结构及血流动力学参数的检测准确的前提下,来建立或选择最适合自己的诊断标准以达到最佳的准确性。

第十二篇　面颈部淋巴

第一章　面颈部淋巴结肿大及分区

第一节　窦组织细胞增生伴巨大淋巴结病

详见本书　本卷　第二部分　第四篇　第四　章　窦组织细胞增生伴巨大淋巴结病。

第二节　关于颈淋巴结肿大

分区:国际通用七分区法:Ⅰ区,颏下及颌下淋巴结;Ⅱ区,颈静脉链上组;Ⅲ区,颈静脉链中组;Ⅳ区,颈静脉链下组;Ⅴ区,颈后三角区;Ⅵ区,中央区淋巴结,包括喉前,气管前和气管旁淋巴结;Ⅶ区,上纵隔淋巴结。

肿大淋巴结按国际7分区法进行分区:Ⅰ区,颌下和颏下淋巴结;Ⅱ区,颅底至舌骨水平颈静脉周围淋巴结;Ⅲ区,舌骨到环状软骨水平颈内静脉周围淋巴结;Ⅳ区,从环状软骨到锁骨上窝水平颈内静脉周围淋巴结;Ⅴ区,颈后三角区淋巴结(以胸锁乳突肌后缘界定为颈后三角区的前缘);Ⅵ区,气管食管沟及甲状腺周围相关的淋巴结,自舌骨下缘至胸骨柄上缘;Ⅶ区,上纵隔淋巴结。

淋巴结转移:淋巴结转移的CT诊断标准:Ⅵ区只要CT扫描发现淋巴结即视为转移,颈部其他区域以淋巴结最大横径≥5 mm,纵隔以淋巴结最大横径≥10 mm为淋巴结转移的诊断标准。有学者认为,转移性淋巴结大小的诊断标准为:颌下、颏下淋巴结最小径≥10 mm,其他区域淋巴结最小径≥8 mm,气管食管沟淋巴结最小径≥5 mm。

转移性和结核性颈淋巴结肿大:有学者报告,转移性和结核性颈淋巴结肿大均可表现为多发性,但在转移性的35例中有17例跨区,而结核均在同一区域,二者经四格表确切概率法检验具有显著性差异(P = 0.006)。

转移性颈淋巴结融合者占47%,表现为肿大的淋巴结最大横径>3 cm,边缘不规则波浪状,淋巴结结核融合者占50%, 3例淋巴结炎均为双侧串珠状小淋巴结,淋巴瘤融合者仅3例,占27%,明显少于转移性淋巴结和淋巴结核。

转移性颈淋巴结表现为薄壁环形强化19例,厚壁1例,而结核5例均为厚壁环形强化,二者经四格表确切概率法检验具有显著性差异(P = 0.000)。

颈部肿大淋巴结良、恶性的CT特征:颈部肿大的淋巴结主要根据淋巴结形态、大小、边缘、病灶内部强化的改变来鉴别其良、恶性。一般认为淋巴结炎呈椭圆形,最大横径小于1 cm,边缘清楚,密度均匀,常多发。淋巴结核的CT表现主要与其病理改变所处的阶段有关,淋巴结主要是增生或肉芽改变时,病灶密度均匀;如发生干酪样坏死和累及包膜时,则表现为环形强化,淋巴结相互粘连、融合,周围脂肪间隙模糊、消失。

转移性淋巴结主要表现为淋巴结肿大,呈类圆形,最大横径大于1 cm,相互融合,常发生中心坏死并环形强化,如突破包膜则表现为边界不清,与周围组织粘连。

发生在颈部的淋巴瘤可以是原发仅局限于颈部,亦可以是全身淋巴瘤在颈部的一部分,分布的范围较广,主要表现为多发,边缘清楚,融合少见,均匀强化,一般无坏死。

颈部转移淋巴结鉴别诊断:颈部转移淋巴结主要需与淋巴结结核、淋巴瘤及淋巴结炎鉴别,一般认为淋巴结厚环强化（强化环的厚度大于淋巴结直径的 20%），结核的可能性比转移性的大 1 倍,结核的环状强化表现为更不规则。

一项研究 6 例结核中,有 5 例为不规则厚环强化且呈花瓣状,占 83%;而转移淋巴结更多的为薄壁环（强化环的厚度小于淋巴结直径的 10%）,占 95%（19/20）,厚壁环状强化仅占 5%（1/20）例,所以,厚壁环状强化强烈提示为结核。

该组 3 例淋巴结炎均表现为双侧,呈串珠状沿颈内静脉排列,淋巴结较小,质均,边界清楚,这与转移性淋巴结及淋巴结核的融合和环形强化明显不同,并且经抗炎后,肿大淋巴结恢复正常。

淋巴瘤坏死少见,即使在肿块巨大时,也仅见中心小片状坏死,这与转移性淋巴结较小就可发生坏死明显不同,也与结核性淋巴结厚壁不规则环形强化不同。放疗后,淋巴瘤迅速消退则有助于诊断淋巴瘤。

淋巴结发生的部位与原发病灶关系:转移性淋巴结发生部位与原发肿瘤的淋巴引流区域相关。一项研究 56 例恶性淋巴结中（转移性淋巴结 46 例,淋巴瘤 11 例）,原发肿瘤位于舌骨上颈部,转移性淋巴结多发生在 Ⅱ 区、Ⅲ 区,鼻咽癌全部（共 15 例）转移至此,舌癌、软腭癌及口咽癌亦多转移至此。

发生于舌骨下颈部的原发肿瘤,转移性淋巴结多发生 Ⅱ 区、Ⅲ 区、Ⅳ 区,由此可以看出,原发于颈部的恶性肿瘤,转移性淋巴结多位于颈深静脉淋巴结链。

原发肿瘤位于颈外部的转移性淋巴结常发生在 Ⅳ 区,但也有在 Ⅱ 区、Ⅲ 区的,这种情况可能是癌细胞跳跃或逆行传播所致。

发生在颈部的淋巴瘤就该组病例来看,仍较多的分布在 Ⅱ 区、Ⅲ 区及 Ⅰ 区（5 例发生在腭扁桃体的淋巴瘤均累及此）,这可能与腭扁桃体淋巴引流有关,此时需要与发生在这些部位的转移性淋巴结鉴别。

淋巴瘤边界多清楚,密度均匀,较少发生融合,一般不难鉴别。

第三节　颈部淋巴结分组之一（1999 年影像学分区法）

Ⅰ:颏下和下颌下淋巴结（位于舌骨体、下颌舌骨肌、颌下腺后缘之前）。ⅠA 颏下淋巴结（位于二腹肌前腹内侧缘之间）;ⅠB 颌下淋巴结（位于 ⅠA 后外侧、颌下腺后缘之前）。

Ⅱ:上颈淋巴结（位于颅底至舌骨体下缘之间、颌下腺后缘之后、胸锁乳突肌后缘之前）。ⅡA 颈内静脉前方、后方、内侧、外侧的淋巴结（位于颈内静脉之后的淋巴结与颈内静脉无法区分）;ⅡB 颈内静脉后方的并有脂肪间隙与颈内静脉分隔的淋巴结。

Ⅲ:中颈淋巴结（位于舌骨体下缘到环状软骨下缘之间、胸锁乳突肌后缘之前）。

Ⅳ:下颈淋巴结（位于环状软骨下缘到锁骨之间、胸锁乳突肌后缘与前斜角肌后外侧缘之间连线前方、颈总动脉的外侧）。

Ⅴ:颈后三角淋巴结（在颅底至环状软骨下缘水平,位于胸锁乳突肌后缘之后;在环状软骨下缘至舌骨上缘水平,位于胸锁乳突肌后缘与前斜角肌后外侧缘连线的后方;斜方肌前缘之前）。ⅤA 颅底至环状软骨下缘之间的淋巴结;ⅤB 环状软骨下缘至锁骨水平之间的淋巴结。

Ⅵ:颈前淋巴结（位于舌骨体下缘至胸骨上端水平、两侧颈动脉之间）。

Ⅶ:上纵膈淋巴结（位于胸骨上端至无名静脉水平、左右颈总动脉之间）。

锁骨上淋巴结:位于锁骨水平或锁骨以下、颈总动脉外侧的淋巴结。

咽后淋巴结:颅底至颅底下 2 cm 范围内、位于双侧颈内动脉内缘之间的淋巴结。

第四节　颈部淋巴结分组之二

颈部淋巴结按淋巴结相邻的组织器官及血管来命名,分为十组。①枕淋巴结:位于枕部皮下。②乳突淋巴结（耳后淋巴结）:位于胸锁乳突肌止点处表面。③腮腺淋巴结:位于腮腺表面。耳前淋巴结:位于耳屏前方,沿颞浅血管排列。耳下淋巴结:沿下颌后静脉前根配布。④腮腺深淋巴结:位于腮腺实质内。⑤面淋巴结:颊肌淋巴结:位于颊肌表面。鼻唇淋巴结:(眶下淋巴结):位于眶下孔附近。颧淋巴结:位于颧肌表面。下颌淋巴结:位于下颌骨体表面。⑥下颌下淋巴结:位于颌下腺与下颌骨体间或颌下腺内。⑦颏下淋巴结:位于下颌舌骨肌表面。⑧颈前淋巴结:位于颈前正中部。颈前浅淋巴结:沿颈前静脉或颈正中静脉排列。颈前深淋巴结:位于颈部脏器的前面和两侧。喉前淋巴结:位于喉的前面。气管前淋巴结:位于气管颈部的前外侧面。

气管旁淋巴结:位于气管及食管颈段的两侧。甲状腺淋巴结:位于甲状腺峡部前面。⑨颈外侧淋巴结。颈外侧浅淋巴结:位于胸锁乳突肌表面,沿颈外静脉排列。颈外侧深淋巴结:沿颈内动、静脉和颈总动脉排列。颈外侧上深淋巴结:位于乳突尖至肩胛舌骨肌横过颈动脉的水平处。前组(颈内静脉前淋巴结):沿颈内静脉排列。外侧组(颈内静脉外侧淋巴结):沿颈内内静脉外侧分布。颈外侧下深淋巴结:沿颈内静脉、锁骨下动脉和臂丛的周围排列。前组:沿颈内静脉配布。外侧组(颈横淋巴结):沿颈横血管及其分支排列。⑩咽后淋巴结:位于咽后间隙内。

第五节　颈部淋巴结结核病例

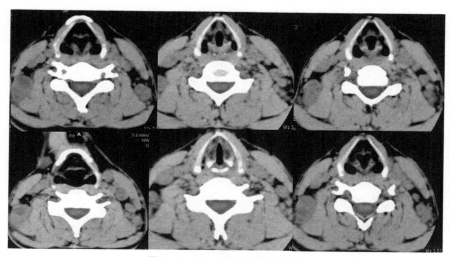

图 1-12-1-1　颈部淋巴结结核

病例,男,30岁。患者于一月前无明显诱因发现双侧颈部肿物,无疼痛不适,表面皮肤无充血、水肿,患者每日20:00-23:00低热,体温最高达37.8℃,后体温自行恢复正常,未予重视,肿物呈进行性增大。双侧颈部皮肤略向外膨出,皮肤表面无充血、水肿,颈部右侧可触及一肿大淋巴结,大小约5 cm×4 cm,质地较韧,活动度可,无压痛,颈部左侧可触及

多个肿大淋巴结,大小约3 cm×2 cm,性质同前。

病理诊断:右侧颈部慢性肉芽肿性炎,考虑为淋巴结结核。建议临床作结核相关检查进一步确诊,抗酸染色结果待报。免疫组化诊断:右侧颈部慢性肉芽肿性炎,考虑为淋巴结结核。注:抗酸染色阳性率很低,阴性结果不作为排除指标。请结合临床相关检查综合考虑(图 1-12-1-1)。

第六节　颈部淋巴结及肿瘤转移性淋巴结

颈部淋巴结引流丰富,有学者统计全身约800枚淋巴结,其中约300枚位于颈部,头颈部不同的原发肿瘤好发颈部淋巴结转移,熟悉颈部淋巴结的影

像学分区及不同原发肿瘤颈部淋巴结的转移特点,对临床的诊断的治疗有很重要的意义。

大量的手术与病理资料证实,头颈部肿瘤的颈

部淋巴结转移是有规律的，即从一个区域向邻近区域转移，就特定肿瘤而言，还存在淋巴结转移的高危区域。转移瘤发生年龄偏大，多数患者年龄在 40 岁以上，大部分转移瘤可找到原发灶，约 75% 来源于头颈部原发肿瘤。

颈部转移淋巴结发生部位与原发肿瘤的淋巴引流区域相关，多位于颈深静脉链周围。原发肿瘤位于舌骨上颈部，其转移瘤多发生于 II、III 区；原发肿瘤位于舌骨下颈部，其转移瘤多发生于 II、III、IV 区；原发肿瘤位于上呼吸道，其转移瘤多发生于 III、IV、V 区。

转移淋巴结发生部位和原发肿瘤的淋巴引流区域相关，口腔癌淋巴结转移主要发生于 I、II、III 区，而口咽癌、下咽癌和喉癌主要发生 II、III 区。

鼻咽癌和下咽癌发生淋巴结转移较常见。除中线位置肿瘤或具有双侧淋巴引流，如软腭、舌根和咽壁等部位的肿瘤外，对侧淋巴结转移发生较少见；另外，对侧转移淋巴结的分布与患侧是相似的，但淋巴结位置比患侧低。

鼻咽癌转移淋巴结多为双侧发生，除常见于 II、III、IV 区外，咽后组、颈后三角区为鼻咽癌淋巴结转移的特征性部位，这与其他部位原发肿瘤有极显著性差异。故咽后组淋巴结肿大时，应首先考虑鼻咽癌可能，若同时伴有颈后三角区淋巴结肿大，则诊断准确性更高，但需与淋巴瘤鉴别。

甲状腺癌转移淋巴结多为单侧发生，常见于 III、IV 区，尤其可发生气管食管沟及上纵隔淋巴结转移，而头颈部其他原发肿瘤很少转移至此。

喉声门上区淋巴回流丰富，声门上型喉癌易有颈淋巴结转移，I 和 IV 区淋巴结内癌转移的病例均同时有 II 区或 III 区淋巴结内癌转移。

大部分病灶 CT 上表现为形态规则、边界清楚；部分病灶包膜侵犯，可表现为边缘不光整、模糊、周围脂肪间隙消失等征象；病灶内密度多不均匀，中心可见不规则低密度区，强化后呈不规则环状强化，中间强化不明显或无强化。

转移淋巴结形态及边缘：表现为形态规则且边缘清楚与形态不规则且边缘不清楚者，其原发肿瘤之间存在极显著性差异。鼻咽癌及甲状腺癌中，形态规则且边缘清楚者分别为 88% 和 86%。口咽癌，喉癌及下咽癌中形态不规则且边缘不清者分别为 59% 和 68%，且外侵明显。这与口咽癌、下咽癌及喉癌分化差，恶性程度高有关。

淋巴结的密度及内部结构：不规则环形强化伴中央低密度为鳞癌转移淋巴结的 CT 特征性表现，如有原发肿瘤时，此征象的特异性几乎为 100%。其病理基础为肿瘤转移至颈部淋巴结，瘤细胞首先侵犯皮质的边缘窦，然后向髓质浸润，导致淋巴回流受阻，随后髓质区开始出现坏死。CT 图像所见中心低密度区为肿瘤坏死、角蛋白、纤维组织、间质积液或水肿及存活的瘤细胞共同构成。

甲状腺癌转移淋巴结血供丰富，且有甲状腺组织的吸碘特性，故强化明显，密度与正常甲状腺或甲状腺肿瘤相仿。

腮腺恶性肿瘤转移淋巴结边缘常呈轻至中度环形强化，中央低密度，由于腮腺的胚胎发育特点，腮腺内可有淋巴结，邻近的淋巴结内有时也可有腮腺组织，因此诊断时应与良性的腺淋巴瘤加以鉴别。

一些学者提出颈部淋巴结转移的诊断标准：①横断面图像上淋巴结最小径 ≥ 10 mm（ II a 区为 11 mm）；②中央坏死或环形强化；③同一区域内 3 个或以上的淋巴结呈簇状聚集且最小径 ≥ 8 mm；④淋巴结包膜外侵犯（征象包括淋巴结；边缘不规则强化，周围脂肪间隙部分或全部消失，淋巴结相互融合）；⑤咽后淋巴结横断面最小径 >4 mm，如转移咽后淋巴结与原发灶任何一层面均无法区分者归为原发灶。

鉴别诊断

累及颈深淋巴链者包括肿瘤性和感染性病变。前者又有原发（如淋巴瘤）与继发（淋巴结转移）之分。颈深淋巴链是头颈部所有淋巴链的共同通路，故转移瘤常为来自头颈部的肿瘤。

淋巴瘤：以非霍奇金淋巴瘤多见。典型的 CT 表现为双侧性、多发淋巴结肿大，直径约 3~10 cm，密度多均匀，仅非霍奇金淋巴瘤偶见中心坏死。淋巴瘤侵犯颈部淋巴结，常优势的分布于颈咽后组、颈静脉链周围及颈后三角区淋巴结，以单侧或双侧、多区、多个淋巴结受累为主要表现。CT 上主要表现淋巴结体积增大，大多数边界较光整，内部密度均匀，即使肿块很大，内部也很少发生坏死；少数淋巴结可有融合发生中央不规则坏死；无钙化，很少侵犯邻近结构，增强后，往往呈轻度均匀强化或不强化。

感染性病变：感染性病变常为邻近间隙的化脓菌或结核菌感染侵及颈深淋巴链所致。临床表现为伴感染症状的颈部压痛性肿块。CT 上显示病变范围大,边缘模糊,脓肿形成后可为边缘强化的囊性结构影。淋巴结结核病理上包括渗出、增殖及干酪样坏死等阶段,不同病理阶段,其 CT 表现不一样。病灶以增生为主时,表现为边缘规则、明显强化、密度均匀的结节或肿块。病灶以干酪性结核为主时,CT表现为规则或不规则结节或肿块,密度多不均匀,中间见较大低密度坏死区,可伴发钙化,可有多个淋巴结相融合,边缘因肉芽肿结构而呈环状强化。

颈部淋巴结肿大:颈部淋巴结肿大中 24.6% 为炎性肿块,且多为结核性。但是非特异性淋巴结炎者并不少见。淋巴结核的一些特征,如淋巴结脓肿形成,溃疡漏管形成,可以减少淋巴结核的误诊。

第七节　非霍奇金淋巴瘤病例

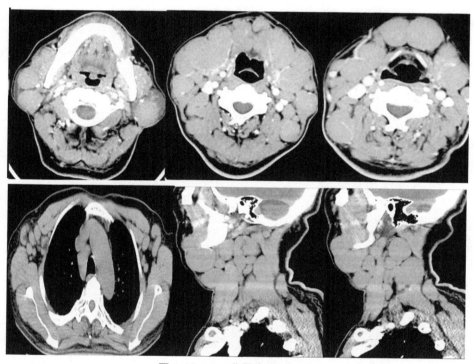

图 1-12-1-2　非霍奇金淋巴瘤

患者,男,71 岁。双侧颌下、颈部、腋窝、锁骨上窝及纵隔多发巨大淋巴结肿大(图 1-12-1-2)。

颈部肿大淋巴结术后病理检查证实为非霍奇金淋巴瘤。

第二章　面颈部淋巴结病变

第一节　颈部病理性淋巴结

对颈部淋巴结的评价是 CT 或 MRI 的适应证之一。颈部 CT 或 MRI 检查有时是在不知颈部肿块的情况下进行的，而更多的是已知黏膜的恶性肿瘤而评价潜在的颈部淋巴结转移，在此情况下，放射科医生除确定淋巴结转移的存在外，还要确定是否有淋巴结的包膜外浸润以及与相邻的主要结构（如颈动脉、颅底等）的关系。

一、颈部淋巴结病变的影像学检查技术

颈部常规 CT 扫描应由颅底至胸骨柄，这样才能包括所有潜在的原发肿瘤部位和可能的淋巴结转移。应用静脉增强技术可区分明显强化的血管与不明显强化的淋巴结。3~5 mm 的薄层连续扫描，可提高分辨率以发现结节的中心低密度区或坏死区。尽管螺旋 CT 较传统的横断面 CT 扫描分辨率略低，但因其扫描时间短，可保证血管内充足的对比剂，故扫描效果较好。应用于临床的 MSCT 技术保证了高分辨率，又能保证血管的显影。

但应注意，用快速 CT 扫描技术和高压注射器常使颈内静脉内密度不均匀，很像静脉内血栓形成，而在单个层面则像结节内坏死。有学者提出，对比剂用量 100~120 ml（或 2 ml/kg），注射速度 1.0 ml/s，延迟 80 s 扫描，50~60 s 完成扫描，这样可延长有效扫描时间使淋巴结与周围结构形成最大的对比，并能更好地显示淋巴结的内部结构。

增强 CT 扫描可发现颈部异常增大或内部坏死的淋巴结，尤其是对颈深部如咽后间隙内淋巴结的检查。然而它很难或不可能将边界清晰的正常大小的无坏死、无包膜侵犯的微转移淋巴结与正常的或反应性增生的淋巴结相区别。

MRI 评价颈部结节性病变必须用颈部线圈、小视野。许多报道提示颈部淋巴结病变可由不同的 MRI 序列探测。MRI 有较好的软组织分辨率，因此较 CT 能更好地观察颈部淋巴结结构。然而，颈部淋巴结周围一层脂肪可使 CT 很容易显示其淋巴结的轮廓，而这层脂肪则可干扰 MRI 成像。因颈部易受呼吸、吞咽以及血管搏动的影响，尤其是有呼吸道疾病者易产生伪影，均可降低图像质量，降低分辨率。因此许多放射学专家更偏爱用 CT 检查头颈部。也有一些学者认为评价颈部淋巴结转移当前的 MRI 能与 CT 一样好，甚至好于 CT。

然而，有研究显示，在发现淋巴结转移中心坏死和包膜外侵的准确性方面 MRI 较 CT 低 50%，但值得注意的是，此类评价已经过去十多年，当代的 MRI 技术已今非昔比。MRI 对比剂可提高淋巴结中心坏死区的显示率。超磁性氧化铁剂作为 MRI 的对比剂已应用于检查头颈部转移淋巴结，这种对比剂能否提高对转移淋巴结的确定值得研究。还有 201 铊单光子发射 CT 以及 PET 等都将对评价头颈部结节性病变起到重要作用。

二、颈部淋巴结病变的 CT、MRI 诊断

评价颈部淋巴结病变的影像学标准是以淋巴结的大小、形状、强化特征、有无中心坏死以及钙化等为基础。

大小和形状：正常大小标准的建立是个大问题，有待我们研究解决。它是评价颈部淋巴结最基本的标准，它同时适用于 CT 和 MRI。当淋巴结密度均匀、边界清晰时，可以大小为标准。多数学者以淋巴结长径 10~15 mm 为标准，亦有以淋巴结短径 8~10 mm 为标准者。其特异性和敏感性因淋巴结不同径线标准而异。有学者提议咽后间隙淋巴结长

径不得大于 8 mm。另外,如果在原发肿瘤引流区域、颈静脉二腹肌区域发现 3 个或 3 个以上的长径为 8~15 mm 或短径为 9~10 mm 或于其他区域有短径为 8~9 mm 的淋巴结亦提示为转移,以上述标准诊断失误率(包括假阳性率和假阴性率)为 10%~20%。

除淋巴结大小外,若结合其形状诊断的准确性将会有提高。有学者提出,增大淋巴结的最大长径与短径之比大于 2 时为正常反应性增生的淋巴结,小于 2 时则提示转移。这一理论基于这样一个概念:正常淋巴结趋向于槟榔形或莱马豆状,而转移淋巴结则呈圆形或球形。然而,淋巴结的不同形状亦与其所在颈部的位置有关。无论如何,一个临界线大小的球形淋巴结更可能是转移。

强化特征:淋巴结强化是一种非特异性改变,CT 或 MRI 图像上颈部淋巴结的对比增强常见于急性感染或有炎症的病人,它反映了淋巴结内的血管分布情况。通常,受累及的淋巴结轻度增大、密度均匀并呈不同程度的强化。淋巴结的化脓性感染如葡萄球菌感染,结节的中心可出现坏死或形成脓肿。

原发于头颈部的转移性鳞癌、转移性乳头状甲状腺癌、淋巴瘤、结核、卡波西肉瘤等均可引起结节的强化。一些原因不明的罕见病,如军团菌病、良性淋巴腺增生以及淋巴瘤样病等亦应列入鉴别诊断。

于增强 CT 图像上,若淋巴结表现为中心低密度区和边缘高密度强化(即通常所称的淋巴结"中心坏死"),即使是正常大小的淋巴结,亦为转移瘤的最可靠的影像特征,此征象最常见于转移性鳞癌。肿瘤细胞侵入淋巴结后,先暂时寄住于淋巴结皮层边缘的网状窦穴内,而后,肿瘤细胞向淋巴结间质的漏斗部浸润,最后阻塞淋巴流。随后,间质坏死,肿瘤细胞通过淋巴液或淋巴静脉流而传播到其他淋巴结,后者可以解释淋巴结的跳跃式转移。

CT 图像上显示的中心低密度的淋巴结髓质内,含有肿瘤坏死组织、角蛋白池、纤维组织、含空隙的液体或水肿以及有增殖能力的肿瘤组织的混合物,因此"中心坏死"这一词语是不完全正确的。当坏死区大于 3 mm 时即可由强化 CT 所显示。当淋巴结的边缘部分显示增厚以及不规则强化时高度提示有坏死存在。

在 CT 图像上,淋巴结的脂肪化生以及结节内脓肿均与肿瘤中心坏死相似。脂肪化生通常是对慢性感染的反应性改变。由于这些脂肪化生好发生于淋巴结的门部,故使结节呈莱马豆状。如果脂肪化生很大,其 CT 值低于肿瘤坏死,据此可很容易与肿瘤坏死鉴别。然而,若脂肪化生小,由于部分容积效应,则不易与肿瘤坏死相鉴别。脂肪化生极少位于结节的中心部,但如果位于结节中心的话,则很难与转移性肿瘤坏死相区别。

淋巴结脓肿常发生于有明显的急性感染史的病人,淋巴结可以有中心低密度改变,常为厚壁,不规则且边界不清晰,所有这些均与转移性结节相似。此时,最基本的鉴别特征为病人的临床表现以及和蜂窝织炎有关的典型的表现。然而,对于那些用抗生素治疗不彻底的病例,相关的软组织改变很轻微或根本没有。

尽管在增强 CT 上很容易显示淋巴结中心坏死,但在非增强 CT 和 MRI 非抑脂序列时则不易确定。MRI 对比剂也可使淋巴结内的中心坏死区像强化 CT 一样显示,即 T_1WI 呈中心低信号强度而周围呈带状增强。MRI 抑脂增强 T_1 序列加大了这种区别并且易于发现肿瘤结外扩散。

许多影像学家提议,MRI 的抑脂增强 T_1WI 是评价淋巴结病理改变的最佳方法。CT 评价淋巴结中心坏死和结外侵犯的标准可同样应用于这些序列。上面已经提到,淋巴结中心坏死是肿瘤坏死组织、角蛋白池、纤维组织、含空隙的液体或水肿以及有活性肿瘤细胞的混合物,有时还可有出血,它们可引起 MRI 不同强度的 T_1、T_2 信号,故坏死区内混合物的不同含量可解释不同的 MRI 信号强度。在抑脂序列真正的坏死区可引起低 T_1、高 T_2 信号强度,而增生的淋巴结则通常表现为均匀的略低 T_1、高 T_2 信号。在非增强的 MRI 图像上识别结内肿瘤坏死的最可靠的征象是 T_2WI 上局灶性高信号强度区内发现异类信号强度。

钙化:CT 扫描发现钙化的敏感性很高。淋巴结出现钙化即提示病变,它可以是有活性的或无活性的。

非恶性淋巴结钙化常见于类肉瘤样病(如结节病和结核病),常见于纵隔和肺门淋巴结,与其相比,即使是在结核病人颈部淋巴结钙化亦较少见到。

关于恶性淋巴结钙化,经放疗或化疗的霍奇金病的淋巴结钙化报道较多,未经治疗的霍奇金病或非霍奇金淋巴瘤很少有钙化。同样,未治疗的源于肺、前列腺、睾丸、结肠甚至于头颈部鳞癌的转移瘤亦少见钙化。

骨肉瘤的转移性瘤骨可沉积于淋巴结内。源于乳头状甲状腺癌的颈部转移淋巴结较常发生钙化。也有报道髓质型和滤泡状甲状腺癌的转移淋巴结内可有骨化或钙化。有系列研究表明，除治疗后的淋巴瘤外，有 42% 的颈部淋巴结钙化为转移性甲状腺癌。

蛋壳样钙化可见于结节病、真菌感染、尘肺、矽肺、结核、硬皮病等病人。尽管蛋壳样钙化通常被描述为良性过程，但亦可见于转移性腺癌、鳞癌以及经过治疗的淋巴瘤。虽然淋巴结的钙化通常不作为鉴别良、恶性的标准，但它可缩小鉴别诊断范围。

三、颈部淋巴结肿瘤的结外侵犯和动脉侵犯

于增强 CT 上可见肿瘤淋巴结的结外侵犯，表现为淋巴结边缘不规则的强化并且浸润到相邻的脂肪间隙，这一标准仅适用于最近没有手术、放疗和感染的淋巴结。这些发现可反映肿瘤肉眼可见的包膜外侵犯。

一旦发生包膜外侵犯，肿瘤就可能侵犯到一些重要的结构，如颈内动脉、第 IX ～ XI 颅神经以及颅底。有学者报告，直径在 2 cm 以内的淋巴结病理检查发现 40% 有结外侵犯，1 cm 以内的淋巴结 25% 有结外侵犯，而 2~3 cm 的淋巴结 75% 有结外侵犯。肉眼发现有结外侵犯的病人较肉眼未发现结外侵犯的病人的颈部复发率高 10 倍。

对 CT 判断肿瘤结外侵犯方面的准确性进行精确计算是非常困难的。然而，随着经验的积累，CT 是当前诊断肿瘤结外侵犯最好的影像检查方法。评价颅底侵犯时，微小的骨质破坏即可在 CT 上显示，而头颅内的侵犯或硬脑膜的侵犯则在增强 MRI 显示更好。

肿瘤侵犯颈动脉的病人预后很差，即使是手术时可以切除肿瘤，病人仍有显著的后遗症。判断有无动脉侵犯应注意肿瘤与动脉相邻的脂肪界面的有无，肿瘤侵犯动脉周围脂肪界面的程度越高，则动脉受侵犯的概率越大。显微镜下动脉的肿瘤侵犯高于 CT 及 MRI 影像。如果颈内动脉完全被肿瘤包围，高度提示肿瘤侵犯。然而，手术发现这些病人有时可能并无动脉侵犯。相反，一些在影像学上肿瘤刚刚接触到动脉的病人则可能手术发现有肿瘤侵犯。因此，用 CT 或 MRI 评价动脉侵犯有时很困难。

总之，CT 和 MRI 是当今诊断颈部淋巴结病变的一个主要手段，但最终诊断由组织学确定。尽管由于标本失误、外科手术前的限制等因素，一个头颈部可疑淋巴结针刺活检阴性结果是不可靠的，但针刺活检术仍是经临床和影像学评价后的一个合理的诊断步骤。

第二节　颈部淋巴结核病例

患者，男，28 岁。发现右颈部无痛渐大性肿物 3 月余入院。3 月前自觉右颈部隆起，就诊于外院，以"淋巴结炎"收入院，予抗炎治疗后效果不理想，其间出现 2 次发热，最高达 39.5℃。上月于外院鼻咽喉镜检查，提示肿瘤待排。昨日就诊我院。血沉及抗结核抗体检验阴性。该病例三期增强显示延迟强化，环形强化（图 1-12-2-1）。

病理检查：常规病理诊断：右颈部肿物切除标本：慢性肉芽肿性炎，并可见凝固性坏死，结核可能性大，待做免疫组化及特殊染色。免疫组化诊断：右颈部肿物切除标本：慢性肉芽肿性炎，并可见凝固性坏死，结核可能性大。注：抗酸染色阳性率很低，不足以排除结核杆菌，请结合临床。

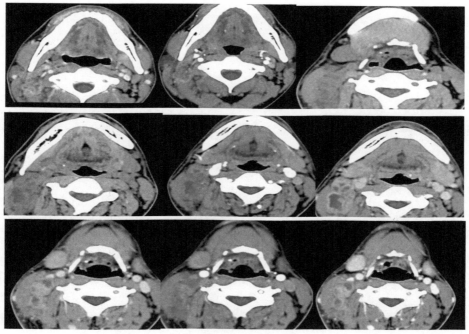

图 1-12-2-1 颈部淋巴结核

第三节 误诊病例简介：肿大淋巴结与神经源性肿瘤

患者，女，60 岁。发现左侧颌下无痛性肿物一年余入院。彩超提示：左颌下肿物，周围可见肿大淋巴结。临床考虑淋巴结反应性增生？良性肿瘤？CT：左颈深部血管旁见一大小约 3.3 cm×3.7 cm 肿块影，CT 值 27~53 HU，内部密度不均匀，边界清楚，相邻组织受推压。CT 诊断：左颈深部肿块，考虑肿大淋巴结可能，建议进一步检查。

临床考虑甲状舌骨囊肿，三年后再入院，再做 CT 增强扫描：左颈深部血管旁见一大小约 4.0 cm×4.6 cm×3.6 cm 的肿块影，CT 值 27~62 HU，内部密度不均匀，增强后呈不均匀轻度强化，静脉期和延迟期进一步强化，边界清楚，颈总动脉及颈内外动脉受推压移位，局部分界不清，颈静脉局部受压未显影。CT 诊断：左颈深部肿块考虑：神经源性肿瘤；转移瘤？建议 MRI。

病理检查：冰冻及常规病理检查：左颈部肿物：结节状肿物一个，大小 6.5 cm×4.5 cm×3.5 cm，切面灰白暗褐夹杂，质中，包膜完整。冰冻病理诊断：左颈部间叶性肿瘤，考虑神经鞘瘤。常规病理诊断：左颈部肿物切除标本：初步诊断神经鞘瘤，需做免疫组化检测进一步证实。

免疫组化检测：阳性：S-100，NSE（弱＋），CD57（个别＋），Actin，Ki-67（＜5%）；阴性：Desmin，SMA，H-caldesmon，CD34，CK（P）。免疫组化诊断：左颈部肿物切除标本：神经鞘瘤。

第四节　颈部淋巴结结核病例

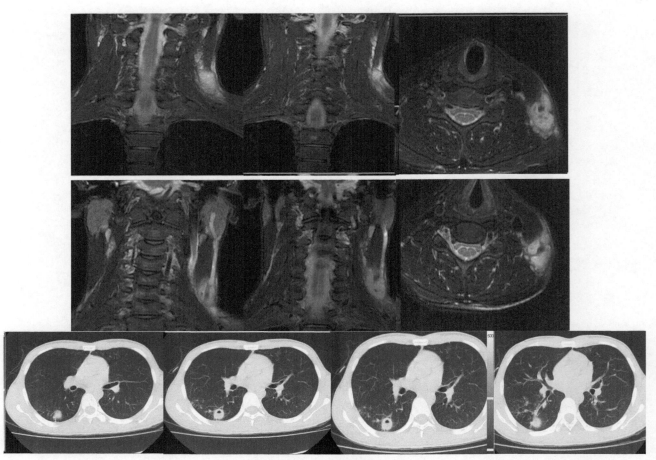

图 1-12-2-2　颈部淋巴结结核

　　患者，男，24岁。发现左侧颈部肿块6月，近期增大，质硬，活动度稍差。不伴局部疼痛，酸胀及麻木感等不适，手按包块时出现局部疼痛，无它处放射（图 1-12-2-2）。

　　手术所见：左侧胸锁乳突肌后缘干酪样坏死组织，边界不清，两个坏死类淋巴结；给予取组织送病理、细菌培养及涂片查结核菌。

第三章　面颈部淋巴结转移

第一节　超微型超顺磁性氧化铁颗粒增强 MRI 诊断颈部转移淋巴结

头颈部恶性肿瘤的治疗效果,受淋巴结转移的影响很大,为了不遗漏小的转移淋巴结,大量的病人在手术时不能进行选择性淋巴结清扫术,使很多病人遭受不必要的痛苦。

临床触诊时,由于检查者的经验不一,以及受淋巴结的大小、部位、外科手术后瘢痕或放射治疗后纤维化等因素制约,其准确率受到一定的影响,位于胸锁乳突肌深面、气管食管沟及咽后组等深部的淋巴结很难触及,临床触诊的假阴性率能达到50%。

MRI、CT 和超声能够发现临床不能触摸到的淋巴结,对提高诊断效果有一定的帮助。现行的转移淋巴结的诊断主要靠测量淋巴结的大小,比如淋巴结的最大横径或者最大横径和最大纵径的比值以及淋巴结内部的密度改变等,假阳性率和假阴性率分别是 25% 和 40%。

现在普遍接受的淋巴结大小标准是 10 mm,但头颈部转移淋巴结的最大横径往往都在 10 mm 以下,有的甚至 <5 mm,这就在很大程度上降低了诊断的敏感性。

淋巴结的增强模式、形状和分型是进一步的标准,但所有这些标准都存在分歧,而且不能鉴别大的炎性淋巴结和转移淋巴结。

普通的增强 CT 和 MRI 扫描根据淋巴结的强化方式和强化程度能够做出进一步的诊断,但是由于淋巴结的血供非常少,发生部分转移的淋巴结也不会发生明显的强化,这就限制了诊断的特异性。网状内皮系统对比剂的应用很大程度的提高了诊断转移淋巴结的敏感性和特异性。

一、超微型超顺磁性氧化铁颗粒增强的原理

现在广泛应用的对比剂一般都是经静脉注射后进入组织间隙内,不能进入细胞内,对诊断转移淋巴结的特异性不高。

超顺磁性氧化铁颗粒(SPIO),是一种新型的磁共振阴性对比剂,主要用于富含网状内皮系统的肝、脾、淋巴结及骨髓等的增强检查。经静脉给药后,超顺磁性氧化铁颗粒主要为肝、脾所吞噬,仅有很少一部分分布到骨髓和淋巴结;若经组织间隙给药,超顺磁性氧化铁颗粒将为毛细淋巴管吸收,并引流至局部淋巴结。

目前,应用于淋巴结及网状内皮系统的新型 MRI 对比剂,除超顺磁性氧化铁颗粒外,还有超微型超顺磁性氧化铁颗粒,单晶体氧化铁纳米颗粒(MION),超顺磁性脂质体等,均属于组织特异性的磁共振阴性对比剂,注射后产生负性增强效果。

直径小于 50 μm 的超顺磁性氧化铁颗粒,又称作超微型超顺磁性氧化铁颗粒(USPIO),它是一种外周包裹右旋糖酐的氧化铁纳米颗粒,比超顺磁性氧化铁颗粒更小,血浆半衰期更长,只有很少一部分被肝、脾的单核吞噬系统所吞噬,大部分则分布到全身各处的淋巴结。在血管中较长时间的停留可使其缓慢通过毛细血管壁外渗至间质中,经淋巴管逐渐引流入淋巴结,使 T_2 弛豫时间缩短的同时亦引起明显的 T_1 缩短效应,因而表现为 T_2WI 信号降低的同时亦有 T_1WI 信号的增高。

目前应用的超微型超顺磁性氧化铁颗粒一般有 Combidex、AMI 227、AMI Code 7227、BMS 180549、Sinerem 等。

超顺磁性氧化铁颗粒经组织间隙或超微型超顺磁性氧化铁颗粒经静脉给药后，这 2 种颗粒均会被正常或反应增生的淋巴结中的吞噬细胞吞噬，并暂时在淋巴结蓄积，使得淋巴结的磁敏感度明显增加，导致 MRI 上淋巴结信号强度的下降。

而对肿瘤转移性淋巴结来说，肿瘤细胞在淋巴结内增殖并压缩、阻塞以及破坏淋巴窦，妨碍巨噬细胞对对比剂的吞噬，导致淋巴结对超顺磁性氧化铁颗粒、超微型超顺磁性氧化铁颗粒的摄取减少，也就是说肿瘤转移性淋巴结的弛豫率改变程度较正常或功能活跃的淋巴结低，甚至不改变。所以，转移性淋巴结的信号强度改变也相对较弱甚至无变化。

二、超微型超顺磁性氧化铁颗粒的临床应用研究

Combidex（Ferumoxtran-10）是唯一进入临床试验的 MRI 淋巴结特异性对比剂，属于超微型超顺磁性氧化铁颗粒类，Ⅲ 期临床试验结果显示出良好的应用前景，特别对头颈部淋巴结的显示比其他解剖部位更具有优势，敏感度、特异度及诊断符合率分别为 96%、87% 和 93%，与以淋巴结大小为判定标准和放射医师盲法判读有很好的相关性。

Wunderbaldinger 等（2002）的研究显示，使用此对比剂可以对发生微转移的淋巴结和正常淋巴结予以辨别。Will 等（2006）对既往文献进行 Meta 分析后亦认为，ferumoxtran-10 增强 MRI 对多种肿瘤的转移淋巴结检出有较好的敏感性和特异性，其诊断准确性高于无增强的 MRI，能提供精确的功能和解剖学界定。

Anzai 等（2003）对 Combidex 临床应用的有效性和安全性进行了研究。Anzai 发现最合适的剂量是 2.6 mg/kg 体重，这种剂量在 MRI 上的对比度最高。

Combidex 为可溶性的粉剂，用 100 ml 的生理盐水（0.9%）稀释后，以 4 ml/min 的速度静脉点滴，总的注射时间大约在 25 min 左右。

注射对比剂 24~36 h 后淋巴结对 Combidex 的吸收达到峰值，此时对病人进行 MRI 扫描，主要进行 T_1WI（580 ms/11 ms, SE），T_2WI（1900 ms/80 ms, SE）和 T_2^*WI 梯度回波（GRE）

3 个序列（T_2^*WI，500 ms/15 ms，15°~20° 翻转角）的扫描，分别进行横轴位和冠状位扫描，扫描的层厚为 4 mm，采用 1 mm 的间隔。T_2 压脂序列在诊

断头颈部转移淋巴结中的作用不大，没有应用。

Anzai 的研究对注射对比剂后每个病人的生理征象进行了记录，没有发现严重的副作用。

三、MRI 表现

超微型超顺磁性氧化铁颗粒为超顺磁性物质，注药后被正常或炎性淋巴结中巨噬细胞吞噬，吸收了超微型超顺磁性氧化铁颗粒的淋巴结 T_2WI 信号会明显下降，转移的淋巴结由于丧失了正常的网状内皮系统，增强前后的信号强度不会发生明显的改变。

Mack 等（2002）将 30 例病人的 MRI 平扫图像和超微型超顺磁性氧化铁颗粒增强的 MRI 图像进行比较，并将比较结果和组织病理学的结果进行了对比。在 MRI 平扫中以最大横径 10 mm 为诊断标准，其敏感度和特异性分别为 54% 和 82%。

由于超微型超顺磁性氧化铁颗粒增强后正常或炎性淋巴结在 T_2^*WI 上信号下降得最明显，所以将 T_2^*WI 信号的对比结果作为诊断的标准。如果增强前后 T_2^*WI 信号没有下降的，定为恶性淋巴结；如果信号强度部分下降，则定为发生了部分转移的淋巴结；如果信号强度发生了明显的下降，则定为正常或者炎性淋巴结。

同时还进行了信号强度的测量：采用兴趣区法测量增强前后淋巴结和周围肌肉的信号强度。并计算淋巴结信号强度标准化值，公式如下：

$$SI=IL/IM,$$

式中 SI 即信号强度标准化值，IL 为淋巴结的信号强度，IM 为肌肉的信号强度。

然后进行增强后和增强前的 SI 对比：SIR = SI 增强后 /SI 增强前，低 SIR 表示淋巴结的信号降低，代表正常或炎性淋巴结，高 SIR 代表转移淋巴结，SIR 的阈值为 0.3。

该组的组织病理学发现 1029 个淋巴结中有 69 个是转移的，MRI 发现了 59 个。在淋巴结转移的分期上，MRI 的对比结果和组织病理学的结果基本吻合，只有 1 例 MRI 定为 2 期，而组织病理学定为 3 期，超微型超顺磁性氧化铁颗粒增强 MRI 诊断转移淋巴结的敏感度和特异性分别达到了 86% 和 100%。

Hoffman（2000）在一篇报道中用 Combidex 做对比剂诊断转移淋巴结的敏感度和特异性为 95% 和 99%。这说明超微型超顺磁性氧化铁颗粒增强

的 MRI 对诊断转移淋巴结的适用性是很高的。

在超微型超顺磁性氧化铁颗粒增强的 MRI 上也存在假阳性和假阴性的错误,由于淋巴滤泡的存在(其中只有淋巴细胞,而没有巨噬细胞)会使正常的淋巴结出现小的区域的信号回避现象,淋巴结内部对比剂的不对称吸收也会出现,这些使正常的淋巴结看上去很像发生了局部转移,这些都会导致假阳性错误的出现。

由于某些肉芽肿性或炎性疾病降低了淋巴结的吞噬活性,使某些非转移的淋巴结在 MRI 上误诊为转移淋巴结,这种错误在患胸部或纵隔疾病的病人中出现的概率更大一些。

理论上假阴性错误也会出现,尤其是在梯度回波成像时,事实上,由于模糊效应的存在,淋巴结在注射超微型超顺磁性氧化铁颗粒后,都会轻度增大一些,这会使我们把一些小的转移淋巴结误认为是正常的。

超微型超顺磁性氧化铁颗粒的应用能够很大程度地提高转移淋巴结的诊断准确率,为临床制订头颈部恶性肿瘤的治疗方案提供很大的帮助。有报道说超微型超顺磁性氧化铁颗粒在诊断头、颈、胸、腹的原发肿瘤中都有很高的敏感性和特异性。随着更多的组织学特异性影像学检查技术的发展,淋巴结的性质可以被更好地诊断。

第二节　恶性肿瘤颈部淋巴结转移

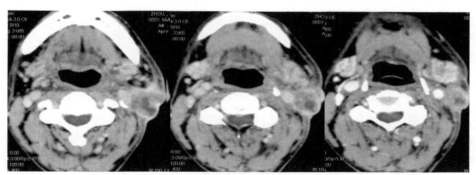

图 1-12-3-1　恶性肿瘤颈部淋巴结转移

病例,男,56 岁。舌癌术后,左颈部包块。双侧颌下及左侧颈部见多发肿大淋巴结影,并融合成团,最大位于左侧颈部,约 3.3 cm×2.7 cm,中心见液化坏死区,增强后边缘逐渐强化,与左侧颈动静脉及胸锁乳突肌无界(图 1-12-3-1)。

第三节　系统性淋巴瘤与淋巴结转移瘤 DWI 鉴别

磁共振扩散加权成像(DWI)依靠不同组织间水分子扩散的差异造成图像信号衰减来反映组织的结构特性,可从细胞及分子水平来研究疾病状况,其提供的量化指标为表观扩散系数(ADC)值和指数表观扩散系数(eADC)值,可在活体反映肿瘤组织微结构变化,已广泛应用于不同部位良、恶性肿瘤的鉴别诊断及恶性肿瘤放化疗的疗效观测。

关于恶性淋巴结病变 DWI b 值的选择

b 值反映扩散梯度强度和持续时间,是 DWI 的重要参数。当 b 值较大时,ADC 值数据测量稳定性好且受微循环影响较小,能更准确地反映组织内水分子的扩散运动,但图像信噪比低且易失真、变形;相反,小 b 值图像的信噪比较高,但受 T_2 穿透效应和组织灌注的影响较大,且 ADC 值测量准确性低。

一项研究收集了 36 例系统性淋巴瘤与 26 例淋巴结转移瘤进行对比分析。该研究选取由小到大 4 组 b 值(0、400 s/mm²,0、600 s/mm²,0、800 s/mm²,0、1000 s/mm²),结果表明,随着 b 值增大,图像 CNR 下降,病变 DWI 信号强度及 ADC 值亦下降,考虑与大 b 值时微循环灌注效应减低有关。b 值为 0、1000s/mm2 时，各 ROI 间的 ADC 值波动范围较小，DWI 上仍可清楚显示病变范围，从而保证了对 ADC 值及 eADC 值的准确测量。

同时，应用 ROC 曲线分析得出 b 值为 0、1000 s/mm² 时，ADC 值对淋巴瘤与淋巴结转移瘤的鉴别诊断效能最大。因此，0、1000 s/mm² 为恶性淋巴结病变 DWI 检查的最佳 b 值。

ADC 值及 eADC 值对淋巴瘤与淋巴结转移瘤的鉴别诊断价值 ADC 值、eADC 值为常用的表示水分子扩散运动程度的定量指标，二者呈负指数关系。在生物组织中水分子的扩散包括细胞外水分子扩散、水分子经过细胞膜的转运及细胞内水分子的扩散三部分。任何组织结构的改变，包括细胞内、外水分子比例、细胞密度、细胞核异型性、细胞膜通透性及毛细血管灌注等，将改变组织的扩散系数。

因此，ADC 值依赖于组织的微观结构及生理状态改变。

恶性肿瘤细胞数量增多、排列致密、细胞外间隙减小，且肿瘤细胞内胞核增大、细胞器增多、胞浆减少致核浆比增高，核异型性明显，这些因素综合作用造成细胞内、外水分子扩散受限，ADC 值降低。

近年来关于颈部及腹部淋巴结的研究已证实淋巴瘤及转移性淋巴结 ADC 值低于良性淋巴结。同时，在恶性肿瘤范畴之内，多项关于头颈部淋巴瘤 DWI 的研究结果均表明，淋巴瘤 ADC 值显著低于恶性胶质瘤、头颈部癌或颈部转移性淋巴结，差异具有统计学意义。

Maeda 等（2005）应用 ROC 曲线分析，ADC 值取 0.76×10^{-3} mm²/s 为鉴别颈部淋巴瘤与鳞状上皮细胞癌的诊断阈值时，准确性高达 98%。

King 等（2007）发现颈部淋巴瘤、未分化鼻咽癌淋巴结转移瘤、鳞状上皮细胞癌这 3 种病变的 ADC 值呈递增趋势，说明肿瘤的恶性程度越高，ADC 值越低。

Wang 等（2001）进行相关的病理研究显示，淋巴瘤细胞核浆比高、核异型性显著，并认为这是导致淋巴瘤 ADC 值低的一个因素，同时推测病理检查证实的微小坏死灶可能为鳞状上皮细胞癌 ADC 值较高的主要原因。

尽管上述研究基于头颈部检查，但根据 DWI 成像基础及淋巴瘤病理表现，DWI 可鉴别淋巴瘤与淋巴结转移瘤同样可应用于胸腹部病变。有研究显示淋巴瘤与淋巴结转移瘤虽均为恶性实性淋巴结，但淋巴瘤 ADC 值显著低于淋巴结转移瘤，与上述头颈部淋巴结研究结果相符，说明根据组织病理学特征，不仅良恶性肿瘤之间 ADC 值存在差异，不同恶性肿瘤之间 ADC 值同样存在差别。

因此，ADC 值能提供更多的信息来鉴别淋巴瘤与淋巴结转移瘤，尤其对于胸腹腔等病灶部位不易穿刺活检者。

然而，在该项研究中，淋巴瘤与淋巴结转移瘤的 ADC 值也存在一定的重叠区域，考虑为淋巴瘤与低分化恶性肿瘤细胞密度均高有关，进一步明确诊断可能尚需病理免疫组织化学分析检查。

该研究的局限性是由于多数病例为淋巴结活检术后病理证实，取材较少，未能进行组织病理学表现与 ADC 值的相关性研究，且淋巴瘤及淋巴结转移瘤各自在不同恶性程度之间的 ADC 值差异仍有待于进一步研究。

第四章　面颈部淋巴瘤

第一节　非霍奇金淋巴瘤多系统侵犯

非霍奇金淋巴瘤（NHL）是一组恶性程度不等、临床表现各异的恶性淋巴瘤，其病理组织学分型比较复杂，至今没有统一的意见。目前应用比较广泛的是1992年国际专家组制定的非霍奇金淋巴瘤"供临床应用的工作方案"，主要分为低度恶性、中度恶性和高度恶性三大类。非霍奇金淋巴瘤易于侵犯淋巴结以外的多个系统和脏器，其影像学表现多种多样。

非霍奇金淋巴瘤与霍奇金淋巴瘤都是淋巴组织系统性恶性增生性疾病，但两者在组织学、临床经过、传播方式、对治疗的反应和预后均有不同。

霍奇金淋巴瘤发展相对较慢，有明确的临床和病理学特征，被认为是一个单独疾病，其生物学行为多侵犯邻近淋巴结区，较少侵犯结外器官。

非霍奇金淋巴瘤远比霍奇金淋巴瘤复杂，至今没有统一的病理分类方法，被认为是一组疾病，其生物学行为具有跳跃性侵犯及较多的结外侵犯的特点。对非霍奇金淋巴瘤侵犯不同器官或组织的影像学表现，国内外文献均有报道。

一组10例中有7例分别侵犯鼻腔、股骨、肱骨、髂骨等部位的非霍奇金淋巴瘤，未发现浅表淋巴结和其他系统侵犯，被认为是原发性非霍奇金淋巴瘤，另3例同时伴有颈部、锁骨上或纵隔淋巴结肿大，则认为是继发性非霍奇金淋巴瘤。

一、非霍奇金淋巴瘤骨侵犯

非霍奇金淋巴瘤骨侵犯分为原发性和继发性，但其影像学表现相似。溶骨性骨质破坏伴受累骨的广泛性骨质疏松是最多见的X线表现。病变多发、可引起关节面破坏、关节间隙狭窄及关节周围软组织肿块，这在其他骨肿瘤中也是少见的。

非霍奇金淋巴瘤发生于长管状骨者占50%~75%，且多发生于骨干、干骺端（57%）或干骺端和骺端（22%）。浸润型和溶骨型占88%，这与非霍奇金淋巴瘤病理表现相一致。该组4例非霍奇金淋巴瘤骨侵犯分别表现为溶骨性破坏2例、虫蚀状破坏1例、混合性骨质破坏1例，其中2例伴有周围软组织肿胀，2例伴有层状骨膜反应。共同特点是移行带宽，破坏范围广，表现为恶性倾向，但病程长、发展慢，临床症状相对较轻。

单发的非霍奇金淋巴瘤骨侵犯需与骨肉瘤、尤文氏肉瘤、转移性骨肿瘤等鉴别。广泛的骨质破坏而临床症状相对较轻，应高度怀疑非霍奇金淋巴瘤并努力寻找其他部位的病变。

二、非霍奇金淋巴瘤鼻腔及副鼻窦侵犯

鼻腔及副鼻窦是头颈部结外病变继咽淋巴环后的第二好发部位，最常累及鼻腔、上颌窦，继为筛窦及蝶窦，并可由一组副鼻窦播散至其他副鼻窦组。

该组3例非霍奇金淋巴瘤，1例侵犯下鼻甲，1例侵犯鼻腔，另1例侵犯一侧鼻腔、上颌窦及眼眶，形成密度均匀的软组织肿块，而骨质破坏相对较轻。因鼻腔及副鼻窦是结外非霍奇金淋巴瘤好发部位，所以非霍奇金淋巴瘤是此部位软组织肿块鉴别诊断的重要组成部分。

三、非霍奇金淋巴瘤胸部侵犯

25%~40%的非霍奇金淋巴瘤有胸部侵犯，包括纵隔、肺门淋巴结受侵，肺部、胸膜、胸壁受侵及心包受侵。原发性肺淋巴瘤极少见，且多为非霍奇金淋巴瘤；继发性肺受侵分为结节型、肺炎-肺泡型、支气管-血管-淋巴管型及粟粒-血行播散型。不论

原发性还是继发性,其影像学表现相似。

该组 3 例胸部非霍奇金淋巴瘤,2 例 CT 表现为纵隔、肺门淋巴结肿大、融合,呈浸润性生长,腋窝等淋巴结受累;1 例 X 线平片示左肺受侵表现为结节型,右肺合并感染呈大片实变影。此外,非霍奇金淋巴瘤纵隔侵犯需与侵袭性胸腺瘤等纵隔肿瘤鉴别,非霍奇金淋巴瘤肺侵犯需与中央型肺癌合并肺门、纵隔淋巴肿大,肺转移瘤等鉴别。

非霍奇金淋巴瘤的确诊依赖于手术病理或穿刺活检。但是,非霍奇金淋巴瘤淋巴结外多系统侵犯因其部位和生长方式的不同而具有相对特异的影像学表现。因此,合理的影像学检查是确定非霍奇金淋巴瘤存在、分期、范围以及随访观察的主要手段,它不仅可为病理穿刺活检提供导向,而且可为非霍奇金淋巴瘤的诊断、鉴别诊断以及治疗方案的选择提供可靠的依据。

第二节　颌面部软组织非霍奇金淋巴瘤,弥漫大 B 细胞淋巴瘤

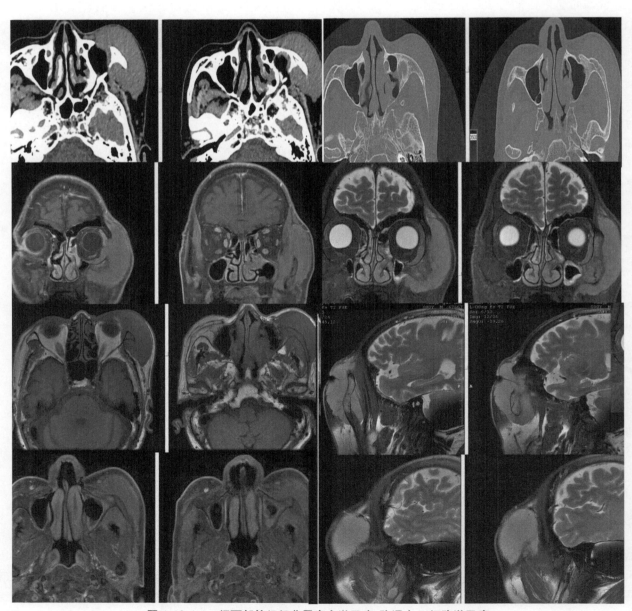

图 1-12-4-1　颌面部软组织非霍奇金淋巴瘤,弥漫大 B 细胞淋巴瘤

患者，女，80岁。因发现面部肿物1年余入院。患者于1年前发现左侧颧部肿物，约蚕豆大小，未引起重视，肿物进行性增大，近日就诊门诊查彩超提示"左侧面部皮下实性包块"；CT提示：左侧颌面部及左侧眼眶外侧皮下软组织肿块影，伴左侧眼睑及泪腺受累，建议MRI进一步检查；双侧上颌窦及筛窦慢性炎症，双侧下鼻甲肥厚；MRI提示：左侧颌面部皮下团块状异常信号并累及左侧眼眶、颞肌及左侧腮腺，考虑：①淋巴瘤，②炎性肌成纤维细胞瘤，请结合临床；双侧上颌窦及部分筛窦炎症（图1-12-4-1）。

病理检查：穿刺组织三段，长0.8 cm~1 cm，直径均为0.1 cm。常规病理诊断：面部肿物穿刺活检标本：送检物为淋巴组织增生性病变，初步考虑为非何杰金淋巴瘤，待做免疫组化检测进一步分析。

免疫组化检测：阳性：VimB淋巴细胞：CD20，CD79α，PAX-5，CD10，MUM1，Bcl-2，Ki-67（约50%）；T淋巴细胞：CD3，CD5，CD43，CD45RO，TIA-1；树突细胞：CD21，CD23，CD35；阴性：CyclinD1，CD15，CD30，CD56，粒酶B，穿孔素，S-100，ALK，TDT，EBV，CD1α，Bcl-6，CK（P），CK5/6，P63，HMB45，MelanA，CgA，Syn，CD99。免疫组化诊断：面部肿物穿刺活检标本：非霍奇金淋巴瘤，结合免疫组化检测结果，考虑为B细胞淋巴瘤。注：穿刺标本组织较少，诊断淋巴瘤有局限性，进一步分型困难。软组织淋巴瘤罕见。

外院会诊免疫组化检测：阳性：CD20，CD79a，PAX-5，CD10，BCL-2，BCL-6，CD21（部分+），CD23（部分+），CD3（散在+），CD5（散在+），CD35（散在+），CD34（散在+），MUM-1，TIA-1（散在+）；阴性：ALK，CD1a，CK（P），CK5/6，P63，HMB45，MelanA，CgA，SYN，CD99，粒酶B，穿孔素，CD45RO（散在+），CylinD1，CD15，CD30，TdT，CD56，EBV。

外院会诊诊断意见：结合原单位免疫组化染色结果考虑为B细胞淋巴瘤，但组织少，进一步分型困难，倾向弥漫大B细胞淋巴瘤，鉴于Ki-67指数不是很高（约50%），不能除外其他惰性淋巴瘤部分转化为大B细胞淋巴瘤。

第三节 颈部弥漫性大B细胞型淋巴瘤与淋巴结结核病例

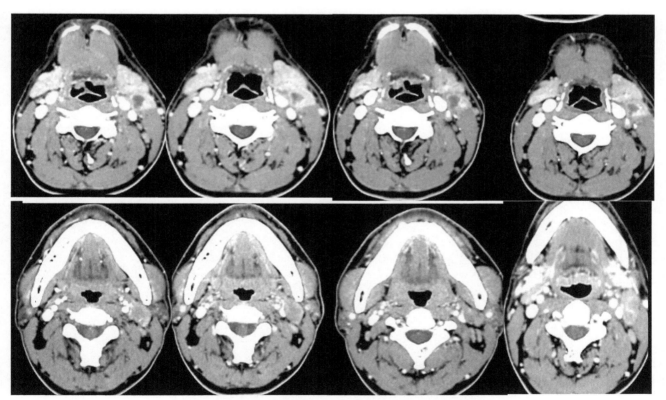

图1-12-4-2 颈部弥漫性大B细胞型淋巴瘤与淋巴结结核

患者，男，48岁。发现颈部淋巴结肿大3月余入院。患　　者缘于3月前无明显诱因发现颈部无痛性淋巴结肿大，大小约 2 cm×3 cm，无发热，无流涕，无头晕、头痛，无胸闷、心悸。就诊于外院查颈部彩超提示：左颌下腺下极旁低回声团，性质待定。查鼻咽部 MRI 提示：①右侧咽侧后壁软组织及黏膜增厚，建议进一步检查。②左侧上颈部椭圆形 T_2WI 稍高信号，请结合临床（图 1-12-4-2）。

口服消炎药 20 余天，颈部淋巴结未见明显缩小。查体：颈部肿物质地硬，活动度差。该病例影像学表现，病灶呈现坏死，非环形强化，包块质硬，不活动，无痛。

病理检查：常规病理诊断：颈部淋巴结穿刺活检标本：淋巴组织中见成片异型上皮样细胞，初步考虑转移性低分化癌，待做免疫组化检测进一步探讨肿瘤类型及来源。免疫组化诊断：颈部淋巴结穿刺活检标本：淋巴组织中见成片异型细胞，结合免疫组化检测结果，符合恶性淋巴瘤（弥漫性大 B 细胞淋巴瘤）。

注：淋巴结穿刺组织，其中仅见少量异型细胞，表达 B 淋巴细胞标记，增殖活性很高，考虑为弥漫型大 B 细胞淋巴瘤。因送检材料中肿瘤细胞甚少，尚见部分小淋巴细胞，诊断有局限性，请结合临床，进一步检查淋巴系统，必要时切除送检。

第五章　面颈部巨淋巴结增生症

第一节　颈部巨淋巴结增生症

巨淋巴结增生症,又称 Castleman 病、血管淋巴滤泡增生症、血管瘤样淋巴结增生症、淋巴样错构瘤等。巨淋巴结增生症是一种少见的、原因未明的、介于炎症及肿瘤之间的不典型淋巴组织增生性疾病,由 Castleman(1954)首先描述,并于 1956 年提出其特征。

此病病理学分为 3 型:透明血管型、浆细胞型和混合型。临床上分为局限型和多中心型 2 型。巨淋巴结增生症多见于纵隔,颈部巨淋巴结增生症少见,约占全部患者的 10%~14%。

影像学研究

巨淋巴结增生症组织病理学分 3 型,其中透明血管型占 75%~90%,浆细胞型占 10%~25%,混合型巨淋巴结增生症约占 1%~4%。局限型巨淋巴结增生症 90% 为透明血管型,病灶为单发或多发,平扫密度多较均匀,稍低于肌肉密度,轮廓清楚,T_1WI 多为均匀稍高信号,T_2WI 为均匀高信号,肿块内或其周围可见扭曲扩张的流空血管。

浆细胞型临床表现多为多中心型巨淋巴结增生症,淋巴结多发常见,密度多均匀,部分周围脂肪层模糊不清。该组 1 例浆细胞型及混合型巨淋巴结增生症病灶边界不清,对邻近脂肪组织有浸润,病理上除浆细胞大量浸润,尚有不等的嗜酸细胞、网状细胞,提示浆细胞型及混合型巨淋巴结增生症炎症反应明显。

该组中囊变、钙化及裂隙状低密度影,为巨淋巴结增生症少见表现。Germaine & Newhouse(2003)结合病理学检查,认为囊变区为淋巴窦及淋巴管扩张,该组中 2 例有偏心性小囊变,由于病理取材的关系,囊变的原因不明。钙化并不常见,钙化的发生率约 5%~10%,典型钙化为分支状或簇状钙化,分布于瘤灶中央,该组仅 1 例透明血管型见到边缘点状钙化。病灶内线状的低密度影,该征象尽管并不常见,却可能是诊断巨淋巴结增生症的重要线索,该组 1 例浆细胞型增强病灶内裂隙状的低密度区,镜下为增厚玻璃样变的胶原纤维。

病灶强化是巨淋巴结增生症常见表现,透明血管型与浆细胞型强化方式不同,透明血管型增强病灶内及周边可见点条状的滋养动脉,且多在较早的动脉期明显强化。该组中,1 例 MRI 动态增强扫描显示病变不仅在动脉早期即显著强化,并且随时间推移强化逐渐均匀,延迟中等强化,并与主动脉同步,与 CT 的报道相似。

浆细胞型在较早的动脉期不强化或呈弱强化,晚期中等强化,这与 Johkoh 等(1998)观察的情况一致。结合该组病理组织学特点、影像表现及文献报道,该作者认为巨淋巴结增生症的不同病理类型的强化特点与其组织病理学特点密切相关。

透明血管型巨淋巴结增生症组织切片中可见大量增生的微小动脉及滋养血管,因此在较早的动脉期即明显强化,与此同时,增生的微小动脉多为增厚、玻璃样变的血管,致血液在微循环的停留时间延长,所以不呈现“快进快出”,而是逐渐均匀强化。浆细胞型仅有少许毛细血管增生,并以毛细血管后微静脉为主,因此在较早的动脉期强化不明显。在文献中,尚无浆细胞型动态增强扫描表现的报道,但由于该组病例较少,上述观点尚需更多的动态增强扫描病例及病理学研究检验。

第二节　颈部巨淋巴结增生症病例

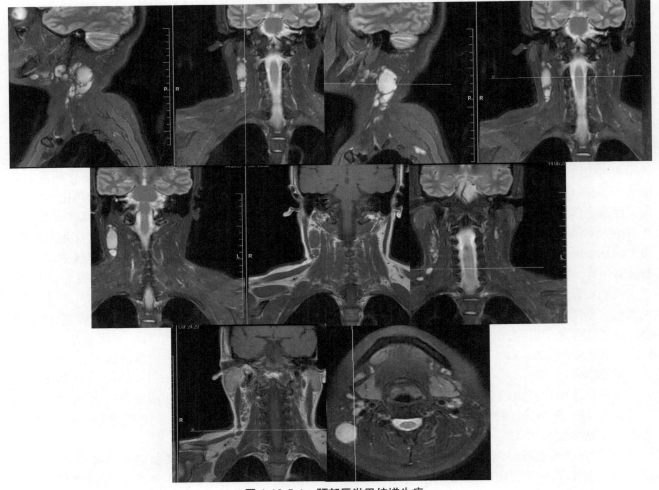

图 1-12-5-1　颈部巨淋巴结增生症

患者，女，35 岁。因发现右颈部肿物 4 天入院。患者于 4 天前无意间发现右颈上部隆起，可及一"核桃"大小肿物，就诊门诊行彩超及颈部磁共振检查，提示：右侧颈部实性包块（图 1-12-5-1）。

病理检查：结节样肿物一块，大小 4.5 cm×3 cm×1.5 cm，切面灰黄灰褐，质中，包膜完整。常规病理诊断：右颈部肿物切除标本：倾向滤泡性淋巴瘤，待做免疫组化及原位杂交检测进一步分析。

免疫组化检测：阳性：CD20（B 细胞 +），CD79α（B 细胞 +），PAX-5（B 细胞 +），CD3（T 细胞 +），CD5（T 细胞 +），CD43（T 细胞 +），CD45RO（T 细胞 +），CD21（树突细胞网 +），CD23（树突细胞网 +），Bcl-6（+，集中于生发中心），CD10（+，集中于生发中心），Bcl-2，Ki-67（+，约 10%）；阴性：CyclinD1，EBV。免疫组化诊断：右颈部肿物切除标本：结合免疫组化及原位杂交检测结果，符合巨淋巴结增生症，透明血管型。

第三节　巨淋巴结增生症

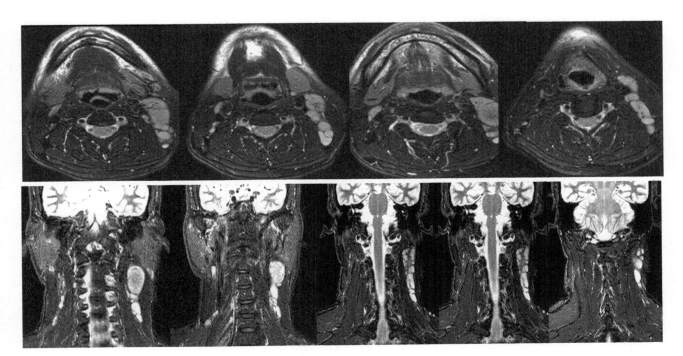

图 1-12-5-2　巨淋巴结增生

病例,男,39 岁。

病理检查:左颈部肿物:已剖开的结节样肿物一枚大小 3.5 cm×2.5 cm×2 cm,切面灰褐,中央灰白,淡黄,质脆,似

有包膜。左颈部淋巴结活检标本:免疫组化诊断:巨淋巴结增生症(图 1-12-5-2)。

第四节　血管滤泡性淋巴结增生(巨淋巴结增生症),透明血管型

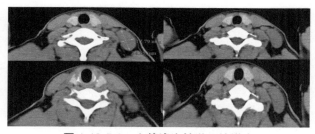

图 1-12-5-3　血管滤泡性淋巴结增生

患者,女,30 岁。因发现左锁骨上肿物 2 周入院。缘于 2 周前患者无意间于左锁骨上扪及有一约"鸡蛋"大小肿物,无疼痛,局部皮肤无红肿、破溃、异常分泌物,无畏冷、发热等

不适。查体:生命体征平稳,神志清楚,左锁骨上皮下可触及一大小约 5 cm×4 cm 大小肿物,质稍硬,边界清,活动度可,无明显压痛。门诊彩超:左侧锁骨上窝皮下软组织低回声团块,内见血流信号,胸片、血常规均无明显异常,结核杆菌抗体(弱阳性)(图 1-12-5-3)。

病理检查:结节状肿物一块,大小 3.8 cm× 3.2 cm× 1.5 cm,切面灰白质中。常规病理诊断:左锁骨上淋巴结增生性疾病,待免疫组化协助诊断。

免疫组化检测:阳性:B 淋巴细胞增生 CD20,CD79a,Bcl-2,Bcl-6(+);生发中心 Bcl-2(-);生发中心 Ki67(+);T 淋巴细胞增生,CD3,CD45RO,CD5,CD43(+);滤泡树突细

胞增生，CD21，CD23，CD35(＋)；浆细胞增生 CD38，CD138(＋)，仅见于淋巴结边缘局部区域；滤泡中心透明样物质 PAS(＋)。阴性：Cyclin D1，CD10（此 2 项仅见少数阳性细胞）。免疫组化诊断：左锁骨上淋巴结增生性疾病,病变表现及免疫表型符合血管滤泡性淋巴结增生（又称巨淋巴结增生，Castleman disease），透明血管型。注：本病原因不明，建议临床随访。

第六章　面颈部淋巴管瘤

第一节　颈部淋巴管瘤

一、病理学

淋巴管瘤为淋巴系统少见的先天性肿瘤样畸形,并非真性肿瘤,瘤体由增生、扩张及结构紊乱的淋巴管组成。淋巴管瘤好发于婴幼儿,80%~90% 病例发生于 2 岁以下儿童,全身多个部位均可累及,以颈部最为常见。

淋巴管瘤是由于淋巴管先天发育异常,原始淋巴囊未能向中央静脉引流,正常淋巴结构异常错构或分支未能与正常引流通道建立联系而隔离淋巴管和淋巴囊所致。

组织学根据淋巴管大小分为毛细管型、海绵状及囊性 3 型,有学者认为他们是一种病变的不同时相,常混有毛细血管。

囊性淋巴管瘤也称淋巴水瘤,由大淋巴管腔隙构成大小不等的囊性病变,内衬单层内皮细胞,囊壁菲薄,与淋巴管相通为乳糜液。

二、临床表现

淋巴管瘤常见于健康小儿,国外统计出生时占 50%~65%,2 岁以前发病占 80%~90%;一组按年龄分组统计仅发生在颈部的淋巴管瘤显示婴幼儿最多,可占 62.1%,学龄儿童仅为 13.8%。男性发病率明显高于女性。

淋巴管瘤在全身以颈部最常见,约占 80%,主要位于颈后、颈外三角,约 10% 伸入纵隔。该组 17%(5 例)延伸至纵隔,较国外略多。另外有报道少数合并内分泌及染色体异常,该组病例尚未发现这种表现。

临床表现上颈侧部多见软质性肿块,有波动感;肿瘤生长较慢,多无疼痛,易并发感染及囊内出血。

瘤体较大时可压迫气管和食管,甚至引起呼吸窘迫和吞咽困难。

三、影像学研究

超声:颈部淋巴管瘤超声表现为颈部或由颈部向纵隔内延续的囊性包块,张力偏低,液体透声好,后场增强。多房者内见多条纤细分隔;合并感染时,囊壁增厚、不光滑;囊内可有点状回声,透声减低。合并出血时,可见絮状弱回声凝血块。该组 3 例血管淋巴管瘤表现为囊实性肿块,多分隔似蜂窝状结构;多普勒超声检查多房分隔型或混有血管瘤组织时,在分隔或实性部分探及稀疏低速滋养动脉血管。

CT:CT 平扫表现为颈部多房或单房性薄壁水样密度肿块,密度均匀,大小不等,弥漫分布,向上可达颌下间隙、甚至颞部,向下达下纵隔,向外达腋窝。典型特征为沿疏松组织间隙呈"爬行性生长",其形态与局部间隙往往相吻合,周围肌肉或脂肪等组织结构清晰。由于颈部组织比较疏松,故肿块体积较大,张力高,范围广,边界欠清,并压迫邻近结构。在 CT 检查中该组 6 例可见浸润、爬行生长,其中 5 例明显压迫、推移周围组织,如气管、纵隔等。和其他囊性病变一样,如囊肿合并感染、出血或脂质含量增加时,囊内 CT 值增高,容易误诊。因此,诊断需密切结合临床。其中出血时可出现液 - 液平面。另外该组 1 例误诊为血管瘤。病灶本身无强化,合并感染时,囊壁增厚强化;而伴发海绵状血管瘤时,病灶亦出现强化。

四、鉴别诊断

恶性肿瘤:淋巴管瘤在组织间隙中"爬行性生长"是其最有特征的表现,而不同于恶性肿瘤对周围组织的"侵犯性生长"。

另外，颈部囊性淋巴管瘤需与甲状舌管囊肿、舌下囊肿、舌下脓肿、鳃裂囊肿及囊性变神经源性肿瘤等良性囊性肿瘤鉴别。

甲状舌管囊肿：甲状舌管囊肿为颈中线或中线旁肿块，位于舌骨前、后方或舌骨内，沿甲状舌管行程。

舌下囊肿：壁光整，向周围组织推移而非浸润性改变。舌下脓肿成熟期壁薄均匀，但周围组织有炎性改变，无潜入征象。

鳃裂囊肿：发生在颈前三角区（第3鳃裂囊肿发生在颈后三角区），多为单房常有瘘管形成。囊性神经鞘瘤或神经纤维瘤增强扫描实质呈部分强化，有别于淋巴管瘤。

综上所述，CT和超声可清晰显示颈部淋巴管瘤的部位，大小及延伸范围，多数能作出定性诊断。肿瘤早期检测以超声最敏感，CT有利于显示深部病变及病变向纵隔蔓延的范围，提供更丰富的形态学信息，有利于临床治疗方案的选择；并且能引导硬化剂治疗深部组织的淋巴管瘤。另外淋巴管瘤术后尚有10%~15%的发病率，因此，CT还是术后的一种随访手段。

第二节　颈部囊性水瘤

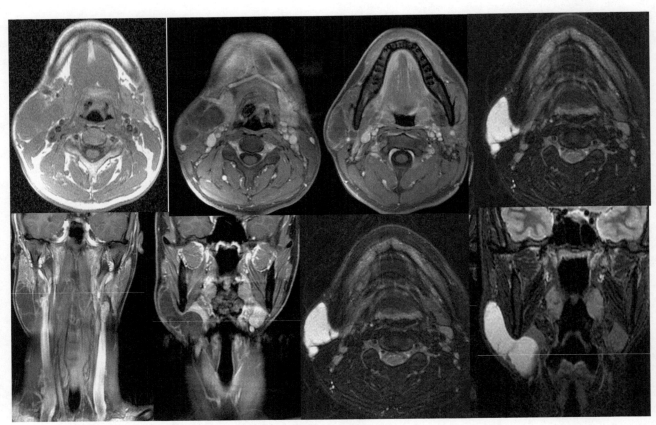

图 1-12-6-1　颈部囊性水瘤

患者，男，20岁。病程急，患者缘于三天前晨起时突然发现右颈上部下颌角处有一包块，约鸡蛋大小，外生性，质软，无明显疼痛，无头晕、恶心等不适。急就诊我院普外科，予穿刺抽出鲜红色血性液体约4 ml，不凝固，肿物稍变小，建议住院治疗。今晨发现肿物较昨日变大，约鹅蛋大小，吞咽及左侧转头时肿物区轻度疼痛（图1-12-6-1）。

手术所见：于右上颈部肿物表面偏上方，顺颈横纹颈上部的横型切口，切开皮肤，见肿物于皮下至深面，界限不清，于正常组织内沿肿物行锐性切除，肿物为囊性，呈多个大的囊腔，壁薄，分离时偶有破溃，见内容为暗红色稀薄血性液体,液体流出后囊腔缩小,与囊性水瘤临床及术中表现符合。

病理检查:腮腺颌下颈深部肿物:灰褐色软组织一块,体积 7.5 cm×2.5 cm×2.5 cm,切面紫褐,可见数枚结节,直径 0.5~1.7 cm。"颈深上淋巴结"灰红色结节一枚,体积 1.3 cm×0.6 cm×0.3 cm。腮腺颌下深部肿物及颈深上淋巴结切除,大小共 7 枚,均为淋巴结,大者 1.7 cm,淋巴滤泡结构清晰,淋巴细胞及组织细胞增生较活跃。

免疫组化检测:阳性:CD20(B 细胞),CD79a(B 细胞),CD3(T 细胞),CD45R0(T 细胞),CD5(T 细胞),CD43(T 细胞),CD68(组织细胞),CD163(组织细胞),CD21(树突细胞),CD23(树突细胞),CD35(树突细胞),S-100(散在),Ki-67(约 10%,集中在生发中心);阴性:Bcl-2,CK(P),EBV,CD1a。免疫组化诊断:腮腺颌下深部肿物及颈深上淋巴结切除均为淋巴结反应性增生。

囊性水瘤作为淋巴管瘤中一个较大的分支,多数学者认为淋巴管瘤是与颈静脉囊相连的外周淋巴系统的先天性畸形,最终导致外周淋巴液不能汇流至颈淋巴囊。

第十三篇　面颈部骨与关节

第一章　颈椎

第一节　关于"颈椎病"的命名（医学的发展与疾病的命名的讨论）

20世纪七十年代,临床上出现了"颈椎病"这个名字,它泛指颈部各种症状和体征,用处十分广泛,当时,国内的影像诊断只有X线检查,只能在颈椎照片上观察有无椎体和附件的骨质增生和破坏,生理曲度有无变化,椎间隙和椎间孔是否出现异常,颈部的其他组织,诸如椎间盘、血管、神经、韧带、肌肉的情况一样也不能观察到。对病人的体征和症状的解释也模棱两可。

记得在20世纪末的一次影像诊断学界的全国性学术会议上,不少同仁都提出,由于CT和MRI的逐渐普及,颈椎的许多病理情况都可能在影像诊断中发现和诊断,当颈椎出现异常症状和体征时,十分笼统地称之为"颈椎病"相当不合适,这个命名早就应该被废弃。许多同仁在讨论发言时对此都表示认同。

可是,有个别的同仁指出,这个命名不是单独影像诊断学界提出来的,而是在骨科、理疗科、神经科、放射科等多个学科专家学者一起开会讨论时提出来的,如要废除此命名,不宜由放射科专家独家提出,而应多学科一块协商后提出。尽管此次会议未就此事达成共识,形成文件,但是在会后,我们了解到全国各地大多数三级医院已慢慢地没有再用"颈椎病"这个名字了。

原因很简单,随着超声、CT与MRI的普及,颈椎各部的病变,以及以前不能观察到的椎间盘、血管、神经、韧带和肌肉的病变都可以通过多项影像学检查、观察、分析和研究,可以进行十分准确的,有针对性的治疗,治疗效果相当满意。

随着影像诊断水平的提高,泛泛地、笼统地认识颈椎疾病,慢慢变成了细致地、精准地确定颈椎病变的具体部位和性质,从而在颈椎疾病的临床治疗上取得了飞跃的进步。与时俱进,"颈椎病"这个名词早已完成它的历史使命了,早就应该不再使用了。

题外的话,随着20世纪"颈椎病"的出现,在一些地方的临床工作中,还出现了"腰椎病"、"腹痛病"等类似的笼统含糊的疾病名称,一些学者指出,在临床工作中出现此类含糊不清的称谓似乎还情有可原,因为临床上在未进一步检查时,只能根据症状和体征来给疾病命名,而在影像诊断上,则不可如此称谓疾病。超声、CT、MRI和PET检查可清楚显示病变的部位和性质,增加了许多关于疾病的各类信息,宜明确告诉医师临床病变之所在,方便医师做出确切的诊断,切不可再笼统含糊其辞地随意给疾病命名了。

第二节　关于"颈椎病"

颈椎位于较为固定的胸椎和有一定重量的头颅之间,活动度大,容易产生劳损。一般认为,"颈椎病"的发病是多种因素共同作用的结果。目前认为"颈椎病"发病机制有如下几种:

一、机械性压迫学说

分为静态压迫和动态压迫两种因素。从静态性压迫因素方面来看,椎间盘变性从20岁就可能开始，30岁以后出现颈椎间盘退行性改变，随着其累积性损伤，可使其退变加重致使椎间盘的纤维环变性、肿胀、断裂，使裂隙形成，导致椎间盘膨出或突出，纤维环的耐牵伸等能力下降，椎间隙变窄，椎体间产生异常活动使椎体上、下缘韧带附着处产生牵拉性骨赘，这些骨赘和突出的椎间盘突入椎管压迫脊髓或神经根，产生相应症状。

二、颈椎不稳定学说

颈椎退行性变造成颈椎节段间不稳，颈椎屈、伸活动时，脊髓在椎体后缘骨赘上反复摩擦，脊髓微小创伤的积累导致脊髓病理损害。另外，颈椎退行性变导致的不稳定，椎间关节的活动度增加可引起脊髓侧方动脉及其分支的痉挛，也刺激颈椎交感神经反射性引起动脉痉挛，导致脊髓局部供血差。

三、椎动脉病变

椎动脉后方的钩椎关节、后方的小关节以及横突孔的骨质增生压迫椎动脉，直接造成椎动脉的狭窄。①钩椎关节增生和肥大的关节突，关节直接压迫椎动脉造成椎动脉的扭曲、狭窄等改变；②颈椎失稳刺激椎动脉周围交感神经而引起椎基底脉及其分支的挛缩；③颈椎横突孔骨性狭窄或先天发育纤细；④椎动脉本身的退变硬化所产生的自身原发性病变。

以往，"颈椎病"的治疗预后不是很理想，如在发病早期做出诊断并及时治疗，则可能获得良好的预后。目前对"颈椎病"的常用影像检查方法有X线平片、CT、MRI等。

X线平片仅仅在观察椎体序列、曲度，椎间隙、椎体前缘骨质增生，前纵韧带钙化以及项韧带钙化方面与颈部CTA价值相当，在椎体后缘骨质增生、横突孔异常、后纵韧带增厚、黄韧带增厚以及椎间盘、脊髓、神经根、椎动脉方面没有诊断价值。

MRI能观察椎间盘、神经根、脊髓、韧带的变化，对软组织的观察在影像检查中首屈一指，但对骨性结构细微改变的显示尚不如CT；单纯的颈部MRA对椎动脉显示尚可，对颈椎骨性结构、椎间盘、神经根、脊髓、韧带显示欠佳。单纯的颈椎CT平扫仍有不足，未能显示椎动脉的病变以及椎动脉与周围骨性结构的关系。

通过颈部CTA可以更多地了解关于颈部解剖结构异常改变与颈椎病的相关性，提高颈部CTA在颈椎疾病中的诊断价值，为选择合理的、规范的颈椎病检查方法提供依据。

颈部CTA的技术优势：①目前行颈部CTA检查的MSCT机型多数为64排以上，层厚薄至0.625 mm，对病灶细微结构显示清楚；②可以做二维矢状位、冠状位、椎间盘横断位甚至任何角度二维后处理成像，立体显示颈椎序列曲度、椎间隙、椎小关节间隙、韧带增厚等结构的变化，观察神经根、颈髓受压的征象；③可以做三维血管成像显示椎动脉，清晰观察椎动脉血管壁硬化、血管狭窄、血管先天狭窄、血管先天变异，还可以三维成像横突孔、椎间孔，观察横突孔与椎动脉的关系，钩突与椎动脉的关系。

一项研究对60例颈椎病患者的颈部CTA图像分析，一方面从"颈椎骨性结构、椎间盘及韧带"压迫颈髓，压迫神经根的病变征象，可以得出有利于诊断"神经根型颈椎病"、"脊髓型颈椎病"的影像依据。

该组有20例符合"神经根型颈椎病"，与临床诊断符合率100%；有19例符合"脊髓型颈椎病"，与临床诊断符合率为95%。另外观察"椎动脉硬化、椎动脉狭窄、椎动脉变异、颈椎钩突关节增生压迫椎动脉、横突孔压迫椎动脉"的病变征象，可以得出有利于诊断"椎动脉型颈椎病"的影像依据。有16例符合"椎动脉型颈椎病"，与临床诊断符合率为80%。

颈部CTA检查可以从颈椎序列曲度、椎体骨性增生、钩突骨质增生、横突孔狭窄及变异、韧带增厚钙化、椎动脉硬化病变、椎动脉先天变异、软组织病变几方面寻找异常征象，这几方面的异常征象都是引起颈椎疾病的因素，也就是说1次颈部CTA检查可以同时获得"神经根型颈椎病、脊髓型颈椎病、椎动脉型颈椎病"的诊断信息，能为"颈椎病"的诊断提供有力的影像学依据。

既往对颈部CTA的关注多局限在颈部血管病变，忽视了骨性结构、椎间盘、神经根、脊髓以及邻近软组织的影像变化。其实影像学发展至今，CT检查已经不再仅仅能观察某种疾病的单一器官异常征象，还很有可能在为这一疾病做检查时观察到更多的关于这一疾病的相关解剖的异常征象，原因是CT扫描范围广；例如颈部CTA，它不仅提供了颈部血管的征象，也把血管周围骨性结构、颈椎序列曲度、椎间盘、脊髓、神经根、邻近软组织纳入扫描范围内，所有这些解剖结构的异常改变，都有可能引起"颈椎病"。

在观察患者颈部 CTA 图像时可同时观察颈椎骨性结构、椎间盘、脊髓、神经根和周围软组织的异常征象,及时为患者做出准确、全面的诊断,缩短患者就诊的时间,避免耽误病情。该研究不足之处是未能观察椎动脉周围交感神经的异常改变,也未对颈部肌肉的异常变化进行详细研究,有待进一步研究。

第三节　脊髓型颈椎疾病

由于颈椎结构的退变而引起对脊髓和/或支配脊髓血管的压迫,导致不同程度的脊髓功能障碍称之为脊髓型颈椎疾病。

脊髓型颈椎疾病是中年以上脊髓功能障碍最常见的原因,颈椎椎间盘的退行性变为脊髓型颈椎疾病基本病理基础。

随着退变的进展,椎体后缘骨赘形成、椎间的连接结构(椎间盘、后纵韧带、黄韧带、钩椎关节等)在长期异常应力作用下变性和增生均可突入椎管,使脊髓周围的有效空间减小、血供受阻。椎管退变内容物除对颈髓产生直接压迫外,通过压迫脊髓前动脉或沟动脉使脊髓缺血缺氧而受损是产生脊髓型颈椎疾病重要的因素。

对脊髓型颈椎疾病大量自然史的追踪研究表明,本病总体是呈进行性加重的退行性疾病。Clark(1988)报道 120 例,认为本病一旦出现脊髓功能障碍则就不可能完全恢复正常,尤其是运动障碍是永久性的并随时间的延长而加重;有学者分析 188 例脊髓型颈椎疾病,其中 82% 由于病程较长,即使彻底减压脊髓功能也多呈逆性损害,手术疗效差,所以脊髓型颈椎疾病的早期诊断和早期治疗显得尤为重要。

一、颈椎管内退变结构的动态性致压作用

通过改变头颈部体位而检出的动态霍夫曼(Hoffmann)阳性体征是临床早期诊断脊髓型颈椎疾病的重要指标,此乃说明颈椎管内诸退变结构在动态状态下可较静态更早期地发生对脊髓神经根的压迫作用。

二、骨性椎管

临床证实发育性颈椎管狭窄是引发脊髓型颈椎疾病的原因和基础之一,故骨性椎管矢状面的大小是以往评判脊髓型颈椎疾病主要的影像学和临床指标(一般认为颈椎管的正常下限则应是 11 mm 左右);之后的学者发现椎管与椎体矢径的比值(Pavlov 比值,正常为 1 左右)是判断颈椎管大小更可靠准确的指标,Pavlov 等(1987)认为如比值在 0.80~0.85 则脊髓型颈椎疾病发生可能性增大,如果在 0.50~0.75 则脊髓型颈椎疾病必然发生。

正常颈椎管矢径在伸屈运动时会有变化,前屈位最大,自然位次之,后伸位最小。该组病例未测量骨性椎管的大小,但活体动态 MRI 显示,前屈位时随着前屈弧度的加大,椎管前壁的增生骨赘、椎体滑脱等可形成对脊髓较自然位明显加重的压迫征象;此外,该组病例观察到如伴有颈段脊柱生理弧度异常,尤其是形成反弓者在前屈位时更易形成椎管狭小和脊髓压迫。后伸位时增生骨赘或滑脱椎体同样可对脊髓形成较自然位明显的压迫作用。该组病例显示椎管的后壁结构除黄韧带因素外,椎小关节的增生和滑移,也可在后伸运动时产生前压作用。

三、硬膜囊

上述骨性椎管矢径大小仅有相对的临床意义,对脊髓而言,更重要的是它的代偿空间硬膜囊的大小。活体 MRI 观察硬膜囊前和囊后间隙的大小在 T_2WI 矢状面较为直观。正常人伸屈运动时,硬膜囊的矢径在前屈时大于自然位,自然位又大于后伸位,这种变化在动态 MRI 中得到证实,且以 $C_{5/6}$、$C_{6/7}$ 和 $C_{4/5}$ 最为明显。而对于颈椎疾病患者,该组病例提示硬膜囊前间隙在前屈和后伸时都较中位(自然位)狭小,而囊后间隙主要在后伸位时变小。

近年来也有学者研究测定椎管横断面积(CSAC)和硬膜囊横截面积(CSADS)及其动态变化,研究指出各层面的椎管横断面积前屈位均较伸展位增大,而过伸位椎管横断面积可缩小 11%~16%。

四、椎间盘

颈椎的退变常较早地发生于椎间盘，通常在脊髓型颈椎疾病患者椎间盘突出是脊髓受压的主要原因。退变椎间盘在伸或屈活动时均可较自然位突出程度加重；该组前屈位和后伸位时椎间盘突出较自然位加重者分别达 51.78%（29/56）和 28.37%（16/56），这主要是因为前屈运动时髓核内压有明显的增高，椎间间隙内压应力加大，髓核易向后推移；而后伸位时变性的纤维环松弛，使纤维环和髓核也易向后突出。

但该组病例观察到椎间盘在伸屈时突出加重的程度并不很明显，突出椎间盘主要是与增生骨赘、后纵韧带等结构在间隙平面混合形成较自然位更明显的脊髓前压作用（被称之为"动态叠加作用"）。

五、黄韧带

黄韧带是体内弹性纤维比例最高的结构（高达80% 左右），正常人由于特殊的预张力作用，黄韧带在前屈拉长、后伸回缩时不至于皱折凸入椎管。颈椎疾病患者由于黄韧带退变增厚，弹性明显减低，在过伸位时不易缩短而发生折曲，从后部突入椎管而压迫脊髓神经根。黄韧带这种动态的后伸致压作用在该组病例中得到了很好的证实和显示，同时发现后部黄韧带的折凸，如与脊髓前方的椎间盘突出等致压因素可共同构成对脊髓前后方的"钳压作用"，而这往往对脊髓型颈椎疾病患者脊髓形成最严重的压迫作用，该组 8 例 T_2WI 出现髓内高信号提示脊髓受压变性的都是出现在脊髓前后方有钳压作用的平面。

六、后纵韧带

颈椎疾病患者合并颈椎后纵韧带骨化症（OPLL）临床并不少见，而颈椎后纵韧带骨化症最严重的结果正是导致脊髓病的原因。有学者报道45 例颈椎后纵韧带骨化症中 7 例（15.6%）脊髓损害且均症状较重。该组 60 例颈椎疾病中 21 例（35%）出现后纵韧带增厚。动态 MRI 显示连续分节型颈椎后纵韧带骨化症者可构成非椎管连接平面脊髓前方的主要致压因素，且与增生骨赘类似，它对脊髓的动态压迫损害主要体现在前屈位时。

七、椎体不稳

脊髓型颈椎疾病的脊髓压迫损伤机制中退行性变引起的椎间关节不稳、椎体滑脱，近来越来越被学者所重视，更有学者提出"压迫"和"不稳定"是脊髓型颈椎疾病的 2 个不可缺少的因素。

活体 MRI 动态扫描较 X 线侧位片的优势在于它可观察动态性椎体滑移以及由此而形成的动态性脊髓压迫（一般认为椎间水平的动态位移达到 2.5 mm 即可导致脊髓致压改变。

有学者注意到不同病例前屈和后伸位都可加重滑脱的程度，而在加重滑脱的相反体位上往往则可减轻甚可消除椎体的滑移，这在该组的 7 例前屈位时出现颈脊柱生理弧度曲线折断者中体现明显，这种动态性曲线折断也是椎体不稳的重要 MRI 表现征象。发现颈椎体不稳、滑脱导致的脊髓致压征象被学者认为是 MRI 早期诊断脊髓型颈椎疾病的指标之一。

八、脊髓的动态性受压损伤

观察正常人颈椎伸屈运动时，脊髓自身的形态大小也会有所改变（脊髓长度在屈曲时将伸长，后伸时将缩短，同时脊髓的横截面也会随之变化，前屈拉长变细，后伸折叠变粗），但因变化幅度较小且有硬膜囊的缓冲间隙而影响不大，同时脊髓也不会因椎管生理性动态矢径的改变而受压。脊髓型颈椎疾病的发生则是颈椎疾病患者椎管内前述诸退变结构长期对脊髓形成慢性脊髓损伤的结果。

九、前屈运动

随着脊柱弧度的加大，椎体后缘增生骨赘、退变突出的椎间盘组织和增厚骨化的后纵韧带（它们常常又可形成混合性突出物）等将进一步向椎管内后凸。一方面可直接压迫脊髓（"前压效应"）；另一方面脊髓受两侧齿状韧带和神经根袖的固定作用，而阻挡脊髓受压后移，这种侧方固定的作用产生"锚固效应"而使脊髓两侧牵引力异常增高，加大脊髓的损伤，影响脊髓的血供（提供 65%~70% 血供的脊髓前动脉恰位于脊髓正中矢状位，易受前方压迫缺血，故脊髓型颈椎疾病患者多表现为各种形式的前脊髓综合征）。

十、后伸运动

此时椎管矢径变小，横截面积减少（可达11%~16%），但相应平面脊髓面积可增加9%~17%，在有效空间已变小的椎管内，突出的椎间盘组织、骨赘和肥厚的后纵韧带从前方，而增厚皱折前凸的黄韧带从后方，共同形成对脊髓前、后方的致压作用（"钳夹效应"）。

反复伸屈运动的这些机械性损伤都将引起脊髓微血管的损坏，刺激软脊膜交感神经引起供血血管的痉挛栓塞，使脊髓发生缺血缺氧，导致和加重脊髓的不可逆损伤。

十一、MRI 动态扫描的临床意义

实际工作中临床和影像学检查对脊髓型颈椎疾病的判断往往会出现不一致的现象。通过对该组病例动态分析，体会到这正是由于传统的 MRI 静态扫描仅仅静态地显示了退变结构的形态而忽略了它们的动力学压迫，即对动态致病作用的揭示。通过动态成像揭示出退变结构在静态下没有显示出的对脊髓的压迫作用，也正是该研究颈椎 MRI 运动扫描对脊髓型颈椎疾病早期诊断的意义和作用。

脊髓损伤的产生不仅仅取决于椎管大小和椎间盘突出的程度等，动态 MRI 显示已发生退行性改变的某些结构只有在动态状态下才产生对脊髓有致病意义的压迫作用，并引起相应的临床症状；而某些静态显示轻微的退变结构在动态的状况下将会对脊髓产生主要的致压损害作用，且在动态时还会产生相互叠加效果的致压损害作用。

MRI 动态扫描对医师在脊髓型颈椎疾病的临床治疗方案制定和手术途径的选择也将起到很大的帮助。脊髓型颈椎疾病动态 MRI 扫描对致病作用的揭示也可使医生帮助和指导患者纠正不良姿势（如长期低头伏案工作），改变他们不利的工作和生活习惯，从而起到减轻症状，延缓病程（减缓致病因素对脊髓的压迫）的作用。

由于颈椎是 3 轴 6 自由度的联合运动结构，并受到重力的影响，该组仅讨论了颈椎在矢状前后位单轴方向的运动改变，今后将进一步研究颈椎在旋转状态和头颈部加压状态下的 MRI 动态变化。

第四节　神经根型颈椎疾病

神经根型颈椎疾病在各型颈椎疾病发病中占首位，约 50%~60%，因颈椎椎间盘退行性改变及其继发性病理改变累及神经根为主，并出现与病变首发症状相一致的根性症状和体征。

一、临床表现

1）首发症状：神经根型颈椎疾病，首发症状为颈肩背部疼痛，所以中老年患者首发症状为颈肩背部疼痛时应首先考虑为神经根型颈椎疾病。

2）疼痛的区域划分：可将颈肩背部的疼痛部位分为项部、肩胛冈部及肩胛骨体部。结合查体发现：C_5、C_6 障碍大多为肩胛冈部疼痛，C_7、C_8 障碍大多为肩胛骨体部疼痛，而任何神经根障碍均有颈部疼痛。

3）肌力、反射及痛觉：C_5 障碍时三角肌肌力低下，C_6 障碍肱二头肌肌力及反射低下、拇指痛觉下降；C_7 障碍肱三头肌肌力及反射低下、中指痛觉降低；C_8 障碍手内侧肌力低下、小指痛觉降低。

尽管以上特点与神经支配区域相一致，但常被临床医生忽视，应引起重视。有学者指出本病的肌力改变多为 4 级肌力，出现 3 级以下肌力的仅占14%，故检查时必须仔细，同时当检查者与患者均为右利型手时，检查者用右手检查患者右侧肌力，用左手检查左侧肌力更为准确，应引起注意。

4）一组 Eaton tese 阳性率为 46.8%，而 Spurling tese 为 82.5% 的阳性率，因此后者更有诊断价值。

二、影像学研究

1. 颈椎生理曲度及序列改变　当患者颈椎前屈15°~20° 时，黄韧带、后纵韧带纤维被拉长，可使颈椎椎管矢状径和神经根管（椎间孔）相应增大，利于自我保护，增加了颈椎的相对稳定性，使患者感到舒适，因此神经根颈椎疾病患者常保持颈椎前屈位，影像上表现为颈椎生理曲度消失或反弓畸形，常有 $C_{4/5}$ 及 $C_{5/6}$ 椎体序列失常或失稳、滑动，临床表现多为颈背部酸困，肩部不适。CR 侧位片及过伸、过屈位片显示最好。

2. 椎间孔和横突孔的位置　颈椎关节的位移、滑动常导致椎间孔变小和横突孔扭转，而刺激、压迫神经根，引起神经根受损症状，临床上表现为上臂、前臂及手指相应神经支配区困麻，有"触电"感，霍氏征（＋）；部分患者扭头时可出现眩晕，甚至发生"猝倒"。CR颈椎双斜位片显示椎间孔最好；CT片显示横突孔最好。

3. 钩椎关节及椎间关节变化　Triano（1992）研究认为钩椎关节、椎间小关节的增生、骨赘形成和神经根周围以及颈椎管内的某些粘连是造成临床根性症状的原因之一。颈椎关节增生和颈神经根的肿胀粘连，致使椎间孔变小，压迫、刺激神经根，引发神经症状。CR颈椎双斜位片显示颈椎小关节最好。

4. 滑膜嵌顿　Kwachuk & Herzog（1993）提出脊柱小关节间的滑膜嵌顿是造成脊柱活动受限和疼痛的主要原因。脊柱小关节内的半月板样结构是颈、腰椎小关节的解剖学特征，该结构受压造成颈痛或反射性肌肉痉挛等临床症状。

5. 颈椎间盘突出　椎间盘是颈椎承载系统中最为关键的部分，椎间盘的宏观力学行为具有黏弹性。有学者实验研究表明椎间盘的变化和髓核以及纤维环所受应力的重新分布有关，力学上异常受载是椎间盘退变和突出的重要因素，当椎间盘向侧后方突出，刺激神经根时，引起神经根受损症状。CT显示颈椎椎间盘突出较好；MRI显示椎间盘突出的方向、程度及神经根受累情况最佳。

6. 椎管狭窄、脊髓变性　椎间盘突出、后纵韧带及黄韧带肥厚和钙化等，可引起椎管狭窄，甚至导致脊髓水肿、变性而引起相应的脊髓损伤症状。CT显示钙化最好，MRI显示脊髓受压、水肿及变性等最好，可见脊髓受压、变形，其内有条形长 T_1、长 T_2 信号影。

三、鉴别诊断

约80%的神经根型颈椎疾病患者，首发颈肩背部疼痛3周以后出现上肢疼痛及手指麻木症状，因此在发病初期最易造成误诊，多被诊断为颈型颈椎疾病、肩关节周围炎或背部肌筋膜炎等，应注意鉴别诊断。

神经根型颈椎疾病发病率较高，其影像学表现及临床症状和体征具有特征性，将二者结合起来仔细分析，对提高神经根型颈椎疾病的诊断准确率有重要价值，可为临床早期治疗、正确治疗提供可靠依据。

第五节　罕见颈椎峡部不连伴多重假关节形成

颈椎椎弓峡部不连，指上、下关节突之间的峡部不连或断裂。临床以腰椎椎弓峡部不连多见，颈椎椎弓峡部不连罕见。颈椎峡部不连成因尚不明确，好发于 C_6，可能与 C_6 椎体活动度较大、椎弓峡部受到剪切力大有关。

颈椎上下关节突发生退变、不稳定时，可致椎间孔变小，脊髓受压，产生相应颈椎病症状。本病常合并颈椎部位其他先天性畸形，如脊柱裂、关节突发育不良、椎弓根阙如等。

该例颈椎峡部不连，具备典型的"双关节征"征象，影像上容易诊断。但由于 C_6 椎体发育畸形，导致 $C_{5、6}$ 下关节突及 $C_{6、7}$ 上关节突形成了多重假关节。一般峡部不连为峡部上下离断，该例峡部不连为峡部前后离断状，加之合并 C_6 隐裂，罕见。

鉴别诊断

本病需与单纯颈椎椎弓峡部不连及创伤、肿瘤等原因造成的颈椎椎弓破坏相鉴别。

单纯椎弓峡部不连：单纯椎弓峡部不连椎体一般无变扁，上下关节突发育正常，仅为椎弓峡部的不连或断裂。

肿瘤所致颈椎椎弓峡部不连：在肿瘤所致颈椎椎弓峡部不连，一般可见占位性病变及不规则骨质破坏。

创伤所致颈椎峡部不连：创伤所致颈椎峡部不连一般会显示较锐利、规则的骨折线，脊髓及颈部软组织 MRI 可见水肿表现，该例患者颈椎 MRI 未见明显外伤性改变。

CT可直接观察颈椎的骨性和软组织结构，其软组织对比度远远高于平片，所以能够显示此多重小关节的复杂吻合关系，凸显出对该病无法比拟的诊断优势。

第六节　误诊病例简介:颈椎转移性恶性黑色素瘤误诊为颈椎结核

恶性黑色素瘤起源于胚胎时期神经嵴细胞的高度恶性肿瘤,多见于皮肤和黏膜,发生骨转移临床较为少见,一般多先累及局部淋巴结后由血行转移到肝脏、肺、皮肤、脑、骨等,转移至椎体多以病理性骨折为首发症状。

发生于椎体的黑色素瘤可分为原发性及转移性,当患者合并有皮肤或黏膜恶性黑色素瘤,椎体也发生黑色素瘤者多为转移性,当椎体椎管存在恶性黑色素瘤但皮肤黏膜没有病变多为原发性。

黑色素瘤转移到椎体少见,常见于扁骨或松质骨,其病变多而广泛,伴有软组织肿胀,呈溶骨性或混合型,易合并病理性骨折。

影像学研究

X线表现为椎弓根破坏或溶骨性改变以及椎体骨质疏松。

CT上表现为骨质广泛性破坏,破坏区内无骨硬化性边缘以及沙砾状死骨,可累及椎体附件并导致周围软组织肿胀。仅依据X线或CT与其他发生于椎体的骨质破坏型病变如椎体结核和转移瘤不易鉴别。

但MRI诊断黑色素瘤有特点,表现为T_1WI高信号,T_2WI低信号,基本原理是由于肿瘤内含有足量的黑色素和含铁血黄素,而黑色素缩短T_1和T_2时间表现,从而出现特有的MRI征象,根据MRI可将黑色素瘤与其他椎体破坏性病变鉴别开来。

当MRI影像诊断怀疑黑色素瘤椎体转移后应详细询问病史并行体格检查,特别注意隐蔽部位如鼻咽肛门等处的黑痣。

该例患者因以前有结核病史,没有考虑典型的黑色素瘤表现从而导致误诊。

第七节　朗格汉斯细胞组织细胞增生症病例

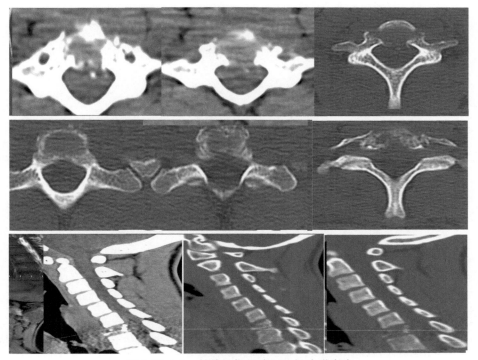

图 1-13-1-1　朗格汉斯细胞组织细胞增生症

病例,男,19岁。颈部疼痛并双上肢麻木、无力25天入　　院。缘于25天前患者无明显诱因出现颈肩部疼痛并伴双上肢麻木、无力,轻度胸部束带感,无头晕、恶心、呕吐,无潮热、盗汗、咳嗽、咳痰、发热,无明显双下肢麻木、无力,无大小便失禁等,症状在弯颈、劳累后症状加重,休息时症状未见明显缓解且有逐渐加重趋势。自发病来,精神、睡眠、饮食可,大小便正常,体重未见明显变化(图 1-13-1-1)。

病理检查:骨组织一块,大小 5 cm×4.5 cm× 1.2 cm,另见软组织及暗红色一块,总体积 5.5 cm× 2.5 cm×1.2 cm。病理诊断:颈 7 椎体骨与软组织:软组织中见淋巴细胞、浆细胞、嗜酸性粒细胞、巨噬细胞及多核巨细胞浸润,血管丰富,充血出血,伴纤维组织增生。骨组织在脱钙中。待脱钙及免疫组化标记后再做诊断。

免疫组化检测:软组织中朗格汉斯细胞 CD1a, S-100 阳性;巨噬细胞及多核巨细胞 CD68, CD163 阳性;T 淋巴细胞 CD45RO,CD3 阳性;B 淋巴细胞 CD20,CD79a 阳性;浆细胞 CD138,CD38 阳性。骨组织中朗格汉斯细胞 CD1a,S-100 阳性;巨噬细胞及多核巨细胞 CD68, CD163 阳性;淋巴细胞 CD45 阳性。

免疫组化诊断:颈 7 椎体的骨与软组织:软组织中见淋巴细胞、浆细胞、嗜酸性粒细胞、巨噬细胞及多核巨细胞浸润,血管丰富,充血出血,伴纤维组织增生。免疫组化标记显示病变中含有朗格汉斯细胞、组织细胞、T 和 B 淋巴细胞及浆细胞。骨组织脱钙后见类似病变及细胞免疫表型。综合上述表现,考虑为朗格汉斯细胞组织细胞增生症。请注意其他组织有无异常。

第二章　上颌骨

第一节　诊断陷阱：上颌骨的假骨折线和假性病变

上颌神经感觉支末稍分布于面部中分结构与上颌齿槽及牙齿，此神经起始于三叉神经第二段，主干通过颅底圆孔抵翼腭窝。后上齿槽神经起自于翼腭窝中的上颌神经，如果后上齿槽神经形成较大的干，它可与血管一起走行于上颌骨外侧壁，产生后上齿槽神经血管通道，导致上颌窦壁出现透光线影，伪似骨折。

上颌神经继续向前经翼腭窝进入眶底，此处名眶下神经，它位于一个无顶的骨性沟槽中，居上颌眶底的后份，再向前方行进则完全为骨质包围。眶下神经在接近上颌骨眶下管前端处，发出前上齿槽神经，它与血管一块途经上颌骨前壁，形成前上齿槽神经血管通道，为一假骨折线，该神经支配犬齿、切齿、鼻窝前底和鼻中隔的前部。

上颌骨骨折最常见的 X 线征是透光线，它横过上颌外侧缘或眶缘。要区别真假骨折线，须注意：①熟悉后上及前上齿槽神经血管通道的部位，上颌骨折通常不在上述通道的位置，同时也不应与齿槽管混淆；②假性骨折线沿着边缘有显著的菲薄的完整的骨皮质；③假骨折线多为曲线或波浪状走行，而骨折线则常为直线或成角的折线。

X 线瓦氏位上，齿槽上后沟表现为细线状透光影，两侧常常对称，形似上颌窦外侧壁骨折。

头颅侧位片上，鼻岬与下颌骨冠状突影重叠，形似上颌窦内肿瘤。

对于上述问题，Dolan & Hayden（1973）曾行详细讨论。

第二节　含牙囊肿伴慢性炎症

患者，女，31 岁。一月前无明显诱因发现右面部硬性肿物隆起，无皮肤红、肿、痛，无破溃，无牙齿肿痛。1 个月来肿物无明显消长史，无消退（图 1-13-2-1）。

病理检查：囊性肿物一个，大小 4.8 cm×3 cm× 1 cm，囊内壁光滑，壁厚 0.1 cm，囊内含牙齿一枚。病理诊断：右上颌骨囊肿切除标本：符合含牙囊肿伴慢性炎。

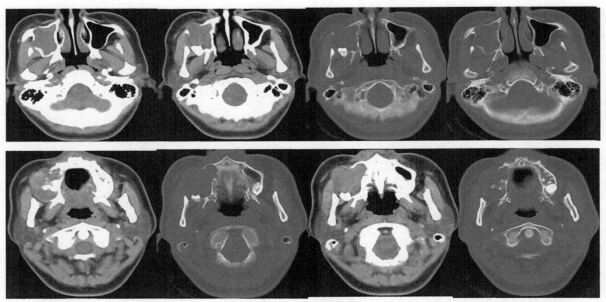

图 1-13-2-1　含牙囊肿慢性炎症

第三节　青少年沙砾体性骨化型纤维瘤

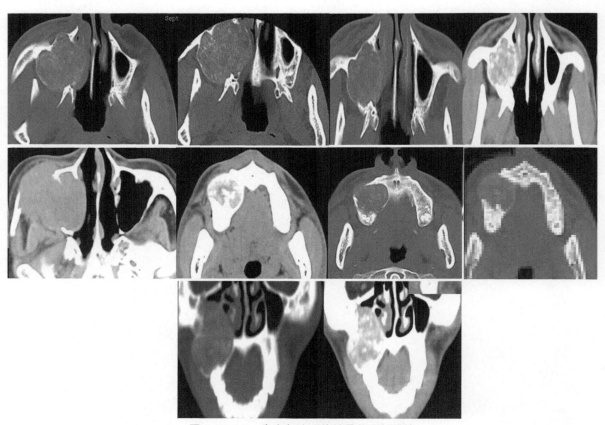

图 1-13-2-2　青少年沙砾体性骨化型纤维瘤

患者,男,26岁。患者于去年因发现右上颌部肿物1年入我院,行"右上颌骨肿物部分切除术"。术后不久发现右上颌骨再次逐渐隆起,现隆起范围约"枣"样大小,撑起口角(图1-13-2-2)。

病理检查:①内侧右上颌骨肿物:灰白色组织一块,大小为1.8 cm×1.5 cm×0.7 cm,切面灰白,质中。②外侧右上颌骨肿物:灰白色组织一块,大小2 cm×1 cm×0.5 cm,切面灰白,质中;另见暗褐色组织一块,大小1.5 cm×1 cm×0.3 cm。

病理诊断:右上颌骨内侧及外侧肿物切除标本:青少年沙砾体性骨化型纤维瘤,建议切除后复查。

第四节　上颌骨中心性黏液表皮样癌

上颌骨中心性黏液表皮样癌(CMCM)少见,属颌骨涎腺肿瘤,下颌骨较上颌骨多见。上颌骨中心性黏液表皮样癌的组织来源有3种可能:残留学说,颌骨胚胎发育过程中,腺上皮、导管上皮残留于颌骨内;迷路学说,颌骨内存在异位的颌下腺、舌下腺组织;化生学说,牙源性囊肿的上皮衬里受到某种因素的作用,转变为黏液细胞和纤毛细胞。

一、影像学研究

上颌骨中心性黏液表皮样癌的影像表现及分型以X线为主,其CT表现报道较少。

上颌骨中心性黏液表皮样癌的CT表现:肿瘤以颌骨为中心的大块状或筛孔状溶骨性骨质破坏,边缘不整,环绕颌骨周围可形成软组织肿块,缺少钙化、肿瘤骨形成及骨膜反应表现;软组织肿块密度可均匀或不均匀,增强后明显强化,内见囊状及裂隙状无强化区,代表黏液聚集区或液化坏死区;少数可以有淋巴结转移,以颌下区常见。

二、鉴别诊断

由于上颌骨中心性黏液表皮样癌的CT表现目前报道较少,与腺样囊腺癌、乳头状腺癌、黏液乳头状腺癌等其他颌骨内涎腺肿瘤难以鉴别,确诊仍需病理。

上颌骨中心性黏液表皮样癌需与邻近软组织恶性肿瘤侵犯颌骨者鉴别,如腭部口腔黏膜来源的上皮癌、牙龈癌等鉴别,后者软组织肿块较大,常偏颌骨一侧,颌骨骨质侵蚀破坏从外向内,范围较小,有助于两者鉴别。

上颌骨中心性黏液表皮样癌还要与原发于颌骨的骨肉瘤、软骨肉瘤等骨性肿瘤鉴别,骨肉瘤多见于青少年,常有肿瘤骨形成及骨膜反应,软骨肉瘤瘤体内常可见环形钙化,有助于两者鉴别。

第五节　右上颌鳞状细胞癌

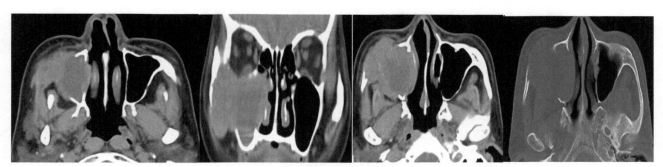

图 1-13-2-3　右上颌鳞状细胞癌

病例,男,73岁。

右面部肿胀3个月余入院(图1-13-2-3)。

病理诊断:右上颌鳞状细胞癌。

第六节　右上颌骨及腭部透明细胞肌上皮癌

透明细胞肌上皮癌是 WHO（1991）定义肌上皮癌的一个亚型，是一种非常罕见的涎腺恶性肿瘤，主要发生于大、小涎腺，而发生于上颌骨及腭部报道鲜见。透明细胞肌上皮癌主要由透明细胞构成，呈结节状、巢状、条索状或片状分布。细胞为大多角形或类圆形，胞质透亮染色淡；核圆形或不规则形，染色稍深，偏于细胞一侧；核仁可见或不见。

有关透明细胞肌上皮癌影像报道罕见，该例 CT 表现有如下特点：①平扫 CT 可见上颌骨及腭部类圆形肿块，密度不均匀，其内可见坏死囊变区，边缘清晰，周围脂肪间隙存在。②增强扫描后肿块呈不均匀强化，坏死部分无强化。肿块轻度强化，其与瘤内水肿基质所占比例相关，不均匀强化的肿瘤内部表现出一种分叶状囊变的强化模式，可见囊壁强化一。③局部侵袭性破坏改变。Klumpp 等（1995）认为该病具有局部侵袭性和破坏性，肿瘤可以累及相邻骨骼，区域和远处转移较罕见，大多发生在病程晚期。④透明细胞肌上皮癌的预后由于小样本报道，各家报道有差异，根据 Zarbo（2002）报道复发率

50%，转移到肺及肩胛骨达 40%。该例术后随访 8 个月未见复发及转移。

附：具体病例资料

患者，女性，69 岁。因右上颌骨、腭部肿大 3 年余就诊。体检：张口 3 指，张口型下降。右上颌骨及腭部膨隆，无压痛，牙龈充血红肿。双颌下、颈部可触及多枚肿大淋巴结，最大 1.5 cm×0.8 cm，可活动。

CT 检查：平扫示右上颌骨及腭部各见一类圆形软组织肿块，较大者约 2.7 cm×2.6 cm，密度欠均，周围骨质膨胀、吸收改变，增强扫描明显不均匀强化。双侧颈部血管间隙见多发轻度肿大淋巴结，最大者短径 1.1 cm。诊断：右上颌骨及腭部恶性肿瘤可能性大。

病理检查：右上颌骨及腭部肿物切除标本剖面见 2 枚灰黄、灰红色肿物，大小分别为 3.0 cm×2.7 cm×2.5 cm、1.6 cm×1.5 cm×1.3 cm。手术切缘阴性，（前哨）2 只淋巴结未见癌转移。显微镜下观察细胞质空泡，细胞核挤向一边，其内见癌细胞挤压的正常腺体。免疫组织化学染色：细胞角蛋白（CK）、上皮膜抗原（EMA）、P63 蛋白（+），平滑肌肌动蛋白（SMA）（-）。病理诊断：透明细胞肌上皮癌（CCMC）。

第七节　误诊病例简介：上颌骨骨化性纤维瘤（囊型）

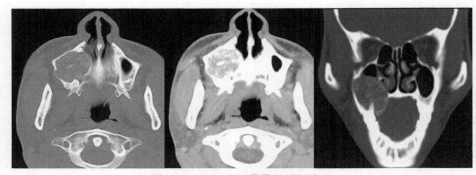

图 1-13-2-4　上颌骨骨化性纤维瘤

病例，男，24 岁。发现右上颌部肿物 1 年入院。

CT 诊断：右侧上颌骨占位，性质待定，造釉细胞瘤？内生性软骨瘤？病理诊断：右上颌骨肿物切除标本：骨化性纤维瘤（图 1-13-2-4）。

该例患者 CT 考虑为成釉细胞瘤或内生性软骨瘤，其诊

断思路是：①病变发生于上颌骨，膨胀性生长，牙槽破坏，瘤内含有牙根，与成釉细胞瘤 CT 表现相似；②肿瘤膨胀性生长，瘤内见多发斑点状钙化灶，与内生软骨瘤 CT 表现相似。

误诊分析：①骨化性纤维瘤及成釉细胞瘤均好发于上颌骨，且都呈膨胀性生长及侵犯牙槽，因此常出现误诊，但仔细

分析图像可知该例患者肿瘤仅侵犯牙槽骨,牙根骨质并未侵犯,而造釉细胞瘤多有牙根吸收,呈截断状或锯齿状侵蚀;另外成釉细胞瘤多为囊实混合性或囊性病变,内有分隔,而该例患者病灶内均为实性,并无囊性变,亦无分隔;成釉细胞瘤内常无钙化灶,但该例患者肿瘤内见多发斑点状钙化灶。②从流行病学角度分析,单发的内生软骨瘤好发于四肢短骨,尤以指骨、掌骨常见,上颌骨发病者少见。

第八节　误诊病例简介:上颌骨纤维黏液瘤

骨纤维黏液瘤组织学上主要由黏液样物质组成,并含有多少不等的纤维组织,可呈大片状分布,也可以胶原束的形式散在于黏液样基质之中,黏液样基质可伴不等量的钙化和/或骨化,在病灶内多可见较丰富的毛细血管,具有局限侵袭性。

该瘤最早发现于颌骨,其中以下颌骨更常见。位于长骨的纤维黏液瘤,影像学表现多呈偏心性、膨胀性骨质破坏,周围有硬化缘,瘤体实质内可有斑点状钙化。

一例位于上颌骨,除膨胀性骨质破坏等改变外,其病灶呈逐渐强化,可能与病灶内小血管丰富及富含黏液有关。

诊断上需与成釉细胞瘤鉴别。成釉细胞瘤常引起颌面部变形,CT增强病灶实质部分呈明显强化并多伴有囊变。

在治疗方面,对于成人型要考虑到病灶局限浸润性的生长特点,避免治疗不充分而导致复发,而儿童型采取传统的切除术是安全有效的治疗方法。

第九节　右上颌腺样囊性癌

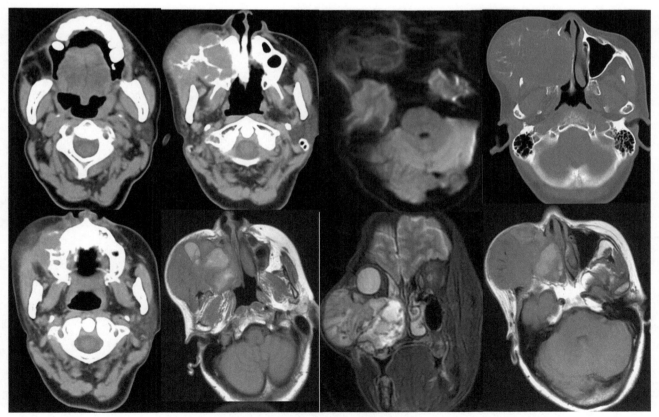

图 1-13-2-5　右上颌腺样囊性癌

病例，男，39岁。右上颌渐大性肿物1年半余入院。患者于1年半前无意间发现右面部皮肤局部隆起，约"黄豆"大小，触之稍疼痛，无红肿、麻木、破溃等不适，患者未予重视。后肿物逐渐变大，隆起皮肤明显，触痛明显，近月左右患者自觉右颊部麻木，右鼻孔鼻塞不适，就诊当地医院，建议转诊上级医院进一步治疗，我院门诊拟"上颌窦肿物"收入院。病程中，患者神志清，精神睡眠可，大小便正常，体重无明显改变。5年前曾于外院行右面部肿物切除术，具体不详（图1-13-2-5）。

病理检查：灰白色碎组织一堆，总体积0.4 cm×0.3 cm×0.1 cm。病理诊断：右上颌肿物穿刺活检标本：唾液腺来源的肿瘤，待免疫组化进一步分型诊断。免疫组化检测：阳性：P63，EMA，SMA，Actin，CK（P），Calponin，Collagen，PAS，AB，Ki-67（+，约5%）；阴性：Desmin，CK7，S-100。免疫组化诊断：右上颌肿物穿刺活检标本：腺样囊性癌。

第十节　上颌骨假肿瘤性纤维性结构不良

Vanel等（1980）报告4例上颌骨假肿瘤性纤维性结构不良，临床表现皆以进展迅速为其特征，X线照片显示上颌窦窦腔混浊及骨壁破坏与结构模糊。确诊困难时可行组织学检查。

该组中有2例最初组织学解释为成骨肉瘤，以后方确诊为本病。

因为CT扫描密度分辨力高于X线照片约10~100倍，在X线检查提示上颌窦有破坏时，CT图像可清楚显示完整的纤维壁，以及上颌窦黏膜增厚，故诊断有疑惑时可行CT检查。

第十一节　左上颌骨牙龈处纤维性牙龈瘤

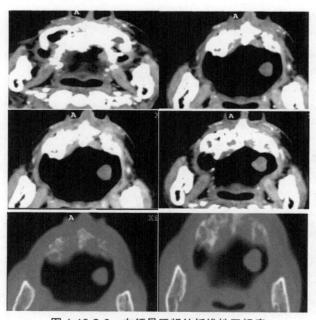

图1-13-2-6　左颌骨牙龈处纤维性牙龈瘤

患者，男，62岁。

左上颌恶性肿瘤放化疗后3年，发现肿物1年余。患者缘于3年前发现左上颌肿物，无明显不适，就诊于外院，行肿物活检术示："鳞状细胞癌"。遂行放、化疗等处理。于1月前发现同样位置一肿物，初始为绿豆大小，后逐渐增大，现今约枣大小。为求进一步诊治，就诊我院，要求手术治疗，门诊拟"上颌骨恶性肿瘤"收入院。患者病程中，神智清，精神可，饮食、睡眠较差，体重明显减少，约10 kg，肿物无破溃、流脓等明显异常。

CT：双侧上颌窦及上颌骨不规则骨质破坏，上颌部软组织增厚，见不规则软组织肿块，边界不清，平扫CT值34~50 HU，增强后动脉期强化明显，CT值53~71 HU，静脉期及延迟期进一步强化，CT值67~101 HU；左侧上颌部见一约1.3 cm×1.4 cm结节影向口腔内突起，边界尚清楚，平扫CT值48 HU，增强后动脉期轻度强化，CT值57 HU，静脉期及延迟期进一步强化，CT值62 HU及76 HU。双侧颌下、颏下及颈部见多发稍肿大淋巴结，最大位于左侧颌下，约0.8 cm×1.2 cm，增强后中度强化。双侧上颌窦及筛窦黏膜增厚（图1-13-2-6）。

病理诊断:左上颌骨牙龈处肿物切除标本:纤维性牙龈瘤(属于瘤样病变)。

第十二节　误诊病例简介:上颌修复性巨细胞肉芽肿

病例,女,25 岁。2 月前发现右上前牙松动,渐加重。1 月前右面部隆起一肿物,约蚕豆大小,右上牙松动处见一花生米大小肿物隆起,于外院行口腔全景片、CT 及 MRI 增强检查。近日肿块增大明显加快,门诊收治住院,病后消瘦约 2 kg。入院后突发病灶区喷射状搏动性出血,急诊入我科行 DSA 止血治疗(图 1-13-2-7)。

手术方式:右上颌骨肿物切除 + 右上颌骨部分切除 + 松动牙拔除术

病理检查:灰褐色不规则组织一堆,体积 6 cm × 5 cm × 2.5 cm,切面灰白灰褐,质中,带有 3 颗牙齿。"右上颌骨肿物"灰褐色结节肿物一块,体积 2 cm × 1.3 cm × 0.7 cm,切面灰白灰褐,质中,无包膜。病理诊断:"右上颌骨"梭形细胞增生,伴多核巨细胞形成,符合中心性巨细胞病变(修复性巨细胞肉芽肿)。建议检测甲状旁腺素水平并注意随访。

中心性巨细胞病变(修复性巨细胞肉芽肿)发病病因和机制不明,为非肿瘤性病变,病因主要学说有:外伤、炎症、妊娠。诊断较困难。病理学特点有:病变纤维化明显,基质中成纤维细胞呈椭圆形或梭形,并大量增生,多核巨细胞大小不一,分布不均匀,有出血和含铁血黄素沉着。有侵袭性,预后良好。

本病好发于颌骨,其次鼻骨、颞骨、筛骨、中颅窝部岩骨,椎体上也较常见,偶见于锁骨、肋骨、四肢小骨;CT 检查常见有溶骨性改变,MRI 检查 T_1WI、T_2WI 病变为低信号,血供丰富。

因缺乏对本病的认识,该例术前影像诊断考虑为肉瘤,误诊率高。

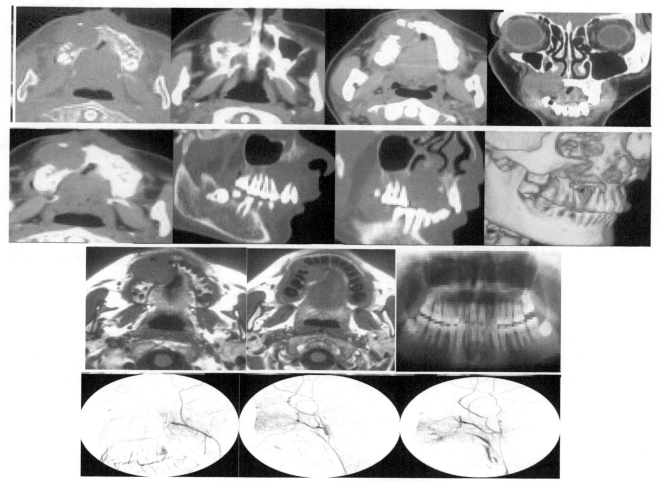

图 1-13-2-7　上颌修复性巨细胞肉芽肿

第十三节　右上颌骨骨化性纤维瘤

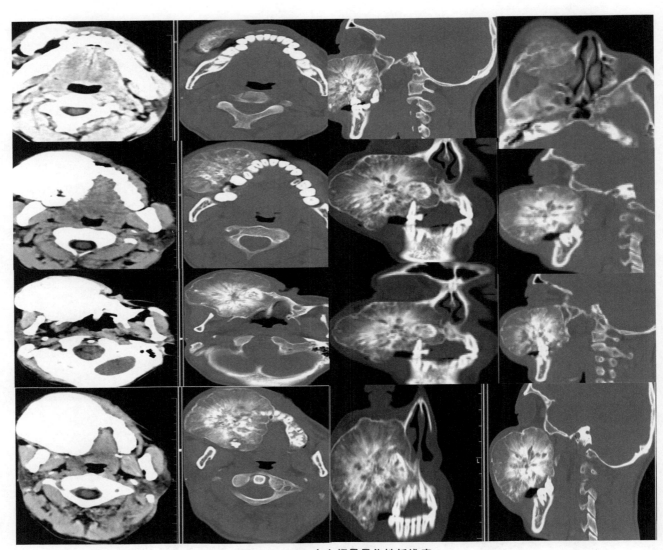

图 1-13-2-8　右上颌骨骨化性纤维瘤

男性，40 岁，右上颌部肿瘤 16 年。

病理检查：灰褐色碎组织一堆，体积 11 cm×10 cm×2.5 cm，切面灰白灰褐，质硬，其中有少许软骨样组织，另可见

牙齿一颗，未见异常。病理诊断：右上颌骨肿物切除标本，诊断为骨化性纤维瘤（图 1-13-2-8）。

第十四节　左上颌骨含牙囊肿

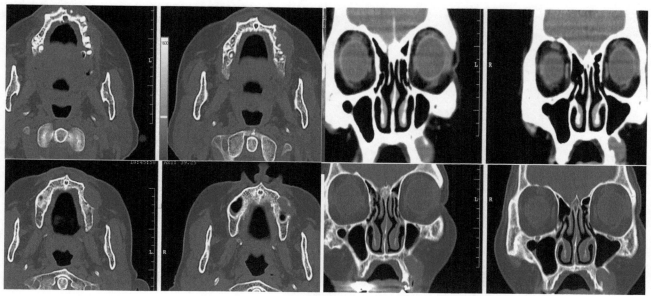

图 1-13-2-9　左上颌骨含牙囊肿

患者,女,67 岁。发现左鼻旁肿物 2 月余入院。患者缘于 2 月前觉左面部疼痛不适,压痛明显,疼痛逐渐波及左上前牙并伴肿胀不适、无咬合不适,无发热等全身症状,未行任何处理。于今日至我院口腔科就诊,提示左上颌骨肿物。

病理检查:囊性肿物一个,大小为 1.8 cm× 1.5 cm× 0.7 cm,囊内壁光滑,囊壁厚 0.1 cm,囊内含少量暗褐色样物。病理诊断:左上颌骨肿物切除标本:结合临床及影像学检查,符合含牙囊肿(图 1-13-2-9)。

第十五节　上颌骨侵袭性纤维瘤病

病例,女,55 岁。

因右面部麻木感 1 月余,疼痛 20 天入院。患者缘于 1 月前无明显诱因感右面部麻木,无红肿、破溃、鼻塞等不适,未重视,未行特殊诊治。20 天前伴有右面部疼痛,就诊当地医院,予以"抗炎"等药物治疗,无明显改善(图 1-13-2-10)。

病理检查:灰白色碎组织一堆,总体积 1.5 cm×1 cm× 0.3 cm。病理诊断:"右上颌窦"纤维组织增生,伴淋巴样细胞浸润。大部分区域显著胶原化伴玻璃样变性。注:送检组织破碎,难以判断其整体结构,不排除纤维性肿瘤或瘤样病变。

免疫组化结果:梭形细胞:阳性:CK-P(+), Vimentin (+++), Catenin-β(+++), SMA(+), CD99(++), Ki67(+,局部 10%);阴性:Calponin, DOG1, Nestin, ALK, S-100, H-caldesmon, CD117;炎细胞:CD45(+), CD68(+), CD138 (+)。免疫组化诊断:"右上颌窦"纤维组织增生,伴慢性炎细胞浸润。大部分区域显著胶原化伴玻璃样变性。结合免疫组化和会诊意见,考虑为韧带样纤维瘤(侵袭性纤维瘤病)或炎症性肌成纤维细胞瘤。注:此两种肿瘤均为纤维性中间性肿瘤,即具有低度恶性或恶性潜能,边界不清,呈侵袭性生长,切除不净易于复发。

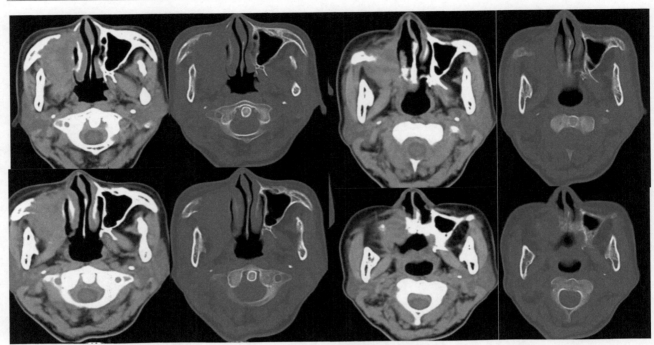

图 1-13-2-10　上颌骨侵袭性纤维瘤病

第三章　下颌骨

第一节　下颌骨多发骨韧带纤维瘤

骨韧带样纤维瘤是一种少见的良性骨肿瘤,发生于颌骨的骨韧带样纤维瘤更罕见。它又称骨成纤维细胞性纤维瘤或硬纤维性纤维瘤,WHO(1993)定义为有局部侵袭性的良性肿瘤,瘤细胞产生大量胶原纤维,细胞质含量少,核呈卵圆形或椭圆形。

本病占良性骨肿瘤0.63%,男女比1.29∶1,多见于11~30岁青少年,易侵犯长骨,尤其骨骺未闭前的干骺端。肿瘤具有侵袭性,易复发,转移少见。

Shindle等(2002)认为骨韧带样纤维瘤的病因可能与外伤、内分泌因素有关。

本病发展缓慢,无特殊临床表现及实验室检查结果,可表现为局部钝痛、肿胀,部分病例早期无症状,发生于下颌骨者病程发展到一定阶段时可出现张口受限、颌骨膨胀、疼痛麻木、牙齿松动等症状,易与成釉细胞瘤、巨细胞瘤等疾病混淆。

骨韧带纤维瘤较特征性的影像表现为溶解膨胀性及部分压迫侵蚀性骨破坏,病变区树根状、根须状肿瘤性骨小梁形成。常见分型有中央型和边缘型。

一些学者根据病灶及骨破坏形式分为4型。①囊样型:骨破坏呈囊状膨胀性透亮区,内有残留骨小梁呈粗细不等分隔,周边可见硬化带,变薄的骨皮质呈波浪状并可见分叶状压迹,肿瘤有沿长轴生长趋势;②溶骨型:呈溶骨性破坏,界限不清,很少出现骨膜反应;③骨旁型:通常围绕骨干生长,造成骨皮质的压迫、侵蚀性破坏,进而侵犯髓腔;④小梁型:骨破坏范围大,以大量肿瘤性骨小梁形成为特点,骨失去正常的形态,呈"树根"状,且向软组织内延伸,呈"根须"状分布,并伴有软组织肿块,在影像学上有一定特征性。

一例发生于下颌骨属囊样型,需与多发牙源性囊性瘤及造釉细胞瘤鉴别。

第二节　下颌浸润性低分化腺癌

患者,男,75岁。发现左颌下肿物30余年,增大2月余。患者缘于32年前无意中发现左颌下一无痛性肿物,起初约"花生仁"大小,未予重视,未行诊治。于近年上月底肿物突然变大,增大至"鸡蛋"大小,无明显疼痛,患者就诊于外院,行颈部彩超检查示:左颌下腺实质性占位伴钙化,恶性待排,建议患者手术治疗。遂就诊我院,要求手术治疗(图1-13-3-1)。

病理检查:冰冻病理:"左颌下肿物":红褐色组织一块,大小4 cm×3.5 cm×2.8 cm,切面见两个结节样物,直径1~2.5 cm,切面灰白,质中,其余切面红褐,质软。冰冻病理诊断:"左下颌"浸润性低分化癌,局部累及淋巴结,未见颌下腺组织。可能为转移性。病理诊断:"左下颌"浸润性低分化癌,局部累及淋巴结、颌下腺及个别神经。可能为转移性,待免疫组化进一步确诊。免疫组化结果:阳性:CK7,CK-L,CK-H,Ki67(约70%);阴性:CK5/6,CEA,P63,TTF-1。免疫组化诊断:"左下颌"浸润性低分化腺癌,局部累及淋巴结、颌下腺及个别神经。腺癌免疫表型与颌下腺腺上皮一致,考虑来自颌下腺。注:所用标记基本排除甲状腺癌和肺腺癌,请注意排除胃肠道等部位的腺癌转移。

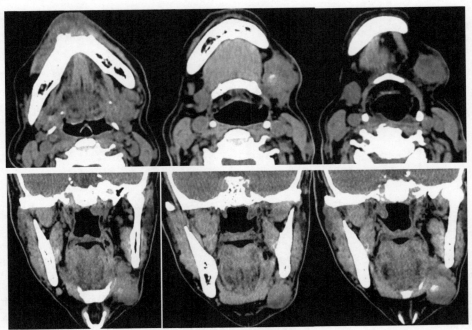

图 1-13-3-1　下颌浸润性低分化腺瘤

第三节　下颌骨滤泡型成釉细胞瘤,伴多囊性变

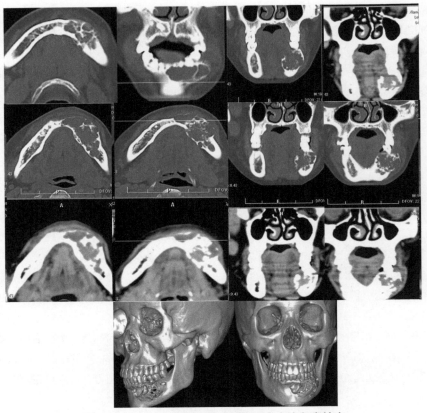

图 1-13-3-2　下颌骨滤泡型成釉细胞瘤伴多囊性变

患者,女,45岁。发现左下颌隆起近1年入院。患者于1年前自觉左下牙轻度疼痛、松动,发现左下颌隆起,质硬,不可推动,下唇轻微麻木,无明显疼痛,不可按压,无流脓、流血,无张口受限等不适,无发烧。未予重视,未行诊疗。肿大范围无明显变化,牙齿松动明显。近日就诊我院口腔科,行曲面断层检查,发现下颌骨肿物,建议手术治疗(图1-13-3-2)。

病理检查:下颌骨及牙齿组织一块,大小6.5 cm×4 cm×2 cm,于磨牙下见一椭圆形隆起,大小约4.5 cm×2.5 cm×2 cm,周边附有少许软组织,切面呈囊实性,质硬。常规病理诊断:下颌骨肿物切除标本:滤泡型成釉细胞瘤,伴多囊性变。

第四节　诊断陷阱:下颌骨假性病变

在下颌骨X线侧位照片上,咀嚼肌附着于下颌角,可使下颌角外形变得不规则,不应误认为该处病理性骨质增生。

头颅侧位片有时见下颌支重叠于气道上,下颌沟的边缘骨质稍密实,呈现为二条平行的断续的致密条影,尤似软组织钙化,值得注意。

颅底位照片时,一侧下颌骨喙突可部分投影于下颌体阴影的外侧,很象下颌体部的骨瘤,如喙突大部分投影于下颌体轮廓之外,则容易认出。

咬合位照片上,下颌骨正中后方向后局限性尖峰状突起,其尖端有时不规则,为巨大的颏舌骨结节。

在颅底位照片上,下颌神经入口处位于下颌体部内侧,表现为局限性骨质缺损,形似下颌骨骨折。下颌骨冠状突表现为下颌骨体外侧骨性隆起,如不注意则可误为骨瘤。

在下颌全景照片上,有时下颌窝在下颌升支形成透光区,下颌下窝在下颌体部两侧亦表现为透光区,不应误认为骨质破坏区。

正常颏孔表现为下颌骨体部下缘两侧对称的圆形或类圆形透光区。有时颏孔与齿根相连续,可误为齿根脓肿。

有学者报告9岁小儿的第3磨牙囊,表现为两侧第2磨牙后方的类圆形低密度区,边缘为白色细线状,不可误认为牙囊肿。

在小儿下颌骨侧位片上,尚未长出臼齿的牙囊,不要误为齿根脓肿。

下颌角外缘有时表现粗糙不平,或呈波浪状不规则的外形,实为咀嚼肌附着处所致。下颌髁突有时表现为分叉状,为发育变异。

下颌角有时表现骨质局限性隆起,形似外生骨疣。

第五节　多囊性成釉细胞瘤

患者,男,23岁。发现右下颌肿大并渐加重2年入院。患者缘于2年前无意中发现右下颌肿大,未予重视,肿大范围逐渐加大,去年就诊于外院,建议手术治疗,患者拒绝。其后间断出现右下唇麻木,今就诊我院,要求住院治疗。查体:颌面部明显不对称,下颌部自右下颌骨体中份至左侧颏孔区肿大明显,触之为骨性唇颊向隆起,界清,质硬,无乒乓球样感,无压痛,表面皮肤无红肿、破溃、流脓等异常,双侧颏孔区触之无麻木感。口唇红润,张口时右口角受牵拉下垂,张口度正常。口内下颌前庭沟对应处变浅,边界欠清,质硬,未及乒乓球样感(图1-13-3-3)。

病理检查:标本为切除之右侧下颌骨,大小11 cm×5 cm×4 cm,牙齿下方可见一长约5.5 cm的隆起,表面坚硬粗糙,切开后呈囊性,腔内充满淡黄色粘稠样物,囊腔大小约5.5 cm×2.5 cm×2 cm,脱钙。病理诊断:多囊性成釉细胞瘤。

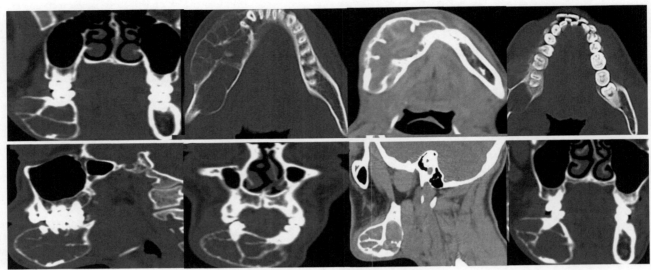

图 1-13-3-3　多囊性成釉细胞瘤

第六节　诊断陷阱：下颌骨假性骨折

下颌骨 X 线侧位照片上，有时舌根阴影重叠于下颌髁状突下方，不留心则极易误为髁突骨折。在髁状突侧位片上，气道之鼻咽腔后上缘可与髁突重叠，偶尔重叠影像酷似髁突骨折，不得不查询病人以澄清诊断。

在颅底位照片，有时一侧下颌神经入口显示为下颌体部内缘透光缝隙影，十分相像于颌骨骨折。颞骨下颌关节侧位片上，髁窝可以气化，如不注意，也可误为骨折。

下颌骨 X 线侧位片上，有时舌与下颌髁重叠，酷似下颌髁骨折。

咽部舌根气体影或气道影与下颌骨重叠也形似骨折，结合临床询问病史则可解决疑惑。下颌骨的下颌管显示可伪似软组织钙化，但它的表现一般为薄壁的管状，且与下颌支平行。下颌骨冠状突与外侧翼板重叠也可伪似骨折。下颌冠状突与下颌骨升支重叠亦可形似骨折。

第七节　误诊病例简介：下颌骨化性纤维瘤

患者，女，49 岁。发现左下颌骨肿物 21 天入院。患者缘于 21 天前就诊我院口腔科要求治疗龋齿，X 线检查发现左下颌骨有一异常占位，位于 36 根尖周，密度较周围正常骨组织低，考虑颌骨囊肿或肿物，颌骨病损不规则，边界欠清，无骨质生长线，病损内未见含有牙冠，患者否认颌面部外伤史、长期反复牙痛史等不适，考虑成釉细胞瘤可能性较大，建议住院手术治疗。遂门诊以"下颌骨囊肿"收治住院。病程中患者神志清，精神可，右侧咀嚼，饮食睡眠可，大小便正常，近期无发烧、感冒、咳嗽、流涕等异常不适，体重未见明显变化（图 1-13-3-4）。

病理检查：冰冻病理描述：左下颌骨肿物灰红色碎组织一堆，总体积 1.5 cm×1.0 cm×0.5 cm。冰冻病理诊断：左下颌骨肿物镜下所见为骨与纤维性组织，未见上皮及成釉细胞。考虑为良性病变。病理诊断：左下颌骨肿物镜下所见为骨与纤维性组织，未见上皮及成釉细胞。考虑为骨化性纤维瘤。

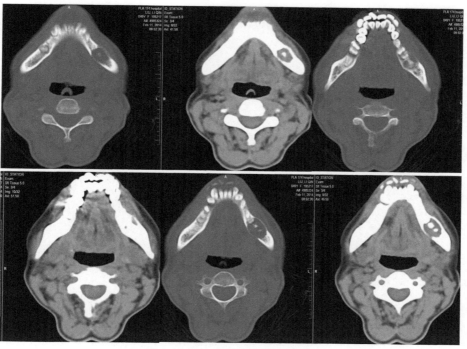

图 1-13-3-4　下颌骨化性纤维瘤

第四章　面骨与颅面骨

第一节　颌面部骨化性纤维瘤

骨化性纤维瘤是一种好发于颌面骨，由纤维组织和骨组织构成的良性骨肿瘤，临床上较少见。

一、病理学

骨化性纤维瘤属良性纤维骨性病变，肿瘤呈膨胀性缓慢生长，周围常有包膜，可累及全身各骨，颌面骨常见，且 75% 累及下颌骨，发生于鼻窦者少见，多位于筛窦。

骨化性纤维瘤的组织来源和病因仍不清楚。有学者认为可能来自牙周韧带，因为牙周韧带能够生成在骨化性纤维瘤中特征性出现的牙骨质和骨样组织；而另外一些学者都认为位于筛骨和长骨内的原始间叶细胞可以生成牙骨质，因此，他们提出颌外骨化性纤维瘤可能来源于异位的牙周组织。

鼻腔及鼻窦骨化性纤维瘤质韧，边界清，常有包膜，呈灰白色，触之有沙砾感，部分肿瘤周边可形成骨壳，内部可见多房样大小不等的囊腔。瘤体变化较大，直径约 2~10 cm，呈圆形单房或多房样病变及密集硬化样改变，膨胀性生长，边界清晰，多表现为较清晰的致密边缘。易完整去除。

镜下主要由富于细胞的纤维组织和骨组织构成，由梭形成纤维细胞组成的纤维组织呈漩涡状、编织状排列，细胞丰富程度差异较大，其间可见不规则的骨样组织和未成熟的骨小梁，有时骨小梁相互吻合形成网格状，其中板层状骨小梁周围有成骨细胞"镶边"，这一表现在病理上可与纤维结构不良相鉴别，同时，可见出血及局灶性黏液变性。

二、临床表现

骨化纤维瘤是一种颌面部纤维骨性病变，它是病理上以纤维组织及衍生的钙化组织取代正常组织的良性骨病变。好发于颅面骨，主要侵犯下颌骨，亦见于上颌骨、额骨、蝶骨和颞骨等部位。

临床症状主要有面部肿胀畸形，鼻塞，鼻窦炎，眼球突出伴疼痛，视力障碍等。本病是一种少见的好发于青少年的良性骨肿瘤，性别差异文献报道不一，男性多发，约为女性的 2 倍，好发于 10~35 岁，平均发病年龄为 18.6 岁。一组中有 1/8 例无任何临床症状，而是外伤后行 CT 检查偶然发现的。

颅面骨骨化纤维瘤发病隐匿，生长缓慢，首发症状为颜面部无痛性肿大和膨隆。患者常累及齿槽突，位置浅表，肿块可突入口前庭，致面颊隆起，牙列紊乱，上颌牙移位等，如累及眼眶可有眼裂变窄，眼球移位，视力改变等。

三、影像学研究

颌面部、鼻腔及鼻窦骨化性纤维瘤的影像学诊断主要依靠 CT，CT 增强呈中度强化。一般认为，MRI 对骨疾病的诊断价值有限，但是骨化性纤维瘤的一般征象和 MRI 表现仍具有一定的特征性：

该肿瘤好发于青年男性，病变多位于蝶筛区，呈膨胀性生长，边界清，单骨受累常见。T_1WI 多呈等信号，T_2WI 多为低信号，同时可能是由于局灶性黏液变性的发生，部分病变于 T_2WI 的低信号区内可见点片状高信号，继发囊变者则依囊内成分不同而异，一般呈等长 T_1、长 T_2 信号。增强后病变呈中度强化，囊变部分不强化，但囊壁及间隔强化明显，这一点有助于与纤维结构不良鉴别。

有文献报道病灶内囊变的形成与瘤内大量出血有关，因为在囊壁上可见到机化中的血液或血栓。一般认为这可能是囊壁明显强化的原因；动态增强曲线早期时相信号迅速上升，中晚期维持—平台型走行。

一组8例颌面部骨化性纤维瘤中5例同时行CT检查,其中3例于CT上可见到具有特征性的"蛋壳"样骨壳,但在MRI上并未见肿瘤周围有明确低信号环绕,可能是由于骨壳在MRI各序列上缺乏与周围组织的对比造成的。

四、鉴别诊断

主要包括骨纤维异常增生症、骨瘤、成骨细胞瘤等。

纤维结构不良:骨化纤维瘤容易误诊为纤维结构不良。纤维结构不良虽与骨化性纤维瘤同属纤维骨性病变,但两者是两种不同的疾病,纤维结构不良一般多骨受累,通常为较均质密度的肿块,边界不清,CT上呈典型的"磨玻璃"样改变,MRI T_1WI、T_2WI 一般均呈低信号,而且多均质,沿骨轮廓生长,增强后,多呈轻中度强化。有学者认为组织化学和免疫组织化学有助于骨化纤维瘤和纤维结构不良的鉴别。

骨瘤:骨瘤多位于额、筛窦,成年男性多见,MRI T_1WI、T_2WI 一般呈均一的低信号,增强后多不强化。

成骨细胞瘤:成骨细胞瘤在影像上有时与骨化性纤维瘤不易鉴别。MRI上多呈等长 T_1、长 T_2 信号,内部如出现钙化或骨化,于 T_1WI、T_2WI 上则出现低信号区,增强后病灶多呈中度至明显强化。

骨化性纤维瘤具有局部侵袭性及恶变倾向,确诊后应及早手术,原则上应尽可能完全切除,否则,术后易复发。该组8例中有3例复发,也证明了骨化性纤维瘤的这一特性。但是,由于颌面、鼻腔及鼻窦的解剖特性以及肿瘤对周围重要结构的侵犯,造成部分肿瘤无法彻底切除,这些患者需术后定期影像学检查,以观察病变的情况。

第二节　颧骨

有学者报告一组200例400侧成人颅骨(未分性别)颧骨的分部特征进行全面调查,主要是根据年龄进行观察,按照颧骨骨上未愈合缝的特征,将颧骨的变异分为两大类。

凡系颧骨内、外面愈合缝不完整的,命名为二分颧骨;凡颧骨内面的骨缝愈合,而外面的骨缝部分愈合、部分残留的,称不完全二分颧骨;在颧骨颊面有时出现二缝合者,称三分颧骨。不完全二分颧骨的骨缝,由于存在的位置不同,区分为后水平缝、前水平缝和全水平缝三种。其中,以不完全二分颧骨的出现率最高,完全二分颧骨次之,三分颧骨最少。

不完全二分颧骨各缝的出现率不同,其中以后水平缝多见,前水平缝次之,全水平缝更少。颧骨颊面,有时出现一、二缝合,而分该骨为二、三部者,则谓之二分颧骨或三分颧骨。

第三节　左下颌骨骨化性纤维瘤

患者,男,26岁。下颌肿胀15年余入院。患者缘于15年前发现左面颊部较右侧丰满,无明显不适,未予重视。后肿物持续存在,曾就诊于外院,医生建议发育期后再行诊断治疗。肿物持续存在,无消长史,无疼痛、麻木等异常症状。

病理检查:灰白色骨样组织一堆,总体积2 cm×1.5 cm×0.5 cm。病理诊断:左下颌骨标本见大量纤维组织增生及骨组织形成,符合骨化性纤维瘤(图1-13-4-1)。

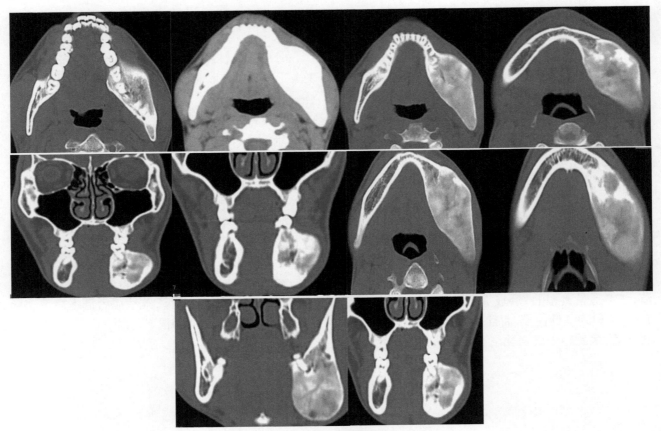

图 1-13-4-1　左下颌骨骨化性纤维瘤

第四节　诊断陷阱：颧骨的假性骨折

在颧骨弓 X 线侧位断层照片上和常规 CT 扫描时，有时显示出颧突颞骨缝，呈现一斜行透光线条影；常被误认为骨折线。在头面部斜位照片上，偶尔也显示出此缝，十分类似骨折。在颅底或颧弓位照片上，间或见到颅底与颧骨弓部重叠，也可伪似弓部骨折。

X 线瓦氏位片颧颌缝也可佯似骨折。颧弓内可出现气房。在颅底位照片上，颧骨基底部与弓部重叠时，可伪似弓部骨折。儿童瓦氏位照片上，颧颌缝位于上颌牙齿上方外侧，可伪似骨折。

第五节　舌骨

在青少年，舌骨之舌骨体与舌骨大角间的软骨结合处常被误认为骨折所在，因其两端不仅不连续，而且稍有"不对位"更为骨折的诊断提供理由，实应加以注意。

与舌骨有关的韧带钙化，除上述茎突舌骨韧带钙化外，还有起自甲状软骨上角的甲状舌骨韧带钙化，正位与侧位片可见此钙化紧邻甲状软骨上角，一般容易识别。

第十四篇　小儿面颈部疾病

第一章　视网膜母细胞瘤和儿童白瞳症

第一节　儿童视网膜母细胞瘤伴脑脊液种植转移

视网膜母细胞瘤是婴幼儿常见的眼内恶性肿瘤,常见于 3 岁以下儿童,若不及时治疗会发生眼外蔓延或全身转移。常常首先通过视神经转移,也可通过巩膜、眼眶浸润,最后会发生远处转移。视网膜母细胞瘤是儿童最常见的眼底恶性肿瘤。发生率 1/15000~1/30000。3 岁以下多见,占 98%,一组 6 例患儿年龄均小于 4 岁。目前认为视网膜母细胞相关基因缺失、突变或功能异常,不能产生视网膜母细胞蛋白或产生异常的视网膜母细胞蛋白,是视网膜母细胞瘤形成的重要原因。30% 具有常染色体显性遗传特性,双侧起病患儿有明显的家族发病倾向。一组 1 例为双侧起病,家族其他成员未发现患此病。

一、临床表现

视网膜母细胞瘤临床上典型的表现为白瞳征或"猫眼"征,此外有眼红痛、斜视及眼球震颤等,眼底见灰白色或黄白色半球形肿块,该组中白瞳征 4/6 例。该组 6 例均行手术治疗,病理检查均未发现视神经浸润,但中枢神经系统受侵也可通过血行转移。

视网膜母细胞瘤易发生颅内及远处转移,常危及患者生命,因此,早期发现及早期治疗是提高治愈率、降低病死率的关键。该组病例术前均行脑脊液细胞学检查,当时均未找到肿瘤细胞,术后发现脑脊膜转移时间间隔最短为 6 个月,最长为 1 年 3 个月。

细胞学检查确诊脑脊膜转移的敏感度为 75%~90%,特异度为 100%。因此对细胞学检查阴性,且临床无明显转移症状者,MRI 平扫及增强扫描可以作为排除视网膜母细胞瘤转移的补充手段。

二、影像学研究

视网膜母细胞瘤及其脊髓脑脊液种植转移在影像学上有典型的特征性表现。软脊膜肿块表现为软脊膜弥漫性、不均匀结节状增厚,马尾、终丝明显增厚、聚集,肿块填充椎管,呈不连续"腊肠"样改变,常为不均匀等 T_1 等 T_2 信号,蛛网膜下隙形态不规则狭窄或闭塞,局部脑脊液信号消失;增强后不均匀增厚软脊膜显示更明显,部分呈结节状;病变侵犯脊髓时表现为脊髓节段性或弥漫性肿胀增粗,横轴面图像上呈斑片状等 T_1 长 T_2 信号。

脊髓的蛛网膜下隙转移多起源于中枢神经系统肿瘤,如胶质母细胞瘤、室管膜瘤、髓母细胞瘤、脉络膜癌或松果体区肿瘤,少数非中枢神经系统的肿瘤如肺癌、乳腺癌或血液系统的肿瘤也可以出现蛛网膜下隙种植转移。

瘤细胞随脑脊液流动可附着于各处软脊膜,孤立者呈结节状,多发者蔓延生长并结合成片。腰骶管蛛网膜下隙为最常见的转移部位,转移可表现为脊髓表面蛛网膜弥漫的、薄片状的浸润或马尾"绳索"样增厚和神经根增粗,也可表现为蛛网膜下隙的结节状播散。

三、鉴别诊断

视网膜母细胞瘤的脊髓脑脊液种植转移需与髓内原发肿瘤、感染性脊膜炎及脊髓结节病等鉴别。

脊髓脑脊液种植转移:脊髓脑脊液种植转移,又称为癌性脑脊膜炎,具有原发肿瘤病史(该组为眼内,亦可为脑内或脊髓内,亦可为非中枢神经系统肿瘤如肺癌、乳腺癌或血液系统肿瘤),腰骶管蛛网膜下间隙为最常见的转移部位,转移可表现为脑脊膜表面不连续或弥漫性不均匀结节状增厚,呈等 T_1 信号、稍长 T_2 信号,蛛网膜下隙狭窄或闭塞,局部脑脊液信号消失;而髓内原发肿瘤无原发肿瘤病史,一般病变位于髓内,表现为脊髓局限性增粗,MRI 信号可多种,一般以等 T_1、等或稍长 T_2 为主,多无脊膜受累,常引起脊髓中央管扩张。

感染性脊膜炎:临床表现有感染病史,脊膜弥漫均匀强化或结节状强化,脑脊液检查一般可以定性。

脊髓结节病:脊髓结节病是多系统病变,多伴有肺门淋巴结肿大,弥漫的软脊膜强化伴有脊髓周围部分肿块状强化是本病的特征性影像学表现,对激素治疗有效。

一般情况下 CT 与 MRI 即可对视网膜母细胞瘤作出诊断,而对于其脊髓脑脊液种植转移的诊断,对于脑脊液细胞学检查阴性者应再行 MRI 平扫及增强检查,两者相结合对本病的分期、治疗及预后都具有重要意义。

第二节　眼球变小的视网膜母细胞瘤

视网膜母细胞瘤是 5 岁以下儿童最常见的眼球内原发恶性肿瘤,对患者危害大,甚至导致死亡,因此,准确诊断视网膜母细胞瘤非常重要。CT 诊断的主要依据为患者年龄、眼球内肿物和病变钙化等。

以前一致认为视网膜母细胞瘤眼球体积正常或增大,当眼球体积减小时一般不考虑视网膜母细胞瘤。但在临床工作中,发现部分视网膜母细胞瘤患者眼球体积变小,de Graaf 等(2007)采用眼球径线测量发现视网膜母细胞瘤眼球也可变小。

一、视网膜母细胞瘤的眼球体积变化

视网膜母细胞瘤致盲率和致死率都非常高,早期诊断非常重要。影像学可分为眼球内期、青光眼期、眼球外期及远处转移 4 期,眼球内期又可分为 A~E 五期。眼球内期 CT 表现为眼球内肿物、病变钙化。以前一致认为视网膜母细胞瘤眼球体积正常或增大,当眼球体积减小时一般不考虑视网膜母细胞瘤。

一组 38 例单眼视网膜母细胞瘤患者中, 26 例眼球体积变小,提示视网膜母细胞瘤患眼体积变小发生率并不低。因此,在影像学诊断视网膜母细胞瘤时,不应将眼球变小作为排除视网膜母细胞瘤的依据。

二、影响视网膜母细胞瘤患者眼球体积的因素

文献中有关影响视网膜母细胞瘤患者眼球体积因素的报道不多, de Graaf 等(2007)认为肿块与眼球体积呈明显负相关,年龄与眼球体积增加关系密切,与性别无明显相关性。一项研究结果显示视网膜母细胞瘤眼球体积与年龄有关,与性别没有明显相关性。年龄较小者眼球体积变化明显,推测可能与眼球快速生长期病变累及眼球,使眼球生长受到影响。

钙化是诊断视网膜母细胞瘤的重要依据,该组 26 例中均可见钙化,钙化程度不同,但统计分析显示钙化量与眼球减小程度无明显相关性。由于该组病例较少,关于钙化量与眼球体积缩小率之间的相关性有待继续研究。

三、眼球大小变化的测量方法

de Graaf 等(2007)利用 MRI 通过测量眼球径线比较眼球大小,但径线并不一定能准确反映眼球体积改变,而且其采用的 MRI 扫描层厚及层间距较大,测量误差可能较大。有鉴于此,有研究采用眼球 CT 容积扫描数据测量眼球体积,进一步证实和探讨视网膜母细胞瘤眼球体积改变。

眼球近似球形,周围结构复杂,前方与眼睑毗邻,球壁上有眼外肌肌腱附着,后极与视神经相连,因此在勾画眼球边缘时应该仔细辨认相关结构,尽可能完整包括眼球壁而排除球外结构。

眼球体积测量需要将眼球每一个断面仔细勾画,不同的窗宽和窗位都会影响眼球边缘的显示,该组对窗宽和窗位的设定原则是眼球边缘必须显示清楚。

四、病变钙化测量方法

视网膜母细胞瘤患眼病变钙化发生率高,为了准确计算钙化的体积,经过反复调整 CT 阈值,CT 值 >60 HU 设为钙化的下限,钙化量计算相对准确。

尽管如此,该组病例数有限,钙化阈值设定存在一定限度,有待大样本研究证实。

虽然晶状体 CT 值较高,由于在勾画病变范围时已将晶状体排除,所以对钙化量的计算准确性影响不大。

该研究存在的不足

由于 CT 检查对人体有一定伤害,所以该研究没有设正常对照组,而是将健眼作为正常对照组,今后随着 MRI 容积扫描技术的改进和空间分辨率的提高,将可能作为眼球体积测量的方法,由于其无辐射损害,可增加正常对照组,对判断视网膜母细胞瘤眼球体积变化更客观准确。

由于该项研究所有病例均为手术病例,存在明显的局限性,该项研究结果显示视网膜母细胞瘤眼球变小者所占比例较高,其准确发生率有待更大样本量继续研究。

总之,视网膜母细胞瘤患眼体积可变小,不能把眼球变小作为排除视网膜母细胞瘤的重要依据,采用 CT 测量眼球体积可准确反映眼球体积变小情况。

第三节 右侧眼球视网膜母细胞瘤病例

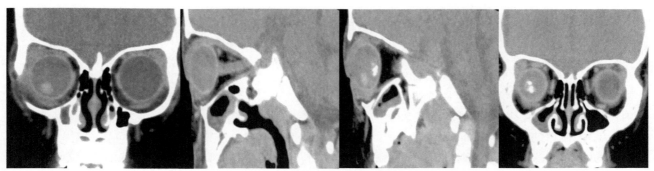

图 1-14-1-1 右侧眼球视网膜母细胞瘤

患儿,男,1 岁。发现右眼红肿,视物不清(图 1-14-1-1)。

病理诊断:视网膜母细胞瘤

第四节 儿童眼眶转移性神经母细胞瘤和绿色瘤

很多儿童眼眶转移瘤首先表现为眼球突出而没有明确原发肿瘤病史和临床表现,诊断相对困难。因此,总结分析其特征性表现对提高诊断和鉴别诊断水平具有重大的临床意义。一些学者分析首先表现为眼球突出而没有明确原发肿瘤病史的儿童眼眶转移性神经母细胞瘤(9 例)和绿色瘤(5 例)的影像学表现。

一、绿色瘤

绿色瘤是以前的名称,准确地讲应称为粒细胞性肉瘤,但由于习惯,临床一般还是使用"绿色瘤"名称。绿色瘤是一种少见的实性肿瘤,主要是由粒细胞性白血病的原粒细胞浸润骨组织、骨膜下或软组织而形成的肿块,多见于颅骨和眼眶周围。2.5%~9.1% 急性粒细胞性白血病可发生绿色瘤,而慢性粒细胞性白血病发生绿色瘤的概率较急性粒细胞性白血病少 5 倍。儿童和青少年发生绿色瘤的概率较成人高,60% 绿色瘤患者小于 15 岁。

绿色瘤可累及身体的任何部位,眼眶和颅骨最常受累。眼眶受累的部位有眼外肌、肌锥内间隙、肌锥外间隙、视神经、眼球内结构和眼附属器如泪腺、眼睑等,双侧眼眶都可受累。绿色瘤常在骨髓形成,通过哈佛管累及骨膜,进一步导致骨质破坏,有时可形成邻近间隙内的软组织肿块。

绿色瘤常无症状,50% 在尸检时发现,而且眼眶绿色瘤常在全身其他部位之前发生,首先表现为眼球突出，因此，眼眶绿色瘤患者就诊和进行影像检查时常常没有明确的白血病病史，如果影像学表现能提示绿色瘤，对患者及时确诊尤为重要。

二、转移性神经母细胞瘤

神经母细胞瘤是儿童最常见的原发恶性肿瘤之一，常见的原发部位为肾上腺区、腹膜后和后纵隔等，容易通过血源性播散向全身各处转移，眼眶和颅底骨是较常受累的骨性结构。眼眶转移性神经母细胞瘤属于神经母细胞瘤第四期，表现为眼球突出。由于原发肿瘤位于肾上腺区、腹膜后和后纵隔等深在区域，不易被发现，因此，眼眶转移性神经母细胞瘤与绿色瘤患者一样，进行影像检查时也常常没有明确的原发肿瘤病史，特征性影像学表现对于及时确诊有重要意义。

三、儿童眼眶转移性神经母细胞瘤和绿色瘤影像学研究

虽然儿童眼眶转移性神经母细胞瘤和绿色瘤的共同 CT 表现为一侧眶壁溶骨性骨质破坏伴眼眶和颅内不规则软组织肿块，骨质破坏一般表现为骨皮质边缘毛糙，眶壁的轮廓存在，而不像成人眶壁转移瘤表现为眶壁的轮廓明显被破坏并被杂乱无章的高密度骨影取代。但眼眶横纹肌肉瘤、组织细胞增生症、恶性纤维组织细胞瘤和原发骨肉瘤等都可有此表现，不具特征性。

部分眼眶转移性神经母细胞瘤可表现为眼眶肌锥外间隙肿块内有与眶壁垂直的针状高密度影，此表现是骨膜反应形成的，极具特征性，在眼眶其他病变中尚未发现。虽然有此特征性表现者不多，但如果发现，就应高度怀疑转移性神经母细胞瘤，行 CT 和超声等检查腹膜后或后纵隔等部位即可确诊。

儿童眼眶转移性神经母细胞瘤和绿色瘤 MRI 显示双侧眶壁骨髓腔呈略长 T_1、略长 T_2 信号影，部分病例同时伴有斜坡和双侧岩尖骨髓腔等颅底骨甚至颅盖骨骨髓腔异常信号影，增强后明显强化，这与成人眶壁转移瘤仅有骨质破坏的眶壁骨髓腔为异常

信号影不同。此征象未在其他无眶壁转移瘤的眼眶病变包括组织细胞增生症、白血病浸润、软骨肉瘤、骨髓瘤、浆细胞瘤、恶性纤维组织细胞瘤、横纹肌肉瘤和原发骨肉瘤等中发现。

但儿童期眼眶壁、颅底骨、颅盖骨和全身其他骨骨髓腔内红骨髓也可表现为略长 T_1、略长 T_2 信号影，因此，需要明确地鉴别二者。鉴别方法是红骨髓不强化，而儿童眼眶转移性神经母细胞瘤和绿色瘤骨髓低信号影强化，在采用脂肪抑制的增强 T_1WI 上表现为明显高信号。

此前曾认为可能是红骨髓造成的，但后来与其他无眶壁转移瘤的眼眶病变患儿比较后发现无眶壁转移瘤的患儿眶壁骨髓腔虽然在平扫 T_1WI 呈略低信号，但增强后没有强化，而只有眼眶转移性神经母细胞瘤和绿色瘤患儿在增强后眶壁骨髓腔明显强化。这说明眶壁转移瘤和白血病浸润眶壁确实导致了眶壁等颅面骨骨髓腔广泛受累。不过，此表现还需要经过更多病例来进一步检验。

四、影像学检查的价值和限度

上述 MRI 和 CT 特征性表现对于诊断眼眶转移性神经母细胞瘤和绿色瘤有重要作用，尤其是对首先表现为眼球突出而没有明确的原发肿瘤病史的患者的诊断和鉴别诊断更有意义。CT 和 MRI 也有明显的局限性，CT 和 MRI 一般用来对局部进行显示，而对神经母细胞瘤和绿色瘤侵犯其他骨的情况一般采用 SPECT 全身骨扫描，但骨扫描对于 MRI 显示的眶壁和颅面骨等骨髓腔信号广泛异常并未显示异常。这可能与骨扫描空间分辨率差而眶壁和颅面骨等扁骨骨髓腔较小有关。另外，包括 CT、MRI、骨扫描和 PET 在内的影像学检查都不能鉴别转移瘤和多发性骨髓瘤。

总之，MRI 和 CT 特征性表现有助于诊断眼眶转移性神经母细胞瘤和绿色瘤，CT 平扫、MRI 平扫和脂肪抑制增强扫描的有机结合可较全面地显示这些特点，可为诊断和鉴别诊断以及临床制定治疗方案提供客观依据。

第二章 儿童眼与眼眶其他疾病

第一节 眼眶横纹肌肉瘤

横纹肌肉瘤是儿童时期最常见的一种软组织肉瘤,占儿童所有恶性肿瘤的5%,占所有儿童期软组织肉瘤的61.5%,45%发生于头颈部,眼眶横纹肌肉瘤占25%~35%。临床上以高度恶性,早期侵犯邻近组织,局部淋巴结和远处转移为特点。

一、病理学

国际病理协作组将横纹肌肉瘤分为以下4种组织学类型。①胚胎型。最常见,约占50%~60%以上,绝大多数发生在婴幼儿。该组21例(75%)为胚胎型。②腺泡型。多见于0~20岁患者,好发于四肢,以前臂、股部为著。此型恶性程度高,5年生存率低于20%。③梭型细胞型。④多形型。常发生于成年人。后两型少见。

二、临床表现

眼眶横纹肌肉瘤是一种少见的恶性肿瘤,其恶性程度高,发展快。一般认为,此肿瘤可能是由未分化的间叶细胞发展而来。多见于10岁以下儿童,平均发病年龄7~8岁,男性多于女性,男女比例为1.3:1。多发生于一侧眼眶,有极少数患者发生于两侧眼眶,一组28例均发生于一侧,男17例,女11例,男多于女。该组发病年龄平均为14.2岁,高于文献报道(因该组包括了5例成人患者)。

眼部横纹肌肉瘤一般具有如下临床表现:眼球突出,常为首发症状,且突出速度快,1~2周内可明显增长;眼眶肿块,早期边界清楚,晚期可占据全眼眶;眼睑肿胀,可能是肿瘤组织生长迅速和浸润生长过程中对周围组织压迫而造成局部血液循环障碍或肿瘤组织的毒性作用引起的组织反应;

眼底压迫征;眼球运动障碍,可能是肿块对眼球的机械性压迫或眼外肌受累所致;视力下降,可能是视神经受侵犯或眼球受压变形所致。该组7例以眼球突出为首发症状,18例眼球较对侧突出,4例眼睑可扪及肿物,压痛多不明显。2例以复视为首发症状。

三、影像学研究

目前,MRI已广泛应用于眼眶横纹肌肉瘤的诊断,并有助于该肿瘤的临床分期和术前评价及预后评估和随访。一些学者观察9例眼眶横纹肌肉瘤的MRI信号表现,T_1WI肿瘤与眼外肌呈等信号或略低信号,T_2WI呈高信号。

另有文献报道,横纹肌肉瘤在T_1WI上为中等信号,较眼外肌信号强,较眶脂肪信号弱。T_2WI为高信号,较眼外肌和眶脂肪都强。若肿瘤内有出血、坏死、钙化,则T_1WI和T_2WI都为高信号。肿块通常为非囊性,但也有少数横纹肌肉瘤肿块类似囊性病变。

该组病例图像显示T_1WI上所有病例横纹肌肉瘤信号强度均低于眶内脂肪信号强度,T_2WI上所有病例病灶信号均高于眼外肌信号;但28例中有24例病灶T_1WI信号强度低于眼外肌,T_2WI上26例病灶信号低于眶内脂肪信号,此两点与部分文献报道不一致。究其原因有两点,一是由于眶内横纹肌肉瘤发病率较低,该组病例数及病理类型有待充实,不能够完全体现眶内横纹肌肉瘤的MRI信号表现;二是就查阅的文献,涉及眶内横纹肌肉瘤的MRI信号特点的尚不多,导致该组病例的MRI信号和文献报道存在差异。

MRI图像有着突出的优势,能够非常清晰地显示病变范围,在显示颅底病变时 MRI 不会出现 CT 像上的伪影,还可以通过骨髓信号的变形来显示骨破坏。横纹肌肉瘤增强后扫描,瘤体呈中等到重度强化。增强扫描对于病变范围的显示更具优势。

该组病例平扫大部分边界清晰,但也有 1 例呈“铸型”改变,虽然平扫图像上并没有显示向眼眶外侵袭的征象,但因没有进行增强扫描,所以对于肿瘤生长范围的诊断从严格意义上讲有一定的局限性。

当病变接近眼球可以包绕眼球呈“铸型”,晚期可破坏眼眶骨质,经过眶上裂延伸到中颅窝,眶上壁延伸到前颅窝,眶下壁达上颌窦,眶下裂进入颞下窝或翼腭窝,该组无此类病例。眼球通常不受侵犯,但可受压发生变形或移位,眼外肌不会因肿块的挤压而出现肌肉的增生。一般眼眶横纹肌肉瘤远处转移很少见,主要因为眼眶不存在淋巴系统,但眼睑和结膜可以发生淋巴系统远处转移。

四、鉴别诊断

眼眶横纹肌肉瘤应密切结合临床,主要应与朗格汉斯组织细胞增多症、淋巴瘤、神经母细胞瘤等鉴别。

眼眶朗格汉斯组织细胞增多症:眼眶朗格汉斯组织细胞增多症可单侧或双侧发病,肿块较小,应结合特定病史考虑。

神经母细胞瘤:眼眶附近的神经母细胞瘤,多为转移,常可见多发,往往在胸腹部可发现原发灶。

眼眶淋巴瘤:眼眶淋巴瘤,常局限于眼球周围,包绕眼环生长并突出于眶缘外,与眼环、眼外肌界限不清。

眼眶横纹肌肉瘤在 MRI 上有一定的特点,对于临床上年龄小(以 <10 岁者为著)、病程短、病情进展迅速的患者可提示诊断,并且有助于了解病变的范围,对指导临床制定相应的治疗措施有着一定的价值。

第二节　小儿眼眶假性肿瘤

Mottow-Lippa 等(1981)报告 29 例小儿眶部假瘤,在诊断方面做了一系列检查,诸如血沉,甲状腺功能试验,X 线照片,超声,CT 以及活体组织检查。X 线检查未发现眶骨和鼻副窦病变,颈动脉造影和眶静脉造影(3 例)均未见异常。超声与 CT 可发现腱炎,肌炎,眼球周围感染及肿块占位效应和突眼,

CT 增强扫描可见巩膜与潜在的鞘间隙强化。

活检最常见发现是眶部结构的纤维化和水肿;泪腺、眼外肌、眶脂肪和血管均可见胶元纤维沉积增加,伴炎性细胞浸润;淋巴细胞和组织中嗜酸性细胞常有增多;还可见脂肪肉芽肿性反应;但未曾见及真正的血管炎或广泛的淋巴增殖。

第三节　眼眶海绵状血管瘤病例

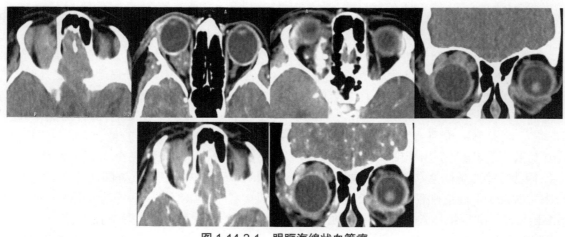

图 1-14-2-1　眼眶海绵状血管瘤

患者,男,12岁。右眼突并异物感(图1-14-2-1)。

手术病理证实:海绵状血管瘤。

第四节　眼眶绿色瘤

详见本书　本卷　本篇　第一章　第四节　儿　童眼眶转移性神经母细胞瘤和绿色瘤。

第五节　trapdoor 眼眶骨折

儿童 trapdoor 眼眶骨折是一种特殊类型的爆裂性眼眶骨折,主要表现为疝出眶外的软组织箝闭于骨折处,特别是眼外肌被箝闭时,如不及时手术,被箝闭的眼外肌会发生缺血,时间较长时可导致永久性眼外肌功能障碍,因此及时诊断 trapdoor 眼眶骨折十分重要。

儿童 trapdoor 眼眶骨折约占儿童眶壁骨折的一半。主要原因为儿童眶壁骨质发育尚未成熟,弹性较好,当外力作用于眼球或眼眶时,冲击力通过眶内软组织挤压或眶壁骨质向后传递,致眶壁薄弱处发生骨折,骨折发生瞬间骨折片可迅速弹回原位,疝出的眶内软组织未及时回位,而被弹回的骨折片箝闭于骨折处。

嵌顿的软组织可为下直肌、内直肌、眶内脂肪组织以及动眼神经下斜肌支。

一、临床表现

临床主要表现为眼球垂直位或水平位转动障碍,并常伴复视、头晕、恶心、呕吐及眼痛,尤以眼球转动时显著。

二、影像学研究

儿童 trapdoor 眼眶骨折在 CT 上具有一定特征性,骨折常发生于眼眶下壁,一组18例中16例发生于下壁,与文献报道一致,分析其原因可能与眼眶下壁眶下沟处骨质更薄弱有关。在 CT 图像上骨折线呈线状或裂隙样,断端无或有移位,移位的骨折片仍与眶壁相连,称弹性回缩骨片,于骨折线处可见脱入

并箝闭的眶内软组织,骨折片对其产生压迫并阻止其退回眶内。骨折处的弹性回缩骨片和被箝闭的眶内软组织是诊断 trapdoor 眼眶骨折的要点。

儿童 trapdoor 眼眶骨折不同于成人的爆裂性眼眶骨折,后者骨折处常发生较大面积的碎裂和塌陷,塌陷的骨折片多不与眶壁相连,疝入上颌窦的眶内容物较多,不受骨折片的压迫,故也称 opendoor 眼眶骨折。

儿童 trapdoor 眼眶骨折最佳显示方位是冠状面,可清楚显示下壁或内侧壁的骨折形态和嵌入骨折处的眼外肌和/或脂肪,横轴面和矢状面在眶内软组织箝闭的显示率上不如冠状面,但这两个方位可显示内直肌和下直肌的全程形态,是冠状面重要的补充。然而,当骨折面积很小,被箝闭的眶内软组织极少时,trapdoor 眼眶骨折容易漏诊。

Parbhu 等(2008)报道24例 trapdoor 眼眶骨折的患儿,其中仅9例术前 CT 证实眶内软组织箝闭于骨折处,而术中证实其21例伴眶内软组织的箝闭。因此,当临床上怀疑有 trapdoor 眼眶骨折时,影像科医生宜在不同方位上对病变部位进行 CT 薄层观察,以提高诊断率。

近年来,有文献报道认为 MRI 对被箝闭的眶内软组织的显示率优于 CT,尤其是对下直肌的显示,所以条件允许的话,可进一步进行 MRI 检查,但 MRI 对骨折的情况显示不如 CT。总之, CT 可较好地评价 trapdoor 眼眶骨折的部位和软组织箝闭情况,为术前制订手术计划提供一定的依据。

第三章　儿童鼻咽及鼻部分疾病

第一节　毛息肉

　　毛息肉是一种罕见的生长畸形，但同时又是鼻咽部和口咽部最常见的先天性肿瘤。Brown-Kelly（1918）首次提出该病。

一、病理学

　　组织学来源分类，毛息肉系由外胚层及中胚层发育而成的良性肿瘤。病理学表现，中央为间叶组织（纤维、脂肪及软骨等），边缘为鳞状上皮并伴有正常皮肤的毛发及汗腺等结构。典型者肿瘤呈带蒂的"梨"形或"腊肠"状，位于鼻咽或口咽部。

　　发病机制至今不明确。Holt 等（1979）认为毛息肉由具有多向分化潜能的组织组成，由于功能紊乱的组织成分过度增生形成。Bums 等（2001）认为毛息肉为第一或第二腮裂畸形所致。有学者认为鼻咽部黏膜过度增生为毛息肉的病理基础。

　　此肿瘤至今尚无确切分类。Mitchell 等（1996）将毛息肉称为迷芽瘤。Seyda 等（2004）认为毛息肉命名更为确切，因其较为正确地反映了毛息肉的临床及病理特征。

二、临床表现

　　毛息肉为良性肿瘤，大多发生于女婴，术后多无复发。临床报道的多数病例源于鼻咽部。临床表现与毛息肉的位置、大小及形状有关，多于生后不久出现呼吸或喂食困难。

三、影像学研究

　　MRI 能较好地反映本病的病理结构。病变中央 T_1WI、T_2WI 均为低信号，为除脂肪外的间叶成分；周围 T_1WI、T_2WI 均为高信号，脂肪抑制像为低信号，符合脂肪成分；边缘于脂肪抑制像呈"线"状高信号，组织学与鳞状上皮相对应。影像学检查有助于确定病变范围及与周围组织的关系，为手术切除提供帮助，确诊有赖于病理学检查。

四、鉴别诊断

　　毛息肉主要需与畸胎瘤、错构瘤、血管瘤、鼻咽部的神经胶质瘤、成神经细胞瘤、脑脊膜膨出和甲状舌管囊肿相鉴别。

　　错构瘤：错构瘤系与生长部位相同的细胞和组织局部过度堆积所致。鼻咽部错构瘤多见于成人。

　　先天性畸胎瘤：先天性畸胎瘤包含成熟及不成熟的三胚层组织。畸胎瘤内部含有一些可辨认的组织成分（牙齿、骨骼、毛发等）。畸胎瘤男女发病率相近，有潜在恶性，术后可复发。而毛息肉一般含两个胚层的组织易与上述疾病区分。

　　血管瘤、鼻咽部的神经胶质瘤、成神经细胞瘤、脑脊膜膨出及甲状舌管囊肿等根据其 MRI 上的信号及特殊发生部位较易区分。

第二节　关于鼻窦和乳突气房黏膜水肿

　　尽管已有文献报道，儿童鼻窦内黏膜水肿是一种常见的无症状性改变，但对儿童患者还是经常会误诊为鼻窦炎。一些学者前瞻性地对因其他原因（非鼻窦炎和乳突炎）行头部 MRI 检查的儿童患者其鼻窦和乳突气房内黏膜增厚情况进行了观察和分析。

一组 147 例患者,年龄 0.2~22.7 岁,中位数 8.9 岁。由 2 位有经验的儿科放射学医师对患者的横轴面和矢状面 TSE T2WI 图像进行分析。上颌窦、额窦和蝶窦黏膜水肿程度分为无水肿、轻度(黏膜厚度 <5 mm)、显著(≥ 5 mm),筛窦和乳突气房黏膜水肿程度分为无、轻度(≤ 50% 窦腔)和显著(>50%)。

研究结果发现,61% 的儿童有 1 个或多个鼻窦或乳突内阳性改变。48% 的受试者有鼻窦黏膜水肿、25% 有乳突气房黏膜水肿。年龄小于 10 岁的儿童其出现率明显高于 ≥ 10 岁者(分别为 60% 和 42%),有上呼吸道感染的患儿其出现率明显增高(分别为 71% 和 35%)。此表现与患者的头痛、打鼾、哮喘和过敏史以及性别、居住地均无相关性。

不少学者指出,鼻窦和乳突气房内黏膜水肿在儿童中是常见改变。即使很显著的鼻窦黏膜水肿也并不一定是感染的征象。因此,在放射科的诊断报告中"鼻窦炎"和"乳突炎"一定要慎用。

需要切记的一点是治疗方案的确定一定要结合患者的临床症状,而不能仅依据影像学的异常改变。

但从另外一个角度分析这个问题则更值得人们考虑,如将出现黏膜水肿定为异常的话,则在无症状的儿童中可能存在一些亚健康的情况,这也值得我们去进一步研究。

关于这个问题,我们的看法是如何确定正常与异常的界线,黏膜水肿属于正常还是异常?恐怕不会有人说它是正常表现吧。它确实是异常表现,但未出现鼻窦炎的症状,从临床上考虑,确实不应认为是鼻窦炎,但它可能是上呼吸道感染的一种表现,全面分析,我们建议可将之划归于"亚健康"的表现之一。这个意见仅供读者参考。

第四章　咽与喉

第一节　误诊病例简介：咽后部软组织相当柔软

在临床工作中，不少学者都注意到，咽后部软组织相当柔软，在婴幼儿尤其明显，可是在日常工作中对此点却未给予必要的重视，在诊断时恰恰把"软"这个字忘掉，导致出现不少误诊。

婴幼儿颈部侧位片拍摄时，如正值呼气相，咽后部软组织常呈块状向前凸出，而气道细窄甚至几近完全闭塞，酷似咽后壁脓肿形成，每易造成误诊。

有学者收集 2 例此类病例，咽部呼气相照片，小儿咽后部软组织（第 1~4 颈椎平面）呈巨块状致密球状影向前凸出，气道前移，几近完全闭塞，皆误诊为咽后壁脓肿，给患儿带来不应有的痛苦。

在青少年和成人，呼吸相对咽后部软组织厚度的影响自然比婴幼儿薄了许多，但个别人呼气相照片产生咽后壁软组织增厚的例子仍是屡见不鲜，值得提高警惕，尽力减少误诊。

在成人颈部侧位照片上，偶见脊椎前出现竖行透光条纹，伪似咽后壁软组织积气，事实上是颈椎前的脂肪条纹影。

第二节　颈部急性淋巴结炎伴脓肿形成

患儿，男，4 岁。发现左侧颈部包块 20 余天，伴红肿、热痛入院。患儿缘于 20 天前无明显诱因出现左颈后包块，伴触痛，且初有发热 2 天。就诊当地医院，拟"急性淋巴结炎"住院 5 天，好转出院；近日左颈后包块复又变大，就诊私人诊所，予青黛粉 + 白醋外涂患处。包块明显增大且移至左颈下。

查体：左颈下可扪及肿物，约 7 cm × 8 cm，活动、质韧，

无波动感、触痛。余淋巴结均未触及。咽充血，双侧扁桃体无肿大，表面未见明显脓性分泌物。淋巴细胞 21.9%，中性粒细胞 73.7%，血小板计数 493 × 10⁹/L，血红蛋白 107.0g/L，红细胞计数 4.1 × 10¹²/L，白细胞计数 25.04 × 10⁹/L。血清淀粉酶 37.50U/L。血沉 40mm/h，结核杆菌抗体阴性（-）。

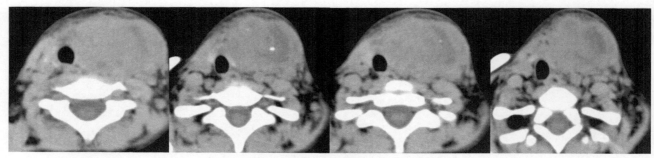

图 1-14-4-1　颈部急性淋巴结炎伴脓肿形成

CT 平扫：左侧颈部可见一不规则软组织肿块，约　　3.7 cm × 4.4 cm 大小，边界不清，密度不均，CT 值 51~56 HU，

内见多发斑片状低密坏死区及斑点状钙化影,肿块与左颈内静脉、左侧胸锁乳突肌及左侧甲状腺分界不清,气管受压右移,双颈部及颌下见多发肿大淋巴结影。CT 平扫拟诊:左

颈部软组织肿块影,可疑恶性肿瘤,建议增强扫描;双侧颈部及颌下多发淋巴结肿大(图 1-14-4-1)。

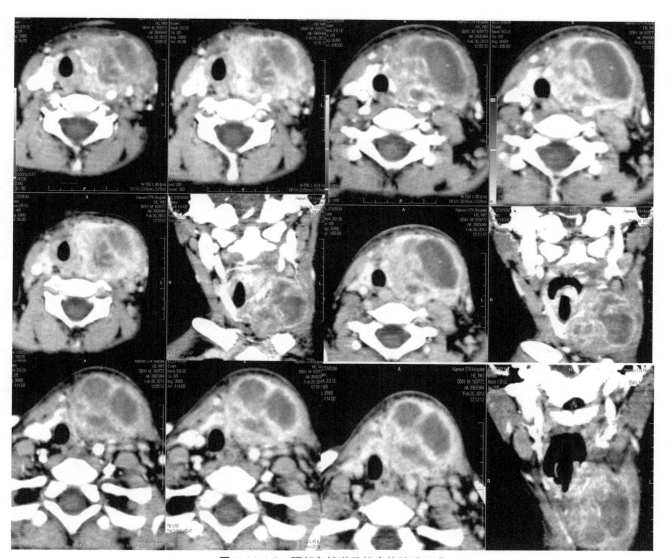

图 1-14-4-2　颈部急性淋巴结炎伴脓肿形成

CT 增强扫描:左侧颈部可见一不规则软组织肿块,约 3.7 cm×4.2 cm×4.7 cm 大小,边界不清,密度不均,直接增强显示中心低密度区无明显强化,CT 值约 21 HU,壁及分隔明显强化呈高密度,三期 CT 值分别为: 77 HU、107 HU、100 HU,肿块与左颈内静脉、左侧胸锁乳突肌及左侧甲状腺

分界不清,气管受压右移,双颈部及颌下见多发肿大淋巴结影。诊断:左颈部软组织肿块影,考虑咽旁脓肿? 急性淋巴结炎? 建议治疗后复查;双侧颈部及颌下多发淋巴结肿大。

经抗炎和穿刺抽脓证实为脓肿。出院诊断:颈部急性淋巴结炎伴脓肿形成(图 1-14-4-2)。

第三节　儿童腺样体肥大相关疾病

一、儿童腺样体肥大与分泌性中耳炎

目前认为腺样体体积肥大导致分泌性中耳炎的发病机制主要是咽鼓管功能不良。由于小儿咽鼓管短、无弓形弯曲，与水平交角只有 10 度，且腭帆张肌薄弱、收缩力低，故当肥大腺样体直接对咽鼓管咽口压迫时可导致咽鼓管闭塞，鼓室内处于负压，软骨段管壁塌陷、闭塞，泵吸功能减弱，表面活性物质浓度减低。

同时，由于鼻后孔阻塞，使鼻咽腔局部空气压力增高，使后流的分泌物更易向咽鼓管反流，病原微生物进入中耳，引发分泌性中耳炎。文献报道有 40% 儿童为治疗分泌性中耳炎而行腺样体刮除术。国内亦有文献报道 106 例分泌性中耳炎中，55.6% 腺样体有中至重度肥大，有学者报告 140 例腺样体肥大患儿中合并分泌性中耳炎 82 例。一组 81 例中合并分泌性中耳炎 63 例，占 77.8%，其中双侧 58.7%，发生率较上述文献为高，可能与所选病例年龄较小有关。分泌性中耳炎在 CT 上主要表现为鼓室鼓窦及乳突气房内渗出积液，双侧多见，没有骨质及听小骨破坏，无胆脂瘤及肉芽肿形成，故与一般化脓性或肉芽肿、胆脂瘤型中耳乳突炎表现不同。

此外，该组中腺样体重度肥大组合并分泌性中耳炎的发生率为 83.3%，明显高于中度肥大组的 69.7%，且 IgA、IgG 水平明显高于中度肥大组，与健康对照组比较差异有显著性意义（P<0.05）。说明分泌性中耳炎发生率与腺样体肥大的程度直接相关。值得一提的是，该组病例中有 22.2% 腺样体肥大儿童不伴分泌性中耳炎，据 Haapaniemi（1995）报道 133 例腺样体肥大儿童中，分泌性中耳炎仅 8.7%，这说明腺样体体积肥大不是引起分泌性中耳炎的唯一病因。

目前，大家公认的原因有：①腺样体具有病原菌储蓄池作用。Suzuki 等（1999）证实腺样体是一种特殊的病原菌储蓄池，且体积越大，它所潜藏的病原菌种类和数目就越多。吞咽运动对肥大腺样体产生挤压作用，将腺样体表面纵沟裂及隐窝内的分泌物和病原微生物挤出来，将病原微生物带入中耳腔；②腺样体具有变态反应和免疫功能异常。认为腺样体

功能活跃引起组胺大量释放，导致周围血管扩张、通透性增高及咽鼓黏膜水肿，从而诱发分泌性中耳炎。通过分析腺样体、鼻咽分泌物及中耳渗出液三者中的肥大细胞和组织胺含量，结果发现腺样体中最高，鼻咽分泌物中最低，而腺样体中肥大细胞数减少，说明分泌性中耳炎时组织胺通过腺样体表面渗出是致病原因之一，同时腺样体中大量肥大细胞破裂，导致腺样体和鼻黏膜水肿。

文献报道分泌性中耳炎人群中 CD_{8+} 细胞明显减少。有学者检测 76 例反复发作分泌性中耳炎的腺样体组织，发现 $CD_{45}Ro$、CD_{20}、PCNA 和 BCL-2 的表达明显高于对照组。该组中腺样体肥大组患者的 IgA、IgG 水平也明显高于对照组（P<0.05），说明腺样体肥大可导致免疫功能异常。

二、儿童腺样体肥大与鼻窦炎

多数学者认为腺样体肥大与鼻窦炎两者互为因果关系。一方面，儿童鼻炎鼻窦炎时鼻腔分泌物后流，反复刺激腺样体使其不断增生、肥大，当肥大的腺样体部分或完全阻塞鼻后孔，可妨碍鼻腔及鼻窦的通气引流，导致炎症难愈。

Ramadan（1999）报道 66 例患顽固性慢性鼻窦炎儿童，当切除严重肥大的腺样体后，47% 完全治愈。一组 81 例中合并上颌窦炎 71 例，筛窦炎 60 例，且双侧病变居多，中度和重度肥大两组比较，其上颌窦炎、筛窦炎的发生率差异有显著性意义（P<0.05），提示腺样体越大，发生鼻窦炎比例明显增高，两组细菌培养与免疫检测结果也说明这一点。

另一方面，由于肥大腺样体改变鼻腔的微环境，影响了鼻腔及鼻窦分泌物的引流。Ranga 等（2000）发现健康儿童鼻腔的黏液纤毛输送时间平均为（8.55 ± 2.11）min，而腺样体肥大儿童为（16.97 ± 3.10）min，几乎是前者的 2 倍；切除腺样体后测量，输送时间降为（8.7 ± 2.14）min，说明腺样体肥大影响了黏液纤毛的运动。

Trarchalska-Krynska 等（2001）对腺样体肥大患儿术前和术后 1 个月鼻黏膜的中性粒细胞数目进行检测、比较，发现术前明显高于术后，也提示肥大腺样体与鼻炎、鼻窦炎感染有密切相互关系。

第五章　儿童耳部疾病

第一节　先天性外耳道闭锁中面神经管异常

先天性外耳道闭锁为最常见的外耳、中耳畸形，常合并有耳廓畸形。多同时有中耳畸形及面神经管走行异常。有报道面神经管异常发生率达75%。面神经管在颞骨内行程复杂，自内听道开始分为迷路段、水平段、垂直段及2处转折。

MSCT高分辨率扫描及曲面重建技术能在同一幅图像上显示双侧面神经管全长，可用于研究先天性外耳道闭锁患者中面神经管异常。

胚胎时期腮弓结构发育障碍可形成多种先天发育畸形。

耳由外耳、中耳与内耳组成，发生上分别有3个来源。外耳主要由头颈部外胚层来源的第一腮沟及其周围发生的6个耳结节融合形成。中耳主要由内胚层来源的第一咽囊发育形成。内耳主要由头部外胚层形成的听泡演变而来。乳突的发育则与中耳密切相关，中耳缺失者乳突几无例外都呈较小的坚实型。

一项研究17耳外耳道畸形中，7耳合并中耳畸形，仅1耳合并内耳畸形；3耳鼓室发育畸形均合并坚实型乳突。

一、面神经管异常的观察及测量分析

面神经管总长度变短11耳（占78.6%），其中鼓室段变短3耳（占21.4%），乳突段变短10耳（占71.4%）。有学者指出，正常面神经管的CT曲面重建图像上测量值分别为面神经管总长27~33.8 mm，迷路段3.4~7.3 mm，水平段8.2~13.6 mm，乳突段10.7~15.9 mm。该研究提示，先天性外耳道闭锁时，面神经管总长度明显变短，主要是乳突段的缩短。

第一膝角度变大2耳（占14.3%），第二膝角度变小3耳（占21.4%）。第一膝角度及第二膝角度，

正常面神经管的CT曲面重建图像上测量值为67.04°±9.41°及114.25°±8.44°。该项研究有2耳第一膝角度分别为90°及100°，明显大于正常。3耳第二膝角度则小于正常。

面神经管乳突段前位9耳（占64.3%）。先天性外耳道闭锁时，面神经管乳突段前位已有不少报道，但未见前位量化的测量报告。该组学者提出了一种量化面神经管乳突段前位的测量方法，即测量面神经管乳突段中点前沿距双侧面神经管膝状神经窝前沿连线的垂直距离，为面神经管乳突段前位提供了量化的数据。前移的面神经管乳突段可穿经闭锁板内，对手术至为重要。面神经管鼓室段低位3耳（占21.4%）。面神经管鼓室段低位可遮盖前庭窗并压镫骨移位。面神经管鼓室段低位不能行前庭窗手术，须提示术者注意。

面神经管狭窄1耳。文献未见类似报道。该例外耳道闭锁因同时合并患侧中耳乳突炎，故考虑面神经管狭窄可能因中耳乳突炎所致。

面神经管分叉1耳。面神经管的分叉畸形多见于垂直段，常可为2支或3支，各有其骨管，或在出茎乳孔前又融合而出颞骨，有的不融合，分别出颞骨，在手术时，可发生意外的损伤。该例面神经管垂直段分为2支，各有其骨管，分别出颞骨。

二、面神经管异常的主要表现

该组先天性外耳道闭锁中面神经管异常的主要表现有：外耳道闭锁合并畸形越严重，面神经管总长度变短越显著，尤以面神经管乳突段变短为著；其次是面神经管乳突段前位发生率较高；面神经管鼓室段低位均出现在鼓室畸形耳，与外耳道闭锁伴全鼓室高度狭窄者常见面神经管鼓室段低位的文献报道

相符。第一膝角度及第二膝角度改变在该组病例中发生率低。3例面神经管CT曲面重建未成功，其中1例是6 h新生儿，1例是外、中、内耳畸形合并前庭耳蜗共同腔，1例是双侧外耳、中耳畸形，左侧畸形极严重。

MSCT高分辨率扫描加曲面重建技术能清晰显示先天性外耳道闭锁患者中面神经管的异常，有利于临床医生术前详尽了解面神经管行程异常，减少手术时不必要的面神经意外损伤。

第二节　毛母质瘤

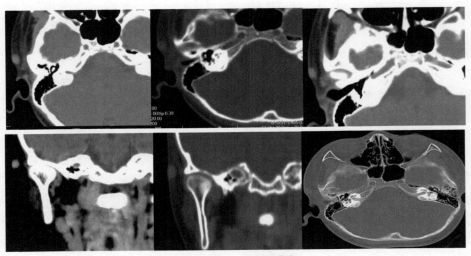

图 1-14-5-1　毛母质瘤

患者，女，8岁，发现右耳前肿物一周。患儿缘于7天前无明显诱因发现右侧耳前颧弓上一花生粒大小肿物隆起，表皮青紫色，边界清楚，质硬，活动可，无明显不适，经门诊检查后建议住院手术治疗。

专科情况：右耳前颧弓上局部稍隆起，表面皮肤青紫色，无破溃，局部可触及一大小约1.5 cm×1.5 cm肿物，圆形，质稍硬，活动度尚可，和表面皮肤稍粘连，无明显触痛，局部无麻木感。

CT：右颞部近外耳前下缘处皮下软组织区见一类圆形等密度影，边缘光整，大小约9 mm×6 mm，周围脂肪间隙清晰，软组织无明显肿胀（图1-14-5-1）。

手术所见：于右耳前面部肿物表面顺颜面部皮纹做长约1.5 cm切口，切开皮肤、皮下组织，显露肿物，见肿物呈豆腐渣样表现，可见黑色、粉红色、白色内容物，无明显包膜，仔细分离肿物周围组织，完整摘除肿物，避免残留，予以肿物送病理检查。

病理检查：冰冻病理描述：灰白色组织一堆，总体积0.5 cm×0.3 cm×0.2 cm。冰冻病理诊断："右耳前面部肿物切除标本"钙化上皮瘤（毛母质瘤）。

第六章　儿童颅面骨

第一节　儿童颞骨破坏性肿块简介

急性中耳乳突炎：一般急性发病，对抗生素有效，融合性乳突炎可有骨质侵蚀，但骨小梁缺失和骨皮质缺损通常不如朗格汉斯细胞组织细胞增生症广泛，除非出现脓肿，一般不出现软组织肿块。

横纹肌肉瘤：表现为侵袭性软组织肿块伴骨质破坏，需要活检才能与朗格汉斯细胞组织细胞增生症鉴别。

朗格汉斯细胞组织细胞增生症：表现为颞骨边界清楚的溶骨性病变，伴有不均匀强化的软组织肿块，与横纹肌肉瘤鉴别需行活检。

转移性神经母细胞瘤：如果表现为颞骨的局灶性病变时，与横纹肌肉瘤或朗格汉斯细胞组织细胞增生症相似，寻找原发病变是鉴别的关键。

第二节　儿童上下颌同时受累牙骨质化纤维瘤

牙骨质化纤维瘤，又名化牙骨质纤维瘤，是骨源性良性肿瘤，呈膨胀性生长，多见于下颌，其次为上颌骨，上、下同时受累者较少见。

肿瘤生长较缓慢，常导致颌面部不对称畸形，患者常因面部无痛性局限性膨隆就诊。病变可发生于任何年龄，以中年女性较多见。文献报道该病变可能与染色体异常有关。有研究表明牙骨质纤维瘤细胞免疫生化检查骨形成蛋白（BMP）常表现为阳性。

在病理上，本病与骨化性纤维瘤、纤维结构不良等疾病结构相近而不易鉴别；在影像学上又与牙源性病变，如牙骨质母细胞瘤不易区分。

虽然目前本病仍被认为是良性病变，但仍需明确诊断后及早行外科手术彻底切除，尽量避免因治疗不彻底而引起肿瘤复发。

第三节　神经母细胞瘤病例

患者，男，6岁。反复腹部闷痛4月，左颈部肿物1月余入院。患儿缘于4月前无明显诱因出现腹部疼痛不适，疼痛呈间歇性钝痛，并逐渐加重，曾就诊于当地医院，并服药治疗。服药后疼痛缓解，半月后症状反复，腹痛程度较前轻，呈慢性闷痛，疼痛与进食、体位无关，因症状较轻，未在进一步诊治，于1月前左侧颈部出现无痛性肿大淋巴结，并逐渐增大，融合成团，伴大量出汗，体重减轻，食欲下降（图1-14-6-1）。

病理检查：灰白色组织一堆，总体积3 cm×2 cm×1 cm。免疫组化检测：阳性：NSE，NeuN，CgA，Syn，Vimentin，Bcl-2，Ki-67（+，约90%）；阴性：CK-P，GFAP，S-100，Oling-2，CD34，CD99，LCA，Nestin，EMA。病理诊断：左侧颈部肿物，倾向神经源性，待免疫组化协助诊断。免疫组化诊断：左侧颈部肿物活检标本：小细胞性恶性肿瘤，可见菊形团形成，小灶性坏死；间质为纤维和淋巴组织，血管丰富。未见淋巴结结构。免疫组化证实瘤细胞为神经性，符合神经母细胞瘤。

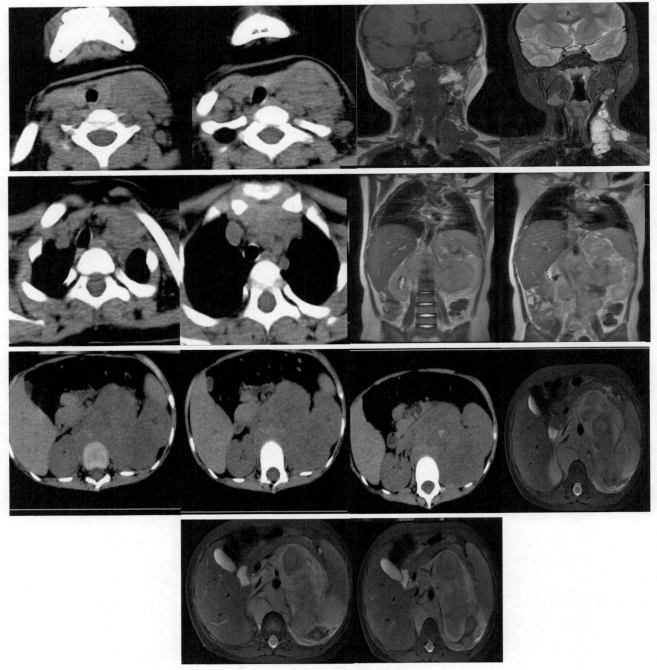

图 1-14-6-1　神经母细胞瘤

第四节　误诊病例简介：血友病性肌骨假肿瘤

有学者报告一例小儿患者，因病变先后累及上颌骨和跟骨，首次 CT 检查误诊为上颌窦恶性肿瘤。当该患儿右侧上颌窦与齿龈间形成窦道破溃、出血后，窦道愈合，再复查 CT 示右侧上颌窦软组织病灶基本消失，排除了恶性肿瘤，经常鼻出血，临床上才想到血友病，直到 7 岁才明确诊断。

临床上常因忽略患者易出血的病史而延误诊断，根据影像学表现易误诊为良、恶性骨肿瘤或肿瘤样病变。

血友病性肌骨假肿瘤易误诊为原发性骨肿瘤或骨肿瘤样病变,如果临床处理不当,将会导致严重的后果,应引起高度重视。

血友病病程较长,易出血,常伴有血友病性骨关节炎可作为上述疾病鉴别的参考点。密切结合病史和实验室检查是诊断和鉴别血友病性肌骨假肿瘤的关键。

第五节　关于小儿寰椎和枢椎

神经弓纵裂:婴幼儿颈椎神经弓软骨联合两侧闭合时间可不一致,正位形似纵裂,表现为一个颈椎或数个颈椎的神经弓有纵行透光线条影,数个颈椎的透光线形状、位置、粗细均相近似。此类软骨联合可持续至3~6岁,一侧闭合可比另一侧闭合延迟数月之久。

寰椎前弓骨化阙如:在新生儿时期,偶尔可发现第一颈椎前弓骨化部分性或完全性阙如,这被认为是正常新生儿的正常表现,勿误为异常。

寰枢椎双侧侧块突起:寰椎侧块下外角与枢椎椎体上外角呈现双侧性对称性骨性突起,有学者认为,这与寰椎枢椎生长时失均衡有关,多见于4岁左右儿童。此征如见于成人,则类似于寰椎神经弓骨折。

寰椎软骨联合:CT扫描时,有学者报告,在严重颈部外伤患儿,可能将寰椎的椎体与侧块的软骨联合误诊为寰椎骨折。但是,它们双侧对称,边缘光滑而又较笔直,这些特点有助于认识这正常发育结构。

正常分叉的齿突:经寰椎椎体与枢椎齿突层面CT扫描,在寰椎前弓后方可见二骨性结构,是齿突主块之V形尖的顶,更颅侧层面可见单一的尖的骨化中心。此正常分叉的齿突到11~12岁时才逐渐完成骨化,直到成人。了解此发育情况可减少解释错误。

第七章　小儿面颈部其他疾病

第一节　儿童甲状腺癌

儿童甲状腺癌较少见，国外文献报道其发病率占儿童实体癌发病率的 2.4%~9.0%。2/3 病例发生在女性，7~12 岁为发病高峰。

大多数儿童甲状腺癌以乳头状癌为主要病理类型，占 70% 以上。其病理特点为腺体内播散状癌灶，内分泌细胞排列成乳头，约 40% 的病例含有分层钙化小球（沙砾小体）。

甲状腺组织有丰富的血管及淋巴管，易发生转移，特别是侵犯双肺、骨及淋巴结。

一、临床表现

临床多表现为甲状腺肿物、颈部淋巴结肿大或两者同时出现。其生物学特性温和，生长缓慢，虽比成人有更高的侵袭性及局部转移发生率，但因较成人有更好的分化程度，故有很好的预后和较长的生存期。

二、影像学研究

CT 表现为甲状腺低密度区或含有钙化的肿块，边界可清晰或不规则，甲状腺富含血管可明显强化。MRI T_1WI 上肿瘤为略低信号、略高信号或等信号，T_2WI 上为不均匀高信号，注射 Gd-DTPA 后明显强化。放射性核素扫描图表现为冷结节。凡是不具功能的甲状腺组织，不论性质如何，都表现为冷结节，

20%~30% 的冷结节最后病理证实为癌肿。有学者报告一例 CT 及 MRI 表现为甲状腺右叶增大，密度较对侧普遍减低，双侧颈部淋巴结呈结节状肿大，增强后明显强化。双肺弥漫分布大小不等的转移结节灶，以双下肺为主。

三、鉴别诊断

本病需与淋巴瘤、淋巴结结核及其他可引起淋巴结增大的炎性病变，如单核细胞增多症、结节病等鉴别。

淋巴瘤：颈部淋巴结多表现为轻中度强化，密度近似于肌肉，或呈薄环状包膜强化，中央相对低密度，可融合成巨块。

颈部淋巴结结核：常融合成团，边缘强化，邻近有条索状炎性改变，淋巴结在 T1WI 呈环形强化。

结节病及单核细胞增多症：结节病及单核细胞增多症多表现为非均匀或均质性结节。

值得一提的是，甲状腺癌患儿临床上往往首先表现为双侧颈部淋巴结肿大，而甲状腺结节因较小不易触及，所以对颈部淋巴结肿大的患儿应将本病列入鉴别诊断，并结合其他部位有无转移特别是肺部及骨转移来帮助确诊，以免漏诊。

第二节　小儿颈部囊性异位胸腺

请详见本书　本卷　第一部分　第十六篇　第　　　二章　第六节　小儿颈部囊性异位胸腺。

第三节　（T₁椎间孔）交感神经根节细胞神经母细胞瘤病例

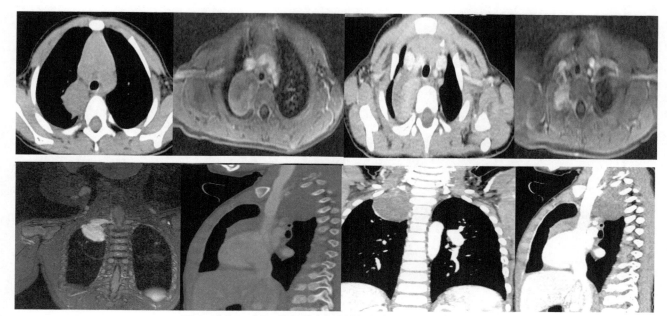

图 1-14-7-1　（T1椎间孔）交感神经根节细胞神经母细胞瘤

患儿，男，2岁。

术后病理检查：免疫组化诊断：（T1椎间孔）交感神经根节细胞神经母细胞瘤。T1椎间孔扩大，肿块与脊膜连接，椎管内无占位。神经鞘瘤为青少年疾病，幼儿以神经母细胞瘤多见（图 1-14-7-1）。

第四节　颌下异位胸腺合并部分甲状旁腺异位

请详见本书　本卷　第一部分　第十六篇　第三章　第三节　颌下异位胸腺合并部分甲状旁腺异位。

第五节　腮腺区鳃裂囊肿

患儿，女，7岁。发现右耳垂下包块3年余，近一月渐增大。

CT：右侧下颌角区胸锁乳突肌外上方可见一不规则囊性病灶，囊壁光整，增强后病灶壁轻度强化，其内囊性密度无强化。病灶周围可见炎性渗出（图 1-14-7-2）。

术后病理诊断：右腮腺区腮裂囊肿。

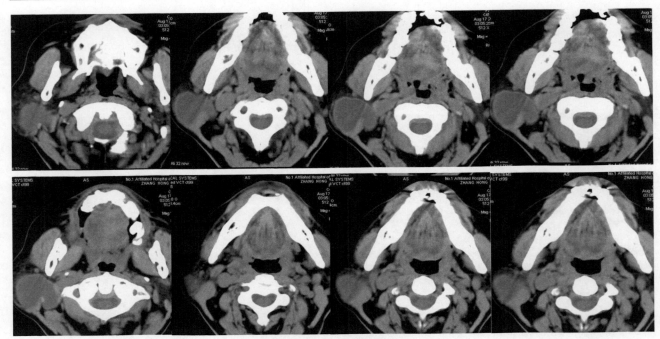

图 1-14-7-2　腮腺区鳃裂囊肿

第十五篇　面颈部创伤

第一章　骨折

第一节　MSCT 与混合型 Le Fort 骨折

混合型 Le Fort 骨折是上颌骨一种特殊类型的骨折,因上颌骨形态不规则,内有上颌窦,骨壁骨质较薄,毗邻额骨、蝶骨、筛骨、颧骨(弓)、眼眶、鼻腔和颅底等诸多结构,外伤后多数病情较严重,且常常伴有颅脑外伤等复合伤,早期容易被忽视导致处理不当或延期处理,致使颌面骨畸形愈合及关节功能紊乱,因此, Le Fort 骨折的早期准确诊断是治疗的关键。

随着颌面外科技术和影像技术的进步,特别是切开微型钛板内固定术和 MSCT 扫描技术的临床应用,混合型 Le Fort 骨折手术后面形恢复程度、张口度和咬合关系等已可获得明显改善。

一、混合型 Le Fort 骨折定义及损伤机制

早在 1901 年, Le Fort 基于用酥棍打击尸体头颅实验,按骨折的好发部位,首先提出上颌骨骨折分为 3 种类型,即 Le Fon 分型:Le Fort Ⅰ型、Le Fort Ⅱ型和 Le Fort Ⅲ型骨折。

典型 Le Fort Ⅰ型骨折,又称上颌骨低位骨折或水平骨折,骨折线从梨状孔水平、牙槽突上方向两侧水平延伸到上颌翼突缝。

典型 Le Fort Ⅱ型骨折,又称上颌骨中位骨折或锥形骨折,骨折线从鼻额缝向两侧横穿鼻梁、眼眶内侧壁、眶底和颧上颌缝,再沿上颌骨侧壁至翼突;有时可波及筛窦达颅前窝;可以出现脑脊液鼻漏。

典型 Le Fort Ⅲ型骨折,又称高位骨折或颅面分离骨折,骨折线从鼻额缝向两侧横穿鼻梁、眶部,经颧额缝向后达翼突,形成颅面分离,常常可致面中部拉长和凹陷,此型骨折多伴有颅底骨折或颅脑损伤,临床出现耳、鼻出血,也可出现脑脊液鼻漏。

由于上颌骨在面中部位置较高,内有上颌窦,骨壁骨质较薄,以及受打击力的方向不同,所以 Le Fort 骨折常常是 3 种类型的组合,即混合型 Le Fort 骨折。混合型 Le Fort 骨折可以是一侧牙槽突的上颌骨低位骨折合并同侧或对侧的上颌骨中位或高位骨折,即:Le Fort Ⅰ型 + Le Fort Ⅱ型或 Le Fort Ⅰ型 + Le Fort Ⅱ型 + Le Fort Ⅲ型骨折;或者是颧上颌骨区的 Le Fort Ⅱ型骨折合并同侧或对侧的眼眶外侧缘,眼外眦部的 Le Fort Ⅲ型骨折,即:Le Fort Ⅱ型 + Le Fort Ⅲ型骨折。

该组 38 例混合型 Le Fort 骨折, 21 例为 Le Fort Ⅱ型 +Le Fort Ⅲ型骨折, 7 例为 Le Fort Ⅰ型 + Le Fort Ⅱ型 +Le Fort Ⅲ型骨折。其中 Le Fort Ⅱ型 +Le Fort Ⅲ型骨折最多见,占 55.3%,且 12 例合并不同程度颅脑外伤,占 57.1%(12/21)。

有学者报道 Le Fort Ⅱ型骨折在上颌骨骨折中最为多见,但机制可能是上颌窦为含气窦腔,窦壁骨质较薄,眼眶外侧壁骨质亦菲薄,面中部的颧上颌骨位置较高,容易受到强外力而极易致骨折断裂。

二、混合型 Le Fort 骨折的特征

该组 38 例患者,发病年龄以 20~39 岁多见,占 60.5%(23/38)。男女之比为 4.4∶1,以青年男性为主病因:交通事故伤 22 例,高空坠落伤 7 例,斗殴或打击伤 5 例,其他 4 例,交通事故所占比例最大 57.9%(22/38)。可能与近年来随着交通事业的快速发展,驾驶员的年龄集中在 20~39 岁阶段,以及年轻男性青壮年多从事体力劳动及户外活动有关,另外,青壮年人口的流动性大也可能与之有关。但 Thomson 等(2003)报道国外以酗酒后斗殴是导致患者颌面部外伤的主要原因。

混合型 Le Fort 骨折有以下特征：①发病年龄多集中于 20~39 岁，男性青壮年为主要对象；②病因以交通事故为主，常常伴有颌面部其他部位骨折；③混合型 Le Fort 骨折以 Le Fort Ⅱ 型 +Le Fort Ⅲ 型骨折最多见；④翼状突骨折几乎存在于混合型 Le Fort 骨折中；⑤混合型 Le Fort 骨折骨折线具有多发性和粉碎性，多数合并颅脑外伤；⑥作用机制可能都是上颌窦是含气窦腔，窦壁骨质较薄，眼眶外侧壁骨质亦菲薄，面中部的颧上颌骨位置较高，容易受到强外力而极易骨折致断裂；⑦部分病人合并脑外伤及胸、腹部复合伤。

三、MSCT 与混合型 Le Fort 骨折

由于上颌骨主要维持面中部的外形并邻近颅脑，上颌骨及其周围骨骼通过骨缝构成拱形支柱结构，当发生混合型 Le Fort 骨折时，上颌骨和其他骨骼的连接遭到破坏，可形成多个骨骼和多个结构的损伤，特别是面中部骨支柱结构破坏时常常影响眼、鼻，影响咬合及容貌，严重时并发颅脑外伤和颅底骨折，所以复位时强调颌面骨支柱结构的恢复。

容积重建能三维再现混合型 Le Fort 骨折类型，多平面重建可显示骨折的细节，两者结合能直截了当地显示骨折线的位置，骨折断端移位的距离、方向及相互立体的空间关系，立体影像可以旋转，可从任意角度进行观察，尤其对二维 CT 难以显示的混合型 Le Fort 骨折做出准确的术前诊断，为临床制订手术方案提供逼真的活体模型，从而减少不必要的手术探查创伤并缩短手术时间。

如混合型 Le Fort 骨折中 Le Fort Ⅰ 型的截骨术，MSCT 能提供立体的骨形态结构，按设计的截骨线来移动骨块可以恢复咬合关系；混合型 Le Fort 骨折中，有多发性、粉碎性骨折，需行切开复位微型钛板内固定术时，MSCT 除能显示骨折移位方向、骨折程度及骨折范围外，并能计算出微型钛板的大小和螺钉直径及间隔距离，使手术方案更加科学。

MSCT 所得容积扫描信息更丰富，图像重组分辨率高，特别是在薄层重建的基础上，获得各向同性的冠状位、矢状位和其他角度斜位二维图像，所得到多层面重建多平面重建图像能够取代冠状位扫描图像。

选择多平面重建的最佳重建参数，能够避免常规 CT 重建时阶梯状伪影和运动伪影，同时减少了患者的辐射剂量。实时成像和任意旋转图像的功能特别适合不能改变体位而要多次扫描的危重患者。

附：具体研究资料

有学者报告 38 例中 30 例伴有颌面部其他部位骨折，其中，伴发颧骨、颧骨弓最多见，计 16 例，下颌骨骨折 8 例，鼻骨骨折 7 例，眼眶骨折 5 例，颅脑外伤 5 例，10 例合并 2 种或 2 种以上颌面部其他部位骨折，腹部外伤 4 例。

第二节　上颌骨的假骨折线

上颌神经感觉支末梢分布于面部中分结构与上颌齿槽及牙齿，此神经起始于三叉神经第二段，主干通过颅底圆孔抵翼腭窝。后上齿槽神经起自于翼腭窝中的上颌神经，如果后上齿槽神经形成较大的干，它可与血管一起走行于上颌骨外侧壁，产生后上齿槽神经血管通道，导致上颌窦壁出现透光线影，伪似骨折。

上颌神经继续向前经翼腭窝进入眶底，此处名眶下神经，它位于一个无顶的骨性沟槽中，居上颌眶底的后份，再向前方行进则完全为骨质包围。眶下神经在接近上颌骨眶下管前端处，发出前上齿槽神经，它与血管一块途经上颌骨前壁，形成前上齿槽神经血管通道，为一假骨折线，该神经支配犬齿、切齿、鼻窦前底和鼻中隔的前部。

上颌骨骨折最常见的 X 线征是透光线，它横过上颌外侧缘或眶缘。要区别真假骨折线，须注意：①熟悉后上及前上齿槽神经血管通道的部位，上颌骨折通常不在上述通道的位置，同时也不应与齿槽管混淆；②假性骨折线沿着边缘有显著的菲薄的完整的骨皮质；③假骨折线多为曲线或波浪状走行，而骨折线则常为直线或成角的折线。

对于上述问题，Dolan & Hayden（1973）曾行详细讨论。

第二章　关于面颈部创伤

第一节　外伤后细菌性致死性肉芽肿

请详见本书　本卷　第一部分　第八篇　第一　章　第五节　外伤后细菌性致死性肉芽肿。

第二节　颈部血管损伤

颈部血管损伤具有较高的致残率和病死率,传统意义上颈部血管损伤的诊断依赖于创伤性血管造影,但有时患者情况危急,不允许血管造影。

近来,MSCT 的不断发展,无创性的 CTA 不仅可解决血管问题,而且可观察颈部软组织、邻近气道、颈髓椎管的情况,当然有时会受到金属、软组织内大量气体、肩关节的干扰,此时血管造影不可避免。因此,MSCT 扫描及 CTA 可用于怀疑颈部血管损伤但暂无手术指征患者的筛选检查。

一、有关颈部损伤分区

颈部损伤分三区:胸骨切迹至环状软骨;环状软骨至下颌角;环状软骨至颅底。

分区的意义在于诊断和治疗,血管造影解决胸骨切迹至环状软骨区和环状软骨至颅底区的损伤,环状软骨至下颌角区需要手术处理。

颈部损伤的机制主要包括钝伤和穿通伤。钝伤一般不涉及血管,保守治疗即可。穿通伤损伤血管机会高于钝伤,需要积极处理。

二、血管损伤分类

部分或完全闭塞:常见于颈部穿通伤,约占36%。完全闭塞 CTA 上表现为没有血管强化。部分损伤表现为管腔狭窄不规则。

内膜瓣片:表现为管腔内局限性充盈缺损,代表受损的血管壁。有时小内膜瓣片不易在 CTA 上诊断,但由于是良性病变,有自愈趋势。

夹层:血管夹层在穿通伤中不常见(<2%),在颈部过展过曲钝伤中,约 33% 有潜在的血管夹层,CTA 表现为狭窄的管腔伴继发腔内血肿的管腔直径扩大。

动静脉瘘:动静脉瘘在急性颈部外伤时不易见到,动静脉之间的交通随时间的推移而增大,并出现特征性的杂音,当患者怀疑动静脉瘘时,首选 DSA,MSCT 增强扫描可提供动静脉瘘的有关解剖以及邻近结构的信息。

假性动脉瘤:认识小假性动脉瘤需要熟悉血管横断面解剖,综合重建图像作出诊断。

第三节　外伤性颈内动脉海绵窦瘘

外伤性颈内动脉海绵窦瘘(TCCF)是指位于海绵窦内的颈内动脉或其分支,因外伤破裂直接与静脉交通,形成动静脉瘘,其原因多为颅脑外伤后尤其是颅底骨折而致。因其症状严重且复杂,常以眼部疾患首诊于眼科而延误诊断与治疗。

海绵窦位于蝶鞍两侧,硬脑膜层和骨膜层之间,由多个分隔的静脉腔组成,前起眶上裂,后达岩骨尖,内侧为蝶窦和垂体。

引流至海绵窦的静脉包括:眼上静脉、眼下静脉、蝶顶窦静脉、外侧裂静脉以及基底静脉,随后向后经岩上窦、岩下窦分别汇入乙状窦或横窦和颈内静脉。

海绵窦腔内有颈内动脉通过,因而海绵窦内走行的颈内动脉破裂后极易形成动静脉瘘。根据解剖部位的不同,海绵窦动静脉瘘可分为颈内动脉海绵窦瘘(CCF)及硬脑膜动脉海绵窦瘘(DCF),前者多为外伤性,临床症状复杂且危重;后者多为自发性,临床症状相对较轻。该组病例均为外伤性引起。

因为汇入海绵窦内的静脉均无瓣膜,颈内动脉海绵窦瘘发生后,海绵窦内的动脉血逆流入眼上静脉,使眼上静脉逆向充盈、回流受限,进而引起眼眶内组织水肿,眼肌增粗,并导致搏动性眼球突出和/或结膜充血等一系列症状。

此外,颈内动脉海绵窦瘘发生后窦内压力增高,压迫海绵窦内走行的颅神经,可造成外直肌及其他眼肌麻痹和/或感觉异常等症状。由于瘘口的盗血,使颈内动脉所属各支血液逆流,造成有关的脑组织缺血。

颈内动脉海绵窦瘘症状可在伤后立即出现,或在伤后数小时、数天甚至数月之后出现。临床表现与颈内动脉损伤形成的动静脉瘘口大小及血流速度有关。

MRA 是建立在利用流动效应突出血流信号的基础上,是非损伤性的血管成像技术,最常用的血管成像方法是 TOF 和相位对比法(PC)。该组病例均应用 3D-TOF MRA 方法,其中 2 例同时用 PC 方法进行了对比检查。因为 3D-TOF 信号是在更大的体积内采集,具有较高的信噪比,而且是薄层采集,最薄可达 1 mm,空间分辨率高,且受湍流影响相对较小,经最大信号强度投影图像处理后能多方位多角度观察,因此能够清晰地显示瘘口及增粗、迂曲的眼上静脉及其他所属分支,还可显示引流静脉及吻合支的开放和怒张程度。

同时 MRA 还可显示脑底动脉环的形态及交通动脉,有助于了解患侧大脑半球的血流代偿。从以往的影像诊断学来讲,DSA 是诊断颈内动脉海绵窦瘘的金标准,其空间分辨率及密度分辨率高,尤其是 DSA 电影摄影技术,可极佳地动态显示海绵窦扩大、显影及眼上静脉等属支的逆向充盈和引流血管,还可通过压迫患侧颈总动脉行健侧颈内动脉造影的方法,进一步了解颅内血流动力学改变。

但其毕竟是一种有创性的且具有辐射损伤的检查,患者有一定痛苦,并具有一定风险性,且其不能充分显示血管外病理改变,因此单纯诊断颈内动脉海绵窦瘘时没有必要行此检查。该组病例中,3D-TOF MRA 及其原始图像能清晰地显示颈内动脉海绵窦瘘瘘口,并略优于 DSA。2D-PC 技术受限于流动速度编码,空间分辨率低,只能对较大的血管粗略评估。

综上所述,对于外伤后出现的搏动性眼球突出、眼球运动障碍等临床拟诊为外伤性颈内动脉海绵窦瘘的患者,3D-TOF MRA 检查应为临床首选,经最大信号强度投影图像后处理并结合对其原始图像的观察能清晰地显示破裂的颈内动脉海绵窦瘘瘘口,加之 MRI 常规序列扫描提供的血管之外的颅脑及眶内诸结构病变的情况,能为临床提供及时准确的诊断和适合个体的正确的治疗方案。

第十六篇　面颈部其他疾病

第一章　面颈部其他肿块

第一节　适时修正头颈部 CT 和 MRI 检查及诊断规范，
推动头颈部影像的发展

随着社会的发展及生活水平的提高，我国头颈部疾病的患病率、就诊率及影像检查率也逐步增加，头颈部健康日益受到关注。在当前"互联网＋医疗"背景下，"家门口检查＋远程网络会诊"医疗模式正在成为常态，头颈部影像由于解剖精细、病种多样、专业性强，远程会诊的需求极大。

然而，不同医疗机构的影像检查方案不一，导致图像质量难以保障，且不同医师对头颈部解剖及疾病谱的认识程度不一，导致诊断报告对临床的指导价值有限。为了保证不同级别医疗机构的不同类型设备充分发挥作用，获取较高质量的图像，全面解答临床关注的问题，建立影像检查及诊断规范势在必行。

由于头颈部解剖的复杂性，CT 和 MRI 基本已经代替了数字 X 线摄影检查。中华医学会放射学分会头颈学组一直致力于头颈部影像检查和诊断规范的普及推广，2005 年发布了《头颈部 CT、MRI 扫描规范指南（试用稿）》并于 2007 年进行了修订。由于影像技术及诊断的发展日新月异，规范共识也需不断修正才能满足临床发展的需求。基于此，中华医学会放射学分会头颈学组牵头组织国内相关专家，以 2007 年《头颈部 CT、MR 扫描规范指南（修改稿）》为基础，参考国内相关文献，分别撰写了眼部、耳部、鼻部 CT 和 MRI 检查及诊断专家共识。此过程历时 3 年，其间组织头颈学组全体委员多次讨论，反复修正优化，最终形成了此版（2017）共识。

此版共识的内容特色在于：第一，本版共识优化了眼部、耳部、鼻部扫描方案的项目和参数，删减了

CT 非螺旋扫描方式的内容，增加了 CT 图像后处理参数，以方便不同单位实行。同时还增加了 MRI 已推广应用的先进技术，以提高图像质量及增加诊断信息，如通过 DWI 及动态增强技术辅助评价肿瘤性质，疑诊静脉曲张患者行加压扫描，疑诊面神经病变加做斜矢状面高分辨率 T_2WI 及高分辨率脂肪抑制后增强 T_1WI，疑诊梅尼埃病行内耳三维液体衰减反转恢复序列 MRI 钆成像等。

第二，本版共识中首次纳入了图像征象描述及疾病印象诊断内容。在图像征象描述方面添加了推荐影像诊断报告内容模块，旨在搭建头颈部报告框架，规范报告内容，解答临床关注的问题；在疾病印象诊断方面，添加了不同疾病的影像分析要点，从而提高影像诊断的准确性，提升影像对临床诊疗及预后随访评估的指导意义。

第三，本版共识添加了头颈部常见症状影像检查路径。根据不同部位、不同症状制订了针对性的检查路径图，并采用简要注释对路径图重点内容加以说明，引导临床采用最佳检查路径，从而降低患者医疗费用，缩短患者诊疗时间窗。

本版共识的发布旨在规范头颈部影像技师的操作，提高诊断医师的水平。虽广泛汇集专家意见，但循证医学证据仍不充分。今后，中华医学会放射学分会头颈学组将进一步组织临床多中心研究，根据结果对眼部、耳部、鼻部 CT 和 MRI 检查及诊断专家共识进行修订，并陆续制订颅底、咽喉、颈部、口腔颌面部及不同类型头颈部疾病的规范共识，推动头颈部影像研究的普及和发展。

第二节　恶性蝾螈瘤

恶性蝾螈瘤，定义为含有横纹肌肉瘤成分的恶性周围神经鞘瘤，是一种较罕见的恶性肿瘤，国内偶见个案报道，发生部位以头颈部、四肢躯干为多见，与神经干分布有关，好发部位与周围神经鞘瘤相似。

病理诊断需与恶性周围神经鞘瘤鉴别。本病是含有横纹肌肉瘤成分的神经鞘瘤，影像学表现以神经鞘瘤某些特征为主，一例恶性蝾螈瘤 T1WI 呈稍低信号夹杂少许稍高信号影，T2WI 呈稍高信号，中央为高低混杂信号，可能是由于肿瘤恶性程度高，生长太快引起肿瘤实质坏死出血所致，CT 见位于病灶外侧包膜下点状钙化，病理显示与骨、软骨组织等异源成分形成有关，本病诊断需依靠病理，尤其是免疫组化染色能基本确诊。

神经鞘瘤光镜下实性部分主要由富细胞区（Antoni A 区）和胶原组成，瘤内不同程度陈旧性出血和囊变区主要由疏细胞区（Antoni B 区）组成，B 区血管通常呈局限性窦状扩张，毛细血管扩张伴血管壁玻璃样变性易于自发形成血栓，导致瘤组织水肿、出血坏死和囊变，故瘤组织 T_2WI 表现为稍高信号，坏死囊变区为高信号，病理改变的特点与 MRI 表现有明显相关性。

第三节　神经纤维瘤

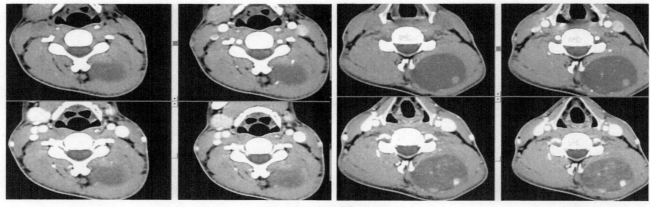

图 1-16-1-1　神经纤维瘤

患者，男，27 岁。发现左侧颈后肿物 5 月余入院。患者于 5 月前无意中发现其左侧颈后触及一"鸽蛋"大小肿物，表面光滑，边界清楚，质地较硬，无自觉疼痛及压痛，活动度好，未触及血管搏动，无局部皮肤红肿破溃、发热、盗汗、乏力、头晕、头痛、咽痛、吞咽困难、鼻塞、流涕等其他症状，自觉肿物逐渐增大，现约"鸡蛋"大小（图 1-16-1-1）。

病理检查：左颈部肿物：灰红色组织一块，大小 10 cm×

5 cm×4.8 cm，切面灰白，质中，包膜完整。病理诊断：左颈部肿物切除标本：软组织肿瘤，分类待做免疫组化检测。

免疫组化检测：阳性：Vimentin、S-100、Bcl-2、ALK（局灶+）、Calponin（局灶+）、Ki-67（+，约 1%）；阴性：CD117、CD34、F8、Actin、desmin、H-caldesmon、EMA、P63、CK（P）、NF、SyN、NSE、CD57、AB 染色。免疫组化诊断：左颈部肿物切除标本：神经纤维瘤。

第四节　退变性神经鞘瘤

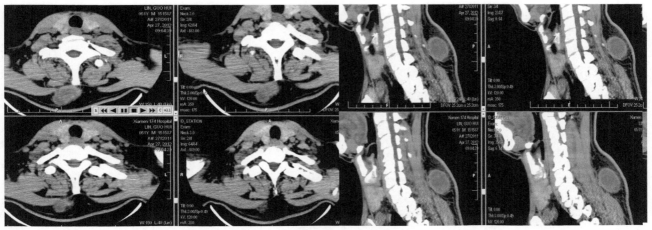

图 1-16-1-2　退变性神经鞘瘤

　　患者,男性,52岁。发现肩背部肿物10年入院。查体:背部第七颈椎上缘可见局部隆起明显,可扪及约5cm大小肿物,边界清楚,活动度一般(图1-16-1-2)。

　　病理检查:灰褐色结节一枚,体积4.5cm×3cm×2.5cm,切面灰褐,质偏韧。病理诊断:背部肿物活检标本:梭形细胞肿瘤伴退变坏死。免疫组化检测:阳性:S-100,Vim,NSE(弱),CD68(组织细胞),CD163(组织细胞),Ki-67(<1%);阴性:NF,GFAP,HMB45,CD57,Actin,SMA,Des,CK(P),CK(H),CK(L),CD34。免疫组化诊断:背部肿物活检标本:退变性神经鞘瘤。

第五节　右面颊高分化鳞状细胞癌,侵及真皮深层及骨骼

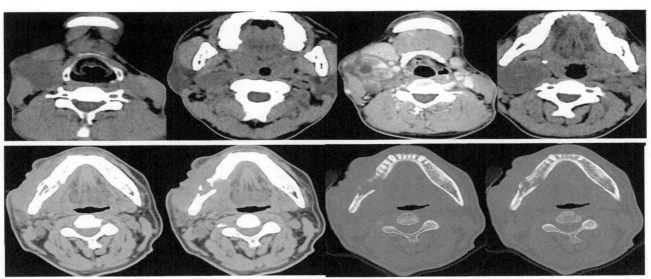

图 1-16-1-3　右面颊高分化鳞状细胞癌

　　患者,男,53岁。发现颊部痛性肿物1年余,右面部肿胀　　溃烂2.5月入院(图1-16-1-3)。

手术名称:右面颊部恶性肿瘤扩大切除术+游离右股前外侧皮瓣移植修复术+右颈淋巴清扫术+上下颌骨部分切除术+血管吻合术+气管切开术+取皮术+植皮术+拔牙术。

病理检查:右面颊部原发灶切除标本:带皮组织一块,大小 10 cm×8.5 cm×5.5 cm,表皮面积 10 cm× 8.5 cm,皮肤中央破溃,大小 3.5 cm×2cm,破溃处可见一菜花样肿物,大小 3.5 cm×3.5 cm×2 cm,切面灰白淡黄,质软易碎。右颈部颈清标本:不规则组织一块,大小 13 cm×6 cm×4 cm,切面灰白、质中,检出淋巴结样物十余枚,直径 0.3~1.5 cm。常规

病理诊断:右面颊部原发灶切除标本:高分化鳞状细胞癌,侵及真皮深层,未及骨骼肌。各切缘先前已送检,均为阴性。肿瘤细胞预后及耐药检测待免疫组化报告。右颈部颈清标本:检出淋巴结 18 枚,其中 3 枚可见癌转移。

免疫组化检测:阳性:EGFR(+++),5-FU(++),TOPO Ⅱ(++,基底细胞),Tubulin b(+),VEGF(+),Ki-67(+,基底细胞);阴性:ERCC1,P-gP。免疫组化诊断:右面颊部原发灶切除标本:高分化鳞状细胞癌,侵及真皮深层,未及骨骼肌。各切缘先前已送检,均为阴性。肿瘤细胞预后及耐药检测供临床参考。

第六节　颈部神经鞘瘤伴退变

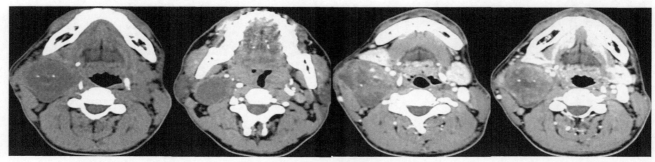

图 1-16-1-4　颈部神经鞘瘤伴退变

患者,男,42 岁,右颈部无痛渐大性肿物 10 年余。缘于 10 年前发现右颈部肿物,约"花生米"大小。反复肿痛,患者口服阿莫西林、头孢类抗生素无明显好转。至 5 年前,肿物肿大至"鸡蛋"大小,肿痛明显,求诊于外院(图 1-16-1-4)。

病理检查:送检两块"右侧颈部肿物切除标本":病理初步诊断良性梭形细胞肿瘤伴退变,待作免疫组化检测进一步明确肿瘤类型。免疫组化诊断:送检两块"右侧颈部肿物切除标本"为神经鞘瘤伴退变。

第七节　颈部海绵状血管瘤伴淋巴组织高度增生

海绵状血管瘤是血管瘤中最常见的一种,病灶大小不一,形态不规则,多数较大,常累及深部软组织。它是由许多扩张的血窦和充满血液的腔隙所构成,腔壁很薄,由内皮组织覆盖,血窦与腔隙之间有纤维结缔组织相隔,呈海绵状,常伴血栓形成、钙化、骨化。多数生长在皮下组织内,也可在肌肉,少数可以在骨或内脏等部位。位于皮肤软组织表面者呈蓝色或紫红色肿块,质地柔软,皮肤可见迂曲血管,伴有血管杂音和震颤,一般诊断不难。

根据国际血管性疾病研究协会的正式分类方法,海绵状血管瘤大多数是低流速先天性血管发育畸形。低流速血管畸形主要包括动静脉畸形、淋巴

管畸形和毛细血管畸形。这种新分类方法可以反映病变组织结构和生物学特性。

深部的血管瘤位于肌肉或肌间,病灶隐蔽,临床症状不明显,但较易受损,引起肿瘤破裂出血。颈部海绵状血管瘤文献虽有报道,但是无强化的颈部海绵状血管瘤,并且伴淋巴组织高度增生实属少见。

鉴别诊断

该病变应该与头颈部其他常见囊实性病变加以鉴别,如巨淋巴结增生症、淋巴瘤、转移淋巴结、神经源性肿瘤和骨骼肌来源肿瘤。

巨淋巴结增生症:为良性淋巴结病变,是一种与免疫调节有关的病变,以青少年多见。它最主要的特点是多为单发肿大淋巴结,边缘光整或浅分叶状,CT平扫密度均匀,增强后呈特征性均匀显著强化。

颈部淋巴瘤:最主要的CT特征是形态很大,密度均匀和周围薄层环状强化,淋巴结通常失去正常椭圆形的形态,淋巴瘤坏死的发生率也是比较低的。

其他部位肿瘤转移到颈部的淋巴结,它们根据各个肿瘤自身特点而有不同表现,这些患者一般会有原发灶病史。

神经源性肿瘤和骨骼肌来源的肿瘤:神经源性肿瘤和骨骼肌来源的肿瘤增强后大多数有明显强化。

第八节　颈髓血管母细胞瘤(毛细血管亚型)与颈部结节性筋膜炎

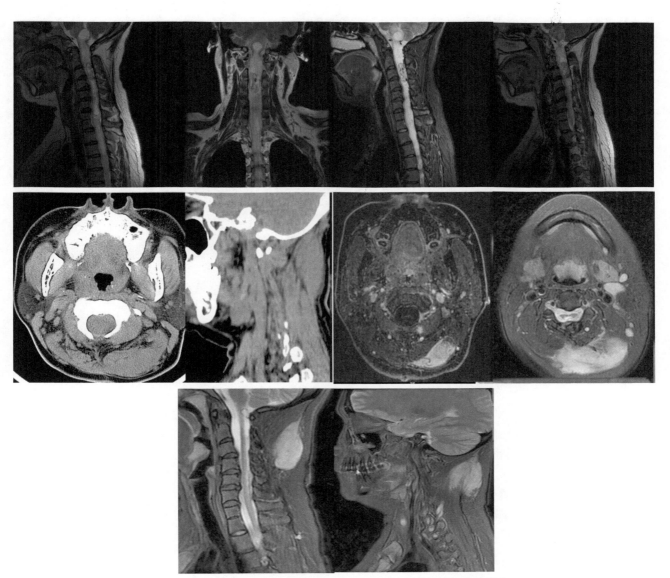

图 1-16-1-5　颈髓血管母细胞瘤(毛细血管型)与颈部结节性筋膜炎

患者,女,39岁。两年前,手术病理证实颈髓2-4水平肿瘤为血管母细胞瘤(毛细血管亚型)。S-100,CD57和Nestin

均提示间质细胞具有神经内分泌能力。现后颈部出现肿块,要求手术治疗。术后病理检查:左侧后颈部肿瘤物切除标本:灰褐色结节状组织一块,大小 7.5 cm×5.5 cm×4 cm,切面灰白灰褐,质中。病理诊断:左侧后颈部肿物为梭形细胞肿瘤伴灶性出血,侵犯周围肌肉组织,待做免疫组化检测进

一步协助诊断。免疫组化诊断:符合结节性筋膜炎,侵犯周围肌肉组织(图 1-16-1-5)。

第九节　右面颊部基底细胞癌

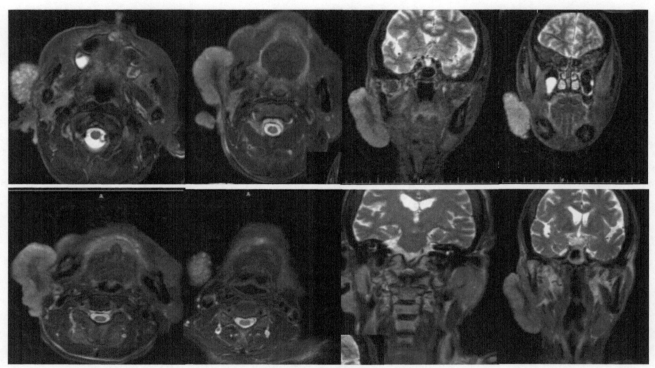

图 1-16-1-6　右面颈部基底细胞癌

病例,男,80 岁。发现右面部肿物 30 年入院。患者于 30 年前无明显诱因发现右面部长出约"拇指"大小肿物,未行特殊处理。后肿物渐变大,现已长至"拳头"大小,表面反复破溃渗血,近日患者肿物出血量较大且感到疼痛,遂来院门诊拟"面部皮肤瘤"收治入院。面部不对称,右耳屏前见 9.0 cm×9.0 cm×5.0 cm 大小肿物隆起,边界较清,与周围组织粘连明显,活动度差,表面皮肤红肿、破溃,见少量血痂及干燥脓性分泌物附着,右耳垂受侵犯,肿物质偏硬、触压痛(+),皮温正常,未闻及血管杂音。周围皮肤无明显红肿、破

溃或触压痛(图 1-16-1-6)。

病理检查:带皮组织一块,大小 2 cm×1.5 cm×0.7 cm,皮肤面积 1 cm×1 cm,切面灰白暗褐夹杂质中。病理诊断:"右面部肿物切除标本"初步诊断伴毛囊分化的肿瘤,需要作免疫组化检测进一步明确肿瘤类型。免疫组化结果:阳性:CK(H),CK(P),P63,Bcl-2,PAS 染色,CollagenIV,Ki-67(+,约 40%);阴性:EMA,CK7,Calponin,HMB45,S-100,CK(L),CD15。免疫组化诊断:"右面部肿物切除取活检标本"基底细胞癌。

第十节　误诊病例简介:神经鞘瘤伴间质黏液变性及局灶退变

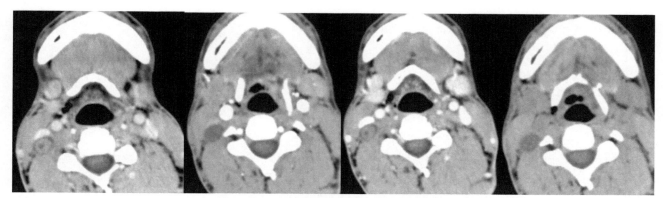

图 1-16-1-7　神经鞘瘤伴间质黏液变性及局灶退变

病例,男,37 岁。发现颈部肿物 3 年。患者缘于 3 年前无意间发现颈部一鸽蛋大小肿物,局部皮肤无红肿、破溃,偶有疼痛,无发热,无乏力,无胸闷心悸等不适,无明显增大,未诊治。门诊以"纤维脂肪瘤"收入院。专科情况:右颈部胸锁乳突肌外侧可扪及一大小约 3 cm×2 cm 肿物,质韧,表面光滑,边界清,稍压痛,无粘连,活动度好。

CT 诊断:右侧中颈部颈静脉后方稍低密度占位,性质待定,肿大淋巴结? 建议 MRI 检查(图 1-16-1-7)。

病理检查:冰冻病理:"颈部肿物":鲜红色结节 1 枚,大小 1.5 cm×1.0 cm×0.7 cm,切面灰褐,质中,包膜完整。冰冻病理诊断:"颈部肿物切除标本"镜下可见圆形及梭形细胞呈结节状疏密分布,类型及性质难定,待做常规石蜡切片

及 IHC 检测进一步明确诊断。病理诊断:"颈部肿物切除标本"诊断神经鞘瘤伴间质黏液变性及局灶退变。

本例患者病灶位于颈部血管间隙内,亦属淋巴结的好发部位,因此常被误诊为肿大淋巴结,但"淋巴结性病变"一般包括:①转移性淋巴结,常为单侧多发,密度均匀或不均匀,可明显强化,直径较小时很少有环形强化,一旦出现环形强化,往往直径较大,也可以有中央低密度坏死区,有包膜外侵犯时可侵犯邻近的肌肉;②淋巴结结核好发于年轻女性,易出现干酪坏死,病变常为多发或融合,周围脂肪间隙模糊;③淋巴瘤很少发生坏死,很少有环形强化,常常颈深、颈浅双侧多发,密度均匀。综上所述,对比本病例的影像学表现可从边界清楚、密度均匀的单发病灶,增强后见靶征等几点相鉴别。

第二章　面颈部其他囊性病变

第一节　颈部囊性疾病

颈部多种疾病影像学上可表现为囊性改变,有时鉴别诊断比较困难。此处根据病变好发年龄、发生部位、病变性质及影像学表现,介绍常见及某些罕见颈部囊性病变。

一、颈部囊性疾病分类

1. 按病变性质分类　①发育性囊肿:鳃裂囊肿,甲状舌管囊肿,皮样囊肿及表皮样囊肿,颈部胸腺囊肿,颈部支气管囊肿,甲状旁腺囊肿,咽囊肿。②非发育性囊肿:舌下囊肿,喉囊肿,颈部胸导管囊肿。③囊性肿瘤:淋巴管瘤,囊性神经源性肿瘤,涎腺囊肿,甲状腺囊肿,囊性转移性淋巴结,囊性非霍奇金淋巴瘤。④血管性病变:血管瘤,动静脉畸形,静脉血管畸形,假性动脉瘤。⑤感染性病变:脓肿,结核,化脓性淋巴腺病,包虫病。⑥其他:囊性异位脑组织。

2. 按解剖部位分类　①咽后壁正中:咽囊肿。②腮腺区:腮腺外肿块,第一鳃裂囊肿;腮腺内肿块,腺淋巴瘤,腮腺获得性囊肿;血管性病变,假性动脉瘤,血管瘤,动静脉瘘/畸形,静脉血管畸形。③颏下区:皮样囊肿、表皮样囊肿,舌下囊肿。④颌下区:第二鳃裂囊肿,陷入性舌下囊肿,脓肿,囊性转移性淋巴结。⑤甲状腺区:甲状舌管囊肿,甲状腺囊性病变,甲状旁腺囊肿,胸腺囊肿。⑥沿颈链区:第二鳃裂囊肿,囊性转移性淋巴结,静脉血管畸形,脓肿,颈内静脉扩张。⑦颈后三角区:淋巴管瘤,静脉血管畸形,囊性转移性淋巴结,结核性淋巴腺炎。⑧左锁骨上区:胸导管囊肿。

二、12 种颈部常见囊性病变

临床表现（表 1-16-2-1 ）

表 1-16-2-1　12 种颈部囊性病变的临床表现

病变	好发年龄	性别	好发部位
第一鳃裂囊肿	中年	女＞男	腮腺、外耳周围
第二鳃裂囊肿	10~40 岁	男 - 女	颌下腺后外侧,颈鞘外侧,胸锁乳突肌前内侧
第三鳃裂囊肿	10~30 岁	男 - 女	上颈后三角区,颈鞘后外侧,沿胸锁乳突肌前缘
第四鳃裂囊肿	任何年龄		自梨状窝至甲状腺水平
甲状舌管囊肿	<10 岁	男 - 女	舌骨水平或下方(80%),中线 2 cm 内
颈部胸腺囊肿	2~13 岁	男＞女	下颈前外侧(左＞右)
淋巴管瘤	<2 岁	男 - 女	颈后三角区口腔
皮样囊肿	10~30 岁	男＞女	口底
表皮样囊肿	婴儿	男 - 女	口底
舌下囊肿	任何年龄	男＞女	舌下
喉囊肿	成人	男＞女	下颈前外侧喉上区外侧
颈部支气管囊肿	任何年龄	男＞女	甲状腺、气管旁区、侧颈部
甲状旁腺囊肿	40~60 岁		甲状腺下极
颈部胸导管囊肿	40~60 岁		左锁骨上
咽囊肿	15~60 岁	男 - 女	鼻咽后壁正中

三、影像学研究

鳃裂囊肿:鳃裂囊肿是由胚胎发育中鳃裂残余上皮组织发生的一种先天畸形。胚胎第 4 周 1~4 对鳃弓形成,鳃弓之间的腔隙为鳃裂,在胚胎第 9 周闭合,如不闭合,残余上皮组织形成鳃裂囊肿。以第二鳃裂囊肿最为常见,约占 90%。其次为第一鳃裂囊肿,约占 8%。第三鳃裂囊肿少见,第四鳃裂囊肿罕见。

第1~4鳃裂囊肿的发生部位依次为耳、腮腺周围;颌下腺外侧、颈动脉间隙外侧、胸锁乳突肌前内侧;上颈后三角区,中、下颈沿胸锁乳突肌前缘,少数见于下颌下间隙;左侧梨状窝顶至甲状腺。25%鳃裂囊肿有窦道或瘘管形成,2%~3%为双侧性。

CT及MRI表现为沿胸锁乳突肌走行的圆形或类圆形囊性肿块,边界清晰,形态规则。偶有分隔,压迫周围组织使之移位。CT呈低密度,MRI呈长T_1、长T_2信号。伴有感染时囊壁增厚,边界不清,增强扫描囊壁明显强化,与周围组织粘连,脂肪密度增高,MRI上呈"脏脂肪"表现。

甲状舌管囊肿:起始于甲状腺原基,在原始咽底正中处向颈前发育成甲状舌管,该管起自舌根部盲孔,向下发育成甲状腺。胚胎第5~6周,此管开始退化,如胚胎第10周尚未退化且管壁上皮细胞有分泌功能则形成甲状舌管囊肿。

本病是颈中线最常见的先天性囊性病变,20%~25%位于舌骨上,约50%位于舌骨水平,25%位于舌骨下。舌骨上者多位于中线,舌骨下方者可位于中线旁。好发年龄:小于10岁的占90%,伸舌时肿块向上移动为其特征。少数有家族遗传史。

CT及MRI表现为舌骨或舌骨上下水平圆形或卵圆形囊性肿块,囊壁薄,边界清晰。CT呈低密度,MRI呈长T_1、长T_2信号,偶可见分隔,如囊液内含有蛋白成分,T1WI呈高信号。增强扫描时囊内容物及囊壁不强化,如合并感染,囊壁呈环状强化且与周围结构界限不清。

颈部胸腺囊肿:胸腺起自第三咽囊,胸腺咽导管存留或异位胸腺残体内Hassal小体囊性退变可能为颈胸腺囊肿的起因。本病罕见,约75%的患者年龄小于20岁。70%囊腺出现在颈左侧邻近颈动脉间隙或外侧内脏间隙,23%出现在右侧,其余7%发生于中线区或咽部。

CT及MRI表现:常为单房,亦可为多房囊性肿物,CT平扫呈低密度,增强扫描不强化,MRI呈长T_1、长T_2信号,若含蛋白、胆固醇或出血T_1WI可呈等信号或高信号。MRI增强扫描囊内容物不强化,囊壁若有迷走胸腺、甲状旁腺组织或淋巴聚集可有轻度强化。

淋巴管瘤:胚胎原始胸导管之末端,终止于颈部淋巴囊,妊娠8~9周淋巴囊与颈静脉相通,如交通受阻则形成淋巴管瘤。病理学上分为4型:囊性水瘤、海绵状淋巴管瘤、毛细管淋巴管瘤及血管淋巴管畸形,以囊性水瘤最常见。囊性水瘤80%发病年龄小于2岁,半数以上出生时已发病。好发部位为左侧颈后间隙及口腔。

CT及MRI表现为单房或多房薄壁囊性病变。颈舌骨下方者常位于颈后间隙,舌骨上方者以咀嚼肌及颌下间隙多见。常可累及邻近的多个间隙,如向下自颈后间隙延伸至腋窝或纵隔,向上延伸至口底和舌下。CT呈均匀低密度影,囊壁菲薄,多房性者有时可见液平,无感染或不伴静脉血管成分的不强化。MRI呈长T_1、长T_2信号,如有出血或高蛋白成分,T_1WI可呈高信号。单纯淋巴管瘤不强化,有静脉血管或血管瘤成分时可有增强表现。

囊性淋巴管瘤一般呈浸润性生长,囊壁薄而清晰,向内可达颈部深层结构,巨大囊性淋巴管瘤生长范围甚广,甚至侵入甲状腺中下叶后缘,包绕、牵拉颈内静脉及颈总动脉,使正常解剖关系发生改变。

皮样囊肿、表皮样囊肿:是胚胎发育期遗留于组织中的上皮细胞形成的囊肿。颈部皮样囊肿常位于中线区,口底为好发部位,口底皮样囊肿可能是由第一、二鳃弓在中线融合时埋入的上皮发生。多数皮样囊肿发病年龄5~50岁,平均30岁。男:女=3:1。颈部表皮样囊肿罕见,好发于婴儿期。病理学上皮样与表皮样囊肿的区别在于前者囊壁衬以鳞状上皮,含有多种皮肤附件,如皮脂腺、毛囊、汗腺。表皮样囊肿不含皮肤附件。

CT及MRI表现:皮样囊肿在CT上呈单房薄壁,低密度肿物,多位于颌下或舌下间隙。由于囊内脂质聚集形成多发小结节呈"一袋大理石"样表现为其特征,有时囊内可见漂浮在上层的脂质液平。也可含有多发高密度钙化灶。增强扫描囊壁常强化。由于皮样囊肿内含多种成分,T_1WI信号不一,可为高信号或等信号,T_2WI呈高信号,钙化灶呈低信号。表皮样囊肿CT呈低密度,MRI呈长T_1、长T_2信号。完全位于舌下间隙的表皮样囊肿,单凭影像学表现常难与口底其他囊性病变如舌下囊肿相鉴别。

舌下囊肿:舌下腺或舌下间隙小涎腺外伤或感染后形成的潴留囊肿。分单纯性及陷入性2种,后者系舌下囊肿破裂,囊液流入颌下间隙形成无上皮覆盖的假性囊肿。单纯性舌下囊肿多见。好发年龄平均为30岁,男性多见。

CT及MRI表现:单纯性舌下囊肿CT表现为薄壁单房边界清晰的低密度囊性肿块。陷入性舌下囊肿呈单房或多房,自舌下间隙延伸至邻近的颌下间隙或咽旁间隙。增强扫描囊壁轻微强化。MRI呈长 T_1、长 T_2 信号。合并感染时,囊壁增厚,强化明显。

喉囊肿:喉囊肿起始于喉小囊,分 3 型:喉内型、喉外型、混合型,约 10% 喉囊肿为喉内型。囊肿内可充以气体,液体或脓液。本病多为获得性,常因剧烈咳嗽、吹乐器或吹玻璃等使喉室压力增高引起,少数因喉小囊近端阻塞所致。发病年龄常大于 50 岁,先天性罕见。

CT 及 MRI 表现:喉内型喉囊肿 CT 平扫为喉旁间隙内低密度肿块,喉外型喉囊肿位于甲状舌骨膜外方,混合型是指甲状舌骨膜内、外均有囊性病变。依据囊内容物为气体、液体或脓液,CT 或 MRI 的密度、信号不一。无感染的喉囊肿增强扫描可见薄壁均匀强化环。化脓性喉囊肿囊壁增厚强化明显。喉囊肿内含有液体,MRI 呈长 T_1、长 T_2 信号。冠状扫描能更清晰显示混合型喉囊肿的喉内、外侧组成部分及其连接处。

颈部支气管囊肿:为胚胎前肠发育异常,罕见。儿童及成人均有发生。男:女 =4：1。多位于下颈部胸骨上方甲状腺及气管旁区,亦可位于侧颈部。本病的确诊有赖于病理:囊壁上有呼吸型上皮、黏液腺及透明软骨。

CT 及 MRI 表现:CT 呈包膜完整的囊性肿物,由于囊液含蛋白黏液成分不同, CT 值也不一致,增强扫描不强化,如合并感染或形成瘘管,囊壁可强化。取决于囊液蛋白含量及有无出血,MRI T_1WI 可呈低信号、等信号或高信号,T_2WI 呈高信号。

甲状旁腺囊肿:甲状旁腺囊肿罕见,截至 2004 年文献报道约 250 例。好发年龄为 40~60 岁,男:女 =1：2.5,分功能性及非功能性 2 类。后者占 80%,通常为单发。功能性者可多发,常位于甲状腺下极,可伸延至纵隔。

CT 及 MRI 表现:位于甲状腺下极的囊性肿块,囊肿较大时可压迫邻近器官。CT 呈低密度,囊壁可有钙化,MRI 呈长 T_1、长 T_2 信号。

颈部胸导管囊肿:本病十分罕见,截至 2005 年文献上仅有 17 例报道。可能与胸导管壁先天性薄弱有关,其他病因尚有感染与外伤。半数病人无症状,有症状多因囊肿压迫邻近结构所致。好发年龄 40~60 岁。

CT 及 MRI 表现为左侧锁骨上薄壁囊性肿物,CT 呈低密度, MRI 呈长 T_1、长 T_2 信号,有时难与颈部其他囊肿如胸腺囊肿、囊性水瘤、甲状旁腺囊肿等鉴别。淋巴管造影及 B 超引导下囊液穿刺呈乳糜状有助于诊断。

咽囊肿:咽囊肿为脊索残余,常见。尸检发生率为 4%,文献报道常规颅脑 MRI 发现率可达 5%。位于鼻咽后壁正中,大小自数毫米至 2~3 cm。

CT 及 MRI 表现:CT 平扫囊肿呈类圆形低密度影,如合并感染, CT 增强扫描时呈环状强化。取决于囊液的蛋白含量,MRI T_1WI 呈中至高信号,T_2WI 呈高信号,MRI 增强扫描囊壁轻度强化。

综上所述,颈部囊性病变的种类很多,除以上 11 种颈部囊性病变外,在实际工作中还应与囊性肿瘤性病变、囊性血管性病变、囊性感染性病变以及囊性异位脑组织等相鉴别。

第二节　右颌下表皮样囊肿

患者,男,21 岁。因发现右颌下无痛性肿物 1 月余入院。患者于 1 月前被他人发现患者右颌下一肿物,"乒乓球"大小,质硬,无痛、无出血破溃,今就诊要求手术,门诊以"右颌下肿物"收入院。体检:右侧颌下见一大小约 3.5 cm × 3 cm 肿物,位于皮下,界欠清,质硬,无波动感及囊性感,活动度较大,无触痛、按压痛,体位试验阴性,皮温正常,表面皮肤无明显红肿、破溃;张口度、张口型可;口底无隆起,质地软,伸舌居中,活动自如(图 1-16-2-1)。

病理检查:囊样肿物一块,大小 3.5 cm × 3.5 cm × 2 cm,切面见一囊腔,直径 3.5 cm,腔内充满淡黄色豆渣样物,囊壁光滑,壁厚 0.1~0.2 cm。病理诊断:颈部表皮样囊肿。

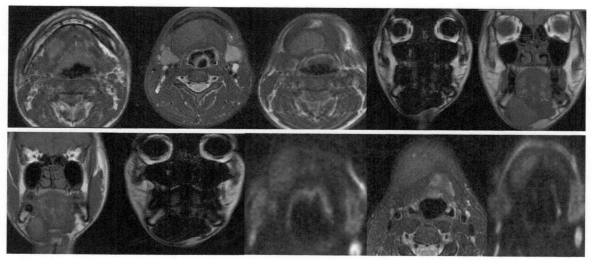

图 1-16-2-1　右颌下表皮样囊肿

第三节　鳃裂瘘

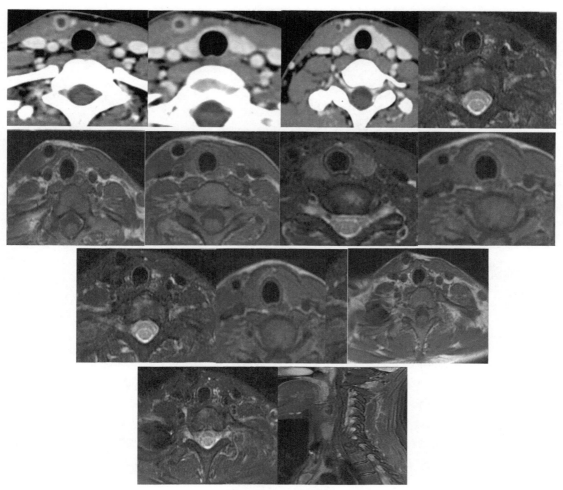

图 1-16-2-2　鳃裂瘘

患者，女，15岁。出生后即发现颈部瘘口伴流液14年余入院。患者出生时即发现颈部一瘘口，伴黄色黏稠液体流出，夏季时流液较多，未行诊治，未予任何处理，瘘口持续存在，无红肿、疼痛、肿胀等不适。今门诊查体见颈部中下三分之一处气管偏右侧有一瘘口，未触及明显条索状组织及肿物，以"先天性鳃裂瘘"收治住院（图1-16-2-2）。

手术所见：患者右颈部瘘管口位置做长约4 cm的梭形切口，切开皮肤、皮下直至颈深筋膜浅层上，见瘘管直径约0.8 cm，向上、向下走行，沿瘘管走行方向锐性游离，彻底切除胸骨方向瘘管，向上游离，牵拉瘘管可见隆起性条索直达胸骨上窝及右颌下深部，为进一步切除瘘管，于右舌骨水平顺皮纹做一长约3 cm切口，从该切口继续游离瘘管，直至瘘管末端，可见末端经颌下腺深部向咽侧直达右侧扁桃体窝，沿瘘管外切除至扁桃体窝黏膜下，未穿通口内，并双重缝扎后切断。检查见瘘管总长约12 cm，切除瘘管完整。

病理检查：管状组织一块，长9.5 cm，切面管腔直径0.2 cm，管壁厚0.1~0.2 cm。病理诊断：符合颈部瘘管。注：瘘管内衬鳞状上皮，管壁内侧淋巴组织增生。结合临床，可考虑为鳃裂瘘。

第四节　颈部囊性水瘤

详见本书　本卷　本部分　第十二篇　第六　章　第二节　颈部囊性水瘤。

第五节　误诊病例简介：右侧颈部鳃裂囊肿

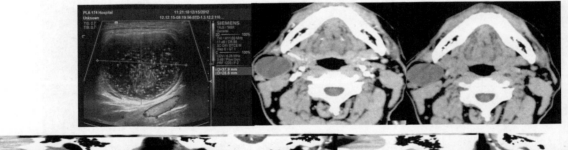

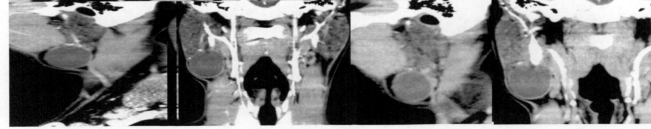

图1-16-2-3　右侧颈部鳃裂囊肿

患者，男，27岁。发现右颈部无痛性肿物9个月入院。缘于9个月前无明显诱因偶然发现右颌后颈部有一蚕豆大小肿物，无不适感觉，未重视，自行服用"草药"治疗，患者颈部肿物渐消退。3个月前，患者颈部肿物再次出现，并持续存在并逐渐增大，无消长史，无红肿热痛等不适，无口角歪斜、口干、进食后胀痛、鼻涕带血、鼻塞、听力下降、全身发热等不适，局部无皮肤麻木感，现肿物已增至大枣大小。为求进一步诊治，近日就诊我院，门诊行颈部肿物彩超检查提示"右颈部囊性包块"，建议住院手术治疗。

CT诊断：右侧颈部类圆形低密度影，考虑偏良性占位，腮腺囊腺瘤？（图1-16-2-3）

手术所见：肿物为透明囊性物，大小约2.7 cm×3.2 cm×3.5 cm，边界清楚，部分与周围组织有粘连，顺包膜分离，将肿物完整摘除。抽出肿物液体为淡清样液体，未送快速冰冻病理检查。

病理检查：已剖开囊性肿物一个，大小3.3 cm×3 cm×

0.4 cm,内容物已流失,壁厚 0.2~0.4 cm,表面见一个囊腔,大小 0.8 cm×0.5 cm,内含乳白色物。常规病理诊断:颈右侧鳃裂囊肿。注:送检囊壁样组织,内衬单层及复层上皮,囊壁中淋巴组织丰富,并见淋巴滤泡形成。

　　该例患者 CT 考虑为腮腺囊腺瘤,其诊断思路是:①病变位于腮腺后下缘,与腮腺关系密切,分界不清,因此误以为腮腺来源;②CT 平扫呈囊性水样低密度影,边界清楚,囊壁厚薄不均匀,且增强扫描囊壁强化,周围组织受推压易与囊腺瘤相混淆。分析误诊原因是对囊腺瘤认识不足,囊腺瘤分为浆液性囊腺瘤、粘液性囊腺瘤;低密度单房囊性病灶,囊壁厚薄不均,且增强后囊壁强化,与浆液性囊腺瘤表现相似,单从影像表现上难以鉴别,但结合流行病学,囊腺瘤多好发于胰腺及双侧卵巢,发生于腮腺者较为少见。

第六节　小儿颈部囊性异位胸腺

　　在胚胎胸腺分化发育及迁移过程中,可因各种原因造成胸腺组织部分或完全未下降等先天性异常。少量胸腺组织可沿胚胎时期的胸腺下降管道在颈部存留,常见于颈部胸锁乳突肌中 1/3 的前方和深面,沿颈动脉鞘走行,常延伸至咽后间隙内,很少侵犯周围组织。病变较少引起症状。

　　有学者报告一例 4 岁男童,胸腺异位于上颈部,在右侧颈动脉鞘前外方、颌下腺后方、胸锁乳突肌内侧,呈现肾形囊性低密度影,大小为 19 mm×27 mm×40 mm,CT 值约 32 HU,边界清楚,其内密度均匀,病灶延伸至右侧咽旁间隙,无明显占位效应。胸部 CT 显示纵隔胸腺大小及形态如常。

　　术前选择合适影像学检查有助于与其他颈部肿物的鉴别诊断,确诊需行细针抽吸或穿刺病理学检查。

　　颈部异位胸腺少见,在儿童颈部肿物鉴别诊断中应引起注意。

　　其鉴别诊断应包括甲状舌骨囊肿、鳃裂囊肿、颈部淋巴结病、良性肿瘤(皮样囊肿、表皮样囊肿、淋巴管瘤)和恶性肿瘤(淋巴瘤、软组织肉瘤)等。

第七节　左面部小汗腺囊腺瘤

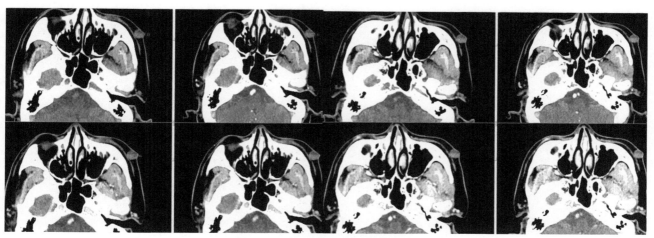

图 1-16-2-4　左面部小汗腺囊腺瘤

　　患者,男,63 岁。患者因左面部黑痣十余年,增大 2 年余入院。查体:左面部可见一异常突起,圆柱形,直径约 8 mm,高约 5 mm,边界清楚,色黑,表面完好,无触痛,基底不深,周围皮肤正常。双侧颌下及颈部未及明显肿大淋巴结。

　　切除术后病理检查:左面部肿物:带皮组织一块,大小 2 cm×1.9 cm×0.8 cm,皮表面积 1.9 cm×1.6 cm,皮肤表面呈灰黄色,中央呈灰褐色,灰褐区直径约 0.5 cm,组织送检前已切开,切面可见一囊腔,囊腔直径 0.8 cm,未见囊内容物,壁厚 0.1 cm。病理诊断：左面部肿物切除标本：初步诊断皮肤附件肿瘤伴囊性变，待做免疫组化检测进一步明确诊断。

免疫组化检测：阳性：CK(P)，CK(L)，CK8，CK7，Ki-67（+，约 10%）；阴性：CK5/6，P63，CK20，Vimentin，CD34，CD117，S-100，SMA，Calponin，HMB45。免疫组化诊断：左面部肿物切除标本：皮肤附件肿瘤伴囊性变。结合免疫组化，考虑为小汗腺囊腺瘤（图 1-16-2-4）。

第八节　左颞部皮肤表皮样囊肿

患者，女，64 岁。左颞部皮下无痛性肿块十余年，近两天肿块进行性增大，触软，无明显活动度，局部头皮略红（图 1-16-2-5）。

切除术后病理诊断：皮肤表皮样囊肿，伴多核巨细胞反应及胆固醇沉淀。

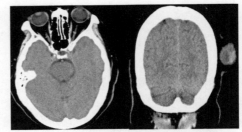

图 1-16-2-5　左颞部皮肤表皮样囊肿

第三章　胸腺在颈部

第一节　颈部胸腺瘤

一、异位或迷走的胸腺

原始胸腺和甲状腺及甲状旁腺共同成对的起源于第 3 对（可能还有第 4 对）咽囊腹侧的内胚层和外胚层，在胚胎第 6 周时它们分化为下甲状旁腺和胸腺，并迅速地向下和向内延长，形成胸腺咽管道，在第 7~10 周时下甲状旁腺和胸腺共同逐渐向腹侧及尾侧迁移，在第 7 周时胸腺始基脱离和咽壁的关系，在中线融合。以后甲状旁腺移动至甲状腺背侧，胸腺则继续下降，最后在第 9 周时到达成人中最常见的解剖位置——前上纵隔。

由于上皮的增生，胸腺咽通道在发育中完全退化。偶尔在下降过程中少数病例胸腺下降失败，便形成异位或迷走的胸腺。迷走胸腺组织可位于上自甲状腺水平，下达胸腔入口处，甚至位于两侧心膈角，也可见于颅底、纵隔和支气管根部等处，但大多位于颈部外侧。

迷走颈部胸腺组织最常见于婴幼儿，可表现为无症状的颈部结节或肿块。据报道迷走颈部胸腺组织的发生率为 1.8%~21%，呈结节或肿块状的迷走胸腺组织在人群中的检出率约为 20%，但由于80%~90% 的迷走胸腺组织患者无症状，其确切的发生率还不清楚，但一般认为要较上述高。

如正常胸腺一样，迷走胸腺组织也可发生胸腺瘤和其他胸腺肿瘤，如迷走错构瘤性胸腺瘤、伴腺样分化的梭形细胞肿瘤、伴胸腺样分化的癌和胸腺囊肿等，这些肿瘤大多位于近胸腔入口的甲状腺区。也有报道完全位于甲状腺内的胸腺瘤。

二、临床表现

虽然原发性胸腺瘤是前上纵隔最常见的肿瘤，

但发生于颈部的胸腺瘤很少见。Chan 等（1991）提出与纵隔胸腺瘤不同的表现是颈部胸腺瘤多见于女性，男女比例为 1∶7，其发病年龄为 11~71 岁，平均42.7 岁。

颈部胸腺瘤很少有重症肌无力症状。Toker 等（2005）报道在重症肌无力患者中的迷走颈部胸腺瘤的发生率为 0.3%。Miller 等（1992）在 18 例颈部胸腺瘤中仅见到 1 例有重症肌无力症状，而在纵隔胸腺瘤中则 15%~60% 有重症肌无力症状。

颈部胸腺瘤最常位于下颈部前外侧，邻近甲状腺下极或位于甲状腺下极内，可为单侧性或双侧性，由于常紧邻甲状腺且通常与甲状旁腺在一起，因此在临床上易被误诊为甲状腺或甲状旁腺肿物。

虽然对迷走颈部胸腺瘤的自然史和预后还不完全了解，但大部分已报告的病例均呈良性病程，对有完整包囊的颈部胸腺瘤在手术切除后可治愈。

由于处理方法不同，迷走颈部胸腺瘤在临床上首先应与迷走颈部胸腺组织鉴别。Tunkel 等（2001）推荐使用细针吸取活检来诊断，但当迷走颈部胸腺瘤位于甲状腺下极内时，在针吸活检中常误诊为 Hashimoto 甲状腺炎或甲状腺淋巴瘤。Ponder 等（2002）也认为在大多数病例中仅根据穿刺涂片很难鉴别，但结合临床资料将有助于两者的区别。

近 2/3 的迷走颈部胸腺组织病例小于 10 岁，大于 20 岁者少见，而迷走颈部胸腺瘤小于 20 岁者少见；迷走颈部胸腺组织多见于男性，而迷走颈部胸腺瘤则多见于女性；90% 的迷走颈部胸腺组织的结节或肿块为囊性，而迷走颈部胸腺瘤为实性。

三、影像学研究

影像学检查在迷走颈部胸腺组织和胸腺瘤的诊

断中有重要作用。在儿童中,如在纵隔内未见到正常胸腺时,应考虑所见的颈部肿块可能为迷走胸腺。Han 等（2001）报道 5 例迷走颈部胸腺组织在超声上均见到呈多发线状回波和散在回波灶等正常胸腺。

Zielke 等（2004）认为超声、CT 和 MRI 有助于诊断迷走胸腺组织,其形态学表现为有棱角的外形,不对邻近结构产生移位或侵犯,因此,如颈部肿块在影像上呈现与正常胸腺相似的表现时,可以作出迷走胸腺组织的诊断,从而避免活检。

迷走颈部胸腺瘤在胸片上最常见的表现为下颈部气管因肿块压迫而致局部压迹及移位,但此种表现并无特异性,此时应密切结合临床和甲状腺功能检查,如提示肿块来自甲状腺以外时则应想到本病的可能。

CT 是诊断本病的常用和有效方法,首先它可以明确颈部肿块的来源,如在 CT 上见到甲状腺,即可除外颈部肿块来源于甲状腺。其次 CT 可以了解肿块的大小、边缘、内部密度及其与周围组织的关系,尤其是 CT 冠状位及矢状位重组图像,可以更好地观察肿瘤与甲状腺及周围组织器官的关系,对判断其位置和可能的良恶性作用很大。该例根据肿块边缘清楚及与周围组织有明确的脂肪线分界等考虑为颈部良性肿块,后经手术证实。

CT 还可根据肿块内部密度及其在增强扫描的表现估计肿块可能的病理性质,该例增强扫描显示肿物有完整包膜,内部可见多个大小不等的由不规则条线状低密度影分隔、并有不均匀强化的结节,这符合 WHO 关于 AB 型胸腺瘤大体表现的描述;该例的大体和镜下病理也都证实为 AB 型胸腺瘤。

MRI 的价值和 CT 相仿,值得提出的是该例的 CT 表现和 Nagasawa 等（2004）报道的迷走颈部胸腺瘤的 MRI 表现一致：T_1WI 上肿瘤呈与肌肉相同信号, T_2WI 上的信号较肌肉信号略高,并可见肿块内部为线样低信号区分隔成的多发结节。因此,肿瘤内部为线样低密度或低信号区分隔成的多发结节对诊断 AB 型颈部胸腺瘤或许有一定的特异性。

胸腺瘤由于它的高细胞构成,在核素扫描中可以浓聚 ^{99m}Tc、氟 18- 脱氧葡萄糖（^1H-FDG）、201 铊络合物（$^{201}TICl$）等示踪剂,因此,在核素检查中紧邻甲状腺下部的颈部胸腺瘤可被误认为甲状腺肿块。

四、鉴别诊断

迷走颈部胸腺瘤应与包括甲状腺肿、甲状腺腺瘤和甲状腺癌等甲状腺肿块以及神经鞘瘤、淋巴瘤及转移瘤等颈部肿瘤相鉴别。

如在 CT 或 MRI 上见到甲状腺,当可除外甲状腺源性肿块,肿块内部的纤维性间隔也有助于与甲状腺肿块的鉴别。

但是,少数胸腺组织或胸腺瘤可迷走在甲状腺内,极少数的甲状腺肿瘤内可发现有胸腺样分化,如伴有胸腺样分化的梭形上皮肿瘤和伴有胸腺样分化的癌等,影像上多表现为甲状腺内的实性结节,无特异性,术前很难确诊。

当颈部胸腺瘤出现浸润气管、甲状腺或有颈部淋巴结肿大时则要考虑为颈部胸腺癌。

第二节　小儿颈部囊性异位胸腺

请详见本书　本卷　本部分　本篇　第二　章　第六节　小儿颈部囊性异位胸腺。

第三节　颌下异位胸腺合并部分甲状旁腺异位

胸腺和甲状旁腺由第 3、4 咽囊发生。第 3 和第 4 咽囊的远部末端都可分为背翼和腹翼两部分。背翼的部分分化为甲状旁腺组织,第 3 咽囊腹翼部分分化成胸腺组织。胚胎第 6 周,甲状旁腺和胸腺向尾侧迁移,由于胸腺的主要部分迅速移向胸腔,同时也把背翼向下拉到较低的位置,因此,第 3 对咽囊背翼组织反而迁移到第 4 对咽囊背翼的下方,形成一对下甲状旁腺,而第 4 对咽囊的背翼组织形成一对上甲状旁腺。

胸腺异位的发生机制是因胸腺由原始发生的部位向胸腔内迁移的过程中,部分或全部胸腺组织残留在异常位置所致。甲状旁腺也可停留于高位,也有可能被胸腺的迁移带到胸腔上部,形成颈部高位的或低位的甲状旁腺。

异位胸腺可位于颈部、后纵隔及肺门,异位胸腺位于颌下部位者比较罕见。MRI 表现与颌下区的血管瘤、神经源性肿瘤容易混淆,应注意鉴别。

术前 MRI 检查可确切地反映异位胸腺的形态、大小、范围,对于术前诊断及制订手术方案有一定的参考价值。

应该注意的是,如果纵隔内无正常胸腺组织,则异位胸腺组织不能切除或只能部分切除,否则会引起患者免疫功能低下。

附:具体病例资料

4 个月男婴,因发现左颌下肿物 3 个月入院。体检左颌下可触及一肿物,大小约 3 cm×3 cm,呈实性,质软,稍可活动,无触痛,表皮无红肿,触压肿物患儿无哭闹,压迫肿物大小无变化。心、肺、腹无异常。

超声检查见左颌下肿物呈囊实性,实质内血流丰富。

MRI 表现:T_2WI 示左颌下腮腺下方肿物,呈中等偏高信号,内部无明显流空血管影。T_1WI 上肿物呈等信号,信号强度均匀,肿物边界清晰,肿物紧邻颈内动、静脉。液体衰减反转恢复(FLAIR)序列见肿物呈高信号,信号强度均匀一致,对周围组织无侵犯。增强 T_1WI 示肿物呈轻度均匀强化。冠状面 T_1WI 示纵隔内正常胸腺组织存在,其形态、信号均正常。

手术见左腮腺下方胸锁乳突肌后方一实性肿物,有包膜,呈分叶状,色略发白,予完整切除。病理诊断:异位胸腺组织且其内含有少许异位甲状旁腺组织。

第四章　面颈部间隙疾病

第一节　嚼肌间隙病变

嚼肌间隙包括全组嚼肌、下颌支及异位涎腺组织,该间隙可以发生多种疾病。

一、嚼肌间隙感染

该间隙感染多来源于牙周感染或下颌骨骨髓炎,一组 9 例均为牙源性感染。下颌牙周感染向上扩散首先累及咬肌或翼内肌,向后扩散到腮腺间隙或咽旁间隙,进一步累及颞肌及翼外肌;上颌牙周感染则直接向上侵犯颞窝或嚼肌间隙。

嚼肌间隙感染具有侵犯范围广及向周围扩散的特点,CT 可准确显示嚼肌及周围组织侵犯引起的密度变化及体积增大;嚼肌间隙脓肿表现为单环或多中心低密度区,增强扫描有环状强化。MRI 上受累肌肉及周围脂肪有明显的信号改变,并借其信号特点可与肿瘤鉴别,多无需增强扫描。

二、嚼肌间隙原发性肿瘤

(一)横纹肌肉瘤

最常见于 10 岁以下儿童,为儿童头颈部最常见的肉瘤,对化疗和放疗比较敏感。CT 或 MRI 表现为边界清楚的软组织肿块。在 MRI 像上与周围肌肉相比呈等或稍短 T_1、混杂长 T_2 异常信号;CT 及 MRI 增强有明显不均匀强化,部分病例可见多发环状强化,称为"葡萄串"征,反映肿瘤内环形瘤组织包绕黏液基质的病理特性。横纹肌肉瘤多伴有相邻骨质破坏。

(二)骨肉瘤

多发生于长骨,7% 的骨肉瘤原发于颌骨,下颌骨骨肉瘤位于下颌支或下颌体。大量瘤骨形成,并与下颌骨呈垂直分布是其特征性表现,该组 4 例均有此典型 CT 表现,CT 可很好地显示肿瘤的钙化、

瘤骨及骨皮质受累情况,MRI 在显示肿瘤周围软组织肿块的范围方面则优于 CT。

(三)血管瘤

血管瘤是儿童常见的良性肿瘤,多由浅层软组织内的肿瘤向嚼肌间隙扩展而来,也可原发于该间隙。边界欠清、密度较高的软组织肿块,其内出现点状或结节状钙化是较常见和特征性的 CT 表现,主要是静脉石的钙化。MRI 特点是 T2WI 像上肿瘤呈边界清楚的极高信号。CT 及 MRI 增强扫描均有明显强化。

三、嚼肌间隙转移性肿瘤

该间隙是转移性肿瘤发生的好发部位,主要是周围肿瘤对该区的直接侵犯,尤其是发生于口咽部、鼻咽部、鼻副窦鳞癌的侵犯,偶亦可见到血行性转移。CT、MRI 像上周围肿瘤向嚼肌间隙直接侵犯的标准为嚼肌间隙周围局限性脂肪消失、嚼肌受侵或出现下颌支破坏。

此外,该区的原发或转移性肿瘤可沿三叉神经向颅内侵犯,沿翼腭窝侵犯眶下裂及眶锥,常见于鳞状上皮癌、腺样囊性癌、黏液表皮样癌、淋巴瘤及横纹肌肉瘤等。该组有 2 例肿瘤通过卵圆孔向颅内侵犯,分别为嚼肌间隙横纹肌肉瘤和腺样囊性癌,因此,对于该间隙原发或转移性肿瘤在扫描和诊断时应注意肿瘤向颅内的侵犯。

附:具体研究资料

有学者报告一组 43 例嚼肌间隙病变,内含转移性肿瘤 19 例,嚼肌间隙感染 9 例,横纹肌肉瘤 6 例,血管瘤 5 例,骨肉瘤 4 例。转移性肿瘤 19 例中,包括腮腺癌 6 例,上颌窦癌 5 例,鼻咽癌 5 例,口咽部肿瘤 3 例。

第二节　左颞下窝神经鞘瘤伴纤维化病例

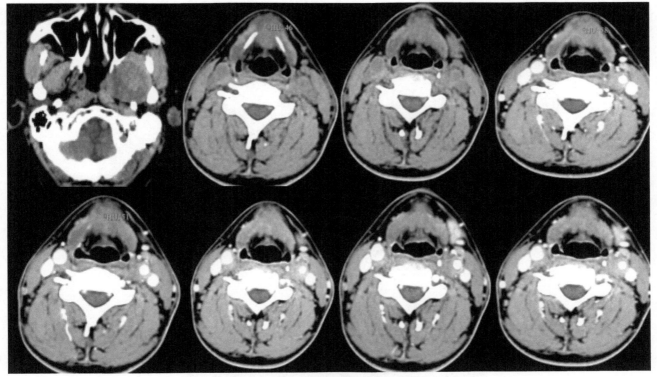

图 1-16-4-1　右颞下神经鞘瘤伴纤维化

病例，男，58岁。左耳流血3个月。外院行CT平扫，我院行CT平扫+增强（图1-16-4-1）。

病理检查："颞下窝"梭形细胞肿瘤，显著纤维化，局部拟似神经鞘瘤，待免疫组化进一步确诊。"乳突根治标本"为

纤维性组织，其中见较多胆固醇沉积。免疫组化检查：阳性：S-100（+++），Vimentin（+++）；阴性：GFAP，SMA，Calponin。免疫组化诊断："颞下窝"神经鞘瘤，伴纤维化。

第三节　富于细胞性纤维组织细胞瘤

患者，男，40岁。发现颈前无痛肿物3个月入院。患者于3月前无意间发现颈部正中有一枣样大小肿物，质韧，随吞咽上下活动，无呼吸困难、吞咽不适等异常，无疼痛、发烧等不适。彩超检查示：颈部喉结处皮下混合性包块。遂以"颈部肿物"收入院，拟手术治疗。患者自发病以来，神志清，精神可，饮食睡眠可，大小便无明显异常，体重无明显减轻（图1-16-4-2）。

病理检查：冰冻病理诊断：颈前肿物：病变由梭形和上皮样细胞构成，胶原纤维较丰富，类型和性质待定。病理诊断：颈前肿物切除标本：病变由梭形和上皮样、泡沫样细胞构成，

胶原纤维较丰富，伴有灶性淋巴细胞增生，初步考虑软组织肿瘤，部分细胞轻度异型。待做免疫组化检测进一步明确诊断。

免疫组化诊断：颈前肿物切除标本：病变由梭形和上皮样、泡沫样细胞构成，局部散在小灶性凝固性坏死，部分区域胶原纤维较丰富，伴有灶性淋巴细胞增生。免疫组化提示病变以成纤维细胞、肌成纤维细胞和组织细胞增生为主，考虑为富于细胞性纤维组织细胞瘤。注：本病属深部纤维组织细胞瘤，有复发潜能，建议临床随访。

皮肤纤维组织细胞瘤是一种常见的皮肤软组织良性增生性疾病，临床表现为圆形或椭圆形质地坚实的丘疹或结

节。多数学者倾向认为其是一种外伤后成纤维细胞的炎症性反应性增生,而非肿瘤。

在临床上,女性发病多于男性,好发于四肢,没有明显症状,生长缓慢,常伴有病变区皮肤颜色变化。CT 呈等密度或稍低密度,密度较均匀,密度较肌肉稍偏低。MRI T_1WI 呈均匀等信号, T_2WI 呈明显高信号,增强扫描强化欠均匀,其内可见多发线样轻度强化或无强化区,无囊变、出血等征象,周围结构受压移位,未见骨质破坏和远处转移征象。

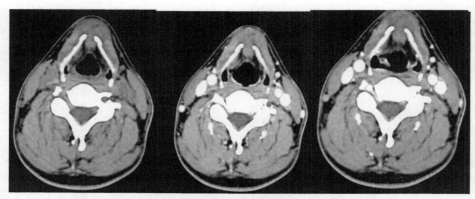

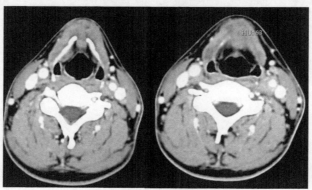

图 1-16-4-2　富于细胞性纤维组织细胞瘤

第四节　舌骨上颈部跨间隙及多间隙病变

一、筋膜和筋膜间隙

舌骨上颈部系指颅底至舌骨水平除鼻腔和固有口腔之外的结构,这些结构由颈深筋膜各层围成一些间隙。颈深筋膜分为浅层、中层和深层,中层也称内脏筋膜,深层亦称椎前筋膜,椎前筋膜进一步分出翼筋膜。

MRI 虽不能识别大多数筋膜组织,但可清晰显示舌骨上颈部诸解剖结构,进而识别该部位筋膜间隙。颈深筋膜浅层于后上方附于枕外粗隆、乳突和颅底,在前方附于下颌骨体及联合处,该层筋膜分离包绕下颌下腺构成下颌下间隙。在下颌骨下缘,浅层筋膜分离成浅、深两层包绕下颌骨、翼内肌、翼外肌、咀嚼肌和颞肌形成咀嚼间隙。从下颌骨后缘,浅层筋膜分离包绕腮腺,形成腮腺间隙,内脏筋膜包绕鼻咽和口咽形成咽黏膜间隙。

舌骨上颈部的咽黏膜间隙划分争议较大,不少学者将此间隙命名为内脏间隙。该间隙自鼻咽顶部延伸至舌骨水平。椎前筋膜分离包绕椎体、椎前肌、及椎旁肌形成椎周间隙,此间隙以前称为椎前间隙。

咽后间隙由前方的内脏筋膜和后方的椎前筋膜围绕而成。咽后间隙和椎周间隙均上起颅底,下达纵隔。

颈动脉间隙又称颈动脉鞘,由颈深筋膜三层共同围成,舌骨上颈动脉间隙也称茎突后间隙,此间隙上达颈静脉孔,下达主动脉弓,颈后间隙由外侧包绕胸锁乳突肌的颈深筋膜浅层和内侧的椎前筋膜构成,从颅底向下延伸至锁骨。

咽旁间隙又称茎突前间隙,严格地说,它并非由颈深筋膜围绕而成,而是位于这几层筋膜之间的脂肪充填间隙,范围自颅底延伸至舌骨水平。

二、跨间隙病变

所谓跨间隙病变是指病变累及两个或两个以上相邻间隙,且病变呈一连续性整体。包绕各间隙的颈深筋膜结构较致密,对病变的生长有一定的阻挡作用。当病变足够大时,则会突破颈深筋膜而进入相邻间隙。恶性肿瘤侵袭性强,一旦累及邻近颈深筋膜,便可迅速使之破坏。良性肿瘤侵袭性小,究竟生长到何种程度才能突破颈深筋膜而形成跨间隙病变,国内外尚无明确报道,结合文献及本研究结果,有学者认为良性肿瘤至少应占据相邻间隙 1/2 以上,推移该间隙结构使之明显移位变形时,才能考虑其为跨间隙病变。

囊状淋巴管瘤、脂肪瘤、神经鞘瘤是颅外头颈部良性肿瘤中常见的跨间隙病变,较小时这些病变常局限于某一间隙,较大时则呈典型的跨间隙生长,有学者报告一组 2 例囊状淋巴管瘤均见于 1.5 岁以下幼儿,病变跨于舌骨上下,向内推移颈动脉间隙,并突入咽后间隙,继而在该间隙内上下延伸,说明颈后间隙和咽后间隙舌骨上下相互贯通,间隙对病变有一定限制作用。该组 1 例跨间隙脂肪瘤出现于咽旁间隙,向内突入咽黏膜间隙,并进入眼眶。尽管其与咀嚼肌间隙紧邻,但翼内肌阻力较大,一般良性肿瘤不易跨入此间隙。

神经鞘瘤若出现于椎周间隙,肿瘤常局限于该间隙,与该间隙所含肌群较多有关;若发生于颈动脉间隙,由于此间隙内结构较疏松,对病变生长阻力不大,易呈跨间隙生长。一组 3 例跨间隙神经鞘瘤正反映这一事实,除此之外,2 例椎周间隙脊索瘤亦呈跨间隙生长,由斜坡向下突入咽后间隙及咽黏膜,与此病呈侵袭性生长有关。

恶性肿瘤侵袭性强,一旦邻近颈深筋膜,便可使之迅速破坏,而且生长过程中,常伴有多处淋巴结转移,故兼有跨间隙和 / 或多间隙病变特点。

三、多间隙病变

所谓多间隙病变,是指病变累及多个不相邻间隙,或累及多个相邻间隙,但病变不呈延续整体。任何颅外头颈部恶性肿瘤,只要有很强的侵袭性,在生长过程中均可连续累及数个相邻间隙,以鳞状细胞癌和非霍奇金恶性淋巴瘤多见。

鳞状细胞癌仅在早期较小时局限于咽黏膜间隙或下颌下间隙,增大后能迅速破坏颈深筋膜形成跨间隙病变。一组 40 例恶性肿瘤均呈跨间隙或多间隙生长。当肿瘤本身较大呈跨间隙生长,且同时出现其他间隙淋巴结肿大时,可以将此类病变归为跨间隙合并多间隙病变,该组所见 13 例中有 8 例为鳞状细胞癌,4 例为非霍奇金恶性淋巴瘤,由此可见,此类病变多见于鳞状细胞癌与非霍奇金恶性淋巴瘤。

四、关于鉴别诊断

无论哪种病变,跨间隙部分以咽黏膜间隙多见,融合成团块的淋巴结也能表现为跨间隙改变,出现这种情况,其鉴别有时较难。有学者认为,出现颈动脉间隙淋巴结肿大时,如果口咽部黏膜间隙也有类似信号强度病变,首先考虑非霍奇金恶性淋巴瘤;类似信号强度病变如出现于鼻咽部咽黏膜间隙或下颌下间隙,则多考虑鳞状细胞癌。

腮腺间隙、下颌下间隙、颈动脉间隙、咽后间隙和颈后间隙均存在淋巴结,由于引流淋巴链的延伸,凡累及这些间隙的恶性肿瘤均可表现为多间隙病变。鳞状细胞癌、非霍奇金淋巴瘤及非头颈部位置转移而来的肿瘤可以表现为多个间隙淋巴结肿大。

转移瘤一般包括两种,一种为淋巴结转移,一种为非淋巴结转移,当多个转移性淋巴结相互融合成团时,易成跨间隙生长。淋巴瘤常以多间隙形式出现。

总而言之,良性肿瘤生长较大时可呈跨间隙生长,以神经鞘瘤、囊状淋巴管瘤、脂肪瘤和脊索瘤多见;恶性肿瘤易形成跨间隙或多间隙病变,既呈跨间隙又出现多间隙生长时,以鳞状细胞癌和非霍奇金淋巴瘤常见。

第五节　神经鞘瘤伴间质黏液变性及局灶退变

详见本书　本卷　本部分　本篇　第一章　第　十节　神经鞘瘤伴间质黏液变性及局灶退变。

第六节　移植物抗宿主病伴感染

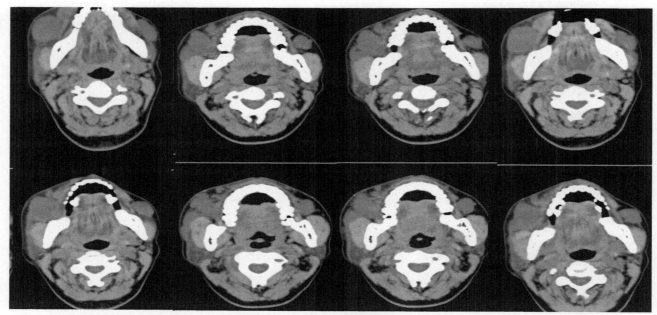

图 1-16-4-3　移植物抗宿主病伴感染

病例，女，45 岁。因面部注射治疗后 8 年，伴肿痛 1 天入院。患者缘于 8 年前在当地整形机构行面部肉毒素局部注射瘦脸治疗；后出现局部凹陷扁平，之后予反复多次注射药物隆起，于 3 年前出现右面颊部红肿热痛，在当地诊所予静脉点滴抗感染治疗，后红肿消退；近日无明显诱因出现右侧面部、右侧下颌、左面部、右耳及右耳周肿痛，局部红肿热痛明显，有波动感，渐加重，伴发热，最高体温 39℃，就诊于当地医院，治疗未见好转。查体：右下颌、下颌等处皮肤见红肿热痛，表面无破溃；按压局部见皮下注射物体界限尚清楚，质中，压痛明显，触及波动感。临床诊断：面部、下颌部 / 移植物抗宿主病伴感染。

CT：颌面部皮下脂肪间隙内见多发结节状软组织肿块影，较大约 3.3 cm×2.8 cm，CT 值 37HU，边界较清楚，骨质未见明显异常（图 1-16-4-3）。

手术所见：双面颊部、双眼下方、两侧鼻唇沟旁、两侧嘴角、颏部、下颌部、右侧颈部等部位均见红肿等蜂窝织炎改变，按压局部有明显波动感，右侧面颊部皮肤脓肿已形成，几近破溃；自脓腔远端向切口处挤压见脓液及颗粒状注射异物引流出，共约 200 ml；用刮匙自切口向双侧面颊部脓腔刮除脓腔壁及残留的坏死组织，直至刮出的组织新鲜、渗血时止。

表 16-4-1：移植物抗宿主病的临床表现

受累器官	移植物抗宿主病的临床表现
皮肤	硬皮病，扁平苔藓，白癜风，瘢痕性脱发，毛发角化过度，皮肤挛缩，甲床发育异常
黏膜	扁平苔藓，口干症，非感染性溃疡，角膜糜烂或非感染性结膜炎
消化道	食欲减退，消化不良，体重减轻，腹泻，腹痛，食管狭窄，脂肪泻
肝脏	高转氨酶性肝炎，胆管炎，高胆红素血症
泌尿生殖系	非感染性阴道炎，阴道萎缩、狭窄，扁平苔藓
肌肉骨骼和 / 或浆膜	非特异性关节炎，肌炎，肌无力，浆膜炎，挛缩性关节固定
血液系统	血小板减少，嗜酸细胞增多，自身免疫性血细胞减少
肺	闭塞性细支气管炎，间质性肺炎

移植物抗宿主病，从病理生理学的观点，是指体内供者源免疫活性细胞介导的攻击宿主细胞和器官的一种过度的炎症反应。主要是指白血病骨髓移植及脏器移植后的病理生理反应，文献中对于美容及整容移植物报道较少。其诊断主要根据病史及相关临床症状做出诊断，影像检查无特殊表现。

移植物抗宿主病临床表现如表 1-16-4-1。

第五章　翼腭窝

第一节　翼腭窝神经鞘瘤

翼腭窝位置深在，是一不规则的狭窄裂隙，由蝶骨体、蝶骨翼突、腭骨垂直板、上颌窦后壁及颞下窝围成。翼腭窝经圆孔、眶下裂、蝶腭孔、翼腭管、腭大孔及腭小孔、腭鞘管、翼管、翼上颌裂8个自然通道分别与颅中窝、眼眶、鼻腔、口腔、咽部、破裂孔及颞下窝相通，这些裂或孔是病变扩散的潜在通路。翼腭窝内有上颌动脉的终末支及其伴随静脉、上颌神经和蝶腭神经节，所有这些结构由疏松结缔组织和大量脂肪包围。

翼腭窝的原发肿瘤少见，主要包括纤维血管瘤、神经源性肿瘤（多数为神经鞘瘤），其他如转移瘤、腺样囊性癌、横纹肌肉瘤、多形性腺瘤、血管外皮细胞瘤、血管内皮瘤、恶性纤维组织细胞瘤等仅见个案报道，并且这些病变也缺乏典型的影像学表现，术前较难作出诊断。

一、临床表现

翼腭窝神经鞘瘤起源于蝶腭神经节或上颌神经的施石细胞，绝大多数患者单侧发病，双侧发病均伴发神经纤维瘤病，多见于30~40岁患者，男性较女性常见，病变生长缓慢，早期症状不明显，直到病变长大出现相应的压迫症状时才就诊。

二、影像学研究

翼腭窝神经鞘瘤相对少见，Iwai等（1988）复习文献，仅发现4例。有学者报告一组12例。

CT：翼腭窝均有不同程度扩大，周边骨质受压变薄、局部吸收，病灶常压迫邻近结构；病灶边界清楚，多为卵圆形或梭形；平扫病灶密度较均匀，一般无钙化，增强后多数不均匀强化；病灶沿其通道向周围间隙生长，易通过翼上颌裂突入颞下窝，也可通过蝶腭孔进入鼻腔、鼻咽，较大的病灶常通过眶下裂进入眼眶，通过圆孔突入颅内。

MRI：与脑实质比较，T_1WI 多呈等信号，T_2WI 呈不均匀等信号或高信号，往往不均匀强化。在 T_2WI 上，较大的病灶内通常见到斑片或结节状近似水样高信号，尤其后者更具特点，通常提示肿瘤内有坏死及囊变区或排列疏松的黏液样基质区（Antoni B区），增强后无明显强化，此征象为该病的特征性表现，以 T_2WI 及增强后 T_1WI 显示最敏感，该组有9例（75%）显示该征象。

此外，极少数神经鞘肿瘤呈囊性，增强后仅见囊壁强化，其余部分无明显变化，但该组并未发现类似病例。CT（即使增强扫描）有时也难以显示其特征性表现，而MRI则易提示本病的诊断。

三、比较影像学

X线平片及多轨迹体层摄影难以显示翼腭窝解剖结构，目前临床上基本不再使用。

常规CT由于扫描层厚较厚，骨质边缘显示不锐利，无法准确评估骨质的改变，不利于病变的定性；HRCT能清晰显示翼腭窝的骨性结构及其邻近的通道，可早期发现骨质的异常，根据骨质的改变，一般能够判断病变的良、恶性，但对于进一步判断病变的组织学类型及显示病变的范围仍存在一定限度。

该组认为翼腭窝CT检查应采用HRCT扫描技术，常规包括横断面和冠状面，层厚、层距以1 mm或2 mm为宜，骨算法重组，必要时补充软组织算法重组。如需进一步观察翼腭窝及其他通道的关系，可直接矢状面扫描或重组。

近年随着MSCT的应用，选择合适的扫描及重组参数,仅通过 1 次横断面扫描,其多平面重建（MPR）图像能达到各向同性,即可通过任意角度和任意方位对所显示的结构进行观察,因此目前 MSCT 是显示翼腭窝及其通道较好的一种影像学检查方法。

MRI 软组织分辨率高,可更准确反映病变内部的特性和显示病变的范围,是分析翼腭窝软组织病变必不可少的影像学检查方法。MRI 除常规平扫和增强扫描外,还应包括增强前和 / 或后的脂肪抑制序列,以便能更清晰、准确地显示病变沿翼腭窝及其通道蔓延的范围。但 MRI 难以准确显示该区骨质的改变,不利于病变的定性和发现骨性结构的变异。因此,结合 CT 所见的骨质改变,MRI 可进一步提高其判断病变组织学类型的准确性,同时为鼻内镜手术切除病变提高安全性。

四、鉴别诊断

首先判断该区肿瘤是继发性还是原发性。继发性肿瘤主要源于上颌窦或鼻咽恶性肿瘤,直接侵犯或通过翼腭窝的通道蔓延而来,多数与原发病变相连,翼腭窝的轮廓多无扩大,其内病灶的形态也不规则,相邻骨质多为侵蚀性破坏。原发性肿瘤以翼腭窝为中心生长,通常造成翼腭窝轮廓扩大,病变并可沿其通道蔓延,良性肿瘤造成的骨质改变多为受压变薄及局部吸收,恶性则多为骨质破坏。

确定为翼腭窝的原发良性肿瘤后,还应进一步推断病变的组织学类型。

纤维血管瘤多见于青少年,绝大多数为男性,有反复鼻出血病史,沿翼腭窝及其周围间隙呈侵袭性生长,CT 显示骨质受压、破坏,MRI 发现病变中多发流空信号,DSA 可进一步证实;神经鞘瘤多见于中年人,多数病变有较特征性骨质和信号改变;与神经鞘瘤比较,神经纤维瘤更少见,其 CT、MRI 表现与神经鞘瘤相似,有时鉴别较困难,但神经纤维瘤内部坏死、囊变少见。

第二节　误诊病例简介:左翼腭窝小唾液腺多形性腺瘤

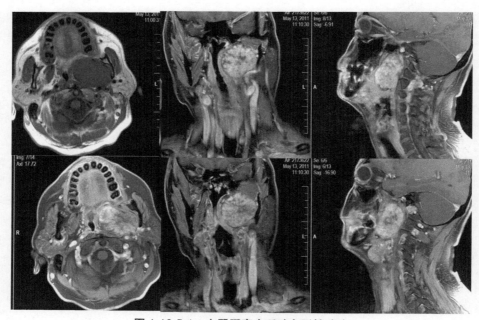

图 1-16-5-1　左翼腭窝小唾液腺多形性腺瘤

病例,男,52 岁。左咽部无痛性渐大性肿物 5 个月,自觉明显不适、异物感 1 个月,无红肿热痛等不适,无全身发热症状,局部无皮肤麻木感。患者于 5 月前无明显诱因发现左咽部一肿物,约大枣大小,无不适感觉,未予特殊处理,肿物持续存在并逐渐增大,无消长史,无红肿热痛等不适,无进食后胀痛、鼻涕带血、鼻塞、全身发热等不适,未行诊治,现肿物已增至核桃大小,自觉有明显不适及异物感,患者现来院要求住院手术治疗。

CT 初步意见:左咽旁占位,血供丰富,神经鞘瘤可能。间接喉镜未发现异常(图 1-16-5-1)。

手术所见:暴露后见肿物与周围组织粘连明显,肿物巨大,易渗血。完全剥离后取出见肿物表面光滑,灰色膜,剖切肿物中央呈白色鱼肉状。

病理检查:灰白灰褐破碎软组织一堆,总体积 7 cm×6 cm×3 cm,切面成囊实性,其中实性区灰白,灰褐,质中偏脆,囊性区囊壁厚 0.1~0.2 cm。常规病理诊断:左翼腭窝小唾腺多形性腺瘤。瘤体最大径 7 cm,建议随访。

小涎腺主要分布在腭、鼻腔、鼻窦、舌、气管等;多形性腺瘤是小涎腺最常见的良性肿瘤,是涎腺小导管上皮细胞及肌上皮细胞呈肿瘤性增生演变成的形似上皮与间质(基质)两种成分混合而成的肿瘤。

第六章　恶性肿瘤沿神经周围扩散

第一节　头颈部肿瘤沿神经侵犯

沿神经侵犯是在肿瘤或其他病理条件下，病变沿与神经束膜相连的疏松组织扩散的一种侵犯方式。它是头颈部恶性肿瘤扩散的一种常见且非常隐蔽的扩散方式。

头颈部肿瘤沿神经侵犯最常见的是原发于涎腺、黏膜和皮肤的肿瘤，病理学类型有鳞状细胞癌、腺样囊性癌、黏液表皮样癌、黑色素瘤、淋巴瘤、横纹肌肉瘤和其他肉瘤及转移瘤。其中以鳞状细胞癌和腺样囊性癌最多见。鼻咽部鳞状细胞癌是我国南方常见的头颈部肿瘤。鼻咽癌的颅神经侵犯发生率可达 20.7%~57.4%。

沿神经侵犯在所有的颅神经都可以出现，但观察到最多的是三叉神经和面神经及其分支受累，与两者在头颈部分支广泛有关。其中，三叉神经的上颌支（Ⅴ2）和下颌支（Ⅴ3）最易受累。

肿瘤沿神经侵犯的临床症状和体征取决于受累的颅神经，常见症状为神经支配区的疼痛、感觉异常和灼烧感以及复视、视觉模糊和神经支配区的感觉减弱。其中以面部感觉麻木和疼痛最为多见，是三叉神经及其分支受累的典型表现。

耳颞神经受累时会出现耳周痛、颞下颌关节功能紊乱和/或颞下颌关节触痛。舌咽、迷走神经受累常出现咽喉黏膜感觉减退、声嘶和饮水呛咳，舌下神经受累主要出现伸舌偏斜症状。晚期病例会出现受累颅神经支配区的肌肉痉挛以及瘫痪。咀嚼肌和表情肌的痉挛和瘫痪，是下颌神经和面神经受累的晚期表现。

一、临床表现

沿神经侵犯的临床症状出现的相对较晚，从原发肿瘤到肿瘤发生沿颅神经侵犯还有一段很长的潜伏时间，常常在原发肿瘤切除数年后还会出现远离原发灶的沿颅神经侵犯和远处转移灶。并约有 40% 沿神经侵犯患者没有临床症状，这给临床早期发现肿瘤的沿神经侵犯带来一定的困难。沿颅神经侵犯预示头颈部肿瘤的侵袭性特征以及预后不良，增加了原发灶复发和远处转移的危险度。

肿瘤的颅神经侵犯只累及到颅外段颅神经时，预后相对较好，可以将原发灶和受累颅神经进行根治性切除，达到临床治愈的目的。如果肿瘤已侵犯到了颅内段颅神经，甚至海绵窦、默克尔腔和脑干时，根治性手术已无法进行。这些患者的预后往往都比较差。

二、影像学研究

（一）直接征象

颅神经受侵犯主要表现为受累颅神经的异常增粗、不规则和异常强化。

颅神经纤维表面被神经内膜、神经束膜和神经外膜紧密结合构成的神经鞘膜包裹。神经内膜内侧面和神经束膜内侧面的毛细血管网构成了血-神经屏障。正常情况下，增强扫描颅神经是不强化的。颅神经被肿瘤侵犯后，血-神经屏障被破坏，增强对比剂漏出，导致病变颅神经异常强化。

颅神经侵犯的主要 MRI 表现包括受累神经较健侧颅神经增粗、不规则，T_1WI 呈低信号影，T_2WI 上中等信号或稍低信号影；强化后，可见受累颅神经的异常强化；位于骨性神经孔道内的颅神经受累，还会出现神经孔道内正常脂肪信号消失，被异常软组织信号所取代；晚期病人可出现神经孔（圆孔、卵圆孔、茎乳孔、翼管、眶上裂及眶下裂）、海绵窦、默克尔腔、翼腭窝及咀嚼肌间隙（颞下窝）的扩大和破坏,其内脂肪信号影消失,代之以软组织肿块影。在显示骨性通道的骨质的压迫吸收及骨质的侵蚀破坏方面,CT 要优于 MRI。

(二)间接征象

去神经性肌肉萎缩是沿神经侵犯的间接征象。急性或亚急性去神经支配时,由于肌肉肿胀,导致肌肉在 T_2WI 上信号增强和强化增加。慢性期,去神经支配会出现肌内脂肪浸润和肌肉萎缩。肌内脂肪浸润,在 T_1WI 上表现为高信号。下颌神经受累会导致咀嚼肌、二腹肌前腹部和下颌舌骨肌的去神经支配;舌下神经受累会产生舌肌去神经支配,面神经受累会导致面部表情肌的去神经支配。

三、各颅神经受侵表现

(一)三叉神经及分支侵犯

主要表现为受累三叉神经及其分支的增粗、不规则和异常增强。T_1WI 和 T_2WI 上可见受累神经较健侧颅神经增粗、不规则。增强扫描可见三叉神经的异常强化。

三叉神经主干侵犯时,可见三叉神经节和海绵窦内明显强化结节或肿块影,并可见默克尔腔的混浊,脑脊液信号消失,代之以低信号结节影或明显强化肿块影。

三叉神经眼支受累时,可见眶上裂的增宽,其内脂肪信号消失,被软组织信号取代,增强后可见异常强化结节影。

上颌支受侵犯时,可见圆孔、翼腭窝和眶下裂的破坏扩大、不规则,骨性孔道内脂肪信号影消失,内见明显强化的肿块影。

下颌支受侵时,可见卵圆孔和咀嚼肌间隙(颞下窝)的扩大,其内脂肪信号影消失,代之以软组织肿块影。下颌神经受累会导致咀嚼肌、二腹肌前腹部和下颌舌骨肌的去神经支配,急性或亚急性期,肌肉在 T_2WI 上信号增强和强化增加;慢性期,肌肉萎缩,肌内脂肪浸润,在 T_1WI 上表现为高信号。

(二)面神经侵犯

MRI 表现与三叉神经相仿,主要表现为面神经管和茎乳孔的扩大,各段受累面神经的增粗,不规则以及异常强化改变。其中以颅外段和颞内段颅神经侵犯多见。常见到颅外段、乳突段、膝状神经节段面神经的增粗、强化和肿块影。

肿瘤侵犯面神经后,可沿与三叉神经的交通支 - 岩大神经,侵犯三叉神经及其分支,MRI 上可以见到膝状神经节前方增粗不规则的岩大神经。岩大神经与岩深神经汇合形成翼管神经后,再穿经翼腭窝到达翼腭神经节,可进一步引起三叉神经上颌支、默克尔腔及下颌支受累。

下颌神经受累可见卵圆孔扩大,下颌神经增粗和异常强化。腮腺肿瘤引起面神经侵犯后,还可通过与耳颞神经(下颌神经分支)间的交通支直接引起下颌神经侵犯。舌咽神经、迷走神经在穿经颈静脉孔时与面神经分支相交通。面神经侵犯时,还可沿交通支侵犯舌咽、迷走神经,表现为颈静脉孔扩大,舌咽 - 迷走 - 神经复合体的增粗和不规则。

(三)舌下神经侵犯

舌下神经也相对容易受累。特别是鼻咽癌肿瘤向后侵犯时,很容易侵及舌下神经。伸舌偏斜是受累的最常见临床表现。

MRI 上可见舌下神经管的扩大,舌下神经的增粗、不规则,以及异常强化表现。舌肌的去神经性萎缩是舌下神经侵犯的间接表现,急性期表现为肌肉肿胀,在 T_2WI 上信号增强和强化增加。慢性期,会出现肌内脂肪浸润和肌肉萎缩,在 T_1WI 上表现为高信号,脂肪抑制后呈低信号改变。

(四)视神经、动眼神经、外展神经及舌咽 - 迷走 - 副神经侵犯

视神经、动眼神经、外展神经及舌咽 - 迷走 - 副神经侵犯较少见,多是三叉神经和面神经受累后通过一些交通支侵犯或是肿瘤直接蔓延侵犯。

视神经粗大,眶内段又有脂肪对比,MRI 图像上受累视神经的增粗、不规则及异常强化改变容易观察识别。

动眼神经自大脑脚内侧出脑,紧贴小脑幕缘前行,进入海绵窦外侧壁,再经眶上裂入眼眶,通过鼻睫神经与三叉神经之间形成交通。上睑下垂,眼球固定,是动眼神经损伤的主要症状。MRI 上可见脚间池内的动眼神经增粗、不规则,海绵窦外侧壁异常强化灶。

外展神经从延髓脑桥沟中部出脑,前行至颞骨岩尖部进入海绵窦,经眶上裂入眶。外展神经损伤时可出现复视和眼球外展障碍。外展神经近端侵犯时可见桥前池内外展神经的增粗、异常强化,向远端侵犯,可见海绵窦或眼眶外侧壁的增粗结节或异常强化结节灶。

舌咽、迷走和副神经侵犯时,可见颈静脉孔扩大,颅神经的异常增粗强化。

滑车神经细小，正常脑池段滑车神经在 3D 序列中的显示率也非常低。当头颈部肿瘤广泛侵犯海绵窦时，滑车神经也会受累，出现上斜肌运动障碍。MRI 上可见到海绵窦肿块影，但常难于区分病变的滑车神经。

颅神经侵犯中，嗅神经侵犯非常少见，可能和他与其他颅神经间缺少交通支有关。

四、鉴别诊断

MRI 在发现肿瘤沿神经侵犯的敏感性为 95%，但常发生假阳性。一些炎症、感染性疾病和良性肿瘤也会因血神经屏障的破坏而出现与肿瘤沿神经侵犯相似的 MRI 影像学表现，因此，要注意鉴别诊断。

病毒性神经炎、结节病、梅毒、莱姆病、组织细胞病、脑膜瘤扩散、白血病和淋巴瘤都能导致颅神经增粗和强化。双侧神经受累是这些非肿瘤性病变与肿瘤沿神经侵犯相鉴别的较有价值的标准，肿瘤的沿神经侵犯的典型表现为单侧受侵。

还要注意神经孔和骨性腔隙内神经常被神经静脉丛包绕，不要把正常的神经静脉丛误认为增强肿瘤的神经侵犯。结合增强与平扫序列进行比较观察，以及上下层面连续观察有助于加以区别。

患者出现神经受累的症状和体征时，要警惕肿瘤的沿神经侵犯，特别是皮肤的鳞状细胞癌、小唾液腺腺样囊性癌和促结缔组织增生性黑色素瘤这些具有嗜神经性生长特点的肿瘤，患者要定期进行头颈部影像学检查，争取在尚未出现颅神经症状前，早期发现肿瘤的沿神经侵犯，早期治疗，改善预后。

颅神经细小，走行复杂，常规 MRI 扫描难于显示。在进行 MRI 检查时，可以适当选择利于显示颅神经病变的薄层和 3D 成像方法，提高肿瘤沿颅神经侵犯的早期检出。

在头颈部肿瘤的影像分析时应重视对颅神经的观察。同时，熟识颅神经的解剖走行和沿神经侵犯的影像学表现，充分认识颅神经受侵的影像学表现，对于早期发现和准确评价肿瘤的沿神经侵犯非常重要。

第二节　右面颊部基底细胞癌

详见本书　本卷　本部分　本篇　第一章　第　　九节　右面颊部基底细胞癌。

第七章　面颈部其他疾病及诊断陷阱

第一节　纤维肌发育不良

纤维肌发育不良是病因未明的可累及颅内外中小动脉壁各层结构的非动脉粥样硬化性非炎症性疾病。全身大部分动脉均可受累，其中肾动脉最为常见，头颈部血管中，颈内动脉受累最为常见，其次为椎动脉。

一、病理学

纤维肌发育不良主要病理特点是平滑肌细胞和成纤维细胞变性及胶原合成增加，病变可累及动脉壁的各层结构，多呈节段性分布。

按病损部位分为 3 型：中膜纤维肌发育不良最多见（90%~95%），内膜纤维肌发育不良少见（5%），外膜纤维肌发育不良最少见（1%~2%）；由于纤维肌发育不良病变可致受累血管的管腔狭窄和扩张，若两者相间出现，可使颈内动脉呈串珠状改变，或形成夹层动脉瘤、囊状动脉瘤和动静脉瘘等严重的血管病变。常因血管破裂出血、血流动力学改变和供血障碍引起神经功能缺失的相关症状。

二、临床表现

本病见于各种年龄，中青年女性多发。多数病例有反复的头痛、耳鸣、头晕、晕厥或癫痫发作。约半数患者伴颈动脉瘤或颅内囊状动脉瘤，如破裂出血可致蛛网膜下隙出血或颈内动脉夹层动脉瘤破裂出血，合并高血压继发颅内出血者亦不少见。

约 1/3 患者可出现局灶性缺血性神经损害症状，包括急性脑梗死、短暂性脑缺血发作和慢性脑功能不全综合征。这些临床征象的发生多与受损血管的狭窄、闭塞或血流动力学改变，以及激活的血管内皮细胞和血小板释放多种血管活性物质有关。如病变累及肾动脉、肠系膜动脉、髂动脉、脾动脉、肝动脉、腹腔动脉、腋动脉和视网膜动脉等，其症状可与颈动脉或颅内动脉受损的症状同时出现，或两者单独存在或先后发生。

三、影像学研究

MSCTA 和 DSA 对确诊颈内动脉纤维肌发育不良十分重要，也可发现颅外动脉病变。可以显示病损血管的部位、形态及严重程度等。通常病损部位的动脉呈串珠状管腔狭窄或伴有瘤状扩张，有时病变位于动脉壁的一侧，呈皮纹样袋状结构。

一例患者左颈内动脉及右椎动脉呈典型纤维肌发育不良的 DSA 改变，根据右脑膜中动脉向右颈内动脉颅内段代偿供血，推测右颈内动脉颈段是在串珠样狭窄的基础上发生急性闭塞，颅内外动脉侧支循环代偿不足，从而发生临床脑缺血。但是该例没有同时行肾动脉造影了解肾动脉是否存在病变。

由于纤维肌发育不良临床表现多种多样，许多患者早期发病隐匿，无任何临床征象，因此仅凭病史询问或体格检查很难做出正确诊断。如患者为中青年，特别是女性病例，出现反复发作的一过性脑缺血（TIA）、晕厥、无论有无高血压病史的急性脑卒中、首次癫痫发作、不明原因的颈动脉杂音以及儿童或青少年偏瘫，肾动脉造影发现纤维肌发育不良等，都应考虑到颈内动脉纤维肌发身不良的可能性。

四、鉴别诊断

大动脉炎综合征：主要累及主动脉及其大分支的全层性血管炎，通常不累及颅内动脉，平均发病年龄为22 岁，年轻女性多见。MSCTA 和 DSA 血管造影可发现光滑的尖削状狭窄或闭塞,可累及锁骨下动脉　　　的起点、无名动脉及颈总动脉。

第二节　移植物抗宿主病伴感染

详见本书　本卷　本部分　本篇　第四章　第　　六节　移植物抗宿主病伴感染。

第三节　面颈部软组织的变化与 X 线诊断中诊断陷阱

在低年资影像诊断医生,一般都倾向于钻研 CT 和 MRI,对普通 X 线检查常常不重视,也不认真学习,在临床工作中,常常都看见一些已工作几年的医生在常规 X 线检查诊断时出现误诊和漏诊。一般称之为低级错误,可是却造成了病人不应有的损失,实属不应该。我们应汲取这些教训,努力学习和工作。

唇影:常规 X 线检查时,在正位张口位照片时,有的清楚可见嘴唇阴影,表现为环形带状软组织密度影,该带状阴影有厚有薄,一般重叠投影在下颌支与颈椎之间的空隙中。

三叠影与肿块:在正位张口位照片时,有时可见枕骨部、舌与上嘴唇三者叠合成影,为较致密的软组织密度块影,上缘中央下凹,两侧向上凸起,如不注意可误为肿块。

侧位片上的鼻道假肿瘤:在面部侧位片上,偶可见到鼻道假肿瘤,表现为鼻腔后部软组织密度的结节状影,下方与硬腭不能分开,为下颌骨冠状突影与下鼻甲重叠所致。

婴儿吞咽时的面部侧位片:一些学者指出,在一岁婴儿吞咽时的面部侧位片上,有时清楚可见口咽部软组织各器官的轮廓,包括舌、软腭和腺样增殖体,不可误为病变。

舌基底部假性包块:在上颈部侧位照片曝光时,如病人正在吞咽,可见舌基底部造成咽喉部的假性包块,后缘位于颈椎前方,下缘位于舌骨上方,如病人处于平静状态,该影自然消失。

在上颈部侧位照片上,正常舌基底部可表现为不规则形状,乃由淋巴组织所致。颅底位照片时,舌基底可投影在咽腔的气柱中,为向后方凸出的半圆弧软组织密度影。

在颅底位照片上,悬雍垂投影于咽腔气柱中,呈圆球状软组织密度影,位于左、右岩锥尖之间,寰椎前弓前方。

上颈部侧位照片观察时应注意的一些问题

在上颈部侧位照片上,青年人大而正常的腺样增殖体可表现为鼻咽腔前方由颅底向下凸出的圆弧形软组织密度影,其中透亮区为鼻咽腔空气影重叠所致。

在有些患者的上颈部侧位照片上,还可见到腺样增殖体的结节状钙化影。有时,在上颈部侧位照片可见到显著的软腭及悬雍垂,二者的大小与形态可有一定的变化,并非每个人都是一样的。

有学者注意到,在上颈部侧位照片上,曝光瞬间病人发音,软腭呈现于咽部气柱中形似软组织肿块,而在平静时再照片,该"软组织块影"消失。

在婴幼儿上颈部侧位照片上,有时可见咽扁桃体投影于下颌角的下方咽部气柱中。在成人偶尔也见此类情况,大的咽扁桃体投影重叠于下颌角处,可伪似咽部肿瘤。有时,咽扁桃体滤泡钙化,此类稍高密度的点片状影一般重叠于咽腔气柱前方,舌根软组织阴影中。腮腺或扁桃体的结石重叠于咽部气柱中,表现为结节状稍高密度影,密度常不均匀。偶尔也耳垂影重叠于咽部气柱中,可伪似鼻咽部肿块。偶尔可见茎突与寰椎前弓重叠,茎突尖从寰椎前下方伸出,不可误认为咽部不透光异物。在上颈部侧位照片上,有时可见茎突舌骨韧带钙化,表现为从后上向前下和条状致密影,正重叠于颌骨体部下方咽喉部软组织影中,或咽喉部气柱中。

在颈部侧位照片上,有时可见脊椎前明显的脂肪条纹,不要误认为是软组织中的气体。

成人呼气时咽后部组织增厚程度较轻。老年人颈动脉从正常的侧方移位进入咽后软组织可以导致第 2 和第 3 颈椎前方咽后软组织明显增厚。

会厌:会厌的球形末端是正常变异,不要误认为是会厌肿胀。注意正常杓会厌皱褶常同时存在。

婴幼儿呼吸时咽后部软组织的正常改变:在平静呼吸、呼气和吸气时都有变化,呼气片中咽后部软组织的改变形似咽后部脓肿,是误诊的潜在原因。

婴幼儿在呼气时咽后部软组织隆起,吸气时软组织隆起影消失。

梨状窝产生的假性包块:常规 X 线检查时,在颈部正位片上,有时可见梨状窝产生的假性包块,表现为气管上段横行类圆形软组织密度块影,在气管衬托下显示相当明显,边缘清楚,其下方可见向上凹陷的浅三角形切迹。

胸骨上窝的诊断陷阱:新生儿胸骨上窝,可伪似食管闭塞近端的囊样扩张,表现为胸骨上方类圆形的低密度区,在正位胸片上尤其清楚。

较大的儿童或瘦弱的成人的胸骨上窝一般较深,在胸部后前位照片上,有时显示为透亮区,可被误为充气的食管憩室。它的表现多样,既可呈现为边缘清楚的尖端向下的半卵圆形透亮区,也可表现为边缘模糊的类圆形浅淡透亮区。

偶尔,胸骨上窝与一侧肺野重叠,显示为一竖行线条状透亮影,伪似软组织内空气。

发辫投影:在颈部侧位照片上,偶尔可见到颈后部的发辫投影,伪似颈部间隙内的气体。有学者报告在正位胸部照片上,发辫重叠于一侧颈部,十分类似存在钙化的甲状腺包块。偶尔发辫重叠于肺尖,颇似颈部软组织间隙的气肿。

甲状软骨:甲状软骨钙化,在正位 X 线片上,形似颈动脉钙化。甲状软骨完全钙化,在喉部侧位 X 线片上,清楚显示甲状软骨的轮廓。

甲状软骨上角钙化可能会被误认为异物。甲状软骨上角钙化,形似游离小骨,有时还类似有关节的游离小骨。偶尔甲状软骨上角体积增大明显,成为巨大甲状软骨上角。

环状软骨:环状软骨完全钙化一般容易认识,如部分钙化,只有环状软骨后板钙化,则孤立显示,此时容易与异物混淆,它如一竖行小片状致密影,投影于气管后软组织影中,与食管异物十分类似。

杓状软骨:在喉部侧位 X 线片上,有时杓状软骨可表现"隆起"。有学者注意到,发音时杓状软骨可有变化,平静呼吸时,杓状软骨阴影较浅淡,与周围软组织对比差异不明显;在发音时,杓状软骨密度增高,其体积似有增大,与周围软组织对比差异明显。

甲状舌骨韧带:甲状舌骨韧带钙化,在正位照片上,表现为甲状软骨与舌骨之间平面,从颈椎向外下走行的条状致密影,略呈弧形向外上凸;在侧位颈部照片上,呈弯曲带状致密影。在侧位颈部照片上,甲状舌骨韧带部分钙化投影于气管气柱上者,又称麦粒软骨,有时较大。甲状舌骨韧带钙化,在喉部侧位 X 线片上,表现为舌骨与甲状软骨之间的线条状浅淡钙化影。

声门阴影:在颈部正位照片上,声门阴影重叠投影于颈椎椎体中央,偶尔被误为椎体骨折。

喉室内气体存留:在侧位颈部照片上,喉室内气体存留,有时被误诊为颈部脓肿。

舌骨:有学者报告 18 岁女性的舌骨。舌骨体与舌骨大角间的软骨结合,不要误认为骨折。

茎突舌骨韧带:茎突舌骨韧带部分钙化,在上颈部侧位照片上,重叠于舌骨体上方的气管前软组织中,伪似异物。有的小孩单侧茎突舌骨韧带部分钙化,稍有旋转,重叠于舌骨上方气管后软组织内,被误诊为异物。有的成人茎突舌骨韧带部分钙化被误诊为鸡骨嵌入。

第四节　影像重叠可能导致的误诊

正位片:在正位照片上,正常声门显示为一竖行条带状透光影,正重叠于第 4~5 颈椎椎体上,如不认识,可将之误认为该颈椎椎体纵行骨折。

张口位拍摄上颈椎时,常在颈椎周围可见致密环状影,此致密带可厚可薄,其浓度也各有不同,乃为唇影,如涂有唇膏,该环影更为浓密,一般不难识别,有时不留心也可导致诊断的混淆。

侧位片:颈部侧位片上各部结构影像的重叠较

多,日常工作中常造成误诊。下颌骨冠状突(喙突)与下鼻甲重叠投影于鼻腔,可形成鼻腔内一软组织肿块影,伪似鼻道肿瘤。

部分人群的耳垂投影于寰椎前方鼻咽腔,酷似鼻咽一软块,仔细观察此影的构成及其上、下方影像,对分辨此类阴影性质的真假常甚有益。

在唾液腺造影侧位片上,耳垂可投影于下颌角后下,且紧邻下颌角,颇似颌下软组织包块,亦需注意分辨。

投照侧位片时，如患者正在发音，软腭阴影可收缩提高，堵住鼻咽腔，形如一大团软组织肿块，与肿瘤难以区分，如有疑惑，可令病人在平静休息中再拍侧位片，该影则消逝殆尽。

在颅颈连接区侧位片上，有时两侧茎突投影分离较明显，加之茎突本身形状、大小、密度与结构的变化，一侧茎突投影于寰椎前弓上方紧邻颅底而易于识别，另侧茎突却投影在寰椎前弓前下方，酷似咽喉部异物，导致诊断混淆。

颅底位片：在临床上，颅底位片中经常见到舌根阴影投影于颅中窝前方，有的两侧对称而又边界清楚，不难识别，有的偏向一侧并且轮廓模糊，则给诊断带来一定困难，甚至引起误诊。此刻结合临床症状、体征及鼻咽部检查所见甚为重要，必要时还需重拍照片以及进行 CT 扫描，以明确诊断。

偶尔，悬雍垂阴影可在颅底位片上重叠显现于寰椎前弓前方，枕骨斜坡上，表现为圆形或类圆形致密影，边界可见，密度均匀，宛如枕骨斜坡上一骨岛状增生，如不认识，也可导致误诊。

第二部分
多系统多部位疾病

第一篇　神经源性疾病

第一章 神经鞘瘤

第一节 少见部位神经鞘瘤的临床特点及 CT 表现

神经鞘瘤起源于神经鞘膜施万细胞,可发生于任何有神经纤维的组织和器官,以四肢、椎管、颈部、纵隔、腹膜后等部位多见。

神经鞘瘤为常见的外周神经良性肿瘤之一,多见于 20~50 岁,无性别差异,可发生于任何部位。大多数肿瘤不痛,只有较大或有囊变的肿瘤引起疼痛。发生于神经干者,其长轴与神经干方向一致,肿瘤位于神经外衣内,有菲薄的包膜与神经束分开,或与神经束间有疏松纤维组织相连,因此外科手术可将肿瘤完整剥出而保留神经干,并不影响神经的传导功能;发生于小神经的肿瘤多位于真皮深层,难以见到与神经相连,肿瘤大部分有包膜,因此也可完整切除。神经鞘瘤分布范围广泛,可见于鼻腔、鼻中隔、腰大肌、胸壁、胰尾部等少见部位。

一、影像学研究

神经鞘瘤多单发,有完整包膜,边界清晰,与相应神经粘连或位于神经旁,呈偏心性生长,其长轴与神经干方向一致。在细胞学上分为两型:其一为细胞密集型(Antoni type A area);其二为细胞稀疏型(Antoni type B area)。上述两型可在瘤内随机分布而无特异性, A 区与 B 区均可夹有胶原、出血、微囊变、钙化等改变。

增强后细胞密集区为形成强化的病理基础;易发生囊变、黄瘤变及陈旧性出血的细胞稀疏区是形成无强化或轻微不均匀强化的病理基础。而 CT 平扫肿瘤密度稍低于邻近肌肉,可能是神经组织内含脂量较高之故。

钙化见于病程长的良性或恶性肿瘤,最大径 5~10 cm。该组有 1 例患腰大肌神经鞘瘤 13 年,可见弧形钙化。

二、鉴别诊断

胸壁神经鞘瘤应与间皮瘤、神经纤维瘤、血管瘤、包裹性积液、脓肿鉴别。胸壁神经鞘瘤可发生在肋间神经及其浅在的分支上,若发现肿物处肋骨缺损边缘清楚,可考虑神经鞘瘤, CT 平扫密度稍低于同层面肌肉密度,可为囊性、囊实性,增强扫描强化不均,形态可为半圆形、圆形、椭圆形、浅分叶状,与周围组织界限清楚,很少侵犯周围结构。

间皮瘤:常多发,单发少见,瘤体与胸膜接触面宽,突向胸膜腔,少数有短蒂与胸膜相连,随体位变动而移动,部分患者可出现胸腔积液,增强扫描多呈均匀强化。

神经纤维瘤:通常分界欠清,无包膜,极少见囊变或出血,CT 增强前后密度均匀。

血管瘤:常可见钙化样静脉石影,增强扫描肿块普遍强化显著,有时可见 1 支或几支扭曲的血管影。

包裹性积液:表现为胸壁下扁丘状影,液体周围有一层软组织密度的胸膜包裹,有时可见液气胸,多呈半圆形、弧形改变,常伴有肺部炎性病灶,多处胸膜炎表现可资鉴别。

脓胸:急性起病者常有明显中毒症状,后期以胸膜增厚为主的表现,如患侧胸部塌陷,肋间隙变窄,多呈凸透镜形态,与胸壁呈钝角,邻近的肺实质、支气管、大血管受压移位,增强扫描时壁层胸膜强化明显,形成脏壁层分离征,胸膜外肋骨下组织增厚,胸膜外脂肪密度增高。

腋下、锁骨上窝神经鞘瘤主要应与转移性淋巴结鉴别。

转移性肿大淋巴结：腋下肿块若位于臂丛神经走行区域或前、中斜角肌之间的脂肪界面消失而被软组织占据，伴有臂丛神经痛、上肢麻木感，单个肿块、边界清楚、密度低于同层面肌肉密度时，提示神经鞘瘤可能性大。

转移性肿大淋巴结常有原发肿瘤史，多处淋巴结转移，或融合呈结节团块状，密度稍高，增强扫描呈环形强化。而神经鞘瘤大多孤立生长，边界清楚，增强扫描强化多不均匀。

腰大肌内的神经鞘瘤应与结核性脓肿及血肿等鉴别。

结核性脓肿及血肿：结核性脓肿有时可见钙化灶，椎体周围软组织肿胀，常伴有多个邻近椎体、附件及椎间盘破坏或伴随其他部位结核；血肿常有外伤史，有时可见骨折，MRI 可更好地鉴别。

鼻中隔、鼻腔神经鞘瘤 CT 上多呈类圆形软组织密度影，瘤体可见囊变，实质部分强化，囊性部分无强化，呈膨胀性生长，可压迫附近骨质、造成骨壁变薄。应与毛细血管瘤、黏液囊肿、鼻息肉鉴别。

毛细血管瘤：亦可发生于鼻中隔，较小，多有蒂，有时可见高密度静脉石影，增强扫描表现为显著强化的软组织肿块。

黏液囊肿：边缘呈光滑弧形，有均匀细薄囊壁，增强可见囊壁强化，其内容物无强化。

鼻息肉：常见于青少年，多发、双侧，CT 表现为鼻腔、窦腔内单个或多个密度较低的结节状肿块。

总之，少见部位的神经鞘瘤亦具有一些特征性，结合临床病史和 CT 检查多可作出诊断。确诊依赖手术及病理。

第二节　左上臂神经鞘瘤

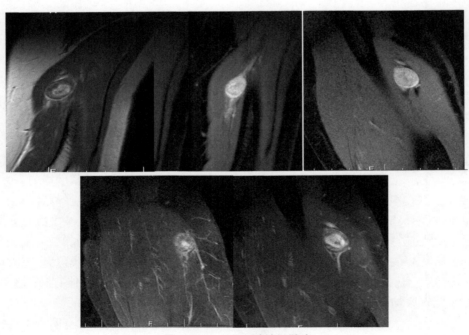

图 2-1-1-1　左上臂神经鞘瘤

患者，女，45 岁。发现左上臂肿物 1 年，伴左上肢麻木感（图 2-1-1-1）。

手术所见：肿物与桡神经走向一致，将桡神经包绕，小心将其外膜切开，仔细剥离肿物，将肿物完整剥离后送检病理，因外膜与桡神经粘连紧密，不予以处理，将其外膜缝合一针。

病理检查：结节样肿物一块，大小 1.6 cm× 1.1 cm× 0.6 cm，切面灰白质中，包膜完整。病理诊断：左上臂肿物切除标本：神经鞘瘤。

第三节　臀部和前腹壁恶性外周神经鞘瘤

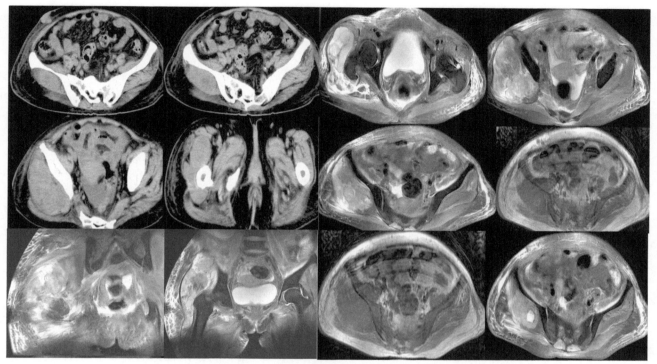

图 2-1-1-2　臀部和前腹壁恶性外周神经鞘瘤

患者，女，52 岁。右大腿疼痛 1 年余，头晕、乏力 2 月余入院。查体：中度贫血貌，皮肤、眼睑苍白，腹肌柔软，右侧臀大肌下可触及大小约 10 cm×10 cm 肿物，右下腹可见一大小约 3 cm×4 cm 肿物，质地中，界清，质软，移动度差。全腹无压痛、反跳痛，双下肢轻度水肿（图 2-1-1-2）。

病理检查：带皮组织一块，大小 8.5 cm×5 cm×3 cm，表面皮肤面积 8.5 cm×4 cm，皮下可见一结节状肿物，切面灰白灰褐，质中偏软，直径 2.3cm。常规病理诊断：右下腹壁肿物活检、右大腿臀大肌偏侧穿刺物标本：取材 3 处，均见瘤细胞丰富、形态多样，以梭形细胞较多，尚有圆形和多形性细胞，核有异型，胞浆红染、较丰富；另见小血管丰富、大片坏死及淋巴浆细胞浸润；肿瘤侵犯脂肪组织。常规病理诊断：初步考虑为恶性软组织肿瘤（如恶性神经鞘瘤或多形性横纹肌肉瘤）。

免疫组化检测：阳性：S-100，Viment，CD56，CD57，CD34，Actin，Ki-67（>50%）；阴性：SMA，Myoglobin，Myogein，Desmin，MyoD1，EMA，Collagen Ⅳ，CD99，P53，CK（L），CK（P），CK（H），Melan-A，CK-19，HMB45。免疫组化诊断：右下腹壁肿物活检、右大腿臀大肌偏侧穿刺物：恶性外周神经鞘瘤（经免疫标记结果可排除肌源性、恶性黑色素瘤和滑膜肉瘤）。

恶性外周神经鞘瘤，是指起源于神经或继发于神经纤维瘤，出现不同程度神经鞘细胞分化的梭形细胞肉瘤。多发生于成年人，30~50 岁多见，男女比例相等。可发生于身体的任何部位，最常见的部位是颈部、前臂、下肢、臀部和躯干。

第二章　节细胞神经瘤

第一节　四个部位的节细胞神经瘤

起源于交感神经节的神经源性肿瘤包括节细胞神经瘤（GN）、节细胞神经母细胞瘤（GNB）以及神经母细胞瘤（NB）。

节细胞神经瘤是一种良性的神经源性肿瘤，临床发病率低，而神经母细胞瘤呈高度恶性，节细胞神经母细胞瘤属低度恶性的肿瘤，其恶性度介于前两者之间。节细胞神经母细胞瘤及神经母细胞瘤可以分化成熟转变为节细胞神经瘤。CT能清楚地显示该肿瘤的形态、密度、大小，MRI能提供多方位、多平面图像，对不同软组织的显示明显优于CT，因此，两者结合能大大提高诊断的准确性。

一、病理学

节细胞神经瘤是起源于原始神经嵴细胞的罕见良性肿瘤，由分化好的神经节细胞、施万细胞和神经纤维组成。主要好发于脊柱两旁的交感神经丛分布区及肾上腺髓质的交感神经节细胞，52%发生于腹膜后区（包括肾上腺），39%来源于后纵隔，9%位于颈部和盆腔。

病理上，节细胞神经瘤大多质软，大体标本界限清楚，有完整包膜，一般无坏死囊变区。显微镜下主要由纺锤形的施万细胞、圆形分化成熟的神经节细胞、神经纤维以及大量的黏液性基质组成。

二、临床表现

一组17例中，10例起源于腹膜后区（包括8例起源于肾上腺）；5例后纵隔，与文献报道相符。右后颅窝及膀胱各1例，两者均为罕见发病部位。该组17例均为单发。

节细胞神经瘤好发于青少年及成人，男女发病率无明显差异。节细胞神经瘤生长缓慢，多无明显临床症状而在体检时被检出，偶尔可由于肿瘤分泌儿茶酚胺、血管活性肠肽（VIP）或雄激素而引起高血压、腹泻或女性男性化。

三、影像学研究

1.CT　大小与形态：肿块大小不等，多呈圆形或卵圆形、梭形、不规则形，当肿块向椎管内生长时亦可表现为哑铃状。该组2例左侧腹膜后间隙的节细胞神经瘤沿椎间孔进入椎管内呈哑铃状生长。大部分具有完整包膜而边缘光滑，与邻近组织分界清楚。

密度：由于节细胞神经瘤内含大量黏液及少量脂质，CT平扫常表现为较均匀的低密度，低于周围肌肉，肿瘤较大时密度可不均匀，瘤内大量黏液变时，可呈囊性水样密度。

囊变与钙化：一般无出血、坏死及囊变，瘤内可有小钙化，多为细小斑点状钙化，可散在或聚集分布，偶可见结节状较大钙化。该组1例左侧肾上腺节细胞神经瘤见不规则形及团块状较大钙化。斑点状、针尖状钙化对节细胞神经瘤有诊断价值。

与大血管的关系：腹膜后节细胞神经瘤一般自身变形，可沿血管间隙呈嵌入方式生长，容易形成伪足样改变，部分包绕腹膜后大血管，不浸润血管壁，管腔多正常或轻度狭窄。

强化方式：大多数肿瘤实质无明显强化或轻微强化，部分延迟期见渐进性均匀或不均匀轻、中度斑片状强化或边缘环状强化。这种延迟渐进性强化的特点可能是由于肿瘤细胞外间隙内含有的大量黏液样基质影响对比剂的进入，致肿瘤细胞吸收对比剂延迟。

转移：一般不发生转移，但有文献报道节细胞神经瘤伴肝内多发转移和局部淋巴结转移。

2.MRI　T_1WI 呈低信号，T_2WI 呈不均匀高信号。研究表明肿瘤的 MRI 信号特征与其组织学有较好的相关性，T_2WI 上肿瘤信号强度与瘤内黏液基质和细胞成分含量的多少有关，明显高信号时表明瘤内黏液基质含量多，中等高信号时表明瘤内细胞成分较多，细胞成分可强化，而黏液基质不强化。T_2WI 漩涡征对诊断节细胞神经瘤具有较高的诊断价值，组织学上表现为施万细胞与胶原纤维交替排列，该组发生在右侧小脑半球者显示此特征。增强扫描病灶轻中度强化或无强化。该组 3 例 MRI 检查中，发生在右侧小脑半球及右侧肾上腺的节细胞神经瘤无明显强化，而左侧腹膜后间隙的肿块呈轻中度不均匀强化。

发生在膀胱的节细胞神经瘤相当罕见，国内外仅有极少的个例报道，影像学表现缺乏特异性。该组病例中有 1 例发生在膀胱的节细胞神经瘤，位于膀胱右侧壁，平扫见环形稍低密度影，增强扫描呈环形强化。

四、鉴别诊断

神经母细胞瘤：发生在腹膜后区和纵隔内的节细胞神经瘤需与神经母细胞瘤鉴别。神经母细胞瘤的 80% 发病年龄小于 5 岁，成人罕见，恶性程度高，肿瘤向周围浸润性生长，可沿脊柱前缘跨越中线，包绕血管或侵犯周围结构，并可侵入椎管内，可见骨、肝、肺及腹膜后淋巴结转移等，50% 患儿初诊时已有转移症状。与节细胞神经瘤相比，神经母细胞瘤平扫密度稍高（实性成分稍多而细胞外基质较少），肿瘤钙化、出血及坏死常见，80% 的瘤体内有钙化，多为无定形、团块状较大钙化，增强扫描早期强化为其特点，密度极不均匀，实体成分明显强化。

嗜铬细胞瘤：发生在腹膜后区的节细胞神经瘤还需与嗜铬细胞瘤鉴别。嗜铬细胞瘤常有阵发性高血压、尿中儿茶酚胺代谢物含量增高等症状。较小肿瘤密度均匀，较大肿瘤密度多不均匀，与节细胞神经瘤比较，嗜铬细胞瘤易发生出血、坏死、囊变等，增强扫描早期肿瘤边缘及实质部分多明显强化。

神经鞘瘤：起源于腹膜后神经组织的施万细胞，多属良性，偶有恶性，平均好发年龄为 50 岁，肿块内坏死、囊变多见，即使是良性也极易发生坏死、囊变，增强扫描呈不均匀强化，强化方式多样，呈斑片状、团块状或环形强化。

肾上腺皮质腺瘤：功能性肾上腺皮质腺瘤的临床表现及内分泌检查较典型，鉴别一般不难。无功能性肾上腺皮质腺瘤平扫时常呈中等信号，增强后中等或明显强化，钙化少见。

综上所述，节细胞神经瘤的 CT 和 MRI 各具特征性，CT 能很好地显示肿瘤内的钙化及肿瘤的强化方式，MRI 对软组织分辨率较高，能多方位、多平面显示肿瘤与邻近软组织的关系，因此 CT 与 MRI 结合能明显提高节细胞神经瘤的诊断价值，为临床及手术提供更多的参考信息。

第二节　神经母细胞瘤

详见本书　本卷　第二部分　第八篇　第一　章　第一节　神经母细胞瘤。

第三章　原始神经外胚层肿瘤
多部位的外周性原始神经外胚层肿瘤

原始神经外胚层肿瘤是一种起源于神经外胚层，由原始未分化的小圆细胞组成的恶性肿瘤，根据发病部位的不同，可分为中央型和外周性两类。外周性原始神经外胚层肿瘤是指发生于颅外骨骼系统及软组织的一组具有类似细胞学形态和细胞基因学特征的肿瘤，好发于儿童和青少年。

一、临床表现

外周性原始神经外胚层肿瘤属于少见病，是指发生在颅外骨骼系统及软组织的一组有着类似细胞形态学和细胞基因学特征的肿瘤，恶性程度高。可发生于各个年龄阶段，但以儿童和青少年多见，无明显性别差异，该组 17 例病例男女比例相当，男 8 例，女 9 例，年龄为 4~74 岁，中位年龄为 18 岁，平均年龄为 21.2 岁。

该病可发生于全身的各个部位，以发生于胸壁、头颈部、脊柱旁及四肢为多见，但也可发生于肾上腺、子宫、卵巢及肠系膜等脏器及部位。该组 17 例中发生于股骨、椎管、肩胛区各 3 例，耻骨、纵隔各 2 例，髂骨、鼻咽部、肾周及左中上腹各 1 例。

典型临床表现为迅速增大的包块伴疼痛，部分病例可有发热。

原始神经外胚层肿瘤是高度侵袭性肿瘤，易复发、转移，预后差。该组病例中有 2 例是已行手术切除后再复发以及转移至其他部位。

二、病理学特点

本病的确诊有赖于病理检查。组织学上，原始神经外胚层肿瘤与其他小圆形肿瘤不能区别，特别是尤因肉瘤。过去病理上把生长在四肢的 p 原始神经外胚层肿瘤误诊为尤因肉瘤，现主要依靠免疫组化及电镜显示的不同神经分化特征。

光镜下，外周性原始神经外胚层肿瘤为大量形态单一的原始小细胞，核浓染，核质比例高，细胞排列紧密，肿瘤细胞可形成典型的 Homer-Wright 菊形团。

在免疫组化方面，原始神经外胚层肿瘤至少表达 2 种以上神经分化标记物，而尤因肉瘤基本不表达。该组病例中，光镜下可见瘤细胞体积小，胞浆少，大小相对较一致，可见典型的"菊形团"结构。免疫组化方面 CD99 均呈阳性，神经元特异性烯醇化酶（NSE）、S-100 蛋白、突触素（Syn）、神经丝（NF）、上皮细胞抗原（EMA）等部分呈阳性表现。

三、影像学研究

外周性原始神经外胚层肿瘤病灶在 CT 上表现为等低密度，其内可见更低密度，钙化较少见；MRI 上则表现为 T_1WI 上等信号，T_2WI 上呈不均匀高信号。

该组病例 CT 上呈现较大软组织影，与周围分界不清。肿块中间有囊变区，但未见钙化，增强后呈不规则强化；来源于纵隔及骨组织的原始神经外胚层肿瘤可见骨质不同程度的受侵和破坏。MRI 上病灶表现为 T_1WI 呈低至中等信号，T_2WI 呈高信号，脂肪抑制呈增高信号，中央可见坏死囊变区，病灶呈浸润性生长，邻近骨质均有不同程度的破坏。不同生长部位的原始神经外胚层肿瘤具有一些相应的特点。

该组有 2 例发生于纵隔内，分别发生于前上纵隔和左后纵隔。前者无明显包膜，可见分隔样改变，肿块与胸骨柄后部紧密粘连，并浸润右侧纵隔胸膜。该患者初诊时诊断为胸腺瘤，由于发生于前上纵隔肿瘤以胸腺瘤较为多见，一般为实质性，但也可发生囊变；且发病于此部位的原始神经外胚层肿瘤极为少见，因此对于诊断来说，尚具有一定难度，随着病例报道的增多，应能对发生于此处的原始神经外胚层肿瘤有全新的认识。

而对发生于后纵隔的肿瘤则一般考虑为神经源性肿瘤，影像上常常表现为脊柱旁沟区类圆形或卵圆形肿块影，成人中最常见为神经纤维瘤和神经鞘瘤,以 20~30 岁最多见;儿童中最常见为神经母细胞瘤和神经节细胞瘤,通常发生在 10 岁以内。该组患者病变较大,向外延伸并与椎旁及邻近胸膜相粘连,可见肋骨骨质破坏。符合神经源性肿瘤的诊断,但对于进一步确诊则需要病理的帮助。

该组病例中,发生于骨组织的原始神经外胚层肿瘤中四肢(股骨)及肩胛骨各 3 例,耻骨 2 例,髂骨 1 例。除 1 例发生于股骨的患者病灶未见明显骨质破坏外,其余病例均呈现不同程度的溶骨性骨质破坏,但未见骨膜反应,且四周出现较大软组织肿块,形态不规则,内部信号不均匀,增强后中心可见片状低信号未强化区。病灶在 CT 和 MRI 上显示与邻近结构的分界不清,手术时难以剥离。

四、鉴别诊断

发生于骨组织的原始神经外胚层肿瘤与其他的恶性骨肿瘤难以鉴别,特别是与尤因肉瘤比较相似,在 MRI 上的表现均缺乏特征性,两者在 T_1WI 上多为中等信号,部分为中等偏高信号,T_2WI 通常为不均匀高信号;但后者起源于骨髓未分化的间充质支持体细胞,以溶骨为主,肿瘤组织广泛通过哈弗斯管和穿通管破坏骨膜,从而在表面有反应性骨形成,出现特征性的层状骨膜新生骨、针状骨和骨内硬化,在 MRI 上骨膜反应呈长 T_1 短 T_2 信号,此是尤因肉瘤最常见且又重要的影像表现。因此,在儿童和青少年中,有溶骨性骨质破坏及软组织肿块,而骨膜反应较轻或无反应,或无钙化者应考虑原始神经外胚层肿瘤的可能性。

椎管内原始神经外胚层肿瘤比较少见,病灶在 T_1WI 上呈现等低信号,在 T_2WI 呈现中至高信号,瘤周水肿少见,病变可局限性,也可弥漫性;可位于髓内,也可部分位于髓内,部分位于髓外;增强扫描后均呈明显强化。该组 3 例病人中,2 例位于胸段,1 例位于腰段。1 例胸段病灶位于硬膜外,其余 2 例均位于髓外硬膜下。

病变部位在椎管内原始神经外胚层肿瘤诊断中定性的价值并不大。一些学者报道的椎管内原始神经外胚层肿瘤可通过椎间孔向椎管外生长,说明了椎管内原始神经外胚层肿瘤并不仅仅局限于椎管内,还具有向外生长的趋势。这就需与椎管内其他肿瘤相鉴别。

神经鞘瘤是起源于施万细胞,可发生在任何年龄,常见于 20~50 岁,无性别差异。肿瘤沿神经干走行方向呈梭形生长,可呈特征性的"哑铃状"外观,边界光整,可发生坏死囊变,较大者可有小片状出血,极少发生钙化,增强明显强化;神经纤维瘤起源于神经成纤维细胞,椎管内发生率较低,单发少见,多为神经纤维瘤病的局部表现。

在髓内肿瘤病变中,室管膜瘤及星形细胞瘤是最常见的,前者好发于中年人;后者则是儿童中最常见的,好发于颈段或胸段,浸润性离心性生长;上述特点可为鉴别诊断提供一定的参考。

腹部原始神经外胚层肿瘤非常少见,可发生在腹腔内和腹膜后。该组有 1 例病例发生于腹腔内,呈巨大软组织肿块,病灶与左侧腹壁界限稍模糊,与胃大弯界限尚清;增强后病灶实性部分中度强化。手术示肿瘤来源于大网膜,肿瘤无明确包膜,与肠管紧密相连。

位于腹腔内原始神经外胚层肿瘤应与转移瘤、胃肠道肿瘤等相鉴别,转移瘤可发现原发灶,而胃肠道肿瘤可有消化道症状,因此当影像表现不符合时,亦需考虑原始神经外胚层肿瘤的可能性。

右肾及鼻咽部原始神经外胚层肿瘤患者曾在外院进行手术切除,分别于术后 1 年和 2 年发现转移和复发。前者转移至肾脏,并包绕下腔静脉,形成癌栓。有文献报道 3 例肾脏原始神经外胚层肿瘤,均提示软组织占位,增强见不均匀强化,缺乏特征性影像学表现。鼻咽部肿块复发突入鼻咽腔,由于鼻咽部原始神经外胚层肿瘤报道较少,且该组中只有 1 例病例,亦缺乏特征性影像征象,尚需要做进一步研究。

五、影像学检查对原始神经外胚层肿瘤诊断的意义

外周性原始神经外胚层肿瘤影像表现缺乏特征性,仍有待深入研究。其临床发病具有一定特点,好发于儿童和青少年。根据影像学表现和临床资料可提出诊断,但确诊有赖于病理学检查。CT 和 MRI 检查在评估病灶的可切除性方面有很大的作用,尤其是 MRI 能提供肿块的边界,与周围血管和神经结构的关系,明确受侵范围等。在鉴别诊断、术前评级、制订治疗计划、评判肿瘤转移和复发方面有很大的作用。

第四章　其他神经源性肿瘤

误诊病例简介：神经鞘黏液瘤

神经鞘黏液瘤是一种较罕见的良性肿瘤，常见于儿童和年轻人，多位于身体上部如头、颈、肩部的皮肤真皮和皮下组织及深部软组织及黏膜很少见。目前国内外关于神经鞘黏液瘤的影像表现文献报道甚少，术前误诊率极高。

神经鞘黏液瘤发病年龄范围较广，可发生在2~76岁，多见于儿童和青年，25岁以后则逐渐少见，女性较男性多见。发病部位分布亦较广，多见于头面部、肩部和臀部皮下，少数见于躯干和下肢皮肤、口腔、舌、咽下部、乳腺和椎管内。临床上除发现肿块外，有无症状取决于肿块发生的部位。

神经鞘黏液瘤的病理特点表现为局限于真皮，梭形肿瘤细胞呈清晰的小叶状分布，小叶内细胞稀少，主要由星状或梭形细胞构成，偶见圆形上皮样细胞，瘤细胞排列疏松，间质内含有大量透明质酸或硫酸黏液。少数病例可见到骨化生。

根据细胞成分、黏蛋白的含量和生长形式将神经鞘黏液瘤分为3型黏液型：大量的黏液样物质明显包绕瘤细胞。免疫组化染色显示S-100胶原Ⅳ型，上皮膜抗原阳性。细胞型：结节不明显或呈浸润性生长。免疫组化染色显示NSE、Leu-7，平滑肌特异性肌动蛋白阳性。混合型：细胞成分多样，细胞间黏液含量少，免疫组化染色同黏液型和细胞型。一组4例病理均为黏液型。

一、影像学表现

由于本病属于罕见病，影像学资料甚少，一些学者分析总结6例神经鞘黏液瘤的CT表现认为肿瘤有均匀完整的包膜，边界非常清楚，平扫是不均匀低密度，CT值在21~36 HU间，肉眼观察密度差别不明显，瘤体内见密度相对较高部分，且分布无规则，增强扫描表现为不均匀强化，平扫瘤体内密度相对较高部分强化较明显，静脉期病灶有延迟强化表现，尤其以动脉期出现团状、条块状强化部分，延迟强化较明显。此征象应为神经鞘黏液瘤较有特征性的表现。增强后见病灶有一均匀薄壁，无壁结节。病灶与血管神经束紧密相邻，且大都位于血管神经束外侧。

该组病例均边界清楚，轻度不均匀稍低密度，其中1例病灶内见线状稍高密度影，与文献报道大致相仿。术前未做增强，均位于皮下脂肪间隙内，与神经血管束无明确关系，与神经鞘黏液瘤的好发部位一致。

关于神经鞘黏液瘤的MRI表现，某些学者分别报道1例左臀部肌肉及右侧骶椎内的神经鞘黏液瘤，表现为边界清楚的肿块，形态不规则，呈分叶状，T_1WI呈等信号为主，T_2WI呈不均匀高信号，其中左臀部病灶内可见骨化，增强不均匀斑片状轻度强化，影像表现缺乏特征性，术前诊断困难。

该组病例中1例位于前臂肌肉内病灶行MRI平扫及增强检查，表现为边界清楚的椭圆形肿物，呈等T_1长T_2信号，其内信号均匀，T_2压脂病灶呈明亮高信号，T_1WI周围见短T_1脂肪信号环绕，增强扫描早期不均匀边缘强化，延迟后进一步强化，推断其原因可能与神经鞘黏液瘤病理特性相关，神经鞘黏液瘤内含有大量黏液样物质，而非坏死或囊性病变，T_2呈明显高信号，增强后黏液区会发生缓慢强化，表现为延迟强化，与文献报道相仿。

另外病灶周围可见短T_1脂肪环绕，推测可能是由于神经源性肿瘤缓慢生长，推压周围脂肪组织形成。

二、鉴别诊断及误诊分析

神经鞘黏液瘤CT平扫密度为低密度，主要与囊肿鉴别，该组3例CT平扫术前均误诊为囊肿，分析CT误诊的主要原因是未做增强扫描，神经鞘黏液瘤增强可见不均匀强化，而囊肿不强化，鉴别不难。增强扫描可以观察肿物的血供情况，对于判断囊性或实性肿物有很大帮助，临床工作中遇到貌似囊肿的病变一定要做增强扫描，了解肿物的血供情况,避免主观武断,可以减少术前误诊。

　　另外对病灶观察不细致及对神经鞘黏液瘤缺乏认识也是导致误诊的主要原因,回顾性阅片后发现病灶密度轻度不均匀,但肉眼差别较小,同一瘤体内相差不超过 10 HU,且密度均比液体要高,其中 1 例病灶内可见线状分隔,很难用单纯囊肿性病变解释。因此,增强扫描是与囊肿类病变鉴别的关键。

　　神经鞘瘤黏液瘤 T_2 信号很高,同样需与囊肿、海绵状血管瘤及神经鞘瘤、肌内黏液瘤等鉴别,同样增强扫描有很大帮助,囊肿不强化,海绵状血管瘤也表现为渐进性强化,但强化程度高,且较均匀。神经鞘瘤多位于神经走行区域,与神经关系密切,T_2 不均匀高信号,增强扫描不均匀强化并可见延迟强化,与神经鞘黏液瘤表现有很大重叠,但神经鞘黏液瘤有典型的发病部位,大多数位于头颈部皮下,与皮肤或真皮关系密切,以黏液成分为主,CT 密度更低,MRI T_2 信号更高,更均匀些。若肿块较大时,又位于深部软组织且含黏液较少,此时与其他软组织肿瘤鉴别困难,需借助术后病理。该组病例均为黏液型,又大部分位于头颈部皮下,为神经鞘黏液瘤的好发部位,影像表现有一定的特征性。

　　总之,神经鞘黏液瘤为少见病,但影像表现有一定的特征,尤其是黏液型。在临床工作中如遇到典型部位及影像表现时,诊断要想到神经鞘黏液瘤可能。

　　缺点与不足:该组病例数少,且缺少 CT 增强资料,发病部位单一,尚不能全面反映神经鞘黏液瘤的影像表现,需在临床工作中进一步积累病例,分析总结征象,以提高诊断。

第二篇　纤维组织源性肿瘤

第一章　恶性纤维组织细胞瘤

第一节　肺多形性恶性纤维组织细胞瘤

肺多形性恶性纤维组织细胞瘤是一类常见的具有高度恶性的软组织肿瘤,可发生于任何年龄,以61~70岁为发病高峰。

该病好发部位为成人四肢深部软组织,尤其多见于下肢,其次可见于腹膜后、躯干及面颊等部位。原发于胸部较为罕见,约占软组织肉瘤的5%。Kaffman(1961)首先报道1例肺恶性纤维组织细胞瘤,此后原发于纵隔、肺、胸壁的肺恶性纤维组织细胞瘤亦有个案报道。

肺恶性纤维组织细胞瘤来源可能有3种,神经母细胞、组织细胞或原始间叶细胞,但大部分学者倾向于恶性纤维组织细胞瘤来源于原始间叶细胞。

目前认为,肺多形性恶性纤维组织细胞瘤是一种定义不明确的组织细胞形态分化。WHO分类将其与未分化多形性肉瘤视为同义词,成为一种排除性诊断,占成人肉瘤的5%以下。该例多形性恶性纤维组织细胞瘤为恶性纤维组织细胞瘤中少数未分化高级别多形性肉瘤。

肺恶性纤维组织细胞瘤临床表现依其病变部位、病变大小而定,常起病隐匿而无症状,也可有咳嗽、咯血或血痰、胸痛等。但当肿瘤巨大或生长累及支气管、胸膜时可出现咳嗽、胸痛或血痰。肿瘤压迫支气管可出现阻塞性肺炎、肺不张及发热、气喘等。还可出现远处转移及相关临床症状,除见有肿块外,多无其他明显特征性。

肺恶性纤维组织细胞瘤绝大多数为周边型,瘤体较大,直径多大于5 cm,病灶中央出血时密度不均匀。由于多数病变有包膜,所以边缘光滑清晰,密度均匀,有分叶,无明显肺门淋巴结增大,但病变有侵袭性,故可侵犯动脉或者骨质结构。

Paling & Hyam(1982)、Ross等(1984)和Lane等(1989)描述肺恶性纤维组织细胞瘤的CT表现主要为软组织肿块。病变较小时,边缘光整,密度均匀,肿瘤增大后,其形态不规则,常伴有坏死(55%)及钙化(7%~20%);有文献报道恶性纤维组织细胞瘤可呈肺炎样或间质肺炎样表现。

本病具有边缘光整,分叶状,密度中等、密度较均匀,强化明显等征象,但这些影像学的表现是绝大多数软组织肿瘤都具有的,不具有特征性,所以肺部的恶性纤维组织细胞瘤很难与原发于肺部的其他肿瘤,如肺癌、纤维肉癌及平滑肌肉瘤等鉴别。临床确诊只有依靠病理学和病理免疫学检查。

第二节　肝脏原发性恶性纤维组织细胞瘤

恶性纤维组织细胞瘤来源于原始间叶组织的肉瘤,由O'Brien & Stout(1964)首次提出。本病好发于下肢,其次是上肢的深部软组织及腹膜后等处,发生于肝脏极其罕见,在肝脏恶性肿瘤中仅占0.04%。

一、病理学

有研究示肿瘤标志物甲胎蛋白、癌胚抗原及CA19-9等对恶性纤维组织细胞瘤的诊断无意义,碱性磷酸酶(ALKP)、谷氨酰基转移酶(γ-GT)等酶学检查也无诊断价值。一组 5 例甲胎蛋白均为阴性，癌胚抗原 4 例为阴性，与文献报道一致，但是 CA19-9 有 4 例阳性，与文献报道不符，所以 CA19-9 是否可作为本病诊断有价值的检验指标，值得进一步探讨。

该组病例显示的病理特征：肿瘤由多种瘤细胞构成，以成纤维细胞及组织细胞组成，并混有未分化细胞、过渡型细胞和多核巨细胞等；瘤细胞能产生胶原并形成席纹状结构；瘤组织内有炎细胞浸润；免疫组织化学 Vim、CD68 大部分阳性，CK、S-100 大部分阴性，EMA 部分阴性。一些文献将其分为 5 型：Storiform 多形型、黏液型、巨细胞型、炎症型及血管瘤样型。该组 2 例巨细胞型，3 例未做具体分型。

二、临床表现

肝脏恶性纤维组织细胞瘤发病年龄呈双峰模式分布，第一高峰在 20~30 岁，第二高峰在 50~70 岁，男女发病比例报道不一，均以右上腹不适或疼痛就诊，部分伴发热、乏力、食欲不振及消瘦。

三、影像学研究

肝脏恶性纤维组织细胞瘤以肝右叶多见，瘤体体积一般较大，直径 4~23 cm，多数肿块呈膨胀性生长，边界清晰，少数呈浸润性生长，并侵犯邻近脏器。CT 平扫肿块呈低密度，可为实性、囊性及囊实性。囊性病灶囊壁厚薄不均或有壁结节。钙化少见。

增强扫描动脉期，实性肿瘤的实性病变呈轻度强化，部分肿瘤可见到强化的肿瘤血管；门静脉期病变进一步强化。延迟期，肿瘤边缘的条索影显示较静脉期更为清晰。肿瘤呈"快进慢出"型强化；囊性病变的囊壁呈明显强化，壁结节可见轻度或明显强化。

肝脏恶性纤维组织细胞瘤恶性程度高，早期就可发生转移，多为血行转移，最常见是肺部转移，占 82%，表现为双肺多发边界清晰、光滑的结节性病灶，肝内转移亦常见，子灶一般位于肿瘤周围或肝内弥散分布。腹膜后淋巴结转移较少见。

该组 4 例肿块位于肝右叶，1 例位于肝左叶，CT 平扫病变为不规则的囊实性低密度影，直径 4~15 cm，密度不均，内见更低密度区，1 例可见棉絮状高密度影，肿块边界欠清晰，增强扫描实性部分呈渐进性不均匀强化，可见延迟强化，更低密度区未见强化；1 例累及肝肾隐窝，1 例侵犯门静脉右支，1 例术前 CT 肺部、肝左叶见多个边界清晰的结节影，1 例术后肝内、双肺见多发结节，1 例术后肝脏肿块复发，均未见腹膜后转移、肝硬化征象。

因肝脏恶性纤维组织细胞瘤缺乏特征性影像学表现，仅凭影像资料确诊很困难，但是 CT 仍能较好地显示肿瘤内部结构，确定肿瘤范围及邻近脏器是否受累，检出远处转移，为鉴别诊断、制定临床治疗方案及评估治疗效果提供充分依据。

四、鉴别诊断

肝脏恶性纤维组织细胞瘤临床、影像表现均无明显特异性，因此诊断较困难。该组 5 例中，3 例 CT 诊断为肝癌，1 例诊断为胆管细胞癌，1 例诊断术后复发，影像误诊率高。

原发性肝细胞癌和胆管细胞癌：合并坏死的实性肿块应与原发性肝细胞癌和胆管细胞癌鉴别，原发性肝细胞癌合并肝硬化的发生率很高，统计约占 80%，甲胎蛋白升高，增强方式为"快进快出"，肿块易累及门静脉；胆管细胞癌有肝内胆管结石反复发作病史，可见结石及病变远端胆管扩张，肿块所在肝叶萎缩，增强方式为"慢进慢出"，呈延迟强化。

肝脓肿、肝包虫、肝囊肿：囊性肿块应与肝脓肿、肝包虫、肝囊肿鉴别，肝脓肿伴有特征性临床症状及实验室检查，典型肝脓肿为均匀低密度病灶，内无更低密度区，增强扫描脓肿壁可明显强化，壁光滑，无壁结节，壁周见水肿带，呈"双环征"或"三环征"，抗生素治疗短期随访，脓肿大小、形态可有改变；

肝包虫患者常有牧区生活史或牲畜接触史，血清补体结合试验阳性，可见囊内囊等特征征象；肝囊肿常无明显临床表现及实验室检查异常，囊壁菲薄、光滑，囊内呈均匀水样密度，无壁结节。

与间叶组织来源的其他肿瘤，如血管肉瘤、平滑肌肉瘤、未分化肉瘤等鉴别困难，依赖病理免疫组织化学区分。

第三节　膝部成年型纤维肉瘤病例

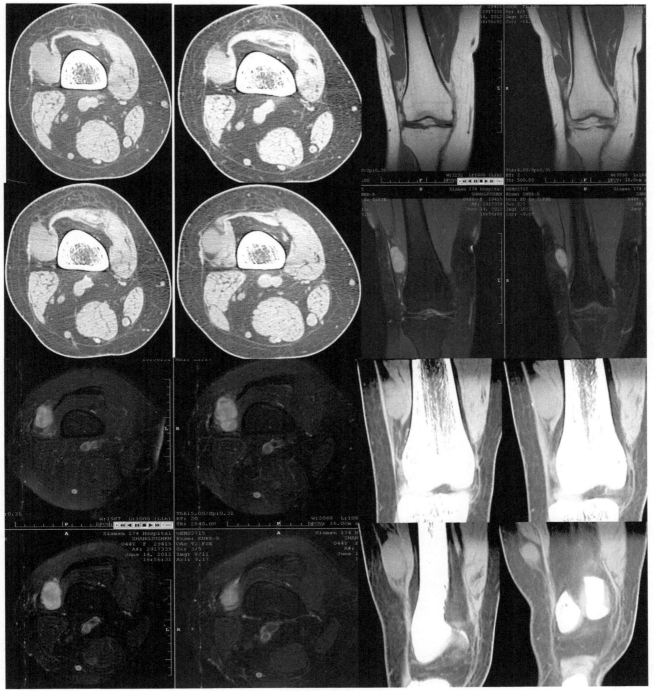

图 2-2-1-1　膝部成年型纤维肉瘤

患者,女,44 岁。右膝外侧疼痛 1 年,发现局部包块 3 个月入院。缘于 1 年前,患者无明显诱因出现右膝外侧疼痛,以上下楼梯时明显,3 个月前出现包块。查体:右大腿下端外侧皮下可触及一软组织包块,大小约 3 cm×3 cm,质软,移动度差，与周围组织境界不清，压痛明显，右膝活动自如，Tinel征(-)，右足各趾感觉、运动及末梢血运正常（图2-2-1-1）。

手术所见：见筋膜下软组织包块，为脂肪样组织，有包膜，但不完整，质软，移动度差。

病理检查：右大腿下段包块切除标本：灰褐色软组织一堆，总体积3 cm×3 cm×1.3 cm，切面灰白，质中。常规病理诊断：右大腿下段包块切除标本：梭形细胞肿瘤，待做免疫组化检测进一步明确肿瘤类型。

免疫组化检测：阳性：Vim，CD56，CD99，NSE（局灶），Ki-67（约10%）；阴性：S-100，NF，GFAP，CD34，Bcl-2，Actin，SMA，Desmin，CK（P），EMA）。免疫组化诊断：右大腿下段包块切除标本：考虑成年型纤维肉瘤，建议扩大切除。

第二章　侵袭性纤维瘤病

第一节　腹部侵袭性纤维瘤病

侵袭性纤维瘤病是一种少见的间充质肿瘤,组织学上以成纤维细胞、肌成纤维细胞增生以及细胞间丰富的胶原纤维为特征。可发生于身体任何部位,以纤维组织增生为相同的组织学表现,生物学行为介于良性纤维瘤与纤维肉瘤之间,不发生转移,然而,病变具有浸润性生长方式及倾向于局部复发的特征。

侵袭性纤维瘤病是一种少见的软组织肿瘤,好发于30~50岁女性,少数发生于婴儿及儿童。其发生与外伤、手术、激素水平有关。WHO(2002)将侵袭性纤维瘤与韧带样瘤和肌肉腱膜纤维瘤病定义为同义词,归为成纤维细胞和肌成纤维细胞肿瘤及肿瘤样病变。

侵袭性纤维瘤病根据发病部位分为:①表浅或筋膜纤维瘤病,包括手掌、足跖纤维瘤病、阴茎纤维瘤病及婴儿指、跖纤维瘤病;②深部纤维瘤病,包括腹壁纤维瘤病、腹壁外纤维瘤病、腹腔和肠系膜纤维瘤病和婴儿纤维瘤病。

发生于腹部的侵袭性纤维瘤病可发生在腹壁、肠系膜和腹膜后,以侵犯腹直肌者最多。腹部侵袭性纤维瘤病属 Gardner 综合征(多发结肠息肉病、腹部侵袭性纤维瘤病、骨瘤、纤维瘤、表皮样囊肿)的一部分,约占 Gardner 综合征的 4%~29%。一组 18 例中有 1 例为 Gardner 综合征,同时合并结肠多发息肉。

侵袭性纤维瘤病肿瘤主要有两种生长方式,一种为浸润性生长,肿瘤形态很不规则,呈爪状,无假包膜,境界不清;一种表现为膨胀性生长,病灶常呈圆形或椭圆形,部分边缘可见假包膜,境界部分清楚,部分模糊。

一、影像学研究

位于腹内的肿瘤,体积一般较大,可包绕正常血管及肠管。该组 18 例腹内侵袭性纤维瘤病,病灶均为单发,肿块较大, 10 例病灶境界清楚, 8 例病灶境界模糊,邻近腹部肌肉或腰大肌受累。

腹内侵袭性纤维瘤病 CT 主要表现为腹腔或腹膜后软组织密度肿块,平扫时病灶呈等密度或稍低密度, CT 密度与肿块内细胞与基质的比例有关,一般肿块密度较周围肌肉组织低。动态增强扫描动脉期病灶大部分呈不均匀轻度强化,静脉期病灶持续强化,呈轻中度强化,延迟期病灶强化最明显。一些学者认为显著强化的原因是肿瘤含有较多的毛细血管。该组病例 CT 表现与此一致。

腹内侵袭性纤维瘤病主要由束状交织的梭形纤维细胞和不等量的致密胶原组织构成。不同的病例、同一病灶内不同部位,梭形纤维细胞和胶原组织的比例有所不同, MRI 可真实地反映此种情况。病灶内纤维细胞和胶原组织比例的不同可以使信号发生改变。

以细胞为主而胶原成分少的病灶在 T_1WI 上与肌肉相比呈等信号,在 T_2WI 上呈高信号;以胶原成分为主而细胞成分少的病灶在 T_1WI 和 T_2WI 上均呈略低信号。以浸润性生长或复发的病灶其细胞成分常常多于胶原成分,其主要 MRI 征象为病灶 T_1WI 呈等信号或略低信号, T_2WI 信号变化多样,分别表现为高信号、略高信号和低信号,大多数表现为不均匀略高信号,在脂肪抑制 T_2WI 序列中病灶信号明显增高。

在各序列图像中,多数病灶内可见致密胶原纤维形成的低信号区。需要强调, T_2WI 呈略高信号和肿瘤在各序列中存在低信号的致密胶原成分具有十分重要的诊断及鉴别诊断价值，有利于缩小诊断和鉴别诊断的范围，因为绝大多数腹腔及腹膜后其他肿瘤 T_2WI 为高信号，且信号不均，常见有更高信号的坏死囊变区，脂肪抑制 T_2WI 序列病灶信号无明显增高，动态增强常强化不均。而腹内侵袭性纤维瘤病动态增强扫描动脉期及静脉期病灶轻度强化，延迟期病灶明显强化，多数肿瘤表现为中等程度以上强化，强化较均匀，致密胶原纤维多者强化不均匀，可残留条状无强化区，但多无坏死，偶尔瘤内可见流空血管影。

总结该组病例的临床、CT 及 MRI 表现，侵袭性纤维瘤病具有以下特征：患者以中青年女性多见，临床症状不明显；腹膜后病灶形态以不规则形、爪形多见，腹腔内以圆形、类圆形多见；CT 平扫密度较均匀，以稍低于肌肉密度多见，病灶内未见坏死、囊变，亦未见钙化及脂肪密度；MRI 脂肪抑制 T_2WI 序列病灶呈明显高信号并见有条带状致密胶原纤维形成的低信号影；动态增强扫描病灶呈斑片状、片状逐步持续明显强化，以延迟期为著，病灶周边及内部见有粗大的供血动脉；强化病灶内部及周边常见有斑片状、条带状无强化低密度或低信号区。

该组 8 例肿块周边或内部见有粗大的条状血管影，12 例病灶周边及内部残留有斑片状、条带状无强化稍低密度区或稍低信号影。

二、鉴别诊断

腹内侵袭性纤维瘤病需与间质瘤、神经源性肿瘤、纤维肉瘤、脂肪肉瘤、恶性纤维组织细胞瘤等相鉴别。腹内侵袭性纤维瘤病虽然肿块较大，但内部未出现出血坏死及囊变，动态增强病灶呈逐步持续明显强化，而其周边及内部可出现致密胶原纤维形成的低密度或低信号无强化区，是腹内侵袭性纤维瘤病较有特征性的表现。

第二节　颌面及胸腰椎侵袭性纤维瘤病或炎症性肌成纤维细胞瘤病例

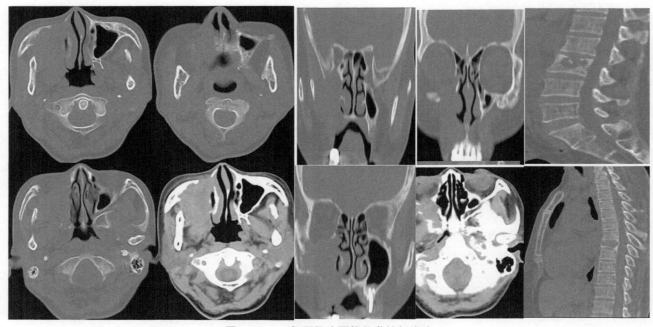

图 2-2-2-1　颌面及胸腰椎侵袭性纤维瘤

患者，女，54 岁。

术后病理检查：免疫组化诊断：侵袭性纤维瘤病或炎症性肌成纤维细胞瘤（图 2-2-2-1）。

第三章　孤立性纤维瘤

第一节　孤立性纤维瘤

孤立性纤维瘤是一种临床少见的梭形细胞软组织肿瘤,由 Kemperer & Robin(1931)首次报道,全身各部位均可发生。

一、病理学

孤立性纤维瘤是一种少见的起源于间质细胞的软组织肿瘤,约占所有软组织肿瘤的 0.6%,瘤细胞具有向成纤维细胞/肌成纤维细胞转化倾向。孤立性纤维瘤可发生于全身各个部位,如颅内、椎管内、头颈部、胸腔、腹膜后、腹腔、盆腔、四肢等处,以发生于胸腔最常见。孤立性纤维瘤组发病部位也以胸腔 33.33%(7/21)最常见,其次为下肢 14.29%(3/21),腹、盆腔 14.29%(3/21),颅内 9.5%(2/21)。

二、临床表现

孤立性纤维瘤可发生于任何年龄,范围 5~87 岁,平均 51 岁,无性别差异。孤立性纤维瘤组发病年龄与性别与文献报道相似。

临床表现与肿瘤发生部位、大小、良恶性有关,多表现为局部肿块及压迫症状,发生于中枢神经系统者可出现疼痛、肢体感觉、运动障碍、抽搐等表现。文献报道部分孤立性纤维瘤可出现低血糖、杵状指、肥大性肺性骨关节病等副肿瘤综合征表现。

三、影像学研究

孤立性纤维瘤典型 CT 表现为边界清楚或不清楚的孤立性软组织肿块,呈圆形、椭圆形或不规则形,孤立性纤维瘤组肿瘤圆形或类圆形 13 例,包膜多完整,境界清楚,不规则形 8 例,境界多不清楚,可见小分叶,包膜不完整或无包膜。

肿瘤体积一般较大,孤立性纤维瘤组肿瘤最大直径 3~22.6 cm(平均 9.8 cm),主要与大部分孤立性纤维瘤是良性病变有关,其临床病程多呈慢性,早期发现困难。

密度均匀或不均匀,肿瘤囊变、坏死、出血多见,钙化少见。孤立性纤维瘤组 16 例肿瘤内见斑片状低密度区,这主要与肿瘤内囊变坏死、黏液样变性有关,病灶内有钙化者 3 例。增强早期不均匀强化,与肿瘤组织富含血管有关,延迟期呈明显或中等强化,瘤内显著强化区代表细胞密集区及富血管区,而细胞稀疏区与胶原纤维丰富区相对强化较轻。

孤立性纤维瘤组所有病例均呈不均匀强化,肿瘤血供丰富,18 例病灶内可见到较多强化血管。2 例病灶向周围浸润,侵犯邻近骨质引起临近骨质破坏。

MRI 的信号差异反映了肿瘤组织学成分的不同,T_2WI 呈低信号的肿瘤胶原纤维丰富,瘤细胞较少,T_2WI 呈高信号的肿瘤细胞密集,血管丰富,MRI 上可见肿瘤内大量点条状流空信号,肿块较大者 T_2WI 上呈混杂信号,其内等信号或稍高信号区为肿瘤实质部分,增强明显强化,其内片状高信号区为肿瘤囊变、坏死、出血区,增强无强化。孤立性纤维瘤组 8 例孤立性纤维瘤在 MRI 上表现为边界清楚或不清楚的孤立性肿块,T_1WI 呈等低信号,T_2WI 以稍高信号或高信号为主,增强强化明显.形态多不规则,其中 1 例有多结节融合倾向,1 例累及邻近骨质,1 例与脑膜关系密切。孤立性纤维瘤组 3 例 DWI 上呈高信号,1 例呈稍高信号,ADC 值(0.78~1.29)×10^{-3} mm²/s,反映肿瘤组织不同程度扩散受限,ADC 值减低区代表肿瘤细胞密集区。

四、鉴别诊断

孤立性纤维瘤需要与各种肉瘤、胃肠道间质瘤、胸膜间皮瘤、侵袭性纤维瘤病、脑膜瘤等相鉴别。

各种肉瘤：发生于胸腹部及四肢的孤立性纤维瘤需与各种肉瘤鉴别，肉瘤一般较大，边界不清，密度或信号不均，T_2WI 多呈高信号，增强强化不均，钙化相对较孤立性纤维瘤多见，而孤立性纤维瘤肿块边界相对清楚，T_2WI 呈等低信号。

胃肠道间质瘤：消化道最常见的间叶组织源性肿瘤，肿块可向腔内外生长，边界较清，即使肿块较大对周围组织的浸润亦较轻，较大肿瘤易出现囊变、坏死以及偏心多发小溃疡或窦道样改变是该病的特征性表现，病灶内可出现气体或液面，其强化程度不如孤立性纤维瘤。

恶性胸膜间皮瘤：胸膜孤立性纤维瘤主要与恶性胸膜间皮瘤鉴别，恶性间皮瘤病程短，临床症状重，主要表现为多发胸膜结节或胸膜弥漫不规则增厚，极少为单发局限性病变，可侵犯肋骨引起骨质破坏，常合并同侧大量胸腔积液，且大部分间皮瘤在 T_2WI 上呈高信号。

侵袭性纤维瘤病：好发于肌肉、腱膜和深筋膜等处，以 30 岁左右的女性多见，局部呈浸润性生长，具有侵袭性，无包膜，影像上呈边界清楚或不清楚的软组织肿块，增强多呈渐进性强化，一般无坏死、无钙化、无脂肪组织，而孤立性纤维瘤多为良性，包膜多完整，肿瘤囊变、坏死、出血多见。

脑膜瘤：发生于中枢神经系统的孤立性纤维瘤需与脑膜瘤鉴别，尤其是成纤维细胞型脑膜瘤，孤立性纤维瘤一般有包膜且 T_2WI 上以低信号为主，增强肿块强化明显且不均匀，通常无钙化，而脑膜瘤则沿脑膜方向生长，有时可见钙化，邻近骨质往往有增生硬化改变，MRI 上大部分肿瘤以等 T_1 等 T_2 信号为主或稍长 T_1 稍长 T_2 信号，增强多为均匀强化。

孤立性纤维瘤最终确诊靠病理组织学检查，特别是免疫组织化学染色。因肿瘤起源于 CD34 阳性的间叶细胞，具有向成纤维细胞转化的特征，免疫组化染色显示 CD34、Vimentin、CD99 及 Bcl-2 阳性，平滑肌肌动蛋白、S-100 和角蛋白一般阴性。该组病例中，孤立性纤维瘤 CD34 阳性率 100%，Vimentin 阳性率 95.2%，Bcl-2 阳性率 85.7%，CD99 阳性率 23.8%，所有病例 CK 及 S-100 阴性，与文献报道相似。

总之，CT 能够很好地显示孤立性纤维瘤的位置、形态、大小、边缘、密度、强化特征及其与周围结构的关系，MRI 的信号变化能够反映病灶组织学成分的不同，CT 和 MRI 对于早期发现病灶、孤立性纤维瘤的诊断与鉴别诊断、判断病灶与周围组织结构的关系方面具有重要意义。

第二节　良、恶性孤立性纤维瘤

孤立性纤维瘤是一种罕见的间叶源性肿瘤，关于孤立性纤维瘤的影像表现报道少，大多数影像医师对此缺乏认识；又因孤立性纤维瘤的临床症状不典型，发现时往往病灶体积已经很大，定性、定位诊断困难，易误诊为恶性肿瘤。然而大多数孤立性纤维瘤的生物学行为呈良性，手术完整切除可以治愈。因此，术前正确诊断有助于指导临床治疗及术式的选择。

孤立性纤维瘤是一种罕见的间叶源性肿瘤。由 Klemperer & Rabin（1931）首先报道，最初认为该肿瘤起源于胸膜间皮细胞，曾被归于"胸膜间皮瘤"。但近年来的病理研究结果提示，孤立性纤维瘤中的肿瘤细胞并不具有间皮的特征，而是具有成纤维和 / 或成肌纤维细胞性分化能力的细胞，可能起源于 CD34 阳性的树突状间叶细胞，而后者弥漫分布于全身各部位的结缔组织中。

WHO（2002）软组织肿瘤分类中，将孤立性纤维瘤归类于成纤维细胞或成肌纤维细胞来源肿瘤，属于偶有转移的中间型。

多数孤立性纤维瘤呈良性发展过程，手术完整切除可以治愈。本病好发于中老年人，患病无明显性别差异，可发生于全身各部位。根据发生部位及肿瘤体积不同，临床表现不一，主要表现为生长缓慢的无痛性肿块及其引起的压迫症状。部分患者肿瘤体积较大时可以出现低血糖、杵状指及肥大性骨关节病等副肿瘤综合征；实验室检查及肿瘤标记物检查均无明显异常。

一、病理学

大体病理表现为孤立性软组织肿块,质韧,与周围组织境界清楚。显微镜下肿瘤细胞疏密相间分布,细胞密集区主要为无异型性的梭形细胞,细胞疏松区可见致密胶原纤维及黏液变性区,部分患者富有薄壁的"鹿角状"分支血管,部分肿瘤间质内纤维组织增生,将肿瘤分割形成分叶状结构。

免疫组织化学检查,目前认为大多数孤立性纤维瘤都表达 CD34,但有研究显示,CD34 的阳性表达率与肿瘤的分化有关,恶性孤立性纤维瘤的 CD34 阳性表达率低。该组中 8 例良性孤立性纤维瘤显示 CD34 阳性,而 2 例恶性孤立性纤维瘤显示 CD34 阴性,与文献报道基本一致。

多数孤立性纤维瘤的生物学行为呈良性,但仍有 10%~15% 出现复发及转移等侵袭行为。该组 11 例中,2 例肿瘤细胞丰富,伴异型性,且瘤内可见灶状坏死,病理提示恶性。孤立性纤维瘤的确诊及良、恶性鉴别还需结合病理形态特征及免疫组织化学检查共同完成。

二、影像学研究

孤立性纤维瘤多为边界清楚的孤立性肿块,可见包膜及包膜样结构。肿瘤因发生部位不同而体积悬殊,呈膨胀性生长。该组中患者肿瘤最大径 2.5~23.0 cm,位于胸腹部者较大,而头颈部者较小。肿瘤体积较小时形态规则,呈圆形或椭圆形;肿瘤较大时多呈不同程度的分叶状。受肿瘤细胞、胶原纤维、黏液变性、坏死囊变区分布影响,瘤内常呈明显不均匀密度或信号。

CT 扫描受肿瘤细胞及胶原纤维分布的影响,瘤内常有不同密度的软组织成分;黏液变性或坏死囊变可形成低密度区;钙化少见。该研究中的 8 例行 CT 扫描者,肿瘤密度不均匀,均可见片状低密度区;1 例盆腔巨大孤立性纤维瘤内见点状钙化。

MRI 信号特点可直接反映肿瘤的组织特征。T_1WI 多呈等信号或略低信号;T_2WI 表现为混杂等或略高信号,细胞密集区为略高信号、致密胶原纤维表现为低信号区、黏液变性或坏死囊变区显示为高信号;另可见出血信号及血管流空信号。

增强扫描的,瘤体明显不均匀强化,与肿瘤血管、细胞密集区和致密胶原纤维的分布密切相关。肿瘤血管丰富区、细胞密集区强化明显,强化早期瘤内迂曲血管影显示清晰;细胞稀疏区、致密胶原纤维区强化相对较弱,呈延迟强化特点;黏液变性延迟扫描可见轻度强化;坏死囊变区始终无强化。

9 例行增强扫描者,同一肿瘤内可见多种强化形式,动脉期实质部分呈中度至明显强化,并可见瘤内丰富的供血血管影;延迟扫描均呈持续强化或进行性强化,延迟扫描特点具有重要的鉴别诊断价值。

综上所述,影像上见到孤立性、边界清楚的软组织肿块,其内密度或信号不均匀;增强扫描明显不均匀强化,静脉期进一步强化时应考虑到孤立性纤维瘤可能,但确诊仍需依靠病理及免疫组织化学检查。

第四章　其他纤维组织源性肿瘤

第一节　促结缔组织增生性成纤维细胞瘤

　　促结缔组织增生性成纤维细胞瘤和侵袭性纤维瘤病均为纤维来源的软组织肿瘤。前者又称胶原纤维瘤，是 1 种良性肿瘤，由 Evans（1995）第 1 次描述，目前在放射学文献上仅有 2 例报道。该肿瘤在临床及影像表现上常与具有浸润性生长特性的侵袭性纤维瘤病相似。

　　一些学者回顾性分析 4 例促结缔组织增生性成纤维细胞瘤以及同时期类似部位的 3 例侵袭性纤维瘤病的 CT 及 MRI 表现，并与病理对照，以期提高对这两类肿瘤的认识。

一、病理学

　　促结缔组织增生性成纤维细胞瘤为纤维源性良性软组织肿瘤，大体上境界多清楚，无包膜或部分被覆一层纤维性假包膜，镜下则无包膜，可浸润皮下脂肪组织或骨骼肌。肿瘤由稀疏的梭形或星形成纤维细胞和大量致密的胶原纤维组成。

　　侵袭性纤维瘤病又称韧带样瘤、肌腱膜纤维瘤病，属于组织学形态良性，而生物学行为恶性的纤维组织肿瘤。起源于肌腱膜，组织形态为分化好的纤维组织和少量胶原，无变性坏死，极少有丝分裂及异型性表现，但肿瘤没有包膜，边界不清呈浸润性生长，肿瘤组织中常含有被浸润的肌肉组织，肿瘤切除不净，极易复发。

二、临床表现

　　促结缔组织增生性成纤维细胞瘤患者多为成年人，平均年龄为 50 岁左右，男性多见，女性患者仅占 25%，该组 4 例均为 50 岁左右的男性患者。临床上表现为局部缓慢生长的无痛性肿块，以上臂、肩部和前臂最多见，其次可见于头颈部、下肢、足踝及腹壁，

也有腓骨、甲状腺和滑膜来源的报道。多为较大的孤立性病变，半数以上发生在皮下，部分可位于肌肉间，该组 4 例均位于肌肉间。肿瘤生长缓慢，由于含有很多胶原纤维而使肿瘤较硬。

　　侵袭性纤维瘤病好发于女性，可发生在任何年龄组，以 20~40 岁为高发年龄，60~69 岁为又一好发年龄。最常见发生部位为腹壁，其次为腹壁外和腹内，腹壁外肿瘤好发于颈肩区、胸壁、背部和下肢。临床以扪及质硬肿块而来就诊。

三、影像学研究

（一）促结缔组织增生性成纤维细胞瘤

　　该组 4 例促结缔组织增生性成纤维细胞瘤均发生在颈部肌肉间，表现为肌间隙中的类圆形占位，周围肌肉组织被推移，肿块内无坏死及钙化改变，周围骨质未见破坏。CT 上肿块边界清晰或部分清晰，无包膜可见。密度欠均匀，以低密度改变为主，可夹杂有少许等密度区，增强扫描肿瘤强化不明显，表现与增强前一致。

　　MRI 上肿块信号不均匀，以等信号改变为主；边界清晰或部分清晰，邻近的肌肉组织表现为推移改变。肿瘤在 T_1WI 上为等信号或等低信号，T_2WI 以等低信号或等高信号为主，增强后肿块强化不明显，信号仍欠均匀，与文献报道大体相似。

　　与病理对照显示：促结缔组织增生性成纤维细胞瘤含有的丰富胶原和不丰富的肿瘤细胞是其在 MRI 各加权像上表现为较低信号的原因，其中在 T_1WI、T_2WI 及 MRI 增强扫描上均为更低信号的部分区域，病理上局部为胶原较为集中处，此区域在 CT 上密度常较肿瘤其他区域密度要高；而其他区域则是由肿瘤细胞和胶原弥散分布所组

成。整个肿瘤血供不甚丰富。肿瘤无包膜，影像上的包膜样改变是由于周围的间质受压所引起的。

因此，CT 上表现为较低密度，MRI 上 T_1WI、T_2WI 及增强扫描上均主要表现为等信号肌肉间隙中的占位，同时伴有结节状低信号或略高的信号，伴包膜样改变，周围肌肉见推移，无论 CT 或 MRI 的增强扫描，肿块强化均不明显，是促结缔组织增生性成纤维细胞瘤较特征的影像表现。

（二）侵袭性纤维瘤病

侵袭性纤维瘤病为源于肌肉而非肌间隙的占位。肿瘤常起源于某一肌腱膜，逐步侵犯此肌纤维束，可同时累及相邻的几块肌肉。该组 3 例均来源于颈部或肩部肌肉组织，单块肌肉组织受累的 1 例，多块肌肉累及的 2 例。沿着肌纤维走向呈长梭形改变。

CT 显示肿瘤边界不清晰，平扫为均匀等密度。有学者曾分析侵袭性纤维瘤病的 CT 表现，显示肿瘤平扫为均匀等密度，增强后略强化且密度不均匀，见有小梁状、条状和圆形的低密度区分散其间，这些低密度区与原肌纤维走向一致，病理证实为肿瘤浸润过程中残存的肌肉岛；肿瘤的周边常见爪样浸润正常肌肉岛的表现。该组 2 例仅行 CT 平扫，表现为肌肉来源的占位，密度均匀。

MRI 表现较有特征，肿块信号大体均匀，T_1WI 为等信号，T_2WI 为介于脂肪和肌肉之间的混杂信号，增强后肿瘤明显强化，边界不规则改变及肌肉累及情况在 T_2WI 及增强后显示十分明确，尤其在沿肌纤维走向上的浸润改变显示更为清晰，表现为高信号的肿瘤中见条索状的低信号影，以及在病灶的上下两端呈爪样浸润改变。

与病理对照显示肿瘤源于肌肉与受累及的肌肉密不可分，肿瘤细胞非常丰富，而胶原纤维则较促结缔组织增生性成纤维细胞瘤要少见而分散，其中 MRI 表现为条索状的低信号区域即是肿瘤组织中残存的肌肉纤维岛。

（三）两种疾病的比较

就这两个病变来说，CT 特征没有 MRI 明显，

CT 上两者无论在平扫或增强表现上均大致呈等密度，欠均匀改变。对于一个较大的肿瘤来说，为肌肉间或肌肉起源的判断有时有一定的困难。而 MRI 由于有很好的软组织分辨率，结合多平面成像，有利于显示两者的特征。肿瘤的起源显示清晰，信号改变差异也一目了然。

促结缔组织增生性成纤维细胞瘤在 T_1WI、T_2WI 及增强扫描上均为较低信号，肿瘤无明显强化，边界大部分清晰；而侵袭性纤维瘤病则表现为 T_1WI 低信号、T_2WI 较高信号，肿瘤强化明显，边界多不规则呈爪样浸润改变。两者虽都为纤维来源软组织肿瘤，但影像改变完全不同，这与其各自的病理基础不同密切相关。

（四）鉴别诊断

神经鞘瘤：促结缔组织增生性成纤维细胞瘤由于发生在肌肉间隙中，常与同样也发生在此的神经鞘瘤鉴别。神经鞘瘤边界清楚。病理上因有典型的 Antoni A 区、Antoni B 区、少量的胶原和陈旧性出血而在 CT 增强上表现典型，常呈均匀低密度背景上的团状高密度改变或弥漫点状改变。MRI 上的信号改变由于更敏感，容易受较多因素影响，反不如 CT 表现特征。

横纹肌肉瘤：肌肉或肌腱膜起源的侵袭性纤维瘤病常要与横纹肌肉瘤作出鉴别，横纹肌肉瘤常发生在 15 岁以下儿童中，头颈部是最常见发生部位。CT 平扫为密度均匀的等密度肿块，增强时与周围肌肉强化大体一致，无坏死改变，肿瘤容易浸润周围的骨结构和肌间隙；MRI 在 T1WI 上为等肌肉信号，T_2WI 为略高信号或高信号，增强后信号略高于周围肌肉组织的信号，边界不清晰，信号不均匀，周围组织浸润改变明显，不同于该项研究所述的 2 个病变。

其他常见的颈部病变，如肿大淋巴结、脂肪瘤以及腮裂囊肿、淋巴管瘤等病变由于各有各的特点，一般不会与该组的两个病变相混淆。

第二节　右胫骨下段良性纤维黄色瘤

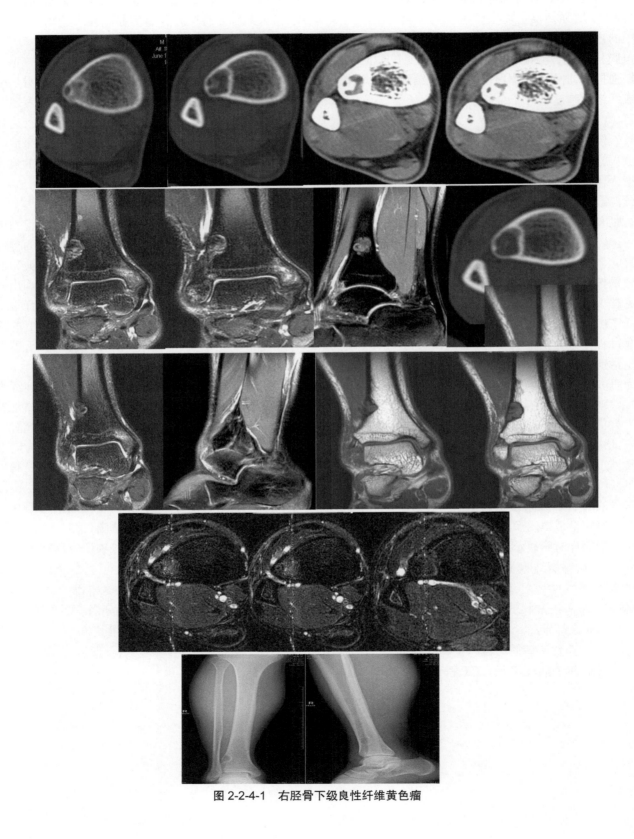

图 2-2-4-1　右胫骨下级良性纤维黄色瘤

患者，男，22岁。发现右小腿骨肿物10余天入院。查体：右小腿皮肤完整，无明显红肿及破溃；右小腿下段未见明显突起包块，无明显压痛点（图2-2-4-1）。

病理诊断：右胫骨下段良性纤维黄色瘤。

第三节　多骨型纤维结构不良

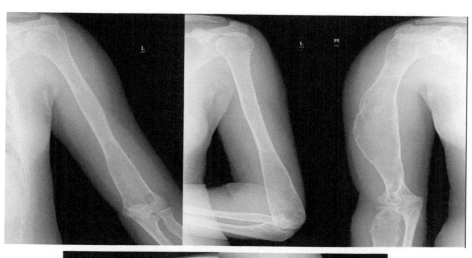

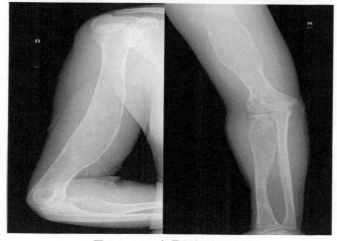

图2-2-4-2　多骨型纤维结构不良

患者，女，26岁。发现双上臂包块1月，局部压痛阴性，活动良好（图2-2-4-2）。

手术所见：右肱骨中下段及右桡骨中上段骨皮质明显变薄，髓腔内见大量鱼肉样组织。

病理诊断：（右肱骨）纤维结构不良，结合双上肢多发，应为多骨型纤维结构不良（与内分泌异常有关）。

第三篇　血管源性疾病

第一章　血管瘤

第一节　误诊病例简介：输尿管血管瘤与移行细胞癌

血管瘤多好发于肝、脾等血管丰富的器官和组织，较少发生于中空性器官，而发生于输尿管者更少见。输尿管血管瘤发生于间叶组织，可能与胚胎时中肾管形成过程发育异常有关，很少累及黏膜，内外肌层呈分离状态。输尿管血管瘤起病隐匿，最常见的症状为偶有肉眼血尿。一例患者临床上尿常规镜下潜血试验阳性。

排泄性尿系造影和逆行尿系造影是泌尿系常规检查方法，B超对输尿管血管瘤诊断价值不高；MRI优于CT及B超。

误诊分析：该例术前CT误诊为移行细胞癌，主要是忽略了病灶"渐进性强化"这个血管瘤共性的特点。输尿管血管瘤与移行细胞癌鉴别困难，二者均可表现为输尿管充盈缺损或局限性狭窄，局部管壁僵硬，近端输尿管扩张和肾积水。但一般输尿管血管瘤尿路梗阻症状较轻，病灶少有向输尿管腔内发展。

鉴别诊断

输尿管阴性结石：输尿管阴性结石易发生于输尿管生理狭窄处，结石下方的输尿管呈"萎陷"状，上方的输尿管明显扩张，界限分明；该例引起的梗阻在病变上、下方管腔均扩张。

输尿管结核性狭窄：输尿管结核性狭窄多继发于肾结核，输尿管可缩短、硬化，病变范围较长；该例病变范围短，腔内可见尚光滑的充盈缺损。

输尿管息肉：在输尿管息肉，输尿管内可见条带状柔软光滑的充盈缺损，其形态似"蚯蚓"，且位置随着输尿管的蠕动而变化，即所谓的"蚯蚓蠕动征"，具有特征性。该例充盈缺损位置形态无变化。

第二节　蓝色橡皮大疱样痣综合征

蓝色橡皮大疱样痣综合征为少见疾病，其临床表现为皮肤胃肠道多发性血管瘤，可累及肝脏，引起肝毛细血管瘤，胃肠道血管瘤可引起消化道出血。由于皮肤血管瘤呈橡皮乳头状，故将其命名为蓝色橡皮大疱样痣综合征，Bean（1958）首先描述，因此又称Bean综合征。

一、病理学

本病病因不明，可能与遗传有关，表现为常染色体显性遗传，但多为散发性。皮肤血管瘤在出生后或童年时即可发现，其数目及大小可逐渐增加，由单个至数百个不等，不能自行萎缩，可见于任何部位，

以躯干及四肢多见，表现为皮内及皮下紫蓝色突出的异常血管，质地似软橡皮，可压缩，压力解除后立即恢复，组织学可见成团扩张的毛细血管，管腔被覆薄层内皮细胞。

二、临床表现

内脏血管病变多见于胃肠道，小肠的损害较大肠多见，可位于黏膜下，也可突出于肠腔内，常有隐匿或间歇性少量出血引起反复黑便及贫血，急性出血时则表现为呕血、便血或黑便。

内镜下典型表现为孤立的黏膜上结节，中央呈紫红色小帽状，似乳头，有时也可呈扁平状或息肉状

隆起，出血时行选择性血管造影可显示出血部位性质及数目。

三、影像学研究

血管瘤也可见于其他脏器，如鼻咽部、眼、胸腹膜、心包、肺、食管、肝、脾、骨骼肌、肺和中枢神经系统、泌尿生殖系统等。有学者报告一例皮肤血管瘤发生于上下肢及腹壁，临床出现黑便及贫血，手术所见肠道血管瘤均位于小肠；选择性血管造影肝脏、小肠血管瘤表现为实质期肝脏、小肠部位的异常染色影，边界欠清晰。该患者皮肤、小肠损害的同时伴有肝脏的损害，较少见。

诊断本病的重要性在于可以发现一些不能解释的肠道出血性疾病。若胃肠道出血病人，DSA 或内镜发现胃肠道、肝脏多发血管瘤，并伴有皮肤等部位多发血管瘤存在，应考虑本病。本病一般不发生恶变，消化道出血是其致死的主要原因。

四、鉴别诊断

本病需要与伴有胃肠出血的皮肤病相鉴别。

遗传性出血性毛细血管扩张症（Osler 病）：有口唇和手背部集簇细小的毛细血管扩张损害和鼻出血表现。马方综合征：有软骨发育障碍表现。巨型血管瘤伴血小板减少症（Kasabach-Merritt syndrome）。黑色素斑 - 胃肠息肉病：借助其临床特征可与本病加以鉴别。

第二章　上皮样血管内皮细胞瘤

上皮样血管内皮细胞瘤是一种少见而易误诊为癌和其他内皮细胞瘤的低度恶性肿瘤。上皮样血管内皮细胞瘤可发生于全身各部位,以软组织为多,主要是四肢,其次为头皮躯干肝、肺、骨、皮肤等部位也较多见,其他内脏器官如心脏、甲状腺、脑、小肠等也有报道。

肺上皮样血管内皮瘤由 Dail 等(1975)首次报道,由于对肿瘤的组织起源不清楚,因而将本病称之为血管内支气管肺泡肿瘤(IVBAT)。

一、发病机制

Weiss 等(1982)报道了 41 例发生于软组织的类似肿瘤,第一次提出上皮样血管内皮瘤的命名。该命名仅仅是对病变组织形态的强调,实际上它是一组与血管内皮细胞增生有关的病变,这组病变包括上皮样血管瘤、上皮样血管内皮瘤、上皮样血管肉瘤,从良性—中间性(低度恶性)—恶性的谱系病变。

病因目前尚不清楚。有文献报道,发生于肺和肝的上皮样血管内皮细胞瘤与女性长期口服避孕药有关。Ohori 等(1991)分析肺上皮样血管内皮瘤的雌激素受体表达状况,有 20% 雌二醇受体阳性,多数患者雌、孕激素受体检测均阴性。也有文献提出肺上皮样血管内皮瘤可能与外伤有关,肝上皮样血管内皮细胞瘤的发生也可能与移植后长期用药导致免疫功能抑制有关。

二、病理学

在血管内皮层有异形内皮细胞,在致密的网状纤维支架内有血管形成,这些血管有明显相互交通的倾向,由于该瘤有核丝状分裂的内皮细胞,故肿瘤可向周围组织浸润生长。

免疫组织化学 / 超微结构:上皮样血管内皮细胞瘤可表达多种血管抗原,但 CD31、CD34 和 FL11比 von Willebrand 因子更敏感、更可靠。约 25%~30% 的病例局灶性表达细胞角蛋白。电镜观察,肿瘤细胞位于清楚的基底膜上,表面有吞饮泡,偶有 Weibel-Palade 小体。与正常细胞不同的是,肿瘤细胞含有丰富的中间丝(波纹蛋白)。

三、影像学研究

骨骼影像学表现及鉴别:主要为溶骨性破坏,呈斑片状或皂泡状。密度不均匀,个别病变为偏心性。CT 值为 16~48 HU,部分边缘硬化,内可见分隔,并见粗大的骨嵴,轻度膨胀,少数病变明显膨胀,皮质变薄。无骨膜反应、软组织肿块及肿瘤新生骨。MRI 上病变内信号欠均匀,呈长 T1、长 T2 信号,水抑制序列呈高信号。

四、鉴别诊断

骨巨细胞瘤:长骨血管内皮瘤的溶骨性破坏,呈泡沫状,偏心性、膨胀性骨质破坏,需与骨巨细胞瘤鉴别。骨巨细胞瘤常发生于股骨远端及胫腓骨近段,X 线表现为病骨的骨端见偏心性、膨胀性骨质破坏,呈泡沫状改变。

骨转移瘤:椎体及横突上的溶骨性破坏,椎间隙无异常,且需与骨转移瘤鉴别。骨转移瘤常发生于椎体及附件,X 线表现常为溶骨性骨质破坏,周围可见软组织肿块,椎间隙正常。

脊索瘤:发生于骶骨上的膨胀性、溶骨性骨质破坏,应与脊索瘤鉴别。因骶骨是脊索瘤最常发生的部位,病变常为明显膨胀性、溶骨性骨质破坏,皮质菲薄。

纤维结构不良:X 线表现为骨质破坏,密度不均,并可见粗大骨嵴,边界清楚,需与纤维结构不良鉴别。

五、肺部影像学表现及鉴别

肺上皮样血管内皮瘤影像上以两肺多发结节影多见,肺内多发病灶为多中心起源而非肺内转移。

结节大小为 0.1~3.0 cm，沿血管及支气管分布，双下肺较明显。多发结节内出现钙化被认为是本病特点，但发生率低于 10%。

约 10%~19% 为单个孤立肺结节，直径可达 5 cm，在病变不同阶段，部分非典型表现为肺底部絮状渗出性病灶、肺间质性改变及胸腔积液等。

影像上需与肺结核、肺韦格纳肉芽肿、结节病、肺转移癌及肺支气管肺泡癌相鉴别。

肺转移瘤：多发性肺结节最常见的原因，患者病情进展快，多数可查到原发病灶。肿瘤标志物、脱落细胞、病理学检查容易鉴别。

淋巴瘤：淋巴瘤有时也表现为多发性肺结节，但多有浅表淋巴结肿大。

肺部真菌感染：肺部真菌感染多有人类免疫缺陷病毒感染、应用激素或免疫抑制剂等病史，病原学检查可确诊。

肺部过敏性疾病：肺部过敏性疾病多表现为肺内多发性结节，但多有特征性表现，如嗜酸性粒细胞增多、过敏源接触史、体液免疫异常等。

肺结核：肺结核有时表现为肺部多发结节，但多以中上肺野为重，结核菌素试验阳性、痰结核杆菌检查阳性、抗结核治疗有效等可鉴别。

六、肝脏影像学表现及鉴别

上皮样血管内皮细胞瘤影像学表现与其病理组织学密切相关。超声多显示肝脏肿大，肝内可探及低回声病灶，或为等回声肿块伴有外周低回声的边晕征象。

MSCT 显示肝内外周区域多发大小不等、密度不均的低密度灶，病灶中心为更低密度，病灶直径多在 1~3 cm，边界不太清晰，病灶可以融合成巨块状，中央富血管、增强扫描病灶表现为由边缘区开始明显强化，周边强化为主，延迟后肿瘤内部可有对比剂进入，而中心更低密度区无强化或无明显强化，类似肝脏转移瘤的表现。也可由于病灶周边瘤细胞活跃，血供丰富，中心富含纤维组织或坏死，动态增强扫描表现为类似血管瘤的"早出晚归"和"向心性强化"的模式，也可表现为向心性怪异状强化。由于肿瘤的纤维基质成分可在周围肝实质中产生一种纤维收缩性反应，使肝包膜皱缩，影像表现为较少见的"包膜回缩征"。

另外约 20% 患者肝脏同时伴有多发性小钙化灶，肝脏未受累的区域代偿性增生，呈结节性改变。

MRI 显示肿瘤 T1WI 表现为不均匀等信号、低信号，T_2WI 表现为不均匀中、高信号或囊样高信号，并可见周边低信号晕圈征。肝动脉造影显示肿瘤血管丰富，其周边血管扩张、弯曲和移位，病灶外周部分强化，位于肝包膜下病灶可呈"碗"状着色。

由于病灶内成分复杂，影像学表现形式多种多样，因此肝上皮样血管内皮细胞瘤需与肝脏转移瘤、硬化性胆管癌、血管肉瘤和海绵状血管瘤等鉴别。

皮肤及皮下软组织表现：皮肤呈紫红色斑块，离心性扩大，部分表面皮肤呈"橘皮"样外观，皮肤及皮下可见多发暗红色小结节，部分结节增大呈暗紫色"葡萄"样改变，后期可形成溃疡，因其起源于血管，因此可能伴有水肿或血栓静脉炎的症状，如瘙痒、压痛等。

与常见皮肤病很难鉴别，因此易延误诊断和治疗。病理学检查是唯一确诊依据。

第三章　VHL 综合征

第一节　Ⅰ型家族性视网膜及中枢神经系统血管瘤病 12 例

家族性视网膜及中枢神经系统血管瘤病，又称为 Von Hippel-Lindau(VHL)综合征，是一种罕见的常染色体显性遗传病，以中枢神经系统血管母细胞瘤合并多种脏器良、恶性肿瘤为特点，其诊断标准为：①1个以上中枢神经系统的血管母细胞瘤；②1个中枢神经系统血管母细胞瘤合并内脏病变；③具有明确的家族史，并有①，②中任何1条者，任何满足以上 3 条之一者即可诊断 VHL。

美国国立癌症研究所(NCI)将 VHL 分为 2 型即：不伴发嗜铬细胞瘤的 Ⅰ 型 VHL；伴发嗜铬细胞瘤的 Ⅱ 型 VHL。

VHL 预后较差，且诊断主要依赖于影像学，而联合应用多种影像学检查手段对该病的诊断非常重要。

一、Ⅰ型 VHL 中枢神经系统及头颈部病变

文献报道，中枢神经系统血管母细胞瘤病变多发生于脊髓及脑干后部，且常位于软脑膜下，40%~50% 位于脊髓，44%~72% 发生于小脑半球，10%~25% 发生于脑干，幕上罕见。小脑半球的血管母细胞瘤常导致头痛、眩晕、共济失调、恶心呕吐及眼球震颤等症状，脊髓的血管母细胞瘤常表现为局限性疼痛。

血管母细胞瘤病理学主要表理为边界清晰的囊性、实性或囊实性肿块，往往表现为囊性部分囊壁上存在血供丰富的实性结节，实性结节多邻近软脑膜，病变周围可见丰富的供血血管，而这些异常血管在 MRI 可以清晰地显示。

一组病例后颅窝及脊髓病变供血血管分别来自后循环动脉分支、颈外动脉分支及脊髓动脉等，由于血管母细胞瘤可造成脊髓血液循环障碍、脑脊液循环障碍或局部压迫，常可引起脊髓空洞形成。

CT 平扫实性血管母细胞瘤结节常表现为等密度而不易被发现，文献报道血管母细胞瘤中有 1/3 为完全实性结节，因此血管母细胞瘤结节需依赖 CT 增强检查及 MRI 检查。

血管母细胞瘤在 MRI 常表现为等或低 T_1、长 T_2 信号，病变周围可见不同程变的水肿，个别血管母细胞瘤内部可见流空信号或出血；CT 及 MRI 增强检查血管母细胞瘤的实性结节均表现为明显的强化：在增强检查中该组采用了 3D BRAVO 序列及 VIP 重建，较好地显示了病变周围的供血血管。该组病例中血管母细胞瘤的供血血管大部来自后循环，如小脑上动脉、小脑前下动脉、小脑后下动脉及脊髓内动脉，周围供血血管的清晰显示为外科治疗创造了良好的条件，降低了手术的风险。

VHL 还可合并内淋巴囊肿瘤，但临床较为少见（7%），患者可发生耳聋、耳鸣、眩晕及颅压高等症状，其影像学特点为位于内听道后方的伴有局部岩骨骨质破坏的体积较大的软组织肿块(>3 cm)，病变常向中耳、桥小脑角池或颈静脉孔区蔓延，CT 扫描可发现肿瘤中心的骨针状钙化，CT 或 MRI 增强检查病变可见强化改变。

另外，DSA 可发现肿瘤的供血动脉，文献报道该类肿瘤供血血管有如下特点：较小的肿瘤(<3 cm)供血血管仅来自颈外动脉，而较大的肿瘤(>3 cm)血供可来自颈外动脉、颈内动脉或颅内后循环动脉血管。

另外，该组 7 例患者眼部发现血管瘤病变，发生率约为 58%。文献报道 45%~59% 的 VHL 患者可发生眼部视网膜血管瘤，且将近 50% 为双侧发生，

病变来源于视网膜,其组织学特点不同于中枢神经系统来源的血管母细胞瘤,发病隐匿,发现时多数病变较大,由于其可造成严重的视网膜脱落及视力丧失,所以早期筛查非常重要。

VHL 眼部血管瘤的主要影像学特点包括:T_1WI 及 FLAIR 病变信号高于周围玻璃体,增强检查病变强化较为轻微,仅少数严重病例才表现为明显强化,直到病变后期或者肿瘤较大时,才表现为较为明显的强化改变,但患者往往已出现视力丧失等严重的并发症。因此,对于 VHL 眼部血管瘤的早期筛查主要依赖于眼底镜或眼底荧光造影检查。

二、Ⅰ型 VHL 腹部及盆腔病变

文献报道的 VHL 腹部病变复杂多样,主要包括肾脏多发囊肿及肾细胞癌;胰腺囊肿,胰腺浆液性囊腺癌,胰岛细胞瘤,腺癌,血管母细胞瘤;肝囊肿,睾丸或子宫阔韧带乳头状囊腺瘤等。

VHL 肾脏病变常晚于中枢神经系统,肾囊肿常多发,其发生率为 59%~63%,且 VHL 病肾囊肿容易恶性变,因此对 VHL 患者的肾囊肿,尤其是密度不均匀、具有壁结节或囊壁较厚、具有分隔的囊肿更应该密切随访,但囊肿的大小、数量与其恶变的风险并无相关性;肾脏细胞癌的发生率为 24%~45%,肾脏恶性肿瘤会明显影响患者预后,因此对 VHL 患者随访筛查肾脏肿瘤十分重要。对较小的病变(直径 <2 cm)的筛查 MRI 的敏感性要大于超声。

VHL 患者胰腺病变主要为囊肿(50%~91%),还可发生微小浆液性囊腺瘤(12%)和少见的囊腺癌,此外,胰腺还可伴发一种大黏蛋白囊腺瘤,有文献报道该肿瘤为癌前病变。因正常人很少发生胰腺囊肿,所以,胰腺囊肿的发生也提示 VHL 等疾病可能。个别胰腺囊肿可导致胰腺外分泌机能减退,而出现胰腺炎或者胆管梗阻等症状。螺旋 CT 及 MRI 是发现胰腺囊肿的有效手段,薄层 CT 重建更可以提高较小病变的检出率,单纯囊肿影像表现典型,而

浆液性囊腺瘤由多个微小蜂窝状或海绵状囊肿样病变组成,常发生于胰头区,直径常 >2 cm,边缘清晰,增强检查内部分隔及周边囊壁强化,其周围可见放射状排列的中心钙化的瘢痕,可发生胆总管及胰管扩张。

VHL 患者还可发生睾丸乳头状囊腺瘤,常以双侧发生为特点,且常发生于附睾头部或累及精索,典型者直径在 2~3 cm,囊腺瘤在组织学上类似于内淋巴囊囊肿及肾囊肿,在体检中可触及双侧阴囊内结节状质硬的肿块,患者常表现为精子活力低下而不能生育。

附睾囊腺瘤影像学表现缺乏特异性.超声可发现囊实性混杂回声肿块、钙化、回声阴影、睾丸网内导管扩张及睾丸萎缩等表现。另外,VHL 患者还可并发单纯附睾囊肿,影像学特点为病变内无实性成分。

三、Ⅰ型 VHL 其他部位病变

有些疾病由于可能与 VHL 共同遗传获得,也被列为 VHL 综合征范畴,如多发海绵状血管瘤、多发肝囊肿等,但上述病变发生率较正常人并无明显增加。肺血管母细胞瘤也有相关报道,但其可能为小脑血管母细胞瘤的转移病灶,患者可有咳血及咳嗽症状,肺内可见息肉状及结节状病变。

该组病例中发现 2 例患者均出现咳嗽及咳红色痰液表现,且其肺部 CT 可见多发小结节状及磨玻璃样病变,胸部 CT 及临床表现均符合文献报道的肺血管瘤表现,但上述 2 例未做病理证实。

综上所述,VHL 病的病变种类及影像学表现多种多样,尽管最终确诊需做遗传学基因检测,但是影像学对于早期发现上述这些 VHL 各个系统的病变具有重要意义,这不仅表现在影像学比临床症状的出现更早、更加敏感,更重要的是,许多 VHL 病变经早期发现并采取有效措施加以早期干预,可以极大地延长患者的生存期,提高患者的生活质量。

第二节　VHL 综合征 5 例

Von Hippel-Lindau(VHL)综合征是一种少见的由 VHL 基因突变引起的常染色体显性遗传疾病,表现为家族性多发性多器官性良恶性肿瘤症候群。至今已发现涉及 14 处脏器的 40 种不同病变,包括

中枢神经系统血管母细胞瘤、视网膜血管母细胞瘤、嗜铬细胞瘤、肾细胞癌、肾囊肿、胰腺内分泌肿瘤、胰腺囊肿及内淋巴囊肿瘤等。

本病的早期诊断有利于临床制定有效的治疗方

案并进行随访及筛查,明显改善预后。

一、VHL 综合征临床特点及分类

VHL 综合征是一种较罕见的常染色体显性遗传性疾病,表现为多发的良恶性肿瘤症候群,以中枢神经系统血管母细胞瘤、视网膜病变及腹部实质器官的肿瘤或囊肿为特征。VHL 综合征的发生与 3 号染色体短臂的 25~26 位点的 VHL 基因缺失或突变有关。由 Melmon 等(1964)首次命名并提出诊断标准而到公认。其发病率为 1/36000,发病年龄 18~30 岁,一组患者年龄平均约 30 岁。

根据 VHL 基因表现型的特点, VHL 综合征又可分为两型:VHL- Ⅰ 型不伴嗜铬细胞瘤;VHL- Ⅱ 型伴有嗜铬细胞瘤,后者又分为 3 个亚型:VHL- Ⅱ A 伴有嗜铬细胞瘤,但不伴有肾细胞癌;VHL- Ⅱ B 两者均有;VHL- Ⅱ C 仅伴有嗜铬细胞瘤。一组 5 例为 Ⅰ 型,3 例为 Ⅱ 型。

二、VHL 综合征中枢神经系统病变的影像学研究

中枢神经系统血管母细胞瘤常为 VHL 综合征的首发症状。

血管母细胞瘤,也称为毛细血管性血管母细胞瘤或毛细胞血管内皮细胞瘤,血供较为丰富,是由于中胚层的血管内皮细胞在形成原始血管过程中发生障碍,致残存胚胎间质细胞形成肿瘤。

中枢神经血管母细胞瘤常见于后颅窝,主要发生在 3 个部位:小脑(36%~60%)、脑干(5%)和脊髓(13%~59%),可单发或多发。病变发生于小脑半球者与发生于延髓、脊髓者的 MRI 表现相似,表现为囊实性肿物,实性部分多为小结节性病变,境界清楚,内部信号均匀,增强扫描强化明显,囊实性病变则表现为实性小结节部分强化明显,而囊性部分不强化。病变位于延髓、脊髓者可伴有广泛的脊髓空洞。

VHL 综合征与非 VHL 综合征患者相比,发病年龄小,病灶数目多且小病灶所占比例大,预后差。该组病例除 2 例单发于小脑外,其余 6 例均为脑、脊髓同时发现病变。

三、VHL 综合征腹部病变的影像学研究

VHL 综合征腹部病变通常无症状,仅在体检或 VHL 综合征筛查中发现。腹部病变主要好发于胰腺、肾脏、肾上腺等部位。胰腺病变发生于 35%~77% 的 VHL 综合征患者,可以是单纯囊肿、浆液性囊腺瘤或神经内分泌肿瘤。

多发的胰腺囊肿对于诊断 VHL 综合征有特异性,往往早于其他病变,可能是该病腹部的唯一表现,表现为多发的无强化的囊性病灶,40% 的患者可见囊壁细小的钙化。胰腺神经内分泌肿瘤多表现为明显强化的肿块,主要与丰富的血供有关。8%~50% 可表现为恶性并发生肝脏转移。

肾脏病变包括肾囊肿和肾细胞癌,发生于 2/3 的 VHL 综合征患者,单纯性囊肿表现为无强化的囊状液性病灶,其虽是良性病变,但往往是肾癌的前体。病理组织学表明,某些囊肿壁内存在上皮不典型增生和隐匿病灶,故需密切随访。肾癌多表现为实性肿块或有壁结节的囊性病变。当发现囊肿增大或囊内、囊壁可见病变时应考虑囊肿恶变的可能。临床上观察到肾囊肿比肾癌一般要早发 3~7 年,且复发率高。

肾上腺病变表现为嗜铬细胞瘤,是 Ⅱ 型 VHL 综合征的标志,影像表现类似散发的嗜铬细胞瘤,但具有双侧多灶性、恶性率低、发病早等特点。

一组 8 例中 7 例合并有内脏病变,包括 3 例胰腺多发囊肿、1 例胰腺实质性肿瘤、2 例肾脏实质性肿瘤与多发囊肿同时发生。在临床上,当检出胰腺多发囊肿或肾脏实质性肿瘤与多发囊肿同时发生时因高度警惕本病,并询问家族史及提示患者进一步行影像学筛查。

第四章　血管外皮细胞瘤

第一节　中枢神经系统血管周细胞瘤

血管周细胞瘤，又称血管外皮细胞瘤，起源于围绕在毛细血管及毛细血管后微静脉周围的血管周细胞，即 Zimmerman 细胞，是一种罕见的具有侵袭性的肿瘤。血管周细胞瘤全身均可发生，以皮肤和肌肉骨骼系统多见，而发生于中枢神经系统者很少见，约占整个中枢神经系统肿瘤的 1%。

中枢神经系统血管周细胞瘤是一种少见的、具有一定侵袭性的间叶细胞肿瘤，多见于中年人，男女发病率无明显差异，其临床表现无特异性，易发生颅外转移，复发率高，所以提高术前诊断正确率至关重要。

颅内的血管周细胞瘤由于其影像表现与脑膜瘤相似，曾被认为是后者的一个亚型。目前 WHO 中枢神经系统肿瘤分类中，已经把血管周细胞瘤归于脑膜肿瘤的"间叶性，非脑膜上皮细胞肿瘤"中。

一、病理学

瘤细胞排列密集，多由梭形细胞组成，常围绕血管生长，核呈椭圆形，染色深，可见核分裂象，并有大量特征性的鹿角状血管。肿瘤可侵犯周围脑组织和骨组织，但无骨质增生。当瘤细胞过度增殖，Ki-67Y 阳性指数为 5%~10% 时，提示肿瘤恶性度较高，该组有 4 例病理诊断为 WHO Ⅲ 级。免疫组化显示血管周细胞瘤表达波形蛋白和 CD34，而 EMA、GFAP 和 S-100 多呈阴性。

二、影像学研究

血管周细胞瘤多发生于颅内幕上的硬脑膜，有文献报道额顶部最多见；少数发生于椎管内硬脊膜，以颈髓硬膜外好发，也可见于髓外硬膜下。肿瘤边缘多有分叶倾向，反映了其侵袭性生长的特点，一组

8 例中有 7 例见病灶边缘不规则或呈分叶状；无明显钙化；颅内病灶多有坏死，而椎管内病灶坏死少见，该组 2 例椎管内血管周细胞瘤均无坏死；有学者报道颅内血管周细胞瘤可伴有大面积的出血，占位效应明显而水肿较轻，该组 8 例均无明显水肿或有轻度水肿；当病灶体积较大且邻近骨质时，可发生溶骨性骨质破坏。

T_1WI 多呈等信号，T_2WI 呈等信号或稍高信号，血管流空信号常见；增强扫描后肿瘤明显强化，与脑膜瘤相比，多为不均匀强化且"脑膜尾征"少见。另外有报道提出利用 MRS 分析血管周细胞瘤有较高的肌酐水平，能为与脑膜瘤的鉴别诊断提供帮助。

三、鉴别诊断

脑膜瘤：颅内最常见的脑外肿瘤，起源于蛛网膜的帽状细胞，多为良性，常见于成年女性，肿瘤多呈圆形或椭圆形，边缘光整，可见钙化，坏死囊变少见。增强扫描后均匀强化，由于肿瘤生长缓慢，故常见"脑膜尾征"和骨质增生。瘤细胞多呈同心圆状包绕成紧密的漩涡，常见沙砾小体。免疫组化显示脑膜瘤表达 EMA。

实质型血管母细胞瘤：中枢神经系统少见的良性肿瘤，多位于幕下小脑半球，年轻人好发，肿瘤常呈均匀等 T1 等 T2 信号，增强扫描均匀强化，周围水肿明显。瘤体及瘤周见异常扩张血管流空信号为其特征性表现。肿瘤组织主要由大量的血管内皮细胞和间质细胞构成。

神经鞘瘤：主要来源于神经鞘的施万细胞，多为良性。肿瘤主要沿神经鞘膜生长。瘤体多表现为囊实性，实性部分呈等 T_1 长 T_2 信号，增强扫描实性部分呈明显强化，囊性部分呈环形强化。

综上所述,中枢神经系统血管周细胞瘤是一种少见的恶性肿瘤,其 MRI 表现具有一定的特征性:肿瘤边缘呈分叶状,瘤体无钙化,可有骨质破坏和出血;颅内血管周细胞瘤坏死多见,而椎管内血管周细胞瘤坏死少见;肿瘤实性部分 T1WI 呈等信号,T2WI 呈稍高信号,瘤体内常见血管流空信号,增强扫描多呈不均匀的明显强化,"脑膜尾征"少见。总之,以上这些影像特点能够提高血管周细胞瘤的术前诊断正确率。

第二节 误诊病例简介:鼻腔鼻窦型血管外皮细胞瘤

血管外皮细胞瘤是一种少见的软组织肿瘤,由 Stout & Murray(1942)首先描述并命名,目前认为该肿瘤起源于毛细血管的 Zimmerman 细胞,它是紧贴毛细血管网状纤维断续排列的梭形细胞,具有多分化潜能。

血管外皮细胞瘤主要发生于下肢及腹膜后腔,头颈部少见,约占 15%~30%,其中发生于鼻腔鼻窦者约占 5%。鼻腔鼻窦型血管外皮细胞瘤,又称鼻腔鼻窦型血管周细胞瘤,是一种罕见的成纤维细胞 / 肌成纤维细胞来源的中间性肿瘤。

一、临床表现

鼻腔鼻窦型血管外皮细胞瘤病因不明,可能与外伤、长期使用类固醇激素、内分泌失调、接受放射治疗等因素有关,个别患者有"鼻息肉"摘除史。Thompson 等(2003)报道发病年龄在 5~86 岁之间,以 50~60 岁居多,男女发病率无明显差异。

肿瘤发生于鼻腔、鼻窦、鼻中隔等部位,可累及眼眶,患者往往因鼻阻塞、鼻出血就诊,肿瘤向周围生长引起面部隆起、突眼、视力下降等症状,压迫周围神经时可引起头痛。鼻腔鼻窦型血管外皮细胞瘤恶性程度低于身体其他部位的血管外皮细胞瘤,其复发率及转移率分别为 18%~25% 和 4.2%~5.0%。

二、影像学研究

CT 扫描鼻腔鼻窦型血管外皮细胞瘤多表现为鼻腔、鼻窦内类圆形或分叶状软组织肿块,可见低密度囊变、坏死或出血。增强扫描肿瘤明显强化,囊变、坏死区域无强化。CT 扫描对评估肿瘤周围有无骨质破坏具有重要意义,受累骨质表现为溶骨性病变,伴有细小的房隔,并常有轻度膨胀。肿瘤常阻塞鼻腔 - 鼻窦引流通道和鼻窦口引起鼻腔鼻窦继发性炎症。

鼻腔鼻窦型血管外皮细胞瘤在 MRI 上通常表现为边界清楚的软组织肿块,无钙化,囊变、坏死多见,肿瘤内可见血管流空信号和血窦样结构, T1WI 上呈以等信号为主的等低混杂信号,合并出血者可伴局灶性高信号,囊变者则可见肿块内更低信号区,T2WI 呈以等信号为主的混杂信号,可显示肿块内部明显血管流空信号。增强扫描肿块呈均匀或不均匀显著强化。

数字减影血管造影(DSA)是显示肿瘤血供最好的方法,对较大的肿瘤术前使用血管栓塞术可以防止术中大出血, DSA 检查肿瘤血供丰富,动脉期可见团状、粗细不均、排列紊乱的病理血管,早期静脉充盈少见,静脉期可见肿瘤明显染色,且时间延长。

绝大多数的鼻腔鼻窦肿瘤 MRI T_2WI 为高信号,血管来源肿瘤 T_2WI 则为显著高信号,而鼻腔鼻窦型血管外皮细胞瘤细胞排列密集,间质成分少,肿瘤细胞内缺少细胞器,胞浆少,因此, T_2WI 以等信号为主的特点有利于与其他肿瘤鉴别。

一例 MRI 扫描未见肿瘤内血管流空信号及血窦样结构,除此之外的 CT 和 MRI 表现均与文献报道相符,误诊的主要原因是由于本病罕见,对其影像学表现缺乏认识,没有充分考虑到病变的强化特点所致。

另外,尽管鼻腔鼻窦型血管外皮细胞瘤与身体其他部位的血管外皮细胞瘤发病部位不同,恶性程度较低,但其影像学表现的分叶状形态、MRI T_1WI 和 T_2WI 信号特征、增强扫描强化程度等均相似。

三、鉴别诊断

鼻腔鼻窦型血管外皮细胞瘤需和以下疾病进行鉴别。

内翻乳头状瘤:好发于中鼻道附近的鼻腔外侧壁,易向上颌窦和筛窦蔓延,对周围骨质可有压迫、侵蚀,瘤内可见营养不良性钙化。MRI 检查 T_1WI

和 T_2WI 多表现为低到中等信号，增强扫描肿瘤多呈卷曲脑回状，强化程度通常不及鼻腔鼻窦型血管外皮细胞瘤。

鳞状细胞癌：多表现为形态不规则的软组织肿块伴明显骨质破坏，密度或信号往往不均匀。T_1WI 上呈中等信号，T_2WI 上呈稍高信号，CT 和 MRI 增强扫描多为轻度强化。

纤维血管瘤：以年轻人多见，肿块内可见钙化，MRI 扫描 T1WI 呈中等信号，T_2WI 呈显著高信号。

鼻息肉：多发于中鼻道、下鼻甲后端，可压迫邻近骨质，病灶密度或信号常不均匀，CT 或 MRI 增强多表现为周边黏膜呈波浪状或锯齿状强化，而内容物常无明显强化。

腺样囊性癌：多发生于腭部，延至鼻腔鼻窦，原发于鼻腔鼻窦者少见，肿瘤一般呈浸润性生长，边界不清，沿神经轴蔓延，MRI 检查 T_2WI 上多为混杂高信号。

第五章　遗传性出血性毛细血管扩张症

第一节　遗传性出血性毛细血管扩张症合并肺动静脉畸形及肝血管畸形

遗传性出血性毛细血管扩张症是一种常染色体显性遗传性疾病,患病率约为 1/5000。临床表现包括反复鼻出血,皮肤及黏膜末梢毛细血管扩张,多发体内脏器的动静脉畸形。

遗传性出血性毛细血管扩张症的发生与基因突变致配体功能异常,影响血管内皮细胞的重塑过程有关。一例结合临床表现、影像检查结果及相关病史及家族史,符合遗传性出血性毛细血管扩张症的诊断 Curagao 标准。

动静脉血管畸形是遗传性出血性毛细血管扩张症的一种血管损伤形式,可累及几乎所有内脏器官,常见的受累器官包括肺、脑和肝脏,其中肺动静脉畸形最为常见。该例患者胸部 CT 上肺动静脉畸形表现为双肺平扫时弥漫多发的类圆形结节,增强扫描与肺血管同步强化,经多平面重建、最大密度投影及容积再现后处理后,可清晰显示肺动静脉末端畸形吻合,形成双肺广泛的肺动静脉瘘。

肝脏 CT 显示动脉期肝实质异常强化,肝毛细血管扩张,肝动脉走行迂曲,管径增宽。肝静脉于动脉期提前显影。最大密度投影与容积再现后处理后清晰显示肝动脉异常扩张、迂曲,是遗传性出血性毛细血管扩张症肝血管畸形的特征性表现。虽然并没有明确显示肝动脉 - 肝静脉间存在异常的动静脉吻合,但上述 CT 表现均是存在肝动静脉瘘的间接征象,因此在诊断上不能排除患者存在肝动静脉瘘,提示患者肝脏存在高动力血液循环。

患者此次就诊的主要原因是反复原因不明的癫痫发作,但由于没有发现明确的脑血管畸形,因此可考虑患者反复的癫痫发作与其多发的血管畸形有关。

肺动静脉畸形患者大多都具有较高的脑血管意外的风险。由于肺动静脉畸形引起血液的右向左分流,且畸形动静脉间压力较小并且缺乏正常的肺毛细血管管壁结构,肺毛细血管滤过功能受到影响,因而易导致逆行性栓子形成,并进一步引发其他全身系统的疾病,尤其与患者的脑血管意外关系密切。因此该例不能除外广泛肺动静脉畸形引起逆行性栓子产生,导致患者脑血管意外及反复癫痫发作的可能。

另外,由于肺循环及肝循环都可能存在异常分流,该例可能存在低氧血症,血液的氧分压过低,局部大脑皮质缺氧,也可能导致癫痫的发生。

该例患者肺动静脉畸形范围广且数量多,并引起了相关的临床症状,是目前治疗的重点。针对弥漫性肺动静脉畸形,栓塞治疗可以有效改善患者的缺氧症状及减少并发症的发生。而对于肝动脉畸形,临床主要的治疗在于对症治疗,其目的在于减少分流和控制症状,最有效的治疗方法即肝移植。目前患者肝动脉畸形的并发症并不明确,可临床应密切观察,必要时需利用肝动脉栓塞或肝动脉结扎的方法减轻患者肝动脉压力。

第二节　遗传性出血性毛细血管扩张在肝脏

长时间以来,遗传性出血性毛细血管扩张的　　特征性表现是鼻出血、黏膜和皮肤的多发性毛细血管扩张、和优势遗传三联征。渐渐地，人们认识到它几乎可侵犯所有器官系统。毛细血管扩张、血管瘤、和／或动-静脉瘘已发现可见于肺、整个胃肠道、肝、脾、肾、生殖系、脑、主动脉、骨、结膜以及视网膜。遗传性出血性毛细血管扩张是少见病，其发病率大约为十万分之一到十万分之二。

一、病理学

在遗传性出血性毛细血管扩张的肝硬化所有病例，有些特征是常见的。此类肝硬化通常为巨结节型，伴有广大区域的纤维化和不规则的分隔形成。纤维条索内含许多大小不同的毛细血管扩张。海绵状血管瘤、肝动脉的动脉瘤、肝动脉-门静脉瘘、肝动脉-肝静脉瘘等在血管造影或腐蚀标本都可见到。在③组临床表现的病人，上述紊乱是纯血管性的。

二、临床表现

遗传性出血性毛细血管扩张在肝脏的疾病，有三组表现：①遗传性出血性毛细血管扩张，伴存肝的毛细血管扩张，纤维化和／或肝硬化；②遗传性出血性毛细血管扩张，伴存肝硬化，无肝的毛细血管扩张；③遗传性出血性毛细血管扩张，伴肝的毛细血管

扩张，但无纤维化或肝硬化。病人平均年龄为57岁，且以经绝期后的妇女居多。

①组和②组表现的病人有右上腹痛、贫血、肝肿大、而且常常脾也肿大。肝区可出现杂音或震颤。门脉高压和脑病可以出现，在③组也一样。肝功能通常相当好，碱性磷酸酶升高和轻度高胆红素血症常常是唯一的异常。

三、影像学研究

当动-静脉瘘存在时，超声能观察到肝动脉的扩张伴血管正常逐渐变尖的征象阙如。实际上的这些异常本身可以描绘为扩张的匍行性小管状结构，伴有回声的壁与突出的搏动。肝硬化的超声表现，当其出现时，类似于其他原因的肝硬化表现。

肝内的散在的血管畸形，血管造影能观察到一致扩张的和扭曲的肝动脉分支，中等密度和轻度斑驳状的肝像，以及早期但不是立刻的肝静脉显影。这些征象提示有肝内的动脉毛细血管-静脉短路存在。

胸部照片可显示心脏增大和轻度的肺充血，揭示存在肌肉收缩过度的状态，从而给诊断提供重要线索。身体其他部位的血管性病变，在临床资料提示下，可被血管造影寻找到。

第三节　遗传性出血性毛细血管扩张症与消化道出血

遗传性出血性毛细血管扩张症是常染色体显性遗传病，常累及小血管。

基本病理改变为小动脉、毛细血管和小静脉管壁变薄变脆，缺乏弹力纤维和平滑肌层，同时血管壁失去对交感神经和血管壁活性物质调节的反应能力，缺乏正常的舒缩功能，导致管腔扩张、动静脉畸形，易发生破裂出血。

该病可发生于多种脏器，以鼻黏膜、口腔等处多见，反复鼻出血是本病的常见症状；发生于消化道者，可以消化道出血为主要症状，发生率为33%。

一例患者动脉造影表现为肠系膜上动脉末梢血

管的多个结节状异常毛细血管影染色，并见肠系膜上静脉分支早显；静脉期显示异常毛细血管内对比剂排空延迟。未见明显对比剂外溢可能与出血后局部压力降低、出血部位凝血有关。

对于特殊部位和原因的消化道出血，血管造影和介入治疗有着重要的诊断和治疗价值，特别是小肠病变。该患者在外院曾行胃镜、肠镜等检查，均未发现异常；通过血管造影明确了患者的出血原因及发生部位，并对下一步外科手术起到定位作用，减少了不必要的肠段切除。

第六章　显微镜下多血管炎

显微镜下多血管炎是一种主要影响小血管的坏死性血管炎,可累及全身多系统,以肾脏及肺最多见,可侵犯肾脏、肺和皮肤等脏器的小动脉、微动脉、毛细血管和小静脉。显微镜下多血管炎临床表现复杂,缺乏特异性,容易误诊,近来随着对显微镜下多血管炎认识的不断深入、检测手段不断完善,发现显微镜下多血管炎并不少见。

1994 年 Chapel Hill 会议将显微镜下多血管炎定义为一种主要累及小血管(如毛细血管、小静脉或小动脉)无免疫复合物沉积的坏死性血管炎。

一、发病机制

显微镜下多血管炎的发病机制目前不十分清楚,文献认为可能与遗传、环境因素、抗中性粒细胞胞质抗体(ANCA)、细胞因子等免疫效应细胞有关。抗中性粒细胞胞质抗体在原发性小血管炎的发病机制中起着重要作用。文献报道显微镜下多血管炎患者抗中性粒细胞胞质抗体的阳性率可达 94%,对诊断核周型抗中性粒细胞胞质抗体的特异性为 81%。一组 43 例胸部受累显微镜下多血管炎患者核周型抗中性粒细胞胞质抗体均为阳性。

二、临床表现

显微镜下多血管炎的临床表现复杂多样,全身各个系统均可受累,肾脏及肺是最常受累的器官。一组 66 例患者中胸部发现异常 43 例(65.2%)。临床上肺受累可表现为咳嗽、发热、呼吸困难、咯血、胸痛、胸腔积液等症状。

90%~100% 显微镜下多血管炎有肾脏损害,肾组织活检,绝大多数为局灶性节段坏死性肾小球肾炎,伴新月体形成,免疫荧光检查一般无免疫复合物或仅有微量沉积。该组 43 例胸部受累显微镜下多血管炎患者均出现尿检异常。

三、不同时期显微镜下多血管炎的胸部 CT 表现

胸部 CT 扫描是发现和评估显微镜下多血管炎肺脏受累最常用的检查方法。显微镜下多血管炎的肺部 CT 表现复杂,文献报道不多,描述也各不相同。Katerina & Foteini(2008)报道 1 例临床以发热为首发症状的患者;一些学者报道 5 例显微镜下多血管炎的胸部 CT 影像表现。该组对 43 例不同进展期的显微镜下多血管炎的胸部 CT 影像表现进行对照分析,发现活动期及稳定期显微镜下多血管炎患者的 CT 表现具有不同的特征。

活动期胸部 CT 表现主要以磨玻璃样改变、肺实变、散在斑片影、纵隔淋巴结肿大及胸腔积液多见,且病变往往比较广泛。肺实变 CT 表现为大片状密度增高影,可见于两侧肺,也可以见于一侧肺,有时实变的肺组织内可见充气支气管影,病变可见于任何肺叶,但以两中下肺较多见。

磨玻璃样改变 CT 上表现为两肺透亮度减低,呈磨玻璃样,病变可以是两肺弥漫性,也可见于单侧肺。散在斑片影 CT 表现呈小片状密度增高影,边缘模糊,可见于两肺任何部位,分布缺乏特征性。文献报道肺泡出血、小叶间隔的炎症渗出是肺磨玻璃样改变、肺实变和散在斑片状影的病理基础。

弥漫性肺泡出血是活动期显微镜下多血管炎比较常见的肺部表现,也是临床上咯血的病理基础,Oh 等(2009)认为,弥漫性肺泡出血与疾病死亡率明显相关,弥漫性肺泡出血预示着疾病的严重程度。

在稳定期胸部 CT 中虽然磨玻璃样改变、散在斑片状影、纵隔淋巴结肿大及胸腔积液都有发现,但发病明显低于活动组,而肺实变未发现,并且稳定期的磨玻璃样改变较局限。

显微镜下多血管炎胸部 CT 表现的另一个特征是纤维条状及网格状影,表现为两下肺纤维条状密度增高影及两肺外带胸膜下的网格状改变,其病理

基础可能与支气管血管束及小叶间隔增厚、弥漫性全细支气管炎、肺间质纤维化等有关。

显微镜下多血管炎患者的肺间质纤维化，文献报道不多，Foulon 等（2008）报道 1 组 17 例抗中性粒细胞胞质抗体阳性血管炎肺纤维化患者中，有 7 例为显微镜下多血管炎；Homma 等（2004）报道的 1 组 31 例抗中性粒细胞胞质抗体阳性血管炎肺纤维化患者中 8 例为显微镜下多血管炎；病理可见间质性肺炎和血管炎。

大部分学者认为肺的间质纤维化可以在疾病早期发现，也可以和显微镜下多血管炎同时发生。纤维化严重时胸部 CT 上可呈蜂窝状改变，该组 6 例患者可见蜂窝状改变。有学者认为肺纤维化的出现往往预示着疾病的预后不良。显微镜下多血管炎引起肺间质纤维化的主要发病机制目前不十分明确，Homma 等（2004）认为，抗中性粒细胞胞质抗体与血管炎肺间质纤维化具有一定的相关性。

显微镜下多血管炎还可见肺大泡，该组发现 8 例，不同时期都可发现。

显微镜下多血管炎的胸部 CT 表现为大片实变影、散在斑片影时要和肺部感染性病变鉴别。而肺部网格状改变要与结缔组织性疾病引起的纤维化鉴别。显微镜下多血管炎患者的病灶常常以中下肺野、两肺外带胸膜下多见，临床上肾脏活检、核周型抗中性粒细胞胞质抗体阳性有助于显微镜下多血管炎的诊断。

总之，显微镜下多血管炎的胸部 CT 表现与临床表现缺乏特异性，但疾病不同时期的 CT 影像表现具有一定的特征性，病情活动期多表现为肺磨玻璃样改变、大片状实变影、纤维网格状影、纵隔淋巴结肿大及胸腔积液，而且病变广泛。稳定期以两肺散在斑片影，纤维网格状影居多，而且相对于活动期，病变较局限，这些特征有助于指导临床对显微镜下多血管炎的诊断、治疗效果及预后的评价。

第七章 其他与血管有关的疾病及检查技术

第一节 结节性全动脉炎

结节性全动脉炎在德国属于少见疾病,其发病率为 0.4/1000000~1.0/1000000。

一、病理学

理论上来说,本病几乎可累及全身各系统的血管,最常见的发病部位是皮肤、肌肉组织、胃肠道和肾脏,若侵及血管滋养管也可使主动脉受累。

组织学典型表现为累及中、小动脉血管壁全层的多形性细胞浸润和纤维蛋白样坏死。由于节段性动、静脉血管的炎性闭塞,导致局部组织缺血和坏死。

二、临床表现

在出现特异性临床表现前常有很长一段非特异性症状期,表现为一般不适、体重减轻以及炎症化验指标升高等。结节性全动脉炎是一种危及生命的脉管炎性疾病,30 年前其 3 年死亡率还高达 90%。强化免疫抑制治疗可以明显降低死亡率,尤其是使用环磷酰胺等药物。近几年本病患者在确诊后 5 年死亡率只有 10%。

三、影像学研究

尽管诊断方法已经取得了很大的进步,包括先进的影像学诊断技术如 DSA、CT、MRI 以及高分辨力超声的应用,大多数结节性全动脉炎患者还是在出现了危及生命的并发症之后才被确诊。

早期临床症状均很隐匿,与其他类型脉管炎不同的是,结节性全动脉炎患者的类风湿血清学检查可呈阳性表现。由于发生在小动脉壁的炎症反应呈局灶型分布,早期一般影像学检查无法发现,失去靶向性的穿刺活检发现炎症灶的可能性很低(即所谓

"取样误差")。因此,在鉴别诊断中考虑到此病,以及提高影像学的导向性都显得尤为重要。

仅发生于内脏血管、无任何临床症状的微动脉瘤是结节性全动脉炎的典型表现,这些小动脉瘤破裂后导致的持续性出血,提示血管病变已经进入晚期。出血可以表现为脏器实质内出血,也可以局限于包膜下。如果血肿巨大则会危及生命。此时,血管造影不仅可以明确诊断,还可以通过对活动性出血灶进行介入栓塞而达到治疗目的。

此外,也可出现局部血液循环障碍,甚至脏器坏死,临床则表现为急腹症。神经滋养血管和血管滋养管也是好发部位,前者导致多发性单神经炎,后者引起大血管受累。

胃肠道受累的患者大多以腹痛为临床症状。如果疑诊结节性全动脉炎,除了肠系膜上动脉造影以外,还必须包含所有的内脏动脉,因为结节性全动脉炎的发病方式与部位有很大的差异性,约 2/3 的患者肝脏受累,尽管 DSA 检查不一定能发现脉管炎或微动脉瘤,但是肠道仍然可能已经受累。

CT 及 MRI 能很好的显示肠壁增厚及邻近肠系膜炎性改变。MRI 的敏感度要高一些,不过目前文献中还没有大量数据说明在结节性全动脉炎患者中 MRI 比 CT 的诊断价值更高。有学者总结了 3 例经组织学证实的结节性全动脉炎患者的 CT 和 MRI 表现,对其多次 MRI 检查结果与临床表现进行相关性分析,其中 1 例由 MRI 发现有节段性肠道炎性改变者与随后经胶囊内镜检查后的组织学结果相符。

病变累及四肢时,临床特征类似于外周动脉闭塞病,DSA 表现类似于脉管炎,主要表现为动脉管径粗细不均,以肢体远端动脉更多见。

结节性全动脉炎与外周动脉闭塞病的鉴别较困

难,若高分辨超声上见血管壁及周围组织的节段性低回声改变可提示结节性全动脉炎的可能。

在功能代谢方面,^{18}F FDG-PET(^{18}F 脱氧葡萄糖 - 正电子断层扫描)适用于显示风湿性疾病所引起的大、中型血管的炎性改变,主要表现为受累大血管广泛的均匀性 FDG 浓聚。

结节性全动脉炎的临床症状和影像学表现都具有很大的差异性,不过当出现一些特征性表现时,还是应该考虑到结节性全动脉炎的诊断。

第二节　皮肤 - 脊膜 - 脊椎血管瘤病

皮肤 - 脊膜 - 脊椎血管瘤病,又称 Cobb 综合征,由 Cobb(1915)最先描述而得名。此前,Berenbruch(1890)曾有过椎体血管瘤合并相应体节皮肤多发血管瘤病的报道。

该病是一种较罕见的先天性非遗传性疾病,一般无家族史,男性略多于女性,多数于儿童或青年时期出现神经系统症状。本病文献报道较少,据文献检索,截止 1999 年国外仅报告 29 例,国内报道 3 例。Soeda 等(2003)又报道 1 例。有学者(2005)搜集 2 例,均为男性,发病年龄分别为 22 岁、13 岁。

一、病理学

由于胚胎发育的缘故,人类的椎体、脊髓及肌肉皮肤的血供呈节段性分布,来自各节段的背外侧动脉。因此,某个节段血管发育异常可以累及相应节段的皮肤、椎体、脊髓、脊膜、神经根甚至肌肉和内脏,此即本病的病理基础和特征。病变包括动静脉畸形和动静脉瘘。该组 2 例患者均为多节段发病,累及皮肤、椎体、脊膜、神经根和肌肉,脊髓、内脏无受累。

二、临床表现

皮肤 - 脊膜 - 脊椎血管瘤病临床表现包括 3 个方面:脊髓症状:包括蛛网膜下隙出血、脊髓内出血及神经根刺激症状。系椎体、脊髓血管畸形及扩张的硬膜外静脉丛压迫脊髓所致。表皮症状:血管瘤。脊柱症状:为椎管内神经根硬膜血管瘤、椎体血管瘤以及椎旁血管瘤压迫脊髓引起的症状。

该组 2 例患者均无蛛网膜下隙出血、脊髓内出血,但都出现脊髓受压症状、表皮血管瘤和椎体椎旁血管瘤、血管畸形。其中例 2 行椎管内手术后皮肤血管瘤颜色明显变淡,似说明皮肤血管瘤与椎管内血管病变有相同的供血动脉。

三、影像学研究

本病影像学表现主要包括椎体血管瘤、椎旁及椎管内(包括脊膜、脊髓)血管性病变、皮肤内脏血管瘤,影像学确诊依靠血管造影。X 线平片可无阳性发现,有时可见椎体、附件骨质破坏及血管钙化影。

Soeda 等(2003)报道的 1 例显示椎管增宽。脊髓造影检查虽可见椎管狭窄、椎管内充盈缺损等征象,但因该方法有创且具有副作用,现已很少使用。

CT 和 MRI 有助于判断病变延伸的范围,且MRI 优于 CT,可以显示畸形血管、血管瘤,甚至供血动脉。椎体血管瘤 CT 典型表现为椎体骨质呈网眼状改变,骨小梁粗大,其间有低密度灶,可见栅栏征;MRI 表现依据成分不同而不同,大多数 T_1WI 及 T_2WI 都呈高信号,增强扫描可有强化。该组 2 例椎体血管瘤均为多发,CT 表现典型,冠状面、矢状面重建呈栅栏状,骨小梁间呈低密度灶,CT 值为负值,提示为脂肪组织;T_1WI 呈略高、高信号,T_2WI 呈高信号,增强扫描呈轻度强化。

椎旁、椎管内血管性病变 CT 表现为软组织密度,以增强扫描显示最佳;MRI 多表现为混杂信号,可见流空征象。该组 2 例术前 CT 均未发现病变,可能与扫描部位及未行增强扫描有关;MRI 显示病变都位于脊髓外:1 例位于硬膜外,DSA 及手术证实为动静脉畸形;另 1 例位于硬膜下,DSA 及手术显示为动静脉瘘并发动静脉畸形。T_1WI 显示病灶与脊髓呈等信号,邻近椎管内脂肪高信号消失,脊髓受压,T_2WI 病变呈略高信号,并见异常血管流空现象,未能分辨供血动脉。

该组 2 例未发现内脏受累征象。例 1 于 T_2WI可见背部皮肤及皮下软组织内出现不规则高信号,并高出皮肤表面。皮肤 - 脊膜 - 脊椎血管瘤病可合并其他发育畸形,如绳状终丝、椎管内脂肪瘤等。该组 2 例患者 DSA 显示病变供血动脉来自肋间动脉、肋下动脉。

有学者认为皮肤 - 脊膜 - 脊椎血管瘤病并非如同文献报道的那样少见,改善成像技术及图像质量可以提高该病的诊断率。

有学者认为除上述因素外,诊断者是否了解该病的临床及影像诊断知识是更为重要的另一个因素,工作中一旦遇到同节段出现椎体血管瘤、椎旁及椎管内(包括脊膜、脊髓)较弥漫病变(尤其有流空效应出现)时,应注意相应节段皮肤、皮下组织及内脏有无病变并查看病人皮肤,如果有皮肤血管瘤,则应怀疑皮肤 - 脊膜 - 脊椎血管瘤病的可能,进一步行 DSA 检查明确诊断。

第四篇　与淋巴有关的疾病

第一章　淋巴瘤

第一节　非霍奇金淋巴瘤多系统侵犯

非霍奇金淋巴瘤是一组恶性程度不等、临床表现各异的恶性淋巴瘤,其病理组织学分型比较复杂,至今没有统一的意见。目前应用比较广泛的是1992年国际专家组制定的非霍奇金淋巴瘤"供临床应用的工作方案",主要分为低度恶性、中度恶性和高度恶性三大类。非霍奇金淋巴瘤易于侵犯淋巴结以外的多个系统和脏器,其影像学表现多种多样。

一、非霍奇金淋巴瘤与霍奇金病

非霍奇金淋巴瘤与霍奇金病都是淋巴组织系统性恶性增生性疾病,但两者在组织学、临床经过、传播方式、对治疗的反应和预后均有不同。

霍奇金病发展相对较慢,有明确的临床和病理学特征,被认为是一个单独疾病,其生物学行为多侵犯邻近淋巴结区,较少侵犯结外器官。

非霍奇金淋巴瘤远比霍奇金病复杂,至今没有统一的病理分类方法,被认为是一组疾病,其生物学行为具有跳跃性侵犯及较多的结外侵犯的特点。对非霍奇金淋巴瘤侵犯不同器官或组织的影像学表现,国内外文献均有报道。

一组10例中有7例分别侵犯鼻腔、股骨、肱骨、髂骨等部位的非霍奇金淋巴瘤,未发现浅表淋巴结和其他系统侵犯,被认为是原发性非霍奇金淋巴瘤,另3例同时伴有颈部、锁骨上或纵隔淋巴结肿大,则认为是继发性非霍奇金淋巴瘤。

二、非霍奇金淋巴瘤骨侵犯

非霍奇金淋巴瘤骨侵犯分为原发性和继发性,但其影像学表现相似。溶骨性骨质破坏伴受累骨的广泛性骨质疏松是最多见的X线表现。病变多发、可引起关节面破坏、关节间隙狭窄及关节周围软组织肿块,这在其他骨肿瘤中也是少见的。

非霍奇金淋巴瘤发生于长管状骨者占50%~75%,且多发生于骨干、干骺端(57%)或干骺端和骺端(22%)。浸润型和溶骨型占88%,这与非霍奇金淋巴瘤病理表现相一致。该组4例非霍奇金淋巴瘤骨侵犯分别表现为溶骨性破坏2例、虫蚀状破坏1例、混合性骨质破坏1例,其中2例伴有周围软组织肿胀,2例伴有层状骨膜反应。共同特点是移行带宽,破坏范围广,表现为恶性倾向,但病程长、发展慢,临床症状相对较轻。

单发的非霍奇金淋巴瘤骨侵犯需与骨肉瘤、尤因肉瘤、转移性骨肿瘤等鉴别。广泛的骨质破坏而临床症状相对较轻,应高度怀疑非霍奇金淋巴瘤并努力寻找其他部位的病变。

三、非霍奇金淋巴瘤鼻腔及副鼻窦侵犯

鼻腔及副鼻窦是继咽淋巴环后头颈部结外病变的第二好发部位,最常累及鼻腔、上颌窦,继为筛窦及蝶窦,并可由一组副鼻窦播散至其他副鼻窦组。

该组3例非霍奇金淋巴瘤,1例侵犯下鼻甲,1例侵犯鼻腔,另1例侵犯一侧鼻腔、上颌窦及眼眶,形成密度均匀的软组织肿块,而骨质破坏相对较轻。因鼻腔及副鼻窦是结外非霍奇金淋巴瘤好发部位,所以非霍奇金淋巴瘤是此部位软组织肿块鉴别诊断的重要组成部分。

四、非霍奇金淋巴瘤胸部侵犯

25%~40%的非何杰金淋巴瘤有胸部侵犯,包括纵隔、肺门淋巴结、肺部、胸膜、胸壁及心包受侵。原发性肺淋巴瘤极少见,且多为非何杰金淋巴瘤;继发性肺受侵分为结节型、肺炎-肺泡型、支气管-血

管 - 淋巴管型及粟粒 - 血行播散型。不论原发性还是继发性，其影像学表现相似。

　　该组 3 例胸部非何杰金淋巴瘤，2 例 CT 表现为纵隔、肺门淋巴结肿大、融合，呈浸润性生长，腋窝等淋巴结受累；1 例 X 线平片示左肺受侵表现为结节型，右肺合并感染呈大片实变影。

　　此外，非何杰金淋巴瘤纵隔侵犯需与侵袭性胸腺瘤等纵隔肿瘤鉴别，非何杰金淋巴瘤肺侵犯需与中央型肺癌合并肺门、纵隔淋巴肿大、肺转移瘤等鉴别。

　　总之，非何杰金淋巴瘤的确诊依赖于手术病理或穿刺活检。但是，非何杰金淋巴瘤淋巴结外多系统侵犯因其部位和生长方式的不同而具有相对特异的影像学表现。

　　因此，合理的影像学检查是确定非何杰金淋巴瘤存在、分期、范围以及随访观察的主要手段，它不仅可为病理穿刺活检提供导向，而且可为非何杰金淋巴瘤的诊断、鉴别诊断以及治疗方案的选择提供可靠的依据。

第二节　膝弥漫性大 B 细胞淋巴瘤

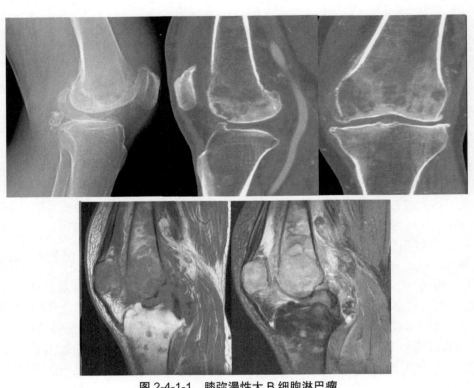

图 2-4-1-1　膝弥漫性大 B 细胞淋巴瘤

　　病例，女，61 岁。反复左膝肿痛 2 月入院。

　　症状及体征：左膝疼痛、肿胀、活动受限，查体：左大腿下端、膝部、小腿上端皮肤完好，稍肿胀，以内侧明显，外观无明显畸形，皮温稍高，内侧局部压痛阳性。

　　X 线平片示膝关节骨质密度尚均匀，未见明显骨质破坏；CT 骨窗矢状位及冠状位见股骨、胫骨多发穿凿样骨质破坏，骨皮质尚连续；MRI 矢状位 T1WI 及 T2WI 示股骨、髌骨及胫骨多发稍长 T1 稍长 T2 信号影，周围未见明显软组织

肿块（图 2-4-1-1 ）。

　　手术病理所见：刮勺刮除部分髓腔内组织送活检，见髓腔内组织呈肉芽肿样变。

　　病理检查：免疫组化检测：阳性：CD20、CD79α、LCA、CD5、Bcl-6、MUM1、Ki-67（约 80% ）；阴性：CD10、CD3、CD45R0、CD7、CD38、CD138、k 链、l 链、CD99、TTF-1、NSE、Vim、EMA、CK（P）、CK7、CK20、Villin、CD23、TdT ）。免疫组化检测结果符合弥漫性大 B 细胞淋巴瘤

误诊分析:本病例以膝关节为中心多骨同时累及,在诊断思路上较易朝着关节退行性疾病或关节感染性疾病的方向分析,尤其是髌骨的累及,更让诊断者未将骨肿瘤放在第一考虑范围内,而骨皮质无中断、缺乏骨膜反应及软组织肿块表现,仅股骨下段周围软组织肿胀,又进一步将该病例的诊断分析远离恶性骨肿瘤,导致误诊。然而该病例患者年龄61岁,X线检查显示骨质破坏轻,CT检查显示多灶性侵蚀性骨质破坏,而MRI显示病变范围较广泛,则强烈提示可能为淋巴瘤。

第二章　淋巴结转移

第一节　关于纵隔淋巴结转移

螺旋 CT 对于衡量纵隔肺门淋巴结的大小的作用是无可争议的。但影像学上对于淋巴结有无转移的判断较为困难。胸内淋巴结的转移可呈跳跃性，并且有无转移与淋巴结的大小不成比例。既往文献中多以淋巴结短径来测量淋巴结大小。临床工作及研究中常以淋巴结短径≥1 cm 作为有无转移的标准，但假阳性、假阴性率较高，各家报道不一。Gross 等（1988）研究发现有 7% 正常大小的淋巴结病理检查有转移。Buy 等（1988）提出把淋巴结引流区域与淋巴结的大小结合起来分析，比单用 1 cm 的判断标准假阳性率减低。

Pirronti 等（2000）提出除了淋巴结的大小，还有其他的征象提示转移：淋巴结中心低密度；高密度的薄或厚的边缘，呈结节状；淋巴结周围脂肪组织呈条状或弥漫的密度增高。

以上的标准用于术后淋巴结的评价有一定的价值，特别是 Buy 等（1988）提出的淋巴结的大小结合

术前肿瘤所在部位的评价。但是术后特别是纵隔淋巴结清扫术后，纵隔脂肪密度增高、瘢痕形成、纵隔结构改变对判断有无肿大的淋巴结及淋巴结的性质更加困难。

淋巴结大小与肿瘤淋巴引流途径相结合固然重要，但沿淋巴引流路径近站的肿大淋巴结术中清扫后，也应该高度警惕术后一定时期远站的潜在恶性的淋巴结增大。

最重要的还是淋巴结前后的比较，如：淋巴结从无到有或逐渐增大、增多，放化疗后减小或消失，可以认为有转移；而肿大的淋巴结如发现有钙化，或随后的复查中淋巴结大小形态密度无变化，或抗炎治疗后减小消失则认为无转移。

总之，判定淋巴结有无转移时应将其部位、形态、密度、数目、大小以及动态变化情况结合起来综合分析。特别是对淋巴引流路径的淋巴结应高度警惕，随访观察其大小的变化和密度的改变非常重要。

第二节　综合全面分析淋巴结转移

淋巴结转移是胃癌转移的主要方式，淋巴结转移与否对判断预后至关重要，是螺旋 CT 诊断研究的重点之一。螺旋 CT 诊断淋巴结转移主要依据淋巴结大小、形态和强化程度。

Hundt 等（1999）报道螺旋 CT 对非转移淋巴结诊断准确性为 75.2%，转移淋巴结的准确性为 67.1%。该组资料显示，对于高/中分化癌，淋巴结直径 10 mm 以上的转移率高，10 mm 以下的多不发生转移；相反，对于低分化癌，即使淋巴结直径 <5 mm，也多发生转移，特别是簇状生长的小淋巴结，因

此诊断淋巴结转移还应结合胃癌的组织分化程度。

综合淋巴结大小、形态、强化程度和胃癌组织分化程度，该组 55 例胃癌非转移淋巴结的诊断准确性为 72.2%，转移淋巴结的准确性为 81.1%，N_1 的准确性为 54.5%，N_2 的准确性为 92.3%，后者准确性明显较高，主要在于肿大淋巴结很容易与相邻明显强化的大血管区分开，螺旋 CT 三期增强扫描可动态显示淋巴结的强化。该组对转移淋巴结的诊断准确性较高，对临床医师行胃癌根治性手术有重要指导意义，特别是 N_2 淋巴结转移，因为 N_1 淋巴结在手术中

常规均被摘除，N_2 淋巴结常规不为手术所清扫。

　　该组资料显示胃癌原发灶的组织分化程度直接影响淋巴结转移的分期情况，高／中分化癌多无淋巴结转移，即使转移也多为 N_1 淋巴结转移；低分化癌多发生淋巴结转移，特别趋向于 N_2 淋巴结转移。该组高／中分化癌 61.11% 无淋巴结转移，仅 16.7% 发生 N_2 淋巴结转移；低分化癌 86.5% 发生淋巴结转移，其中 N_2 淋巴结转移占 71.9%。螺旋 CT N_0 分期中 68.8% 为高／中分化癌，N_2 分期中 88.5% 为低分化癌，仅 11.5% 为高／中分化癌。

　　我们认为，判断淋巴结是否为病灶转移，除与淋巴结大小、从无到有、从小到大等动态观察有关外，与原疾病的情况（肿瘤组织细胞的分化程度、结核菌的毒力……等）、病人的体质及免疫状态都可能有关。如上所述，在低分化的胃癌，淋巴结虽小（<5 mm），但已转移，而相反，在有的肿瘤尽管淋巴结肿大，但肿瘤的转移却不多。动态观察综合各方面因素进行全面分析才是重要而准确的手段。

第三章　巨淋巴结增生症

第一节　误诊病例简介：肾脏局限型巨淋巴结增生症

巨淋巴结增生症，也称 Castleman 病、血管滤泡性淋巴结增生、血管瘤性类淋巴细胞增生症，是一种良性淋巴结增殖性病变，病因不明。

根据增生淋巴结起源划分为 3 型：透明血管型，约占 90%，该型通常为单发淋巴结，无症状，临床表现呈良性，手术切除预后良好；浆细胞型通常为多发，可能有发热、消瘦、溶血性贫血、皮疹和高丙球蛋白血症等全身系统症状；第 3 型为多中心型或普遍型，其症状与浆细胞型相似。根据临床症状分为局限型和弥漫型。

巨淋巴结增生症以纵隔多见，其次为颈部和腹部。局限型病变 CT 多表现为边界清晰的肿块影，钙化少见；增强后呈明显强化，动态增强扫描多表现为动脉期显著强化，门静脉期和平衡期持续强化，这与透明血管型巨淋巴结增生症有较多的供养血管，病灶血管增生伴毛细血管异常增生和扩张有关。肿块较大时内部会出现斑点状及分支状的钙化，系病灶内增生的小血管主干及其分支退变、玻璃样变和钙化所致。瘤灶内极少伴有出血和坏死灶，可能与肿瘤血供丰富、侧支循环良好，以及淋巴滤泡组织本身不易坏死的特性有关。弥漫型的影像特点为多发淋巴结肿大，呈低至中度强化，与其病理上以大滤泡和滤泡间浆细胞浸润为主，血管增生较少有关。

发生在腹腔或腹膜后的巨淋巴结增生症较少，

而发生在肾脏的巨淋巴结增生症则罕见，一些学者检索到的 2 例均为肾脏局灶型透明血管型巨淋巴结增生症。该例 CT 表现与检索到的 2 例表现一致，均为肾实质内孤立的小圆形肿块影，密度均匀一致，直径均小于 2.0 cm，边缘光滑，界限清晰；增强后呈明显均匀的强化，显示为富血供特点。发生在肾脏的局灶型巨淋巴结增生症早期亦有一例报道，经全肾切除术治愈。该例行保留肾单位病灶切除术，患者治愈出院。

本病需与表现为肾脏单发小结节灶的疾病进行鉴别。肾脏透明细胞癌：较小病灶多为实性密度，增强后皮质期肿瘤强化程度与肾皮质相似，肾实质期强化有所减退，可呈快进快出或快进慢出等表现。乳头状肾细胞癌：强化幅度较低，呈轻中度强化。肾脏嫌色细胞癌：增强扫描强化程度低，呈均匀轻度强化或中心区出现低密度"星芒状"、"车辐状"表现。乏脂肪性血管平滑肌脂肪瘤：平扫时密度较高，多为高于肾实质的肿块，CT 值与肌肉相仿，密度均匀；增强后多呈中度均匀性强化，延迟强化。其他少见肾脏肿瘤，如后肾腺瘤，增强后为轻中度强化，可见延迟强化特点。综上所述，肾脏局灶型巨淋巴结增生症罕见，如遇到肾脏单发小结节灶，平扫时为均匀等信号，增强后呈均匀明显强化，以动脉期强化明显，平衡期强化幅度低于肾实质，要想到此病的可能性。

第二节　误诊病例简介：特殊 CT 增强表现的腹膜后巨淋巴结增生症

巨淋巴结增生症，又称 Castleman 病，是一种好发于胸内的少见的良性慢性淋巴组织增生性疾病。病因不明，多认为是一种慢性炎症或感染过程，可能

因慢性抗原刺激、病毒感染或药物等引起的反应性淋巴组织异常增生。

病理组织学上分为透明血管型、浆细胞型和中

间型。按病变的范围亦可分为局限型和多中心型，局限型中 96% 为透明血管型。

一例之所以称为特殊 CT 增强表现的腹膜后巨淋巴结增生症，其原因为该例增强后其特有的 CT 表现有别于典型的巨淋巴结增生症表现。

典型的透明血管型巨淋巴结增生症增强后具有早期和持续显著均匀一致强化的特征性，其强化程度及动态变化与动脉相仿，而该例 CT 增强表现特殊，表现为增强后早期肿块呈周边不规则明显强化，但强化程度略低于同层面的腹主动脉，门脉期原肿块周边保持持续强化的同时，肿块强化向中央推进、充填。其增强特点类似于典型的"肝血管瘤"样增强表现。

回顾性分析文献，类似于该例巨淋巴结增生症的强化表现极为少见，按照一些学者的分类方式，该例属于典型的"蔓延型"强化模式，即强化由肿块外周向中央蔓延。

由于瘤灶内极少伴有出血和坏死灶为局限型巨淋巴结增生症的一个重要特征，其原因可能与肿瘤血供丰富、侧支循环良好及淋巴滤泡组织本身不易坏死的特性有关。故此类强化方式的巨淋巴结增生症极易误诊为异位嗜铬细胞瘤或副神经节肿瘤等。

该例术前误诊原因为腹膜后巨淋巴结增生症较为少见，肿瘤的强化方式极不典型，以及放射医师经验不足，患者有 10 余年高血压病史，故误诊为异位嗜铬细胞瘤。

异位嗜铬细胞瘤 CT 表现与肾上腺嗜铬细胞瘤相似，即平扫肿瘤密度不均，瘤内可见坏死及囊变影，增强后多数肿瘤呈明显的持续性强化。该例腹膜后巨淋巴结增生症的形态、位置、密度及 CT 表现均与有的学者报道的腹膜后异位嗜铬细胞瘤极为类似，故单从影像学上鉴别极为困难。

典型的巨淋巴结增生症术前结合 CT 增强检查一般可做出准确的诊断，对于不典型且十分少见的强化模式，则鉴别困难，确诊仍需病理学检查。

第三节　巨淋巴结增生症（透明血管型）

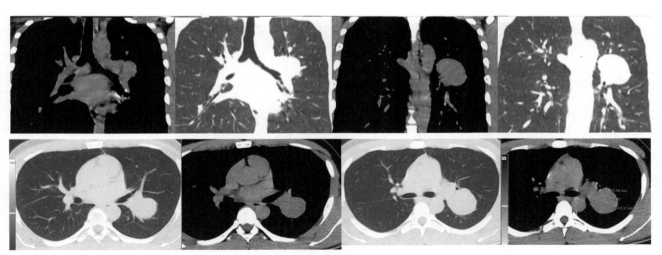

图 2-4-3-1　巨淋巴结增生症（透明血管型）

患者，男，25 岁。因咳嗽、咳痰半月，发现肺部占位 1 天入院。患者缘于半月前开始无明显诱因出现咳嗽、咳痰，痰较少，咳嗽时偶有胸痛，无其他不适，昨日出现咳嗽带血丝（图 2-4-3-1）。

病理检查：左肺肿物组织：灰红色组织一块，大小 1.2 cm×1 cm×0.3 cm。左肺肿物切除标本：结节状组织一块，大小 5.5 cm×4 cm×3 cm，切面灰白灰黄，质中，境界清楚。纵隔淋巴结：淋巴结样物两枚，大小分别为 1.2 cm×1.2 cm×0.5 cm 和 0.5 cm×0.5 cm×0.2 cm，切面灰褐，质中。常规病理诊断：术中两次送检左肺肿物切除标本：初步诊断良性淋巴组织病变，待做免疫组化检测进一步协助诊断。纵隔淋巴结切除标本：淋巴细胞反应性增生。

免疫组化检测：阳性：CD34（血管内皮＋），CD31（血管内皮＋），F8（血管内皮＋），CD20（B 细胞＋），CD79α（B 细胞＋），PAX-5（B 细胞＋），CD3（T 细胞＋），CD5（T 细胞＋），CD45RO（T 细胞＋），CD21（树突细胞网＋），CD23，CD35（树突细胞网＋），CD68（组织细胞＋），CD163（组织细胞＋），CD38（散在浆细胞＋），CD138（散在浆细胞＋），Kappa 链（散在＋），CD10（小灶＋），Bcl-6（＋，集中于生发中心），Ki-67（＋，约 10%，主要集中于滤泡生发中心）；阴性：

TTF-1，Lambda 链，Bcl-2，TdT，CK（P），CyclinD1，EMA，ALKP80。免疫组化诊断：左肺肿物切除标本：结合组织学图像及免疫组化检测结果，送检肺肿物实为淋巴组织增生性疾病，符合 Castleman 病（透明血管型，该病又称为巨大淋巴结增生或血管滤泡性淋巴结增生），建议切除后复查。

第四节　误诊病例简介：血管滤泡性淋巴结增生症

血管滤泡性淋巴结增生症是一种慢性淋巴组织增殖性疾病，其特点是巨淋巴结增生。由 Castleman（1956）在 Cancer 上首次报道，故又名 Castleman 病，主要临床特点是：淋巴滤泡增生，血管增生，浆细胞增生。临床上少见。

临床分型为单中心型和多中心型，病因不明，一般认为与感染、免疫缺陷和细胞因子异常有关。多中心型主要与病毒感染有关（主要与 HHP8 病毒感染有关）。

患者一般伴有淋巴结增大，多数包膜完整，少数突破包膜向外生长，切面光整，硬度中等，黄色，与淋巴瘤切面不一样。镜下大多淋巴结结构完整，淋巴滤泡增生，淋巴细胞、浆细胞围绕生发中心呈"同心圆"形排列，毛细血管增生并穿透淋巴滤泡为特征性病理改变。

病理分为透明血管型、浆细胞型和混合型，其中以透明血管型较多见。

影像学研究

CT 增强扫描常显示明显强化的软组织肿块，透明血管型因毛细血管增生明显，实质期强化更显著，与血管丰富肿瘤性病变难以鉴别，最终诊断需病理学检查。

第五节　窦组织细胞增生伴巨大淋巴结病

请详见本书　本卷　本部分　第四篇　第四　　章　窦组织细胞增生伴巨大淋巴结病。

第六节　血管滤泡性淋巴结增生（巨淋巴结增生症），透明血管型

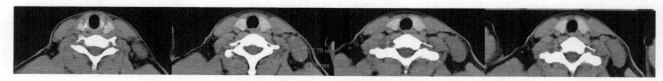

图 2-4-3-2　血管滤泡性淋巴结增生症（巨淋巴结增生症），透明血管型

患者，女，30 岁。因发现左锁骨上肿物 2 周入院。缘于 2 周前患者无意间于左锁骨上扪及有一约"鸡蛋"大小肿物。查体：左锁骨上皮下可触及一大小约 5 cm × 4 cm 大小肿物，质稍硬，边界清，活动度可，无明显压痛。门诊彩超：左侧锁骨上窝皮下软组织低回声团块，内见血流信号，胸片、血常规均无明显异常，结核杆菌抗体（弱阳性）（图 2-4-3-2）。

病理检查：结节状肿物一块，大小 3.8 cm × 3.2 cm × 1.5 cm，切面灰白质中。常规病理诊断：左锁骨上淋巴结增生性疾病，待免疫组化协助诊断。免疫组化检测：阳性：B 淋巴细胞增生 CD20，CD79a，Bcl-2，Bcl-6（＋）；生发中心 Bcl-2（-）；生发中心 Ki67（＋）；T 淋巴细胞增生，CD3，CD45RO，CD5，CD43（＋）；滤泡树突细胞增生，CD21，CD23，CD35

（＋）；浆细胞增生 CD38，CD138（＋），仅见于淋巴结边缘局部区域；滤泡中心透明样物质 PAS（＋）。阴性：Cyclin D1，CD10（此 2 项仅见少数阳性细胞）。免疫组化诊断：左锁骨上淋巴结增生性疾病，病变表现及免疫表型符合血管滤泡性淋巴结增生（又称巨淋巴结增生，Castleman disease），透明血管型。注：本病原因不明，建议临床随访。

第七节　巨大淋巴结增生症

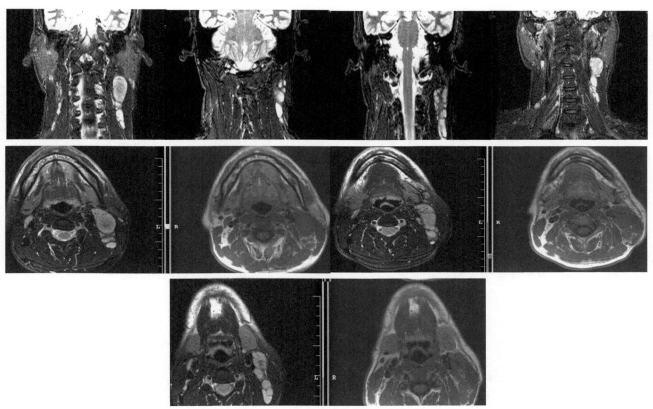

图 2-4-3-3　巨大淋巴结增生症

病例，男，38 岁。MRI 诊断：双侧颈部多发淋巴结肿大，以左侧为主，怀疑淋巴瘤及肿瘤转移（图 2-4-3-3）。

病理检查："左颈部肿物"已剖开的结节样肿物一枚大小 3.5 cm×2.5 cm×2 cm，切面灰褐，中央灰白，淡黄，质脆，似有包膜。病理诊断："左颈部淋巴结活检标本"结合免疫组化，诊断为巨大淋巴结增生症（castleman 病）。

第四章　窦组织细胞增生伴巨大淋巴结病

窦组织细胞增生伴巨大淋巴结病（SHML），又称为 Rosai-Dorfman 病，是一种原因不明的以组织细胞增多，浆细胞浸润及吞噬淋巴作用为特征的反应性组织细胞增生性疾病，是一种少见的良性组织细胞增生性疾病。

Rosai & Dorfman（1969）首次提出并描述。Shemen（1991）及 Foucar 等（1988）认为，如不同时伴淋巴结病变，称窦组织细胞增生伴巨大淋巴结病为宜。

本病主要发生于淋巴结，结外较少见，结外组织受侵的病例报道占窦组织细胞增生伴巨大淋巴结病发病总数的 28%~43%，累及结外者可发生于皮肤、鼻窦、眼眶、鼻咽部、腮腺、上呼吸道、胃肠道、骨骼、中枢神经系统和睾丸等处。其病理基础是大量增生组织细胞具有较强的侵蚀能力，可广泛累及淋巴结及结外各组织器官。

一、病理学

关于窦组织细胞增生伴巨大淋巴结病的确切病因和发病机制目前仍不清楚，认为与以下因素有关：病毒（如 EBV、HHV-6 等）或某种生物感染；自身免疫性疾病；恶性肿瘤。

确诊主要依赖于组织病理学检查，诊断依据是出现特征性多边形细胞，镜下见病变区域呈深染区与淡染区形成的不规则结节状。肿瘤细胞以大量多形性组织细胞、淋巴细胞及浆细胞为主，组织细胞较大，呈多边形、圆形或卵圆形，包膜较薄，细胞质丰富，含丰富嗜酸性胞质的组织细胞，内含被吞噬的淋巴细胞。

扩张的淋巴窦内充满大量组织细胞、少量中性粒细胞及浆细胞。组织细胞体积大，细胞核可一个或多个，核仁清楚，胞浆丰富呈嗜酸性，胞浆内可见完整的淋巴细胞沿胞质周边分布呈集团或花冠样排列，称为淋巴细胞的伸入运动或被吞噬现象。

结外窦组织细胞增生伴巨大淋巴结病最大特点是组织细胞体积很大，胞质淡染呈嗜酸性颗粒状，纤维化更常见。

免疫组织化学检查示组织细胞 S-100 蛋白强阳性，CD68 阳性，CD30 大细胞阳性，CD1a 阴性。

二、临床表现

窦组织细胞增生伴巨大淋巴结病可发生于任何年龄，国外报道好发于儿童或青少年，平均年龄 20.6 岁，男女比例大致相等。国内好发于成人，男性多于女性。根据病变累及范围分为 3 种亚型：淋巴结型、结外型和混合型（同时累及淋巴结和结外器官）。

临床以颈部淋巴结无痛性肿大伴发热及贫血为特点。表现为淋巴结肿大，可伴有低热、白细胞增多，血沉加快和高丙球蛋白血症等。本病多发生于淋巴结，颈部淋巴结为最常见的受累部位。淋巴结肿大占所有病例的 97%，有 43% 的病例合并有淋巴结外组织受侵，全身任何组织均可侵及，较常见于皮肤，其次为鼻腔及鼻窦，可多处同时累及。

本病发生于淋巴结外者，由于病变表现与伴有较多组织细胞反应的慢性炎症和肿瘤有相似之处，临床表现多无特异性，常造成临床诊断困难及误诊。

三、影像学研究

淋巴结：国外文献报道约 80% 以上患者累及颈部淋巴结，常为双侧同时受累，也可累及颌下、锁骨上、腋窝、纵隔、腹膜后等部位。纵隔淋巴结肿大胸部 X 线平片表现为纵隔增宽，CT 检查可清楚显示纵隔淋巴结肿大。有学者报道 1 例窦组织细胞增生伴巨大淋巴结病，患者纵隔淋巴结肿大侵犯食管，食管钡餐检查发现食管中下段充盈缺损，边界不清，其附近食管黏膜不规则，部分被破坏。另一例患者累及双侧颈部、左锁骨上窝、左耳后、双侧腋窝、纵隔内及腹主动脉旁淋巴结，肿大淋巴结一般无融合倾向。应与淋巴瘤及转移瘤鉴别。

鼻窦及眼眶：窦组织细胞增生伴巨大淋巴结病、

鼻腔鼻窦部炎症及良性肿瘤多呈膨胀性生长,CT表现为鼻腔或鼻窦内软组织密度影,骨质破坏较为局限、少见,骨质破坏的同时多伴有骨质增生,肿块一般生长缓慢,较大时可压迫窦壁引起继发性骨质吸收、破坏,且骨质破坏较规则。

在上颌窦的骨壁破坏中,炎症、良性肿瘤多以内壁为主;恶性肿瘤呈软组织肿块,浸润性生长,常见骨质破坏,骨质破坏的发生率明显高于良性病变,骨质破坏侵及广泛,除破坏上颌窦的内壁骨质外,尤以破坏前壁、后外壁为其特征,肿瘤直接侵及邻近结构甚至到达远处组织器官,并引起相应临床症状。

良、恶性病变的上颌窦内侧壁、筛骨间隔和鼻甲骨质破坏的发生率相似,是与上述部位的骨壁薄弱和易受侵犯程度有关,同时良性病变与恶性肿瘤之间仍有部分交叉性表现,缺乏鉴别特征致诊断困难,一些良性病变与腺样囊腺癌、上颌窦鳞状细胞癌、筛窦低分化癌等相似均以膨胀性骨质破坏常见,以及出现相似侵犯周围结构等表现。

本病发生于鼻窦者约占11%。有学者报道1例发生于鼻窦部窦组织细胞增生伴巨大淋巴结病,CT表现为右侧鼻腔、上颌窦、筛窦及蝶窦区软组织密度影,边界不清,累及上颌窦外侧壁、眼眶内侧壁、部分翼腭窝及颞下窝。

发生于眼眶者表现为眶内单发或多发软组织密度肿块,眼球突出,可累及眼睑及眼环。

窦组织细胞增生伴巨大淋巴结病患者鼻窦及眼眶病变可单发或同时受累。Mohadjer等(2006)报道的3例眼眶窦组织细胞增生伴巨大淋巴结病患者中2例累及鼻窦。

四、鉴别诊断

鼻窦黏液囊肿:常表现为均匀低密度,少数为等密度或高密度,增强扫描后可见囊肿与窦壁之间的黏膜呈环形强化,囊内不强化,病变呈膨胀性生长,张力高,窦腔扩大,囊肿周围骨质膨胀变形,可局限性变薄或吸收缺损,压迫上颌窦内壁和鼻中隔时,引起骨质破坏、吸收,可伴有骨质增生。

上颌窦出血坏死息肉:息肉表现为上颌窦软组织结节或肿块。呈膨胀性生长,致上颌窦内侧壁、前壁等骨质破坏,软组织突向鼻腔,鼻甲骨质破坏。

鼻及鼻窦内翻乳头状瘤:表现为一侧鼻腔肿块经自然孔长入上颌窦或筛窦内,自然孔扩大,鼻腔、鼻窦扩大,鼻甲可破坏,周围骨壁膨胀,骨壁破坏以

上颌窦内侧壁为主,前壁及后外侧壁则多呈骨质硬化表现。

鼻窦部恶性肿瘤:表现为窦腔内密度不均性软组织肿块影,内有坏死或/和钙化,增强扫描肿块常呈不均匀轻度或中度强化,坏死区不强化。肿瘤多呈浸润性骨质破坏,软组织肿块增大与骨质破坏常同时进行,肿块中可残存骨片,并向四周蔓延造成鼻窦骨质破坏,可侵犯相邻的组织器官,累及眶面部、翼腭窝及鼻腔等区域,一般不伴骨质增生。肿瘤可沿着与神经干伴行的淋巴系统或神经内间隙蔓延,影像检查发现肿瘤沿神经孔、神经裂蔓延征象,则高度提示恶性。

中枢神经系统:据一组750例窦组织细胞增生伴巨大淋巴结病统计显示,发生于中枢神经系统者约占5%,好发于40~50岁男性,多发生于硬脑膜,少数发生于脑实质内及脑脊膜,单发或多发。CT表现为等密度、低密度肿块,呈类圆形、扁平形及不规则形,无钙化,增强扫描强化不均匀。MRI T_1WI 呈等信号或稍高信号, T_2WI 呈等信号或稍低信号,增强扫描强化明显,边界较清,位于前中颅窝底者可累及海绵窦、斜坡、脑桥小脑角区、垂体及视交叉等。

发生于椎管内窦组织细胞增生伴巨大淋巴结病多位于髓外硬膜外。CT表现为椎管内软组织肿块。MRI T_1WI 表现为髓外硬膜外等信号肿块,与硬脊膜宽基底接触,多位于脊髓后方, T_2WI 呈高信号肿块,脊髓受压变形,局部蛛网膜下隙受压变窄,可累及椎间孔,增强扫描明显均匀强化。需与神经纤维瘤、脊膜瘤及转移瘤鉴别。

骨骼:发生于骨骼窦组织细胞增生伴巨大淋巴结病表现为受累骨骼溶骨性骨质破坏,有学者报道1例发生于第2掌骨窦组织细胞增生伴巨大淋巴结病,表现为独立性溶骨性骨质破坏,边界较清。Gupta等(2004)报道1例踝关节窦组织细胞增生伴巨大淋巴结病,MRI表现为踝关节组成骨多发斑片状长 T_1、长 T_2 信号,边界清楚,关节腔少量积液,周围软组织肿胀,晚期出现关节间隙狭窄。另一例累及胸腰椎及骶椎,表现为相应椎体多发斑片状骨质破坏,边界不清,边缘有轻度骨质增生硬化,累及椎弓根,有椎旁软组织轻度肿胀及椎间隙狭窄。激素及吲哚美辛(消炎痛)对症治疗后椎旁软组织肿胀减轻。发生于关节的窦组织细胞增生伴巨大淋巴结病需与关节炎、慢性感染及风湿性关节炎相鉴别,发生于脊柱者应与脊柱结核鉴别。

重要脏器：窦组织细胞增生伴巨大淋巴结病一部分病例可累及肝、脾、肾、肺等重要器官，发生于肾脏者 CT 表现为肾实质密度不均匀肿块，MRI 呈长 T_1、长 T_2 信号肿块，信号不均匀，压迫肾盂肾盏可伴肾积水。

发生于肺部者表现为双肺多发结节状病灶，结节直径 <10 mm。一例表现为双肺多发斑片状、大片状及少许条索状影，边缘模糊，部分病变内可见支气管气像，对症治疗后复查双肺病变吸收症状好转，支持窦组织细胞增生伴巨大淋巴结病诊断。

有学者指出，累及重要脏器者预后较差，而 Mohadjer 等（2006）报道 2 例中 1 例预后较好。一例累及肝、脾及双肺，预后好，这可能与发生于肺脏窦组织细胞增生伴巨大淋巴结病病例数较少及患者自身免疫状态有关。

窦组织细胞增生伴巨大淋巴结病是一种少见的良性组织细胞增生性疾病，临床以双侧颈部淋巴结无痛性肿大伴低热、血沉升高及白细胞升高为特点，可以发生于全身各器官系统。

一般说来，窦组织细胞增生伴巨大淋巴结病虽为良性病变并有一定的自限性，但容易复发、甚至转移，当免疫功能低下或全身多器官受累时带提示预后不良，死亡率为 7%~10%。

本病未累及重要器官者预后较好，大部分患者可自行消失；累及肝、脾、肾、下呼吸道者预后较差；大多数患者对放化疗及激素治疗有效，发生于颅内窦组织细胞增生伴巨大淋巴结病且颅高压明显者以手术治疗为主，放化疗为辅。

影像学表现无特异性，同时累及结内外者结合临床特点，应考虑本病可能，确诊依靠病理学检查。

第五章 淋巴管瘤

第一节 弥漫性淋巴管瘤病

弥漫性淋巴管瘤病是一种起源于淋巴系统的罕见病变,以淋巴管瘤弥漫或多灶分布为特征,可以发生于任何器官,病灶常累及软组织、肺、腹腔脏器和骨。

一、病理学

淋巴管瘤的真正病因尚有争论,多数学者认为是淋巴管先天性发育异常,也有学者认为系继发性淋巴管损伤所致,淋巴管因发育不全、错构、淋巴引流受阻、管腔异常扩张所致淋巴管瘤样增大而形成。

一般分为单纯型、海绵型和囊性淋巴管型3类。Kennedy等(1989)对该病分类进行了修改,将其分为表浅皮肤淋巴管瘤、海绵状淋巴管瘤、囊性淋巴管瘤和淋巴管瘤病等4种类型。

以往普遍认为,淋巴管瘤多见于儿童,成人少见。有学者归纳11例弥漫性淋巴管瘤病中,仅1例发生于儿童,另外10例发病年龄为17~74岁,可见本病成年患者多见。

二、临床表现

弥漫性淋巴管瘤病的症状和体征与病变的部位及累及范围有关,临床多表现为无痛性包块、局部不适、梗阻、出血及感染等。

弥漫性淋巴管瘤病治疗方法多样,首选手术切除,另外还有肿瘤囊液抽吸、硬化剂注射、热疗、放疗等多种手段,预后则取决于病变发生部位及范围,如病变局限,周界清楚,手术后不易复发;如病灶广泛、周界不清并累及内脏,难以彻底切除,术后复发率高,预后不良。

三、影像学研究

腹部脏器病变:脾脏淋巴管瘤CT平扫通常表现为脾实质或被膜下单发或多发液性低密度灶,边界清楚,病灶较大者多有分叶,壁薄规则,一般无钙化,囊内分隔多见,多发病灶似"葡萄"状聚集,或呈"簇"状分布,增强扫描囊壁及间隔可见强化,囊内除间隔外均无强化。一组4例弥漫性淋巴管瘤病的脾脏病变均为多发,其CT平扫及增强表现与单纯累及脾脏的淋巴管瘤并无明显差别。

有学者综述11例病例中10例脾脏受累且均为脾脏多发性或广泛性病变。以此,可以认为当发现脾脏多发性淋巴管瘤时,应进一步行其他组织器官的临床及影像学检查,以除外弥漫性淋巴管瘤病。

11例弥漫性淋巴管瘤病中,除4例以病理学研究为主,缺乏脾脏以外的其他腹部脏器受累依据外,其余7例有完整腹部影像学资料者,在该组中仅1例累及肝脏,其余腹部脏器未见受累。该组中肝脏受累者病变位于肝右叶后下段并部分突出于肝脏边缘,CT平扫及增强均呈典型淋巴管瘤表现。

腹部脏器外及纵隔病变:腹部脏器外病变常发生于小肠系膜、胃结肠系膜及腹膜后,可能与上述区域淋巴网络丰富有关,病变可单发或多发、单囊或多囊,单囊型表现为圆形、类圆形、不规则形,多囊型大小不等,囊内可见间隔或呈"蜂窝"状,内部大部分为均匀一致的水样密度,因其内可含有乳糜液,使CT值低于水,是其特征性的CT表现。如合并出血和感染,可使囊内密度增高,囊壁增厚。

由于腹膜后、纵隔内组织间隙疏松,以及淋巴系统的走行关系,病变较大时常沿组织间隙生长,充填间隙呈塑形改变,为淋巴管瘤较为特征性的CT表现,该组纵隔及腹膜后病变均出现此征象。

骨病变:可发生于全身任何骨骼,CT 表现极具特征性,病灶呈多发或弥漫性分布,通常表现为单囊或多囊溶骨性破坏,边缘呈"皂泡"状轮廓,界限一般较清楚,部分病变边缘轻度硬化,囊内为均匀一致液体密度,增强扫描无强化,椎体和骨干病变可合并病理骨折。该组 1 例累及胸骨、多发胸椎及肋骨,CT 表现极为典型。本病累及骨骼尚可出现大块状

骨质溶解症,其发病机制尚不清楚,可能与软组织病变所致神经营养功能紊乱有关。

综上所述,弥漫性淋巴管瘤病常同时累及多个组织器官,脾脏受累概率较高,具有一定的临床和影像学特点,CT 可确定病变的范围及数目,结合临床资料,如具有典型弥漫性淋巴管瘤病的 CT 表现,可作出诊断,当影像学资料不足以诊断该病时,应对病灶进行活检以明确诊断。

第二节　腹部淋巴管瘤

发生于腹部的淋巴管瘤,以囊性多见,被称为乳糜囊肿或者乳糜管瘤。临床上常常认为肠系膜淋巴管瘤与肠系膜囊肿是一种疾病。而 Perrot 等(1998)则认为肠系膜淋巴管瘤不同于肠系膜囊肿。肠系膜囊肿起源于间皮组织,而淋巴管瘤起源于淋巴系统。

随着对本病的认识,人们观察发现有一部分淋巴管瘤,其瘤体内既有紫红色较为成熟的静脉,又含有清亮液体的淋巴管,故将其称为血管淋巴管瘤(或脉管瘤)。也有学者建议将它称为静脉 - 淋巴管畸形性淋巴管瘤。

一、临床表现

Alqahtani 等(1999)认为本病多发生在小儿,约占小儿良性肿瘤的 6%。1 岁以内发病人数占观察总人数的 45%。男女发生比为 3:1~5:3,腹部发病率 7.5%~12.5%。腹腔内,肿瘤常常位于肠系膜,内脏相当罕见,以肝、脾相对多见。

Trakiff 等(1985)测量 28 例腹部囊性病灶的大小,发现淋巴管瘤平均直径 8.8 cm,肠系膜囊肿平均直径 4.7 cm,二者的大小有显著差异。

腹部淋巴管瘤常常表现为无痛性巨大占位性病变,即使有症状和体征,也多是受累部位的症状,而无特异性,如数月乃至数年的腹部不适、恶心、呕吐、腹痛、便秘、腹泻,甚至急腹症。

Perrot 等(1998)研究表明儿童发病较为急剧,均表现为腹痛,所有成年患者起病隐蔽,腹部不适长达数年,症状多样。查体显示,腹部柔软,可触及肿块。Takiff 等(1985)报道 50% 的囊性淋巴管瘤伴有腹水,肠系膜囊肿无 1 例有腹水。腹部淋巴管瘤的实验室检查,包括血、尿、粪常规,肝、肾功能,肿瘤

系列在正常范围。

二、影像学研究

超声对确定腹部囊性肿块具有较高的特异性和敏感性。腹部淋巴管瘤表现为边界光滑,单个或多个透声良好的低张力无定型囊性肿物,囊内可见条带状回声分隔,形成典型的蜂房样结构,囊壁光整无结节突起。当肿块内出血机化或合并感染时,可以探到实质回声光团和散在的不均匀回声光团。

彩色多普勒血流显像显示呈蜂窝状的暗区或粗大的管状结构,无血流信号显示。上述特点是淋巴管瘤的特征性超声表现。如果内部发现有明显的彩色血流显示,部分加压试验阳性时,则应该考虑血管淋巴管瘤。

CT 能提供病变所在部位以及与邻近组织的相互关系、病灶大小、内容物的性质等相关信息。淋巴管瘤通常很大,具有跨区域生长的趋势,形态不规则。病灶呈单房或多房性,以多房常见。单纯囊肿无并发症时,表现为均匀一致水样密度,边界清楚锐利,囊壁菲薄。当发生出血、感染等并发症时,病灶密度不均匀,由于囊液的性质迥异,其密度可为脂肪样、水样或软组织样,囊壁及其分隔增厚,甚至钙化。

增强扫描,囊液无强化,囊壁强化程度随其内血管含量或有无并发症差异很大。肠管向四周受压移位,部分肠管被肿块包绕。

MRI 对软组织具有较高的分辨能力,并可多平面成像,对显示肿瘤大小、形态及范围有独到之处。可以根据不同的信号,协助判定囊内的液体成分。

单纯淋巴管瘤的典型表现为囊袋状结构,囊液为 T_1WI 与肌肉相似或稍高的信号,T_2WI 为高于脂肪的信号。淋巴管瘤内有出血或感染时,T_1WI 高信

号或等信号,T₂WI高于脂肪信号。瘤内分隔呈低信号。若内部有血管瘤的成分,当血管比较粗大时,则血管内见流空信号影像。增强扫描时,一般囊壁清晰,有轻度强化或无强化表现。

Yuh等(1991)认为瘤内出现分层液面,为囊状淋巴管瘤较为特征的影像学表现。有学者认为病灶巨大、分叶、多房、薄壁囊肿,囊内含肠系膜血管是肠系膜淋巴管瘤的特征性改变。但是,由于肿瘤内部结构多样,内容物成分复杂,管腔扩张程度差异极大,不易确定病变性质。

三、鉴别诊断

与之进行鉴别的疾病包括卵巢源性囊性肿瘤,前肠重复畸形,胰腺囊肿,囊性畸胎瘤,囊性平滑肌瘤,单纯肠系膜囊肿,网膜囊肿等腹腔囊性病变。

卵巢源性囊性肿瘤:卵巢源性囊性肿瘤使盆腔内肠管空虚,小肠向上移位。

前肠重复畸形:在前肠重复畸形,囊肿呈肠形单房厚壁囊肿,常伴脊柱畸形。

一些学者认为,如果影像学上发现病灶巨大,相对于如此巨大的病灶,临床症状轻微或病史短暂,临床上出现"症征不符",超声见蜂窝状的暗区或粗大的管状结构,网格状回声,CT表现为低张力无定型肿块,边界清楚、锐利,周围无索条影,可包绕部分肠管,强化不明显时应考虑本病的可能性。该病的最终诊断仍依赖病理组织学检查。

第六章　淋巴结

第一节　背景信号抑制扩散加权成像与肿瘤性淋巴结

背景信号抑制扩散加权成像（DWIBS）是近来MRI领域的新技术，其对肿瘤的检出率高，且无辐射，费用低的优点使其受到越来越多的肿瘤患者的青睐。

一、背景信号抑制扩散加权成像的特点

背景信号抑制扩散加权成像是在传统扩散加权成像（DWI）基础上衍生出来的一种新的成像技术。该序列将DWI与脂肪抑制和快速成像技术结合，克服了传统体部DWI必须在屏气条件下进行，扫描范围有限，图像信噪比和分辨率较低的局限，可以在自由呼吸状态下完成体部大范围（包括头颈胸部腹部和盆腔）薄层、无间隔扫描，并得到高信噪比、高分辨率和高对比度的图像，可直观、立体地显示病变部位、形态、大小及范围。DWI所得图像经最大信号强度投影重建，得到良好的背景抑制效果（背景信号抑制扩散加权成像上正常血管、脂肪、肌肉及肠管信号被抑制），病变清晰显示；利用黑白翻转技术，使病变的显示达到同PET相媲美的效果，故又称为"类PET"。

二、背景信号抑制扩散加权成像诊断肿瘤性淋巴结的应用

扩散图像上的信号强度主要取决于两个因素即扩散作用和组织T_2弛豫时间，因此具有长T_2弛豫时间的组织例如恶性肿瘤（包括恶性淋巴结）等通常由于细胞繁殖旺盛，细胞密度较高，细胞外容积减少，同时生物膜结构对水分子扩散的限制明显，表观扩散系数（ADC）值降低，使得恶性病变在扩散图像上常呈现高信号。良性肿瘤以及大部分正常组织细胞密度相对低，ADC值大，扩散图像上呈现相对低信号。

目前对肿瘤性淋巴结的诊断在超声、CT及MRI常规T_1WI、T_2WI上由于分辨率、对比度方面等限制，其主要依靠病变的大小来判断病变存在与否，其敏感性及特异性均较低。

尽管短时反转恢复序列为淋巴结的相关诊断提供了更强对比的图像，一定程度上提高了检出肿瘤性淋巴结的敏感性。Kellenberger等（2004）用短时反转恢复序列以及其他常规影像学方法（如CT、常规MRI及骨扫描等）对8例儿童淋巴瘤患者进行分期和治疗后再分期，表明短时反转恢复序列敏感性明显高于常规影像学方法。但是，短时反转恢复序列与其他影像手段相似，主要依据淋巴结的体积来判断病变的存在与否，在信号特点上基本无法作出准确判断，因而，对于正常体积范围内的病变淋巴结会出现漏诊。

采用背景信号抑制扩散加权成像序列得到的全身图像，去除了运动伪影和复杂背景信号的影响，恶性肿瘤包括肿瘤性淋巴结信号更高，使病变与周围组织的对比噪声比提高，病变显示的敏感性高。一组病例中，使用背景信号抑制扩散加权成像序列均清晰显示了肿瘤性淋巴结（原发淋巴瘤及转移性淋巴结），且其境界清晰，效果相当满意，明显优于常规MRI T_1WI、T_2WI及短时反转恢复序列。

PET在检出肿瘤性淋巴结方面虽有较高的敏感性及一定的特异性，但具有放射性，需要具备加速器等昂贵设备致使检查费用高。

Ochiai等（2005）报道背景信号抑制扩散加权成像检查一组52例恶性肿瘤的转移性淋巴结，其中检出37例转移，而^{18}FDP-PET检出35例，因而背景信号抑制扩散加权成像检出肿瘤性淋巴结的数目并

不逊色于 PET。

Takahara 等（2004）使用背景信号抑制扩散加权成像技术对 5 例淋巴瘤患者以及其他 6 例恶性肿瘤患者进行了检查，所有原发病灶及肿大淋巴结均清晰显示，在 1 例接受化疗的淋巴瘤患者中，其化疗前后的最大信号强度投影图像对比鲜明，其中 3 例患者同时行背景信号抑制扩散加权成像和 PET 检查，结果表明在背景信号抑制扩散加权成像图像上病变的清晰度甚至超过 PET。

三、背景信号抑制扩散加权成像诊断肿瘤性淋巴结的局限性

由于背景信号抑制扩散加权成像具有和 PET 相似的效果，但又无电离辐射，因此作为一种无创的功能成像新方法，其在原发性淋巴瘤、转移性淋巴结患者的全身检查中具有广阔前景。当然其也存在一定的局限性：背景信号抑制扩散加权成像在进行脂肪抑制的同时，也会降低图像的对比度，有可能遗漏病变；小的病变有可能因为自由呼吸而遗漏；背景信号抑制扩散加权成像在平静自由呼吸下获取图像，为得到较好的信噪比，其必须牺牲扫描时间为代价；背景信号抑制扩散加权成像的敏感性较高，但特异性较差，多种病变有重叠性，对原发性淋巴瘤与转移性淋巴结鉴别困难；背景信号抑制扩散加权成像上正常卵巢、神经组织等可显影，因而相应部位的病变评价困难，特别是脊柱旁交感神经节等不能被误认为是腹膜后病变性淋巴结，脊柱旁交感神经节往往是对称分布的。

总之，背景信号抑制扩散加权成像作为现代影像检查的一项新技术，对肿瘤性淋巴结具有高度敏感性，对原发淋巴瘤的分布范围以及其他恶性肿瘤的分期有重要价值，有利于临床治疗方案的制订，对于肿瘤患者的影像检查其应作为重要的补充序列。

第二节　移植后的淋巴结增生

移植后的淋巴结增生，在肾移植病人发病率约为 1%，较正常人群高 20~120 倍，因常导致泌尿系梗阻而引起重视，病理上是伴随 EB 病毒感染的 B 细胞增生，影像学表现为移植肾的肾门区大血管周围结节影，超声、CT 和 MRI 均能发现，而后两者准确性更高。

第三节　窦组织细胞增生伴巨大淋巴结病

请详见本书　本卷　本部分　本篇　第四　　章　窦组织细胞增生伴巨大淋巴结病。

第四节　颈部淋巴结结核伴溃破

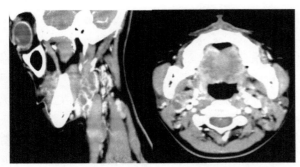

图 2-4-6-1　左颈部淋巴结活检：病理证实干酪型结核

颈部淋巴结结核伴溃破多见于儿童和青年，一般在人体抗病能力低下时发病。结核杆菌大多经扁桃体侵入，少数继发于肺或支气管的结核病。颈部单侧或双侧可有多个大小不等的肿大淋巴结。初期，肿大淋巴结硬，无痛，可推动。病变发展，因淋巴结炎，使淋巴结与皮肤周围组织发生粘连，各个淋巴结相互融合成团。晚期发生干酪样坏死，液化形成寒性脓肿，破溃后可流出豆腐渣样或米汤样脓液，最后形成一经久不愈合溃疡窦道（图 2-4-6-1）。

第五节　淋巴小结

在周围性淋巴器官中，除了有被膜的脾脏与众多的淋巴结外，还有大量的未包有被膜的淋巴组织，例如，消化管道与呼吸道的壁上的淋巴小结，又称为淋巴上皮、肠淋巴组织等。

它们主要位于固有膜，恰在邻近上皮以下。当其活动时，可以伸展进入较深的层次，即到达肠的黏膜下，而且它们的细胞也可散布于整个邻近的组织中。这样的小结，出现在咽部、耳咽管、腭部、舌的扁桃体、食管壁、小肠、阑尾、结肠和直肠、气管和支气管等处。

淋巴小结的类型依赖于所在部位，但是，一般说来，它有众多的圆形的滤泡，类似于淋巴结。当抗原刺激时，其胚芽中心显著受累。在滤泡之间有楔形块状的稍欠紧密的淋巴细胞集聚。这些淋巴细胞与众多的巨噬细胞一起，为网蛋白纤维与成纤维细胞所构成的网架所支持，偶尔在较大的小结中见到粗的结缔组织小梁，例如，在咽扁桃体中。

第六节　关于淋巴结的大小及病变

正常淋巴结的大小，变异很大，其直径一般很少大于 3 cm，多呈卵圆形，长径与身体长轴平行，边缘锐利，内部结构呈细颗粒状，但在腹股沟及远端的髂外组淋巴结，常由于慢性炎症呈现不规则充盈缺损，淋巴结门处亦可因脂肪沉积造成充盈缺损，不应误为异常。

我们认为，淋巴结的大小不宜作为诊断疾病的唯一标准，但可以作为诊断疾病的重要参考；淋巴结大小的动态观察的十分重要，例如淋巴结的有无，或经历从无到有，却可以作为诊断疾病的重要指标；淋巴结缓慢长大，长期变化不明显，是慢性病变的表现；淋巴结增大迅速，且有肿痛，多为急性炎症；淋巴结明显增大，数目增多，且有融合成块状，常常都是恶性肿瘤侵犯的一种表现。

淋巴结为淋巴瘤侵犯后，常普遍肿大，呈粗颗粒状、泡沫状或花边状，甚至可以整个淋巴结为肿瘤组织所取代而不显影，或仅剩一环形边缘。

但在霍奇金病，尤其是早期者，病变的淋巴结常不肿大或轻度肿大，在淋巴结内有局限性充盈缺损。

淋巴造影是一种显示淋巴结内部结构的 X 线检查方法，有助于观察有病变而增大不明显的淋巴结，及鉴别因淋巴组织增生而增大的淋巴结，诊断阳性率为 85%~95%。此外，对比剂停留在淋巴结内缓慢地为吞噬细胞去除。

Fabian 等研究发现，50% 的患者在造影后 1 年，12% 在造影后 2 年，仍可见淋巴结内有残留的对比剂，从而提供观察疗效及追踪有无复发的机会。Castellino 总结了在 Stanford 大学医学中心就诊的 442 例霍奇金病，发现 130 例复发，单由 X 线复查发现的占 35%，其中一半病发在腹膜后淋巴结。

第七节　关于淋巴结的数目

关于淋巴结的数目的多与少，有学者指出，数目少是正常，或是异常，根据我们临床研究纵隔淋巴结的点滴体会，在正常的年青的健康人中，基本上看不见淋巴结或只看见少许淋巴组织，淋巴结体积小，淋巴结数目少；而在成年人，一些病人则可看见淋巴结，病情越重，淋巴结越大，淋巴结数目越多。

今日正常，明天异常，正常与异常分界线如何确定十分重要，这是动态变化着的，需要依靠临床资料的分析研究和医生诊治经验的积累。

在非活体的解剖学观察，每例尸体生前的情况不同，过去病史的差异很可能不被解剖学者了解，有的知道死因（即现病史），有的甚至连死因也不明白，这对体内各处淋巴结的数目的多少的评价可能有一定的影响。另外，解剖标本所见"正常"淋巴结,是否组织学上也正常,是否毫无疾病的表现,这也是需解决的问题。

我们认为,各个部位淋巴结的分布及解剖学发现的淋巴结配置是重要的,淋巴结的大小、形状、结构、影像学表现及组织学资料也是重要的,而数目的多少只能作为参考。

第八节　关于肺门淋巴结

淋巴结的大小:Remy-Jardin 等(1995)对 50 例健康者进行螺旋 CT 增强扫描,研究肺门淋巴结的位置和形态。显示右肺门淋巴结主要位于 A_2 的外侧、叶间肺动脉的内侧或外侧、以及下叶肺动脉,A_7 和 $A_8 \sim A_{10}$ 的内侧;左肺门主要在 A_2 的外侧、叶间肺动脉的内侧、及下叶肺动脉的内侧和 A_{7+8} 及 A_{9+10} 的分叉角内。淋巴结的形态呈三角形或线状,除左下叶肺动脉周围的淋巴结外,其宽径都在 3 mm 以下。

边缘与轮廓:Shimoyma 等(1997)对 95 例肺癌病人术前进行了薄层动态 CT 增强扫描,同时研究 7 例充气固定肺标本的肺门正常的和转移性癌的淋巴结的形态和 22 例肺门正常的病人的支气管、血管周围低密度区的边缘,对 179 个接触到肺实质的含有淋巴结的间质部位进行了 CT 和病理对照研究,发现正常淋巴结的边缘是凹的或直的,而异常淋巴结的轮廓是凸的。在有癌性淋巴管炎肺标本中,全部肺门淋巴结呈卵圆形或圆形,与肺实质接触面是凸的。

由于淋巴结通常位于相对坚硬的支气管、肺血管和相对软的肺实质之间的狭窄的间质组织内,如其发生肿胀或形状改变,首先就会突向相对较软的肺实质面,即使是小的淋巴结,也可能这样。因此,不少学者提出以形态学改变,而不是以淋巴结大小作为诊断肺门淋巴结转移的新标准,其对肺叶组淋巴结的敏感度和对叶间组淋巴结的特异度明显增高,准确度在叶组和叶间组都很高。

淋巴瘤与纵隔肺门区淋巴结结核:恶性淋巴瘤需与纵隔肺门区淋巴结结核鉴别。纵隔肺门淋巴结结核常为一侧发病,多居中纵隔,钙化及干酪坏死形成的低密度灶较恶性淋巴瘤多见。结合结核菌素试验(PPD)阳性,两者鉴别并不困难。

肺结核与淋巴结:呈肺段、肺叶阴影的肺结核伴纵隔淋巴结增大时,以气管隆突下淋巴结增大较明显。肺段、肺叶实变影像,特别是肺段影像;支气管管腔轻度狭窄、管壁轻度增厚;肺段、肺叶阴影内密度不均匀,可见钙化、空洞或支气管扩张所致的空腔;肺门及纵隔淋巴结轻度增大,可见钙化,纵隔淋巴结增大以气管隆突下为著时应考虑为结核。

典型的肺结核根据 CT 表现不难作出诊断,结核病灶表现不典型时 CT 诊断比较困难。近年来由于老年肺结核增多,结核耐药性增加,给结核诊断带来困难。在一组误诊病例中有 1 例在 CT 上病灶呈肿块形状,在系统抗痨治疗下病灶增多、增大,颈淋巴结活检证实为颈淋巴结结核,继续抗痨不见效,开胸活检证明为肺结核。有学者认为,肺结核 CT 诊断有一定限度,对于诊断有困难的病例,因较长时间的动态观察可延误治疗,故应积极进行经胸穿刺活检或行纤维支气管镜检查。

第九节　关于淋巴结的观察

观察淋巴结的注意事项:一般说来,某区域的淋巴结的大小不宜作为诊断疾病的标准,但可以作为诊断疾病的重要参考;注意观察淋巴结短径与长径的比例;认真观察和研究淋巴结门的表现;对淋巴结的结构的观察更应仔细,尤其是增强扫描时淋巴结内部强化的表现,是均匀强化,不均匀强化,偏心性强化;强化的程度是动脉血管样强化,明显强化,不明显强化,轻度强化,不强化;MRI 扫描时认真观察淋巴结信号强度的各种变化的表现和分析研究,对于疾病的诊断益处更大。

动态观察淋巴结的重要性:观察淋巴结的有无,或发现某一部位出现淋巴结肿大,或从无到有,从少到多,都可以作为诊断疾病的重要指标;发现淋巴结缓慢长大,或长期变化不明显,可能是慢性炎症的表现;发现淋巴结增大迅速,且有肿痛,多为急性炎症;

发现淋巴结明显增大,且有融合,常为恶性肿瘤侵犯　　的一种表现。

第十节　淋巴结 MRI 研究的纳米颗粒对比剂

详见本书　本卷　本部分　本篇　第八章　第　　一节　淋巴结 MRI 研究的纳米颗粒对比剂。

第十一节　猫抓病 MRI 表现

请详见本书　本卷　本部分　本篇　第十一　　多症。
章　第三节　误诊病例简介:良性淋巴网状细胞增

第十二节　嗜酸性淋巴肉芽肿

详见本书　本卷　本部分　第九篇　第二　　章　第二节　嗜酸性淋巴肉芽肿。

第七章　淋巴管

第一节　淋巴管与毛细淋巴管

淋巴管由毛细淋巴管汇合而成,即来自于毛细淋巴管网。皮下组织以及器官内的淋巴管都先吻合成淋巴管丛,由丛再发出集合淋巴管,走向局部淋巴结。淋巴管较毛细淋巴管稍粗大,组成淋巴管丛的淋巴管最粗者可达 150 微米,而由丛发出的集合淋巴管,在器官内最粗者可达 350 微米,离开器官之后,由于集合淋巴管间的相互吻合,管径可进一步增大。

但是,不能仅根据管径的大小来区别淋巴管和毛细淋巴管,因为淋巴管存在着瓣膜,其管径粗细不等,管壁凸凹不平,呈串珠状外观,最狭细的部位,即相当于附着瓣膜的地方,有的仅 50 微米,比最粗大的毛细淋巴管还细。所以,确认淋巴管主要根据其具有瓣膜和呈串珠状的形态。

淋巴管壁较毛细淋巴管壁稍厚,除内皮外,还有少量胶原纤维和弹性纤维,并含有不连续的平滑肌。在直径大于 200 微米的集合淋巴管,管壁大致可分为内、中、外三层膜,内膜由内皮和薄层纵行的弹力纤维组成;中膜为混有弹力纤维的一层或数层环行平滑肌;外膜为结缔组织。淋巴管内皮细胞的结构基本与毛细淋巴管内皮细胞结构相同,例如,它也存在着微绒毛,基膜也呈断续状,但是,在较粗的淋巴管,其基膜则较完整,在管壁内有小血管和无髓神经纤维。

第二节　器官内的淋巴管

器官内的毛细淋巴管都吻合成网,由网发出淋巴管,淋巴管吻合成淋巴管丛,由丛发出集合淋巴管。在空腔性器官,毛细淋巴管网和淋巴管丛,都与器官壁的层次一致,呈平面配置,例如,在胃黏膜固有层、黏膜下层、肌层和浆膜下层,都有毛细淋巴管网,并且,除黏膜层外,还存在着淋巴管丛。

在实质性器官,毛细淋巴管网和淋巴管丛均分为浅、深两部。浅部毛细淋巴管网位于浆膜下层(或外膜下层),而淋巴管丛则位于其深侧,由丛发出的集合淋巴管也沿浅部走行。关于深部毛细淋巴管网配布的意见很不一致,一些学者认为在实质的小叶内存在着毛细淋巴管,一些学者认为毛细淋巴管仅见于小叶间的结缔组织内。但关于深部淋巴管丛和集合淋巴管的配布,意见还基本一致,都认为是沿着动脉、静脉和器官的管道系统(如肝的胆管系统)配布和走行,并走向器官的门区,注入局部淋巴结。

器官内各部淋巴管之间的吻合,主要通过以下几种形式:①器官内淋巴管丛之间直接相通:如空腔脏器黏膜下层、肌层、浆膜下层淋巴管丛有时可互相通连。在实质性器官,浆膜下(或外膜下)淋巴管丛和深部淋巴管丛也互相交通。②器官内集合淋巴管之间相吻合:由器官内淋巴管丛发出的集合淋巴管可借吻合支相通,或是直接相汇合。例如胃黏膜下和肌层淋巴管丛发出的集合淋巴管都至浆膜下层,与浆膜下淋巴管丛发出和集合淋巴管相汇合,然后再离开胃壁,走向局部淋巴结。③器官的集合淋巴管在淋巴结相汇合:由器官各部发出的集合淋巴管可注入同一淋巴结,即两部分的淋巴在一个淋巴结内汇合。

有关相邻器官之间（例如胃与食管，胃与十二指肠，回肠与盲肠之间等）淋巴管是否相通的问题，目前意见尚不一致，多数认为两器官的淋巴管之间存在着界限，但可通过上述各种形式相互交通。

同一器官内各部的组织结构和机能不完全相同，其毛细淋巴管网和淋巴管丛的结构和配布也常有差异。如直肠各部黏膜层和黏膜下层毛细淋巴管网的网眼形状、大小及其长径方向有着明显的差异。在直肠壶腹部，毛细淋巴管网和网眼呈四边形，其长径多与直肠的长轴斜向交叉；而在肛柱和肛窦部，网眼多为椭圆形，其长径与直肠长轴平行，即与肛柱方向一致。此种差异与其组织结构的特点有关。肛柱的黏膜有很大的伸展性，当排便时，该部可显著扩张，因此，在一般情况下，肛柱部的毛细淋巴管和淋巴管较为密集，并且网眼呈长椭圆形，长径呈垂直位。

在空腔性器官，黏膜层和黏膜下层毛细淋巴管网都位于该层毛细血管网的深侧，肌层的毛细淋巴管位于肌纤维束之间，而毛细血管则是沿肌纤维分布。在浆膜下层，毛细淋巴管网与毛细血管网位于同一平面上。由各层淋巴管丛发出的集合淋巴管，多是沿着血管分支走行，注入局部淋巴结。

在实质性器官，于浆膜下（或外膜下），毛细淋巴管网和毛细血管网位于同一层次上，但在深部，两者的配布则很不一致，虽然关于实质性器官小叶内淋巴管分布问题还缺乏统一的意见，但是，多数学者认为在肝小叶内和胰岛内无毛细淋巴管，而仅有毛细血管分布，即毛细血管比毛细淋巴管分布范围更广。深部的淋巴管丛和集合淋巴管，多是沿着动脉、静脉分支或器官内的管道系统走行。

器官内淋巴管的结构与配布有着明显的差异。如胎儿、新生儿和两岁以下的婴儿，胃黏膜没有腺间圆锥，这可能是由于胃腺的分泌功能，随年龄增长而变化。两岁以后，由于胃代谢功能的加强，才开始出现腺间圆锥。有学者发现，胎儿和新生儿的毛细淋巴管和淋巴管较细，随着年龄的增长而变粗。新生儿直肠黏膜毛细淋巴管网的网眼尚未完全闭合，网中存在着盲突，即网尚未发育完整。1~2 岁婴儿网才逐渐完善。老年人的器官内淋巴管出现退行性改变，即毛细淋巴管和淋巴管的数目减少，粗细不匀，走行弯曲，网眼不完整。

第三节　淋巴系统与血流的连接

一般认为主要的并不是唯一的结构，直接连接淋巴管与静脉血流者中，是胸导管与右淋巴导管同颈根部的静脉。不同的观察者报告附加的连接还有与下腔静脉、肾静脉、奇静脉、肾上腺静脉与髂静脉连接等。

因为淋巴管与静脉于发育过程中紧密相随，虽然它们可有许多变化，但它们出现附加的连接，不应认为是不可思议的。关于这点，淋巴结内的毛细血管后小静脉的重要性应再次强调。

第四节　淋巴管的再生

淋巴管的修复能力很强，当淋巴管被破坏后，很快即有新的淋巴管再生。再生时，原有的淋巴管内皮细胞有丝分裂，产生细胞实体的芽条，然后实体芽条相连，形成真的深淋巴管道。淋巴管的再生一般可分四个阶段：①手术切除淋巴管或淋巴结后，次日即有侧支循环出现，并可发生淋巴管 - 静脉交通；②术后 8~14 天，淋巴管的侧副循环和淋巴管 - 静脉交通继续执行功能，并在切除淋巴管和淋巴结处产生新的微细的淋巴管网；③第 14~21 天，淋巴管静脉分流和淋巴管间的侧支停止其功能，如行造影，对比剂可充盈再生的淋巴管；④淋巴流经 1~2 条淋巴管恢复到正常状态。但是，切除一段主淋巴干后，则无再生现象，而是靠侧支代偿恢复淋巴流，如果侧支不能完全代偿，则继发功能不全，出现水肿。

淋巴管在损伤后有大的修复能力，新生的淋巴管首先形成一固体的细胞团成为萌芽，以继续存在的血管的内皮细胞的丝状分裂而产生，此萌芽后来逐渐变成导管。

第八章　淋巴成像和造影

第一节　淋巴结 MRI 研究的纳米颗粒对比剂

癌症是人类健康的主要杀手之一,区域淋巴结的转移与否是影响肿瘤病人预后的关键因素,对肿瘤治疗方式的选择起着重要的作用。

CT、MRI 和超声是当前临床监测淋巴结的常用成像技术,但这些方法只能依靠淋巴结的大小、形态区分良性和恶性,会遗漏一些大小形态无变化的转移淋巴结或将反应性增大的淋巴结误诊为转移。

因此,有必要引入亲淋巴的 MRI 对比剂。这些对比剂仅在正常淋巴组织或转移淋巴组织中聚集,使良恶性组织的对比度加大,便于区分,从而提高淋巴结性质判断的灵敏度和特异度,有助于恶性肿瘤的 TMN 分期。近些年来,在用于淋巴结 MRI 研究的对比剂中以纳米颗粒为最多。

一、相关概念

纳米(nm)是一个长度计量单位, 1 nm 等于 1×10^{-9} m。直径小于 100 nm 的颗粒物质称为纳米颗粒或超微颗粒。淋巴成像对比剂需要足够小,以便进入淋巴管内,但直径不得低于 4 nm,以维持其在淋巴管内而不会从淋巴管中渗漏至周围组织中,从而降低病变组织与背景的对比度;当对比剂颗粒较大时,进入血管后,会首先被肝脾中的巨噬细胞所吞噬,迅速被清除,故很难蓄积于淋巴结中。

二、给药途径和成像机制

淋巴结增强 MRI 成像作为一种无创性的方法,对比分辨率和空间分辨率均较高。给药方式目前主要有间隙给药法(即皮内或皮下给药)和静脉注入法。

三、间隙给药途径

间隙内给药时对比剂在局部淋巴结中可高度蓄积。在皮下或皮内注入后,对比剂会被吸收进入毛细淋巴管,随淋巴液流动进入淋巴结中,或被淋巴结中的巨噬细胞所摄取,或聚集于特殊的淋巴组织中。

与静脉内给药相比,皮内给药仅需较低剂量就可以使淋巴结和淋巴管成像,但缺点是当淋巴管梗阻时,远端的淋巴结不会有对比剂到达,从而导致假阳性的出现。

如果显示对侧淋巴结,还必须多点多处给药,再配合肌肉运动、注射点的按摩,使淋巴液流动加快,从而成像更快更均匀。

四、静脉给药途径

静脉内给药后,理论上对比剂会蓄积在全身所有的淋巴结中,适用于判断各种类型肿瘤的淋巴结分期。

经静脉注入的对比剂进入淋巴管的确切机制还不很清楚,主要有两种可能的途径:一是对比剂通过毛细血管内皮管道外渗到组织间隙中,随即被原始淋巴管吸收,随着淋巴液运送至淋巴结,这个途径可能是造成氧化铁颗粒延迟蓄积的主要因素。二是直接经毛细血管途径通过血管内皮吻合进入淋巴结的髓窦内,该途径可能是造成一些钆聚合物被快速摄取,聚集于淋巴结中的主要原因。

与间隙内给药相比,静脉内注入更为简便,无需多次给药,可重复性更好。不足之处在于:①全身各处淋巴结的对比剂分布不均匀。②较高的对比剂剂量,要求机体对对比剂的耐受性高。③不能发现潜在的前哨淋巴结。④不能显示淋巴管。

淋巴结成像对比剂在淋巴结中的分布速度、成像特点不仅受对比剂给药方式的影响，也受对比剂本身的金属性质影响。淋巴结成像的纳米颗粒对比剂一般含有钆或氧化铁离子。

五、含钆纳米淋巴结对比剂

含钆离子对比剂具有顺磁性，可改变其周围氢核的磁性，缩短氢质子弛豫时间，主要缩短组织 T_1 值，表现为 T_1WI 信号增加，T_2WI 信号改变不明显；通过对其配体骨架进行化学修饰，引入各类基团，改变其疏水性能，可以提高对淋巴组织的选择性。

正常淋巴结表现信号增加，转移淋巴结中因肿瘤组织替代正常淋巴结结构，不能聚集对比剂，故在 T_1WI 上信号无改变。与氧化铁颗粒对比剂的 T_2 增强效应相比，钆对比剂的 T_1 增强效应具有空间分辨率更高、信噪比更高和伪影少的特点。

六、脂质体和胶粒复合物

脂质体是一种纳米颗粒，在皮下注射以后会被淋巴结中的巨噬细胞所吞噬。所以许多研究者尝试把钆聚合体表面包裹一层脂质体或与脂质体连接。

脂质体被 Gd-DTPA 修饰后注入兔后腿皮下，在注射部位按摩 20 min 后，不仅腘窝淋巴结出现高浓聚，信号强度增加，而且腹膜后淋巴结也呈正性强化。通过改变脂质体的大小、表面电荷、理化特征及脂质构成，可改变脂质体的药代动力学，减少巨噬细胞识别，有助于脂质体聚集于淋巴系统中。

Fujimoto 等（2000）用葡聚糖修饰脂质体再包裹 Gd-PEG 作为淋巴对比剂在兔爪皮下注射数分钟后，腋窝或腘窝淋巴结就可以显影，信号比平扫淋巴结信号增加了 3~3.5 倍。

另一种钆聚合物，即胶粒，也是一种重要的淋巴对比剂。如对比剂 Gadofluorine 8 是一种亲脂性水溶性钆化合物，其胶粒直径约为 3.9 nm，胶粒浓度约为 2.5 μmol Gd/L。在动物模型猪或兔的间隙内注入对比剂 5~10 min 后，注射部位邻近正常淋巴结在 T_1WI 上显示高信号，借此可以区分正常淋巴结与转移淋巴结。

对比剂 Gadofluorine M 是一种水溶性的钆螯合物，在水溶液中形成胶体颗粒。在 VX2 肿瘤兔模型研究中，静脉注入该对比剂 5 min 后，淋巴结开始成像，呈现高信号。淋巴结的信号强度变化与剂量、时间有相关性，在注射后 60~90 min 时，淋巴结信号强

度最大，为平扫的 165%~309%。在该模型中对比剂的最小有效诊断剂量为 0.025 mmol/kg，它可以区分直径大于 1 mm 的淋巴结的良恶性。

目前有动物实验研究显示，Gadofluorine M 比单晶体氧化铁颗粒 MION-47 更能有效辨别转移淋巴结。其生物安全性若被进一步证实，Gadofluorine M 用于临床的可行性将大大增加。

七、多聚体复合物

Gd-DTPA-PGM 是 Gd-DTPA 标记的多聚葡萄糖复合体（直径为 18 nm ± 3 nm）。在鼠模型中，静脉注射 20μmol Gd/kg 24h 后，在 T1WI 上主动脉旁、肠系膜及腘正常淋巴结的信噪比增加 30.9 ± 0.4~83.2 ± 5.2，可以很好地区分良恶性。

以树突状聚合物作为基础的大分子 MRI 对比剂近年来也被许多研究者用于淋巴结成像的研究。在大鼠乳腺癌模型的乳腺内分别注入 PAMAM 树突状聚合体（直径为 3~12 nm）G2、G4、G6、G8 后进行 MRI 扫描。

研究结果显示，G6 与同种大分子相比，可更好地聚集于淋巴结中，使其信号快速增强并在注射后的 24~36 min 淋巴结信号强度达到高峰。

另一个树突状聚合物对比剂是 Gadomer-17（分子质量为 17 ku），它用于不同试验模型的淋巴成像。在猪或狗的后腿的肌肉间隙内注入低剂量的对比剂（2.5~10 μmol/kg），15~160 min 后，淋巴管及局部 2 组或 3 组淋巴结可以显示。在猪的后腿皮下注入 10 μmol/kg 的对比剂用高分辨梯度回波扫描，可以显示腹股沟淋巴结的组织层次，这种技术在常规 1.5 T MRI 扫描时即可以完成。

尽管树突状聚合物存在有效的淋巴吸收，但尚处于动物实验阶段，聚合物能否从体内完全清除以及人体对其耐受性都不能确定，安全性也有待于检测。

八、蛋白结合复合物

钆复合物与蛋白结合物相连，主要用于脉管系统成像，但在皮下注入以后，它又可用于淋巴系统成像。钆复合物与蛋白结合物连接后，复合物体积会增大，容易被巨噬细胞所识别而吞噬，经淋巴系统清除。

MS-325 是以钆为基础的血清蛋白结合对比剂。于乳腺癌兔模型的皮下注入 0.5 ml 后，腘、腹股沟、

髂及主动脉旁淋巴结及淋巴管迅速依次成像,并可有效地区分淋巴结良、恶性,其灵敏度和特异度皆为100%。除了注射局部暂时的肿胀以外,MS-325具有良好的局部耐受性。该对比剂目前已经进入三期临床试验阶段,间隙内注入后能有效显示淋巴系统,亦可辨别小于 3 mm 的转移淋巴结。

九、氧化铁颗粒淋巴结对比剂

含氧化铁离子对比剂,具有超顺磁性,分布于组织后,扰乱了周围磁场,引起质子失相位,从而缩短了组织的 T_2 值和 / 或 T_1 值,使组织信号降低(阴性增强)或增高(阳性增强)。因此氧化铁颗粒对比剂既是 T_2 对比剂,同时又是 T_2 对比剂。

氧化铁颗粒对比剂是一种网状内皮系统对比剂,正常淋巴结或良性反应性增大的淋巴结具有吞噬纳米铁的功能,而转移性淋巴结组织被肿瘤组织代替不具有吞噬功能,在 T_2WI 上正常淋巴结显示信号明显减低,淋巴结转移区则无信号变化。借此可区分良恶性淋巴结。

根据颗粒的大小又可以分为超顺磁性氧化铁(SPIO)和超小型超顺磁性氧化铁(USPIO)。

十、SPIO

SPIO 颗粒直径一般为 30~1000 nm。目前临床研究中应用最多的是 AMI-25(商品名 Feridex),平均直径为 80 nm。Weissleder 等(1989)分别于肿瘤鼠皮下注入 20 μmol/kg AMI-25 及静脉内注入 50 μmol/kg AMI-25 并于 2 h 后进行扫描,皮下、腘窝、主动脉旁连续 3 组正常淋巴结显示为均匀低信号,肿瘤浸润的淋巴结信号减低不明显。

而通过静脉内给药、正常淋巴结却没有很好地吸收对比剂。因皮下给药易引起局部组织肿胀,故目前临床上 AMI-25 主要通过静脉给药,用于血池成像。

十一、USPIO

USPIO 最大直径小于 30 nm,目前报道使用较多的是 Combidex 或 Sinerem 及单晶体氧化铁纳米颗粒(MION)。MION-46 颗粒的直径约为 4.6 nm,在淋巴结内的蓄积速度为皮下注射大于静脉内注射,但皮下注射的对比剂只能浓聚一侧淋巴结,对侧缺乏对比剂充填的正常淋巴结与转移淋巴结无法区分。

USPIO 在淋巴结中成簇聚集,由于颗粒的磁敏感性,致 T_2 值缩短,从而使淋巴结信号减低。这种负性增强存在剂量依赖性。通过对 24 例健康志愿者 4 种不同给药剂量(1.1、1.7、2.6、3.4mg Fe/kg)比较,发现 2.6 mg Fe/kg 和 3.4 mg Fe/kg 剂量在 T_2WI 和 T_2^*WI 上信号减低最明显。

而在腹膜后及盆腔淋巴结转移的研究中,静脉注入 1.7 mgFe/kg 剂量的 AMI-227,良性淋巴结在 T_2WI 和 T_2^*WI 上的信号减低仅为 76%。目前 2.6 mg Fe/kg 剂量是淋巴结成像常采用的最佳剂量,静脉给药后成像的最佳时间是给药后 24 h 或 36 h。

转移淋巴结中正常的淋巴结组织结构已不存在,它不能吸收氧化铁颗粒,注入对比剂后在 T_2WI 和 T_2^*WI 上信号无减低。乳腺癌、头颈部鳞状细胞癌、胃癌、直肠癌等淋巴结转移的临床研究显示,在 T_2WI 和 T_2^*WI 上良性淋巴结呈现信号均匀减低,转移淋巴结的信号不减低或不均质减低,其灵敏度为 82%~100%,特异度为 92.6%~100%。

但随着研究的深入,我们也发现一些问题。动物实验和人体试验中都发现转移淋巴结中的正常组织会吸收对比剂呈现不均质信号,而正常的淋巴结中对比剂主要集中在中央区的髓窦内,也会显示不均质信号,这样就容易混淆而增加假阳性率。

而良性的反应性肿大淋巴结中,如果是淋巴滤泡增生,大量的淋巴细胞充填,淋巴结中几乎不含有巨噬细胞,对比剂的吸收也处于低水平而使淋巴结呈高信号或不均质信号,亦会导致假阳性结果。

Koh 等(2004)在直肠癌的转移淋巴结研究中指出,T_2WI 上淋巴结的均质低信号及中央区低信号属正常淋巴结,而偏心性高信号强度和均质高信号则为恶性淋巴结。USPIO 的弛豫活性居中,同时具有 T_1 和 T_2 增强作用,当颗粒非成簇聚集时,USPIO 会缩短 T_1 值。

注入对比剂较长时间,部分转移淋巴结会有散在对比剂渗入,故有些研究者发现部分转移淋巴结显示 T_1WI 高信号。由于氧化铁颗粒在淋巴结中的聚集较慢,需要在给药之后 24~48 h 才可以成像。

USPIO 对转移鉴别有着高灵敏度和特异度的特点,给药途径简便,临床不良反应亦较轻,临床应用前景较为广阔。

十二、纳米对比剂的不良反应

钆类纳米颗粒对比剂主要以皮下注射为主,常规剂量时,一般主要为局部反应,而全身反应较少出现。如 Gadofluorine 8 皮下注射时,局部会出现软组织肿胀。而钆类对比剂葡甲胺在皮下注射时则未出现明显的炎症反应。临床研究发现, USPIO 类对比剂静脉注射时可出现体位性低血压。

此外,可见腰背部疼痛、腹痛、潮红、皮疹等,但症状一般较轻,持续时间较短,不需特别处理。偶有不能耐受者,使用抗组胺药后症状可迅速得以缓解。

除 MS-325, Combidex 或 Sinerem 安全性已达到临床试验标准外,上述对比剂大多还处在动物实验或临床前期研究阶段,安全性有待于进一步检测。

综上所述,纳米对比剂淋巴结增强成像将是判断肿瘤转移及分期的重要技术,有着广阔的应用前景。作为无创性的方法在术前对淋巴结进行定位、定性,可减少手术时对淋巴结的大面积清扫,避免不必要的创伤和手术并发症出现,提高病人的生存率及生活质量,同时有利于临床研发新的治疗方案。只是由于目前 MRI 的空间分辨力低,欲提高诊断的灵敏度与特异度,则要进一步开发 MR 的成像硬件以利于淋巴结中微小转移灶（<1 mm）的发现。并对对比剂生物代谢及生物毒性进行深入研究,提高生物安全性,以促进其早日应用于临床。

第二节　淋巴造影的一些误诊

在淋巴造影时发现对比剂外渗进入腹腔,且伴存腹水及乳糜性腹膜渗出,通常皆提示乳糜池和/或胸导管部分性或完全性梗阻。

Andersen（1971）却报告 3 例无乳糜性腹水的病例,他们也出现对比剂外渗入腹腔,或是漏出,或是从肿瘤表面外渗,或是医源性外渗。

此三例乳糜池与胸导管均完整无损,且功能良好,统计其发病率为 0.5%。该学者考虑对比剂外渗的源泉大概不是来自淋巴管的恶性浸润,而是来自道路梗阻而造成淋巴管的破裂。预后均不良。

Kikkawa & NaGle（1972）报告一例十分少见的右主动脉旁淋巴管的螺旋状移位,此移位源于囊状的静脉结构直接引流入下腔静脉。在此例淋巴造影的早期照片,此螺旋状的表现似提示一肿大淋巴结其内部结构为肿瘤所替换,但后期的观察排除了此种考虑。腹膜后的淋巴管歪斜可为许多疾病引起。该报告为一 3×4 cm 的囊状静脉结构,尚属首例。

一、腹膜后占位性病变

腹膜后占位性病变,不论是恶性或是良性,或是非新生物的病变,诸如腹膜后纤维化、Whipple 病和其他疾病均可使主动脉旁淋巴结链向外侧或向前移位。通常这些疾病反映于邻近淋巴结上,从而给正确诊断提供一定线索,它们也可改变淋巴液流动的动力学。伴存或不伴存不同侧支途径的显示。而此例并未观察到淋巴液动力学改变,也未看到邻近淋巴结有何异常的内部结构的改变。淋巴管的螺旋状

或环状走行,其外形光滑显影清楚,均提示占位病变的良性性质,否则,淋巴管将病理性地被切断或梗阻。

二、霍奇金病中淋巴造影诊断的正确性

关于霍奇金病中淋巴造影诊断的正确性,一些学者专门作了讨论。他们报告 47 例经诊断性剖腹术及切除淋巴结组织学检查证实的病人,淋巴造影阴性病例 90% 组织学也为阴性,虽然其中近 40% 病例有脾的受累,造影阴性的 10% 病例有主动脉旁淋巴结活检阳性。1 例造影阴性者,剖腹活检,亦阴性,但一年以后主动脉旁区淋巴结复发。淋巴造影阳性病例的 25% 淋巴结活检阴性,考虑主要是取样不当所致。

Castellino 等（1974）对从未治疗的霍奇金病病例与非霍奇金病病例的淋巴造影的正确性进行连续地前瞻性研究,共 240 例,以剖腹术及淋巴结组织学检查进行核实,发现正确率超过 90%。淋巴造影解释肿瘤阴性者正确率更高（98%）。

三、假阳性诊断

淋巴造影的错误主要来自假阳性诊断,在多数（16/18）病人,淋巴造影出现异常,究其原因为非特异性的反应性变化（纤维化、窦的网状内皮系统细胞增多、反应性滤泡增生,非结晶性的透明质沉积以及血管性变形等）改变了淋巴结内部的结构,从而导致误诊。

此外，Bergstrom & Navin（1973）报告梅毒性淋巴腺炎的淋巴造影表现类似于淋巴瘤，Goffinet 等（1970）指出二期梅毒可误诊为淋巴瘤。

四、假肉瘤性淋巴造影

自体免疫性贫血或血小板减少和原发性免疫缺陷的巨大淋巴结的淋巴造影表现，有时难与淋巴瘤进行区别。由于血液系统恶性病变的发病率日趋上升，活检对于证实或排除恶性淋巴病变至关重要。

Katz 等（1975）报告自体免疫性血细胞减少及原发性免疫缺陷病人接受淋巴造影 40 例，年龄在 14 岁及 14 岁以上，其中呈假阳性淋巴瘤表现者占 18%：溶血性贫血 4 例，血小板减少性紫癜 1 例，原发性免疫缺陷 2 例。

该组大部分病人在髂部及主动脉 - 腰链处可见增大的淋巴瘤样淋巴结，呈现点状、海绵状改变和不均匀的陷窝。上述 7 例淋巴造影皆诊断为恶性淋巴瘤，只有组织活检才排除了恶性的可能。

第三节　阳性 MRI 淋巴造影检测隐匿转移性淋巴结

一、阳性 MRI 淋巴造影的原理

无论小分子量的 Gd-DTPA 还是大分子量的 Gd-DTPA 类螯合物（Gd-DTPA-PGM，HAS-Gd-DTPA），经皮下间隙给药后均可被毛细淋巴管吸收进入淋巴系统，引流至局部功能性淋巴结，并缩短淋巴结和淋巴管的 T_1 值。因而，在增强 T_1WI 上，正常淋巴结及其引流淋巴管的信号明显、均匀地增高。所以，皮下应用 Gd 类对比剂的阳性 MRI 淋巴造影可以清晰显示淋巴系统，便于我们了解淋巴系统的解剖结构及其变异，并评价各种淋巴系统疾病。

Stefan 等（2001）应用 Gd-DOTA（分子量为 752 d）进行 MRI 淋巴造影发现，经兔趾蹼皮下间隙注射 Gd-DOPA 后 5~15 min，腘窝淋巴结出现峰值强化；注射后 60 min 时，腘窝淋巴结的强化程度和下腔静脉基本持平；注射后 120 min 时，腘窝淋巴结的信号强度已基本恢复到平扫时的水平。

有学者应用小分子量对比剂欧乃影进行阳性 MRI 淋巴造影的实验研究，结果表明，阳性 MRI 淋巴造影技术不但可以清晰地显示下肢淋巴结至胸导管的全程，而且可用于各个时期淋巴水肿的影像评价。

二、阳性 MRI 淋巴造影在检测转移性淋巴结中的价值

对转移性淋巴结的评价是肿瘤分期的一个重要内容。在评价淋巴结时，CT、MRI 等非创伤性影像技术是最常用的检查方法，但就目前而言，二者仍然主要依靠淋巴结的大小、形态等非特异性征象，而不能提供有关淋巴结内部结构变化的重要信息。

但实际情况是直径小于 10 mm（目前最为常用的诊断标准）的转移性淋巴结占 88%，小于 5 mm 的占 66%，所以，常规的 CT、MRI 检查在判定淋巴结的良、恶性时其准确性很有限。借助于 Gd-DTPA 类螯合物等对比剂的靶向定位功能，MRI 检查技术可成功显示淋巴系统的结构组成，因此使 MRI 应用于淋巴系统疾病的特异性诊断成为可能。

不少学者就阳性 MRI 淋巴造影技术在检测转移性淋巴结方面的应用价值进行了大量研究，结果表明，在阳性 MRI 淋巴造影图像上，转移性淋巴结及其引流淋巴管的强化特征与正常情况明显不同，表现为强化程度明显减弱，甚至不强化。

在一项实验中，VX_2 肉瘤转移性淋巴结的直径小于 10 mm，即低于诊断转移性淋巴结的常规标准，属于隐匿转移性淋巴结的范畴。平扫 SE T_1WI 和 T_2WI 上隐匿转移性淋巴结的信号与正常淋巴结相似。因此，MRI 平扫难以检测出隐匿转移性淋巴结。

而经趾蹼间隙注射 HAS-Gd-DTPA 后 24 h，T_1WI 像上正常淋巴结的信号明显、均匀地增高，引流淋巴管清晰显示，外形纤细、走行自然。相反，隐匿转移性淋巴结因内部结构遭到肿瘤组织不同程度的破坏而表现为多种形式的不均匀强化或不强化，其引流淋巴管明显增粗、迂曲。

总之，皮下间隙应用 HAS-Gd-DTPA 的阳性 MRI 淋巴造影比常规 MRI 检查提供更多有关淋巴结的结构和淋巴管形态学改变等重要的诊断信息，有望在不久的将来临床应用于隐匿转移性淋巴结的特异性检测和评价。

第九章　淋巴系统

淋巴系统的功能浅介

一、五项功能

淋巴系统执行五项功能：制造淋巴细胞；"滤过"淋巴，避免异物入血；从小肠吸收脂肪；辅助组织回流；产生人体的免疫能力。

淋巴系统的主要功能是毛细淋巴管吸收组织液中大分子量的蛋白质。有学者指出，正常每天有50%以上的血浆蛋白经毛细血管进入组织间隙，并变为大分子的蛋白质，而很难再由毛细血管重吸收。由于毛细淋巴管内压一般较组织液压稍低，毛细淋巴管的通透性较毛细血管为大，所以大分子的蛋白质即进入毛细淋巴管，再经过各级淋巴管送回血液循环，这对防止组织液压力增高和维持正常血液循环具有重要意义。

如果淋巴循环受阻，局部组织液不能回流到血液循环时，则该部组织液中的蛋白质增多，严重者形成象皮肿。相反，如大淋巴管受损，大量淋巴流至管外，血浆中的蛋白质即会显著减少。

淋巴管的另一重要功能是通过小肠内绒毛的中央乳糜管，吸收脂肪、脂溶性物质、碱性磷酸酶和维生素 K 等，将它们送入血液循环。但是这一机能必须在胆汁存在情况下才能完成，并且其中一部分脂肪也可直接由毛细血管吸收，而进入门脉系统。此外，淋巴系统的滤过、免疫和产生淋巴细胞等功能，也都有赖于淋巴管的输送淋巴的作用，即淋巴系统在结构上和机能上是一个整体，只有在淋巴管和淋巴器官共同作用下，才能完成它的正常功能。

二、主要生理功能

淋巴通路主要生理功能是维持细胞外间隙的组织液成分和容量稳定，调节组织的张力以及运输蛋白质和脂类至静脉系统，从而保证血浆的蛋白和脂类的含量衡定。

免疫细胞学研究指出，淋巴细胞是体内参与免疫监视和免疫反应的重要细胞成分，可分为 T 细胞、B 细胞、杀伤细胞等数类，然后再分若干亚群。

从组织中将水移动出来是毛细血管的功能，而不是淋巴的功能。

淋巴的生理，必须考虑到毛细血管与组织之间的变化。

淋巴管最基本的功能是将毛细血管渗出的一部分物质送回血液循环。在正常情况下，一天内有50%的血浆蛋白要渗到血管外去，这些蛋白质绝大部分由毛细淋巴管再吸收，经各级淋巴管运回血液循环。

毛细淋巴管内皮细胞浆中的肌原纤维能使毛细淋巴管产生每分钟数次节律性收缩，这种收缩使毛细淋巴管可能具有吸引泵的作用，使组织间隙内的液体和一些大分子物质容易进入毛细淋巴管。

此外，组织间隙内组织液增多时，压力作用于锚状纤维，从而牵引毛细淋巴管壁，使其内腔扩大，相互重叠的内皮细胞间的空隙处于开放状态，组织液和大分子物质能迅速进入毛细淋巴管腔。

毛细淋巴管输送胶性物质、微粒物质（含细胞碎屑、微生物等），而毛细血管则输送可溶性晶体物质。那样，如果淋巴管梗阻，它们所引流的组织则因为其内含有多量蛋白液体而变水肿和膨胀。

组织液进入淋巴管后，称为淋巴液。从大多数组织来的淋巴液是清晰的无色液体，而从小肠来的则为乳白色，由于内含吸收的脂肪而称作乳糜，其淋巴管则称作乳糜淋巴管。毛细淋巴管出现于身体内许多组织，但在无血管的结构（如表皮、毛发、爪甲、角膜、关节软骨及其他软骨）中却缺乏，在脑与脊髓、脾髓和骨髓中也缺乏。

三、滤过

这在过去比较强调，但并甚重要。Starling（1896）提出假说，认为毛细血管内血浆与毛细血管外的组织液的流动及速率，因下列三个因素而定：毛细血管壁内外两侧的流体静力压；血浆蛋白质及组织液蛋白质的渗透压;以及毛细血管壁的渗透性质。

这描述了一个流体动力学过程,物理力量决定通过毛细血管壁的液体的流动。毛细血管动脉端的压力较高,趋使液体向外渗透抵达组织;而在毛细血管静脉端压力较低,血浆的渗透压趋使从组织中吸收液体回到毛细血管。

组织的张力是一附加因素,它趋使液体回注入毛细血管或进入组织,但是在正常情况下,它比其他因素影响小。渗透出的少量过剩液体由淋巴管从组织运走。

四、淋巴结的过滤

淋巴结对淋巴液的过滤作用。

机械作用:淋巴液流经淋巴结时,流速明显变慢。实验证明,肿瘤细胞由淋巴结的皮质到达中心需约 24 小时,故淋巴结有类似的沉淀室作用;

生物作用:淋巴细胞对淋巴液中的异性蛋白颗粒有吞噬能力,但作用有限,例如经淋巴管注入两百万个细胞时,可完全被淋巴结沉淀和摄取,但注入两千万个细胞时,则只有大约 1/2 的细胞被阻于淋巴结。

淋巴结的过滤作用受到一些因素的影响,如在解剖类型上,若淋巴管绕过淋巴结,则完全无过滤作用。此外,过滤是否完全和淋巴结本身的病理状态(如炎症、放射后纤维化以及肿瘤转移等)也有直接关系。

淋巴管阻塞后,远心侧的管内压发生不同程度的升高,一般在侧支建立后(8 周内)。

五、弥散

通过研究了解到,分子通过毛细血管膜前进或回流,完全不依赖于液体的进出。毛细血管膜是半透性的,较大的分子(如蛋白质)比较小的分子通过该膜更困难。解释此现象是因为毛细血管壁中存在着一些孔隙。

在异常的情况下发生的过程也可这样解释。首先,如果血流通过毛细血管停止,物质的交换也立即停止,氧、二氧化碳、电解质、糖和其他营养物质、产生的废物以及蛋白质的弥散均停止,组织终至死亡。在动脉侧或静脉侧发生血流梗阻时,血流停滞,如果足够严重和持续一段时间,即可导致坏死和溃疡形成。

其次,淋巴流动的停滞可产生一系列后果。淋巴管不能从组织移动蛋白质分子或较大的微粒,致使组织中蛋白质浓度上升,使其胶体渗透压超过毛细血管,妨碍甚至抵抗毛细血管的通透作用,使液体积聚于组织中,水肿变得明显,该处皮肤增厚、坚硬、形成疣。

六、淋巴液的渗透

组织间隙中的微粒物质由毛细血管移除,而大颗粒(胶体)如蛋白颗粒、脂类,则由淋巴通路运输。毛细淋巴管内皮细胞之间有空隙,称为细胞间带,较毛细静脉壁的间带大 2~5 倍。毛细淋巴管的渗透有三种情况:①根据生理的需要,细胞间带可开大、缩小或关闭,呈现活动区和静止区,活动区有较大的通透性;②身体各部位的毛细淋巴管细胞间带大小不同,间带小者(如颈部)渗透性低,而间带大的部位(如肝脏)渗透性很高;③毛细淋巴管的渗透性和组织中蛋白的浓度有关,蛋白浓度低(如肢体组织)者渗透性也低,肝脏组织的蛋白质浓度高,渗透性也增加。此外,在组织液中含有异常蛋白成分,如甲状腺机能低下时,组织液中黏多糖 - 蛋白浓度增加,也可影响淋巴液的渗透和回流。

第十章　淋巴管平滑肌瘤病

第一节　淋巴管平滑肌瘤病单独发病

淋巴管肌瘤病是一种罕见原因不明的先天性疾病，基本病理特征是淋巴管、小血管、小气道管壁及其周围的类平滑肌细胞进行性增生。类平滑肌细胞增生可形成结节或肿块，引起局部管道结构的狭窄或阻塞，可累及全身多系统，好发于育龄女性。

淋巴管肌瘤病分为 2 类：伴发结节性硬化症以及淋巴管肌瘤病单独发病。伴发结节性硬化症的淋巴管肌瘤病被认为是结节性硬化症的一种顿挫型，但一些出现错构瘤和腹部淋巴结肿大的女性淋巴管肌瘤病患者存在结节性硬化症的异常，因此提示淋巴管肌瘤病可能是由结节性硬化症基因突变而致病。一组 8 例全为淋巴管肌瘤病单独发病。

一、临床表现

淋巴管肌瘤病多见于育龄期女性，男性非常少见，有学者认为本病可能与雌激素水平有关。该组病例平均年龄为 37.5 岁。伴有结节性硬化症者存在智力低下、癫痫及皮脂腺瘤等结节性硬化症症状。

胸部症状主要表现为咳嗽、咳痰、伴不同程度咯血、进行性呼吸困难、胸痛、自发性气胸、乳糜胸，肺功能进行性恶化。通常无明显的腹部症状，部分表现为腹部包块、腹痛、腹胀、呕吐等，并可为首发临床症状。

二、影像学研究

淋巴管肌瘤病主要累及肺部。该组病例均可见肺囊腔，典型囊腔为散在或弥漫分布、大小为 0.2~2.0 cm 的透亮影。未发现直径大于 2 cm 非胸膜下的囊腔，但胸膜下见最大直径约 6 cm 的囊腔，该组认为可能是小囊腔破裂后融合所致。胸膜下囊腔或肺大泡可能破裂，导致气胸。

肺内囊腔分布区域无规律，囊壁较薄，小叶血管位于囊腔边缘。囊腔内可含气体，也可含乳糜样物质或因肺小静脉管壁平滑肌细胞增生，引起远端淤血，肺泡内积血，CT 上呈磨玻璃样改变。

病变早期囊腔间肺组织正常，随着病变发展，异常增殖的平滑肌细胞可累及肺泡间隔，HRCT 上表现为小叶间隔增厚，严重者最终正常肺组织可完全消失。该组病例可见 3 例小叶间隔增厚，但未见正常肺组织完全消失者。

异常增殖的平滑肌细胞若阻塞淋巴管或胸导管，引起淋巴回流障碍，形成乳糜胸，CT 上表现为密度较一般积液高的胸腔积液。

淋巴管肌瘤病患者腹部表现可为肾血管平滑肌脂肪瘤、肝脏血管平滑肌脂肪瘤、淋巴结肿大、淋巴管肌瘤和乳糜腹等，通常为多种病变同时发生，其中肾血管平滑肌脂肪瘤是淋巴管肌瘤病最常合并的腹部病变，可单发或多发，该组病例中肾错构瘤 4 例。肝脏血管平滑肌脂肪瘤与肾错构瘤的病理特点及 CT 表现相当，该组病例中 1 例。

腹腔肿大淋巴结常见于腹膜后和脊柱旁，其中心密度较低，可能为乳糜性淋巴液聚集，淋巴管肌瘤为淋巴管周围平滑肌细胞增生，导致淋巴管壁增厚、管腔阻塞、扩张而形成呈长条状囊实性肿物，瘤内呈低密度，增强后无强化，瘤壁及实性部分呈软组织密度，增强有明显强化，淋巴管肌瘤可并发破裂，CT 上为密度较高的乳糜样腹腔积液。该组 1 例腹膜后淋巴管肌瘤，表现较为典型，同时伴有腹膜后积液，推测可能为淋巴管肌瘤自发性破裂所致。

三、鉴别诊断

淋巴管肌瘤病肺部表现的鉴别诊断有小叶中央

型肺气肿、肺郎格汉斯细胞组织细胞增多症、肺纤维化等疾病。

肺气肿及肺纤维化：在老年人多见，而淋巴管肌瘤病多为育龄期女性。肺气肿在 HRCT 上呈多发的低密度影，双上肺明显，低密度区中心可见小叶中央动脉，而淋巴管肌瘤病的囊腔呈无规律分布，可见明确的薄壁且血管影位于囊壁边缘。肺纤维化小叶间隔明显增厚，胸膜下区呈蜂窝样改变，晚期肺体积缩小，与淋巴管肌瘤病可鉴别。

肺朗格汉斯细胞组织细胞增多症：多发不规则囊腔、结节，并且不累及肋膈角区及无乳糜胸等表现有助于鉴别，另外淋巴管肌瘤病多有腹部病变也有助于鉴别。双肾、肝脏出现多发错构瘤时应注意是否为淋巴管肌瘤病。腹盆腔内囊实性肿块及腹腔多发肿大淋巴结易误诊为附件或腹腔恶性肿瘤伴腹膜后淋巴结转移或淋巴瘤，而淋巴管肌瘤病患者腹膜后淋巴管肌瘤多呈长条状囊实性病变，结合肺部的 HRCT 表现可以鉴别。

综上所述，淋巴管肌瘤病的 CT 表现有一定的特征性，在临床的实际工作中，育龄女性患者，若经胸腹部 CT 发现肺部多发薄壁囊腔伴或不伴肾错构瘤、肝脏血管平滑肌脂肪瘤、腹腔或盆腔囊实性肿块，要考虑淋巴管肌瘤病的可能性，但最终的定性诊断仍需依赖病理组织学检查。

第二节　误诊病例简介：腹膜后淋巴管平滑肌瘤与腹膜后神经源性肿瘤

淋巴管平滑肌瘤，又称淋巴管血管平滑肌增生症或淋巴管肌瘤，是一种病因不明的罕见的自发性病变。

病理上主要改变为淋巴管周围平滑肌细胞增生，导致淋巴管壁增厚、管腔阻塞、扩张及乳糜液积聚而形成的复合淋巴管肿块，可发生于身体任何部位，以单发多见，也可多发，可仅位于腹膜后或自腹膜后延伸至盆腔，少数可自腹膜后延伸至胸部。

此病可为淋巴管平滑肌瘤病局限性表现，淋巴管平滑肌瘤病主要以肺、纵隔及腹膜后淋巴管及腹膜后淋巴结的异常平滑肌细胞进行性增生为特征，也可合并肾血管平滑肌脂肪瘤。有极少数病例只有腹部或盆腔表现，而胸部没有明显受累。淋巴管平滑肌瘤病多发生于育龄期女性，绝经后少见。男性发病极为罕见，国内外偶见个案报道。可能与雌激素水平异常有关。

目前文献报道的淋巴管平滑肌瘤病主要腹盆部异常有肾血管平滑肌脂肪瘤、淋巴腺病、淋巴管肌瘤和乳糜腹。

本病主要表现为腹膜后长条状或管状囊性占位，极少数为完全实性，肿块呈椭圆形或分叶状，中心为液性低密度，大多数壁较薄，少数为厚壁或厚薄不均，增强后实质部分有不均匀强化；肿块可推移邻近血管结构，但无明显浸润征象；肿块内可伴有出血，呈斑片状高密度；常同时伴有肿块周围及腹膜后淋巴结肿大。

淋巴管肌瘤有体积随昼夜变化的特征性征象，即肿块可在白天增大。

一例病灶为分叶状囊性肿块，但并无实性成分存在，囊壁较薄，增强后可见包膜；对周围组织及血管有明显推挤，无浸润表现；与文献不同的是该病例中并无文献中报道的周围及腹膜后淋巴结肿大表现，并且肿块中有散在的点线状钙化影存在。

鉴别诊断：本病主要应与以下几类病变鉴别，腹膜后实性肿瘤囊变，包括神经源性肿瘤、恶性间质瘤和平滑肌肉瘤等，其中以神经源性为多。

神经节细胞瘤：因能产生儿茶酚胺，可常引起临床症状。尿液、血中儿茶酚胺及其代谢物检查可确诊，CT 示腹膜后神经节细胞瘤通常为均一软组织密度块或中央区低密度的肿块。少数情况下肿块内部可有出血，并继发液化及纤维囊形成，故而酷似囊性团块，此类病变往往呈不均匀厚壁型。

神经纤维瘤：平扫表现为低于肌肉密度，T_1WI 上稍高于肌肉信号，多数肿块质地不均匀，部分可见囊变区，但无明显淋巴结转移，易出现黏液变、囊变、坏死及出血。

腹部神经源性肿瘤最常位于脊椎旁交感神经链和肾上腺区，这一部位特点有一定诊断价值。结合该病例而言，首先不含实性成分，囊壁未见厚薄不一表现，增强后各期均不强化；其次，囊性肿块有间隙累及的表现，即所谓的"钻缝"；另外，病变中散在的点线状钙化灶，从形态上与淋巴源性病变的分隔钙化相似，因而还是应首先考虑腹膜后淋巴来源的肿块。

囊性淋巴管瘤：大多数发生于头部或颈部，发生于腹膜后的不常见，多发生于男性，可见于任何年龄。CT 上，典型的囊性淋巴管瘤表现为大、薄壁、多房的囊性团块。其密度可从液体至脂肪不等。而淋巴管平滑肌瘤男性发病非常少见，该例即为中年女性，且表现为单囊，CT 密度显示低密度区成分相对单一。

支气管源性囊肿：虽然支气管囊肿常常发生于纵隔，但也可发生于腹膜后。CT 上，此囊肿表现为圆形、境界清、低密度囊肿而无强化。若支气管源性囊肿发生于腹膜后，多位于膈下间隙。因病灶中的蛋白成分可表现为高密度，易被误诊为实性团块，此囊肿极少有钙化，相对上述表现，该例发生位置为双肾门水平，呈分叶状表现而非圆形肿块，并有间隙生长表现，囊液密度较低，可与之鉴别。

第三节　肺淋巴管平滑肌增生症的腹部表现

肺淋巴管平滑肌增生症是一种少见的自发性病变，几乎多数都发生在育龄期妇女，少见于绝经期。肺淋巴管平滑肌增生症，又称肺淋巴管平滑肌瘤病、淋巴管瘤病，至今病因不明，世界上首例由 Van Stossel（1937）报道，以肺、腹膜后淋巴管和腹膜后淋巴结的平滑肌细胞不典型增生为特征。

胸部的基本病理改变是支气管与细支气管壁、肺泡间隔、肺血管、淋巴管及胸膜的平滑肌细胞不典型增生，引起小气道通气受阻以及淋巴管平滑肌增生和淋巴管扩张而造成的一系列继发性改变。

一、临床表现

临床主要表现为乳糜性胸腔积液、反复发生的气胸、气急等症状。患者开始出现呼吸困难、咳嗽、胸痛等症状的平均年龄为 33 岁。肺淋巴管平滑肌增生症的发病率约为 1/100 万，但实际的发病率可能更高，因为肺淋巴管平滑肌增生症经常误诊为哮喘、慢性阻塞性肺疾病、支气管炎。

腹膜后淋巴管平滑肌不典型增生造成淋巴回流受阻，淋巴管扩张形成淋巴管肌瘤，淋巴结被平滑肌细胞代替引起淋巴结肿大，血管平滑肌不典型增生可形成肾脏或腹膜后肿块。腹部受累可有腹痛、腹胀、乳糜腹水、扪及腹部包块等症状和体征。

二、影像学研究

淋巴管平滑肌增生症涉及多系统病变，除了肺之外常累及肾脏、后腹膜、肝脏、输尿管、胰腺等。肾脏血管平滑肌脂肪瘤是肺淋巴管平滑肌增生症患者在腹部最常见的表现，Maziak 等（1996）报道发病率为 15%~57% 左右，可单发或多发，直径范围在 0.2~9.0 cm。

有关肺部和腹部病变二者的相互关系研究得不多，现在一般认为是由 1 个共同的致病因素使二种不同类型病变的平滑肌细胞都对黑色素瘤特异性抗体（HMB45）有免疫活性。

薄层 CT 平扫对发现血管平滑肌脂肪瘤中的脂肪成分是必不可少的，肿瘤表现各种各样，因此尤其要重视肿瘤中的低密度脂肪区。螺旋 CT 在发现直径小于 2 cm 的血管平滑肌脂肪瘤中的脂肪成分方面比普通 CT 更敏感。肾脏血管平滑肌脂肪瘤主要的并发症是出血，患者可出现腹痛或休克。

Oesterling 等（1986）建议根据肿瘤大小与症状来处理，对于肿瘤直径小于 4 cm 的无症状患者每年用 CT 或超声检查进行随访；直径等于或大于 4 cm 者应每半年用 CT 或超声检查进行随访，如果出现肾脏部位疼痛或血尿，则应采用部分肾切除或行栓塞术。

腹部肿大的淋巴结累及后腹膜、脊柱旁和盆腔等部位，以腹膜后最多见，常表现为圆形或椭圆形实质性结节，部分融合呈团块状改变，肿大淋巴结大小相差较大，有的淋巴结直径达到 4.0 cm。

Avila 等（2000）发现腹部淋巴结肿大与肺病变的严重性有相关性，肺病变越严重，腹部淋巴结肿大的发生率就越大；同时报道肿大淋巴结 CT 值可为 -72~50 HU，认为这些低密度区表明淋巴结中含有乳糜淋巴液或脂肪成分。

关于对肿大淋巴结增强后表现，在该组有 1 例增强后边缘仅有轻度强化。

淋巴管肌瘤的淋巴管平滑肌细胞增生，引起淋巴管的扩张和阻塞，导致乳糜液的集聚，胸导管的扩张和阻塞过程与此相同。扩张的后腹膜淋巴管壁可薄可厚，其中包含低密度物质，这可以用淋巴管阻塞和淋巴液流动不畅来解释。

淋巴管肌瘤常位于腹膜后的脉管间,表现为腹膜后管状或长条状肿块,多为囊性或囊实性,壁可薄可厚,增强后实质部分有不均匀强化。MRI的多参数成像在病变的发现、定性诊断,多方位体层在显示病变范围、立体的观察病变方面均有其优点。

淋巴性囊肿的过度扩张可以导致囊肿破裂产生乳糜性腹水,Peh等(1994)曾报道1例肺淋巴管平滑肌增生症患者的后腹膜囊性肿块变小的同时出现了腹水。

肺淋巴管平滑肌增生症几乎都发生在育龄期妇女中,用药物治疗减少患者的内源性雌激素水平能够使症状改善,Boehler等(1996)认为类固醇激素在肺淋巴管平滑肌增生症的发病机制中起了重要作用,而子宫肌瘤与雌激素有着密切的关系,因此该组1例肺淋巴管平滑肌增生症伴有子宫肌瘤是否与雌激素有关,有待进一步研究。

三、鉴别诊断

肺淋巴管平滑肌增生症主要应与结节性硬化症鉴别,肺淋巴管平滑肌增生症可以孤立地发生,也可以与2.3%的结节性硬化(或4.6%结节性硬化女性患者)同时发生。

结节性硬化症的肺部、肾脏、淋巴结病变表现与肺淋巴管平滑肌增生症极相似,Monteforte & Kohnen(1974)认为肺淋巴管平滑肌增生症属结节性硬化的顿挫型。结节性硬化的病例40%~80%伴有血管平滑肌脂肪瘤,常为两侧、多发性,可发生于任何年龄和性别,而其肺部囊性病变几乎只见于女性患者。

肺淋巴管平滑肌增生症与结节性硬化的鉴别诊断关键在于两者临床表现不同,结节性硬化患者常有皮质结核、室管膜下结节、面部血管纤维瘤等皮肤、脑部病变及精神发育障碍,可资鉴别。该组7例肺淋巴管平滑肌增生症中2例有肾脏血管平滑肌脂肪瘤,精神发育正常且无皮肤、脑部病变。

通过对肺淋巴管平滑肌增生症的腹部CT表现的描述,我们可以发现一些比较常见的表现,如肾血管平滑肌脂肪瘤、腹部淋巴结肿大、腹水等,这些腹部常见的表现结合肺部表现能明显提高肺淋巴管平滑肌增生症诊断的可靠性,同时在临床工作中处理肺淋巴管平滑肌增生症时,应重视对腹部病变的诊断与治疗。

第十一章　与淋巴有关的其他一些疾病

第一节　获得性免疫缺陷综合征合并腹部感染

获得性免疫缺陷综合征患者合并感染往往预后较差。

获得性免疫缺陷综合征患者合并腹部感染可由多种病原引起，是获得性免疫缺陷综合征致死的重要原因，及时诊断可提高治疗效果。

一、临床表现

脾结核、肠结核及腹腔淋巴结核患者 CD_4^+ 小于 $50/\mu l$，有发热、咳嗽、咳痰、消瘦、乏力等症状。阿米巴肝脓肿患者有腹泻、大便性状改变、潜血阳性，入院时肝区不适，食欲下降。

化脓性胆管炎患者以右上腹阵发性胀痛急性起病，伴发热，CD_4^+ 小于 $30/\mu l$。

马尔尼菲青霉菌病患者以发热、胸闷、气短、咳嗽、咳痰等呼吸道症状起病，入院时伴有腹痛、腹胀，$CD_4^+640/\mu l$。

二、影像学研究

腹部结核的影像表现：一组 6 例中，3 例均合并有胸部结核，其中血行播散型结核 1 例，纵隔淋巴结核 2 例，心包积液 1 例，合并颈部淋巴结核 2 例。腹腔淋巴结核表现为肝门部、肝胃韧带内及腹膜后肿大淋巴结影，内部低密度液化坏死，增强后边缘环形强化，病变淋巴结融合成团块。网膜囊内可见积液，同时合并纵隔淋巴结核和心包积液。脾结核患者胸部可见亚急性血行播散型肺结核，脾内表现为散在分布小的低密度结节状病灶，部分病灶融合，腹腔内及腹膜后可见淋巴结肿大。肠结核患者腹腔内可见少量积液，右下腹回盲部肠壁增厚，管腔狭窄，增强后轻度强化，肠管周围脂肪密度增高，分界不清，腹盆部肠管明显粘连。

其他感染病例的影像表现：阿米巴肝脓肿患者肝右叶可见巨大囊性病变，增强后边缘强化，病变内局部呈软组织密度。化脓性胆管炎 CT 表现为肝内、外胆管广泛扩张，胆管壁增厚，胆管内可见积气，增强后胆管壁明显强化，MRCP 显示胆管扩张。马尔尼菲青霉菌病患者腹膜后可见多组肿大淋巴结，呈软组织密度，局部融合成团块，增强后无明显强化，包绕腹膜后大血管影。

CT：由于合并机会性感染或恶性肿瘤，获得性免疫缺陷综合征患者常出现腹泻、腹痛、腹胀、腹部包块、黄疸等症状。影像学检查中超声是首选的检查方法，但对检查某些腹膜后或胃肠道病变有一定限度，因此 CT 检查更多地用来评价获得性免疫缺陷综合征患者的腹部症状，尤其是一些腹部急症的鉴别。CT 发现的腹部征象有些是非特异的，大约仅有 12% 的患者能够通过 CT 确诊。结合 CD_4^+ 计数和 CT 表现可以在获得实验室和组织学检查结果之前，对诊断不明的获得性免疫缺陷综合征患者行试验性治疗或指导活检。

机会性感染：机会性感染是获得性免疫缺陷综合征患者的主要合并症，根据免疫状态不同易发生不同的感染，主要包括结核、巨细胞病毒、疱疹病毒、真菌感染等。获得性免疫缺陷综合征合并机会性感染往往呈播散性、全身多部位感染。该组 3 例腹部结核患者均合并胸部结核，2 例合并颈部淋巴结核，1 例心包结核。马尔尼菲青霉菌病患者以呼吸道症状起病，在胃肠道和腹膜后同时合并感染，阿米巴肝脓肿患者在结肠查见病原体。

结核：结核是获得性免疫缺陷综合征患者的常见并发症。在 CD_4^+ 计数 <350~400/\mu l 的情况下，结核的感染率明显增加，同时肺外结核发生率增加，可

达 50%,而非人类免疫缺陷病毒感染的结核患者中,肺外结核发生率仅为 10%~15%。结核在获得性免疫缺陷综合征患者中多播散发生,累及胸、腹部多个脏器,因此当临床出现播散性结核表现时应注意排除获得性免疫缺陷综合征可能。

腹腔淋巴结受累:腹腔淋巴结受累是腹部结核最常见的表现,见于 2/3 以上的患者,常为多个淋巴结同时受累,同时可伴发腹膜结核及肠结核。典型表现为中心低密度液化坏死,周边环形强化,发生率 40%~93% 不等。该组 3 例腹部结核免疫状态低下,CD_4^+ 细胞计数均 < 50/μl,为重度免疫缺陷,2 例腹腔淋巴结核表现为典型的中心低密度,周边环形强化,受累淋巴结相互融合,分界不清,1 例合并网膜囊内积液。

在获得性免疫缺陷综合征患者中,可引起腹部淋巴结肿大的其他病变包括卡波西肉瘤和非程奇金淋巴瘤。卡波西肉瘤表现脾大伴有主动脉旁淋巴结肿大,也可只表现为腹部淋巴结肿大,多合并有胃肠道受累。非程奇金淋巴瘤是获得性免疫缺陷综合征患者最常合并的腹部淋巴瘤,表现为腹部肿块,多伴有结外脏器受累。

该组中,1 例脾结核表现为脾内多发低密度病灶,不伴有周边强化。脾结核多是结核血行播散的结果,血行播散型肺结核尸检病例中 80%~100% 有脾受累。表现为直径 0.3~3 mm 边缘不清的粟粒结节在脾内散在分布,通常伴有脾大,7% 的患者可见局灶病变。脾结核的影像学表现没有特异性,同样的表现还可见于真菌、寄生虫、布氏杆菌病等其他感染以及结节病、淋巴瘤、转移瘤等病变,需要结合临床和实验室检查进行鉴别,必要时穿刺活检。

1 例肠结核患者表现为回盲部管壁增厚,管腔明显狭窄,肠间脂肪间隙混浊不清,密度增高。腹腔内可见少量积液,提示合并腹膜结核。获得性免疫缺陷综合征合并肠结核影像表现没有特异性,诊断时需除外克罗恩病、淋巴瘤及卡波西肉瘤等其他疾病,肠外表现支持结核的诊断。

马尔尼菲青霉菌病:马尔尼菲青霉菌病是由马尔尼菲青霉菌引起的深部真菌感染性疾病,具有明显的地区分布性,流行于东南亚及我国南方,易发生全身播散性感染,造成多脏器损害,是亚热带地区晚期获得性免疫缺陷综合征患者最常见的机会性感染,通常累及肺、肝、脾、皮肤等组织。该组 1 例马尔尼菲青霉菌病患者首先出现呼吸道症状,后出现消化道症状,并在消化道及腹膜后淋巴结中检测到病原体,该例患者长期在亚热带生活。影像表现为腹膜后多组肿大淋巴结,包绕腹膜后大血管,增强后轻度强化。

腹部其他感染:获得性免疫缺陷综合征患者腹部其他感染包括阿米巴感染、鞭毛虫病、沙门氏菌感染及弯曲杆菌感染等,发生率都比免疫功能正常的人群增高。该组中阿米巴肝脓肿患者首先出现胃肠道症状,在结肠内查见阿米巴滋养体,肝脏病灶穿刺流出典型的巧克力样脓液。获得性免疫缺陷综合征患者的胆系病变通常为继发于巨细胞病毒或隐球菌感染引起的非结石性胆囊炎和获得性免疫缺陷综合征相关性胆管炎。表现为肝内胆管异常,同时累及或不累及肝外胆管,胆总管括约肌段或胰腺段狭窄,伴胆总管近端扩张和非结石性胆囊炎。该组急性胆管炎患者肝内、外胆管明显扩张,肝内胆管积气,血培养查见革兰氏阴性杆菌。

综上所述,获得性免疫缺陷综合征合并腹部感染逐渐引起学者的重视,腹部感染是获得性免疫缺陷综合征全身性机会性感染的一部分,预后较差,早期诊断、及时治疗非常重要,影像检查在发现病变及鉴别诊断方面发挥着越来越大的作用,在确定诊断之前,结合其他临床检查可以辅助制订试验治疗方案及指导活检。该组患者在发现病变后,经有效治疗病情均有明显缓解。

第二节　嗜酸性淋巴肉芽肿

详见本书　本卷　本部分　第九篇　第二章　第二节　嗜酸性淋巴肉芽肿。

第三节　误诊病例简介:良性淋巴网状细胞增多症

良性淋巴网状细胞增多症,又称猫抓病,也称为猫抓性淋巴结炎,是一种亚急性局部肉芽肿性淋巴结炎。良性淋巴网状细胞增多症多发于学龄前儿童及青少年,占90%,男性略多于女性。

本病多为猫抓伤或咬伤引起,人被猫抓伤或咬伤后,致病菌可进入体内,经过一定的潜伏期后发病,潜伏期一般为3~4周,是一种少见的自限性传染性疾病。

良性淋巴网状细胞增多症的临床表现呈多样化,轻症病例占较大比例,多为抓伤或咬伤后局部皮肤出现红斑丘疹,轻度疼痛等。

James(1997)总结良性淋巴网状细胞增多症的诊断标准为:①有与猫或狗密切接触,并存在被抓、舔或被咬破皮肤病史;②良性淋巴网状细胞增多症皮肤抗原试验阳性;③其他病因引起淋巴结肿大的实验室检查均为阴性;④淋巴结组织活检存在革兰氏阴性、嗜银性杆菌及典型的良性淋巴网状细胞增多症组织病理特点。

良性淋巴网状细胞增多症的CT检查时多无特异性表现,但有学者认为在引流区域的淋巴结肿大并化脓时,CT增强扫描可显示肿大的淋巴结中央坏死、液化,无明显强化,而边缘部分血管增生,血管丰富,强化明显,有一定的诊断价值。

良性淋巴网状细胞增多症的MRI表现仅有个案报道,T_1像呈中低信号,T_2像呈高信号,增强检查周边强化,中央无增强区为脓肿。

鉴别诊断

良性淋巴网状细胞增多症常位于肘部内侧皮下,呈类圆形软组织肿块,影像学表现不具有特征性,需与结核性淋巴结炎、软组织血管瘤、神经源性肿瘤等鉴别。

结核性淋巴结炎:多融合成团状,呈花环状,周边强化。

软组织血管瘤:大多数无包膜,T_2像信号增高明显,增强病灶有渐进性强化。

神经源性肿瘤肿块:四肢神经源性肿瘤肿块多较大,信号不均匀。

良性淋巴网状细胞增多症病变边界清楚,有完整包膜,病变信号因中央有坏死、液化常表现为不均匀,一例患者因未行增强MRI检查,而病变信号表现均匀是误诊的重要原因。

第五篇　与血液有关的疾病

第一章　白血病

第一节　白血病致全身多处骨质破坏的 ^{18}F-FDG PET/CT 影像表现

急性白血病是一类造血干细胞的恶性克隆性血液系统疾病,病情进展迅速,常以发热、出血,贫血为主要临床表现,多伴有淋巴结、肝脾肿大及骨关节疼痛,血常规检查明显异常,自然病情仅有数周和数月,一般可根据白血病细胞系列分为急性髓系白血病(AML)和急性淋巴细胞白血病(ALL)两大类。

而急性淋巴细胞性白血病是一种起源于 B 系或 T 系淋巴祖细胞肿瘤性疾病,原始细胞在骨髓异常增生和聚集从而抑制正常造血。

骨损害可以是儿童或成人急性淋巴细胞白血病的首发症状。虽然早期急性髓样白血病患者 MRI 检查已证实广泛的骨髓侵犯,但急性淋巴细胞性白血病多发骨损害临床上少见。骨损害病理机制不十分明确且意见有分歧,Roodman(1997)及 Mori 等(2007)研究表明骨损害与骨髓间质细胞产生白介素 6、肿瘤坏死因子产生增多有关,与甲状旁腺激素无关。

Iravani 等(1999)报道儿童急性淋巴细胞白血病骨损害临床特点,研究表明干骺异常发生率为48%,溶骨变化发生率为30%,这与一组中以右肱、尺骨,双侧胫骨干骺端浸润为主的患儿相符,31%有骨硬化的改变,22% 有骨量减少,11% 患者出现骨膜反应。

一组 2 例的共同特点是多发性骨质破坏伴周围软组织肿胀,前 1 例经 MRI 考虑为转移瘤,后经 ^{18}F-FDG PET/CT 并结合临床,考虑为血液系统恶性疾病;后 1 例表现为骨质破坏全身多发,又是儿童,经 ^{18}F-FDG PET/CT 考虑嗜酸性肉芽肿可能性大。2 例临床表现为无明显发热、出血,血小板、白细胞均正常,白细胞人工分类未见幼稚细胞,仅有轻度贫血,故临床表现不典型时,容易漏诊和误诊。

鉴别诊断:有广泛骨骼浸润的白血病需与 Still 病、神经母细胞瘤、坏血病、梅毒性骨膜炎、婴儿皮质性骨肥厚及创伤性骨膜炎、骨髓炎、转移瘤等相鉴别,最后诊断还依赖于骨髓穿刺和局部活检。

第二节　急性白血病骨髓浸润动态增强 MRI 研究

急性白血病骨髓微环境是白血病细胞发生、发展及浸润蔓延的基础,肿瘤血管生成是骨髓微循环的重要特征,可用于急性白血病预后分析及疗效评价。动态增强 MRI(DCE-MRI)能动态监测对比剂通过组织微循环的血流动力学特点。

一、急性白血病骨髓浸润微循环血流灌注的 DCE-MRI 研究

目前研究表明肿瘤血管生成是急性白血病骨髓微环境的重要组成部分,初诊急性髓系白血病(AML)患者微血管密度(MVD)计数与预后相关,抗肿瘤血管生成药物已成为急性白血病分子靶向治疗的新方法,因此研究急性白血病治疗前后骨髓浸润微循环血流灌注特点有重要的临床意义。

组织学 CD34 抗体染色微血管密度计数分析骨髓微循环有以下局限性:①急性白血病患者白血病细胞弥漫浸润骨髓组织,局部骨穿标本不能全面反映肿瘤的负荷。②微血管密度检测只能评估肿瘤血管的数量,不能评价肿瘤血管的形态及功能。

③近期研究表明血管生成拟态可能参与急性髓系白血病肿瘤组织血供,血管生成拟态免疫组织化学染色的特点是法高碘酸-希夫染色阳性,CD34染色阴性。

当前DCE-MRI是定量评估骨髓组织微循环毛细血管密度、血流量和血管通透性的重要方法,多采用增强T_1WI,研究方法包括两种。

半定量分析:在时间-信号强度曲线上计算最大强化率、强化斜率、清除率及达峰时间等参数。最大强化率主要反映骨髓浸润的程度及组织间隙容积;强化斜率主要反映组织血管生成,包括微血管的数量,组织灌注程度、毛细血管的通透性,多中心试验重复性最好。

定量分析:采用两室腔药代动力学模型,测量参数为对比剂体积交换常数,评估毛细血管的通透性。该方法需要专门的软件测量靶器官供血动脉输入函数(AIF),用于校准注射流率、对比剂浓度不同引起的误差。新型MRI对比剂超小型超顺磁氧化铁粒子(USPIO)具有血池造影作用,在肿瘤新生血管数量及抗肿瘤血管治疗疗效评价方面具有很好的应用前景。目前DCE-MRI应用于骨髓病变较少,尚需更好地理解DCE-MRI的原理,规范扫描序列及血流动力学参数。

二、急性白血病患者双侧髂骨与腰椎的DCE-MRI结果比较

急性白血病患者白血病细胞骨髓浸润呈弥漫性,红、黄骨髓均可以受累,因此研究不同部位骨髓浸润病灶是否具有一致性的生物学行为,研究单纯髂骨骨髓穿刺是否能全面评估患者的病情及治疗效果有重要的临床意义。

该研究结果表明急性白血病患者的髂骨骨髓最大强化率值比腰椎增高(P<0.05);强化斜率值的差异有统计学意义,说明急性白血病患者髂骨与腰椎的骨髓浸润微循环的血流动力学特点不完全相同,二者强化斜率值的研究结果可认为急性白血病患者中轴骨骨髓浸润微血管的数量、组织灌注程度、毛细血管的通透性相同;二者最大强化率值不同可认为骨髓浸润的程度及组织间隙容积不同。

有学者报道正常成人低位腰椎($L_{3\sim5}$)的DCE-MRI骨髓血流灌注低于上位腰椎($L_{1、2}$),可能与生理状态下低位椎体承受压力大,红骨髓向黄骨髓转化的速率加快,退行性改变明显,血流灌注减少。明

确该研究结果的意义尚需进一步了解急性白血病中轴骨骨髓浸润的顺序,与病理学对照比较不同部位骨髓微环境的特点。

三、不同患者髂骨最大强化率、强化斜率值比较及与骨髓像原始细胞比例的相关性

急性白血病患者初发未治疗组、初发治疗完全缓解组及初发治疗未缓解组3组间髂骨骨髓最大强化率、强化斜率值差异具有统计学意义;组间两两比较结果表明初发治疗完全缓解组比初发未治疗组及初发治疗未缓解组的最大强化率及强化斜率值减低(P值均小于0.05);初发治疗未缓解组比初发未治组最大强化率、强化斜率值增高,但差异无统计学意义。

说明急性白血病患者化疗缓解后,骨髓白血病细胞数量下降,同时骨髓微循环血流动力学发生变化,表现为肿瘤血管生成数量减少、血管的通透性下降。相反未缓解急性白血病患者骨髓微环境仍然是肿瘤生长、蔓延的血供基础,其数量及功能与治疗前相似。

DCE-MRI研究表明初诊血流灌注高的急性髓系白血病患者预后差,存活率低,认为初诊急性髓系白血病患者高血流灌注是影响预后的独立因素。

该研究结果表明,急性白血病患者最大强化率值与骨髓原始细胞计数呈正相关,说明最大强化率值能反映急性白血病骨髓浸润的程度。随着肿瘤细胞数量增加,血供增加。Rahmouni等(2003)和一些学者按骨髓像原始细胞量将骨髓浸润程度分为3级,随着级别增加最大强化率值增加,缓解患者时间-信号强度曲线与正常人相同。

总之,DCE-MRI是评估急性白血病骨髓浸润微循环血流动力学的有效方法,初步研究结果表明,急性白血病患者不同部位骨髓微环境可能具有不同的特点,经化疗缓解的急性白血病患者最大强化率值、强化斜率值降低,可能与肿瘤血管的数量及功能变化有关。

尚需进一步与组织学微血管密度结果对照,分析急性白血病不同分型骨髓微血管的差异;同时开展急性白血病骨髓血管生成拟态研究及新型对比剂USPIO应用,进一步全面了解急性白血病微循环血流动力学特点。

第三节　白血病肺部浸润

白血病是一组多脏器损害的疾病,肺部改变非常多见。白血病肺部并发症通常由于感染或者出血引起。尽管20%~60%的慢性白血病患者在尸检时显示白血病肺部浸润的组织病理学证据,但是这类患者中仅有不到5%的患者胸部X片上能显示白血病浸润。

关于白血病肺部浸润CT表现的研究报道较少。Zerhouni(1985)首次提出采用1~3mm的薄层扫描,并作高或极高分辨力算法重建,比标准重建能显示更多的支气管,如可显示4~5级支气管,这项技术被称之为高分辨力CT(HRCT),最适宜于显示肺的微细结构和肺局灶性微小病变。

一、影像学研究

在24%~64%死于白血病的患者中发现白血病肺部浸润,然而,大多数的浸润并未能在胸部X片上显示。胸片和尸体解剖等相关研究揭示了仅小部分白血病患者的胸片异常是由于白血病肺部浸润所致。肺部白血病浸润的胸片主要表现为弥漫网状影,尽管也有报道认为其主要表现为肺部结节样改变及局灶性肺实变。

有少量病例报道采用常规CT检查白血病肺部浸润,提示其单结节,及多结节改变。CT发现白血病胸膜浸润及胸腔积液也有文献报道。MSCT尤其是HRCT的应用,受到很多学者的重视。HRCT对显示间质性病变或弥漫性病变明显优于常规CT扫描。

研究结果显示,本病最显著的改变是中央和外周肺间质增厚,即小叶间隔增厚和支气管血管束增粗,在病理上表现为肺泡间隔增生、肺泡萎陷和支气管周围间质纤维化。反映了白血病细胞浸润到肺小动脉、支气管、细支气管周围,该表现与病理学研究结果即白血病细胞倾向于浸润支气管和血管及其周围组织,然后进入气道壁的现象相符合。支气管周围白血病浸润的分布可能与其易侵犯淋巴途径有关。

一组15例中,3例急性粒细胞或急性淋巴细胞性白血病患者表现为肺小叶间隔线状增厚和支气管血管束线状增粗,与10例慢性粒细胞或慢性淋巴细胞性白血病患者表现为支气管血管束结节状增粗明显不同,表明上述表现可能与白血病进展程度相关,并且肺实质异常的影像受白血病类型的影响。

该组所有患者都显示有肺结节。HRCT扫描减少或消除了常规CT扫描的部分容积效应,显示了肺结节微细结构,提高了对结节的测量准确性,对评定结节提供了可靠诊断依据。结节随机分布4例,包括2例急性粒细胞白血病,1例急性淋巴细胞性白血病,1例成人T细胞白血病;6例淋巴管周围性结节分布见于慢性粒细胞性白血病4例,分布于慢性淋巴性白血病和成人T细胞白血病各1例;5例小叶中心性结节分布见于3例慢性淋巴性白血病,2例慢性粒细胞性白血病,结节可能与白血病细胞局灶性聚集于外周淋巴管有关。然而,由于其数目少,结节小,并且因病情、病程不同而有所变化,所以结节改变并不是白血病肺部浸润的主要征象。

支气管周围分布的局灶性实变可能因白血病细胞浸润邻近气道引起。该组7例实变主要分布于外周支气管周围伴有支气管充气征,包括1例急性淋巴细胞性白血病,3例慢性粒细胞性白血病和3例慢性淋巴细胞性白血病。

磨玻璃状改变:周围型4例,包括2例慢性粒细胞性白血病和2例急性粒细胞白血病。2例成人T细胞白血病为局灶性细支气管周围实变,由于磨玻璃样改变及实变在肺部多种病变中均有显示,所以不是白血病肺部浸润的特异性征象。

二、鉴别诊断

白血病肺部浸润主要应与肺水肿、肺出血、肺霉菌感染、肺结核和细菌性肺炎等鉴别诊断。

肺水肿:CT表现为肺门周围对称性磨玻璃样改变。

肺出血:CT表现为磨玻璃样改变,肺泡结构完整无破坏,实变区内肺纹理清晰,病变一般不跨叶。

肺霉菌感染:CT显示两肺中下野弥漫性斑点状或小片状阴影,也可成大片的云絮样阴影或粟粒状阴影,但表现无特征性,诊断尚需结合临床表现、痰液培养及涂片真菌学检查。

浸润性肺结核:病变首先侵犯一侧或双侧肺尖

部,然后发展成上中肺野范围较大的病变,病灶边缘不清,云絮状或团块状阴影,可形成空洞。

细菌性肺炎:病变多呈小叶性或大叶性,一侧或双侧肺中、下野的内中带肺纹理增多、增粗,沿肺纹理分布的小片状或斑点状阴影,病变也可互相融合成大片模糊阴影,呈肺化脓症改变。

该研究有一定局限性:病例包括不同类型的白血病,如成人 T 细胞白血病,这种类型在国内相对罕见;15 例患者肺部白血病浸润的诊断是依靠肺实质细胞标本。经支气管镜肺活检、肺泡脱落细胞学检查以及 CT 引导下经皮穿刺肺活检是直接在 CT表现明显的肺部病变点进行。然而,这些活检点的 CT 异常改变可能与肺部其他地方的病变相似;此外,如合并其他病变则未被纳入取样标本内。

总之,白血病肺部浸润的 HRCT 表现复杂多样。但是,其具有白血病细胞沿外周肺小动脉、支气管和细支气管浸润周围肺间质的特殊变化趋势。同时,白血病肺部浸润程度受白血病类型的影响。所以,在除外急性进展性病变如肺水肿和感染后,当白血病患者 HRCT 提示肺间质增厚时应考虑到白血病肺部浸润性改变的可能。

第二章 浆细胞瘤与其他血液病的影像学检查

第一节 POEMS 综合征

POEMS 综合征,又称 Crow-Fukase 综合征、Takatsuki 综合征,是一种较为罕见的临床症候群,涉及多个系统的一系列病变。POEMS 综合征是由潜在的浆细胞病变引起的副肿瘤综合征。POEMS 综合征可继发于骨髓瘤、髓外浆细胞瘤或巨淋巴结增生症,也可仅表现为 M(单克隆)蛋白血症,而未见克隆浆细胞。

POEMS 综合征的名称由其主要临床特点的首字母构成,即多发周围神经病变;脏器肿大;内分泌异常;M 蛋白(又称单克隆球蛋白病);皮肤改变。

随着报道的增多,POEMS 这一缩写名称的局限性也凸显出来,目前对于这一命名需要注意:①诊断此综合征并不需要出现缩写名中所有临床表现;②有很多重要征象并未在此缩写名中体现,例如视神经乳头水肿、血管外容量超负荷、硬化性骨病变、血小板增多症、血管内皮生长因子(VEGF)水平升高、血栓特异质及肺功能异常等。

英国学者 Crow(1956)首次报道 2 例;日本学者 Fukase(1968)报道 1 例类似病例。Bardick 等(1980)报道 2 例具有相似临床特点的病例,并以主要临床表现的首字母缩写对这一综合征命名。随后日本、美国、法国、中国及印度等国家也陆续出现相似报道。国内自 1987 年首次报道该病,迄今约有100 余例。

一直以来人们对于该病的诊断均基于临床表现,诊断必须具备的症状数量及组合仍然存在争议,临床表现多样且不一定同时出现,易造成漏诊、误诊。该病男性多于女性。

一、发病机制

POEMS 综合征的发病机制尚不完全明确。M蛋白靶向治疗的良好效果提示 M 蛋白可能是该综合征的致病因素。Watanabe 等(1996)首次发现 POEMS 患者血清血管内皮生长因子水平升高,而多发性骨髓瘤患者中则不存在该现象。目前研究发现,血管内皮生长因子是与该病的活动性相关性最强的细胞因子,且可作为生物标志鉴别 POEMS 综合征与淀粉样变、意义未定的单克隆丙种球蛋白病(MGUS)、慢性炎症性脱髓鞘性多发周围神经病(CIDP)等。

大量资料证实 POEMS 综合征常伴有浆细胞病,包括多发性骨髓瘤、孤立性骨髓瘤、巨球蛋白血症等,认为它是与浆细胞增生产生异常免疫球蛋白有关的自身免疫性疾病,一项研究采用激素及免疫抑制剂治疗后,患者病情得到缓解也支持这一论点。

POEMS 综合征是浆细胞瘤的临床亚型,还是一个独立疾病尚存在争议,目前倾向于将其作为独立的综合征。还有学者研究发现血管内皮生长因子和某些前炎性细胞因子如白介素 -6 等在发病中起了一定作用,但确切的发病机制仍不明确。

二、诊断

早期诊断对降低 POEMS 综合征的病死率和延长生存期有重要意义。以往报道的病例系列中,约85% 的患者被误诊为慢性炎症性脱髓鞘性多发周围神经病、结核、糖尿病或肾炎。从起病至正确诊断所需时间的中位数为 13~18 个月。

值得注意的是,当患者出现多发周围神经病变合并单克隆蛋白(特别是 1 轻链),血小板增多症,皮下水肿或视神经乳头水肿中的任一项时,均应进一步检查以排除 POEMS 综合征。

Dispenzieri 等(2003)分析 99 例患者的临床表

现,提出了较为细致的诊断标准。

次要标准:硬化性骨病变;巨淋巴结增生症;脏器肿大(肝、脾、淋巴结);水肿(外周水肿、胸腔积液或腹腔积液);内分泌病变(肾上腺、甲状腺、垂体、性腺、甲状旁腺、胰腺);皮肤改变(色素沉着、多毛、多血症、血管瘤、白甲);视乳头水肿。

只有同时符合2条主要标准和至少1条次要标准才能确诊为POEMS综合征。但临床症状轻微的早期POEMS综合征仍有可能误诊。

POEMS综合征的诊断标准为2007 Mayo Clinic Criteria(表2-5-2-1),包括必备标准2项,重要标准3项,次要标准6项及其他症状和征象。当具备2项必备标准+至少1项重要标准+至少1项次要标准时,POEMS综合征的诊断即成立。

表2-5-2-1　POEMS综合征的诊断标准(2007 Mayo Clinic Criteria)

必备标准	1. 多发性神经病变(典型脱髓鞘性病变) 2. 单克隆浆细胞增生异常(M蛋白血症)
重要标准 (至少符合1项)	3. 巨淋巴结增生症 4. 硬化性骨病变 5. 血管内皮生长因子(VEGF)水平升高
次要标准 (至少符合1项)	6. 脏器肿大(脾大、肝大、淋巴结肿大) 7. 血管外容积超负荷(水肿、胸腔积液、腹水) 8. 内分泌病(肾上腺、甲状腺*、垂体、性腺、甲状旁腺、胰腺*) 9. 皮肤改变(色素沉着、多毛、肾小球样血管瘤、手足发绀、面红、白甲) 10. 视神经乳头水肿 11. 血小板增多症/红细胞增多症
其他症状和征象	杵状指、体重下降、多汗症、肺动脉高压/限制性肺疾病、血栓性特异质,腹泻,低维生素B_{12}

* 由于糖尿病和甲状腺病变的高发病率,单独存在的该诊断不足以作为一项次要标准

多发性神经病变多累及周围神经,早期病理改变以脱髓鞘为主,晚期轴索呈沃勒变性。Scarlato 等(2005)提出POEMS综合征周围神经病变的机制是血管内皮生长因子造成的内皮细胞异常活化导致的直接或间接内皮损伤。POEMS综合征患者的多发神经病变多表现为对称性、渐进性及上升性,即下肢受累较上肢早,症状随时间推移逐渐加重。受累区域感觉及运动功能均有损害,文献报道约10%。15%患者以疼痛为主要症状,50%患者伴有感觉过敏。经有效治疗后症状可有显著好转,甚至完全消除。

Yanik 等(2011)报道1例POEMS综合征患者,体格检查显示四肢远端对称性肌力减低,同时伴有手套状感觉过敏及髂棘水平以下震动觉消失。超声可见受累神经弥漫性增粗及回声减低。Chong 等(2006)报道1例行坐骨神经磁共振扫描的POEMS综合征患者,可见受累神经增粗,周围见显著T2WI信号增高,增强扫描受累神经未见强化。

单克隆浆细胞增生异常可通过骨髓穿刺涂片观察到,其增生程度可分为轻度、中度和重度。约1/3患者髂棘骨髓穿刺并不能看到单克隆浆细胞,骨髓标本免疫组化染色可以帮助诊断。几乎所有病例均可在血或尿中检出M蛋白,多为IgG或IgA型,M成分的轻链多为1型,极少为k型。临床上部分POEMS综合征患者M蛋白水平很低,常规蛋白电泳法检测结果为阴性,因此对高度疑似患者,需采用灵敏度高的检测手段,如免疫固定电泳。血清或尿液免疫固定电泳是筛查POEMS综合征的关键检查项目。

重要标准:巨淋巴结增生症;硬化性骨病变;血管内皮生长因子水平升高。

硬化性骨病变是与影像学关系最密切的诊断标准。约95% POEMS综合征伴有骨骼改变,且几乎均为局灶性病变。大多数病灶以骨质硬化为主(不同文献报道的百分数不同),或以骨质硬化为主的混合性改变,极少数以溶骨性改变为主,周围通常可见骨质硬化边。病变可累及全身骨骼,四肢长骨、中轴骨及颅骨等均可受累,分布无特异性,以松质骨为主,通常无疼痛或病理性骨折。病理可见单克隆浆细胞的局灶性浸润。继发于骨髓瘤或浆细胞瘤的POEMS综合征的骨内病变可同时见原发病灶改变和多发硬化性骨病变共存。

三、影像学研究

CT是评价POEMS综合征患者骨病变的理想检查方式,特别是对直径小于10 mm的病灶亦可清晰观察。Shibuya 等(2011)总结的病例中, 86%的POEMS综合征患者在综合使用影像学检查后可见多发局灶性骨病变。

^{18}F-FDG PET/CT用于评价POEMS综合征骨病变有独特优势,不仅不易遗漏病灶,且可依据病灶代谢活跃度指导局部放射治疗方案;治疗后用PET/CT随访复查还可早期发现新发局灶性骨病变,其代谢活跃但骨质改变尚不明显,在单独CT检查中则

容易遗漏。

MRI 评价 POEMS 综合征骨病变的价值有限，病灶周围 T_2WI 图像上可见高信号水肿带。Chong 等（2006）报道一例 POEMS 综合征患者全身骨骼多发硬化性骨病变，磁共振扫描绝大部分病变在 T_1WI 及 T_2WI 图像上呈低信号，增强扫描未见强化，只有 1 处病灶呈 T_2WI 稍高信号，周围伴窄带状 T_2WI 高信号。

四、鉴别诊断

POEMS 综合征的硬化性骨病变还需要与成骨性转移瘤、骨斑点症、骨岛等鉴别。有原发肿瘤病史的患者，应首先考虑转移瘤，并结合 POEMS 综合征诊断标准综合分析；孤立性和多发性骨髓瘤临床上多为溶骨性骨质破坏或混合性骨质破坏，硬化性改变少见，常伴有疼痛或病理性骨折，无多发性周围神经病变。骨斑点症为先天性疾病，患者可无任何临床表现，仅在体检中偶然发现。POEMS 综合征骨病变的鉴别诊断应密切结合临床病史及实验室检查，只要接诊医生对该综合征有一定认识，均不易误诊。

必备标准：包括多发性神经病变；单克隆浆细胞增生异常。

次要标准：包括 6 项（表 1），其中胸腔积液、腹腔积液及肝大、脾大、淋巴结肿大均可由体格检查及影像学检查检出；内分泌病变可呈单发或多个内分泌器官同时受累，影响相关激素水平；皮肤改变以色素沉着最常见，亦可见多毛、肾小球样血管瘤、手足发绀、面红、白甲等多种表现；约 1/3 患者伴有视神经乳头水肿，并可有颅内压增高、硬脑膜增厚等改变；血小板增多或红细胞增多也可见于部分患者。以上 6 项标准特异性较低，可由多种不同病因导致，因此作为诊断标准时，需首先排除其他病理因素。

其他症状和征象：包括杵状指、体重下降、多汗症、肺动脉高压 / 限制性肺疾病、血栓性特异质，腹泻，低维生素 B_{12} 等。因发生率较低或相关研究较少，尚不作为诊断标准之一。近年来对血栓特异质的报道较多。

POEMS 综合征患者并发动脉和 / 或静脉血栓的概率较高，将近 20% POEMS 综合征患者出现该并发症，约 10% POEMS 综合征患者发生脑血管意外，大多数为血栓形成或血管狭窄。部分患者发生心肌梗死或其他脏器梗死。血小板增多及骨髓内浆细胞浸润是发生脑血管意外等血栓事件的危险因素。

脑血管意外、心肌梗死及多发周围神经病变是 POEMS 患者死亡的主要原因。

另有作者指出，POEMS 综合征影像学检查可发现肝、脾、淋巴结肿大，巨淋巴结增生症，胸、腹腔积液，心包积液等。骨骼改变以骨质硬化为主，或骨质硬化伴溶骨性改变，单纯性溶骨性改变罕见，可累及全身骨骼，通常无疼痛症状。

本病影像学表现需与成骨性转移瘤、多发性骨髓瘤（硬化型）、骨斑点症等鉴别。有原发肿瘤病史，往往提示成骨性转移，若未能发现原发肿瘤，须结合临床表现才能鉴别；孤立性和多发性骨髓瘤以单发或多发穿凿样溶骨性破坏为主，硬化性和混合性较少见，无多发性周围神经病变；骨斑点症为骨的发育障碍，CT、MRI 增强扫描无异常强化，核医学检查无放射性浓聚和高代谢灶。

上述疾病的鉴别诊断均应密切结合临床及实验室检查，骨骼改变同时伴有外周神经病变、脏器肿大、内分泌改变、胸腹腔积液、皮肤改变、M- 蛋白改变时，应考虑到 POEMS 综合征的可能。

一些学者认为，影像诊断可以见到 2~3 项（肝脾肿大及淋巴结肿大；胸腹腔积液，皮肤水肿增厚等），至少三项，即可诊断此综合征。

第二节　恶性组织细胞病

恶性组织细胞病是组织细胞及其前体细胞呈系统性、进行性浸润的恶性疾病，较为罕见，而病情进展迅速，常常在 6 个月内导致病人死亡。

病理上主要表现为肝、脾增大，肝、脾、淋巴结、骨髓等造血组织及一些非造血器官和组织中有分化不同阶段的异常组织细胞呈灶性或弥漫性浸润。

脾脏、淋巴结和肝脏是最易累及的器官。受累组织可以部分或全部被破坏，浸润也可以出现粟粒样和小的肉芽肿，但形成巨大肿块的少见。

主要临床表现有发热、乏力、肝脾及淋巴结

肿大。

　　脾脏的病变也可由于主要脾动脉或其分支动脉阻塞所致,脾脏动脉是终末供血动脉,所以病变通常发生在脾脏的周围部分,在 CT 检查中通常表现为脾脏周围的低密度病灶。

　　本病 CT 表现缺乏特异性征象,与常见的脾淋巴瘤等恶性肿瘤很难鉴别,确诊要靠病理学检查,但 CT 检查能确定病灶大小,了解病变的范围、周围脏器受累的情况和有无远处转移,为治疗提供重要信息。

第三章　贫血和髓外造血

第一节　关于髓外造血

一、发病机制

髓外造血是一种多能干细胞异常增殖生成血细胞方式，可生成红细胞、白细胞和淋巴细胞。在胚胎发育期，造血在卵黄囊上进行，称之为中胚叶造血期。随后造血在肝脏和脾脏进行（肝脏造血），大约从第 7 个月开始，骨髓开始产生血细胞（骨髓造血）。

新生儿的全身骨髓均有造血功能。成人全身仅有 30% 的骨髓是具有造血功能的红骨髓，分布于长骨近心端以及骨盆、颅脑、肋骨和椎体这类扁骨和短骨中。

当机体正常的造血功能被破坏或者机体需求增加，骨髓外的某些组织会产生造血功能（髓外造血）。髓外造血可发生于身体任何部位，但多见于肝、脾，类似其胚胎期的功能。

地中海贫血、镰状细胞性贫血和遗传性球形红细胞增多症常并发髓外造血，以弥补骨髓造血功能的不足。

骨髓造血功能的丧失也是产生髓外造血的重要原因，如缺铁性贫血、恶性贫血、真性红细胞增多症、骨髓纤维化、骨髓硬化以及各型白血病。

二、临床表现

通常髓外造血的组织没有什么临床表现，也很难通过 X 线、CT、MRI 以及核医学检测到。在少数情况下，当脊柱旁的髓外造血造成椎弓根或者椎管的压迫时会表现出一定的临床症状。当髓外造血发生于胸膜腔或纵隔时，由于髓外造血组织的影响，患者可出现心肺功能的不全。地中海贫血并发的心肌肥大及心排血功能不足均可间接提示骨髓造血功能不足。

三、影像学研究

通过相应的影像学表现可以大致的得出诊断结果，对于后续治疗有很大的帮助。

髓外造血灶在影像学上多为边缘光滑锐利的局灶性病灶，分布于身体两侧。脊柱旁或骨旁髓外造血多见于遗传性球形红细胞增多症，另外还见于骨髓浸润或抑制类的疾病。最常见的髓外造血组织是肝、脾和肾周及腹膜后淋巴结。

CT 平扫显示髓外造血灶的密度近似于肌肉组织密度。临床最常见的发生于脊柱旁的病变是神经源性肿瘤，多见于神经纤维瘤病 I 型，很难与脊柱旁的髓外造血鉴别。一些病例在脾切除术后病灶明显缩小，且红细胞数上升。

肝脾的髓外造血灶可多发，有时病灶的体积较大，但是该类病变很少对脏器功能造成大的影响。长期输血会导致含铁血黄素沉积症或血色病的发生，此时腹部触诊可以发现肝脾体积增大变硬。

增强的 CT 和 MRI 扫描有助于髓外造血的鉴别诊断，髓外造血灶多结构均匀边界光滑，增强后呈轻到中度强化，很容易与血管瘤相鉴别。平扫时很难区分门脉周围的髓外造血组织与门脉及其分支的关系，引入对比剂后由于血管的强化，髓外造血灶和血管的关系显示得很清晰。

髓外造血很少发生于腹膜和胸膜的造血组织。当病变发生需要与淋巴系统病变和转移相鉴别。由于子宫内造血的规律进行。髓外造血灶很少发生在盆腔。

肾旁的髓外造血灶通常边界清晰围绕于肾脏周围。发生在肾内的髓外造血灶多见于肾实质，少见于肾盂肾盏或输尿管。临床症状偶可表现为尿路梗阻。

当该病鉴别困难且由于凝血及感染等原因不适合活检时，可以考虑使用其他的影像学检查方法。提供详细的病史对确定诊断有很大的价值。

髓外造血与淋巴系统病变很难鉴别，因此采用标记的抗 NCA-95 进行骨扫描，抗 NCA-95 可以显示中性粒细胞系的所有细胞。使用 SPECT 技术可以特异性的显示髓外造血灶。该方法分辨率较低，最小只能识别 1~1.5 cm 的病灶，因此难以检出较小的病灶。使用 SPECT/CT 可以综合功能和形态成像方法，提高病灶检出率。

第二节　地中海贫血髓外造血瘤样增生灶

地中海贫血髓外造血瘤样增生灶易误诊为肿瘤，另外其他引起慢性贫血的血液病亦可继发髓外造血瘤样增生，在诊断地中海贫血髓外造血瘤样增生时需与这些病变鉴别。

地中海贫血发病机制是合成血红蛋白的珠蛋白链减少或缺失，导致血红蛋白结构异常，珠蛋白肽链形成受抑制不同而产生不同的地中海贫血类型（常见的临床类型有 a 型和 β 型地中海贫血）。

这种含有异常血红蛋白的红细胞变形性降低、寿命缩短，可以提前被肝、脾破坏，导致贫血。临床上呈慢性溶血性贫血，贫血和缺氧刺激红细胞生成素增加，促使骨髓增加造血，当髓内造血仍不能满足需求时，骨髓外的一些组织会产生造血功能，即髓外造血（EMH）。

一、影像学研究

地中海贫血髓外造血一般见于肝、脾等网状内皮器管或结构，肝、脾等器官的髓外增生灶不呈瘤样增生改变，不在此讨论。而胸壁、椎旁的髓外造血瘤样增生灶易于误诊为肿瘤是此处讨论的重点。

骨旁的髓外造血灶罕见，其中以肋骨、椎管旁髓外造血灶相对常见。椎管旁的瘤样增生髓外造血灶易误诊为纵隔神经纤维瘤、淋巴瘤、中央型肺癌。由于髓外造血组织呈缓慢的代偿性增生，因而髓外造血灶边缘较为光滑。因供血较好，病变无囊变和钙化。

CT 平扫大都呈密度均匀的软组织密度肿块影，肿块基底与脊柱、纵隔和相应的骨相连。一组 15 例中 13 例呈密度均匀的软组织密度灶，这与普遍认为髓外造血瘤样增生为密度均匀灶相符；然而其中的 2 例为密度不均灶，其中 1 例病灶内可见到脂肪密度影，说明髓外造血灶中存在影像及病理上更为罕见的表现形式。

有报道认为活跃的髓外造血组织有丰富血管，而不活跃的陈旧的髓外造血组织有较多脂肪组织沉积。病理学上，组织脂肪变性与中毒、缺氧、营养不良等相关。显然这 2 例密度不均灶是更为罕见的不活跃的陈旧髓外造血灶。该组 15 例均可见到骨髓内造血所致的骨改变。地中海贫血髓内造血所致的椎体皮质变薄、骨小梁增粗并沿重力线分布且相对稀疏，以及肋骨膨大、骨皮质变薄、骨小梁增粗呈网格状。

髓外造血瘤样增生灶往往出现在上述存在髓内造血组织增生所致骨改变的骨旁，这也是 CT 诊断髓外造血灶不可忽视的表现。CT 能很好显示地中海贫血所致的髓内造血组织增生形成的骨髓肥大，其中一些表现具有特征性：颅骨的改变包括穹隆骨增厚、板障增宽，发根样表现，不累及枕底和鳞状颞骨，造血性骨髓使一些窦腔发生闭合；长骨膨大，掌骨、跖骨和指（趾）骨均呈矩形等骨髓腔增宽，这些表现随着 MSCT 的普及，通过容积扫描后三维重建在影像上已经能与 X 线平片媲美，甚至效果更加。

二、鉴别诊断

地中海贫血髓外造血瘤样增生灶呈软组织密度肿块，需与神经源性肿瘤、恶性淋巴瘤、胸膜间皮瘤、中央型肺癌鉴别相鉴别。

神经源性肿瘤：神经源性肿瘤多为单侧发病，单发局限性肿块，密度不均，邻近骨质多为压迫性骨质吸收、椎间孔增宽等改变，并且无慢性贫血病史，更无慢性贫血所致髓内造血增生的特征性骨改变。

纵隔淋巴类肿瘤：纵隔淋巴类肿瘤好发于中纵隔，病灶呈多发分叶状且相互融合，可合并全身其他部位淋巴结肿大，无慢性贫血所致髓内造血增生的特征性骨改变。

胸膜间皮瘤：胸膜间皮瘤多有石棉接触史，无慢性溶血病史,无慢性贫血所致髓内造血增生的特征性骨改变。

中央型肺癌:中央型肺癌主要与紧贴纵隔的中央型肺癌鉴别,CT上能很好显示中央型肺癌累及的气管及肿块远侧肺部阻塞性改变,这些改变是髓外造血灶不具有的,而中央型肺癌更无地中海贫血所具的特征性骨改变。

CT检查在上述的鉴别诊断中对病变的定位及脊椎、肋骨骨质改变的显示显著优于X线检查,而较之MRI,对此类骨质的改变亦有其不可替代的优势。另外,地中海贫血髓外造血还需与其他常并发髓外造血的血液病鉴别。

镰状细胞贫血:在镰状细胞贫血,颅骨骨针样改变局限于顶骨;长骨骨皮质增厚、髓腔小,以骨梗死为主要特征的骨改变,颇似骨髓炎。临床症状常见四肢反复发作性疼痛,有的甚至发生由于缺氧或血栓形成所致下肢发生营养性溃疡。没有地中海贫血中的骨膨大、骨髓腔增宽改变。

遗传性球形细胞增多症:遗传性球形细胞增多影像表现上与地中海贫血非常相似。如果出现多指、短指、小头畸形或胆石则支持遗传性球形细胞增多症诊断。

白血病:白血病虽也可有髓外造血,但无椎体及其附件、肋骨形态改变。

因上述3种疾病髓外造血瘤样增生灶影像上极为相似,其影像上鉴别主要通过骨改变得以提示,而CT检查对此类骨改变较有优势。另外,各种引起髓外造血的血液病均有各自的实验室检查特征、临床特征,只要结合临床检查资料,一般不难诊断。

总之,CT能很好地显示髓外造血瘤样增生灶的部位、形态、内部结构的均匀度、病灶与周围组织器官的关系,这些表现在MRI检查中亦能很好显示,虽然MRI在病灶内构成成分显示上具有一定优势,但MRI不能显示病灶内的钙化,而当病灶内存在钙化时可明确排除髓外造血灶的可能,这一MRI检查不足之处在CT上可能得到弥补。CT在区分髓外造血瘤样增生灶中活跃灶与不活跃灶中具有一定作用,对提高更为罕见的不活跃灶的认识有不可忽视的作用。

另外,地中海贫血髓外造血瘤样增生灶大都发生在骨髓增生骨骼膨胀的骨旁,从上述的2组鉴别诊断中可以得到地中海贫血所致的骨改变具有一定特征性,而CT对此类骨质改变的检查具有X线与MRI不可替代的优势。

第四章　关于血友病

第一节　以肺出血为首发症状的血友病

血友病在临床中并不少见，多以外伤后四肢软组织深部血肿和关节积血为常见，而发生于肺部少见，以肺出血为首发症状者更罕见。

血友病为一组遗传性出血性疾病，其特征为凝血活酶生成障碍，凝血时间延长，系凝血因子缺乏，造成凝血活酶生成障碍，出血不易被止住。

当仅咳铁锈色痰或痰中带血，肺部有大片状阴影时，易误诊为大叶性肺炎。其鉴别点为血友病发热均在发病 24h 之后出现，且一般低于 39℃，与往往先有寒战高热的大叶性肺炎不同。

肺部同一部位反复出血之后，可遗留纤维性改变，再次出血时，其 X 线表现与肺结核相似，但起病缓急、病程长短迥异，且短期复查阴影吸收明显，而结核性阴影则改变甚微。

治疗包括补充血容量，使用抑制纤维蛋白溶解药物辅助止血，可适当应用激素促进血肿吸收，并对症处理感染等并发症。

临床遇见肺部大片状模糊影，而无发热等感染症状时应考虑到血友病的可能。

第二节　误诊病例简介：血友病性假肿瘤

血友病是一组家族遗传性凝血因子缺乏症，分为 3 型：血友病甲（Ⅷ因子缺乏），最多见，占 80% 以上；血友病乙（Ⅸ因子缺乏），占 12%~15%；血友病丙（Ⅺ因子缺乏）少见，占 5%~8%。前两者均为 X 染色体伴性隐性遗传，女性传递，男性发病。

患者因凝血因子缺乏的程度不同，其病情也不同。轻型患者的凝血因子水平为 20%~60%，患者平时无症状，仅在外伤或手术时出血较多。中度者凝血因子水平为 5%~10%，手术或外伤后出血过多。重型者凝血因子水平为 1%~5%，常在轻度外伤后即出血不止或自发出血。重型血友病除可引起关节病变外，还可引起血友病假性肿瘤。

血友病性假肿瘤发生率仅占严重血友病人的 1%~2%。本症由 Starker（1918）首先描述，20 世纪 70 年代末国内首次报道。

血友病性假肿瘤为血友病一种少见而严重的并发症，好发于四肢易受伤部位，亦可累及髂骨、跟骨、顶骨及下颌骨。一例先后累及上颌骨和跟骨者罕见。

出血症状是本病的主要表现。出血部位以齿龈、舌、口腔、鼻多见，而膝、踝、肘关节处出血是其特征。局部表现为瘤状肿胀，伴有不同程度的疼痛及压痛，病程持续数月或数年则发生关节僵硬、畸形、肌肉萎缩，而致功能丧失。严重的病例有时出现内脏出血，如消化道出血、泌尿道出血，而头部外伤引起的颅内出血常为本病致死的主要原因。

临床上常因忽略患者易出血的病史而延误诊断，影像学表现易误诊为良、恶性骨肿瘤或肿瘤样病变。该例患儿 7 岁才明确诊断，首次 CT 检查误诊为上颌窦恶性肿瘤。

根据血友病假肿瘤发病部位可分为Ⅲ型。Ⅰ型：肌间型，肌肉间出血；Ⅱ型：骨膜下型，骨膜下出血；Ⅲ型：骨内型，骨内出血。其中Ⅱ型多见于长管状骨骨干的骨膜下，以股骨、胫骨为多见，骨膜下出血可侵蚀其下的骨质,造成大的压迫性溶骨性骨质破坏,可引起骨膜反应。Ⅲ型系骨内出血压迫所致,在骨髓内形成囊状透亮区,可出现多数骨嵴,周围骨皮质明显变薄扩张,甚至中断,血肿在骨膜的境界锐利清楚,可有光滑的硬化边缘。仅从影像学表现上很难与骨巨细胞瘤和动脉瘤样骨囊肿鉴别。

CT 检查能反映血友病性假肿瘤之病理特征,骨内血肿根据其不同时期,密度可有明显差异。骨质破坏是由于血肿压迫所致,所以常见到血肿内残留之骨小梁及病变部位骨皮质膨胀,沿长轴发展。

血友病性假肿瘤因发生部位不同,在 X 线、CT 表现上具有良、恶性骨肿瘤的某些影像学特征,需与骨巨细胞瘤、动脉瘤样骨囊肿、恶性骨肿瘤等相鉴别。

该例患儿当右侧上颌窦与齿龈间形成窦道破溃、出血后,窦道愈合,复查 CT 示右侧上颌窦软组织病灶基本消失,排除了恶性肿瘤,经常鼻出血,临床上才想到血友病。

总之,血友病性假肿瘤易误诊为原发性骨肿瘤或骨肿瘤样病变,如果临床处理不当,将会导致严重的后果,应引起高度重视。

血友病病程较长,易出血,常伴有血友病性关节炎,可作为上述疾病鉴别的参考点。密切结合病史和实验室检查是诊断和鉴别血友病性假肿瘤的关键。

第三节　血友病性骨关节病

详见本书　肌骨与脊柱卷　第四篇　第五　章　血友病性骨关节病。

第六篇　与免疫功能抑制有关的疾病

第一章　关于获得性免疫缺陷综合征

第一节　获得性免疫缺陷综合征并发播散性结核

获得性免疫缺陷综合征相关结核病可发生在病程的各个时期。

结核是获得性免疫缺陷综合征患者最常见的机会性感染疾病，人类免疫缺陷病毒和结核菌双重感染约占获得性免疫缺陷综合征患者的 1/3。两者互为因果，人类免疫缺陷病毒阳性者感染结核菌后，结核发病率较人类免疫缺陷病毒阴性者高 30 倍，结核是获得性免疫缺陷综合征患者最主要的死亡原因。

人类免疫缺陷病毒的靶细胞主要是细胞表面表达 CD_4 分子的细胞，主要是 CD_4^+T 淋巴细胞，还有单核细胞、巨噬细胞。人类免疫缺陷病毒大量破坏 CD_4^+T 细胞，减弱和破坏 T 细胞介导的细胞免疫反应。细胞免疫特别是 T 淋巴细胞免疫对结核杆菌的抑制起了决定性的作用。已有动物试验表明，T 淋巴细胞缺陷的大鼠对结核杆菌的易感性增加，其发生结核的风险与免疫缺陷的患者发生结核的风险类似。

由于结核杆菌的感染可提高人类免疫缺陷病毒的侵袭和复制能力，并提高了 CD_4 淋巴细胞对人类免疫缺陷病毒的易感性，因此，结核的发生意味着人类免疫缺陷病毒感染者有获得性免疫缺陷综合征发病的高风险性。结核现在已成为获得性免疫缺陷综合征高流行地区的最重要的单一死因。

由于获得性免疫缺陷综合征患者细胞免疫和变态反应受到抑制，不能产生足够的免疫反应，结核菌素反应减弱甚至无反应。临床表现常不典型，多种症状可交叉发生或无明显症状，两种疾病的临床表现可相互重叠，难以辨别，从而给诊断和治疗带来很大难度。一例患者出现反复发热、咳嗽、乏力、体重下降及腰痛的症状，表现比较典型，可能与其 CD_4 细胞数较高有关。

获得性免疫缺陷综合征患者合并结核病一方面因免疫功能严重缺失，细胞免疫功能低下，另一方面限制病灶发展的朗格汉斯巨细胞及成纤维细胞功能受抑，患者不能形成结核性肉芽肿，易造成病灶不典型。抑制结核分枝杆菌生长的巨噬细胞能力降低，导致肺外结核多发，具有侵袭性，易发生全身扩散。镜下观察，获得性免疫缺陷综合征患者的结核肉芽肿不典型，病灶内缺乏上皮样细胞及朗格汉斯巨细胞，干酪样坏死显著。

影像学研究

获得性免疫缺陷综合征合并结核的影像学表现较普通患者结核的表现更复杂多元化。在获得性免疫缺陷综合征合并颅内播散性结核中，结核性脑膜炎是最常见的，结核性肉芽肿、结核性脓肿和结节性血管炎相关的脑缺血和脑梗死也并不少见。该例双侧大脑半球及右侧小脑半球散在多发结节样稍高密度灶，部分放射性摄取减低。符合结核性肉芽肿影像表现。

胸部影像学表现多种多样，肺内实变以下肺野多见，可表现为片状、结节状、索条状病灶，呈散在斑片状阴影，多为中央密度相对较高，外周密度相对较低，边缘模糊的渗出性病变；常有肺门及纵隔淋巴结肿大和胸腔积液，增强扫描时肿大的淋巴结呈环形强化；肺内支气管播散常见，但空洞少见；浸润型肺结核病灶多为较均匀一致的片絮状阴影，缺乏一般肺结核的渗出、增生等一般演变规律或同时存在的"多形态"特征性表现；钙化少见。

肺部病变一般较为广泛，且肺部各叶均可发病，并易形成肺外播散。该例双肺可见多发斑片、结节样影，很少有空洞形成，比较符合获得性免疫缺陷综合征合并播散性结核的肺部表现。且上述部位放射性摄取不同程度增高,表明病灶有活动性。

腹部结核主要发生于20~40岁青壮年。腹部各实质性器官、肠道、淋巴结及腹膜极易受累。肝、胆、脾、胰结核不常见,但在获得性免疫缺陷综合征患者中其发病率增高。该例脾脏及双肾内均有累及。获得性免疫缺陷综合征合并播散性结核最常见的肺外病变就是淋巴结结核,最典型的表现是增强CT的环形强化。该例在腹膜后及盆腔发现的多发低密度病灶,PET可见放射性摄取增高,考虑为淋巴结结核,应与非结核分枝杆菌淋巴结炎鉴别。

骨关节肌肉系统的影像学表现与一般结核相同,表现为骨质破坏及周围软组织肿胀,该例右侧第5、6肋软骨区、T_{11}、T_{12}、L_3至骶椎、左侧髂骨、坐骨及周围软组织、右侧腰大肌均可见低密度区。PET显像于上述部位可见明显放射性摄取增高。

PET主要是探测疾病发生、发展过程中的功能、代谢改变,^{18}F-FDG PET/CT能从分子水平反映人体存在的生理或病理变化,在疾病早期尚未形成形态学改变时,即可提供疾病信息。^{18}F-FDG PET/CT比反映形态改变的CT、MRI能更早地检出病变的存在。^{18}F-FDG PET/CT图像融合能提供功能、代谢和解剖结构方面的信息,保证了图像融合的准确、可靠,可对病灶进行定位、定性诊断。^{18}F-FDG PET/CT能进行全身检查,可以观察全身的受累组织器官,检查时间大大缩短。

^{18}F-FDG PET/CT在治疗计划的制订和疗效的监控等方面也有很大优势,而且其检查结果较单独的PET、CT、MRI具有更高的诊断符合率,特别是显著提高了对小病灶及转移灶的诊断能力。该例患者由于人类免疫缺陷病毒感染,PET显像高FDG摄取表现,加之结核的活动性感染,SUV值增高明显,给定性诊断带来一定困难。

综上所述,获得性免疫缺陷综合征合并播散性结核时,可累及机体任何器官、系统,肺外结核十分常见,影像表现更加复杂且缺乏典型性,^{18}F-FDG PET/CT可以快速进行全身评估,可以通过较高的FDG摄取以及半定量分析区分肿瘤和感染性疾病。实现早期全身性诊断与客观评估,具有一定特征性,但缺乏特异性,结合临床病史,诊断不难。定性还依赖于活检标本培养及组织病理学分析。

第二节 获得性免疫缺陷综合征并发结核致免疫重建炎性综合征

高效抗逆转录病毒治疗能有效抑制人类免疫缺陷病毒复制,重建获得性免疫缺陷综合征患者的免疫功能,明显提高其生存质量并显著降低获得性免疫缺陷综合征指征性疾病的发病率和病死率。

但部分患者应用高效抗逆转录病毒治疗后,可能会出现与免疫重建相关的病情恶化甚至死亡,即免疫重建炎性综合征。临床需除外结核复发、耐药、重叠感染、药物不良反应及依从性差等情况。免疫重建炎性综合征与结核耐药、依从性差和药物不良反应等明显不同,大部分患者可通过继续治疗得到缓解并逐步治愈。但其发生时机、病程长短和严重程度还无法准确预测。

一、发病机制

免疫重建炎性综合征的发生机制还不十分明确,多数研究认为是高效抗逆转录病毒治疗和抗结核治疗后机体免疫重建及病理性炎性反应增强的结果。

二、临床表现

发热、腹痛、咳嗽最为常见。其他表现包括乏力、厌食、呼吸困难、声音嘶哑、胸痛、呕吐、神经系统症状、浅表淋巴结增大、脓肿形成等;气道狭窄、心包炎、神经局部麻痹、上腔静脉阻塞、窦道(瘘管形成)等严重表现不常见。一组4例患者中1例颈部病变形成脓肿并出现窦道,其余均未出现严重表现。

获得性免疫缺陷综合征并发结核常表现为播散性,因结核菌大量入血,使免疫重建炎性综合征的发生率及严重程度均明显增加。该组4例患者均表现为播散性结核。此外其他机遇性感染在高效抗逆转录病毒治疗开始后也可能出现免疫重建炎性综合征。

三、影像学研究

淋巴结增大为最常见表现,常见受累部位为颈部、腋窝、肺门、纵隔、腹部及腹股沟等。增大淋巴结

CT 平扫呈低密度,部分相互融合,边界不清;MRI 平扫 T_1WI 多呈不均匀低信号, T_2WI 多为不均匀高信号;CT 及 MRI 增强扫描病灶大多表现为边缘环形强化。此外,肺内弥漫分布的粟粒结节、胸膜渗出、腹水、软组织脓肿、肝、脾及中枢神经系统受累也可见到。

影像表现恶化通常出现在高效抗逆转录病毒治疗开始后 1~5 周,并于恶化发生后 2~3 周开始改善。该组 4 例中 1 例颈部增大淋巴结 T_1WI 表现为不均匀中、高信号,可能与病灶内干酪物质较多有关。

当患者出现上述临床症状和影像表现,并排除其他可导致病情恶化的病因时即可诊断。另外,CD4 细胞增多、病毒载量显著下降、结核菌素纯蛋白衍生物(PPD)发生阳性转换、外周血单核细胞数及干扰素(IFN-γ)分泌增加等可助诊断。

第三节　获得性免疫缺陷综合征合并腹部感染

详见于本书　本卷　本部分　第四篇　第十一　章　第一节　获得性免疫缺陷综合征合并腹部感染。

第二章　诺卡菌病

诺卡菌病是一种罕见的革兰阳性细菌感染,该菌科隶属于放线菌目,至少由 16 种亚组菌属构成。诺卡菌病临床表现多样,该菌对于人类来说是一种机会致病菌,多发生于免疫功能抑制的患者,特别是细胞免疫受损的患者。激素治疗,化疗所导致的免疫抑制,人类免疫缺陷病毒感染以及干细胞和器官移植术后的免疫抑制均可成为诱发诺卡菌感染的潜在因素。

诺卡菌感染出现症状的部位多为肺,中枢神经系统和皮肤,有时也可向全身扩散,多表现为中心坏死的化脓性炎症。诺卡菌感染的病理学表现无特异性。曾经发生过短期肺部感染或者现阶段仍有肺部感染的患者,现又并发中枢神经系统、软组织或者皮肤的病变,这种情况下应该考虑是否发生诺卡菌感染。

约有 2/3 的诺卡菌感染患者的首发部位是肺部,可表现为急性、亚急性或慢性过程,各肺叶均可发生,临床表现亦无特异性。约有 20% 的患者中枢神经系统受累,多因肺部或者软组织感染蔓延所致。全身诺卡菌病定义为病变侵及两个不同部位,包含或者不包含现有的肺部病变。

诺卡菌病可局限发生于肺部或者软组织,也可发生在全身任何器官。尽管可以通过血培养判断是否发生血液诺卡菌感染,但由于该菌对培养环境要求较高,故培养阳性率较低。诺卡菌科细菌存在于自然环境中,主要通过空气灰尘传播。在人与人以及动物与动物之间没有明确的传播途径。对于诺卡菌的传播至今没有好的预防措施。

一、临床表现

肺部的诺卡菌感染通常表现为咳嗽、咳脓臭痰、胸膜炎和盗汗的症状,有时可伴有咯血。进一步检查偶可见胸腔积液或听诊可闻及捻发音。

由于患者自身免疫状况的影响,诺卡菌肺部感染多为慢性。感染可向周围组织扩散,偶尔可导致脓胸或相邻肋骨的骨髓炎,比较少见的病例可并发上腔静脉综合征。实验室结果显示白细胞数增高,可能是中性粒细胞或者淋巴细胞数增多所造成的。

典型的中枢神经系统诺卡菌感染表现为脑实质脓肿形成,免疫功能正常的患者可以多年无异常临床表现。中枢神经系统诺卡菌感染的症状通常没有明显特异性,多表现为发热、头痛,脑膜刺激征、癫痫发作和 / 或神经性缺氧。脑脊液结果提示为细菌性脑膜炎（脑脊液有核细胞数增高,葡萄糖含量减低,蛋白含量增高）。

二、诊断

从组织检查标本中分离出病原体是诊断诺卡菌感染的金标准。在少数分子生物学实验室可采用 PCR 法进行检测,该法可以迅速得到可靠的结果。

对于中枢神经系统诺卡菌感染的诊断,现多采用影像学方法,但需排除脑脓肿。

三、影像学研究

在肺部诺卡菌感染的影像学图像上通常可以发现,实变范围侵及一个或多个小叶,通常情况下病灶密度均匀,相邻小叶的病灶常发生融合;有时病灶也成点片状不均匀分布,偶尔可有空洞形成。感染可向胸膜腔蔓延导致胸腔积液或者脓胸形成,但蔓延至胸壁的病例现有文献少有提及。

很少的一部分病变表现为孤立性肺结节、支气管堵塞、肺门淋巴结受侵甚至形成类似真菌球样的结节。极少数情况下感染可以蔓延至心包或纵隔。

CT 可以较好的显示病变的范围与性质。肺部的病变多为多灶性。若平扫显示为低密度病灶,增强后呈环状强化多提示为脓肿形成。肺实质内可见多个大小不等类圆形病灶,有时病灶可蔓延至胸膜甚至胸壁。

中枢神经系统的诺卡菌感染可为原发性或者继发性感染（例如肺部诺卡菌感染）,其中继发性感染的比例为 23%。中枢神经系统的诺卡菌脓肿很难与普通细菌感染及真菌感染形成的脓肿相鉴别。当因缺少其他部位(例如:软组织和肺)的活检结果而无法确诊时,建议及早进行活检以确诊。

四、鉴别诊断

诺卡菌肺部感染需与真菌感染(曲霉菌,隐球菌)、分枝杆菌(例如结核杆菌、鸟-胞内分枝杆菌复合体、堪萨斯分支杆菌)以及其他细菌感染(例如马红球菌、绿脓杆菌和肺炎杆菌等革兰阴性病原体)相鉴别。

中枢神经系统诺卡菌感染的患者需要与各种可产生脓肿的病变相鉴别,包括厌氧菌与需氧菌的感染,真菌感染(例如曲霉菌,隐球菌)或者寄生虫感染(例如弓形虫)等,另外,某些原发或继发的肿瘤也需要与之鉴别(例如淋巴瘤或者转移瘤)。

第三章 关于免疫系统

第一节 关于免疫系统

一、寻找疾病的真正病因

1928 年，抗生素诞生了，向世人宣称能够控制所有感染性的疾病。但没有想到，抗生素会给人类带来一系列疾病。

过去，医学人员认为是病毒、细菌造成了疾病。但是现代研究发现，有 10% 的病人感染埃博拉病毒，但并没有死于这种病，原因在于他们身体里有抵抗力；同样，有 30% 的肺结核病人并没有出现严重的症状，而且还可以自行恢复。

科学家认识到，是否患肺结核取决于自身免疫系统。获得性免疫缺陷综合征（艾滋病）中有 5% 的人感染后 5 年甚至 10 年也不发病。在各种宣传资料上，都提到人类免疫缺陷病毒（HIV 病毒），但没有在任何的医学报告上看到有实验证明人类免疫缺陷病毒制造，获得性免疫缺陷综合征。我们所看到的实验报告上是这样写的：所有的获得性免疫缺陷综合征患者体内都有人类免疫缺陷病毒的存在。这两种意思是完全不同的。

例如这里有一堆垃圾，有垃圾的地方自然会有苍蝇，但这并不表示说，是苍蝇制造了垃圾。而以前我们认为苍蝇就是病因，然后赶快发明一种化学武器，将苍蝇消灭掉；杀死苍蝇以后，垃圾里又跑出蚊子，我们又赶快把蚊子消灭掉；之后，垃圾里又跑出蟑螂，杀死蟑螂垃圾里又会跑出老鼠……总而言之，此过程是永无止境的。因为真正的原因并不在于苍蝇、蚊子，而在于这堆垃圾。获得健康的关键是要把垃圾消灭掉。所以现在的科学家开始研究基础免疫学。

免疫系统涉及不计其数的细胞、特殊物质及器官之间的高度纷繁复杂的相互作用。它随时处于战备状态，能够预防疾病，并能明确地知道应该什么时候、在哪里、怎样采取适当行动摧毁入侵的物质，而不会伤害人体其他细胞。任何药物也无法取代人体内与生俱来的、兼具防御和修复双重功能的免疫系统。

二、认识我们的免疫系统

免疫系统最重要的功能是清除体内各种垃圾。例如，红细胞的寿命只有 120 天，之后就会死去变成垃圾，这就需要自身的免疫系统把它清除。

免疫系统的第二大功能就是抵御疾病。科学家认为，免疫功能是获得健康的一把钥匙。当垃圾里产生蚊子时，蚊子就会到处飞，但是如果没有垃圾的话，它是无法繁殖下去的。换言之，病毒、细菌或肮脏的东西侵入人体，如果人的抵抗能力强，它就没有办法繁殖下去。

一些学者指出，目前基本上可以得出一个统一的结论，即 99% 的疾病都和免疫系统失调有关。当然，有的疾病和免疫系统疾病无关，如基因、遗传类的疾病。

以前，我们对免疫学没有这么重视，一直认为还是化学药物的作用比较强，治病效果比较明显。有人会问，既然免疫系统这样强，为什么还要用化学药品呢？事实上，免疫系统的功能本身是很强的，但正是由于化学药品的副作用而使免疫系统的功能下降。

过去，我们没有认识到化学药品的副作用会那么大。到了如今，美国医学会不得不警告所有医学人员医生的责任不在于开药单，而在于其指导的职责，他有责任告诉病人药品进入人体后，会有什么样的功能，会带来什么样的副作用。

90% 的感冒是由病毒引起的,但人们往往习惯向医生索要仅有抗菌作用的抗生素。所以美国医学会发出通知,医生不可以随意给病人开抗生素,除非已做过实验检查,证实其感冒是由细菌引起的。医生如果违反这一规定的话,其行医资格可能被吊销。

据美国医学统计报告,美国每年有 960 万人因为服用化学药品而必须接收住院治疗;每年有 2.8 万人因服用一种心脏病药而死于心脏病;每年有 3300 人因为吃了治关节炎的药物而死亡(而原来人们想不出关节炎和死亡有什么关系);每年有 16.3 万人因药物的副作用而导致记忆力衰退;有 3.8 万人因药物副作用得了老年痴呆症;有 2.8 万人因药品而导致骨质疏松症。总而言之,这个统计结果还是非常保守的,有很多医院不在调查之列,实际情况只会更为严重。

从微角度来看免疫系统,自身的免疫系统就像一个军队,里面有空军、海军、陆军各类军人,一旦有敌人侵入身体,就会将其消灭掉。

三、在免疫系统里几个最重要的器官

骨髓生产各类血细胞。从骨髓里产生的细胞,会被送到胸腺里。胸腺就像一个训练营,儿童时期,没有训练出足够的军队,所以很容易胸腺肿大。当人慢慢长大以后,训练出一批“军人”后,胸腺慢慢萎缩下来,但并不表示它没有功能了。

扁桃腺也是免疫系统的一部分,不应轻意地被割掉。

脾脏里面有很多 V 细胞,产生各类抗体。当人感冒或注射疫苗以后,脾脏会稍微地肿大,这是很自然的现象,它是在拼命地生成武器来抵御外来的敌人。

淋巴就像一个过滤器,将所有的敌人集中起来,然后免疫细胞就会将其消灭。所以,感冒时淋巴摸起来会硬硬的,这说明身体里的免疫系统正在打仗,感冒过后,就会自然而然软下去了。

阑尾是免疫系统很重要的一部分,抵抗下腹部各种各样的感染。

血液里的白细胞都是免疫细胞。白细胞分为两大类,第一类称为 T 细胞,另一类称为 V 细胞。V 细胞功能在于产生各种抗体,而这相当于军队里的武器、子弹。有战争,就会有死亡的军人,就必须将死亡的细胞清除。这就需要依赖我们胸腺训练出来

的一批细胞。

四、对“死亡之吻”的研究

有学者在研究癌症的过程中,并没有发现任何的药物、化疗、电疗能够真正治疗癌症。化疗只是赌博,成功率在 1% 左右,用作化疗的药品无法识别哪一个细胞是癌细胞,哪一个细胞是身体里的好细胞。所以该学者最终放弃研究这些化学药品,而转向研究免疫细胞中一个被称为“死亡之吻”的细胞。这个细胞一接触癌细胞,癌细胞就破裂了,被消灭掉。

免疫学是一门非常年轻的科学,是有待研究的科学。没有任何一种化学药物能够代替免疫系统,也不可以用化学药物来刺激免疫系统,否则可能会造成各种副作用。既然不能用化学药品来提升免疫系统,那么只能依靠“营养”。

五、免疫器官对人体至关重要

免疫学是一门新学科。在美国,该学者是第一批的免疫学家,在这之前根本就没有人学习免疫学,对免疫的了解仅限于各种疫苗而已。但如今免疫学已经变成一门很受重视的学科了。举几个例子,在 1960 年以前,甚至不知道胸腺的功能,认为胸腺是一个没有用的器官。而根据后来的跟踪调查发现,所有胸腺被毁的人都得了癌症,因为他们丧失了最重要的免疫器官;现在很多人认为扁桃体没有用,就把它割了;有些人在做手术时,顺便将阑尾割掉了,认为可以预防阑尾炎。可是您知道吗,阑尾是由免疫细胞充塞而成的,能够抵抗各类的感染。如果有人认为可以用摘掉某些器官的方法来预防疾病的话,那么是否可以用割掉心脏的方法来预防心脏病呢? 实际上,如果您的免疫系统不工作的话,您可以活 24 小时。

六、营养来自于完整的食物

谈到营养,每一个人对营养的定义是不一样的。该学者有一位很要好的女朋友,她每天给她的儿子两个鸡蛋,两个鸡腿,两杯牛奶,如果儿子没有吃下这些东西,她会很着急。我问她,“为什么要给孩子吃这么多肉类呢?”她说,“因为孩子身体不好,别人一感冒,他就感冒,别人一咳嗽,他就咳嗽。”我对她说,“肉类并不代表营养。当人们吃到很多肉类,身体里就会产生荷尔蒙,整个免疫系统

就会下降。"

在美国,小学里有一个食品金字塔量表,它把最重要的营养来源划为肉类、牛奶制品,如今,这个量表已经被禁用了。研究发现这种教导导致今天美国各种癌症、心脏病不断地上升。

关于咖啡的问题。两种咖啡,一种没有咖啡因,一种有,喝哪一种好呢。不要多喝有咖啡因的咖啡,因为它会加速中枢神经系统的刺激,也有实验报告表明,它会形成皱纹;但是没有咖啡因的咖啡更不能喝,因为将咖啡因从咖啡中提取出来需要一种化学药品,而这种药品是致癌药品,美国卫生局已禁止使用了。所以,问题并不在于咖啡因的好坏,而在于咖啡因是如何被提取的。同理,我们不是说维生素不好,而关键在于维生素是如何提取出来的。

七、维生素与营养的关系

美国卫生局希望把所有的维生素制品列为药品,不让人们随意在市场上买到。服用维生素不当会带来很多副作用。美国有 3 万多儿童,因服用维生素而出现中毒的现象。小孩吃下过量的维生素 C,血液里的铁质就会上升,就比较容易得癌症;过食维生素 E 会造成关节炎;过食维生素 D 会造成肝功能的损伤。

一个人经过化疗,免疫系统需要一年的时间才能恢复正常,但给他比较有营养的物质的话,免疫系统 6 个月以后就恢复正常了。一系列的研究报告表明,免疫系统和植物营养是分不开的。

人的健康不是靠一天的努力就会得到,疾病也不是一天的不良生活习惯造成的。要得癌症也很不容易,人体里必须有 100 多种错误,才会产生一个癌细胞。我们的生命就像一棵小树,需要精心地浇灌、呵护才会茁壮起来。这里,该学者谈三点重要的结论。

第一,营养。完整的植物,多种类的植物,代表着营养。人如果比较喜欢吃蔬果,少吃肉类,就会比较健康。美国现在提倡素食的汉堡,就是这个道理。

第二,保持一种很平静的心态。因为一旦有压力或生气、紧张,半小时以内身体免疫功能就会下降。

第三,适当的运动和休息。很激烈的运动对身体是绝对没有好处的。奥林匹克的运动模式是自我牺牲的一种表现。适当地休息,免疫系统在白天会比较弱一点,晚上的时候才做修补工作。举个例子,两个学生一个在运动读书,一个在睡觉,旁边有人咳嗽,哪个有可能被感染呢? 当然是那个又运动又读书的学生。

第二节　免疫系统是世界上最好的医生

一、人为什么会生病

几乎每个人都生过病,但人为什么会生病? 未必每个人都思考过。

与人类健康相关的学科给出的答案可谓"丰富多彩"。如现代医学认为细菌、病毒和其他一些微生物是引起许多疾病的罪魁祸首环保学认为人类生存环境不良的加剧导致疾病的多发;心理学认为现代社会人们身心压力加大是致病诱因等等。

应该说都有道理,但都还不是问题的关键。人之所以生病,按照辩证法的观点来解释,不外乎内因和外因两个方面影响。外因是影响人体健康的各种不利因素,如细菌、病毒、不良环境等等;内因是人体的免疫系统存在的问题。并且,内因起决定作用。

换句话说,致人生病的关键原因不在于细菌、病毒,而在于人自身的免疫系统。为什么? 可以打个

比方,国家安全是世界各国的头等大事,每个国家都备有训练有素的士兵、精密尖端的武器及先进的防御系统,昼夜不停地监视并维护整个国家的安全。我们的身体就像一个国家,也会时刻受到诸如细菌、病毒、灰尘、寄生虫和霉菌等"敌人"的进攻。

为什么有的人会生病、有的人不生病?

这是因为我们的身体也有一支军队——免疫系统。当微生物攻击人体时,健康的免疫系统就会立即投入战斗。两军交战,自然是兵强马壮的一方胜出。

在强大的免疫系统面前,微生物就完全没有了用武之地,强大的免疫系统保护我们免受感染的侵害,这与我国传统医学中"正气存内,邪不可干"的古训是一致的;但一支羸弱的军队很快就会对入侵者投降——当身体营养失调或毒素积累等原因,导致免疫系统过分虚弱时,我们就会生病。

当然,免疫系统过分敏感也不行,这就类似于一个国家的军队在没有外敌入侵的情况下对着自己的老百姓滥施攻击,红斑狼疮、牛皮癣等疾病都属于免疫系统的盲目攻击造成的。总而言之,大多数疾病都是由于免疫系统出了问题所引起的。

二、最好的医生在人体内

很多人生病后的第一反应就是去看医生,而且都想找最好的医生。其实,早在 2000 多年前,现代医学之父希波克拉底就已指出:最好的医生就是你自己,就在人体内,他就是健康的免疫系统。免疫系统与疾病的战争是一个非常复杂的过程,但在这一战争中,人体的免疫系统各环节协调运作,配合默契,处理问题恰如其分。下面就让我们来看一看它是如何赶走入侵者的。

皮肤是我们身体的最前线。一旦发现入侵者,朗格汉斯细胞就会像警铃一样发出警报。汗液和皮脂中的抗菌物质就会捉住细菌,而眼泪和粘液膜会分泌出酵素以分解侵入者的细胞壁。

淋巴结是战场。当因感染而须开始作战时,外来的入侵者和免疫细胞都聚集在这里,淋巴结就会肿大,这是一个很好的信号——它告诉你身体正受到感染,而你的免疫系统正在努力地工作着。

白血球细胞是士兵。其中 B 细胞能够针对不同的入侵者产生特定的抗体以对付它们。抗体,也称为免疫球蛋白,是我们体内搜索敌人的导弹。它们首先追踪、锁定目标入侵者,然后就触发免疫反应彻底摧毁入侵者。T 细胞负责搜索和摧毁敌人。吞噬细胞和颗粒性细胞负责吞噬清理敌人。一旦感染的情况受到了控制,抑制 T 细胞就会调节抗体的生产,并发出战争结束的讯号。

此外,骨髓负责红血球和白血球的制造,是名副其实的士兵工厂;胸腺是各兵种的训练场。

我们以干扰素为例来看一下免疫系统是如何恰如其分地处理问题的:干扰素是人体对多种免疫反应自然产生的一种化学物质。我们的免疫系统确切地知道需要产生多少干扰素以抵抗感染,哪里需要它以及什么时候停止生产干扰素。可是当注射干扰素时,我们就只能估计适当的剂量,而无法像免疫系统那样精准地控制体内需要干扰素的确切剂量。

总而言之,免疫系统明确地知道应该什么时候、在哪里、怎样恰如其分地采取行动摧毁入侵的物质,而不会伤害人体其他细胞。它是人体最好的卫士,也是世界上最好的医生。

我们的免疫力为什么会下降?

其实很简单的道理,就是我们在生存的环境中不能保持我们的膳食平衡。各种营养素达不到我们健康身体所要求的标准,如蛋白质、膳食纤维、碳水化合物、各种维生素和矿物质等等。同时脂肪过多,能量失衡、辐射、食品药品污染、环境污染等等都会导致免疫细胞生命力下降。

我们不管是处于什么阶层生存,我们的生存压力,生活紧张,条件所限等等,不能使我们科学地饮食,科学地生活,就是营养师自己也不能保证自己科学饮食。加上不能保证心理平衡、合理的运动等等我们的免疫力时时处于不健康状态。

据中国营养学会对儿童的营养状况调查表明:有 30%~60% 的儿童缺锌,这会给宝宝们的生长发育带来极其不利的严重后果。因为锌能参与体内 200 个多种含锌金属酶和蛋白质、核酸的合成,锌还可加速创伤组织愈合,提高消化功能、免疫功能和保障第二性征的发育。

所以我们的免疫力 70% 处于低下和相对低下状态。联合国卫生组织把健康人群分为,亚健康人群在 75% 左右,真正健康人群只 10% 不足,就是这个道理。

第四章　IgG4 相关性疾病（IgG4-RD）

第一节　免疫球蛋白 G4 相关肝胆疾病研究现状与挑战

免疫球蛋白（Ig）G4 相关肝胆疾病是以淋巴、浆细胞性炎症为主，血清、肝脏、胆囊、胰腺组织中 IgG4 水平升高为特点的一组自身免疫性疾病，主要包括 IgG4 相关硬化性胆管炎、IgG4 相关自身免疫性胰腺炎和 IgG4 相关自身免疫性肝炎。正确诊断有助于避免不必要的手术，早诊断早治疗可显著改善患者预后，提高患者生活质量。

IgG4 相关性疾病（IgG4-RD）可累及全身几乎所有器官（如中枢神经系统、眼眶、唾液腺、甲状腺、肺、乳腺、胰腺、胆管、肝脏、胃肠道、前列腺、后腹膜、淋巴结和皮肤等），其病变具有一系列典型特点，患者血清 IgG4 水平升高、病变组织中大量淋巴 - 浆细胞浸润、IgG4$^+$ 浆细胞比例高、席纹状纤维化、闭塞性静脉炎、轻到中度嗜酸性粒细胞浸润以及对糖皮质激素治疗应答。

其中，IgG4 相关硬化性胆管炎（IgG4-SC）和 IgG4 相关自身免疫性肝炎（IgG4-AIH）就是该疾病在肝胆系统的表现；合并自身免疫性胰腺炎（AIP）者可出现胰腺内、外分泌功能不足的临床症状。

特别指出，与其他自身免疫性疾病中女性患者占大多数不同，IgG4-SC 中男女比例约为（3~4）：1，且起病较晚，多数患者确诊时年龄超过 50~60 岁。

由于 IgG4-SC 与胰头癌和胆管癌在影像学方面表现相似，就诊时常因出现炎性占位所致的脏器肿块被误诊为恶性肿瘤而行外科手术切除。由于该类术式探查范围广泛，可严重影响患者术后的生活质量。

IgG4-RD 这一统称直到 2011 年才获得国际统一认可；目前，该领域的研究大多集中在 IgG4-SC。

近年来，日本和数个来自欧美地区的临床中心已分别报道了 IgG4-SC 的发病情况调查结果。我国目前虽尚无大样本 IgG4-SC 流行病学资料，但随着广大医务工作者对该疾病认识的逐步加深，检出率已明显上升。若在外科手术前常规筛查 IgG4-RD，可避免不必要的创伤。早期诊断和治疗可显著改善预后。

迄今，糖皮质激素是治疗 IgG4 相关肝胆疾病的主要药物，但 30%~50% 的患者会在激素减量或停药后复发。疗效主要与受累脏器的纤维化程度相关，未治疗者的病变组织可从淋巴浆细胞炎进展至广泛性纤维化（特别是当甲状腺受累和出现后腹膜纤维化时），这部分难治性患者的激素疗效很差、预后不佳。

对于激素不耐受、多次治疗后复发以及难治性患者而言，阐明 IgG4 相关肝胆疾病的发病机制，并在此基础上寻找敏感性和特异性兼具的早期诊断新标志物和特异性治疗靶点，是目前所面临的挑战之一。

以 IgG4-SC 为例，目前认为多种免疫细胞参与疾病的发生、发展，主流观点包括：① B 淋巴细胞扩增为成熟浆细胞持续活化并分泌 IgG4；② 在 Th2 型细胞免疫主导的免疫微环境中，白细胞介素 4、13 等 Th2 型因子一方面促进 B 淋巴细胞分泌的 IgG 发生类别转换，导致 IgG4-SC 的 IgG4 水平显著升高；另一方面激活机体固有免疫，包括 Toll 样受体信号途径、嗜碱性细胞和巨噬细胞的活化。

越来越多研究结果证实 B 淋巴细胞参与自身免疫性疾病的进展，可能不仅仅通过分泌免疫球蛋白 IgG1 或 IgG4 途径，还可通过分泌细胞因子、产生自身抗原、抗原提呈及调控与 T 淋巴细胞的相互作用等途径。用 IgG4-RD 患者的胆管组织进行蛋白表达谱检测，对照组设为原发性硬化性胆管炎，结果显示 IgG4-SC 中有 11 条明显活跃的信号通路，其中包括 3 条 B 淋巴细胞相关的免疫途径（即 Fc-gamma 受体介导的细胞吞噬、B 淋巴细胞受体信号途经和 Fc-epsilon 受体 I 信号途径）。

目前,对于成熟 B 淋巴细胞特别是 IgG4+ 浆细胞的研究,仅限于表型。有研究者用高通量测序技术检测 IgG4-RD 患者的生物学样本,结果显示他们的 IgG4+B 淋巴细胞受体克隆数显著不同于原发性硬化性胆管炎或胆胰管肿瘤患者。

在临床研究方面,2017 年国内有课题组发表了一篇有关 IgG4-SC 患者临床特点、治疗应答和预后的临床研究论文,优化了血清 IgG4 水平的临界值（≥1.25 倍正常值上限）并提出评估预后的相关临床指标,使之更好地适用于我国患者。

另有科研团队曾报道过 1 例 IgG4 相关"新发（de novo）"AIH 患者,该患者因丙型肝炎病毒相关肝硬化在肝移植术后接受了 1 年的干扰素 a-2b 和利巴韦林联合抗病毒治疗后出现 AIH 样特征。同时,患者的血清 IgG4 水平增高,肝组织中 IgG4+ 浆细胞数量也显著增加。

IgG4 相关肝胆疾病属于近十几年来才逐渐被国际医学界广泛认识的新型自身免疫性疾病,目前仍缺乏国人相关流行病学资料。临床漏诊误治情况时有发生,严重影响患者生存期和生活质量。

相较于病毒性肝病和脂肪性肝病而言,该组疾病的发病率相对较低,单个临床中心接诊以及规律随访的病例数可能有限;亟需开展全国性、多中心合作研究,特别是随机对照前瞻性研究,以便总结经验并取得循证医学依据以进一步优化适用于国人的诊断标准和治疗方案。

建立健全的自身免疫性肝病协作研究平台、临床信息库和生物样本库是临床队列观察研究、多中心随机对照干预研究的坚实基础。希望通过上述合作,不断积累经验,努力学习,涌现出更多来自我国肝病和免疫学领域研究者关于发病机制方面的研究成果。

借助全国范围内"科技创新"的良好环境,缩短潜在特异性诊断标志物和治疗靶点应用于临床的转化周期。加强关于中国人群的 IgG4 相关肝胆疾病流行病学调查、疾病进展危险因素分析,精准筛查出对于一线治疗方案疗效不佳的患者并进行重点关注和预先干预,最大程度地提高患者的疾病缓解率和生活质量。

第二节　免疫球蛋白 G4 相关肝胆疾病的诊断和鉴别诊断

免疫球蛋白 G4 相关疾病（IgG4-RD）是一类具有共同特定病理学、血清学和临床特征的免疫介导性疾病。IgG4-RD 可能包含炎性假瘤、IgG4 相关自身免疫性肝炎、1 型自身免疫性胰腺炎累及肝脏三种临床类型。IgG4 相关硬化性胆管炎罕见单独发病,多与 1 型自身免疫性胰腺炎同时存在,需要与原发性硬化性胆管炎相鉴别。

近十几年来,免疫球蛋白 G4 相关疾病（IgG4-RD）作为一种新的慢性、累及多器官或组织炎症纤维化的自身免疫性疾病,引起了越来越多临床和基础研究者的关注。

一、IgG4-RD 简介

IgG4 是由浆细胞释放出的抗体,既不能激活补体途径,又无形成免疫复合物的能力,在抗感染过程中,它的作用也不同于其他 IgG 抗体。此外,IgG4 虽然是抗炎抗体,但是它可以通过与其他 IgG4 分子交换半分子,转化为不对称的特异性抗体,进而失去交联抗原的能力。

1.IgG4-RD 的提出　日本学者 Sarles 等（1961）确立了自身免疫性胰腺炎（AIP）的存在,Hamano 等（2001）首次在 AIP 患者中发现血清 IgG4 水平增高。Kamisawa 等（2003）进一步发现 IgG4 不仅在血清中增高,而且 IgG4+ 浆细胞浸润胰腺和胰腺外,建议将其命名为 IgG4-RD;2008 年起关注到 IgG4-RD 不仅表现在胰腺,也可出现下颌腺、肾上腺、肾小管和腹膜的受累,随着病例的累积,发现 IgG4-RD 几乎可以累及所有脏器组织。2011 年 10 月在国际 IgG4-RD 研讨会上,日本学者提出的"IgG4-RD"得到了国际的认可并发表共识意见。目前,IgG4-RD 的发病机制不明。

2.IgG4-RD 的诊断及鉴别诊断特点　IgG4 生物学上的特殊性决定了 IgG4-RD 的临床症状、血清学、病理组织学特点。

临床方面,IgG4-RD 不同于其他自身免疫性疾病以女性多见的特点,而以男性发病为主。IgG4-RD 可累及一个或多个脏器。患者常表现为受累脏器内亚急性包块生成或脏器的弥漫性肿大。

60%~90% 的 IgG4-RD 患者有多个脏器受累；血清学方面，60%~70% 的 IgG4-RD 患者出现血清 IgG4 浓度升高，多伴有 IgE 升高，最近研究证实浆母细胞计数作为生物标志物的效果可能优于血清 IgG4 浓度；

病理学方面，可见以 IgG4+ 浆细胞和 CD4+T 淋巴细胞为主的浆细胞浸润组织，常伴有纤维化、闭塞性静脉炎，病变组织弥漫性肿胀，典型表现为成纤维细胞和炎症细胞排列成车轮状外观，形成特征性的"席纹"形状或"螺纹"型。

具有一种特征性器官或组织受累表现时就应考虑 IgG4-RD 的可能。有以下任何一项的患者即为 IgG4-RD 高危：不明原因的胰腺炎；硬化性胆管炎；双侧唾液腺和 / 或泪腺肿大；腹膜后纤维化；眼眶假瘤或眼球突出。

有至少一项上述表现的患者，若还同时存在血清 IgG4 水平升高、变态反应性症状和 / 或其他纤维化进程，则其存在 IgG4-RD 的可能性显著增加。

一个多国多学科 IgG4-RD 专家组发布一项共识指南的诊断标准包括：①临床表现为受累器官局灶性肿块或弥漫性组织肿胀；②血清学表现为血清 IgG4>1350 mg/L；（3）组织学可见：①显著的淋巴细胞及浆细胞浸润及纤维化；② IgG4+ 浆细胞浸润：IgG4+/IgG+> 40%，同时 IgG4+> 10 个 / 高倍视野（high power field，HPF）。若以上（1）+（2）+（3）三条均符合则可确诊；若符合（1）+（3），则认为可能性较大；若符合（1）+（2），则仍可以临床怀疑，尚不能确诊。

有研究结果表明 IgG4-RD 与恶性肿瘤风险增加有关，可涉及多种器官和组织，而且该风险在诊断 IgG4-RD 后 1 年中较高，最常累及肺、结肠、前列腺、胃、胰腺等，与非霍奇金淋巴瘤可能相关，结论尚存在争议。

我国一些学者分析了 346 例 IgG-RD 中国患者的临床特征，结果表明男性 230 例（66.5%），女性 116 例（33.5%），发病年龄为（53.8 ± 14.2）岁。最常见的临床表现为淋巴结肿大和颌下腺肿大，其他器官受累依次为泪腺肿大、AIP、肺炎、硬化性胆管炎、鼻窦和腮腺肿大等，多数患者为多器官受累，74.3% 的患者有 3 个以上器官受累，18.2% 患者 2 个器官受累，7.5% 患者单个器官受累。49.7% 患者有过敏史。与国外研究结果比较，我国患者颌下腺、淋巴结、肺、胆系、腹膜后受累比例高于日本；平均发病年龄较国外稍低。

二、IgG4 相关肝病或肝炎

IgG4-RD 可涉及近 40 个器官，迄今研究最多的器官是胰腺、唾液或泪腺以及胆管树等。与硬化性胆管炎不同，只有少数文献是关于 IgG4-RD 累及肝脏的报道，主要有炎性假瘤、IgG4 相关自身免疫性肝炎（AIH）及 IgG4 相关胰腺炎累及肝脏三种类型。

1.IgG4 相关肝病与 IgG4 相关 AIH 的诊断　有报道在 AIP 患者中经常见到肝功能障碍，且几乎所有 AIP 患者肝活组织检查均显示出 IgG4+ 浆细胞浸润的证据：HPF 下肝实质内可见平均 2~60 个 IgG4+ 浆细胞广泛浸润。

Umemura 等（2007）以 5 种模式对 AIP 的肝组织学进行了分类：①门静脉炎症模式：门静脉炎症明显，有或无界面性炎症；②大胆管损伤模式：由胆管增生、中性粒细胞浸润和门静脉区域水肿；③门静脉硬化模式：表现出密集的门静脉硬化，门静脉炎症瘢痕；④小叶型肝炎的模式：显示小叶内水肿，肝细胞坏死类似病毒性肝炎；⑤胆汁淤积型：主要以小叶中心区的小管型胆汁淤积为主，这种 IgG4+ 浸润 AIP 的肝脏病理学模式被称为"IgG4 相关肝病"。

AIP 中 IgG4+ 浆细胞的数量明显高于其他自身免疫性肝病，且与血清 IgG4 浓度显著相关。因此，当怀疑 AIP 的诊断时，组织学研究和肝活组织检查的 IgG4 免疫染色可提供支持性证据。肝活组织检查可以提供 AIP 诊断的重要信息。

IgG4-RD 另一种可能的肝脏相关表现是淋巴浆细胞性炎性假瘤，表现为 IgG4+ 浆细胞高度浸润、纤维化和闭塞性静脉炎。该实体类似原发性恶性肝肿瘤。

Chung 等（2010）描述了一种新型的 AIH 亚型：IgG4 相关 AIH。其特征在于 IgG4+ 浆细胞 >5 个 / HPF，称为"IgG4 相关 AIH"。与 IgG4 非相关患者相比，IgG4 相关 AIH 患者的总血清 IgG 水平更高。但 IgG4 相关 AIH 和 IgG4 非相关 AIH 患者的血清 IgG4 水平无明显差异，泼尼松龙治疗非常有效。

2. IgG4 相关肝病与 IgG4 相关 AIH 的鉴别诊断　对 AIP 患者的肝功能检查和病理性肝活组织检查的结果可以提示 IgG4 相关肝病，AIP 的肝内 IgG4+ 浆细胞浸润的数量及范围很广，平均值为 2~60 个 /HPF。IgG4+ 浆细胞 10 个 /HPF 以上的病例发生率约为 24%。泼尼松龙治疗 4 周后肝脏小叶型肝炎的病理学改变明显好转。

AIH 的特征是肝脏慢性炎症、氨基转移酶水平升高、高丙种球蛋白血症、血清自身抗体水平升高、界面性肝炎的组织学证据以及对免疫抑制治疗的有利反应。根据临床、血清学和 / 或组织学标准，临床上仍有一些患者不能确定特定的 AIH 亚组,此时需要考虑 IgG4 相关 AIH 的可能。

有报道 1 例 AIH 患者治疗前血清 IgG4 浓度高于 5000 mg/L、肝脏广泛的 IgG4+ 浆细胞浸润,该病例不仅满足了 AIH 的诊断标准,而且具有 IgG4 相关疾病的特征,可以诊断 IgG4 相关 AIH。

日本 60 例 AIH 患者的队列研究结果显示有 2 例血清 IgG4 升高和肝内 IgG4+ 浆细胞浸润,IgG4-AIH 的发病率为 3.3%(2/60),并提出了 IgG4-AIH 的临时诊断标准:血清 IgG4 浓度升高(1350 mg/L)、明显的 IgG4+ 浆细胞浸润肝脏(10 个/HPF)是本病的标志性特征,并且在肝外胆管或胰腺中未见明显异常表现。

总之,通过对 AIP 和 AIH 的肝实质研究证实了一种新的肝病存在,肝实质病灶主要由浸润的 IgG4+ 细胞组成。IgG4 相关肝病包括一些胆管炎和 AIH 特征,需要了解更多的 AIH 与 IgG4 的关系和长期应用皮质类固醇的预后。现有数据表明 IgG4 相关肝病治疗比 AIH 更有效,最重要的是要认识到这种疾病,并设计出最合适的治疗方案。

三、IgG4 相关硬化性胆管炎(IgG4-SC)

硬化性胆管炎有三种临床类型,包括 IgG4-SC、原发性硬化性胆管炎(PSC)和 PSC/AIH 重叠综合征。

1.IgG4-SC 的诊断　IgG4-SC 的疾病特点与 IgG4-RD 相似:临床方面,它是最常见的 1 型 AIP 的胰腺外病变,在此类患者中的发生率超过 70%。表现为局灶性占位或弥漫性胆管组织肿胀;实验室指标胆红素升高,以直接胆红素升高为主,皮肤瘙痒、腹痛、胆管炎、食欲减退、体质量下降等。

诊断要点如下:IgG4-SC 极少单独发生,最常见为 1 型 AIP 的胰腺外病变;多同时累及下颌腺、腮腺、胰腺等其他脏器,单独发生的 IgG4-SC 病例罕见;血清学方面为 IgG4 和 IgE 明显升高;病理方面可表现为胆管周围席纹状纤维化,淋巴细胞和浆细胞浸润,胆管管壁环形增厚及闭塞性静脉炎,典型的病理表现包括肝门大胆管周围炎症和席纹状纤维化、大量浆细胞浸润的慢性炎症以及可见 IgG4+ 浆细胞浸润。

IgG4-SC 分型　Ⅰ型:胆总管下端狭窄;Ⅱ型:肝内胆管狭窄伴狭窄远端扩张,伴胆总管下端狭窄;Ⅲ型:肝门及胆总管下端狭窄;Ⅳ型:肝门部胆管狭窄。

IgG4-SC 的诊断应基于组织学、影像学、血清学和其他器官受累,及对类固醇治疗有反应。可应用为诊断 AIP 而开发的 HISORt 标准。

2.IgG4-SC 的鉴别诊断　IgG4-SC 和 1 型 AIP 同时存在时诊断 IgG4-SC 较容易,但是临床没有明显胰腺累及时,需与 PSC、胰腺癌、胆管癌鉴别。

IgG4-SC 与 PSC:临床上两者均好发于男性,但 IgG4-SC 好发于老年,与 AIP 或其他器官相关,血清 IgG4 水平升高,与胆管细胞癌罕见相关;PSC 好发于青少年或老年,与炎症性肠病相关,血清 IgG4 一般正常,4% 与胆管细胞癌相关。病理学上 IgG4-SC 为局灶透壁性病变,可见 IgG4+ 细胞浸润、闭塞性静脉炎,胆管黏膜一般正常,常见假性囊肿。PSC 为弥漫性黏膜糜烂或溃疡病变,无或轻度 IgG+ 细胞浸润,罕见闭塞性静脉炎,无假性囊肿。IgG4-SC 患者常见节段性胆管狭窄、长段狭窄伴狭窄前扩张,以及胆总管远端狭窄,PSC 则多见带状狭窄、串珠状、枯树枝状或憩室状扩张(表 2-6-4-1)。IgG4 相关疾病通常对皮质类固醇有反应,但在 PSC 中不常见。血清 IgG4 水平在 1.4~2.8 g/L 的患者,IgG4/IgG1 的比值 <0.24 可诊断为 PSC,而非 IgG4-SC。

表 2-6-4-1　PSC 与 IgG4-SC 的鉴别诊断

临床特点	PSC	IgG4-SC
年龄	青少年或老年	老年
性别	男>女	男>女
炎症性肠病相关	有	无
血清 IgG4 水平	正常	升高
胆管细胞癌相关	4%	罕见
病理特点		
分布	弥漫性	局灶性
炎症部位	黏膜层	透壁性
IgG4+ 细胞浸润	无	轻度
闭塞性静脉炎	罕见	多见
胆管黏膜	糜烂-溃疡	正常
假性囊肿形成	无	有
影像学	1. 带状狭窄	1. 节段性狭窄
	2. 串珠状	2. 正端共同胆管通道狭窄
	3. 枯树枝状	
	4. 憩室状外翻	

注:IgG4-SC:免疫球蛋白 G4 相关硬化性胆管炎;PSC:原发性硬化性胆管炎。

日本学者对 527 例 IgG4-SC 患者进行回顾性分析，其中 449 例（85.2%）患者同时合并 AIP，有 15% 合并泪道炎和口腔涎腺炎，7% 合并后腹膜病变，另有 4 例患者因反复炎症刺激而进展为胆管癌。

Lian 等（2017）为澄清 IgG4-SC、PSC/AIH 重叠综合征和 PSC 的区别，回顾性分析了血清 IgG4 对 IgG4-SC 的诊断价值和用作预测硬化性胆管炎预后生物标志物的价值。结果显示免疫球蛋白水平在各组间的差异有统计学意义，并且所有患者均有胆汁淤积表现；在 57 例 IgG4-SC 中，20 例有肝硬化表现，36 例 PSC/AIH 重叠综合征中 15 例有肝硬化表现，55 例 PSC 患者中 18 例有肝硬化表现。血清 IgG4 水平在 92.65% IgG4-SC 患者中升高，灵敏度 86%，特异度 98%。总之，血清 IgG4 ≥ 1.25 倍正常值上限倾向诊断为 IgG4-SC。IgG4-SC 主要是免疫介导的炎症过程，而 PSC/AIH 重叠综合征更倾向于胆汁淤积性疾病。

综上所述，IgG4-SC 是 IgG4-RD 系统性疾病的胆管表现，罕见单独发病，多与 1 型 AIP 同时存在，血清学上表现为 IgG4 水平升高，组织学上可有大量 IgG4+ 浆细胞浸润、席纹状纤维化和闭塞性静脉炎；本病为一系统性疾病，需同时检测系统性器官损伤，治疗方面激素效果佳，预后好，但易复发，需要排除胰腺癌、胆管癌。

总之，IgG4 相关性肝胆疾病是一种正在不断更多学者认识但病因未明确的综合征，最常见于中老年男性，通常有数种表现，具有受累器官中亚急性包块形成或器官弥漫性肿大和淋巴结肿大、血清学 IgG4 水平升高和肝脏及胆系的炎症。

诊断主要依靠特征性组织病理学的检查结果，单纯血清学检查结果不具有诊断性，但具有重要的辅助诊断作用。病史详细，体格检查、常规实验室检查和选择性影像学检查齐全可能会发现额外器官受累。糖皮质激素初始治疗效果良好也是特征之一，治疗自然病程和预后并不明确，停止治疗后常见复发，需进一步研究患者的恶性肿瘤风险。

第七篇　免疫缺陷性疾病

第一章　类风湿性关节炎

第一节　早期类风湿性关节炎手腕关节 MRI 表现

类风湿性关节炎是一种累及周围关节为主的慢性多系统性炎症性的自身免疫性疾病。

一、类风湿性关节炎的病理机制

类风湿性关节炎的病理改变以滑膜炎性为基础,其全过程为滑膜充血、水肿、渗出,中性粒细胞和淋巴细胞浸润,进而出现滑膜增厚,毛细血管增多,滑膜上有富含血管的肉芽组织生长,呈"翳状"被覆于关节软骨面上。

血管翳由关节边缘部无软骨覆盖区开始,逐渐破坏关节软骨及软骨下骨质,以及周围肌腱、韧带,导致骨性关节面破坏缺损,引起关节破坏和纤维性强直,造成关节的进行性破坏畸形和功能丧失。

二、类风湿性关节炎的 MRI 表现及滑膜评分

正常情况下关节滑膜一般不被 MRI 显示,一旦关节腔内显示滑膜,则提示滑膜的增生。类风湿关节炎虽然在 T₂WI 脂肪抑制序列及对比增强扫描中均可以显示滑膜炎,但通过对比研究,Farrant 等(2007)认为 MRI 增强扫描能更清楚显示滑膜炎性改变。

该组病例在增强后,均能清晰显示增生的滑膜的强化,且与周围组织分界清晰。

目前,在测定滑膜炎程度上有定量和半定量法。定量法因其检测耗时太多,仅用于临床试验中。半定量法检测快捷,被广泛应用于临床工作中。因此该研究采用 OMERACT-RAMRIS 的半定量评分体系对早期类风湿性关节炎的滑膜强化进行半定量化分级评分,通过该方法发现该组主诉出现腕关节肿痛者,其滑膜评分的分值亦较高,在掌指关节,MRI

上发现滑膜增厚的关节均是临床症状上表现肿痛的关节,该评分方法可以反映患者的临床症状。

三、早期类风湿性关节炎的 MRI 表现与血清学(C 反应蛋白、IgA、IgG、IgM)结果的相关性

类风湿性关节炎的体液免疫混乱是类风湿性关节炎发病的重要环节之一,因此 C 反应蛋白及免疫球蛋白(IgA、IgG、IgM)均会有不同程度改变。有学者认为上述指标与疾病活动进程有一定的相关性,且与疾病的严重程度呈正相关。

该研究对 30 例类风湿性关节炎患者滑膜评分、骨质侵蚀与临床血清学检查结果相比较,发现手腕关节滑膜总评分的高低与 C 反应蛋白、IgA、IgG、IgM 值呈正相关,尤其是 IgA(P<0.01),呈极显著相关。

在手腕关节骨质侵蚀与 C 反应蛋白、IgA、IgG 值亦呈正相关,骨质改变与 IgM 的相关性差别无统计学意义。这表明手腕关节滑膜炎及关节骨质侵蚀的改变与上述 C 反应蛋白、IgA、IgG 的血清学检查结果一样,可以反映出疾病的严重程度。

通过上述分析,可以发现滑膜评分分值高低、骨质侵蚀的严重程度与 C 反应蛋白、IgA、IgG 的改变具有一致性。早期类风湿性关节炎的病理改变严重程度可以通过 C 反应蛋白、IgA、IgG 反映出来,而 MRI 所见手腕关节滑膜强化程度及骨质改变也在一定程度上反映了疾病的活动性。Palosaari 等(2004)通过对类风湿性关节炎的 MRI 动态增强扫描,同样发现滑膜炎症与临床炎症活动性有一定的关系。

第二节　MRI 及临床鉴别早期类风湿与非类风湿性关节炎

临床症状及实验室检查观测指标包括有晨僵、对称性关节肿胀、关节肿胀个数、红细胞沉降率（ESR），类风湿因子（RF），C 反应蛋白（CRP）。

对受检者受累较重侧的腕关节 MRI 出现的所有异常征象进行观察分析，部位包括腕骨间关节，观察内容包括：滑膜，骨骼，软骨，肌腱等。由两位 MRI 诊断医师进行阅片，分别观察各种异常 MRI 征象，观察结果要达到一致认同。分析各种主要 MRI 征象及临床症状、实验室检查的指标，观察类风湿性关节炎与非类风湿性关节炎组之间的差异性。分别对类风湿性关节炎组及非类风湿性关节炎组的各种临床表现、实验室检查及 MRI 征象进行四格表卡方检验，理论值小于 5 时，用 Fisher 确切概率法。

研究结果发现，依据美国风湿病协会 1987 年修订的关于类风湿性关节炎诊断标准，对 103 例病人进行随访直至临床明确诊断者 97 例，6 例患者未明确诊断。符合类风湿性关节炎临床诊断标准者 78 例，非类风湿性关节炎者 19 例，其中骨性关节炎 7 例，成人斯蒂尔病 2 例，痛风性关节炎 1 例，银屑病关节炎 1 例，强直性脊柱炎 1 例，舟状骨无菌坏死 1 例，其他 6 例。

晨僵、对称性关节肿胀、类风湿因子阳性、红细胞沉降率增快、C 反应蛋白值升高等指标在类风湿性关节炎组与非类风湿性关节炎组之间具有显著差异性。MRI 各主要征象中滑膜增厚、血管翳强化、骨髓水肿、骨侵蚀诸指标类风湿性关节炎组与非类风湿性关节炎组之间具有显著差异性。

该项研究认为，以晨僵、对称性关节肿胀、红细胞沉降率增快、类风湿因子阳性、C 反应蛋白值升高、血管翳强化、滑膜增厚、骨侵蚀、骨髓水肿为指标时，对于鉴别早期类风湿性关节炎与非类风湿性关节炎具有一定诊断价值。

第三节　硬皮病与类风湿性关节炎的类似骨骼表现

Rabinowitz 等（1974）报告 24 例手、腕硬皮病并与类风湿性关节炎相对照。发现 79% 的病人有骨质吸收典型的指骨变化，皮肤萎缩和软组织钙化，然而关节的改变，尤其在腕，类似于类风湿性关节炎者占 29%，这些改变包括尺桡骨的并置、尺骨茎突的糜烂或破坏、腕关节间隙狭窄、边缘性骨质侵蚀、不全脱位、关节强直以及指间关节侵犯较少等。

类风湿性关节炎关节附近的骨质疏松，硬皮病的软组织钙化为有用的区别要点。

另外，硬皮病的滑膜炎症还类似于早期类风湿性关节炎。

第四节　慢性痛风性滑膜炎酷似类风湿性关节炎

Trentham & Masi（1976）报告 1 例 66 岁老者患痛风性关节炎，不论从临床还是 X 线平片来看都类似于类风湿性关节炎。双膝的大的腘窝囊肿和双腕的普遍的滑膜的皱纹。在一系列关节造影片上，尤如类风湿性关节炎的表现，为解释平片所示提供了证据。

第二章　免疫缺陷病

第一节　误诊病例讨论：IgG4 相关的腹膜后纤维化

一、IgG4 相关硬化性疾病

IgG4 相关硬化性疾病为近期被认识的疾病，是一种独特的系统性瘤样病变，以累及胰腺最多见。该病分别引起自身免疫性胰腺炎（AIP）、IgG4 相关性胆管炎（IAC）、腹膜后纤维化、硬化性涎腺炎（包括 Mikuliez 病和 Kuttner 瘤）、间质性肺炎、胃溃疡、乳腺炎性假瘤、小管间质性肾炎和前列腺炎等。

二、IgG4 相关的腹膜后纤维化

我国中国台湾地区学者首次在外文刊物报道中国人 IgG4 相关的腹膜后纤维化。一些学者综述近年国外文献报道的，其中有影像资料的 12 例均为男性，该院 1 例为女性。此 13 例患者年龄为 55~80 岁，平均 65.7 岁。13 例均行 CT 检查，6 例有 MR 检查，ERCP 检查 9 例。所有病例均有病理结果，其中 5 例手术，8 例为穿刺活检。

该病临床症状无明显特异性，部分患者有上腹痛、背痛、疲乏、食欲下降等；血清 IgG 尤其是 IgG4 显著升高：IgG 值范围 1602~5568 mg/dl，平均为 2632 mg/dl（正常值范围 700~1660 mg/dl）；IgG4 值范围 58~2658 mg/dl，均值 801 mg/dl（正常值小于 70 mg/dl）；影像表现为腹膜后软组织肿块，分布于腹主动脉、髂动脉、肾脏及输尿管周围，可伴一侧或双侧肾盂、输尿管积水；增强扫描见软组织影有不同程度强化，其中 5 例误诊为肿瘤而手术。

标本及穿刺病理学表现为弥漫性淋巴浆细胞浸润和纤维化，大量 IgG4 阳性浆细胞。

三、自身免疫性胰腺炎

本病与自身免疫性胰腺炎关系密切，其中腹膜后纤维化与自身免疫性胰腺炎同时发生 4 例，自身免疫性胰腺炎后发生腹膜后纤维化 2 例，3 例腹膜后纤维化后发生自身免疫性胰腺炎，与自身免疫性胰腺炎暂无明显关系 4 例。激素治疗后腹膜后纤维化和自身免疫性胰腺炎均好转。

诊断 IgG4 相关的硬化性疾病最重要的依据是血清学检查 IgG4 增高或免疫组织化学染色显示大量的 IgG4 阳性的浆细胞。有学者提出 IgG4 与总 IgG 的比例（IgG4+/IgG+ 浆细胞比）要比单独 IgG4 阳性记数更有价值，并提出 45% 作为诊断标准。

IgG4 相关的硬化性疾病最多引起自身免疫性胰腺炎，其影像特点为胰腺肿胀，称"腊肠征"。动态增强：肿胀的胰腺实质延迟强化，MRI：受累胰腺 T_1 信号减低，T_2 信号增高（与肝脏比较）；胰周见 CT 为低密度影，MRI 为胰腺边缘胶囊样 T_2 低信号，称"假包膜"或"胶囊征"，此为自身免疫性胰腺炎的特异性征象，病理基础为胰腺周围脂肪的炎性和纤维化改变，而不是液体积聚或蜂窝织炎。自身免疫性胰腺炎少见胰腺钙化和假囊肿。有的病例胰腺局灶性肿胀，与胰腺癌有类似。

该组中 9 例与自身免疫性胰腺炎有关的腹膜后纤维化，影像表现除不同程度腹膜后肿块外均见上述征象，且 ERCP 显示主胰管不规则狭窄，总胆管胰腺段狭窄，激素治疗后腹膜后纤维化和自身免疫性胰腺炎均好转，可见 IgG4 相关的腹膜后纤维化与自身免疫性胰腺炎关系密切。

Miura & Miyachi（2009）报道 1 例 IgG4 相关腹膜后纤维化合并硬化性胆管炎，与自身免疫性胰腺炎无关的病例。CT 显示肝内胆管扩张，胰腺正常，腹主动脉、髂动脉周围软组织影，双侧肾盂积水，MRI 腹膜后纤维化为 T_1 高信号，有强化，提示炎性

纤维组织。可见 IgG4 硬化性疾病也可与自身免疫性胰腺炎无关，或伴硬化性胆管炎。该病例另一个显著特点为血 IgE 显著高，为 4006 IU/ml（参考 0~250 IU/ml）。此例提供了一个重要的临床信息，关于不明原因的纤维化进行 IgG4 和 IgE 检查对明确诊断十分必要。

Isaka（2008）报道 1 例 IgG4 相关的多灶纤维化，患者男性，中枢性尿崩症。MRI 示垂体柄近端异常增厚，上腭、前鼻窦软组织肿块，疑似韦格纳肉芽肿，活检为非特异性慢性炎症。腹部 CT 示腹主动脉周围软组织影包绕，考虑 IgG4 相关的纤维化可能，复查病理后明确诊断 IgG4 相关性硬化，激素治疗效果明显。根据临床特点及治疗效果，该学者认为其中枢性尿崩症与 IgG4 相关，并提出 FDG-PET 对诊断 IgG4 相关的多灶纤维化有用。

该院病例主要影像学异常为主动脉周围软组织密度影及左侧肾盂积水，CT 显示腹主动脉与脊柱关系保持正常，无向前移位。CT 平扫示主动脉周围软组织密度影，CT 值类似肌肉密度，肿块外缘清楚锐利，内缘紧贴主动脉。动脉血管壁显示为相对高密度，血管壁厚度基本正常。主动脉管腔正常，无明显狭窄或扩张。增强后肿块略有强化，结合文献考虑炎性纤维组织。血管重建显示血管受累部位为腹主动脉上中段（腹腔干以上）及髂动脉起始段。

该例患者无黄疸，无肝内、外胆管扩张，明确诊断后回看 CT 图像表现已有胰腺轻度肿胀，由于当时对该病认识不足，未进一步检查胰腺以明确有无自身免疫性胰腺炎，因此手术。另外该病例有无其他部位受累有待继续随访观察。

有病理学家分析了 17 例腹膜后纤维化病例的临床病理特征及其与 IgG4 的关系：免疫组化显示其中 10 例的组织中见大量 IgG4 阳性的浆细胞浸润（IgG4 相关性），另外 7 例阳性浆细胞少见（非 IgG4 相关性）。所有这 10 例 IgG4 相关性病例均为 50 岁以上男性，非 IgG4 相关性病例中多为女性，仅 1 例男性，且均小于 50 岁；两组受累部位均为主动脉周围、肾及输尿管周围，无明显统计意义；10 例 IgG4 相关性病例中有 5 例其他部位出现硬化性病变。该组 13 例 IgG4 相关性腹膜后纤维化符合上述特征。

IgG4 相关的腹膜后纤维化临床症状缺乏特异性，极易误诊或漏诊，需提高对该病的认识，以避免不必要的手术。

本病的影像诊断需与淋巴瘤、腹膜后淋巴结转移以及大动脉炎、纤维肌性结构不良等大血管病变鉴别。

第二节　IgG4 相关疾病的影像学表现

IgG4 相关疾病（IgG4-RD）作为一组新近认识并于 2010 年宣布的系统性炎症纤维化疾病，已引起国内外学者的广泛关注。影像检查对于诊断 IgG4 相关疾病具有重要价值，放射科医师有必要熟悉和深入了解此类病变。

一、IgG4 相关疾病的定义

IgG4 相关疾病是 IgG4 阳性浆细胞浸润不同组织或器官，导致该组织或器官肿大的硬化性病变。其特征为患者血清 IgG4 升高，激素治疗有良好疗效。

二、对 IgG4 相关疾病的认识过程

Yoshida 等（1995）首次提出了自身免疫性胰腺炎（AIP）的命名。Kamisawa 等（2003）报道 AIP 与 Riedel 甲状腺炎、腮腺和泪腺 Mikulicz 病及颌下腺 Kuttner 瘤均由 IgG4 阳性的浆细胞浸润造成，由其导致不同器官的硬化性疾病。Takahashi 等（2010）报道 IgG4 相关疾病为一新的综合征，并得到国际上的认可。2011 年 10 月，相关专家在美国波士顿召开了国际座谈会，确定此类疾病统一命名为 IgG4 相关疾病，各器官疾病的命名均以"IgG4 相关"开头（表 2-7-2-1）。

三、IgG4 相关疾病概况

IgG4 相关疾病是一类原因不明的慢性进行性自身免疫疾病。患者血清 IgG4 升高，受累组织和器官中由于大量淋巴细胞和 IgG4 阳性浆细胞浸润，同时伴组织纤维化而发生肿大或结节性（增生性）病变。IgG4 相关疾病可多器官同时或相继受累，也可只累及某一器官。受累器官广泛，几乎可累及全身各个器官。

表 2-7-2-1　各受损器官 IgG4 相关疾病的推荐命名

受损组织器官	推荐命名	受损组织器官	推荐命名
胰腺	IgG4 相关性胰腺炎（Ⅰ型自身免疫性胰腺炎）	腹膜后	IgG4 相关腹膜后纤维化
眼	IgG4 相关眼病	肠系膜	IgG4 相关肠系膜炎
泪腺	IgG4 相关泪腺炎	皮肤	IgG4 相关皮肤病
眼眶软组织	IgG4 相关眼眶炎性假瘤	淋巴结	IgG4 相关淋巴结病变
眼外肌	IgG4 相关眼肌炎	胆系	IgG4 相关硬化性胆管炎
眼眶	IgG4 相关眼眶炎（包括泪腺炎、眼外肌受累及其他眶内合并症）	胆囊	IIgG4 相关胆囊炎
涎腺	IgG4 相关涎腺炎（IgG4 相关腮腺炎、IgG4 相关颌下腺炎）	肝脏	IgG4 相关肝病
硬脑膜	IgG4 相关硬脑膜炎	肺部	IgG4 相关肺病
脑垂体	IgG4 相关脑垂体炎	胸膜	IgG4 相关胸膜炎
甲状腺	IgG4 相关甲状腺炎	心包	IgG4 相关心包炎
主动脉	IgC4 相关主动脉炎和 / 或主动脉周围炎	肾脏	IgG4 相关肾病（IgG4 相关肾小管间质性肾炎、IgG4 相关膜性肾小球肾炎、IgG4 相关肾盂炎）
动脉	IgG4 相关周围动脉炎	乳腺	IgG4 相关乳腺炎
纵隔	IgG4 相关纵隔炎	前列腺	IgG4 相关前列腺炎

IgG4 相关疾病好发于老年人,尤以男性多见。无特异性临床症状,根据发病部位不同表现为相应的症状。单个或多个器官或组织呈弥漫性或局限性肿胀增大,形成类似肿瘤的肿块。

实验室检查:球蛋白增高,抗核抗体、类风湿因子等自身抗体阳性,血清 IgG4>1.35 g/L。

组织学检查:病变部位大量淋巴细胞和浆细胞浸润伴纤维化,其中有大量 IgG4 阳性的浆细胞。

治疗:皮质醇类药物治疗 IgG4 相关疾病的疗效良好。至今对于激素治疗的剂量和疗程尚无统一的标准。一般口服泼尼松的开始剂量为 30~40 mg/d,持续 3~4 周后逐步减量。停用激素或在减量期间病变可复发(20%~40%)。对于复发患者的治疗,临床医师多采用重复皮质醇合并免疫抑制(调节)剂如硫唑嘌呤治疗。

四、常见 IgG4 相关疾病的影像诊断

(一)IgG4 相关性胰腺炎

1. 概述　IgG4 相关疾病中,最早被研究的是 IgG4 相关性胰腺炎(Ⅰ型自身免疫性胰腺炎)。IgG4 相关性胰腺炎是最常见的 IgG4 相关疾病病变,可同时累及胰腺外多个器官。自身免疫性胰腺炎占慢性胰腺炎的 2%~11%,男性患病率高于女性至少 2 倍,患者年龄多大于 40 岁,平均年龄为 60 岁。

IgG4 相关性胰腺炎的临床症状常较轻微,表现为部位模糊的上腹部疼痛、波动的梗阻性黄疸、体质量减轻和脂肪泻。合并 2 型糖尿病的患病率为 43%~68%。上述症状经皮质醇治疗后均可好转。Fujita 等(2012)报道, 3%~9% 的 IgG4 相关性胰腺炎因误诊为胰腺癌而手术。

2. 诊断标准　常用的有 2 个诊断标准,影像检查在本病的诊断中具有重要作用。

美国 Mayo 诊所标准(2006):即 HISORt 标准,其中 H 为组织学,I 为影像学,S 为血清学(IgG4>1.4 g/L),O 为其他器官受累包括胆管、腮腺和 / 或泪腺、纵隔淋巴结、腹膜后和肾,Rt 为对激素治疗有良好反应。符合以下 3 条标准中的 1 条或以上即可诊断:①组织学检查符合自身免疫性胰腺炎;②具有特征性的影像表现伴有 IgG4 升高;③具有特征性的影像表现并对激素治疗有良好反应。

Ⅰ型自身免疫性胰腺炎诊断标准共识:由国际胰腺病协会于 2010 年制定(表 2-7-2-2)。符合下列之一者可确诊为Ⅰ型自身免疫性胰腺炎:①组织学诊断 1 级标准(H1);②影像学胰腺 1 级(P1)+ 任意一项非影像学标准;③影像学胰腺 2 级(P2)+ 任意 2 项以上其他的 1 级标准(包括胰管 2 级标准);④影像学胰腺 2 级(P2)+ 血清(S)或其他器官受累

（OOI）1 级标准 + 激素治疗反应（Rt），或 + 胰管 1 级标准（D1）+S 或 OOI 或 H2 级标准 +Rt。以下情

况考虑可能为Ⅰ型自身免疫性胰腺炎:影像学胰腺 2 级（P2）+S 或 OOI 或 H2 级标准 +Rt。

表 2-7-2-2　Ⅰ型自身免疫性胰腺炎的诊断标准

标准	1 级	2 级
P:胰腺影像	典型:弥漫性肿大伴延迟强化（常伴有低密度晕征）	不典型:节段性和 / 或局限性肿大,伴延迟强化
D:胰管表现	长（>1/3 主胰管长度）或多处狭窄,无远端胰管扩张	节段性和 / 或局限陛狭窄,无远端胰管扩张（导管直径 <5 mm）
S:血清学检查	IgG4 大于正常上限 2 倍以上	IgG4 大于正常上限 1~2 倍
OOI:其他脏器受累	A 或 B	A 或 B
	A:胰腺外器官组织学检查（下列任意 3 项）	A:胰腺外器官组织学检查（下列 2 项）
	显著的淋巴浆细胞浸润并伴纤维化,无粒细胞浸润	显著的淋巴浆细胞浸润,无粒细胞浸润
	席纹状纤维化	大量（>10 个 / 高倍视野）IgG4 阳性浆细胞
	闭塞性静脉炎	
	大量（>10 个 / 高倍视野）IgG4 阳性浆细胞	
	B:典型的影像学证据（至少 1 项）	B:体检或影像学证据（至少 1 项）
	近端（肝内或肝门部）或近远端胆管多发节段狭窄	涎腺或泪腺对称肿大
	后腹膜纤维化	肾脏受累的影像表现
H:胰腺组织学	下列至少 3 项	下列任意 2 项
	导管周围淋巴浆细胞浸润、无粒细胞浸润	导管周围淋巴浆细胞浸润、无粒细胞浸润
	闭塞性静脉炎	闭塞性静脉炎
	席纹状纤维化	席纹状纤维化
	大量的（>10 个 / 高倍视野）IgG4 阳性浆细胞	大量的（>10 个 / 高倍视野）IgG4 阳性浆细胞
Rt:激素治疗	2 周内胰腺、胰腙外器官影像表现迅速好转	2 周内胰腺、胰腺外器官影像表现迅速好转

3. 影像学表现　根据胰腺受累的范围,IgG4 相关性胰腺炎可分为弥漫型和局限型。影像表现包括:胰腺弥漫或节段性肿大。胰管不规则狭窄,但其后方胰管扩张不明显。胰腺病变区 CT 平扫呈低密度。MRI T$_1$WI 呈低信号、T$_2$WI 呈轻度高信号。CT 和 MRI 增强病变区早期强化较弱,延迟期出现不均匀雪花状强化。

胰腺周围出现包壳状低密度或晕征,为炎症所致胰周渗液、蜂窝织炎或纤维化组织;如果为纤维化组织,长时间延迟可有对比剂充盈。低密度包壳或晕征是本病特征性的表现, 56% 的患者可有此表现。低密度晕征出现在病程的某一阶段,有些患者第 1 次检查仅可见胰体尾局限性肿大,无低密度晕征,且胰腺穿刺活检无肿瘤证据,而后继续复查出现典型的低密度晕征。如果为胰头部病变,胰头内胆总管段受累狭窄。

（二）IgG 亚型　IgG4 相关性腹膜炎合并胰腺外其他器官 IgG4 相关疾病

88% 患者合并 IgG4 相关硬化性胆管炎;33% 患者合并肾脏 Ig4 硬化性病变;10%~20% 的患者出现后腹膜纤维化;33% 患者合并硬化性肠系膜炎;6%~17% 患者同时出现炎症性肠病;31%~54% 患者有血管壁受累。IgG4 相关的淋巴结肿大表现为 IgG4 阳性的浆细胞弥漫浸润淋巴结。淋巴结长径可达 2 cm,可表现为腹部（后腹膜、胰腺周围、肠系膜）、纵隔、肺门、颈部淋巴结肿大,其中胰腺周围、纵隔淋巴结肿大最常见。淋巴结肿大对激素治疗有效,肿大淋巴结的组织类型包括多中心巨淋巴结增生症样、滤泡增生、滤泡间扩大、生发中心样进行性变和结节性炎性假瘤样 5 种改变。

分为 2 个亚型,分别为淋巴浆细胞性硬化性胰腺炎（Ⅰ型自身免疫性胰腺炎、IgG4 相关的胰腺炎）以及特发性导管破坏性胰腺炎（Ⅱ型自身免疫性胰腺炎）。Ⅱ型自身免疫性胰腺炎的病理表现为中性

粒细胞浸润导管上皮及腺泡,造成导管破坏,一般无或有很少(<10 个 / 高倍视野)IgG4 阳性浆细胞,血清 IgG4 正常,除了约 30% 患者可伴有炎症性肠病(如溃疡性结肠炎外),一般不伴有其他器官的病变。Ⅱ型自身免疫性胰腺炎患者年龄较Ⅰ型患者低约 10 岁,性别无差异。

五、胰腺外 IgG4 相关疾病

胰腺外 IgG4 相关疾病可单独存在。头颈部是 IgG4 相关疾病的好发部位:

涎腺:淋巴细胞性泪腺涎腺慢性肿大(Mikulicz 病)、慢性涎腺炎(Küttner 病)。

眼眶:淋巴细胞性泪腺涎腺慢性肿大(Mikulicz 病)、慢性泪腺炎、眼眶炎性假瘤、眼眶淋巴增生和三叉神经炎。

甲状腺:桥本甲状腺炎、慢性纤维性甲状腺炎。

其他部位:包括副鼻窦炎、脑垂体炎、喉部黏膜下病变、头颈部淋巴结肿大等。

IgG4 相关疾病是一种好发于中老年男性、原因不明的自身免疫性病变。IgG4 相关疾病可以累及全身各器官,包括Ⅰ型自身免疫性胰腺炎、IgG4 相关硬化性胆管炎、Mikulicz 病(淋巴细胞性泪腺、涎腺慢性肿大)、Küttner 瘤(硬化性涎腺炎)、眼眶炎性假瘤、慢性硬化性泪腺炎、特发性后腹膜纤维化、慢性硬化性主动脉炎和主动脉周围炎、板状甲状腺炎和桥本甲状腺炎、IgG4 相关间质性肺炎和肺炎性假瘤、IgG4 相关的肾小管间质性肾炎等。这些病变可以单独发生,也可同时发生在同一患者。IgG4 相关疾病对皮质醇有良好的疗效。

Ⅰ型自身免疫性胰腺炎是 IgG4 相关疾病中最常见的病变。对于不伴有胰管扩张的胰腺弥漫性或局限性肿胀,要警惕自身免疫性胰腺炎的可能性。影像上有自身免疫性胰腺炎的典型表现,则应建议作血清 IgG4 测定或激素试验性治疗,必要时行穿刺活检以明确诊断。放射科医师认识自身免疫性胰腺炎非常重要,及时正确诊断可避免患者进行不必要的手术。

第八篇　小儿多系统多部位疾病

第一章　神经源性疾病

第一节　神经母细胞瘤

一、发病部位

神经母细胞瘤起源于原始神经嵴细胞,凡有胚胎性交感神经节细胞组织的部位都有可能发生,约75%的神经母细胞瘤位于腹膜后间隙,其中1/2~1/3位于肾上腺,少数位于颅底、颈胸部、腹主动脉旁以及骶前交感链等。

Gross等(1959)统计的神经母细胞瘤位于肾上腺者约占40%、纵隔11%、盆腔6%、颈部2%。肿瘤发病于眼眶和肾脏者更加少见,报道极少。

一组22例神经母细胞瘤,发生部位为腹膜后腔者约占72.7%,其中肾上腺约占63.6%,腹膜后腔交感神经节约占9.1%,其他少见部位约占27.3%。

二、腹膜后腔神经母细胞瘤

肿瘤多位于肾上腺(14/16例),单发多见(15/16例),多为类圆形,密度不均,常见囊变及坏死,该组5例出现多发囊变,囊大小不一,最大囊多超出瘤体的1/2,且大囊多位于肿瘤中央,小囊及坏死灶位于边缘;钙化多见,约85%的瘤体内可见斑块及沙砾状钙化,为神经母细胞瘤特征性的改变,该组钙化特点为散在分布的斑片状或斑点状,钙化率约62.5%。

增强扫描多为轻至中度不均匀强化(14/16例)。神经母细胞瘤恶性程度高,易侵犯邻近组织,转移早,最常见于淋巴结、骨等部位。该组4例侵犯邻近组织器官,5例包绕血管,1例骨转移及后纵隔转移,12例淋巴结转移,其中9例转移至腹主动脉旁淋巴结,转移淋巴结数目多,形态大,部分呈融合趋势。

腹膜后腔神经母细胞瘤CT表现有一定的特征,结合临床,多数可正确诊断。但肿瘤侵犯肝脏或肾脏时,很难确定肿瘤部位,常同小儿腹膜后腔常见肿瘤混淆,鉴别如下。

肾母细胞瘤:神经母细胞瘤侵犯肾脏时,会出现类似肾母细胞瘤的"残肾征",但神经母细胞瘤与残肾交界面模糊,常见钙化及包埋血管,肾母细胞瘤与残肾交界面清晰,交界面侧缘的残肾锐利,呈"蟹脚"样,钙化及血管包埋少见。

肝母细胞瘤:形态、密度与神经母细胞瘤相似,但少见钙化及包绕腹主动脉,实验室检查多见肝功异常。

恶性嗜铬细胞瘤:青壮年多见,多为不规则形,少见钙化,很少跨中线生长,临床多伴阵发性高血压。

三、少见部位神经母细胞瘤

少见部位神经母细胞瘤,除钙化、囊变坏死、易侵犯和包埋邻近组织器官、早期转移等腹膜后腔神经母细胞瘤常见征象外,少见部位的肿瘤还具有其他CT表现。

位于肾脏:发病罕见,仅见散在报道,肿瘤位于肾内,与肾母细胞瘤很难鉴别。肾母细胞瘤很少包裹腹主动脉或使其向前移位,而这种包裹或移位是神经母细胞瘤的特征。该例术中见肿瘤位于肾内,肾上腺未见瘤体累及,但由于肿瘤巨大挤压周围结构,故CT图像患侧肾上腺显示不清。术中及CT图像均见肿瘤包绕肾门血管及腹主动脉。

位于眼眶:该例为眶内球后实质性肿块并眶壁骨质破坏,累及眼外肌,视神经及眼球未见受侵。需与眼眶横纹肌肉瘤鉴别。横纹肌肉瘤见于眶内任何部位,常侵犯肌锥内外及眶周,视神经及眼球常受侵,但钙化少见。

位于腹腔:该例为多发,肿瘤边缘坏死明显,未见钙化,与肝脏分界不清,被误诊为肝内恶性肿瘤,与肝母细胞瘤及儿童肝细胞癌类似,CT 鉴别诊断困难,但该例因神经母细胞瘤的常见症状双下肢骨关节痛就诊,而后二者多数伴肝区疼痛、肝功异常及甲胎蛋白值升高等。

位于后纵隔:该例发病部位、合并钙化、似有包膜及凸向肺内等征象均与文献报道一致,但未见侵犯邻近组织及合并胸水。肿瘤应与后纵隔神经鞘瘤及神经纤维瘤鉴别,后两者钙化少见,邻近骨骼可因压迫形成边缘光滑的压迹。

位于颈部:该组 2 例肿块体积均巨大,增强后呈不均匀轻度强化,见较多纤细血管影,包绕或推移同侧颈动脉鞘,其中 1 例肿瘤血管由锁骨下动脉供血,另 1 例肿瘤延伸至椎管内。需与血管瘤鉴别,血管瘤平扫亦见钙化影,但增强早期为结节样、条带样明显强化,延迟扫描呈均匀强化,强化形式与神经母细胞瘤不同。

四、CT 对于神经母细胞瘤临床分期的应用价值

根据国际神经母细胞瘤分期方法,对肿瘤的分期需正确判断肿瘤是否能完全切除,是否跨中线生长,有无侵犯淋巴结或远处转移等。CT 除显示肿瘤大小、是否跨中线生长、有无淋巴结转移等,还可显示肿瘤对周围组织的推移、浸润及包绕,从而判断肿瘤能否完全切除,对于神经母细胞瘤的临床分期有很大帮助。

但神经母细胞瘤早期常发生骨髓转移及早期骨转移,临床分期已达到 Ⅳ 期,而 CT 对此很难显示,仅诊断为 Ⅱ 期或 Ⅲ 期,因此需同骨髓穿刺、MRI、全身骨显像等联合检查,并结合临床,才能全面地为临床提供有价值的信息,有助于临床医生选择最佳的治疗方案。

第二节　儿童外周型原始神经外胚层肿瘤

原始神经外胚层肿瘤(PNET)是一种起源于原始神经管胚基细胞的向原始神经分化的小圆细胞恶性肿瘤。根据发病部位的不同,可分为中央型和外周型。外周型原始神经外胚层肿瘤(pPNET)是指发生于颅外骨骼系统及软组织的一组具有类似细胞学形态和细胞基因学特征的肿瘤,好发于儿童和青少年,易复发,预后较差。

一、病理学

原始神经外胚层肿瘤为神经嵴衍生的较原始的肿瘤,由未分化或低分化神经上皮构成的高度恶性肿瘤,肿瘤细胞可以向神经元细胞、星形细胞、室管膜细胞、肌细胞以及黑色素细胞谱系分化,组织形态学属于恶性小圆细胞肿瘤。

根据发病部位不同,又分为中枢型(sPNET)和外周型(pPNET)。

外周型原始神经外胚层肿瘤缺乏典型的特异性影像学表现,明确诊断需靠病理学检查。肉眼观察肿瘤多呈圆形或椭圆形结节,一般较大,常可见多结节或分叶状,边界尚清晰,但多见包膜,切面呈灰红或多彩状。

组织学观察瘤细胞较小且幼稚一致,分化性结构缺乏,呈圆形或卵圆形,无明显胞浆,细胞核呈圆形或卵圆形,核染色深,核分裂象易见。

最明显的特征是出现 Homer-Wright(H-W)菊形团。过碘酸雪夫氏染色(PAS):瘤细胞胞质中有糖原颗粒。

电镜观察瘤细胞是一种幼稚的原始肿瘤细胞,胞浆内含有粗面内质网、核糖体、微管及少许致密核心颗粒,为微丝。

免疫组织化学:NSE、Vimentin、S100、CK 和 NF 染色可呈阳性,至少有其中两项以上神经源性标记阳性和 / 或有 Homer-Wrighr 菊形团可诊断为外周型原始神经外胚层肿瘤。一组 14 例患儿病理资料均符合原始神经外胚层肿瘤诊断标准。

二、临床表现

外周型原始神经外胚层肿瘤可发生于各年龄阶段,多发于儿童及青少年,男性多于女性。可发生于全身,常见部位为胸壁、头颈部、脊柱旁、四肢,偶见于肾上腺、子宫、卵巢及肠系膜等脏器。以骨和软组织多见,尤其是脊柱旁、胸壁和下肢。该组 14 例均

为婴幼儿外周型原始神经外胚层肿瘤。

三、影像学研究

单纯外周型原始神经外胚层肿瘤影像学特征不典型,术前误诊率极高。虽然外周型原始神经外胚层肿瘤术前定性困难,但一些学者结合课题研究资料并复习文献,认为其影像学表现有以下特点。1)发生于软组织的外周型原始神经外胚层肿瘤常表现为软组织肿块呈浸润性生长,与周围组织结构分界不清,肿物除较小外,一般密度不均匀。CT 像上肿物多呈混杂密度,内可见囊变、坏死;增强扫描肿物明显不均匀强化,囊变、坏死更加明显。MRI T_1WI 上多呈稍低信号或等信号,在 T_2WI 上多呈不均匀高信号或稍高信号,STIR 为高信号;增强扫描表现为肿瘤组织不同程度强化。2)发生于骨的外周型原始神经外胚层肿瘤多表现为溶骨性骨质破坏及软组织肿块,骨质破坏常较显著,软组织肿块往往较大,并与周围组织分界不清,其内常可见囊变、坏死区,增强扫描呈明显不均匀强化。3)发生于胸壁的外周型原始神经外胚层肿瘤,又称 Askin 瘤,常常侵犯胸膜,并造成骨质破坏,当肿瘤进行性生长时,常侵犯相邻肺组织。一组 4 例均可见大量胸腔积液,肋骨破坏,伴骨膜反应,1 例相邻肺叶不张、实变。4)外周型原始神经外胚层肿瘤发生钙化少见。一些学者报道 29 例中仅有 5 例发生轻度钙化。该组病例中仅 1 例发生于骨盆者内可见小点状钙化,周围肠壁受累、增厚。有学者认为这可能与原始神经外胚层肿瘤的高侵袭性从而缺乏足够的时间进行钙化或骨化有关。5)外周型原始神经外胚层肿瘤可发生远处转移或治疗后复发。该组 14 例中有 7 例早期已发生远处播散。

四、鉴别诊断

一般外周型原始神经外胚层肿瘤需与儿童横纹肌肉瘤、尤文肉瘤及淋巴瘤鉴别。

横纹肌肉瘤:横纹肌肉瘤肿块发生出血、坏死较多,很少发生骨侵蚀,T_1WI、T_2WI 上均表现为较均匀的低信号,无明显肿瘤坏死。颈部淋巴结转移较常见。

尤文肉瘤:尤文肉瘤与原始神经外胚层肿瘤同起源于神经嵴,而停滞于不同的发育阶段,尤文肉瘤常可见骨膜反应、肿瘤骨和骨质硬化,病程较短,对放疗敏感。

淋巴瘤:淋巴瘤为较大的软组织肿块,常发生广泛的溶骨性破坏,增强扫描多呈弥漫性轻度强化。

对于儿童外周型原始神经外胚层肿瘤的诊断,应根据其临床特点。对于发生于儿童或青少年软组织内迅速生长的较大肿块,周围组织受浸润、未见明显钙化,周围骨性组织可见硬化或“虫蚀”样破坏,增强扫描明显不均质强化,则高度提示本病,结合其组织及病理学表现,可明确诊断。

第三节　恶性蝾螈瘤

恶性蝾螈瘤是一种罕见的高度恶性软组织肿瘤,WHO 将其归类为恶性外周神经鞘肿瘤(MPNST)的一个亚型,伴横纹肌肉瘤分化。肿瘤发生于周围神经或已存在的神经纤维瘤病变。

恶性蝾螈瘤属于特殊类型的周围神经肿瘤,由 Masson(1932)首次报道,Woodruff(1973)根据 Locatelli 实验首先引用“蝾螈瘤”来命名,该试验通过把坐骨神经的切端植入到蝾螈背部软组织内而诱导了含有肌肉和骨骼的肢体生长,并认为神经鞘瘤细胞在运动神经纤维的影响下可分化为肌肉组织,因此有些病理学家把含有横纹肌肉瘤成分的周围神经肿瘤称为恶性蝾螈瘤。

一、病理学

本病病理诊断应具备 4 个条件:具有恶性周围神经肿瘤成分;具有散在其间的横纹肌肉瘤成分;免疫组化染色 S-100、desmin 及 myoglobin 均阳性;排除瘤组织内残存、萎缩的横纹肌。其中免疫组化检查对恶性蝾螈瘤的诊断有很大帮助,尤其是在光镜检查看不到横纹肌时,desmin 阳性及 myoglobin 阳性可以作为横纹肌肉瘤成分存在的依据,S-100 蛋白、波形蛋白阳性可支持恶性神经鞘膜瘤成分的存在。

二、临床表现

恶性蝾螈瘤发生部位多与神经干有关,好发于头颈、躯干部以及四肢,少数起源于腹膜后及臀部。该肿瘤可合并神经纤维瘤病Ⅰ型。

恶性蝾螈瘤可分为2型。Ⅰ型:伴有神经纤维瘤病Ⅰ型,占57%~70%,好发于年轻女性,以头颈部多见;Ⅱ型:不伴有神经纤维瘤病Ⅰ型,占30%,好发于老年人,以躯干部多见。临床上该肿瘤生长迅速,可伴有疼痛、功能障碍等神经病变的相应症状,预后不佳,短期内易复发转移。一例患儿在手术切除肿瘤2个月后广泛复发转移。

恶性蝾螈瘤很少见,可以发生在任何年龄,其中以成年人多见,一例发生在婴儿阶段更为罕见。有学者认为可能与患儿在胚胎阶段神经嵴移行细胞异向分化成间(充)质细胞和神经外胚层细胞有关,并且认为这些细胞广泛存在于身体各个部位,其异向分化能力一直可保持到成年阶段。

Woodruff & Christensen(1993)提出诊断恶性蝾螈瘤应具备3条标准:①肿瘤起源于周围神经或发生于Ⅰ型神经纤维瘤病患者;②以恶性神经鞘瘤为主要成分;③出现真正的肿瘤性横纹肌母细胞。

三、影像学研究

恶性蝾螈瘤的影像学表现缺乏特异性,一例患儿MRI横轴面平扫示腹腔内长T_1、长T_2信号巨大肿块,其内信号强度不均匀,边界比较清楚,相邻肠管受压移位;增强扫描示肿块内部可见低信号缺血坏死区,实质部分轻度强化。

仅凭影像学表现与腹腔内横纹肌肉瘤、恶性纤维组织细胞瘤、恶性周围神经源性肿瘤等难以鉴别,其诊断主要依靠病理及免疫组化检查。

第二章　手足口病
危重型重症手足口病神经源性肺水肿

手足口病是由肠道病毒,常见以柯萨奇病毒 A 16 型(CoxA16)、肠道病毒 71 型(EV71)多见,引起的急性传染病,3 岁以下儿童发病率最高。主要症状表现为手、足、口腔等部位的斑丘疹、疱疹,少数病例可出现脑膜炎、脑炎、肺水肿等,多由肠道病毒 71 型感染引起,致死原因主要为脑干脑炎及神经源性肺水肿,属危重型手足口病。

一、病理学

柯萨奇病毒 A16 型引起的手足口病预后较好,多为散发,感染肠道病毒 71 型的手足口病儿童更容易并发肺水肿、肺出血和脑炎等。肠道病毒 71 型感染重症患者多死于肺水肿或出血,在肺部未发现病毒颗粒或炎症反应,仅在此类患者脊髓和脑部发现炎症反应,肠道病毒 71 型感染引起的肺水肿是神经源性肺水肿。

神经源性肺水肿是指在无原发性心、肺和肾脏疾病情况下,颅脑损伤或其他中枢神经系统疾病引起突发性颅内压增高,从而导致急性肺水肿,又称中枢性肺水肿。

肠道病毒 71 型感染手足口病并发神经源性肺水肿的发病机制至今尚未完全阐明,Wong(2000)发现中枢神经系统内主要病变部位在脑桥组织,病理学检查可见血管周围套袖样病变及脑实质内炎症细胞浸润。

脑干神经反射和免疫组化分析进一步证明,脑干是死亡病例体内肠道病毒 71 型的靶点,肠道病毒 71 型感染脑干以及体内随之产生的各种细胞因子导致周围神经系统和中枢神经系统的炎症反应,可能是形成神经源性肺水肿的主要机制。脑干损伤和/ 或全身炎症应答造成的肺血管渗透性升高在神经源性肺水肿的形成中起到了重要作用。

研究者进一步定位发现肠道病毒 71 型破坏了脑干组织的腹侧髓、内侧髓以及尾髓,这些特定结构对血管收缩中枢有中枢抑制作用和交感神经抑制作用,从而引起自主神经功能的紊乱,最终导致肺水肿。但是,血管收缩不是肺水肿的主要原因。

二、临床表现

手足口病并发神经源性肺水肿患儿病情加重前一般轻中度发热,重型患儿的皮疹或口腔疱疹溃疡往往较轻,很少形成大水泡,为其重要特点。多数为轻中度皮疹或口腔疱疹溃疡,少数病例可无明显皮疹或口腔疱疹溃疡。

一组 6 例中,轻中度皮疹或口腔疱疹溃疡 4 例(4/6),无明显皮疹或口腔疱疹溃疡 2 例(2/6),未见重度皮疹或口腔疱疹溃疡病例。早期临床表现为无明显诱因的病情急剧加重,突然出现呼吸困难、恶心、呕吐、咳白色,咳粉红色泡沫痰,精神差、昏迷,肌阵挛或肌无力,口唇紫绀,肺部出现湿啰音,白细胞升高、血糖升高,脑脊液检查提示病毒性 / 无菌性脑炎或脑膜炎,血气分析均有不同程度的氧分压降低和二氧化碳分压升高。

该组 6 例均表现为无明显诱因病情急剧加重,呼吸困难,肌阵挛,紫绀,白细胞升高、血糖升高。肢体抖动对早期发现重症病例有提示意义;白细胞升高、血糖升高是自主神经系统功能失调的表现之一,是诊断重症病例短期内病情可能恶化、加重的重要参考指标。

三、影像学研究

危重型重症手足口病患儿,胸部 X 线检查为最具有诊断价值的影像学检查方法,由于患儿呼吸困难、病情危重,应及早进行床旁 X 线检查。

病情加重前或肺水肿出现前胸部 X 线检查两肺无异常改变;手足口病并发神经源性肺水肿胸部 X 线表现为两肺门增大,两肺野网状间质性改变,两肺野透亮度减低,两肺野弥漫分布斑片状、云雾状、磨玻璃状浸润影,边缘模糊,界限不清,两肺野网状间质性改变与斑片状、云雾状、磨玻璃状浸润影分布区域较一致,双肺病变多以右侧为主的非对称分布。病变发展迅速、变化快是其特点。

该组 6 例患儿病情加重前 X 线检查两肺无异常改变 4 例,病情加重入院后床旁胸片 6 例中右肺病变较显著 5 例,左肺较显著 1 例,3 例数小时后复查两肺病灶明显加重或吸收,其中 1 例患儿右侧胸腔出现积液。

手足口病并发神经源性肺水肿胸部 X 线表现右肺病变较重的机制尚不清楚。手足口病并发神经源性肺水肿具有典型、特征性 X 线表现,结合临床资料全面分析可明确诊断。

四、鉴别诊断

手足口病并发神经源性肺水肿需与急性呼吸窘迫综合征、肺炎、心源性肺水肿等鉴别,患儿无补液过多过快情况,常规利尿、强心治疗无效,结合临床特点及典型胸部 X 线表现可资鉴别。

（关于手足口病,请详见本书　胸心卷　第二十三篇　第十章　小儿手足口病。）

第三章　与血液有关的疾病

第一节　地中海贫血骨骼改变

地中海贫血,又称海洋性贫血,是常染色体不完全显性遗传性疾病。它包括一组临床表现和血常规相类似的遗传性慢性溶血性疾病,其共同特点是由于珠蛋白基因缺失或缺陷使血红蛋白中的珠蛋白链的合成受到抑制,导致血红蛋白成分组成的改变,根据珠蛋白基因的缺失或缺陷的不同,而引起相应的珠蛋白链形成受抑制情况的不同,而将地中海贫血分为多种类型,其中主要的有 α、β、γ 和 δ 四种类型的地中海贫血;前两种类型较为常见。

从地中海沿岸的意大利、希腊、马耳他、塞浦路斯到东南亚各国是本病的高发区,在我国本病多见于南方的广东、广西和西南的四川,其他地区也有病例报道。患者大多为汉族,少数民族亦有病例报道。

一例患儿出生时无症状,约于出生 5~6 个月起出现进行性贫血,面色苍白,肝脾肿大,发育不良,常有轻度黄疸、上述症状随着年龄的增长而日益明显,并伴有骨骼改变,首先发生于掌骨,以后为长骨和肋骨,最后为颅骨。

由于骨髓增生,骨髓腔增宽,使骨骼增大。颅骨及面颊部骨骼增大,使头颅变大,额部隆起,颧高,鼻梁塌陷,两眼间距增宽,形成地中海贫血的特殊面容。

X 线颅骨照片可见颅骨内外板变薄,板障增宽,在骨皮质间出现垂直短发样骨刺,其中颅骨板障增宽以额骨最为明显。地中海贫血累及其他骨骼时 X 线表现大致一致,即广泛骨质疏松,骨小梁纤细、消失,小梁间网格间隙增宽,髓腔体积增大,骨皮质变薄。累及肋骨时表现为肋骨增宽,肋骨头前端明显膨大,皮质变薄。脊椎则变形呈鱼椎状,椎体骨小梁增粗,呈栅栏状、粗网格状,骨盆变形,呈三叶状。骨干的正常凹面变凸,多见于手、足骨。

CT 显示上述改变不如平片,但可显示髓外造血组织异常。在 MRI 上由于地中海贫血的骨髓充满了异常增生的红细胞,故 MRI T_1 弛豫时间的延长,表现为 T_1WI 信号均匀性降低,T_2WI 为等信号。

地中海贫血的 X 线表现具有特征性,结合临床表现及血红蛋白电泳试验可明确诊断,但需与先天性球形细胞贫血、缺铁性贫血、家族溶血性贫血等疾病相鉴别。

第二节　误诊病例简介:血友病性假肿瘤

详见本书　本卷　本部分　第五篇　第四　章　第二节　误诊病例简介:血友病性假肿瘤。

第四章　炎性肌纤维母细胞瘤

炎性肌纤维母细胞瘤是一种少见的间叶性真性肿瘤，多见于肺部，也可发生于身体多个部位，它是由分化的成肌纤维细胞性梭形细胞组成的、常伴大量浆细胞和/或淋巴细胞的一种肿瘤。目前病因不清楚，有文献称其与感染或创伤有关。本病无家族史，由于无特异临床及影像学改变，炎性肌成纤维细胞瘤常被误诊。

一、病理学

炎性肌纤维母细胞瘤曾被称为炎性假瘤、炎性成肌纤维细胞瘤、黏液样错构瘤、炎症性纤维肉瘤、假瘤性肺炎及组织细胞炎性假瘤等。

近年一系列研究发现表明炎性肌纤维母细胞瘤出现染色体 2p23 重排，且此重排具有克隆能力，同时瘤体具有侵袭、较少量的转移行为及局部复发倾向，因此支持炎性肌纤维母细胞瘤是一种真性肿瘤，而不单纯是炎性病变。

一组 18 例中有 3 例表现为侵袭性生长，与周围组织无明显分界，并伴胸膜及淋巴结转移与此吻合。文献报道瘤体内可有玻璃样变性、钙化、骨化及黏液样变性，该组 3 例出现片状钙化，其中 1 例为大片状极高密度钙化，CT 值在 2000 HU 以上，2 例囊实性瘤体内囊性区域为黏液样变性。

本病镜检的特点为大量梭形成肌纤维细胞增生伴较多慢性炎性细胞（如浆细胞、淋巴细胞、嗜酸性粒细胞、淋巴细胞）浸润，为了排除其他诊断，该组 18 例均进行了免疫组织化学染色，其意义在于证实成肌纤维细胞的免疫表型，18 例中肿瘤细胞胞质 Vimentin 及 SMA 均呈阳性 3 表达。

二、临床表现

炎性肌纤维母细胞瘤可以发生在任何年龄，儿童和青少年较成人常见，男女性别无明显差异，部分病例临床症状不明显，该组位于肾脏的 2 例由于当时"奶粉事件"筛查偶然被发现。大部分为单发，也可多发，可发生于全身任何部位，该组 18 例发生于 14 个部位，肺部 4 例，大网膜 3 例，是 18 例中发生最多的 2 个部位，与文献报道肺脏为高发部位，其次为肠系膜、网膜或后腹膜。

炎性肌纤维母细胞瘤可局部复发，肺外复发率达 25%，复发倾向与肿瘤的发生部位有关，腹部和鼻窦肿瘤易复发，但该组 18 例目前尚未发现复发病例，可能与追踪时间不够长有关。有学者观察到肺炎性肌纤维母细胞瘤的自然病程不确定，多数患者病程长，该组中病程最长的 1 例为 7 年，发生在肺脏。

手术切除是治疗炎性肌纤维母细胞瘤的有效方法，对于无法完整切除者可以考虑使用放疗、化疗，使用激素治疗可以减轻瘤体周围的炎性改变。

三、影像学研究

因瘤体发生部位的不同而不同，可以压迫包绕侵犯邻近管道状结构，如气管、支气管、胰胆管、尿道等，导致纵隔气肿、皮下积气、阻塞性肺气肿、肺不张、胆胰管扩张、尿道梗阻、膀胱尿潴留等。

有学者注意到肺部的炎性肌纤维母细胞瘤有侵犯肺纵隔血管和支气管的趋势，该组发生于肺部的 4 例有 3 例瘤体伸入纵隔包绕压迫纵隔大血管，2 例包绕压迫同侧的肺动脉和肺静脉，使之呈鸟嘴状变尖闭塞，1 例邻近的纵隔大血管受压移位。

本病钙化少见，钙化发生率在 5.0%~17.5%，该组 18 例中 3 例有不同密度的钙化灶，均发生于肺内，发生率为 17.6%。

该组 18 例增强扫描均表现为动脉期轻微强化或不强化，静脉期为均匀或不均匀轻、中度甚至重度的强化，瘤体随时间推移逐渐强化。其中 8 例周边中度强化，中心轻度强化，2 例轮辐状强化，2 例囊实性瘤体内实性瘤块强化而囊性瘤块无强化，6 例无明显规律。

强化形式的多样性与疾病病程、纤维组织和细胞成分分布相关,瘤体内不同程度的纤维组织增生、炎细胞浸润、凝固坏死及炎性过程中的动态变化是产生影像学表现多样化和不同强化类型的基础,随组织分布的均匀程度可出现周边强化、中央低密度或强化与低密度区混合夹杂的现象,病灶还可以呈周边的边缘环状强化伴有内部分隔样强化。

四、鉴别诊断

位于肺内及胸壁者需与胸膜肺母细胞瘤鉴别,胸膜肺母细胞瘤恶性程度较高,胸腔内软组织肿块强化不均匀,患侧肺组织明显受累,软组织肿块包埋大血管较少见。

婴幼儿发生于肾内的炎性肌纤维母细胞瘤需与小的肾母细胞瘤、错构瘤鉴别,学龄儿则需与肾癌鉴别,发生于膀胱内或前列腺部的需与横纹肌肉瘤鉴别。

CT扫描虽无特异性征象,最终需靠病理诊断,但通过CT扫描可以判断是否压迫邻近结构,如气管、支气管、食管、血管、胆管、胰管和尿道等,瘤体周围有无炎性改变,注入对比剂后瘤体的强化规律等。总之,CT检查能够为临床提供有价值的诊断信息。

第五章　淋巴管瘤

淋巴管瘤是一种良性淋巴管过度增生性疾病，可发生于人体任何存在淋巴管道的部位，可侵犯骨骼与肌肉系统、结缔组织、内脏器官以及周围神经系统等。在 2 个不同的脏器内或同一脏器内至少有 2 个以上相对孤立的淋巴管瘤发生称为淋巴管瘤病或多发淋巴管瘤。

原发性多发淋巴管瘤较为少见，有学者报告 1 例，病变累及骨骼、脾脏及皮肤等多个脏器，重点讨论骨骼的影像学表现。

本病起因尚有争论。多数学者认为是淋巴管先天发育异常或继发性淋巴管损伤所致。这例患儿考虑先天发育畸形所致。临床组织病理检查及免疫组化染色结果符合淋巴管瘤的诊断。淋巴管瘤组织学特征是有一层扁平的内皮细胞层，囊壁含有交错的淋巴组织、小的淋巴间隙、平滑肌和泡沫细胞。其组织学分类依 Harkine 法分为 5 型，Ⅰ 型：单纯性淋巴管瘤，Ⅱ 型：海绵状淋巴管瘤，Ⅲ 型：囊性淋巴管瘤，Ⅳ 型：淋巴管血管瘤，Ⅴ 型：淋巴管肉瘤。该病例属 Ⅱ 型。

一、淋巴管瘤的影像学表现

单纯淋巴管瘤：主要发生于身体表浅部位，影像学检查意义不大。

海绵状淋巴管瘤：海绵状淋巴管瘤为多发迂曲扩张的较大淋巴管形成，聚集呈蜂窝状，其囊腔边缘不规则，部分可沿组织间隙延伸、包绕，与邻近组织分界欠清。增强扫描无强化或仅见囊壁轻度强化。该例特征性的表现是除颅骨外全身骨骼普遍骨质疏松，弥漫分布囊状溶骨性骨质破坏，下腹壁及双下肢皮下软组织的影像表现符合海绵状淋巴管瘤，脾脏亦受累及，非常罕见。

囊性淋巴管瘤：囊性淋巴管瘤由少数明显扩张的淋巴管形成，常为圆形或类圆形的囊性病灶，边界清楚，囊壁菲薄，囊内密度均匀，CT 值与水接近，MRI 显示为均匀的长 T_1、长 T_2 信号。病灶可为单房囊性或多房分叶状，多房者其内可见纤维分隔，增强扫描可见囊壁及纤维分隔轻度强化。邻近组织受压移位或被包绕，但无明显浸润。

血管淋巴管瘤：血管淋巴管瘤为淋巴管瘤同时合并血管瘤的一种类型。影像学表现：瘤体内出血时则可见"液-液"平面。蔡萍等（2009）报道一例胎儿跨颈、纵隔浸润性血管淋巴管瘤伴出血的产前 MRI 表现，MRI 显示病灶呈多房囊性肿块，其内见短 T_1、长 T_2 出血灶及点条状流空信号。

淋巴管肉瘤：淋巴管肉瘤是极为罕见的肿瘤，几乎均发生在慢性淋巴性水肿的基础上，绝大多数位于上肢。一些者报道 1 例下腹部淋巴管肉瘤，CT 检查肿物为囊性，分叶状，有分隔及包膜，囊内密度均匀，CT 值为 12~19 HU。

二、鉴别诊断

骨多发淋巴管瘤应与其他一些骨多发性疾病相鉴别。

转移性骨肿瘤：转移性骨肿瘤均可表现为多发性溶骨性骨质破坏，但少数转移性骨肿瘤为成骨性或混合性病变，转移性骨肿瘤可以找到原发病灶，病理诊断是鉴别的金标准。

多发性骨髓瘤：多发性骨髓瘤影像表现与本病相似，但多发性骨髓瘤的血清、尿可以检测出单克隆免疫球蛋白，可资鉴别。

血管瘤病：血管瘤病的发病部位、临床症状、体征与本病均较为相似。显微镜下和／或做免疫酶标 D240 可确定是否为淋巴管瘤。

深部淋巴管瘤与海绵状血管瘤鉴别较难，增强检查血管瘤常明显强化，淋巴管瘤分隔及囊壁仅轻度强化或无强化可鉴别，但两者可并存而呈混合型。

第六章　肉芽肿

慢性肉芽肿病是一种少见的原发性吞噬细胞免疫缺陷病。目前认为该病病因为多形核吞噬细胞不能通过烟酰胺腺嘌呤二核苷磷酸（NADPH）氧化酶产生超氧阴离子杀灭入侵的微生物，确诊有赖于皮肤或/和肝脏病变的活检以及血液吞噬和杀伤试验检测。

临床上患者易反复发生致命的细菌和真菌感染，感染部位多累及上皮组织表面，如皮肤、肺和肠道，或网状内皮系统包括肝、脾和淋巴结。一例患儿即以多部位皮肤反复感染及肺部感染入院。病原菌方面肺炎主要为曲霉菌，也可出现急性爆发性肺部真菌感染。

胸部影像学检查及随诊复查对本病具有一定提示作用，如该例患儿初次胸部 CT 平扫示双肺散在斑片状实变影，考虑感染；再次复查胸部 CT 示原双肺斑片状实变影范围缩小，双肺上叶及右肺下叶仅见纤维索条影，但纵隔内出现淋巴结肿大。

肝脓肿出现于 25%~50% 的慢性肉芽肿病患者。50% 由金葡菌感染引起；60% 有多发脓肿，40% 可再发。慢性肉芽肿病脓肿常为多发，可导致进行性钙化和瘢痕。与通常液化脓肿不同的是慢性肉芽肿病相关脓肿为肉芽肿炎症，环绕以致密的肉芽肿组织，直径多在 2.5~5 cm 之间。

肝脏 CT 平扫一般表现为单发或多发大小不等低密度结节，边界欠清，MRI 平扫像上表现为长 T_1、等 T_2 信号结节。增强早期与一般脓肿不同，内部呈轻度不均匀强化，门静脉期或延迟期呈边缘轻度线样强化。

一例患儿系统治疗 5 个月后复查腹部 CT 示肝脏多发实性肿块影消失，其肝脏影像学表现与文献一致。综合分析该例胸部、肝脏影像学表现并结合临床特点及实验室检查结果符合慢性肉芽肿病的诊断。

国外此类患儿常规行增强 CT 和 MRI，尤其是对于肝脏病变及淋巴结的发现与诊断具有较高的敏感性。超声由于无损伤且便捷、费用低廉一般为腹部首选检查方式，但对于肝脏内陈旧性瘢痕和钙化超声诊断困难。CT 有助于钙化的诊断，而 MRI 对于瘢痕的诊断价值较高，但对于胸部病变 CT 特异性最高。

鉴别诊断

本病肝脏表现主要需与以下疾病鉴别。

肝脏炎性假瘤：多见于成人，儿童罕见。肝脏炎性假瘤是由各种致炎因子引起的肝脏局部组织炎性细胞浸润、凝固坏死、肉芽肿形成和纤维组织增生为病理特征的肿瘤样病变，影像学表现与慢性肉芽肿病相似，两者通过影像表现很难区别。

局灶性结节增生：常见病灶内中心瘢痕，瘢痕组织中含有血管，向四周生长形成放射状分隔，增强后延迟强化是其特征性表现。

海绵状血管瘤：典型的海绵状血管瘤表现为边缘结节样强化、向心式填充及"快进慢出"的强化特点，MRI 重 T_2WI 上呈典型"亮灯泡征"。

由于该病是一种慢性的、易累及多脏器的复杂疾病，需要结合临床表现、影像表现和实验室检查综合诊断。

第七章　朗格汉斯细胞组织细胞增生症

朗格汉斯细胞组织细胞增生症（LCH），曾被称为组织细胞增生症 X、嗜酸性肉芽肿、勒雪病以及韩 - 薛 - 柯病。

本病原因不明，以朗格汉斯细胞在一个或多个器官与组织中异常增生为特征，几乎可累及任何器官，包括骨、皮肤、肺、肝、脾、骨髓以及中枢神经系统。

一、儿童朗格汉斯细胞组织细胞增生症

朗格汉斯细胞组织细胞增生症可于任何年龄发病，一般为 1~3 岁。儿童朗格汉斯细胞组织细胞增生症发病率为 0.1~1.0/10 万，男多于女。儿童朗格汉斯细胞组织细胞增生症无论在发病部位，还是临床表现和预后均有别于成人。因此，对儿童患者，特别是多系统受累病例的深入研究有助于临床诊断、鉴别和治疗。

影像学检查为朗格汉斯细胞组织细胞增生症众多临床检查中的一员，随着影像技术和水平的不断提高，其在本病的诊断、鉴别和制订治疗方案以及监测疗效方面正发挥着越来越大的作用。

二、肝脏

肝脏损伤已被认为是朗格汉斯细胞组织细胞增生症预后不良的危险因素，对肝脏的评估直接影响对预后的评估以及治疗方案的制订。由于儿童的自身特点，极少可进行肝脏穿刺活检，对肝脏受累病例的评估和观察，只能依赖各种影像检查（包括超声、MRI、CT）。因此，影像检查在肝脏朗格汉斯细胞组织细胞增生症病变的诊断和评价中发挥着独到的作用。

目前，对儿童朗格汉斯细胞组织细胞增生症肝脏受累的影像表现，特别是胆管系统受累的研究尚不多见，而影像与临床的关系更为模糊。

三、肺部

肺部朗格汉斯细胞组织细胞增生症（PLCH）是慢性进展性间质肺疾病。肺部朗格汉斯细胞组织细胞增生症分为 2 种，一种为常见于成人的孤立性肺部朗格汉斯细胞组织细胞增生症，是成人朗格汉斯细胞组织细胞增生症最常见的病变形式，且肺部常为成人朗格汉斯细胞组织细胞增生症唯一受累的器官，本病通常与吸烟有关；另一种肺部朗格汉斯细胞组织细胞增生症为多系统朗格汉斯细胞组织细胞增生症的一部分，通常称为肺部受累，常见于儿童，占儿童多系统朗格汉斯细胞组织细胞增生症（MS-LCH）的 12%~50%。

胸片对显示早期和隐匿征象的敏感度和特异度均较低。肺部高分辨率 CT（HRCT）的最大优势在于评价 X 线胸片中无法显示的肺部间质改变、结节和囊变，是证实肺部朗格汉斯细胞组织细胞增生症的系列影像检查中最有价值和敏感度最高的方法，同时也是肺部朗格汉斯细胞组织细胞增生症随访的最佳无创性检查方法。

四、中枢神经系统

朗格汉斯细胞组织细胞增生症中枢神经系统侵犯（CNS-LCH）主要见于无血脑屏障区域，如垂体、脑膜、脉络丛等，可能与朗格汉斯细胞合成白介素 -17A（interleukin-17A，IL-17A）并破坏血脑屏障有关。在儿童，主要表现为下丘脑 - 垂体区域（HPR）占位效应，临床上 15%~50% 患儿表现为中枢性尿崩症。另外，朗格汉斯细胞组织细胞增生症还可累及脑组织，特别是灰质结构。

五、骨骼

众所周知，约 80% 的朗格汉斯细胞组织细胞增生症患儿可出现骨骼受累，主要为中轴骨及长骨，颅骨是其中最常见的发生部位，影像检查可清晰显示朗格汉斯细胞组织细胞增生症骨骼系统受累，从病灶特点提出鉴别诊断思路，并指导活检和监测疗效。有关骨骼受累的报道虽然较多，但对于单发于骨骼

系统的朗格汉斯细胞组织细胞增生症的诊断与鉴别仍为临床难题,这方面仍需积累资料,进行更细致的总结和分析。

六、胸腺

朗格汉斯细胞组织细胞增生症累及胸腺相关文献报道较为少见,多为一些个案报道, Ducassou 等(2013)发表过较大宗病例的回顾报道。同时,国外研究显示增大胸腺一般为朗格汉斯细胞的浸润,而钙化灶的出现与化疗相关性营养不良性钙化和血管性钙化有关;部分增大胸腺内还可出现囊样病灶, Smets 等(1997)认为其与组织细胞堆积所致假囊肿形成或坏死有关;胸腺增大、钙化、囊样灶等改变在化疗后一般均能消散。

虽然国内外对儿童各系统朗格汉斯细胞组织细胞增生症受累均有一些报道,但不是样本量过少(10 例以下),就是阐述分析还有待进一步加深。

第八章　儿童原发性免疫缺陷病

第一节　与影像诊断有关的原发性免疫缺陷病的分类

原发性免疫缺陷病是一大组疾病,有各种各样的缺陷,累及免疫系统的一种或多种成分,大部分在婴儿或儿童期发病。临床特征是易患感染、恶性肿瘤和自家免疫性疾病。影像学在诊断和治疗中起重要作用。与影像诊断有关的原发性免疫缺陷病的分类为六。

体液免疫（B 细胞）即抗体缺陷为主,包括选择性 IgA 缺陷、普通变化型免疫缺陷病、性联无丙种球蛋白血症（Bruton 无丙种球蛋白血症）和非性联高 IgM 综合征。

细胞免疫（T 细胞）缺陷为主,包括胸腺发育不全（DiGeorge 综合征）和其他 T 细胞缺陷（性联高 IgM 综合征、性联淋巴组织增生性疾病）。

联合免疫缺陷,重症联合免疫缺陷:又分为①性联重症联合免疫缺陷。②常染色体隐性遗传重症联合免疫缺陷:包括腺苷脱氨酶（ADA）缺陷、Janus 激酶 3（Jak3）缺陷、白细胞介素 7（IL-7）受体 α 链缺陷、重组酶活化基因（RAG）1 或 2 缺陷及不明类型。③ Omenn 综合征。部分联合免疫缺陷:包括 Wiskott-Aldrich 综合征（伴湿疹及血小板减少的免疫缺陷病）、软骨 - 毛发发育不全、毛细血管扩张性共济失调综合征、嘌呤核苷磷酸化酶缺陷、CD3 缺陷、ZAP70 缺陷及主要组织相容性复合物缺陷。

吞噬细胞缺陷:包括慢性肉芽肿病、白细胞黏附缺陷、Ch~diak-Higashi 综合征。

补体缺陷:例如,补体成分缺陷。

其他免疫缺陷:例如,高 IgE 综合征。

第二节　体液免疫缺陷病

体液免疫缺陷病包括抗体产生障碍的各种异常。体液免疫缺陷病常见,占原发性免疫缺陷病 70%。临床上,病人易反复发生化脓性感染,特别是荚膜细菌、流感嗜血杆菌、肺炎链球菌和葡萄球菌。复发性肺炎、中耳炎、鼻窦炎和败血症是最常见的临床表现。宿主成功地防御细菌感染需要抗体、补体和吞噬细胞协同作用。因此,对细菌感染易感的病人应对这些成分进行检测。大多数体液免疫缺陷病病人其病毒感染容易恢复,因为他们的 T 细胞免疫正常。

一、IgA 缺陷病

IgA 缺陷病是最常见的原发性免疫缺陷病,占总人口数 1/600,白种人比亚洲人或美国黑人易患这种病。遗传和环境因素均与发病有关,一些 IgA 缺陷儿童,临床上可能健康;另一些则易患呼吸系统和胃肠感染、过敏,自家免疫性疾病和恶性肿瘤。影像学表现主要是细菌感染,治疗用支持疗法。

二、普通变化型免疫缺陷病

普通变化型免疫缺陷病是一组难以鉴别的疾病,特征是包括所有主要种类的抗体生成障碍。发病率为 1/10000。诊断通常是依赖血清免疫球蛋白测定,尽管血中 B 细胞数量正常。病人血清免疫球蛋白低或阙如,男女均可发病,无明显遗传特征。

性联无丙种球蛋白血症在婴儿期发病,而普通变化型免疫缺陷病可发生在婴儿、儿童和成人。性联无丙种球蛋白血症血中 B 细胞数量和表型正常。抗原刺激后，这些 B 细胞能应答并增殖，但不能分化成分泌抗体的浆细胞。T 细胞介导的免疫常未受损害，但 60% 的病人可见 T 细胞异常。

临床上，普通变化型免疫缺陷病和性联无丙种球蛋白血症病人均容易反复发生鼻窦、肺部及胃肠道感染和致命的肠道病毒脑膜脑炎。虽然普通变化型免疫缺陷病较性联无丙种球蛋白血症患肠病毒性脑膜炎要少见。与性联无丙种球蛋白血症不同，普通变化型免疫缺陷病有一定数量的扁桃体组织，但有 15%~25% 病人可发展为淋巴结病或脾肿大。胃肠道结节性淋巴组织样增生为全身淋巴组织增生的一部分。

本病患癌症危险性增加，主要是淋巴网状内皮细胞肿瘤。约 20% 发生自家免疫性疾病。本病标准的治疗是静脉内注射免疫球蛋白。

胸部平片或 CT 扫描可显示肺部感染、肺不张、支气管壁增厚或严重的支气管扩张。与性联无丙种球蛋白血症不同，影像学检查可显示正常或增生的淋巴样组织、淋巴结病或脾肿大。

三、性联无丙种球蛋白血症

性联无丙种球蛋白血症，也称 Bruton 无丙种球蛋白血症，是最先认识的原发性免疫缺陷病，由 Bruton（1952）首先描述。发病率不清，但比 IgA 缺陷或普通变化型免疫缺陷病少见。病人血中成熟 B 细胞和浆细胞明显减少，继而淋巴样组织减少，血清所有同型的免疫球蛋白几乎全都检测不到。T 细胞数量和功能未受损害。B 细胞发育的所有阶段均处于分化障碍状态。性联无丙种球蛋白血症基因鉴定为 Bruton 酪氨酸激酶基因，是 B 细胞成熟的关键调节物，位于 X 染色体。

在出生后 6~9 个月中，性联无丙种球蛋白血症病人有来自母体的 IgG 抗体，可使其免受感染。随着这种抗体减少，病人易患化脓性细菌感染，常见反复发作的鼻窦及肺部感染。大多数在婴儿期反复细菌感染，但仍有 20% 病人（3~5 岁）无感染，可能因为抗体的广泛使用。

不常见的并发症包括慢性结膜炎、慢性肠道原虫感染、特别是贾第鞭毛虫病、吸收障碍、持续的中枢神经系统肠病毒感染导致的慢性脑膜脑炎、皮肌炎、类风湿样关节炎以及肿瘤。

本病标准治疗是静脉内注射免疫球蛋白的替代疗法，尽管静脉注射免疫球蛋白是最适当的治疗，但是，有许多病人发生全鼻窦炎或感染后慢性肺疾病，最常见的是支气管扩张。

胸片或 CT，支气管扩张最常见于中叶或下叶，上叶很少见。无脾肿大，淋巴组织（如腺样增殖体）通常特别小，MRI 可显示中枢神经系统感染，表现为弥漫性软脑膜增厚、强化或脑炎。

四、其他体液免疫缺陷

其他抗体缺陷包括性联和非性联高 IgM，特征均为复发性细菌感染。

第九章　其他小儿多系统多部位疾病

第一节　儿童不常见母细胞瘤

儿童恶性肿瘤多为母细胞瘤，多因发育过程中染色体的编码错误，少部分因受外界损伤所致。其命名反映了肿瘤与原始细胞相关联及其个体发育的不良特征。

儿童母细胞瘤来源于未成熟细胞，多因在出生前后分化过程中不能完全转化为成熟组织而恶性增殖，常在 5 岁前发病。

神经母细胞瘤、视网膜母细胞瘤、肾母细胞瘤和肝母细胞瘤是儿童最常见 4 种母细胞瘤，约占 15 岁以下儿童恶性肿瘤 20%，髓母细胞瘤是儿童中枢神经系统最常见恶性肿瘤。

一些学者报告搜集 4 年期间确诊的 10 种不常见儿童母细胞瘤，包括：脂肪母细胞瘤、骨母细胞瘤、软骨母细胞瘤、血管母细胞瘤、性腺母细胞瘤、唾液腺母细胞瘤、胸膜肺母细胞瘤、胰母细胞瘤、松果体母细胞瘤和髓肌母细胞瘤。

一、脂肪母细胞瘤

脂肪母细胞瘤源于未成熟脂肪细胞的良性肿瘤，男性多见，好发于 5 岁以下儿童，平均发病年龄为出生后 12 个月。根据发生部位，脂肪母细胞瘤分为两型：1 型是表浅型，位置表浅、周围清楚、包膜完整、病灶局限，大体观类似脂肪瘤；2 型是脂肪母细胞瘤病，位置较深，周围不清，无完整包膜，大体观呈弥漫浸润性。其中脂肪母细胞瘤病较常见，约占 66%，术后易复发。

脂肪母细胞瘤典型表现为大小不等、质软、分叶状肿块，可快速生长；好发于四肢，其次胸壁和腹膜后，少见于纵隔。脂肪母细胞瘤有偏侧倾向，好发于身体左侧，可能与基因不对称性、染色体 8q11-13 断裂点有关。

脂肪母细胞瘤 X 线平片上表现为非特异性软组织肿块，无钙化，无相邻骨质破坏；但巨大肿块邻近组织显著受压、移位变形。超声表现为分叶状混合回声，CT 和 MRI 能清楚显示肿瘤部位及其周围情况。

脂肪母细胞瘤的脂肪特征依赖成熟脂肪细胞含量，T_1WI、T_2WI 上均表现为高信号，容易与成熟脂肪组织混淆，但其信号常比成熟脂肪 T1WI 更低、更不均匀，有助于脂肪母细胞瘤和脂肪瘤的鉴别。脂肪母细胞瘤治疗方式为手术切除，复发率为 9%~22%，常与术后残留有关。

二、骨母细胞瘤

骨母细胞瘤是相对少见良性骨肿瘤，好发于男性，多位于椎体后部椎弓根。骨母细胞瘤发病年龄跨度大，年龄跨度是 6 个月到 75 岁，但 90% 病例在 20 岁前发病。骨母细胞瘤的临床症状多不典型，如钝痛、局部压痛，侵犯髓内时可出现脊髓压迫症状等。儿童常表现步态异常或脊柱侧弯。

骨母细胞瘤与骨肉瘤发生率之比是 1：20，与骨样骨瘤发生率之比为 1：4。骨母细胞瘤和骨样骨瘤组织学具有相似性，也被称为"巨型骨样骨瘤"，但前者累及范围更广。若延误诊断，肿瘤体积会明显增大。

CT 可明确骨母细胞瘤的范围和性质，典型特征为膨胀性骨破坏，呈软组织密度，伴厚薄不一高密度硬化缘和不同程度钙化或骨化。

根据受累部位可分为中心型、皮质型、骨膜下型和松质型。中心型病变发生于骨中心，呈囊状破坏；皮质型病变位于皮质内，呈偏心生长，骨皮质膨胀呈薄壳状，骨硬化明显；骨膜下型多见于长骨干骺端，局部皮质压迫性骨质吸收;松质型,病变位于脊椎或不规则骨的骨松质内,周围无明显骨质硬化或仅呈一线样高密度硬化环。

发生于脊柱者,病变多位于棘突、椎弓根和横突,椎体病变多由附件病变蔓延所致。常呈中心膨胀性生长并渐进性成骨,骨壳可有局限性缺损。早期病灶呈软组织密度伴点片状钙质样高密度或呈低于骨皮质均匀磨玻璃样稍高密度;晚期病灶因钙化或骨化而呈浓密的类皮质样高密度。

在管状骨,病变多位于干骺端,亦可累及骨端或骨干;常呈中心型破坏,大小 2~10 cm 不等,骨皮质膨胀变薄或因骨外膜增生而致相邻骨皮质略显增厚,但较骨样骨瘤为轻。早期,病灶呈软组织密度,伴斑点状、索条状钙质样高密度;随着病程进展,钙质样高密度影更为致密和广泛。膨胀皮质断裂后,可出现边界清楚的软组织密度肿块,其中约半数有散在钙质样高密度斑点;有时于软组织肿块外围再出现钙质样高密度薄壳。

扁骨病变多为单囊或多囊状密度不均的膨胀性软组织密度破坏区,可有不同程度的钙质样高密度斑点和边界清楚的薄层高密度硬化边。

骨母细胞瘤 MRI 提供特征性诊断信息有限,经常因病灶周围广泛的炎性反应而过大评估。MRI 常表现为骨化病灶,T$_1$WI 为中等信号,T$_2$WI 为高信号。病灶发生钙化或骨化后, T$_1$WI 和 T$_2$WI 均可出现斑点状、索条状、团块状或不规则形低信号区;随着钙化进展,病变内低信号区范围可逐渐增大;病灶周围硬化缘 T$_1$WI 和 T$_2$WI 均表现为低信号环。

病灶相邻髓腔和软组织内呈范围不一充血水肿区;骨膜反应多不明显,周围软组织可轻度肿胀,而软组织肿块大多不明显;增强扫描示血供丰富的骨样组织明显强化,病灶相邻髓腔和软组织轻度强化,而病灶内钙化、囊变和出血区无强化。

脊髓的骨母细胞瘤通常范围局限,膨胀性、溶骨性病变,有硬化边,中心部分有钙化灶;具有局部骨侵蚀和术后复发特征,骨母细胞瘤治疗包括广泛病灶切除及自体骨移植。

三、软骨母细胞瘤

软骨母细胞瘤是少见软骨来源的良性肿瘤,典型发生于未成年骨骺端的软骨母细胞,不足骨肿瘤发生率的 1%。典型软骨母细胞瘤好发于年轻男性长骨,高发年龄 20~40 岁;好发于肱骨和胫骨近端、股骨远端,脊柱少见。但脊柱软骨母细胞瘤更具有侵蚀性,复发率和死亡率更高。

软骨母细胞瘤好发于继发骨化中心,是原发骨肿瘤特有部位;其中 60% 软骨母细胞瘤可跨骺板生长达干骺端。

临床症状多为局部剧痛、肿胀和关节活动受限。软骨母细胞瘤多为良性骨肿瘤,生长缓慢,边界清,临床进展难预测。

但有文献报道,软骨母细胞瘤可复发和肺转移,刮除术、自体骨移植或骨水泥填充后其复发率约为 10%~35%。其复发因素存有争议:其中包括发病年龄小、伴发动脉瘤样骨囊肿、侵袭性骨母细胞瘤、特殊解剖部位或手术切除不完全等;其生长板的开放对局部复发的负面影响尚未证实。

软骨母细胞瘤 X 线片表现为骨骺端膨胀性、分叶状、溶骨性破坏。CT 能很好显示病灶内点状、环状软骨样钙化灶;但少数侵袭性病变伴有骨皮质破坏。

在 MRI 影像中,软骨母细胞瘤在 T$_1$WI 表现为低信号或中等信号强度;T$_2$WI 显示病灶内信号不均匀,在梯度回波成像常伴有散在局灶性较高信号,相当于动脉瘤样骨囊肿或透明软骨。软骨母细胞瘤可伴有明显软组织肿胀、区域骨水肿和骨膜反应。MRI 增强肿瘤呈轻度强化,骨髓内炎症反应性、软组织病变和骨膜较明显强化。

软骨母细胞瘤典型发生于骨骺端,因此肿瘤全切术不可避免会影响到关节功能和骨的生长发育。

四、血管母细胞瘤

血管母细胞瘤,又称血管网状细胞瘤,为 WHO Ⅰ 级肿瘤;主要由间质细胞和毛细血管网构成,两种成分比例变化较大,WHO 根据间质细胞丰富程度将其分为细胞型及网状型,但并未提出具体分类标准,也未提示分类与肿瘤预后的关系。

血管母细胞瘤常为良性肿瘤,年轻人和小孩多见,可伴有 Von-Hippel-Linclau(VHL)综合征。VHL 病是一种罕见的家族性常染色体显性遗传综合征,往往呈多发,包括中枢神经系统血管母细胞瘤,内脏肿瘤和囊肿,发病率约 1/40000~1/35000。可合并其他脏器囊肿或肿瘤、视网膜血管瘤病和红细胞增多症等。

尽管该肿瘤来源于原始、侵袭细胞,却不属于恶性神经外胚层肿瘤,而是低级别、惰性血管性肿瘤,细胞结构一致,有丝分裂慢、多形性少见。

血管母细胞瘤常发生于幕下小脑或脑干,大约70%小脑和20%大脑及脑干血管母细胞瘤为大囊小结节型,囊壁由神经胶质纤维组成。CT和MRI上表现为囊性病变,壁上可见强化结节。尽管血管母细胞瘤无转移倾向,但也有文献报道其髓内播散和部分切除后复发。

五、性腺母细胞瘤

性腺母细胞瘤发生在围产期,来源于原始生殖细胞,是生殖细胞肿瘤中最少见类型。几乎仅见于性别错乱伴性腺发育不全的女性,与女性XY染色体中Y染色体或Y染色体片段相关。也有报道性腺母细胞瘤可发生于解剖学为男性伴有隐睾症、睾丸滑动和小儿尿道下裂的儿童。尽管性腺母细胞瘤本身为良性肿瘤,不发生转移,但有潜在恶变可能;性腺母细胞瘤常伴发精原细胞瘤,使得预后更差。

性腺母细胞瘤可非常小,甚至影像学也不能检查到。当卵巢性腺母细胞瘤足够大时,在超声和CT上表现为下腹部明显实性肿块,可伴有血性腹腔积液;睾丸性腺母细胞瘤在超声上表现为睾丸中心的强回声区。

性腺母细胞瘤切除可达到治愈目的;一般认为性腺母细胞瘤多双侧发病,所以当对侧睾丸畸形或未降至阴囊时应双侧性腺切除。

六、唾液腺母细胞瘤

唾液腺母细胞瘤是来源于唾液腺上皮组织罕见肿瘤,好发于腮腺,颌下腺少见;多发生于围产期,常产前检查时发现。唾液腺母细胞瘤肉眼表现为局部肿胀,能分泌脂质,病理学来源于唾液腺胚胎上皮,是在生长发育和细胞分化过程中胚胎上皮细胞的坏死或细胞变异。

其相关影像学报道有限,表现为软组织肿块,可侵犯相邻骨质和肌肉。CT上肿块密度低于脑组织密度,与肌肉密度相仿。MRI T_1WI 表现为与肌肉等信号, T_2WI 呈高信号,可呈轻度不均匀强化。瘤内可见出血和坏死,可能因为瘤体质脆,在分娩过程中受到创伤相关。

诊断时还应考虑到发生在该年龄段唾液腺其他常见病变,如腮腺血管瘤。血管瘤在多普勒超声上可看到血管,CT和MRI增强后呈明显均匀强化;在自旋回波序列上表现为流空信号。唾液腺母细胞瘤可恶变,需手术治疗,临床进展难预测,有术后复发报道。

七、胸膜肺母细胞瘤

胸膜肺母细胞瘤是小儿少见胸内恶性肿瘤,来源于未分化间叶组织。因发生率低易与其他肿瘤和脓胸等疾病相混淆而延误诊断。胸膜肺母细胞瘤多见于5岁以下儿童;症状不典型,可有呼吸困难,呼吸道感染,自发气胸等;也有个案报道胸膜肺母细胞瘤可发生威胁生命的体征症状。

胸膜肺母细胞瘤分三个亚型:Ⅰ型(占14%)囊性为主;Ⅱ型(占38%)实性为主;Ⅲ型(占48%)混合型。囊性为主型易误诊为囊肿或Ⅳ型先天型肺气道畸形。

目前,认为胸膜肺母细胞瘤不同于肺母细胞瘤,肺母细胞瘤多为肺局灶性肿瘤,多见于成年人。胸膜肺母细胞瘤的病因学仍不十分清楚,但有关于分子水平异常报道。

胸膜肺母细胞瘤无典型症候群的紊乱,约25%病例有遗传背景,伴其他肿瘤发生率高,如多分叶状的囊性肾瘤、甲状腺瘤和癌、肉瘤、髓母细胞瘤、生殖细胞肿瘤和血液系统疾病等。

其特异性影像学表现为:右侧好发,以胸膜为基底不均匀性低密度周围型肿块,不伴有胸壁侵犯,无钙化,可能与胸腔积液和气胸相关等。

胸膜肺母细胞瘤(尤其儿童Ⅱ型或Ⅲ型)可向中枢神经系统和骨骼系统转移。

胸膜肺母细胞瘤治疗方法包括手术切除及术后化疗,常因侵犯纵隔而完全切除困难。在适龄儿童,除了横纹肌肉瘤或横纹肌样肿瘤,胸膜肺母细胞瘤是最有侵袭性肺部新生物,因此应提高对胸膜肺母细胞瘤认识及鉴别诊断能力。

八、胰母细胞瘤

胰母细胞瘤是胰腺少见的胚胎性肿瘤,组织学表现为含有胎儿胰腺组织且不完全分化的腺泡。根据其组织学来源分为两类:腹侧胚层,发生于右侧,边界清,预后良好;背侧胚层,发生于左侧,含胰岛细胞,浸润性生长,有钙化,预后差。

好发年龄1~8岁,平均5岁,多见于男性及东南亚人群。

囊性胰腺母细胞瘤先天形成与Beckwith-Wiedmann综合征相关,伴有APC/β-蛋白信号通道改变。

胰腺母细胞瘤生长缓慢,体积较大时难以区别其组织来源,也难以与其他腹部恶性肿瘤相鉴别。肿瘤因占位效应会引起压迫症状;因分泌促肾上腺皮质激素引起内分泌症状;因十二指肠和血管侵犯,导致贫血。

胰母细胞瘤可引起腹膜和网膜播散及腹腔积液,肝转移是较常见远隔转移部位,肺、骨骼、后纵隔及颈部淋巴结转移较少见。

影像学可提示胰母细胞瘤:表现包膜完整,呈分叶状,常伴有坏死、囊变及钙化,侵犯胰体尾或整个胰腺;质软,含均匀胶质,很少引起胆汁循环和十二指肠功能障碍;可包埋血管,难与神经母细胞瘤鉴别。超声呈混合或低回声光团,常伴有液性暗区。CT 呈低密度影,包膜完整,轻度强化,有分隔,钙化呈边缘性或区域性。MRI T_1WI 呈低或等信号,T_2WI 高信号,可强化。

由于儿童胰腺体积小,位置深,若 CT 或超声检查显示胰腺体积增大或只见包块不见胰腺时,应高度怀疑胰母细胞瘤。

总之,胰母细胞瘤为恶性,有转移倾向、约 75% 病灶可切除, 14% 切除后复发。儿童胰母细胞瘤比成人胰母细胞瘤和胰腺癌预后好,应积极治疗。

九、松果体母细胞瘤

松果体母细胞瘤起源于松果体实质细胞或松果体细胞,仅占该区肿瘤 15%,属胚胎性恶性肿瘤,包含原始松果体细胞,儿童常见;是原始神经外胚层肿瘤(PNETs)一部分,组织学接近原始、胚胎性中枢神经系统成分。

松果体母细胞瘤可导致中脑导水管阻塞,压迫中脑被盖,引起脑积水,导致神经内分泌功能紊乱。松果体母细胞瘤可发生于基因疾病背景,当合并家族性双侧视网膜母细胞瘤时,被称为"三边性视网膜母细胞瘤"。

松果体母细胞瘤 CT 平扫细胞密集区呈高密度,浸润性生长;MRI 呈分叶状、侵袭性实性病灶,伴明显强化。松果体母细胞瘤信号多变,在 T_2WI 呈脑灰质样的等信号,可能与细胞丰富,胞浆缺乏相关。有报道在成年人松果体母细胞瘤因富细胞, DWI 上水分子扩散受限, WHO Ⅳ级肿瘤,提示恶性度较高,可出现脑脊液播散,复发迅速和预后不良。

十、髓肌母细胞瘤

髓肌母细胞瘤是中枢神经系统少见胚胎性肿瘤,是髓母细胞瘤的变异,与横纹肌母细胞瘤不易鉴别。仅发生于幕下,好发于 10 以下儿童,男性多见。

髓肌母细胞瘤 CT 表现为小脑高密度肿块,肿瘤细胞丰富,可伴有坏死。特征性影像学表现为"双向性结节",即 T_2WI 低信号结节, CT 增强为高密度; T_2WI 高信号结节而在 CT 上为不强化的低密度结节。其治疗方法同髓母细胞瘤,包括手术切除和术后放化疗,总体预后较差。

上述母细胞瘤极少见,不到小儿肿瘤 1%,多为散发报道病例。此处归纳其影像学表现,提示其影像学特征,有助于在鉴别诊断中考虑到此病。

第二节　马方综合征

马方综合征是一种罕见的中胚层发育异常的先天性疾病,由 Maffucci(1881)首先描述,并于 1943年被正式命名,指多发性内生软骨瘤合并多发性血管瘤,是一种先天性而非遗传性疾病。本病可合并身体其他部位肿瘤,有学者报道 1 例同时伴发卵巢粒层细胞瘤和甲状腺结节性疾病的马凡综合征。

一、发病机制

马凡综合征的发病机制尚不清楚,由于血管瘤和内生性软骨瘤均起源于中胚层,因此,大多数学者认为由于先天性的中胚层异位生长,在骨骼发育过程中生长板下正常软骨化骨不能形成,软骨生长紊乱而形成软骨瘤。

二、病理学

该病属软骨及脉管肿瘤。脉管病变可发生在皮肤或内脏,病因可能与胚胎时期原发软骨,后经软骨内骨化形成骨性骨骼的过程发生障碍有关。血管瘤大多为海绵状血管瘤,亦有淋巴管瘤及血管错构瘤,但少见。常伴有静脉曲张、栓塞及静脉石。

骨骼病变较广泛,凡软骨化骨的骨骼均可累及,大多数累及四肢长骨及指、趾短骨。长骨病变好发于干骺端,骨端增宽,关节变形,短骨则呈典型的内生软骨瘤表现;可有两侧肢体不等长,四肢可明显变形,但无疼痛为特点。

三、临床表现

马凡综合征发病率低于百万分之一,无明显种族地域差异,但多见于女性,平均发病年龄为 5 岁,25% 的患者在出生 1 年内发病,45% 在 6 岁前发病,78% 的患者在青春前期发病。

该病主要临床表现为多发内生性软骨瘤合并多发软组织血管瘤,由于内生性软骨瘤的存在,随着骨骼的发育,可出现短缩或弯曲畸形,骨骼畸形一般在青春期趋于稳定,但少数患者骨骼发育停止后畸形仍可加重;颅骨病变多发生于颅底,常见症状为头痛和视力下降。

一些学者指出,本病无地区及人种易发倾向,多见于男性,多自青春期前后发病,病史长,通常无痛性,但由于肿瘤的存在可能影响肢体的功能。马凡综合征的血管病变多为海绵状血管瘤,少数为毛细血管瘤或混合性,呈浅表软组织蓝色或暗红色肿物,常位于肢端,也可出现于软脑膜、眼、咽、舌、气管及肠道等处。马凡综合征可与多种良、恶性肿瘤并发,其中以内生性软骨瘤恶变为软骨肉瘤最为常见,Seizeur 等(2008)报道 2% 的马凡综合征合并有间质卵巢肿瘤。卵巢粒层细胞瘤为起源于卵巢索间质的低度恶性肿瘤,预后较好,具有内分泌功能,幼女发病可能会出现性早熟,该例患者临床即有假性性早熟表现。

四、影像学研究

马凡综合征骨骼病变广泛,凡软骨化骨的骨骼均可累及,多为一侧肢体受累或不对称性分布,手和足是最常见的侵犯部位,其次是四肢长管状骨。一例内生软骨瘤病变除发生于上述典型部位外,尚包括肋骨、肩胛骨、骨盆、椎骨及颅底等少见部位病变。

内生软骨瘤的 X 线平片及 CT 表现为患骨内多发囊状透亮区,其中夹杂致密的索条状或斑点状钙化, MRI 检查软骨瘤以长 T_1、长 T_2 信号为主,增强扫描呈不均匀强化。指(趾)骨受累可见骨端增宽、骨干缩短、皮质变薄,四肢长骨受累严重时出现骨干短缩及弯曲,并可发生膝外翻和髋内翻畸形。血管瘤的静脉石平片及 CT 表现为多个大小不等的圆形高密度影。

马凡综合征病骨和软组织均可发生恶变,骨恶变率为 23%~100%,其中以恶变为主的软骨肉瘤最为常见,其次为纤维肉瘤,当软骨瘤短期生长迅速,出现侵蚀性骨破坏,产生大量棉絮状钙化或软组织肿块明显增大时,应考虑有恶变可能。卵巢粒层细胞瘤 CT 表现为肿瘤呈圆形、卵圆形,表面光滑,边界清晰,以实性肿块内多发囊变最为常见,少数以囊性为主,囊壁厚薄不均,可见壁结节,可有腹腔或盆腔积液并存。

五、鉴别诊断

Oilier 病:马凡综合征的内生性软骨瘤和血管瘤恶变率远高于 Oilier 病,且易并发其他部位良、恶性肿瘤,因此两者的鉴别较为重要。两者都具有内生性软骨瘤的影像表现,而 Oilier 病不伴有多发血管瘤,理论上鉴别并无困难,但马凡综合征在疾病发展过程中,骨与血管病变并非同时出现,部分患者早期仅有骨骼病变时,易误诊为 Oilier 病,因此,对诊断不明确的病例应进行临床及影像学随访。

Albright 综合征:指多发性纤维结构不良伴有皮肤黏膜色素沉着和性早熟。该例临床合并有假性性早熟,部分肋骨病灶表现为"磨玻璃"样密度的膨胀性骨破坏,仅根据肋骨病变影像特点易误诊为 Albright 综合征,但该例患者其他部位的骨病变则呈内生性软骨瘤的典型表现,因此,进行影像学诊断时应综合多部位骨病变的影像表现并密切结合临床。

该病的内生性软骨瘤有恶变倾向,常转为软骨肉瘤,还需与卡波西肉瘤鉴别。

总之,马凡综合征患者可伴发多种不同部位的肿瘤,因此,本病的诊断确立后,有必要对头部、甲状腺、肾上腺及女性的子宫附件等重要器官进行影像学检查及随访,以减少漏诊,早期发现伴发病变,改善患者预后。

第三节　儿科肿瘤的临床问题与影像检查

小儿体部肿瘤的构成比、生物学行为与成人不同,以来源于中胚叶和间充质为主,近一半属系统性疾患。患者年龄与肿瘤的种类和预后有关。

对于小儿体部肿瘤的病人,影像科医师应了解和回答临床医师关心的问题,并提出进一步影像学检查的方法,以相对小的代价得到相对多的诊断信息。影像科医师应从这些临床问题出发,培养良好的思维方式和工作习惯。

一、腹部

当怀疑肾母细胞瘤时影像科医师需要了解的问题。患者年龄是否符合? 母亲年龄? 家族中是否有类似病例? 是否存在虹膜阙如? 中枢神经系统有无异常? 一侧肢体是否肥大? 泌尿系统是否有畸形? 是否有 Beckwith-Wiedeman 综合征临床表现? 血压是否正常?

影像科医师需要回答的问题:肿瘤是否起自肾脏? 是否具备肾母细胞瘤的影像学特征? 对侧肾脏是否也有病变? 对侧病灶是否为肾母细胞瘤病? 肿瘤是否累及下腔静脉或右心房? 肿瘤能完全切除吗? 肺和肝脏有无转移?

如果下腔静脉受累,外科医师要在肾切除术的同时,打开下腔静脉切除肿瘤。如果肿瘤蔓延至右心房,则需在肾切除前,先切除右房内的肿瘤或术前化疗消除下腔静脉内或右房内的肿瘤。

超声检查能明确起源于肾脏的肿瘤,并且能观察对侧肾脏情况以及是否存在下腔静脉和右心房瘤栓。腹部增强 CT 检查是证实肿瘤起源的较好方法。CT 和 MRI 能够帮助了解肿瘤周围器官或组织受压迫移位或浸润的程度。MRI 可清楚显示大血管腔内变化。如果对侧肾脏也发现肾母细胞瘤或肾母细胞瘤病,那么整个手术方案就要更改。

双侧肾母细胞瘤患者应在肾脏部分切除之前进行化疗。化疗可以使大部分肾实质恢复功能,再行双侧或单侧的部分性肾切除术,可最大程度的延长生存期。忽视术前影像学检查,有 7% 以上的患者在术中探查发现存在双侧肾脏肿瘤。胸片未发现肺转移,而胸 CT 却发现有转移的情况临床并非少见。尽管在处理上无本质区别,外科医师不应依靠胸片诊断肺转移,所有的肾母细胞瘤患者均应行胸 CT 检查。

当怀疑腹部神经母细胞瘤时影像科医师常需要了解的问题:患者年龄是否符合? 骨关节是否酸痛? 肝脏是否肿大? 有无突眼或头部包块? 四肢肌力是否正常? 血压是否正常? 是否有下列症状如腹泻、小脑共济失调、柯兴综合征? 血尿香草扁桃酸、HVA、MHPG 定性定量结果如何?

影像科医师需要回答的问题:肿瘤起源部位,是否起源于肾上腺? 还是交感神经链? 是否具备神经母细胞瘤的影像学特征? 有无转移存在? 是否可以安全的切除肿瘤?

如果肿瘤起自肾上腺且无转移,那么将首先考虑切除肿瘤,但必须进一步了解肿瘤的范围,邻近器官和大血管是否受侵? 神经母细胞瘤包绕腹主动脉、下腔静脉、腹腔动脉、肠系膜上动脉时切除比较困难。

增强 CT 和 MRI 检查对选择理想的手术路径比较有价值,同时应考虑再次手术切除肿瘤的可能性。MIBG(^{131} 碘 - 次碘苄基胍核素扫描)对于发现肿瘤复发和监测治疗效果比较有价值。体部神经母细胞瘤通过 CT 能准确的作出定位、定量乃至定性诊断,MRI 对肿瘤的诊断及分期也非常有价值,MRI 能更好的确定椎管与骨髓有无转移。

当怀疑腹部畸胎瘤时影像科医师常需要了解的问题:患者性别? 肿瘤生长快慢? 是否有消化道症状? 血压是否正常? 血清甲胎蛋白定性、定量结果?

影像科医师需要回答的问题:肿瘤是否起源于腹膜后? 是否具备畸胎瘤的影像学特征? 畸胎瘤是否可能为低分化? 肿瘤有无完整被膜? 是否可以安全的切除肿瘤? 如果肿瘤起源于腹膜后且无转移,那么将首先考虑切除肿瘤,但必须进一步了解肿瘤的范围,邻近器官是否受侵及如消化道、肝脏、肾脏。大血管是否受侵?

畸胎瘤包绕腹主动脉、下腔静脉、腹腔动脉、肠系膜上动脉时切除比较困难。骶前畸胎瘤要了解肿瘤和盆腔内的延伸情况,CT 和 MR 检查对选择理想的手术路径比较有价值,同时应考虑再次手术切除肿瘤的可能性。

当怀疑肝母细胞瘤时影像科医师常需要了解的问题:患者年龄是否符合? 血清甲胎蛋白定性、定量结果? 血钙?

影像科医师需要回答的问题:肝脏肿块是肝母细胞瘤还是肝细胞癌? 能否排除肝脏良性肿瘤? 肿瘤是否单发? 肿瘤累及几个肝段? 肿瘤是否与肝静脉关系密切? 切除肿瘤是使用肝叶切除术,还是肝段切除术? 是否存在肺或淋巴结转移?

超声是发现肝脏肿块的有效方法之一。如果超声怀疑有病变,那么就要行 CT 和 MRI 检查。MRI 在获得影像信息方面比 CT 更优越。MRI 比 CT 更能确定肝静脉、门静脉和下腔静脉有无受累,确定肿瘤和正常肝组织的分界。外科医师将采取手术或适当的术前化疗,化疗后再作一次 MRI 来了解肿瘤的状态及可切除性。

二、胸部

当怀疑前纵隔起源于胸腺的肿瘤时影像科医师常需要了解的问题:患者一般情况如何? 是否发热? 有无贫血? 末梢血象和骨穿结果是否正常?

影像科医师需要回答的问题:影像学可显示肿块是否起源于胸腺? 累及胸腺两叶还是一叶? 邻近骨质是否破坏? 能否排除白血病、淋巴瘤、朗格汉斯细胞组织细胞增生症、炎性肿块还是正常的胸腺组织。

影像科医师对鉴别诊断帮助较大。前纵隔肿块常见的是淋巴瘤和胚胎组织细胞瘤。CT、MRI 和其他术前检查的目的是尽量避免对淋巴瘤、白血病、朗格汉斯细胞组织细胞增生症等疾病施行手术;而胚胎组织细胞肿瘤要尽可能手术切除。

如果考虑前纵隔生殖细胞来源肿瘤应回答下列问题:肿瘤分化成熟与否? 是否有完整包膜? 肿瘤与纵隔重要大血管的关系如何? 能否完整切除?

当分析中纵隔肿块时影像科医师常需要了解的问题:患者一般情况,如是否发热? 有无贫血? 末梢血象和骨穿结果是否正常?

影像科医师需要回答的问题:中纵隔病变来源于淋巴结还是淋巴结以外组织?

如果为囊性肿块可以是心包囊肿、肠源性囊肿和淋巴管瘤,这些肿瘤在胸 CT 上容易识别,应当注意脊柱发育是否异常,有无胸腔内脊膜膨出,并且可进一步判断其可切除性。外科医师需要知道肿瘤的大小和位置以便确定手术路径。

当分析后纵隔肿块时影像科医师常需要了解的问题:患者年龄符合哪一类型肿瘤? 骨关节有否酸痛? 有无突眼或头部包块? 四肢肌力是否正常? 是否有下列症状如腹泻、小脑共济失调、柯兴综合征? 血尿香草扁桃酸、HVA、MHPG 定性定量结果?

影像科医师需要回答的问题:肿瘤是否起源于后纵隔? 是否具备神经母细胞瘤的影像学特征? 有无转移存在? 椎管内是否有肿瘤侵及? 是否可以安全的切除肿瘤?

如果肿瘤起自脊柱旁交感神经链且无转移,那么将首先考虑切除肿瘤,但必须进一步了解肿瘤的范围,邻近器官和大血管是否受侵。神经母细胞瘤包绕胸主动脉、上腔静脉、肺动脉时切除比较困难。CT 是最常用的检查方法。MRI 对于了解椎管内、胸壁、骨髓有无侵犯很有帮助。神经节细胞瘤、神经节母细胞瘤和神经母细胞瘤三者影像学表现有相似之处。10 岁以上小儿的后纵隔肿块大多数是良性神经节细胞瘤。如果为神经节母细胞瘤或神经母细胞瘤应注意有无转移。胸、腹、骨的 CT 扫描以及 MIBG 对于发现转移病灶有帮助。小儿胸部神经母细胞瘤的预后要好于腹部的神经母细胞瘤,手术较容易切除。外科医师需要知道肿块的位置以及椎管内有无侵犯,以便确定术式,请神经外科一道处理。

总体上讲,影像科医师应养成良好的习惯,详尽了解患者的年龄、肿块位置、临床症状和重要实验室检查结果,以便结合影像分析作较为准确的诊断或鉴别诊断。并且在影像检查和报告描述中尽可能回答外科医师需要了解问题,如肿瘤的起源部位、大小、累及范围、重要结构是否受累、是否转移及肿瘤可能的性质等问题。他们需要据此判断下一步的处理方案。

当需要进行外科手术切除肿瘤时,外科医师往往要通过影像学检查资料来解决下列一些问题:如肿瘤累及的体腔,是胸腔、腹腔或是其他部位? 哪些器官受累在先,哪些器官受累在后? 重要的器官和大血管是否已被累及? 肿瘤能否安全完整的切除? 能否使用损伤小的手术入路? 患儿在手术治疗前是否应化疗或放疗?

对于小儿体部实性肿瘤超声、CT、MRI 检查可基本满足临床需要,它可较准确显示原发肿瘤的大小、起源部位、内部成分、周围脏器受侵犯情况以及区域淋巴结转移情况,增强检查可显示肾脏、肝脏受累情况,对神经母细胞瘤最好发的骨髓转移 MRI 与 [131] 碘 - 次碘苄基胍核素扫描有帮助。

第四节　卵黄囊瘤

详见本书　本卷　本部分　第九篇　第十一　章　第五节　卵黄囊瘤。

第九篇
其他多系统多部位肿块

第一章　恶性黑色素瘤

黑色素瘤是一种高度恶性的肿瘤,可发生于全身各个部位,常见于皮肤及黏膜,以足、外阴、肛门周围多见。其他部位如鼻腔、鼻窦、颅内较少见,诊断较为困难。

黑色素瘤是一种恶性程度极高的黑色素细胞肿瘤。19 世纪初由 Carrswell 首先命名,1951 年国内首次报道。

黑色素瘤组织病理学分为两种类型:非色素性黑色素瘤,肉眼可见肿瘤无色素沉着,但在 HE 染色标本中及显微镜下可见黑色素颗粒,硝酸银染色可见少量黑色素颗粒;黑色素性黑色素瘤,肉眼可见黑色素沉着,镜下可见大而圆的黑色素细胞,其核深染,胞浆丰富,并含数量不等的黑色素。

恶性黑色素瘤形态多样,临床正确诊断率为 50%~60%,其好发年龄为 50~90 岁,多见于皮肤、眼部,约 20% 发生在头颈部,累及口腔及上呼吸道黏膜者不到 10%,其中发生在鼻窦、鼻腔者不足 1%。发生在眼球内者则相对多见。

除原发恶性黑色素瘤外,还有一类恶性黑色素瘤以转移灶为首发症状,而原发病变部位不明,称为原发部位不明的黑色素瘤(MUP),此类病变通常占全部黑色素瘤的 4% 或更高。

此处主要讨论皮肤以外的恶性黑色素瘤。

鼻窦、鼻腔恶性黑色素瘤:一组 20 例中,9 例发生在鼻窦、鼻腔。据文献报道,鼻腔恶性黑色素瘤远较鼻窦多见,鼻窦中又以上颌窦好发,约占 25%。鼻腔恶性黑色素瘤通常单侧受累,出现一侧气道阻塞、鼻出血。鼻腔恶性黑色素瘤易侵犯邻近结构,特别是眼眶和前颅窝底,表现为眼球突出或神经症状。CT 表现有以下特点:多为单侧发病;不规则软组织肿块;肿块无囊变、坏死、钙化;有向周围组织侵犯的恶性肿瘤特点。鼻窦、鼻腔恶性黑色素瘤 CT 表现与其他鼻窦、鼻腔恶性肿瘤易混淆,但 CT 对恶性黑色素瘤的范围、部位,周围骨质破坏及邻近结构侵犯可清晰显示,这对确定鼻窦、鼻腔恶性黑色素瘤的治疗方案和判断预后十分重要。

眼球内恶性黑色素瘤:眼球内恶性黑色素瘤较多见,为成人眼球内最常见的原发性恶性肿瘤。色素膜黑色素瘤最常发生于脉络膜(85%),9% 病例发生于睫状体,6% 病例发生于虹膜。

恶性黑色素瘤在球内形态多种多样,其 CT 表现有以下特点:①自眼球后部向玻璃体腔内呈球形、半球形肿块样突起,边界清楚;②眼环后部局限性增厚呈丘状隆起;③肿块密度接近眼环,与眼外肌密度相似,且较均匀,一般无钙化;④增强扫描为轻至中度均匀强化;⑤常合并视网膜脱离,表现为浅弧形或新月形高密度区,平扫密度与肿瘤密度区别不大,增强扫描视网膜下积液无明显强化;⑥病变早期多局限于球内,无眼外扩散现象。

由于色素膜黑色素瘤含有顺磁性物质——黑色素,可缩短 T_1 和 T_2 弛豫时间,缩短程度与黑色素的多少成比例。因此,在 MRI 上黑色素瘤具有特征性表现,即在 T_1WI 上呈高信号,在 T_2WI 上呈低信号,色素膜黑色素瘤常可通过巩膜导管向巩膜外扩散,在球后形成肿块,在 CT 上表现为等密度肿块,在 MRI T_1WI 上与脂肪信号相比为低信号。肿瘤还可通过视神经扩散(较少见),表现为视神经增粗,增强后明显强化呈高信号(与视神经信号相比)。因此,凡疑有肿瘤沿视神经扩散者必须行增强扫描。对于球外扩散,CT 和 MRI 明显优于超声,尤以脂肪抑制和增强的 T_1WI 显示最好。

颅内黑色素瘤:颅内黑色素瘤以转移性黑色素瘤最多见,黑色素瘤细胞经血行转移至颅内。少数病例由于输入患有黑色素瘤患者的血液而发生颅内转移。黑色素瘤是仅次于肺癌和乳腺癌转移到中枢神经系统的肿瘤。

原发于颅内者罕见,在颅内肿瘤中仅占 0.07%~0.17%,约占全部黑色素瘤的 1% 以下。Wills 提出诊断原发性黑色素瘤需有 3 个基本条件:皮肤和眼球未发现有黑色素瘤;上述部位以前未作过黑色素瘤切除手术;内脏无黑色素瘤转移。

该瘤来源于软脑膜黑色素细胞小泡或蛛网膜黑色素细胞,可发生于颅内和脊髓硬脊膜的任何部位,因正常人在脑底部小脑、脑干底面、视交叉及大脑各叶沟裂处均有黑色素细胞存在,因此上述部位相对好发。该肿瘤易经脑膜扩散并向脑实质内蔓延,也易侵犯血管导致出血或广泛血行播散。

临床表现无特征性,CT 平扫病灶多表现为圆形或类圆形高密度,少数也可呈等密度或低密度灶,中心常有坏死,部分病灶可出血、坏死并存,出血与坏死液化区之间可形成一液平面,少数病灶可完全被出血掩盖,一般不钙化;增强后肿瘤明显强化,灶周多无水肿,多好发于脑底部。颅内黑色素瘤一般不引起邻近骨质改变,瘤体无钙化,病灶中心常有坏死出血,早期出现转移,以此可与脑膜瘤鉴别。

头颈部其他部位的恶性黑色素瘤:除以上部位外,发生在头颈部其他部位的恶性黑色素瘤更少见。该组 4/20 例中,CT 表现均为局部不规则软组织肿块,可有邻近骨质破坏或淋巴结转移。CT 表现缺乏特征性,确诊有赖于病理。

原发部位不明的黑色素瘤:除原发恶性黑色素瘤外,原发部位不明的黑色素瘤在临床上也具有重要意义。此类病例更易误诊,且以转移为首发症状,而大多找不到原发病灶,临床诊断十分困难。有文献报道,原发部位不明的黑色素瘤患者中 22.5% 存在异型增生的痣,其发病率较正常人群高,提示原发于皮肤的可能性大。

原发部位不明的黑色素瘤 CT 表现具备转移灶的特点,颅内病灶水肿十分明显,肺、肝及腹腔病灶可为多发,具有恶性特征,此类病例虽为转移,但文献报道生存率却显著长于已知原发病变者。因此诊断原发部位不明的黑色素瘤对临床治疗及预后亦有重要意义。

总之,由于恶性黑色素瘤表现多样。缺乏特征性,CT 对其确诊定性有一定困难。但 CT 对恶性黑色素瘤的部位、范围、侵犯情况、骨质破坏均能清晰显示,对确诊也具有一定方向性,因此,对临床治疗方案的选择和判断预后有着至关重要的作用。

第二章　肉芽肿病

第一节　韦格纳肉芽肿病

韦格纳肉芽肿病是一种病因不完全明确的坏死性肉芽肿性血管炎。由于循环内抗中性粒细胞胞质抗体（ANCAs）的存在，故现多倾向于与免疫因素有关。病变主要累及鼻、肺、肾等多个器官的中小血管，偶尔累及大血管。临床症状及影像学表现复杂多样，因此误诊率较高。

韦格纳肉芽肿病较为少见，是一种累及多器官的坏死性肉芽肿性血管炎疾病，其病理以血管壁炎症及肉芽肿形成为主要特征。由于病理取材较局限，加之典型的病理改变不一定随处可见，有时病理穿刺可能仅为非特异性炎症，因此熟悉该病的临床及影像表现，对该病的早期诊断十分重要。

一、临床表现

韦格纳肉芽肿病发病年龄在 5~91 岁，以 40~50 岁高发，一组 11 例年龄范围 15~66 岁，平均 37.8 岁。患者以耳鼻部症状最为常见，出现上呼吸道、肺部及肾脏病变时，形成典型的三联征。

文献报道，该病被诊断时耳鼻喉、肺脏与肾脏的累及率约分别为 93%、55%、54%，而整个病程中三者的受累率分别约为 100%、90% 和 80%。

该组病例三者累及率分别为 91%、100%、54%。其他脏器整个病程受累率包括眼 50%、皮肤 33%、关节肌肉 70%、神经系统 33%、心脏 25% 等。

胞浆型抗中性粒细胞胞质抗体对于诊断韦格纳肉芽肿病的特异度及敏感度很高，尤其在活动期的病变，两者均可达 90% 以上；在非活动期病变中，敏感度稍下降，约 63%，但特异度仍能达到 90% 以上，故对于可疑病例应尽早进行此项检查。但需注意患者合并高滴度抗核抗体（ANA）时可出现假阳性结果。该组 11 例中，10 例患者胞浆型抗中性粒细胞胞质抗体阳性，1 例胞浆型抗中性粒细胞胞质抗体阴性，与文献大致相符。

二、影像学研究

"三多一洞"是韦格纳肉芽肿病的主要影像学表现，即多样性（可为结节、肿块、浸润影，可伴发空洞及支气管气相）、多发性、多变性（病灶的易变化性和反复性）、空洞形成。

结节和肿块：韦格纳肉芽肿病最常见的影像表现，其特点如下：常多发，病灶多小于 10 个，该组病例多为 3~7 个。病灶大小差异较大，从数毫米至十厘米。病灶内常见坏死形成的低密度区，增强呈边缘强化。空洞为其主要特征，大于 2 cm 的结节或肿块中，约 22%~50% 可出现空洞，一般认为空洞大小与肿块（>2 cm）大小无明显关系，该组巨大肿块内可无空洞或有小空洞，而小结节内可见相对较大的空洞。

空洞：形态可规则或不规则，随治疗空洞壁可由厚变薄，空洞由小变大。部分病例可见环形空洞，即坏死空洞内见残留结节影，呈"孤岛征"，有学者认为此为韦格纳肉芽肿病的特征性表现，该组 1 例出现该征象。

液平、钙化为韦格纳肉芽肿病少见表现，该组各见 1 例。

结节或肿块周围征象：①晕征，与病灶周围肺泡出血有关，文献报道约见于 15% 的病例，该组可见 4/11 例，较文献报道稍高，多发结节伴晕征具有一定的鉴别诊断价值。少数病例可见反晕征，即局灶性磨玻璃密度影伴周围环形实变影，这可能与局灶性出血周围机化性肺炎反应有关。②毛刺征及胸膜凹陷征，文献报道约 17% 结节周围可出现毛刺，该组出现 3/11 例毛刺，1 例胸膜凹陷。一般认为多发结节伴毛刺具有重要的鉴别诊断意义，可据此与转移瘤、肺栓塞等鉴别。③血管供给征，即见血管影穿行进入结节内，该组可见 6/11 例，提示病变以血管为中心生长，一些学者认为此征有助于韦格纳肉芽肿病的诊断。但多发结节伴血管供给征亦可见于脓毒性栓子及恶性肿瘤的肺部转移，若结节周围出现毛刺征，可与两者鉴别。结节或肿块单发时特征与上述多发结节或肿块类似，此为少见表现。

结节或肿块在治疗的过程中可逐渐缩小或完全消失，局部可遗留纤维条索影，伴或不伴周围牵拉性支气管扩张。该组可见 2 例条索状纤维灶，周围伴有轻度支气管扩张。治疗过程中结节表现出一定的"游走性"，此表现与真菌、结核瘤、转移瘤等不同。

浸润性阴影较为常见，常与结节或肿块影同时出现，包括实变影及磨玻璃密度影，除炎症外，前者还可能与肉芽肿性改变有关，后者则与肺泡出血有关。

一些学者将浸润性阴影按形态分为以下几种：①楔形实变影，表现为胸膜下楔形影，宽基底与胸膜相邻，尖端指向肺门，类似肺梗死的表现，部分学者认为此征有助于韦格纳肉芽肿病的诊断，当楔形影周围出现毛刺时可与肺梗死鉴别，该组 2 例有该征象。②局灶性实变影，表现为团块状或不规则致密影，边缘可见晕征，可见支气管气相及空洞，该组 2 例出现该征象。③斑片状实变影，多沿支气管血管束周围分布，该组 1 例出现该征象。④磨玻璃密度影，约 10% 的病例可出现弥漫分布，这多与弥漫性肺泡出血有关。少数病例肺小动脉受累时，磨玻璃密度影分布不均，可形成"马赛克样"灌注或"树芽征"表现。浸润性阴影中也可见钙化形成，属少见表现。

气道受累可累及约 15%~25% 的韦格纳肉芽肿病患者，支纤镜检查气管受累率更高，不应忽视。

气管可呈弥漫性均匀增厚或局限性结节状增厚，也可多节段跳跃性分布，严重时可导致气道狭窄甚至闭塞。患者可表现为呼吸困难、声嘶、喘鸣等。声门下区为最常累及的区域，发生率 16%~23%。该组 3 例气管受累患者中 1 例可见右主支气管下段管壁弥漫性环形增厚，管腔狭窄闭塞，右肺门增大，肺内多发结节及局灶性实变影，部分形态不规则，周围可见"晕征"，误诊为肺癌，抗癌治疗无效，一周后复查病灶增大，右下肺发生阻塞性炎症，病灶多次活检

提示为慢性炎症，未见肿瘤细胞，术后病理确诊为韦格纳肉芽肿病。

该组另 1 例多发肿块内可见空洞、钙化，大部分病灶周围可见晕征，由于忽略了气道内多发局限性管壁增厚，误诊为真菌感染，后病理证实为韦格纳肉芽肿病。

文献报道约 56% 的患者可见段及段以下支气管管壁增厚，部分可伴支气管扩张，但小气道管壁增厚亦可见于支气管炎，特异性不高，故气管及主支气管改变对于韦格纳肉芽肿病的诊断较有意义。部分患者会形成气管黏膜溃疡，导致咯血症状。

其他表现：胸膜受累时最常表现为胸腔积液、胸膜增厚，该组可见 2 例胸膜受累。胸腔积液可为该病原发表现或由肾衰引起。纵隔及肺门淋巴结肿大少见，多认为属于反应性增生，该组出现 3 例。

三、鉴别诊断

肺癌伴肺内多发转移：癌灶内亦可见不规则空洞及毛刺，但其转移灶多境界清楚，空洞、毛刺、晕征均少见，这对于两者鉴别诊断有重要的价值。同时肺癌的纵隔及肺门淋巴结肿大较韦格纳肉芽肿病常见。

肺隐球菌：CT 表现亦多样，可表现为多发结节肿块，病灶周围可见毛刺及晕征，有时两者很难鉴别。但肺隐球菌患者多见于青中年男性，多无症状，仅在体检时发现或有轻微的咳嗽、发热、胸痛等，起病隐匿；而韦格纳肉芽肿病多伴有鼻、肾等多系统受累，可出现相应气道受累表现。

侵袭性曲霉菌病：侵袭性曲霉菌病有时亦表现为多发空洞，病灶外常见晕征，但其多发于免疫受损的患者，如白血病、获得性免疫缺陷综合征、器官移植或放化疗后的患者，且伴随的气管受累少见。

肺结核：结核病灶多发于两上叶尖后段及下叶背段，结节密度较高且多不均匀，钙化常见，周围可见卫星灶，鉴别不难。

综上所述，韦格纳肉芽肿病胸部 CT 表现具有一定的特征，较为常见的表现包括多发结节状病灶伴空洞、血管供给征、毛刺、晕征、多形态的实变影及磨玻璃密度影。气道受累相对少见，但其对于韦格纳肉芽肿病的鉴别诊断亦具有重要意义。熟悉韦格纳肉芽肿病的 CT 征象，结合临床表现，如伴随的耳鼻喉及肾脏症状，可提高诊断符合率。

第二节　嗜酸性淋巴肉芽肿

嗜酸性淋巴肉芽肿，又称 Kimura 病，为一种病因不明、多累及头颈部软组织和浅表淋巴结的局部慢性肉芽肿性病变。该病于 1937 年首先报道，Kimura 等（1948）以"伴有淋巴组织增生的特殊肉芽肿"对本病进行较系统的描述，以后国外学者多称此病为 Kimura 病。

本病发生率极低，文献报道少。

嗜酸性淋巴肉芽肿是一种病因不明的慢性肉芽肿性病变。曾有多个名字：皮下嗜酸性淋巴肉芽肿、嗜酸性淋巴滤泡增生、皮肤嗜酸性毛囊病等。

以往将本病与血管淋巴增生伴嗜酸性粒细胞增多混为同一疾病。在上个世纪 80 年代，才认识到是 2 种不同的疾病。

一、临床表现

嗜酸性淋巴肉芽肿发病有明显的区域性特点，绝大多数发生于中国、日本等东亚和东南亚国家，欧美虽有少数病例报道，但患者也多为亚裔。此病好发于中青年男性，30~40 岁患者占 87% 以上，所报道的最小年龄为 5 岁，最大为 80 岁，男女之比为 3.5∶1 至 10∶1。

本病好发于头颈部皮下和大涎腺区，并累及引流区淋巴结，以腮腺区最常见。但是一些少见部位亦见报道，如舌、耳垂、泪腺、肘部或上臂，该组中有 1 例发生于硬腭，1 例发生于腹股沟，均为此病的不典型发生部位。

本病发展缓慢，通常表现为单发或多发的无痛性结节或肿块，持续数年或缓慢增大，表面皮肤正常。该组患者均呈缓慢增大或无明显改变，病史最长为 25 年。有文献报道嗜酸性淋巴肉芽肿可伴有肾病综合征。

该组有 3 例病灶切除术后数年异位复发，2 例原位复发，占总病例数的 5/11，复发率较大。这在以往文献中也有个例报道。嗜酸性淋巴肉芽肿发生病因不明，因患者外周血和病变组织内嗜酸性粒细胞增多，血清中 IgE 水平升高，部分患者合并哮喘、湿疹等过敏性疾病，多数学者认为是由寄生虫感染或自身免疫性疾病引起，该组 11 例嗜酸性粒细胞计数均明显高于正常值上限，对本病诊断有重要意义。

二、影像学研究

本病主要发生于大涎腺区及其附近皮下组织内，常为单侧或双侧腮腺浅叶或面颊部皮下结节。本病主要发生于腮腺内或累及大涎腺，该组 9/11 例累及腮腺或颌下腺。

以往文献报道影像表现以个案报道为主，其结果有一定差异，主要集中在病灶的边缘和强化程度上。Gopinathan & Tan（2009）总结 13 例嗜酸性淋巴肉芽肿，将其 CT 表现分为 2 种类型，Ⅰ 型边界清楚，强化均匀；Ⅱ 型边界不清楚，强化程度不一；以 Ⅱ 型为多。

该组患者大部分为 Ⅱ 型，但多发病灶中既有 Ⅰ 型表现，也有 Ⅱ 型表现，后者病灶常较大。另外该组发现病变发生于头颈部的患者，较小病灶局限于浅筋膜下，未突破浅筋膜层，筋膜层与皮肤间的脂肪层清晰；较大病灶常挤压浅筋膜层，使其与皮肤间的脂肪层消失，但是未见明确侵犯，而且临床与影像均未发现表面皮肤受侵犯，据此可与颌面部恶性肿瘤鉴别。

本病引起邻近脂肪间隙水肿及皮肤改变的病例均有报道。

该组 9 例病灶 CT 表现为较肌肉密度稍低，稍高于腮腺密度，钙化与坏死少见。嗜酸性淋巴肉芽肿的 MRI T_1WI、T_2WI 表现各家报道有一定差异，Takeishi 等（2009）认为在 T_1WI 呈低信号，在 T_2WI 呈高信号；另有学者认为在 T_1WI、T_2WI 多为等信号；该组 3 例在 T_1WI 为等信号或稍低于肌肉信号，在 T_2WI 稍高于肌肉信号，与 Takeishi 等（2009）的报道较一致。

本病的强化程度文献报道有一定差异，有文献认为可能与肿块内纤维成分和血管增殖程度有关；该组患者均呈中度至重度强化，强化均匀或欠均匀。

嗜酸性淋巴肉芽肿伴有引流区域淋巴结肿大发生率约为 42%~100%，该组患者中 9/11 例伴有同侧或双侧淋巴结肿大。肿大淋巴结通常为圆形或椭圆形，边界清楚，强化明显，肿大淋巴结最大径不超过 10 mm。但发生于腹股沟的患者，肿大淋巴结较大。

以往有文献报道发生于头面部嗜酸性淋巴肉芽

肿的影像表现缺乏特征性，该组患者有如下特征：发生于腮腺区或面颊部单发或多发结节或肿块；边界多不清楚，与正常腮腺组织或皮下脂肪间隙分界不清，见条索影浸润，但大部分局限于浅筋膜下；CT表现密度常均匀，平扫时呈稍低密度，坏死、囊变及钙化不明显；MRI T_1WI 呈等或稍低信号，T_2WI 呈稍高信号；强化程度通常较明显，呈中至重度强化；常伴有引流区淋巴结肿大，肿块呈圆形或椭圆形，边界清楚，无囊变坏死，无融合趋势，强化较明显。发生在硬腭的病灶缺乏影像特点，但发生于腹股沟病灶也可见肿块强化明显、邻近脂肪间隙模糊、局部皮肤

增厚及引流区淋巴结肿大的特点。本病发生率低，有关影像表现的文献报道较少，因病灶大部分边界不清并有区域淋巴结肿大，术前影像诊断容易误诊为恶性肿瘤。但本病病史较长，体检肿块边界较清，常活动，这些临床表现都不支持恶性肿瘤的诊断。由于本病复发率较高，所以曾经发病的患者又出现头面部无痛性肿块时，应该想到此病的可能。

正确诊断的关键是提高对嗜酸性淋巴肉芽肿的认识，分析影像表现，并通过详细询问病史，结合实验室检查，可以对嗜酸性淋巴肉芽肿术前进行正确的诊断。

第三节　误诊病例简介：双肾及胰腺慢性炎性肉芽肿

肉芽肿性病变可发生于不同器官及不同部位，病理变化复杂，临床症状无特征性，影像学表现各不相同。单靠临床与影像学资料难以正确诊断，极易与肿瘤性病变混淆，容易误诊。鉴于炎性肉芽肿治疗方案与肿瘤完全不同，影像学诊断对患者的预后至关重要。

肉芽肿性病变属于一组疾病，以炎细胞浸润、纤维组织及毛细血管增生形成结节与肿块为特征。由于炎细胞种类与纤维组织增生的差别，可分为炎性肉芽肿、结节病、嗜酸性肉芽肿、假性淋巴瘤、韦格纳肉芽肿等多种。发病原因不明，患者一般无明显细菌感染病史，多认为系身体免疫功能紊乱所致。

肉芽肿性病变以结节病、韦格纳肉芽肿、嗜酸性肉芽肿较多见，主要发生于肺组织、鼻腔，好发于儿童的慢性肉芽肿性病变、颅内肉芽肿也有报道。

一例患者于发病初期临床表现不明显，仅血常规提示白细胞轻度增高，影像学发现双肾病变，但尿液实验室检查正常。肿瘤系列均为阴性。病情进展期出现肾功能损害，胰头肿大导致胆管梗阻而出现相应症状。明确诊断后，用激素治疗可控制。病变MRI表现以长 T_1、稍短 T_2 信号为特征，其与较丰富的纤维组织含量有关。并有大小不等、边缘清楚囊变区，其信号特征与结构具有一定特征。增强扫描于动脉期强化不明显，静脉期及延迟期逐渐强化，均与肿瘤表现不同。核素扫描未发现核素浓聚。由于该病非常少见，在影像学诊断上易误诊。MRI对疾病的性质可提供更多的诊断信息，与CT、B超等比较，具有较高的组织分辨率。其信号特点可反映组

织细胞含水量、纤维组织的含量，动态增强可观察病变的血供特点等。

一般来说，肿瘤组织特别是恶性肿瘤细胞内含水增加，纤维组织含量较少，于 T_2WI 信号高于良性肉芽肿。恶性肿瘤动脉血供较丰富，以动脉期强化为主。故认真分析其 MRI 表现，可增加诊断的准确性。

鉴别诊断

炎性肉芽肿性病变应与结节病、淋巴瘤与转移瘤鉴别。

结节病：目前报道较多，病理特征为沿淋巴管或其周围分布的非干酪样坏死性类上皮肉芽肿，内含多核巨细胞。最常见于肺部、淋巴结、肝脏、脑组织等处，腹部器官发生病变时，多伴有肺部病变与淋巴结肿大，且临床病史较长。

淋巴瘤：可分为淋巴结型和结外型，主要需与发生于结外、腹部器官的淋巴瘤鉴别。淋巴瘤 MRI 表现为长 T_1、长 T_2 信号，较少发生囊变，多伴有淋巴结肿大。而该例以短 T_2 信号为主，有囊变，无淋巴结肿大。

转移瘤：常具有原发肿瘤病史，肾脏转移瘤也为多发性，但以长 T_1、T_2 信号为主，伴有肾盂、肾盏破坏。胰腺特别是发生于胰头的转移瘤较少见，常表现为多发性长 T_1、T_2 信号病灶，该例表现为胰腺均匀异常信号。

该例双肾、胰腺慢性炎症肉芽肿为少见病例，回顾性分析其临床资料与 MRI 表现恶性肿瘤指征不明显。在诊断中应综合分析，必要时结合穿刺活检，

避免误诊。

第四节　结节病为全身累及性疾病

关于结节病,请详见本书　胸心卷　第十六　　篇　第九章　结节病。

第三章　胸部以外炎性肌纤维母细胞瘤

第一节　炎性肌纤维母细胞瘤

关于胸部炎性肌纤维母细胞瘤,请详见 本书 胸心卷 第五篇 第七章 胸部炎性肌纤维母细胞瘤。

炎性肌纤维母细胞瘤是近年来被认识和正式命名的独立的中间型(低度恶性)肿瘤,涵盖了以往从炎性反应性病变到肿瘤的一系列诊断。

长期以来本病在命名上非常混乱,诸如浆细胞肉芽肿、纤维黄色肉芽肿、肌成纤维细胞瘤、炎性假瘤、组织细胞瘤、假淋巴瘤、黄瘤性炎性假瘤、肌成纤维细胞瘤、纤维组织细胞瘤、黏液样错构瘤、假肉瘤、纤维黄瘤等,甚至还有粘液样错构瘤、炎症性纤维肉瘤、浆细胞瘤、假肉瘤样肌成纤维细胞增生等都用来描述本病。

近年来,随着免疫组织化学、分子生物学及电镜技术的不断发展和应用,学者对本病进行了明确限定,避免了命名和诊断的混乱。

一、发病机制

炎性肌纤维母细胞瘤是一种少见独特的间叶性肿瘤,近年来,已逐渐得到病理及临床的广泛认同。既往,病理学界一直误认为炎性肌纤维母细胞瘤是一种炎症后的反应性增生,但在大量临床资料、免疫组织化学、细胞遗传学和分子生物学研究后,支持炎性肌纤维母细胞瘤是一种真性肿瘤,而非炎症性假瘤。

WHO(2002)软组织肿瘤国际组织学分类专家组将其定义为"由分化的肌成纤维细胞性梭形细胞组成,常伴大量浆细胞和 / 或淋巴细胞的一种肿瘤",并对该病进行了明确限定,避免了以往出现的命名及诊断混乱和模糊的情况。

炎性肌纤维母细胞瘤确切病因尚不清楚,可能与手术、创伤、炎症、异常修复、EB 病毒或特殊细菌感染有关。

二、病理学

炎性肌纤维母细胞瘤由增生的成纤维细胞和肌成纤维细胞组成,肿瘤小,散在大量炎症细胞。多将炎性肌纤维母细胞瘤的病理形态分为粘液血管型、梭形细胞密集型和纤维瘢痕型 3 种组织学亚型,但有报道认为这些形态仅仅对识别炎性肌纤维母细胞瘤有所帮助,而无临床意义,并且这些形态也可同时出现在同一病例中,故在实际工作中不主张将炎性肌纤维母细胞瘤分成各种亚型。

免疫组织化学可证实肌成纤维细胞的免疫表型,是鉴别炎性肌纤维母细胞瘤与其他类型近似肿瘤(如恶性纤维组织细胞瘤、平滑肌肉瘤、霍奇金淋巴瘤、胃肠道间质瘤等)的重要依据。免疫组化显示梭形细胞有肌源性蛋白的表达, Vimentin、SMA 和 MSA 通常呈强阳性表达,阳性反应为灶性或弥漫性; S-100、CD117 和 CD34 一般为阴性表达。有研究发现 ALK 在多数炎性肌纤维母细胞瘤中呈高表达(达 89%),而其他梭形细胞肿瘤则未见表达,提示可作为一项诊断指标。

三、临床表现

炎性肌纤维母细胞瘤可发生于任何年龄的任何部位,以儿童和青年多见,多数病例位于肺、肠系膜、大网膜和腹膜后,部分病例可位于纵隔、泌尿生殖道、肝脾、头颈、躯干及四肢等。

该组病例患者年龄跨度大, 25 岁以下病例未见,发生部位以肠系膜及大网膜最多,共 7 例;此外,临床上少见的发生于四肢部位炎性肌纤维母细胞瘤,该组有 2 例,分别位于肘关节和膝关节周围。

四、影像学研究

炎性肌纤维母细胞瘤的影像学表现在不同部位的病变表现多样,缺乏特异性。该组病例CT平扫肿块多呈软组织密度影,CT值约30~50 HU,MRI上肿块 T_1WI 呈稍低信号, T_2WI 呈稍高信号或高信号,肿块密度及信号多不均匀,增强扫描实性部分呈均匀或不均匀中度或明显强化,坏死、囊变灶强化不明显。该组病例中5例发生于回盲部、阑尾及其系膜,该部位肿瘤与周围脏器均有不同程度的粘连、周围脂肪密度增高改变。

CT表现为实性者,其病理上实质成分往往为梭形细胞构成,局部呈漩涡状或编织状,其间夹杂大量血管影。推测其CT增强明显强化与其血供和大量纤维组织有关。

囊实性或囊性肿瘤其内成分是大量纤维黏液变性,病理上呈胶冻状,故CT值呈水样密度,易造成CT误判为囊肿或淋巴管瘤。一些病例CT上呈囊肿型病变,术后发现肿瘤内含有大量黏液基质。

肺部炎性肌纤维母细胞瘤钙化和空腔较少见,发生率5%~17.5%。一些学者报道18例炎性肌纤维母细胞瘤仅4例发生钙化,3例位于肺内。但另一组发生在腹部5例中有4例肿瘤内见钙化,要高于文献中肺部钙化发生率。钙化的形态有一定的特征性,多为大片状钙化,1例呈条状钙化,未见沙砾样钙化。

个别病例肺部炎性肌纤维母细胞瘤影像上表现为多发囊状影,周围有明显渗出灶,同时合并支气管囊肿,病理上肺组织内大量炎细胞浸润,尤以淋巴细胞、浆细胞为主及黄色瘤细胞聚集,与文献报道炎性肌纤维母细胞瘤最初可能是人体对炎症的一种异常或过度反应,最终激活具有增殖潜能的肌成纤维细胞显著增生或失控性生长形成肿瘤性病变的理论相一致。

有研究认为发生于腹部和肠系膜的炎性肌纤维母细胞瘤生物学上有浸润行为,组织学上以肌成纤维细胞增生伴有炎性成分的肿瘤应视为恶性,发生在肺部的炎性肌纤维母细胞瘤有侵犯支气管和纵隔血管的趋势。

部分病例肿块内密度不均匀,可见片状低密度坏死或液化囊变区,1例肺内肿块可见小斑点状高密度钙化影。增强扫描肿块实性部分呈均匀或不均匀中度或明显强化,增强后CT值约55~85 HU。

该组2例肘、膝关节周围病变肿块呈分叶状,边缘清楚,肿瘤周边见细线样的低信号包膜影,增强后各期均明显强化,MRA示肿块有多支增粗的供血动脉,提示可能与这些病灶炎症反应强烈、炎性组织增生明显有关。

五、鉴别诊断

炎性肌纤维母细胞瘤临床表现及影像学表现不具特征性,常易误诊,不同发病部位的炎性肌纤维母细胞瘤需要与相应疾病进行鉴别。

肺内炎性肌纤维母细胞瘤需与肺癌鉴别,儿童或青少年发现肺内肿物而无其他病史时应考虑到该病的可能,成人肺内炎性肌纤维母细胞瘤多表现为强化较均匀的特点则与肺癌有一定的鉴别价值;发生于鼻窦鼻腔者易误诊为鼻腔癌、副鼻窦癌或淋巴瘤;发生于关节周围者易误诊为滑膜肉瘤、纤维肉瘤等;肝脏炎性肌纤维母细胞瘤需与原发性肝细胞肝癌鉴别,根据病灶内有无纤维分隔、门脉期及延迟期有无强化及甲胎蛋白检测结果及临床病史等可做出鉴别诊断;位于肠系膜、大网膜或腹膜后的胃肠道外间质瘤及胃肠道间质瘤需要与腹腔炎性肌纤维母细胞瘤鉴别,前者瘤细胞表达CD34和CD117;位于腹膜后的炎性肌纤维母细胞瘤需与淋巴瘤鉴别,由于炎性肌纤维母细胞瘤的炎性浸润性的病理表现导致肿瘤边缘毛糙、邻近腹膜增厚的相关影像学表现有助于鉴别,但确诊仍依靠手术病理证实。

CT、MRI等影像学检查能对炎性肌纤维母细胞瘤的诊断提供有价值的信息,不仅能显示肿瘤的部位、内部结构、增强扫描特征、是否转移等,而且MSCT的多平面重组技术及MRI的多方位成像可以全面地显示肿瘤的生长方式、与周围组织的关系、确定肿瘤的起源部位,MSCT容积重组技术及MRA技术可以显示肿瘤与周围血管的关系、肿瘤血管的形态,为临床诊断及治疗提供更多信息。但是,炎性肌纤维母细胞瘤的CT及MRI表现缺乏特异性,因此,需结合影像学表现、病理、免疫组织化学及随访观察结果进行综合评估。

六、误诊简介

有学者报告1例肝左叶病变,CT平扫显示肝左叶病灶密度不均,其内可见多发斑片状囊性低密度影,增强后动脉期强化不明显,提示病变无肝动脉供血;静脉期及延迟期病灶实性部分明显强化,低密度坏死、囊变灶无明显强化,在明显强化的病灶实性部分衬托下显示更为明显,低密度坏死、囊变灶周围及内部可见线条状分隔样强化,结合病理,提示病灶内纤维组织增生造成实性部分坏死、囊变灶周围线条状分隔样强化,无强化的低密度灶提示大片凝固性坏死,故 CT 动态增强可反映病灶血供及病理特征,在炎性肌纤维母细胞瘤的诊断及鉴别诊断中具有一定价值。

此外,值得注意的是该病例增强后门脉主干可见结节状充盈缺损,术前 CT 误诊为肝左叶胆管细胞癌伴门脉主干癌栓形成,后在 B 超定位下穿刺活检病理及免疫组化检查证实为炎性肌纤维母细胞瘤。复习临床资料及文献,分析门脉主干充盈缺损形成的原因可能为炎性肌纤维母细胞瘤合并门静脉炎症致使门静脉受累、病灶形成所致。

第二节　炎性肌纤维母细胞瘤(肺、脾、肾)

炎性肌纤维母细胞瘤是一种少见而独特的间叶性肿瘤,表现低度恶性或交界性肿瘤特点。炎性肌纤维母细胞瘤多发生于肺,也见于头颈、躯干、内脏及四肢软组织。

炎性肌纤维母细胞瘤是一种少见病变,Brunn(1939)最早报道了 2 例肺梭形细胞良性肿瘤,Umiker & Iverson(1954)提出肺内这种梭形细胞增生是炎症后肿瘤的观点,以后过渡为"炎性假瘤",并成为疾病分类学的一个病种。

随着研究的深入,人们发现病变中梭形细胞才是主要成分,而且该病有恶性变、复发、浸润和转移的潜能,于是逐渐认识到这是一种真性肿瘤。WHO(2002)软组织肿瘤国际组织学分类专家组将其定义为"由分化的肌成纤维细胞性梭形细胞组成的,常伴有浆细胞和/或淋巴细胞浸润的一种肿瘤",并将其归为成纤维细胞/肌成纤维细胞肿瘤、中间性、少数可转移类。

Coffin 等(1995)根据对 85 例肺外炎性肌纤维母细胞瘤的观察,将炎性肌纤维母细胞瘤的病理形态分成三种组织学亚型。黏液型:间质明显水肿及黏液样变,其间穿插梭形的肿瘤细胞;梭形细胞密集型:瘤细胞常排列成"人"形或漩涡状,浆细胞穿插于梭形的肿瘤细胞之间,其他炎性细胞常聚集成团;纤维型:肿瘤细胞稀疏,在玻璃样变的胶原纤维之间有淋巴细胞和大量浆细胞浸润。

免疫组织化学显示梭形细胞有肌源性蛋白的表达,Vimentin 阳性反应通常很强,弥漫于梭形细胞胞质内,SMA 和 Desmin 的阳性反应可以是灶性或弥漫性。

一、肺部炎性肌纤维母细胞瘤

炎性肌纤维母细胞瘤最常见的好发部位是肺部,然而临床上肺炎性肌纤维母细胞瘤仍较为罕见,有关文献报道,炎性肌纤维母细胞瘤在所有肺部肿瘤中所占比例为 0.04%~1.00%,本病常好发于儿童和青少年,绝大多数患者年龄在 40 岁以下,男女发病比例无明显差异,多数患者病史长、临床症状不明显,常在体检中发现,尽管部分患者可伴有发热、贫血、体重减轻等非特异性症状,但其与肺炎性肌纤维母细胞瘤的发生可能并无实际上的关联。

肺内炎性肌纤维母细胞瘤影像表现具有一定特征性,常为单发的孤立性病灶,多位于双下肺外周胸膜下,主要有两种表现。中央型:病变边界较清楚,可伴肺不张,内部可见形态多样的钙化,尤以儿童和青少年更常见。周围型:表现为不规则肿块,肿瘤与肺组织分界不清,可见粗长毛刺或棘状突起,不同于肺癌所呈现的短毛刺;病变某一层面可呈"平直征",即一侧边缘平直呈"刀"样改变,可能由于病灶边缘纤维化牵拉所致,也可能与病灶沿肺叶或段的边缘形成有关;病变边缘还可呈"桃尖"的尖角样改变,可能与周围组织粘连或邻近结缔组织牵引有关,这些征象可与恶性肿瘤进行鉴别。

一组 4 例中,2 例为肺部,其中 1 例表现为中央型,CT 平扫时为类圆形高密度灶,边界清晰,边缘可见线状钙化影,但不伴有肺不张,可能与支气管未堵塞或未完全堵塞有关。该病术前误诊为硬化性血管瘤,考虑到本病缺乏特征性,影像鉴别困难,最终靠病理确诊。

另外 1 例表现为周围型,CT 平扫时为不规则高密度灶,边界欠清晰,与右侧胸膜粘连,呈"平直征",亦可见"桃尖征",与文献报道相符。

二、肾脏炎性肌纤维母细胞瘤

临床上泌尿生殖系统炎性肌纤维母细胞瘤最常见于膀胱,肾炎性肌纤维母细胞瘤极为罕见,国内、外文献报道不足40例。肾炎性肌纤维母细胞瘤可发生于任何年龄,平均年龄在50~60岁之间,多无明显性别差异,亦有文献报道男女比例为1.5∶1。

炎性肌纤维母细胞瘤常好发于单侧,在肾实质最好发(56%),其次为肾盂(38%),亦可见发生于肾被膜及被膜旁脂肪组织中(6%)。

本病发病可能较急骤,也可能较为隐匿。本病常见症状为腰痛、无痛性镜下或肉眼血尿,位于肾盂者,肿瘤可呈息肉样突起或造成肾盂增厚、输尿管移行处狭窄,从而导致肾盂积水,亦可有发热、体重减轻及血沉增快等症状。该组一例发病隐匿,为常规体检时发现。

肾脏炎性肌纤维母细胞瘤通常为个案报道,影像学表现缺乏特异性,与肾脏其他肿瘤鉴别困难,主要表现为CT平扫时肾实质内稍高密度或低密度的实性占位性病变,病变直径为1~13 cm,与正常肾实质分界不清晰,内部密度不均,可见多形性钙化灶,肿块可向肾外隆起,与肾周脂肪囊分界不清。增强后病变密度可增高,但低于正常肾实质,平扫CT值多在18~40 HU,增强后CT值在50~80 HU。

该组病例CT平扫时表现为不规则形稍低密度病灶,边界欠清晰,病灶局部突向左侧肾盂内,内部密度不均匀,突出于肾盂部分可见条片状钙化影,增强后病灶呈均匀逐渐强化,但均低于正常肾实质,与病变组织成分(主要由肌成纤维细胞性梭形细胞构成)及所含血管多少有关。凭借增强扫描各期CT值可将肾脏部分肿瘤如肾癌、肾错构瘤等排除,结合钙化灶表现,应考虑到本病可能。

三、脾炎性肌纤维母细胞瘤

脾炎性肌纤维母细胞瘤是一种比较罕见的病变,目前国内脾炎性肌纤维母细胞瘤相关报道不足10例,国外有文献可查的也仅20余例。脾的炎性肌纤维母细胞瘤可发生在任何年龄段,但以中年人为主,无明显性别差异。临床表现常起病隐匿,可有左上腹不适、脾大、恶心、消化不良及出血等消化道症状;也可出现同其他部位炎性肌纤维母细胞瘤类似的发热、体重减轻等非特异性症状。

该组1例为男性,61岁,左上腹不适20余年,病史较长。

本病影像学表现亦无特征性,主要为脾实性肿块,有文献报道肿块CT三期增强呈缓慢向心性强化特点,亦有文献报道肿块增强后动脉期无强化,静脉期及延迟期强化,但强化程度均低于正常脾实质。

该组病例CT平扫表现为肿块边界欠清晰,内部密度不均匀,可见斑片状钙化影,增强后病灶呈渐进性强化,CT值增加约20~30 HU,但较周围正常脾实质低。根据CT表现(特别是病灶内出现钙化灶时)可诊断为良性肿瘤,脾炎性肌纤维母细胞瘤最终确诊仍需依靠病理诊断。

影像学上,脾炎性肌纤维母细胞瘤需与错构瘤、血管瘤等脾其他良性肿瘤相鉴别:脾较小的血管瘤增强CT扫描呈均匀显著强化,廓清延迟,而较大的血管瘤则呈散在斑片状强化,而不表现为向心性逐渐强化;脾错构瘤增强扫描早期即显示病变呈中度不均匀强化,可伴有脂肪密度影。

总之,肺部、肾脏及脾炎性肌纤维母细胞瘤罕见,而多数病变缺乏临床症状,通常在体检时发现,因此诊断困难,如出现发热、体重减轻及血沉增快等非特异性症状时,与炎性假瘤亦难以鉴别。如患者CT表现为实性肿块,边缘清晰或不清晰,肿块内部出现钙化,增强后病变呈渐进性强化,但强化程度均低于周围正常组织时,应考虑到炎性肌纤维母细胞瘤可能。因该病有恶性变、复发、浸润和转移的潜能,建议尽早手术切除以及术后病理确诊。

第四章　获得性骨肥大综合征（SAPHO 综合征）

SAPHO 综合征为滑膜炎、痤疮、脓疱疮、骨肥厚、骨炎综合征的简称，由 Chamot 等（1987）首次命名，目前已被多数学者认同。

该病是一种少见的自身免疫性慢性非特异性炎症，骨关节和皮肤病变颇具特征性，临床表现多样，病程迁延反复，确诊常需 4.6~9.1 年。

一、病因、发病机制及病理特点

该病的病因和发病机制尚不十分清晰。可能与循环免疫复合物、自身免疫及环境因素有关。有学者研究认为痤疮丙酸杆菌持续性轻度感染能够激发机体自身非特异性的 T 细胞免疫反应异常激活，从而造成非特异性炎性损伤。

另有学者研究认为 SAPHO 综合征是免疫途径介导的疾病，炎性细胞因子 TNFa 可能与本病的发生及症状的持续有关。多数学者研究认为，SAPHO 综合征属于血清阴性脊柱关节炎。本病还可能与潮湿和寒冷有关，该组 2 例患者常年市场上卖海产品，与文献报道相似。

SAPHO 综合征病理特点为非特异性炎症，分三期：急性期为中性粒细胞增多为主的炎性反应，伴有水肿和反应性骨形成；中期为淋巴细胞增多为主的慢性炎性反应；后期为明显骨小梁硬化，伴骨髓纤维化及少许炎性反应。

一组 42 例中有 6 例前上胸壁骨活检病理结果为非特异性慢性炎性改变。该项研究认为病程越长，病变以骨硬化和骨髓纤维化表现越多。

二、临床表现

该组病例以中老年女性多见，与文献报道相似，病程较长，病变反复发作，可自行缓解，迁延多年，最长为 30 年。皮损主要为掌跖脓疱疮和痤疮，典型表现为淡黄色真皮内小脓疱，慢性病程，其病理特征为中性粒细胞聚集形成的无菌性假脓肿。文献报道皮损以脓疱疮为主（95.5%）。

该组 40 例（95.2%）患者有皮损，9 例就诊时有典型掌跖脓疱疮，22 例曾患掌跖脓疱疮，其中 17 例遗留瘢痕，7 例曾患皮肤病，未诊治，2 例（4.8%）无皮肤受损，相对少见，与文献报道相近，因此皮肤病变不是诊断 SAPHO 综合征的必需条件。

Colina 等（2009）报道，仅 55% SAPHO 综合征患者在整个病程中出现皮损。该组 2 例银屑病患者，与文献报道相近。骨关节临床表现为前上胸壁局部隆起和 / 或疼痛，间歇发作，邻近皮肤可有或无轻度肿胀。

三、影像学研究

CT 表现：前上胸壁多骨和多关节同时受累是本病的固定发病部位，影像学表现也最具有特征性。病变累及胸骨、锁骨胸骨端、第一前肋及肋软骨、胸锁关节、胸肋关节、胸骨柄体联合，表现为骨质增生硬化肥厚，肋软骨明显骨化肥厚，关节面破坏，关节间隙变窄消失，后期致骨性融合，与文献报道一致。

第一肋近胸骨端骨炎和第一胸肋关节炎最为常见，以及胸锁关节、胸骨柄体联合亦常见。该组病例 MSCT 清晰显示病变以胸骨柄最常见，其次为第一前肋、锁骨胸骨端及胸骨柄体联合，多数病例为对称性分布，非对称性病变以右侧为重，骨性融合以第一胸肋关节融合为多见，病程越长，骨关节肥厚融合越显著。

四、比较影像学

目前 SAPHO 综合征影像学检查主要有 X 线、CT、MRI 及核素扫描。X 线平片对微小骨缺损、滑膜炎和软组织炎显示不佳，又因纵隔、胸椎及肺组织等结构重叠，X 线易漏诊病变。MRI、核素骨显影的敏感性高，可以发现无症状的病变，"牛头征"是 SAPHO 综合征在骨显影中的特征性表现，有利于本病的早期诊断，但核素检查难以显示病变细节。MRI 对骨质增生和骨膜反应显示不佳，但对滑膜炎、骨髓水肿表现敏感,且无辐射,近年来被用于SAPHO综合征的全身检查,可发现潜在病变。但因其费用高,受该医院设备影响,尚不能作为首选检查方法。

　　一些学者报道 64 排 MSCT 及其后处理图像,可以清晰显示 SAPHO 综合征患者受累胸肋锁骨区的特征性改变。该组病例 MSCT 薄层扫描可以清晰显示 SAPHO 综合征的影像学特征,特别是 MPR 冠状位图像对诊断有重要价值。

五、影像学与临床相关性和重要性

　　SAPHO 综合征诊断主要靠影像学检查,但临床皮损对诊断具有重要意义。该组 40 例有皮损, 11 例皮肤和骨关节同时发病, 29 例详细询问病史,甚至通过询问患者有无皮肤病变才明确诊断。Salles 等(2011)报道该病延误诊断时间为(4.5 ± 5.6)年,因为骨关节病变与皮肤可不同步,即使同时发病,表现程度不一定呈正相关。

　　SAPHO 综合征虽少见,但如患者有皮肤和骨关节病变,特别是掌跖脓疱疮,并有前胸壁影像学特征,应考虑本病。详细了解病史,将皮肤和骨关节病变综合分析,SAPHO 综合征不难诊断。少数文献报道出现前胸壁骨关节增生肥厚及骨性融合伴掌跖脓疱疮者即可诊断为 SAPHO 综合征。本病一般不需手术和抗生素治疗,所以提高对本病认识,可避免不必要的检查和治疗。

　　总之, SAPHO 综合征具有固定的发病部位,典型的影像学表现。MSCT 薄层扫描及其后处理技术可视为最合理影像学检查方法。该项研究不足之处是部分病例检查部位不完善,无 MRI 成像及全身核素骨显像检查,未做全面流行病学及统计学分析。

　　附:具体研究资料:收集 10 年期间诊断为 SAPHO 综合征患者 42 例,男 16 例,女 26 例,年龄 43~77 岁,平均 55 岁。临床表现为前上胸壁疼痛和 / 或局部隆起 30 例,典型掌跖脓疱疮 9 例,关节型银屑病 2 例,双手及双腕变形 2 例,曾患掌跖脓疱疮 22 例(其中 17 例遗留瘢痕),曾患皮肤病 7 例(未诊治),无确定的皮肤改变 2 例。病程半年到十三年不等。诊断标准:根据文献诊断和排除标准,符合表 1 中诊断标准 4 条中 1 条,但不属于排除标准中的任何 1 条,即可诊断。

表 2-9-4-1　SAPHO 综合征诊断标准和排除标准

诊断标准	排除标准
严重痤疮或化脓性汗腺炎伴骨关节损害	脓毒血症的骨髓炎(痤疮丙酸杆菌感染除外)
掌跖脓疱疮伴骨关节损害	感染性前胸壁关节炎
骨肥厚:胸肋锁骨肥厚或前胸壁其他骨肥厚,伴或不伴有皮损	感染性掌跖脓疱疮 掌跖角化病(Vidal-Jacquet 综合征)
慢性复发性多灶性骨髓炎,伴或不伴有皮损	弥漫性特发性骨肥厚症
	维 A 酸类药物治疗引起的骨关节损害(主要指骨肥厚)

　　42 例患者影像学表现为前上胸壁多骨和多关节同时受累,不同程度骨质硬化肥厚,关节面破坏、关节间隙变窄或骨性融合。病变部位主要位于胸骨、锁骨胸骨端、第一前肋及肋软骨、胸锁关节、胸肋关节及胸骨柄体联合。病程越长,累及范围越广泛,病变越显著。晚期病变以骨关节肥厚融合为主。MSCT 扫描及其后处理图像较 X 线片更清晰显示病变受累范围和程度。皮肤受损 40 例,皮肤与骨关节同时发病 11 例。前上胸壁骨穿刺活检 6 例,病理均为非特异性慢性炎性改变。

第五章　朗格汉斯细胞组织细胞增生症

第一节　多系统朗格汉斯细胞组织细胞增生症

朗格汉斯细胞组织细胞增生症是单核巨噬细胞系统和树突状细胞系统增生为主要特征的一组少见疾病,可累及全身各个系统。朗格汉斯细胞组织细胞增生症除最常累及骨骼外,还可累及皮肤、中枢神经系统、肝、胆、脾、肺、淋巴结、唾液腺和消化道等,常为单个系统单发或多发病变,有时全身多个系统多个器官可同时受累,因而其影像学表现多种多样。

一、病理学

朗格汉斯细胞组织细胞增生症过去称组织细胞增生症 X,嗜酸性肉芽肿、勒雪病和韩 - 薛 - 柯氏病。目前研究表明上述三者病理特点主要为朗格汉斯细胞增生,可伴有巨噬细胞、淋巴细胞和嗜酸性粒细胞浸润,电镜下朗格汉斯细胞胞浆内可见特征性的杆状 Birbeck 颗粒,所以更确切的将本症称为朗格汉斯细胞组织细胞增生症或 I 型组织细胞增生症。它有别于 II 型、III 型组织细胞增生症,后二者均不含有朗格汉斯细胞。

本病男性多于女性,任何年龄均可发病。根据病变累及范围,朗格汉斯细胞组织细胞增生症可分三型:单灶性疾病、单系统多灶性疾病和多系统多灶性疾病。一组 3 例均为多个系统受累,总共累及骨骼、肺、神经系统和皮肤。不同部位朗格汉斯细胞组织细胞增生症的影像学表现具有不同特点。

(一)骨

骨骼朗格汉斯细胞组织细胞增生症病变可单发或多发,单发者好发于扁骨如颅骨、下颌骨、骨盆、肋骨。

长骨受累最常见于股骨,其次是肱骨和胫骨。长骨病变者多数发生于骨干,少数可位于干骺端。长骨朗格汉斯细胞组织细胞增生症病变早期影像学表现为侵袭性改变,呈囊状溶骨性破坏,边界清或不清,可伴有层状骨膜反应和病理性骨折,慢性期由于骨膜新生骨的形成,病灶边缘可完全硬化。

在扁平骨和不规则骨主要为溶骨性骨质破坏,其中颅骨朗格汉斯细胞组织细胞增生症常破坏内外板形成软组织肿块,活动期病灶周围无硬化,而治愈期则病灶周围骨质硬化,边界模糊,病灶缩小甚至消失。

在脊柱则由于负重压缩呈楔形或典型的扁平椎表现,可累及单个或多个椎体,相邻椎间隙和椎间盘基本正常。该组病例累及颅骨、腰椎和双侧股骨,其中股骨病变对称性累及骨骺和干骺端,此种影像学表现罕见。骨朗格汉斯细胞组织细胞增生症需与溶骨性转移瘤、溶骨性骨肉瘤、尤因肉瘤、骨髓炎、骨髓瘤、骨纤维结构不良及骨血管瘤等鉴别。

(二)肺

肺朗格汉斯细胞组织细胞增生症可原发于肺,亦可是全身多系统病变的一部分;目前认为吸烟、病毒感染、遗传因素与肺朗格汉斯细胞组织细胞增生症的发病密切相关。

随病变发展,病理改变可分为三期。富细胞期:肺内散在分布大量朗格汉斯细胞浸润的肉芽肿及嗜酸性粒细胞、浆细胞等。增生期:肺泡内大量巨噬细胞浸润,肺泡上皮增生,肺间质纤维化,朗格汉斯细胞数目减少。愈合或纤维化期:朗格汉斯细胞已观察不到,肺内间质纤维化明显,形成肺大泡、肺气肿甚至蜂窝肺。

肺部 X 线主要表现为双肺中上肺野弥漫网织结节影;CT 主要表现为肺内不规则小结节影、薄壁或厚壁空洞,晚期出现肺纤维化呈网格状影,但很少累及肋膈角区,这一点不同于其他肺内弥漫性病变。

肺朗格汉斯细胞组织细胞增生症主要应与小叶中央型肺气肿、囊状支气管扩张症、淋巴管腺肌瘤病和结节病等鉴别。

（三）中枢神经系统

中枢神经系统朗格汉斯细胞组织细胞增生症病变多位于下丘脑垂体区域，少数可累及硬脑膜、脉络丛、松果体及脑实质。下丘脑垂体病变 MRI 表现为垂体柄增粗（>3 mm），垂体后叶高信号消失（T_1WI上的高信号亮点与抗利尿激素颗粒的存在有关），有时也可表现为下丘脑和漏斗区的肿块，呈明显均匀强化结节，后者应与鞍区生殖细胞瘤、下丘脑错构瘤、下丘脑胶质瘤及结节病等鉴别。

硬脑膜病变主要表现为硬脑膜肿块，MRI T_1WI呈等信号或低信号，T_2WI呈低信号，呈均匀一致的强化。

脉络丛病变主要位于侧脑室三角区，MRI T_1WI呈等信号或低信号，T_2WI呈低信号，呈均匀一致的强化。

松果体病变可出现松果体体积增大（>10 mm）或囊性变，可能与朗格汉斯细胞直接浸润或松果体的增生有关。

脑灰质病变主要位于齿状核和基底节，为双侧对称性，T_2WI呈高信号。朗格汉斯细胞组织细胞增生症亦可累及脑白质，包括血管型和白质脑病型，血管型中 T_2WI 深部脑白质可见扩大的血管周围间隙，白质脑病型为弥漫或双侧对称性斑片状、边界不清的长 T_1、长 T_2 信号，无强化，多位于脑室周围和脑桥。

（四）腹部

朗格汉斯细胞组织细胞增生症的腹部损害常发生于肝、脾、淋巴结等富含网状内皮系统的脏器和组织。异常组织细胞浸润门静脉周围间质造成硬化性胆管炎，损害肝细胞致肝硬化，是肝脏肿大的病理基础。异常组织细胞浸润脾，可造成脾肿大。

X 线和 CT 可显示多种骨骼朗格汉斯细胞组织细胞增生症的不同影像学表现；胸部 X 线可作为肺部朗格汉斯细胞组织细胞增生症的初步检查，CT 能显示肺部朗格汉斯细胞组织细胞增生症早期表现；MRI 是评价神经系统受累情况的首选检查，结合平扫和增强 MRI 能清楚显示下丘脑 - 垂体轴、脑灰白质等病变；CT 可显示朗格汉斯细胞组织细胞增生症浸润肝脏和脾所致肝脾肿大。

由于朗格汉斯细胞组织细胞增生症可同时侵犯多系统多个器官，影像学表现复杂，多个系统受累时，结合各系统典型的影像学表现需考虑到朗格汉斯细胞组织细胞增生症的诊断。诊断时需除外其他易累及多系统的疾病。

第二节　颈椎朗格汉斯细胞组织细胞增生症

病例，男，19 岁。颈部疼痛并双上肢麻木、无力 20 余天。

病理检查：骨组织一块，大小 5 cm×4.5 cm× 1.2 cm，另见软组织及暗红色一块，总体积 5.5 cm× 2.5 cm×1.2 cm。脱钙。

病理诊断："颈 7 椎体"骨与软组织：软组织中见淋巴细胞、浆细胞、嗜酸性粒细胞、巨噬细胞及多核巨细胞浸润，血管丰富，充血出血，伴纤维组织增生。骨组织在脱钙中。待脱钙及免疫组化标记后再做诊断。

免疫组化结果：软组织中朗格汉斯细胞 CD1a，S-100 阳性；巨噬细胞及多核巨细胞 CD68，CD163 阳性；T 淋巴细胞 CD45RO，CD3 阳性；B 淋巴细胞 CD20，CD79a 阳性；浆细胞 CD138，CD38 阳性；骨组织中朗格汉斯细胞 CD1a，S-100 阳性；巨噬细胞及多核巨细胞 CD68，CD163 阳性；淋巴细胞 CD45 阳性。免疫组化诊断："颈 7 椎体"骨与软组织：免疫组化标记显示病变中含有朗格汉斯细胞、组织细胞、T 和 B 淋巴细胞及浆细胞。骨组织脱钙后见类似病变及细胞免疫表型。综合上述表现，考虑为朗格汉斯细胞组织细胞增生症。请注意其他组织有无异常（图 2-9-5-1）。

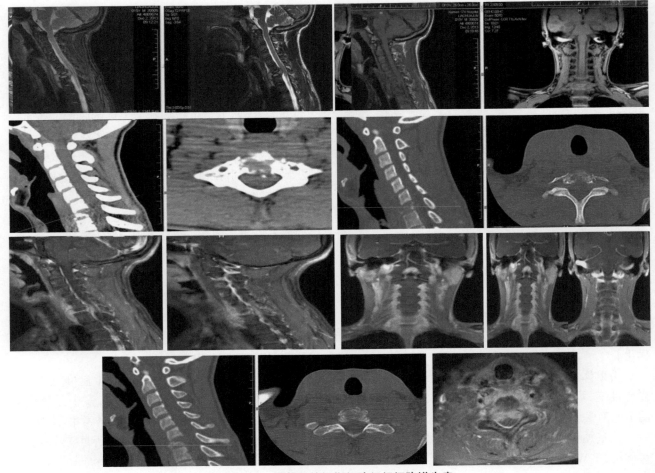

图 2-9-5-1　颈椎朗格汉斯细胞组织细胞增生症

第三节　ECH

ECH 是一种原因不明的全身性疾病，常表现为组织细胞的增殖和浸润，诊断较困难。全身 CT、MRI 和 PET/CT 对于 ECH 的诊断有重要价值。

ECH 是非朗格汉斯组织细胞增生症中的少见分型，由 Jakob Erdheim & William Chester（1930）首先发现。截至到 2010 年 11 月，仅发现不到 400 例。对于 ECH 的具体病理生理了解甚少。ECH 的特征性组织学表现为多发的网织纤维细胞及富含脂质的巨噬细胞浸润。该病与朗格汉斯组织细胞增生症最大的区别在于，免疫组化 S-100 阳性，CD1a 阴性并且在电子显微镜下观察不到 Birbeck 颗粒。

ECH 好发于 60 岁左右人群。一些病例报道中称 ECH 和朗格汉斯织细胞增生症可同时发生。据此推测组织细胞在组织细分化过程中可以同时向这两种细胞发生分化。

ECH 临床表现为全身多器官的损害，主要累及骨、肺、皮肤、中枢神经系统、脑垂体、大血管、双肾、腹膜后及心脏。临床表现主要与受累器官的病变位置和严重程度相关。

一、影像学研究

ECH 的骨质变化比较有特征性，表现为发生在长管状骨骨干及干骺端的对称弥漫性或局限性骨质硬化，表现为骨小梁的增粗和骨皮质增厚。X 线片表现为双下肢干骺端的骨髓硬化。少数病例表现为混杂溶骨性及成骨性破坏。

心脏损伤常发生于心内膜、心肌及心包，心包受累最为常见，通常表现为心包积液，可并发心包填塞。心肌损害发生较少,通常表现为左右心房壁的瘤样结节或增厚。主动脉瓣和二尖瓣也可受累。心外膜组织增生通常表现为灌注增强。FDG-PET表现为心外膜代谢活性增高。一项2010年的回顾性研究显示,在40例ECH患者中,55%的患者心外膜受累,60%的患者出现心包积液,因此当CT和MRI发现不明原因的心包组织增生时应考虑是否为ECH。文献也报道ECH患者的血管病变。ECH患者胸腹血管的CT和MRI表现类似于腹膜后纤维化。

该病常需与其他腹膜后组织增生鉴别:结节病、淋巴瘤、腹膜后纤维化、巨淋巴结增生、腹膜后淀粉样变、髓外造血、肠系膜炎、炎性假瘤、纤维瘤、结核和肉瘤等。

ECH的血管损害有以下特点:主动脉旁的浸润是环绕整个血管而不是偏于一侧,ECH通常不侵犯腔静脉,而腹膜后纤维化通常会累及腔静脉。病变向主动脉及其分支蔓延,包括冠脉及脑血管。一些不典型的病例可能不会出现血管周围浸润。有时可以表现为皮下组织和乳腺浸润。ECH患者的肾脏及肾周常见受累,是该病较为特征性的改变。该病通常没有明显临床症状,CT表现为均质的软组织浸润,增强后可见轻度强化。肾周病变可以表现为肾周脂肪囊内浸润。双肾周围对称性的絮样浸润是ECH的典型征象。肾门和上段输尿管周围浸润可能导致上尿路梗阻。肺部病变通常较少见。高分辨率CT显示双肺对称性的小叶间隔增厚。病变范围通常较弥漫,有时也局限于上叶或下叶。另外还可伴有单侧或双侧胸腔积液。

二、眼眶和中枢神经系统病变

ECH可累及眼眶,有时病变沿下丘脑及视交叉向视神经周围浸润。眼眶内的瘤样病变常双侧发生,可沿视神经蔓延。下丘脑和蝶鞍受累并不常见,但1/3下丘脑浸润的患者可发生尿崩症。对于硬膜受累,MRI增强扫描显示最佳。硬膜病变常发生于大脑镰、小脑幕和蝶鞍区,病变分布特征与淋巴瘤和神经源性肿瘤相似。眼眶病变常和腹膜后浸润、双肾周浸润和双下肢骨质硬化同时发生。

第六章　神经内分泌肿瘤

神经内分泌肿瘤是起源于弥散神经内分泌系统的一组异质性肿瘤群，可发生在身体的各个部位，发病高峰在50~70岁。现在多数研究者已不认为这是一种罕见病。另有文献报道，胃肠道肿瘤中，神经内分泌肿瘤仅次于结直肠癌，比胃癌、胰腺癌、食管癌以及肝胆癌更常见。因此，神经内分泌肿瘤应得到更多的关注。

一、神经内分泌肿瘤的组织学分类与 TNM 分级、分期

对于神经内分泌肿瘤的最早描述要追溯到19世纪，病理学家 Oberndorfer 真正开启了关于胃肠胰神经内分泌肿瘤（GEP NET）的讨论。他起初认为这类肿瘤是惰性的，可能是良性的，称之为"karzinoide"（类肿瘤的），后来逐渐意识到其恶性潜能。

Masson 等认为位于肠黏膜的嗜银细胞（又称Kulchitsky 细胞）或肠嗜铬细胞（EC）可能是神经内分泌肿瘤的起源。Feyrter 把包含这类细胞的组织称为弥散神经内分泌系统，它可能存在于胃肠道、肺以及身体其他部位。

Pearse 发现大部分内分泌细胞有相同的生化和免疫染色特点，称之为 APUD，Szijj 还把这类肿瘤描述为"apudoma"。

（一）神经内分泌肿瘤的组织学分类

根据肿瘤的胚胎起源部位，曾将神经内分泌肿瘤按部位划分为3类，即：前肠（呼吸道、胃、十二指肠、胆系、胰腺）、中肠（小肠、阑尾、右半结肠、卵巢以及睾丸）、后肠（横结肠、左半结肠、直肠）。但在实际工作中不同部位神经内分泌肿瘤的特征不能很好体现，因而此种分类方法受到很大限制。

后来，又按照肿瘤的主要生长方式把神经内分泌肿瘤分为：岛状的、小梁状的、腺瘤样的、混合的或者未分化的。中肠主要是岛状的，前肠和后肠主要是小梁状的。这种分类考虑到各处神经内分泌肿瘤

的不同，对于神经内分泌肿瘤的理解很重要。

WHO（1980）曾对神经内分泌肿瘤进行分类，把大部分神经内分泌肿瘤称作"类癌"，这给当时的病理医生和临床医生造成了概念上的分歧，即前者指所有神经内分泌特点的肿瘤，后者指分泌 5- 羟色胺并有类癌综合征的肿瘤。直至修订的 WHO（2000）分类，去除了"类癌"这个词，引入了神经内分泌肿瘤和神经内分泌癌。

随着人们对神经内分泌肿瘤认识的增加，WHO 逐渐完善着分类系统。如根据神经内分泌肿瘤的组织学特征，WHO 将肺神经内分泌肿瘤分为典型类癌（TC）、非典型类癌（AC）、小细胞癌（SCC）、大细胞神经内分泌癌（LCNEC）。胃肠胰神经内分泌瘤分为分化好的内分泌肿瘤、分化好的内分泌癌、分化差的内分泌癌。乳腺神经内分泌肿瘤分为实性神经内分泌癌、不典型类癌、小细胞 / 燕麦细胞癌、大细胞性神经内分泌癌。

虽然各类神经内分泌肿瘤具有相似的组织学和免疫组化特点，但在生物学行为和疗效方面存在明显不同，因此完善的神经内分泌肿瘤分类对于指导临床治疗和判断预后显得尤为重要。但神经内分泌肿瘤群的异质性给肿瘤分类和治疗方案的选择造成很多困难，仍待进一步研究和完善。

（二）神经内分泌肿瘤的 TNM 分期

欧洲神经内分泌肿瘤学会（ENETS）的指南中将 TNM 分期应用到神经内分泌肿瘤分类系统中，使得分类更准确，也更好理解，很好地补充了 WHO 分类中的不足。欧洲神经内分泌肿瘤学会指南按照核分裂计数和 Ki-67（MIB1）指数把神经内分泌肿瘤分为3级（表 2-9-6-1），而且与现在的 WHO 组织学分类标准相符。在文献中报道的5项回顾性研究中（大约 1000 例病人）显示 TNM 分期能够较好地评价预后。

表 2-9-6-1 2007 年神经内分泌肿瘤欧洲神经内分泌肿瘤
学会指南分级标准

级别	分级标准
G1（低级别）	<2 个核分裂象 /10HP 和（或）Ki-67 指数≤ 2%
G2（中等级别）	2~20 个核分裂象 /10HP 和（或）Ki-67 指数 3%~20%
G3（高级别）	≥ 21 个核分裂象 /10HP 和（或）Ki-67 指数 >20%

（三）神经内分泌肿瘤的神经内分泌标记物

神经内分泌肿瘤标记物分为特异性和非特异性的，前者主要位于胃肠道，如胃泌素（胃泌素瘤）、胰岛素（胰岛素瘤）、生长抑素（生长抑素瘤）、5- 羟色胺和其代谢物 5-HIAA（小肠类癌）。非特异性标记物主要有 CgA、NSE、Syn 等。

目前 CgA 是应用较多且敏感性较强的一种标记物，还可以评价治疗效果以及提示肿瘤是否复发。神经内分泌肿瘤病人的 CgA 水平可升高 300 多倍。但在有些情况下 CgA 可不升高，如几乎所有的阑尾神经内分泌肿瘤、约 75% 的胰岛素瘤，以及相当一部分的肺、十二指肠、直肠神经内分泌肿瘤，或者分化差的神经内分泌肿瘤，因此其应用也有一定的限制。在萎缩性胃炎病人、长期服用 PPI 药物的病人以及肾功能障碍者还会出现假阳性。

Shida 等（2008）研究了转录因子 NeuroD、mASH1 在神经内分泌肿瘤中的表达。NeuroD 在分化差的胃肠胰的神经内分泌肿瘤表达水平较低，并预示着总生存时间较短；但在几乎所有分化好的胃肠胰部位的神经内分泌肿瘤呈高表达。此外，NeuroD 还表达于肺、类癌以及一些伴神经内分泌特性的胃癌，但是不表达于小细胞癌。

mASH1 在分化差的胃肠胰部位的神经内分泌肿瘤、肺 AC、LCNEC、SCC 呈高表达，但是不表达于胃肠腺癌或肺 TC，其敏感度达 71%、特异度达 95%。

NeuroD、mASH1 有望成为检测胃肠胰神经内分泌肿瘤、肺神经内分泌肿瘤新的标记物。

二、不同部位神经内分泌肿瘤的组织病理学特征

Godwin（1975）报道称 85% 的神经内分泌肿瘤来自于胃肠道，10% 源于肺，也可见于喉、胸腺、肾上腺、卵巢、皮肤、前列腺等部位；胃肠道神经内分泌肿瘤以阑尾最常见，其次为空肠、回肠；另有文献报道胃肠道神经内分泌肿瘤最常见于小肠，其次是直肠、阑尾、结肠、胃。

（一）肺神经内分泌肿瘤

典型类癌：分化好、低度恶性。大体典型类癌分为中央型、外周型和微瘤型三型。典型的形态学特征：具有神经内分泌细胞特征（细胞均一，核仁不明显，粗颗粒状染色质，核分裂象罕见或无，<2/10HP，没有坏死）和神经内分泌结构特征（类器官样巢状、小梁状、菊形团样），而且血管丰富。

非典型类癌：镜下见局限性坏死，2~10 核分裂象 /10HP。非典型类癌与典型类癌不仅在形态学上有明显不同，预后也有较大差异。

小细胞癌：光镜下癌细胞较均一，常弥漫分布，无器官样结构，坏死常见且较广泛。WHO（2004）把小细胞癌又分为 2 型，即单纯性小细胞肺癌（SCLC）（70%）以及混合性小细胞肺癌（30%）；后者指小细胞肺癌中有非小细胞癌的成分（呈散在的点状或斑片状），包括腺癌、鳞癌、大细胞癌或者较罕见的肉瘤样癌。

大细胞神经内分泌癌：镜下癌细胞有明显的核仁，细胞体积大，胞质丰富；癌细胞显示器官样或菊形团样结构；核分裂象 >10/10HP 伴有大片坏死。与单纯性小细胞肺癌类似，大细胞神经内分泌癌也有单纯性和混合性，后者通常混合腺癌。

除上述混合性神经内分泌肿瘤外，还有部分非小细胞肺癌伴神经内分泌特性：一类称非小细胞肺癌伴神经内分泌分化（NSCLC-NED），即形态学上属于传统的非小细胞肺癌（腺癌、鳞癌、大细胞癌），但经免疫组化以及电镜观察证实部分瘤细胞具有神经内分泌分化特征，占非小细胞肺癌的 10%~20%；另一类称非小细胞肺癌伴神经内分泌形态（NSCLC-NEM），免疫组化检测不到 NE 标记物。有些研究称这些病人预后较差。

（二）胸腺神经内分泌肿瘤

按照 WHO 分类标准，胸腺神经内分泌肿瘤分为 4 类，即典型类癌、不典型类癌、小细胞癌、大细胞神经内分泌癌。镜下肿瘤细胞特点基本同肺神经内分泌肿瘤。有学者报道一些分化好的特殊类型胸腺神经内分泌肿瘤，如色素性类癌、伴有淀粉样变的类癌、嗜酸细胞类癌、黏液类癌、血管瘤样类癌、类癌伴肉瘤样变以及复合性肿瘤中的类癌成分。

胸腺神经内分泌肿瘤通常表达多种激素，如促肾上腺皮质激素（ACTH）、生长抑素等，约 25% 病人有库你综合征。

(三)胃肠胰神经内分泌肿瘤

WHO 把胃肠胰神经内分泌肿瘤分为 3 类,即分化好的神经内分泌肿瘤、分化好的神经内分泌癌、分化差的神经内分泌癌。与分化好的神经内分泌肿瘤相比,分化差的神经内分泌肿瘤缺乏内分泌综合征。胃肠胰神经内分泌肿瘤的形态学、免疫组织化学和电镜特点均类似于较常见的肺神经内分泌肿瘤。一些支持这一分类法的研究者认为,不同的肿瘤类型有不同的生物学行为。分别由 Pape 等、Fisher 等、Ekeblad 等主持的最近几项研究也证实了WHO 3 分类法的临床相关性,分化好的神经内分泌癌和分化差的神经内分泌癌都比神经内分泌肿瘤的生存期明显缩短。WHO 的胃肠胰神经内分泌肿瘤 3 分类法跟现在欧盟的临床分类法也比较吻合。

WHO 还规定了一种混合性外分泌 - 内分泌癌类型,它与腺癌伴局灶性神经内分泌分化不同。前者因具有神经内分泌肿瘤特性,其生存率低于普通腺癌。Capella 等(2000)认为混合性外分泌 - 内分泌肿瘤中异型明显的肿瘤细胞决定其生物学行为,但因其成分的复杂性,具体的生物学行为有待进一步研究。

三、影像学研究

根据病人有无临床症状,神经内分泌肿瘤又分功能性和无功能性。很多神经内分泌肿瘤病人多年无症状或在肿瘤肝转移后出现了症状,尤其是胃肠道神经内分泌肿瘤。总的来说,影像技术在诊断神经内分泌肿瘤方面没有特异性,很难与其他占位性病变从影像学表现上直接区分,但是对于临床高度怀疑的神经内分泌肿瘤,影像学上可以明确肿瘤的定位,从而指导临床治疗。

(一)胸部神经内分泌肿瘤

胸腺神经内分泌肿瘤表现为前纵隔类圆形或不规则肿物,可见针尖状钙化。MRI 常用于术前检查有无心包或大血管侵犯。^{18}F-FDG 的 PET 在探测转移和复发方面很有价值,但是胸腺对于 ^{18}F-FDG 的生理性摄取会影响 PET 诊断的真阳性率。

肺部神经内分泌肿瘤在 X 线或 CT 上表现为:中央型呈界限清楚的圆形或卵圆形的结节,可并发肺不张、肺气肿、阻塞性肺炎等;周围型可呈孤立的结节,CT 上可见钙化。在 MRI T$_2$WI 可呈高信号。

(二)胃肠道神经内分泌肿瘤

胃肠道神经内分泌肿瘤:体积较小,通常<2 cm,位置又较深,而且只有 15%~20% 病人有典型的临床症状,因此诊断有难度,易被长期误诊。

食管神经内分泌肿瘤:最终确诊依靠活检以及免疫组化特征。胃神经内分泌肿瘤因分型不同而有不同表现,吞钡造影可显示胃壁上的充盈缺损,内镜下呈单个较大的病灶(在 CT 上是一个孤立的明显强化的肿物)或是不规则强化的息肉状肿物。

功能性胰腺神经内分泌肿瘤:CT、MRI 特点是境界清晰、体积较小的实性结节,动脉期显著增强。^{18}F-FDG PET/CT 对鉴别其性质有帮助。超声内镜(EUS)适用于 CT、MRI 等传统影像学检查阴性但临床症状和体征高度提示该病的病例。不过 EUS 对于肝内转移病灶的检测率不及腹部 B 超及 CT。

阑尾类癌:通常位于阑尾末梢且体积较小,有时横断面扫描见管壁弥漫性增厚,位于阑尾根部引起梗阻症状的阑尾类癌在 CT 或超声检查时呈阑尾炎表现,当其钙化或体积较大时似阑尾结石,黏液囊肿较少见。

结直肠类癌:在内镜和 CT 影像上呈多发的孤立的小结节或单个较大的溃疡型息肉状肿物。

(三)脑

脑内神经内分泌肿瘤多为来自肺的转移瘤,影像上呈多发转移灶,在 T$_1$WI 延迟增强影像上呈明显强化。少数情况下肿瘤转移至脑膜而类似脑膜瘤的影像表现。

(四)乳腺

乳腺神经内分泌肿瘤有原发的和转移的,后者多来自肺。原发性乳腺神经内分泌肿瘤在 X 线片上呈边缘锐利,边界清楚的肿块,而被误认为良性病灶。增强后 CT 扫描呈明显强化,在 MRI 上仅出现早期强化。在超声检查上表现为高回声实体肿块、血流增加、增强的尾影和囊性成分。

核医学在神经内分泌肿瘤诊断方面也发挥着很重要的作用。^{18}F-FDG PET 可根据肿瘤的 ^{18}F-FDG 摄取量判断恶性程度,Binderup 等(2010)的研究(98 例病人)表明 PDG 摄取量还可以判断预后。^{18}F-DOPA PET 较 ^{11}C-5-HTP PET 敏感性明显更高,也弥补了 ^{11}C 只有 20 min 半衰期的不足而能更好地应用于临床,整合影像技术 ^{18}F-DOPA PET/CT 和 ^{11}C-5-HTP PET/CT 也展现出了更优越的应用价值。^{68}Ga-DOTA PET 成像具有更高的空间分辨率和敏感性。

没有哪种影像检查具有 100% 的敏感度,尤其是对于小病灶的检测需要联合多种影像技术。此外,还需要结合病理组织学、免疫组化特点以及临床综合辨析、诊断。

随着诊断技术(组织学、免疫组化以及影像学检查)的不断进步和临床治疗水平的不断提高,将有更多的神经内分泌肿瘤病人得到确诊和治疗。鉴于神经内分泌肿瘤还有很多未明了的难题,例如如何提高 CT、MRI 检查中神经内分泌肿瘤的确诊率,尤其是如何提高神经内分泌肿瘤诊断的特异性,因此还需要继续多方面地探索研究以及经验总结。

第七章　寄生虫病

第一节　肌骨组织包虫病

一、病理学

骨包虫病较少见，是由消化道感染六钩蚴经血液循环寄生于骨组织所致，约占包虫病的 0.5%~4%，好发于血流丰富的松质骨内或长骨的干骺部。以脊柱骨包虫病最多，约占 60% 以上；其次为盆骨、股骨、胫骨、肱骨、颅骨和肋骨。患者一般有明确的疫区生活史或与犬、羊等动物接触史。

肌肉软组织的包虫可单独发生，也可以继发于邻近骨包虫的直接蔓延。

骨囊性包虫与其他部位的囊性包虫表现差别很大，这是因为骨骼组织致密坚硬，骨小梁间隙很小，囊性包虫只能沿着阻力最低的腔隙蔓延生长，结果形成不完整的囊状破坏区，内部有分隔，状如蜂窝或者葡萄状，类似泡性包虫病的影像。由于骨不能形成纤维包膜，因而骨包虫没有外囊。当幼虫增大时，海绵状的松质骨扩大，局部骨骼挤压、破坏；囊性包虫的这种生长方式决定其膨胀性改变的影像学特点，是影像诊断的主要依据。

二、临床表现

临床表现视寄生部位、囊肿大小以及有无并发症而异，寄生于骨内的包虫囊对人体骨骼具有很大的破坏作用，骨内包虫囊肿无结缔组织屏障，子囊肿可直接进入骨内，囊肿生长侵蚀和破坏松质骨，并侵蚀骨皮质内层，甚至穿透骨皮质进入周围软组织内，继发感染可引起骨硬化。

由于潜伏期长，患者早期可无自觉症状，而出现症状后，一般骨骼已严重受损。多数患者在发生了病理性骨折后才就诊，由于本病发病率低，临床表现不典型，诊断困难。因此，在不典型骨骼病变诊断中，应详细询问病史、疫区生活史及与犬、羊等动物接触史。

三、影像学研究

X 线检查：主要表现为膨胀性、多囊状骨质破坏，呈大小不等的圆形、类圆形透亮区，界限锐利，部分表现为溶骨性破坏、呈轻度膨胀，可见死骨、包囊状钙化，无骨膜反应，可出现病理性骨折。X 线检查在包虫病诊断研究上较充分而且廉价方便，此项检查技术适合普查及早期发现病灶。

CT：在 CT 扫描上骨包虫表现为骨骼内，主要是在松质骨内的局限性的骨质破坏区，境界清楚，周边有硬化；内部不完整的环形、弧形高密度线条状骨嵴将其分隔成蜂窝状或多房状。包虫突破被膜进入周围软组织，则软组织内可见囊样低密度区。

CT 较 X 线密度分辨率高，能清楚显示病变骨质破坏的部位、内部结构、范围及程度，还可以显示局部软组织肿块的特点，而且可以清楚显示母囊内的子囊及囊壁钙化，增强扫描及多平面重建等技术，更能清楚地显示病变特点。

MRI：在显示病变及与邻近组织结构的关系方面具有特殊的诊断价值，在 T_1WI 像呈囊性、多房性低信号，其囊壁与肌肉等信号或略呈低信号，而子囊呈明显低信号，囊壁信号高于囊内容物；T_2WI 像呈高信号，与脑脊液相似，簇集呈"葡萄串样"，其囊壁与囊内容物均呈高信号，且囊内容物信号明显高于囊壁。

四、鉴别诊断

骨包虫病缺乏典型的临床表现，在 X 线或 CT 上往往缺乏特征性表现而与骨结核、骨巨细胞瘤、骨囊肿、骨纤维异常增殖症及骨肿瘤表现相似，MRI诊断较有特征性，尤其对脊柱骨包虫。对于 CT 表现不典型，或者难以与上述疾病鉴别者，宜进行 MRI 检查进一步确诊。

第二节　误诊病例简介：棘球蚴骨包虫病

包虫病是一种人畜共患的寄生虫病，血行传播，多发于肝、肺、脑等脏器和组织，骨包虫病占总发病率的 0.5%~2.0%。由于发病率低，临床表现视寄生虫部位、囊肿大小及有无并发症而异，影像表现复杂，诊断困难，误诊率极高。

半数左右的骨包虫病可累及脊柱，脊柱骨包虫病与其他椎体占位性病变临床表现难以区别，均为椎体首先受累，然后累及附件，进而压迫脊髓或神经根引起渐进性症状和体征，早期诊断困难。再者本病多发于牧区，内地少有发生，临床上极易误诊。一例术前误诊为椎体肿瘤。术后追问病史，有牧区生活史 2 年。

回顾一例影像资料并参考其他相关文献，MRI 在所有影像检查中，对诊断脊柱包虫病最有意义。文献报道多房性是本病的特征之一。T_1WI 母囊信号高于子囊是其另一特征，若以肌肉信号为参照，T_1WI 母囊信号接近肌肉，子囊信号接近水，子囊充满于母囊内或排列在母囊周边；囊与母囊形成假间隔，使整个病灶呈"玫瑰花"或"车轮"状。MRI 可显示典型的包虫特征囊壁，多房性，而较易诊断，对囊壁的显示比 CT 更可靠。

对不典型的骨包虫病尚需与结核、炎症、肿瘤鉴别。

该例 CT 表现无特征性，但 MRI 表现具有一定特征，由于认识不足，未能作出诊断。因此对可疑包虫病患者首选 MRI 检查，并结合临床、免疫组织化学检查，综合分析做出正确诊断。

第三节　舌形虫病

舌形虫病为人兽共患病。成虫主要寄生于蛇、犬等肉食动物的呼吸器官，幼虫和若虫寄生于中间宿主啮齿类动物、人或其他哺乳动物，感染途径为粪口感染。人主要通过生吃被其污染的蔬菜、生水或肉类而致病。此虫可以在体内潜伏 3 个月以上，主要侵犯肝脏，达 54%，其次为脾、肺、肠系膜等处，严重者可致死。舌形虫病的影像学表现与其游走性、寄生部位、虫体数量及感染程度有关，其影像学表现有助于临床诊断，确诊为病理活检或粪中找到虫体。舌形虫感染的患者较少见。

一、影像学研究

X 线胸片或腹片检查中可见到钙化的若虫。

B 超：肝呈弥漫性结节性病变，腹腔积液，后腹膜、腹腔淋巴结肿大；肝脏肿大，肝内见活体寄生虫；腹腔内实质性不均质占位（内见活体寄生虫）。

全消化道钡餐检查：小肠黏膜不规则增厚，形态僵硬。

胸部 CT 平扫：两肺散在多发结节，大小、分布欠均匀，以肺外围分布为主，结节影边缘清晰；腹部 CT 平扫：肝肿大，肝内可见多发结节状低密度病灶，分布尚均，边缘尚清，腹腔少量积液。

二、鉴别诊断

肺吸虫病：主要与肺吸虫病的囊肿后期及愈合期鉴别，分别表现为肺内散在分布的圆形或椭圆形结节影，境界清楚，结节中心可见透亮区，也可聚集成片状或团块状；病变愈合期病灶缩小，呈大小不等的结节影，密度高，边缘清楚，部分可呈点状、环状或小片状钙化。

血吸虫病：肝血吸虫病表现为肝脏比例失调、肝裂增大、脾大等，钙化少见。多有疫水接触史。

结节病：胸内表现为纵隔和肺门淋巴结对称性肿大，肺内以不规则形微小结节为主，沿淋巴管周围分布。肝脏表现为肝肿大，肝内不规则团块状低密度影，伴有后腹膜、纵隔多处淋巴结肿大，中青年多见，病情进展缓慢。嗜酸性粒细胞增多有助于鉴别诊断。

第八章　多发内分泌肿瘤

多发内分泌肿瘤 1 型（MEN1），又称 Wermer 综合征，为常染色体遗传性疾病，其主要表现为原发甲状旁腺功能亢进（HPT）伴全身多发相关肿瘤，其中十二指肠、胰腺、肾上腺、垂体前叶（腺垂体）为常见受累器官。

国内对于该病的报道甚少，特别是腹部影像检查中发现脏器多发神经内分泌肿瘤时，易误诊为"恶性神经内分泌瘤多发转移"。

Wermer（1954）首次报道了父亲与 5 名女儿相继发生多发内分泌肿瘤与甲状旁腺功能亢进的病例，并认为这是一种当时新发现的遗传相关疾病。该病是与抑癌基因多发内分泌肿瘤 1 型（位于 11 常染色体的 13 等位点）突变密切相关，具有家族易感性，但也可散发。

一项 8 例研究的患者中，有明确家族史者仅 1 例。发病年龄一般较轻，大多低于 50 岁，35 岁为高发年龄段。

原发性甲状旁腺功能亢进的症状与其他部位的肿瘤往往同时发生甚至发生更早，但当腹部脏器发生的神经内分泌肿瘤为恶性时，腹部症状也可能早于甲状旁腺功能亢进症状出现。该项研究中的 3 例患者出现腹部多发恶性内分泌肿瘤而没有甲状旁腺病史可能与此有关。

一、多发内分泌肿瘤 1 型的诊断

该病诊断主要依靠病史，即在甲状旁腺功能亢进基础上出现 2 个以上相关肿瘤时即可诊断。基因检测可以在病史不典型但高度疑似时起到支持诊断的作用。多发内分泌肿瘤 1 型基因作为抑癌基因，发生突变与神经内分泌肿瘤的发生密切相关。21% 的非多发内分泌肿瘤 1 型的胰腺十二指肠神经内分泌肿瘤患者也可以检出多发内分泌肿瘤 1 型基因突变，所以基因检测只有在结合疑似病史或家族史时才具有诊断意义。该项研究患者中 5 例具有典型病史，符合诊断标准，3 例属于高度疑似病例，此时结合多发内分泌肿瘤 1 型基因测试即可确诊。

二、多发内分泌肿瘤 1 型腹部肿瘤影像研究

患者腹部发生内分泌瘤的最常见器官为十二指肠与胰腺，其次为肾上腺。

多发内分泌肿瘤 1 型在十二指肠和胰腺的肿瘤基本上为胰岛细胞瘤，故而大多数文献将其一并描述。这些胰岛细胞瘤根据有无内分泌功能被分为功能性肿瘤和无功能性肿瘤。在多发内分泌肿瘤 1 型患者中，无功能肿瘤占 50% 以上。

所谓无功能肿瘤其实并非完全无分泌功能，它们也能够分泌一些胰肽或激素，但是不引起症状，故而发现时体积一般较大，据统计平均直径为 5.0~6.0 cm。

无功能内分泌瘤中恶性肿瘤比例远高于有功能内分泌瘤，据称 50%~60% 的无功能胰腺神经内分泌瘤会发生转移。功能性神经内分泌瘤因为激素代谢异常，症状出现较早，故而发现时体积也较小，直径通常小于 2.0 cm。在功能性肿瘤中，胃泌素瘤为最常见肿瘤（占 40%），其中 90% 的胃泌素瘤发生在十二指肠。需要指出的是，胃泌素瘤有时体积很小，直径小于 0.5 cm 的"微腺瘤"很常见，给影像检查和病理取材造成一定困难。

胰岛素瘤则是发生于胰腺的最常见功能性肿瘤，多发内分泌肿瘤 1 型患者中 10% 患有胰腺的胰岛素瘤。至于生长抑素瘤和血管活性肽瘤则极为罕见。该项研究中胃泌素瘤与胰岛素瘤数目相等，与文献不符，可能与患者较少以及胃泌素微腺瘤未能检出有关。

直径小于 2.0 cm 的肿瘤内部密度较为均匀，较大的肿瘤可因囊变坏死、钙化或瘢痕增生而密度不均。由于具有丰富的毛细血管，增强后肿瘤实质部分动脉期和门静脉期显著强化，强化程度高于周围正常组织，延迟期持续强化，强化程度仍高于或等于周围组织。

由于内分泌肿瘤并非起源于主胰管或较大的分支胰管,生长方式为膨胀性生长,对周围组织影响以推压为主,所以一般不会阻塞胰(胆)管。但当肿瘤发生于胰头或钩突部时,由于空间狭窄,或者肿瘤本身为恶性肿瘤,生长具有浸润性,上游胰管或胆管也有可能因压迫或受侵犯而出现梗阻、扩张。内分泌瘤边界清晰,也与其生长方式和细胞分化较良好有关。对于功能性肿瘤的分类,仅能依靠术前血清学相关激素测定或术后病理免疫组化检查,其影像表现无特异性。

多发内分泌肿瘤1型患者无论有无肾上腺相关内分泌异常,其肾上腺内、外侧支体积均较正常人粗大,而且多数为肾上腺皮质增生。约20%的多发内分泌肿瘤1型患者会发生肾上腺皮质腺瘤,其中90%为无功能性。与胰腺不同,这些无功能肿瘤多为良性肿瘤,极少数肿瘤为肾上腺皮质腺癌。肾上腺髓质起源的嗜铬细胞瘤在多发内分泌肿瘤1型患者中较为少见,发生率小于1%,且多为功能性肿瘤。

无功能的肾上腺皮质腺瘤细胞内富含固醇类脂肪,所以密度较低,CT表现类似于脂肪肝,增强后强化较弱。肾上腺嗜铬细胞瘤内存在丰富的血窦样结构,坏死、囊变也较常见。CT增强后扫描典型表现为动脉期显著强化,延迟期持续强化。肾上腺皮质癌较为罕见,通常体积较大,直径一般≥10.0 cm,边缘清晰,内部密度不均,增强后可看到中央巨大的星芒状或十字形纤维瘢痕。

三、鉴别诊断

多发内分泌肿瘤1型需要鉴别的疾病有多发内分泌肿瘤2型(MEN2)、伴有胰腺内分泌瘤的von Hippel-lindua综合征(VHL)以及非多发内分泌肿瘤1型的神经内分泌瘤。

多发内分泌肿瘤2型:90%伴有甲状腺髓样癌,50%以上患者患有双侧或单侧肾上腺嗜铬细胞瘤,而胰腺、十二指肠神经内分泌瘤罕见。

von Hippel-lindua综合征:17%的VHL患者会同时患有单发或多发的胰腺内分泌瘤,但VHL患者一般伴发弥漫性的胰腺囊肿,同时还有肾囊肿或肾癌,神经系统和视网膜可能出现血管母细胞瘤,而甲状腺和甲状旁腺不会受累。

非多发内分泌肿瘤1型的神经内分泌肿瘤患者年龄通常大于40岁,而且一般为单发肿瘤,不伴甲状旁腺功能亢进。因此对于年龄较轻的胰腺或十二指肠单发内分泌瘤患者,也需要对其他多发内分泌肿瘤1型相关器官进行排查。

四、多发内分泌肿瘤1型的治疗和预后

多发内分泌肿瘤1型患者常见的死因为甲状旁腺功能亢进(误诊导致延误)和恶性神经内分泌肿瘤转移。转移以肝脏和肺部较为常见。目前一致认为在没有发生远处转移的情况下,手术治疗为首选治疗方式。但由于术后复发或新出现相关肿瘤可能性依然存在,所以术后必须坚持定期复查。

第九章　支气管源性囊肿
误诊病例简介:腹膜后支气管源性囊肿

支气管源性囊肿是胚胎发育时期前肠来源气管支气管树异常出芽所形成的一种先天发育异常,多为良性,常发生于肺实质或后纵隔,发生于腹膜后较少见。文献报道腹膜后支气管源性囊肿多存在于腹膜后由腹中线、脾静脉及左侧膈脚围成的三角区内。多发生于左侧肾上腺区或胰周区域(一例发生于左侧肾上腺区)。

支气管源性囊肿发生机制并不明确。目前,比较认同的假说是支气管源性囊肿是呼吸性支囊的异常出芽,在构成原始膈肌各成分融合时或者融合前脱落移位至腹膜后,从而形成异位囊肿。而在原始膈肌各成分融合过程中,左侧的心包腹膜通道较右侧稍大,闭合较右侧迟,这可能也是该类囊肿多发生于左侧腹膜后区域的一个先天因素。

腹膜后支气管源性囊肿多无临床症状,但由于囊壁是具有支气管腺体的呼吸上皮组织,具有分泌功能,随着患者年龄增长,囊肿会逐渐增大,从而对邻近组织或器官产生压迫症状,有时会出现腹部不适、饱胀感,甚至出现感染、穿孔、出血等并发症。由于囊肿体积逐渐增大或囊肿内急性出血,邻近肾上腺受压从而可产生类嗜铬细胞瘤样症状。此外,该囊肿有低度恶性分化潜能,故多采取手术切除。该例患者于体检发现病灶,并无明显的异常临床表现,病灶发现至手术切除时间间隔较短,未观察到该肿物可能的体积变化。

发生于腹膜后支气管源性囊肿影像上表现多为类圆形,边界较规则,偶有钙化,增强无强化,但囊腔内往往含有蛋白成分,CT值较高与实性肿物较难鉴别,这也是该例术前诊断不明的主要原因。腹膜后支气管源性囊肿主要需与以下病变鉴别诊断。

肾上腺上皮性囊肿:呈圆形或椭圆形低密度肿块,壁菲薄,内外侧壁光整,偶见薄层钙化,囊内容物一般为液体成分,密度均匀。囊内出血密度增高但往往不均匀。

嗜铬细胞瘤囊性变:多为小囊性变,少数囊变彻底,但一般壁较厚,内外侧壁光整,无附壁结节。但此类患者临床表现和内分泌检查多存在异常,有助于鉴别。

第十章　关于肿瘤

第一节　癌症转移机制的研究

随着癌症转移领域研究的深入，科学家们慢慢发现循环肿瘤细胞在癌症转移过程中扮演着至关重要的角色，而循环肿瘤细胞（Circulating Tumor Cell，CTC）是存在于机体外周血中的各类肿瘤细胞的统称。

澳大利亚研究者 Ashworth（1869）首次提出循环肿瘤细胞（CTC）的概念，随后研究者 Nowell（1976）将 CTC 的定义修正为：来源于原发肿瘤或转移肿瘤，获得脱离基底膜的能力，并入侵通过组织基质进入血管的肿瘤细胞。

2016 年，《Science》发表了一期关于癌症研究的特刊，这一期文章聚焦于癌症转移的研究上，其中包括两篇综述文章，两篇观点文章（Perspectives），一篇评论文章（editorial）以及一篇新闻故事（news story）。在这些文章中，研究人员重点揭示了他们在癌细胞的扩散机制，以及他们在阻止癌细胞散播的最佳手段方面取得最新进展报告。

目前，由于转移性癌症很大程度上仍然无法治愈，因此转移性的癌症是引发患者因癌症相关因素死亡的主要原因。

第二节　常用肿瘤标志物

请详见本书　本卷　第三部分　第二篇　第三章　第四节　常用肿瘤标志物，和第五节　肿瘤标志物的检测意义。

第三节　关于肿瘤大小的研究

不少文献在讨论肿瘤时，都会对肿瘤大小进行研究和评价。事实上，以往的文献资料所述肿瘤常见大小只是做出诊断的一个参考数值，是由当时医学水平和社会医疗保健水平所决定的，不宜生搬硬套地作为诊断该肿瘤的一项重要参数去考虑。

随着医学和社会医疗保健工作的不断进步，现在发现的肿瘤病灶越来越小，发现的肿瘤越来越早，阅读以往的文献资料宜结合文献当时发表时间进行分析研究。

对肿瘤大小的一点认识：恶性肿瘤生长很快，长得很大，但却容易坏死、囊变，故密度与信号不均匀，不规则，如肾上腺皮质癌等；良性肿瘤生长缓慢，生长蔓延体积很大时也不威胁生命，其密度一般都是均匀一致；有的恶性肿瘤还没有长大时，已严重威胁生命，故影像检查时难以看到很大体积的病灶，如肺上沟瘤等。

第四节　多发性黏液型脂肪肉瘤病例

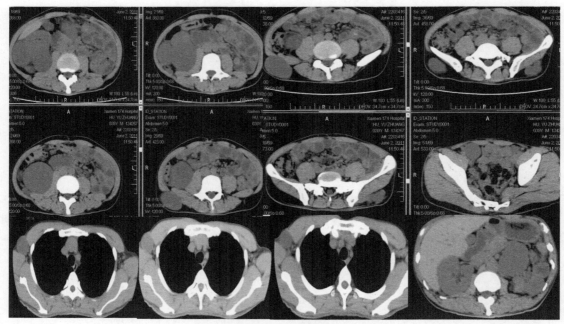

图 2-9-10-1　多发性黏液型脂肪肉瘤

患者，男，39 岁。于 2 年前因左腘窝肿物 1 年前发现肚脐处肿物及今年 3 月发现右侧腋窝、左腘窝肿物分别就诊于外院行肿物切除术，手术顺利出院，术后有病理结论。今发现右侧腰部肿物，大小约 6 cm×6 cm，逐渐增大，伴右腰部酸痛，患者为行进一步治疗入住我院（图 2-9-10-1）。

病理诊断：右侧腋窝、左侧腘窝肿物：黏液型脂肪肉瘤。

第五节　弥漫性低密度的肿瘤病变

大多数肿瘤病灶在 CT 平扫时呈软组织密度，部分呈低密度。这些低密度肿瘤的病理与 CT 表现密切相关。CT 图像上，呈弥漫性低密度的肿瘤基质常有 8 种病理类型：脂肪变性、细胞内高脂质含量、大量载脂巨噬细胞、产粘蛋白肿瘤、粘液样退变、大量坏死、肿瘤内囊性成分、广泛水肿。这些低密度病灶的 CT 值常介于脂肪和肌肉之间，即接近水密度。

但有脂肪变性及细胞内高脂质含量的病灶（如脂肪瘤、分化良好的脂肪肉瘤、畸胎瘤、血管平滑肌脂肪瘤），CT 值呈负值，在 T_2WI 上呈低信号。

产生黏液或有黏液样变性的肿瘤在 T_2WI 上呈明亮的高信号。了解这些低密度病灶的病理特点，有助于正确诊断与鉴别诊断。

一、脂肪退变 / 脂肪变性的病灶

脂肪变性常见于甲状腺淀粉样变性。由于淀粉样物质沉着造成血液循环障碍及组织缺氧，使成纤维基质演变为脂肪细胞。CT 表现为甲状腺弥漫肿大，呈广泛负值密度。脂肪退变一般要经历数年，因此有上述 CT 表现时已不是早期病变。

组织学上肝细胞癌内有不同程度的脂肪变性，特别是分化较好的小肝癌。有时整个肿瘤呈弥漫性脂肪变性，CT 上病灶呈广泛负值密度。在肝硬化的肝内发现小的脂肪样占位性改变时，应考虑肝癌的诊断。

子宫的脂肪平滑肌瘤需与卵巢的脂肪肿瘤鉴

别。前者的病因为平滑肌瘤的平滑肌细胞的脂肪变性。有一些肾细胞癌和肾母细胞瘤含脂肪的报道，但是其脂肪组织的沉积是局限性的。肾母细胞瘤的基质成分可分化成脂肪，肾细胞癌内的退化性改变也可化生出脂肪和骨成分。

二、病灶细胞内高脂质含量

肾上腺皮质腺瘤含大量的透明细胞，这些大的空泡样细胞内含大量脂质决定了其 CT 平扫呈弥漫的低密度。肾上腺肿块的 CT 值在鉴别腺瘤和非腺瘤病灶（如转移瘤、无功能嗜铬细胞瘤、原发癌）时很有帮助。先天性脂样肾上腺增生是由于胆固醇裂解酶缺乏造成婴儿两侧肾上腺肿大，并在 CT 平扫时呈弥漫的低密度。

卵巢的脂样细胞瘤临床上表现为类固醇激素的过度分泌，CT 平扫上显示弥漫性不均匀的低密度并有小的钙化。增强扫描呈轻度强化，该病经常被误诊为卵巢畸胎瘤。

细胞内高脂质含量的肿瘤，如肾上腺皮质腺瘤、卵巢的脂样细胞瘤在 CT 平扫上呈负值，但在 MRI 的 T_1WI、T_2WI 上为低信号，不同于脂肪瘤的 MRI 表现。

肾透明细胞癌为常见的肾肿瘤，细胞内含糖原和脂质。它不同于肾上腺皮质腺瘤，罕见有负 CT 值。尽管如此，MRI 的反相位化学位移序列能测出病灶内少量的脂质。用此序列检查时肾透明细胞癌可能会被误诊为血管平滑肌脂肪瘤。前者在 CT 上呈负值也易被误诊为血管平滑肌脂肪瘤。

三、含大量载脂巨噬细胞的病灶

载脂巨噬细胞可见于黄色肉芽肿性肾盂肾炎。CT 所见低密度灶是由脓液、坏死物质、载脂巨噬细胞组成。乳头状肾细胞癌组织学上有载脂巨噬细胞（泡沫细胞）和细胞内含铁血黄素沉积。但是罕见整个瘤体含大量载脂巨噬细胞。乳头状肾细胞癌若其内含大量载脂巨噬细胞，CT 平扫可呈弥漫性低密度，在 MRI 的 T_1WI、T_2WI 上为低信号，与细胞内含高脂质的肿瘤如肾上腺皮质腺瘤或脂样细胞瘤表现一致。

四、产生黏蛋白的肿瘤

胃、结肠、脐尿管、胆囊、肺、乳腺、颌下腺的黏液腺癌内有大量的黏蛋白湖，CT 平扫为弥漫的低密度。黏液腺癌的诊断通常在进展期，除原发部位的病灶外，还有腹腔播散和远处转移。呈弥漫性低密度灶，伴或不伴有钙化。胆囊的黏液腺癌在 CT 上近似水样密度，超声上呈强回声，单用 CT 诊断可能会漏诊。黏液性细支气管肺泡癌约占细支气管肺泡癌的 1/4，黏液性胆管细胞癌因肿瘤内有大量黏液而表现为低密度灶。

卵巢、胰腺、阑尾、肺的粘液囊腺癌的远处转移和腹腔假性黏液瘤均表现为单房或多房囊性病灶，并且含实体部分。恶性宫颈腺瘤表现为含黏液的成簇的囊性病灶。胆囊和胆管的乳头状腺癌、肝脏的胆管囊腺癌、胰腺导管内乳头状瘤可分别在胆囊腔、胆管、胰管内产生黏液。肿瘤本身在 CT 上呈软组织密度灶。

五、黏液样变性／含粘液基质的肿瘤

粘液样脂肪肉瘤是脂肪肉瘤中最常见的类型，约占脂肪肉瘤的 50%。粘液样脂肪肉瘤有大量的粘液样基质，CT 平扫呈弥漫的边界清楚的低密度灶，CT 增强时病灶强化不均匀。在 MRI，T_1WI 为低信号，T_2WI 为高信号，钆增强后呈不均匀强化。MRI 的强化效应较 CT 明显。

肌肉内粘液瘤 CT 平扫时呈广泛低密度灶，增强后轻到中度强化。它与骨质的纤维样变性（Maz-abrand 综合征）有关。粘液样基质可见于恶性纤维组织细胞瘤、软骨肉瘤、胚胎横纹肌肉瘤、滑膜肉瘤、单发纤维瘤，然而这些病灶的粘液样基质不如粘液样脂肪肉瘤和肌肉内粘液瘤广泛。纤维粘液瘤、退行性血管粘液瘤和大网膜肠系膜粘液样错构瘤在 CT 平扫均可呈弥漫性低密度灶。

退行性血管粘液瘤通常起源于腹膜、外阴、盆腔下部的结缔组织，多见于女性病人。大网膜肠系膜粘液样错构瘤是炎性成肌纤维假瘤的异体，是由扩张的大网膜或肠系膜动脉供血的富血供病灶，好发于儿童和青少年。CT 平扫均可呈弥漫性低密度灶，增强后呈不均匀明显强化。MRI 图像上，T_2WI 为明亮的高信号夹有低信号，增强后呈不均匀明显强化。

神经纤维瘤 CT 平扫呈弥漫性低密度灶，有或没有中央高密度区；在 MRI，T_2WI 为明亮的高信号，有或没有中央低信号区。增强后 CT 表现为弥漫性低密度灶，有或没有中央强化。

神经节瘤表现为腹膜后、后纵隔、颈部弥漫性低密度灶，增强后轻度强化。T_2WI 为不均匀高信号，钆增强后延时扫描为不均匀强化。除纵隔型神经节瘤外,在 T_2WI 病灶边缘有一圈低信号,为包膜。

神经鞘瘤组织学上由 Antoni A 型和 Antoni B 型组成。粘液样神经鞘瘤 CT 表现为弥漫性低密度灶,增强后轻度强化。

脊索瘤多位于斜坡和骶骨,较少见于颈椎,其组织学上有厚的纤维分隔,粘液样基质内有含空泡的细胞。CT 表现为弥漫性低密度灶,增强后不均匀强化。 T_2WI 为明亮高信号,有低信号的分隔及包膜。钆增强后延时扫描为不均匀强化。

多形性腺瘤是最常见的腮腺肿瘤,它由上皮细胞、肌上皮细胞和粘液样基质组成。粘液样基质成分在 CT 平扫表现为弥漫性低密度灶, T_2WI 为明亮高信号,钆增强后逐渐明显强化。多细胞区域 T_2WI 为低信号,并轻度强化。大多数多形性腺瘤 T_2WI 病灶边缘有一圈低信号包膜。

发生在咽旁间隙的神经节瘤、神经纤维瘤和多形性腺瘤在 CT 和 MRI 的表现上很相似。T2WI 病灶边缘有一圈低信号包膜。增强后不同的强化效应是鉴别的关键。

子宫平滑肌瘤可表现为各种各样的退变。粘液样退变的子宫平滑肌瘤表面呈波浪状,马鞍形肿块内有低密度区。

粘液样肾上腺皮质肿瘤非常罕见,粘液样肾上腺皮质腺瘤 CT 平扫表现为弥漫性低密度灶,强化较明显。 T_2WI 为高信号,钆增强 T_1WI 可明显强化。

粘液样退变的嗜铬细胞瘤 CT 平扫为低密度,增强后明显强化。绝大部分嗜铬细胞瘤病人外周血的儿茶酚胺水平增高。

六、有大量坏死的肿瘤

有大量坏死的肿瘤,CT 上表现似囊肿或良性囊性病变。肺鳞状细胞癌或大细胞癌,肾细胞癌,肝细胞癌,横纹肌肉瘤,平滑肌肉瘤,嗜铬细胞瘤,神经节旁瘤,神经鞘瘤,头、颈部鳞状细胞癌淋巴结转移,肺癌肾上腺转移,胰腺胰岛细胞瘤,胰腺实性或乳头状上皮瘤,罕见的带蒂的胆总管癌均可有大量坏死。

需留意少量软组织成分、血管结构、腹水、肿大淋巴结以鉴别良性囊性病灶和单纯囊肿。

七、囊性生长的肿瘤

真囊样生长的病灶与弥漫性低密度灶、囊肿样或广泛坏死的病灶表现相似。通常是单房囊腔,囊内壁衬有肿瘤细胞。来自甲状腺乳头状腺癌、胸膜恶性间皮瘤和扁桃体癌的淋巴结转移、淋巴管平滑肌增生症、囊性肾癌、腹膜囊性间皮瘤、卵巢浆液性囊腺瘤 / 或癌、浆液性囊腺瘤 CT 平扫表现为弥漫性低密度灶。

甲状腺乳头状腺癌淋巴结转移可类似筛裂囊肿或淋巴管瘤。颈上淋巴结的囊性鳞状细胞癌通常起源于隐匿的扁桃体癌。

淋巴管平滑肌增生症是一种以淋巴结和淋巴管内平滑肌弥漫增生为表现的疾病。肿大的淋巴结内淋巴液积聚成囊肿样改变。

通常不可能鉴别有大量坏死的癌肿、并发癌肿的囊肿和囊性肾细胞癌的恶性囊肿。需留意少量软组织成分以与良性囊性病灶和单纯囊肿相鉴别。

八、广泛水肿的病灶

广泛水肿性改变在 CT 平扫中表现为弥漫性低密度灶。但实际上弥漫性低密度灶很少是由水肿造成的。胃癌、严重的胃炎与粘液乳头状胃癌的表现很相似。胃癌引起的广泛水肿非常罕见。严重的急性胃炎有腹痛。弥漫性卵巢水肿并不少见,但 CT 上较难发现水肿引起广泛低密度。急性肝炎及肝硬化引起的胆囊浆膜下水肿 CT 上常见。

九、其他病变

文献还报道了其他 CT 平扫为弥漫性低密度的病灶。胃壁增厚并且密度减低可见于胃浆细胞瘤,与胃粘液腺癌的表现一致。白血病侵及胆囊时可造成浆膜下低密度,与浆膜下水肿表现相似。睾丸癌病人低密度结节转移已有报道。

第六节　肿瘤与炎症的分析

关于疾病是由肿瘤还是炎症引起的正确认识和分析,一直是个重要问题,头脑务必要清醒,肿瘤与炎症并不一定是对立的事物,不是非此即彼的关系,不要轻易地放弃另一方面的可能性,要注意二者不仅可以独立存在,还可以合并存在,即在炎症的基础上产生肿瘤,或是在肿瘤的基础上加杂了炎症。

第七节　肿瘤标志物升高不等于患癌

在体检报告中,让人最心惊肉跳的便是免疫肿瘤指标,这是与癌症紧密相关的几个指标,简单的几个数值的变化,甚至被人当成是否患癌的审判书。很多人会对肿瘤标志物的升高产生恐惧,但应该了解肿瘤标志物数值的高低与肿瘤相关,却不等于可以被诊断为肿瘤。

肿瘤标志物在正常组织或良性疾病中同样可以产生,且存在个体差异,健康人发现肿瘤标志物数值高了,一定要综合分析、动态随访,若指标持续成倍增加,要特别小心。同样的,肿瘤标志物数值位于正常值内也不代表就万事大吉。

肿瘤标志物并没有想象中那么神奇,但对于手术后的肿瘤病人更具参考价值。

在 1846 年发现了世界上第一种肿瘤标志物"本周蛋白",开创了肿瘤标志物的新时代。肿瘤标志物一般是指在肿瘤发生和增殖过程中,由肿瘤细胞分泌出来的一类物质。并可以在实验室内通过生物、免疫及生化等方法能定性或定量地检测出来。

它的出现到最终运用到临床上时,需要满足几项标准。一是敏感性:某种标志物在某种肿瘤存在的百分比例非常高;二是特异性:能够区分出患者与正常人的能力,从某种肿瘤标志物在正常人中都应该不存在,是阴性。

但是事实上,目前还没有发现真正理想的肿瘤标志物,就是说临床上使用的肿瘤标志物的敏感性和特异性都达不到 100%,例如,目前诊断原发性肝癌最好的甲胎蛋白(AFP),也有 20%~30% 的原发性肝癌始终不升高。

所以,对于医生来说,肿瘤标志物只是作为一种检测肿瘤的辅助手段。一些学者认为,它的更大价值在于肿瘤病人手术后,我们可以依据肿瘤标志物的数值变化,来说明手术或化疗是否有效,对于治疗疗效的观察、判断转移或复发更具有重要的作用。

一、肿瘤标志物值升高不等于患有肿瘤

肿瘤标志物数值的高低与肿瘤相关,却不等于我们可以诊断为肿瘤。肿瘤的诊断必需要由病理检查来确定。大家看到体检时的肿瘤标志物值升高了,不要惊慌,有可能就是一过性升高而已。

导致肿瘤标志物值升高的原因主要有下列五种。

恶性肿瘤患者:一般肿瘤标志物的含量会有显著增高。但是不是所有的恶性肿瘤都会引起肿瘤标志物的升高。例如同样是原发性肝癌,原发性肝细胞型肝癌患者检测甲胎蛋白(AFP)绝大多数会有显著增高,但是原发性胆管细胞型肝癌患者的甲胎蛋白含量却很少有升高的。这是根据肿瘤标志物的特异性与灵敏度来决定。

正常人群:虽然肿瘤标志物是由肿瘤产生的物质,但肿瘤标志物在正常组织或良性病变中同样可以产生,但这类情况所占的比例较低且存在个体差异。正常人群同样要重视肿瘤标志物,其数值的增加可能是炎症或者是癌细胞的轻度增加引起的。

样品存储问题:在血液标本储存不当也会导致肿瘤标志物的指标升高。如容器、抗凝剂、保存液及冷链储藏等出现问题,会导致样品不能准确反映检测者的实际情况,有可能会使肿瘤标志物的值升高。

药物使用:在临床上使用药物,如胸腺肽、狂犬疫苗等生物制剂的使用后,有可能引起某些肿瘤标志物指标的升高。

特殊情况:例如喝酒、睡眠不好,还有过于频繁地进食补品。对于女性来说,处于怀孕期或月经期时前后抽血,都会因个人身体差异引起肿瘤标志物的值产生波动。

二、肿瘤标志物异常,需要做进一步影像学检查

一般来说,体检报告主要是将肿瘤标志物检测值和正常参考值做对比,如果有非常明显的增高,当然癌症的可疑度也会相应增大,对于出现这类状况的患者来说,则需要做进一步的全面检查,包括 CT、B 超等,即使是轻微的超标,也不能置之不理。

为了彻底的排除早期癌变的可能,还需要隔一两个月再去医院进行复查,如果持续升高,就要怀疑癌变在发展,如果一直没有明显的升高,一般是良性病变,可能是器官炎症所致。

癌症手术后,发现肿瘤标志物较手术前明显增高,就要考虑复发的可能性,应及时请专科医生会诊

和解读，做进一步检查，以确定癌症是否复发。

第八节　肿瘤治疗理念及模式的变化

随着生物医学的迅速发展，特别是分子病理学、表观遗传学、肿瘤干细胞理论等的出现，肿瘤的个体化、人性化、理性化的治疗理念正在逐渐被接受。人们认识到大多数肿瘤是一种全身性疾病，这使源于100多年前以外科手段为主的肿瘤根治术的概念受到质疑。这体现了医学科学的进步。

遗憾的是，迄今，患者得了乳腺癌后，很多肿瘤医生在与患者或亲属谈话时，常常提到乳腺癌根治术的强调"要保乳房，还是要保命"，使治疗变成患者的痛苦选择。

如果说"根治术"概念的出现是由于100多年前人们对肿瘤生物学不了解产生的一种原始认识，反映了当时医生战胜肿瘤的一种美好的愿望。那么，在人们对肿瘤生物学有了深入认识的今天，我们还向患者谈论"根治术"或"根治性切除"，则容易产生误导作用。这不仅误导了我们为治疗方法的选择，也背离了学科的发展方向，还容易引起医患之间的一些误解使患者产生"不是做了根治术吗？怎么又复发了？"的疑问。值得强调的是，目前单一——种治疗手段，对绝大多数恶性肿瘤来说，还无法达到根治效果，根治的概念应该是做到局部肿瘤的灭活，区域或器官水平肿瘤的灭活，全身水平肿瘤的灭活。

微创介入治疗融合了当代的高新科技，包括了现代医学影像技术导引下的射频、微波，不可逆电穿孔消融治疗，高强度聚焦超声（HIFU），放射性粒子植入，光动力，腔镜技术，内镜技术，经导管动脉化疗栓塞（TACE）等，治疗创伤小，疗效确切，正在日益为医患群体认知和接受。微创介入治疗联合多学科综合治疗改变了肿瘤治疗的冷兵器时代的一"刀"独大的局面。

现代医学影像，影像引导下的微创治疗以及生物免疫治疗的进步，引发了肿瘤治疗理念的进步，从以往破坏性治疗思维、破坏性的治疗策略、破坏性的治疗模式，正在向建设性的治疗思维、建设性的治疗策略、建设性治疗模式转变。即在有效的灭活肿瘤的前提下，最大程度地保护患者的生理功能，最大程度地保护患者的免疫功能，最大程度地保护和改善患者的生活质量。以微创治疗联合生物免疫治疗及中医中药治疗为代表的多学科综合治疗是建设性治疗模式的具体体现，成为继手术、化疗、放疗之后的第4大肿瘤治疗模式。

如今大多数有症状的子宫肌瘤患者已不需切除子宫，微创介入成为主要的治疗方法。微创介入治疗已成为肝癌、前列腺癌、肾癌和乳腺癌的首选治疗方法之一。毋庸置疑，在不久的将来，胰腺癌等肿瘤的微创治疗也将成为首选治疗方法之一。

第九节　关于疾病和肿瘤分类的一些思考

关于疾病分类，宜从预防、临床、影像检查、病理研究、预后及追踪随访，五个方面结合研究考虑；关于肿瘤分类，不宜简单地称之为恶性肿瘤或良性肿瘤；关于肿瘤的性质，建议结合各个方面分别分析研究。

预防：传染性疾病的预防；产前检查、预防先天性疾病、遗传性疾病；禁止吸烟，环境保护，酒精与肝脏疾病；许多疾病与环境污染的关系的研究；

病理组织学表现：组织和细胞种类改变，免疫组织化学检测的异常等。非侵袭性生长的肿瘤，良性生长膨胀性生长的肿瘤；侵袭性生长的肿瘤，恶性生长，非膨胀性生长的肿瘤。例如典型的子宫平滑肌瘤，一直称之为良性肿瘤，它却有着与恶性肿瘤一样的四处转移的生物学行为。

生物学行为和临床表现：疼痛，发热，肿胀等各类临床症状；需考虑是否容易复发，是否转移，病灶扩散的速度，死亡率，X年生存率等。例如四肢短骨的软骨瘤，根据组织学检查可能有恶性征象，但临床上此种肿瘤很少有恶性发展者；反之，扁骨或长骨的软骨瘤，从显微镜下的组织表现为良性，而发展为恶性者却甚多。尚有长骨的骨软骨瘤或软骨瘤，临床表现确已恶性变，且有转移，而显微镜下的组织学改变仍不明显。因此对继发性软骨肉瘤的病理诊断，必须将四个方面密切的结合。

一、影像学表现

颅脑病变：侵犯脑膜，侵犯颅骨，病变发展的速度，血行播散，转移，脑脊液播散等。

肺部病灶：向周围浸润，各类磨玻璃密度结节，支气管播散，血行播散，淋巴途径播散，转移性病变，肋骨及胸廓骨质破坏和软组织侵犯等。

腹盆部病变：侵犯邻近器官和组织，侵犯周围血管，血管栓塞，门脉癌栓，侵犯胃肠壁浆膜、周围系膜、网膜、淋巴扩散，累及周围淋巴结等。

肌骨系统病变：骨质破坏，骨质侵蚀，成骨反应，瘤骨生成，溶骨表现，蚕食、鼠咬状骨质破坏等；软组织肿块，侵犯邻近肌肉、筋膜，关节骨质破坏，滑膜侵犯，关节软骨及关节外组织的侵犯等。

二、关于疾病

疾病种类包括：炎症，肿瘤，先天异常（先天性疾病，遗传性疾病及发育异常性疾病），外伤，免疫障碍性疾病，自身免疫性疾病，传染性疾病等。

疾病诊断包括：定位、定性、定量、定病等。

疾病诊断检查包括：病源学（细菌、病毒、寄生虫等）、病因学（外伤、先天异常等）、病理学（炎症、肿瘤、外伤、先天异常等，及疾病的发病机制研究）；影像学检查、检验科检查、免疫学检查、生物化学检查、微生物学检查等，流行病学研究，以及传染性疾病与自然灾害、环境污染的关系。

第十节　右下肺周围性腺癌转移至腹膜后淋巴结

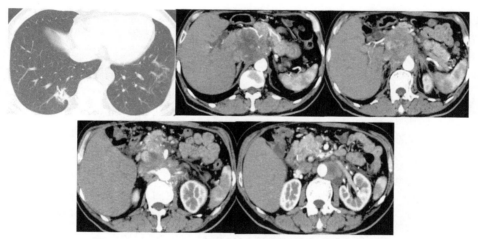

图 2-9-10-2　右下肺周围性腹腺癌转移至腹膜后淋巴结

患者，男，62岁。CT：右下肺不规则结节影性质待定。纵隔淋巴结肿大。腹膜后淋巴结肿大融合成团（图 2-9-10-2）。

术后病理检查：病理诊断：腹膜后肿物切除标本：转移性低分化腺癌，部分呈肉瘤样变（肉瘤样癌），部分坏死，淋巴结可见癌转移。免疫组化检测结果提示肿瘤转移源自肺部。右下肺穿刺活检标本：右下肺周围性腺癌。

第十一章　其他多系统多部位的肿瘤及肿瘤样病变

第一节　误诊病例简介：肺部原发性平滑肌瘤

平滑肌瘤多发生于消化道，其次为子宫，而发生于肺部的非常少见，占肺良性肿瘤的 2%。在临床上常有误诊。

一、病理学

肺部原发性平滑肌瘤是来源于肺内血管、淋巴管或支气管的平滑肌细胞或组织，根据其组织起源分为支气管内型、肺血管内型及肺实质型，肺实质型多见。

Terada（2013）报道 1 例起源于肺动脉的平滑肌瘤，Behesthirouy 等（2012）报道了 1 例因受化学武器损害而起源于支气管的平滑肌瘤的病例。

二、临床表现

不同类型的肺部原发性平滑肌瘤引起不同的临床症状，如支气管内型者，会发生刺激性咳嗽、咳痰、胸痛、胸闷；管腔阻塞严重时，会引起一系列阻塞性改变，导致呼吸困难。

肺实质型较小时，一般不伴有相应的临床症状；当肿块较大时，会压迫邻近的支气管，引起胸闷、呼吸困难等症状。

一组 6 例全为肺实质型，故引起相应的症状较轻，出现的咳嗽、胸痛、咯血及发热的症状均与此瘤无关，是本身伴有慢性支气管炎或肺炎所致。

肺部原发性平滑肌瘤好发中青年女性，该组男女性别比为 1：2，与似往文献报道相符。

肺部也会发生转移性良性平滑肌瘤，比原发性肿瘤相对多见，文献已有报道。转移性平滑肌瘤多是子宫肌瘤手术后出现，肺内常多发。

三、影像学研究

该组 6 例肺部原发性平滑肌瘤均单发，CT 见肿瘤均呈圆形或卵圆形，边缘极其光滑、锐利、清晰，无分叶、毛刺，大小不一，具有完整假包膜，可见肺部原发性平滑肌瘤具有肺部良性肿瘤的 CT 特点，但缺乏特征性。

该组 6 例中，误诊为肺癌 1 例，肺硬化性血管瘤 2 例，错构瘤 2 例，1 例报告为良性肿瘤，全组 6 例均未考虑到平滑肌瘤。

1 例误诊为肺癌，是由于肿块较大，直径约 8.5 cm，同时伴有胸腔积液、咯血，但仔细观察也能发现一些呈良性肿瘤的影像表现，比如肿块边缘光整，密度均匀，邻近胸壁无侵犯，而胸腔积液是由于肿块刺激邻近胸膜引起渗出所致；其余 5 例虽都考虑良性肿瘤，但均未想到平滑肌瘤，分析原因可能是肺部原发性平滑肌瘤发生率低，对它缺乏认识，同时肺部原发性平滑肌瘤缺乏影像特征性，和其他良性肿瘤鉴别困难。

肺部原发性平滑肌瘤的 CT 平扫多为中等密度，与邻近胸壁肌肉密度相似，增强后强化程度多不明显，有时可见肿瘤假包膜强化，这与它的病理特点是一致的。

4 例均匀中度强化，大体标本切面呈灰白色，肿块较密实、质硬，镜下平滑肌瘤细胞成束、纵横交织排列而成，间质有纤维结缔组织，血管较少见，有假包膜。

1 例肺部原发性平滑肌瘤实质强化明显伴液化囊变，大体标本切面呈灰红色，肿块质地较软，镜下主要由平滑肌瘤细胞组成，纤维组织较少，间质血管丰富，部分平滑肌瘤细胞发生玻璃样变性，局部血管分支减少，查阅以往文献此种情况少见。可见肿瘤内纤维组织多，平滑肌细胞少，则大体标本表现较白较硬；相反，平滑肌瘤细胞丰富，纤维组织少，则大体标本较红较软,间质血管丰富,强化也明显。

1 例肿瘤假包膜强化,镜下见假包膜由纤维结缔组织束形成,结构疏松,其内分布有放射状的血管支。

该组 6 例术后 CT 随访半年至 1 年,均未见复发和转移的 CT 征象。

对于肺部转移性平滑肌瘤,CT 表现多为两肺多发,如果女性患者肺内出现多发性平滑肌瘤时,要进一步检查子宫有无肿瘤,并应多处取材,观察细胞有无异型性,以排除肺内肿瘤是否为子宫分化较好的平滑肌肉瘤或良性平滑肌瘤的肺转移灶。

四、鉴别诊断

该组 6 例肺部原发性平滑肌瘤为孤立性肿块,呈良性肿瘤的 CT 表现,易与肺内其他良性肿瘤相混淆,如错构瘤、炎性假瘤、肺部硬化性血管瘤等。

错构瘤:肺内最常见的良性肿瘤,其典型 CT 表现可见爆米花样钙化及脂肪密度,边缘光滑,增强后无或轻度强化,易鉴别。

肺炎性假瘤:肺内慢性炎症产生的肉芽肿,机化、纤维结缔组织增生及相关的继发病变形成的肿块,并非真正的肿瘤,CT 表现为圆形或椭圆形肿块,一般无包膜,典型者可见尖角征或切边征,病灶密度不均匀,增强后不均匀强化。

肺硬化性血管瘤:好发于中年女性,CT 表现为孤立性结节或肿块,边缘光整、境界清,增强持续渐进强化,典型者伴有空气新月征、晕征、贴边血管征、瘤内钙化等。

综上所述,肺部原发性平滑肌瘤少见,多偶然发现。病变呈圆形或卵圆形,轮廓光整,边缘极其光滑,CT 平扫及增强多呈中等密度。肺部 CT 检查发现此类表现时,要想到肺部原发性平滑肌瘤的可能。

第二节　低度恶性肌成纤维细胞肉瘤

低度恶性肌成纤维细胞肉瘤是一种由肌成纤维细胞分化而来的梭形细胞肉瘤,发病率较低,约占软组织恶性肿瘤的 1%。WHO(2002)将其列为独立的病理类型,由于其影像表现缺乏特征性,常常将其误诊为其他肿瘤。

一、病理学

低度恶性肌成纤维细胞肉瘤是一种罕见的间叶组织起源的肿瘤,由 Vasudev 等(1978)首次报道。低度恶性肌成纤维细胞肉瘤好发于头颈部,其次见于胸腹壁、腹腔、四肢和股骨,少见于唾液腺、乳腺、鼻腔、副鼻窦及牙龈等。多为单发,肿瘤位于皮下或黏膜下组织、深部软组织,尤其是肌肉组织内。

二、临床表现

一组 9 例来源于不同部位,以腹腔最多见。低度恶性肌成纤维细胞肉瘤好发于 15~75 岁,中位年龄 44 岁,无明显性别差异。该组 9 例以女性多见,平均年龄 42.7 岁。临床表现依发病部位和肿瘤大小不同而异,常以渐进性增大无痛性肿块为首发症状。

三、影像学研究

低度恶性肌成纤维细胞肉瘤影像表现缺乏特异性,其影像表现具有以下特点:

形态及边界:肿瘤多为单发类圆形或不规则软组织团块,较大肿瘤膨胀性生长呈分叶状,边界较清,部分肿瘤包膜完整。该组类圆形 5 例,不规则形 4 例,其中 4 例呈分叶状。分叶状肿瘤直径均大于 5 cm,推测分叶状的形成与肿瘤在生长过程遇血管、神经等受阻有关;也可能与肿瘤体积较大,因血供不均而导致生长不均衡。1 例不规则形肿瘤患者 5 年前有低度恶性肌成纤维细胞肉瘤手术病史,其形态是否与手术有关,有待进一步研究证实。

CT 及 MRI 表现:CT 平扫呈均匀或不均匀中等密度影,大部分肿瘤中央可见坏死低密度区,并可见点状钙化。肿瘤内低密度区是由于坏死、出血囊变所致,病理上为大量纤维黏液变性,故 CT 值呈水样密度,MRI 呈长 T_1、长 T_2 或短 T_1、长 T_2 改变。

该组 8 例见不同程度囊变、坏死,1 例见点状钙化及出血。MRI T_1WI 呈等信号或稍低信号, T_2WI 呈稍高信号,信号均匀或不均匀,其内可见条索状低信号。该组 4 例 T_2WI 信号不均,表现为等信号、稍高信号及高信号。有学者认为该现象可能与瘤细胞排列疏松、间质黏液变性及胶原纤维增生程度有关。其中 2 例 T_2WI 见条索状低信号。一些学者推测其病理基础与肿瘤内致密胶原纤维增生有关,具有一定特异性。

强化特点:低度恶性肌成纤维细胞肉瘤增强后呈均匀或不均匀轻、中度甚至明显强化,其强化方式多样与瘤细胞成分、纤维组织的比例有关。有研究认为除此之外肿瘤的强化方式与肿瘤间质富含微血管密度和毛细血管通透性有关,也与肿瘤发生黏液变性的程度有关。该组 2 例明显强化,4 例呈不均匀轻、中度强化。2 例强化明显者镜下肿瘤间质可见丰富毛细血管形成。

浸润性生长:低度恶性肌成纤维细胞肉瘤生物学行为呈交界性或低度恶性,多数情况下肿瘤沿结缔组织间隔呈不规则浸润,甚至可以侵入肌肉或周围组织。该组 4 例见肿瘤呈浸润性生长,1 例位于腹膜后包绕血管生长,管腔变窄;1 例位于腹腔肠系膜,累及周围肠壁及血管;1 例位于左侧前胸壁,侵犯周围组织;1 例位于右侧上腭,侵犯周围牙槽骨。术前均诊断为恶性肿瘤。

四、鉴别诊断与误诊分析

发生于不同部位的低度恶性肌成纤维细胞肉瘤需要与其他不同肿瘤相鉴别。

胃及胃肠外间质瘤:起源于胃肠道固有肌层,是一种间质性肿瘤,可分为良性、交界性和恶性。好发于 50~60 岁,临床主要表现为消化道症状,如胃肠道出血、腹痛、消化不良等。影像学上通常表现为边界清楚、强化不均匀的肿块,向腔内外生长,可发生出血、坏死。该组 3 例腹腔内低度恶性肌成纤维细胞肉瘤,2 例位于胃黏膜下,1 例位于肠系膜。分别误诊为胃腔内间质瘤和胃肠道外间质瘤。低度恶性肌成纤维细胞肉瘤体积较小,与交界性或恶性间质瘤体积较大有所不同,仔细观察强化特点有助于两者鉴别。

淋巴瘤:腹膜后淋巴瘤表现为多发大小不等结节影,密度均匀,常常融合成团,包绕周围血管(多为腹主动脉)出现"血管包埋征"或"三明治征",被包埋的腹主动脉多偏离原来的位置并呈现漂浮表现,有学者称之为"漂浮征",并且认为该征象可作为与其他淋巴结性病变相鉴别的重要征象。该组 1 例位于腹膜后,其影像表现与淋巴瘤浸润无异,术前误诊为淋巴瘤,最后经活检证实。

神经鞘瘤:CT 表现为软组织肿块,内见散在钙化影,边界尚清,中央见液化、坏死,增强后肿瘤呈环形不均匀强化,MRI 表现为 T_1WI 呈等信号、稍高信号,T_2WI 呈等信号、高信号;该组 1 例低度恶性肌成纤维细胞肉瘤位于左侧腋下,其表现与该区域好发的神经鞘瘤极为形似,唯一有所区别的是低度恶性肌成纤维细胞肉瘤的液化、坏死较为散在,而神经鞘瘤液化、坏死较为居中,但当神经鞘瘤恶变时肿瘤内也可见数个小囊变区。

转移瘤:常有原发病史,呈软组织团块影,形态不规则,病灶密度/信号不均,呈侵袭性生长,破坏周围骨质。该组 1 例低度恶性肌成纤维细胞肉瘤发生于右上腭,沿周围间隙侵袭性生长,破坏牙槽骨。仔细分析低度恶性肌成纤维细胞肉瘤中 T_2WI 信号明显低于转移瘤,有助于两者鉴别。

恶性纤维组织细胞瘤:好发于老年人,多见于四肢深部软组织内,呈圆形或不规则形,恶性程度高,易侵犯周围组织,甚至侵蚀破坏邻近骨质。该组 2 例低度恶性肌成纤维细胞肉瘤误诊为恶性纤维组织细胞瘤,1 例位于左侧臀部软组织,1 例位于左侧前胸壁并跨越肋间隙向胸廓内侵袭生长。两者影像表现相似,但恶性纤维组织细胞瘤恶性程度高于低度恶性肌成纤维细胞肉瘤。

总之,低度恶性肌成纤维细胞肉瘤临床所见,影像学尤其增强检查具有一定特征性,表现为轻、中度不均匀强化或环形强化伴内部坏死灶的软组织肿块,具有一定侵袭性,结合年龄及发病部位可初步诊断,对于少见部位者确诊仍有赖于组织病理学和免疫组织化学检查。

第三节　弥漫性低密度的肿瘤病变

详见本书　本卷　本部分　本篇　第十章　第　五节　弥漫性低密度的肿瘤病变。

第四节　双侧臀部表皮样囊肿

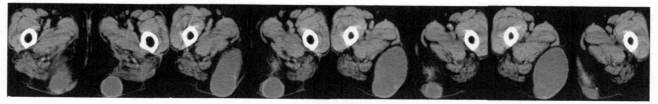

图 2-9-11-1　双侧臀部表皮样囊肿

患者,女,78 岁。

病理检查:右侧囊性肿物一个,内含油脂,内壁光滑,结论:右侧臀部表皮囊肿伴胆固醇结晶。左侧臀部两大小不一囊性肿块,大者囊内充满灰白色豆渣样物质,小者囊内充满油脂样物质。结论:左侧臀部囊性肿物,大者为表皮囊肿,小者脂性囊肿(图 2-9-11-1)。

第五节　卵黄囊瘤

卵黄囊瘤是一种来源于原始生殖细胞的恶性肿瘤,最早由 Teilum(1959)首次报道, Teilum 通过与大鼠胚胎的内胚窦结构对比研究发现它们结构非常相似,首次命名为内胚窦瘤,后因研究发现肿瘤中心的囊腔结构相当于人胚胎时期的卵黄囊,故改称为卵黄囊瘤。

一、病理学

卵黄囊瘤的大体标本呈巨大囊实性软组织肿块,切面可见出血、坏死及囊变,病理学家称之为"七彩瘤"。肿瘤的组织学形态多样,可有疏松的网状结构、内胚窦样结构、嗜酸性小体、腺泡样及腺管状结构、实体细胞团结构,多形结构混合存在为其特征性病理改变,肿瘤分泌甲胎蛋白,患者血清甲胎蛋白水平明显升高,免疫组织化学的甲胎蛋白抗体阳性,一组 9 例中有 8 例治疗前检查血清甲胎蛋白,均 >1000 µg/L,其中 6 例 >3000 µg/L。

血清甲胎蛋白水平不仅对卵黄囊瘤具有重要的诊断价值,并可以评价手术及化疗的疗效及预后。该组 7 例甲胎蛋白在术后明显降低, 2 例无法手术而行单纯化疗者甲胎蛋白逐步明显下降。

二、临床表现

卵黄囊瘤好发于儿童和青少年,该组 9 例中最小年龄 10 个月,最大年龄 30 岁,平均 14 岁。肿瘤主要发生于性腺,也可发生在生殖细胞从卵黄囊迁移生殖嵴的中线路径上,包括纵隔、腹腔与腹膜后、骶尾部、阴道、松果体、小脑蚓部、侧脑室、网膜、心脏等,该组 9 例加上同时期该院另外 6 例超声及病理证实的卵黄囊瘤,总共有 5 例发生于卵巢, 5 例发生于睾丸, 1 例发生于盆腔隐睾,可见性腺仍是卵黄囊瘤好发部位,与文献报道一致,另外有 3 例卵黄囊瘤发生于纵隔,显示纵隔的发生率并不很低。

卵黄囊瘤是高度恶性肿瘤,临床表现根据部位不同而有所不同,发生于纵隔者主要表现为胸闷、咳嗽、胸骨后疼痛等,发生于腹部盆腔者主要是腹痛、腹部包块及肿瘤压迫症状,晚期可见肿瘤对周围结构的侵犯和远处转移,另外,该组 9 例中有 3 例出现中低度发热症状,需引起重视。

三、影像学研究

卵黄囊瘤 CT 表现多样,与其病理学成分形态多样有关,如下特征对卵黄囊瘤的诊断有参考价值。

发病部位:本病基本都发生于人体中轴线上,远离中线的部位极其少见,该组 9 例均发生于中轴线附件,以小儿及青少年性腺多发,其次是纵隔。

肿瘤的形态、大小、密度:卵黄囊瘤多为单发的巨大圆形或卵圆形软组织肿块,一般边缘境界清楚,少数对周围结构侵犯而变得部分边缘不清,部分可见分叶征,肿块内可见出血密度影,但罕见脂肪密度及钙化影。

肿瘤的强化特征:增强后卵黄囊瘤呈明显不均匀强化,并有逐步强化特征。肿块实质部分呈不规则的结节状、片絮状强化。囊性部分表现为大小不一的囊性分房,增强后不强化,房隔呈不规则弧形或带状强化。实性为主的肿块内条状肿瘤血管影具有一定特征性。

肿瘤的侵犯和转移:卵黄囊瘤容易对周围结构直接侵犯或远处血行转移,该组有2例对周围肠管及肠系膜直接侵犯,在CT上表现为肿块局部边缘与周围组织分界不清,相邻结构增厚模糊。有2例纵隔卵黄囊瘤可见肺内多发结节状转移灶,并见上腔静脉侵犯。2例腹腔转移伴中量积液。仅1例肠系膜及后腹膜淋巴结增大,术后病理为反应性增生。可见卵黄囊瘤以血行转移为主,淋巴结转移少见。

卵黄囊瘤诊断有五个要点:发病年龄小,婴幼儿和青少年多发;发生部位为人体中线区;恶性程度高,肿块生长迅速,发现时常较大;临床甲胎蛋白显著升高,与肿瘤生长相对应;CT表现为实性或囊实性肿块,明显不均匀强化。

四、鉴别诊断

卵黄囊瘤根据发生部位不同,需与以下疾病鉴别。

发生于卵巢的卵黄囊瘤需与无性细胞瘤及未成熟畸胎瘤等鉴别。无性细胞瘤多为实性肿块,内有纤维分隔,多数患者的血清乳酸脱氢酶和碱性磷酸酶升高有利于鉴别。未成熟畸胎瘤多为实性肿块,内含多发散在脂肪、钙化及毛发为其特征。卵巢上皮来源的囊腺癌及性索间质来源的颗粒细胞瘤等发病年龄较大,血清甲胎蛋白不高,一般相对容易鉴别。

发生于睾丸或隐睾的卵黄囊瘤需要与精原细胞瘤、淋巴瘤及胚胎性癌等鉴别,精原细胞瘤及淋巴瘤一般发病年龄较大,血清甲胎蛋白不会显著增高,相对容易鉴别,而胚胎性癌与卵黄囊瘤较难鉴别。

发生于纵隔的卵黄囊瘤需与恶性胸腺瘤、畸胎瘤等鉴别,恶性胸腺瘤容易侵犯周围结构,也可以出现坏死,在CT表现上与卵黄囊瘤较难鉴别,但是此病一般发病年龄较大,血清甲胎蛋白不高而可以鉴别。恶性畸胎瘤病灶内常可见钙化及脂肪密度影,血清甲胎蛋白不会显著升高而可以加以鉴别。

第六节　左踝和小腿弥漫性腱鞘滑膜巨细胞瘤

患者,女,60岁。

手术所见:患者取仰卧位,沿突出皮肤及破溃处做切口,清除表面坏死皮肤见菜花样坏死组织,清除坏死组织见白色纤维膜包绕肿物,肿物界限不清,环绕肌腱、骨质,清除部分肿物,见切面呈鱼肉状,胫骨骨质脆性大,少许碎烂,局部呈虫蚀样,考虑恶性肿瘤可能性大;术中告知家属病情,同意行术中冰冻,术中冰冻示梭形细胞肿瘤,倾向于良性肿瘤,需要进一步明确性质(图2-9-11-2)。

病理检查:冰冻病理诊断:左踝部肿物:梭形细胞病变,倾向良性肿瘤。确切性质类型待定。常规病理诊断:左踝部肿物切除标本:梭形细胞肿瘤,待做免疫组化检测协助诊断。

免疫组化诊断:左踝部肿物切除标本:结合201603865号切片HE染色与免疫组化标记,考虑为弥漫性腱鞘滑膜巨细胞瘤。注:本例两次送检标本形态类似,但第二次标本中出血坏死更明显,局部细胞丰富,增殖活性更高,巨细胞罕见。结合临床有溃破、渗出表现,考虑为弥漫性腱鞘滑膜巨细胞瘤,属中间型(局部侵袭性)肿瘤,有较高复发率,建议临床密切随访。

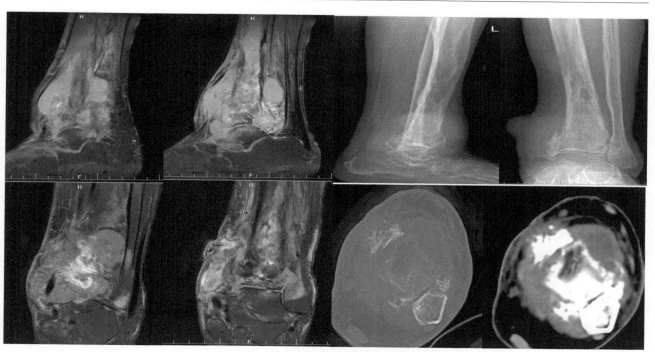

图 2-9-11-2　左踝和小腿弥漫性腱鞘滑膜巨细胞瘤

第十篇
其他多系统多部位疾病

第一章　与代谢有关的疾病
畸形性骨炎

畸形性骨炎，又称为 Paget 骨病或变形性骨炎，也称佩吉特骨病（Paget's disease），由 Paget（1877）首先报道并命名，是一种原因不明的慢性进行性骨代谢异常疾病，病因尚未明确，有报道一个家族中多人患病的病例，实属罕见。

一、病理学

畸形性骨炎为局限性骨重建异常，病变特点是过多的破骨细胞失控后引起的高速骨溶解，并导致成骨细胞增多和骨形成过多，生成的骨组织结构脆弱，骨炎及胶原转换率增高，致使骨局限性膨大、疏松，骨周围血管增生可出现骨肉瘤。

现认为该病的发病与病毒感染、遗传因素及内分泌紊乱有关，易感基因定位于 18q。

畸形性骨炎骨病的病理改变是破骨性及异常增生性骨病变，破骨细胞及成骨细胞增生活跃，一般分为早期（以溶骨为主）、中期（溶骨与成骨并存）及晚期（以骨质硬化为主），因此影像学表现可根据不同时期呈现不同的征象，早期以骨质疏松为主，可见粗大的骨小梁；中期由于溶骨与破骨并存，因此在病灶内可见混杂密度灶，既有骨质疏松，也有硬化的骨质；晚期骨质密度增高，骨皮质增厚并明显硬化。

本病恶变率约 1%，50 岁以上或病史较长的患者更易发生恶变，主要病理类型是骨肉瘤和纤维肉瘤。一组 11 例中，1 例并发软骨肉瘤，另 1 例并多发骨肉瘤。并发软骨肉瘤很少见，可能与病理取样部位、切片制作有关。

有报道本病可与甲状腺功能亢进性骨病、骨巨细胞瘤等合并发生。有文献报道乳腺癌与畸形性骨炎并存，亦有报道腰椎畸形性骨炎并发硬膜外多发性脂肪瘤，但均未明确畸形性骨炎与良、恶性肿瘤之间有必然的联系。

二、临床表现

本病多见于 40 岁以上中老年人，但也有年轻者患此病的报道，男女均可发病。因病变时期、范围、部位和程度以及相伴的并发症不同，临床表现差异很大。

最常见的症状是 Paget 病性骨痛，多在长骨承重部位明显，晚期可以产生畸形，病灶发生部位可由于应力作用导致皮质裂隙骨折；颅骨多以膨大为主，若病灶发生在颅面骨，可致颅面部畸形，可导致听力丧失；当病变发生于椎体并压迫脊髓或神经根时，患者通常以腰部疼痛就诊，或伴有被压迫神经投射部位的运动或感觉异常；其他部位的，临床症状多以发病部位骨骼畸形为主。

实验室检查往往可发现患者碱性磷酸酶增高，血钙轻度增高，血磷轻度降低，并伴有尿素、尿酸等其他指标的异常。

三、影像学研究

本病病理上病骨首先由于血液循环增加及破骨细胞增生而致骨质疏松及破坏，继而被纤维组织及分化不良的骨组织所替代，发生骨硬化及增生。

在传统的 X 线片上可分为海绵型及硬化型，前者以骨吸收为主，又称为活动期，后者以成骨为主，称为修复期，但基本变化为破坏与修复同时出现，反复进行，仅在某一阶段二者的比重不平衡而已。

畸形性骨炎的影像学表现具有一定的特征性，对临床的诊断及治疗有重要的指导价值。本病全身各骨均可发病，发病率依次为股骨、胫骨、颅骨、骨盆、脊椎等。

四肢骨（股骨、胫骨、肱骨等）：由于本病骨质吸收和骨质增生并存，X 线表现为密度不均的骨质破坏区，骨皮质明显增厚，向外膨出，骨干明显增粗；皮质向内膨大，可导致骨髓腔狭窄，弯曲畸形的骨干内见明显增粗的骨小梁，呈网状或条纹状。

一组 1 例 X 线见胫骨骨干膨胀，内见增粗的骨小梁，病变部位与正常骨组织间可见"火焰样"溶骨区，该组认为此征象是长骨畸形性骨炎特征性表现。

CT 表现主要为早期骨质破坏为主，随后出现修复，可有新骨沉积，后期主要为硬化性改变，可累及整块骨骼，骨小梁增粗紊乱。

MRI 图像病灶 T_1WI 呈明显低信号，T_2WI 呈中低信号，其内可见线状低信号影，即为 X 线片上的粗大的骨小梁；骨髓腔由于受到推压或破坏，MRI 图像多以混杂信号为主。

颅面骨、骨盆：发生于颅面骨的病变开始于颅外板，X 线显示颅骨明显增厚，内有不规则结节状、斑点状的致密影，其间伴有斑片状透亮区，板障明显增厚，颅缝模糊。

CT 可避免因重叠影的干扰，能更清晰的显示病变骨的范围及与正常骨质的边界，其内可见"棉花团样"或"棉絮样"高密度影，多为再生骨或新生骨形成，内板增厚明显，板障模糊，颅缝消失。

一组 2 例颅骨 CT 征象典型，颅骨畸形明显，内板增厚，病灶内可见斑点状高密度灶，呈棉花团样改变。发生于骨盆的病灶，由于骨质疏松，多伴有骨盆形态畸形，X 线显示髂骨及耻骨均可出现变形及骨纹理增粗改变。

CT 扫描可更清楚的显示骨盆各骨的形态及病灶范围。而 CT 多平面重建更直观的显示骨盆各骨病变情况。

椎体：X 线显示椎体增宽变方，增粗的骨纹理环绕椎体四周，形成"方框椎"，此为椎体畸形性骨炎特征性改变；当病变累及多个椎体时，与成骨性转移瘤较难区分，但畸形性骨炎累及椎体时一般伴有椎体体积增大。

CT 扫描则更能显示椎体病灶范围，周围有无软组织肿块，晚期椎体以骨质硬化为主，密度增高，形成"象牙椎"。

该组 1 例患者有前列腺癌病史，腰椎 CT 扫描呈"象牙椎"改变，周围没有软组织肿胀，椎体体积增大，经病理证实为畸形性骨炎。

MRI 能很好的显示椎体附件及椎管内的细微结构，早期溶骨性破坏的椎体形态失常，椎体上下承重面呈"双凹征"改变。该组另 1 例腰椎 X 线提示椎体增大，形态失常，CT 显示椎体骨质破坏，双侧椎板附件可见侵犯，MRI 矢状面清楚显示椎体呈"双凹征"。此征象对椎体畸形性骨炎的诊断有重要价值。

其他部位（手足骨等）：本病其他部位骨骼的影像征象基本以骨皮质增厚，骨质疏松，骨干增粗、畸形为主，伴髓腔狭窄。该组 1 例为左手第 5 掌骨无痛性膨大为特征，X 线提示掌骨骨干增粗，骨质疏松，骨小梁紊乱。另 1 例 X 线显示左足跟骨明显增大畸形，CT 内见不规则密度减低区，无骨皮质破坏，周围未见明显软组织肿块。近年来有文献报道少见部位的畸形性骨炎，如髌骨等。

综上所述，四肢骨 X 线表现为畸形骨骼伴粗大的骨小梁、"火焰样"溶骨区，颅骨 CT 骨质棉花团样改变，椎体 X 线呈"方框椎"，CT 呈"象牙椎"及 MRI 表现为"双凹征"等征象对畸形性骨炎的诊断有重要意义；核医学骨扫描对本病有较高的敏感性，但无特异性，缺乏定性特征。文献报道根据畸形性骨炎的影像表现，结合临床即可做出诊断；当临床症状不明显，影像学表现不典型时，有赖于病理学检查。

第二章　结核病

第一节　结核病仍是当今危害人们健康的重大传染病

结核病仍是当今危害人们健康的重大传染病。其发病规律和流行特点决定了在今后相当长的时期内其危害将持续存在。

当前,我国结核病疫情形势依然严峻,2010 年仅肺结核的发病人数就高达 99 万,死亡人数 3000人,因而临床影像诊断工作仍面临诸多挑战。

活动性结核病的影像鉴别诊断困难、肺结核大咯血的介入治疗深入、耐多药结核病及肺外结核的危害日益凸显,结核病/获得性免疫缺陷综合征病毒双重感染的诊断防治工作亟待拓展,我国结核病诊治工作任重而道远,需要长期不懈的努力。

一、活动性结核病影像学鉴别诊断及肺结核咯血治疗问题亟待研究

长期以来,由于缺乏有效的结核病预防性疫苗,及早诊断发现活动性结核患者是提高治疗效果、有效控制结核病传播的关键。

尽管结核分枝杆菌的细菌学检查结果是当前结核病诊断的金标准,但临床上相当一部分患者无法获得痰标本,而在能获得痰标本和/或其他组织标本的病例中,抗酸杆菌(结核菌)仅在 40% 左右的肺结核患者痰中发现;而对于 60% 的涂阴肺结核以及涂阳肺结核抗结核治疗后(正规抗结核治疗 2~3个月后涂阳可转为涂阴)的诊断和疗效评定,传统且延用迄今的方法是依据临床表现和体征及胸部影像进行,因受主观因素的影响导致诊断和疗效评定不明确。

因此,对于菌阴的肺结核患者诊断、鉴别诊断、病情严重程度的判断、抗结核治疗后疗效的评价、是否存在肺结核活动性灶及何时停药等问题仍急需研究解决。否则,有可能造成肺结核病灶未完全吸收而过早停药出现耐多药情况,或过度治疗导致药物性肝损害,或确属非结核分枝杆菌感染而延误治疗。

在肺结核的 CT 诊断中有学者对其进行了较深入的研究。结果显示,活动性肺结核常见的 CT 征象多为小叶中心结节(简称结节)、结节状线影(微结节)、片状实变、磨玻璃影以及空洞、间质损伤。

对于孤立性肺结核球在临床上其诊断有一定困难,一是如果确诊为肺结核治疗后如何评价其活动性,二是与肺癌的鉴别也是临床要解决的问题。

一些学者对 23 例孤立性肺结核球患者进行 PET/CT 检查,用以判断肺结核的活动性及是否存在肺恶性肿瘤的可能。研究结果显示 23 例患者中 17 例发生 ^{18}F-FDG 摄取,其中 11 例表现为肺内结节局限性 ^{18}F-FDG 浓聚,6 例表现为肺内结节和增大淋巴结 ^{18}F-FDG 浓聚,平均 SUV_{max} 为 4.01 ± 1.89;12 例 18F-FDG 摄取阳性的患者经积极抗结核治疗后病灶缩小;6 例未发生 ^{18}F-FDG 摄取的患者,经 CT 随访 12 个月病灶无明显变化。肯定了 ^{18}F-FDG PET/CT 对于孤立性肺结核球的定性诊断价值,同时 ^{18}F-FDG PET/CT 也可作为临床判断病灶是否具有活动性的重要依据。

另有学者对 42 例痰培养阳性肺结核患者进行 HRCT 评分,将内在联系较为密切的若干 CT 征象(结节、微结节、磨玻璃影、空洞、实变、支气管损伤、间质损伤)表示为影响因子,分别按病变所占面积进行定量评分,并按肺组织损伤程度进行分级,与 ELISPOT 法检测 ESAT-6、P4-6、P8.10 三种抗原刺激后 PBMC IFN-γ 释放水平进行相关性分析后均呈正相关性;空洞、结节、磨玻璃影、实变、支气管损伤在 HRCT 总评分中所占比重比较大,且与不同程度痰

涂阳性分级呈显著正相关，间质损伤及微结节与痰涂阳性程度无相关性。

CT 及相关基础研究，对结核病的影像诊断及鉴别诊断及抗结核治疗的疗效观察方面等起到了关键作用，明显减少了结核病的误诊和漏诊率。

但在临床上对于结核与非结核分枝杆菌感染的影像学鉴别诊断存在一定难度，尤其痰阴患者更是如此。有学者报道一组经细菌学证实的脓肿型分枝杆菌病的病例，其胸部 X 线和 CT 影像学表现为小结节样斑片状、细网状影、支气管扩张和空洞形成。树丫征（15/18）和 <10 mm 结节（17/18）是出现概率最高 CT 异常征象，分别为 83.3% 和 94.4%。支气管扩张也比较常见，出现概率是 66.7%（12/18），其中 4 例含有两种类型支气管扩张征象。

就形态学而言，对非结核分枝杆菌与肺结核的影像学鉴别诊断较困难。当然，如出现支气管扩张征象则要考虑非结核分枝杆菌感染。双侧多叶支气管扩张、支气管炎、或者在体积缩小的上叶实变中出现空洞是脓肿型分支杆菌病（MAB）肺部感染的平片和 CT 影像特征。

大咯血是肺结核较严重的并发症之一，临床上治疗十分棘手。一些学者报道，通过肺外体循环动脉栓塞治疗肺结核大咯血，70 例患者栓塞后立即止血 48 例，有效率约 83%。此治疗手段为肺结核大咯血的介入治疗开辟了一条新的有效途径，也更新了大咯血支气管动脉栓塞治疗的一些新观念。由于提示大咯血患者病灶存在多支动脉供血特点，仔细寻找肺外体循环靶血管并进行规范栓塞是提高肺结核咯血介入手术治疗疗效的有效方法。

二、人类免疫缺陷病毒／获得性免疫缺陷综合征合并肺结核的影像学表现不典型

获得性免疫缺陷综合征合并肺结核与机体的免疫状态有关，取决于 CD4+T 淋巴细胞数。由于 CD4+T 淋巴细胞破坏，临床主要表现为免疫功能低下的一系列并发症，肺结核是获得性免疫缺陷综合征患者的主要机会性感染之一。

世界范围内结核病的复燃很大程度上归结于获得性免疫缺陷综合征的蔓延。两者的合并感染对当今世界造成严重威胁，且诊断困难，一方面，因为人类免疫缺陷病毒通常合并其他病原体的混合感染，使结核病的诊断难度加大；另一方面，人类免疫缺陷病毒与结核的联合感染使结核病失去了其原有的典

型表现，易产生对结核的延误诊断，延误诊断必然会造成抗结核治疗的不充分，又会产生耐药结核杆菌，进一步加剧治疗的不充分性，从而导致耐多药结核杆菌的产生和广泛传播。

获得性免疫缺陷综合征／结核的影像学表现不同于结核单独感染时的特征性影像表现，人类免疫缺陷病毒感染早期，肺结核患者可呈典型的 X 线表现，但在中晚期患者，其影像表现具有不典型性：①两肺弥漫粟粒性结核病多见；②病变可累及多个部位，可有上肺野病变，但下肺野病变更为多见；③可呈局限性浸润影，也可呈弥漫浸润影，有时很难与肺炎鉴别；④空洞少见；⑤肺门和纵膈淋巴结肿大多见；⑥也可有肺间质受累；⑦常伴随胸、腹、心包等多浆膜腔结核和积液。

肺结核患者肺部 X 线表现与 CD4+ 计数有关，"非典型"表现多见于 CD4+<200×10⁶/l 的患者，反映了病灶增殖反应微弱而不易控制及局限化。

为了进一步阐明获得性免疫缺陷综合征／结核的影像学表现不同于结核单独感染时的特征性影像表现，不少学者就获得性免疫缺陷综合征合并肺结核影像病理特点、影像学表现与病理改变的相关性及影像学与病理诊断的临床意义等进行了研究。

获得性免疫缺陷综合征合并肺结核影像主要表现为结节、肿块或片状实变影，多分布于肺下叶或中叶，可合并胸腔积液或纵隔淋巴结肿大，其病理缺乏典型结核结节及朗格汉斯细胞，可表现为干酪样坏死及炎症细胞浸润或炎性肉芽肿改变，病理组织抗酸杆菌染色多为阳性。

获得性免疫缺陷综合征合并肺结核患者的病理组织变化不同于普通肺结核患者，可能与获得性免疫缺陷综合征晚期患者免疫功能降低有关。以往认为抑制结核分支杆菌生长的巨噬细胞能力降低，变态反应低下，不能使肺组织产生干酪样坏死，则不能形成空洞基础，也就说明获得性免疫缺陷综合征患者较少形成空洞的原因。

由于获得性免疫缺陷综合征合并肺结核影像学表现与真菌感染、肿瘤较难鉴别，其诊断应早期行病变穿刺活检。尽管获得性免疫缺陷综合征合并结核病理改变不典型，未出现典型结核结节及朗格罕氏巨噬细胞，但由于获得性免疫缺陷综合征结核病灶内抗酸杆菌染色阳性率高，在排除非结核分支杆菌前提下，可提高结核诊断符合率。因此，CT 与病理诊断能提高病变诊断正确符合率，达到早期诊断，指

导临床治疗的目的。

三、提高肺外结核影像学诊断的意识

结核病可发生在身体的各个部位和脏器,其中除最多见的肺结核外,骨结核、淋巴结核、腹腔结核、泌尿生殖系结核及颅脑结核等均属于肺外结核的范畴。根据文献报道,肺结核与肺外结核的发病率大约为5∶1。

一些学者关于肾上腺结核CT特征及其鉴别诊断的研究认为肾上腺结核多双侧发病,病灶边缘强化和钙化是较特征性表现,其程度与病程有关。需鉴别的病种包括肾上腺增生、钙化和小腺瘤,合并增生时容易误诊。

有学者分析一组脑实质结核的病例,通过MR扩散加权成像(DWI)对脑实质结核的应用,证实脑实质结核病灶扩散不受限,DWI检查及ADC值的测量对脑实质结核诊断具有一定的价值。

我们应注意到目前肺外结核的误诊误治的现象还比较严重,例如脊柱结核由于延误诊治导致相应并发症的发生,严重者出现病理性瘫痪,发生率15%~20%。此外还有腹腔结核,淋巴结结核等因为诊治不当造成较严重并发症,给患者带来痛苦和沉重的负担。

究其原因,可能因临床医师缺乏肺外结核的诊治知识,影像科医生诊断思路不够宽广,未能对其影像学改变作出较客观的判断和提示临床医生存在结核的可能性,导致延误诊断。

不具备必要的检查诊断设备和手段,未能进行相应的一些检查而误诊也较常见。我国是一个结核病高发国家,因而肺外结核的发病率也随之增高,在具备了较现代化设备的条件下,临床及影像科医生应高度重视结核病和/或肺外结核的影像诊断与鉴别诊断。

第二节　肺外结核

医师对肺外结核诊断常感困难,虽然阳性胸片表现及皮肤结核菌素试验阳性可支持诊断,但阴性结果并不能除外肺外结核。因此,认识和熟悉各种肺外结核的影像表现对诊断是十分有用的。关于中枢神经、面颈部、骨骼肌肉、腹部、淋巴结及乳腺等部位结核的影像学表现详见本书各卷有关章节。

在过去10年中,世界范围内,肺结核和肺外结核发病率都有明显升高,这些都和免疫抑制病人(如获得性免疫缺陷综合征)增多,结核杆菌耐药性增强、老年人口增加及接触结核病的医务人员增多有关。

第三节　右肩干酪性结核及结核性滑膜炎

患者,男,32岁。右肩关节疼痛活动受限1月余入院。术后病理检查:病理诊断:右肱骨头、骨皮质、右肩胛骨

及右肩关节滑膜标本4处均为干酪性结核及结核性滑膜炎。周围软组织无特殊。右肩关节游离体(图2-10-2-1)。

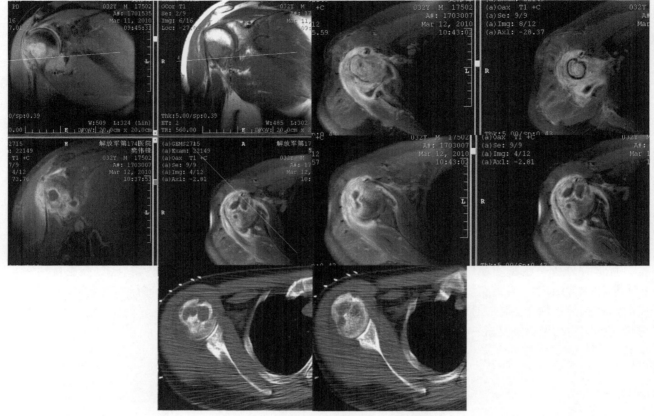

图 2-10-2-1　右肩干酪性活核及活核性滑膜炎

第四节　肺外结核 PET/CT 误诊分析

肺外结核是结核菌侵犯肺外器官而引起临床症状的一组疾病，由于临床症状多样，结核症状不典型，临床早期诊断比较困难。一项研究搜集肺外结核临床误诊为恶性肿瘤患者 25 例，分析其 PET/CT 表现及临床特征，旨在提高对肺外结核诊断准确性。

结核菌通常通过血液或淋巴系统蔓延到人体的各个脏器，发生在肺部以外各个部位的结核病称为肺外结核，它是多系统、多脏器、多部位、多种类型的结核病变。

肺外结核约占结核病的 5%~30%，它可以单独发病或与肺内结核并存，多数肺外结核是由肺结核全身多器官播散所致，该组 25 例肺外结核患者，CT 扫描肺内均未见明显结核病灶。

一、肺外结核的临床症状

肺外结核临床表现均不典型，结核的典型表现主要为结核中毒症状，但是该组病例只有 1 例午后

低热，其他 24 例主要表现为结核累及脏器导致器官功能异常所引起的临床症状，结核中毒症状不明显或被掩盖从而导致误诊，对该组 25 例患者做出正确诊断前，临床及影像学检查均误诊为恶性肿瘤，而且误诊时间都在 2~6 个月。

所有患者做 PET/CT 之前临床诊断均怀疑恶性肿瘤，所以没有行结核相关检查，而是直接手术或穿刺活检证实结核，所以肺外结核比肺内结核正确诊断更困难。

分析误诊原因，肺外结核的临床表现多样，具有非特异性和隐匿性的特点，尤其在疾病早期，可与多种疾病的表现相类似，极易误诊为其他疾病。

二、肺外结核的病理及 PET/CT 表现

摄取 FDG 的结核病灶主要是增生型和混合型结核。FDG 是非特异性显像剂，恶性肿瘤与增生型结核都对 FDG 呈高摄取状态，增生型结核摄取

FDG 的机制是构成结核结节的上皮细胞、朗格汉斯巨细胞及淋巴细胞代谢旺盛,它们是利用葡萄糖作为能量供应,结核病灶标准摄取值(SUV)的大小反映了结核病灶的活性。而文献报道恶性肿瘤 SUV 值的大小与肿瘤恶性程度有关。

虽然增生型结核与恶性肿瘤对 FDG 高摄取的原因不同,但 PET 表现相同,故仅靠 FDG-PET 鉴别结核与恶性肿瘤比较困难。靠延时显像也鉴别困难,该组 4 例纵隔淋巴结结核性肉芽肿延时显像病灶的 SUV_{max} 仍升高。故该组患者均误诊为转移瘤、淋巴瘤、腹膜转移癌及软组织肉瘤等。

三、腹膜胸膜结核

腹膜胸膜结核 10 例,临床误诊为转移瘤。其中 1 例鼻咽癌病史多年,2 例人类免疫缺陷病毒阳性。胸腹膜转移瘤多表现为腹膜或胸膜结节状增厚,部分形成肿块,同时合并血性胸腔积液,PET/CT 检查一般可以显示原发肿瘤。

该组 10 例腹膜胸膜结核患者 CT 显示胸腹膜均匀增厚,没有明显结节状或肿块状,与典型转移瘤不同。

其次胸腹膜转移瘤与结核都可以合并胸腹腔积液,而且胸腹腔积液内 PET 呈放射性浓聚影,文献报道,腹腔积液内高摄取多见于恶性肿瘤,该组病例结核性胸腹腔积液也呈放射性浓聚影,所以胸腹腔积液内放射性浓聚影不是恶性肿瘤特有的表现,结核也有类似的表现。此时结合胸腔积液生化检查如 CA125 及腺苷脱氨酶的升高均有利于结核性腹膜炎的诊断。

四、骨关节结核

骨关节结核 8 例,均误诊为骨转移瘤和软组织肉瘤,患者主要以剧烈疼痛就诊,胸椎结核 CT 表现为溶骨性骨质破坏及死骨形成,部分骨质破坏周围可见硬化缘或软组织肿块,病变呈相邻椎体分布或跳跃分布,病变区域椎间隙变窄或消失。

其中 1 例腰椎椎旁结核病例表现为髋关节周围软组织及大腿上段肿胀,其 PET 均表现为斑片状或片状弥漫性放射性浓聚影,盆腔 MRI 误诊为软组织肉瘤。

误诊的原因如下:没有仔细分析骨质破坏边缘是否存在硬化缘;骨破坏周围软组织肿块及软组织肿胀明显,以上表现不同于典型的骨转移瘤;椎间隙改变被忽视;常规影像局部检查对病灶的范围显示不够,没有显示病灶的全貌;最后没有重视原发灶的寻找。

PET 呈全身弥漫性高摄取灶诱导、过分强调椎体附件累及或 PET 阳性表现导致 8 例骨关节结核误诊为恶性肿瘤。

五、淋巴结结核

淋巴结结核 7 例,均误诊为恶性肿瘤,淋巴结结核在 ^{18}F-FDG PET/CT 上很难与淋巴瘤鉴别,两者均可以表现为代谢活性增高的肿大淋巴结。该组 7 例淋巴结结核的 PET/CT 表现为病变数目多(常融合成团)、侵犯范围广、增殖钙化坏死等多种病理改变同时出现,上述表现与文献报道相似。该组 7 例患者所有的均强化明显,属于增殖性淋巴结结核,增殖灶富含毛细血管。

PET 示病灶对 FDG 摄取明显,SUV_{max} 明显增大,7 例病灶 SUV_{max} 一般均超过 10,延迟 2h 显像淋巴结结核性肉芽肿 SUV 值进一步增大,延迟显像并不能鉴别淋巴瘤与淋巴结结核,单纯测量淋巴结 SUV 值不足以鉴别,要结合形态学、淋巴结病变分布和病史。

总之,肺外结核临床首诊困难。该组所有病例均误诊为恶性肿瘤或转移瘤,病理是鉴别结核与肿瘤的唯一方法,减少肺外结核误诊的建议如下:

临床医师应提高对肺外结核的重视,仔细询问病史,特别要重视人类免疫缺陷病毒病史及吸毒史的采集,对既往有肺结核的患者应想到该病的可能,无肺结核病史者也不要轻易否定;结合血沉、结核菌素试验、结核抗体、多种影像学(包括 CT/MRI 及 PET/CT)综合判断(特别要重视常规影像学结核基本征象的分析),才有助于提高肺外结核诊断的准确性;恶性肿瘤的诊断必须获得明确的病理是鉴别肺外结核与恶性肿瘤的关键,必要时行手术探查;PET/CT 是目前诊断恶性肿瘤最好的影像学方法,但 FDG-PET 仍存在不足,在仔细分析影像学表现的基础上积极开展肿瘤特异性显像剂如胸腺嘧啶(FLT)的临床应用,可以大大提高肺外结核的诊断效率;通过现有方法不能确诊,并拒绝有创检查,又高度怀疑者,行规范诊断性治疗。

第五节 误诊病例简介：成人纵隔淋巴结结核性肉芽肿

纵隔淋巴结结核好发于儿童，成人少见。常因无肺实质性病变、结核中毒症状不很典型而误诊为其他疾病，如恶性淋巴瘤、结节病、纵隔型肺癌等。

一、纵隔淋巴结结核性肉芽肿的病理基础

淋巴结结核在病理上分为4期。第一期：淋巴组织样增生形成结节和肉芽肿；第二期：淋巴结内出现"干酪"样坏死；第三期：淋巴结包膜破坏并粘连；第四期："干酪"样物质排除后形成空洞，此期在纵隔淋巴结结核中较少见。

该组4例均强化明显，属第一期增殖性淋巴结核，增殖灶含毛细血管丰富。增殖性病灶一般直径小于2.0 cm，但该组4例中绝大部分病灶大于2.0 cm，最大病灶直径约8.0 cm。

二、纵隔淋巴结结核性肉芽肿的影像学表现与病理的关系

典型纵隔淋巴结结核CT平扫密度不均，病灶中央不均匀的低密度反映淋巴结内"干酪"样坏死，增强CT病灶环形强化对纵隔淋巴结结核的定性诊断具有决定性作用。

该组所有纵隔淋巴结病灶在CT上均表现为密度均匀的软组织结节及肿块，部分呈融合状，且CT增强强化明显、均匀。上述CT平扫的不典型表现导致诊断困难。其原因主要是淋巴结增殖灶内含有大量的毛细血管，病灶血供丰富。病理上结核结节内没有干酪样坏死或含"干酪"样坏死的成分少，所以CT平扫病灶密度均匀，MRI平扫信号均匀，CT增强强化均匀。

其次，由于淋巴结结核增殖灶在增殖的过程中，需要消耗大量的能量，机体则需要大量的葡萄糖为之提供能量。所以，在^{18}F-FDG-PET显像过程中，^{18}F-FDG随着葡萄糖一同转运到单核细胞内，所以在注射^{18}F-FDG 60 min后PET显像表现为浓聚影。

延时显像虽然是鉴别良、恶性病变的一种方法，良性病变对^{18}F-FDG的摄取峰值时间虽然在注射后60 min，恶性病变的峰值摄取时间在注射后120 min，但该组有1例延时120 min病灶对FDG的摄取仍高于60 min。

^{18}F-FDG-PET对于结核、肉芽肿与恶性肿瘤鉴别仍然困难。主要原因是^{18}F-FDG是非特异性显像剂，恶性肿瘤细胞和正常细胞均可摄取，它不能反映细胞的增殖情况。

Hara等（2003）认为^{11}C-胆碱（Cho）-PET显像有助于对增大淋巴结的良、恶性鉴别，恶性肿瘤对^{18}F-FDG及^{11}C-Cho均表现为高摄取，结核、真菌等良性肉芽肿性病变虽对^{18}F-FDG高摄取，但对Cho摄取很低。Cho是细胞膜合成的基本物质之一，所以，^{11}C-Cho-PET显像可反映细胞的增殖程度。因此，^{11}C-Cho-PET显像有助于本病的鉴别诊断。

三、淋巴结结核性肉芽肿的影像学特点与临床症状

该组4例影像学表现与恶性肿瘤相似，病灶体积大，CT增强病灶强化明显，^{18}F-FDG-PET/CT初次显像及延迟显像均无法与恶性肿瘤鉴别。4例患者临床症状较轻，均表现为不同程度的胸闷及胸前区不适，轻度咳嗽，无咯血、发热及体重减轻等不适。临床症状与影像学表现的严重程度不成比例是该组病例的一大特点。

四、误诊分析

该组4例在确诊前1例误诊为肺癌，3例误诊为淋巴瘤，其原因如下：患者年龄较大（均大于50岁），既往体健，无结核病史；4例患者肺部无明显结核的影像学表现，临床症状不典型，血沉加快，无明显的结核中毒症状；虽然1例患者低热，临床上难以与肿瘤引起的发热鉴别；纵隔病灶体积较大，增强强化明显且均匀，与常见的结核强化的特点不同；FDG-PET初次显像及延时显像表现均与恶性肿瘤相似。

总之，该组4例患者临床症状较轻，均表现为胸闷，胸前区不适等，没有明显的恶性肿瘤的临床表现，影像学表现与临床症状的严重程度不成比例。所以，在临床上CT及PET/CT发现纵隔以淋巴结增大的巨大肿块，增强扫描强化明显，即使FDG-PET显示浓聚影，临床也应考虑良性病变淋巴结结核性肉芽肿可能。

第六节　胰腺结核

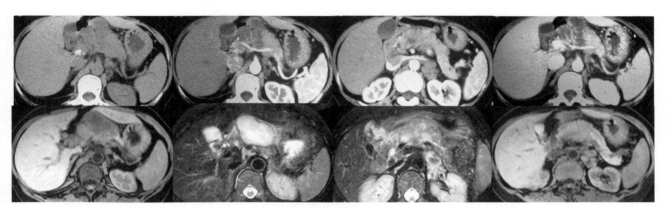

图 2-10-2-2　胰腺结核

患者,女性,50 岁。中上腹隐痛 3 月余入院。三月前无明显诱因出现中上腹隐痛不适,向腰背部放射,进食后加重。皮肤、巩膜无黄染。无寒战、发热;恶心、呕吐;腹泻、便秘。病理诊断:胰腺结核(图 2-10-2-2)。

胰腺结核非常少见,极易误诊。胰腺结核的影像学表现主要表现在胰腺病灶本身和胰外病变两个方面。

胰腺结核好发于胰头,体尾部亦可发生,亦可累及整个胰腺;可表现为胰腺局灶性肿块、胰腺内多发结节病灶、胰腺弥漫性肿大。胰外表现主要是周围淋巴结和周围器官和其他组织病变。

第三章　糖尿病的并发症

第一节　糖尿病患者肌肉梗死

糖尿病性肌肉梗死是糖尿病的一种少见的微血管并发症,由 Angervall & Stener(1965)首次报道。此后,关于本病的报道逐渐增多。

一、临床表现

糖尿病性肌肉梗死多发生于病程较长、血糖控制不佳的患者,以 I 型糖尿病多见,平均发病年龄43.6 岁,平均糖尿病病程 14.4 年,多合并有一种以上的糖尿病慢性并发症,如糖尿病视网膜病、糖尿病肾病、糖尿病神经病变等。糖尿病性肌肉梗死受累部位多为大腿,其次为小腿,常累及双侧,最常受累肌肉为股四头肌和腓肠肌。

二、影像学研究

影像学检查对糖尿病性肌肉梗死的诊断至关重要。彩色超声可以排除深静脉血栓和栓塞的存在;CT 检查能排除局部的脓肿、肿瘤和骨质病变等,但显示肌肉病变不如 MRI 敏感。

MRI 最有价值,可提供软组织对比,对糖尿病性肌肉梗死的诊断具有更高的敏感性,其征象包括:

受累肌肉增大、水肿,T_1WI 可呈等信号或低信号,T_2WI 为高信号,增强检查 T_1WI 信号明显增高,可呈弥漫性或边缘强化;肌肉内液化、坏死灶,T_1WI 为低信号,T_2WI 为水样高信号,增强检查为无强化区;糖尿病性肌肉梗死后若有出血灶,在 T_1WI 可见灶样高信号;皮下水肿,T_1WI 为低信号,T_2WI 为高信号,可呈线样或网格样;筋膜下积液,T_1WI 为低信号,T_2WI 为高信号,呈线样;在未受累的肌肉群可见明显的脂肪浸润、肌肉萎缩征象,尤以 T_2WI 较敏感。

三、鉴别诊断

糖尿病性肌肉梗死的鉴别诊断包括:化脓性肌炎、肌肉脓肿、坏死性筋膜炎等,在 MRI 上有一种或多种类似的表现。但它们均有各自的临床特点,结合临床不难鉴别。对临床表现和影像学检查难以确诊者,进行病理学检查是必要的。

总之,糖尿病性肌肉梗死是一种少见的糖尿病并发症,且易造成误诊和漏诊, MRI 是一种有效的检查手段。

第二节　糖尿病患者肺损害

糖尿病慢性并发症是导致糖尿病患者致残和致病的主要原因,其病变的共同基础是微血管病变。肺是微血管极为丰富的器官之一,目前研究认为同糖尿病心、脑、肾及周围血管病变一样,肺亦是糖尿病慢性病变的靶器官。

临床研究发现糖尿病对肺功能损害主要表现为限制性通气功能障碍、小气道功能减退和弥散功能

障碍。因此一组学者希望能从影像学角度进一步阐明糖尿病患者肺损害的某些变化特征。

糖尿病是多因素引起的以慢性高血糖为特征的代谢紊乱,进而导致全身多系统损害的一组临床综合征。

目前糖尿病对心、脑、肾脏、眼底、周围神经和胃肠系统造成的影响已被人们所共识,糖尿病慢性病

变的共同基础是微血管病变,如视网膜病变、糖尿病肾病、糖尿病周围神经病变均发生在微血管病变的基础上。

肺是微血管极为丰富的器官,从理论上讲,亦是糖尿病受累的重要靶器官之一,早在 20 世纪 70 年代, Schuyler 等(1976)首次报道 I 型糖尿病患者肺功能指标较对照组降低,认为这与糖尿病影响肺部弹性蛋白有关,首次提出肺可能是糖尿病的靶器官之一。

Sandler 等(1986)还发现 I 型糖尿病患者肺一氧化碳弥散量降低的同时伴随有肺部毛细血管血容量的减少。

人们开始逐渐关注糖尿病病人肺部血管的变化,认为肺亦是糖尿病微血管病变的靶器官之一。而后来的众多研究虽然存在量的差异,但本质上印证了 Schuyler 和 Sandler 推测的正确性。

既然糖尿病对肺微血管的损害是存在的,那么一些学者推测,糖尿病患者肺部影像学资料或许能提供这一病理生理变化。

一次纳入研究的 56 例糖尿病患者, 52 例肺部影像学有不同程度的间质病变征象,最常见的征象为肺支气管血管纹理异常,表现为双肺下野外带纹理的增粗、增多、紊乱,其次是随着病情加重导致的胸膜反应如小叶间隔增厚,胸膜肥厚、粘连及渗出。虽然轻度的支气管纹理异常与正常之间在影像学上没有明确的量化标准,结果评判亦往往借助于经验和临床体征,但该组学者在实践工作中发现,同年龄段的糖尿病患者与正常人肺纹理影像表现存在一定的差别,即糖尿病患者的肺纹理重于正常人。

该研究发现,糖尿病患者肺影像学表现的严重程度与年龄呈正相关,该组学者认为:第一,年龄是促进肺间质改变的因素之一,正常人随着年龄增加,肺间质亦有不同程度异常变化。第二,年龄是促进糖尿病病情演进的风险因素之一,随着年龄增加,机体抵抗疾病侵袭的能力下降,各种机会性感染、动脉硬化及微血管病变的概率增加。因此,年龄在糖尿病肺损害的变化中扮演一定的角色。

一些学者在对糖尿病患者肺组织活检标本发现,样本肺组织的 II 型肺泡上皮细胞异常增多,肺泡上皮与毛细血管内皮细胞间基膜出现不同程度增厚、胶原纤维增生并伴有炎症细胞的渗出、浸润,其他临床及动物试验结果亦认同这种观点。

肺支气管、血管壁、淋巴管及肺泡间质是肺纹理的主要构成部分,上述组织成分的异常变化提示影像学上糖尿病患者肺纹理增多有其存在的病理证据。

糖尿病对靶器官损害的病理基础是微血管变化,从理论上讲,受损害的靶器官愈多,病程时间愈长,受累脏器病变的程度就愈重。

56 例糖尿病患者中,并发症的发生率为 33.33%(以受累脏器次数计算),病程 0.5~20 年不等,肺影像学表现的严重程度与并发症积分及病程长短呈正相关。这说明,随着受累脏器的增多及受损程度的加重,糖尿病对靶器官微血管损害愈显著,同时随着病程的延长,血糖水平反复波动及病情渐进性进展,肺间质病变亦逐渐加重,发生局限性阻塞性肺气肿,慢性感染,磨玻璃阴影、间质纤维化及慢性阻塞性肺疾病的概率增加。该研究不足在于未将各脏器并发症的严重程度与肺部影像征象相对比,可能在一定程度上干扰了统计的准确性。

对于糖尿病肺功能的改变,以往研究略有争议。有学者以为糖尿病患者肺通气和弥散功能与正常组对比有下降趋势,但另有学者认为糖尿病患者仅表现为肺弥散功能的减低,这种下降趋势在正常许可范围内。

该研究发现,糖尿病患者的影像表现与肺功能变化有相关性,因此该组学者认为糖尿病患者肺功能在一定程度低于正常人的观点有其科学的依据。理论上讲,肺功能的变化滞后于病理组织学改变,即在很长一段时间内,肺组织病理改变已经很明显,宏观上的肺功能变化可能很细微而被忽略。但是可以肯定的是,如果肺功能已经出现异常,胸部影像学上亦能发现其异常的征象。

血糖水平的异常及继发代谢障碍是造成靶器官损伤的根本原因。该研究亦发现,肺部影像学表现与 FBG、PBG 及 HbA1c 无相关性。分析认为,血糖水平受诸多因素干扰,且纳入对象在进行研究之前多已进行降糖治疗,血糖水平是反映机体代谢变化的近期指标,而靶器官损伤是长期代谢障碍的累积结果,因此,血糖水平与肺影像学之间无相关性有其科学依据。

综上所述,肺亦是糖尿病微血管病变的靶器官之一,糖尿病是肺微血管损害的直接影响因素。糖尿病患者肺部损害影像学主要表现为肺间质性改变,损害程度与患者年龄、病程及并发症呈正相关,与肺功能呈负相关。通过糖尿病患者肺都影像学分析,为临床对肺微血管损害提供了客观依据。

第四章　关于体内的脂肪

第一节　棕色脂肪与核医学

正常组织对 ^{18}F 脱氧葡萄糖（^{18}F-FDG）的生理性摄取常干扰 PET/CT 对病灶的观察、判断，甚至导致误诊。

棕色脂肪具有寒冷时产热或食物摄取后生热的功能，这些均可促使葡萄糖摄取的增加，其标准摄取值（SUV）与转移淋巴结的 SUV 无明显差异。近年来随着 PET/CT 在各大医院的广泛应用，棕色脂肪对 ^{18}F-FDG 的摄取日益得到重视。加强对棕色脂肪摄取的发生规律及影像学表现的认识，有利于减少其对病灶判断的干扰，提高诊断符合率，并可为棕色脂肪的基础研究提供影像学依据。

脂肪组织主要分为两种类型：白色脂肪和棕色脂肪。白色脂肪组织主要以甘油三酯的形式储存能量，而棕色脂肪主要通过表达线粒体非耦联蛋白引起线粒体的非耦联氧化磷酸化而直接产热，从而消耗能量并生成大量 ATP 来保证脂肪酸氧化过程，机体为防止棕色脂肪中的 ATP 缺乏，通过调动葡萄糖酵解途径使 ADP 再生的 ATP 增多，因此葡萄糖酵解的增加是棕色脂肪持续产热的基础，而脂肪酸是产热的燃料。棕色脂肪在新生儿最为常见，生后不久棕色脂肪就开始减少。

文献报道 ^{18}F-FDG PET 检查中，棕色脂肪显影的发生率为 2.3%~4.0%。体重指数低、年轻女性、紧张状态、寒冷环境等因素易使棕色脂肪显影。

棕色脂肪在人体内主要分布在颈肩部、锁骨上区、腋窝、胸腔大血管周围、肾上腺区、肾周等处，大多呈对称性分布，棕色脂肪摄取 ^{18}F-FDG 主要表现为上述区域的对称性高摄取，SUV_{max} 值变动范围大，范围为 1.9~20.0。

棕色脂肪显影有时可表现为非对称性放射性浓聚灶，这时在单纯 PET 上不易与恶性病变相鉴别，而应用 PET/CT 能准确判定是否为棕色脂肪显影。研究报道，延迟显像对降低棕色脂肪显影无价值。一些学者对 6 例棕色脂肪摄取 ^{18}F-FDG 的延迟扫描结果发现延迟扫描棕色脂肪显影部位及放射性浓聚程度无明显变化。

该研究中对 5 例棕色脂肪显影者进行了延迟显像，延迟扫描后棕色脂肪的显影部位、形态无明显变化，棕色脂肪摄取的 SUV_{max} 显著升高，与恶性肿瘤延迟扫描 SUV 变化相似。

棕色脂肪显影出现的部位往往是恶性肿瘤发生淋巴结、肾上腺及腹腔种植转移的好发部位，显影不典型者会给诊断造成困难。通常通过以下方法进行鉴别：①棕色脂肪摄取部位经同机 CT 图像融合定位于脂肪组织中，并在相应区域未发现肿大淋巴结和新生物；②棕色脂肪显影者多出现多个区域的同时显影，最常表现为颈肩部及锁骨上区的棕色脂肪伴有其他一处或多处的棕色脂肪同时显影，该研究中 76.47%（26/34）的棕色脂肪显影累及了 2 个以上部位，此外还发现棕色脂肪显影的部位数与其 SUV_{max} 呈显著正相关，即显影的部位越多，SUV_{max} 越大。

棕色脂肪在锁骨上区域的显影也常被称之为"USA 脂肪"，并以这种形式显影最为常见。该研究中有 9 例恶性肿瘤患者出现了棕色脂肪的生理性摄取，棕色脂肪的显影给转移灶的发现和定性带来了困难，尤其是 4 例甲状腺癌术后复查患者，其中 3 例出现了颈部棕色脂肪及"USA 脂肪"的显影，严重干扰了对某些区域的观察及 SUV 的测量，增加了误诊的可能性。

棕色脂肪的代谢活性主要受交感神经支配，其细胞表面具有丰富的 β3 受体，当受到寒冷刺激时交感神经释放大量的去甲肾上腺素,与棕色脂肪细胞表面的 β3 受体结合;进食时,尤其是长期摄取高热量、高脂肪、高糖的"三高"食物,通过刺激交感神经,亦可使棕色脂肪活性增强,产热增加,此过程又被称为饮食诱导性产热;雌激素和孕激素可上调UCP-1 基因的转录,从而增加棕色脂肪的活性,而睾酮则抑制 UCP-1 基因的转录。

此外甲状腺激素亦可增强棕色脂肪代谢活性,UCP 基因中有 2 个潜在的甲状腺素反应元件,甲状腺素可以通过核受体,使 UCP 基因表达增加,同时去甲肾上腺素与甲状腺激素对于 UCP 基因的表达具有协同作用,去甲肾上腺素与甲状腺激素分别作用时,可使 UCP 基因表达增加 2 倍和 4 倍,而两者协同作用时可增加 15 倍。

该研究中有 4 例甲状腺癌术后复查出现棕色脂肪的显影,占同期行 PET/CT 全身检查的甲状腺癌术后病例的 30.77%(4/13),明显高于总体显影比例,究其原因可能与甲状腺癌次全或全切者需终身服用优甲乐和 / 或甲状腺素片预防甲状腺功能减退及抑制 TSH 从而导致体内甲状腺素水平升高有关。

减少棕色脂肪显影的方法主要包括药物阻断和控制环境温度。Christensen 等(2006)发现,普奈洛尔和利血平能有效阻断棕色脂肪对 18F-FDG 的摄取,同时发现安定对降低棕色脂肪显影的价值有限,而采用加温保暖手段可有效降低棕色脂肪显影,是替代口服安定的有效方法。

有学者研究 3 例棕色脂肪摄取患者在休息和保暖 3~7 天后行二次显像,棕色脂肪摄取明显减少。该院在 2010 年 10 月份出现棕色脂肪摄取病例后,在受检者预约时提醒其检查前采取保暖措施,并将候诊区及患者休息区的环境温度控制在 22~25℃,在接诊和问诊时向患者交代检查过程,避免其精神紧张,减少对交感神经的刺激,加之当地冬季气温相对较高,这些因素可能是导致该研究中棕色脂肪显影的发生率(1.44%)低于一些文献报道(2.3%~4.0%)的原因,但需进一步对照研究证实。

综上所述,棕色脂肪摄取表现多样,多出现在寒冷季节及年轻、女性、BMI 较低的受检者,常对称性累及双颈肩部,双侧锁骨上区、脊柱两旁、纵隔大血管周围、肾上腺区及肾周,SUV 值变化范围大,多表现为数个部位同时累及,显影部位越多,SUV_{max} 越大,延迟扫描不能降低棕色脂肪显影,根据这些特征表现进行识别并与病灶进行鉴别。

此外要尤其重视甲状腺癌术后复查的患者,其棕色脂肪显影率高,而且对颈部及锁骨上、下窝淋巴结的定性诊断影响大。

药物阻断、控制环境温度以及避免精神紧张可以降低棕色脂肪的显影发生率。

总之,诊断医师应熟悉和掌握常见的棕色脂肪显影特点,合理利用 PET/CT 降低对棕色脂肪显影的假阳性诊断率,必要时借助阻断棕色脂肪显影药物或控制环境温度对可疑部位重复显像。

第二节　脂肪组织与骨质疏松相关性及机制的研究

骨质疏松(osteoporosis,OP)是一种以骨强度降低并导致骨折风险增加为特征的骨骼疾病。骨强度反映骨密度(BMD)和骨质量的情况。大量研究表明骨髓脂肪组织(bone marrow adipose tissue,BMAT)增加、微血管数目减少和微循环障碍与骨质疏松发生、发展密切相关。骨髓外脂肪组织与骨质疏松的相关性究竟如何,尚未得到完整的阐释。

异常或过量脂肪组织蓄积的一种不平衡状态称为肥胖。肥胖曾被认为可以维持骨密度和降低骨折风险。近年一些研究者认为内脏脂肪组织(visceral adipose tissue,VAT)与骨密度呈负相关,表明肥胖可致骨密度降低。也有研究发现,肥胖并不能降低所有骨骼的骨折风险,对于一些非脊柱部位如肱骨近端、股骨上段和踝关节的骨折风险,肥胖者均高于非肥胖者。

另有研究表明,肥胖降低一些类型骨折风险的同时会增加其他类型骨折的风险。事实上,肥胖与骨折风险之间的关系错综复杂,还与性别、年龄有关。

以往有研究报道脂肪组织可独立影响骨重建,导致骨量增加,可能机制主要包括机械负荷刺激骨形成、脂肪组织中雄激素向雌激素的转化、雌激素可诱导破骨细胞凋亡间接导致骨量增加等。

而近年研究发现脂肪组织对骨有双重作用,内脏脂肪组织代谢活跃,可分泌炎症介质和细胞因子影响骨代谢,主要包括 2 个因素:①脂肪细胞分泌的肽（脂肪因子），包括瘦素、脂联素等，通过直接影响骨细胞和间接介导中枢神经系统影响骨结合；②肥胖者胰岛素抵抗可导致 β- 胰腺细胞分泌的胰岛素、胰淀素和 Preptin 升高，此类激素直接影响骨细胞的代谢。

因此，此处主要就不同部位脂肪组织的影像测量方法、脂肪组织对身体各部位骨密度和骨折风险的影响，以及对骨质代谢影响的可能作用机制进行讨论。

一、肥胖的判定

目前常用体质量指数（BMI）（BMI= 体质量 /身高的平方，单位 kg/m²）来判定肥胖。世界卫生组织（WHO）和美国国立卫生研究院认为成年人BMI ≥ 25 为超体质量，BMT ≥ 30 为肥胖。我国成年人 BMI 的标准范围为 18.5~23.9，24~27.9 为超体质量，大于 28 为肥胖。

此处讨论及所引用文献提及的肥胖均依据WHO 标准，BMI 只反映个体肥胖的状态或程度，而通过影像测量，可测出异常或过量脂肪组织的具体分布部位及其各部位的量化数值。

一般基于影像的脂肪组织按局部解剖部位分为：①总脂肪组织（total adipose tissue，TAT），是脂肪组织的总和，不包括骨髓和头部、手和脚的脂肪组织。②皮下脂肪组织（subcutaneous adipose tissue，SAT），为真皮和筋膜与肌肉之间的脂肪组织。③内部脂肪组织（internal adipose tissue，IAT），为总脂肪组织减去皮下脂肪组织的结果，包括内脏脂肪组织和非内脏内部脂肪组织（non-visceral IAT），内脏脂肪组织一般指胸部、腹部和骨盆的脂肪组织，非内脏内部脂肪组织主要为肌内和肌间的脂肪组织。④脂肪组织异位和骨髓脂肪组织等。

二、脂肪组织影像学测量方法及其优缺点

目前，脂肪组织的影像学测量技术包括下述三类，主要采用双能 X 线吸收测量（dual-energy X-ray absorptiometry，DXA）、定量 CT（quantitative computed tomography，QCT）和 MRl 等。QCT 被认为是目前测量内脏脂肪组织的金标准。

1. 双能 X 线吸收测量　通过测量骨密度来诊断骨质疏松的最早和最常用的影像检查手段，也可用于脂肪组织的测定。Seabolt 等（2015）认为不同个体的脂肪和软组织的变异衰减系数不同，不同个体身体前后脂肪厚度也不同，肥胖可导致脂肪测量值的低估。而目前新开发的一种双能 X 线吸收测量全自动方法可将腹部脂肪（ahdominal fat，AF）分割成皮下脂肪组织和内脏脂肪组织，已被美国食品和药物管理局批准并应用于临床。

Choi 等（2015）研究发现，腹部脂肪体积越大，双能 X 线吸收测量和 QCT 测量腹部脂肪的差异性就越小，还发现在不同性别和 BMI 的人群中，双能X 线吸收测量和 QCT 测量腹部脂肪仍有高度的一致性。

双能 X 线吸收测量作为传统影像检查技术，其成本远低于 CT 和 MRI，而且操作简便；与容积 CT（腹部 CT 扫描辐射剂量约 10 mSv）相比，其辐射剂量明显降低（标准模式全身双能 X 线吸收测量检查0.96 mSv），使其检测具有可重复性。

2. QCT　测量内脏脂肪组织的金标准，可以准确无误地分割皮下脂肪组织和内脏脂肪组织及非内脏内部脂肪组织。一般将脐平面的脂肪面积作为评估腹部脂肪的指标。在此层面，皮下脂肪组织被定义为皮肤与腹直肌、腹外斜肌、背阔肌、腰 4 椎体水平竖脊肌之间的脂肪组织。内脏脂肪组织是指腹内直肌、腹外斜肌、腰方肌与腰大肌围成的所有腹内脂肪组织区域。

QCT 测量是半自动的过程，人工描绘兴趣区域时会产生一些不可避免的测量误差。CT 检查辐射剂量较大，不宜频繁检查，且对于部分人群（如孕妇、儿童）使用有局限性。

MRI　近些年 MRI 已作为一项新技术用于脂肪定量或半定量检查。MRS 通过化学位移原理利用脂肪和水之间共振频率的差异直接成像，获得水和脂肪谱线。MRS 作为半定量检查方法，其结果测得的并非绝对脂肪含量，而是脂肪分数（fat fraction，FF）即兴趣区内脂肪含量占脂肪及水总含量的百分比，通过以下公式计算：FF=[Ifat/（Ifat+Iwater）] × 100%，式中 Ifat、Iwater 分别指脂质峰和水峰峰下面积。

MRS 测量精确，但由于 MRS 扫描条件要求高，扫描时间长，化学位移方法易受 T_1 和 T_2 弛豫效应、噪声和涡流等物理因素的影响而导致测量误差，后处理过程繁琐，限制了该技术的发展和应用。

近年来，Poonawalla 等（2013）提出了脂肪组织MRI 新技术，可经以下几个步骤精确定量测量脂肪

组织:①通过加速多回波化学位移脂肪/水成像,扫描整个腹部和骨盆,获得高分辨的数据;②采用 T_2 校正复杂数据重建脂肪光谱建模,获得0%~100%全动态范围的定量脂肪比例图;③应用聚类算法自动和有效地去除脂肪成分图的噪声;④直接从数据中评估最大脂肪分数值,并将该值作为噪声掩蔽脂肪分数图的阈值,再一次掩蔽噪声,从而精确定量测量脂肪组织。

该技术不需要操作人员干预,可促进腹部脂肪的快速分割,计算内脏脂肪组织、总脂肪组织和内脏脂肪比率,是一种临床可行的脂肪测量方法。目前由于其成本高、原理复杂等原因尚未广泛应用于临床。

三、髓外脂肪组织与骨强度的相关性及其机制

(一)髓外脂肪组织与骨强度的相关性

1. 总脂肪组织与骨强度的相关性　总脂肪组织含量与骨质疏松骨折风险的关系多样,在降低一些类型的骨折风险的同时可增加其他类型的骨折风险,且受年龄、性别影响。有研究报道,肥胖儿童比正常儿童的前臂骨折的风险率要增加约2倍。有骨折史的肥胖儿童腰椎骨密度值比同性别正常年轻人骨密度的平均值低2~3个标准差,表明肥胖儿童骨折风险的增加与骨密度减少有密切关系,并非单纯通过增加其他因素如增加摔倒概率造成的。

另有研究表明,在儿童和青春期少年中,肥胖与骨强度呈负相关。青春期是骨量达到最佳峰值的关键时期,脂肪的质量可能会限制肌肉对总体或局部骨的正性机械效应,导致骨量减少。

在成人,肥胖骨折和骨密度减低之间的关系尚不确定。Evans 等(2015)报道与正常体质量者相比,成年肥胖者(无性别差异)远端桡骨和胫骨都有更高的骨密度、更厚的骨皮质及更多的骨小梁数目。

在绝经后老年妇女中,Compston 等(2011)多中心研究发现肥胖是某些骨折类型的危险因素,尤其是踝关节和小腿的骨折。在老年男性中,虽然肥胖男性的髋关节承重力更强,但其承受的冲击力与强度比更高,理论上增加了髋部骨折的风险。

虽然较高的总脂肪组织通常与较高的骨密度相关,但 Shao 等(2015)认为脂肪分布可能对骨骼健康的影响更大,而不是总体脂肪的多少。

挪威的一项前瞻性队列研究(2015)发现,在除外 BMI 和其他潜在的混杂因素后,高腰围和高腰臀比会增加髋部骨折的风险,认为较低的 BMI 与较高的内脏脂肪组织共同作用可明显增加髋部骨折的风险。

因此,关注不同部位脂肪对骨强度的影响是目前研究脂肪与骨相互作用的方向。

2. 内脏脂肪组织与骨强度的相关性　Liu 等(2017)从美国马萨诸塞州弗雷明翰心脏研究中心选取710名参加弗雷明翰骨质疏松研究项目的人群,采用 QCT 测量内脏脂肪组织,高分辨外周定量 CT(high-resolution peripheral quantitative computed tomography, HR-pQCT)测量胫骨和桡骨远端的骨密度和骨微结构参数,发现高内脏脂肪组织可导致远端桡骨和胫骨更高的骨密度,改善外周骨骼的微观结构,内脏脂肪组织不会对骨骼有实质性的负面影响。

Zhang 等(2015)从密歇根大学的健康系统选取7230例病人(46.4% 为女性),年龄 18~64.9 岁,测量 T7~L5 椎体的骨小梁密度、骨皮质密度、内脏脂肪组织面积和皮下脂肪组织面积,结果表明,在除外年龄、性别、BMI 等混杂因素影响后,内脏脂肪组织与脊柱骨小梁密度呈负相关,认为内脏脂肪组织代谢性分泌物质对骨皮质和骨小梁产生的负面影响超过了 BMI 机械负荷的正面影响。

他们认为内脏脂肪组织与脊柱骨密度呈负相关,而与远端桡骨和胫骨骨密度呈正相关的可能机制是内脏脂肪具有旁分泌效应,脂肪组织附近的骨骼与远处的骨骼部位可能受到不同的影响。

内脏脂肪组织对骨骼的影响还与年龄相关,Wang(2013)在 55 岁以下群体中,内脏脂肪组织与骨密度呈负相关;对于 55 岁以上群体,内脏脂肪组织与骨密度无明显相关性。这可能与绝经前后引起的激素水平变化有关,具体的机制尚未明确。因此,内脏脂肪组织对骨的作用不仅与骨的部位有关,还与病人的年龄有关。

皮下脂肪组织与骨强度的相关性　皮下脂肪组织与骨密度之间的关系,不同研究的结果不一致。Shao 等(2015)回顾性分析528名年龄在 48.7~83.1 岁的中国健康绝经后女性的双能 X 线吸收测量(测量股骨颈、髋部骨密度,四肢、腹部、臀部总体的脂肪含量及肌肉含量),结果发现在除外年龄、绝经年限、身高、体质量、BMI 等混杂因素后,四肢脂肪(相当于皮下脂肪组织)对髋部骨强度起明显保护性作

用，而腹部 - 臀部脂肪比与髋部骨强度呈明显的负相关。

他们认为，一方面，较高的机械负荷可以刺激骨细胞和树突细胞，触发合成反应；另一方面，绝经后女性脂肪细胞是雌激素的主要来源，雌激素增多通过诱导破骨细胞凋亡来抑制骨吸收，导致骨量间接增多。皮下的前体脂肪细胞比内脏脂肪细胞的芳香化酶活性高，因此，在绝经后女性，皮下脂肪组织比内脏脂肪更有益于骨骼健康。

然而，Katzmarzyk 等（2012）回顾性分析年龄在 18~74 岁之间的美国白人女性和非洲裔女性的双能 X 线吸收测量（测量全身骨密度）和 QCT（测量内脏脂肪组织及皮下脂肪组织），结果发现内脏脂肪组织、皮下脂肪组织与 BMI）之间均呈负相关，没有种族和性别之间的差异。

（二）髓外脂肪影响骨强度的机制

脂肪组织分泌的脂肪因子、肥胖导致的胰岛素抵抗以及系统性炎症因子对骨代谢生理变化有着重要的作用。

1. 脂肪因子 脂联素几乎完全由脂肪细胞产生，是一个 28 ku 的蛋白质，可调节能量平衡、葡萄糖及脂质代谢和炎症途径。目前公认血浆脂联素水平与内脏脂肪组织和 BMI 呈负相关。一般认为脂联素有利于成骨和抑制体外破骨细胞的形成，可能有助于增加骨量。因此，肥胖者脂联素水平降低，可导致成骨减少、骨密度降低和骨折风险增加。

实验研究表明脂联素对骨的影响是年龄依赖性的，脂联素缺乏的幼年小鼠骨量增加，而 36 周成年小鼠的骨质疏松表型增加，可见脂联素对骨量既有积极影响又有消极的影响。一些研究还发现，在幼年小鼠中，脂联素主要作用在成骨细胞，通过降低依赖磷脂酰肌醇 3（PI3）激酶的 Fox01 通道活性，抑制成骨细胞的增殖和诱导其细胞凋亡，降低骨量和循环骨钙素水平；而在成年小鼠中，脂联素主要作用在蓝斑神经元，通过 Fox01 通道迅速掩盖上述局部效应，间接导致骨量增加。因此，有必要进一步临床研究，了解不同年龄、不同性别的低血清脂联素水平肥胖受试者对骨骼是保护性还是负性作用。

瘦素由脂肪细胞分泌，是调节脂肪组织负反馈回路的一部分。瘦素水平与体内脂肪含量呈正相关，它调节脂肪的作用靶点为下丘脑，瘦素与下丘脑受体结合可调节食欲和能量消耗。

骨骼也是瘦素的一个作用靶点，瘦素受体在成骨细胞和软骨细胞中都有表达。它可以增加成骨细胞和软骨细胞的增殖分化，抑制核因子 kB 受体活化因子（RANK）配体（RANKL）的表达和诱导骨保护素减少破骨细胞，以上这些结果表明瘦素对骨整体上有积极作用。

然而，它既促进成骨细胞的分化，也通过交感神经系统和可卡因安非他明调节转录来抑制骨的形成。与正常体质量者相比，肥胖者脑脊液瘦素水平明显低于血清瘦素水平。因此，瘦素对骨的不同作用可能与瘦素存在的不同部位相关。瘦素在骨骼中的确切作用目前仍然存在争议，需要进一步研究。

最近几年已被确定为脂肪细胞分泌因子的还有抵抗素、空腹引起的脂肪因子（FIAF）、内脂素、丝氨酸蛋白酶抑制剂等。目前只有少数的临床试验研究它们的循环水平与骨密度间的关系，体外细胞研究也处于初步阶段。

2. 胰岛素抵抗 肥胖者的胰岛素抵抗可导致胰岛素分泌过多以及 β- 胰细胞分泌的其他 2 种激素（胰淀素，Preptin）水平升高。成骨细胞表达胰岛素和胰岛素样生长因子 1（IGF-1）受体。在体外，胰岛素可直接刺激成骨细胞增殖，也可通过增加循环性激素和饱和脂肪酸的水平间接影响骨密度。

临床研究表明，高胰岛素血症的女性增加了卵巢雄激素和雌激素的生成，并且降低肝内性激素结合球蛋白的生成。随着年龄的增加，脂肪细胞中的芳香酶表达和雌激素的产生也增加，雌激素增多通过诱导破骨细胞凋亡来抑制骨吸收，导致骨量间接增多，可以解释肥胖对于骨骼的保护作用。

3. 炎性因子 肥胖者伴有胰岛素抵抗、代谢综合征、糖尿病时，主要的炎性细胞因子如白细胞介素（IL-1、IL-6）和肿瘤坏死因子 -a（TNF-α）升高，骨代谢失衡可导致骨量丢失。TNF-α 在骨吸收中的作用很大程度是因其激发了 RANK 的活化能力的结果。它也是 RANKL 诱导的信号传导的中介，因此 TNF-α 可以有效增强 RANKL 诱导的破骨细胞的形成，从而导致骨量减少。

（三）骨髓脂肪组织与骨强度的相关性及其机制

Hardouin 等（2016）报道在老年人、绝经后女性、神经性厌食症者中，骨髓脂肪组织与不同部位骨骼的骨量呈负相关。目前大量临床及动物骨质疏松模型研究发现骨密度下降伴随骨髓脂肪组织含量增多。Griffith 等（2010）认为骨质疏松骨小梁退变、断裂，骨小梁间隙的扩大伴随骨髓脂肪组织的数量及体积的增加,后者进一步挤压骨小梁致其数量减少,并抑制骨髓造血功能。

Zhu 等（2017）采用定量动态 MRI、显微 CT、MRS 等方法研究去卵巢大鼠骨质疏松模型的腰椎血流灌注、骨量和骨髓脂肪组织的纵向相关关系,发现微血管收缩和血管内皮细胞之间的间隙致密引起骨髓血流灌注降低,可能是骨质疏松发生的初始原因;骨髓脂肪组织的增加、微血管密度的降低、骨髓纤维化导致骨髓血流灌注进一步降低,加重骨质疏松形成。

不同于骨髓外脂肪细胞,骨髓脂肪组织来源于骨髓间充质干细胞(mesenchymal stem ceII, MSC),后者可分化为脂肪细胞、成骨细胞和内皮细胞等。成骨是由 Wnt/β-catenin 信号通路诱导,而过氧化物酶体增殖物激话受体 -g(peroxisome proliferator-activated receptor gamma, PPAR-g)负责脂肪细胞链的分化。PPAR-g 可通过增强破骨细胞中 c-fos 的表达促进破骨细胞生成。骨髓脂肪组织也被视为内分泌器官,通过多途径分泌细胞因子、生长因子、脂肪因子等促进成脂,降低成骨细胞的数量,刺激破骨活性。

四、小结与展望

综上所述,目前 QCT 作为测量脂肪的金标准,但手动测量仍存在一定的测量误差,脂肪组织 MRI 或其他新技术全自动测量脂肪,可准确区分内脏脂肪组织和皮下脂肪组织,有待于进一步发展而广泛用于临床。

目前骨髓脂肪组织增多与骨质疏松负性相关已被认可,而内脏脂肪组织、皮下脂肪组织与骨质疏松相关性仍然存在不同观点,大部分研究认为内脏脂肪组织与远端桡骨和胫骨等外周骨骨密度呈正相关,与脊柱等中轴骨骨密度呈负相关:而皮下脂肪组织对骨更多的是起保护性作用。

骨髓内、外脂肪影响骨代谢的途径,分泌的因子有多种. 每种脂肪因子作用的机制不同,它们之间相互作用,且受性别、年龄影响。体脂含量、分布与骨质疏松的相关性还有待于研究探讨。

第五章　透析与慢性肾功能衰竭

第一节　透析相关性骨关节病

慢性肾功能衰竭病人接受长期透析治疗后发生于肌肉骨骼关节的疾病称为肾透析性骨关节病。它是长期透析患者常见而严重的并发症，主要包括：与结晶物有关的关节炎；淀粉样腕管综合征和慢性关节疾病；囊性骨损害；脊柱和/或外周关节破坏性关节疾病。

有关该并发症的发生随患者年龄和透析时间增长而增加。文献报导在透析 5 年的发生率低于 50%，10 年后高达 65%，15 年后发生率几乎达 100%，发病频率随年龄增长而增加。

一、发病机制

该并发症的发病机制目前尚未完全阐明，但认为可能与慢性肾衰时的 β_2 微球蛋白的储留、β_2 微球蛋白生化与结构的改变、β_2 微球蛋白淀粉样纤维形成以及 β_2 微球蛋白对组织的损伤起重要作用，也与继发性甲状旁腺功能亢进等因素有关。

β_2 微球蛋白：与血液透析有关的淀粉样变性包括 β_2 微球蛋白，为 1800Da 的分子。正常情况下，该分子能被肾小球滤过，在肾小管内被排泄掉。

在长期血液透析病人，血清 β_2 微球蛋白含量上升到正常人的 60 倍，该分子的慢性聚集是造成这种疾病的主要病理生理原因。血透病人因肾功能丧失造成血清高浓度 β_2 微球蛋白，透析膜不能够有效的滤掉 β_2 微球蛋白，还可能因为使用生物制品膜产生一些物质。

病变沉淀处确定有 β_2 微球蛋白糖激化物质，该物质表现出能刺激单核细胞趋化性和巨噬细胞分泌肿瘤坏死因子和白细胞介素 I 。

血透伴随淀粉样变主要累及关节和关节周围组织，但在长期透析病人发生全身性有症状的沉淀仍极少发生，也不会产生危及生命的并发症。造成沉淀部位偏爱的原因可能是这一类的淀粉样变与关节组织包括氨基葡聚糖酶和 II 型胶原有高度亲和力。

文献报道出现透析性骨关节病的症状，应及早行肾移植术。肾移植术后透析性骨关节病的关节症状很快改善，但骨关节病的影像学改变和淀粉样沉积依旧存在。

二、影像学研究

与结晶物有关的关节炎：草酸钙沉积可能引起软骨钙质沉积病，以及滑膜、皮肤和关节周围发生钙化。累及屈肌腱会产生手指屈曲痉挛和急性炎性或慢性、少细胞的关节积液。未接受透析前肾衰患者常见的痛风病在血液透析病人少见，因为血液透析有效的从血浆中去除了尿酸。

磷酸钙为磷灰石结晶的主要成分，是透析病人关节周围含钙物质沉积的主要成分。沉积物大小变化很大，小的可为关节旁钙化点，大的可成假肿瘤性肿块，损害关节运动。虽然这些关节旁钙化物无症状的不少，但也可能引起急性关节周围炎发作。透析病人磷灰石沉积疾病也会造成微晶状体蛋白关节炎的急性发作。

腕管综合征：在长期的血液透析和腹膜透析病人发生腕管综合征已被大家所熟知，男女发病率相等。主要由 β_2 微球蛋白淀粉样物质沉积在腕管内的腱鞘、滑膜、屈肌腱或屈肌韧带，造成腕管腔相对狭小，腕管内压上升，正中神经受压常常严重并为双侧。如压迫未能及时解除，将会发展为掌部关节病变、运动障碍、肌萎缩，最后手功能丧失。

慢性关节病：在长期透析的病人，慢性关节病常常与腕管综合症伴发，还伴发有关节周围淀粉样变。

关节疼痛为突出的临床表现,最常发生于肩关节,多为双侧,在透析期间加重。超声或MRI能够显示旋肌肌腱增厚。滑膜可能出现增厚,关节运动障碍,特别常见于肩关节、腕关节、手指关节。慢性手指屈肌腱滑膜炎会造成病变手指伸功能的渐进性丧失,常伴随有扳机指症状。也常可见到关节肿胀、关节积液和复发性关节囊积血。透析病人也可能发生大致对称性多关节疾病,伴有多发骨囊肿和内侧神经症状,表现类似于伴发有多发骨髓瘤的淀粉样变关节病。

囊性骨损害:多发性软骨下溶骨性改变或关节侵蚀性改变是主要的影像学表现。通常发生在透析5~16年的病人。透析超过10年者发生率为50%~60%,X线检查可见这种典型的骨病变。有学者对透析超过10年患者13例做X线平片,囊性骨损害发病率为60%,做CT检查发病率为80%。

淀粉样囊性骨损害的特征为多发性的、对称性软骨下溶骨性改变。绝大多数发生于滑膜关节附近,并常累及邻近关节囊和韧带,髋、腕和肩关节是最常见的受累部位。骨活检显示囊性病变中含的 β_2 微球蛋白淀粉样沉积物。发生于股骨颈的 β_2 微球蛋白淀粉样沉积可导致病理性骨折,膝关节附近的囊件病变常累及胫骨和髌骨,肩关节附近的侵蚀性病变也并非少见。

破坏性关节病:多发生在透析10年之后,破坏性脊柱关节病变主要累及颈椎。病变特点常为多发性发展迅速的椎间隙变窄,伴有邻近椎板受侵蚀致骨质破坏。但无骨赘生物形成,病变可呈快速进行性加重。病变累及棘突关节,少数可导致脊椎移位,甚至脊髓压迫等神经系统并发症。影像学改变出现的较早,但临床常常无明显症状或仅有轻微的疼痛、僵硬感,偶可引起严重的神经并发症。其他周围大关节的破坏性关节病变也往往呈复发性,以关节间隙变窄为特征,伴或不伴关节附近的软骨下骨囊性损害。有学者报告2例经MRI检查发现颈椎间隙变窄,并颈椎齿状突被软组织取代,膨大,压迫延髓。

周围大关节破坏性关节病常为多发,累及髋、膝、腕和肩关节。软骨下先出现透光区和/或破坏,发展很快,在3~12个月内软骨区变窄。在晚期,骨骼病变常常可见。指/趾间关节也是发生严重侵蚀性或出现溶解性关节病的部位,它可发生在透析治疗的早期过程中,不与局部的淀粉样沉积疾病伴随。多角骨和舟状骨关节的破坏性关节病可能发生,这会引起第1掌骨向上、前脱位。

三、比较影像学

超声检查:采用高分辨率超声诊断仪检查,最常见为肩关节:肩袖厚大于8 mm,是由于三角肌下脂肪垫增厚侧向性移位且与肩峰之间距离增宽;关节腔内可见结节或条状沉淀物的强回声,也可见股骨头颈部关节囊增厚,超声诊断有较高的敏感性,为77.8%。

X线检查:系列X片显示囊性病变的大小及数目随时间增加而增多。主要累及髋、腕及肩关节、舟状骨或股骨颈的淀粉样囊肿,可出现自发性骨折。颈椎关节呈破坏性关节病变,常为牙样侵蚀过程,骨破坏常为多发性,并大致成对称性分布。但X线较难发现,平片多为颈椎间隙变窄。

CT和MRI:有助于发现X线不易显示的病变,如枕部寰枢关节与颈结合部位的骨破坏、肱骨及股骨内囊性变,椎体后弓骨的透亮区在CT下可清楚见到。MRI的 T_1 和 T_2 图像显示受累椎间盘的低信号:对骨滑膜韧带和软组织增厚非常敏感,为判断囊性骨损害的程度提供可靠的定量方法。

第二节　肾性骨病

肾性骨病,又称肾性骨营养不良,是各种慢性肾脏疾病所引起的钙、磷代谢障碍、酸碱平衡失调、维生素D代谢异常及继发甲状旁腺机能亢进等所造成的骨骼损害。在儿童期称为肾性佝偻病,成人期称为肾性软骨病。

一、病理学

肾性骨病过去很少见,近年来,随着医疗水平的提高,肾病患者的生存期明显延长,此病发病率也较以前提高。根据肾性骨病的病因可分为2种类型:肾小球性功能衰竭,引起的骨病以骨软化、纤维囊性骨炎、佝偻病、骨硬化为主;肾小管性功能障碍,多见于先天性肾小管异常,引起的骨病以骨软化、佝偻病为主。

二、影像学研究

一些作者报告一例颅骨及肘关节CT和X线片

表现为骨小梁模糊，骨密度减低，皮质变薄，松质骨内见多个大小不等囊性影，邻近血管管壁钙化。实验室检查提示血清钙浓度降低，磷浓度升高。

　　综合病史、临床表现及影像学改变，该例患者属于肾小球性骨病。但其头颅 CT 显示双侧颞骨岩部骨密度及结构无明显异常，最可能的原因是，本病骨质结构改变多发生在松质骨，而颞骨岩部几乎全部为密质骨。

　　目前，对于肾性骨病发生机制尚未完全清楚，当疾病出现影像改变时大多已属晚期。双四环素标记骨组织活检及骨密度测定是早期诊断肾性骨病的标准。

第三节　肾性骨营养不良之骺性硬化类似骨坏死

　　肾性骨营养不良的组织学表现包括纤维囊性骨炎（甲旁亢）、骨软化和骨硬化。骨质硬化常出现于肾衰（约占 20% 的病例），但 X 线片上表现骨密度增加只局限于多个管状骨的骨骺区，手足的小骨报告甚少。在肾衰病人给予过量的维生素 D，可引起骨硬化，且常局限于干骺端，儿童尤甚。

　　肾性骨营养不良的骨硬化在躯干骨最明显，常犯及骨盆、肋骨与脊柱。活检可见小梁增粗和纤维化。椎体上下部分可产生"厚紧身内衣"征（rugger jersey）。Jaffe（1933）认为，此来自于骨髓纤维化和软骨下海绵骨的新骨形成造成骨小梁"压缩"在一起。

　　此种局限于干骺区的骨硬化在小儿比成人典型，多因在未成熟的骨骺中，干骺区是迅速生长的区域。如不了解这些，则可把骺区硬化误诊为骨质坏死。Galver 等（1981）详细讨论了此类情况。

第六章　遗传性疾病和先天异常

第一节　软骨外胚层发育不良

软骨外胚层发育不良,又称 Ellis-van Creveld (EVC)综合征,是一种较为少见的疾病。Mdntosh (1933)首先报道,Ellis & Creveld(1940)详细描述并命名此病,它是由 EVC 基因突变或非同源的 EVC2 基因突变所致。

一、临床表现

典型特征是双侧的轴后性多指(趾)症,长骨软骨发育不良所致的肢端肢中段性侏儒,外胚层发育不良所致的指(趾)甲、牙齿、心脏的先天性发育异常。一些学者报告 2 例无心脏发育异常的软骨外胚层发育异常。

目前认为软骨外胚层发育不良与胚胎时期原始外胚层形成异常有关。对其是否为常染色体隐性遗传病,说法不一。男女发病率无明显差异。约 50%~60% 的患者有心脏疾患,患者多死于心脏疾病或呼吸系统疾病。

二、影像学研究

该病骨骼异常主要包括膝外翻、双侧的轴后性多指(趾)症,四肢短粗,且以远端肢体改变为著。其他外胚层发育异常的征象包括指骨、指甲的缺失或发育异常,牙齿呈圆锥形或缺失,由于上唇和牙龈融合导致的上唇凹陷,唇前庭缺失。上述征象被视为诊断该疾病的特征性征象。第 1 例患者出现以上所有的这些征象,第 2 例患者出现部分征象,并伴有小胸廓畸形及骨盆畸形。部分患者还可以合并其他如胆管、胸腺等器官异常。以上这些表现都可以在产前通过超声得到诊断。基因检测也有助于提前发现此病。

三、鉴别诊断

Weyers acrofacial dysostosis 综合征:Weyers 由于 EVC2 基因缺失导致,除了其上颌骨延迟融合以外,其余征象和软骨外胚层发育不良一致。

窒息性的胸廓发育不良:窒息性的胸廓发育不良和软骨外胚层发育不良在手、骨盆、长骨的表现一致,都存在心脏发育异常、指甲发育不良及上唇和牙龈的融合,其高血压性肾衰竭将有助区别于软骨外胚层发育异常。

口面指综合征:鼻面部的软骨发育不全,中度的智力发育迟缓、舌裂、舌系带过短都有助区别于软骨外胚层发育不良。

第二节　Shwachman-Diamond 综合征

Shwachman-Diamonct 综合征,也称舒 - 戴二氏综合征,是一种罕见的常染色体隐性遗传疾病。文献报道其发病率为 1/76563,其中证实存在染色体突变的为 1/168000,男女发病比例约 1.7:1。在所有种族和族裔群体中均有报道。Shwachman(1964)首次成组病例报道至今,英文文献报道已超过 300 例。Shwachman-Diamond 综合征主要包括胰腺外分泌功能不足、骨髓功能障碍和骨骼异常,患儿多因营养吸收障碍及反复感染而就诊,常在新生儿期或婴幼儿期即被诊断。

影像学研究

影像学检查中阳性发现主要为胰腺和骨骼系统异常；肝、心、肾、牙、脑也可受累。

影像学上 Shwachman-Diamond 综合征患者的胰腺实质呈不同程度的脂肪浸润，CT 表现为脂肪性低密度。

骨骼系统异常主要包括干骺端软骨发育不良、骨质稀疏和次级骨化中心出现落后。研究认为该综合征患者 40%~80% 存在干骺端发育不良，30%~50% 存在胸廓异常。干骺端软骨发育不良通常出现于长骨干骺端及肋骨前端与肋软骨连接处。该综合征患者骨质稀疏出现早，属低转化型骨质疏松，表现为骨量减低和椎体的脆性骨折。

Shwachman-Diamond 综合征的胰腺病变需与囊性纤维症进行鉴别，后者胰腺也存在广泛脂肪化

的改变，但其胰管常扩张或伴发囊肿，并可见钙化。

一组报道的两例患儿均存在不同脏器感染的影像学表现，病例 1 腹部 X 线片发现典型的坏死性小肠结肠炎表现，病例 2 胸片和胸部 CT 发现肺吸虫感染所致左肺结节病灶。两例患儿胰腺平扫 CT 值分别 -31 和 -51 HU，未见胰管扩张，病例 1 有胰腺萎缩改变。

病例 1 示婴幼儿期即出现了四肢长骨广泛而显著的骨质稀疏，长骨干骺端无特殊；病例 2 学龄儿长骨干骺端出现了典型的干骺端软骨发育不良表现，骨质稀疏不明显。2 例患儿均未出现文献所述的肋骨前端形态异常改变。2 例患儿左手骨龄片均有明显的腕骨骨化中心出现延迟。由此可见，胰腺脂肪化、骨龄落后和干骺端软骨发育不良是 Shwachman-Diamond 综合征的影像学特征表现，识别这些征象有助于疾病的诊断和评估。

第三节　变形综合征

变形综合征是一种少见的、病因不明的先天性疾病。

Samlaska 等（1989）总结了 34 例变形综合征的临床表现，主要为偏侧肢体肥大、巨指（趾）、皮下团块、掌指团块、外生骨疣、脊柱侧弯、表皮痣及骨、血管、淋巴、神经、脂肪等多种组织的肿瘤等，其中头颅

变化以颅骨骨质变薄、骨体膨大为主，四肢多为软组织变化，骨质及关节的变化并不明显。

斑片状真皮发育不全也应该是变形综合征的 1个典型特征。多数学者认为只要临床表现符合上述情况中的 4 种表现就可以诊断为变形综合征。

第四节　基底细胞痣综合征

基底细胞痣综合征，亦称为 Gorlin's syndrome；为少见疾病，常有阳性家族史，为常染色体显性遗传病。目前在分子遗传机制上研究认为，基底细胞痣综合征是由于 PTCH 基因（一种细胞周期的调节基因）的突变或失活，导致 Smoothened 基因（一种致癌基因）处于激活状态，使 Hedgehog 信号转导网络系统（该系统起决定胚胎诱导模式和胚胎发育时各结构细胞命运的作用）功能紊乱，下游靶基因被持续激活，导致发生各类先天异常及肿瘤。

因该综合征涉及多系统病变；需结合临床、病理和影像表现诊断，其中影像诊断具有重要意义。基底细胞痣综合征为少见疾病，Brinkley & Johnson（1951）首次报告该综合征；之后国内外陆续见其报

告。Evans 等（1993）提出基底细胞痣综合征的诊断标准，具备 1~2 个主要标准并 2 个次要标准即可诊断。

主要标准：2 个恶变的基底细胞痣，或 1 个恶变的基底细胞痣，但年龄小于 30 岁，或 10 个以上基底细胞痣；任何牙源性角化囊肿或多发性颌骨囊肿；3个以上手掌和足底点状陷凹；小于 20 岁的年轻患者发生异位钙化，如大脑镰钙化；基底细胞痣综合征阳性家族史。

次要标准：先天性骨骼异常，如分叉肋；前额突出；心脏或卵巢纤维瘤；成神经管细胞瘤；先天性畸形，如唇腭裂，多指（趾）；眼部异常等。

一组 6 例符合 Evans 提出的诊断标准。本病患

者多数因为颌骨囊肿引起口腔、颌面部症状而就医。该组6例患者均有颌骨囊肿。本综合征的颌骨囊肿常为多发,影像表现与一般颌骨囊肿无明显区别。其囊肿易复发,恶变率较其他囊肿高,好发于青春期,对患者心理影响大,治疗上也需要更彻底的清除,且注意定期复查。

正常人脑膜钙化,为线状改变,一般在40岁以后出现,基底细胞痣综合征脑膜钙化出现早,范围较广,出现率高。在颅内异常表现上,该组出现1例透明隔囊肿,查阅文献未见基底细胞痣综合征合并透明隔囊肿报道,该组认为其可能为基底细胞痣综合征其中一表现。脑膜异常钙化,为基底细胞痣综合征神经系统较常见的改变,其他异常改变尚有先天性脑积水、成神经管细胞瘤、胼胝体发育不全、轻度学习障碍、面神经瘫痪、神经性耳聋及癫痫等。

骨骼异常以分叉肋、脊椎侧突最常见,分叉肋一般位于前肋,该组1例分叉位于后肋。肋骨变异在基底细胞痣综合征中出现率较正常人群高。其他的骨骼异常改变还有隐性骶椎裂、椎体融合、指骨或掌骨缩短等。

皮肤多发基底细胞痣,好发于面部、背部,还有手掌、足底点状凹陷;该两项为基底细胞痣综合征特征表现。其他皮肤病损还有表皮囊肿、脂肪瘤、小的白色斑点或粟粒疹等。

其他临床表现和影像表现:前额突出、内眦间距增宽、鼻根宽平等特殊面征;生殖系统的发育不良,卵巢肿瘤;斜视、眼球缺失等眼部表现。另外本病患者多有阳性家族史,血尿常规检查正常。

基底细胞痣综合征为显性遗传疾病,表现为多系统器官的异常,患者出现器官的变异或发育异常的概率也较正常人高;影像诊断能对该病确诊提供重要依据,尤其在颌骨囊肿、颅内异常钙化、肋骨脊椎先天性发育异常方面,放射科医师阅片中发现这些异常同时出现应考虑到基底细胞痣综合征。

第七章　与骨和软骨有关的疾病

第一节　脊索瘤

一、影像学研究

脊索瘤是少见的、生长缓慢的、低度恶性的骨源性肿瘤,占原发性骨肿瘤的 1%~4%,源于胚胎残留脊索组织,可出现在斜坡到尾骨的任何部位,以颅底蝶枕交界部及骶尾部多见,分别为 35%、50%~60%。局部复发率为 44%~78%,转移率为 5%~43%。一组 32 例中,40 岁以上男女发病比为 1:5。

影像表现具有特征性,MRI 表现有:T_2WI 高信号为主, T_1WI 低信号为主,肿块边界清、分叶,均有不同程度骨质破坏;肿瘤大多少血供,增强后以轻中度强化为主,以"蜂房状"、"颗粒状"为特征。CT 可见膨胀性、溶骨性骨质破坏,及散在不规则钙化或骨碎块影。

二、鉴别诊断

颅底:发生于颅底者主要需与侵袭性垂体瘤、鼻咽癌、脑膜瘤、副鼻窦癌、软骨肉瘤等颅底侵犯相鉴别。

垂体瘤:垂体瘤可伴内分泌功能紊乱,巨大的垂体瘤向颅底侵犯 CT 表现为蝶鞍、斜坡等骨质破坏、压迫吸收,但无特异性,MRI 未见正常垂体信号,肿块内部常坏死囊变,T_1WI 等信号或低信号,T_2WI 稍高信号背景下多个小灶性圆形高信号为特征,肿块明显强化。

脊索瘤因含大量黏液基质成分及液滴细胞而在 T_2WI 显著高信号是区别于鼻咽癌、垂体瘤等的特异性征象。

鼻咽癌:鼻咽癌侵犯颅底需与鼻咽部生长为主的脊索瘤鉴别:前者边界欠清,以破裂孔、卵圆孔、蝶鞍、斜坡、岩骨尖等多见,通常以颅底中线为主,也可偏于一侧,骨质破坏后进一步颅底侵犯,以海绵窦受累多见,并出现Ⅲ、Ⅴ、Ⅵ等颅神经损害,临床上尚有鼻塞、涕血、中耳炎、颈部包块等症状, CT 表现鼻咽腔侧壁黏膜增厚、局部低密度肿块,肿瘤无钙化,颅底骨质侵蚀性、溶骨性破坏, MRI 可见鼻咽部肿块及受侵的海绵窦、转移的淋巴结均呈长 T_1 长 T_2 异常信号,增强后肿块及受侵海绵窦明显强化,颅底正常骨皮质正常低信号带不完整,髓质骨高信号消失;后者少见,对鼻咽部软组织推挤但边界清楚,骨质破坏以斜坡、寰椎、枢椎为主。

脑膜瘤:脑膜瘤一般与颅底骨呈宽基底附着, CT 上可见局部骨板增生,主要为骨质增生性改变而少有溶骨性改变, MRI 表现为 T_1WI 呈稍低信号,T_2WI 呈稍高信号,病灶信号均匀,增强后明显均匀强化,囊变较少,可见"脑膜尾征"。

蝶窦癌或筛窦癌:在蝶窦癌或筛窦癌,病变中心在副鼻窦,前者破坏蝶窦、斜坡骨质,也可侵犯翼腭窝并沿圆孔进入中颅窝,侵犯海绵窦,后者可突破筛板向前颅窝侵犯;CT 显示颅底孔道的异常扩大及骨质破坏, MRI 则显示受累的海绵窦异常信号及扩大孔道的软组织影。

骶尾部:发生于骶尾部者需与神经源性肿瘤、转移瘤、软骨肉瘤及其他骨源性肿瘤等相鉴别。

神经源性肿瘤:神经源性肿瘤以骶管或骶孔为中心生长, CT 与 MRI 注意观察骶孔的扩大、变形或破坏,骶前软组织块多以单侧为主,无钙化,而脊索瘤以骶尾骨为中心,骨质破坏彻底。

转移瘤:转移瘤 CT 表现溶骨性、成骨性、混合性骨质破坏,伴清晰软组织块影,MRI 则于 T_1WI 等信号、低信号, T_2WI 高信号,增强后中等或明显强化,原发病史有助于诊断。

软骨肉瘤:软骨肉瘤发生于颅底或骶骨者需与相应部位的脊索瘤相鉴别,其影像学表现包括软骨钙化、软组织肿块和骨质破坏;CT示密度不均,可见絮状、环状钙化,增强后明显不均匀强化;MRI表现一般为 T_1WI 不均匀低信号, T_2WI 不均匀高信号,钙化与纤维软骨在 T_1WI 及 T_2WI 均为低信号,内部有分隔,可合并出血,对比增强表现为周边强化或分隔样强化,有时难与脊索瘤鉴别,多靠病理。

不少学者认为,本病结合发病部位、边界、骨质破坏、信号或密度及强化程度,多能做出正确诊断;MRI因避开骨质伪影,在定位及显示周边侵犯更优于CT;而CT在钙化及软骨成分显示更优。病理上以大量的黏液基质背景下的空泡化的液滴细胞为特征,约10%恶变程度较高;生长迅速者 MIB-1 大于6%,复发者 MIB-1 均数为 10.2%。

病理学上,本病需与脊索瘤样胶质瘤、脊索瘤样脑膜瘤、软骨肉瘤等鉴别。

第二节 复发性多软骨炎

复发性多软骨炎(RPC)是一种原因未明的风湿性疾病。临床常易误诊,特征为多部位软骨反复发生炎症,包括耳、鼻、外周关节、喉和气管等。50%以上的患者累及气道,严重的呼吸道软骨病变可导致肺不张、肺部感染,是一种主要的死亡原因。此外,复发性多软骨炎还可累及眼、心脏、血管、神经系统等。

复发性多软骨炎是一种少见病,目前报道的病例不多,但近年来呈上升趋势。CT对软骨和软组织结构有良好的分辨率,能够清楚显示病变的部位及特点,提供较多的诊断信息,因而对诊断本病具有重要价值。

复发性多软骨炎的基础

复发性多软骨炎是一种少见的多系统疾病,为反复发作和缓解的进展性炎性改变,累及软骨和其他全身结缔组织,包括耳、鼻、眼、关节、呼吸道和心血管系统等。复发性多软骨炎可发生于任何年龄,但大多数于 40~50 岁时被诊断,两性分布平衡。

迄今,复发性多软骨炎的病因及发病机制仍不清楚,其临床和病理特点提示与结缔组织成分的炎症和免疫反应有关,但为什么仅累及某些特定器官的原因则不详。镜下所见病理特点为软骨溶解伴软骨膜炎。

1.临床表现 主要的临床表现是反复疼痛和耳鼻的肿胀,外周关节的关节痛。

国内外文献广泛采用 McAdom(1976)提出的诊断标准:双耳廓复发性软骨炎;非侵蚀性多关节炎;鼻软骨炎;眼炎症;喉和 / 或气管软骨炎;耳蜗和 / 前庭受损。具备以上 3 个或 3 个以上依据就可以确诊,无需组织病理学证实。

复发性多软骨炎实验室检查无特异性表现,血沉增快最常见,且与疾病的活动性有关。

国外一大型研究总结了 337 例复发性多软骨炎,发现 55% 的患者累及呼吸道,临床常表现为喘息、发作性呼吸困难、干咳或发声困难;此外,约 14% 患者的初发症状就影响呼吸道,可见复发性多软骨炎的呼吸道累及率较高。复发性多软骨炎患者若有气管软化等气道并发症则预后常较差(常可并发反复的肺炎),而早期的干预治疗能延迟和预防不可逆的软骨破坏,所以早期发现软骨炎的气管受累是很有意义的。

2.影像学研究 复发性多软骨炎的典型表现包括气管、支气管管腔狭窄、管壁增厚或伴钙化。一项研究 13 例中 5 例(38.5%)有气管壁增厚,气管管壁增厚以前壁及侧壁为主,并被认为是该病的一个特点。气管壁厚度最厚的达 4.61 mm,明显大于正常值,常规 CT 平扫就能简单的诊断。该组发现 2 例患者增厚的气管壁内存在分层现象,呈高 - 低 - 高密度,推测这个现象可能与气道炎症有关。判断气管壁的钙化则有时可由于气管壁常见的伪影而影响诊断。

该研究 13 例中 4 例(30.8%)气管管腔有狭窄,表现为气管及支气管多发狭窄,支气管狭窄多累及左支,多伴有气管壁增厚。若行气管三维重建,可进一步证实气管、支气管狭窄,尤其是增加支气管狭窄的阳性率。以上这些典型的 CT 表现被认为是继发于软骨破坏和纤维形成。

复发性多软骨炎患者另一种常见的 CT 表现为功能性气管异常。包括:气管软化和肺内的空气滞留征。该研究 13 例中 4 例(30.8%)有气管形态改变,出现剑鞘征。肺内的空气滞留征表现为肺内马赛克样表现,常由小气道病变引起。

一些学者报道肺内的空气滞留征为最常见的 CT 征象,占 17/18 例,而该研究中阳性率偏低,可能是由于呼气相扫描不完全及患者配合不够所致。功能性气管异常改变被认为是继发于黏膜水肿和软骨炎症。这些改变用动态呼气相 CT 更易检测到,也常是早期复发性多软骨炎的唯一可见的气道异常。

当复发性多软骨炎合并感染时,肺内可出现斑片状、结节状感染征象。该研究有 3 例气管壁边缘间隙较模糊,其中 2 例临床上均为复发性多软骨炎活动期。可以推测气管壁毛糙,周围间隙模糊的征象提示气管有炎性改变。该项研究半数以上病例可见气管旁及纵隔淋巴结肿大,1 例伴腋下淋巴结增大,提示气管旁淋巴结肿大亦是复发性多软骨炎一个常见 CT 表现。复发性多软骨炎在骨关节方面的改变主要有:喉软骨、甲状软骨、环状软骨及肋软骨等的破坏、肿胀及钙化。该项研究 13 例患者胸部 CT 中未见明显软骨破坏。但有 1 例患者胸椎小关节骨质增生明显伴关节间隙狭窄融合:结合临床考虑为合并强直性脊柱炎。

正如文献报道,复发性多软骨炎可合并许多风湿性疾病,可视为一种异质性疾病,从某种意义上来说可看作是一种综合征而并非一种单独的疾病。另 1 例患者仅 25 岁,肋软骨密度明显增高、毛糙。

综上所述,胸部 CT 能清楚地显示该病特征性 CT 表现:如气管、支气管管腔狭窄、管壁增厚或伴钙化;若行呼气相检查能较好显示功能性气管异常;而气管三维重建可提示更多信息,可发现气管、支气管狭窄的病变部位及严重程度,从而明确诊断。

胸部 CT 表现与临床的相关性研究:分析该组 11 例有临床病史的复发性多软骨炎住院患者,发现临床有两肺感染(痰培养细菌或真菌阳性)的患者,其胸部 CT 表现多有气管累及(气管壁增厚、狭窄、软化),两者之间有相关性(P=0.015)。虽然该研究的病例数有限,但提示了胸部 CT 表现对临床预后的判断有一定的帮助。至于气管分层现象及气管壁毛糙征与临床活动性的相关性则由于样本量太小尚无法得出肯定的结论,有待进一步的研究。

第三节　假性 Hurler 广泛营养不良

Aviad 等(1974)报告 2 例成人假性 Hurler 广泛营养不良,为兄弟俩,患本症(即 Mucolipidosis Ⅲ),其 X 线表现为下颌骨的凸颌畸形,牙齿阙如;锁骨变短;粗短的管状骨伴其远端囊状缺损;爪形手伴桡骨茎突的不连接;桨形肋骨;脊椎端面的不规则与轻度脊柱侧弯等。

第四节　异位骨化

详见本书　肌骨和脊柱卷　第十七篇　第一章　第十四节　异位骨化。

第五节　右踝、右距骨、右胫骨下段慢性骨髓炎病例

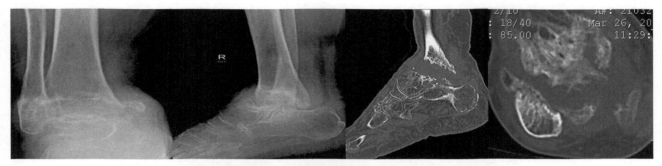

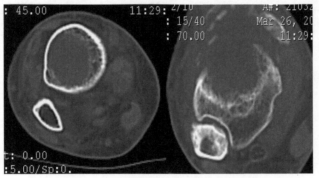

图 2-10-7-1　右踝、右距骨、右胫骨下段慢性骨髓炎

患者，女，72 岁。无明显诱因出现右踝关节痛 2 年余近日加重入院。患者一直不伴发热、盗汗，但近日逐渐加重，现需扶拐杖行走。查体：右踝关节肿胀、少许畸形，局部皮肤完整无破溃，皮温不高，皮下可触及面包样弹性感，稍有压痛，踝关节活动度尚好。检验：血沉 58 mm/h；结核杆菌抗体阳性。

右踝关节 CT 平扫 + 二维、三维成像：右侧胫骨、跟骨、距骨及腓骨远端可见骨质吸收、破坏，以胫骨、跟骨及距骨明显，边缘骨质密度稍增高硬化，其内及周围见软组织肿块影，CT 值 23~59 HU，并见多发沙砾状死骨影，右侧踝关节正常结构消失，跟距关节尚在位，所见构成右踝关节诸骨骨质疏松，周围软组织稍肿胀（图 2-10-7-1 和图 2-10-7-2）。

病理检查：右踝关节滑膜组织切除标本：灰白色软组织 3 块，总体积 2.2 cm×2.0 cm×0.6 cm。右距骨病灶：灰白色软组织一堆，总体积 2.5 cm×2.0 cm×0.4 cm。右胫骨下段病灶：灰白色软组织一堆，总体积 2.3 cm×2.0 cm×0.4 cm。病理诊断：右踝关节滑膜组织切除标本：大部分为滑膜组织增生，部分退变；软骨，部分有退变及死骨。右距骨病灶：明显滑膜炎伴增生及骨化。右胫骨下段病灶：大量纤维组织增生伴大量淋巴、浆细胞浸润，纤维化骨。三处均未见结核病变。综上诊断为右踝、右距骨、右胫骨下段慢性骨髓炎。

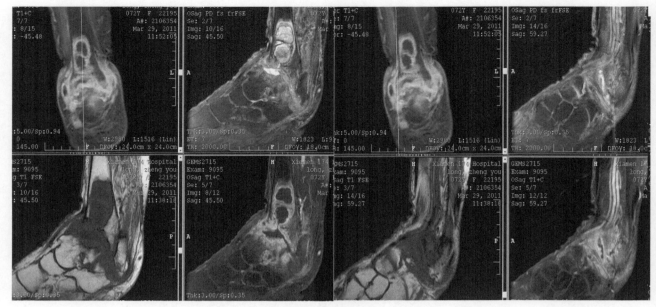

图 2-10-7-2

第八章　甲状旁腺功能亢进

第一节　原发性甲状旁腺功能亢进性骨病

原发性甲状旁腺功能亢进是导致钙磷骨代谢紊乱的一种全身性疾病,发病率约为 1/1000,发病年龄多为 50~60 岁,男女比约 1.2∶4,绝经后妇女为 1/3。临床上分为骨型、肾型、骨 - 肾型,其中以骨型少见。

原发性甲状旁腺功能亢进性骨病,又称为泛发性纤维囊性骨炎,原发性甲状旁腺功能亢进的发病率低,因其发病隐匿,临床表现不典型,医师的认识不足,而患者又常以局部骨骼症状就诊,导致本病经常误诊,有学者报道其平均误诊率为 76.9%。

一、病理学

原发性甲状旁腺功能亢进是甲状旁腺合成分泌过多的甲状旁腺素所致的全身钙、磷和骨骼代谢紊乱性疾病。病理上以甲状旁腺腺瘤最多见(90%),其次为腺体增生(9%),仅少数继发于甲状旁腺癌(1%)。

甲状旁腺素分泌过多,导致破骨细胞活性增加,骨钙外移进入体液,出现高血钙、高尿钙,可发生泌尿系结石。骨骼发生骨吸收,出现修复性纤维化和不成熟新骨,髓腔、松质骨间隙内血管及纤维组织增生代替了正常骨组织,即纤维囊性骨炎,当继发黏液性变和出血可形成囊腔,内含有棕色液体,又称棕色瘤。

二、临床表现

原发性甲状旁腺功能亢进以 30~50 岁多见,女性发病率为男性的 2~3 倍。主要症状为难以忍受之骨痛、高钙血症和尿路结石。临床上分为肾型、骨型和肾骨型,在我国以骨型为主、发病年龄早且 90% 以上的患者有症状,其中 30 岁以上原发性甲状旁腺功能亢进患者中骨病发生率达 93%。实验室检查有血、尿钙增高及血磷降低等。

三、影像学研究

所有的原发性甲状旁腺功能亢进患者中,仅 1/3 发生骨骼病变,1/3 只表现一般性骨质疏松,而另 1/3 则无骨骼改变,其侵犯骨骼的主要靶器官是肩、手、脊椎和颅骨。

疾病早期,无明显骨骼改变;当骨量减少时,可出现骨质密度减低,但其为非特异性表现。骨质密度减低是原发性甲状旁腺功能亢进性骨病发展过程中较为恒定的征象,常为多骨受累,X 线平片是诊断本病的重要手段,但 X 线片有明显骨质改变时,骨量丢失已在 30% 以上,已为病理的中晚期。该组 2 例仅表现为多发局灶性骨病,而平片未发现全身骨质密度减低,与以往报道不同,可能是骨量丢失较少的缘故。平片未发现骨质密度减低,并不能排除本病的可能。

骨吸收包括骨膜下、皮质内及软骨下骨吸收。前者好发于骨突和肌腱韧带附着处,在手的平片中显示最好,食指、中指中节指骨桡侧经常受累,也可见于肱骨和胫骨的内侧、锁骨下缘、颌骨齿槽等部位。早期骨皮质外缘欠光滑,局部断裂呈毛刺状,严重者可累及多指骨,皮质外缘凹凸不平呈花边样,甲粗隆可出现骨溶解征象。

皮质内骨吸收表现为纵行条纹,有学者称为隧道化,髓腔海绵骨几乎消失,反映了迅速的骨转换,为本病早期表现,放大摄影显示清楚。

软骨下骨吸收多见于锁骨肩峰端、骶髂关节及耻骨联合处,表现为软骨下骨缺损,关节间隙增宽等,其发病机制尚不十分清楚, Kricum & Resnick (1982)认为,机械应力作用使软骨下骨变薄和萎陷可能是其主要原因。

较厚部位骨吸收轻微时，CT 检查较平片有明显优势。骨吸收为本病的特征性表现，多见于进行性原发性甲状旁腺功能亢进患者，有学者报道出现率为 77%，另有学者报道为 85%，该组为 83.3%。此征象最早由 Camp & Ochser 描述，一般认为这是本病最特殊的征象，还未见于其他疾病，对本病有特殊的诊断意义。

纤维囊性骨炎为本病的典型表现，因其缺乏特征性，常被误诊为骨肿瘤等。可发生于骨骼任何部位，以下颌骨、骨盆和股骨多见。常位于皮质下，发生在长骨时沿骨干长轴发展，可能与破骨细胞活动主要集中于骨皮质内外膜下有关。表现为单发或多发局限性囊状透亮区，边界清楚，皮质膨胀变薄，可突破骨皮质，超过骨干横径。CT 在显示其部位、内部结构和骨髓是否受累及受累程度方面优于平片，内呈明显高于骨髓的软组织密度。

棕色瘤 CT 平扫时密度较高，可见分层征象，内部因出血致 MRI T_1WI 和 T_2WI 可呈低信号、等信号或高信号，内可见高信号的出血和液 - 液平面。

该组病例骨破坏均为多发，MRI 表现也不具备特征性，多发的囊性骨质破坏，尤其是伴有液 - 液平面者，要高度怀疑棕色瘤；即使是单发的伴有液 - 液平面的囊性骨破坏灶，也要将棕色瘤作为鉴别诊断之列。

颅骨的"胡椒盐"样改变为颅骨内外板分界不清，呈磨玻璃样，穹隆顶颗粒状骨吸收伴斑点状硬化，颅缝及血管沟消失，应注意与多发性骨髓瘤和 Paget 病颅骨改变鉴别。

关节软骨钙化好发于膝关节及腕三角软骨处，软组织钙化少见，多见于继发性甲状旁腺功能亢进。

骨硬化少见，形成机制尚不清楚，该组 1 例出现，为甲状旁腺瘤切除后，棕色瘤周围出现硬化带，为修复性改变。

原发性甲状旁腺功能亢进关节病出现的原因是骨膜下和软骨下骨吸收多发生在骨的边缘，关节面侵蚀多见于肩锁、骶髂及远端指间关节，常为非对称性的，应注意与类风湿性关节炎鉴别。骨软化、病理性骨折和骨的弯曲畸形也可出现，病理性骨折多发生于肋骨和椎体，与骨质疏松有关。文献报道偶可出现股骨头或肱骨头骨骺滑脱、关节不稳等表现，为甲状旁腺素作用于结缔组织所致。

四、鉴别诊断

一组 12 例中，1/2 被误诊，具体情况为：3 例误诊为多发性骨髓瘤，2 例误诊为多发性骨纤维结构不良，1 例误诊为动脉瘤样骨囊肿。原发性甲状旁腺功能亢进性骨病需与以下疾病鉴别，转移瘤：表现为囊性骨破坏的转移瘤一般有原发病灶，破坏区边界不清，进展较快，常形成软组织肿块。多发性骨髓瘤：发病年龄较大，男性多见，常侵犯富含红骨髓的骨骼，颅骨为穿凿样破坏，有融合趋势，尿中可见本 - 周蛋白。多发性纤维结构不良：破坏区多呈磨玻璃样，不伴有骨质密度减低，血钙磷正常；畸形性骨炎：患骨增粗变形，皮质增厚，颅骨进行性增大，出现绒球样骨增生。动脉瘤样骨囊肿：多发生于 20 岁以下，干骺端多见，无骨质疏松，常单发，"吹气球"样为其典型表现。继发性甲状旁腺功能亢进骨病：多继发于肾病，儿童多见，软组织钙化、椎体"三明治"样骨硬化及甲粗隆吸收常见。转移瘤、多发性骨髓瘤、多发性纤维结构不良、畸形性骨炎及动脉瘤样骨囊肿均无本病的特征性骨吸收表现。

第二节　误诊病例简介：棕色瘤

甲状旁腺功能亢进症可分为原发性、继发性、三发性和假性 4 种，其中原发性甲状旁腺功能亢进症的病因尚不清楚，由于甲状旁腺腺瘤、甲状旁腺增生或腺癌引起甲状旁腺激素过多分泌，导致高血钙、低血磷、尿钙磷增多，造成骨损害及肾结石等表现。

其中，骨损害主要病理表现为破骨细胞性骨溶解造成的骨吸收，影像学表现为广泛性的骨质疏松，患者容易出现多发性和全身性的疼痛，同时在骨质疏松基础上出现局部骨质破坏伴纤维组织增生，大量破骨细胞和纤维组织出现黏液变及出血，形成多发或单发的纤维囊性骨质改变，囊肿液化，内含棕色液体而形成棕色瘤。

囊肿的膨胀使变薄的骨皮质进一步扭曲变形，甚至发生病理性骨折。

鉴别诊断

纤维结构不良：一般幼年时期发病，儿童及青年时期才出现症状，成年后进展缓慢或趋于稳定，且多骨发病，病变局限，未受累骨骼正常，血尿生化检查正常。

恶性骨肿瘤：原发性甲状旁腺功能亢进症的骨质破坏以骨质膨胀、骨皮质吸收变薄为著，而骨髓瘤、骨转移瘤常无广泛性骨质疏松，骨髓瘤典型表现为穿凿样骨质破坏，且部分患者尿中出现本-周蛋白，骨转移瘤可有原发肿瘤病史，且四肢远端骨破坏少见。

继发性甲状旁腺功能亢进症引起的骨病：妊娠及哺乳期妇女引起的骨质软化症主要表现为骨骼弯曲变形，无骨膜下骨吸收，且血清钙低。儿童、少年出现维生素 D 缺乏引起的骨质软化时，其骨化中心出现延迟、形态小，经维生素 D 治疗有效。肾性骨病一般病史清楚，血钙低，血磷高，主要表现为佝偻病和骨软化症，常伴假骨折线。

甲状旁腺功能亢进症引起的棕色瘤有一定影像学特异性，结合临床则更易于诊断。

第九章　其他一些多系统多部位疾病

第一节　原发性甲状腺功能减低致垂体增生与垂体瘤

MRI 是垂体病变的首选检查方法，原发性甲状腺功能减低致垂体增生与垂体瘤在 MRI 上均可表现为垂体增大，垂体高度超过正常范围，可形成结节或肿块，不易鉴别，且临床上多有报道将原发性甲状腺功能减低致垂体增生误诊为垂体瘤。

由于两者治疗方案完全不同，原发性甲状腺功能减低致垂体增生只需采用内科保守治疗。如果 MRI 初诊将原发性甲状腺功能减低致垂体增生误诊为垂体瘤而进行手术或 γ 刀治疗，患者将需终生激素替代治疗。因此，在 MRI 初步检查时对两者进行鉴别诊断显得尤为重要。

垂体大腺瘤因血供差而易发生出血、坏死和囊变，MRI 上呈混杂稍长 T_1、稍长 T_2 信号影；而原发性甲状腺功能减低致垂体增生是由于一种或多种类型垂体前叶细胞绝对数量的非肿瘤性增多，在 MRI 上呈均匀等 T_1、等 T_2 信号。此为两者的主要鉴别点。

一组 55 例大腺瘤中 47 例呈混杂信号，8 例无囊变、出血、坏死，呈稍长 T_1、稍长 T_2 信号，与垂体增生的等 T_1、等 T_2 信号不易鉴别，此时需结合下述五项影像征象。

（1）垂体后叶高信号：由于垂体大腺瘤呈侵袭性生长的生物学行为，肿瘤的异常增殖侵犯垂体周围结构，导致垂体后叶高信号消失，该组 55 例垂体大腺瘤有 41 例垂体后叶高信号消失，9 例少许残留，该组学者认为均与肿瘤的侵袭性相关；另有 5 例垂体后叶高信号存在可能是由于垂体瘤的另一种非侵袭性生物学行为。而原发性甲状腺功能减低致垂体增生只是垂体前叶细胞数量的病理性增多，不影响垂体后叶，所以该组中 17 例垂体增生后叶高信号均正常存在。

（2）垂体柄：垂体大腺瘤由于侵袭性生长，垂体的不对称膨隆，常推移垂体柄向对侧移位，该组 55 例垂体大腺瘤中 22 例垂体柄偏移，29 例因肿块增大导致垂体柄显示不清。垂体柄由垂体上动脉分支形成的动脉环供血，而原发性甲状腺功能减低致垂体增生患者由于腺垂体增生，血供正常或增加，所以垂体柄正常存在或增粗。一些课题对正常青少年垂体 MRI 的研究显示垂体柄最大径为 3.52 mm。该研究中 1 例 9 岁患者垂体增生表现为垂体柄增粗，前后径约 8.3mm，左右径 8.9 mm，明显高于正常青少年垂体柄最大径。

（3）动态增强扫描：垂体瘤由于囊变、出血和坏死表现为不均匀强化，强化程度不一，可有轻度、中度到明显强化；部分垂体大腺瘤可由于肿瘤硬膜浸润或转移而表现为硬膜增厚、强化。MRI 平扫不易区分垂体微腺瘤与垂体增生，主要依靠动态增强扫描进行鉴别：微腺瘤呈"慢进慢出"延迟强化，其强化峰值与正常垂体不一致，时间 - 信号强度曲线峰值多晚于正常垂体。而原发性甲状腺功能减低致垂体增生的动态增强扫描曲线表现为与正常垂体组织均匀一致强化。

（4）垂体高度：垂体大腺瘤高于垂体增生，可能是由于肿瘤组织的异常增殖更加旺盛，导致垂体增大更显著，但是两者也有 27.2% 的重叠。有文献报道原发性甲状腺功能减低致垂体增生高度为 22 mm；高于该研究垂体增生最大高度 15 mm。

（5）周围结构：垂体大腺瘤的瘤体可向上压迫视交叉侵犯颅底，甚至与颞叶相连，向上向前可达后组筛窦，向下侵犯鞍底和斜坡，向两侧侵犯海绵窦，包绕颈内动脉，可广泛侵犯颅底骨质和周围结构。

原发性甲状腺功能减低致垂体增生多为膨胀性

改变。当垂体过度增生突破鞍隔呈"葫芦"状或"球"形,可压迫视交叉及鞍上池,但不会有颅底骨质和双侧海绵窦受侵犯征象。

总之,垂体大腺瘤主要表现为高低混杂信号,常侵犯附近组织结构,垂体后叶高信号消失,垂体柄偏移或中断,增强扫描不均匀异常强化;垂体微腺瘤主要鉴别点为"慢进慢出"延迟强化;原发性甲状腺功能减低致垂体增生表现为垂体前叶均匀增大,呈等 T_1、等 T_2 信号,其垂体后叶高信号清晰可见,垂体柄居中,增强扫描均匀一致强化,无异常强化或延迟强化区域。

第二节　警惕人体的八个危险三角区

你知道吗? 除了面部三角区外,我们的身体还隐藏着其他危险三角区:颈三角区、肩三角区、膀胱三角区……它们是脏器、血管、神经集合地,一定要小心保护这些部位。

面部三角:这个三角区域由鼻根部与两侧嘴角连线构成。头面部有 6 条可以通向颅内的静脉,它们互有分支,相互沟通,形成一张致密的血管网。这个区域的血管丰富,养分供应充足,废物、毒素清运比较及时,所以面部皮肤最为敏感、活跃,全身的问题也容易在这里集中体现。

面部静脉是唯一一条没有静脉瓣的静脉,静脉血源源不断地向较大的静脉回流。但由于面部静脉的特殊结构,血液除了会正常向下流动到颈部静脉,还会向上流到颅内。

如果面部皮肤患病,千万别用手去挤,不然病变周围皮肤上的细菌、灰尘很容易随之进入血液,沿着静脉网络四处流窜,最易造成眼睛和鼻子等器官感染,严重者还会引发颅内感染而危及生命。

枕三角区:指枕骨下,包括颈后第一颈椎(寰椎)和第二颈椎(枢椎)的范围。这里有人体最复杂的关节:枕-寰-枢椎关节。头部的左右旋转、点头、摇头动作主要靠这些关节完成。正常颈椎向前微凸,神经动脉在中间穿行,这样的弧度很容易增加颈椎的弹性,使得头部震动减缓。

如果长期保持不良姿势,颈部的前凸就会逐渐变直,或转为后凸,就会压迫正常工作的神经、血管,不仅容易引发偏头痛、脑中风等疾病,还会导致颈性心绞痛。

建议避免高枕睡眠,高枕使头部前屈,增大对颈椎的压力,容易加速导致颈椎的病变;颈肩部要注意保暖,风寒之气最容易伤害身体。如果颈部长期在空调环境中受到冷风吹拂,很容易发生强直和疼痛;此外,要经常端正头、颈、肩、背的姿势,不要经常偏头耸肩;同一个姿势维持 1 小时之后,要注意放松一下肩颈部的肌肉,做些头和上肢的前屈后伸、旋转运动,以增强颈肩肌肉应对突然变化的能力。

颈部三角:整个后颈部,包括第一颈椎和第二颈椎,都属于颈部三角区的范围。人之所以能转头、点头、摇头,就是因为这个区域集中了你全身最灵活,但也是最脆弱的关节群。

健康的颈椎向前微凸,能增加颈椎弹性,同时减缓行走时造成的脑部震动。如果你长期坐姿不良,或睡觉枕头太硬、太高,都会影响颈部的生理弯曲,不仅颈部肌肉容易酸痛,还会压迫颈椎中的神经,引发头痛、恶心等症状。

建议:首先绝对不要睡太高的枕头,否则颈椎就会受到过大的压力。其次要注意颈部的保暖,寒湿之气很容易从这个区域侵入,引起酸痛。最后还要强调的是,当颈部三角区酸痛时,不要随便捏、按,正确方法是用毛巾热敷,或用热水冲淋,然后前后左右活动颈部,放松颈部肌肉。

肩部三角:相当于上臂间关节三角肌的位置。这个区域肌肉厚实,三角肌从前、外、后三面包绕肩关节,腋神经分布于其中,支配着三角肌的收缩和舒张。全身其他关节只能做屈、伸两个动作,而肩关节由于具有特殊的球窝结构,可以做 5 个方向的动作。

由于肩关节结构比较松散,如果运动不当,很容易因肌肉瞬间拉伤而损伤肩部软组织;此外,由于上身的各种运动常会使用肩关节,关节周围的软组织会受到磨擦和挤压,容易发生慢性劳损或软组织炎症。

运动前要充分热身,让肌肉、韧带得到充分伸展;运动量要适度,在运动中各个关节要保持微弯,避免动作过大,避免对抗的阻力伤及关节。

生殖三角:由会阴深横肌、尿道膜括约肌和下方的三层筋膜组成。在这个三角区域中包括了女性全部的生殖器官，这些器官所分泌的雌激素，让女性保持特有的月经、体形、皮肤和身体感觉。

由于女性的阴道是个开放的器官，所以一不留心，细菌便会长驱直入。而由于这个部位阴暗、潮湿的环境特点，特别适合细菌的滋生。当有了炎症后，该区域丰富的血管，会使细菌一路向上蔓延。

由于该区域邻近肛门，皮肤皱褶又多，汗腺丰富，因此做好清洁保护工作最为重要。尤其在月经期间，必须勤换卫生巾，以免血渍成为细菌的培养基地；入厕前要洗净双手，以免细菌侵入。

膀胱三角：这个区域由两个输尿管口与尿道口三者连线构成。该处是储存体内残留尿液的地方，泌尿系统是身体排毒的主要途径之一。所以，膀胱底部是毒素、废物停留最多的区域。膀胱三角区的黏膜只是一层极薄的组织，而黏膜下组织又缺少丰富的血管。因此，血液供应不够充分，自保能力也比较差，膀胱内病变，如膀胱炎、膀胱结核和肾炎等大半都发生在此。此外，虽然尿液一般无菌，但却容易滋生细菌，如果经常憋尿，会导致膀胱收缩能力减弱，尿液在膀胱中无法完全排空，促使细菌生成而发炎。膀胱与肾脏密切相连，肾脏也就很容易遭遇伤害。

多喝水，每天至少喝 1000~2000 毫升，并注意规律性地排空膀胱，避免细菌增生；要保持尿道口的清洁干燥；多吃含维生素 E 的食物。此外，研究发现，吸烟会导致膀胱癌的发病概率增加 3 倍。所以，戒烟也很重要。

股三角区：股三角的位置位于大腿前内侧上分，外侧界是缝匠肌、内侧界是长收肌内侧缘、上界是腹股沟韧带。其前壁是阔筋膜，后壁为髂腰肌、耻骨肌和长收肌构成的肌性凹槽。

股三角内容物包括股神经及其分支，股血管、股鞘。排列于腹股沟韧带深面，从外侧向内侧分别是股神经、股动脉、股静脉、股管和腔隙韧带，即从外向内排列。

此区易发生股疝。这个区域也是股动脉穿刺插管造影、治疗的常用部位。

足底三角：主要是指前脚掌区域，它们不仅在走路时承受着全身的重量，还与多个脏器形成全息反射，影响着你的内分泌。走路姿势不正确，或穿着了过高、过硬、过尖的鞋子，都会对你的足底，尤其是前脚掌造成过度压迫，进而影响你的全身健康。

建议选择软底、透气、宽松的鞋子，高跟鞋要轮换着穿不同高度的，并且最好在前脚掌位置垫上减震鞋垫。每天晚上做足浴，用 40℃ 左右的温水浸泡双足和小腿，水中可以再加入一些玫瑰精油，边泡边对前脚掌进行按摩。

第三节　　临床上容易被误诊的十二种疾病

房颤和心率不齐：有房颤与心律不齐症状的患者，患上中风的风险更高；不仅如此，由此触发的中风也更加致命。因此房颤患者应当使用抗凝剂如 warfarin 或 dabigatran 以防止血液凝结从而降低中风的危险。然而，与之相反的是为了规避内部出血的风险，医生常常给患者开出阿司匹林。

事实上，这根本就是无稽之谈，阿司匹林不仅同样具有引发内部出血的风险，同时对患者的身体并无裨益。Warfarin 能够使患者中风风险降低 64%，而服用阿司匹林的房颤病人患有中风的风险并没有降低。很多医生之所以不愿意使用 warfarin，主要是他们担心大出血，故患者在服用 Warfarin 后必须仔细监测。

腹痛：很多病人，由于上腹部疼痛，被医生确诊为胃炎——由于感染、酒精刺激和药物治疗而出现的一种胃黏膜变红肿和发炎的疾病。然后按照医生的建议去做胃镜检查。

但事实上，这些病人的症状很可能都是胆结石引起的。胆囊位于肝脏和肋骨右侧的上腹部，所以很容易与胃部混淆。在超过 40 岁的人群中，有 10% 受到胆结石的困扰，即使这一部分人选用内窥镜检查，除了增加医疗成本，依然没有检查到任何的异常。故在患者出现上腹疼痛的时候，医生应当考虑胆结石的可能性并可以通过血液检查或超声进行确诊。

腹胀：医生们应当仔细分析 50 岁左右妇女关于腹痛和腹胀的主诉。很多时候这些症状会被简单地认为是肠道易激综合征，但这些症状也可能是卵巢癌。

这两种病最关键的区别是：肠道易激综合征的

疼痛是时有时无的,而卵巢癌的疼痛会持续并加剧。如果是后者的话,医生需要安排患者进行一个血液测试,测试由卵巢细胞分泌的化学物质 CA125 含量高低(尽管在良性条件下这种物质含量也可能增加)。

每年有三分之一的妇女被确诊为卵巢癌,卵巢癌是最致命的癌症之一,但是如果发现早,95% 的病例是可以治愈的。所以,如果医生仅仅几分钟之内就做出诊断,很有可能做出肠道易激综合征的错误诊断。曾有一项研究发现,五分之四的医生错误地认为女性卵巢癌早期没有任何症状。

偏头痛:许多医生很容易将偏头痛误诊,因为他们觉得这种类型的头痛有一些固定的症状,例如眼前出现黑点、火花、曲线等等。但是事实上,只有十分之一的患者会同时具有这些典型症状,而绝大多数患者没有明显的症状。所以,医生需要承认偏头痛的其他主要症状,例如头部局部疼痛、恶心或对光、声音敏感等。如果按照现在的治疗方案给予病人止痛药,其实对他们的症状没有什么大的改善。

在英国,有六百万人受到偏头痛困扰,超过哮喘、糖尿病和癫痫总和。但是很多病人在症状出现多年以后依然没有得到合理的诊断。

湿疹:当病人去诊所治疗像皮疹一样的湿疹时,医生通常迅速扫一眼患处,然后给出例如 hydrocortisone 的药膏来缓解症状。但是具体的用量,医生很少会明确告诉患者,他们交给患者一管药膏并告知他们两周后若没有改善再来复诊。 于是病人认为药膏应当持续使用两周,而这只会使湿疹变得更严重。

如果医生能够直接告知患者药膏的使用方式而不是让他们自己阅读使用说明,可以更有利于患者恢复。此外,医生也不应该随意给湿疹患者开具乳剂,这对皮肤有非常大的损害,尤其是对儿童,因为它含有十二烷基硫酸钠———一种洗涤剂。它会破坏皮肤使湿疹变得更糟。还有一点值得引起注意,许多人仍将它作为保湿霜使用。

鼻塞:大约有 520 万人在出现鼻塞症状时被给予抗生素或鼻喷雾治疗。但是鼻塞可以是很多疾病引起的如鼻息肉癌变、肥大、肿胀等。

不幸的是,医生很少再去检查一下患者的鼻子。众所周知,倘若不是细菌感染引发的鼻塞,抗生素是不会产生效果的,并且使用类固醇喷雾剂还会产生出血等副作用。因此,如果鼻塞持续 4 周还未愈,就应该考虑其他的病因。

肩痛:医生在做诊断时,应该参考肩痛患者的超声扫描和之前采用过的消炎药或物理治疗历史。由于肩部的解剖结构非常复杂,因此一般的全科医生很难辨别引发肩部疼痛的原因。加之如果患者肩部有撕裂,然后错误的被送去理疗,这只会导致撕裂更加严重。因此,如果一些本可以通过小手术即可治愈的伤害却被误诊的话,很可能给患者带来不可逆转的损害,而且一个超声波足以找到问题的根源。

喉咙粘液:有很多粘液聚集在喉咙或鼻后的患者,医生会给他们做一些进一步的测验。可事实上,它可能是一些简单的原因所引发的,例如胃酸倒流,也会出现一个类似的症状,因为回流产生的液体积聚在喉咙,因此可以先试一线 Gaviscon,防止胃酸回流到食道。

发炎、关节疼痛:类风湿患者会出现手、脚和手腕关节疼痛和肿胀等症状。如果疾病在四周内诊断,病情不会因延误而造成更大的痛苦,导致患者残疾。因此医生应当在疾病的早期就能发现它,清晨四肢肿胀僵硬和关节疼痛,而在水中时感到症状缓解。

类风湿的一个明显症状——缺铁性贫血,十有八九患者具有这个症状。然而不幸的是,很多医生只会关注贫血,而忽视了它引发的其他问题。

腿肿:腿肿患者被告知受到感染而注射抗生素,但这也许只是普通的静脉炎——静脉形成血块。静脉曲张常会出现这样的症状,但是却有可能给静脉带来伤害。

通常它会自己慢慢消失,即使使用抗生素,也不会有任何作用。其实如果患者最近没有任何伤口或手术经历,患者是不大可能被感染的。

中年发福:许多医生建议 40 岁以上的超重男性进行胆固醇监测。但是他们忽略了身体质量指数超过 25 的中年男性患有前列腺癌的风险也在增加。所以医生应该让他们做一个前列腺特异性抗原测试。前列腺特异抗原(PSA)是正常前列腺细胞产生的蛋白,其水平增高可以作为前列腺癌的一个标志。

听力丧失:医生在遇到突发性听力损失时,不能简单地认为是感染或者感冒,而应该立即治疗以防止永久性听力丧失。神经性听力损失与普通感冒带来的听力损失的区别在于——前者会导致听力突然完全丧失,通常是一只耳朵,也可能是两只;而感冒导致的则只是听力下降。此外,由感冒引起的神经性听力损失,病毒或细菌进入内耳,需要用类固醇立即治疗。如果医生没有得到有关诊断感音神经性听力丧失足够的培训,患者可能会丧失听力。

第四节　临床上最易误诊的七类疾病

一些学者报告,临床统计发现,大约 40% 的疾病初次诊断会发生误诊。医生下诊断不仅需要经验和检查,更离不开患者准确的病情描述。患者如能了解疾病的相关知识,就诊时给医生提供足够的线索,能减少疾病的误诊率。

该组学者总结出临床最易误诊的 7 种疾病如下。

帕金森病:症状包括四肢或头出现颤抖、肌肉僵硬以及身体平衡问题,如走路不稳等。常被误诊为阿尔茨海默病、脑卒中后遗症、创伤性脑损伤或原发性震颤。好发年龄为 60 岁以上人群。此病尚无有效的筛查测试,患者必须接受全面的神经系统检查。

甲状腺功能减退(甲减):甲状腺功能减退是甲状腺素水平偏低所致。症状包括情绪低落、易疲劳、体重增加、失眠、肌肉疼痛或僵硬、便秘及皮肤干燥等。此病容易被误诊为抑郁症和更年期综合征。事实上,简单的甲状腺功能检查即可确诊。

纤维肌痛症:这是一种类似关节炎的慢性病,特点是身体多处疼痛,正确诊断平均耗时 5 年。症状包括焦虑、抑郁、疼痛敏感增强或疲劳等。此病容易被误诊为类风湿性关节炎和慢性疲劳综合征。诊断过程中,两个问题很重要:四肢广泛性疼痛是否超 3 个月,身体 18 个压痛点中阳性是否超过 11 处。答案肯定,即可确诊。

多发性硬化:这是一种自体免疫系统疾病。症状包括肌肉痉挛、身体缺乏协调性、平衡问题、视力模糊、认知损伤等。该病容易被误诊为病毒感染、红斑狼疮、阿尔茨海默病等。大脑 MRI 和腰椎穿刺检查有助于准确诊断。

乳糜泻:这也是一种自体免疫障碍,患者在接触到某种物质后会激活免疫系统对自身肠道发起攻击。症状包括呕吐、腹痛、腹泻、体重降低、贫血、痉挛等。易被误诊为肠易激、克罗恩病或纤维性囊肿。抗体血检或小肠组织活检有助确诊。

慢性疲劳综合征:症状包括记忆力减退、嗓子痛、颈脖或腋窝淋巴结疼痛、不明原因肌肉关节疼痛和极度疲劳。容易被误诊为鼻窦炎、肝炎、纤维肌痛症、红斑狼疮和类风湿性关节炎等。通常,患者原因不明持续疲劳,时间超过 6 个月或更久,即可被诊断为慢性疲劳综合征。

红斑狼疮:症状包括疲劳乏力、肾脏、心脏和肺脏损伤、皮疹及关节疼痛等。该病经常被误诊为慢性疲劳综合征、纤维肌痛症或类风湿性关节炎。免疫学检查有助于诊断。

第五节　影像诊断须知临床病史的警句

呼吸系统疾病:低热、咳嗽超过 7 天,应排除肺结核、支原体肺炎。突然寒战、高热,伴有呼吸道症状,要考虑细菌性肺炎。胸痛,而无胸膜摩擦音,要注意检查有无肋软骨炎、肋间神经痛、带状疱疹等。咯大量脓性臭痰,要想到肺脓肿或支气管扩张。左肩胛下持续存在罗音,应怀疑支气管扩张。反复咯血,但胸部 X 线检查未见明确病灶,要考虑支气管扩张或支气管内膜结核。肺部不规则片状阴影,伴嗜酸性粒细胞超过 $1 \times 10^9/L$,常提示过敏性肺炎。突然胸痛、呼吸困难,要警惕自发性气胸。诊断右侧胸膜炎,要排除肝脓肿及膈下脓肿。长期吸烟的中老年人出现刺激性咳嗽、持续性血痰或局限性哮鸣音,应警惕肺癌。

心血管疾病:心脏疾病或先天性心脏病患者不明原因发热超过一周,要当心亚急性感染性心内膜炎。感冒后心率加快或心律失常,应想到病毒性心肌炎。休息或体温下降后,心率仍快者,要考虑心肌有炎性损害。诊断高血压病,要排除继发性高血压。高血压病伴有腹部血管杂音者,常提示肾性高血压。中老年人突然上腹、左颈、左上肢剧痛,要警惕心绞痛或急性心肌梗死。诊断心绞痛,要排除胆、胰、胃及颈椎疾病。心绞痛发作时,若伴出汗、烦燥、呕吐、血压下降或心律失常,要当心心肌梗死。剧烈心前区疼痛伴高血压病,或/和主动脉瓣区突然出现舒张期杂音,而心电图无梗死图形者,应怀疑夹层主动脉瘤。夜间阵发性呼吸困难或突然端坐呼吸,应考虑急性左心衰竭。心脏普遍增大,且有响亮的奔马律,及明显的交替脉,要考虑扩张型心肌病。心衰超过半年,伴有顽固性腹水者,要怀疑合并心源性肝硬化。老年性慢性支气管炎患者出现下肢浮肿,提示合并肺源性心脏病。肺源性心脏病患者一旦出现精神异常,要注意早期肺性脑病的可能。高血压病人突然血压急剧增高,要当心发生高血压脑病。

食管胃肠疾病:吞咽食物有梗噎感或食物有返流时,应警惕食道癌。慢性周期性发作具节律性特征的上腹痛,要考虑消化性溃疡。中老年人短期内出现上腹部不适,食欲减退及消瘦,要当心胃癌。中年以上有大便习惯或粪便性状改变者,要警惕结肠癌。

肝胆胰脾疾病:肝区疼痛、厌食、消瘦、进行性肝大,应警惕肝癌。肝病患者一旦出现神志改变,要注意肝性昏迷早期表现。发热、肝大伴局限性压痛,要考虑肝脓肿。有感冒样症状伴有明显厌食者,应想到病毒性肝炎。诊断急性胆囊炎,要排除右下肺炎、右下胸带状疱疹。上腹部突然剧烈疼痛,伴有血压下降,要警惕急性胰腺炎或急性心肌梗死。进入油腻食物后,诱发右上腹痛,要当心胆囊炎。上腹部剧痛而无明显腹壁紧张,且吐出蛔虫者,是胆系蛔虫病的特征。上腹部疼痛,进行性黄疸;或腹痛延伸至背部,夜间加重,向前弯腰时减轻者,应警惕胰腺癌。

泌尿生殖疾病:闭经、突然下腹剧痛、苍白、出汗者,要当心宫外孕。咽部或皮肤感染后2~3周,出现颜面浮肿,少尿者,应即想到急性肾炎的可能。无痛性血尿,要当心泌尿道肿瘤。发作性腰部剧痛伴血尿者,要考虑泌尿系结石。女性患者发生膀胱刺激症状或/和腰痛者,要想到泌尿系感染。男性老年人排尿不畅,常提示前列腺肥大。肾脏疾病患者一旦出现表情淡漠、厌食、嗜睡,应考虑早期尿毒症。反复发生口腔溃疡者,要询问有无外生殖器溃疡、结节性红斑、眼睛病变及关节炎,不要漏诊白塞病。

内分泌系统疾病:身体异常高、矮、胖、瘦都应想到内分泌系统疾病。食欲亢进,但体重反而下降者,要怀疑甲状腺功能亢进。原因不明的心率增快、减慢或快速型心率失常,应注意检查甲状腺及其功能测定。诊断周期性麻痹,要注意是否为甲状腺功能亢进性肌病。食欲减退,怕冷,心率慢,便秘,常提示甲状腺功能减退。诊断癫痫,要排除甲状旁腺机能减退。消瘦妇女有毛发稀疏、乏力、闭经,要想到希恩综合征。皮肤黏膜色素沉着,体重下降,血压偏低,常提示肾上腺皮质功能减退。高血压、低血钾、多尿,要注意原发性醛固酮增多症。多食、多饮、多尿、体重下降,提示糖尿病。糖尿病患者突然食欲下降,要当心酮症酸中毒。

血液疾病:不明原因高热、咽痛,要警惕急性白血病或粒细胞缺乏症。诊断白血病,要排除类白血病反应。全血细胞减少是再生性障碍性贫血的特征。诊断再生性障碍性贫血,要排除阵发性睡眠性血红蛋白尿。长期高热、黄疸、肝脾及淋巴结肿大、白细胞减少,应警惕恶性组织细胞病。不明原因贫血,伴多处骨骼疼痛,要提防多发性骨髓瘤。血液病、肝病、感染性休克或生产,伴有出血不止者,要想到DIC。

各类炎症:对头痛患者,一定要检查有无颈项强直,不要漏诊脑膜炎。白细胞总数超过 $25 \times 10^9/L$,要重点检查有无细菌性肺炎、败血症、中毒性痢疾和白血病。对感染性休克患者,要注意有无细菌性肺炎、败血症、细菌性痢病、流行性脑膜炎及肾出血热综合征。发热伴有感染灶者,要当心败血症。发热超过一周且有相对缓脉者,应送血培养及肥达反应。临床表现酷似败血症,但反复血培养均阴性,要怀疑变应性亚败血症。

骨关节疾病:痢疾恢复期或急性期出现关节肿痛,要考虑痢疾后关节炎。中老年人半夜发生单个足趾肿痛,要想到痛风。关节炎伴尿道炎、结膜炎,是赖氏综合征的特征。体内有结核病灶,伴有关节炎者,应考虑结核性风湿病(Pomcet病)。

其他疾病:诊断神经官能症,务必要排除器质性疾病。反复出现结节性红斑,要怀疑结核病及风湿病。触不清脉搏或血压测不到时,要检查是否为无脉病,不可误认为休克。周期性发冷、发热、出汗,间歇期精神尚好,常提示疟疾。有与羊、猪密切接触的发热患者,要想到布氏杆菌病。服药后出现皮疹,应考虑药物疹。

第六节　医生须知:临床危象简介

临床危象,即疾病的危急征象,见于临床各科。危象的识别与救治是危重病急救医学的重要组成部分。

一、内分泌代谢系统

1. 垂体危象　本危象是垂体功能减退症未经系统、正规激素补充治疗出现的多种代谢紊乱和器官功能失调,是危及生命的危急重症之一。

诊断要点:垂体功能减退症患者,遇感染、外伤、手术等应激状态,出现严重的代谢紊乱(低血钠、低血糖)、精神症状(精神失常、意识模糊、谵妄、昏迷)。

抢救措施:多由低血糖和/或低钠血症引起,强调迅速纠正低血糖、水电解质紊乱,迅速补充相关缺乏的激素,同时积极控制诱发因素,处理并发症。

2. 甲状腺危象　简称甲亢危象,或称甲状腺风暴,是甲亢病情的急性极度加重,常危及患者生命。诊断要点 Graves 病、甲状腺毒性腺瘤或多结节性甲状腺肿患者,突然出现高热(39℃以上)、大汗淋漓、心动过速(高于 160 次 /min)、频繁呕吐腹泻、焦虑、震颤、谵语及昏迷。

抢救措施:快速抑制甲状腺素的合成和分泌(予以抗甲状腺药、碘剂),迅速降低循环血中甲状腺素水平(血浆置换、透析),降低周围组织对甲状腺素的反应(β_2 肾上腺素能阻断剂、利血平或胍乙啶),保护重要脏器,防治功能衰竭(予以退热剂、糖皮质激素或人工冬眠)。

3. 甲状腺功能减退危象　简称甲减危象,又称黏液性水肿性昏迷,是甲状腺功能低下失代偿的一种严重的临床状态,威胁患者生命。

诊断要点:甲减患者,突然出现精神异常(定向力障碍、精神错乱、意识模糊、嗜睡昏迷)、绝对低体温(低于 30~35℃),甲状腺激素水平明显减低。

抢救措施:迅速补充甲状腺激素、糖皮质激素,保暖、抗感染。

4. 甲状旁腺危象　包括甲状旁腺亢进(甲旁亢)所致的高血钙危象和甲旁减所致的低血钙危象。

1)高血钙危象:诊断要点为甲旁亢患者出现高热、厌食、呕吐、剧烈腹痛、进行性失水、多饮多尿、进行性肾功能损害、心律失常、定向力障碍、精神错乱、昏迷;血清钙 >3.75 mmol/L、碱性磷酸酶及甲状旁腺素增高。

抢救措施:力争在 24~48 h 内将血钙降至 0.7~2.2 mmol/L。具体措施为促进钙的排泄(予以呋塞米、依地酸二钠或透析)、抑制骨钙吸收(予以光辉霉素、降钙素、糖皮质激素)、纠正水电解质酸碱平衡紊乱(补充生理盐水及钾、镁、磷)。

2)低血钙危象:诊断要点主要为神经肌肉兴奋性增高;特征性的表现是发作性阵发性手足搐搦,严重者全身痉挛、喉头和支气管痉挛、惊厥,癫样抽搐见于部分患者; Chvostek 征和 Trousseau 征阳性;血清钙 <1.25mmol/L。

抢救措施:立即注射钙剂和维生素 D;若抽搐不止,可加用镇静止痉剂,如苯妥英钠、苯巴比妥钠、安定,并测血镁、血磷,低则补给。

5. 肾上腺危象　是指由各种原因引起的肾上腺皮质突然分泌不足或缺乏所表现的临床症候群。诊断要点:肾上腺皮质严重破坏或慢性肾上腺皮质功能减低者,突发极度乏力、高热(40℃以上)、严重脱水、少尿无尿、心动过速(高于 160 次 /min)、心律失常、虚脱休克、呕吐腹泻、严重腹痛、烦躁不安、意识障碍。实验室检查:三低(低血糖、低血钠、低皮质醇)、两高(高血钾、高尿素氮)和外周血嗜酸性粒细胞增高(大于 0.3×10^9/L)。

抢救措施:即刻静脉滴注氢化可的松、纠正糖及水、电解质、酸碱平衡紊乱。

6. 嗜铬细胞瘤危象　亦称儿茶酚胺危象。是由于嗜铬细胞肿瘤突然释放大量儿茶酚胺入血,或儿茶酚胺分泌突然减少、停止,而引起严重的血压和代谢紊乱。

诊断要点:发作时血压急剧升高(249~300/180~210mmHg),高血压与低血压休克交替;代谢紊乱(血糖升高、糖耐量减退、尿糖阳性);基础代谢率升高 40% 以上。实验室检查:24 h 尿 VMA、儿茶酚胺,血浆游离儿茶酚胺升高,可乐定试验、酚妥拉明阻滞试验阳性,影像学检查发现肿瘤。

抢救措施:立即静脉滴注酚妥拉明,控制血压,补充血容量,对症处理,择期手术切除肿瘤。

7. 糖尿病危象　糖尿病未及时诊断或控制不理想,在应激情况下,发生酮症酸中毒、高渗性昏迷和乳酸性酸中毒,即糖尿病危象。

诊断要点如下。

（1）酮症酸中毒为糖尿病患者出现口渴加重、多饮多尿、恶心呕吐、烦躁不安、意识障碍、血糖16.7~33.3 mmol/L、血酮体升高、尿酮体强阳性、代谢性酸中毒。

（2）高渗性昏迷:严重脱水（皮肤干燥、眼球凹陷、血压下降）、意识障碍、嗜睡昏迷、血糖 $\geq$ 33.3mmol/L、血 Na^+ >145mmol/L、BUN 及 Cr 升高、血浆渗透压 >320mmol/L。

（3）乳酸性酸中毒:意识障碍、谵妄昏迷、血 pH 值 <7.20、血 HCO_3^- 明显降低、血乳酸 >5 mmol/L、阴离子间隙 >18mmol/L。

抢救措施:迅速补充胰岛素。主张小剂量胰岛素疗法,即 5 个"5"原则:正规胰岛素 50U 加入 500ml 生理盐水中,以每小时 50ml 的速度持续滴注,相当于 5U/h,使血糖稳定下降,一般下降速度为 5mmol/h;纠正水电解质酸碱平衡紊乱。乳酸性酸中毒:病因治疗、纠酸。

8. 低血糖危象　系多种病因引起的血糖浓度急速下降,而造成广泛的神经系统受损的内科急症。诊断要点:存在低血糖危险因素的患者,突然出现交感神经系统过度兴奋症状（冷汗、心悸、饥饿感、面色苍白、手颤）,脑功能障碍（视物模糊、躁动不安、意识障碍、癫发作、偏瘫失语、昏迷）,血糖 <2.8mmol/L。

抢救措施:立即静脉滴注葡萄糖,必要时应用甘露醇和糖皮质激素。

9. 低血钾危象　系各种原因所造成的血钾严重降低。

诊断要点:肌无力、腱反射下降,血钾 <3.5 mmol/L,心电图示 T 波低平、U 波增高。

抢救措施:迅速静脉补钾。

10. 类癌危象　是类癌综合征的严重并发症,一般发生于前肠类癌及尿分泌型组织胺（5-H IAA）明显增高（>200mg/d）的患者。可自发地发生或由体力活动、麻醉或化疗等诱发。

诊断要点:突然出现严重而普遍的皮肤潮红,常持续数小时至数日;腹泻可明显加重并伴有腹痛;中枢神经系统症状常见,自轻度头晕、眩晕至嗜睡和深度昏迷;常有心血管异常表现,如心动过速、心律紊乱、高血压或严重低血压。血 5- 羟色胺（5-HT）和尿 5-H IAA 明显增高、激发试验阳性。影像学和核素显像检查有助于发现肿瘤。

抢救措施:发现肿瘤者应积极手术;内科治疗可应用生长抑素及类似物、血清素拮抗剂等。

二、神经系统

1. 颅高压危象　又称脑疝危象。因各种病因引起颅内压急剧增高,导致病情加重,出现脑疝而危及生命的状态。

诊断要点:颅高压三联征（头痛、呕吐和视乳头水肿）、外展神经麻痹与复视、意识障碍、抽搐、去大脑强直发作、生命指征改变（血压升高、脉搏缓慢、呼吸深而慢、瞳孔不整）。脑脊液压力 >2kPa（200mm H_2O）。

抢救措施:积极病因治疗,迅速降颅压,一旦出现脑疝,立即静脉快速滴注或注射脱水剂,必要时手术减压。

2. 重症肌无力危象　为重症肌无力患者病情加重,急骤发生呼吸肌无力,出现呼吸麻痹,以至不能维持换气功能的危急征象。分三种类型:肌无力危象、胆碱能危象和反拗危象。

诊断要点如下。

1）肌无力危象:为抗胆碱酯酶药物剂量不足,疾病控制不理想,继续进展,肌无力症状突出,注射新斯的明或腾喜龙后症状可缓解;。

2）胆碱能危象:系抗胆碱酯酶药物过量造成,常有短时间内应用过量抗胆碱酯酶药物史,除肌无力症状外,尚有胆碱能中毒症状（瞳孔缩小、出汗、肉跳、流口水、腹痛或腹泻）,用阿托品后症状可好转,而用腾喜龙后症状加重或无变化;

3）反拗危象:又称无反应性危象,患者病情突然加重、抗胆碱酯酶药物失效,原因不明,应用新斯的明、腾喜龙、阿托品均无效。

抢救措施:保持呼吸道通畅,适时气管插管正压呼吸;干涸疗法（即在气管插管正压给氧控制呼吸的条件下,立即停用一切抗胆碱酯酶药）;大剂量激素疗法;血浆置换疗法;控制感染消除诱因。

3. 少动危象　为帕金森病患者出现的一种严重运动障碍,表现为长时间不能动,可能由于纹状体多巴胺释放耗竭所致。治疗主要是给予足量的多巴胺制剂。

4. 动眼危象　是肌张力障碍的一种类型,多见于脑炎后震颤麻痹患者和抗精神病药物治疗过程中,是一种发作性两眼向上或向一侧窜动的不自主眼肌痉挛动作,少数患者尚可出现调节辐辏障碍,垂直性(向上、向下)凝视麻痹等,个别脑炎后患者尚可出现发作性眼睑痉挛。

治疗措施:及时应用足量抗胆碱药和补充多巴胺。

三、血液系统

1. 溶血危象　是某些诱因使慢性溶血性疾病患者的红细胞大量破坏的一种临床危急状况。

诊断要点:有慢性溶血病史的患者,突发寒战高热、腰背疼痛、少尿无尿、出血倾向、贫血加重、黄疸加深、血压下降、肝脾明显肿大。实验室检查提示:红细胞破坏增加(血红蛋白代谢产物增加、血浆血红蛋白含量增加、红细胞寿命缩短、红细胞系代偿性增生)。

抢救措施:立即应用糖皮质激素、输血、防治肾功能衰竭(尽早应用甘露醇、呋塞米),去除病因及诱因。

2. 出血危象　是指由于血管因素、血小板量或质的异常及血液凝固障碍等引起的、来势迅猛的大出血或出血不止,发生休克、昏迷而危及生命的现象。

诊断要点:原有出凝血功能障碍的患者,突然出现持续性出血(皮肤黏膜、关节、内脏或轻微外伤手术后出血不止)。实验室检查:常规项目(血小板计数及出、凝血时间和血块收缩时间、毛细血管脆性试验)异常、凝血因子初筛试验异常。

抢救措施:血管因素所致的出血应立即局部止血、予以降低毛细血管脆性药物;血小板因素所致的出血,予糖皮质激素、输血小板;凝血因子缺乏所致的出血则应补充所缺少的凝血因子。

3. 血小板危象　是指患者血小板数量发生急剧改变($<30 \times 10^9$ 或 > 正常 3 倍,即 $>750 \times 10^9/L$)和 / 或血小板功能显著异常时,出现自发的严重出血,危及生命。

诊断要点:原有血小板数量和 / 或质量异常的患者,意外地、自发地出现皮下及黏膜出血,胃肠道、呼吸道、泌尿生殖道或外伤手术后出血不止,严重者肾上腺皮质、颅内亦可出血。实验室检查:血小板显著减少、毛细血管脆性试验阳性、出血时间延长、血小板粘附试验及血小板聚集试验异常、血块退缩不良。

抢救措施:在积极治疗原发病的基础上,立即输新鲜血和 / 或血小板悬液,应用糖皮质激素或免疫抑制剂、止血剂,必要时行脾切除术。

4. 再生障碍危象　由于某些原因导致造血功能突然停滞,贫血迅速加重。

诊断要点:突然出现的贫血和乏力加剧,并有发热、恶心呕吐、面色苍白、软弱、脉搏加快、血压下降。实验室检查见贫血、全血细胞减少,骨髓象红系细胞成熟障碍。

抢救措施:积极控制感染,立即停用可疑药物;适当输血、补充叶酸和复方维生素 B;病情严重者,可给予造血细胞生长因子。

5. 巨幼细胞危象　为遗传性球型红细胞增多症和镰状细胞综合征 [又称血红蛋白 S 病(HS)]的一种特殊表现。系血红蛋白 S 病患者骨髓代偿性造血旺盛、饮食中摄入的叶酸不能满足红系造血的需要所致。

诊断要点:血红蛋白 S 病患者迅速出现大细胞性贫血、骨髓幼红细胞明显增多、血清叶酸减少。抢救措施:在积极治疗血红蛋白 S 病的前提下,补充足够的叶酸。

6. 原始粒细胞危象　是慢性粒细胞白血病急变的一种类型。

诊断要点:慢性粒细胞白血病患者病情剧变,骨髓和血液中出现大量的原始粒细胞,原始粒细胞 + 早幼粒细胞 ≥ 90%。抢救措施:按急性白血病处理。

7. 镰状细胞危象　镰状细胞综合征患者病情突然加重,危及生命。

诊断要点:出现血管梗死、脾梗死、再生障碍危象、巨幼细胞危象、溶血危象时,应考虑本危象的发生。抢救措施:根据危象的类型采取不同的救治方法。

四、其他

1. 高血压危象　患者短期内血压急剧明显升高,威胁靶器官功能,产生严重并发症而危及生命。诊断要点:患者血压突然明显升高达 250/130 mmHg (1 mmHg = 0.133 kPa),伴剧烈头痛、眩晕恶心、胸闷心悸、视力模糊、口干出汗、手足发抖;可有靶器官受损、急性心肌缺血、急性左心衰竭、急性肾功能衰竭、高血压脑病、急性脑卒中。

抢救措施:静脉给予降压药,使血压迅速下降,血压控制目标为 160/100 mmHg,保护靶器官,处理器官功能障碍。

2. 过高热危象　过高的体温未得到及时处理,使脑、心、肾等重要器官功能严重受损。

诊断要点:体温 >40.6℃,出现抽搐、昏迷、休克、出血、呼吸和肾功能衰竭。

抢救措施:降温(物理降温:冰水浴,应用冰帽冰袋冰毯;药物降温:消炎痛、糖皮质激素;人工冬眠;穴位针刺);镇静止痉(予以安定、巴比妥);纠正水电解质酸碱平衡紊乱。

3. 狼疮危象　指系统性红斑狼疮出现严重的系统损害而危及生命的状况。

诊断要点:系统性红斑狼疮患者出现急进性狼疮性肾炎、严重中枢神经系统损害、严重心脏损害、严重狼疮性肝炎、严重狼疮性肺炎、严重的血管炎、溶血性贫血、血小板减少性紫癜、粒细胞缺乏症等,均应考虑到已发生狼疮危象。

抢救措施:甲基强的松龙冲击疗法、静脉输注大剂量人体免疫球蛋白以及对症治疗。

4. 血管危象　指因游离组织瓣吻接血管发生血流障碍,从而危及移植再植物存活的一种现象。诊断要点:移植皮瓣颜色变暗、紫绀、温度下降、皮纹消失、皮瓣肿胀、质地变硬,毛细血管充盈试验和针刺试验异常。抢救措施:手术探查、重新吻合血管。

5. 胃危象　系晚期神经梅毒致自主神经受累的表现。诊断要点:晚期神经梅毒患者突然出现上腹部疼痛、恶心、呕吐,可突然停止或持续数小时,甚至数天,常反复发生。

抢救措施:对症处理。

6. 肾危象　系硬皮病患者的肾小动脉狭窄使肾血流量减少,致肾缺血坏死。

诊断要点:硬皮病患者出现蛋白尿、血尿、高血压、氮质血症、肌酐清除率下降;严重者表现为急骤进展的恶性高血压,即有严重的头痛、恶心呕吐、视力下降、抽搐和 / 或急性肾功能衰竭。抢救措施:治疗基础疾病,早期应用 ACEI,必要时加用心痛定或哌唑嗪,肾功能衰竭行透析治疗。

7.Tumarkin 耳石危象　为梅尼埃病的特殊表现形式。除了有梅尼埃病的表现(发作性眩晕、波动性渐进性耳聋、耳鸣以及耳胀满感)外,患者可突然倾倒,但神志清楚。目前多采用以调节自主神经功能、改善内耳微循环、解除迷路积水为主的药物综合治疗。

第三部分
与误诊学有关的基础临床病理学概要

第一篇　临床病理学

第一章 临床病理学的含义、任务和作用

第一节 诊断病理学的任务

机体在患病时,除功能、代谢障碍外,常在相应的器官、组织表现出一定的形态结构改变(病理变化)。用切、钳取、细针穿刺、搔刮和摘取等方法从患者机体取得病变的组织,进行病理组织学检查,以配合临床对疾病作出正确的诊断,称为病理检验。

由于检查的组织采自活体,故亦称为活体组织检查(简称活检,biopsy)。这是一种直接的、行之有效的检查方法,对及时诊断疾病和确定治疗方案具有实际意义。

病理组织学检查曾经是手术科室习惯采用的辅助诊断方法,传统称之为外科病理学。目前在综合医院中,除外科系统各专科外,内科系统各专科、儿科和皮肤科等非手术科室使用病理组织学检查手段也日益增多。因此,现在的病理诊断工作范围已大为扩展,涉及医院各个临床科室,成为各级医院医疗工作中不可缺少的重要组成部分。故外科病理学现在称为诊断病理学更合适。

诊断病理学的任务主要是观察活体组织并作出形态学诊断,为临床诊疗提供依据。

一、确定疾病的诊断

随着临床检验技术与影像医学的发展,有不少疾病在经过有关检查后就可初步作出临床诊断,一些以功能或代谢紊乱为主的疾病也无需进行病理检查,但对于大多数有明显器质性病变的疾病而言,病理诊断仍是最可靠和最后的诊断。如对任何可触及的肿块或经影像学检查出的占位性病变,对内镜中见到的各种溃疡及肿块,都需经活检才能确诊。病理学可对病变的性质、类型及程度等作出判断。

随着现代组织化学、免疫组织化学以及分子生物学等新方法、新技术的建立和应用,常规病理形态学的诊断水平和精确度已大大提高。如常规病理检查不能鉴别的小细胞恶性肿瘤,通过免疫组织化学可区分出是小细胞未分化癌、神经母细胞瘤还是胚胎性横纹肌瘤等。

二、为临床选择治疗方案提供理论依据

正确的病理诊断对于临床采取及时、有效、合理的治疗具有十分重要的意义。例如患者颈部淋巴结肿大,活检诊断如果为淋巴结结核,临床医师可为其实施抗结核治疗;如果病理诊断为恶性淋巴瘤,临床医师则采取化疗。又如用免疫组织化学技术检测乳腺癌细胞的雌激素和孕激素受体,其结果为临床医师提供选择化疗方案的依据。

三、提供有关的预后信息

许多病理形态学参数可作为判断预后的指标。肿瘤类疾病尤其如此。良性肿瘤预后比恶性肿瘤好。一般浸润程度轻或无转移的恶性肿瘤比浸润广泛或有转移的癌预后要好。同样是尚未发生转移的浸润性乳腺癌,普通类型的导管癌 10 年存活率为 30%,而特殊类型的黏液腺癌则为 70% 以上。

四、了解疾病的发展及判断疗效

同一患者通过多次活检,观察其组织的病理变化可了解疾病的动态变化,或了解治疗效果,使患者得到最为合理的治疗。如白血病患者进行骨髓移植,在移植前、移植后的不同时间均需要做骨髓活检,以了解原有的白血病细胞是否杀死,移植的骨髓细胞是否成活,以及是否存在宿主抗移植物排斥反应等。

五、确定病因

经显微镜检查明确基本病变后，通过分子杂交技术可确定某些疾病的病因。如尖锐湿疣时检测HPV，结核病时检测结核杆菌。

六、为科学研究积累资料

由于种种原因，当前我国病理尸体剖检工作的开展还相当困难，对疾病研究的病理资料主要来源于活体组织的检查，日常工作积累的丰富资料为临床的回顾性研究提供了依据，并且为日后开展更深入细致的研究提供了丰富的素材。

临床研究的可靠性和准确性，需要病理诊断作为标准。另外，许多新疾病的发现和界定，往往也是从病理组织学检查开始的。

第二节　临床病理学与临床各学科的关系

临床病理学诊断由临床医师和病理科医师共同完成。临床医师决定取材时间、部位、数量，病理科技术员将所取材料制作成适于显微镜观察的标本，病理医师负责观察标本和作出病理诊断。故一份病理报告是集体劳动的成果，需要临床医师和病理科工作人员的默契配合。病理医师要多了解临床情况，临床医师也需要了解病理标本的制作和诊断过程。

首先，合适的取材在很大程度上决定病理诊断的准确性。

其次，病理诊断虽然是通过对大体标本和在显微镜下对其组织学结构的观察而作出的，但还需要充分参考临床资料。同样的形态在不同的部位、不同的年龄，甚至不同性别，意义都不尽相同。在病理学诊断中，病理医师应当避免进入的就形态论形态误区，而申请病理检查的临床医师也负有提供足够、准确临床信息的责任。

主要的临床表现、体征、各项有意义的化验检查、影像学检查以及术中所见，都是病理医师在作诊断过程中必须参考的。有的临床医师害怕提供了患者的临床情况，会对病理医师的诊断思维产生误导作用，所以故意掩盖患者的临床诊断或重要的临床情况，这是误解。

病理标本显示的是疾病在取材那一刻的静态表现，但疾病的发生及发展是一个动态过程。尽管学科不同，所有医师都应以动态眼光看待疾病，病理医师也不例外。

如果病理医师脱离临床情况，只考虑形态学表现，犯错误的概率就大大增加，可能损害患者的利益。为避免这种情况的出现，病理医师必须要求临床医师提供一份合格的病理检查申请单。在诊断过程中如果有更多需要了解的情况，可直接与临床医师沟通，甚至与临床医师一起问诊、检查患者。例如对骨肿瘤的诊断，我们十分强调将病理改变、临床表现及影像诊断学观察三者结合考虑，最后作出诊断。

加强病理与临床的联系，可采取多种方式，如在日常工作中，病理医师可结合活检的病例，随时与临床医师共同探讨，或不定期与临床科室共同举办临床病理讨论会，分析讨论有关的病例，这样做不仅有利于患者的诊断和治疗，还可有效地提高临床和病理医师的业务水平。

有的医院规定，从事病理工作的病理医师须分别到有关临床科室轮转一段时间，了解有关临床知识；同样，完全不了解临床病理学的临床医师也不可能是一位在本专业领域内造诣高深的临床医师。临床医师，必须设法到病理科室轮转一段时间，以熟悉病理诊断学知识和了解活检工作，促进双方互相理解。这样做对于医院的诊疗工作无疑是大有裨益的，是一项值得参考和借鉴的好措施。

临床病理学与其他辅助科室关系也很密切。如影像诊断及放射治疗、检验科、各种内镜室等科室。例如，病理诊断须参考影像学表现，两种辅助诊断最好能相辅相成。如果两者差距太大，两个科室的医师可以坐下来探讨原因。

影像科医师将影像诊断中所见的病变影像和病理标本的病变相对照，则可增强对影像表现的理解，从而进一步提高影像诊断的准确性。

病理医师也须尽可能多地了解实验室诊断指标的正常值，指标过高或过低的意义，这将有助于病理医师理解形态学改变的意义。如一例妇女子宫内占位病变，血和尿中绒毛膜促性腺激素水平增高，但又不像葡萄胎或绒毛膜癌患者增高那么显著。病理医师在显微镜下没有看到绒毛结构,看到的是单一的形态似细胞滋养叶细胞的肿瘤细胞,就可诊断胎盘部位滋养叶细胞肿瘤。血绒毛膜促性腺激素水平增高却又不似葡萄胎和绒癌那样显著是这种肿瘤的临床特点。如果血绒毛膜促性腺激素水平增高非常明显,病理医师就要警惕,应多取材,尽可能寻找似合体滋养层细胞的癌细胞和坏死灶,防止漏诊似合体滋养层细胞的癌细胞很少的绒毛膜癌。

现在各种内镜不但用于诊断,还开创了微创治疗新学科。病理医师了解、观摩内镜的操作和取材方式,对做好内镜取材诊断颇有益处。

第三节 临床病理学的检查项目

病理科日常的检查项目主要有:常规病理检验(石蜡切片法);快速病理检验;冰冻切片法。临床医师在手术中切取病变组织送检,病理技术员马上对送检组织进行迅速冰冻、切片、染色,病理医师进行快速病理诊断。主要适用于临床医师决定手术方案。石蜡快速切片法:利用加温或微波技术等,简化并缩短常规石蜡制片的过程,快速发出病理报告,为远道而来就诊的门诊患者解决实际困难;对于缺乏冰冻切片设备的基层医院,亦可适用于进行手术过程中的快速病理诊断。

细胞学诊断。

尸体解剖。

第二章　冰冻快速病理诊断

第一节　冰冻快速病理诊断的应用范围

相对于常规切片诊断技术而言,冰冻快速病理诊断是一种昂贵的、高风险的、有局限性的诊断方法。外科医师只有在以下几种情况下,选择这种诊断技术才是合理的。

证明一种病变的性质;确定癌组织边缘;了解恶性肿瘤的扩散情况;辨认组织;确定有无淋巴结转移癌;综上所述,是否该使用冰冻快速病理诊断技术,手术医师只要在术前问自己一个简单的问题:冰冻切片的检查结果是否会影响我的手术方式? 如果答案是肯定的,就应申请冰冻快速诊断;如果是否定的,就不申请。

第二节　对应用范围的研究

慎用范围:涉及截肢和其他会严重致残的根治性手术。需要进行此类手术治疗的患者,病变性质宜于手术前通过常规活检确定。

不宜应用范围:包括:疑为恶性淋巴瘤;过小的标本(检材长度 ≤ 0.2 cm 者);术前易于进行常规活检者;脂肪组织、骨组织和钙化组织;需要依据核分裂象计数判断良、恶性的软组织肿瘤;主要根据肿瘤生物学行为特征而不能依据组织形态判断良、恶性的肿瘤;已知具有传染病的标本 (如结核病、病毒性肝炎、获得性免疫缺陷综合征等)。

不恰当应用冰冻快速诊断技术的情况:急于证实自己的术前诊断;安抚患者家属的焦急心情。

第三节　滥用冰冻快速病理诊断的弊病

首先,不恰当的冰冻快速病理诊断会增加不必要的医疗开支。其次,增加无结论的冰冻快速诊断概率。第三,浪费资源。最后,滥用冰冻快速病理诊断技术会增加病理科工作的忙乱现象。

第四节　冰冻快速诊断标本的局限性

冰冻切片诊断的准确性比石蜡切片低;冰冻切片技术不适用于骨组织和脂肪组织;疑难病例在冰冻快速诊断时难以得出结果。

第三章　细胞学检查的应用价值及其局限性

第一节　细胞学检查的应用价值

无创或微创性检查;研究应用范围广泛;诊断的敏感性和特异性较好;必要时替代活体组织学检查;代替部分冰冻切片检查;设备简便,易于推广。

第二节　细胞学检查应用的局限性

诊断依据不如组织学充分;取材不满意可降低诊断的敏感性;有些脱落细胞学不能对肿瘤进行定位;诊断耗时多,易疲劳;在细胞学诊断工作中,要求做到不漏诊和不误诊,每张涂片要求不漏过任何一个视野和一个可疑细胞,所以工作量大而且耗时较多,诊断医师因长时间工作易疲劳而漏诊、误诊。

第三节　细胞学检查的改进措施

改良取材方法;研究细胞学改变特点;各种辅助诊断新技术的应用;电子显微镜、免疫细胞化学、细胞自动识别(影像分析系统和流式细胞术)和分子生物学、基因分子生物学技术等,均可应用于细胞病理学诊断。

这些技术可以:①帮助鉴别组织类型和探讨组织来源或纠正光镜诊断错误的组织类型;②支持光镜诊断,达到双确诊的目的;③减少因视觉疲劳导致的漏诊。

第四章　脱落细胞学

第一节　脱落细胞学的内容

脱落细胞学是采集人体各部位,特别是管腔器官表面的脱落细胞,经染色后用显微镜观察这些细胞的形态,并作出诊断的一门临床检验学科。

脱落细胞学已有悠久历史, Papanic Mlaou（1928）首先宣布用细胞学方法可诊断肿瘤。当时由于技术所限,阳性率不高,未被广泛接受。至 1943 年以后才逐渐得以推广, 20 世纪 70 年代已成常规;特别是近 10 多年来,纤维内镜的广泛应用,能从一些不易取材的器官里顺利而准确地采集标本,使早期癌得以发现,从而提高了癌症的治愈率,如肺癌、胃癌等。

由于取材方便,脱落细胞学常应用于癌症的普查,这对于防治癌症有十分重要的意义。脱落细胞学除对肿瘤外,有时对炎症性疾病亦能为临床诊断提供重要线索。阴道、宫颈脱落细胞学检查还能反映女性激素水平,确定排卵周期。

近年来不少学者努力尝试将各种新兴的技术应用到脱落细胞学上,如透射或扫描电镜、组织化学、免疫组织化学、流式细胞术和细胞图像计数、分子技术（分子杂交、多聚酶链式反应 PCR、荧光原位杂交 FISH）等。

第二节　脱落细胞学的取材

脱落细胞学的取材包括以下方面:管腔器官内表面（黏膜表面）的脱落上皮;体腔渗出液脱落细胞;包括浆膜腔（如胸、腹及心包腔等）积液与脑脊液等。

经上述途径所获得的脱落细胞,可用多种方法进行检查,但作为常规,一般只做 HE 染色或巴氏染色,用光镜观察即可。

第三节　脱落细胞学的临床应用

因其取材无创或微创,诊断无需高尖端仪器,患者的依从性较好,便于重复、追踪观察,脱落细胞学诊断被广泛应用于各级医院及肿瘤普查,尤其对防治肿瘤有重要意义。

癌症患者早期常无临床症状,或症状很轻,易于忽略。由于癌细胞代谢比正常细胞高,繁殖亦较快且癌细胞之间的黏聚力较正常细胞低,故即使在早期,癌组织还很小,仍可有较多的癌细胞从黏膜表面脱落。此时应用脱落细胞学检查可以检出癌细胞。

例如在早期肺癌时,影像诊断学检查阴性,临床无症状,做痰液涂片可能找到癌细胞,能早期发现、早期诊断。

早期诊断癌症的一个很重要的方法是进行肿瘤普查,脱落细胞学是肿瘤普查的最主要方法,尤其在高危人群中普遍做脱落细胞学涂片,检出其中少数可疑早期癌、癌倾向（不典型增生）甚至早期癌患者,对其做进一步检查或追踪观察,或早期治疗。

细胞学检查还可作为观察放射治疗后反应和估

计预后的指标。某些癌症放疗后脱落细胞有形态改变,根据这些改变可估计治疗效果、观察是否复发等。

第四节　脱落细胞学诊断原则

切实掌握正常、良性病变及癌细胞的形态特点。病变细胞千变万化,加上脱落后及制片时所发生的人为改变。因此,要将全片各种细胞加以比较。由于癌细胞一切形态特征都是相对的,有时良性病变中个别细胞可以酷似癌细胞。因此,还要分析片中各种细胞之间的关系。

必须结合临床诊断应谨慎。

下列情况需重复取材送检:①有可疑癌细胞者;②阴性标本中坏死细胞多而结构清楚的细胞少,恐有遗漏者;③细胞学诊断与临床完全不符者;④治疗后观察与细胞学诊断有矛盾者。

第五节　肺脱落细胞学

肺脱落细胞学大多用于肺癌的诊断,肺癌的诊断主要采用肺部影像学检查、支气管镜和细胞学检查,其中以细胞学方法最简单、可重复,易被患者所接受,且可以查出早期肺癌。细胞学对肺癌的检查方法,主要包括痰脱落细胞和支气管液检查。

第六节　支气管液细胞学检查

支气管液细胞学检查标本的采集是通过支气管镜,现已广泛采用的纤维支气管镜对早期确诊肺癌有重要意义。

支气管液细胞学检查的优点:①在纤维支气管镜检中,可直接吸取支气管液做涂片。隐性癌患者可分别吸取各级支气管分泌物做涂片细胞学检查,以推断癌肿部位。支气管灌洗液是用 1~2 ml 生理盐水冲洗可疑部位,立即吸出,离心取沉渣做涂片。纤维支气管镜附有尼龙细胞刷,在可疑处刷取分泌物做涂片检查,其阳性率高于前两种方法。细胞刷

在 X 线监视下,随小支气管分支伸到肺周围病灶处进行刷取,可大大提高周围型肺癌的阳性率,达78%~87%。②可在支气管镜下,做气管旁淋巴结穿刺,将吸取液做细胞学检查,以判断纵隔和肺门淋巴结转移情况。

支气管液细胞学检查的缺点:①患者痛苦较大,可发生并发症,只能有选择地使用。②支气管镜可见范围有限,所取液体的代表性不及痰涂片,做支气管镜活检并刷片及痰检,可提高检出率。总之,活检要和细胞学结合,取长补短,提高诊断率。

第五章　细针吸取细胞学

第一节　一般情况

细针吸取细胞学是用细针穿刺病灶,吸取少许细胞成分做涂片检查的一种诊断细胞学。这种方法有独特的优点,目前已成为医学上一个重要的诊断手段。超声、CT 及 MRI 等影像诊断手段的普及,在超声、CT 及 MRI 导向之下进行穿刺吸取,可获得局部器官病变标本,从而免去做剖腹探查等诊断性手术。

与一般自然脱落细胞学不同,细针吸取只能作为一种诊断手段而不能作为癌症普查或早期癌症的检测。

第二节　细针吸取细胞学的优缺点

优点:除深部内脏需导向穿刺外,一般穿刺抽吸操作简单易行,痛苦少;不需切开,无瘢痕形成。操作安全,极少发生副作用或意外,唯一的禁忌证是出血性体质。实践证明几乎不发生肿瘤细胞沿针道扩散。取样迅速,制片、诊断亦较快,可用于术中的病理诊断。应用范围很广,几乎适用于任何部位,可在同一肿物做多个点穿刺;可重复检查,便于动态观察或疗效观察。所得细胞完全是新鲜的,无自溶变性,极少人为挤压,细胞舒展,无组织切片的人为收缩,有利于镜下观察,也能做细胞培养或免疫组织化学染色。

缺点:由于吸取物小,仍有一定的假阴性,甚至还有假阳性。有些病变主要表现为组织结构异常而非细胞异常,此时用本法诊断,准确率不如组织学;虽然可鉴别肿瘤的良、恶性,但本法对肿瘤的分型有困难,分型准确率不够高。

第三节　细针吸取细胞学的诊断价值及注意事项

不应否定或过于肯定细针吸取细胞学,应作具体分析。例如淋巴结细针吸取,转移癌阳性符合率很高,但对淋巴瘤,尤其是非霍奇金淋巴瘤则诊断比较困难。又如对乳腺癌诊断阳性率很高,但对涎腺肿瘤则准确性较低。因此需分别对待。一般阳性能肯定诊断,但阴性不宜完全否定。要与病理切片诊断结合使用。

细针吸取细胞学是外科病理学的一个分支:做细针吸取细胞学诊断的医师需有坚实的病理活检诊断基础,但它又属于细胞学,要求细致地观察细胞结构。

细针吸取细胞学诊断必须密切结合临床。

细针吸取细胞学的操作方法和制片技术要做到标准化。

第六章 浆膜腔积液及穿刺病理标本
超微病理诊断的临床应用

第一节 检查方法

透射电镜在浆膜腔积液或细针穿刺标本超微病理诊断中的临床应用促进了细胞诊断学发展到超微结构水平。电镜可辅助光镜详细鉴别组织学类型和寻找组织来源。根据细胞排列、连接，微绒毛、细胞器、胞质中分泌颗粒、微丝和细胞核等超微结构的形态特征，鉴别浆膜腔积液原发性间皮瘤细胞和转移性恶性细胞，帮助胸腔积液中肺癌的分型和腹腔积液中卵巢囊腺癌，准确鉴别浆液性或黏液的组织类型。

积液中很多病例难以获取病理学证实，电镜是浆膜腔积液诊断细胞学的重要辅助诊断方法。经皮细针穿刺细胞学对于鉴别组织学类型，则需要进行超微结构观察才能更为精确，使其具有临床应用价值及临床应用意义。

第二节 浆膜腔积液

卵巢浆液性囊腺癌：细胞呈立方形或不规则形，细胞表面有微绒毛，核大、多形，核仁明显，胞质内含有大量的溶酶体、高尔基体及散在的线粒体，肌膜不完整。

卵巢黏液性囊腺癌：常由肠上皮型细胞组成，群集呈腺泡状或分散分布，细胞表面有许多微绒毛，细胞间有紧密连接，核异形性，胞质内有丰富的线粒体、PER、黏液颗粒，偶见单个细胞之内微腺泡。

腺鳞癌：瘤细胞呈单个或聚集，部分成腺泡状排列，细胞表面见紧密排列的微绒毛，细胞大，核异形性，核仁粗大、边集，核浆比例失调，细胞间可见桥粒或半桥粒，胞质内有丰富的高尔基体及张力原纤维。

支气管肺泡细胞癌：肺泡Ⅱ型细胞或肺泡 Clara 细胞型腺癌癌细胞多形性，成群或单个分布，细胞表面有较长的微绒毛，核异形性，最突出的特征是前者胞质内有许多嗜锇同心环状板层小体，后者胞质内含有板层状结构的 Clara 颗粒，胞质内有丰富的线粒体、内质网、高尔基体和糖原。

类癌：肿瘤细胞单个或成片状存在，表面有不规则微绒毛，核异形性，胞质内粗面内质网、高尔基体发达，可见细胞内分泌小管，电子致密颗粒（颗粒直径 50~500 nm 不等）及微丝等结构。

第三节 穿刺病理标本

特发性间质性肺炎：肺泡隔明显增宽，隔内可见数量不等的胶原纤维、成纤维细胞、巨噬细胞及嗜中性粒细胞，肺泡Ⅱ型细胞增生，基膜增宽，血管内皮细胞增生、肥大，细胞间连接间隙加大，肺泡中隔内纤维细胞增生，胶原纤维沉积。

肺真菌感染：肺泡组织结构基本正常，肺间质结缔组织增生，大量炎症细胞聚集，巨噬细胞及多核巨细胞胞质内查到真菌。

鳞癌：癌细胞呈多形性，分散或成群分布，细胞表面有长短不一的胞质突起，边缘有桥粒或半桥粒，胞质内有张力微丝、线粒体和 RER,核异形性,核仁突出,染色质均匀分布。

肺类癌:肺活检组织镜下观察可见聚集成团的上皮性肿瘤细胞,细胞较大,多边形及不规则圆形,细胞界限较清楚,镶嵌排列,细胞表面有较多粗细不一的突起,细胞连接处有发育良好的桥粒连接,胞质内可见圆形、较高电子密度颗粒,较多成束的微丝结构,细胞器发达。

第七章 肿瘤的分类

第一节 有关名词解释

肿瘤是一大类疾病,发生于不同部位、有不同组织形态,有良、恶性之分。故对肿瘤的分类比较复杂。

肿瘤定义:机体组织细胞的一种病理性增生。

恶性肿瘤:在不同程度上类似原发组织的不成熟幼稚阶段,不完全或根本不具备细胞在正常时所具有的功能、代谢类型和解剖特点。细胞以浸润性方式生长,并可通过淋巴、血液、浆膜腔转移。

良性肿瘤:不以浸润性方式生长且生长缓慢,肿瘤有一定完整的被膜,细胞不转移。

原位癌:细胞仅局限于起源的表浅部位,细胞没有基底膜的浸润,没有恶性改变。常发部位为子宫颈及膀胱。

性质未特指(性质未肯定):肿物未做病理检查,临床诊断为肿瘤。

动态未定(行为未定或交界恶性):肿瘤处于良、恶性之间。

肿瘤功能活性:是指肿瘤具有影响内分泌功能的能力。

结缔组织:连接机体不同部分并为其支架的组织,由纤维细胞、纤维性神经胶原和弹力纤维构成。

癌瘤:癌瘤是除淋巴和血液以外的恶性肿瘤的总称。它包括上皮细胞癌(通常称为"癌")和肉瘤。

第二节 肿瘤的命名

肿瘤命名主要是根据肿瘤的组织来源,人体在胚胎发育过程中可分为外胚层、间胚层和内胚层。

良性肿瘤:采用"细胞或组织的名称 + 瘤",如血管瘤、平滑肌瘤、上皮细胞瘤等。

恶性肿瘤:如果发生在来源于内、外胚层的组织,命名就采用"细胞名称 + 癌",例如鳞状细胞癌,腺癌等;如果发生在来源于间胚层的组织,命名就采用"组织名称 + 肉瘤",如脂肪肉瘤、淋巴肉瘤、血管肉瘤等。

注意,还有一些例外的情况:有"瘤"字的诊断并不都是肿瘤,如动脉瘤、类肉瘤、胆脂瘤等。有"瘤"字的肿瘤也不一定是良性肿瘤,如淋巴瘤、浆细胞骨髓瘤都是恶性的肿瘤。没有"瘤"、"癌"、"肉瘤"字样的诊断有的也是肿瘤。例如真性红细胞增多症,顽固性贫血都属于交界恶性的肿瘤。

第三节 其他一些病理学基础知识

交搭:原发(起源)部位不明的恶性肿瘤发生在(涉及)2 个或 2 个以上相邻的部位。

跨越:原发(起源)部位不明的恶性肿瘤发生在(涉及)2 个或 2 个以上不相邻的部位。

复合癌定义:独立的多个部位的原发性恶性肿瘤,称为复合癌。

囊肿：一般来说，囊肿是一种瘤样病变，不是肿瘤，分类时归入特定的解剖部位。但这一概念不是绝对的，具有肿瘤性质的囊肿按肿瘤分类，例如某些部位的皮样囊肿。这一概念也不适用于某种结构的囊肿，例如鳃裂囊肿，它不归到身体系统中，而是分类到先天性疾病中。

息肉：一般不是肿瘤，属瘤样变。如胃息肉、结肠息肉归于消化系统的疾病，膀胱息肉属于肿瘤。

恶性变：可分为两类，一类为良性肿瘤的恶变，另一类是非肿瘤性疾病的恶变。

继发性肿瘤：继发性肿瘤是某部位原发的肿瘤转移到其他部位，其形态学、组织学类型不变。

结缔组织肿瘤：结缔组织是连接机体不同结构并为其支架的组织，来自中胚层。血管、淋巴管、滑囊、筋膜、韧带、肌肉、肌腱（鞘）、脂肪、软骨都属于广义的结缔组织。来源于结缔组织的恶性肿瘤称为肉瘤。

白血病的分类：根据 1976 年法 - 美 - 英（FAB）三国协作组将白血病（简称：AL）分为急性淋巴细胞性白血病（ALL）和急性非淋巴细胞性白血病（ANLL）两大类。这个方法已为世界各国及我国血液学专家所采用。

特殊类型白血病：包括慢性粒细胞性白血病急变期、低增生性白血病、淋巴肉瘤或组织细胞肉瘤白血病（即非霍奇金淋巴瘤白血病期）、浆细胞白血病、毛细胞白血病、嗜酸粒细胞白血病、嗜碱粒细胞白血病、组织碱粒细胞白血病、不能分型的急性白血病等。

肿瘤的动态编码：动态编码是对肿瘤生物学行为的描述。肿瘤的生物学行为可分为良性、交界性和恶性，故应在部位、形态之外单独对其生物学行为进行描述。而在肿瘤发展过程中，其生物学行为是可变的，故称为动态编码。

肿瘤的组织形态学，指显微镜下看到的组织和细胞结构和类型。

第二篇　免疫组织化学

第一章　免疫组织化学简介

免疫组织化学染色技术拓展了病理工作者的视野，把病理形态观察的深度从细胞水平推进到生物化学水平、分子水平。

尤其是对肿瘤的研究，免疫组化技术在鉴别形态相似而来源不同的肿瘤方面有着不可替代的作用。自二十世纪八十年代免疫组化技术在我国病理诊断工作中逐渐普及以来，我国病理工作者对肿瘤诊断的细致水平大大提高，为临床肿瘤的诊断、治疗方案的制定提供了有力支持。

随着免疫组化技术成熟、标准化，它已成为临床医师进行科学研究最喜欢用的手段。

第二章　免疫组织化学技术基本原理

第一节　作用体系中必须具备的成分

如前所述,免疫组织化学技术是利用抗原抗体结合的专一性原理设计的检测组织中是否存在某种目的蛋白的方法。该作用体系中必须具备的成分是抗原、抗体以及显色系统,显色系统包括能与抗体结合的荧光素、酶和金等,以及通过与酶的化学作用将酶所在的部位显示出来的显色剂。

抗原:病理诊断中拟检测的抗原都是正常组织中就存在的蛋白质。如角蛋白、中间丝等。

抗体的制备:免疫动物。将从人体细胞中提纯的目的蛋白注入动物体内,使动物产生抗某种人体细胞蛋白的抗体。免疫后 3~4 周,采动物血提取抗特异人体细胞蛋白的抗体。这样制备的抗体量大,但获得的是混合性多克隆抗体。用这种抗体染色,背景深,影响结果判断。

杂交瘤细胞株:先将目的蛋白注入小鼠腹腔,获得分泌特异性目的抗体的小鼠免疫活性细胞。再用此特异的小鼠免疫活性细胞与小鼠的骨髓瘤细胞融合,建立杂交瘤细胞株,通过选择性培养、阳性克隆筛选、克隆化、扩大培养等一系列步骤,可获得单克隆抗体。

通常,首先出现的是只可用于新鲜组织冰冻切片的抗体。用于新鲜组织抗原保持完整,容易与抗体结合,出现阳性信号。当抗体制备技术熟练且经过一段摸索,对抗原决定簇的选择有了进一步认识后,方可制备出供石蜡切片使用的抗体。因此,用中性福尔马林固定,尽量保存好组织细胞的抗原,是提高免疫组化染色成功率的重要环节。

抗体的标记物:通过化学反应,将可被检测的物质结合到抗体上。如果抗原抗体复合物形成,则可通过观察可被检测物质,发现抗原所在部位。这种能提供可视信号的物质,被称为标记物。根据标记物的不同,免疫组化技术可分为免疫荧光细胞组织化学技术、免疫酶组织化学技术、亲和免疫细胞组织化学技术、免疫金 - 银细胞组织化学技术、免疫电镜技术。

荧光素标记:最常用的是异硫氰酸荧光黄（FITC）,它与 IgG 上的自由氨基形成硫碳氨基键而被固定于抗体上。荧光抗体具有信号醒目的优点,但淬灭快,不易保存,观察信号需要昂贵的荧光显微镜,故其使用受到限制。

酶标记:通过共价键将酶连接在抗体上,制成酶标抗体。可用于免疫组化方法的酶有十多种。如辣根过氧化物酶（HRP）、碱性磷酸酶（AP）、葡萄糖氧化酶、6- 磷酸葡萄糖脱氢酶、溶菌酶等。最常用的是辣根过氧化物酶。目前常用的是过碘酸钠法。其原理是过碘酸氧化辣根过氧化物酶上的糖基使之成为醛基,后者再与 IgG 上的游离氨基反应而完成标记。

胶体金标记:将金溶于水中制成金的水溶胶,作为显色剂。一般应用于免疫组化的胶体金颗粒为 5~60 nm,呈现红色。

显色剂:结合在抗体上的酶能催化特异的底物,生成有色的不溶性产物或具有一定电子密度的颗粒,使人们在光镜下或电镜下可观察到,借此信号对细胞表面或细胞内的抗原成分进行定位。这种能与酶特异结合并生成有色物的成分被习惯地成为显色剂。常用的是 DAB（二氨基联苯胺）。二氨基联苯胺与辣根过氧化物酶上的过氧化氢反应,呈现棕黄色。其次是碱性磷酸酶,呈现红色。

不同的显色剂,封片时的处理不同。若用二氨基联苯胺呈色,需经酒精脱水,二甲苯透明,树胶封片。若用 AEC 等则不能用酒精脱水,用吸水纸去周围组织多余的水份,直接用水溶性封片剂封片。

第二节　免疫组织化学染色结果的判断

免疫组织化学染色结果的判断包括以下几个方面。

阳性信号的确认:二氨基联苯胺显色呈棕黄色。碱性磷酸酶显红色。经苏木精复染的组织片,显示核的形状和位置,使组织和细胞轮廓可以在显微镜下被辨认。此时应辨别组织片中有无棕黄色或红色信号,位于何处(细胞膜、细胞浆还是细胞核)。

阳性信号的数量:计算出现阳性信号的细胞数占该种细胞的百分比。如视野中有 100 个肿瘤细胞,其中有 34 个出现阳性信号,则这个视野中的出现阳性信号的肿瘤细胞比例就是 34%。计算若干个视野,取其平均值,为出现阳性信号的肿瘤细胞比例。

阳性信号的强弱:一般用二氨基联苯胺显色,阳性信号呈棕黄色。按其着色程度,可将阳性信号分为 1、2、3、4 级。1 为最弱,4 为最强。观察若干视野,记录每个视野阳性信号的强弱,取其平均值。

综合阳性信号数量和强弱,最后得出某种抗体免疫组化染色的结果。为便于判断,一般将阳性细胞的百分率简化成 4 个等级,阳性细胞数量等级加上或乘以阳性强弱等级,最大得数为 8 或 16,再将其划分为 1、2、3、4 级,即为最终的阳性等级。由于对免疫组化结果的判断需要一定的计算,但不是精确的计量资料,故称其为半定量判断。

第三章　免疫组化染色技术在病理诊断中的应用

第一节　肿瘤组织分化方向的鉴别

很多肿瘤组织细胞在 HE 染色片上看起来会有相似之处，病理医生有时难以作出准确判断。使用免疫组化可以检测出肿瘤细胞在分化过程中特异性物质的表达，有助于确定肿瘤的性质和来源。注意一点：目前尚没有一种抗体可以把良、恶性肿瘤准确区分开。并且在恶性肿瘤诊断中，免疫组化只起辅助、提示作用，对肿瘤良、恶性的判断，病理学者仍以 HE 切片的形态学改变为主。

细胞在向不同方向分化过程中，会产生不同的蛋白成分，这是利用免疫组化技术检测辨别肿瘤细胞的主要原理。如中间丝，又称中间纤维（IF），与微丝、微管共同构成细胞骨架。细胞向不同方向分化时，所形成的中间丝不同。根据氨基酸顺序和其存在的细胞不同，可将中间丝分为 6 个类型。（见表 3-2-3-1）

当因肿瘤细胞的异型性，在 HE 染色切片上无法确定肿瘤细胞的组织分化方向时，可通过检测细胞质中所含的中间丝类型来确定其分化方向。这为肿瘤的诊断和治疗方案的制定提供了可贵信息。

表 3-2-3-1　中间纤维蛋白的类型

类型名称	分子量	多肽数	分布
酸性角蛋白（acidic keratin）	40~57	>15	上皮细胞
碱性角蛋白（basic keratin）	53~67	>15	上皮细胞
结蛋白（desmin）	53	1	肌细胞
胶质纤维酸性角蛋白（glial fibrillary acidic protein）	50	1	胶质细胞和星形细胞
外周蛋白（peripherin）	57	1	神经元
波形蛋白（vimentin）	57	1	间充质细胞
神经微丝蛋白（neurofilament protein）	62~110	3	成熟的外周和中枢神经系统
ineternecxin	66	1	发育中的中枢神经系统
Ⅴ型核纤层蛋白 ABC（laminABC）	60~70	3	真核细胞
Ⅵ型 nectin	240	1	中枢神经系统干细胞

第二节　肿瘤诊断中常用标记物

1．上皮性肿瘤表达的蛋白　在病理诊断中常用的有角蛋白、上皮膜抗原和癌胚抗原。以角蛋白最为可靠。

角蛋白（CK）：细胞角蛋白作为一种中间丝，存在于所有上皮细胞及部分非上皮细胞。角蛋白阳性的肿瘤主要有三大类：癌、间皮瘤和大多数生殖细胞瘤（其中向上皮分化的成分角蛋白阳性）；阴性肿瘤有大多数肉瘤、恶性淋巴瘤和恶性黑色素瘤。根据分子量的不同，已鉴定出 20 种角蛋白，可将它们大致归类为低分子量和高分子量两大类。目前人们正尝试用这些角蛋白区别鳞状细胞癌、基底细胞癌和腺癌。

上皮膜抗原（EMA）：这是一种高分子量跨膜糖蛋白，它包括一个由 69 个氨基酸残基构成的胞浆区和一个胞外区，大多数正常和肿瘤性上皮显示膜和细胞浆染色，如无膜着色，可能是假阳性。EMA 存在于多种细胞中,所以其用以确认上皮性肿瘤的意义不如角蛋白。常常与角蛋白共同使用,相互印证。由于其也可表达与浆细胞,而浆细胞无其他特殊标记,故也常常用于鉴别浆细胞性肿瘤。

癌胚抗原(CEA):在正常成年人上皮细胞及良性肿瘤中的表达较少。起源于内胚层的上皮性肿瘤可不同程度表达,主要存在于胃肠道(包括胰腺)及肺的腺癌和甲状腺髓样癌中。临床常用于转移癌来源的判断;腺癌和间皮瘤的区别(腺癌阳性);区分肝细胞癌和其他转移性癌,多克隆CEA对肝细胞癌有独特性。

2. 间叶性肿瘤表达的蛋白　间叶性肿瘤是指胚胎时期从中胚层发育而来的各种组织,包括纤维脂肪、肌肉、软骨、骨、脉管。而间皮组织无论在形态上还是在中间丝蛋白表达上都兼具间叶和上皮的特点。

波形蛋白(Vim):被认为是原始的中间丝,它是分布最广泛的中间丝,存在于所有从间充质细胞发育而来的细胞中,如成纤维细胞、肌细胞、血管内皮细胞、淋巴细胞、施万细胞、室管膜细胞和黑色素细胞均表达,肾小球上皮细胞也可表达。由于其表达的广泛性,其诊断价值有限。主要用于鉴别肿瘤细胞是否间叶来源。另外,间皮肿瘤可同时表达波形蛋白和角蛋白。在分化很差的癌细胞中,波形蛋白和角蛋白可共同表达。

3. 肌组织标记物　常用的肌组织标记有结蛋白(DES)、肌动蛋白和肌红蛋白(MG)。①结蛋白存在于平滑肌、骨骼肌和心肌,用于诊断平滑肌和骨骼肌肿瘤。②肌动蛋白(actin)广泛存在于α-骨骼肌、α-心肌、α-平滑肌、γ-平滑肌。有广谱(pan-actin)和专用于平滑肌细胞的肌动蛋白(SMA)。后者可用于诊断平滑肌肿瘤。③肌红蛋白(MG)是一种骨骼肌特有的分子量17.8KD的蛋白。在横纹肌肉瘤中表达,平滑肌肉瘤中不表达。

4. 血管内皮细胞标记物　①第八因子相关抗原(F-Ⅷ;VWF):由血管内皮细胞合成,也存在于血小板和巨核细胞中,是内皮细胞特异性标记物,通常用来鉴别血管肿瘤,如良性的血管瘤变异类型和血管内皮细胞瘤,但敏感性低而限用,仅50%的良性血管肿瘤染色。恶性肿瘤更少。②CD31:也称为血小板内皮细胞粘附分子1(PECAM-1),是一种在血小板表面内皮细胞连接点上发现的120~130KD膜糖蛋白。用CD31来诊断内皮细胞肿瘤比F-Ⅷ、

CD34及UEA凝集素更具敏感性和特异性。③CD34(QBEND/10)能与血管内皮细胞及血管肉瘤细胞反应,但特异性较低。④CD117:为c-kit原癌基因(4q11-12)编码的Ⅲ型跨膜受体酪氨酸激酶(145kD糖蛋白),与血小板生长因子受体同源。配体为干细胞因子(SCF)。二者结合后CD117蛋白活化,导致其他基因转录,从而调节细胞的增生和分化。胃肠道间质瘤(GIST)是消化道常见的间叶源性肿瘤,起源于胃肠道的"起搏"细胞——Cajal间质细胞(ICC),故又名胃肠道起搏细胞瘤。CD117在胃肠道间质肿瘤中有较高突变率并稳定表达,阳性率达90%左右,成为诊断GIST的特异指标。

5. 脂肪、骨和软骨缺乏好的标记物　骨和软骨肿瘤的诊断主要依据临床、影像学检查和病理HE切片检查三方面结合,诊断中三方面所占比重各为三分之一。

6. 淋巴造血组织标记物　用来鉴别淋巴造血系统肿瘤的是一组存在于白细胞表面,被称作白细胞分化抗原的蛋白质。白细胞分化抗原是指血细胞在分化成熟为不同谱系(lineage)、分化的不同阶段及细胞活化过程中,出现或消失的细胞表面标记分子。

目前国际上对已发现的众多白细胞表面的分化抗原用分化群的概念(CD)进行统一命名,每一CD分子代表一种或一类分化抗原。人CD的编号已从CD1命名至CD166,可大致划分为T细胞、B细胞、髓系细胞、NK细胞、血小板、粘附分子、内皮细胞、细胞因子受体和非谱系等九个组。

白细胞共同抗原(LCA,CD45):存在于所有造血细胞中,非造血组织不表达。是区别恶性淋巴瘤与非造血系统肿瘤的良好标记物,特异性高达100%,敏感性高达96%,未发现假阳性。但在一些大细胞性淋巴瘤、浆细胞瘤、多发性骨髓瘤、霍奇金病及粒细胞肉瘤中不表达。

免疫球蛋白(Ig):检测重链常用IgM,IgD,IgG,IgA,轻链常用κ、λ。是很有用的B淋巴细胞标记物。

CD20(L26),CD45RA:全B细胞标记物。

CD3、CD45RO:全T细胞标记物。

CD4和CD8:T淋巴细胞亚群标记物,可分别确定辅助/诱导T淋巴细胞(CD4阳性)或抑制/毒性T淋巴细胞(CD8阳性)。

CD15:粒细胞和单核-巨噬细胞相关标记物。表达于①成熟粒细胞;②活化淋巴细胞(主要是T

细胞）；③白血病髓样和单核细胞：几乎所有慢性髓性白血病病例阳性，而急性淋巴细胞性白血病阳性率低；④R-S细胞和单核霍奇金细胞：在这两种细胞上的染色特征为膜染色加上与高尔基体相关的核旁染色。⑤粒细胞肉瘤；⑥大多数腺癌：由于有非常好的上皮性肿瘤标记物，CD15极少被用于鉴定腺癌。

CD30（Ki-1）：Ki-1阳性间变性大细胞淋巴瘤有表达。

髓过氧化物酶（MPO）：是确定肿瘤细胞向粒细胞分化的最有用标记物，尤其是原粒和早幼粒细胞性白血病。

其他可用于淋巴造血系统肿瘤的标记物：CD10、CD43、CD79α，TdT等的表达见于T-淋巴母细胞性淋巴瘤及滤泡中心细胞性淋巴瘤。

7. 神经组织标记物　胶原纤维酸性蛋白（GFAP）：存在于正常的和肿瘤性的星形胶质细胞、室管膜细胞和少突胶质细胞。神经系统以外可出现在唾腺多形性腺瘤（肌上皮瘤）及脊索瘤中。

S-100蛋白：这是一种酸性钙结合二聚体。表达于下列细胞：神经胶质和施万细胞、黑色素细胞、痣细胞、无黑色素的细胞性蓝痣、脂肪细胞、脊索、肌上皮细胞、软骨细胞、肾上腺髓质和副神经节的支持细胞、淋巴结副皮质区的指突状网状细胞、淋巴滤泡树突状网状细胞和朗格汉斯细胞。因S-100广泛表达而使其诊断价值有限，它常在起源于上述细胞的肿瘤中表达。

主要被用来：①诊断黑色素肿瘤，在转移性黑色素肿瘤中比HMB-45表达更普遍。②区别软骨肿瘤和其他骨肿瘤；③证实肌上皮肿瘤；④50%的恶性周围神经鞘瘤S-100染色阳性。⑤良性和恶性颗粒细胞肿瘤。

在应用S-100进行肿瘤的鉴别诊断时，必须根据肿瘤细胞形态学特点，加以合理选配其他标记物，才可准确做出诊断。

神经微丝蛋白（NF）：存在于所有中枢和外周神经系统的神经元和轴突（除外嗅觉感觉神经元）。所以，由神经系统起源的肿瘤均可表达NF。但即使经抗原修复程序，福尔马林固定的石蜡包埋组织对该抗体的免疫反应性也不强。故其诊断神经来源肿瘤的价值有限。主要用于Hirschsprung病中神经元的鉴别。

神经元特异性烯醇酶（NSE）：烯醇酶在多数组织中存在。B-烯醇酶在心肌和骨骼肌存在。R-烯醇酶是神经特异性烯醇酶，于中枢和周围神经系统、神经内分泌细胞及其来源的肿瘤神经元中发现。因常与表达于其他组织中的烯醇酶发生交叉反应，诊断价值有限。

髓磷脂碱性蛋白（MBP）：特异性标记少突胶质细胞、施万细胞及其相应肿瘤。但在实际工作中，MBP在少突胶质细胞瘤及周围神经鞘膜瘤阳性率不高。需结合S-100、Leu-7进行肿瘤的诊断。

8. 内分泌和神经内分泌系统标记物　激素标记物。

垂体激素：包括：促肾上腺皮质激素（ACTH）、生长素（GH）、泌乳素（LTH）、促甲状腺素（TSH）、促卵泡成熟素（FSH）和黄体生成素（LH）。

胰岛细胞、胃肠道及呼吸道激素：胰岛素、胰高血糖素、胰多肽（PP）生长抑素、胃泌素、血管活性肠多肽（VIP）、铃蟾肽（又称蛙皮素，GRP）、P物质（substance P）和5-羟色胺（5-TH，serotonin）。

其他：包括肾上腺素、去甲肾上腺素、甲状腺素、降钙素及绒毛膜促性腺激素（hCG）。

9. 神经内分泌细胞标记物　包括神经元特异性烯醇化酶（NSE），嗜铬颗粒蛋白（CgA），突触囊泡蛋白（Syn），蛋白基因产物9.5（PGP9.5），组胺酶等。

10. 器官或组织特异性抗原标记物　在转移性肿瘤中，约80%为上皮性恶性肿瘤，用一些特异性抗原来标记，可以帮助确定起源部位。

前列腺特异性抗原（PSA）及前列腺酸性磷酸酶（PAPh）：可以确定前列腺起源的肿瘤，但PAPh特异性较差，可在一些乳腺癌、胰岛细胞瘤、类癌中表达。

甲状腺球蛋白（TGB）：确定甲状腺滤泡上皮起源的肿瘤，但分化差的甲状腺癌可不表达。

胰淀粉酶：并非完全对胰腺特异。

胎盘碱性磷酸酶（PLAP）和绒毛膜促性腺激素（b-HCG）：起源于卵巢及睾丸的生殖细胞肿瘤均可表达PLAP，在胚胎性癌和绒毛膜癌中向合体滋养层分化的细胞可表达hCG。

肿瘤相关抗原标记物：癌胚抗原：上皮性肿瘤标记物。

α-甲胎蛋白：在肝细胞癌及内胚窦癌中表达。

CAOC125：卵巢浆液性肿瘤和内膜样癌，约40%卵巢透明细胞癌表达，粘液性肿瘤不表达。

CA19-9胆囊癌、胆管癌、卵巢癌及部分胰腺癌可表达。

　　SM-1:肺小细胞癌表达。

　　RC38:肾细胞癌表达。

　　HMB45:恶性黑色素瘤表达。

　　NK1/C3:黑色素瘤、富于细胞的神经粘液瘤可表达。

第三节　免疫组织化学常用抗体及其表达的临床意义

表 3-2-3-2　免疫组织化学常用抗体及其表达的临床意义

序号	抗体名称	中文名称	表达部位及用途
1	Actin	肌动蛋白	用于标记骨骼肌、心肌和平滑肌及其来源的肿瘤
2	AFP	α甲胎蛋白	用于标记肝癌、卵黄囊瘤和某些生殖细胞肿瘤
3	Bcl-2		主要用于滤泡性淋巴瘤、毛细胞性白血病及细胞凋亡等研究
4	cerbB-2	人类表皮生长因子受体（EGFR）家族第 2 个成员	主要作为判断乳腺癌、卵巢癌、子宫内膜癌的预后及治疗的参考指标
5	Calretinin	钙视网膜蛋白	诊断间皮瘤的重要标志
6	CD3		主要用于标记 T 淋巴细胞及 T 细胞淋巴瘤
7	CD15		主要用于标记何杰金淋巴瘤的 R-S 细胞
8	CD20		多用于标记 B 淋巴细胞及 B 细胞淋巴瘤
9	CD30		主要用于标记何杰金淋巴瘤的 R-S 细胞及间变性大细胞淋巴瘤
10	CD31		此抗体主要用于良恶性血管源性肿瘤的诊断
11	CD34		主要用于良、恶性血管源性肿瘤的诊断和鉴别诊断
12	CD45RO		作为反应性 T 细胞和 T 细胞性肿瘤的标志物
13	CD56		主要用于确定神经外胚层来源的肿瘤及 NK 细胞的标记
14	CD68		为组织细胞的标志物
15	CD79α		主要用于标记 B 细胞及其来源的肿瘤
16	CD99		尤文肉瘤、原始神经外胚层肿瘤表达此蛋白,在鉴别儿童的小圆细胞肿瘤来源时用此抗体
17	CEA	癌胚抗原	主要用于标记上皮性肿瘤,尤其是腺癌
18	CgA		主要用于标记神经内分泌细胞及其来源的肿瘤
19	CK	细胞角蛋白	用于标记上皮及上皮来源的肿瘤,特别是对鉴别和转移性肿瘤是否为上皮性具有一定意义
20	CK8		主要用于腺上皮及腺癌的诊断和鉴别诊断
21	Desmin	结蛋白	主要用于骨骼肌、心肌和平滑肌及其来源的肿瘤的标记
22	EMA	上皮细胞膜抗原	此抗体用于标记上皮及上皮源性的肿瘤,包括大多数癌、间皮瘤、滑膜肉瘤和上皮样肉瘤等
23	ER	雌激素受体	其表达情况对乳腺癌、子宫内膜癌进行激素治疗的效果、预后判断有参考价值
24	SH		主要用于垂体腺瘤功能性分类的研究
25	GFAP	神经胶质酸性蛋白	主要用于星形胶质瘤等中枢神经系统肿瘤诊断和鉴别诊断
26	HBcAg	乙型肝炎核心抗原	主要用于星形胶质瘤等中枢神经系统肿瘤诊断和鉴别诊断
27	HbsAg	乙型肝炎表面抗原	主要用于标记乙肝病毒表面抗原的组织
28	HCG	人绒毛膜促性腺激素	主要用于标记绒癌及分泌异位激素的肿瘤

序号	抗体名称	中文名称	表达部位及用途
29	Ki-67		反应肿瘤增殖的标志物。用于判断细胞的增殖活性，是确定良、恶性组织生长状态的一种标志
30	LCA	白细胞共同抗原	主要用于淋巴瘤和未分化小细胞癌的鉴别诊断
31	LCA	黑色素瘤抗体	用于黑色素瘤及其具有黑色素细胞分化的其他肿瘤的诊断
32	MPO	髓过氧化物酶	可用于急性粒细胞性白血病的辅助诊断
33	MyoD1		主要用于横纹肌肉瘤的诊断
34	Myoglobin	肌红蛋白	主要用于横纹肌来源的肿瘤的诊断和鉴别诊断
35	NF	神经纤维蛋白	主要标记神经元、外周神经纤维及交感神经节细胞及其来源的肿瘤
36	NSE	神经元特异性烯醇酶	主要表达于某些神经内分泌细胞及神经内分泌肿瘤细胞
37	P63		主要用于浸润性导管癌、原位癌的鉴别
38	P504s	α甲基酰基辅酶A消旋酶	为前列腺癌的标志物
39	PCNA	细胞增殖核抗原	用于恶性肿瘤的细胞增殖和判断其恶性度，对肿瘤的治疗及预后的判断有意义
40	PLAP	神经元特异性烯醇酶	主要用于睾丸精原细胞瘤和卵巢无性细胞瘤的诊断
41	PR	孕激素受体	乳腺癌、子宫内膜癌阳性患者内分泌治疗有效，复发率低，预后好
42	PSA	前列腺特异性抗原	此抗体可作为前列腺癌和转移性前列腺癌的诊断依据
43	S-100		常用于胶质细胞、黑色素细胞、软骨细胞、施万细胞等肿瘤的诊断和鉴别诊断
44	SYN	突触素	是神经性和上皮性神经内分泌肿瘤的特异性标志之一，主要用于标记神经内分泌肿瘤
45	TG	甲状腺球蛋白	主要用于原发性和转移性甲状腺癌的诊断和鉴别诊断
46	Vimentin	波形蛋白	主要用于间叶来源的恶性肿瘤，如肌源性肿瘤、软组织肿瘤和骨肿瘤等的诊断

第四节　常用肿瘤标志物

肿瘤标志物（Tumor Marker,TM）是反映肿瘤存在的化学、生物类物质。此处列出17种人体不同器官中的常用肿瘤标志物。

甲胎蛋白（AFP）：甲胎蛋白是胚胎期肝脏和卵黄囊合成的一种糖蛋白，在正常成人血液循环中，含量极微，小于20mg/L。甲胎蛋白是诊断原发性肝癌的最佳标志物，诊断阳性率为60%~70%。血清甲胎蛋白>400mg/L持续4周，或200~400mg/L持续8周者，结合影像检查，可作出原发性肝癌的诊断。急、慢性肝炎，肝硬化患者血清中甲胎蛋白浓度可有不同程度升高，其水平常小于300mg/L。生殖胚胎性肿瘤（睾丸癌，畸胎瘤）可见甲胎蛋白含量升高。

癌胚抗原（CEA）：癌胚抗原是从胎儿及结肠癌组织中发现的一种糖蛋白胚胎抗原，属于广谱性肿瘤标志物。血清癌胚抗原正常参考值小于5mg/L。癌胚抗原在恶性肿瘤中的阳性率依次为结肠癌（70%）、胃癌（60%）、胰腺癌（55%）、肺癌（50%）、乳腺癌（40%）、卵巢癌（30%）、子宫癌（30%）。部分良性疾病，如直肠息肉，结肠炎，肝硬化，肺部疾病也有不同程度的癌胚抗原水平升高，但升高程度和阳性率较低。癌胚抗原属于粘附分子，是多种肿瘤转移复发的重要标志。

癌抗原125（CA125）：CA125存在于上皮卵巢癌组织和病人血清中，是研究最多的卵巢癌标记物，在早期筛查、诊断、治疗及预后的应用研究均有重要意义。CA125对卵巢上皮癌的敏感性可达约70%。

其他非卵巢恶性肿瘤（宫颈癌、宫体癌、子宫内膜癌、胰腺癌、肺癌、胃癌、结/直肠癌、乳腺癌）也有一定的阳性率。良性妇科疾病（盆腔炎、卵巢囊肿等）和早期妊娠可出现不同程度的血清 CA125 含量升高。

癌抗原 15-3（CA15-3）：CA15-3 可作为乳腺癌辅助诊断，术后随访和转移复发的指标。对早期乳腺癌的敏感性较低（60%），晚期的敏感性为 80%，转移性乳腺癌的阳性率较高（80%）。

其他恶性肿瘤也有一定的阳性率，如肺癌、结肠癌、胰腺癌、卵巢癌、子宫颈癌、原发性肝癌等。

糖类抗原 19-9（CA19-9）：CA19-9 是一种与胃肠道癌相关的糖类抗原，通常分布于正常胎儿胰腺、胆囊、肝、肠及正常成年人胰腺、胆管上皮等处。

检测患者血清 CA19-9 可作为胰腺癌、胆囊癌等恶性肿瘤的辅助诊断指标，对监测病情变化和诊断复发有很大意义。胃癌、结/直肠癌、肝癌、乳腺癌、卵巢癌、肺癌等患者的血清 CA19-9 水平也有不同程度的升高。某些消化道炎症 CA19-9 也有不同程度的升高，如：急性胰腺炎、胆囊炎、胆汁淤积性胆管炎、肝炎、肝硬化等。

癌抗原 50（CA50）：CA50 是胰腺和结、直肠癌的标志物，是最常用的糖类抗原肿瘤标志物，因其广泛存在胰腺、胆囊、肝、胃、结直肠、膀胱、子宫，它的肿瘤识别谱比 CA19-9 广，因此它又是一种普遍的肿瘤标志相关抗原，而不是特指某个器官的肿瘤标志物。

CA50 在多种恶性肿瘤中可检出不同的阳性率，对胰腺癌和胆囊癌的阳性检出率居首位，占 94.4%；其他依次为肝癌（88%）、卵巢与子宫癌（88%）和恶性胸水（80%）等。

可用于胰腺癌、胆囊癌等肿瘤的早期诊断，对肝癌、胃癌、结直肠癌及卵巢肿瘤诊断亦有较高价值。

糖类抗原 242（CA242）：CA242 是与胰腺癌、胃癌、大肠癌相关的糖脂类抗原。血清 CA242 用于胰腺癌，大肠癌的辅助诊断，有较好的敏感性（80%）和特异性（90%）。

肺癌，肝癌，卵巢癌患者的血清 CA242 含量可见升高。

胃癌相关抗原（CA72-4）：CA72-4 是目前诊断胃癌的最佳肿瘤标志物之一，对胃癌具有较高的特异性，其敏感性可达 28%~80%，若与 CA19-9 及癌胚抗原联合检测可以监测 70% 以上的胃癌。

CA72-4 水平与胃癌的分期有明显的相关性，一般在胃癌的 III ~ IV 期增高，对伴有转移的胃癌病人，CA72-4 的阳性率更远远高于非转移者。CA72-4 水平在术后可迅速下降至正常。在 70% 的复发病例中，CA72-4 浓度首先升高。

与其他标志物相比，CA72-4 最主要的优势是其对良性病变的鉴别诊断有极高的特异性，在众多的良性胃病患者中，其检出率仅 0.7%。结/直肠癌、胰腺癌、肝癌、肺癌、乳腺癌、卵巢癌也有一定的阳性率。

铁蛋白（SF）：铁蛋白升高可见于下列肿瘤，急性白血病、霍奇金病、肺癌、结肠癌、肝癌和前列腺癌。检测铁蛋白对肝脏转移性肿瘤有诊断价值，76% 的肝转移病人铁蛋白含量高于 400 mg/L，当肝癌时，甲胎蛋白测定值较低的情况下，可用铁蛋白测定值补充，以提高诊断率。在色素沉着、炎症、肝炎时铁蛋白也会升高。升高的原因可能是由于细胞坏死，红细胞生成被阻断或肿瘤组织中合成增多。

前列腺特异抗原（PSA）：PSA 是由人前列腺上皮细胞合成并分泌至精液中的一种糖蛋白，PSA 主要存在于前列腺组织中，女性体内不存在，正常男性血清中 PSA 的含量很低，血清参考值小于 4mg/L；PSA 具有器官特异性，但不具有肿瘤特异性。诊断前列腺癌的阳性率为 80%。良性前列腺疾病也可见血清 PSA 水平不同程度升高。血清 PSA 测定是前列腺癌术后复发转移和疗效观察的监测指标。在血液中以两种形式存在：结合 PSA（T-PSA）和游离 PSA（F-PSA）。F-PSA/T-PSA 比值是鉴别前列腺癌和良性前列腺疾病的有效指标。F-PSA/T-PSA>0.25 多为良性疾病；F-PSA/T-PSA<0.16 高度提示前列腺癌。

前列腺酸性磷酸酶（PAP）：前列腺癌血清 PAP 升高，是前列腺癌诊断、分期、疗效观察及断判预后的重要指标。前列腺炎和前列腺增生 PAP 也有一定程度的增高。

β2 微球蛋白（β2-MG）：β2 微球蛋白（β2-microglobulin，β2-MG）表达在大多数有核细胞表面。临床上多用于诊断淋巴增殖性疾病，如白血病、淋巴瘤及多发性骨髓瘤。其水平与肿瘤细胞数量、生长速率、预后及疾病活动性有关。此外，根据此水平还可用于骨髓瘤患者分期。

血清 β2-MG 可以在肾功能衰竭、炎症及多种疾病中均可增高。故临床上诊断肿瘤时，应排除由于某些炎症性疾病或肾小球滤过功能减低所致的血清β2-MG 增高。

神经元特异性烯醇化酶（NSE）：NSE 为烯醇化酶的一种同工酶。NSE 是小细胞肺癌（SCLC）的肿瘤标志物，诊断阳性率为 91%。有助于小细胞肺癌和非小细胞肺癌（NSCLC）的鉴别诊断。对小细胞肺癌的疗效观察和复发监测也有重要价值。

神经母细胞瘤，神经内分泌细胞瘤的血清 NSE 浓度可明显升高。

细胞角蛋白 19（Cyfra21-1）：Cyfra21-1 是细胞角蛋白 -19 的可溶性片段。Cyfra21-1 是非小细胞肺癌，特别是肺鳞癌的首选标志物。与癌胚抗原和 NSE 联合检测对肺癌的鉴别诊断，病情监测有重要价值。Cyfra21-1 对乳腺癌，膀胱癌，卵巢癌也是很好的辅助诊断和治疗监测指标。

鳞状细胞癌抗原（SCCA）：鳞状细胞癌抗原（SCCA）是从宫颈鳞状上皮细胞癌组织提取的肿瘤相关抗原 TA-4，正常人血清含量极微小于 2.5mg/L。SCCA 是鳞癌的肿瘤标志物，适用于宫颈癌、肺鳞癌、食管癌、头颈部癌，膀胱癌的辅助诊断，治疗观察和复发监测。

核基质蛋白 -22（NMP-22）：NMP-22（Nuclear-MatrixProtein-22）是细胞核骨架的组成成分。与细胞的 DNA 复制、RNA 合成、基因表达调控、激素结合等密切相关。

膀胱癌时大量肿瘤细胞凋亡并将 NMP22 释放入尿，尿中 NMP22 可增高 25 倍。以 10 kU/ml 为临界值，对膀胱癌诊断的敏感度为 70%，特异度 78.5%。对浸润性膀胱癌诊断的敏感度为 100%。

α-L- 岩藻糖苷酶（AFU）：AFU 是对原发性肝细胞性肝癌检测的又一敏感、特异的新标志物。原发性肝癌患者血清 AFU 活力显著高于其他各类疾患（包括良、恶性肿瘤）。血清 AFU 活性动态曲线对判断肝癌治疗效果、估计预后和预报复发有着极其重要的意义，甚至优于甲胎蛋白。但是，值得提出的是，血清 AFU 活力测定在某些转移性肝癌、肺癌、乳腺癌、卵巢或子宫癌之间有一些重叠，甚至在某些非肿瘤性疾患如肝硬化、慢性肝炎和消化道出血等也有轻度升高，在使用 AFU 时应与甲胎蛋白同时测定，可提高原发性肝癌的诊断率，有较好的互补作用。

第五节　肿瘤标志物的检测意义

肿瘤标志物（TM）的检测意义重大，概括如下。

肿瘤筛查：肿瘤筛查就是从无症状人群中寻找可疑者。肿瘤标志物检测是肿瘤初筛的有效方法。常用于高危人群筛查。

甲胎蛋白（AFP）：筛查原发性肝癌。

前列腺特异抗原（PSA）：50 岁以上男性筛查前列腺癌。

高危型 HPV：筛查宫颈癌。

癌抗原 125（CA125）+ 超声：50 岁以上妇女筛查卵巢癌。

如肿瘤标志物异常升高，无明显症状和体征，需进行复查、随访。如持续增高，应及时确诊。

一、诊断

辅助诊断：肿瘤标志物的特异性不够强，不能单纯依据肿瘤标志物确诊肿瘤，但可提供进一步诊断线索。

鉴别诊断：本 - 周蛋白、甲胎蛋白、人绒毛膜促性腺激素（HCG）、前列腺特异抗原（PSA）等具有特征性癌谱。

不能定位诊断：肿瘤标志物缺乏组织器官特异性。

动态观察：肿瘤标志物进行性升高具有明确诊断意义；良性疾病的标志物升高为一过性；恶性肿瘤的标志物升高为持续性。

二、监测病情和疗效

监测疗效、复发转移是肿瘤标志物最重要的临床应用。

肿瘤患者经手术，化疗或放疗后，特定的肿瘤标志物含量升降与疗效有良好的相关性，通过动态观察可反映肿瘤有无复发、转移。

第四章 使用免疫组化方法诊断肿瘤的常用策略

第一节 鉴别上皮、间叶性还是淋巴细胞性肿瘤

当肿瘤细胞表现为近圆形的小细胞形态时,可能是分化程度很低的癌,或低分化的间叶性肿瘤,或淋巴细胞性肿瘤。此时,可用广谱角蛋白(表达于上皮细胞)、波形蛋白(表达于间叶来源的细胞)和白细胞共同抗原(LCA)来鉴别这三种类型的肿瘤。

白细胞共同抗原是表达于几乎所有的淋巴造血细胞表面的一种抗原决定簇。93%~99% 的淋巴瘤细胞表达白细胞共同抗原,所以白细胞共同抗原成为确定或否定肿瘤细胞系淋巴细胞来源的有力工具。

第二节 进一步鉴别间叶性肿瘤的来源

间叶性肿瘤包括向纤维、肌组织、脂肪、骨和软骨分化的肿瘤。它们都可表现梭形细胞形态。此外,某些神经肿瘤细胞也呈梭形。

对于弥漫分布的梭形细胞肿瘤,可选用下列抗体进行甄别:①波形蛋白;②两种肌细胞标记物:如肌红蛋白和专用于平滑肌细胞的肌动蛋白,它们分别存在于骨骼肌和平滑肌细胞内,可甄别两种肌细胞分化。结蛋白敏感性低,但特异性好;③一到两种神经组织标记物:常用 S-100。

如波形蛋白阳性,同时肌细胞标记阳性,可确认肿瘤向骨骼肌或平滑肌方向分化。如波形蛋白和 S-100 阳性,提示肿瘤向神经纤维方向分化(神经鞘瘤或神经纤维瘤)。S-100 的特异性虽不强,但在有 HE 染色切片形态学支持的前提下,与肌组织标记配合使用,可起到确认或排除肿瘤向神经纤维方向分化的作用。如除波形蛋白外,其余抗体均呈阴性反应,可诊断为向纤维组织分化的肿瘤(纤维瘤或纤维肉瘤)。

有些向间叶细胞系列分化的肿瘤却表现为圆形细胞,则鉴别时还应排除癌,如腺泡型横纹肌肉瘤。

如前所述,胃肠道间质瘤具有特殊的起源,其常常显示 CD117 蛋白和 CD34 蛋白,故成为这一肿瘤的特殊标记物。

第三节 确诊胶质瘤

颅内肿瘤多为胶质瘤。胶质瘤特异性表达 GFAP。故对于颅内肿瘤, GFAP 是一个与其他类型肿瘤鉴别的有效标记。

第四节　进一步确定淋巴细胞性肿瘤的分化

首先在 HE 切片上,初步判断不正常的淋巴细胞构成,像霍奇金还是非霍奇金淋巴瘤。

怀疑为非霍奇金淋巴瘤:可分别用两个 B 细胞和 T 细胞抗体,检测异常的淋巴细胞属于 B 细胞性还是 T 细胞性。再用诸如 TdT、CD5、CD10、CD43等抗体,结合 HE 染色切片上的图像,鉴别其属于 B 细胞或 T 细胞性淋巴瘤中的哪个亚型。不同的淋巴瘤亚型其临床生物学行为和对化学治疗的反应不同,故区分淋巴瘤亚型对临床治疗和预后估计有很大指导意义。

怀疑为霍奇金淋巴瘤:在 HE 染色切片上发现 R-S 细胞,应怀疑其为霍奇金淋巴瘤。绝大多数霍奇金淋巴瘤都是 B 细胞性的。但在没有获得确凿证据之前,建议同时使用标记 B 细胞和 T 细胞的抗体,加上 CD15 和 CD30。CD15 和 CD30 在具有 R-S 细胞形态特点的细胞上表达,是确定 R-S 细胞的有力证据。

第五节　鉴别向神经内分泌细胞分化的癌

向神经内分泌细胞分化的肿瘤在 HE 常规切片上常常表现为较小、圆形、大小较一致、成片、巢状排列的细胞。细胞核深染,胞浆少。尽管有这些形态上的特点,但在 HE 常规切片上仍不易与淋巴瘤、原始神经外胚叶瘤区别。常常需要用免疫组化手段加以鉴别。向神经内分泌细胞分化的癌,即表达角蛋白又表达神经内分泌细胞标记物,如嗜铬颗粒蛋白(CgA),突触囊泡蛋白(Syn)。如果肿瘤细胞呈弥漫片状分布,还应使用白细胞共同抗原和 CD99 排除淋巴瘤和原始神经外胚叶瘤。

第六节　甲状腺肿瘤类型的鉴别

甲状腺癌可发生于滤泡上皮或滤泡旁的 C 细胞。有时在 HE 切片上不易辨认不同来源的癌。根据滤泡上皮合成甲状腺球蛋白,而滤泡旁上皮分泌降钙素的特点,用抗甲状腺球蛋白抗体和降钙素可将两种来源的癌区别开。

第五章　关于肿瘤细胞

第一节　肿瘤细胞与正常细胞的鉴别

人们常常利用肿瘤相关抗原区别正常细胞与肿瘤细胞。

α甲胎蛋白（AFP）：胚胎性肝细胞表达 α 甲种胎儿球蛋白（α-AFP），成熟肝细胞则不合成 α-AFP。肿瘤的不成熟性使他们常常重新表达许多胚胎性蛋白。故原发性肝细胞性肝癌细胞常常表达 α 甲胎蛋白（AFP）。对于肝细胞癌的诊断，AFP 具有特异性，但缺乏敏感性。癌细胞分化程度越低，α-AFP 表达越多。故 α-AFP 对诊断低分化肝细胞癌更有用。

癌胚抗原（CEA）：胚胎性胃肠道上皮常常表达 CEA，而成熟胃肠道上皮极少表达。故在必要时可用于确定胃肠道腺癌细胞。

AMACR：AMACR 是 α- 甲酰基辅酶 A 消旋酶，又称作 P504S。是一种胞浆蛋白。其基因定位于染色体 5p13，其 cDNA 由 1621 个碱基对组成，编码一个具有 382 个氨基酸的蛋白质，即 AMACR。AMACR 能够消旋不同 α- 甲酰基辅酶 A 衍生物的甲基，使 R- 甲基支链脂肪酸脂酰辅酶 A 转换为 S 异构体。

Xu 等（2000）首先报道 AMACR 基因在前列腺癌中过度表达。其在前列腺癌中的阳性表达率为 82%~100%。而在良性前列腺细胞中很少表达并很弱。在染色过程中需注意抗体的浓度，浓度过高易造成假阳性。

在判定结果时需注意以下问题：①表达部位在腺腔缘面的细胞膜，或细胞顶端的细胞浆，颗粒样着色，或弥漫性腺癌细胞浆着色。②少数良性或明显增生的前列腺病变细胞也可呈弱阳性。③与 34βE12 和 P63 联合使用对确定前列腺癌更好。34βE1234 和 P63 均为抗基底细胞抗体，βE12 显示基底细胞胞浆着色，P63 显示基底细胞核着色。三种抗体联合用于检测，前列腺癌细胞的表达模式为：AMACR 阳性，34βE1234 和 P63 阴性。

应用 RNA 干扰技术（siRNA）减少 AMACR 的表达，可显著降低前列腺癌细胞的增殖，其干扰机制是阻断细胞的 G2-M 周期。但只对雄激素依赖性前列腺癌细胞系 LAPC-4 细胞有作用，对 AMACR 低水平表达的 HeLaS3 细胞则无影响。尽管如此，研究表明 AMACR 的功能和表达独立于雄激素受体介导的信号通路。用 siRNA 减少 AMACR 表达后第 3 天，LAPC-4 细胞增殖就比对照组减少 50%。同时阻断 AMACR 表达和雄激素 - 受体复合物形成，细胞增殖可减少 90%。故同时应用 siRNA 阻断 AMACR 表达及抗雄激素两种治疗，疗效优于任何一种单独治疗。因此，AMACR 可作为前列腺癌抗雄激素治疗的辅助靶点，有望成为继抗雄激素之后前列腺癌治疗的一个新的突破口。

第二节　肿瘤细胞耐药性的检测

肿瘤细胞产生耐药性是肿瘤化疗失败最常见而又最难解决的问题之一。肿瘤细胞产生耐药性有多方面的原因，但以多药耐药性（MDR）最为常见。多药耐药性是指细胞一旦对某种化疗药物产生耐药，同时对多种化学结构，细胞靶点和作用机制迥然不同的抗癌药物产生耐药（交叉抗药性），这是一种独特的广谱耐药现象。肿瘤细胞对天然植物碱类和抗生素类抗癌药物都容易产生耐药和交叉耐药。

多药耐药性可表现为两种形式：①第一次化疗就表现耐药，即天然性耐药或称原发性耐药；②在化疗过程中产生耐药，亦称获得性耐药或称继发性耐药。

人类基因组中有两个多药耐药性基因：mdrl 和 mdr2。与耐药有关的是 mdrl 基因，而 mdr2 则与耐药无关。在多药耐药性细胞膜上有一种分子量为 170KD 的膜糖蛋白（P-gp），mdr1 基因的序列分析结果表明，P-gp 约由 1200 个氨基酸组成，完整的 P-gp 分子共有 12 个跨膜疏水区和两个 ATP 结合点。这种 P-gp 跨膜结构具有能量依赖性"药泵"功能，P-gp 有与抗癌药物结合的位点，也有与 ATP 结合的位点，ATP 提供能量，把细胞内药物转出细胞外，造成细胞内药物浓度下降，细胞毒作用降低或完全丧失，细胞产生耐药。故 P-gp 是细胞产生多药耐药性表型的分子基础，具有多药耐药性的肿瘤细胞，mdrl 基因表达水平与耐药程度成正比。

采用免疫组化方法检测肿瘤组织中 P-gp 的表达水平，具有单细胞定位、极性分布、敏感快速和简单易行等优点。不同克隆号的单克隆抗体可以识别不同的 P-gp 异构体，有的识别细胞膜外位点，有的识别细胞膜内位点。从免疫组化染色定位来看，前者以细胞膜着色为主，后者以细胞浆着色为主。

许多正常组织表达 p-gp（表 3-2-5-1）。可能与细胞拮抗外源性毒素，代谢产物的排泄，甾类激素的转化以及细胞吞噬的调节等功能有关。可以认为多药耐药性基因及其产物是人体的一种防御系统，它可将进入细胞内的化学有害物质排出细胞外，使细胞免受伤害，如血脑屏障的 P-gp 可阻止抗癌药物的毒性进入中枢神经系统，以保护中枢神经系统不受外来有害物质的伤害。

当然，正常组织中 P-gp 蛋白的表达也有不利的一面，这些组织和器官所发生的肿瘤往往有较高的多药耐药性基因表达，且多为天然性耐药，临床上常常表现为对化疗不敏感，失去有效治疗的机会。如肾细胞癌是最容易产生耐药的恶性肿瘤之一，且常常是天然耐药，可能因绝大多数肾细胞癌起源于肾近曲小管，而肾近曲小管又是 P-gp 表达最高的正常组织。

有些恶性肿瘤化疗前即高表达 p-gp，有些则在化疗后表达（表 3-2-5-2）。这些高表达的肿瘤通常对化疗不敏感，尤其是复发的病例，提示与这些肿瘤在化疗过程中继发性耐药有关。

表 3-2-5-1　多药耐药性基因产物在不同情况下的表达

		多药耐药性基因表达 P-gp
正常组织		肝细胞的胆管面，胰导管，小肠和大肠黏膜细胞腔缘面，皮肤的汗腺，肾脏的近曲小管和肾上腺细胞，血脑屏障，睾丸的毛细血管内皮细胞，胎盘组织中的滋养层细胞
恶性肿瘤	化疗前高表达	结肠癌，肾细胞癌，肝癌，肾上腺皮质癌，嗜铬细胞瘤，胰腺癌，类癌，非小细胞肺癌伴神经内分泌细胞分化，多发性骨髓瘤，慢性髓样白血病
	化疗后高表达	非何杰金氏淋巴瘤，乳腺癌，神经母细胞瘤，卵巢癌，急性髓样白血病（成人），急性淋巴细胞性白血病，慢性淋巴细胞性白血病，多发性骨髓瘤

在肿瘤细胞产生耐药的机制中，除了 P-gp 的"药泵"之外，还存在有其他机制，如胎盘型谷胱甘肽-S-转移酶-π（GST-π）的解毒作用增强、拓扑异构酶Ⅱ（Topoisoinerase Ⅱ）水平的降低以及多药耐药性相关蛋白（MRP）表达等。Volm 等研究认为 88% 未治疗的肾细胞癌患者存在有三种耐药机制（多药耐药性、GST 水平增加和拓扑异构酶Ⅱ水平下降）中的两种。

套餐式耐药基因免疫组化检测已成为许多医院用化学药物治疗肿瘤前的必检项目。即同时检查 P-gp，GST-π，拓扑异构酶Ⅱ和 MRP。检查结果对病人的预后判断、化疗效果预测和治疗方案的选择以及多药耐药性逆转剂的使用都具有积极的临床意义。耐药基因产物高表达者，临床医师需慎重考虑是否使用化疗，并预见其化疗后复发概率较大，预后较差。

表 3-2-5-2　耐药基因免疫组化检测套餐预测化疗效果的提示意义

预测化疗效果	MDR（P-gp）	GST-π	Topoisoinerase Ⅱ	MRP
敏感	-	-	+	-
不敏感	+	+	-	+

耐药基因免疫组化检测套餐提示对化疗药物不敏感而有必须使用化疗的肿瘤患者，可用不同的手段和方法来克服肿瘤细胞耐药性。如应用药物逆转剂、细胞因子逆转剂和高温联合化疗等（表 2-5-2）。

目前最为人们所接受的是药物逆转剂，药物逆转剂的作用方式包括对 P-gp 上的药物结合位点的竞争机制,钙通道阻断剂,增加细胞膜通透性和促使肿瘤细胞 DNA 链断裂。目前用作多药耐药性逆转剂的药物包括异博定、右旋异博定,环孢霉素 A 和奎尼丁等。除右旋异搏定外,其他多药耐药性逆转剂副作用较大,包括胃肠道反应、心血管功能异常和骨髓抑制。

有学者使用右旋异博定,其副作用较小,又能起多药耐药性逆转作用,是一个很有临床应用价值的多药耐药性逆转剂。

第三节　肿瘤增生状态的估计

对肿瘤生长动力学有影响的因素包括处于增殖状态的肿瘤细胞比例,即生长分数,以及肿瘤细胞生成和死亡的比例。

检测肿瘤细胞增生情况,可对肿瘤的生长状态做一预测。目前被广泛应用的可通过免疫组化检测的肿瘤增生指标有 Ki-67、PCNA。高标记指数预示患者生存率下降。

PCNA 是 Proliferating Cell Nuclear Antigen 的缩写,即增殖细胞核抗原。在 S 期中表达最强,持续存在于 G_0 期,作为细胞增殖指数比 Ki-67 差。阳性信号见于细胞核。

Ki-67 抗体识别增殖特异性核抗原。Ki-67 蛋白在细胞增殖 G_1 后期、S 期、G_2 期表达,G_0 期不表达,常表现为核染色或核周染色。评价 Ki-67 的方法采用计数 10 个高倍视野中的 Ki-67 阳性肿瘤细胞数目,取其平均值,用百分率表示,称为 Ki-67 指数。

有关 Ki-67 评估细胞增殖比例、不同恶性肿瘤的预后指标和其与肿瘤级别和临床过程相关性的研究有如下结果:

非霍奇金淋巴瘤:低度恶性淋巴瘤标记细胞小于 20%,低度恶性淋巴瘤标记细胞大于 5% 者预后差于小于 5% 者。高度恶性淋巴瘤标记细胞超过 20%。但如标记细胞大于 80%,其预后反而较低者更佳,缓解后更不易复发。可能因大多数肿瘤细胞处于增殖期,易被化学药物杀灭,故疗效反而比大多数肿瘤细胞处于 G_0 和 G_1 期的病例好。

神经胶质瘤:有人研究发现随着胶质细胞瘤恶性程度级别的升高,Ki-67 阳性细胞比例升高。恶性程度为低级别的星形细胞瘤阳性指数为 0% 至 4.5%,中等级别的间变型星形细胞瘤为 0.7%~7.4%,高级别的胶质母细胞瘤 1.7%~32.2%。不同组的数值不同意味着有统计学意义。

软组织肉瘤:Ki-67 指数与核分裂计数、细胞数目和组织学级别明确相关。Ki-67 指数低者(<50/10HPF)预后比 Ki-67 指数较高者(>50/10HPF)好。有的病例核分裂较低但预后不好,均表现为 Ki-67 指数高。

乳腺癌:与 Ki-67 增值指数低者比较,具有高 Ki-67 增殖指数(>20%)肿瘤四年内复发及死亡率高。另外,出现淋巴结转移、绝经后和无核内雌激素受体都是评价乳腺癌预后的指标。在伴有上述情况下,Ki-67 增殖指数对于预后仍有其独立的评价价值。例如,有淋巴结转移且 Ki-67 增殖指数低者,其预后比有淋巴结转移且 Ki-67 增殖指数高者要好。

第四节　发现和鉴别隐匿性癌转移灶

恶性肿瘤的 90% 是向上皮方向分化的癌。有些癌转移到淋巴结,因细胞量少,形态不典型,易被忽视。用上皮细胞的特异表达的中间丝——角蛋白检测,可发现微小转移灶,对临床正确判断肿瘤分期和制订治疗方案、预测预后都有重要意义。

有一种情况是最先被发现的是转移癌,此时尚无法找到癌的原发灶。使用某些抗体可确定或排除某些部位的癌转移。如用甲状腺球蛋白和前列腺特异性抗原(PSA)可确定或排除甲状腺癌或前列腺癌转移。而这两个部位癌的发生率都较高。α-AFP 阳性提示为原发性肝细胞癌转移。CEA 阳性提示肿瘤可能来自胃肠道。

第三篇　分子病理学

第一章　分子病理学概述

分子病理诊断对临床疾病诊断、预后、指导治疗具有不可替代的作用。美国分子病理委员会的一份调查显示,分子病理诊断占当前临床所有辅助检查或辅助诊断的 5%。相对于其他诊断方式,分子病理诊断有着针对性强、敏感性高、诊断范围广、特异性大等特点,目前应用或具有潜在应用前景的领域,主要包括遗传性疾病、感染性疾病、肿瘤、移植、身份鉴定等方面。

可以说,大多数疾病都有一定的遗传学基础,而每一种疾病都存在分子的改变,但我们要强调的是分子病理学并不是解释所有病理现象的万能钥匙,寻求分子病理学与其他相关学科的结合点和切入点仍是今后的目标。

分子病理学是从分子水平上研究疾病的发生、发展机制,原则上分子生物学的大多数技术都可作为该学科的研究方法,但分子病理诊断要进入临床,需解决的首要问题是建立起规范化、特异性、高通量的技术平台,这些问题限制了其在临床上的应用,目前只有部分技术已经开始常规应用,如 PCR、原位杂交、核酸序列测定等。

分子生物学技术应用于病理诊断必须注意的另一个问题是在使用过程中应充分考虑到检测的目的和意义,以及检测方法的特异性与敏感性,以最低成本获得最可靠的信息。

此处主要讨论与疾病尤其是与病理诊断有关的一些常用分子生物学方法,包括基因变异、基因扩增与丢失的细胞基因表达谱改变的检测方法,以及核酸分子杂交、蛋白组学、生物芯片和组织微切割等技术的原理和应用。

第二章　分子生物学技术在疾病诊断中的应用

第一节　基因表达检测

人类基因组中大概有 2 万 ~3 万个基因,不同组织中或不同时期大概有 15% 的差异基因表达,或表达强度不一。在疾病发生时,常伴有基因表达的改变,包括基因表达激活、沉默、增强、减弱或异源基因的出现。

肿瘤组织常与其起源组织的基因表达存在一定的差异;感染性疾病中常出现异源基因 (病原体)。检测基因表达可为临床病因诊断、鉴别诊断、早期诊断及预后等提供重要信息。PCR 及其衍生技术,如 RT-PCR 等常用来检测基因表达。

基因的异常表达常常导致其表达产物蛋白质的表达异常,蛋白质表达异常是疾病诊断、鉴别诊断及临床预后的重要指标。

随着生物学研究的进展,发现越来越多的蛋白质,包括各种癌基因和抑癌基因产物、细胞因子、受体及生长因子等,在细胞生长和调控中担负重要功能。

不少蛋白质已被纯化,大量针对纯化蛋白的单克隆、多克隆抗体被制备,目前几乎所有被克隆的基因,其相应的蛋白都被纯化,且都有其相应的抗体问世,其中大多数抗体及试剂盒已商品化,为这些蛋白质产物的测定提供了十分有利的条件。用来检测蛋白质表达的方法众多,如免疫组织化学、ELISA、Westernblot、流式细胞仪等。免疫组织化学在病理诊断中应用最为广泛。

第二节　基因突变分析

众所周知,很多疾病(如遗传性疾病、心脑血管疾病、肿瘤等)的发生与基因变异或表达异常密切相关,其中基因突变尤为突出。基因突变是指 DNA 分子上核苷酸序列或数目发生改变,可表现为基因组 DNA 缺失、插入、点突变、染色体易位或基因重排等,导致相应基因表达异常,影响细胞周期的调节、分化、凋亡或细胞与细胞,细胞与细胞间质的相互作用及细胞表型的改变,甚至细胞由此呈现克隆性增生,肿瘤形成。

基因突变分析最早用于诊断遗传性疾病,如血红蛋白病、苯丙酮尿症、脆性 X 综合征、家族性高胆固醇血症、葡萄糖 -6- 磷酸脱氢酶缺乏症等,基因诊断对遗传病的早期防治和优生有实际意义。

突变分析也是肿瘤诊断的重要辅助手段之一,

如发生在淋巴造血系统及一些软组织肿瘤中的特异性染色体易位,这些易位对恶性软组织肿瘤的诊断是非常有意义的。基因分析还能提供预后信息,如 Philadelphia 染色体阳性的急性淋巴细胞白血病的 bcr/abl 重排或神经母细胞瘤的 N-myc 扩增均提示预后不良。肿瘤遗传学的研究也延伸到遗传性肿瘤易感家族,如抑癌基因突变的家族性视网膜母细胞瘤,DNA 修复基因突变的共济失调 - 毛细血管扩张症或遗传性非息肉病结肠癌等。

不仅在肿瘤细胞中检测到突变的基因,在某些癌前病变中也存在不同形式和不同程度的基因突变,同一种肿瘤的不同发展阶段可能会涉及多种基因的不同形式的突变,弄清这些基因的突变规律并在临床病理诊断中检测到它们,可将肿瘤诊断时间大大提前,并为临床提供肿瘤预警信息。

PCR、PCR-SSCP、荧光原位杂交、比较基因组杂交及基因芯片等技术在分子遗传学分析中应用广泛。

第三节　微卫星不稳定性、杂合性缺失分析

微卫星,又称简单重复序列,是一种由 2~6 个核苷酸组成的具有高度多态性的简单串联排列的 DNA 序列,是近年来发展最快的、应用最广的一类高度多态性的遗传标记。

微卫星序列定位于基因的启动子、基因编码区、内含子及其与外显子交界区。通过改变 DNA 结构或与特异性蛋白结合而发挥其基因调控作用。据估计,人类基因组携带至少 10 万个微卫星。现约有 15000 个标志物覆盖人类所有染色体。微卫星异常是基因组不稳定的重要分子标志。

微卫星多态性的检测常采用 PCR 方法。选择位于微卫星序列两侧的合适引物,对基因组 DNA 进行 PCR 扩增,将扩增产物进行聚丙烯酰胺凝胶电泳分析。对不同的标记引物,如荧光物质、同位素、生物素可分别采用不同的显示方法,不带标记的引物可以银染显色后观察结果。

与正常组织相比较,若某一等位基因条带消失或相对密度减少 50% 以上,记为杂合性缺失;若等位基因条带增多和大小有改变则记为微卫星不稳定。杂合性缺失及微卫星不稳定发生的原因至今未曾阐明,研究认为,微卫星不稳定的产生原因可能是错配修复系统缺陷,导致 DNA 复制出错,而使微卫星的简单重复序列增加或部分丢失;基因发生杂合性缺失时,该基因中或附近的微卫星一般随同完全丢失。

遗传变异是肿瘤发生的一个显著特征,一般频繁的微卫星不稳定、杂合性缺失发生时往往预示着该卫星附近存在突变基因或抑癌基因。微卫星不稳定首先在结肠癌中观察到,1993 年在遗传性非息肉性结直肠癌癌细胞中观察到多条染色体均有(AC)n 重复序列的增加或丢失,进一步研究发现,遗传性非息肉性结直肠癌发生与几个错配修复基因的缺陷有关。

以后相继在胃癌、胰腺癌、肺癌、膀胱癌、乳腺癌、前列腺癌及其他肿瘤等也发现存在微卫星不稳定现象。在肿瘤中常可以看到抑癌基因位点有杂合性缺失现象,如果发现某一肿瘤有许多病例在同一染色体位点有较高的杂合性缺失发生,往往标志着这一位点存在这种肿瘤的抑癌基因;研究人员在这方面作了大量工作,如在对大肠癌的研究中发现大约有 75% 的大肠癌显示有染色体 17P 和 18q 的杂合性缺失, 50% 的大肠癌显示有 5q 的杂合性缺失,后来发现 17P 上的 p53 以及 18q 上的 APC, MCC 均是抑癌基因。

微卫星不稳定性、杂合性缺失分析除广泛用于研究基因突变、克隆新的抑癌基因外,在临床疾病预防诊治方面应用也很广,如辅助疾病诊断、预测发病趋势、评价治疗效果和估计预后等,比如支气管灌洗液组织中如出现微卫星不稳定、杂合性缺失则癌变的风险度明显增高,同时可以判断该患者是否患有癌前病变;在患者粪便组织中观察到 BAT-26 微卫星发生微卫星不稳定,则可高度怀疑该患者患有结肠癌。

有些人类遗传学疾病与微卫星不稳定有关。正常人群中,简单重复序列(CAG)n 的重复数目为 20,超过 35~40 将致病。

下列 5 种人类疾病由于基因在其编码区 CAG 重复数目的增多而引起: X- 连锁脊柱和延髓肌萎缩、Huntington 舞蹈病、脊髓与小脑运动失调 - Ⅰ型、齿状核与苍白球萎缩症和 Machado Joseph 综合征。

第四节　克隆性分析

单克隆性增生是肿瘤性增生的重要特征。基于克隆性分析的基因重排研究是一个诊断淋巴瘤强有力的工具。当在形态学上怀疑淋巴瘤时,应用这种检测确定增生细胞是否单克隆性至关重要。

当前，基因重排研究最多的是 B、T 淋巴细胞分化过程中发生的遗传基因重排或缺失。当 B 淋巴细胞的免疫球蛋白重链（IgH）基因发生重排后，部分基因序列发生缺失，形成一个短的新的片段。由于是单克隆性增生，一个肿瘤性（克隆性）淋巴细胞群中所有细胞的 IgH 基因大小和序列一致，运用 PCR 技术对该基因片段进行扩增，结果在琼脂糖凝胶上显示为一个单一的条带，在毛细管电泳设备序列测定上表现为单一的峰。

病理学家在面对一些形态学上不典型的淋巴细胞增生时，克隆形成能力分析成为一个强有力的工具，但仍然需要结合临床资料、组织学、流式细胞术等在基因重排研究发面的数据综合评判，不能将基因重排视为唯一诊断依据。

资料表明，在一些反应性炎症情况下，如自身免疫性疾病、传染性疾病（丙型肝炎病毒或幽门螺旋杆菌感染等），可以存在一定的克隆性 B 或 T 淋巴细胞群。此外，应清醒地认识到在不同实验室不同技术条件下，基因重排测定法分析的敏感性是不同的，大约从 40% 到 80%。

第三章　肿瘤的早期诊断和筛检

第一节　肿瘤的早期诊断和筛检

许多恶性肿瘤在早期阶段能够通过外科手术完全治愈，然而早期恶性肿瘤临床症状轻微或缺乏，目前的诊断方法难以发现，因而发展肿瘤早期诊断方法势在必行，寻找肿瘤特异性标志物是肿瘤早期诊断、筛查的可行手段之一。

肿瘤的本质是基因发生异常导致的细胞异型增生。肿瘤分子标志是指肿瘤组织和细胞产生的表达异常的生物活性物质，与肿瘤细胞生长、浸润、复发及转移等密切相关，在临床诊断、疗效监测、随访与预后预测等方面有重要价值。生物芯片、蛋白质组学技术在寻找肿瘤标志物中应用广泛。目前，一些肿瘤标志物被筛选出，应用于临床诊断及靶点治疗。

第二节　一些常见肿瘤的标志物

原发性肝癌是人类致死率最高的恶性肿瘤之一，早期诊断对肝癌患者的治疗及预后至关重要。目前对高危人群最常用的监测手段是定期影像学检查及检测血浆甲胎蛋白（AFP）水平。然而，影像学对早期肝癌的敏感性低，漏诊和误诊率高；甲胎蛋白的敏感性和特异性也不令人满意。近年来，应用蛋白组学技术筛选出一批新的肝癌标志物，其中高尔基体蛋白73（GP73）最有可能成为更好的诊断肝癌标志物，尤其是作为早期肝癌的血清标志物，其敏感性可达69%，特异性可达90%，而其异构体敏感性和特异性可达90%和100%。

除此之外，新发现的肝癌患者血清中高表达的标志物有甲胎蛋白异质体（AFP-13）、异常凝血酶原（DCP）、L-岩藻糖苷酶（AFU）、磷脂酰基醇蛋白聚糖-3（GPC-3）、肝细胞生长因子（HGF）、转化生长因子 β_1（TGF-β_1）、血管内皮生长因子（VEGF）、黏液素-1（MUC-1，KL-1）等。这些新的血清标志物，正在被各种临床研究进行检测，有希望改变肝癌早期诊断和治疗的现状。

目前较为确定的肺癌标志物包括癌胚抗原（CEA）、糖链抗原-125（CA125）、神经元特异性烯醇化酶（NSE）、铁蛋白（SF）、组织多肽特异性抗原（TPS）等。

CEA 是多种肿瘤的标志物，也是肺腺癌的标志物之一。研究发现，肺腺癌细胞能直接产生 CEA，肺腺癌患者尤其是伴有胸腔积液的患者血清 CEA 阳性率较高，是目前肺腺癌诊治中最常用的标志物之一，其升高程度与癌细胞数量呈正相关，其敏感性大于50%。

CA125 是一种存在于胎儿体腔上皮中的一种糖原蛋白抗原，在上皮性卵巢癌患者中含量极高，被认为是诊断卵巢癌敏感性和特异性均较高的标志物。近年来 CA125 被更多地用于肺癌诊断和预后观察上，由于其浓度高低与肺癌 TNM 分期呈正相关，对提示预后有一定价值，尤其是其浓度高低与年龄、性别、体力状况无关，是一独立的预后因子，国内外临床上报道 CA125 诊断肺癌的敏感性达50%左右，特异性达100%，因此认为 CA125 对肺癌的诊断有较高的敏感性和特异性，是肺癌诊断、分期与预后判断的重要参考指标。

TPS 是一种与肿瘤细胞的 DNA 合成相关联、反映肿瘤细胞活性的标志物，在多种肿瘤及其各个阶段均有较高表达，其血清水平可反映肿瘤细胞增殖分裂的情况，在肺癌早期即有高水平表达，血清TPS 浓度与预后呈负相关，是诊断肺癌敏感性较强的肿瘤标志物之一，有助于观察治疗效果及提示早期复发的可能性。

对于肺癌高危人群，联合检测 CEA、CA125、SF、TPS 等蛋白有助于早期发现肺癌，从而提高患者的生活质量及生存率。

其他肿瘤的分子标志物也相继被发现，如EBER-1、p16、p27、SPLUNC1 是鼻咽癌早期诊断的理想分子靶标；CA153 及 CerbB2、TP53、MUC1 等自身抗体在乳腺癌患者血清水平中升高，有益于乳腺癌的早期诊断及鉴别；前列腺癌危险性随血清PSA 浓度的升高而增大，是目前前列腺癌筛查的主要方法。

K-ras 基因突变是一种在胰腺癌、结肠癌和肺癌中发现率较高的分子病变，检测肠道清洗粪液的DNAK-ras 突变，可用于大肠癌高危人群的筛检，粪便内大肠脱落细胞中如发现钙卫蛋白、癌胚抗原、粪便促衰变因子需警惕大肠癌的发生。

分子检测也逐渐成为细胞病理学的延伸项目，对肿瘤的早期发现和诊断非典型增生颇有裨益。利用原位杂交分析宫颈液基细胞学样本中人乳头状瘤病毒 HPVDNA16、18 高危亚型，可对宫颈液基细胞学样本中出现的非典型鳞状细胞进行进一步筛检，HPVDNA 高危亚型阳性的非典型鳞状细胞的患者，至少可诊断为宫颈上皮内瘤变 I 级，并能更好地监控最初诊断为高级别宫颈上皮内瘤变的患者。

一种以 FISH 为基础的检测方法应用于尿液细胞学样本，有望通过这种高敏感性的方法监测早期膀胱上皮恶性肿瘤复发，这一方法是使用多色着丝粒探针测定在膀胱上皮细胞分裂间期染色体 3、7 和 17 的拷贝数目，及使用单一序列探针监测染色体9p21，同步监测其中 p16 肿瘤抑制基因的缺失。

单一肿瘤标志物用于肿瘤辅助诊断时敏感性及特异性较差，为提高检出率，常对几种标志物进行联合检测，例如在肺癌中 TPS 和 CEA 阳性率与浓度均随着临床分期的进展而升高，联合检测对肺腺癌早期诊断有重要意义。

然而，至今仍无理想的肿瘤标志物用于临床筛选早期恶性肿瘤患者。肿瘤标志物下一步研究重点在于其敏感性、特异性、对病变的可预测性和疗效评价等方面，当前肿瘤标志物的应用仍需与临床及组织病理学紧密结合，作为病理诊断及临床治疗的重要参考。

第四章　肿瘤的分子分类(型)、分期与预后预测

第一节　恶性肿瘤临床病理分期

恶性肿瘤临床病理分期对指导治疗及预后有着重要的作用,目前 TNM 分期法是国际通用的临床肿瘤分期,是应用影像学及普通光镜从解剖角度上描述肿瘤的进展,包括 T(肿瘤大小、局部浸润范围)、N(淋巴结受累情况)及 M(远处转移)。

然而 TNM 分期无法精确地展示肿瘤的进展情况,往往出现预后和分期不一致的情况,一定程度上制约了临床治疗及预后。

随着分子生物技术的突飞猛进,越来越多新的肿瘤标志物被发现,研究人员尝试用肿瘤细胞内分子异常情况来对肿瘤进行分子分类、分期,使临床医师和科研人员更易于制订治疗方案、评估诊断、实验分组、评价疗效及预后等。

第二节　乳腺癌的分子分型

近 10 年来,基因芯片、蛋白质组学的广泛应用,使乳腺癌分子分型研究获得较大进展。根据乳腺癌生物学指标(包括组织学分级、ER、PR、cerbB-2、增殖指标等)不仅能够判断乳腺癌的预后,还能够靶向肿瘤治疗并预测肿瘤对治疗的反应,为肿瘤患者的个体化治疗提供依据,其临床应用价值已经超过了解剖分期。

根据对乳腺癌基因组测定和临床资料的回顾性分析,按照乳腺癌的分子生物学特性,划分为 ER 阳性或 ER 阴性 2 大类,2 大类下至少分为 4 小类:管样 A 型(luminalA)、管样 B 型(luminalB)、HER-2/neruo(cerbB-2)阳性、基底细胞样(basal-like)乳腺癌,也可以进一步根据基因表达模式增加两小类:正常样(normal-like)及管样 C 型(luminalC)乳腺癌。基底细胞样乳腺癌也可进一步分为基底细胞样 1 型(basal-like 1)及基底细胞样 2 型(basal-like 2)。

ER 阳性乳腺癌虽然也存在肿瘤的异质性,但几乎都具有雌激素诱导的增殖效应,属于内分泌治疗的敏感肿瘤。在一定意义上讲,ER 阳性与 ER 阴性是两个分子水平上存在较大差异的肿瘤,因此,其预后与治疗结果的差异也较为显著。ER 阳性者,常常 PR、pS2、Bcl-2 也呈阳性,表达 ER 激活相关基因,术后复发率低,对内分泌治疗敏感,预后较好;而 ER 阴性者与 cerbB-2 阳性、组织学分级差、Ki67 增殖和表皮生长因子受体阳性等密切相关,预后较差,术后复发率较 ER 阳性者高,内分泌治疗效果差。

cerbB-2 是一种原癌基因,该基因编码蛋白参与调控细胞的生长、增殖及分化,是公认的重要肿瘤分子标志之一,在多种恶性肿瘤中过度表达。乳腺癌患者中 cerbB-2 过度表达提示预后不良。同时许多研究显示,cerbB-2 高表达乳腺癌患者对化疗药物较敏感,现也被广泛用于乳腺癌的预后评价及指导治疗,是乳腺癌预后评价中最有价值的分子标志。

管样型乳腺癌属于雌激素受体(ER 或 PR)表达阳性的肿瘤,是乳腺癌中最常见的一种类型,达 65% 以上。管样 A 型乳腺癌是所有分子类型中预后最好的一类肿瘤,显著表达 ER 或 PR 及 luminal 相关基因(ER 激活相关基因),内分泌激素治疗敏感,术后无瘤生存率达 80% 以上。管样 B 型中等表达 ER 或 PR 及 luminal 相关基因,同时表达

cerbB-2,是管样型乳腺癌中预后最差的亚型,术后无瘤生存率约为40%。管样C型是管样B型中的特殊类型,低到中等表达luminal相关基因,同时高表达一些不同于luminal相关基因、功能不明的新基因,某些特征与基底细胞样型和cerbB-2阳性亚群相似,术后无瘤生存率约为60%。

cerbB-2阳性乳腺癌是指ER/PR表达阴性、cerbB-2表达阳性的肿瘤,占乳腺癌的10%左右。临床已证实,cerbB-2阳性的乳腺癌较cerbB-2阴性的乳腺癌患者无病生存率和总生存率显著降低。

基础研究也表明,cerbB-2异常导致乳腺癌危险增加,其因素包括:cerbB-2基因突变、cerbB-2的磷酸化状态、p53突变率增加以及其他信号因子及传导通路异常。cerbB-2乳腺癌对内分泌治疗不敏感,而对化疗敏感,目前已有针对cerbB-2的靶点药物问世(赫赛汀,Herceptin),辅助化疗可以显著降低术后复发率,疗效较为肯定。

基底细胞样型乳腺癌的特征包括:①基底上皮分子标志物高表达(CK5/6、17及cerbB-1);② ER或ER相关基因及cerbB-2或cerbB-2相关基因低表达或不表达(即所谓的三阴性乳腺癌)。基底细胞样型乳腺癌多见于绝经前非裔美国妇女,约占乳腺癌的15%。该类型乳腺癌组织学分级较差,且多伴p53突变。治疗上只可选择化疗,虽然该类型肿瘤对于化疗具有较高的总反应率和病理缓解率,但其在5种类型的乳腺癌中预后最差。

正常乳腺样乳腺癌表达脂肪细胞和其他非上皮细胞起源的基因,目前还没有对其单独检测的报告,对其研究分布于其他各类型乳腺癌中,由于该亚群高表达基底上皮细胞基因,在基底细胞样型乳腺癌中分布较多,而且预后不佳。

其他一些分子标志物在乳腺癌中也逐渐得到较多的关注,如VEGF、P53等。VEGF是乳腺癌转移浸润的一个标志物,表达增强提示预后不良,目前针对VEGF的单克隆抗体——贝伐单抗(Bevacizumab)已尝试性地作为乳腺癌靶向治疗的二线药物。

p53基因突变是乳腺癌进程中的早期事件,是乳癌发生和发展的重要原因之一。突变型P53蛋白的过表达是乳腺癌分化低、侵袭性强、转移率高、化疗效果不佳的预后标记,从管样型、cerbB-2阳性型到基底细胞样型乳腺癌,P53蛋白突变率及表达率逐渐增高,因此,P53蛋白的表达状况是判断乳腺癌患者预后的一个重要独立指标。

第三节　弥漫性大B细胞淋巴瘤的分子分型

用DNA微阵列技术研究弥漫性大B细胞淋巴瘤的基因表达谱,发现形态相同的弥漫性大B细胞淋巴瘤细胞其实来源于两种细胞——生发中心B细胞和活化B细胞。因此,应该根据分子标记将其分为2个亚型。用CHOP化疗方案治疗这两组弥漫性大B细胞淋巴瘤,源自生发中心B细胞的弥漫性大B细胞淋巴瘤5年生存率为70%,而源自活化B细胞的生存率仅为12%。

第四部分
规范及与误诊学相关的
部分资料

第一篇
有关规范及诊断标准

第一章　努力学习和掌握有关规范和专家共识

第一节　广泛凝集专家共识，规范影像检查技术

随着临床医学的快速发展和疾病诊疗手段的更新，医学影像在健康体检、疾病诊断及鉴别诊断、制定治疗方案及判断预后中发挥着越来越重要的作用。

在精准医疗和医学大数据时代来临之际，医学影像技术也迎来了快速发展的新时代。"互联网＋医疗"快速推进，影像会诊中心逐步建立，远程网络报告和疑难病例会诊将成为常态。医学诊疗精准，影像医学先行；医学图像精确，检查技术先行；技术检查精准，检查规范先行。这套医疗质量保证体系已经得到临床医学和影像医学工作者的广泛认同，规范影像检查技术是保证精准诊疗的关键。

我国实施强基础、保基本、建机制的医疗国策，医疗分级诊疗不断推进，全国二级以上的医疗机构纷纷购置了大型医学影像检查设备。为了满足临床疾病诊治的需要，多数医院购置的影像设备为1.5T MR、64层CT、大型DSA、数字乳腺机和数字X线摄影设备等，然而各医疗机构的检查方案不一，重复检查的现象普遍。

为了保证不同级别医疗机构的同类型影像设备均具有较好的图像质量，避免不必要的重复检查导致的医疗资源浪费，减轻受检者的经济和精神负担，确保现有的影像设备有效利用，充分发挥各级医疗机构各种类型影像设备的功能，便于图像的远程会诊，建立影像检查技术操作规范势在必行。

在此目的和背景下，中华医学会影像技术分会的数字X线学组、乳腺学组、MR学组和CT学组，由组长牵头组织相关专家在参考国内外相关文献的基础上，撰写了相关检查技术专家共识草案。草案经国内医学影像技术和影像诊断的多名专家反复研讨，几经修改，终于达成一致意见，准备相继发布。

《数字X线摄影检查技术专家共识》针对临床医学和影像医学的发展现状以及临床医疗的实际需求，对传统X线摄影技术进行吐故纳新，删除了临床实用价值低的X线摄影技术，保留了临床医疗实用的X线摄影技术，并赋予其数字X线摄影的内涵，同时增加了新数字化X线摄影技术，如DR双能量减影技术、DR组织均衡技术、数字体层融合技术和图像拼接技术等。在共识中对数字X线摄影的原则、步骤和数字化图像处理等内容进行阐述。

《乳腺影像检查技术专家共识》包括乳腺钼靶数字X线摄影技术和乳腺MR检查技术两部分内容。为了完整掌握乳腺上述检查技术，对其适应证、禁忌证、检查前准备、技术要点等进行叙述并规范报告顺序。

《MR检查技术专家共识》分MR检查前准备和人体各部位的MR检查技术两部分内容，前者包括适应证、禁忌证、对比剂使用注意事项和操作者准备；后者是共识的核心内容，包括人体各部位MR检查平扫与增强扫描的线圈选择、扫描体位、成像方位、扫描序列、技术参数和图像要求等。

《CT检查技术专家共识》中对检查原则、检查准备和注意事项等进行阐述。

以上影像检查技术专家共识的面世，将有助于规范全国影像技术从业人员的操作行为，以便获得临床和影像诊断满意的图像，为影像的远程会诊、国家分级诊疗和区域影像中心等服务；同时，充分发挥大型影像设备的作用，节约医疗资源，减轻患者和医疗机构的负担。然而，随着科学技术的进步和医学影像设备的飞跃发展，影像新技术和新方法更新速度加快，这些专家共识的内容还需随着影像技术的发展而不断更新。

另外,虽然这些影像检查技术共识具有普遍的适用性,但是,不同医疗机构和不同厂家设备有其特殊性,这些共识不能做到面面俱到,在执行过程中需要根据自己的不同情况区别对待。此版系列影像检查技术专家共识是我国多名影像技术和诊断专家共同努力的结果,希望可以为推动我国的影像检查技术规范化建设作出贡献,使广大患者受益。

第二节　关于医学影像科 CT 与 MRI 报告规范化的思考

医学影像科的影像检查报告,不仅是患者影像检查的结果,还是影像诊断医师提供给相关临床医师的诊断意见,是连接诊断与治疗的桥梁,是影像科生产的最终产品。特别是 CT、MRI 的检查报告,涉及临床医学几乎所有学科,在整个临床医学实践过程中起着不可或缺的作用。

国际影像专业组织出台了一些影像报告规范,如前列腺影像报告和数据管理系统(PI-RADS)、乳腺影像报告和数据管理系统(BI-RADS)以及肝脏影像报告和数据管理系统(LI-RADS)等。

然而,由于各种原因,我国各医疗单位(特别是基层医院)的影像检查报告方式、书写内容、规范化用语等差异巨大,存在诸多问题,如以表格方式书写报告、以诊断替代描述或仅描述不做诊断等,从而降低了影像检查报告的意义。

医学影像报告的接受者是不同专业的临床医师,影像报告的主要目的是能够确保临床医师迅速正确理解影像表现的内容,达到影像医师与临床医师正确沟通。目前,我国绝大多数医院的影像报告,特别是 CT 与 MRI 的报告为描述式报告(free text report),也有医院采用结构式报告(format report),以减少报告书写时间,缩短影像报告回复时间(report turn-round time),但结构式报告并不能有效地减少临床医师报告阅读时间及提高影像临床医师对报告的理解,而且不利于年轻影像医师的学习和成长。

如同临床书写大病例,问诊、体检要求涉及全身各系统,规范、全面的描述式报告除避免遗漏有意义的信息外,培养住院医师综合分析的习惯与能力同样重要。因此,影像报告(特别是基层医院影像报告)规范化可使影像检查获得最大临床效益。充分、规范的影像检查是高质量影像报告的基础,以下是一些学者对医学影像科 CT 与 MRI 常规检查报告规范化的意见。

一、影像报告格式

影像报告除受检者的一般信息外,应包括检查目的、影像所见和影像诊断三部分,其中,检查目的最为重要。

1. 检查目的　CT 或 MRI 检查常为临床初步检查,或是行 X 线平片或超声检查后根据诊断需要申请的二线检查,多有明确的检查目的。检查目的往往是由申请检查的临床医师填写的,由于种种原因,也是最常缺失的,加之医院信息系统与放射科信息系统驳接不良或无驳接,影像诊断医师无法获取临床信息,使检查陷于盲目,常不能满足临床诊治的需求,也增加了影像医师的诊断负担。

因此,应完善报告中的“检查目的”,包括主诉、主要临床表现及希望检查解决的问题。如可描述为“无痛性黄疸 1 周,上腹部可及肿块,腹部 CT 检查明确病变性质”或“咳嗽伴胸痛 2 个月余,痰中带血 1 周,胸片示右下肺阴影,胸部 CT 除外肺癌”。完善影像报告“检查目的”,除完善医院信息系统与放射科信息系统,使影像医师可参考临床资料和实验室检查结果外,从医院层面对临床医师进行教育与约束也是必要的。

2. 影像所见　对影像表现完整、充分的描述是正确诊断的基础,是影像诊断的依据。描述的顺序可按解剖顺序,由上至下、由外至内地进行描述。如胸部按照肺实质 - 气管、支气管 - 肺门与纵隔 - 心脏 - 胸腔 - 胸壁的顺序,腹部按照肝 - 胆 - 脾 - 胰 - 双肾 - 肾盂、输尿管、膀胱 - 前列腺或子宫卵巢 - 腹腔的顺序。

也可率先描述主要病变或检查的主要目的,再按解剖顺序描述其他器官及解剖结构,如同临床书写大病例,尽量做到“面面俱到”的目的是避免遗漏病变。

对病变的描述,实际是影像诊断与鉴别的过程,应针对临床申请检查目的或发现的影像异常,除描述异常的影像表现外,还应提供相应的阴性影像指标。如肾脏占位性病变描述"未见脂肪密度成分"以鉴别典型血管平滑肌脂肪瘤,颅内占位性病变描述"相邻脑脊液间隙未见增宽"以鉴别脑内或脑外肿瘤,肝脏囊性占位性病变描述"增强动脉期病变所在肝实质未见异常高灌注"以鉴别急性、亚急性期肝脓肿等。

影像医师应熟悉常见疾病,特别是肿瘤与一些炎症的临床分期或分级,如肿瘤的 TNM 分期、急性胰腺炎的 Balthazar 分级、肾囊性病变的 Bosniak 分类等,在影像描述中有相应内容作为影像诊断的描述依据。

3. 影像诊断　影像检查报告中的诊断部分是影像检查的最终产品,相当于研究报告的结论,应该简明扼要,说明问题,应与影像描述部分相呼应。

影像诊断应包括 3 个层次的内容,分别为①病变部位;②病变性质:良性或恶性、炎症或肿瘤、缺血或变性等;③病理类型推测。还应包括病变影像分期(肿瘤的 TNM 分期)、炎症或出血的时间分期、病变严重程度的分级等。影像诊断无需重复描述影像所见中的内容,如必要可用"如上所述"代之,如"冠状动脉粥样硬化, 2 支轻、中度病变,病变部位及相应管腔狭窄程度如上所述"。

影像诊断只是整个临床诊治过程的组成部分,同一病变不同影像表现、不同病变相同影像表现的现象非常普遍。一次影像检查常不能做出确定诊断,建议模拟住院病例诊断,将影像诊断分为 3 级。具体如下。

1)一级诊断:影像检查充分、表现典型、有相关临床数据支持的检查结果,可做出确定诊断,表述为"病变,可 + 分期和 / 或分级"。如"肝 ×× 叶海绵状血管瘤"、"右肺上叶中央型肺癌,并右上纵隔淋巴结转移(T2N1Mx)"。

2)二级诊断:影像缺少典型表现或临床相关数据不完整,不能做出确定诊断而需要进一步检查,包括影像检查或实验室检查者,表述为"×× 病变可能性大,建议行 ×× 检查除外 ×× 病变"。如"右肾上极占位性病变,少脂型血管平滑肌脂肪瘤可能性大,建议行 MRI 检查除外乏血供性肾细胞癌","左肺上叶前段磨玻璃样密度斑片,炎症可能性大,建议 3 个月后复查除外肿瘤"。在影像诊断中,应避免出现含义模糊的"请结合临床"一类表述,需要进一步检查时应说明所建议的检查方法或项目,需

要随访时要写明随访的时间,以免贻误病情。

3)三级诊断:根据已有影像表现及临床依据不能做出明确诊断者,可行简明讨论,但应能看出讨论的倾向,如"左下腹背侧腹膜后实性占位性病变,恶性可能性大,血管肉瘤? 不除外多形性未分化肉瘤,并坏死出血"。

分级诊断的目的是向临床传递不同的影像诊断信心,便于临床了解影像报告信息层次,指导采取进一步的诊治措施。在有多个诊断时,应仿照大病例书写要求,按诊断的主次排列,建议主要病变在先,次要病变在后;恶性病变在先,良性病变在后;病变在先,先天变异在后。如胃窦癌,浸润全层,伴局部淋巴结转移性肿大(T3aN1Mx);肝左叶内侧段海绵状血管瘤;左肾上极囊肿(Bosniak Ⅰ类);十二指肠降段憩室。

二、术后随访与疗效评估

影像医师对相关治疗方法与目的、手术术式与切除范围吻合方式应有所了解,在影像报告中进行相关描述,如胃大部切除后应描述缺失的解剖结构、残胃与十二指肠或空肠的吻合方式。与过往影像(治疗前影像)进行对照,诊断中应有与过往影像对照的结果。体内置留导管、假体时,应对其位置、状态(如导管管腔是否通畅)描述,诊断时对其位置是否异常、管腔有否阻塞进行诊断。

影像诊断在涉及手术或病理结果时,推荐以"( )"书写,以显示为病史而非影像诊断,如"(胃癌)胃大部切除,残胃 - 空肠 x 式吻合术后"。申请提供病史不详,影像显示术后改变时推荐诊断中加"?"以示缺少相关病史,如"胆囊未见显示,切除术后?"。

三、使用规范专业用语

影像检查报告是一项专业性很强的医学文书,语言应该规范、专业,以便使报告的读者,特别是临床医师通过阅读影像检查报告,能够准确了解和掌握影像诊断医师想要传达的信息与判断。推荐规范影像检查报告用语:

1. XX 影　常见于影像诊断报告描述中,如"高密度影"、"低信号影":与常规 X 线片不同, CT 与 MRI 不是 X 线投影(projection)形成的阴影(opacification 或 shadow),而是经过信号采集、计算机处理后的数字影像(imaging),已完全没有"投影"的

意义。因此，推荐采用病变的直接描述用语：

（1）实性病变：<3 cm 称"结节"；≥3 cm 称"肿块"；形态不规则称"斑块"，如"右上肺软组织密度斑块"、"管壁低密度斑块伴钙化"。（2）囊性病变：称"囊"，如"水样密度囊"、"T_2 高信号囊"。（3）实性器官或组织内非占位性局限性病变：称"灶"，如脑实质"低密度灶"。（4）肺实质内局限性形状不确定病变：称"斑片"，如"磨玻璃样密度斑片"，也可用病理描述用语，如"软组织密度实变"。（5）其他：病变形态不易描述时，可用"×××改变"，如"肠系膜絮状水样密度改变"、"病变周围白质 T2 高信号改变"。

2. 避免状语后无宾语　常见如"肝右叶内低密度"、"右侧丘脑 T_2 高信号"类的描述，此类描述性语言后应有相应宾语，如"肝右叶内低密度结节"、"右侧丘脑 T_2 高信号斑片"。

3. 区分应用"增强"与"强化"　"增强"用于检查方法，如"增强扫描动脉期"；"强化"用于病变或器官对比剂增强扫描影像的变化，如"轻度均匀强化"、"明显环形强化"。

4. MRI 信号强度不用弛豫时间表示　如避免描述为"长 T_1 信号"、"长 T_2 信号"，建议用相对信号强度表示，如"T_2 高信号"、"T_1 低信号"、"DWI（高 b 值）明显高信号"，使临床医师更易理解。

5. 采用临床常用表述用语　如骨折，描述不用"移位"，而用"对位"、"对线"。

6. 影像表现阴性的描述　少用或不用"××正常"表达影像表现阴性的情况，推荐采用"未见异常"表达影像表现阴性，提示临床仍有可能存在影像显示能力以外的病变。

7. "明显"的使用　不推荐采用"未见明显异常"、"未见明显变化"等用语描述阴性表现，推荐采用"未见异常"、"与××相比变化不明显"表达阴性表现。"未见异常"意指影像未显示异常，可能有异常，但影像不能显示。而"未见明显异常"包含的意思为没有见到明显异常，可能有不明显异常，没有看到，是对做出的诊断没有信心。"未见明显变化"与"变化不明显"虽然文字相同只是顺序不同，但表达的含义却有所不同，"未见明显变化"暗示"可能有变化，但我没有看到，因为不明显"，对诊断信心不足；"变化不明显"指"有变化，但不明显"，诊断是肯定的。

总之，影像检查报告，特别是 CT 与 MRI 的报告，是影像医师与临床医师沟通的桥梁，是临床医师获取影像医师影像诊断意见的重要媒介，全面完整、简明规范、表达明确的影像报告对于全程临床诊疗至关重要。

第二章　检查技术的一些规范和名词简释

第一节　图像、影像、成像、显像在医学影像学文献中的规范应用

"图像"应用的范畴很广泛,统计图、线图、示意图、照片等均可使用"图像"。

医学影像学专业文献中,凡各种检查设备产生的、以模拟方式显示的、用于诊断的图像应使用特定的名词——影像。当涉及从物理学的"图像处理"角度讨论的内容及表达非模拟方式的画面时则使用"图像"。英文中,图像(picture)和影像(image)为不同的词汇。

"成像"(imaging)是指一种过程,实际上任何一种"影像"均需经过"成像"的过程。传统放射时代,相应的"成像"过程使用的是"摄影术"(-graphy),现代医学影像学的成像过程则要复杂的多。一些仍沿用了传统的词汇,但内涵已有了很大的差别,如磁共振成像(magnetic resonance imaging,MRI),由于表述与内涵很一致,通常没有异意;磁共振血管成像(MR angiography,MRA)或CT血管成像(CT angiography,CTA)则因英文沿用了"-graphy",很多人使用了"磁共振(或CT)血管造影"一词。事实上,此类技术或根本没使用对比剂,即或使用了对比剂,成像原理与单纯的血管造影检查也完全不同。

类似的、经常被不恰当地使用"造影"表述的还有"MR椎管成像"、"MR胆胰管成像"、"MR尿路成像"等。故想要准确地翻译和使用这些外来语还应该将"字译"与"意译"结合,准确地表达词汇的内涵。

"显像"是专门用于核医学的、检测置入体内的显像剂发射的各种射线、继而形成模拟影像的核医学成像过程。由于词汇内涵的成像过程与放射学成像过程不同,"显像"一词不用于核医学以外的领域。经常看到一些作者使用"超声显像"、"MR显像"等不恰当的表述,应当纠正。

第二节　误诊与漏诊的界定

影像诊断中疾病的定位和／或定性诊断与手术病理诊断不一致均视为误诊。

术前初次影像检查中未发现某疾病,而术中发现并经病理免疫组织化学证实,对照术中所见,再复阅影像检查的图像发现该疾病者则视为漏诊。

第三节　常用医学影像学名词简释

螺旋CT(SCT):螺旋CT扫描是在旋转式扫描基础上,通过滑环技术与扫描床连续平直移动而实现的,管球旋转和连续动床同时进行,使X线扫描的轨迹呈螺旋状,因而称为螺旋扫描。

Barrett食管:是指食管下段复层鳞状上皮被单层柱状上皮取代,以食管与胃的连接线(齿状线,对称Z线)为界,在齿状线2 cm以上出现柱状上皮即为Barrett食管。

CR：以影像板（IP）代替 X 线胶片作为成像介质，IP 上的影像信息需要经过读取、图像处理，从而显示图像的检查技术。

CTA：是静脉内注射对比剂，当含对比剂的血流通过靶器官时，行螺旋 CT 容积扫描并三维重建该器官的血管图像。

数字减影血管造影（DSA）：用计算机处理数字影像信息，消除骨骼和软组织影像，使血管成像清晰的成像技术。

ERCP：即经内镜逆行胆胰管造影。在透视下插入内镜到达十二指肠降部，再通过内镜把导管插入十二指肠乳头，注入对比剂以显示胆胰管；适应症为胆管梗阻性疾病如胰腺疾病。

HRCT：即高分辨 CT。为薄层（1~2 mm）扫描及高分辨率算法重建图像的检查技术。

Kerley B 线：是间质性肺水肿间隔线的其中一种，多位于两下肺野的外带，以肋膈角区多见，短而直，一般不超过 2 cm，与胸膜相连并与其垂直。病理基础是小叶间隔水肿、增厚的结果。

Monteggie 骨折：尺骨上 1/3 骨折伴桡骨小头脱位，合并有前臂旋转功能障碍，称为 Monteggie 骨折。分为屈曲型和伸直型。

MRA：磁共振血管造影，是指利用血液流动的磁共振成像特点，对血管和血流信号特征显示的一种无创造影技术。常用方法有时间飞跃、质子相位对比、黑血法。

MRCP：是磁共振胆胰管造影的简称，采用重 T_2WI 水成像原理，无须注射对比剂，无创性地显示胆系和胰管的成像技术，用以诊断梗阻性黄疸的部位和病因。

MRI 水成像：又称液体成像。是采用长 TE 技术，获取突出水信号的重 T_2WI，合用脂肪抑制技术，使含水管道显影。

功能性 MRI 成像：是在病变尚未出现形态变化之前，利用功能变化来形成图像，以达到早期诊断为目的的成像技术。包括扩散成像，灌注成像，皮层激发功能定位成像等。

MRS：磁共振波谱，是利用 MR 中的化学位移现象来确定分子组成及空间分布的一种检查方法，是一种无创性的研究活体器官组织代谢、生物变化及化合物定量分析的新技术。

PTC：即经皮肝穿胆管造影。在透视引导下经体表直接穿刺肝内胆管，并注入对比剂以显示胆管

系统。适应症为胆管梗阻如肝内胆管扩张。

造影检查：对于缺乏自然对比的结构或器官，可将密度高于或低于该结构或器官的物质（即对比剂）引入器官内或其周围间隙，使之产生对比显影。

血管造影：是将水溶性碘对比剂注入血管内，使血管显影的 X 线检查方法。

SAM 征：系二尖瓣前叶收缩期前向运动，指梗阻性肥厚型心肌病在收缩期 CD 段不是一个缓慢的上升平台，而出现一个向上（向室间隔方向）突起的异常波形，这种现象称为收缩期前向运动（Systolic Anterior Motion，SAM）。

Schmorl 结节：即雪莫结节，表现为椎体上下缘边缘清楚的隐窝状压迹，多位于椎体上下缘中后 1/3 交界部。

T_1：即纵向弛豫时间常数，指纵向磁化矢量从最小值恢复至平衡状态的 63% 所经历的弛豫时间。

T_1WI：即 T_1 加权成像，指 MRI 图像主要反应组织间 T_1 特征参数的成像，反映组织间 T_1 的差别，有利于观察解剖结构。

T_2：即横向弛豫时间常数，指横向磁化矢量由最大值衰减至 37% 所经历的时间，是衡量组织横向磁化衰减快慢的尺度。

T_2WI：即 T_2 加权成像，指 MRI 图像主要反应组织间 T_2 特征参数的成像，反映组织间 T_2 的差别，有利于观察病变组织。

TE：又称回波时间，射频脉冲到采样之间的回波时间。

TIPS：经颈静脉肝内门体静脉分流术，用介入的方法来治疗门脉高压症，在肝内形成一个门静脉与肝静脉分流，降低门脉压力。主要用于不能手术的门脉高病人，如布加综合征。

TR：即重复时间，MRI 信号很弱，为提高 MRI 的信噪比，要求重复使用脉冲，两个 90° 脉冲周期的重复时间。

流空现象：是 MR 成像的一个特点，在 SE 序列，对一个层面施加 90° 脉冲时，该层面内的质子，如流动血液或脑脊液的质子，均受到脉冲的激发。中止脉冲后，接受该层面的信号时，血管内血液被激发的质子流动离开受检层面，接收不到信号，这一现象称之为流空现象。

部分容积效应：层面成像，一个全系内有两个成分，那么这个体系就是两成分的平均值，重建图像不能完全真实反应组织称为部分容积效应。

像素:矩阵中的每个数字经数 - 模转换器转换为由黑到白不等灰度的小方块,称之为像素。

体素:图像形成的处理有如将选定层面分成若干个体积相同的长方体,称之为体素。

数字 X 线成像:是将普通 X 线摄影装置或透视装置同电子计算机结合,使 X 线信息由模拟信息转换为数字信息,而得到数字图像的成像技术。

肺野:充满气体的两肺在胸片上表现为均匀一致较为透明的区域称肺野。

肺门影:主要由肺动脉、肺叶动脉、肺段动脉、伴行支气管及肺静脉构成。正位胸片上,肺门于两肺中野内带第 2~5 前肋间处,左侧比右侧高 1~2 cm。

肺纹理:为自肺门向肺野呈放射状分布的树枝状影,由肺动脉、肺静脉及支气管形成,其主要成分是肺动脉及其分支。

空气支气管征:又称支气管气象,在 X 线胸片及 CT 片上,实变的肺组织中见到含气的支气管分支影。可见于大叶性肺炎和小肺癌中。

卫星灶:是指在结核球病灶的周围肺野见到的散在的增殖性或纤维性病灶。

肺上沟瘤:又称 Pancoast 瘤,是指发生在肺尖部的周围型肺癌,并与脏层胸膜接触,易破坏第 1~3 胸椎及相邻的肋骨。可侵犯臂丛神经、迷走神经、颈上交感神经并出现相应的症状,其中侵犯交感神经可出现 Horner 综合征,表现为同侧眼睑下垂、瞳孔缩小、眼球下陷及额部无汗。

胸膜凹陷征:是指肿瘤与胸膜之间的线形或幕状阴影,也可为星状阴影,系肿瘤瘤体内的瘢痕组织牵拉邻近的脏层胸膜所致。以腺癌和细支气管肺泡癌多见。有时良性病变如结核球等也可以出现此征。

肺门舞蹈征:肺血增多时,在透视下可见到肺动脉段及两侧肺门动脉搏动增强,称肺门舞蹈征。

反"S"征象:发生在右上叶支气管的肺癌,其肺门部肿块与右上叶不张部位连在一起而成,他们的下缘呈反 S 状。

空洞:为肺内病变组织发生坏死后,经引流支气管排出后而形成的,空洞壁可由坏死组织,肉芽组织,纤维组织,肿瘤组织等形成。

空腔:是肺内生理的腔隙的病理性扩大,肺大泡、含气肺囊肿及肺气囊等都属于空腔。

中心型肺癌:指发生于肺段或肺段以上支气管的肺癌。

肺隔离症:又称支气管肺隔离症,为胚胎时期一部分肺组织和正常肺分离而单独发育,与正常支气管树不相通,而且其血供来自体循环的异常分支,引流静脉可经肺静脉,下腔静脉或奇静脉回流。

分叶征:肿块的轮廓可呈弧形凸起,弧形相间则为凹入而形成分叶状肿块,称分叶征,多见与肺癌。

空泡征:瘤体内有时可见直径 1 mm~3 mm 的低密度影,称空泡征。

毛刺征:瘤体边缘可见不同程度的棘状突起,称毛刺征。

轨道征:柱状支气管扩张时,当支气管水平走行而与 CT 横断层面平行时表现为扩张增厚的支气管壁呈平行排列的轨道状称轨道征。

戒指征:柱状型支气管扩张时,当支气管和 CT 层面呈垂直走行时可表现为管壁圆形透亮影,呈戒指征。

空气半月征:是指在肺曲菌球与空洞或空腔之间形似月牙的空气透明区,该新月形空隙总是位于空洞或空腔的最高位置,而曲菌球在洞(腔)内是移动的,总是处于近地位置。

干酪性肺炎:是指大量结核杆菌经支气管侵入肺组织而迅速引起的干酪样坏死肺炎,可表现为肺叶和肺段样的实变影,其内可见大小不等不规则透亮区(虫蚀空洞),还可见经支气管播散的病灶。

手套征:是指发生在阻塞性支气管扩张时,引起一个肺叶或肺段范围内的带状及条状高密度阴影,从肺门向肺野方向分布,近端相互靠近,形态似手套状而称为"手套征"。

艾森曼格综合征:开始为左向右分流的先天性心脏病,如室间隔缺损、动脉导管未闭等,当肺动脉高压严重,形成右向左分流或双向分流,临床上出现发绀者,称艾森曼格综合征。

法洛四联征:为一种先天性心脏病,病理畸形为:肺动脉狭窄,室间隔缺损,主动脉骑跨,右心室肥厚,其中以肺动脉狭窄和室间隔缺损为主要畸形。

骨质破坏:局部骨质为病理组织所代替而造成的骨组织消失。X 线表现为骨质局限性密度减低,骨小梁稀疏、消失而形成骨质缺损。

骨质坏死:骨组织局部代谢停止,坏死的骨质称为死骨。X 线表现为骨质局限性密度增高。

骨膜反应:是因骨膜受刺激,骨膜内层成骨细胞活动增加所引起的骨质增生。X 线表现为与骨皮质平行排列的线状、层状或花边状致密影。

骨膜三角：肿瘤浸润性生长侵犯骨膜，引起骨膜成骨，继而破坏骨膜成骨，使两端残存的部分在影像学上成三角形改变，称为骨膜三角，恶性骨肿瘤征象。

骨质软化：指一定单位体积内骨组织的有机成分正常，而矿物质含量减少。X线表现为骨密度减低，骨小梁和骨皮质边缘模糊。

骨质疏松：指一定单位体积内正常钙化的骨组织减少，即骨组织的有机成分和钙盐都减少，但骨内的有机成分和钙盐含量比例正常。X线表现主要是骨密度减低，骨小梁变细、减少，骨皮质变薄。

肿瘤骨：出现于病变骨和／或软组织肿块内的由肿瘤细胞形成的骨质。

硬化性骨髓炎：又称 Garre 骨髓炎，特点为骨质增生硬化，骨外膜与骨内膜都明显增生。骨皮质增厚，骨髓腔变窄，骨干增粗。

关节破坏：是关节软骨及其下方的骨性关节面骨质为病理组织所侵犯、代替所致。

棕色瘤：甲状旁腺功能亢进，在骨内形成破骨细胞瘤，病理解剖上呈棕色，影像学上呈一个低密度影。

交通性脑积水：蛛网膜下隙阻塞，或脑脊液分泌或吸收障碍引起的脑室系统和蛛网膜下隙同时积水，称为交通性脑积水。

梗阻性脑积水：第四脑室出口以上阻塞所引起的脑积水，限于脑室系统，又称阻塞性脑积水或脑内积水。

脑膜尾征：脑膜瘤增强扫描时，除了肿瘤本身明显强化外，还可以见到与肿瘤相邻的硬脑膜呈线样强化，如同肿瘤的尾巴，称为"脑膜尾"。

腔隙性脑梗塞：即腔隙性脑梗死，脑穿支小动脉闭塞引起的深部脑组织较小面积的缺血性坏死。主要病因是高血压和脑动脉硬化，好发生于基底节区和丘脑区。

模糊效应：脑梗死 2~3 周，CT 平扫显示病灶呈等密度，与正常实质难以辨别，称为"模糊效应"。这是因为此时期脑水肿消失，而吞噬细胞浸润，组织密度增大所致。

基底节区回避现象：大脑中动脉闭塞在豆纹动脉的远端，病灶多位于基底节区以外的颞叶，不累及基底节区，呈矩形低密度区，称为基底节区回避现象。

岛带征：大脑中动脉闭塞早期 CT 平扫，出现患侧脑岛、最外囊和屏状核密度减低，与邻近脑白质密度相仿的现象。

跳跃征（线样征）：溃疡性肠结核时，回肠末端和盲、升结肠因为炎症刺激痉挛，排空加速，钡剂呈线样充盈或者完全不充盈，其上、下端肠管充盈正常，称为跳跃征（线样征）。

龛影：由于胃肠道壁产生溃疡，达到一定深度，造影时被钡剂充填，当 X 线呈切线位投影时，形成一相对高密度区或突向腔外的高密度团。为溃疡性病变的造影特有的表现。

充盈缺损：指充钡胃肠道轮廓的局部向腔内突入，而未被钡剂充盈的影像。

黏膜线：良性溃疡的征象，为龛影口部一条宽 1~2 mm 的光滑整齐的透明线。

项圈征：良性溃疡的征象，龛影口部的透明带，宽 0.5~1 cm，犹如一项圈。

狭颈征：良性溃疡的征象，龛影口部明显狭小，使龛影犹如具有一个狭长的颈。

早期胃癌：癌仅局限于黏膜及黏膜下层，无论大小及范围，有无转移。

指压迹：表现为龛影口部有凸面向着龛影的弧形压迹，病理基础为黏膜层和黏膜下层结节状癌浸润所致。

裂隙征：表现为从龛影口部向外伸出数毫米至 2 厘米左右长的钡剂充填树根状影，或表现为两个指压迹之间向口部外方伸出之尖角状影。病理基础为溃疡周围的破溃裂痕，或两个癌结节之间的凹陷间隙。

环堤：是指龛影周围一圈不规则的透亮区。其病理基础为溃疡破溃后留下的一圈不规则的边缘。

半月征：是指位于胃轮廓内的巨大溃疡，呈半月形龛影，其周围可见不规则性环堤、指压征或裂隙征，是恶性胃溃疡的典型 X 线征象。

皮革胃：癌累及胃的大部或全部，导致整个胃壁弥漫性增厚，胃壁僵硬，胃腔狭窄，如皮革状，多见于弥漫性浸润型胃癌。

反"3"字征：胰头癌肿块较大侵犯十二指肠时，进行低张十二指肠钡剂造影检查，可见十二指肠曲扩大，其内缘出现压迹，可呈双重边缘，由于乳头较固定，压迹常呈"e"型，称为反"3"征。

假肿瘤征：绞窄性小肠梗阻，梗阻以上肠腔扩大积气积液表现，当扩张很大时，形似肿瘤，称假肿瘤征。

灯泡征:肝海绵状血管瘤 MRI 检查时, T_1WI 肿瘤表现为均匀的低信号,T_2WI 肿瘤表现为均匀的高信号,随着回波时间延长信号强度增高。

牛眼征:少数的肝转移瘤中央见无增强的低密度,边缘强化呈高密度,外周有一稍低于肝密度的水肿带,形如牛眼状。

水上百合征:肝棘球蚴病中,内囊完全分离悬浮于囊液中,犹如水上百合的征象。

笔杆样压迹:相当于肠系膜动脉走行一致的局限光滑整齐的纵形压迹,状如笔杆,黏膜皱襞可变平。常见于肠系膜上动脉压迫综合征。扩张的肝外胆管挤压十二指肠球部也可呈现笔杆样压迹。

"咖啡豆"征:见于不完全性绞窄性肠梗阻。近端肠管内的大量气体和液体进入闭袢肠曲,致使闭袢肠曲不断扩大显示呈椭圆形,边缘光滑,中央有一条分隔带的透亮阴影。因其形如咖啡豆,故称"咖啡豆"征。

马蹄肾:为双侧肾的上极或下极,多为下极的相互融合,从正面或冠状面观察状如马蹄。

肾自截:肾结核时,全肾钙化,导致整个肾脏失去功能,犹如肾脏自行截除。

超声:是指振动频率在 20000 Hz 以上,超过入耳听觉阈值上限的声波。医学诊断用超声的频率范围约 1~20 兆赫兹(MHz)。

声影:当超声声束传播至结缔组织、钙化、结石或骨骼等表面时,由于其与周围组织间有明显声阻抗差异,而在界面产生强反射,其后方因声能衰减出现无回声区,称为声影。

反射:超声波在均匀的介质中沿直线传播,遇到不同介质构成的大界面时即发生反射,反射的方向遵循 Snell 定律。

折射:超声通过声速不同的两种介质界面时,其传播方向发生改变,称为折射。折射可能引起声像图伪影。

散射:超声波在传播的过程中,如遇小界面时,在该界面产生的反射失去方向性,向各个方向分散辐射,称为散射。

衰减:超声在传播的过程中,能量逐渐减弱,称为衰减。衰减主要是由于反射、折射、扩散及组织吸收引起。

超声多普勒效应:超声束遇到运动的反射界面时,其反射波的频率将发生变化,此即超声波的多普勒(Doppler)效应。

彩色多普勒显像:由流动血液中的血细胞散射体形成的超声多普勒频移图像,用红、蓝、绿颜色及混合色标志血流方向和性质,用颜色的亮度标志血流速度,这种图像称为彩色多普勒显像。

彗星尾征:超声波遇到金属、气体等,声像图表现为强回声及其后方的狭长带状回声,形如"彗星尾"闪烁,称为彗星尾征。

靶环征:病灶中心为强回声团,周围有弱回声环绕,形似"靶环",常见于肝脏转移癌。

牛眼征:靶环征中病灶中心强回声区出现液化坏死形成的无回声区或低回声区,类似"牛眼",称牛眼征,常见于肝脏转移癌。

第二篇　设备与检查技术

第一章　磁共振成像

第一节　MRI 活体测定血管密集程度

现代医学对影像学的要求越来越高,力求诊断全面、快速、准确和无创。影像学在现代医学领域中的作用越来越广泛。

MRI 可作为一种在活体状态下测定血管密集程度,预测肿瘤转移及预后的非创伤性检查方法。

Van-Dijke 等(1996)用血池表现型对比剂 - 白蛋白结合 Gd-DTPA 对种植 R3230 乳癌细胞的裸鼠行 MRI 动态扫描,并估计组织血浆容量、血管表面渗透面积,并与组织学结果相对比。结果表明,随着血管密度的增加,组织血浆容量、血管表面渗透面积均呈指数增加,其相关性良好($r^2 = 0.85$)。可用于人体的血池表现型对比剂 MS-325 已进入临床试用阶段。

研究表明,MRI 由于其无创性、可对整个肿瘤进行分析,以及它可同时获得解剖及生理资料等特点,在预测肿瘤血管生成方面有很大的潜力,并可能优于组织学检查。

第二节　应用背景抑制全身扩散加权成像诊断恶性肿瘤

恶性肿瘤是威胁人类生命的严重疾病之一,检测恶性肿瘤浸润范围及有无远处转移对疾病分期、选择治疗方案及预后判断都很重要。近几年,PET/CT 用于恶性肿瘤的全身检查,成为恶性肿瘤诊断、分期的"金标准"。

磁共振扩散加权成像(DWI)对恶性肿瘤具有高敏感性,结合全身成像技术,采用最大密度投影(MIP)技术对图像进行三维重建、黑白翻转,形成"类 PET"影像,有望成为筛查恶性肿瘤全身转移灶的有力工具。

一、DWI 的技术发展

不同部位扩散加权成像的扩散敏感系数(b 值)的选择很重要,随着 b 值的增加,影像的扩散权重加大,病变组织和正常组织之间的对比度增加,提高了 DWI 的敏感性;但高 b 值会使影像信噪比(SNR)降低,因为 b 值的增加主要是通过延长梯度脉冲持续时间和间隔时间来完成的,这样使回波时间(TE)延长,造成信号衰减。随着梯度磁场的发展,更高的梯度场强及更快的切换率使高 b 值 DWI 影像质量显著提高,不但保证了 DWI 的敏感性,且信噪比较高。

DWI 对运动非常敏感,活体组织的扩散系数不仅受到微循环灌注、体液流动、细胞渗透性等因素的影响;同时也受呼吸、心跳、血管搏动、肠道蠕动等生理活动的影响。在体部扩散成像过程中,既需克服生理运动带来的影响,又要保证对于微观运动的高度敏感性。

屏气成像能避免大幅度呼吸运动产生伪影,但由于其时间限制,使得薄层 DWI 无法获得足够的信噪比,且成像范围有限,使其应用于体部受到一定的限制。随着平面回波(EPI)、灵敏度编码(SENSE)、集成并行成像(iPAT)等 MRI 快速成像技术的发展,体部 DWI 的影像质量显著提高。

EPI 容易产生磁敏感性伪影与化学位移伪影,可通过匀场、薄层成像、缩短 TE 等来减少磁敏感性伪影,有效的抑脂技术也能减少 EPI 产生的化学位移伪影。

并行采集技术通过增加 K 空间中采样线的间距（即减少相位编码采样数）来加快成像速度；同时在成像时间不延长的情况下缩短 EPI 序列的回波链长度而减少磁敏感伪影，减少肺及肠道内空气造成的影像扭曲，保证体部扩散影像质量。

二、全身扩散加权成像的开发应用

Takahara 等（2004）利用 Philips 公司的 MRI 设备首次将 DWI 与短反转时间反转恢复（STIR）及 EPI 等技术相结合进行三维全身扩散加权成像，即背景抑制全身扩散加权成像（DWIBS）。

随后 Siemens 公司及 GE 公司也相继开发了全身扩散加权成像软件，使此技术逐渐应用于临床。全身扩散加权成像是传统 DWI 应用的一个延伸，它克服了以往体部 DWI 必须在屏气条件下进行、成像范围有限、信噪比和空间分辨率较低的缺点，可以在自由呼吸状态下完成薄层、无间隔、大范围成像，并得到高信噪比、高分辨率和高对比度的影像。

全身扩散加权成像抑制正常背景组织信号，凸现异常病变信号，在肿瘤学领域具有广泛的实用性，可用于全身良、恶性肿瘤的筛查及鉴别，评估肿瘤的原发灶、远处转移、淋巴结浸润以及术后复发，也可用于肿瘤放、化疗后的随访检查。

全身扩散加权成像在自由呼吸状态下进行，没有时间限制，允许长时间大范围成像。正常呼吸周期中，有很长一段时间处于相对静止状态，扩散敏感梯度场持续时间较短（约 50 ms）。可在正常呼吸周期中的相对静止期采集信号。

经过多次信号采集，产生薄层、高信噪比的图像。经过 2D 或 3D MIP 重建出高质量的影像。黑白翻转后形成类 PET 图像，现已成为全身肿瘤病变筛查的有力工具之一。

由于多次采集的信号平均是在图像重建过程中进行，而不是在 K 空间，因此不会产生毁损性相位效应造成的伪影。

全身扩散加权成像需要高信噪比及良好的背景信号抑制。频率预饱和反转恢复（SPIR）序列在中枢神经系统及体部小视野（FOV）成像时脂肪抑制效果很好，在大范围成像及颈、肩部时脂肪抑制不充分；在 2D MIP 重建时，不充分的脂肪抑制出现在检查部位的周围，对诊断没有太大的影响；在 3D MIP 重建中，周围残余的脂肪信号叠加在躯体的中心部

位，使得需要重点观察的区域变得模糊。

而应用 STIR 序列能获得出色的脂肪抑制，较好地抑制了血管、肌肉、脂肪及大部分实质器官等背景信号，较应用 SPIR 的脂肪抑制效果要好。这是 MRI 技术上的一大进步。由于肠道及其内容物的 T_1 较短，STIR 可以部分抑制其信号，因此 STIR 的另一个优点是可以抑制肠道及其内容物的信号，获得最佳的背景抑制效果。

STIR DWI 也有其局限性：① STIR 在抑制背景信号的同时，也会降低图像的信噪比，有可能因为自由呼吸遗漏小的病变，尤其是直径小于 1 cm 的病变；②尽管 DWI 的敏感性较高，但特异性较差，同时 T_2 穿透效应也会影响判断的准确性，此时应结合 ADC 值进行鉴别。因此，当不能确定病变性质时，需要结合 ADC 值及常规 MRI 进一步确定。

另外，两种脂肪抑制技术的灵活运用尤为重要，全身大范围成像时应用 STIR 序列抑制背景信号，腹部局部成像时可用 SPIR 抑脂获得良好的信噪比。

b 值越高，对扩散的敏感性越高，但高 b 值会使信噪比降低。当进行 DWIBS 时，可以利用高 b 值（一般大于 1 000 s/mm²）并进行 STIR DWI 进行背景信号抑制，凸显异常病变信号，使病变与背景信号之间对比度增加，更直观地显示全身肿瘤病变。但 DWIBS 对背景信号抑制充分，获得的背景组织信噪比较差，不能精确显示病灶的解剖位置，因此，DWIBS 影像与解剖学影像（如 T_2WI 的影像）的融合显得尤为重要。

三、DWI 及 DWIBS 在全身恶性肿瘤的临床应用

DWI 依靠实性肿瘤的细胞密度、细胞外间隙及组织结构来判断其组织学特点，基于囊性病变内容物的不同黏滞度来推断其理化性质，依据瘤周带的 DWI 信号特点及 ADC 值判断肿瘤生长速度、浸润性、血管生成状况等。

恶性肿瘤组织细胞增殖活跃。肿瘤细胞异常增多、体积较大且排列紧密，导致细胞外间隙减小；同时细胞核增大，核浆比增高，细胞内间隙亦较正常细胞小，因而水分子扩散受限，导致 ADC 值降低，DWI 时显示高信号。

当进行全身 DWI 时，原发灶及转移灶因具有相似的生物学行为及病理生理基础均显示高信号，在

抑制的背景低信号衬托下,对比度高于其他常规序列,可以作为恶性肿瘤全身转移灶筛查的有力工具。

恶性肿瘤放、化疗后主要引起肿瘤组织坏死。文献报道坏死区大于 90% 是放、化疗效果较好的指标。由于坏死区的细胞膜破裂,其内水分子的扩散比存活的肿瘤区明显增强,DWI 显示为低信号,其 ADC 值增高。

目前,DWI 是检测坏死区最准确的方法之一,因其与 PET/CT 相比无需应用对比剂且无电离辐射,可以作为恶性肿瘤放、化疗后定期随访的理想工具。同时行全身 DWI 的费用比 PET/CT 低数倍,且信噪比高,现已越来越多地应用于全身各部位恶性肿瘤。

(一)颅脑

DWI 在脑部最成功的应用是急性缺血性病变的诊断和鉴别诊断。随着对脑内生理、病理状态下水分子扩散因素的深入认识,DWI 在颅内占位性病变的应用亦逐步显示出重要价值。

Filippi 等(2001)研究发现,非典型、恶性脑膜瘤的平均 ADC 值比正常脑组织的低,在 DWI 上为高信号;良性脑膜瘤的平均 ADC 值比正常脑组织的高,大多数在 DWI 和 ADC 图上为等信号,利用 DWI 和 ADC 值在术前鉴别良性、非典型性和恶性脑膜瘤,可以指导临床制订手术方案。

近年有研究发现低级别星形细胞瘤瘤体及瘤周水肿的 ADC 值和 rADC 值(病灶 ADC 值与对侧相应区域 ADC 值的比值)明显高于高级别星形细胞瘤,利用 ADC 值和 rADC 值能有效鉴别低级与高级星形细胞瘤,判断肿瘤细胞瘤周浸润范围,且 ADC 值、rADC 值与肿瘤的恶性度呈显著负相关。

有学者通过研究发现,脑内转移瘤为继发性恶性病变,生长迅速,压迫瘤周组织形成"致密带",瘤周细胞排列紧密,限制水分子的扩散,DWI 显示高信号;而胶质瘤为原发性病变,生长相对缓慢,瘤周组织表现为逐渐受压和浸润的过程.不易形成明显的"致密带",DWI 一般显示为等信号或略高信号,其 ADC 值明显高于转移瘤瘤周组织。

Moon 等(2007)通过研究首次发现,DWI 与 T_1WI 相比能更好地显示颅骨转移瘤,所有病灶在 DWI 上表现为高信号,其对比度高于 T_1WI,颅骨转移瘤 ADC 值为(0.90±0.25)×10-3 mm²/s,与以往文献报道椎体转移瘤、恶性压缩性骨折的 ADC 值 [(0.69~0.92)×10^{-3} mm²/s] 相一致。

(二)颈部

淋巴结转移是恶性肿瘤全身转移的重要途径之一,有无淋巴结转移是恶性肿瘤诊断、分期,制订治疗计划的重要指标之一。较大淋巴结常规 MRI 即可清晰显示,较小的淋巴结常规 MRI 上常显示不清或因周围结构的干扰而难以观察。

有学者采用一种新的淋巴结成像技术,即利用 STIR EPI 的 DWIBS 充分抑制背景信号,淋巴结在低信号背景衬托下显示为高信号,较常规 MRI 序列能更可靠、敏感地显示颈部淋巴结,尤其是较小的淋巴结。

以往的影像学检查评价淋巴结有无转移主要根据淋巴结形态学的改变,如大小、形状、有无中心坏死以及有无包膜外侵等来判断,但这些指标的可靠性和敏感性均较低。利用 ADC 值定量分析,可以鉴别正常及转移性淋巴结,转移性淋巴结的 ADC 值为(0.766±0.119)×10^{-3} mm²/s,明显低于正常淋巴结的 ADC 值 [(0.975±0.179)×10^{-3} mm²/s],这种淋巴结成像方法可用于观察全身转移性淋巴结。

Abdel Razek 等(2006)应用 DWI 与常规 SE 序列比较,DWI 能显示最小直径为 0.9 cm 的淋巴结,大部分转移性淋巴结在 DWI 表现为均匀高信号,少部分表现为高信号区中混杂低信号,高信号区肿瘤细胞聚集,而低信号区为坏死;淋巴瘤侵犯淋巴结均显示均一高信号;良性淋巴结病变显示为低信号。转移性淋巴结及淋巴瘤侵犯淋巴结的平均 ADC 值分别为(1.09±0.11)×10^{-3} mm²/s、(0.97±0.27)×10^{-3} mm²/s。良性淋巴结 ADC 值为(1.64±0.16)×10^{-3} mm²/s,恶性淋巴结平均 ADC 值明显小于良性淋巴结。以 1.38×10^{-3} mm²/s 作为界值鉴别良、恶性淋巴结,其精确度为 96%、敏感度为 98%、特异度为 88%,阳性预测值为 98.5%,阴性预测值为 83.7%。

(三)胸部

肺是血行转移常见部位之一。由于肺部含有大量气体,质子密度极低,呼吸及心脏搏动易导致信号丢失,同时大的气体-组织界面引起磁敏感性伪影限制了 DWI 在胸部的应用。传统的体部 DWI 需要在屏气条件下进行,由于屏气限制了采集时间,导致影像分辨率及信噪比较低。

有学者利用 1.5 T MRI 设备对 33 例肺癌病人进行 DWI 检查,32 例获得良好的影像,DWI 对肺癌、肺不张的鉴别能力优于 T_1WI;DWI、T_2WI 及

STIR 序列间鉴别能力无显著性差异；DWI 上肺癌的信号强度高于肺不张（P<0.001）；肺癌的 ADC 值低于肺不张（P<0.001）；肺癌和肺不张的 ADC 值分别为（1.48 ± 0.56）× 10^{-3} mm²/s、（2.91 ± 0.66）× 10^{-3} mm²/s，DWI 可用于鉴别中央型肺癌与肺不张，并且是 T_2WI 的有效补充。

Englander 等（1997）发现正常乳腺实质及含脂肪较多的乳腺组织 ADC 值不同。Partridge 等（2001）发现在月经周期不同时期，正常乳腺腺体的 ADC 值有小幅度波动。有研究利用 DWI 鉴别乳腺良、恶性肿瘤，发现病灶 ADC 值与其组织细胞结构有很好的相关性，用 1.1×10^{-3} mm²/s 作为临界值鉴别乳腺良、恶性肿瘤，敏感度为 80%，特异度为 81%。

（四）腹部

Müller 等（1994）首先将 DWI 应用于腹部器官。肝脏是腹部应用 DWI 最多的脏器，一般用 DWI 鉴别肝囊肿、血管瘤及肝恶性肿瘤（原发性肝癌或转移瘤）。

Tomohiro 等（1997）用 b 值 30、1200 s/mm2 对肝脏进行扩散加权成像，发现肝囊肿的 ADC 值为 3.05×10^{-3} mm²/s，肝血管瘤的 ADC 值为 1.95×10^{-3} mm²/s。肝恶性肿瘤的 ADC 值为 1.04×10^{-3} mm²/s，具有显著差异；随 b 值增高至 1200 s/mm2，囊肿信号衰减消失，血管瘤信号有显著衰减，恶性肿瘤信号衰减程度最小。

有学者利用 DWIBS 对肝脏进行成像，发现肝内良性病变的 ADC 值明显高于恶性病变，以 1.6×10^{-3} mm²/s 为标准判断病变性质，敏感度和特异度均大于 90%；肝转移瘤的 ADC 值波动较大。这可能与其组织起源不同有关：原发性肝癌、肝转移瘤及血管瘤的 ADC 值与肝脏的 ADC 值比值依次递增，这可能与原发性肝癌多在肝硬化基础上发生，而血管瘤及肝转移瘤则多发生于正常肝实质有关。

Matsuki 等（2007）用 b 值 0、800 s/mm² 对胰腺进行 DWI 检查，胰腺癌 ADC 值为 1.44×10^{-3} mm²/s，显著低于肿瘤周围胰腺慢性炎症 ADC 值为（2.31×10^{-3} mm²/s）及正常胰腺 ADC 值（1.90×10^{-3} mm²/s），利用 DWI 及 ADC 值定量分析。可以鉴别胰腺癌及肿瘤周围胰腺慢性炎症。

DWI 除了应用于肝脏、胰腺等腹部器官，许多研究者通过研究证实结直肠、肾脏、膀胱、前列腺及宫颈的恶性肿瘤 ADC 值低于良性病变及正常组织。DWI 显示为高信号。

Naganawa 等（2005）对 9 例宫颈癌病人放疗前后进行 DWI，结果显示治疗后 ADC 值为 1.48×10^{-3} mm²/s，较治疗前 ADC 值（1.09×10^{-3} mm²/s）明显增高，因此认为 DWI 可用于宫颈癌放疗疗效的监测与评价。

（五）肌骨系统

Baur 等（1998）首次应用 DWI 对恶性肿瘤的骨髓浸润进行研究，利用 DWI 鉴别良恶性椎体压缩性骨折。Nonomura 等（2001）进行骨髓研究时注意到病灶的 ADC 值和其组织细胞结构密切相关。Herneth 等（2002）证实骨质疏松性压缩骨折引起的水肿 ADC 值为 1.61×10^{-3} mm²/s，显著高于肿瘤所致病理性骨折 ADC 值（0.71×10^{-3} mm²/s）和椎体转移的 ADC 值（0.69×10^{-3} mm²/s）。恶性肿瘤经过成功治疗后 1 个月，脊柱转移在 DWI 上显示为低信号，治疗前 ADC 值为 0.78×10^{-3} mm²/s。治疗后 ADC 值为 1.22×10^{-3} mm²/s，因此认为 DWI 可以作为无创性评估治疗效果的一种手段。

（六）恶性肿瘤全身转移筛查

Takahara 等（2006）及 Mürtz 等（2007）用 DWIBS 对多种恶性肿瘤进行全身成像，发现 DWIBS 可很好显示原发灶浸润范围以及淋巴结、腹膜、骨、肾上腺及肝脏的转移，可以直观显示全身转移灶，与 PET/CT 有良好相关性。1 例淋巴瘤病人化疗后 3 个月复查，DWIBS 可很好地显示受累淋巴结的缩小情况，因此认为 DWIBS 可以作为恶性肿瘤治疗后随访的理想工具。

Komori 等（2007）对 16 例恶性肿瘤病人进行 DWIBS 与 PET/CT 对照研究，利用 DWIBS 检查 27 处恶性肿瘤共检出 25 处，敏感度为 92.6%；而 PET/CT 共检出 22 处，敏感度为 81.5%。与 PET/CT 相似，DWIBS 可用于检测恶性肿瘤及远处转移灶。与 DWIBS 相比，PET/CT 空间分辨率较低，5 例大小为 5 mm 的转移灶 PET/CT 无阳性发现，而 DWIBS 均清晰显示，其空间分辨率及对比度均高于 PET/CT。

Nakanishi 等（2007）对 30 例恶性肿瘤病人同时进行全身冠状面 T1WI、STIR、全身 DWI 及骨扫描，其中 10 例发现有骨转移，共发现骨转移灶 52 处。T_1WI、STIR 联合全身 DWI 检出骨转移灶的敏感度为 96%，与骨扫描相同，高于 T_1WI 联合 STIR 的敏感度（88%）。T_1WI、STIR 联合全身 DWI 对骨转移灶的阳性预测值为 98%，高于 T_1WI 联合 STIR 的阳性预测值(95%)及骨扫描的阳性预测值(94%)。T_1WI、STIR 联合全身 DWI 同时检出 2 例肝多发转移、1 例肺转移及淋巴结转移。联合应用全身 DWI 可提高检出骨转移瘤的敏感度及阳性预测值,并可用于骨骼系统外转移灶的检出。

四、展望

随着高场强及超高场强 MRI 设备逐渐投入临床使用,更高的场强及磁场均匀性使大 FOV 脂肪抑制更为均匀,为 DWIBS 提供良好的背景抑制,病变与背景对比度更高;较高的梯度场强度及梯度切换率可以提高成像速度,最大程度缩短回波时间,提高图像信噪比;良好的梯度场线性使图像几何变形小。保证均匀 b 值,使得 ADC 值的定量测量结果更为可靠;全身大范围成像可以发现远隔病变,有利于肿瘤分期及预后判断。

DWIBS——类 PET 技术日益成熟,与 PET/CT 相比其价格低廉,无需回旋加速器等价格昂贵的设备,性价比更高;检查更方便快捷,完成全身检查约需 10 min,病人无需如 PET/CT 检查时静卧不动半小时,更适于危重病人的检查;无需注射对比剂、无电离辐射,为无创性检查,更适用于恶性肿瘤治疗后的长期随访;信噪比更高,与常规 T1WI 或 T2WI 影像的融合,可更准确地显示病变的解剖位置。

但该技术也有一些不足之处:①场强越高,对磁场不均匀性越敏感,容易产生磁敏感伪影及化学位移伪影。②多次信号平均导致重建影像时像素匹配错误,影像空间分辨力下降。③由于 T2 穿透效应,影响 DWIBS 诊断肿瘤的特异性,一些良性病变如脓肿、结核等也需与肿瘤进行鉴别诊断。④ DWIBS 不能精确显示解剖位置,定位需要结合常规 MRI。

第三节　阳性 MR 淋巴造影检测隐匿转移性淋巴结

一、阳性 MR 淋巴造影的原理

无论小分子量的 Gd-DTPA 还是大分子量的 Gd-DTPA 类螯合物(Gd-DTPA-PGM,HAS-Gd-DTPA),经皮下间隙给药后均可被毛细淋巴管吸收进入淋巴系统,引流至局部功能性淋巴结,并缩短淋巴结和淋巴管的 T1 值。因而,在增强 T1WI 上,正常淋巴结及其引流淋巴管的信号明显、均匀地增高。所以,皮下应用 Gd 类对比剂的阳性 MRI 淋巴造影可以清晰显示淋巴系统,便于我们了解淋巴系统的解剖结构及其变异和并评价各种淋巴系统疾病。

Stefan 等(2001)应用 Gd-DOTA(分子量为 752d)进行 MR 淋巴造影发现,经兔趾蹼皮下间隙注射 Gd-DOPA 后 5~15 min,腘窝淋巴结出现峰值强化;60 min 时,腘窝淋巴结的强化程度和下腔静脉基本持平;120 min 时,腘窝淋巴结的信号强度已基本恢复到平扫时的水平。

有作者应用小分子量对比剂欧乃影进行阳性 MR 淋巴造影的实验研究,结果表明,阳性 MR 淋巴造影技术不但可以清晰地显示下肢淋巴结至胸导管的全程,而且可用于各个时期淋巴水肿的影像评价。

二、阳性 MR 淋巴造影在检测转移性淋巴结中的价值

对转移性淋巴结的评价是肿瘤分期的一个重要内容。在评价淋巴结时,CT、MRI 等非创伤性影像技术是最常用的检查方法,但就目前而言,二者仍然主要依靠淋巴结的大小、形态等非特异性征象,而不能提供有关淋巴结内部结构变化的重要信息。

但实际情况是,直径 <10 mm(目前最为常用的诊断标准)的转移性淋巴结占 88%,<5 mm 的占 66%,所以,常规的 CT、MRI 检查在判定淋巴结的良、恶性时其准确性很有限。借助于 Gd-DTPA 类螯合物等对比剂的靶向定位功能,MR 检查技术可成功显示淋巴系统的结构组成,因此使 MRI 应用于淋巴系统疾病的特异性诊断成为可能。

不少学者就阳性 MR 淋巴造影技术在检测转移性淋巴结方面的应用价值进行了大量研究,结果表明,在阳性 MR 淋巴造影图像上,转移性淋巴结及其引流淋巴管的强化特征与正常情况明显不同,表现为强化程度明显减弱,甚至不强化。

在一项实验中,VX2 肉瘤转移性淋巴结的直径 <10 mm,即低于诊断转移性淋巴结的常规标准,属于隐匿转移性淋巴结的范畴。平扫 SE T_1WI 和

T_2WI 上隐匿转移性淋巴结的信号与正常淋巴结相似。因此，MRI 平扫难以检测出隐匿转移性淋巴结。而经趾蹼间隙注射 HAS-Gd-DTPA 后 24 h，T_1WI 像上正常淋巴结的信号明显、均匀地增高，引流淋巴管清晰显示，外形纤细、走行自然。相反，隐匿转移性淋巴结因内部结构遭到肿瘤组织不同程度的破坏而表现为多种形式的不均匀强化或不强化，其引流淋巴管明显增粗、迂曲。

总之，皮下间隙应用 HAS-Gd-DTPA 的阳性 MR 淋巴造影比常规 MRI 检查提供更多有关淋巴结的结构和淋巴管形态学改变等重要的诊断信息，有望在不久的将来临床应用于隐匿转移性淋巴结的特异性检测和评价。

第四节 磁共振指纹技术

目前，常规 MRI 检查依靠采集对比"加权"定性图像评价有多种组织特性（磁性）的混合物。最近引入的一种新的方法——磁共振指纹（MRF），以一种全新的方法对数据进行采集、后处理和实现可视化。

磁共振指纹使用一种伪随机采集（a pseudo randomized acquisition）方法取代过去为获得个体感兴趣的参数特征，而使用重复系列数据采集方法，这种方法从不同组织中产生信号，并使之具有唯一的信号演变或"指纹"，即同时获得所研究的不同物质特性的功能。

数据采集后的处理过程涉及一个模式识别算法，将"指纹"与预测信号演变的预定义资料库（a predefined dictionary）匹配。然后，这些指纹被转换成兴趣区的磁性参数定量图。

理论上，磁共振指纹（MRF）可以应用于大部分的传统 MRI 定性方法，并取代它们获取真正定量的组织参数。因此，磁共振指纹有望比传统 MRI 更准确和更具可重复性，并促进多中心研究，在影像诊断时显著减少阅片者的偏倚。

磁共振指纹是数据采集、后处理及实现可视化的一种新方法。磁共振指纹提供高准确度的 T_1、T_2、质子密度及扩散定量图。磁共振指纹可提供高度可重复性的多参数图像，在多中心 / 多机型研究中有很大的潜能。

磁共振（MR）技术，如磁共振波谱和磁共振成像，在物理学、生物学及医学中被广泛应用，它们能为许多重要物质或组织提供详细信息，包括反映许多常见疾病的病理状态。人体组织可以通过不同参数的磁共振成像（MRI）来进行区分，如纵向 T1 弛豫、横向 T_2 弛豫及质子密度（PD）。在临床常规检查中，MR 系统设置，如回波时间（TE），重复时间（TR）和翻转角，常用来饱和或突出组织在图像上的信号强度，通过这种对比形成 T_1WI 或 T_2WI 的图像。

开发图像生物标志物，弥补影像主观评估的不足，一直是定量 MRI 成像诸如 T_1、T_2 弛豫时间计算及扩散加权成像的 ADC 值的驱动力。然而，MRI 信号强度本身几乎无法定量。同样的物质在不同的数据设置中可以表现为不同的信号，这取决于很多因素，包括扫描仪的类型和设置、使用的线圈（B0 和 B1 非均匀性，射频脉冲配置），协议相关问题，如参数变化的易损性（vulnerability），重建问题，如本底噪声、回波时间间隔等，校准（体模）问题及其他问题。因此，在当今 MRI 的临床应用中，一种组织或材料通常与其他区域对比被定义为"高信号"或"低信号"，不能提供差异程度的定量指标，降低了总体变化的敏感度。

使用这种比较的主要缺点是绝对的信号强度没有直接意义，诊断依靠图像中与周围组织的比较。到目前为止，MRI 参数的定量分析广泛应用于确定波谱峰值、空间位置或不同时间点之间的差异

因此，稳定、完整的定量多参数采集一直是 MRI 研究的目标。然而，到目前为止，所开发的定量方法通常一次只能提供单个参数的信息，并且需要相对较长的扫描时间，对系统特性高度敏感。同时，由于扫描时间的限制、对测量设置和实验条件的高敏感度，多参数测量几乎是不切实际的。因此，MR 影像生物标志物的开发及其在多中心研究中的广泛使用因其标准化存在的问题而面临一个巨大挑战。

更加确定的方法是组织参数 T_1、T_2 和 PD 的绝对定量。在这种情况下，可以基于像素进行病变检查，建立与正常值相比的绝对偏差。组织图像将直

接进行自动分割,然后疾病的过程可以用绝对数值表示。

虽然绝对定量的优点是显而易见的,但其临床使用仍然受到限制。至少有两个主要问题需要解决,以促进其临床的广泛使用:①对于许多方法来说,与这三个参数相关的过度扫描时间至今阻止了其临床的应用。近年来,在仅 5 min 内具有高分辨的整体 T_1、T_2 及 PD 的绝对量化上取得了实质性的进展。②另一个不可低估的问题是图像的临床评价。

到目前为止,在临床常规检查中使用 T1、T2 和 PD 图绝对定量的经验有限,且大多数放射科医师都要使用常规加权对比图像来确认他们所见的征象。由于检查时间有限,定量扫描可能会被认为是多余的。这一点可使用合成 MRI 的方法解决。作为一系列虚拟的扫描仪的设置功能,通过计算预期的图像强度,有可能基于绝对参数合成任意的 T_1WI 或 T_2WI 图像。合成 MRI 可以看作是将绝对定量图像转化为常规图像。因此,单个的量化扫描可以同时提供绝对定量图和常规加权对比图像。

近年引入的 MR 指纹技术(MRF)采用完全不同的方法对数据进行采集、后处理和可视化以克服这些限制。磁共振指纹使用一种伪随机采集(a pseudo randomized acquisition)方法取代过去为获得个体感兴趣的参数特征而使用的重复系列数据采集方法,这种方法从不同组织中产生信号,并使之具有唯一的信号演变或“指纹”,即同时获得所研究的不同物质特性的功能。数据采集后的处理过程涉及一个模式识别算法,将“指纹”与预测信号演变的预定义资料库(a predefined dictionary)匹配。

然后这些指纹被转换成定量的兴趣区的磁性参数图。数据采集后的处理步骤涉及一个模式识别算法,将“指纹”配对到预先定义信号演变的“资料库”中。然后,这些指纹被转换成兴趣区的磁性参数定量图。

磁共振指纹与压缩感知(compressed sensing)的概念有关,具有其许多预测优势。例如,初步研究结果显示,与传统的定性 MR 扫描相比,磁共振指纹在单次成像时间内可以获得完整的定量结果,且没有在许多其他快速检查方法中存在的对测量误差高度敏感的特点。

最重要的是,只要给予足够的扫描时间,磁共振指纹有潜力同时定量检测很多 MR 参数,而当前的

MR 技术一次只能检测有限的参数。因而,磁共振指纹打开了计算机辅助多参数 MR 分析的大门,类似于基因组或蛋白组分析,可检测从大量 MR 参数中同时获得的重要且复杂的数据变化。当使用适当的模式识别算法时,即使存在噪声或其他采集错误时,磁共振指纹可近乎完全抑制来源于这些因素的不利影响,提供一种全新且更稳定的方法。

一、磁共振指纹技术介绍

提倡使用基于反转恢复的稳态自由进动 MR 序列,因为这种序列对 T_1、T_2 和非共振频率的变化特别敏感,并提供最高的信噪比。为了读取信号,应用基于可变密度螺旋读数的快速采样轨迹,并使用空间采样以加速测量时间。

磁共振指纹的采集模式使用随机激发翻转角、重复时间、回波时间和反转时间来满足稀疏矩阵重建的压缩感知标准。

多个层间距为 20%、层厚为 3~5 mm 的层面(小于 10 层)将覆盖主要病变区,并为具有代表性的不同区域提供足够的覆盖。自动定位将通过已建立的扫描软件,即自动校准(auto align)来进行,以确保健康志愿者层面的相对位置可重复测量,重复扫描可以在相同的一段时间连续进行。

所获得的图像的空间分辨率至少需要 256×256 的矩阵,具有小于 1.3 mm 各向同性分辨率。磁共振指纹的扫描时间要求是每层采集时间 0~25 s,并且在开始时完成参数设置的精确优化。总共小于 3000 次的激发使磁共振指纹总扫描时间少于 10 min。

除了磁共振指纹以外,在研究检查期间的常规 MR 扫描有三个目的:磁共振指纹局部解剖的比较、常规 MR 序列对比及病变区定位。

这些常规 MR 序列包括短时间预扫描,包括定位序列,定位自动校准序列,BO 磁场均匀性的磁场图序列,B1 均匀性评估序列。定性方法如液体衰减反转恢复序列(FLAIR),T_2WI 快速自旋回波序列,以及已建立的测量 T_1 和 T_2 定量序列如多对比自旋回波序列和快速双反转恢复序列。常规 MR 序列的总体采集时间应少于 30 min。

二、数据处理

通过 MR 扫描仪,基于专用的“指纹库”(fingerprinting dictionary)在线进行磁共振指纹数据处

理。这个"指纹库"基于磁共振指纹序列设置（如时间、翻转角等）和已知的使用布洛赫方程在 MR 序列演变期间自旋演变的开发确定的。根据最小二乘相关性，测量的数据与磁共振指纹指纹库以体素钳（voxel-vise）的方式进行匹配。指纹库的设定必须与在 1.5 T MR 扫描仪活体扫描中常规预测的自然 T_1、T_2、质子密度及非共振频率分布匹配。

同时，除了 T_1、T_2 弛豫时间，质子密度和非共振频率分布外，新的研究表明，有可能通过磁共振指纹获得扩散数据和灌注信息。这为在寻找影像生物标志物方面应用 MR 提供了一种全新方法，可以应用于如神经、肿瘤、肌骨、心血管、代谢和胸部。

理论上，磁共振指纹可以应用于大部分的传统 MRI 定性方法中，并可以取代它们获取真正的组织定量测定。磁共振指纹可望比传统 MRI 更准确并且可实现重复性，能促进多中心研究并且显著降低图像诊断时的阅片偏倚。

此外，磁共振指纹这种新方法有潜力同时提供多种参数检查的高度可重复性、准确和快速的高质量图像，能实现可靠的、标准化的图像生物标志物及其多参数组合的研究，因其在不同场合和不同 MR 机型具有良好的可重复性，这些研究将在多中心研究中获得验证。

第五节　关于多 b 值扩散成像的临床价值

磁共振扩散成像是迄今为止唯一能够在活体上研究分子扩散行为的成像技术。因为磁共振成像是以氢质子作为探测对象，所以磁共振扩散成像所探测的也是水分子的扩散行为。

目前在临床上所采用的扩散成像所探测的是细胞间水分子的扩散行为，所采用的后处理模型是单指数模型：$S=S_0e-bADC$。其中的 ADC 就是众所周知的表观扩散系数 ADC（Apparent Diffusion Coefficient）。

有趣的是为什么我们要用表观扩散系数来表示扩散系数呢？这是因为几个方面的原因：首先，到目前为止扩散成像的空间分辨率还不够高，成像的体素要远远大于水分子，因此从空间解析度而言扩散成像还无法精确分析到一个水分子的扩散行为；另一方面，既然成像的体素很大，那么在扩散成像时，对这个体素信号能产生贡献的就不仅仅是水分子的扩散，事实上，体素内毛细血管内血液的流动也会对最后的信号产生贡献。

研究表明：尽管微循环内血流的速度低于水分子扩散的速度，但由于其位移要大于水分子的扩散，而毛细血管的分布是随机的，所以微循环内血液流动也被称为准随机运动（Pseudorandom movement）。这种准随机运动对扩散成像的信号同样有着重要的贡献。

正是因为这种现象的存在，扩散成像也被称为体素内不相干运动（Introvoxel Incoherent Movement，IVIM）成像。

现在的问题是：用什么样的扩散成像方案能更精确的反映 IVIM 的本身特性呢？目前常规使用的单一指数扩散模型只要采用两个不同的 b 值就可以计算出 ADC，但大量的研究表明，当 b 值高到一定程度这个公式就不再成立。为了能更准确的再现 IVIM 的本质，在 GE 的 MR 平台开发了全新的多 b 值多维度分析的增强版扩散成像（enhance DWI，eDWI）。

GE 独有的 eDWI 后处理分析可以提供不同的参数信息，这些信息提供了病变的不同特性，因而在临床上具有不同的临床意义。

一次扫描多 b 值成像既能提高病变的检出率也能更准确反映病变的扩散特性。

肿瘤治疗过程中的药物疗效分析：在肿瘤药物治疗的早期，可能因为治疗导致的炎性水肿而引起病变体积增大，此时单纯依赖于形态学检查无法更敏感的判断药物疗效。但如果药物治疗有效，早期就可以表现为病变微循环血管的减少，因此在 eDWI 成像测量出的 Fast ADC 会表现出治疗前后的统计学差别，这对于选择更敏感的化疗药物和制订正确的治疗方案具有重要的指导意义。

肿瘤与非肿瘤病变的鉴别诊断：有研究表明，在某些肿瘤和非肿瘤病变如胰腺癌和肿块性胰腺炎鉴别诊断中反映快扩散比重的 f 值具有重要意义。

细胞膜模型与水通道蛋白：更高 b 值的扩散反映水分子在细胞膜内外的扩散，而近期的多学科研究证实影响细胞膜内外水分子扩散速度的关键因素是细胞膜上水通道蛋白的数目。因此通过更高 b 值得到的扩散成像也反映了 AQP 蛋白的数目。不同病变的 AQP 表达不同,通过了解 AQP 的差别可以对病变做出更深入的量化评价和分析。

GE 的 eDWI 最多的 b 值可以选择 40 个。需要说明一点,能够选择多少个 b 值,其意义不在于其数量本身,更重要的是可以选择的 b 值个数从硬件上依赖于梯度性能包括稳定性和保真度。可以选择的 b 值越多,在进行 eDWI 多维度分析时其精确度越高。

扩散梯度的灵活选择:为了更好的探测组织的扩散特性,在 GE 的 eDWI 方案提供了更丰富的扩散梯度选择方式,这些不同的选择要么解决扫描时间问题(如 3 in 1),要么解决精确度问题(如 TET-RA 四面体技术)等。

智能 NEX 选择:这一方面可以确保 eDWI 多 b 值成像更高的扫描效率,同时也确保了高 b 值成像有足够的信噪比,从而确保了多参数分析的精确度。

GE 独有的多参数后处理:针对 eDWI 扫描数据 GE 推出了多参数测量的量化分析,如用以表征灌注效应的 Fast ADC,用以表征水分子扩散的 Slow ADC,同时还配备有表示 Fast ADC 权重的 f 值等等。这些不同的量化指标能更准确的表征组织的灌注、扩散特性,在临床科研中能实现精确的定量化分析。

第二章 分子影像学浅介

第一节 分子核医学——PET、PET/CT 和 SPECT

一、人类永恒的主题

追求与自然的和谐、了解自己和战胜疾病是人类永恒的主题。

随社会生活方式、节奏和环境的改变，威胁人类健康的疾病谱发生了巨大变化：肿瘤、心、脑疾病的影响力不断加强；新发传染病如严重急性呼吸综合征（SARS）、获得性免疫缺陷综合征（AIDS）等不断给人类社会带来挑战。

同时，社会生产力、科技手段和对疾病认识的发展，也使人类的医学保健观念和模式发生了重大变化。疾病不再是孤立的概念，而是有系统和环境因素参与的动态过程；在健康和疾病之间引入了亚健康的概念；临床任务从传统的诊断治疗转换为保证就医者的生活质量；过去单纯性切除、灭活、根治等治疗观念，也在向微创、修复、替代和个体化方向转化。学科之间、诊断与治疗之间的界限越来越模糊，多数学科间的技术和概念相互渗透：循证医学、预防医学、卫生经济学等新概念，不断地冲击着传统医学的诊治理念。

二、发展和挑战

在这种形势下，一方面现代诊治技术高速发展，如解剖、病理、生化和超声、CT、MRI 等影像技术，使活体诊断水平达到了前所未有的高度，并推动了外科手术、介入、化疗、内分泌和基因治疗等的进步。

但另一方面，临床医学仍面临新的、错综复杂的挑战。如病理类型相同、接受同样治疗的肿瘤患者，部分病例存活不到 3 年，而另一部分却可存活 10 年以上；人类基因组计划极大促进了对疾病起因、本质、生物特征和易感因素等方面的认识，但迄今为止仍有相当多的疾病，难以早期诊断，造成治疗的滞后和失误。

美国曾统计，每年因医疗失误造成的死亡，已经排到了美国人前十位，包括错误的开胸探查 25 000 例、乳腺切除 400 000 例、卵巢癌手术 5 000 例，充分说明了现代医学与疾病斗争之路仍很漫长，临床诊治方面需要研究和发展之处仍然甚多。

医学思维方式的改变，临床治疗的延伸和趋前，呼唤新的诊断技术——分子影像学。

三、分子影像学

分子影像学的定义是通过影像技术，在活体上显示致病分子、疾病相关分子、疾病的分子机制，并在分子水平完成疾病的监测、治疗。

人体由不同种类、不同功能的分子组成，生命体在细胞 - 分子维持自身结构完整、相互识别、相互沟通的复杂过程中，疾病则是上述分子成分、功能异常的结果。基因表达、分子识别、细胞间信息和物质交换等环节，都蕴含着临床诊治的巨大潜力。

分子影像学的目的，就是将上述生物活动在体内的分布、强度、变化等信息，以与解剖结构对应的方式显示出来。分子影像学重在活体和实时检测，克服了现有分子生物技术脱离活体内环境、体内调控、和不同组织间相互作用的局限性，实现了分子生物学和分子医学的活体化，完成与临床的无缝对接，因此被称为"连接分子生物学和临床医学的桥梁"。

相对于常规超声、CT、MRI 等以体内解剖结构显示方法而言，核医学显像，特别是 PET 技术（正电子发射体层成像术），使用适当的放射性核素标记核酸、受体、酶、基因探针等生物分子，直接显示疾病的分子机制，是功能影像学的杰出代表。

超声、CT、MRI 等传统影像技术,近年来也开始在组织特异性对比剂、血流动力参数图、BOLD 功能像、扩散加权、灌注加权等方面,向功能和分子诊断方向发展。

可以说,整个影像学正从单纯的诊断(diagnostic)向预测(prodictive)、特征化(characteriza-tion)和个体化(individualization)发展。近年来分子影像在医疗实践中的影响越来越明显,促进着新世纪医学科学的转变。

示踪剂是 PET 与核医学的力量所在。通过化学、物理或生化方法,将发射正电子的核素,如 ^{11}C、^{13}N、^{15}O、^{18}F 或其他,与前述生物学相关的特定分子连接,成为示踪剂。注入体内后,示踪剂参加相应生物活动,同时发出正电子射线,被 PET 或 ECT 接受,并进一步转化为肉眼可视的图像。

目前国内外研发的正电子类示踪剂超过 1100 种,但临床上应用最广泛的,是葡萄糖的类似物 ^{18}F-FDG(氟化脱氧葡萄糖)。其他常用示踪剂还有 ^{11}C 标记的氨基酸、脂肪酸、受体等。根据所用示踪剂,分子影像反映的不仅仅是体内结构,更有意义的是反映体内该种示踪剂所代表的分子及其生物活动的信息,通过医生的分析、判断,不仅可以协助临床和影像医生判断疾病的性质、范围和程度,发现临床未发现的病变,更可以通过特殊的分子生物学特征,补充和完善病理和组织学检查对疾病本质的客观分析,为临床诊治提供更准确的信息。

四、疾病本质:形态与功能

疾病本质上是从基因型(genotype)异常开始,经表达异常、代谢异常、功能失调、结构改变直至产生临床表现(phenotype)的生化改变序列。

一旦临床上出现形态结构改变,无论如何“早期”,实际上都是疾病发生发展过程的终末阶段。近代观点认为,组织结构只是形式,生命和疾病的本质并不在于解剖结构;结构不过是长时间的慢性过程,功能则反映过程的早期。

如解放军总医院曾总结千余名无症状、CT、MRI 无结构异常的“健康”查体者,PET 显像发现亚临床恶性肿瘤达 2%;中国台湾地区新光医院的恶性检出率为 1.4%,日本为 1.25%。在恶性肿瘤患者群中,功能和代谢显像经常发现病人体内的病变,而同一部位数月后才出现肿块;这些都提示疾病的功能、代谢改变的监测,可能会先于形态改变发现异常。

五、生物学特点

分子影像更多地反映着体内组织的生物学特点,如功能、血流、代谢等。这种影像更接近人体的生命本质,更易准确诊断疾病。如 X 线片上溶骨表现、突发压缩骨折,或有明确外伤史的单发骨折的性质,有时,单纯依靠随访、活检、或实验治疗,可能会延误诊治。

而通过骨扫描和代谢显像,可以增加诊断的客观性。经验证实,形态变化可能掩盖疾病的多样性:即使有超声、CT 的引导,受取材的限制,活检的假阴性率达 20% 左右。有学者报告曾有病例 CT 和临床考虑典型肺癌骨转移表现,但 PET 提示骨髓内多处病灶,最后手术证实多发骨髓瘤,肺内巨大肿块系肋骨病灶侵入形成。借助功能、代谢原理,发挥活体“原位杂交”和“免疫组化”的功效,可能具有独特的早期诊断价值。

六、正确诊断

正确诊断(定性、分期和分型)是正确治疗和确保良好疗效的前提。既往临床上靠触诊,或 CT、MRI 和超声等技术评估肿瘤患者淋巴结受累情况。这些以淋巴结的大小为诊断基础的方法并不总是准确。临床资料证实,单凭形态学标准鉴别反应性淋巴结肿大与肿瘤淋巴结浸润有 20%~40% 的误诊率。

PET 利用肿瘤组织快速增殖、葡萄糖载体增多和磷酸化酶的活性增高、糖酵解代谢率增加等生物学特征,用 ^{18}F-FDG 可以早期发现和确定恶性肿瘤原发灶的部位、大小、淋巴结及远隔转移,还可以通过代谢异常程度,评估肿瘤的分级和预后。

国内外的经验都证实,合理利用功能显像提供的信息,可以改变 30%~40% 肿瘤病人的临床分期,包括分期的上调和下调。

PET 反映局部组织早期异常,虽然信息量小、远不如解剖结构变化那样明显,但在判定病变的生物特性方面具有独特的优势。有资料证实,同为组织学分类 II 级的胶质瘤,^{18}F-FDG 摄取高者 2 年存活率为 0,而摄取低者的 5 年存活率可高达 80% 以上。

一些肿瘤,如细支气管肺泡癌、卵巢癌等,组织病理学的分级与 ^{18}F-FDG 摄取程度不一致,临床长期随诊提示，¹⁸F-FDG 摄取更能反映病人的预后。这种肿瘤生物学特性与临床间的复杂关系，单纯依靠形态学，包括组织形态学检查，是难以真实地反映出来的。

临床医生的传统角色是解除疾病造成的痛苦。随技术和观念的进步，药物、手术、物理、化学、生物等全身和局部处理、各种支持和康复等方面，已有了极大的改观。

七、功能影像

但现代临床医学分工过细、专科过专，在治疗计划中，局部、结构因素考虑细致，而系统、功能影响计划不周的倾向还是存在的。特别是有些疾病影响范围大、界限不清，一般意义的治疗计划可能有顾此失彼之虞。如小肝癌、脑胶质瘤，到底需要多大的切除范围，肿瘤术后是否需要化、放疗，以及如何指导放、化疗的实施；心脏介入治疗是继外科手术后心血管疾病，包括冠状动脉心脏病、先天性心脏病的重要治疗手段，但缺血心肌是否存活、多支血管狭窄时"罪犯"血管的确定等，就不是单靠经验、肉眼和影像观察所能解决的。

如果使用得当，功能影像可以在正确决策方面发挥意想不到的作用。如通过 ¹⁸F-FDG 显示存活肿瘤、乏氧显像剂显示低活性瘤区、标记核苷显示增殖瘤区，可以准确界定瘤灶范围，防止单靠 CT 可能导致的边缘漏治或周围组织的不必要照射通过手术相关器官的功能显像，有助于术式、时机和并发症的防治；以图像融合方式将 PET 与 MPd 立体结合，提供脑肿瘤手术入路与关键性脑功能的空间关系，有利于确定手术方案；通过氧代谢、局部脑血流、苯二氮䓬受体等功能影像数据，可以准确提示脑卒中后组织存活（半暗带），协助挽救性治疗；细胞凋亡的检测，以及损伤后存活脑细胞的检测及挽救方法的探索，可能会形成新的治疗领域。

由于 PET 的推广，改变了多种肿瘤的诊治计划，占总病例数的 20%~40%。同时，由于 PET 在判定病灶生物学特性、监测与调整治疗方面的作用，可以降低治疗失误，促进方案的个体化和整体化，对 30% 左右的病人预后产生积极影响。

八、疗效监测和随诊

按经典说法，医生面对病人时，必须回答 5 个问题（A5Q）：是什么病？ 病因？ 损害程度和性质？ 如何治疗？ 治疗是否有效？

疗效监测和随诊是保证医疗实践正确性的重要条件。然而，手术、放射和化学治疗改变了病灶局部的组织结构，这种改变与疾病原有、或治疗后新生的结构改变相互重叠，有可能严重干扰对病情的判断和下一步治疗的计划。如脑瘤治疗后，MRI 难以区别局部坏死与肿瘤复发，而这 2 种情况的治疗截然相反，如何决策？ 对临床医生来讲，是巨大的考验和困难的抉择。如果改用 PET，通过组织代谢状态，可以评价疗效、监测复发和转移灶。

国外经验证实，无论放疗、化疗或内分泌治疗，凡是对治疗有响应的瘤组织，其肿瘤增生减缓或停止，代谢活动降低，表现为瘤灶的血流速率降低、血流多普勒信号减少、18F-FDG 或者 11C-胸腺嘧啶核苷摄取减低。这种表现可以在治疗开始后数日、甚至数小时内表现出来，因此，可在治疗开始后早期提供治疗是否有效的客观证据，而不必等待数周至数月，通过肿瘤体积的变化来确定治疗效果。脑胶质瘤治疗后，放射损伤、瘢痕等可以有 MRI 水肿和增强表现，难以与复发肿瘤鉴别，PET 可以准确地区别复发灶的高代谢和损伤、瘢痕的低代谢特点，从而有助于鉴别诊断。

九、先于其他表现相当长时间

临床上常遇到这样的情况：不少肿瘤（常见于卵巢癌、乳腺癌、淋巴瘤、消化系肿瘤）治疗后，随诊中发现肿瘤标志物升高，但各种影像学检查却没有阳性发现，病人和医生不得不反复检查，有时耗时经年而一无所获。根据国内外的经验，这种情况下，¹⁸F-FDG 或其他代谢示踪剂可以发现绝大多数的亚临床病灶。在长期随诊中，功能和代谢影像无创、灵敏，有时可以先于其他表现相当长时间内发现病情变化，为临床提供进一步诊治的依据。

放射性标记的示踪剂可以显示和监测活体内的微量物质，这使核医学技术成为一种极有潜力的生物、医学和药学研究手段。据瑞典皇家科学院统计，1901~2001 年间，98 项成果获得诺贝尔医学生物学奖，其中 80% 得主曾在研究中使用过示踪剂原理。药学研究方面，PET 技术可以实时、连续、无创地显示待测样品在体内的变化，准确监测新药对体内不同组织、不同状态下的药理作用，具有突出的优越性。

国外资料说明，开发一类新药，一般需要 10~20

亿美元和 10~15 年研究周期；即使进入 III 期临床试验，也仅有一半能获批准成为新药。PET 可使开发时间缩短到 6~8 年，节约一半以上的经费。核医学还可以客观、直观和定量显示药物对器官功能的效用、与其他药物的相互作用、生物学机制等，协助发现新的作用靶点，提示潜在药物和治疗机制。特别是 PET/CT，结合示踪剂原理和影像高技术，将最大程度满足新时代对影像技术预测、特征化、个性化和卫生经济学方面的要求，是一种"生命的断层影像"。

新需要和新技术推动新的发展方向。生物和医药领域对 PET 和示踪剂的借重也还渐成为国际趋势。根据目前掌握的数据，人体内约有 60 万亿个细胞，细胞内有 90 万亿个原子，每条 DNA 链有 30 亿碱基对，大脑内有超过 1014 数量的神经突触。利用这些为数巨大、至关重要的分子开发示踪剂，将为 PET/CT 技术今后的发展不断注入新的活力；而 PET 技术将对认识和利用这些体内生物分子，产生长远的影响。

十、生物学预后

医学观念还在随社会和科学不断改变着。Wagner 教授曾讲过：依靠传统病理、组织和细胞学特点主导医学观念的时代已经过去了。越来越多的证据证实，除病理学的预后判断外，生物学预后可能会成为今后肿瘤学、心脏和神经科学方面重要的参考因素。

有时，PET/CT 的"假阴性"和"假阳性"可能正是个体患者生物学预后的重要依据和启示。随着 PET/CT 和分子核医学研究的深度和广度不断增加，也许会带来医学观念、认识和实践更多的进化。

中国古代贤哲讲"尺有所短，寸有所长"。PET 技术虽然有"代谢显像、生化显像、分子显像"等美誉，但目前的诊断特异性和检测效率方面还有不如人意之处，包括信息受体内、体外因素的影响大，图像不易理解；结果解释方面存在"随意性"、操作者主观依赖性强和掌握难度大；特别是功能影像的数据量和分辨率低；功能图像以生理功能（如通过时间长短、放射性物质的浓度）为表现形式，结果分析和解释的专业要求远远超过常规影像技术等。特别是特异示踪剂不能显示靶分子之外的组织、空间分辨率差、信噪比低等，影响结构的表达。因此，近年来采用强强联合、优势互补原则的 PET/CT 带来了影像学的革命和进化。

保持 PET 的高度生物学优势的同时，通过 MSCT 的高清晰度，显示病变的精细结构特征。这种融合影像，放大了各自的技术潜力，提高病变的检测能力和准确性，减少检查和分析所需时间，还可以判断肿瘤内部组织的生物特征，配合生物调强的适形放疗，提高治疗的科学性、安全性和有效性。PET 和 CT 技术的融合，产生 1+1>2 的效果，相当程度上代表分子影像学发展的前沿，在临床实践中产生了一系列积极作用。所以有人说："PET/CT 是连接影像医生和临床医生的桥梁"。

"科技以人为本"：科技以服务于人为宗旨；科技以人才为依托。任何诊断技术的意义，都受临床认识程度和治疗水平的双重制约。PET 是服务于临床的工具，能否让临床利用好，实在是影响分子影像和临床医学发展水平和速度的关键。

十一、大影像学

在这方面，掌握医学发展前沿、保持准确的方向、清醒的头脑、合理的知识结构和正确的思维方式，是发展中最重要的因素。社会需求决定社会发展，临床上病人日益增长的需要，应该也必然要求多种技术发挥各自优势，相互配合，即为"大影像学"的概念。

国内外推崇的团结协作的精神，要求人们放开胸怀，放眼发展，相互促进，共同提高。通过各学科更新观念、大力协作，将分子影像技术扩大到生物、医学基础和药学研究的各个领域，有助于提高诊治和服务水平，有利于生物、医学和药学的科技发展，是一种双赢或多赢的局面。

第二节　分子影像学入门

分子影像学研究是一门崭新且具有巨大临床应用前景的课题，是 21 世纪持续发展新影像学的特征，被美国国立卫生研究院（NIH）确认为应用非侵袭方法在分子或 / 和基因水平定量研究活体内疾病过程的极其重要领域。

广义上,分子影像学是一门活体内在细胞或/和分子水平对生物过程进行描述与测量的新兴交叉学科。它一改传统影像学基于解剖结构改变诊断疾病的模式,直接研究活体内对疾病的产生、发展具有重要作用的基因或分子及传导途径的成像方法,使影像学超过了原有的解剖和病理学范畴,将影像学诊断引入分子或/和基因水平。如功能 MRI (fMRI)能确定肿瘤的亚临床病灶,更能直接显示代谢及分子活动状态,使信息核糖核酸(mRNA)成像,然后绘出蛋白质分布的 MRI 图像。

分子成像,也就是在活体内、在细胞和分子水平对生物过程进行描述与测量,其目的是通过研究和测试新的成像工具、试剂、方法,对体内的重要分子,特别是对一些疾病的产生、发展有重要作用的分子及传导途径进行成像,以便对疾病早期诊断、在活体内筛选活性药物及对治疗直接评价。

分子影像学为无创性、可重复研究正常生长发育及应用小动物模型研究疾病机制提供了技术条件。目前,可以利用分子成像的技术方法在活体动物模型上监测生物动态过程,如代谢活动、细胞增殖过程、凋亡、报告基因表达及抗原调控情况等。

分子影像学研究的进展将对未来患者的疾病预防及治疗产生直接深刻的影响,主要表现在以下几个方面。

一、早期发现、诊断

现在的影像诊断仅仅能显示组织器官的形态学改变,或者部分反映组织器官的生理功能改变。这些只是导致疾病产生、发展的分子或/和基因改变的终末效应。由于诊断时间的相对滞后,对绝大多数病人而言,已失去了最佳治疗机会。

分子影像学研究有望更早期发现异常改变。如果成像分子或/和基因在疾病发病过程中起关键作用,应用分子影像学手段可以在"疾病前状态"时就做出诊断。如对Ⅱ型糖尿病而言,血糖水平未达到诊断水平却高于正常水平即为前期糖尿病。此状态的信息具有重要意义。另外,无创、实时、连续多次应用影像学方法做出分子或/和基因异常,为临床提供"原位靶向分子",进而更有效地指导治疗,改善患者预后。

二、早期直接评价治疗效果

现行的治疗措施,无论药物或者生物方法,特别是基因治疗,往往需要几个月时间才能知道其效能。分子影像学通过对体内靶分子或功能基因直接成像,能够直接、无创、可重复地评价治疗效果。如 Shah 等(2003)应用双报告基因(Rluc/Fluc)生物发光成像评价肿瘤坏死因子相关凋亡诱导配体(TRAIL)基因诱导胶质瘤细胞凋亡,结果表明:该成像方法不仅可以在活体内对肿瘤坏死因子相关凋亡诱导配体基因的单纯疱疹病毒(HSV)载体传递进行实时成像,而且可以实时评价肿瘤坏死因子相关凋亡诱导配体诱导肿瘤细胞凋亡抗肿瘤效能的时空特点。

由于 MRI 拥有高空间分辨率和潜在的定量能力,应用 MRI 实时成像,甚至可以高空间分辨、实时、定量监测目的基因表达水平,评价治疗疗效。较目前的疗效观察方法,既节省实验动物又节省人力。

三、活体内治疗活性药物筛选

分子影像学将在药物发现、开发及药物输送等方面发挥重要作用。随着药代动力学进展,越来越多的药物候选者将出现。影像学分析可以迅速、定量、重复监测靶可接近性,药物在靶点停留时间及其与疗效的关系,药物清除率等。

理论上讲,所有的分子标志物均可为分子影像学成像的靶标。但有普遍的选择标准:该分子标志物与某种疾病发生、发展、转移紧密相关;或者其变化过程反应治疗效果。

如果要对体内的特殊分子或/和基因成像,必须满足 4 项必备前提:①高亲和力的探针,且该探针在体内有合理的药代动力学行为;②这些探针可穿透生物代谢屏障,如血管、间叶组织、细胞膜等;③化学的或生物的信号扩增方法;④敏感、快速、高分辨率的影像技术。

分子探针正确定位于靶目标是检测活体内特殊分子的关键环节;它们可以是小分子,如受体补体或酶的底物。有些大分子量的分子,如单克隆抗体、重组蛋白也是常用的。

尽管设计有亲和力的配体看上去很难,但最近的药物技术(重组技术、成分设计、高通量筛选、靶分子定位及基因组学对其确认等)的进步使其成为可能。目前，MR 靶向对比剂的研究热点之一为抗体对比剂，即以特异性抗体结合 MR 对比剂进行导向性显影或者说分子特异性成像。

有学者将胶质瘤单抗与钆喷替酸葡甲胺（Gd-DTPA）结合注入荷瘤鼠体内，可鉴别肿瘤、瘤周水肿及放射性损伤。但是，由于 Gd-DTPA 离子较大，抗体结合数量往往有限，信号强度不高。且全抗体分子量大，免疫原性强，在活体内面临生物降解的风险大。利用抗体工程对抗体进行改造，可解决这一问题。

单链抗体（Fv）是由一段弹性连接肽把抗体可变区重链与轻链连接而成，是具有亲代抗体全部抗原结合特异性的最小功能单位，以分子量小、穿透性强、免疫原性低以及易于基因工程操作等特点而备受关注。但单链抗体常常又存在着亲和力低，功能单一，稳定性差等不足，应用受限。近年来，在单链抗体的基础上发展了结合性能良好的单链抗体多聚体。单链抗体多聚体因其多价、多效能和高亲和力而具有诸多优势。

分子探针必须以适量的浓度到达特定目标并停留充足的时间，以便于在体内被各种成像手段测量到。快速的排泄、非特异性结合、代谢、生物屏障都对此过程产生影响而必须克服这些阻碍。跨越生物屏障是药物转运，特别是大分子药物所面对的典型的、最具挑战性的困难。但即便有的小分子药物也难以达到靶细胞，这是细胞内分子成像的前提。

一些患者主张运用针对性的策略绕过这些屏障，比如说，运用一些可转运成像药物人细胞的多肽衍生的膜转运信号蛋白，或者修饰蛋白从而减少免疫反应及识别，或者用长效药物使之达到更均匀的分布，还有用药物或物理的方法使更多的成像分子与靶分子结合等等。

体内分子成像另外一个重要因素是产生背景噪音的未结合的配体分子快速失活。在体内环境下，选择适合的药代动力学是有限制的。成像前加入特异的追踪复合物除去循环中多余的配体（使其进入网状内皮系统）有助于提高信噪比。

成像分子信号放大是分子成像的另一个重要环节。细胞内的成像靶分子包括脱氧核糖核酸（DNA）、mRNA 及蛋白质。由于需要高水平的信号放大使之可视化，单个细胞的 DNA，mRNA 作为成像目标存在诸多困难，但是选择基因表达的一个下游分子，如蛋白质或蛋白质功能成像相比之下较为可行。

一些化学和生物学放大技术使蛋白水平的分子成像成为可能。这些技术包括应用预定位方法增加成像分子的浓度，抗生物素 - 生物素放大系统，药物动力学的改进，应用配体捕捉特殊细胞功能，或探针与靶分子相互作用改变其物理特性等。氧化铁纳米颗粒在分子信号放大策略中的应用较为理想，它呈超顺磁性，在 MR 成像系统中主要缩短 T_2 信号。直径小于 50 nm，与抗体结合的数量多，避免了无法跨越毛细血管壁，在抗体抗原反应前便已被血液中的巨噬细胞吞噬的缺陷，在复杂的生物系统内证实有效。

研究证明，分子基因信息可以通过各种先进的影像技术获得成像。目前，可供选择的成像手段包括：核医学、MRI、光学成像等。不同的成像手段各有优劣。其中核医学是一种常用的成像手段。胸腺嘧啶脱氧核苷激酶基因是多种肿瘤基因治疗的靶基因，Gambhir 等（2000）应用正电子发射计算机体层摄影术（PET）成功地将该酶活性进行成像。靶向细胞表面受体的核医学成像也取得理想效果。

另外，光学成像技术，如弥散光学断层，近红外荧光成像，在分子成像领域也有重要作用。Weissleder 等（1999）和 Tung 等（2000）设计的一种近红外荧光探针，在被蛋白水解酶——组织蛋白酶 D（Cathepsin D）激活时可以用光学成像技术加以成像。

但上述影像技术都存在两大缺陷：空间分辨率低和图像中无法描述解剖信息。而 MRI 的优势在于其高分辨率及成像参数的多元化，不仅能克服上述影像技术的缺陷，而且可同时提供生理信息，在分子成像领域具有举足轻重的作用。MR 波谱分析可用来评估基因表达。在 1 项研究中，肿瘤细胞系携带了编码胞嘧啶脱胺酶的 cDNA（来自酵母菌）被种植到动物体内。

运用 ^{19}F MR 波谱分析，可以观察和定量检测抗代谢产物 5- 氟尿嘧啶（由酵母菌的胞嘧啶脱胺酶催化 5- 氟胞嘧啶产生），结果显示 5- 氟尿嘧啶在体内的转化以及基因治疗效果可用影像学方法观察。

Moore 等（1998）应用顺磁性单晶体氧化铁纳米颗粒标记转铁蛋白探针，其受体的表达和调节便可在 MR 上成像。上述结果证明了通过受体过量表达机制，用 MR 对其成像是可行的。

　　限制报告探针（reporter probe）开发速度的一个关键环节是缺少基于细胞与生物学相关的高通量筛选技术。令人振奋的是 Hogemann 等（2002）研制了一种 MRI 高通量筛选技术，可以同时快速评估成千上万个标本，提供非常准确的测量数据，提供受体结合或 / 和内化数据。为从肽与纳米颗粒结合物库快速筛选可能的 MRI 报告试剂提供了技术手段，将极大地推进靶特异或细胞特异的 MRI 对比剂的开发应用，促进分子影像学的发展。

第三章　关于图像存储与传输系统

第一节　图像存储与传输系统中的医学影像质量控制

一、PACS 质量保证

目前,影响医院数字化的最大不利因素是图像存储与传输系统(PACS)行业缺乏一个规范和统一的质量控制标准。

当前国内一些所谓的 PACS 厂商不走医学数字成像与通信标准(DICOM)和 HL7 标准道路,兼容性差。

还有一些系统集成商,代理国外的 PACS 产品,自身并不具有开发维护能力。总的来说,虽然生产 PACS 的厂家很多,但都各自为政,技术水平参差不齐;标准化程度低,配置的硬件不够合理,没有有效的工作流程和自动管理功能,响应速度慢;在网络安全、保密和符合法律要求方面也不可靠;没有考虑技术发展和扩展需要的可能,难以与现有的 HIS/RIS 整合为一个系统;数据传输不完整,软阅读显示器分辨率不够高。所有这些问题都需要完整的质量保证过程来解决。

根据国际辐射保护与测量委员会(NCRP)于 1988 年对质量保证的定义,质量保证是一个广义上的概念,贯穿于 PACS 系统的各个流程环节。

它包括所有由成像技师所制定的管理惯例,是为了确保:①对于所遇到的问题来说,每一个成像步骤都是必要并且适当的;②生成的图像中应包含对诊断有用的信息;③已记录的信息可以及时正确的被解释并为医生所用;④尽量将检查所需的放射曝光量、费用和不便降到最低。

质量保证中有一大部分是涉及人为效率的方面,如培训、效率或政策。其中可监测的设备性能被称为质量控制。

二、设备性能和质量控制

因为设备性能会影响图像信息内容和曝光量,我们可以知道以上定义中的②和④这两部分都与质量控制直接相关,而③部分是关于图像解释和图像、报告分发的,因为基本与设备无关,因此不属于质量控制范畴。

对于传统设备质量控制观点,灯箱阅片是工作流程中的最后一步。相反,在一个无胶片的科室中,其持续的数字信息是通过一系列的网络设备实现流转的,开始于图像采集,结束于图像和报告在申请检查的医师的工作站上显示。

因此,在实现了无胶片化的放射科日常工作流程中,在阅片和图像或报告的传送的质量仍然依赖于设备性能(注在此将 PACS 也看作是一种设备),即为了帮助放射医师阅片,需要提供相关的早期检查给医生,这一功能的实现依赖于 PACS 存档的性能和 PACS 数据库的准确性;医生能否及时浏览图像,这依赖于医院网络的速度和可靠性。

质量控制的范围应包含所有设备,不管是作为一个系统还是独立的组成部分,它们的性能必须是可监测的。据此,质量控制应贯穿于 PACS 的整个流程和各子系统中,包括图像采集、归档、传输和显示。下面主要介绍图像采集过程的质量控制。

三、医学影像质量控制的需求及流程分析

PACS 的质量控制是对影像诊断学设备及其附属设备的检测、维修、维护使用,以及对医学影像制作、储存、信息处理与传输过程的校正行动来保证质量的技术;另外,图像显示一致性也是图像质量保证的重要方面。而医学影像质量控制系统(IQCS)主

要是针对医学影像储存与传输过程提供质量保证的专业系统。

常见的 PACS 采集流程为:医学影像设备通过 DICOM 网关将影像直接自动归档入 PACS 数据库和图像库中。这种采集流程存在漏洞,使得一些人为或非人为原因(如错误录入病人信息等)造成的错误影像或低质量影像会进入 PACS,从而影响医生的诊断,甚至会造成严重的影响。

鉴于以上原因,应对传统 PACS 采集流程进行改进,在医学影像设备和 DICOM 网关之间增加一道关卡——医学影像质量控制子系统,采用人工与计算机自动匹配相结合的质控手段,在最大程度上做到对错误影像或低质量影像早发现、早修改。从而进一步提高 PACS 中医学信息和医学影像的准确性。

改进后的 PACS 采集流程为:医学影像设备将影像发送至 IQCS,经过计算机自动匹配和人工质量审核,IQCS 再将合格影像通过 DICOM 网关直接归档入 PACS 数据库和图像库中。同时,在 IQCS 中,对于影像中的错误 DICOM 信息还应能进行修改。

四、医学影像质量控制系统功能设计

DICOM 信息修改:包括修改 patient name、patient sex、patient age、patient ID/study ID、orientation 以及初始窗宽窗位值等。

信息匹配:能对远程 HIS 或 PACS 数据库进行信息查询,并能将远程信息与本地采集到的检查信息按照一定的条件进行初步比对匹配,发现检查信息和申请信息不一致的检查。从而实现自动化匹配,减少人工工作量。

采集和发送:医学影像质量控制子系统在采集到影像设备发送的 DICOM 图像,确认影像正常后,需要将影像发送到 DICOM 网关,从而完成正式 PACS 采集过程。因此医学影像质量控制子系统需要具备 storage/retrieve 的功能,并且一定是符合 DICOM 标准的。

规范检查信息:不同厂家影像设备所形成的影像的 DICOM 信息内容是五花八门且不完全规范的,另外对于一些发送规则的制订也都是各有一套,比如说有的设备中一个检查的图像被分成多个不同 study Instance UID 发送,也就是说一个病人的同一次检查图像经过 DICOM 网关采集到 PACS 后,会形成多个检查。通过 IQCS 提供的规范检查功能,可以将这些相同检查但 study Instance UID 不同的图像合并在一起,避免在经过 DICOM 网关采集时被认为是不同检查。

管理功能:能定时对科室检查的阳性率、工作量等进行统计,并自动给予提示,从而保证科室诊断工作的标准化。

综上所述,质量控制作为质量保证的主要组成部分,应贯穿于 PACS 的整个流程和各子系统中。医学影像质量控制系统是用于影像设备和图像采集网关之间的质控系统,可以解决医学影像采集过程的质量控制问题,具有明确的针对性。其工作方法是采用计算机自动识别加人工干预,可以在最大程度上做到对错误影像或低质量影像早发现、早修改,从而进一步提高 PACS 中医学信息和医学影像的准确性。

第二节　影响软阅读诊断系统效能的因素

目前放射科广泛应用医用液晶显示器(LCD)进行软阅读,其在影像诊断中效能的发挥,除了受其本身物理参数的影响外,还受观测条件的影响。影响软阅读诊断效能的因素包括两方面:(1)显示因素:显示器参数、外部环境条件;(2)主观因素:诊断医师的水平。这 2 个因素决定了诊断结果的正确率,共同构成了一个诊断系统。其中任何一个影响因素发生变化,该诊断系统就会发生变化,而不再等同于原系统。此时该系统的诊断效能就会区别于原系统。

发达国家重视相关立法工作,2001 年德国标准机构发布的《X 线诊断图像的质量保证》第 57 部分(DIN V 6868-57),图像显示装置的验收试验评价标准强制性要求使用专业医疗影像诊断显示器进行医疗影像的诊断。该标准明确指出观察的环境条件和周围照度对显示效果的影响。2002 年美国医学物理学家协会第 18 工作组(AAPM TG18)提出了对医用显示器特性的描述和对其一般特性(几何失真、环境照度、噪声、分辨率、模糊眩光等)的量化评价方法。还针对不同用途的临床显示系统给出了质

量控制标准,以方便临床应用。

一项研究,提出并围绕与质控相关的5个显示因素:观察距离、分辨率、室内照度值、观察视角、负效光角度,评价医用LCD各显示因素对诊断效能影响的主次关系并选取各因素水平的最优组合,旨在提高影像诊断的准确率,并为我国软阅读诊断质量控制标准的制订提供研究数据。

软阅读的影像诊断系统不同于传统的屏-片系统,后者以图像的密度、对比度、层次作为质量控制的标准,而这些参数在软阅读中均可通过图像后处理进行调节。所以软阅读的质量控制必须以影响显示性能的显示因素为主;然而在诊断模式的革新过程中,过多的将显示器分辨率的指标作为主要评价指标,而忽略了外界显示因素对显示性能的影响。但影响诊断系统结果的因素除了显示器分辨率,还有其他因素,比如观察距离、观察视角、照明水平、负效光角度等。所以,该项研究提出与显示性能相关的5个因素进行综合评价。

由于评价指标"误诊次数"对于提高诊断质量的影响较大,所以在显示因素主次分析中,应以不同因素水平下平均误诊次数的极差值数据作为依据;最优实验条件的选取,应通过误诊次数、诊断时间和无法诊断次数3项评价指标的综合分析作为依据。

一、负效光角度

负效光角度是指外界高强度负效应光线与显示器表面所形成的夹角。因为投射在显示器表面的负效光会导致显示质量下降,甚至形成"眩光斑",故列入该项研究因素。负效光角度各显示水平之间平均误诊次数的极差值最大,为5.0次,表明负效光形成的眩光斑在各因素中对诊断准确性的影响最大。

负效光角度在水平1时各项观察指标均值最小,误诊次数、诊断时间、无法诊断次数分别为1.2次、9.2 s、0.4次。这与误诊次数最少的实验序号8(0.00±0.00)次的负效光角度在水平1时表现一致,因此选定负效光角度的水平1(0°)为最佳阅图条件。所以,阅片室应设计为隔断式的独立阅片环境,室内照明应采用柔和的光线。显示器不应面向窗口摆放,并将朝阳的窗户配备遮阳窗帘。

二、观察距离

观察距离对于平均误诊次数的极差值为2.9

次,对诊断系统效能的影响排序第2。其在水平2时实验结果均值最小(2.5次、12.2 s、1.1次),与其他3个水平的结果比较均低。因此,观察距离在水平2(0.6 m)为最佳阅图条件。虽然每名诊断医师的视力水平和诊断习惯不尽相同,但过远的诊断距离不利于影像细节的观察,而过近的诊断距离不利于胸片这种较大尺寸图像的全局观察,所以在软阅读的质量管理工作中,应注意显示器与医师的最佳诊断距离。

三、分辨率

分辨率对于平均误诊次数的极差值为2.8次,在5个显示因素中对诊断效能的影响居中。其在水平4时实验结果均值最小,可以认为显示器分辨率在水平4(5百万像素)为最佳阅图条件。实验结果表明,由于该项研究胸片的DR图像均大于7百万像素,只有5百万像素的显示器分辨率才能最大程度的显示影像的原有数据,使得显示效果接近实际效果。所以,在临床工作中必须根据不同临床需求选用适当分辨率的显示器进行软阅读,才能确保医学影像诊断的准确性。

四、室内照度值

室内照度值对于平均误诊次数的极差值为2.5次,在5个显示因素中对诊断效能的影响处于第4位。其在水平4时各项评价指标均较差,尤其在实验序号13的水平4(400 lx)上出现了大量误诊次数(10.22±2.28次)。在水平1时平均无法诊断次数最少,为0.8次;在水平2时平均误诊次数最少,为2.4次;在水平3时平均诊断时间最少,为13.6 s。据此,选择照明水平2(100 lx)为最佳阅图条件。软阅读的诊断效能除与显示质量有关外,也与阅读环境的照度有关。软阅读诊断室的室内照明光源应为可调节,平均照度值控制在100 lx。

五、观察视角

观察视角是指水平方向,偏离中心主视线的角度。软阅读模式下,要求在诊断医师面前应最少有2台显示器,1台为诊断报告录入显示器,1台为医用图像浏览显示器。2台显示器在诊断医师面前的摆放位置不同,会导致观察视角的不同,故列入该项研究因素之一。

观察视角对于平均误诊次数的极差值最小,为

1.4 次，对诊断效能的影响最小。实验结果表明，随着观察视角在 4 个水平中的变化，平均误诊次数会有 1.4 次的变化，所以应同样引起重视。平均误诊次数在水平 1 时最小，为 3.3 次；平均诊断时间在水平 3 时最小，为 13.3 s；平均无法诊断次数在水平 1 时最小，为 1.6 次，所以选择观察视角在水平 1（0°）为最佳阅图条件。临床工作中，图像浏览显示器应置于诊断医师的面前，与主视线垂直，而用于报告书写的显示器置于图像浏览显示器的一侧。

影响诊断效能的显示因素还包括显示器的亮度、灰阶、对比度及屏幕大小等，由于该项研究选用同一品牌不同分辨率的单色液晶显示器。因此，这些因素在该项研究中是一致的，可排除这些因素对研究结果的影响。

六、PACS 与减少误诊

近年来图像传输系统（PACS）在临床上广泛应用，深受医技人员的欢迎。随着 PACS 的应用，增加了诊断信息量（电脑后处理，包括窗技术的应用、放大镜、图像的缩放、CT 值的测量病变大小的测量等），一定程度上加快了观察的速度，明显地提高了工作效率，不仅减少误诊，并且缩短了诊断报告所用的时间。但是，在 PACS 的使用过程中，我们发现一些问题是不能不注意的，在此提出来与同仁们商榷。病人的姓名、编号、性别、年龄、检查部位、左侧或右侧、扫描的时间、扫描的参数等各类标志一点都不能错，要求从登记员开始，护士、技术员、医生、以及送发报告的工人每个环节都不能错，如不注意，则容易张冠李戴。要求各级人员都要提高自己的素质，不能马虎，一切工作都要规范化。

随着 PACS 的应用，医生越来越远离病人，更要求医生密切结合临床，通过电话与临床联系、电子病历的查寻、直接与病人约见，甚至直接问询或 / 和检查病人对减少误诊更显得十分必要。

随着 CT 与 MRI 扫描层面越来越薄，扫描速度越来越快，扫描所获图像也越来越多，不可能将每幅图像都照成照片给临床，这就涉及到选择图像进行照片给临床使用的问题。扫描的技术人员应该对诊断有一定的了解，至少认识哪些是病变，哪些是观察的重点，这样从扫描图像中选择出对诊断有意义的图像进行照片，对临床帮助才大。照片选择的图像尽可能代表该次检查所获的对诊断有助的图像，而不能相反。自然，最好是由懂诊断的医生负责选择图像进行照片，这样诊断质量可以进一步提高。

第四章　能谱 CT 成像

第一节　关于能谱 CT 成像

在新知识面前,人人平等,无论资历和年龄,面对新知识是站在同一起跑线上的,需要进取心、勇于探索和坚持不懈的精神。

今天,又有一个全新的技术呈现在我们眼前,能够进行高低压瞬时切换的 X 线管和材料技术突破的探测器,通过一系列成像链的改进实现两者的组合,从而将传统 X 线的混合能量分解成为 40~140 keV 连续不断的 101 个单能量,获得了不同物质的能谱曲线,并且在一定程度上实现了物质定性分离和定量测定。这项技术的出现,对放射科医师而言,是具有挑战意味的。

一、解剖结构及病变特征的显示

CT 作为常用的影像检查设备具有较高的空间分辨率,可清晰显示组织器官的解剖细节。能谱 CT 探测器较以往 CT 探测器具有更快的响应速度和稳定性,能否在解剖细节的显示方面提供更多帮助呢?

为了探索能谱 CT 探测器对胰管显示的价值,有学者比较了行能谱 CT 及常规 64 层 CT 扫描的 20 例患者的腹部增强扫描图像,结果显示能谱 CT 探测器在胰管显示的信噪比及对比噪声比方面优于常规 CT 扫描图像,且辐射剂量明显减低。

能谱 CT 成像还可以提高组织的对比显示能力。通过对 31 例行能谱 CT 和 64 层 CT 患者的大网膜细微结构观察研究,结果显示单能 CT 和混合能量 CT 显示大网膜图像质量的差异有统计学意义,前者的图像质量更高。利用 Optimal CNR 软件测算显示,大网膜结构的最佳能量区段为 50~80 keV。

能谱 CT 的出现有效克服了 X 线硬化效应,可以重建出 40~140 keV 的任意单能图像,从而为临床提供更多的诊断信息。随 keV 的变化,不同单能图像间组织结构对比不同,不同组织结构和同一组织结构的不同细节均发生改变。

为了解决能否将不同单能图像具有的特点整合,重建出兼具不同单能图像优点的图像这一问题,有学者探索了图像融合技术应用的可行性和其临床价值。通过对 60 例肝脏肿瘤患者进行腹部增强 CT 能谱成像进行研究,在 40~140 keV 间,以 5 keV 为间隔,进行 21 种单光子能量图像重建,并行图像融合处理。结果显示,增强扫描动脉期 50 keV 单能图像为病灶和血管结构最佳信噪比图像,67 keV 单能图像噪声最小,两者的融合图像具有较高的对比度和对比噪声比,可以同时清晰显示病灶内结构特征及周围组织结构情况,并可检出比常规图像更多的病灶。

通过比较 30 例患者腹部能谱 CT 扫描的混合能量模式与单能量模式重建图像,结果显示,单能模式重建图像中,组织及器官的信噪比(SNR)、对比噪声比(CNR)均高于混合能量重建模式图像,单能模式重建图像质量优于混合模式重建图像。

一直以来,要想通过 CT 扫描更好地显示动、静脉血管,只能通过增加对比剂浓度、剂量或采用特定的扫描条件设置来实现。通过对标准对比剂浓度和剂量下肝动脉及门静脉成像进行最优单能图像选择,发现在 50 keV 左右,肝动脉及门静脉的 CNR 最高,三维血管重建效果最好,优于混合能量图像。

二、能谱曲线对肿瘤的定性及区分

CT 能谱成像能获得不同 keV 水平的单能量图像,可以显示不同组织器官以及病变在不同 X 线能量水平（keV）的 CT 值曲线，即反映不同病变和人体组织对于 X 线的特征性能谱曲线。CT 能谱成像的多参数、定量分析的成像模式，为病灶起源及良恶性鉴别等提供了更为丰富的信息。

通过观察增强扫描模式下淋巴瘤患者肿大淋巴结能谱 CT 参数特征，分析不同单能 KeV 对应 CT 值与淋巴瘤病理类型的关系，发现淋巴瘤单能曲线形态相似，但不同病理类型淋巴瘤单能 CT 值存在差异。对于同一病理类型的病灶，病变部位的不同对各 keV 的 CT 值均无影响。而不同病理类型淋巴瘤在 60、50 和 40keV 能量点，霍奇金淋巴瘤对应的平均 CT 值高于非霍奇金淋巴瘤。keV 值越小，二者 CT 值差异的区分就越明显。由此可见，能谱曲线及对应 CT 值的测量对于区分不同病理类型的淋巴瘤病灶具有一定的潜在价值。

能谱 CT 使得组织 CT 值的内部差异得到完全展现，组织器官在非增强状态下的 CT 值谱线更能反映组织特征及其内部化学成分和功能信息。因此，CT 平扫与以往任何时期相比，可能具有更多的价值和意义。

正常的肾上腺组织在传统 CT 中表现为软组织密度，应用 CT 值与其他实质脏器及病灶进行鉴别较为困难。有学者通过观察正常肾上腺人群的肾上腺平扫能谱曲线，发现双侧肾上腺曲线在 60 keV 左右 CT 值最低，在低 keV 区间曲线呈 U 型，在高 keV 的区间曲线较为平滑，整体曲线呈勺子型。而与肾上腺同样纤细的膈肌脚以及肝脏的能谱曲线则呈递降型。这种能谱曲线特征可以帮助医师更好地了解肾上腺本身的特性，进而有助于肾上腺增生结节与肾上腺转移瘤的鉴别诊断研究。

长期以来，淋巴结的定性诊断一直困扰着临床医师。传统 CT 以大小判断淋巴结的状态，诊断价值有限。有学者通过对肺癌患者进行能谱 CT 成像研究，将原发性肺癌、肺门及纵隔淋巴结的能谱曲线进行分析，并与病理组织学对照，结果显示良性淋巴结与原发灶能谱曲线特征存在较明显差异，而转移淋巴结与原发灶的曲线形态具有较高的一致性。40 keV 下良性淋巴结与原发灶 CT 值差值明显不同，转移淋巴结与原发灶间 CT 值差值较小。因此，能谱 CT 可为淋巴结的定性诊断提供更多信息。

三、物质分离技术对肿瘤的定量分析

利用物质分离技术，可以得到不同基物质的图像（包括水、碘、钙、脂肪等多种物质），进而对基物质浓度值进行定量测定。

CT 灌注成像由于射线剂量大及呼吸运动影响等因素一直难以在临床广泛开展。碘元素是 CT 增强对比剂的主要成分，通过对组织碘含量的定量分析，可以有效反映组织器官的血流动力学状况。能谱 CT 所提供的碘基图可以直观的定量分析组织器官的摄碘情况，从而间接反映其血供状况，为 CT 灌注成像提供新的思路和方法。比较以往的 CT 灌注成像，CT 能谱成像即使完成大范围的扫描，其射线剂量仍明显降低。

肺血流灌注一直是困扰 CT 研究的难题，以往只能通过核素显像完成。通过应用碘基图对肺实质血流动力学进行分析，在 32 例不伴肺不张的中心型肺癌患者中，癌肿累及叶、段远端肺组织的碘含量明显低于健侧相对应的位置，提示了中心型肺癌受累叶、段的肺实质血流灌注受损，为肺实质血流灌注提供了定量分析指标。碘基图还可以用来观察肺栓塞时肺组织局部血流灌注的降低或缺失。这些研究显示，可以通过 CT 能谱成像，同时完成对组织器官的形态与功能信息的提取。

甲状腺是人体摄取碘的主要器官，CT 能谱成像的碘基图可直接测定甲状腺碘浓度，也可以通过同时测量周围其他正常组织的碘浓度来反映和评价甲状腺功能。利用能谱 CT 的碘基图研究甲状腺病变时，发现甲状腺癌肿碘含量明显低于甲状腺腺瘤和正常甲状腺组织；同时甲状腺癌患者的血碘含量明显高于正常人和甲状腺腺瘤患者。这种方法为甲状腺病变的研究提供了有价值的量化信息，对鉴别结节性甲状腺肿、甲状腺腺瘤与甲状腺癌有一定的意义。

有学者利用能谱曲线和物质分离技术对胃癌进行研究，发现胃癌和正常胃壁具有不同的能谱曲线，同时发现能谱曲线的变化规律可反映癌肿在胃周脂肪间隙内浸润的范围，胃周脂肪的碘浓度变化与癌肿浸润程度存在相关性。另外研究结果还显示，碘浓度在胃癌化疗疗效的定量评价方面具备较大的应用潜力。

能谱技术已经在许多领域展示出其临床应用价值，这些新的成果正在丰富着影像学的内容，相信今后会带给我们更多的信息，影像学的研究和认识也将随之发生重大的变化。

面对新技术，我们需要的是进取心和探索精神，

而能带给我们真正价值和乐趣的正是探索科学问题的过程。

面对困惑时,想急于给出答案是不切实际的,在匆忙之中得出的结论往往是站不住脚的。提出有价值的问题,是走向成功最为关键一步。仅仅把目光放在结果上,是急功近利的想法。面对挑战,需要的是一种锲而不舍的勇气。

作为医学影像学医师是幸运的,各种设备与技术的进步总是带给我们新的机遇,使得我们有机会去不断地挑战自我、探究未知。我们已经感受到前所未有的时代脉动,能谱新时代将会大大增添我们诊断疾病的手段和技术,让我们在科学问题的探索中不断前行。

第二节 双能量CT虚拟平扫技术的临床应用

CT的辐射问题已日益引起业界重视。根据美国辐射防护和测量委员会提出的电离辐射防护中应尽可能遵循防护水平最优化原则,如何在满足诊断要求的前提下有效降低辐射剂量成为研究的重点之一。

一系列减少射线剂量的CT扫描方法,如降低kV、mAs,加大螺距及实时动态曝光剂量调节技术(CARE Dose 4D)等,均取得不同程度的效果。双能量CT(DECT)虚拟平扫(VNC)技术又为射线剂量的控制开辟了一个新途径。

一、虚拟平扫的原理

双能量CT是利用具有2种不同能谱的CT数据显示人体组织器官和病变,如双源CT(DSCT)、单源CT快速千伏切换技术及"三明治"式探测器技术。

双源CT机架内安装2个互相垂直的球管及两套对应的探测器,以独立的电压和电流运行,扫描时2个球管分别以不同管电压同时发出X线,经受检者衰减后被相应探测器采集,获得2组原始的双能量数据(即140 kVp和100或80 kVp 2组独立不同能量的薄层图像)和1组融合图像(按照70% 140 kVp的数据与30% 80 kVp的数据比率,通过特殊计算后融合)。

虚拟平扫技术依据2种后处理算法:材料分解理论和硬斑算法,前者可区分软组织、碘剂和脂肪,后者区分钙化与碘剂。通过调整一个二维线性方程即可获得反映碘衰减系数的2组图像,1组是去除碘剂的图像(即虚拟平扫图像),另1组是未去除碘剂的图像(即碘分布图)。

二、虚拟平扫的优势

1)扫描获得3组数据的作用:140 kVp图像密度分辨率高,利于观察软组织。80 kVp图像可使组织或病变CT值增高1倍以上,适合观察血管。融合图像二者兼顾,接近常规平扫120 kVp图像,用于综合诊断。相对常规平扫,双能量数据可提供更多的诊断信息。

2)后处理获得2组图像的作用:虚拟平扫图像可作为病变或组织是否增强的基线,初步判断钙化、结石,排除急性出血或血肿。

在图像质量上主要从平均CT值、噪声、信噪比(SNR)及图像质量主观评价。所有研究结果均显示,尽管虚拟平扫图像质量稍有下降,但在绝大多数情况下能满足临床诊断要求。

根据碘浓集情况(可用CT值碘浓度量化)分析病灶强化程度比常规增强扫描更准确,有助于评价病变血供状况及检出富血供病灶,病变良、恶性质及程度。

通过对比治疗前后病灶内碘浓集情况,可评估抗血管生成药物对肿瘤的疗效及预后,判断肿瘤栓塞术后疗效及有无复发、转移、新发等情况。

3)降低辐射剂量及配准性高:虚拟平扫不需进行常规扫描,辐射剂量明显降低。有报道称虚拟平扫较常规平扫剂量降低35%~60%。双能量扫描不存在数据采集位置和时间差,使虚拟平扫和增强图像像素点一一对应,最大程度减少了ROI在动态扫描中出现位置偏差引起的误差。这既可避免患者移动导致的减影失败,又缩短了检查时间,适合于急症、小儿及难于配合的患者,对小病灶的检测更有优势。

三、临床应用

(一)头部

主要用于评价颅内出血,可判断是否出血,显示出血范围及位置，估算出血量，推测出血原因；还可鉴别陈旧性或新鲜出血；也可用于诊断脑脊液鼻漏。对出血性及缺血性病变的诊断均有重要临床价值。

近期进行过动、静脉造影或碘油栓塞术的患者，颅内出现高密度影，通过常规平扫图像难以鉴别是出血还是碘剂，而通过虚拟平扫技术则可鉴别。Gupta 等（2010）报道 18 例近期进行过脑血管造影的患者通过虚拟平扫诊断颅内出血的敏感度、特异度及准确度分别为 100%、98%、93%。

Lee 等（2010）报道，1 例肝癌患者经介入碘油栓塞治疗后，常规平扫显示大脑表面沿脑回多发高密度病灶，无法鉴别是蛛网膜下隙出血还是肝介入术后并发颅内碘油栓塞。通过虚拟平扫去碘后发现原高密度病灶消失，证实是碘油栓塞。

Brockmann 等（2010）通过对体外模型和 4 例患者研究，认为虚拟平扫可准确评估动脉瘤蛛网膜下隙出血患者围手术期蛛网膜下隙再出血情况，是陈旧性还是新鲜出血及出血量。但对颅内疾病未作系统性研究。

（二）胸部

虚拟平扫主要用于孤立性肺结节（SPN）的良、恶性判断。最有价值的 2 个指标是病灶强化程度及有无钙化。通过双能 CT 虚拟平扫技术可以获得平扫图和碘分布图，除了可了解病灶的强化程度及有无钙化，还可分析病灶血供情况，对病灶进行定性分析。

一些学者认为虚拟平扫技术能成功检出 SPN 内的钙化，通过常规强化值及碘分布图碘含量分析 SPN 良、恶性程度，以 CT 值为 20 HU 作为临界值，通过常规强化值判断 SPN 良、恶性的准确度、敏感度、特异度分别为 67.5%、71.4%、58.3%；碘分布图像判断 SPN 良、恶性的准确度、敏感度、特异度分别为 75.0%、74.2%、66.7%，高于常规强化值。

Chae 等（2010）报道，虚拟平扫对 SPN 中钙化显示率为 85%；对淋巴结钙化显示率 97.8%。但虚拟平扫显示的钙化均小于常规平扫。对于病变良、恶性质的判断，碘分布图强化值的敏感度、特异度、准确度分别为 92%、70%、82%，常规强化值的分别为 72%、70%、71%，前者明显高于后者，并认为在注射对比剂 3 min 后所获取的碘分布图像对鉴别 SPN 良、恶性最敏感。

根据碘分布图还可了解肺灌注情况，评估肿瘤

血供情况。据此来判断抗血管生成药物治疗肿瘤的疗效，这比根据病灶大小、形态来判断更合理。

用虚拟平扫技术，把肺部碘分布图及肺灌注情况结合起来分析，了解肿瘤血供情况、评价肿瘤血管生成，对肿瘤进行定性分析、病理分型及放化疗后疗效随访等情况的效果还需进一步研究。

（三）肝脏

虚拟平扫在腹部应用较早、也较为成熟。主要用于肝肿瘤射频消融术后疗效评估及随访。虚拟平扫的碘分布图可以清楚显示消融范围、内部情况及边缘强化程度、残留癌组织及周围正常肝组织情况，评估介入手术的效果，判断局部是否有复发、转移、新发病灶。

一些学者运用新双源 CT 研究肝内疾病，结果显示虚拟平扫对病灶显示与常规平扫无明显差异，联合应用 CARE Dose 4D 技术，可显著减少辐射剂量，但对显示碘油沉积、胆管结石上有一定缺陷。

De Cecco 等（2010）利用虚拟平扫研究肝内疾病，结果显示体重指数过高，导致图像噪声增加，可能影响对小病灶的观察和检出。

尚无利用虚拟平扫碘分布图分析肝内肿块的供血，对肿瘤进行定性诊断报道；也无对不同期相、不同病理类型肝内肿块碘浓集情况进行比较的报道。

（四）肾脏

虚拟平扫在肾脏中最常用于结石及肿块分析。Takahashi 等（2008）在体外模型中置入 20 颗 1.4~4.2 mm 的肾结石，然后放入装有不同浓度碘剂的塑料容器中，用 3 组不同能量或能量组合进行扫描，得出不同电压组别显示结石的敏感度、特异度。

有学者利用双源 CT 尿路造影虚拟平扫检查泌尿系结石，结果显示与常规平扫检出阳性结石有很高的一致性，基本不漏诊。

Takahashi 等（2010）根据研究认为依据虚拟平扫对泌尿系结石诊断具有较高的准确度，但对最大径小于 2 mm 的结石显示效果欠佳。Brown 等（2009）应用虚拟平扫碘分布图分析体外肾肿块模型的特性，认为碘分布图上发现肿块的强化比常规增强更敏感，敏感度 97%，特异度 83%，以强化程度为基线，大于 20 HU 为实性肿块，小于 10 HU 为囊肿。

Chandarana 等（2011）应用虚拟平扫分析肾体外模型和 15 例肾肿块患者，认为肿瘤中碘浓集及肿

瘤内碘分布图 CT 值与腹主动脉 CT 值比值明显高于单纯性囊肿、出血性囊肿;单纯性囊肿和出血性囊肿之间没有明显差异。囊肿的碘浓集为 0 或者负值,<0.5 mg/ml;而肾肿瘤碘 >1 mg/ml,准确性达100%。

根据肿块碘分布图 CT 值与腹主动脉 CT 值的比值评估病灶强化程度,显示肿瘤 ≥ 11。通过虚拟平扫碘分布图可以直观观察肿块的血供情况,对病灶定性优于常规增强图像,对肾癌亚型分型具有一定的指导作用,尤其对强化程度不明显的病灶,如肾癌亚型中的乳头状瘤与高密度囊肿。

此外,虚拟平扫通过定量测定肾转移瘤病灶内的碘浓集量来评估肿瘤对抗血管生成药物治疗的疗效反应。但上述样本量较少,对肿块病理学分型的准确度需加大样本量进一步研究。

(五)在主动脉瘤的应用

CTA 是评估主动脉瘤主要检查手段。动脉瘤腔内修复术已替代开放性手术,成为治疗胸、腹主动脉瘤的可靠手段,但术后需长期监测支架及并发症情况。

临床上术后 1、6 个月及以后每年均需 CT 检查,并常采用三期扫描,这样会明显增加患者辐射剂量。而虚拟平扫避免常规多期扫描,节省一期常规平扫,可显著降低辐射剂量,并有文献报道省略动脉期对术后随访无影响。

采用虚拟平扫技术对明确真、假腔,评估动脉瘤大小,支架位置、形态及支架是否断裂、管腔是否通畅,支架内外情况,有无斑块形成,与 CTA 相比没有统计学差异。此外,结合碘分布图还可以准确诊断是否有内漏或血栓、新鲜出血及钙化情况。

(六)评估骨挫伤

Pache 等(2010)在肝脏虚拟平扫技术基础上,

通过调整参数,可将黄骨髓、红骨髓近似看作脂肪、软组织,即双能虚拟平扫去钙化技术,可分析骨质、黄骨髓、红骨髓。根据 CT 值变化可反映除骨矿物质及胶原成分以外骨组织的其他所有组成成分。以MRI 成像作标准,分析双能虚拟平扫技术对骨挫伤的应用价值,认为两者有良好的一致性,弥补了常规CT 无法观察骨髓的缺陷,拓宽了 CT 在骨关节的应用价值。通过双能虚拟平扫技术对骨髓的分析,有望显示早期肿瘤引起的骨髓改变。

四、存在问题

虽然目前虚拟平扫临床应用较广泛,但还存在如下问题:B 球管扫描野过小(33 cm),对于体重指数 >30 kg/m² 或体质量 > 220 kg 的肥胖患者可能导致扫描范围不够;对患者位置要求较高,必须置于 B 球管中心。虚拟平扫图像与常规平扫准直宽度不同,对图像质量有一定影响;高能谱射线纯化度不够,导致与低能谱有交叉,使碘的区分能力下降,对于需要观察碘油沉积的患者,由于碘油被部分减影,在虚拟平扫图上观察的碘油范围小于常规平扫;虚拟平扫对细小病灶有漏诊可能。

目前新双源 CT 在高能谱 X 线管后设置了选择性能谱滤过技术,去除了高能谱射线中的低能谱成分,使高能谱射线纯化,显著提高了碘成分的区分能力。

肥胖问题是降低虚拟平扫图像诊断准确度及影响图像质量的主要因素。尤其在腹部,大量的脂肪将导致图像噪声、CT 值的增加,使在泌尿系结石诊断中敏感度降低。

第五章　双源 CT

近年来 MSCT 技术的持续进步不仅使冠状动脉的 CT 成像进入了临床实用阶段，而且在有选择性的患者中有望代替有创性的冠状动脉造影检查。从 4 层 CT 到 64 层 CT 时间分辨率不断提高的同时，也提高了冠状动脉 CT 的诊断能力。

2005 年底推出的双源 CT（dual-source CT，DSCT）将 CT 的时间分辨率提高到了 83 ms，这样的时间分辨率已经可以满足临床常规应用的需要，解决了一些心律失常患者难以进行冠状动脉 CT 成像的问题，大大拓宽了冠状动脉 CT 的应用范围。同时，由于 2 个 X 线管在不同的管电压条件下能同时进行螺旋数据采集，可进行双能量成像，进行组织成分的定性分析。

一、双源 CT 的基本原理

与单源 MSCT 不同，DSCT 在旋转的机架内安装了 2 个相隔 90° 的 X 线管及 2 套对应的探测器系统。单源多层 CT 利用单节段半扫描重建技术时的时间分辨率等于机架旋转时间的 1/2，而 DSCT 由于在旋转的机架内安装了 2 套相隔 90° 的图像采集系统，当两者联合应用时，机架旋转 90° 即可产生 180° 的投影数据用于图像重建，因此，其时间分辨率是旋转时间的 1/4，即 330/4=82.5 ms。

这样的时间分辨率足以进行不依赖心率的冠状动脉 CT 成像，也不需要在检查前控制心率（如应用 β- 受体阻滞剂），使得 DSCT 的冠状动脉成像已经满足了进入临床常规应用的必备条件。

DSCT 的 2 套探测器，每一套由 40 排探测器构成，其中中央的 32 排准直层厚为 0.6 mm，两侧各 4 排探测器的准直层厚为 1.2 mm。每一个探测器的纵向覆盖距离为 28.8 mm。通过适当组合单个探测器排数的信号，可实现 32 层 ×0.6 mm 或 24 层 ×1.2 mm 的探测器结构。

利用 64 层 CT 的 Z 轴飞焦点技术，2 个连续的 0.6 mm 准直层厚的 32 层读出数据可被组合为 1 个 64 层的投影，采样距离在床中心为 0.3 mm。这样，机架旋转 1 周每一个探测器可采集重叠的 0.6 mm 层厚的 64 层影像。

通过应用不同的算法，DSCT 的空间分辨率可高达 0.4 mm × 0.4 mm × 0.4 mm。机架的最短旋转时间为 0.33 s，常用于冠状动脉的数据采集；还有 0.5 s 和 1.0 s 可供选择。机架内 2 个 X 线管从 2 个发生器内产生高达 80 kV 的最高电压，并以其独立的电压和电流运行。

80、100、120、140 kV 的独立电压条件可采集双能量数据，即 1 个 X 线管以 80 kV 运行，而另 1 个则在 140 kV 的独立电压条件下运行。

DSCT 采用独特的技术来降低辐射剂量，在获得满足诊断的图像质量情况下，不会导致心脏检查辐射剂量的增加。在同样噪声条件下，其辐射剂量比单源 CT 减少 1/2。

二、DSCT 冠状动脉影像质量的相关研究

随着 MSCTCT 技术的不断进步，其时间分辨率和空间分辨率的不断提高，明显提高了影像质量。最早利用 4 层 CT（时间分辨率 500 ms）进行冠状动脉成像的研究中，大约有 35% 的血管节段不能满足影像评价。随后的 16 层和 64 层 CT 的时间分辨率提高到 375 ms 和 165 ms，但仍有 12% 的血管节段不能满足诊断需要。

为了减少心脏运动的伪影，临床需要在进行冠状动脉 CT 成像前常规将心率降低到 65 次 /min（bpm）或以下。在这样的心率状态下，可以在心脏相对静止的舒张中期获得满意的影像质量。在已发表的关于 DSCT 影像质量的研究报道中显示，在不控制心率的情况下，有 98% 的冠状动脉节段能够满足影像评价。

有学者利用 DSCT 在高心率患者（平均心率 115bpm）中的研究也显示，在不控制心率的情况下，仍有 94% 的冠状动脉节段的影像质量达到优秀，这

在以往的 MSCT 设备是难以实现的。

冠状动脉的运动速度不一,其中右冠状动脉的运动速度最快,回旋支次之,前降支运动速度最慢。在心动周期内,舒张中期冠状动脉的运动速度相对最慢,收缩中末期和舒张早期的过渡期次之。

以往利用 4、16、64 层以及新近利用 DSCT 的研究均发现舒张中期(相当于 R-R 间期的 70% 附近)是冠状动脉成像的最佳时相。以往利用 4 层及 16 层 CT 的研究还显示,心率与冠状动脉 CT 的影像质量呈负相关关系,即随着心率加快,冠状动脉 CT 的影像质量下降。

随着心率加快,收缩期和舒张期不成比例地缩短,舒张中期时相明显缩短,心率在 80 bpm 左右时甚至消失;相反,收缩期的持续时间较少受到心率的影响。这在 DSCT 评价收缩期和舒张期影像质量的研究中得到印证。当心率大于 80 bpm 时,最佳的重建时相从舒张期移到收缩期。因此,在高心率患者,尽管很难在舒张期获得满意的影像质量,但在收缩末期可获得较好的影像质量。

Matt 等(2007)的研究显示,心率和 DSCT 冠状动脉影像质量没有相关性,在很大范围的心率状态下可以采集足够诊断的冠状动脉 CT 影像,即使在心率超过 100 bpm 的情况下,仍然可以在收缩期获得足够诊断的影像质量,而且无需服用降低心率的药物。

以往利用 64 层 CT 的研究发现,心率变异性要较平均心率更明显地影响冠状动脉的影像质量,然而 DSCT 的研究没有发现两者之间有明显的相关性。尽管高心率和心率变异较大患者的冠状动脉影像能满足诊断需要,但难以在单个最佳重建时相获得所有满意的血管影像,常需要在多个时相分别重建 1 支血管优良的影像,增加了后处理工作的时间。高心率患者是否需要控制心率仍是 DSCT 要探讨的一个问题。

三、冠状动脉血管成像

(一)冠状动脉狭窄或闭塞性病变

DSCT 时间分辨率和空间分辨率已经得到很大提高,其采集的各向同性数据提高了后处理影像的质量和诊断准确性。到目前为止,国外关于 DSCT 诊断冠状动脉狭窄诊断性能的研究中有 1 份报道的研究对象是心房纤颤患者,从中可以看出,DSCT 在诊断大于 50% 的冠状动脉狭窄性病变时,在血管节段的基础上,诊断敏感性和特异性分别为 80%~96%、87%~99%;在患者的基础上,诊断敏感性和特异性分别为 89%~100%、73%~100%;无论是在血管节段还是在患者的基础上其均有较高的阴性预测值。

有学者的研究显示,DSCT 诊断重度冠状动脉狭窄的敏感性、特异性、阳性预测值和阴性预测值分别为 92.3%、99.8%、90.6%、99.3%。尤其值得指出的是,由于时间分辨率的提高,目前利于 DSCT 进行冠状动脉的无创性成像时,心律失常,包括心房纤颤已经不是禁忌证。

Oncel 等(2007)的初步研究发现,97% 的血管节段可以满足影像诊断,在这些患者 DSCT 诊断冠状动脉狭窄也具有较高的敏感性和特异性。与 64 层 CT 相比,DSCT 的主要优势在于:可以进行不依赖心率的冠状动脉血管成像,检查前不需要控制心率,简化了检查程序。

即使对严重钙化的病例,DSCT 仍然具有一定的诊断准确性。以往 64 层 CT 的研究显示,在冠状动脉钙化积分大于 400 分的患者中,其冠状动脉血管成像的影像质量明显下降,敏感性为 93%,特异性为 67%,阳性预测值和阴性预测值分别为 93% 和 67%;Scheffel 等(2006)的研究则显示,对于冠状动脉钙化积分大于 400 分者,DSCT 诊断的敏感性为 96%,特异性为 95%,阳性预测值和阴性预测值为分别 86% 和 99%。

但是鉴于目前 DSCT 的空间分辨率(0.4 mm)对于一些小病变以及严重钙化血管腔的显示还不能完全令人满意,严重的冠状动脉钙化依然是严重影响冠状动脉 DSCT 准确性的一个主要因素。患者的呼吸运动伪影有时候也影响对影像质量的评价,重症患者或不能配合屏息的患者则难以获得满意的影像质量,限制了其在这些患者中的广泛应用。

(二)冠状动脉支架

由于进行冠状动脉血管成形术并放置支架患者数量的迅速上升,使得无创性评价冠状动脉支架、支架的通畅性及支架内再狭窄成为 CT 冠状动脉成像最有吸引力的方面之一。支架置入后再狭窄率约为 8%~25%。

利用 DSCT 进行支架内再狭窄评价的研究结果令人振奋,Pugliese 等(2007)在 100 例患者中发现,DSCT 评价支架内再狭窄(≥50%)总的敏感性、特异性、阳性预测值和阴性预测值分别为 94%、

92%、77%、98%；心率及支架形态对 DSCT 的诊断性能没有明显影响，而支架直径影响 DSCT 对支架内再狭窄的评价，支架直径在 3.5 mm 以上时，诊断敏感性和特异性均高达 100%，而支架直径小于 2.75 mm 时，诊断敏感性和特异性分别为 84%、64%，而且不能评价的支架数量全部位于直径小于 2.75 mm 的支架内。

Ehara 等（2007）利用 64 层 CT 诊断支架内再狭窄总的敏感性、特异性、阳性预测值及阴性预测值分别为 92%、81%、54% 和 98%。相比之下，DSCT 改善了对支架内再狭窄诊断的特异性和阳性预测值。

（三）关于冠状动脉疾病

对急性胸痛患者而言，DSCT 的胸痛三联征检查能够在一次检查期间提供胸主动脉、肺动脉以及冠状动脉优良的影像质量，有助于确定急性胸痛患者的病因，为临床处理提供重要信息。

尽管目前还未见到关于 DSCT 其他方面的临床研究报道，但相信 DSCT 有助于提高和改善在以下几个领域的临床应用能力。

与常规冠状动脉造影相比能敏感而可靠地诊断心肌桥。在合适的心率状态下，DSCT 可在心动周期的多个时期重建满意的影像，动态评价心肌桥在心动周期内的变化情况，显示常规冠状动脉造影上的"挤牛奶效应"，有助于评价该段血管被挤压的严重程度。

有助于提高尚未造成管腔狭窄的冠状动脉壁内斑块的显示能力，评价斑块的性质、内部成分及其近段的血管重塑。

评价冠状动脉旁路移植术后桥血管的通畅性，提供高质量的桥血管影像，显示桥血管或吻合口的狭窄或闭塞。

冠状动脉先天性畸形及冠状动脉瘤等病变也可以利用 DSCT 进行准确评价，即使是患有川崎病的儿童，也能利用 DSCT 获得较为满意的影像质量，满足临床诊断的需要。

（四）对心功能的评价

利用收缩末期和舒张末期容积、射血分数以及心肌质量等评价心功能在很多心脏疾病中有重要的意义，而目前对这些功能的无创性评价主要是利用超声心动图及 MRI 进行的，其中 MRI 被认为是心肌动态成像和功能评价的金标准。

DSCT 高的时间分辨率联合回顾性心电图门控软件的应用不但可实现冠状动脉的无创性评价，其用于冠状动脉 CT 血管成像的数据可直接用于左心室功能的评价，无需增加对比剂和辐射剂量，正逐步成为心脏疾病综合性评价的诊断工具。

Brodoefel 等（2007）和 Busch 等（2007）分别利用 DSCT 评价了 20 例和 15 例患者的左心室功能状态，并和电影 MRI 进行了对比，结果发现，DSCT 不仅能准确评价全部功能参数，还有助于定量评价时间依赖性变量（例如最大充盈速度和最大射血速度）和可靠地评价局部室壁运动，在一些情况下可成为与 MRI 相似的"一站式"的影像技术。

四、DSCT 的临床应用

虽然 DSCT 时间分辨率的提高主要是用于心脏成像，但通过 2 种不同能量（不同 kV）的射线进行同步螺旋扫描，同时获得 2 组螺旋能量数据，可以对不同能量下采集的物质信息进行分析。

目前认为通过双能量模式的扫描可自动分离钙质和碘对比剂，用于复杂解剖部位的自动去骨扫描，进行直接的 CT 血管成像；碘对比剂可以从增强影像上去除，实现虚拟平扫；在骨骼肌肉系统实现软骨和韧带的成像；实现肺通气灌注扫描；鉴别对比增强的结构和实质器官中的高密度物质，例如鉴别肝脏转移瘤和局灶性不含脂肪的肝脏；或者鉴别肾的复杂囊肿和肿瘤组织。

Johnson 等（2007）报道了 DSCT 成像在不同器官的初步研究应用，认为双能量 CT 能够特异地对组织进行定性，改善了对血管疾病的评价。

Scheffel 等（2007）还评价了双能量虚拟平扫诊断泌尿系结石的价值，结果发现，与标准的平扫 CT 相比，其诊断泌尿系结石具有很好的敏感性和特异性。Primak 等（2007）还发现，利用 DSCT 可鉴别尿酸盐和非尿酸盐结石。

目前 DSCT 的临床和实验研究尚无较多的文献报道，仍需要继续进行这方面的研究以探讨其价值所在。

总之，DSCT 时间分辨率和空间分辨率的提高可进行不依赖心率的冠状动脉数据采集，也不需要在检查前常规控制心率，简化了检查程序，提高了 CT 检查患者的流通量；其采集的各向同性数据提高了后处理影像的质量和诊断准确性，已可进入常规的临床应用中,开辟了冠状动脉无创性成像的新纪元。

DSCT 在两种不同能量状态下的数据采集可实现对物质成分的定性分析,拓宽了 CT 的临床应用范围,正逐步成为 CT 临床应用研究的新前沿技术。

第六章　比较影像学及图像融合

第一节　^{18}F-FDG PET/CT 显像

一、PET/CT 简介

PET 是正电子发射计算机断层显像（Positron Emission Tomography）的英文缩写。单纯的 PET 对准确定位腹部病变有一定困难。PET/CT 于 2001 年首次应用于临床，它是将 X 线断层（CT）与 PET 相结合的产物，PET/CT 的核心是图像融合技术，这是当今计算机技术在医学影像学应用的最新进展之一。它将提供功能方面信息的 PET 与提供形态解剖病理学改变的信息的 CT 图像进行融合，其结果不是 1+1=2 而是 1+1>2，为临床提供更多的信息。PET/CT 的出现标志着医学影像学诊断技术进入了一个崭新的时代。

PET/CT 在肿瘤学中有 3 个主要的应用领域。首要的就是肿瘤的诊断，另外两个应用是相关的，即治疗计划和病人反应监控。PET/CT 在肿瘤诊断中既能够看到功能信息，又能在解剖结构影像中定位功能异常的部位，同时，其中的 CT 也能提供丰富的形态学方面信息，这些形态学信息本身就是一种很好的诊断和鉴别诊断手段，其实，PET/CT 的真正价值已不仅仅是疾病诊断，也是治疗计划和治疗监控阶段的一个杰出工具。因此，PET/CT 必将逐步成为病人整个治疗过程的不可分割的组成部分。

并且作为新型功能分子影像设备，充分发挥了 CT 和 PET 各自在临床诊断领域中的技术优势，互相弥补了在临床应用中的弱点，一次检查完成了全身的 CT 和 PET 扫描，分别显示其三维断层图像，PET 和 CT 图像的信息可以互相参考，互为印证。

PET 技术中有一个非常有用的半定量指标，即标准摄取值（SUV），在恶性肿瘤的定性诊断和鉴别诊断中有积极的作用，临床使用中多以 2.5 为界，高于此值多考虑恶性病变，而低于此值的常为良性病变，但在临床实践中却受到多种因素的影响，两者之间存在明显的交叉。应用标准摄取值测定技术时，应密切结合临床资料，动态分析其变化的意义，可取得更好的诊断效果。有资料显示，双时相显像标准摄取值的动态变化比单纯以 2.5 分界的病灶更有意义。

已有的临床研究报告显示，与单纯的 PET 肿瘤显像相比，PET/CT 肿瘤显像的优势显著：一方面 PET 呈阳性的病灶容易准确定位，而且大约有 10%~25% 在单纯 PET 图像上不易定位的病灶在 PET/CT 上容易识别；通过 PET/CT 图像的准确定位更容易实施定向的病灶穿刺或活检以及实施精确的放疗计划。另一方面，PET/CT 肿瘤显像比单纯的 PET 肿瘤显像更灵敏（对小病灶的分辨率也有明显提高）、更准确，许多病例的肿瘤分期分级更明确或肿瘤的早期复发更容易确定，因此会有相当比例的得到更恰当的手术治疗（如二次手术的有效率会得到提高等）或其他有效的治疗方法。

二、^{18}F-FDG 简介

^{18}F- 脱氧葡萄糖（FDG）是葡萄糖结构类似物，通过细胞膜上的糖转运体蛋白（Glu15）转运入细胞，在胞浆内经己糖激酶的催化生成 6- 磷酸 -FDG，但此产物不能被 1，6- 二磷酸葡萄糖异构酶催化生成 ^{18}F- 葡萄糖 -1，6- 二磷酸继续糖代谢，所以滞留（metabolic trapping）于细胞内而显像。

实践表明 ^{18}F-FDG 肿瘤代谢显像与传统的以解剖结构为基础的影像学诊断技术（如 CT、MRI 等）比较具有更大的优越性，它是能够提供肿瘤细胞生

物代谢信息的独特的分子影像学诊断方法。

肿瘤细胞的细胞膜上除具有正常细胞膜上的 Glu2、4、5 外还具有 Glu1、3，所以葡萄糖摄取量高于正常细胞。同时，肿瘤细胞的糖代谢尤其是无氧酵解的速度比正常细胞快，故而 ^{18}F-FDG 在肿瘤细胞内的积聚增加，这就是 ^{18}F-FDG PET 显像鉴别病灶良恶性的基础。

但是，由于正常肝肾组织内含有特异的葡萄糖 -6- 磷酸酶，其去磷酸化过程增强，且少数分化好的肝细胞性肝癌组织内亦含有较高浓度的葡萄糖 -6- 磷酸酶，故瘤组织内 ^{18}F-FDG 的含量相对较低，其降低程度取决于瘤组织内葡萄糖 -6- 磷酸酶的浓度。因此，^{18}F-FDG 本身在腹部肿瘤，特别是肝脏肿瘤中的应用有其局限性。

三、PET/CT 肿瘤显像的适应证

（一）肿瘤疾病

恶性肿瘤的诊断、良恶性病变的鉴别和全身转移灶的探查，包括肺癌、淋巴瘤、头颈部肿瘤、消化道肿瘤（食道、胃、胰腺、结直肠、转移性肝癌）、乳腺癌、卵巢癌、黑色素瘤、肾上腺肿瘤和转移性甲状腺癌等。

肿瘤的分期和再分期。

肿瘤术后复发和瘢痕的鉴别。

放疗后复发和照射性坏死的鉴别。

肿瘤治疗（放疗、化疗等）的疗效监测。最令医生兴奋的应用之一是 PET/CT 在放射治疗计划（RTP）中的潜力。传统的 RTP 用 CT 影像检查体内的肿瘤位置，计划通过发送体外放射剂量而被执行。然而，此过程通过使用 PET/CT 得到了改进。"许多年来，放射肿瘤专家将 CT 扫描用于他们的放射治疗计划。PET/CT 将会更精确，他们可以将 PET/CT 信息直接用于放射治疗计划，大大提高了放射治疗计划的准确性。TROG（放射治疗肿瘤团体）发表的一些文章真实地展示了使用 CF 治疗计划的影像及使用 PET/CT 治疗计划的影像。这两个治疗计划治疗的肿瘤区域非常不同，所以 PET/CT 将对放射治疗产生重大影响。

肿瘤原发和转移灶的寻找，血肿瘤标志物如 CEA、AFP、CA 类等持续增高。

（二）脑部疾病

脑瘤良、恶性鉴别、复发及瘢痕的鉴别；癫痫灶的定位；早老性痴呆等的诊断。

（三）心脏疾病

冠心病及心肌梗死的诊断、心肌活力的评估；冠心病介入治疗疗效监测。

（四）全身健康检查

（五）新药研制评价

美国经医保财政管理局（HCFA）认可的肿瘤 PET 显像项目为如下。

肺癌：单个肺结节（全身或局部）非小细胞肺癌 NSLC 分期，再分期（全身）；结直肠诊断分期，再分期（全身）；黑色素瘤诊断分期，再分期（全身）；淋巴瘤诊断分期，再分期（全身）；头颈部肿瘤（除甲状腺和脑肿瘤）分期，再分期（全身）；食道癌诊断分期，再分期（全身）；乳腺癌（全身）；难治性癫痫手术前定位；早老性痴呆（AD）/ 痴呆（Dementia）；心肌活力（心肌 SPECT 无定论者）。

四、PET/CT 检查方法及准备

PET/CT 检查前的准备、注意事项：检查前需要禁食 4~6 小时；在注射检查药物前后都尽可能保持安静，并以卧位或半卧位休息，尽量避免走动；部分患者（尤其是糖尿病患者）需要作血糖浓度测定。有些糖尿病患者需要使用胰岛素；接受心脏检查时可能需要口服（或静脉注射）葡萄糖；做全身检查前要先排尿（注意勿使尿液污染衣物或皮肤，以免误诊）；不能保持平卧或坚持不动的患者（如儿童或精神病患者）可能需用镇静剂或其他措施。

五、接受 PET/CT 检查过程中的注意事项

基本要求：保持平卧体位，确保身体不能有明显的移动；接受心脏等检查时，要将手伸举抱头；怀孕妇女、情绪不稳定或急性持续痉挛者不宜做 PET/CT 检查。

六、一点想法

PET/CT 是安全无创性检查：在 PET/CT 检查过程中，受检者（包括病人或健康体检者）除需要接受静脉注射（或偶尔需要导尿或排便者）外，无需接受其他有创操作。所注射的检查药物中含有少量的放射性物质（正电子核素），但这种放射性是极其微量的，而且衰变极快，对人体无任何危害。运载正电子核素的药物是人体生理代谢所必须的物质，或者是与病人治疗有关的药物，同时也是极其微量的。通

常这些药物在几小时内就完全从体内消失，有些甚至在半小时内即可消失。因此，PET/CT 检查是安全的，对受检者无任何危害。

PET/CT 检查费虽高，但却帮助受检者节省了医疗费用：PET/CT 检查费用高主要是由于整套设备的引进和安装耗资巨大，而且为了维护设备的正常运转每年还要花费大量的经费。所以即使在发达国家，许多医院也无力添置 PET 检查设备。已引进 PET/CT 检查设备的各医疗单位（包括我们）不但需要受检者支付昂贵的检查费，而且需要社会各方面的长期支持。

七、关于检查经费问题

国外有关肺癌 PET 检查的价格效益分析表明 FDG PET 明显优势是节约医疗费用。如可以使不可切除的肺癌患者避免不必要的手术等，根据美国国家癌症统计数字每年有 85,000 例肺癌患者计算，此项研究测算每年可节约 9,800 万美元。

研究结果表明 PET/CT 对确定非小细胞性肺癌患者的分期具有较高的价格效益比，可以使不能手术切除患者不再经受不必要的试探性手术。根据 FDG PET 在非小细胞肺癌的分期和临床处理中诊断程序敏感性分析，比较两种方案在选择适宜外科治疗患者的价值，另一种方案是单独进行胸部 CT，另一种是 CT 结合胸部 PET。结果发现 CT 结合 PET 的方案在不影响病人生命期望值的前提下，与单纯 CT 比较每个病人可节约 1,154 美元。

Valk 等回顾分析 72 例孤立性肺结节或非小细胞性肺癌病人的临床资料，发现由于 PET 对诊断准确性提高，避免了对不可切除病人进行手术和 CT 显示异常而 PET 显像为良性病变患者进行手术，通过 PET 显像改变了病人的治疗方案。以上的经济研究结果表明：如果全面对 PET/CT 的诊检费用和效益进行分析，受检者得到的效益将远大于检查付出的费用。因为通过 PET/CT 检查可以对患者进行更加准确的诊断，使之直接得到及时有效的治疗并避免许多不恰当的检查和治疗，结果在总体上大大减少了受检者的医疗费用；同时还减少了患者由于不恰当诊疗带来的痛苦，提高了生活的质量。在美国和西欧国家，许多医疗保险公司都愿意为患者支付 PET 在肿瘤和心脏疾病方面的检查费用，因为实行 PET 检查实际上为这些保险公司节省了医疗开支，仅 PET 肺癌检查一项，每年可为美国医疗保险

节省至少 2 亿美元。

八、PET/CT 在健康人员体格检查中的应用

由于 PET/CT 具有灵敏度高、准确性好及定位准确的特点，对许多疾病（尤其是肿瘤和心脑疾病）具有早期发现、早期诊断的价值。PET 检查可一次全身成像，有利于发现全身体内是否存在危险的微小病灶（尤其是恶性病灶的存在），并准确定位，使受检者真正得到早期治疗并达到治愈。PET/CT 不仅能早期发现肿瘤的原发病灶，而且能发现早期的转移病灶，这对于提高肿瘤的治愈率非常重要，因为不同的肿瘤分期，其治疗方案有所不同。目前许多医院 PET/CT 被用作健康查体的最佳手段，定期的 PET/CT 健康普查已发现了多例早期癌症患者。此外，PET/CT 还特别适用于判断大脑或心脏是否存在早期缺血、缺氧等代谢功能方面的异常变化，检查结果有助于指导受检者及时采取针对性治疗或采取恰当的预防措施。一般来说宜每隔 1~2 年做一次 PET/CT 检查。

九、正电子放射性药物的研制进展

^{18}F-FDG 的缺陷：^{18}F-FDGPET/CT 是基于糖代谢过程的，而糖代谢在人体内缺乏特异性。

在腹部，特别是对肝脏原发肿瘤诊断上有其难以克服的局限性和缺陷，在肝癌的 ^{18}F-FDG PET/CT 显像上表现多样，具有较高的假阴性率。

由于 PET 全身显像所需的时间较长，^{18}F-FDG 的来源受限等原因，PET/CT 肿瘤显像多局限于使用半衰期较长的 ^{18}F-FDG，从而限制了相当多的超短半衰期正电子显像剂的应用和发展（如 11C-醋酸、^{11}C-胆碱等）。由于 PET/CT 的显像速度得到了大幅度的提高，目前随着新型的 PET/CT 机和新型探测晶体的应用，临床已开始应用 ^{11}C 等多种肿瘤显像剂进行 PET/CT 显像，以提高肿瘤诊断的准确性，并为临床提供肿瘤生物特性多元化的诊断信息，为指导肿瘤的治疗和疗效评价提供更具体更客观的诊断依据。

十、其他一些有前景的示踪迹药物

^{18}F-FES（雌激素受体显像剂）：临床上主要用于确定乳腺癌细胞是否具有雌激素受体表达，以进行乳腺癌诊断和治疗方案的选择。

¹⁸F-FLT（胸腺嘧啶类似物）：临床主要用于确定肿瘤良恶性鉴别诊断，选择肿瘤治疗方案和疗效观察。

¹⁸F-FMISO（18F 氟米索硝唑，乏氧细胞显像药物）：了解是否存在乏氧，以便制定治疗方案。

另外示踪迹的药物还有 11C 标记胆碱、¹¹C 蛋氨酸等、¹¹C 标记雷氯必利等。

第二节　误诊与比较影像学

显示肿瘤骨转移，MRI 早于平片与 CT，主要缘于骨髓的改变。

医师对各检查技术本身要实事求是地讨论优点与缺点，不过度宣扬某项技术，不过度贬低其他技术，作为理想的使用者，应全面了解，客观对待，处于公正的立场，合理应用。

根据病情，酌情采用多种手段，减少误诊，提高影像诊断的水平。

一种影像手段的影像表现，一个征象，一个表现，太单调，太简单，难以解释复杂的疾病，难免出现误诊；如果采用多种影像手段，应用多个期相，多个角度，多个层面，多种体位，多个方位获取不同的多个影像，多个征象，多种表现，各类手段扬长避短，再认真思考，综合分析，出现错误的可能性则会大大减少。

第七章　关于伪影

第一节　MR 伪影分析

随着 MR 临床应用的普及,高质量的 MR 影像对疾病的诊断显得越发重要。在 MR 成像中,各种原因产生的伪影常会干扰医生对病变的客观判断,导致误诊或漏诊。因此,同提高信噪比和分辨率一样,识别和消除伪影是提高 MR 图像质量的重要环节。

与其他医学影像技术相比,MR 是出现伪影最多的一种影像技术。所谓伪影,是指在磁共振扫描或信息处理过程中,由于某一种或几种原因出现了一些人体本身不存在的、致使图像质量下降的影像,也称为假影或鬼影。

有学者根据 80 例图像中伪影表现特征,将伪影形成的原因分为 6 类:磁场(包括梯度场)的不均匀性占 13%,射频相关的干扰占 20%,采集技术的不恰当占 22%,运动和流动效应占 30%,磁化率伪影占 4%,新技术产生的伪影占 11%。

尽管伪影产生的原因及表现形式不同,但最终都导致图像质量下降,严重影响诊断。因此,对出现伪影的患者,分析其原因,修改相应扫描参数,或训练其呼吸屏气,或改变采集体位等,当即为其进行了这一序列的重扫。对无法改变的伪影,通过更换序列或注射对比剂来鉴别。

MR 出现伪影较多的原因与其扫描序列以及成像参数多,成像过程复杂有关。图像中由于伪影的存在,使影像不能正确反映解剖组织的位置、形态以及组织特性(即质子密度和 T_1、T_2 值)。

一、与磁场和梯度场有关的伪影

对于高质量的 MRI 影像来说,其首要条件是要有均匀的、恒定的主磁场和梯度场。当某种干扰因素破坏了主磁场的均匀性,使被检层面内体素的频率与相位不能正确匹配时,就会造成图像伪影,甚至信号丢失。

在实际操作中,最常见的是来自不同种类的金属物品对主磁场均匀性的干扰。例如,病人体内的金属避孕环,带铁托的胸罩,口腔内装有含铁、镍合金物质的假牙等,都可使图像产生严重的伪影,表现为信号丢失或解剖形态变形失真。

甚至某些含重金属的中药和含有微量金属成分的发胶、眼影以及尼龙衣、毛衣和衣领上含金丝线的标签,都会使图像产生网状或线条状伪影,这对颈胸髓的梯度回波成像影响最为严重。

因此,为确保图像质量和病人的安全,每位接受 MR 检查的病人都必须更换全棉制品的衣服并去掉身上一切金属物品,检查前几天禁止服中药,以消除伪影隐患。同时,还应详细询问病人体内是否有金属固定器或人工金属心脏瓣膜、人工起搏器等,这关系到病人的安全。

另外,理想的梯度是线性的,但实际上根本不存在理想的梯度。这些非线性的因素会造成局部磁场的变形和图像中出现类似主磁场不均匀所致的伪影。而涡流对 MR 成像影响最为严重,除产生伪影外,还会影响 MR 的图像质量。

目前的涡流补偿方法主要有 2 大类:一类是采用自屏蔽线圈,能够产生线性梯度磁场,并且消除线圈之间以及线圈与磁体之间的相互作用,以抑制涡流的产生;另一类方法是对梯度电流进行预补偿,通过调整梯度电流的大小使梯度磁场达到预期的输出效果。当然这些都需要维修工程师来解决。

二、射频相关干扰引起的伪影

首先,我们来讨论外界射频干扰,这是指磁共振频率附近的外界随机性射频电磁波,进入成像的接收系统时,图像中就会出现1条或几条与频率编码方向相垂直的噪声线。直流灯泡接触不良、射频脉冲放大器和接收放大器工作不正常,均可在图像上出现均匀条形灯心绒状伪影。所以,MR设备要配以完善的射频屏蔽,在行MR扫描期间,必须关闭扫描间的大门;禁止磁场附近使用移动电话或其他无线电发射装置;对扫描室用于照明的直流灯泡要及时排除接触不良的隐患,以保证射频系统良好的工作状态。

另一个与射频相关干扰的伪影是拉链伪影,此类伪影是一种中心性伪影,之所称为拉链伪影是因为它的形式是沿频率编码轴(在零相位)的交替的亮点与暗点所组成的中心性条带。

拉链伪影又分为FID伪影、激励回波伪影及射频馈通拉链伪影。

对于FID伪影,由于它是在自由感应衰减还没有完全衰减以前,180°脉冲的侧峰就与它产生重叠。此重叠造成了沿频率编码方向的"拉链"伪影。可增大TE(增大FID与180°射频脉冲之间的间隔);还可增大层厚,通过选择更宽的射频带宽,是射频信号在时间域内变窄,这样可降低产生重叠的机会。对后2种拉链伪影,还是应与维修工程师联系。

三、采集技术(即参数)的不恰当产生的伪影

截断伪影:有时对一些不能合作的病人,为了缩短检查时间,将图像的显示矩阵降低,就会造成取样不足,使图像中信号强度突变的组织界面出现明暗相间的线状或条纹状伪影。如颅骨与脑组织交界面,脊髓与脑脊液,膝关节内的半月板与液体之间。

该组中的10例脊髓扫描均为该伪影。截断伪影不能真实地再现对比度突变的组织界面,影响对图像的准确判断。适当增大扫描矩阵,特别是相位编码数,就能避免这一现象的发生。当然,这会延长扫描时间。

化学位移伪影:造成化学位移伪影的原理是不同分子中的氢质子以稍有不同的频率进动。我们知道脂肪甲基中的氢质子由于受周围电子云的影响,其进动频率低于水分子中的氢质子,在1.5T的MR上相差约220 Hz。在图像上,此伪影表现为沿含水组织和脂肪组织界面处,出现条状或月牙形阴影。如肾和肾周围脂肪之间一侧为黑色,而另一侧为白色。

可使用脂肪抑制去除脂肪的信号;使用长的TE(造成更多的失相位,脂肪的信号降低);增大带宽,但降低了信噪比;有人认为,交换一下相位与频率编码的方向就可以了,其实这将只会改变化学位移的方向。

卷褶伪影:当MR扫描视野(FOV)范围的选择小于被成像的解剖层面时,在视野之外的解剖的影像移位或卷褶到下一张图像上去,相位编码方向不同,卷褶伪影的位置也不同。消除的方法是将被检查部位的最小直径摆到相位编码方向上,同时选择无卷褶技术;或增加FOV,但空间分辨率也会下降。

部分容积效应:这种现象在CT和B超中也常见。可选用薄层扫描或改变选层位置得以消除,但前者会使信噪比降低。

磁化率伪影:注射高浓度钆对比剂后出现暗信号伴明亮的边缘,有时可见轻微的渡纹状边缘。在该组31例腹部增强扫描中,均不同程度地出现了该伪影。此伪影还可出现在出血的终末期,主要由于含铁血黄素的沉积。铁磁性物质可被磁场明显吸引,具有很大的正的磁化率,甚至大于超顺磁性物质,可以导致明显的磁场变形和伪影。

在MR技术中,对磁化率最敏感的,按逐步降低的顺序,依次为EPI、GRE、SE、FSE。

四、运动和流动效应

运动伪影在MR成像过程中发生的概率最高,因为影像数据的采集最易受各种运动的干扰。无论运动是随意性还是非随意性,都会导致信号的叠加在傅立叶变换时,使数据发生空间错位而导致图像严重模糊不清,无法辨认解剖形态和组织结构,更无法显示病变细节。

人体的呼吸、心搏运动及胃肠蠕动、吞咽动作、咳嗽抖动及病人的躁动不配合,均可造成不同程度的运动伪影。因此,在行MR扫描前,对于躁动不安、意识不清的病人,要在医生的指导下给予适量镇静剂,并在不显著降低图像质量的前提下,改善原设计扫描参数,以缩短检查过程。对患有郁闭症、恐惧症的病人,应在检查前,详细耐心地对病人解释检查过程应注意的事项,以取得病人的主动合作,减少伪影产生的可能性。

现在,美国GE公司推出了螺旋浆成像技术,又称为Propeller技术。它采用独特的K空间填充模

式,辐射状的"叶片"以螺旋的方式采集数据,直到整个 K 空间数据填满。这一技术可以在最复杂最困难的情况下消除运动伪影,甚至大幅度地减轻体内金属造成的伪影。

另外,使用呼吸门控可使 MR 成像随呼吸波重新布置相位编码步骤,有时还可更改频率方向从而取得良好的图像;心电门控在心脏大血管成像时,数据采集受心电图 R 波所激发,并在某一层面的心动周期的同一时相内,使搏动伪影得到有效的控制,这在腹部和心脏的大血管成像中尤为重要。

流动效应在颅脑和脊髓的 MR 成像中,由于流动的血液和脑脊液其流速是不恒定的且有搏动性,特别是在 SE 序列扫描时,相位编码和频率编码之间有时间差,影响图像的二维重建,表现在图像上就是沿相位编码方向上扩散的明暗不等的条状伪影。此现象如果发生在椎管内蛛网膜下隙的脑脊液以前后方向搏动时,可以在脊髓的前后方向产生纵行条状伪影,容易被误诊为脊髓空洞症。

血液的流动伪影容易发生在颈部横断面和腹部断面的图像上,脑脊液的流动伪影常见于枕大孔和基底池及鞍上池区域的横断面图像上。消除流动伪影的方法有许多,常用的有:相位交换,即在脊髓矢状扫描时,将相位编码设置在垂直方向,可有效地避免血流和脑脊液搏动伪影沿横向扩散。空间预饱和技术,它能使流动的质子在进入成像范围之前处于饱和状态而呈现低信号,但不会使成像范围之内的质子受到影响,在动脉血流方向近侧预置饱和脉冲带,不但能消除饱和部位的成像结构的信号,包括心脏、大血管本身的信号,而且可以阻断位于饱和脉冲带区域以远的心脏、大血管的博动伪影,改进了图像质量。

在进行上腹部的扫描时将饱和脉冲带置于下胸部、腹部成像区的近侧,最好能覆盖整个心脏。

五、新技术产生的伪影

在 GE 的超导型 MR 中,新增加了 ASSET 技术,又称空间并行采集成像技术。最早应用 ASSET 技术的是 Philips 公司(当时 Philips 公司称其为 SENSE 技术),其原理是利用较高的局部梯度磁场,在 K 空间增加采样位置的距离,从而减少 K 空间的采样密度,在小视野(FOV)内通过专门的重建算法,在保持空间分辨力不衰减的情况下,使采集时间减少的一种快速成像技术。采集速度可达到 50 层

/12~15s。

应用 ASSET 技术最初可使成像时间减半,最新的技术已可使采集时间提高 4 倍,而且有望提高 9 倍。

此外,ASSET 技术在扫描时间固定的情况下还可降低 ETL 的长度和检查中的噪声,增加扫描容积。但是即使是新技术,也出现了令人头痛的伪影问题。在体部扫描中,常出现马赛克状的伪影,有时范围较大,形成很明显的分界线。

根据 ASSET 技术的原理,有学者认为要消除 ASSET 伪影,必须做到以下几点:① FOV 要足够大;② Calibration 扫描定位要准确;③ Calibration 扫描范围要足够大;④线圈摆放位置要正确;⑤ Calibration 和 ASSET 均采用相同的屏气程度;⑥确定线圈通道未损坏;⑦ Calibration 时使用线圈的盛大视野,一般系统都已给定,不要随意更改;⑧ ASSET 时,phase FOV 选择 1。

另外,必须使用 8 通道或多通道的线圈;如果已经选用了其他降低时间的扫描技术,则不要再用 ASSET,因为 ASSET 在做数据处理时易降低 SNR; ASSET 是一项技术,它并不是万能的,不是所有序列都适合用它,一般只用于 FGRE、EPI、FSE 等序列中。

此外,近几年来,EPI 序列已被广泛使用,在这个序列中,读出梯度场的快速振荡的结果可引起一个现象,即每隔 1 条编码线可出现回波颠倒,后者造成轻微的相位错误,从而发生伪影,又称 N/2 伪影。

这种伪影出现在相位编码方向上,表现为数量为相位编码线一半的图像阴影在相位编码方向上的重叠。此处的 N 为相位编码线的数量,因而该伪影称为 N/2 伪影。N/2 伪影目前似乎没有很好的解决方法,由于机制比较复杂,现在还得依靠厂家提高机器的稳定性。

就目前使用的 1.5T 的机器来说,尽可能的让病人不带任何可能影响磁场均匀性的物质进入磁体,我们在头颅 DWI 中出现的 N/2 伪影,几乎都与病人的衣领上的某些饰物或头发上的摩丝有关,但在腹部扫描中却从来没出现过 N/2 伪影。

但有很多报道说,EPI 在肝脏扫描中为了加快采集速度,其相位编码采用一种不变换的低幅梯度场来完成,这势必造成相位编码方向上严重的化学位移伪影,移位的腹壁脂肪影常常掩盖肝内病变,因此 EPI 序列在腹部扫描中一般常规采用频率选择脂

肪抑制技术,但又由于 EPI 依靠读出梯度场的快速切换进行信号采集,这将会降低磁场的均匀度,在 SE-EPI 序列中加入 STIR 技术,化学位移伪影可得到很好的抑制。

综上所述,由于 MR 成像的复杂性导致其成像过程中出现这样那样的伪影,其个中原因不是互相独立的,而是相互关联的。

可以看出,任何伪影的形成几乎都与磁场的均匀性有关,也就是说,任何影响磁场均匀性的因素,都是伪影形成的原因,而对 MRI 伪影类型所做的以上划分只是为了方便对它的研究和探讨。因此识别伪影,分析其产生的原因及其各种原因的相关性,才能找出解决消除的方法,对提高 MR 图像质量和 MR 诊断准确率有着重要意义。

第二节 两台相邻 MRI 仪所致拉链伪影

MR 成像中,伪影出现的频率较 CT 高,而且也比较严重。因出现伪影的原因很多,包括磁场的均匀性,射频的稳定性,人体内组织器官和身体的运动,以及使用的射频线圈、发射器、屏蔽及各种软件的错误,所以伪影的种类繁多。而由相邻 2 台 MRI 仪同时工作出现的拉链伪影少见报道,应引起注意。

拉链伪影的影像表现:射频拉链伪影是沿频率编码方向或平行于频率编码方向在零相位处,即相位编码方向中点的黑白点交替出现而形成的中心性拉链形状条带;射频泄漏拉链伪影是沿相位编码方向在零频率位置,明显或是不太明显的条纹拉链状伪影。

某医院 2 台 MR 仪同时工作时出现的伪影表现在垂直于频率编码方向明暗交替出现的 1 条噪声带,伪影严重程度不一,通常不止 1 条,可多条平行排列,严重时也可呈木排状占据图像的大部分。

一、拉链伪影的发生机制

在 MR 成像过程中任何与射频磁场的产生、传输、发射、接收或后处理等相关的因素,都可能产生射频磁场性伪影。拉链伪影是一种连续的、窄范围的射频发射,其宽度和位置与外界额外信号的频率和带宽有关。大多数拉链伪影属于设备伪影,分为射频拉链伪影和射频泄露拉链伪影两类。

射频拉链伪影主要原因为自由感应衰减信号伪影和激励回波伪影。在自由感应衰减没有完全衰减之前,180° 脉冲的侧峰与它产生重叠,造成了沿频率编码方向的拉链伪影即自由感应衰减信号伪影。由于邻近层面不精确的射频脉冲或双回波序列中不精确的 90°-180°-90° 脉冲造成 1 个激励得到的回波,产生激励回波伪影。

射频泄露拉链伪影常常是由于采集图像时扫描

间门关闭不严造成射频屏蔽的射频泄露;也可由进入磁体间的电子设备产生的射频引起。这是回波采集过程中,还没有关闭的激励射频脉冲"馈通"至接收线圈而形成的伪影。因激励射频脉冲的频率和采样带宽的中心频率一致,信号采集时就会把射频脉冲误认为频率编码强度为零的像素产生的信号而进行采集,所以伪影呈现在与相位编码平行且处于频率编码的中心。

该院相邻 2 台 MR 仪只有同时工作时出现拉链伪影,关闭其中 1 台 MR 仪上述伪影消失;关闭 Symphony MRI 仪的射频脉冲后,2 台 MR 仪同时工作,Avanto MRI 仪扫描图像未出现上述伪影,故认为是射频泄漏拉链伪影。经对磁体退磁后屏蔽的检测,机房门处无射频泄露,仅发现 Symphony MR 仪机房的液氦挥发导管处射频衰减略低于设计标准,Avanto MR 仪机房屏蔽完全符合要求。

二、射频泄露拉链伪影的解决方法

拉链伪影的出现与屏蔽的严密性密切相关,也与周围环境中与 MR 仪的射频频率相近的无线电信号相关,故防止射频泄露拉链伪影的关键是做好 MR 设备机房的屏蔽,MR 检查过程中要保持屏蔽门关闭。

该院 2 台 MR 屏蔽门处无射频泄漏,Symphony MR 仪的液氦挥发导管处有射频衰减,故认为伪影的出现与该处射频衰减相关;又因 2 台 MR 仪磁场的中心频率相近(Avanto MR 仪 63.680 982MHz,Symphony MR 仪 63.685 914MHz),造成 2 台 MR 仪同时工作时出现射频泄露拉链伪影。针对这个情况,对 Avanto MR 仪的磁场射频中心频率进行了微幅调整,由 63.680 982 MHz 调至 63.580 982 MHz,调频后利用 Siemens 标准水模多次进行 2 机同时扫描试验,未出现上述拉链伪影或木排伪影。

处理射频拉链伪影可通过改变相位编码方向、反转角,缩短频率带宽,增加回渡时间等措施优化脉冲序列进行消除。处理射频泄露拉链伪影也可通过增加层厚、延长 TE、改变相位编码方向、增加 NEX 等措施。该项研究中,在对 Avanto MR 仪的磁场射频中心频率调整前,采取了上述措施,发现图像伪影确实减弱,但对图像质量影响仍然较大。

三、Avanto MR 仪图像 SNR 分析与图像质量评估

理论上降低 MR 仪的中心频率,可致 SNR 下降。降频前后利用 SNR 公式分析图像质量,该院技术人员对降频前后同序列、同部位图像 SNR 的统计学分析结果显示:降频前后图像 SNR 差异无统计学意义,后由有经验的诊断医师双盲法主观评估图像质量,发现无明显差异,图像能满足诊断要求。故 Avanto MR 仪中心频率的调整,未对 Avanto MR 仪的图像质量产生影响。

第三节　MSCT 伪影产生的讨论

CT 自二十世纪七十年代初开始在临床应用以来,得以飞速发展,从普通 CT 到螺旋 CT,再到 MSCT。目前已经发展到 320 排以上,性能不断提高,成为临床诊断的重要依据,发挥着不可替代的作用。保持其良好的性能和较高的开概率,对医院的社会效益和经济效益都非常重要。但是在日常的使用过程中,有时会发现图像上有伪影。

很多因素都会导致伪影产生,比如外界因素如扫描中患者移动、呼吸闭气不均匀、身上有金属等高密度物质、检查床上有异物等。更多的是机器故障导致的伪影。

CT 是一种综合了多种技术的高科技产品,包括 X 线技术、电子、机械和计算机技术,因此伪影产生原因多种多样。有学者收集 MSCT 出现伪影的图像进行分类和分析,将其分为圆斑伪影、环形伪影、斜线伪影、CT 值偏移等 4 种情况。现就伪影产生的原因和处理情况讨论如下。

一、圆斑伪影

分析:通常比较淡,体现为一个或多个淡淡的小圆斑,有时会误以为是病灶,引起误诊,一般由于水模数据或者空气数据不正常引起。

处理:由于温度、湿度等环境因素的变化,系统保存的水模或空气数据长时间不调整就可能会与实际环境产生偏差,可以通过校正水模或者空气数据来消除这种伪影。所以定期做保养,及时校正水模数据及空气数据是很重要的,会有效的避免此类伪影。

二、环形伪影

分析:比较常见的,分单环和多环,还有闭不闭合之分。产生的原因也比较复杂,数据采集、数据传输、数据处理等各个单元都会引起这种故障。

处理:首先要手动重建正常的原始数据,这基本上就能判断出故障是哪一部分造成的。如果重建出来的图像是正常的没有伪影,则说明重建部分正常,那么问题就极有可能出在数据采集部分;如果正常的原始数据,重建出来却是有伪影的图像,那么很显然问题是出在重建部分。

数据采集部分大体包括探测器、接口板和数据处理通道板。通过机器自带的诊断软件可以查看伪影来自哪个通道,进而可以确定是哪块通道板出了问题。可以通过交换法这种简单而又行之有效的办法来确认故障。如果交换通道板之后伪影转移了,则可以确定问题就出在通道板上;相反,如果交换了通道板,伪影却没有变化,还是在原来的位置,那么就可以排除通道板了,那就可能是接口板或者探测器本身出了问题。

重建部分包括硬件和软件两部分,伪影一般都是由于硬件出问题造成的,排查比较简单,故障发生后都有详细的 log 文件产生,查看 log 文件就可以判断出是哪块重建板有问题。

三、斜线伪影

分析和处理:这种伪影分两部分,正常的和不正常的。所谓正常的就是由于人体内的不对称高密度

物质引起的,患者身上的金属物体如假牙或手术植入金属体、手术夹、项链、发卡、皮带扣等,都能导致X线束硬度的改变,从而导致金属伪影的产生。

金属物体各个部位的密度、尺寸不同,对X线的吸收量也不同,这就会导致很强的黑白条状或星状伪影,总称为放射状伪影。除了手术植入体外,这种伪影若在扫描前对患者加以提醒是完全可以避免的。

此外也可以通过定义金属的阈值对图像进行分割,然后再进行插值重建。除了消除金属伪影外,阈值技术在减小动脉壁钙化造成的伪影方面也起到了重要的作用。

另一种是机器故障引起的,大部分是由于重建部分故障造成,但有时一些外界干扰也会造成这种伪影,如碳刷磨损严重可能会放电引起斜线伪影;球管放电也会引起这种伪影;还有在螺旋扫描中,如果检查床运动不正常也会产生干扰,导致这种伪影。

四、CT 值偏移

分析和处理:这种情况基本都是参考探测器有问题了,参考探测器确定数据采集的基准值,它出了问题,CT 值就会发生很大偏移。探测器电源不正常也会导致这种情况,它的输出电压值要求非常精确,需要定期校正。

另外还有些奇怪的伪影多是由于球管老化X线输出不稳定引起。

第四节　MRI 运动伪影的形成与处理

运动导致的 MRI 伪影最常见,可分为生理性运动伪影与自主性运动伪影。MRI 时,运动和流动伪影主要来自胸、腹部、盆腔及椎管等部位,尤其是在皮下脂肪和血管流经处,常常产生垂直于相位编码方向的条纹状或重叠伪影,严重降低图像的质量。

运动伪影主要见于相位编码方向,是由于周期性运动频率与相位编码频率不一致(相位编码时间长于频率编码时间)导致的磁化组织相位移动。以呼吸运动为例,原始数据在吸气和呼气中交替获取,使胸腔部位的显示发生偏移,皮下脂肪有高强度信号的组织会出现伪影。

MRI 图像上运动伪影产生的机制非常复杂,影响运动伪影的因素包括:运动的方式和运动方向,还取决于不同的成像参数,磁场强度、表面线圈、运动结构的亮度以及不同的成像参数。

有多种技术可用于减少或消除 MRI 时的运动伪影,运动伪影的前处理抑制技术包括变换相位和频率编码方向、使用空间预饱和脉冲、流动补偿序列、PROPELLER 技术、脂肪抑制序列、物理抑制技术及口服药物镇静或抗胆碱药物减少胃肠蠕动,以及包括呼吸门控、呼吸补偿、导航回波和呼吸触发技术在内的呼吸运动伪影抑制技术。

运动伪影的后处理矫正技术可在不需要额外硬件或 MRI 序列的条件下抑制运动伪影,但由于其难度大,国内外学术界研究较少。

运动导致的 MRI 伪影最常见,可分为生理性运动伪影与自主性运动伪影,前者是由心脏大血管搏动、呼吸运动、胃肠蠕动、血流及脑脊液流动等所致;后者是由咳嗽、吞咽运动、眼球转动及病人的躁动不配合所致。

MRI 成像时,运动伪影主要来自胸、腹部、盆腔及椎管等部位,尤其是在皮下脂肪和血管流经处,它们常常产生垂直于相位编码方向的条纹状或重叠伪影,严重降低图像的质量。

一、运动伪影的前处理抑制技术

有多种技术可用于减少或消除 MRI 成像时的运动伪影,恰当的抑制技术取决于特殊硬件和软件、患者的临床状况以及特定的成像部位等。运动伪影的前处理抑制技术包括变换相位和频率编码方向、使用空间预饱和脉冲、PROPELLER 技术、脂肪抑制序列、药物及物理抑制技术,以及包括呼吸门控、呼吸补偿、导航回波和呼吸触发技术在内的呼吸运动伪影抑制技术。

二、改变相位和频率编码方向

MRI 时,相位编码的时间要大大超过频率编码的时间,在具体扫描过程中,通常是将成像层面的最小径线方向作为相位编码的方向,以降低相位编码步的数量。正确选择相位编码方向,可以消除或减弱一些运动伪影。例如,腹部的轴面成像可显示由呼吸引起的高信号脂肪周期性运动伪影;与此同时,腹主动脉内搏动的血流也会产生在相同方向上的伪影，这些伪影可能会使胰腺图像模糊。通过交换梯度方向，这些伪影将自左至右出现，因此图像质量得到提高。

三、空间预饱和脉冲

由于伪影的强度与产生伪影的运动解剖结构的强度成正比，如果该解剖结构不需要成像，那么降低它的信号强度可以降低伪影的强度。预饱和技术的理论基础就是在成像脉冲激发前使用90°RF脉冲将容易产生运动伪影而又不是感兴趣区的部位饱和掉，即在成像扫描时让这一部分的组织不再产生共振信号。这样，在成像过程中，即便这部分组织产生了运动，也不会产生运动伪影。一个典型的例子即是在颈椎及脊髓MRI检查时，可在扫描定位像上的椎体前缘加上与颈椎相平行的饱和带，可有效抑制轻微的吞咽运动以及颈内动脉搏动所致的运动伪影。

四、呼吸运动伪影抑制技术

通常采用以下两种方法抑制呼吸运动伪影：第一种方法是减少图像采集时间，从而在患者有限的屏气时间内完成图像采集，即所谓的屏气快速扫描；第二种方法是使用呼吸运动周期控制MRI图像采集，即呼吸门控或呼吸触发技术。

五、屏气快速成像

极快的成像速度由于图像采集时间非常短，因而可部分减少呼吸运动伪影。短TR时间（40~250ms）的FSE序列和GRE序列可在约5~30秒的单次屏气时间内采集图像，快速SE成像序列可有效抑制肺部MRI时的呼吸运动伪影。现今，已有多种快速成像序列已应用于抑制运动伪影，如FSE、GRE、HASTE和RASE序列成像。

六、呼吸门控技术

门控技术是利用额外的设备来监控人体某些器官的运动情况，以此控制激发以及数据采集时刻。胸部MRI检查时，呼吸门控技术可通过传感器监视呼吸情况，以调整相位编码与运动刷期同步，通常是和呼气末采集数据。呼吸门控技术通常延长成像时间2~3倍以上，因而限制了其在长TR时间MRI序列的应用。

七、呼吸补偿技术

呼吸补偿机制可使脏器各位点处统一呼吸相位时进行信号采集，亦在一定程度上减少运动伪影。最常见的呼吸补偿方式是中心排列相位编码（COPE）和呼吸排列相位编码（ROPE）。这些技术的基本原理是在扫描过程中检查呼吸运动，以呼吸时相决定K-空间线填充顺序的方法，重排相位编码步阶或采集视野，在吸气顶峰时采集K-空间的高频部分，呼气末期采集K-空间的低频部分，使得受运动严重影响的分量分布在傅利叶数据矩阵的边缘，从K-空间数据中去除了呼吸周期的影响。这些技术极大地减少了扫描时间。

导航回波技术

呼吸导航回波触发采样使用射频脉冲激发一个垂直于肝-肺界面的条带状区域，利用空气和组织的信号差别确定右侧膈肌的空间位置，将此空间位置信息用于前瞻性触发采样或者回顾性图像编码，从而达到控制呼吸的影响和提高成像精度的目的。呼吸导航回波触发采样可以使患者在自由呼吸状态下完成检查，不受屏气时间的限制，有利于提高图像的空间分辨率，缩短数据采样时间。

呼吸触发技术

触发是指数据采集在某个重复运动的指定相位被触发而开始，呼吸触发技术是在当TR时间与平均呼吸时相相等时采集MRI图像，与呼吸门控技术不同的是，其可在呼吸时相的每一点采集MRI层面图像数据，抑制呼吸运动伪影。呼吸触发FSE序列的成像时间明显短于常规T_2WI成像，且前者可明显提高图像质量，因而呼吸触发FSE序列已被大多数影像中心所采用。

八、脉冲序列参数

（一）减少TE时间

短TE成像技术可在不需添加特殊硬件设备的条件下抑制多种运动相关伪影，如心脏搏动、血液流动、呼吸运动和肠蠕动所致的伪影。且短TE成像技术不需监测患者运动，也不延长成像采集时间。其可在单次屏气时间内采集图像，并可联合应用信号平均技术提高图像质量。

（二）信号平均技术

信号平均技术是指用多组数据来减少随机噪声和伪影，重复数也叫信号平均数或采集次数。信号平均技术的原理是基于随机噪声或伪影为随机相位，而 MRI 信号则为规律相位这一事实，多次重复数据的平均后，使伪影或噪声在一定程度上互相抵消，而规律性的 MRI 信号得到进一步增强。从而抑制运动结构的信号，并增强静止组织信号。信号平均技术可明显抑制包括心脏搏动、血液流动、呼吸运动和肠蠕动在内的多种运动伪影。

八、PROPELLER 技术

GE 公司研发的 PROPELLER 技术即"周期性旋转重叠平行线采集和增强后处理重建方法"，也称为螺旋桨扫描技术，专门解决和消除运动伪影。

西门子公司也推出类似 PROPELLER 的技术——Syngo BLADE"刀锋"防躁动成像技术。PROPELLER 技术的原理是基于 k 空间中心部分是决定图像的对比度和信噪比的主要因素，由于 PROPELLER 技术采用一种独特的 k 空间采集填充方式，应用辐射状的"叶片"以"螺旋桨扫描技术"重叠式充填 k 空间中心部分，k 空间中心部分的数据量明显多于边缘部分，因而主要用于克服运动和磁敏感性伪影。

九、脂肪抑制序列

伪影的亮度取决于运动结构的亮度，即运动结构越亮，伪影越明显，这尤其见于 T_1WI 上运动的脂肪组织，因而脂肪抑制序列图像可有效地减小此类伪影的显示。目前，脂肪抑制 MRI 成像法主要有四种，即脂肪饱和序列、反转恢复序列、反相位成像及基本原理与反相位成像相似的 Dixon 法。其中 STIR 序列和 ChemSat 序列是 MRI 脂肪抑制技术最常用的方法。

十、物理抑制技术

腹部 MRI 检查时，腹带加压包扎是既往常用的方法。腹部加压包扎通过限制腹式呼吸，减少腹部脏器的上下移动，降低运动伪影。乳腺 MRI 成像时，让患者穿着紧身 T 恤、使用乳腺夹或气囊装置，或填充线圈底部，均可用于减少运动伪影。

十一、药物

其他可用于抑制腹部 MRI 成像时的运动伪影技术为联合应用阴性肠管对比剂及低张药物以消除胃肠道蠕动造成的伪影和图像模糊。对不配合的儿童及婴儿进行 MRI 检查时，采用口服水合氯醛（0.5ml/kg）的方法使其在睡眠状态下进行 MRI 扫描；昏迷烦躁的患者可给予肌肉注射安定。

十二、运动伪影的后处理矫正技术

在目前的磁共振成像领域，绝大多数临床应用都是采用二维傅里叶变换的成像技术。由于线性平移运动会在 K 空间内产生相位偏移，因而发生弥散现象，污染整个图像。

关于相位偏移的修正算法，有前处理和后处理两种方式。前处理主要有快速扫描、门控扫描或可校正的重建模式等方法。过去多数研究工作是关于前处理的；至于伪影消除的后处理研究，由于难度大，国内外学术界研究较少。

自 Wood 等（1985）提出周期性运动的理论模型后，多位学者进行了运动伪影的后处理矫正技术研究，包括线性平移运动的相位修正、基于相位恢复的图像平面内线性平移运动伪影的消除、在成像域内用自动聚焦的方法消除图像平面内线性平移运动伪影、熵中心标准的自动后处理技术、自动校正技术、类似最小化熵中心标准的"自动聚焦"算法、基于频谱移动消除频率编码方向的伪影及一些学者提出的逆向迭代修正法用于消除由于刚性平移运动造成的 MRI 伪影。

第五节　流动相关伪影

螺旋 CT 是 CT 扫描技术的一个重大进展，由于螺旋 CT 扫描快捷并可重建，又有很好的组织对比，使病变的显示更加清楚，同时也使 CT 扫描较少受到呼吸运动的影响，消除呼吸运动所致的病变遗漏。但是，螺旋 CT 尚有一些不足，这主要包括静脉团注时机的选择和为了更好地显示不同器官需要不同的扫描参数，还有一些可能导致误诊的血液流动伪影。

一、混合不匀

血管的强化程度取决于血池的大小和与选择扫描时机有关的心输出量。例如,如果静脉血管在对比剂注射后扫描得过早,强化和未强化的血液混合不匀可以导致静脉内血栓的假象,这在邻近肾静脉连接处的下腔静脉(IVC)中最常见。在此水平,自肾脏的强化高密度血液(循环时间相对较短),与从下肢回流的未强化低密度血液(具有较长的循环时间)相遇,结果形成了下腔静脉中心低密度"充盈缺损"的表现,继续向头侧流动,这两种类型静脉血相互混合,从而密度变得较为均一。这种现象也可以在髂总静脉汇合处见到。

当经足静脉注射对比剂增强时,强化和未强化的血液在下腔静脉的远端混合,这时出现一种异常流动现象,使问题变得更为复杂。在静脉增强前后进行延时扫描或重复扫描有助于鉴别这种伪影,受累静脉扩张(内有血栓)和侧支循环存在也有助于这种血流伪影和血管内血栓的鉴别。

二、分层强化

当血液流动特别缓慢时,静脉血管可以出现分层强化。运用螺旋 CT 扫描常要求 Valsalva 动作进行长时间屏气,这种现象更易发生,此时,对比增强的较高密度血液将会沿静脉的后壁分布。在腔静脉瓣功能不全时,腔静脉内血液将出现返流。当右心房因三尖瓣功能不全而增大时,对比剂实际上绕过了体循环。因为存在来自右心房的返流,所以可以看到下腔静脉内强化的出现早于主动脉,这种表现不要与从足部注射对比剂相混淆。

三、静脉的"中断"

流动相关伪影的另一个原因是下腔静脉的"中断",特别是在运用螺旋技术扫描时更易出现。在深吸气时,由于邻近膈肌的下腔静脉局部塌陷和回心静脉血流减少或停止,大多数仰卧位病人出现这种现象。这将导致下腔静脉内强化的和未强化的血液混合延迟,使任何以前存在的流动伪影更明显,造成血栓形成的假象。但在正常平静呼吸状态下行CT 增强扫描,一般不会出现下腔静脉的中断。

虽然流动伪影较常见于大口径的血管,但它也可以出现在像门静脉和肠系膜上静脉这样的小血管中。这些血管中的流动伪影在普通 CT 增强扫描时比较少见,但在螺旋 CT 增强扫描时,由于血管增强明显和快速扫描技术的使用,这些伪影较为常见。这些伪影可类似于静脉内血栓,为了解决这一问题,可以在有疑问的血管段进行延迟扫描。

四、假血栓

可见到与部分容积效应有关的假血栓现象,这种现象见于在被低密度脂肪包绕的门静脉或下腔静脉。此时螺旋扫描有助于明确诊断,因为容积扫描获得的原始数据可用各种层厚和间隔进行图像重建。

右侧卵巢静脉的假血栓现象也可以看到,它常见于多产妇女,继发于瓣膜功能不全和左侧卵巢脉逆流。在螺旋 CT 增强扫描早期,可以见到两侧卵巢静脉增强的不对称性。

五、伪似肿大的淋巴结

有作者报告扩大的左侧卵巢静脉在 CT 平扫和增强扫描中可伪似肿大的淋巴结、左肾盂积水及双下腔静脉,它位于腹主动脉的左侧和左输尿管的前方,仔细观察邻近的上下层面进行分析,一般都能避免此类误诊。与此类似的情况有腹主动脉周围迂曲的侧支静脉,在横断图像上,也可伪似肿大的淋巴结,但在增强扫描时,此类情况即可澄清。

六、左和右性腺静脉

在早期扫描中,下腔静脉和右侧性腺(睾丸或卵巢)静脉只有少量或没有静脉给予的对比剂,但是肾静脉强化较早,如有左侧卵巢静脉头侧部分的瓣膜功能不全或缺如,可出现强化血液返流入左卵巢静脉的情况。这是因为两侧卵巢静脉的正常回流不同:右侧卵巢静脉直接回流入下腔静脉,而左侧卵巢静脉汇入左肾静脉。其结果是,左侧卵巢静脉强化而右侧卵巢静脉尚未强化,这好像右侧卵巢静脉内有"血栓"存在。此时观察下腔静脉,如未出现强化,可以避免这种误诊;如下腔静脉强化时,行延迟CT 扫描才可以完全排除假血栓的诊断。

虽然许多问题同静脉注射对比剂的时机和流动伪影有关,但静脉注射对比剂优点很多,能够把正常血管结构、血管正常发育变异同病变区别开来。

第六节　MRI 与伪影

MRI 的一大进展就是可显示流动的血液信号，而且无须任何介入技术。磁共振血管成像（MRA）是一项极具诊断价值的技术，已为大家共识。与传统的 X 线血管造影不同，MRA 可提供血管结构的多视角图像，而且具有所用对比剂无系统性不良反应和操作相对简便等优点。MRA 显示的血管结构相对于周围的背景组织呈高信号。所以，改善血管和周围组织的信号强度对比是 MRA 图像形成的关键。

但是，对于经验不足者，数据采集和图像后处理所产生的伪影与缺陷，常会导致错误的结果。

一、磁共振血管成像方法

血流 MRA 成像的信号特征很大程度上取决于所用的脉冲序列和血流的特征。比如传统的自旋回波序列，如果成像层面与血流方向垂直，血液将表现为低信号，这就是所谓的流空现象，其由血流速度和扫描参数决定。因为被激励层面中受 90° 射频（RF）脉冲激发的自旋质子在随后的 180° 射频脉冲作用时已经流出该层面。也正因为这个原因，大部分 MRA 方法都采用梯度回波（GRE）脉冲序列。

在这些脉冲序列扫描的图像中，由于所谓的"流入增强"效应，血流总呈高信号。除血流速度外，另一影响血流整体信号的参数是自旋质子的相位。目前，所有可用于血管成像的 GRE 技术可分为两大类：时间飞跃（TOF）法和相位对比（PC）法。现在，更快速地使用对比剂的三维 MRA 技术也已成为常规方法。

二、时间飞跃法 MRA

TOF 法是解决临床上各种有关血管结构和血管病变最常用的 GRE 技术。该技术的基本原理是利用流入增强效应，即流入成像层面的血液具有高于周围静止组织的磁化矢量。由于以明显短于组织纵向弛豫时间的重复时间（TR）间隔反复施加 RF 脉冲，故同一层面的静止组织的磁化矢量被饱和。而该层面内的流动血液不断被未饱和的、可完全磁化的新鲜血液所替换，从而可获得较高的磁化矢量。

由于血液固有参数，如 T1、T2 值和血液中质子

流速的可变性以及其他参数如 TR、翻转角和层厚的不同，血管内血液信号的表现差别很大。一定的流速、TR 和 T_1 值，RF 脉冲激发的血液被新流入的未饱和血液部分替换，而静止组织的磁矩则逐渐减小。在 RF 脉冲重复一定次数后，血液和组织的信号可达到一个稳态；超过该稳态，RF 脉冲不再有进一步的饱和作用。组织和血液达到该稳态所需的脉冲幅度和激发次数不同。MRA 技术的目的是通过优化外在参数（如翻转角、TR 以及层厚和定向）找到血液和组织之间这种信号稳态的差值。

三、二维（2D）TOF MRA

在进行二维 TOF MRA 时，定位片层方向与血流方向垂直可增加信号强度。由于血流的复杂性，血液中质子的净运动包括线性运动、加速运动和喷射运动等多种形式，任何一种流动形式均会引起相位离散，最终导致信号减小。如果施加一个方向相反、强度相同的双极磁场梯度，则可逆转相位变化。这样的双极梯度可恢复静止质子的相位。而对流动的质子不起作用。要校正一级流动成分的效应至少需要三个梯度。如果想补偿更高一级流动成分的效应，需要的梯度数就更多。然而，梯度数增加使回波时间（TE）延长，从而导致 TE 内更多失相位。所以高级流动成分最好通过采用尽可能小的 TE 来处理。这就是为什么大多数 TOF 技术采用的 GRE 脉冲序列兼有一级流动成分补偿和尽可能小的 TE 的缘故。

四、三维（3D）TOF MRA

二维 TOF 的一个明显缺陷是，它所采用的大片层厚度（为了覆盖大范围内的血管）和长 TE 引起空间分辨力不高和体素失相位。使用三维 MRA，其固有的高信号可减小体素。而且，可同时采用非常短的 TE 和流动补偿。但是由于覆盖范围较大，大多数三维 TOF 技术，当血液在三维层块（slab）内流过较长的距离后，会引起信号丧失。渐进性的饱和效应显而易见，图像上表现为起始端的几个片层信号相对较亮，然后信号逐渐减低。这一效应在小血管和血流较慢的血管中表现得更突出。

五、相位对比（PC）法 MRA

相位对比法 MRA 是基于动态组织和静止组织间的相位差别。质子间的相位变化由梯度作用于它们的运动所引起,其净累加相位取决于梯度的强度和作用时间。对静止组织来说,这一效应可通过施加一个方向相反、强度和时值相等的双极梯度来转复。因此,通过使用双极梯度,流动质子会获得一个净相位偏移,而静止质子则不能。

因为血管一般是弯曲的,所以要获得 MRA 血管像,就需分别在三个互相垂直的方向上施加梯度,并分别沿每个方向进行扫描。要获得血管的三维图像,至少需要四次扫描。第一次采集不用任何流动敏感梯度,获得用来进行相减运算的图像;另外三次扫描数据采集时分别在层面选择、读出梯度和相位编码方向上施加流动敏感梯度。每一例的总扫描时间一般超过 12~15 min,长于大多数 TOF 技术。由于相对相位偏移取决于梯度作用期间质子的运动,故不同于 TOF 技术的是,它对非常慢的血流也很敏感。所以,常用于检测血流缓慢的血管,而且可通过累加的相位偏转量来估计流动质子的速度。

六、钆对比剂增强的首过三维 MRA

近几年来 MRI 梯度技术的新进展极大地改变了 MRA 的检查方式,使得图像数据可在团注对比剂后的首过时采集。对比剂增强 MRA 采用短 TR、短 TE 和小翻转角的 GRE 序列,故整个三维数据可在一次屏气获得。该技术要求非常高的梯度强度和短的梯度爬升时间,从而可在短至 8~10 s 的扫描时间内获得足够的空间分辨力。它和传统 TOF MRA 和 PC MRA 的信号取决于流入和相位特征不同,对比剂增强 MRA 的优势是基于首过效应时钆对比剂的 T_1 缩短作用。它与如何确定成像区间很有关系。TR 很短时,血液和静止组织的相对对比度接近零。这是因为 TR 特别短时,T_1 值相对较长的血液和静止组织都没有足够的磁矩恢复。

对比剂增强 MRA 时,使用的顺磁性对比剂具有明显的 T_1 缩短作用,使血液的磁矩迅速恢复,而组织中由于缺乏对比剂信号仍保持在低水平。在典型的成像方法中,对比剂快速团注,准确选择扫描开始时间,以使 K- 空间中心的数据采集与对比剂首过兴趣区同时发生。把握对比剂到达的时间对显示完整的动脉或静脉并避免二者之间相互重叠十分关键。

因为最佳对比的数据采集窗很短,所以必须保证数据采集（K- 空间）的中心部分与信号峰值同时发生。对比剂从注射部位流至兴趣区的时间在不同病人中差别很大,它取决于病人的血液循环周期和心输出量。估计这一时间的一种方法是预置对比剂团注技术。

七、最大信号强度投影

最大信号强度投影（MIP）是一种很有用的后处理技术,它可利用一组二维切层或三维层块的数据重建血管像。利用后处理最大信号强度投影技术,就可由连续的二维切层或单个三维层块数据获得任意一个二维平面上的血管像。最大信号强度投影是采用线迹运算从一组三维数据投射出图像集合中的最大强度体素投影。在最大信号强度投影技术中,通过将图像片层叠放在一起,一束光或一排视面投射在用户选定的方向上,可只投射出最大强度的信号。因为是最大强度投影,而不是对整个投影体积的体素的综合,故血液与背景组织的对比度很好。要得到任意血管段的满意投影,血管的信号至少应该比背景信号高出 2 个标准差。大多数情况下需要进一步选择靶区来限定图像的投影,以缩短后处理时间并避免不必要的组织投影进入图像平面。

此外,多平面重建（MPR）和数字化图像减影对在最大信号强度投影图像中显示血管有时也是有用的。对于大多数钆对比剂增强 MRA,常规使用减影技术,即从注射对比剂后的图像中减去注射前的图像,这样可从最大信号强度投影数据中减去未增强的背景信号,从而使最大信号强度投影图像中血管信号明显高于背景。最大信号强度投影时,如果很多血管重叠在一起,就需用多平面重建进行后处理。事实上,只使用多平面重建而无需对血管和背景的相对平均强度做任何改变,便可观察单个层面。

八、MRA 的缺陷和伪影

（一）平面内饱和

在顺序采样的二维和三维 TOF MRA 中,采集平面的定向对流入增强效应十分关键。如果血管走向平行于采集平面,在 RF 脉冲之间,自旋质子磁距不能有效恢复。虽然采用大的翻转角在一定程度上有帮助,但由于对周围组织的饱和也同时降低,图像的对比度下降。由于血管走向的复杂性,总会遇到一段血管与激发平面平行的情况,比如在腹部血管和髂血管成像时,当 T_1 大于 TR 时,就会发生平面内饱和。当血液沿扫描平面流动时,就相当于流经的距离拉长,故在反复施加 RF 脉冲的情况下,磁矩就来不及恢复至磁场的方向。

对比剂增强三维 MRA 就不存在这个问题。正如前面讨论过的,这种技术的对比度是基于钆对比剂的 T_1 缩短作用而不是流入增强效应。

二维 TOF 存在的另一个常见伪影是所采集图像之间由于屏气的呼吸时相不同所引起的体素迁移。有时,轴面二维 TOF GRE 序列显示了肝动脉,腹侧还有一个较大的血管,这很容易被错认为是意外发现的门静脉;而该例病人实际上是门静脉闭塞和腔静脉改建术后病人,在同一病人冠状位三维对比剂增强 MRA 像中,大血管事实上是肠系膜侧支血管。由于门静脉高压,可见食管静脉曲张和脾肿大。冠状位三维对比剂增强 MRA 清楚地显示了这些解剖结构。

二维 TOF 原始数据的最大信号强度投影重建,由于不同屏气呼吸时相数据之间的体素迁移,显示解剖结构的准确性稍差,分析诊断时要结合整个成像体素数据来考虑。

（二）狭窄过高估计伪影

对狭窄的过高估计是一直存在于二维、三维 TOF MRA 技术中的问题,多由最大信号强度投影采用的方式所导致。最大信号强度投影算法通过调整录入数据的阈值来降低噪声。这样,低强度的背景信号以及血管的低信号部分便从形成的平面投影中取消。要获得好的最大信号强度投影像,血管信号至少要高于背景信号 2 个标准差。

在血管狭窄时,血流模式突然改变,结果出现两种重要改变影响成像结果:第一是不同流速成分导致严重的体素内失相位,引起信号缺失;第二是由于背景的投影信号强于血管的信号,致使最大信号强度投影不能投影出来自相散体素的低强度血管信号。这一效应在使用对比剂团注后进行的二维 TOF 成像中有所减弱。相应的 X 线血管造影像也显示在感兴趣区对比剂充盈缺损。即使采取足够小的体素,体素内相散也在所难免。

有学者报告,双侧肾脏对称灌注,可见右肾动脉闭塞,这被灌注检查的时间 - 强度曲线所证实。该病人左肾动脉起始处亦见明显狭窄,但同侧肾脏血液灌注正常,提示为假性狭窄。

增大成像矩阵提高空间分辨力可减小体素内相散,但这也不能彻底解决血管连接处的体素内相散的问题,比如肾动脉起始部。这时,仔细查看每一幅原始图像再来判断最大信号强度投影的图像就显得十分重要。

（三）饱和带与最大强度投影伪影

在二维 TOF 中,特别是当对正常情况下呈三相搏动式流动的外周血管成像时,一些序列参数(如切层和移动饱和带)的定位十分重要。Masui(1995)等首先注意到这些参数对腘动脉成像的作用。在下肢动脉行程上观察到多个水平带状伪影,而且它们的表现形式随 RF 脉冲和饱和脉冲之间的距离而变化。如果 RF 脉冲足够大,在舒张早期,它们在进入成像层面之前先进入饱和带。这时,旨在饱和反方向血流的饱和脉冲也同时饱和了正常血流。

三维 TOF 多层块部分重叠成像时也会出现相似的伪影,如果重叠容积选择不恰当,边缘就会出现信号强度不等,引起一种称作"威尼斯盲"或"百叶窗帘"的伪影,在颅内 MRA 像中经常见到。

（四）最大信号强度投影后处理伪影

以斜视角观察,最大信号强度投影会显示不同信号强度的图像,当斜面投影的信号强度低于原始图像背景信号 2 个标准差时就会发生这种情况。要获得理想的最大信号强度投影像,保证背景信号强度的均匀性很重要。这在对细小血管或血流缓慢的血管成像时几乎是不可能的。这种情况下,可依靠原始图像或图像数据的多平面重建作出诊断。

此外,也可对一小的靶区域使用最大信号强度投影以改善血管的对比度。例如,通过在图像 FOV 内划定一个小的兴趣区,便可从 FOV 中剔除重叠的和不需要显现的血管。总之,靶区最大信号强度投影可改善对比度,也可明显缩短后处理时间,并减弱整个最大信号强度投影时出现的血管缺失伪影。

在弯曲的血管,如移植肾动脉或脾动脉,最大信号强度投影像中可见多个重叠圈。有时通过变化角度也很难找到合适的多平面重建定向而准确显示狭窄病变。

偶尔,外部物体(如过滤器)的存在可能会使最大信号强度投影图像模糊。故有必要再次强调:对于带有过滤器的病人,原始图像是诊断的重要依据。

（五）对比剂增强三维 MRA 中团注对比剂到

达时间的选择不当

在对比剂增强三维MRA中，血管和周围组织的最佳对比度噪声比，需要根据不同病人的血流特征和循环时间准确选择对比剂到达兴趣区的时间。在采集填充k-空间中心的图像数据时，应恰好是感兴趣血管的对比剂浓度峰值。

根据对比剂推注的情况，首过浓度峰值应呈钟形，数据采集窗应确定得与浓度-时间曲线相吻合。这样，数据采集窗的中心部分正好对应峰值，否则，在血管的边缘会出现明显的环状伪影。如果对比剂到达较迟，所得图像将很难显示出血管病变。

反之，如果对比剂过早地到达，外周静脉将叠加于动脉血管上。所以，要获得最佳图像，对每个病人都应该在采集信号之前先测得流经时间，或者在一次屏气间不间断扫描以使体素迁移伪影最小化。数据采集时血液的实际T1取决于注射后血液的首过浓度，首过浓度和对比剂到达的时间取决于病人的循环时间和心输出量。

不适当的时间选择可导致动脉显影不佳，也可导致静脉信号重叠于图像中。在运行对比剂增强扫描序列时，有必要采集几组数据，以便在对比剂到达静脉时也获得静脉图像。如果对比剂推注速度得当，对比剂到达时间选择准确，便可同时获得对比度良好的动、静脉时相的MRA图像。

（六）不适当三维层块定位而引起的伪影

在腹部对比剂增强三维MRA中，腹部的冠状平面将包括大部分胸主动脉和整个腹主动脉。由于不依赖血管的几何结构，血管走向与成像平面相平行的冠状面最适合于对比剂增强三维MRA扫描，因为这样采集单元最少，采用数据实时保存来提高空间分辨率。但是，在主动脉延长、主动脉瘤和髂动脉拉长扭曲的病人，正确定位三维扫描层块常较为困难。如果血管的一部分未包括进扫描层块，那么，在冠状面或斜面的最大信号强度投影像中，就会出现假性狭窄。如果采用矢状面投影，常常可证实为假性狭窄。髂动脉未被包括进成像层块是这种现象的常见例子。

查看矢状面最大信号强度投影像或原始图像以确定血管或动脉瘤是否完全包括在冠状层块内十分重要。当可疑阻塞的远端血管信号强度与阻塞近端血管相同，而且也无侧支循环建立时，应想到这种伪影的可能。可通过增加层块的厚度使最大信号强度投影中的血管各部分全部包括在其内，以避免这一

弊端。

如果保持空间分辨率不变，增加层块厚度无疑会延长扫描时间，这样，缩短TR（要求高性能的梯度）有助于在不损失空间分辨率的前提下，缩短扫描时间获得大的层块厚度。增加层块厚度而不增加层块内单元，可在相同的扫描时间内获得较大的覆盖范围和良好的信噪比（SNR），但是空间分辨力下降。有时，尤其是对大的胸主动脉瘤成像时，有必要将扫描层块由冠状面变为矢状面。

（七）屏气呼吸时相不同所导致的伪影

在对比剂增强的三维MRA中，常用相减运算进一步降低背景信号以改善最大信号强度投影效果。这就要求两次扫描的层块间无体素位移。但是如两次屏气膈肌位置不同，在多个二维TOF数据组和不同体素间的信号相减，就不能完全消除背景信号。使用三维对比剂增强MRA技术时，应保证扫描时间很短，以在一次屏气间完成多次扫描。使用片层插入技术，可使一次扫描的时间缩短至6~8 s，从而可在病人深吸气后的屏气期间完成3~4次扫描。这样便可很好地减去背景信号。

（八）折叠伪影（包绕伪影）

当FOV未将整个扫描区的人体结构包括在内时便会产生折叠伪影，位于FOV之外而被RF脉冲激发的解剖结构会投影到图像的另一边。在MRA扫描中，病人取仰卧位，双臂放在身体两侧，当有静脉血管的手臂未被包进操作者设定的矩形FOV内时，它就会叠加到图像的对侧。

大多数情况下，这并不会影响图像质量，因为兴趣区位于图像的中心，而折叠伪影出现在图像的边缘。但折叠伪影有时会被误诊为异常血管，比如肾下极的副肾动脉。如果高信号的结构（如胸壁的皮下脂肪）叠加在感兴趣血管的同一平面上，可能遮掉血管信号，导致狭窄或闭塞的误诊。

这种伪影可通过增大FOV来消减。但是，增大FOV会损失空间分辨力而引发其他问题，比如小血管显示不出来。有时可借助于改变病人的姿势如将注射对比剂的一侧上肢置于头上来消除伪影。

（九）金属支架伪影

交织钛丝做成的支架在MRI图像上常常可显影，这些支架只在其放置的部位产生很弱的MRI伪影。由于GRE脉冲序列没有180°重聚脉冲，在这样的支架部位会产生磁敏感性伪影。但是，MRA可很好地显示支架远端的血流。大多数MRA技术采

用对比剂增强法来准确地识别支架的位置。

原始图像上在支架部位显示局灶性的信号缺失。在对血管(如肾动脉)内放置支架的病人进行诊断时,由于磁敏感性效应,TOF 图像中的信号缺失会比较显著,通常会引起类似狭窄的伪影,所以同时依靠原始图像结合最大信号强度投影图像进行诊断甚为重要。

(十)脉冲序列相关性伪影

进行 MRA 扫描要求根据组织和血液的固有特性确定最佳的脉冲序列参数。选择合适的序列对在合理的时间内获得满意的对比度十分重要。比如,有时采用黑血技术把流体从其他亮信号的结构中区分开来。在腹主动脉水平行轴面扫描时,应注意管腔内的信号改变。腔内的信号不均匀是因为血流速度变化而导致血管未呈完全的流空信号。在这种情况下,使匀速的血液信号归零毫无意义。

现在,通过采用片间采样和插值技术使整个片层厚度减小,可大大提高三维序列的空间分辨力。这对减小体素内相散是必要的。此外,通过提高时间分辨率,可使三维序列的多次重复扫描在一次屏气完成。这样,同一体素和不同三维数据组间同一采集单元的位置吻合,便于在三维数据组间进行减影(即从注射对比剂后的图像中减去注射对比剂前的图像),获得理想的结果。

第七节　刀锋伪影校正(BLADE)技术与磁共振成像运动伪影

一、磁共振成像运动伪影产生的原因及校正方法

MRI 对运动的敏感性较高,成像过程中患者如发生轻微运动,即可引起图像模糊,产生伪影。磁共振伪影主要包括运动伪影、设备伪影和磁敏感伪影,其中前者是影响图像质量的最主要原因。

根据其产生机制不同,运动伪影被分为两大类:①单次采集过程中,人体组织连续运动产生的伪影;②多次采集过程中,静态组织所处位置不同形成的伪影。运动伪影系成像对象的位置移动而引起,产生了 MRI 上的重叠影像。

改变 K 空间的填充方式是校正运动伪影的常用方法之一。K 空间中心部分主要决定 MRI 图像的对比度,而外围部分决定图像的空间分辨率,因此,采用先中心后外围的填充方式可以在最短时间内完成中心部分扫描,最大程度减少运动造成的影响,有效克服第一类运动伪影,其中方法之一就是螺旋采集法。但改变 K 空间充填方式会改变图像的对比度,限制了其应用。

导航回波法是另一种校正运动伪影的常用方法。该方法通过采集额外数据来监测人体组织的运动,并选取特定位置进行数据采集,可有效减小第二类运动伪影,多用于腹部等运动器官的检查;其缺点是采集效率低、扫描时间较长。

二、刀锋伪影校正技术特点

常规扫描序列的 K 空间充填方式为在相位编码方向上互相平行,由上而下直至 K 空间中所有相位编码线被填充完毕,K 空间中心仅接受一次激发的采集。如若在单次采集过程中人体组织连续运动或在多次采集过程中人体静态组织位置发生变化,MRI 图像则产生不同形式的运动伪影。

刀锋伪影校正(BLADE)技术 K 空间的充填方式为在 K 空间中采集 N 组数据带,每个数据带由 L 条平行数据线构成,每个数据带可重建出一幅低分辨率的图像。数据带以一定角度在 K 空间中连续旋转,直至全部数据在 K 空间中旋转 360°。由于数据带之间发生重叠,在 K 空间中心形成直径为 L 的圆形区域内,每个数据带都重复采集。随着空间频率的增加,重叠逐渐减少,直至 K 空间的边缘只有单个数据带覆盖。

BLADE 技术可连续旋转采集低分辨率图像,并将运动伪影加以校正。在 K 空间数据采集过程中,每个信息都要经过数据采集、相位校正、整体旋转校正、整体平移校正、区域性校正、相关性加权,最后通过傅立叶变换进行图像重建。

在合成图像时,能够检测并校正旋转和平移运动伪影,剔除运动幅度大且具有较低权重的失真数据,从而消除了运动伪影。因此使用该项技术对运

动不敏感，在相位编码方向不会构成运动伪影，提高MRI图像的对比度。

BLADE技术与周期性旋转重叠平行线采集和增强后处理重建技术（螺旋桨）（PROPELLER）在K空间的充填方式上原理相同，但PROPELLER技术主要用于头颅 T_2WI 序列，并且只对水平方向的运动有较好的校正作用；BLADE技术不仅可对平面内的刚性运动伪影进行校正，而且能对非刚性运动和层面间运动伪影进行校正，因此，BLADE技术能适用于各种运动（包括水平方向、垂直方向、旋转运动等）所产生伪影的校正中，广泛适用于 T_2WI 对比、T_2 黑水成像和 T_1WI 对比等各种序列中，并可任意方向、任意角度成像。

此技术无线圈依赖性，适用于全部西门子磁共振的全景成像矩阵（TIM）线圈，包括多通道矩阵线圈如多通道头部、脊柱、体部矩阵线圈以及专用的阵列线圈和附属线圈，应用范围包括头部、脊柱、骨关节、腹部等。

如联合GRAPPA（Generalized Autocalibrating Partial Parallel Acquisition）技术可进一步提高相位校正准确性，减低对比噪声比，加快采集。

三、BLADE技术的临床应用及存在的问题

一组研究只涉及常规MRI检查产生伪影的177例患者，其中，小儿患者25例（14.1%），老年或不能配合患者46例（26.0%），两者占有较大比例（约40.1%），较易引起运动伪影，Ⅱ级以上影响诊断者约占70.8%。经BLADE序列校正后，Ⅱ级以上影响诊断者仅占7.7%，经卡方检验，$P<0.05$，两者有显著差异。

在头部检查中，除上述主要的头部运动形成的伪影外，尚存在其他类型的运动伪影，如由于血管搏动、眼球运动和脑脊液波动等形成的伪影，由于BLADE对流动等生理运动不敏感，采用此技术后可将全部或绝大部分伪影消除。BLADE序列图像的脑实质对比度、信噪比和分辨率得到明显提高。BLADE技术可获得清晰的影像，减少镇静剂的使用，尤其适用于儿童及不合作患者。

BLADE技术存在的问题：该组资料中，BLADE黑水 T_2WI 上有7例（约10.8%）出现脑室系统（如侧脑室、环池、第四脑室）内不规则高信号，应注意不要被误认为病变，需结合其他序列图像综合加以考虑。此现象产生的原因尚不十分清楚，有待于深入研究。

另外，该组资料中行头部和脊柱检查的病例较多，腹部病例较少，后者有待于进一步积累有关临床资料加以分析。

总之，BLADE技术将K空间放射状填充结合运动校准重建，显著降低了运动伪影的产生，提供准确清晰的影像资料。应用BLADE技术可有效解决常规磁共振扫描中常出现的运动伪影难题，适用于不同的图像对比加权和任意方位成像，尤其适用于小儿及不能配合的检查者，使MRI检查的适用范围进一步扩大，避免或减少不必要的重复检查，为临床提供更清晰的MRI图像。

第八节　CT检查的各种伪影与效应

一、体积平均效应和伪影

在每一幅CT横断扫描图像上都有体积平均效应的影响，在解释图像时务必予以考虑。体积平均效应，就是指CT中每一像素值代表相应体积内组织对放射线吸收系数的平均值。每次CT横断扫描都是将人体组织器官薄片（层厚指示薄片的厚度）三维结构以二维图像呈现出来，此断面任一点的CT值都不是只代表那一点，而是代表一个小的三维结构的平均CT值。如该薄片中某点之小三维结构的CT值均相近，此CT值则基本能代表它们；如该薄片中另外一点的小三维结构CT值相差甚大，此点的CT值只是它们的平均数，既代表不了CT值高者，也不能代表CT值偏低者，不具备二者各自的特征。

例如，有时在肝左叶发现低密度区，颇似占位病变，实为心影所致，此低密度区系心包脂肪与肝实质的体积平均，上一层面此区为脂肪。仔细分析邻近层面通常可显示出此类体积平均伪影的根源。为克服体积平均效应的影响，可采用薄层扫描和缩小像素的范围（靶或影像局部放大重建）等项技术，效果不错。

二、部分体积平均效应

在额窦和眶顶层面 CT 扫描，有时见到额窦广泛气化，而更上层面却见双额浓密左额略透光，提示可能额骨钙化病变。由于额窦气化好，较高层面还见左额有小房透光影出现于眶顶前部，这就是部分体积效应。当有疑问的结构稍与 CT 横断层面倾斜成角，或只有小部分结构位于准直层面中时，部分体积效应最易出现而又最易引起混淆。一般说来，结合分析邻近上下层面的图像常可减少此效应的干扰。

另外，有关的阴性资料，含缺乏占位效应（脑池、脑沟和脑室的压迫，血管移位等），局部脑水肿的阙如，均有助于摒除此类影响。还有，也是最重要的是对伪影缺乏适当的病理学的解释，也是伪影站不住脚的地方。

三、不同窗宽、窗位对测量的影响

Baxter & Sorenson（1981）指出，窗宽与窗中心的使用，明显地影响 CT 图像中结构的大小的测量。当窗平面集中于背景密度和欲测结构密度之间中点时，测量大小最为准确；小的周围性的目标必须集中于 CT 层面之中，层面的厚度必须小于被测结构的直径，这样，大小的测量准确性可达 1 mm 左右。

例如：测定右半膈穹隆直径为 24 mm（窗宽250 HU，窗中心 +30 HU）；同一层面再测为 43 mm（窗宽 1000 HU，窗中心 500 HU）。此测量差异相关于二因素，一为体积平均效应，一为一定的窗宽和窗平面之任何特殊的背景只有部分范围 CT 值能显示。

同样，一肺结节影在软组织窗测量其直径为 8 mm（窗宽 250 HU，窗中心 +35 HU）而在肺窗（窗宽 1000 HU，窗中心 -500 HU）测量却为 13 mm。

对于估价良性和恶性肿瘤在系列观察和治疗效果追踪时，了解病灶大小的变化是一重要的参数，然而大小的测量务必准确、可靠，而且可以复制。

四、噪声的影响

在 CT 图像上，噪声显示为斑驳状的灰色、白色和黑色的小点重叠于组织结构上，影响图像的观察和分析。CT 图像上的噪声主要的决定因素是形成 CT 图像的每个像素衰减值计算的 X 线光子的数目，噪声的大小与每个像素光子数目的多少成反比，

而影响每个像素光子数目的因素包括：① X 线毫安量；②扫描时间（扫描的次数和每次扫描的时间）；③像素的大小；④扫描层面的厚度。

例如，采用 4 种不同的毫安（40、80、100、200）扫描同一层面，其他扫描因素不变，可见随着毫安的增加，供给每个影像的光子数目增加，噪声的斑驳影进行性地逐渐降低，毫安越高，图像颗粒越细，斑驳噪声影越少。扫描层厚的变薄，常需增加毫安以保证影像的诊断质量。噪声与病人承受的 X 线剂量成反比，保持一定水平的噪声必须考虑病人承受相应的 X 线剂量，但过多的噪声可以使得影像的诊断变得难以解释。Hanson（1980）对噪声问题讨论甚为深入。

五、探测器不当

有时，在腹部 CT 图像上，可见一低密度带沿肝的外侧缘分布，形同腹水，然而它却是由于 CT 扫描机内的 X 线探测器校准不当所致，这又称之为环形伪影。再用低的窗位对同一病人不同层面扫描，可证实此类环形伪影可由空气的投影引起，并非真正腹水。真正的腹水之液体密度带状影不仅见于肝边缘，而且还见于沿着脾的边缘。Jolles & Coulam（1980）在讨论腹水的 CT 鉴别诊断时介绍了这个问题。专事研究 CT 扫描伪影的 Joseph（1980）指出，要识别环状伪影可依靠两点，即：①多次扫描或再行重复检查；②观察同一检查日的不同病人的扫描情况，如系环状伪影，理应每位病人图像上均存。

六、光束硬化伪影

CT 扫描所采用的多色的 X 线束通过病人的组织后，低能量的光子比高能量的光子是大幅度的衰减，光束的平均能量进行性增高，X 线束的末尾比之于最初的 X 线束衰减势必减少，此现象即称光束硬化。在大多数 CT 图像重建时，光束强度的变化来源于组织衰减的改变和光束硬化区的误差。

剧烈的光束硬化引起的伪影表现为 CT 图像上从 X 线高衰减的结构发出的低密度的条纹影或斑片影。例如，颅底 CT 图像上的光束硬化伪影表现为发自岩骨的低密度条纹通过颞叶和脑干，由枕内隆突发出低密度条纹伸延至后颅窝。在腰椎椎管内的低密度条纹，乃由小关节面引起，可遮蔽神经鞘囊。在腹部扫描时，由身旁的病人手臂发出的光束硬化伪影可遮蔽腹膜后结构，从图像上看好像病人

身体有些动弹。在制动小儿腹部扫描图像上，置于身旁的病孩左臂产生的明显的光束硬化伪影正好遮蔽对多叶性囊性肾瘤有重要诊断意义的肿瘤内隔膜，导致诊断错误。Young 等（1983）专门讨论了光束硬化伪影。

七、条纹伪影

在 CT 扫描时，高密度边缘锐利的物体，尤其是血管夹和牙齿充填物，极易产生条纹伪影，当全面观察每层图像时，容易找到此伪影的原因。如做脊柱扫描只做几个层面，有时则难以寻找伪影的根源。有学者介绍，CT 扫描时后颅窝的手术银夹产生条纹伪影，难以观察该处有无肿瘤复发，再做同部位的磁共振，则清楚可见后颅窝的小脑星形细胞瘤复发，毫无条纹伪影出现，这也是 MR 的一个优点，手术夹不是铁磁物质。

Morehouse 等（1984）发现，光束硬化伪影和条纹伪影产生透光的和致密的索条影，出现于肾 CT 扫描的肾实质中，这些条纹遮蔽肾实质的细节，类似于肾感染性疾病时水肿所引起的条纹。高密度对比剂浓缩于肾盏是此类条纹伪影的根源，显示此放射条纹起于肾集合系统，它们由致密条带与透光条纹组成，并无肾感染征象。在双肾急性肾盂肾炎 CT 扫描图像上，肾实质内可见线状透光影，显示该影并不从肾集合系统向外延伸，同时，肾筋膜增厚提供了感染的另外征象。

八、活动与制动不良造成的伪影

在 CT 扫描曝光期间活动与制动不良所致的伪影可使影像重建时诊断发生错误。此类伪影表现在 CT 图像上是从高密度到低密度界面处的明显分层或条纹；影像模糊；或双重影像。

在胸部 CT 扫描图像上，邻近跳动的心脏的肺内可出现此类伪影，心脏的不停运动是胸部 CT（尤其是第一、二代 CT）活动性伪影的常见原因。有时，前腹壁出现双重影像，呼吸未控制好是其原因。由于心跳、血管搏动和胃肠蠕动等生理活动性伪影可以采用缩短扫描时间而减少。对于不合作的病人的随意活动，可用制动或给予镇静处理减少其活动。

九、肥胖伪影——截形观察伪影

当病人过于肥胖，超出 CT 扫描机的最大视野，或病人的某一部分伸向视野外时，即可出现肥胖伪影或截形观察（truncated view）伪影。肥胖伪影一般表现为影像周围显现晕影。例如肾盂周围囊肿，平均 CT 值为 -169 HU，而皮下脂肪为 -213 HU，肾盂周围包块的囊性是超声扫描确定的，重建影像周围清楚可见晕影。肾的囊腺癌，平均 CT 值为 -43 HU，提示含脂肪病变，针吸活检细胞学确诊，CT 图像亦见影像周围出现晕影。Lehr（1983）对截形观察伪影作了详尽介绍。

十、视幻错觉或背景对比效应

在 CT 图像上对某一结构或病变的密度的视觉评估，部分仰赖于该兴趣区周围的背景情况，即在 CT 影像同一灰阶度显示 X 线衰减相同的结构，如背景不同，视觉评估其密度常有差异。这现象称做视幻错觉或背景对比效应。

例如，在腹部 CT 横断扫描图像上，下腔静脉和主动脉的 CT 值都是 52 HU，然而高密度的肝实质背景使下腔静脉显示更为透亮，低密度的脂肪背景却使主动脉显现尤为浓密。此视幻错觉与 Mach 效应有关，可能是眼球视网膜内部外侧抑制性搏动的结果。如不了解视幻错觉的知识，阅读分析 CT 图像时则不可避免地出现解释不当或错误。Daffnev（1980）对此讨论甚丰。

第九节　64 层螺旋 CT 冠状动脉成像伪影产生原因分析

呼吸伪影呈断层或错层；心率伪影表现为扭曲和阶梯模糊状伪影，心律不齐或早搏伪影表现为血管中断、错层和阶梯状影；对比剂伪影呈现高密度影，与右冠状动脉密度相近；时相选择欠佳时伪影表现为血管边缘模糊、变形或者中断。

呼吸运动伪影的产生与对策

一组病例中呼吸运动造成的伪影占所有伪影的 64.6%，因呼吸伪影造成不可诊断率为 1/8。呼吸伪影主要出现在左冠状动脉前降支和右冠状动脉中段。冠状动脉成像检查过程中，部分患者因为紧张等原因屏不住气出现呼吸运动伪影，为了减少呼吸运动对冠状动脉成像的影响，检查前除了训练患者吸气屏气外,还需要在检查前介绍检查的流程及检查中可能出现的情况,以消除患者的紧张因素。还有一些患者呼吸运动不均匀,触发点选取低于冠状动脉起始部位,造成剪切伪影,一般在左冠状功脉前降支近段出现剖面,以往嘱咐患者屏住气时往往会有不自觉的自主呼吸,让患者在屏住气的同时捏住鼻子,可以控制不自觉的自主呼吸,减少呼吸伪影

一、心率及心律不齐伪影的产生及处理

心率及心律不齐造成的伪影占总伪影的 21. 9%,导致的不可诊断率为 3/8。心电门控图像主要采集舒张期,心率增加时,成像包含的时相也相应增多,心脏搏动伪影就会增大,图像质量下降。在 CT 检查时,如心率 >70 次 /min,可在检查前半小时口服 β 受体阻滞剂减慢心率至 70 次 /min 以内。心律不齐或早搏造成图像不能完全在心动周期的同一时相重建。对于一次检查过程中,心律波动幅度超过 15 次 /min,重建图像时会带来重度伪影;而整个检查过程中 1 或 2 次早博可以通过心电编辑功能,禁用此次同步而获得无重度伪影的图像,3 次以上则无法完成编辑,需临床医师控制才可检查。

二、对比剂浓度伪影产生的原因

对比剂造成伪影的原因为残留在右心房或肺动脉的对比剂,影响右冠状动脉的观察,该组中因对比剂造成的伪影 1 例,2 个节段,未导致不可诊断。现在一般采用双筒高压注射器,当决速注射完对比剂后,继续注射生理盐水 50 ml 可使残留在上腔静脉、右心室和肺动脉的对比剂推入到主动脉,使这些部位的对比剂浓度降低或消除,可减少对附近冠状脉影响而造成的伪影。

三、重建时相伪影产生的原因

该组病例中因时相影响观察的节段数为 22 个,占总伪影节段的 11.4%,导致不可诊断率为 2/8。冠状动脉三维重组采用回顾性心电门控技术,即与心电图同步,采集舒张期心脏相对静止扇区进行重组,因此当时相选择不当时,包含了心脏相对运动期的图像,即会产生伪影。利用西门子预览功能进行重组时,预览的是心脏中部层面图像,大部分情况下在 70% 时相左右冠状动脉均能清楚显示,但也有个别很难找到左右冠状动脉同时清楚显示的时相,这时需左右冠状动脉分时相重组可获得冠状动脉清晰图像;该研究还发现左冠状动脉大多在高时相图像较好,右冠状动脉在低时相图像效果较好。对于一些可疑狭窄的节段,也应采用多时相重组图像来综合诊断,以减少误诊。

四、其他因素造成的伪影分析

扫描技术也是一个很重要的因素,参数的选择对于图像效果是有影响的,参数选择不当也会造成伪影。在条件允许的情况下,尽可能选择薄层扫描,在重建图像中保持各向同性。对于支架置入术后重建时使用支架窗,可以很好地显示支架内及前后冠状动脉是否通畅。心脏起搏器也会产生干扰影;同时肥胖患者图像效果较差,是由于电压及毫安量不足,扫描时需加大剂量。该组中也有 1 例患者加到容许剂量的最大值,图像仍然存在伪影。

总之,64 层 MSCT 在心脏冠状脉成像的应用是临床应用的一大突破,但成像还是受到很多因素的影响,特别是伪影的产生影响诊断,呼吸运动伪影主要还是强调检查前对患者的呼吸训练及心理上的安慰,消除紧张;而时相伪影与技术员的水平密切相关;对比剂浓度的影响目前基本可以控制;心率和心律的伪影随着 CT 扫描速度的加快应该可以减少到最低。因此,随着技术的进步和诊断经验的积累,有理由相信,冠状动脉 CTA 的伪影会越来越少,诊断准确率会进一步提高。

第十节　16 层螺旋 CT 冠状动脉成像伪影

16 层螺旋 CT 问世以来得到普遍认可,但仍存在许多缺陷和伪影,图像质量受到多种因素的影响,如患者的心跳、呼吸运动、重建时相、扫描和后处理技术等,我们只有充分认识并尽力避免这些伪影和缺陷,才能对图像作出正确的分析,从而指导临床治疗方案的选择和判断预后。

冠状动脉伪影严重程度的判断:以 MIP、CPR 为主,并结合 MPR 和 VR 后处理图像来综合评估伪影的严重程度。为便于统计分析,特作如下评分标准:①冠状动脉显示不清或者检查失败,无法诊断

（5分）；②冠状动脉显示模糊，隐约可见（4分）；③冠状动脉显示模糊或显著错位，明显影响诊断（3分）；④冠状动脉显示轻度模糊或者错位，对诊断有轻度影响（2分）；⑤冠状动脉显示清楚，有轻度错位显示，不影响诊断（1分）。

其中1分和2分为轻度伪影，3分为中度伪影，4分和5分为重度伪影。

冠状动脉分支界定：参考美国心脏协会的标准，分15段，分别是右冠状动脉近、中、远段及后降支（S1~S4），左主干（S5），左前降支近、中、远段（S6~S8），第一、第二对角支（S9~S10），左回旋近段（S11），边缘支（S12），左回旋远段（S13），后外侧缘支（S4）和左后降支（S15）。

图像诊断评分：由2位以上有经验的CT医师独立作出评分，评分不一致时重新观察原始图像及重组图像，最后得出一致结论。同时分析伪影产生的原因和存在的技术缺陷，并提出解决的对策。

122例患者共显示冠状动脉节段1496段，显示率为81.75%，其中存在伪影的有326段，占21.79%，大部分为轻度伪影275段（发生率18.38%），中重度伪影51段（3.41%）。1分伪影评分210段（14.04%），2分伪影65段（4.34%），3分伪影31段（2.07%），4分伪影14段（0.94%），5分伪影6段（0.40%）。

中重度伪影产生的部位最常见于左前降支远段，其次为左回旋支远段及右冠状动脉远段，三者在中重度伪影中依次为13段、9段、8段。

该组冠状动脉造影存在伪影的节段占21.79%，大部分为轻度伪影（发生率18.38%），少部分为中重度伪影（3.41%）。伪影产生的原因及存在的技术缺陷主要有心脏运动、呼吸运动、射线硬化、对比剂、重建时相、扫描和后处理技术等，任何因素选择不当都会造成图像质量下降，并导致误诊。

一、心脏运动

心跳是造成图像质量下降的最常见最重要的因素，该组占38.6%，其中心率变化、心律不齐所致伪影分别占9.2%、29.4%。降低心率和防止心律失常可减少心脏搏动伪影。

心率变化：心率增加，心动周期缩短，心舒张期缩短更明显，而心电门控图像主要采集舒张期，因此成像包含的心相也相应增多，心脏搏动伪影就会增大。该组病例心率较快者（≥70次/分钟）所致伪影主要影响S8和S13段，表现为血管模糊、错位或阶梯状伪影。部分患者扫描时心率突然升到70次/分钟以上，主要于左右冠脉近段和中段产生血管模糊、中断、缺失或阶梯状伪影。该组心率突然增快均发生于高压注射对比剂后扫描初期，与伪影产生于冠脉近段或中段在扫描时间上相吻合，说明心率突然增快与高压注入对比剂高度相关。

处理对策：检查前常规口服美托洛尔2~3天以降低并稳定心率，要求心率小于70次/分钟，尽量控制在55~65次/分钟。检查前半小时再常规口服美托洛尔25 mg。该组5例心率难控制的患者，检查前半小时缓慢静注美托洛尔后达到要求。Sung等（2005）认为检查前口服美托洛尔可提高图像质量，尤其可提高右冠状动脉的图像质量。检查前应耐心向患者说明高压注入对比剂后会有瞬间的热流等感觉，解除患者的紧张恐惧感，从而减少注药后的心中突然增快。

心律不齐：心律不齐所致伪影最常见，占29.4%，主要影响S8段。心律不齐造成图像不能完全在心动周期的同一时相重建。重建后图像出现血管模糊、中断、阶梯状或带状伪影。因此，对心律不齐者检查前必须请临床医生设法控制。该组有2例房颤患者，严重心律不齐均导致中重度伪影，因此房颤病例应放弃行冠状动脉CT造影。偶发早搏等造成的伪影，可通过西门子CT的"内插"功能，修改心电图上早搏的R-R间隔对原始数据进行修正，再重建图像，可明显减轻早搏所致伪影。

二、呼吸运动

除心跳因素外，呼吸运动造成的伪影占第二位（19.3%）。主要出现在右冠状动脉中远段和左冠状动脉前降支远段。伪影呈阶梯状或带状阴影，与心脏运动伪影的区别为前者不仅心脏出现阶梯状伪影，前胸壁也有相似的表现。呼吸运动伪影，断面上伪影很少，但MIP、CPR、MPR及VR图像上出现血管中断、移位。

冠状动脉成像检查过程中，一般需要屏气18~21 s，部分患者因为紧张等原因屏不住气出现呼吸运动伪影，因此，检查前必须耐心反复多次训练。造影前给患者吸氧可延长屏气时间。屏气时，还应训练患者腹肌（膈肌）不能动，否则膈面血管显示不清。

三、射线硬化效应

射线硬化效应:高密度物体如钙化、银夹、金属支架和右房高密度对比剂均会产生射线硬化效应影响管腔的显示,该组占 17.2%,常见于左前降支及右冠脉近段小段钙化斑;术后金属物体可形成放射状伪影;右心房高密度对比剂造成条状伪影,影响右侧冠脉的观察。该组中后期病例全部使用生理盐水冲淡右房高密度对比剂后,冠脉不受此伪影影响,其他如钙化、银夹和金属支架所致伪影则无法去除,但提高扫描条件如增大有效毫安秒可提高图像质量。

Dewey 等(2006)报道舌下含服硝酸甘油可显著地使冠状动脉直径造影时增大,从而提高管腔的可视性。该研究仅 11 例扫描前舌下含服硝酸甘油,冠状动脉显影效果好。

四、对比剂用量与浓度

对比剂用量过多或过少所致伪影占 8.3%,过多导致右房室旁(S2、S7、S11 段)伪影,过少则血管腔(各冠脉远段)显示不良。该组病例全部采用浓度为 370 mgI/m1 的碘帕醇,较高浓度的对比剂能使冠状动脉显影更清晰。该组对比剂用量为 70~80 ml(中等体重采用 75 m1)能达到最好效果。

CT 冠状动脉成像的另一关键因素是要求冠脉内对比剂充盈的高峰位于扫描期内。西门子 16 层螺旋 CT 采用智能跟踪技术,当主动脉根部 CT 值达到 100 HU 后自动触发扫描。该组研究虽采用单筒高压注射器,但通过前述技巧也能避免对比剂和生理盐水的混合,提高了影像增强效果,后续注射生理盐水可使残留在上腔静脉、右心腔和肺动脉的对比剂推入到主动脉,这些部位的对比剂降低可减少对附近冠状动脉的影响。

另外,采用单筒高压注射器可以节省较大成本。

五、心电门控的电极片

该组早期开展冠脉 CTA 研究时,由于经验不足,心电监控的电极片长时间置放在干燥的地方(CT 机房)贮藏,因干燥导致电极片与人体接触不良,造成心电门控时而正常、时而异常,并且有 1 例于扫描邻近结束时心电门控突然失效,导致右冠脉远段中断、显示不清。之后,将电极片置放相对潮湿处贮藏,近两年的冠脉 CTA 检查均未出现上述现象。

六、扫描技术及后处理方法是一个很重要的因素

该组一例扫描起始位置过低导致左冠脉主干部分未显示,原因为操作者视觉估测误差过大。根据定位图及预扫描,平时多训练比较使操作者的估测误差尽量小,之后均避免了类似失误。

层厚、床速、螺距及重建间距等参数的选择对于图像效果是有影响的。选择尽可能薄的扫描层厚,使重建图像保持各向同性。重建间距选择层厚的 50% 左右以使图像边缘更平滑。对于支架术后病例,根据不同的支架密度,重建时使用不同的支架窗,可以很好地显示支架内及前后冠状动脉是否通畅。

不合理的时相重建可使血管显示模糊、阶梯状伪影或假性狭窄。有很大价值的是,对于一些冠脉异常的节段,应常规进行多时相重建并进行比较,该组有多例在一个时相上出现冠脉“狭窄、模糊”等异常,但通过选择其他时相重建,清楚地显示该段的冠脉结构,判断为“假性狭窄”,从而避免误诊。

上述伪影和技术缺陷可能造成无法评估或误诊。进一步图像分析前,须先判定 CT 冠脉造影成功与否,首先于 MPR 上观察图像的心脏结构与实际心脏解剖如有很好的一致性,则说明造影基本成功;反之,造影效果不佳或失败。然后结合血管轴面、MPR、MIP、CPR 及 VR 等综合分析,从而对异常影像做出是伪影还是病变的鉴别诊断。

总之, 16 层螺旋 CT 在心脏冠状动脉无创性成像的应用,给传统的金标准冠状动脉造影带来了挑战,但成像还是有一些缺陷并受到很多因素的影响,只有充分认识并尽力排除这些缺陷和伪影,才能更好地做出正确的评估。

第十一节　乳腺 X 线照片中的伪影分析

高质量的乳腺 X 线照片是医生正确诊断的保证。但在实际工作中,乳腺 X 线照片中会出现各种

各样的伪影,不仅影响图像的质量,还可能带来假阳性的结果,或者掩盖真实的病灶而导致漏诊和误诊。伪影是指影像中没有反映物体的真正衰减差异的任何密度的改变,它可以由设备、患者自身因素等引起。

有学者报告 300 例(女性 292 例,男性 8 例)乳腺 X 线检查中出现的各式各样伪影。

在 300 例 1 184 幅图像中,设备引起的伪影 12 例,包括刮擦打印机划痕(5 个)、灰尘引起的类泥沙样钙化影(4 个)、滤线栅栅条影(3 个)及压迫器未充分压迫(1 个)等。由患者自身因素引起的伪影 42 例,包括皮肤皱纹(22 个)、术后并发症(9 个)、患者身上的器官如下颌骨、手指、皮肤表面附属物及饰物如耳环(8 个)及运动模糊(2 个)等产生的伪影等。

伪影是乳腺 X 线摄影质量控制中的一个重要组成部分。有学者从的大方面探讨了伪影的判断方法、产生原因及避免办法。多数伪影可以在重复摄影后消失,如灰尘伪影,患者身上的器官饰物伪影等。部分伪影如手术瘢痕、皮肤附属物等,只能在拍片时记录下来时加以注意。

对于由设备引起的伪影,可以通过下列措施来避免。滤线栅栅条影:更换或维修滤线器。灰尘伪影:定期清洁暗盒和压迫板,一旦出现灰尘伪影,则要重复摄影。打印机划痕:定期检修打印机。对于因乳房压迫不充分产生的模糊,可以在摆位时向患者说明情况,取得患者理解和配合后进行拍片。

对于由患者自身因素引起的伪影,可以采取相应的措施来避免。患者身上的器官伪影:如下颌骨、鼻子、项链、手指等带来的伪影,通过在摆位时向患者说明情况,一般可以避免。对于皮肤附属物及乳房术后并发症(瘢痕),一定要记录附属物及手术瘢痕的位置,并向诊断医师说明情况。运动模糊:压迫时加大压迫力度,嘱咐患者屏气及曝光时不要乱动。皮肤皱纹:摆位时一定要将皮肤拉平。其中 CC 位时,乳房外象限及 MLO 位时,乳房下象限及上方胸大肌处皮肤最容易褶皱,要将之拉平。乳头未处于切线位则要重复摄影。

CR 乳腺摄影产生伪影的因素远大于屏片系统。除文中所述的伪影外,化妆用的脂粉、项链、隆乳术后移植体破裂等也会产生伪影。因此要想在工作中避免伪影的产生,必须熟悉各类伪影的产生原因,并能熟练判断有无伪影,并通过不断提高技师的技术水平,才能拍出高质量的乳腺 X 线照片,更好地为临床服务。

第十二节 关于多普勒超声与伪影

根据多普勒原理,超声显像不仅可用于解剖结构的探测,且还能用于血流显像。然而,令人遗憾的是,伴随着超声与组织相互作用的多普勒信号的处理过程可产生伪影。如果不能清楚地理解和正确辨别伪影,则可导致误诊。

此处就多普勒显像伪影产生的原因给予解释,并讨论如何识别在常规多普勒、彩色多普勒显像及能量多普勒显像的过程中出现的伪影。重点放在腹部和盆腔血管,偶尔以颈动脉为例解释一些多普勒伪影产生的原理。

一、基本原理

根据下面的公式,从背离超声探头运动的反射体反射回来的声波将会成倍地伸展。

$(1+v/c)/(1-v/c) \approx 1+2v/c$(当 v/c 小于 1 时)

式中 v 是反射体的运动速度,c 是声波传播速度,在人体组织内约为 1 540 m/s。而对于朝向探头运动的反射体,则 v 为反向,回声将成倍的被压缩。

发射的声波信号频率 f_0 为正弦波,f_0 可以为连续波,或者为脉冲波。只有与超声束共线的速度成分对多普勒频移的产生有作用。频移大小的表达式可写为 $2f_0 \cdot v/c \cdot \cos\theta$,θ 为声速与血流方向间的夹角。虽然多普勒频移微不足道(如对于流速为 75cm/s 的血流来讲,频率的变值约 0.1%),但却可以通过将回声信号与原始信号的 f_0 参照对比,从而获得很精确的测量。事实上,由一组运动速度稍有差异的反射体反射回来的声波速度谱可通过 Fourier(傅立叶)分析或相关分析方法进行测定和分析。

二、聚焦带移行过渡区

位于探头聚焦带内的组织可反射较强的回声信号。现在新的探头往往提供多重聚焦带,操作者应仔细调节,使不同聚焦带之间有一均匀的过渡,从而获得一无缝隙的均匀图像。但常见的情况是,因聚焦带间过渡调节不好,可能会出现一条回声增强的区带,既可出现于灰阶图像上,也可见于彩色多普勒显像图上。在灰阶图像上其边缘笔直;在彩色多普勒显像中此带显示为彩色编码伪影,提示存在血流,但此区域的所谓血流显像色彩混乱,且不存在可见的血管。

三、折返

脉冲多普勒每接收一次相应区域的回声反射信号所对应的时间,为声波在探头与兴趣区间的往返距离所需时间。对于静止的反射体,每一取样区域的回声信号转化为的电压相同,这样相对于时间来说,它的表现是平坦的(有时偶然带有噪音导致的波动)。但如果是运动的反射体,取样容积区域内的回声信号转化的电压是不同的,随时间延续将是脉冲式的。只要作为结果而发生的回声到回声位置产生的频移小于声波的半个周期,样本的时间依赖性将在多普勒频移范围内振荡。如果反射体移动很快,或者脉冲重复频率很慢以至于脉冲间隔大于半个声波周期,那么这就违背了尼奎斯特标准,多普勒频移将按脉冲重复频率的整数倍折返到基线的下方或成为负向频移,而误认为有反向血流。

伴有折返的频谱图显示顶端被截去,波峰显示在基线下方,同时彩色多普勒上折返显示为五彩多色区,代表着彩色图谱信号边缘上的包裹。且在彩色图谱上可见经过一明亮的色带后,颜色会突然改变,这种亮带色彩提示血流折返前的极限速度。

在真正有血流反向的情况下,彩色血流图上显示为一连续色彩变化,即在血流显色改变前与原色彩之间有一黑色色带,这一黑色色带表示零速度血流。

四、折返的校正

折返可通过下列方法来校正:①降低探头的频率;②移动基线;③提高脉冲重复频率以扩展可探测频率范围;④增大多普勒声束与血流方向的夹角(这样可减少多普勒频移);⑤应用连续多普勒超声取样。

增加脉冲重复频率减少了折返的可能,但增加了距离错判的可能性。令人满意的折中方案是依临床情况而定。从连续多普勒原理上来讲,其重复频率是无限的,因而可明确地测定血流速度,但对血流异常的起源处却无法确定。

五、振铃伪影 / 彗尾伪影

在高反射体如钙化、手术剪、鼻胃管及中空结构等的远方可发现有类似彗星尾形状的回声。由于这些物质前、后面的声学不匹配,结果产生了以上类似彗星尾巴的混响回声。它们空间排列紧凑,密度渐减,且呈线状构型。从物体反射回来的二次回声,因时间延迟作用看起来好像其在运动,这样在彩色多普勒或能量多普勒显像中可有色彩编码显示。

在胆囊腺肌症及前列腺淀粉样变时可观察到这种彗星尾状彩色编码伪影,这些彩色编码区可误为血流信号。因此,首要的任务是正确识别它们。

六、无回声区域的彩色伪影

彩色或灰阶预置的变化可能会使无回声的区域填入色彩。当彩色预先设置到低敏感状态时,可能会产生因噪声而致的无回声区的彩色编码。有学者曾在阴囊水性囊肿、囊性肿块和1例有悬浮碎屑的脓肿中遇见过这种伪影。

令人困惑的是这种情况可见于肝囊肿,这好像是相邻的心脏搏动传导的结果。有趣的是,无回声区域内如有色彩显示,就提示有液体流动。囊肿中液体运动亦可通过能量多普勒显示。注意彩色显示局限于囊肿本身,其周边组织无任何闪烁的伪影。在与心脏邻近的囊肿中,搏动传入囊肿,从而在频谱多普勒上显示它有一个动脉血流信号。有学者报道彩色多普勒在区分胸腔积液与胸膜增厚中的价值(液-彩征)。

七、重复 / 镜像伪影

重复和镜像伪影不仅出现于灰阶显像,亦可发生于彩色多普勒和能量多普勒图像中。如果一支血管位于一个能改变超声束方向的强反射体附近,那么就可出现它的镜像。超声仪会认定在真正的血管旁有另一个与其相似的结构,其内有血流,且可呈现血流显色。令人奇怪的是,在彩色血流多普勒中,这种镜像可显示与真实血管同向或反向的血流,这种情况尤其值得注意。

出现重复和镜像伪影的物理学原理源于真实血管与超声束间有一 α 夹角,而作为镜面反射体与声束又成 β 夹角,正如光学原理中所述,血管映像和镜像间的夹角和真正血管与镜像间的夹角是相同的。这样，血管映像与血流方向成 γ 角，γ = 2β-α，临界角 γ= 90°。若 γ<90°，映像血管的血流方向与真实血管血流方向一致；但若 γ>90°，则两者的血流方向相反，且色彩颜色也随之改变。有两种有趣的特殊情况：①血管与镜面平行（如下面讨论的颈动脉伪影），则 γ=α=β，两者血流方向完全相同。②镜面与声束垂直，则 β=90°，血管和其映像内的血流方向（和颜色）总是相反的。在这种情况下，若 α 也接近 90° 则血管及其映像就易被误作真实血管的伴行血管。并且当 α 和 β 都接近 90° 时，探头角度的微小波动就可使镜像的血流方向向前或向后，与真实血流方向间产生同向或反向翻转，色彩也随之改变。

不论是纵切面还是横切面，这种伪影出现最多的部位是阴囊和下腔静脉。由于肺尖的高反射影像，锁骨下动脉和 / 或锁骨下静脉及股血管和颈血管也是镜像伪影经常出现的部位。颈血管的镜像伪影曾被称为颈动脉鬼影，反射体是血管壁本身。当超声声束轴线与显像的血管成 90° 角时，会发生镜像伪影，伪影具有与真实血管相似的频谱表现。由于探头发出的声束向两侧分散，声束的一侧可见血流方向轻度朝向探头。而另一侧血流方向却背离探头。在频谱分析中，两种方向同时显示，频谱看起来像在基线两侧的镜像。在彩色多普勒中，可通过自相关技术来选定优势方向。这项技术来源于每一取样处的平均多普勒频移，即指定给每一像素正向或负向频移。

八、颈动脉伪影（鬼影）

Middleton & Melson（1990）细致地描述了这种伪影，指的是颈血管镜像伪影，最常见的部位为颈总动脉。这种伪影的产生是由于颈动脉显像时较深一侧动脉管壁强反射的结果。这种反射导致了颈动脉壁、管腔和腔内血流镜像的产生，因而伪影内也可显示血流。

颈血管镜像伪影还有下列特征：信号强度低于真实血管的信号强度；随能量输出增加，伪影显示更清楚；无论矢状面还是横切面，颈动脉伪影都将显示在紧贴颈动脉的深侧；图中有相应于此种伪影的灰阶图像；真正的颈动脉和颈动脉伪影在频谱波形中显示为相似的血流类型；但伪影的频谱波形偏弱，这可能与其位置深在声束能量衰减有关。在列举的颈动脉伪影的病例中，相应的灰阶图像也有显示。

有学者报告此类伪影，几天后再进行扫描，仍可显示颈动脉伪影，但颈动脉和伪影之间的距离有所增加。

九、组织震动

在狭窄、动静脉瘘或搏动增强区域的周围，可能观察到血管周围区域有彩色编码显示。这代表着高速血流的血流动力学能量向其毗邻组织的传播，即组织震动。色彩编码表现为不连贯的深红或深蓝色。血管周围组织震动使潜在的细节模糊不清，结果难以明确识别组织震动的原因。事实上，可通过改变灰阶显像来显示潜在的血管，但灰阶显像不能显示组织的震动。

活检后病人的动静脉瘘附近可有组织震动。过去这种情况常发生在用 14 G 针活检后。如继发于股血管导管术后的动静脉瘘可显示组织震动，且常见相关的动脉血流喷射到邻近的静脉内。此外，新近接受肾移植的病人也可能仅仅因为继发于移植的肾动脉痉挛而在脐水平出现组织震动。这种现象可在移植后 24~48 h 被观察到，不要误认为动静脉瘘。尤其要考虑到大多数尸体移植应用的是 Carrel 补片，而活体移植则是通过端 - 端吻合进行。

十、杂乱伪影

静止结构（血管壁、血管周围组织等）的搏动可产生强烈的低频多普勒频移，这在频移的波形中显示于基线的上下区域，它可被误认为是频谱的增宽和 / 或血流反向。管壁滤过设置可消除这种杂乱反射。动脉取样时需要高通过滤器，而低通过滤器允许记录发生在循环中静脉侧的低多普勒频移。要正确调节仪器的这些过滤器装置，以免消除正常血流信号。

据 Burns 等（1990）报道，谐波显像可大大减少杂乱反射的发生，优于单纯多普勒显像。

十一、线性频率干扰

来自输人电源的 60 Hz（欧洲为 50 Hz）频率干扰可在频谱图上显示为与基线相邻和 / 或平行的一条直线。当这些线状回声远离基线时，与血流频谱不同，易于识别。但当显示在紧邻基线上方或下方时，可被误认为血流频谱。通常因其振幅很低，所以酷似静脉血流或舒张期动脉血流。然而，频率干扰的图形单调，没有舒张期血流中可见的频谱声音逐渐降低等特点,也不像静脉血流那样,随着呼吸频谱会发生变化。所以,识别这种伪影的途径之一是注意其是否缺乏生理改变。

十二、彩色取样框边缘

对彩色信号的处理需要强大的计算机功能。为了获取高帧频图像,可应用彩色取样框来进行适当大小的取样,它将允许只对某一特定区域的彩色血流信号进行处理,以加快计算机对信号的处理。彩色取样框给出了将获取的血流信号范围的边界。

十三、双功能扫描中图像的更换

在获取频谱信息时,当扫描图像更换时信息会缺失。必须对频谱中的这种缺失间隙正确认识,不要误认为是一个心动周期的结束。因此,应当注意避免混淆不完整的波形。

十四、与超声对比剂相关的伪影与误诊

近年来,随着新型超声诊断仪的出现,其临床应用也发生了变化。对设备制造商的一大挑战是生产出来的仪器设备能够获取对比剂的信号,而不是记录对比剂产生的伪影或引起的血流速度估测错误。超声对比剂可能给图像分析带来伪影和误诊。

十五、超声对比剂应用的基本原理

传统的超声显像源于声阻抗不同的组织间界面反射产生的回声信号,多普勒显像则是通过发射和接收的声波频率不同而形成图像。能量多普勒则是利用以上两种图像形成的方式,在探测血流方面优于彩色多普勒,但无法探测血流方向,这种多普勒成像技术使频谱多普勒技术比双功能多普勒功能更强大。

不尽如人意的是,和其他任何显像方法一样,超声显像中一直存在着真实信号和噪声并存的现象。近来发展起来的谐波成像技术,能大大提高信噪比。这就允许主要记录特殊的对比剂发生的谐波,而大大减少无用的组织信号。

十六、彩色外溢

超声对比剂可影响声束的轴向和侧向分辨率,尤其当应用彩色多普勒显像时,对比剂的增强信号作用使得血管边界外会出现血流或实际上无血流的区域有血流显示,可误认为有血管存在。这样就丧失了空间分辨率,各个独立的血管会混为一大片的色彩溢出区。消除此伪影的最好方法就是减小彩色探测范围,这样可以在更短的时间内获得更多的扫描线,从而提高分辨率。

十七、频谱多普勒假性流速增加

实际上,应用超声对比剂并没有增加血流速度,但这些对比剂引起的后散射,使先前低于阈值频移的信号获得了增强并记录下来。这在新的超声仪中,通过增加动态范围可得以校正。现在市场上有售的可以应用的新型超声设备的动态范围为90~100 dB,而陈旧的仪器动态范围仅为 60 dB。

第八章　其他检查技术

第一节　纹理分析在肿瘤影像学中的研究

随着医学图像设备的发展，医学图像处理技术对医学科研及临床实践的影响和作用日益增大，对人体内部病变部位的观察更直接、更清晰，对疾病的诊断更准确。

图像纹理分析是近年来新出现的一种图像后处理技术，可对医学图像中像素的分布情况进行数学分析，获取一系列量化病灶异质性的相关参数，有助于判断疾病（特别是肿瘤）的特征、评估预后、预测和监测肿瘤治疗反应等，是肿瘤影像学研究的一种有用的附加工具。

如何根据不同种类和特点的医学图像寻找其最优纹理特征与纹理参数，是当前研究的重点与难点。此处仅对纹理分析在人体肿瘤影像学中的应用进行讨论。

一、纹理分析的基本概念及原理

纹理指图像中像素（或子区域）的灰度变化规律，图像中局部不规则而宏观有规律的特性称为纹理。纹理特征不依赖颜色或亮度，反映图像中同质现象的视觉特征，包含物体表面结构组织排列的重要信息及其与周围环境的联系，对区域内部灰度级变化的特征进行量化。图像的纹理特征分析即对图像像素灰度值局部特征、变化规律及其分布模式进行研究。

纹理参数可以通过数据法、模型法或转化法获得。数据法是最常用的方法，通过计算图像中每个像素的局部特征并根据局部特征的空间分布获得参数。数据法分为一阶（单体素）、二阶（双体素）及高阶（3个以上体素）等几种方法。一阶描述总体纹理特征，即感兴趣区内的灰度频度分布情况，基于直方图分析方法，包括平均强度、最小强度、最大强度、标

准差、偏度及峰度；二阶描述局部纹理特征，主要应用灰度共生矩阵（GLCM）或空间灰度依属法，这些矩阵描述一个像素的强度与另一个像素强度之间的关系；高阶应用相邻灰度差分矩阵描述图像局部特征。高阶区域特征可以依据体素排列及灰度范围矩阵计算得出，反映区域内强度的变化或同质区域的分布情况。

一阶和二阶测量在医学影像的纹理分析中更常见。结合三类参数所反映的不同信息能有效表征病灶异质性，从而更加客观地反映病灶的内部信息，提高诊断、治疗和预后预测的准确性与精确性。

常用的纹理特征分析方法有统计分析、结构分析、模型分析和频谱分析4种方法，其中统计分析最常用。

统计分析通过纹理的统计属性来描述纹理，提供纹理的平滑、稀疏、规则等特性，其典型代表是灰度共生矩阵的纹理特征分析方法，基于共生矩阵的模型充分利用了纹理中灰度分布的性质。

结构分析将纹理看作一组纹理基元以某种规则或重复的关系结合的结果，适用的研究对象为具有规则边界且固定在特定区域者。由于医学上的研究对象通常没有很规则的形状，故临床上较少应用。

模型分析使用数学模型代表纹理，应用模型所产生的图像来解释纹理，其劣势是缺乏方向选择性，不适于描述局部图像结构。

频谱分析通过图像傅里叶功率谱的分布来分析纹理的方向性，特别是频谱中的高能量窄脉冲可描述纹理中的全局周期性质。

影像上纹理表现为根据色调或颜色变化而呈现出的细纹或细小图案，其图案在某一确定的区域中以一定的规律重复出现。纹理特征的定量或定性特

征往往反映机体的病理变化。因此,国内外学者尝试利用各种纹理分析技术对多种医学成像图像进行分析,探索疾病诊断和治疗的新途径。

二、灰度共生矩阵的纹理特征与肿瘤影像学的相关性

灰度共生矩阵建立的基础是图像的二阶组合条件概率密度通过计算图像中一定距离和一定方向的两点灰度之间的相关性,反映图像在方向、间隔、变化幅度及快慢上的综合信息,从而精确地描述纹理的粗糙程度和重复方向。基于灰度共生矩阵的纹理特征值测量在肿瘤影像学中逐步开始应用。

最早,Haralick 等(1973)就提出了灰度共生矩阵描述图像的 14 个纹理特征,包括能量(角二阶距)、对比度(惯性矩)、逆差矩、熵、相关性、惯量等。能量是对灰度共生矩阵的总体描述,是图像灰度分布均匀性或平滑性的度量,当图像的灰度分布均匀,图像呈现较粗的纹理,其相应的能量值较大,反之则较小;对比度可理解为图像的清晰度,纹理沟越深,对比度越大,效果越清晰;逆差矩反映图像纹理的规则程度,当纹理杂乱无章、纹理规律性不强时,逆差距较小;熵度量灰度分布的随机性,图像的灰度分布随机性越高熵值越高,熵反映图像的信息量,无纹理则熵值为 0,满纹理则熵值最大;相关性用来描述元素在行或列方向上的相似程度,当矩阵元素值均匀相等时相关值较大;惯量反映图像纹理的粗细程度,纹理粗时,元素较集中于矩阵的对角线附近,惯量较小,纹理细时,惯量较大。

图像的灰度共生矩阵是分析图像局部模式及其排列规则的基础,可反映灰度分布混乱程度,是分析肿瘤异质性的最常用方法。对比度和熵等参数越高,表明肿瘤异质性越强,而能量和均质性与肿瘤异质性呈负相关。有学者利用灰度共生矩阵特征对乳腺疾病的良、恶性进行分类,分类的精度可达约 90%。

三、纹理分析在肿瘤影像学中的应用价值

纹理分析在肿瘤诊断中的应用价值:诊断学中区分肿瘤性疾病的重要形态特征是正常的组织结构被破坏,反映在影像图像上则呈现为图像纹理的改变。因此,可利用纹理特征的差异对不同患者的影像图像进行分析,从而实现对肿瘤组织和正常组织的分类识别。尤其对于肉眼难以辨别的良、恶性肿瘤内部的异质性,可通过纹理分析中的参数不同获得,更加精确地分析肿瘤内部信息。

Ganeshan 等(2012)的研究显示,图像纹理特征分析技术可以用于鉴别非小细胞肺癌、肝癌等肿瘤的良、恶性及侵袭性,提高病变诊断正确率。

目前纹理图像研究的热点问题是如何从医学纹理图像获得有价值的纹理特征应用于肿瘤诊断。在现有 CT 空间及密度分辨率下,CT 图像纹理分析可以评估肿瘤内部的病理性质,已经应用于鉴别肝脏、甲状腺、肺部结节、骨骼和软组织肿块的良、恶性。

Rao 等(2014)证实,有转移灶的肝脏 CT 图像的熵值会发生变化。一些学者通过 CT 增强图像纹理特征值中的熵和结节内分形维数(FD)值对甲状腺结节定性诊断,发现熵值和 FD 值越大,结节内部灰度分布的程度越复杂,内部越粗糙,异质性越差,结节越趋向于恶性。

肺结节的 CT 图像纹理分析(平均灰度值、熵及均匀度)对于鉴别病变良、恶性有一定的价值。Chae 等(2014)应用 CT 图像纹理分析部分实性磨玻璃肺结节,认为能量值和熵是独立性鉴别指标,熵代表图像纹理的复杂程度,在一定程度上与图像纹理的均匀性有关,纹理参数可以作为准确鉴别侵袭性肺腺癌和侵袭前病灶的指标。图像纹理特征分析有望在临床应用中对肺结节的诊断提供帮助,但是仍需要更大规模以及更多研究的验证。

肿瘤的种类繁多,其影像表现也存在较大程度重叠,纹理分析有助于进行进一步定性。Raman 等(2014)应用 CT 纹理分析量化肾脏肿瘤病灶的异质性并建立了随机森林模式进行归类判断,对肾透明细胞癌、肾乳头状癌、肾嗜酸细胞瘤和肾囊肿归类判断的准确度分别为 91%、100%、89%、100%。

应用 CT 纹理分析进行随机森林归类分析判断局灶性结节性增生、肝腺瘤、肝癌的准确度分别为 94.4%、91.2%、98.6%。CT 纹理分析有助于在平扫 CT 影像上区分乏脂型血管平滑肌脂肪瘤和肾细胞癌,鉴别诊断乳头状肾细胞癌和透明细胞癌,对鉴别肉瘤样肾细胞癌和肾透明细胞癌也具有一定价值。

另外,Wang 等(2015)报道,肺腺癌的分形维度较鳞状细胞癌、细支气管肺泡癌增高,CT 纹理分析有助于鉴别不同类型的肺恶性肿瘤。

纹理分析不仅应用于肿瘤的 CT 图像中,还应用于超声、乳腺 X 线摄影、MRI、PET 及 PET/CT 等

肿瘤检查图像中。Basset 等（1993）用共生矩阵方法对前列腺 B 超图像进行正常组织、良性前列腺增生和前列腺癌分析，显示出具有一定价值。Wei 等（1995）通过小波变换在多尺度下对数字乳腺照片进行分解，得出多分辨率纹理特征，实现了对病理证实的肿块和正常软组织进行区分。Kjaer 等（1995）应用第一阶和第二阶纹理统计特征对正常脑组织和肿瘤组织的 T_1WI、T_2WI 进行区别，获得了有价值的信息。

Wibmer 等（2015）对 147 例经活检证实的前列腺癌患者的 MRI 图像研究，发现 T_2WI 和 ADC 图像的 Haralick 纹理特征有利于区分癌变组织与非癌变组织，ADC 图像中，癌变组织的熵和惯量值明显高于非癌变组织，而能量、相关性和均质性则明显低于非癌变组织；T_2WI 中，癌变组织的惯量值明显高于非癌变组织，而相关性则明显低于非癌变组织，而两者能量、熵和均质性的差异均无统计学意义。

PET 纹理分析可从体素角度统计区域中灰度级的空间分布特征，用于量化分析肿瘤异质性，从而完整分析整个病灶内的细节信息。PET 纹理特征可以很好地描述组织，预测治疗效果和存活率。在对实体肿瘤的预后预测、治疗反应评估及术前肿瘤分期中具有一定的价值，且与肿瘤预后的相关性优于标准摄取值。

PET/CT 将功能信息与解剖结构结合，极大提高了临床诊断水平。PET/CT 纹理分析可将纹理参数与 PET/CT 的最大标准摄取值相结合进行诊断，提高诊断效率。一些学者的研究显示，将 PET/CT 融合图像的纹理特征（对比度、频度、能量和粗糙度）与医师经验结合，能将鉴别诊断肺癌的敏感度提升至 97.4%，但特异性降低；恶性组 PET/CT 图像灰度分布不均匀，纹理沟较浅，灰度等级空间变化速度慢。

纹理分析在肿瘤治疗及预后中的应用价值：纹理分析还可以将参数与预后结果联系，从而判断病变发展及预后。Lubner 等（2015）发现，结直肠癌肝转移瘤的 CT 纹理参数（熵、平均阳性像素值、像素标准差）与转移瘤的病理分级相关，其中熵还与肿瘤的临床预后相关。

Ng 等（2013）应用纹理分析所获得的肿瘤异质性参数作为预测生存期的独立指标，提出原发大肠癌的 CT 纹理特征与 5 年总生存率具有相关性。Alic 等（2011）用 21 例肉瘤患者的动态对比增强

MRI 图像纹理值表示肿瘤异质性，并预测疗效。Torheim 等（2014）使用灰度共生矩阵方法对宫颈癌的治疗结果进行预测，预测的精度为 75%。El Naqa 等（2009）首次利用 PET 图像纹理分析的方法量化宫颈癌及头颈癌的异质性，并提取 4 个纹理参数（对比度、均一度、熵和能量）用于预测疗效，发现能较好地模拟人对灰度变化的感知，鉴别力强，4 个纹理参数与疗效有不同程度相关性。

近年来，多项研究中将 CT 纹理特征用于预测和观察肿瘤放化疗疗效及评估预后。在接受新辅助化疗的头颈晚期鳞状细胞癌患者中，治疗前的增强 CT 纹理分析所评估的异质性参数、患者体重指数、肿瘤 N 分期和原发肿瘤大小均可作为总生存期的预测指标。在评估软组织肉瘤对新辅助放化疗的近期疗效中，CT 纹理分析也显示出优势，相对于肿瘤大小、密度以及灌注扫描参数等变化，CT 纹理参数的变化是最好的疗效评估指标。

CT 纹理分析还有助于预测肺癌患者行立体定向放疗后早期复发（5 个月以内）的可能性。对比放疗前后 CT 纹理参数的变化，有助于辨别肺癌患者放疗后的急性软组织损伤性病变。因此，纹理分析在一定程度上与肿瘤生物学行为相关，纹理分析辅助判断肿瘤特征、预后以及预测肿瘤治疗反应具有可行性。

四、纹理分析技术存在的问题

由于医学图像及其纹理的复杂性，目前尚无适合各类医学图像进行纹理分析的通用方法、标准化的纹理分析处理方法流程与标准化参数。根据各类具有不同特点的医学图像采取有针对性、最适合的纹理分析技术，是当前研究的重点和难点。

影像本身的采集参数会影响纹理分析参数，这些因素可能潜在地影响影像显示异质性的程度。

纹理分析处理过程中（尤其是分割区域或感兴趣区的容积时），观察者自身和观察者之间的一致性也需引起重视，通过计算机辅助半自动或自动方法分割肿瘤区域或容积可能有助于减少变异来源。解决上述问题，纹理分析才能取得较好的效果并促进其临床推广。

五、小结与展望

纹理分析是一种新的图像后处理技术，可对现有的影像扫描数据进行量化，从而获得丰富的定量

化参数,便于数据的结构化分析处理。纹理分析可以用于描述肿瘤特征、判断预后以及预测和评估肿瘤疗效等,将在肿瘤临床应用中发挥重要作用。

目前纹理分析研究处于起步阶段,未来的研究方向是寻求最优的图像参数,进一步将各参数用于不同肿瘤种类或示踪剂的研究中,综合不同影像参数来评价肿瘤异质性,完善量化分析肿瘤异质性的标准。融合了图像纹理特征分析的计算机辅助系统将会进一步提高肿瘤诊断效率和正确率。随着肿瘤精准治疗和临床大数据的逐渐推广应用,纹理分析将具有广阔的临床应用前景。

第二节 螺旋 CT 测量误差原因分析

虽然螺旋 CT 的纵向分辨率较普通 CT 有了明显提高,但它仍是引起 CT 测量误差的主要原因之一。有学者报道了 4 层螺旋 CT 中出现的这种误差,即若沿着 CT 扫描床前进的方向进行物体的径线测量,则 CT 测量结果与实际值间有一定的误差。

在该试验中发现,处于不同位置的圆形小球,在 CT 图像上均变为米粒形。另外,CT 图像上物体的中心位置并未改变,各小圆球之间的中心距离仍为 20 mm,而物体的边界发生了变化,在 CT 扫描床前进方向上的变形幅度最大。因此,在该方向上测量时,就可能产生相对较大的误差。

究其原因,该变形是由于部分容积效应引起,当物体处于 2 层面交界区时,则在 2 个层面上同时显示该物体的图像,导致物体在 CT 图像上变大。理论上,该变形幅度只与扫描层厚有关,其最大值趋向于 2 倍扫描层厚。

但有学者认为,单纯增加螺距或使用 wide 重建模式,也会引起 CT 图像实际层厚增宽,引起更大容积效应,而导致该变形幅度增大。

另外,在该试验中还发现,CT 图像上小球的短径与长径垂直,短径为 2 mm,较实际值(0.5 mm)增大,可能与 CT 图像的最小横向分辨率有关。

另有学者曾报道,CT 图像上伪影的大小与扫描物体的位置有关:当扫描物体的中心轴与 CT 机架的旋转轴重合时,伪影较小;当二者存在一定的角度时,则伪影增多,且随着角度的增加而增多。

但有学者认为,沿着 CT 扫描床前进的方向测量时,CT 图像上的测量误差较大,且距离越远,测量误差相对越小;而沿着与上述方向垂直的方向测量时,其误差较小。

在此组试验中,CT 图像上各小圆球间的中心距离不变,其 CT 测量结果与实际距离一致,而物体边界出现变形,呈米粒状,说明 CT 测量误差的真正原因是由于物体在 CT 图像上发生变形所致,而与物体在扫描野中所处位置无关。

一些文献中出现测量误差,可能与其沿着物体的最外缘测量有关,譬如,该文中 2 个直径 0.5 mm 的小圆球的实际中心距离为 20 mm,最外缘距离为 20.5 mm,在 CT 图像上相应的 2 个米粒形的中心距离仍为 20 mm,但其最外缘距离可为 22~25 mm,此现象即与上述文献中所述的测量误差相似。

有学者认为伪影的大小与扫描物体的位置有关,在 CT 扫描床前进方向上的伪影较小,在其他方向上的伪影较大。得此结论可能与其采用圆锥体进行试验有关,因为若将圆锥体沿 CT 扫描床前进的方向放置,使二者轴线重合时,其 CT 图像仍为圆锥体,而沿其他方向放置时,在 CT 图像上圆锥体的锥尖变钝,且变钝程度与上述二轴线夹角的大小有关,也随着角度的增加而增加,在上述过程中,锥尖逐渐变钝,好像伪影逐渐增大,导致医师认为 CT 图像伪影与物体的空间位置有关,而实际上述现象仅与物体的变形有关。

该试验中,不同重建中心位置组中,CT 图像上各小球间的中心距离与实际距离一致,说明 CT 图像的重建中心位置与 CT 测量误差无关。

总之,螺旋 CT 的测量误差与物体在 CT 图像上的变形有关,而与物体在扫描野中所处的位置无关,与重建中心位置无关。物体在 CT 扫描床前进方向上的变形程度较大,而在与前者垂直方向上的变形程度较小。该变形与 CT 图像的纵向、横向分辨率有关。

鉴于螺旋 CT 图像测量中存在一定程度的误差,在测量过程中应该尽量减小该误差,尤其是在扫描床前进方向上的误差。对于临床需要 CT 精确测量者,显得更为重要,如颅内肿瘤放射治疗前的定位,人工植入假体各径线的术前设计,肾动脉、冠状动脉的测量以及经椎体后路手术中椎弓根宽径的测量等。

该试验中选用直径 0.5 mm 的金属小圆球，选取层厚 2.5 mm，螺距 1.5∶1 进行 CT 扫描，由于其中金属小球密度较大，CT 扫描层厚偏厚，螺距偏大，这些因素本身均可能导致伪影增加，误差加大。因此，选择密度合适的扫描对象，合适的层厚及螺距，以及不同大小的扫描对象、不同层厚及不同螺距等参数，对 CT 的误差原因及误差程度进一步深入分析，也很有必要。

第三节　X 线位相成像

X 线位相成像是当前光学研究领域中的前沿热点课题，有望成为继 CT 之后的 X 线成像领域的重大进展。自 20 世纪 90 年代以来，国内外已经开展了诸多研究工作，实验室研究已经取得了鼓舞人心的成就，已经将软组织成像的分辨率提高到了微米级，而且其剂量较常规 X 线摄影有较大幅度降低。

乳腺肿瘤因为与正常乳腺软组织较难区分而成为该研究的临床应用首选对象。一系列的研究证实，在乳腺癌微钙化、结构扭曲、肿瘤内部结构的显示方面，位相成像要比传统钼靶摄影具有更高的敏感性及空间分辨率，随着日本柯尼卡公司推出了全球第 1 台商用乳腺位相成像诊断仪（PCM），位相成像摄影已经逐步应用于临床，尤其在乳腺肿瘤的定性诊断方面将发挥重要作用。

一、X 射线位相成像技术简介

自伦琴发现 X 射线 100 多年来，X 射线成像技术研究主要集中在利用物体对 X 射线振幅吸收来形成对比度。但当光的波长位于硬 X 射线波段时，几乎所有的物质均呈透明，基于光吸收的成像技术将很难得到成像对比度，与小的吸收相比，此时的相移却很大。若能在考虑成像光波振幅变化的同时考虑位相变化，作为仅利用振幅吸收得到成像对比度的成像方法的补充和延伸，将得到更好的成像对比度，从而更灵敏、精确的推断物体结构等相关物质。

X 射线本质上是波长很短的电磁波，本身具有振幅以及位相 2 种信息。当 X 射线穿过物体发生衰减时，不同物质由于振幅变化的差异而产生密度差异，这是自从 X 射线发现以来的成像原理。电磁波在传播过程中发生的位相变化主要是折射和干涉，而干涉只能在具有相干性的电磁波发生，这种探测位相的变化有别于探测 X 射线产生的密度差异，称为位相成像。位相成像是基于 X 射线穿过被照射物体后的位相变化，除了与物体吸收系数有关，主要和靶物体的散射作用有关。

在典型的医用 X 射线能量范围内，X 线的位相变化是其强度变化的 $10^4 \sim 10^5$，其变化对于组织变化更为灵敏，因此位相成像将比基于吸收的成像方法在医学领域更有应用前景。Takeda 及其研究小组（2002）在对离体鼠肝血管显像的研究中提出，X 线位相成像对氢、碳、氮、氧的敏感度是普通 X 线的 1000 倍。综合利用 X 线穿过人体软组织时的位相和强度信息，是提高 X 线摄影术对人体软组织的分辨率和灵敏度的最直接、有效的方法。另外，位相成像是基于 X 射线位相的变化，而不是基于 X 射线的吸收剂量，因此，可以减少辐射剂量，从而减少对生物组织的损害。

X 射线位相成像主要有 X 射线全息术、X 射线直接位相成像和基于强度透射方程的位相重建 3 种途径。

二、X 射线位相成像对乳腺肿瘤的诊断价值

在我国，乳腺癌的发病率已占女性恶性肿瘤的第 2 位，成为 21 世纪严重威胁妇女健康和生存质量的大敌。乳腺癌的诊断特别是早期诊断的重要性日渐突出。目前临床检查乳腺癌最简单、方便、实用、准确的影像学方法仍是 X 线摄影。但传统乳腺 X 线摄影对于混合型、致密型乳腺内的病变以及微小钙化的显示有局限性，容易造成误诊和漏诊。尽管数字化钼靶 X 线摄影可以获得稳定的图像质量并且经过后处理使图像最优化，然而存在着较低的空间分辨率以及有限的图像输出密度。

传统检查方法的 X 线成像是基于吸收机制的 X 射线层析术来判断生物组织的病变，但肿瘤组织特别是早期癌变组织与正常软组织有着较相近的密度值（它们之间的差异只有 1%~5%），不能形成吸收衬度像而不能在影像上被清晰分辨。

目前,国内外的相关研究人员都在积极探索和研发提高软组织分辨率的成像方法。理想的乳腺X线检查新技术应该具备以下特点:较高的敏感性和空间分辨率,既能有效地识别病变组织,又能减少病人所受的剂量,可以不用造影剂实现对包括血管系统在内的软组织病变成像。

位相成像从实验室转向临床应用的主要瓶颈在于成像X线光源的改造,国际上已有的X线位相成像方法有同步辐射装置获得空间相干X射线光源和微聚焦(焦斑-10 μm)X线管作为理想点光源来实现X线位相成像。

Arfelli等(2000)利用同步辐射装置作为光源,对离体乳腺切除标本进行摄影,发现X线位相成像摄影对显示乳腺微小钙化,病变内部细小结构方面优于常规乳腺钼靶摄影;Ingal等(1998)用同法对乳腺标本进行位相成像,结果显示对乳腺癌标本的钙化显示较好,空间分辨率达20 μm。然而同步辐射装置作为大科学工程装置显然无法广泛应用于临床。而微聚焦X线管由于其所能提供的X线功率太低,需要数小时的曝光时间,因此也无法应用于临床。

近年提出了一种相对比较简单,称为直接衍射位相成像(phase-contrast radiography)的方法。这种方法系统结构简单,不需要晶体的准直,很适合于科研与医学应用。

Kotre & Birch(1999)在一项关于乳腺位相摄影设计的研究中提出,X线位相成像在乳腺摄影的应用中不仅是可行的而且不会增加患者的射线剂量,其关键是被照射物体与感光屏之间有一距离,保证足够的相干散射而产生位相,传统的乳腺摄影是被照射物体与感光屏之间是直接接触的,从而无相干散射存在,不能形成位相成像,但是Kotre& Birch(1999)为了X射线能产生足够的相干散射而使球管与被照射物体之间的距离太长,以至于临床应用中有一定困难。

日本是将X线位相成像用于乳腺摄影比较早的国家之一。Honda等(2002、2005)利用改造过的0.1 mm小焦点钼X线球管进行乳腺摄影,克服了常规钼靶边缘模糊的缺陷。其主要原理是以小焦点钼X线球管作为光源,拉大被照射物体与胶片之间的距离(被照射物体与球管及胶片之间距离分别为0.65 m,0.49 m),日本柯尼卡公司在此基础上推出了全球第1台乳腺位相成像诊断仪,数字化乳腺位相成像诊断仪系统主要组成包括专门的乳腺摄影装置,1台CR机以及1台高分辨率打印机。

Honda等(2002、2005)认为边缘增强效应是X射线位相成像与吸收成像主要差别,其原理是X射线通过物体边缘时发生较明显折射,从而形成较明显位相对比度。但是常规X线球管容易产生"双边"效应,影像部分重叠,改造过的小焦点(0.1 mm)球管可以克服"双边"效应,产生较明显的边缘增强效应。

Matsuo等(2005)同样利用0.1 mm改造过的小焦点球管进行标本成像,明显改进了边缘锐利度,认为对乳腺微小钙化及致密型乳腺病灶的检出将起到很大作用。

Tohyama等(2006)通过小焦点(0.1 mm)乳腺摄影机对被切除的肺组织、葡萄干等物体进行X线位相成像摄影研究,发现均能增强物体的边缘效应。

三、X射线位相成像在医学领域的应用前景

由于研究工作的进展和技术的进步,X射线位相成像已经开始进入各实用领域,其中在临床医学上的应用前景尤为引人关注。目前在医学领域,X射线位相成像的热点研究均集中在对乳腺肿瘤的研究,特别是对早期肿瘤及普通钼靶X线摄影不易发现的肿瘤的检出,随着全球第1台乳腺位相成像诊断仪机研制成功,X射线位相成像已经开始逐步运用于临床。

除了在诊断乳腺疾病中有着一定的优势以外,X射线位相成像在其他医学领域也有了一些研究成果,比如,Momose等(2000、2002)利用同步辐射X线位相成像在不用血管内对比剂的情况下观察到离体鼠肝的血管,Lewis等(2005)利用同步辐射实时位相成像技术观察到活体狗、兔、鼠肺组织以及气管的结构,并且使空间分辨率达到50 μm。Wei等(2005)利用500 nm微小焦点X线球管作为光源,以位相成像方法观察中药的内部微小结构及排列顺序;Yu等(2006)利用同步辐射光源进行了佐剂性关节炎早期病变的X线位相成像动物实验研究,认为该技术能清楚地显示活体关节炎的细微骨质改变,为常规X线成像不可比拟。

随着一些学者对X射线位相CT成像的研究逐步开展,具有更高空间分辨率的CT图像也会在不久的将来运用于临床,有些甚至可以达到一定程度

组织学水平。

总之，在所有现有 X 线诊断、测试技术的应用领域内，X 线位相成像有可能补偿现有技术的不足，提高灵敏度和分辨率，扩展其应用范围。

第四节　误诊与技术性因素

一、机器设备的问题

对影像诊断的各种机器设备（包括：超声、CT、MR、CR、DR、DSA）的监测十分重要，如这些监测（含验收检验、一致性检验和现状检验）不力，难免造成扫描或摄影的种种故障，轻者可出现各种类型的伪影，干扰和混淆诊断，重者不仅出现伪影，影响图像质量，而且增添受检者和工作人员的曝射剂量，造成不应有的损失，并且缩短机器设备的使用寿命。这是一个十分值得重视的问题。

二、胶片与增感屏

胶片的质量、单面药膜或双面药膜等影响成像的质量，直接关系着病变的发现率。增感屏的质量，荧光颗植的大小、增感屏的清洁度、有无使用增感屏、单面或双面增感屏、增感的速度（低、中、高），以及使用增感屏的技巧等等，皆直接影响照片的质量，若使用不当，必导致误诊和漏诊，这在临床工作中屡见不鲜。

三、胶片冲洗技术

不论是机器冲洗，还是人工冲洗，都涉及到显影液与定影液的配制问题，冲洗配方与胶片要求的冲洗配方是否匹配，应予充分注意。众所周知，冲洗质量低劣，可使一切诊断措施的努力全告乌有，后悔莫及。在以前暗室工作中，人工冲洗还与冲洗者眼睛的暗适应情况、显影时间的掌握、操作技巧的训练以及熟练程度等因素有关。冲洗胸片与颅脑、胆系照片所需的显影时间相差甚远，这是经常遇到的问题。暗室红灯的亮度、片匣密封情况，以及暗室密闭程度等也应时时注意。

此外，多幅及激光照像机的运转情况，高温快显自动洗片机及干式洗片机的工作质量，也直接影响照片图像的质量。

四、投照因素

对 X 线胸部照片的低 KV、高 KV 照片已讨论许久，各有利弊，目前趋向于二者配合使用，取长补短，而不偏向于某一方法。高 KV 照片对纵隔结构、肺门、心后阴影及肋骨遮蔽的阴影发现率甚高，但对肋骨骨折、磨玻璃密度影等却常漏诊。拍片时，曝光时间短，图像质量高，为保证图像质量，国外先进国家在二十世纪六十年代，要求常规胸片曝光时间应低于 0.05 秒，当时我们使用的 X 线机都达不到该标准，但是，几十年来我们国家飞跃进步，现用的机器设备大多已与世界接轨，目前国内众多大医院的高功率 X 线机早已采用此曝光时间。

五、检查前的准备

这些准备包括取下病人的饰物，以及去除衣服和皮肤敷物等各税易被忽略的小事，这些小事却常导致对照片阴影的误解，即形成人工伪影。CT 及 MRI 扫描前和各种 X 线照片及造影前，是否对病人交代清楚，并作好屏气训练，检查时病人有无密切配合的思想准备等等，皆直接关系着检查的成败与图像质量的高低。

六、检查技术

实时超声检查时，诊断的质量和水平，直接关系着扫描者操作的技巧熟练与否，经验的多少和阅历丰富的程度，这已是不言而喻的问题。

在 CT 扫描时，扫描者应熟悉掌握机器设备的各种性能，如何使用适当的窗位和窗中心，选择扫描层厚和层距，是否口服对比剂，是否给予对比剂增强扫描，对兴趣区处理正确与否，怎样熟练进行三维重建，都直接影响扫描的质量和诊断的正确性。

在 MRI 检查时，努力学习、研究、掌握和正确选择机器设备可行的，国内外文献上不断更新的先进的扫描序列和新近出现的不同的软件、对于体内各部位各器官疾病检查时，根据机器设备的性能和患者的具体情况，充分利用各自的聪明才智，合适巧妙采用不同参数，直接关系着图像的质量与诊断的水平。

X 线胃肠检查的单对比法与气钡双对比法经过

多年的竞争,仍是各有千秋。目前的趋势仍是单对比与双对比,二者结合互补,诊断质量为最高。X线心血管造影时,曝光因素、病人投照位置、注射对比剂时间、照片程序安排诸因素,如有不当,则直接影响造影的质量,与诊断正确与否密切相关。

七、X线照片的投照位置

人群中正常发育变异约占1/10,这些变异有的可直接影响投照位置与投照角度的选择。颅脑是这样,胸部双倾斜断层也是如此。颅骨的一些特殊位置的投照,如角度稍有差错,常使投照出来的影像面目全非,难以观察与分析,如勉强做出诊断,则难免误诊。在断层摄影时,断层层面的校正极为重要,若层面不准,所断出的影像则不易辨认,致使与平片影像难以吻合,从而导致解释困难。

八、铅字的正确使用

年、月、日标志照片的时间,便于前后对照比较。X线片号正确无误才能避免张冠李戴发生事故。切勿小看左、右二字,在副鼻窦、肾脏的小片上,左右极为关键,因左右放反而导致事故时有发生,故应予以足够的重视。

综上所述,足以看出技术佳良与否,直接关系着诊断质量的高低或诊断正确与错误。一位好医师必须是一位好技师,不仅能熟练地分析照片图像所存在的技术性问题,并且能正确地予以解决。我们认为,诊断质量的高与低,与技术人员(含机修工作人员,X线投照技师,扫描技师等)的支持与合作有十分密切的关系。诊断与技术同是为了一个目标,应互相帮助、互相支持、共同提高诊断的质量,努力避免影像诊断的误诊与漏诊。

第五节　关于提高胸部透视诊断准确率

目前,在一些基层医院,胸透仍然作为临床检查的第一手段,其准确率低于胸片,尤其是在大规模体检中更明显。一些学者总结分析了1994年~2005年期间,每年该市大量的职工健康体检,大、中专院校新生入校体检及日常门诊胸透中出现的156例漏诊和误诊病例进行分析,旨在探讨如何更好提高胸透的准确率。

胸透出现漏诊71例,具体情况如下:①细小或淡薄病灶,少量气胸、粟粒型结核、早期肺癌(0.5~1.0cm)小结节、转移性病灶、肋骨骨折、一侧肺通气不良。②病灶与肺门、心脏及大血管(尤其是主动脉弓)及肋骨锁骨的重叠:后下叶肺部病变与横膈重叠,左下肺不张与左心重叠,两上肺结核与锁、肋骨重叠及肺部病灶互相重叠。③肺中叶实变时的心缘模糊征被忽视或不认识。④肺浸润性病变与乳腺重叠。⑤多发性病变时注意力只放在某一病灶上而忽视其他病变。⑥肺底积液的一侧横膈轻度升高而被漏诊。⑦心膈角处病变、肿瘤误认为正常心包脂肪垫被漏诊。⑧一些病灶误认为正常结构阴影。

胸透出现误诊85例,具体情况如下。

(1)人为因素:女性发辫误为结核,膏药误为肿块、结核,纽扣误为肿瘤,绒线厚衣物、衣袋遗留物品误为肺部病变,衣物上漆字误为肺及胸膜病变。

(2)正常胸部X线影像及生理变异误诊:卧位透视心影、横位心误为心脏增大;儿童、女性心影肺动脉段直或微突误为先天性或风湿性心脏病。两侧不对称乳头(尤其是男性乳头)、心包脂肪垫、主动脉迂曲延长等误为肺肿瘤。不对称的胸大肌影、乳腺影误为肺浸润性病变;胸椎横突、胸骨柄、肺血管影误为淋巴结肿大;胸椎侧弯误为纵隔肿瘤及心脏增大;横膈局限性膨升误为肿块;肋骨钙化误为结核;奇静脉影误为肿块;上腔静脉增宽误为纵隔肿瘤;锁骨上窝误为空洞影;胸膜反折误为胸膜病变;颈肋及叉状肋误为肺部病变;一侧乳腺切除误为肺气肿;老年性肋膈角变钝误为胸膜肥厚。

(3)病变定位错误:对不同病变部位的X线特点认识不足,如肺边缘病变误为胸膜、纵隔病变或胸膜、纵隔病变误为肺部病变,把肋骨病变误为肺部病变,或把肺部病变误为肋骨病变。

(4)把小结节性病灶简单认为陈旧性、局灶性结核或误为血管断面影,局灶性小斑片影简单认为炎性病变或结核。

(5)缺乏结合一切临床资料进行的综合分析。胸透需要有全面的诊断知识和正确的操作手段及快速的诊断能力。提高胸透的诊断准确率,一方面要加强工作责任心，认真细致地观察、分析；另一方面必须熟练掌握专业知识，操作技能，临床基础及诊断原则。

一、检查前的准备

设备准备应确保机器各部分无故障、运行正常，否则就影响到病变的显示及观察。病人检查前准备脱去化纤、绒线、涤纶、皮革、有胶印字、纽扣、佩带等衣物，取下异物、药膏，女性卷起发辫等。检查前要详细了解病人一般情况及临床资料、以往 X 线检查情况，了解临床医师对 X 线检查的目的，决定本次透视观察重点，同时不要忽视其他方面的观察。对于大规模胸透体检时，由于人数多、时间紧、工作量大，可以在发现异常情况后再详细了解病史。

二、掌握正确的操作技能

胸透时要有立体的概念去观察，采用两侧对比是发现胸部病变的最好方法。胸透观察顺序：肺野（从上到下或从下到上，从内到外）、肋膈角、横膈、纵隔肺门、心脏血管、胸廓。

三、利用呼吸运动观察病灶

利用深呼吸对病灶充分显影，尤其是对细小或淡薄病灶发现极有利的，胸透时做深呼吸，病灶随之运动时很容易发现这些小结节病灶。有的小病灶在平静状态常与肺纹理、肋骨、锁骨、胸大肌、乳腺影等正常结构重叠，甚至胸片上都难发现而胸透有时却能发现。若大规模体检，也可以利用电视透视野上下运动时所产生的病灶与胸部正常阴影的相对运动，发现细小病变。怀疑一侧支气管狭窄肺通气不良时做深呼气、深吸气对照，少量气胸时做深呼气观察；病灶与乳腺重叠时做深呼吸或抬起乳房观察；肺动静脉瘘时做 Muellet 或 Valsalva 氏呼吸观察大小变化；膈疝、膈麻痹、膈下脓疡、邻近膈肌炎症、肺阻塞性病变等做深呼吸观察膈肌呼吸运动情况；支气管异物、膈疝做深呼吸观察纵隔摆动；做深呼吸运动鉴别肺内外病变；纵隔囊性病变（囊性畸胎瘤、支气管囊肿、心包囊肿）可随呼吸运动而变形。

四、利用旋转体位、侧位及多轴位观察病灶

利用旋转体位多体位观察往往比胸片更容易发现被遮盖的病灶：可以发现很多与肺门、纵隔、心脏、主动脉弓、横膈、肋锁骨等重叠的病灶及与其他病变相重叠的病灶。利用旋转更容易判断病变发生部位及毗邻关系。

鉴别与肺重叠的胸壁上阴影，旋转时胸壁上阴影可以移位到肺野之外。

鉴别肺部或肋骨上的病灶，旋转时肋骨上的病变与肋骨运动一致，而肺部病变运动情况则不同。

肺段性、肺叶性、肺门、纵隔、后下叶病变及叶间积液取侧位观察。肺门、纵隔肿大淋巴结时取 $10° \sim 30°$ 斜位观察。肺中叶病变、肺尖部病变时取前弓位观察。心脏病变取左右斜位和侧位。肺底积液、心包积液、小儿不合作时取卧位。胸膜纵隔与肺部肿块的鉴别时取切线位，肋骨骨折用切线位或斜位。

利用吞咽动作观察病灶：胸内甲状腺、支气管囊肿可随吞咽动作上下移动。

利用心脏及大血管搏动观察病灶：与心大血管相邻的囊性畸胎瘤、心包囊肿等呈传导性搏动，动脉瘤为主动性搏动。

熟练掌握各种疾病，各病变部位的影像学特点：如胸膜大片阴影时可出现肺纹理不消失，肺内病变有支气管相，纵隔病变有圆心内征，甲状腺病变吞咽运动阳性，横膈上肿物随膈肌运动，纵隔、肺门血管瘤有主动性血管搏动，叶间胸膜病变则阴影与肺段、肺叶解剖位置不一致等，中肺叶病变及邻近纵隔心脏大血管病变有"边缘模糊征"，不注意这些很容易造成错诊。必须熟练掌握各种良恶性病变的定位、定性及鉴别诊断的特征性征象，提高诊断率。

五、要有足够的警惕性

尤其是在大规模体检中，受检者多无症状，要特别主意对重大病变（如肺癌）的发现，对早期肺癌的警惕性。我们从多例被漏诊的早期肺癌来看，往往表现为局灶性小斑片阴影或单发小结节（ $0.5 \sim 0.8$ cm），前者误为结核或炎性病变，后者误为陈旧性结核，等到第 2 次发现已是中晚期肺癌。因此对此类病灶要特别小心，一定要定期复查，必要时 CT 扫描。另外，对肺段性、肺叶性实变，胸腔积液，一侧肺通气不良、通气过度等不要简单做出诊断，特别要注意当无法用其他原因解释的一侧肺野透亮度增高，肺门影缩小等征象时应警惕有肺不张的可能。应进一步了解肺门、纵隔等情况，是否有肿块存在，并迅速拍片和 CT 检查。

熟练掌握活体形态学正常表现、发育变异及生理变异。特别要区分:分叉肋与空洞,正常局限膈膨升与膈或膈下肿物,正常肺门血管与空洞或肿块,老年无名动脉蛇行征及老年主动脉增大迂曲与肺癌。要认识奇叶与假性奇叶,下副叶及发生在副叶的病变。善于全面综合分析仔细观察和分析病灶位置、数目、大小、形态、边缘、密度、周围情况、分布等,结合临床包括年龄、性别、体型、职业史、生长和居住史、过去史、现病史,体检、化验和其他辅助检查、治疗情况及病程与进展等情况进行综合分析得出结论。诊断有困难则需拍胸片、CT 扫描等进一步检查。

一些学者认为,胸透仍是一项不可缺少的检查手段,临床上漏诊及误诊率较高,只要提高专业素质及认真细致工作大多数的漏诊和误诊都可以避免。

尽管从长远看,胸透已经成为迟早要告别我们的检查方法,但目前一些单位仍然在应用,上述资料可供读者参考。

第九章　关于过度诊断与亚健康

第一节　关于放射学健康体检

世界卫生组织（WHO）继 2014 年德国慕尼黑会议后，于 2016 年 9 月在韩国首尔召开会议继续讨论 CT 在个体健康评估（IHA）中的合理应用。来自 23 个国家和地区的 31 名专家交流了不同地区无症状人群个体健康评估的发展现状及监管机制，重点围绕放射学（主要指 CT）个体健康评估辐射合理化原则进行讨论。

WHO 发起关于辐射安全的全球性倡议，要求放射性检查以最小风险实现最大利益。新版国际和欧洲基本安全标准（BSS）中明确提出了医疗辐射的安全要求，即手段合理化、防护最优化，其中包括对无症状人群的成像要求。

无症状人群行放射学检查以期早期发现疾病，同时不得不考虑潜在的辐射风险。目前国际上对无症状人群的筛查主要集中于冠心病、肺癌、结直肠癌及息肉等疾病，乳腺筛查已趋向成熟，筛查年龄、技术要求及检查规范可参考国内专家共识。

一些学者根据本次会议的相关报告和专家共识，并结合文献，对个体健康评估的现状和推行难题、风险沟通教育和培训、指南和临床审计、道德伦理观及个体健康评估监管机制等进行讨论。

一、个体健康评估现状

（一）个体健康评估术语

人群筛查是以无或不表现疾病症状的人群为检查对象，明显不同于以患者为对象的传统医疗模式。筛查项目的合理性是由受检总体（而非个人）的风险和利益共同评定。正规获批的筛查项目具有强有力的证据基础，并受卫生局或专业机构的监督，以保证筛查项目的各部分严格遵守质量要求。筛查目的是早期识别临床相关风险因素或潜在异常，以期通过及时干预提高临床结局。

低剂量 CT（LDCT）筛查肺癌可使其病死率下降 20%，我国多家医疗机构已开展或拟开展胸部低剂量 CT 肺癌筛查，并共同拟定了《低剂量螺旋 CT 肺癌筛查专家共识》供参考。

不同于正规筛查，无症状人群个体健康评估缺乏证据基础和对受检者病史的风险预测，其受检原因复杂，如自身焦虑导致的机会性检查或医疗卫生人员不恰当的建议等。此文中的个体健康评估特指无症状人群接受的正规筛查项目之外的放射学检查。

为了与传统模式相区别，进行个体健康评估检查的无症状人群称为受检者，最先接诊患者的医疗人员称为送检者，从事放射学检查的专业人员称为放射学从业者。当无症状受检者出现阳性结果时即转变为患者。

（二）国际组织和一些国家机构对个体健康评估的相关规定

2007 版国际辐射防护委员会（ICRP）建议中重申辐射防护三大基本原则，即合理化、最优化和剂量限制。新版国际和欧洲基本安全标准和波恩行动（Bonn call for action）均为医疗辐射合理化制定了强有力的监管框架，并对正规筛查给予了特别关注。

此外，欧洲首脑放射防护主管机关（HERCA）强调将正规筛查与放射学个体健康评估明确区分开来，并列举了一系列为实现个体健康评估合理化必须满足的要求。

英国卫生部和环境辐射医学委员会（COMARE）提出无症状人群的全身 CT 筛查应该废止，并对在肺癌、结直肠癌和冠心病的应用提出了实用建议。

（三）个体健康评估发展现状

放射学个体健康评估涉及全球,主要存在于发达国家和发展中国家,多由私营部门承担,不包含于临床管理路径,且其质量保证有限,记录和信息传输不佳。

放射学个体健康评估带来的相关损害包括:(1)假阳性或假阴性带来的损害,如低剂量 CT 筛查肺癌的主要争议是其较高的假阳性率;(2)过度诊治和过度随访造成的伤害,可能产生额外的费用,影响筛查效率;(3)意外发现的疾病带来的伤害。

在某些亚洲地区,就医者行使自主权,卫生部门和辐射监管机构相对较被动。欧洲首脑放射防护主管机关调查发现,欧洲多数国家存在放射学个体健康评估,大多未经许可;而在少数国家,个体健康评估被彻底禁止。

在美国和部分欧洲国家(如德国、英国),可通过商业服务进行个体 CT 扫描以探查肺、心脏和结直肠疾病。值得注意的是放射学个体健康评估并不局限于 CT 检查,如口腔放射学、骨质疏松症检查、X线胸片和乳腺钼靶摄影等均包含在内。

（四）个体健康评估相关的道德伦理观

辐射防护也具有伦理规范。国际辐射防护委员会提出的辐射防护系统是建立在科学证据、实践经验和价值判断之上的,因此在寻求合理化、最优化和剂量限制的同时,应关注其中蕴含的价值观念,如尊严和自主权、无害和有益、公平公正、审慎(铭记潜在的长期风险)、诚实正直(如实与相关人员信息共享)。基于此,WHO 强调"3 个正确",即对正确的患者、做正确的检查、用正确的剂量。

（五）各参与者面临的困境

尽管新版国际和欧洲基本安全标准均提出无症状人群的放射学个体健康评估,但尚未建立良好的监管体系。个体健康评估检查动机复杂,包括个人、文化和公共卫生的影响等,如政府号召公众关注自身健康、晚辈鼓励长辈体检的做法会对个体健康评估起重要推动作用。当受检者暴露于不明风险环境后会出于自身安全考虑而进行个体健康评估,从而破坏放射学个体健康评估的合理化。

此外,希望通过体检确认自身健康无疾病隐患也是产生不合理检查的原因。不充分考虑混杂因素的影响,而单纯提出筛查提高生存率的说法,也会导致不恰当的检查。

（六）监管事项

世界各地对放射学个体健康评估的管理规章不尽相同,为寻求统一监管体系加大了难度。国际组织迫切希望专业机构或主管机关制定明确的个体健康评估合理化要求和指南,以使个体健康评估进入正规医疗途径。

例如在德国,个体健康评估既不属于卫生保健系统,也不在 X 线使用条例范围之内,因而其法律基础备受争议。德国辐射防护委员会(GRPC)在国际和欧洲基本安全标准修订之际,制定个体健康评估合理化的要求,并希望将国际和欧洲基本安全标准转变为国家立法。

另外,英国卫生部和环境辐射医学委员会重新修订医疗辐射条例并将个体健康评估纳入其中。而在荷兰,无症状人群个体健康评估禁止实行。在以色列,个体健康评估的 CT 检查属于国家保险范畴。在韩国,个体健康评估不受监管,但有观点支持将其纳入卫生保健系统。

二、新阶段下专家达成的一致意见

（一）个体健康评估相关用语

主要包括受检者和无症状人群放射学检查的 3 种类型。

无症状人群放射学检查的 3 种类型包括:①已获批的正规筛查项目,证据基础充分;支付方为公共卫生保健系统。②个体健康评估(A),存在部分证据基础证明检查的合理性,但证据不充分,通过完善风险预测、质量保证和合理化要求,规范可以转变成正规筛查项目;支付方为受检者自身、保险公司或雇主。③个体健康评估(B),几乎没有证据基础或风险预测,而完全是机会性检查;支付方为受检者自身或雇主。个体健康评估(B)由于缺乏证据基础,完全违背国际辐射防护委员会的合理化原则,除非建立强有力的监管机制,否则无法进入正规医疗程序。

（二）与受检者的风险沟通和风险‐效益对话

风险‐效益沟通应秉持公开、透明的原则。放射学个体健康评估道德伦理观要求沟通应秉持诚实可信、利益和风险并重的原则,不应以偏概全误导公众。

CT 在我国部分地区和机构的个体健康评估应用中确实存在不合理、不规范的问题,但由于信息不对称的原因,也存在过度夸大辐射危险性的现象。另外,放射学个体健康评估不仅存在辐射风险,还包括假阳性、假阴性、偶发和可疑疾病及过度诊治和随访带来的损害。风险 - 效益对话要保证受检者获得充分的知情同意,包括风险概率、预期结果等。

(三)指南和临床审计

建立强有力的、权威的成像指南对于实现医学成像操作合理性至关重要。指南的制定需要多学科共同参与,既包括医疗专业人员,如送检者、放射科医师、核医学专家等,也包括流行病学家、健康经济学家、政策制定者等反映社会问题的人员参与。

假阳性、可疑疾病的处理及如何向受检者通报也是指南的重要组成部分。临床审计是合理化原则的重要补充。临床审计应监测结局、评价随访及对政策和指南的依从性,还应包括剂量参考水平(DRL)和剂量限制。

(四)社会伦理、公共卫生和资源问题

国际辐射防护委员会的正当化和最优化原则的实施必须符合道德伦理观。患者的自主权和医师的监管权在放射学个体健康评估中均不容忽视。放射学从业者必须尊重患者的自主权并严格遵守个体健康评估管理规定,保证正确的患者使用正确的剂量获得正确的检查。审慎和公正价值观念要求评价个人社会的风险和利益及公平的服务分配,并将利益冲突如实告知受检者。

公正和诚实观念要求将财力和资源致力于个体健康评估及其产生的后果,如对假阳性和可疑疾病的处理。若受检者出现阳性检查结果转变为患者,就应有资格进入公立医疗系统,即进入正规医疗程序,因而个体健康评估带来的社会经济资源问题将得到缓解。

(五)专业人员及公众的教育和培训

为了实现放射学个体健康评估的合理发展,相关教育和培训必须整合入本科生和研究生课程并取得专业认证。

重视放射学个体健康评估的最优化和合理化原则、实践技能及道德伦理观念的培养,包括"3A"原则,即意识(awareness)、恰当(appropriateness)和临床审计(audit)。加强教育和卫生宣传以提高公众健康意识至关重要。WHO 将在专业人员和公众的教育方面发挥关键作用。

(六)监管机制

放射学个体健康评估缺乏有力的监管框架,这需要多方(包括监管部门、主管机关、政策制定者、相关专业人员和受检者代表)共同努力。放射学个体健康评估只有遵守临床管理规定,才有望进入正规医疗程序。

个体健康评估的 3 种实践类型中,正规筛查项目具有强有力的监管体系,对于明确的高风险人群如冠心病、肺癌、结肠癌的证据基础充分。个体健康评估(A)证据基础不足,但有望通过完善获得认可。而个体健康评估(B)由于完全缺乏证据基础,管理难度最大。有学者称应该彻底废除个体健康评估(B),也有专家认为应该将其纳入医疗保健系统并遵守临床管理规定。个体健康评估(B)要想取得发展,必须符合国际辐射防护委员会的辐射合理化原则,为了进入医学范畴必须制定监管框架。

放射学个体健康评估监管措施必须依赖强制手段(如立法、指令、建议、指南和协议)。尽管辐射问题并非放射学个体健康评估损害的唯一来源,但对其监管仍是重中之重。

三、对国内外个体健康评估的思考与展望

个体健康评估在全球范围内并未被广泛接纳及积极倡导,大多数国家并无明确的组织及管理政策。随着 CT 应用范围的不断扩大,其伴随的人群辐射剂量不断增加,有关的风险概率增大,使用 CT 对无症状人群进行个体健康评估受法律、社会、经济、伦理及资源等诸多因素影响。

如何正确认识、实行国外研究机构对无症状人群个体健康评估形成的共识及指南,并结合我国实际情况制定出自身的指南,对提高我国无症状人群放射学筛查有重要推动作用。

在此对放射学个体健康评估研究工作者提出以下忠告及注意事项:①明确区分正规筛查项目与个体健康评估;②各国、各地区个体健康评估的监管措施存在很大差异;③个体健康评估的过度诊断、治疗和随访会带来社会、经济负担和个人风险;④个体健康评估(B)违背国际辐射防护委员会的合理化原则;⑤中国的经济、文化和社会背景等明显不同于西方发达国家,决定了国内医疗机构不能完全照搬西方国家的 CT 筛查方案。我们应该努力探究放射学个体健康评估在中国的应用前景。

第二节　过度体检不可取

对个人健康杯弓蛇影，以为自己患上了什么病，就非得用 CT 什么，各种检查挨个做，一不小心就跌入了过度体检的误区。

健康体检并非"越多越好"，盲目选择，只会造成"过度体检"。一般来说，一些基本体检项目如 B 超肝胆肾、X 线胸片、抽血查肝功能、肾功能、血糖、血脂、血常规、尿常规等是不可少的，然后要针对受检者的年龄、职业、家族史等进一步选择。CT、磁共振检查等，一般要有适应证，如颈椎磁共振检查，针对长期伏案工作、颈部不适的人群。

健康体检不同于针对某一疾病的诊断，受检者体检时应尽可能地将身体的自我感觉、不适以及家族史告知医生。否则医生就难以加强对该器官的检查，微小的病变就有可能漏诊。单位组织的体检，多数重在基本体检项目，所以参加集体体检时，建议提前与医生沟通，根据自身实际情况确定适合的体检项目，通过个人添部分钱的方式换项目，达到最优体检效果。

在专业医生看来，该项检查更适合癌症病人以及肿瘤标志物指数偏高、亚健康的病人，身体健康的人群没必要进行 PET/CT 体检。

毕竟 PET/CT 检查有一定辐射剂量，与其他医疗检查和治疗一样，如吃药，虽可治疗疾病，但也会有一定的副作用，使用时要权衡利弊。因此，任何医疗行为要以患者获益为重，即在代价和获益两者中找到最佳的节点，严格掌握 PET/CT 检查的适应症，采用正当化、最优化原则来使用 PET/CT 检查，才能使受检者得到的受益明显大于风险。

对于肿瘤的积极预防，早期发现早期筛查很重要。比如，对肺癌的筛查，可以采用低剂量的螺旋 CT，对乳腺癌的筛查，则可以采用乳腺 B 超。

而 PET/CT 检查主要用在肿瘤的诊断和鉴别诊断；肿瘤的分期和再分期、分化程度；肿瘤复发的鉴别；肿瘤的治疗方案的指导；肿瘤治疗疗效评价；肿瘤预后的评估等，可以让受检者获得较大受益。PET/CT 的使用存在严格的适应证，需根据受检者的病情及治疗决策需求而决定，切不可因为其他因素而无限制滥用。

第三节　关于亚健康的肤浅认识

未生病的人们，并非就是健康的人。

人群中亚健康的人不少。从影像学观察，"健康人"，临床上称之为"正常"的人，并非都是真正的健康人，例如纵隔淋巴结的大小，按我们研究的严格标准看，不少人都是亚健康的人；临床上肺部 CT 检查中看见局灶性磨玻璃密度影，理应诊断肺部局限性炎症，但临床上却无症状出现，这也是亚健康的一种典型表现。

第三篇　关于基因组

第一章　关于基因组扫盲的资料

第一节　什么是基因组

什么是基因组？制造一个机体的全部指令称作基因组。基因组含有某个细胞或某个机体在有生之年所有细胞结构和细胞活动的蓝图。人体数万亿细胞的每个细胞核里都有基因组，这些基因组包括紧密缠绕的脱氧核糖核酸（DNA）链以及缔合蛋白质分子。

研究人员使用的到底是谁的基因组？　政府资助的人类基因组计划从十几位匿名捐献者身上采集血样和精子，并将其混合。这个计划的商业竞争对手塞莱拉基因组公司在报纸上刊登了一则广告，从不同种族中选择 30 名男性和女性，并最终采用其中 6 名的基因。最近，当记者询问该公司老板克雷格·文特尔是否在研究样品中加入了自己的 DNA 时，他避而不答。

基因是什么？我们共有多少个基因？　基因是一段 DNA，它告诉细胞如何制造某种蛋白质。每种氨基酸的代码　都是三个字母组成的序列。细胞的机制解读这些代码后就会抓住适合的氨基酸，再把它们串起来，造出蛋白质。多数研究人员认为，我们共有大约 10 万个基因。

什么叫碱基对？　两条 DNA 链的碱基都有薄弱的连接，形成碱基对。基因组的大小通常由碱基对的数量表示。人体基因组大约含有 30 亿个碱基对。

什么是染色体？　人体的 30 亿个碱基对构成 23 个独立的片断，这些片断包裹在蛋白质中就形成了染色体。所有基因都在染色体中直线排列。在我们的细胞里，每种染色体都有两条，分别来自父母，一共是 46 条。第 23 对染色体是性染色体。

如何为基因组测序？　这分为五步：用特殊的酶把染色体分成较小的片段；把这些片段喂给细菌，从而产生数以百万计的复制品，使研究人员获得更多的'原料'；这些克隆的片段被放入四种溶液。每种溶液都含有能够辨认这些片段以哪个基因字母（A、T、C、G）结尾的化学物质。识别出特定的字母后，这些片段被贴以荧光标签；贴了标签的片段传送到充满凝胶的管子里。一个电荷沿着管子慢慢拉动这些片段。小片段的运动速度比大片段快，于是，它们就根据大小得以分类；所有不同的片段都根据大小进行分类，每节都比下一节长一个碱基对。激光读出每个片段末尾的荧光标签，排出这段 DNA 的基因序列。

突变是怎么回事？　突变指的是蛋白质代码中的'错误拼写'，例如本应是 G，却错误地变成了 A。这种错误可从一代传给下一代。其结果就是患上囊性纤维变性这类遗传性疾病。

如果基因组是一部书 据估计，要朗读这本书需要 9 年时间。如果写出来，基因组这部书将包括 200 卷左右，每卷都有电话簿那么大。

第二节　中美英联合启动千人基因组计划

目的在于为造成人类个体差异的 1% 的 DNA 提供更多细节，确定人类疾病的基因根源。

一个研究小组 2008 年宣布，来自三大洲的研究者将一起对 1000 人的基因组进行分类，他们希望这一充满雄心的项目能够有助于确定人类疾病的基因根源和影响要素。

英格兰的韦尔科姆基金桑格研究所、美国的国家人类基因组研究所以及中国的深圳华大基因研究院正在开展"千人基因组计划"，使用迄今最详细的DNA变异数据绘制人类基因组图谱。

桑格研究所的理查德·德宾说："千人基因组计划将对人类基因组进行迄今为止最详细的检测。"由于基因排序技术、生物信息技术和其他研究方法的进步，该项目在最近两年才变得可能。他在声明中说："我们正努力加快寻找更多有关人类健康和疾病基因要素的努力。"

该项研究目的是为造成个体差异的那1%的DNA提供更多细节，这1%的基因通常造成了不同个体对于疾病免疫力和治疗反应的差异。

研究者已经在人类基因组中对数十种具体变异的区域进行了分类，然后将它们和冠状动脉疾病、乳腺癌、关节炎和老年黄斑变性等常见疾病建立关联。

但目前绘制的基因图很不详细，研究者试图得到更为准确的人类基因组细节，以更好地确定疾病中的基因要素。

这项计划将绘制数个种族人群的基因图，其中有尼日利亚的伊巴丹约鲁巴人、住在科罗拉多州丹佛的华人、住在北京的中国人、住在得克萨斯州休斯敦的印度古吉拉特人后裔、住在洛杉矶的墨西哥人后裔，还有美国西南部的非洲后裔。在得到允许后采集这些人的DNA，所有医疗和个人识别信息都从样本中去除以保护隐私。

联合小组希望新技术和方法以及该计划的庞大规模能够帮助他们将DNA排序的成本削减到之前的十分之一。

第三节　科学家发现防癌防衰老基因

研究人员在蠕虫体内发现了一些既能防癌又能减缓衰老的基因，他们正在研究这些基因在人体内是否也有同样的作用。

人们已知人体内有许多与蠕虫体内相类似的基因，旧金山加州大学研究人员说，她们希望更多地了解引发衰老和癌症的过程。

研究人员在2007年出版的《自然遗传学》上发表文章说，模仿这些基因效果的药物可以帮助人们防癌以及活得更久。

生物学家辛西娅·凯尼烈和研究生朱莉·平克斯顿-戈斯观察了许多受daf-2基因影响的基因。她们共计观察了734种基因，发现其中29种要么刺激要么阻止癌细胞的生长。

有些基因可以让细胞繁殖（有助于癌细胞的生长和扩散），而另一些则产生被称之为凋亡的自杀性过程，机体利用这种过程消灭有缺陷的细胞，包括癌细胞。

研究人员写道："这些基因中大约有一半也会影响正常的衰老过程，因此把这两个过程联系在一起。"

凯尼恩说"人们普遍认为，任何延缓衰老的机制都有可能刺激癌细胞的生长。但我们发现许多基因在延长生命的同时却可以减缓癌细胞的生长。人类就有许多类似的基因，因此该研究可能会让人们保持年轻和远离癌症的时间更长一些。"

凯尼恩发现，刺激癌细胞生长的基因也会加快衰老，而蠕虫体内阻止癌细胞生长的基因可以减缓衰老过程，延长生命。这些发现使如下理论更有说服力，即对生命长度和癌症的控制有着深远的共同的基础。

第四节　基因受环境影响超乎想像

科学家对46位基因结构相似但居住在不同地方（海滨城市、沙漠和山区）的人血液中的白血球基因表现进行了分析，发现他们三分之一的基因因为不同的居住环境而以不同的方式表现。

阿根廷《21世纪趋势》周刊网站2008报道文章《三分之一基因的表现取决于我们生活的环境》（作者雅伊萨·马丁内斯）

我们的生活方式和地点影响我们基因的表现，

而基因表现决定肌体的功能。环境对基因的影响程度甚至超过了科学家的想像。白细胞中所包含基因的至少30%受到周围环境的影响。

这是美国北卡罗来纳州立大学基因学家最近公布的一份研究报告得出的结论。对于46位基因结构相似但居住在不同地方（海滨城市、沙漠和山区）的柏柏尔族摩洛哥人血液中的白细胞基因表现，科学家进行了分析研究，发现他们三分之一的基因因为不同的居住环境而以不同的方式表现。

基因表现是将DNA中所汇集的信息转化成肌体生长和发挥功能所必需的蛋白质。并不是所有基因都会在同一时间或者在人体所有细胞中得到表现，这取决于基因的功能，现在看来基因表现受环境的影响也很大。

科学家利用最先进的手段，对2.3万个人类基因的排序和表达进行了分析，并将三组柏柏尔族摩洛哥人的基因进行对比。事实上后来的基因分析显示，人体免疫功能受地区因素的影响很大，可能会影响人体对呼吸道疾病和炎症的易感染程度。

科学家发现，与呼吸有关的基因在都市人群中比游牧人口或农耕人口更加活跃。造成这种差异的原因在于，城市人口遭受更大的空气污染，并经常患哮喘和支气管炎等疾病，因此与呼吸有关的基因表现得更为活跃。

科学家表示，同一个基因可能在城市中会有所表现，但在农村环境中就不会表现出来。因此在分析基因与疾病的关系时，必须考虑环境的影响。

这并不是有关白细胞的基因表现与生活环境和方式关系的首次研究。2007年美国洛杉矶加利福尼亚大学和芝加哥大学的科学家发现，长期孤独的生活方式也会对白细胞的基因表现造成影响，不过这种影响只限于免疫体系。

研究指出，单身人群更容易患某些疾病，对志愿者的白血球基因表现分析显示，与社交活跃的人相比，孤独的感觉会让缺乏人际关系者的免疫系统活动发生改变，导致炎症的发生率增加。尽管这次研究没有关注参与者在基因结构上的相似性，但是孤独与社交活跃两组人群的基因表现确实有差异。

科学家认为，孤独会影响人类的生物本能，甚至影响到人类最基本的基因活动。这一发现充实了上述环境对基因表现有影响的结论，证明人的生命并非完全由基因结构决定。

第五部分
总论有关问题深入讨论

第一篇
人工智能与医学影像的发展

第一章　人工智能在医学影像中的应用与误诊

第一节　人工智能在医学影像上发现异常及鉴别诊断中的能力

在现代影像技术条件下,医学影像医生在日常工作中被超负荷量的医学影像所湮没。长时间的专注读片容易导致疲劳,影响他们对病灶的检测及判断能力。与此相反,由于有着强大的计算能力,人工智能能够在短时间内很容易处理数量巨大的医学影像。人工智能的自动化能够同时考虑大量数据的定量特征及其关联程度。因为人工智能能够通过生物标记从周围正常组织辨别异常,故人工智能的分类就显得稳定且具有可重复性。其结果,人工智能有可能使医学影像医生从耗费大量时间在海量的医学影像中寻找异常解脱出来,让他们专注于对病灶的分析与判断。

自从2012年卷积神经网络引入人工智能以来,人工智能在医学影像中的研究及应用就非常活跃地进行着。迄今为止,这些研究与应用已经显示出令人鼓舞的成果。人工智能在检测病灶和鉴别诊断的能力可以达到高年资医学影像医生和临床医生的水平。在预测肺结节恶性的风险时,人工智能显示出优于已在临床应用的一些模型,如Brock模型,一种用于评估CT图像上结节的恶性风险的积分系统。人工智能也有助于改善在临床中使用的影像诊断辅助工具的执行能力,如计算机辅助检测(CADe),计算机辅助诊断(CADx)及计算机辅助容积测量(CADv)等,其中有的在临床中使用超过10年。随着卷积神经网络的引入,旧一代的影像组学(Radiomixcs)有机会得到升级。

Rauschecker等(2020)收集了178例患有19种常见及少见脑部疾病病例用于人工智能研究。他们用MRI信号训练他们自己设计的人工智能系统U-Nets。他们的人工智能系统能够正确诊断一个92例分组中的84例(91%),与高年资神经放射医生的诊断正确率没有差异,但高于其他年资医学影像医生的诊断正确率包括医学影像住院医生(56%),普通医学影像医生(57%)及神经放射专科培训生(77%)。

美国肺癌的发生近来有上升的趋势,肺癌的早期检测有可能降低死亡率。人工智能已经显示有很强的能力检测肺部结节及定性结节的良恶性。Baldwin等(2020)报告了一组大的样本,1 397个肺部结节来自1 187位病人,结节大小在5~15 mm之间,其中229例中的234个结节确诊为肺癌。该学者比较了卷积神经网络系统和Brock模型在预设的积分系统内的分辨和执行能力的统计学。他们的结果显示卷积神经网络系统完成的曲线下的面积(Area Under Curve,AUC)为89.6%,而Brock模型则为86.8%。应用预设的阈值,他们发现卷积神经网络系统有1例假阴性(0.4%),而Brock模型有6例(2.5%)。两者的特异性统计学数据则相似。卷积神经网络系统比Brock模型有更好的分辨率,使得有更大比例的良性结节得到确认而没有遗漏癌症。这表明对这类结节有可能不必进行随访。

在质量、敏感度及分辨率方面,现代影像设备能够测出CT图像上组织密度的微小差别,而这些微小差别是有训练素养的人的肉眼甚至是在临床中使用的一些传统人工智能方法所不能感知的。安装了卷积神经网络的计算机辅助容积测量(CADv)设施能够检测组织密度的微小差别以及密度随着时间的变化。

Ohno等(2020)追踪了肺部结节每日(Per Day)容积变化及结节的倍增时间来确定恶性结节。他们的训练数据集有217例,验证集32例以及测试集170例,所有病人都接受肺癌筛选的低剂量CT

扫描。他们的结果显示带有卷积神经网络的 CADv 测得的整个结节每日容积变化获得的 AUC 效率是 94%，明显大于不带卷积神经网络的 CADv 测得的 AUC 效率（69%）。他们的研究表明基于结节内容积的精确评价，卷积神经网络有潜力改善良、恶性结节的鉴别诊断能力。

X 线照片上骨折漏诊往往会给病人带来严重后果，导致治疗延误及功能恢复不良。由于缺乏骨科专科训练，急诊室的临床医生误诊 X 线照片上的骨折达到相当高的比例。为了帮助这些非专科临床医生，Lindsey 等（2018）用 135 845 涵盖人体各个部位的骨关节 X 线照片以及由经骨科医生对这些 X 线照片所设计的骨折标记训练卷积神经网络以检测及定位骨折。他们的研究表明深部学习模型经训练后能够检测 X 线照片上的腕部骨折，其诊断准确率与高年资骨科医生的诊断准确率相似。另外，借助于受训模型的辅助，急诊室临床医生诊断腕部骨折的能力得到明显的改善，从而减少了误诊。

文献中也有人工智能的诊断准确性高于医学影像医生的报道。Hamm 等（2019）为了研究卷积神经网络对包括肝细胞癌，肝囊肿及海绵状血管瘤在内的 6 种常见肝部疾病的诊断能力，分析了 494 个肝部病灶的多相（动脉末期，门脉及延迟相）MR 增强扫描的 T_1 序列图像并与医学影像医生的阅片进行了对比，结果卷积神经网络的诊断准确性为 90%，而医学影像医生的准确性则为 80%~85%。不过该学者认为，如果再加上临床资料及其他 MR 影像序列，包括 T_1 平扫，T_2 及其他序列，医学影像医生的诊断准确性会与卷积神经网络的准确性相当，甚至会有超越。在另外一组应用卷积神经网络诊断肺腺癌结节并与医学影像医生的诊断相比较的报道中，该学者发现卷积神经网络对于浸润腺癌诊断的特异性要高于医学影像医生，但其敏感性要低于医学影像医生。

人工智能对 FDG PET/CT 影像上病灶的良、恶性也有很好的预测能力。Kawauchi 等（2020）根据最大信号强度投影（MIP）上病灶对 18 氟化葡萄糖摄取活跃程度把 3 485 病人分为三组：恶性、良性及不确定性。卷积神经网络对良、恶性的预测均能达到 99.4% 的准确率，对不确定性的预测准确率为 87.5%。该学者认为卷积神经网络对于 PET/CT 影像上病灶的分类是有用的，作为双重保险系统，能够帮助医生预防过度诊断及误诊。

第二节　人工智能在放射 - 基因组学中的应用

数字显微镜扫描技术在组织病理学领域的应用已有 20 多年的历史。数字病理学（Digital Pathology，DP）把组织切片数字化能够产生高分辨影像。过去，为了获取组织细胞在中等放大程度对比鲜明的影像，扫描组织标本往往需要数小时。由于深度学习及卷积神经网络的引入，现在数百张组织切片的自动化扫描只要几分钟即可完成。

将整个大体切除标本制成整体全视野数字病理切片（Whole-mount tissue Sections Imaging，WSI）能够使得病理科医生更好地纵观检测多发性肿瘤病灶，但由于切片过大，其包含的像素以千兆为计。为了解决这个问题，WSI 被划分成一系列的小的"补丁（Patches）"影像。补丁一般为正方形，在其长度范围内只含有数百像素。如能在 WSI 上精确地勾画出肿瘤兴趣区，肿瘤的大小、部位及分级等就容易得到检测，而人工勾画费力耗时，人工智能则能很好地完成这方面的任务。

如同医学影像学，人工智能在数字病理学的任务也是对病变的检测、分割及分类。切片上显示的结构主要有上皮、细胞核、小管、有丝分裂、腔及基质等。其中，细胞核的分割尤为重要且具挑战性，因为细胞核的形态学是大多数肿瘤分级的主要成分，但它们的边界不清且相互重叠，提取的信号也常常强度不一。有学者应用卷积神经网络系统对苏木精和伊红（H & E）染色的组织显微镜影像进行细胞核分割并与人工分割的组织影像对比，Dice 系数可以达到 0.868。

前列腺癌是世界上排名第六的最常见癌症，能够早期发现、定位病灶并施与及时治疗对预后十分重要。自从 20 世纪六十年代以来，Gleason 组织学分级及积分系统一直是前列腺癌风险评估、治疗方案及预后随访的重要参考指标。Gleason 3 级癌细胞一般不转移，4 级和 5 级则常常侵袭发展并导致死亡，因而放射诊断学的一个主要焦点就是对癌细胞侵袭性与非侵袭性的鉴别。由于前列腺癌组织形态学在瘤体内及其相邻组织内的形态变异较大以及恶性程度在低与高之间的级别混淆存在,往往导致不同的病理科医生之间都有较大的分歧。

近几年深度学习及卷积神经网络在前列腺癌方面的应用就是致力于区分正常组织与癌细胞,以及通过 Gleason 分级及积分来确定癌症组织的恶性程度并对预后做出相应的预测,进而依据其稳定且可重复性的特点试图弥补组织病理切片读片者之间认识上的差异。Han 等(2020)收集了 71 例做了根治性前列腺切除术的病例,用 7 种不同的机器学习模型(3 种非深度学习及 4 种深度学习)对 299 张整体全视野数字病理切片做了分析。他们的定量分析结果显示对于癌组织与非癌组织的分类,所有模型的准确性都能达到高于 0.92 的 AUC。

对于高度与低度恶性程度的分类,所有模型的 AUC 也都在 0.90 上下,其中对于高度(Gleason 4)与低度(Gleason 3)的分类,AlexNet 原始数据模型的 AUC 高达 0.93。同时他们也发现,非深度学习模型的错误率偏高,这可能与 Gleason 3 级与 4 级相对类似有关。Arvaniti 等(2018)的研究也表明,深度学习对前列腺癌的低风险(Gleason 积分 ≤ 6),中等度风险(Gleason 7)以及高风险(Gleason ≥ 8)的评估能够达到资深病理科医生的水平。

医学影像学是在器官层面对病灶的影像特征提取、定性定量分析及诠释,进而做出分类,而组织病理学是在亚细胞层面揭示病变的发生及发展,两者在不同的生物学层面研究的都是病变的形态学特征,医学影像上的异常都能在组织病理影像上找到其发生的基础,因而长期以来一直有学者对病变进行放射 - 病理对照研究。

人工智能在医学影像及组织病理影像方面的应用没有本质上的区别,都是对各自所研究对象甚至是同一对象在不同层面上对其特征的提取及分析,因而由经人工智能把医学影像与组织病理影像结合而形成的放射 - 基因组学(Radiogenomics)或又称之为放射 - 病理组学(Radio-Pathomics)能够使不同的医学影像相互取长补短,充分利用大体解剖形态及功能影像特征与微观组织学之间的内在联系,提高医学影像的诊断及鉴别诊断能力。

在近年发表的文献中,学者们通过不同的方法用人工智能把放射学和组织病理学结合起来研究疾病。McGarry 等(2018)把切除的前列腺标本依照多参数 MRI(mpMRI)前列腺断层扫描的图像制成 WSI 并与 mpMRI 的 T_2 加权影像对位,用以研究前列腺癌的 Gleason 分级。他们假定癌组织内上皮密度的增加及腔密度的减少与恶性成度高(Gleason 4 和 5)低(Gleanson 3)相关。

泌尿病理专科医生对 WSI 切片上癌组织内的上皮及腔依据 Gleason 分级标准先做特征标记,然后将 WSI 切片影像输入卷积神经网络模型进行训练,求得上皮及腔密度的预测值,再将与 WSI 切片上与上皮及腔密度相对应区域病灶的 MRI 多参数值作为变量输入到模型,由此得到放射 - 病理组学特征图。他们的结论是放射 - 病理组学特征图能够区分前列腺癌的 Gleason 3 与 4+,这对于癌症放射治疗中计划放射剂量的分布有指导意义。

Kurc 等(2020)通过不同的途径把医学影像与组织病理影像结合起来并试图鉴别低度浸润胶质瘤的两个亚型即星形细胞瘤和少突神经胶质瘤。他们的数据集都来自同一时期同一组病例的 MRI 和数字病理影像。训练数据集有 32 例,两种亚型胶质瘤各 16 例;测试数据集 20 例,两种亚型胶质瘤各 10 例。他们还从对公众开放的数据库癌症基因组图谱(The Cancer Genome Atlas, TCGA)及癌症影像档案(The Cancer Imaging Archive,TCIA)引入 WSI 和 MRI 影像参加训练,并以其有正确标注(Ground True)的数据训练卷积神经网络模型。在医学影像方面,多序列多参数 MRI 影像包括内容甚丰。首先移除颅骨等无关结构,对各个序列 MRI 影像上的结构对位校准,接着卷积神经网络模型对肿瘤区域进行分割并提取影像组学特征,然后根据从 MRI 数据获得的特征对肿瘤做出分类预测,以求区分星形细胞瘤抑或少突神经胶质瘤。在组织病理影像方面,先完成组织病理切片的前期制作,包括确定受检组织、着色、划分补丁等。

接下来就是卷积神经网络模型对补丁进行分割及处理,根据肿瘤的组织学特点,如星形细胞瘤有更多的分级、坏死区域、细胞密度增加、钙化区域、细胞核的异形性以及少突神经胶质瘤的煎蛋样细胞等,提取基因组学特征,并输出到 2 组全连接神经元层实施分类。最后,把医学影像模型和病理影像模型得到的两组预测经过权重平均程序结合起来,再以置信为基础的选择步骤,挑选出最高的预测概率值。该组学者认为把两种影像组学的预测结果结合起来通过卷积神经网络再选择,能够提高分类的准确性。

第三节　人工智能在消化道内镜检查中的应用

医学影像的另一领域就是消化道内镜影像。消化道内镜医生的工作负荷也在日益增加，而且在镜检中需及时对如何处置内镜影像上显示的病灶做出决定。例如，癌前息肉如像腺瘤应当经内镜摘除，以防止发展为结直肠癌。早期结直肠癌如果只侵犯到黏膜及黏膜下，或已累及黏膜肌层但深度未超过1 000微米，仍然经内镜摘除。而微小的增生性息肉没有癌变的可能则不需摘除。因此，对结直肠息肉的组织病理学做出及时准确的判断就显得尤为重要。最近几年，消化道内镜医生期待人工智能能够帮助减轻工作负荷，借助其对内镜影像上病变的多层次快速分析及特征提取的能力提高消化道疾病的诊治水平。

Song 等（2020）用从624个息肉的内镜影像中划分出的12 480影像补丁训练卷积神经网络并开发出计算机辅助诊断系统（CAD）。他们把息肉分为3类：锯齿状息肉、良性腺瘤/黏膜或表浅黏膜下癌以及深度黏膜下癌。结果显示CAD对3类息肉诊断的总的准确率是81.3%~82.4%，与资深内镜医生的准确率相当（82.4%~87.3%），但明显高于消化道内镜培训生的63.8%~71.8%。如果借助CAD的辅助，消化道内镜培训生的诊断准确率可以提高到82.7%~84.2%。他们的结论是有卷积神经网络模型辅助的CAD能够准确识别息肉的组织学类型，有可能帮助消化道内镜医生实时诊断结直肠息肉并做出治疗决定。

胃幽门螺旋菌感染与胃癌密切相关。常规影像增强内镜（Conventional Image-Enhanced Endoscopy, IEE）加放大功能有助于改善胃幽门螺旋菌胃炎的诊断准确性。然而由于光源不足，难以诊断范围广泛的胃炎。新一代的IEE用两种激光做光源，提供4种观察模式，即白光影像（White Light Imaging, WLI）、蓝激光影像（Blue Laser Imaging, BLI）、蓝激光影像光亮模式（BLI-Bright）及联动影像（Linked Color Imaging, LCI）。BLI能够辨别血管的微结构及胃小肠黏膜的微表面特征，LCI则帮助内镜医生识别黏膜颜色的细微差别，不同的颜色源自不同的病变，如炎症、萎缩等。

Nakashima 等（2018）建立了卷积神经网络诊断系统，用于预测新一代内镜影像上胃幽门螺旋菌感染存在与否，以求改善内镜检查的准确性与效率。他们的样本有222例。每位病人都做了食道胃十二指肠内镜检及血清幽门螺旋菌IgG抗体检测，其中105例幽门螺旋菌阳性。他们用卷积神经网络诊断系统分析镜检中获得的WLI、BLI-bright及LCI影像，其结果显示WLI的AUC仅为0.66，但BLI-Bright及LCI的AUC则分别为0.96和0.95。他们认为有人工智能技术辅助的影像增强内镜有可能成为有用的影像诊断工具。

人工智能在其他医学影像领域如皮肤病学、眼底视网膜图像等也都有广泛的研究与应用，此处不再赘述，有兴趣的读者可以参考本书有关章节。

第四节　人工智能的局限性与误诊

在谈论人工智能对良恶性病灶的检测及鉴别诊断的高准确率时，有必要指出人工智能的精确分类功能不只是得来于它对影像特征的处理能力，而且也是得来于包括临床资料在内的综合因素。在Wang 等（2019）报告的病例中，如果把卷积神经网络与临床资料相结合，得到的确定肺癌准确性的AUC是0.787，而如果只用卷积神经网络，AUC降为0.687。他们的临床资料包括年龄，吸烟史等。同样的情况也发生在 Rauschecker 等（2020）的报告

中。如果从输入中移除所有5项临床特征，则卷积神经网络系统对鉴别诊断分组病例的执行能力明显地从91%降为68%。

同时，我们也注意到人工智能在医学影像应用中存在的其他一些局限性。

首先，为了训练的目的，卷积神经网络需要通过大量的数据来学习，然后从中提取各种医学影像学特征。如果数据集来自一家研究机构，或再加上它的协作研究机构，所包含的病种总是有限的。数据

集不可能包含所有病种分支,特别是那些少见病以及在实践中遇到的医学影像学表现。

为了拓展数据集来源,有的学者引入对公众开放的数据库。然而这些数据库并不一定非常理想地符合他们的要求。例如,美国国家肺部筛选试验(NLST)有比较范围狭窄的年龄段(55~74),重度吸烟者,10多年前设定的胸部CT扫描标准等。如果这些不同来源数据集的组合不能在设计方面彼此保持一致,基于这些数据集训练出来的模型有可能难以避免地出现偏差。于是,建立国际标准化的影像数据库似乎十分紧迫,但在目前情况下并不现实。

另外,医学影像医生不仅要求掌握正常人体解剖学,而且要求具备人体组织结构发育变异有关知识。如果这些发育变异未能包括在训练数据集中,人工智能就有可能把医学影像上的人体发育变异误认为是异常。

其次,人工智能在胸部放射学已经有了令人鼓舞的应用,其成果主要反映在肺部结节。对于大的结节(直径>5 cm)或肿块,人工智能目前在放射诊断学中的作用还十分有限。在Weikert等(2019)报告的病例中,人工智能在检测所有T类(T1~T4)肺肿瘤的比例最好的是T1(90.4%),接下来依次递减:T2(70.8%),T3(29.4%)以及T4(8.8%)。晚期肿瘤更可能侵犯肺的邻近结构,接触到胸膜的肿瘤是提示人工智能误诊的强有力的预报指标。

人工智能对颅内神经系统疾病的检测能力也有其倾向性,它对有的病种的诊断能力要强一些,如像可逆性后部脑病综合征、低度分化神经胶质瘤等,而对另一些病种则要差一些,如像多发性硬化,转移瘤等。

这种诊断准确性对病种的倾向性取决于卷积神经网络的思维方式。它是由影像特征所驱使的。Wang等(2019)用卷积神经网络研究了14种肝部病变的影像特征,其中包括有由肝影像报告数据系统(LI-RADS)用于对肝细胞癌分类的造影影像特征,如动脉期明显强化、廓清、假包膜等。对于一些简单的影像特征如明显强化或者轻度强化肿块,模型很容易准确且可靠地予以确认,但它很难确定由多相位造影类型构成的特征,特别是那些在不同病灶有不同表现的更为复杂的特征,如浸润性表现。他们观察到放射特征的误判与模型的错误分类相关。如果模型预测到不存在的影像特征,它的分类就会造成误诊。

同样,卷积神经网络对前列腺癌组织病理切片做出的错误分类(Misclassfications)可以是样本本身难以分类,如Gleason 3与Gleason 4很相似,也可以是发生在基质区域,病理科医生在做Gleason 3的标注时常常会把基质包括进去。从卷积神经网络对PET/CT影像上18-氟化葡萄糖摄取活跃与不活跃的高敏感度可以看出,它对"是"与"不是"这样的特征做出的分类比较准确,但对似是而非具有不确定性特征的分类的准确性则明显下降,提示卷积神经网络未能很好地认识、掌握并提取这些特征。

再其次,人工智能在检测病灶时发生的假阳性也是不可忽略的。为了调查假阳性发现的频率及原因,Weikert等(2019)收集了94例PET/CT扫描肺部结节阴性的病例,结果发现39例假阳性(41%)。假阳性病例的构成包括肺异常膨出症(dystelectases,18例),肺内血管(12例),肺门钙化淋巴结(3例),肋骨(2例)及呼吸伪影(1例)。

最后,人工智能的研究及应用目前还只是限于单一病种及病人的术前状态。开发新一代的人工智能,使其能够检测单个病人身上发生的多发病灶,以及区别因手术、放疗等治疗引起的组织、器官的改变,将会是现在及未来一个巨大的挑战。

第五节　客观评价人工智能在医学影像中的应用

在知悉人工智能的优势及局限性后,我们认识到人工智能在医学影像的临床应用方面的确有着光明的前景,但目前仍然在开发之中。人工智能所接受的训练过程其实也就是影像医生经历过的。影像医生对病变的认识是基于病变的大小、部位、形态、质地、密度、信号、颜色(组织病理切片染色、内镜图像、皮疹照片等)以及相关的临床资料,如年龄、性别、吸烟史、饮酒史等等。其实人工智能也是根据这些影像资料及临床资料来认识病变的,只是由于人工智能的思维与人的思维不一样,它是把这些影像资料及临床资料转换为特征数据来认识病变的。

我们知道现代影像技术,无论是X线检查、CT、

MRI、超声、内镜等，都有一定的适应范围及限度。在这些适应范围及限度内，经过一定的训练及经验积累，影像医生能够充分掌握这些现代影像技术完成疾病的诊断、治疗。同样，人工智能在医学影像方面的应用也会是在这些适应范围及限度内，这就解释了人工智能的诊断能力，无论是在医学影像、内镜影像，还是病理影像或其他医学影像方面，迄今为止都还只是与高年资医学影像医生、骨科医生、内镜医生及病理科医生的水平相当，并未实现超越。

虽然人工智能有其独特的能力测量医学影像上密度及信号的细微差别，而这些细微差别有时是人的肉眼所不能感知的，它甚至可以直接去利用在扫描时获取的原始数据，但这些技术所提供的帮助仍然是有限的。因为在目前条件下，依据医学影像上的密度，比如 CT 的亨氏单位（Hounsfield Unit）测量，还不足以在亚细胞层面上区分组织的良、恶性。

人工智能对病变的分类能力还取决于它所提取的代表不同组织、细胞等结构的特征参数之间的差异，差异值越大，分类越准确，反之亦然。因而，人工智能对带毛刺的孤立性肺结节与周围肺泡结构、MRI 增强肝细胞癌的明显强化与肝囊肿的轻度强化或不强化、前列腺癌与正常组织及 gleason 3 与 5、幽门螺旋菌胃炎与正常胃黏膜、18- 氟化葡萄糖摄取活跃与不活跃等类似于"非黑即白"的对比表现都有较好的分类，而对于前列腺癌的 gleason 3 与 4、18- 氟化葡萄糖摄取活跃程度不确定性、与胸膜邻近的肺结节等相当于黑白之间的灰色区域的分类则较差，甚至分类错误，导致误诊。

因此，我们应当客观地评价人工智能在医学影像中的应用。的确，人工智能具备强大的计算及特征提取能力，有可能应用于临床帮助处理数量巨大的医学图像；它的可靠性（Robust）及可重复性可以帮助协调影像医生之间对病变影像的不同认识；它可以帮助提高计算机辅助诊断系统、影像增强内镜等影像诊断辅助工具的执行能力；也由于它对病变分类的高准确率，可以用于帮助改善低年资影像医生的诊疗水平。

同时，我们也应当认识到人工智能的局限性，在临床和研究工作中应用人工智能的时候，不能过度强调它的作用。因为人工智能目前在医学影像上的应用也就只是读片，由于它也受制于各个医学影像技术的适用范围及其限度，迄今为止它本身并未给在其应用的医学影像技术领域带来革命性的突破。

因而，它就是一种工具，一种辅助医学影像医生读片的工具。我们应当时刻注意它的局限性，在某种特定情况下，例如假阳性，晚期肿瘤等，随时准备人为的干预。当然，我们期待人工智能在医学影像中的进一步开发给我们带来更多的帮助，同时我们也期待科学技术的继续进步带给医学影像技术革命性的突破，譬如，如果 CT 值的测量能够在亚细胞层面上识别病变组织的良、恶性，届时影像诊断学就会成为真正意义上的活体病理学（Pathology in vivo）。

第二章　人工智能

第一节　人工智能与第四次技术革命

人工智能有望引领新一轮科技革命。

第一次技术革命,机械化:(增强体力)1776 年瓦特蒸汽机。

第二次技术革命,电气化与自动化:(提高效率)1800~1900 年,发明电话、电灯等。

第三次技术革命,信息化:(提升感知)1950~2000 年,个人电脑,激光,网络等。

第四次技术革命,智能化:(提升认知)2000 年至今,人工智能将是未来一段时间内最具变革性的技术,无处不在的人工智能将成为趋势。

在医学影像研究方面,1895 年,诺贝尔奖获得者、德国物理学家伦琴教授发现了 X 射线,奠定了医学影像学的根基。二十世纪七十年代,第一台 X 线计算机断层扫描(CT)设备的问世,将医学影像诊断带上一个新的台阶。二十世纪八十年代,医学图像存档及通信系统(PACS)的广泛应用,颠覆了医学影像领域医师传统的观察、阅片工作。在二十一世纪的当下,以人工智能(AI)技术为主导的"第 4 次工业革命"势必为医学影像带来新的"机"与"遇"。

第二节　人工智能领域

Turing(1950)提出了图灵测试,至今该测试依然是人工智能被广泛接受的操作定义(operational definition,区别于概念性定义)。在图灵测试中,人类考官会提出一些题目,如果考官无法基于答题对象的回答正确判断答题对象是否为机器,则判定机器通过了图灵测试。

要通过图灵测试,机器往往需具备以下能力:① 自然语言处理(natural language processing);②知识表征(knowledge representation);③自动推理(automated reasoning);④学习能力(machine learning);⑤计算机视觉(computer vision);⑥机器人系统(robotics)。以上 6 大技能也是如今人工智能领域快速发展的方向。

第三节　人工智能基本概念

人工智能(AI)是指研究、开发用于模拟、延伸和扩展人的智能的理论、方法、技术及应用系统的一门信息科学。人工智能近年来,作为一个高度创新的科学领域,尤其在自动量化影像模式方面上发展迅速,成为医学影像学领域中备受欢迎的研究主题。

人工智能能够执行需要人类智能任务的计算机系统,以及计算机程序(算法)或机器模仿智能人类思考和学习的能力。研究人工智能目的是让计算机变得"聪明",人工智能出现于二十世纪五十年代,是一项旨在模拟人脑思考过程、学习能力和知识储存的计算机技术,包括应用最广泛的机器学习和认知计算(congnitive computing)技术。

机器学习（machine learning，ML）是人工智能的子领域，采用各种优化、概率和统计工具来学习过去的例子，然后利用先前的训练来分类新数据，预测新趋势或识别新模式。图像识别技术是机器学习的核心技术之一。

机器学习作为人工智能的核心技术，从对训练数据的不同需求的角度上，又可以分为监督学习、无监督学习。

监督学习算法需要基于先验人工标注（指导）、大量的结构化训练数据，常见的有支持向量机、线性判别、决策树等算法；监督学习擅长处理分类和回归问题，缺点是人工标注数据耗时较长。

无监督学习则根据数据自身的特征定义类别进行分类计算，无需先验标注数据，最常见的是聚类算法，如 K 均值聚类、分层聚类等；无监督学习擅长对无标记的数据分类和在看似无关联的数据中寻找相关性，缺点为构建初始模型困难，结果容易出现偏倚。

深度学习（deep learning，DL）是机器学习中最新发展的一个算法类别，其思想来自于对人脑神经元的模拟，具有超强的记忆和计算能力，能像人类一样随经验的增加而逐步进化，并有支持"端对端"的海量数据学习能力，是当前人工智能医学影像应用最多、最具代表性的算法技术。深度学习是人工智能机器学习的子领域，由多个处理层构成的人工神经网络学习到具有多重抽象级别的数据特征（表5-1-2-1）。

表 5-1-2-1　应用于医学影像人工智能的常用术语

术语	解释说明
人工智能	机器模仿智能人类行为的能力
机器学习	人工智能的子领域，使机器能够在不明确的情况下从数据中学习
深度学习	人工智能机器学习的子领域，由多个处理层构成的人工神经网络学习到具有多重抽象级别的数据特征
计算机辅助检测	计算机突出显示需要进一步评估的区域而无需提供诊断
计算机辅助诊断	计算机为医师提供诊断或鉴别诊断
神经网络	由受生物神经系统中的神经元灵感启发的连接节点结构的层状结构的模型

续表

术语	解释说明
模型	将输入数据通过计算转换为输出的神经网络的结构和状态
测试	评估模型性能的过程
训练	经过迭代调整后选择模型的理想参数的过程
验证	使用数据集子集（与训练集不同）调整模型参数的过程
分类	识别特征类别而不在图像上定位的行为
检测	识别和定位图像中的发现的行为
分割	描绘图像中病变或器官边界的过程

深度学习作为机器学习领域的重要分支，是目前研究热点，通过构建多层深度神经网络来模拟人类大脑运行。深度学习非常适用于大数据，且可以在无监督下学习数据中的参数，无工作记忆容量的限制，具有出色的抗噪能力。其缺点为该技术一般进行非线性分析处理并具有多个参数和多层神经网络，结果不易解释且存在过拟合现象。

认知计算是指通过机器学习、模式识别、自然语言处理来模拟人类思考过程的自主学习系统，其目标是实现在无人工帮助下通过计算机模型自主解决问题。另外，认知计算能够对数据、模式或情景进行创造性推理。因此，基于深度学习的认知计算系统可以协助医师鉴定新的疾病、基因谱、遗传表型甚至未知的药物相互作用。

人工智能决策算法包括许多方法，如贝叶斯分类器（bayes classifier）、线性分类器（linear classifiers）、支持向量机（support vector machines）、决策树（decision trees）、随机森林（random forests）、神经网络（neural networks，基于人脑受到启发的处理单元集合），其中线性分类器包括逻辑回归（logistic regression）和线性判别分析（linear discriminant analysis），这些单元是非线性的、高度互联的，在处理层中组织起来，当层数高于 3 层时，网络称为深度神经网络，学习阶段称为深度学习。

人工智能深度学习神经网络的工作方式与智能人类大脑相同，模仿人类神经网络的功能。深度学习神经网络的结构原理是依赖于输入数据的输入部分，以及至少 1 个隐藏层（通常是多层），每个神经元样的单元与附近的单元相互作用，神经行的最后 1 层构成输出层。

第三章　人工智能与医学影像

第一节　人工智能医学影像的工作内容

人工智能深度学习对于医学影像学的诊断和评估是一种特别有前景的方法,能够自动地学习样本影像中的特征,人工智能在某些特定任务的应用中接近甚至超过人类的表现。人工智能医学影像的工作内容包括高性能图像识别以及判断计算,具体构建流程包括:应用模型设计、构建结构化数据、人工智能算法选择及服务模式构建。因其具有高的数据处理性能、自我进化学习能力以及持续稳定工作优势,在 3 个方面(场景)对当前临床影像诊断工作提供帮助。

1. 疾病分类(筛查)检出　先经人工智能筛查检出,把检出的阳性分类病例交给医学影像领域医师进行进一步判断,减轻大量阴性病例人工判断的工作负荷。该类应用针对对象主要是阳性数据占比例小、数据结构相对简单的情况,如体检肺结节筛查检出工作。高敏感性(低假阴性率)是该场景应用的首要技术指标。

2. 直接替代人工诊断决策　虽然该类应用是人工智能医学影像追求的最高目标,但当前应用极其有限,仅面向知识结构简单的数据应用,如骨龄的判断。

3. 提供有附加值的工作　在医学影像领域医师判断的基础上,提高病例分析诊断的质量,其又可以包括两个方面:首先是辅助影像数据处理,如在医学影像领域医师指导下进行肿瘤边界分割重建、病变体积测量等,更加准确高效;其次是充分发挥人工智能高敏感检出、高维度信息挖掘及高通量信息处理能力,辅助疾病的鉴别诊断、预后判别、病理分型等,这也是当前的影像组学(radiomics)工作模式,为疾病诊断和研究提供高效工具。而提高特异性是该场景应用的首要技术指标。可见,因人工智能具有海量数据处理能力和超强的计算、记忆能力,其在确定性的、机械性的工作中(如基于计算机视觉的影像特征信息提取)优势明显;但在高维及模糊性信息来源、需要推理进化的工作中(如临床诊断决策),其能力尚有待提高。

总的来讲,人工智能的自动化功能增强了临床医师疾病定性专业知识,包括随时间推移的肿瘤精确描绘体积、多个病灶的同时跟踪、肿瘤基因型的转化导致表现型的细微差别。因此,深度学习可以显著性改善肿瘤的诊断和管理(包括肿瘤诊疗的临床可操作性、肿瘤诊疗的模式转变和临床诊疗效率)。人工智能医学影像的当前价值在于对医学影像领域医师工作资源和时间优化,以“优秀住院医师水平”辅助于临床医学影像领域医师的诊断和研究工作。

第二节　人工智能与医学影像

经过半个多世纪的发展,人工智能在图像识别、语音识别、文本处理等领域取得了突破性进展。目前人工智能也在深刻地影响着临床医学的发展,特别是给医学影像分析带来了前所未有的机遇和挑战。

医学影像数据占到了医院数字化数据的 90%。随着科技的进步,成像技术的不断发展,医学影像的数据量增长迅速,而专业人才的培养速度和效率却远远跟不上影像行业发展的需求，影像服务水平参次不齐，造成当前工作中影像医师的诊断压力不断增加，漏诊、误诊情况时有发生。基于深度学习的人工智能将有可能使这一局面出现转机，借助人工智能，能够缓解医学影像人才紧张的状况。

1. 改变医学影像学医师的工作模式　既往医学影像学医师大部分时间用于阅读图像、寻找病灶和描写影像所见，工作重复而且极易视觉疲劳，发生漏诊和误诊。现在医学影像分析的精度和速度上，人工智能体现出了巨大优势。人工智能模型可以自动识别并标记可疑病变，可为经验不足的医学影像学医师提供帮助；人工智能可以无休眠的工作，不会受到外界因素的干扰，能够时刻保持高效的工作状态，对提升医师阅片效率和质量产生巨大帮助，大大地减少和避免出现误诊和漏诊。

与医师读片相比，基于深度学习的人工智能读片具备许多优势：人们做出诊断大多凭借经验征象，人工智能模型是对图像全信息的识别和利用，通过对影像组学的深度学习，可获得更高的诊断准确性；人工智能模型建立后其阅片重复性很高，而人们阅片受情绪和疲劳度的影响，重复性较差；人工智能模型的知识经验随着病例增多会不断优化，漏诊率误诊率不断降低；人工智能虽前期建模投入成本大，时间较长，但形成成熟的模型后，读片速度及质量较高，能胜任多名影像医师的工作，用工成本较低。

2. 提高病变发现率和诊断准确率　目前一些疾病的检测模型初步显示了软件的能力。可以肯定的是不知疲倦的人工智能检测模型可以帮助医学影像学医师极大程度地减少漏诊。通过进一步学习大量病理证实病例，检测模型还可以发展为诊断和鉴别诊断模型，从而使病变发现和定性更准确，减少误诊，支持临床更有价值。

3. 成为国家分级诊疗、医疗优质资源下沉的好帮手，成为解决看病难、看病贵问题的抓手　我国医疗最大的问题是医疗资源、医疗质量的异质化。成熟的医学人工智能产品用于广大基层医疗单位，可以让边远地区群众享有发达地区相似的医疗条件，用科技让医疗优质资源下沉，让老百姓体验科技发展带来的红利。

以深度学习（DL）为代表的人工智能算法擅长定量化获取和处理复杂图像信息，最适合并率先应用到基于 DICOM 协议和 PACS 系统的标准化数字化的医学影像大数据中。医学影像人工智能是当今前沿的临床医学研究方向之一，大量临床、科研单位和人工智能公司的介入使得行业呈现欣欣向荣的景象。

第三节　人工智能在医学影像领域的发展面临的挑战和瓶颈

在展现美好前景的同时，人工智能在医学影像领域的发展也面临许多挑战和瓶颈。

第一，数据质量问题。影像之于模型相当于教材之于学生，影像标注数据是平价模型可靠与否的核心因素。影像数据的质量决定了人工智能模型学习的结果。获取高质量的数据是当前行业发展的关键。目前，国内尚未就医学影像图像质量和规范实现完全的同质化，不同种类和质量的数据势必会影响人工智能模型的准确性和普适性。

第二，尽管一些单位积累了海量的数据，但是相对应的诊断报告信息缺乏，没有同质性和标准化形式的记录，使得大数据仅仅是数据大，对于模型学习起不到关键的作用。

第三，观念问题。目前医学影像医师和患者对待人工智能的态度多种多样，基于人文伦理的传统观念影响，接受人工智能医疗这一事实的过程可能比想象的要长。人工智能在医疗行业的商业化应用涉及医学伦理法律法规以及信息安全等多个领域，诊断结果的责任界定、患者隐私保护等问题都需要进一步明确。

第四，信息安全问题。目前对于人工智能健康医疗大数据和算法的使用监管，我国的法规较美国、英国、澳大利亚等国家还有一些差距。如何加强监管，使数据的使用合理合法，我国应该制定并推出相应的信息保护法案。需要人工智能企业和医师共同探索和遵守。

第五，跨机构数据模型验证和支付问题同样需要解决，目前众多人工智能企业建立的数学模型以各种方式在医疗机构验证、使用，需要今后将合作合法化，也需要探索正确的支付和交易方式。

大部分癌症若能及早发现和处理将会获得较好的预后，而医学影像的图像反映的信息则是临床医师对肿瘤诊断非常重要的辅助工具。因此,为了更灵敏地发现病变,减轻影像医师的负担,人工智能的计算机辅助检测与诊断系统(computer-aided detection and diagnosis systems,CADs)应运而生。利用蚁群优化算法、模糊逻辑(fuzzy logic)、人工神经网络、支持向量机等基于机器学习、深度学习的人工智能技术正逐渐发展。

计算机辅助检测与诊断系统的一般检测流程分三个阶段:①从医学图像中分割出靶器官区域;②检测靶器官区域内可疑病变;③利用各种算法对检测到的病变做出诊断。目前计算机辅助检测与诊断系统已在一部分癌症影像图像的诊断上获得较高的准确度及灵敏度,而其诊断的准确性主要受图像分割及病变检测的水平限制。

目前主要的研究方向集中于肺癌、乳腺癌、颅内肿瘤、前列腺癌等领域。其中对肺癌的CT图像研究最多。国内学者基于超像素技术及水平集方法在CT中对肺癌的检测有着较高的准确性,其中对磨玻璃结节、胸膜结节、血管结节和孤立结节自动检测的敏感度分别为91.3%、96.3%、80.9%和82.3%。

第四章　关于影像组学

第一节　影像组学的五个步骤

影像组学（Radiomics）是一个新兴的概念，由荷兰学者 Philippe Lambin（2012）首次提出，Kumar 等（2012）将影像组学的概念进一步扩展，其定义是借助计算机软件，从医学影像图像中海量挖掘的定量影像特征，使用统计学和 / 或机器学习的方法，筛选最有价值的影像组学特征，用以解析临床信息，用于疾病的定性、肿瘤分级分期、疗效评估和预后预测等。影像组学的原理是将影像数字解码为定量特征（包括形状、大小和纹理模式）。

自影像组学概念提出后，影像组学得到了迅猛的发展，在临床抉择中的指导价值也受到越来越广泛的重视。影像组学技术突破了目前临床广泛运用的依赖于医师主观判读图像的局限性，极大地拓展了医学影像在临床实践中的指导价值，是医学图像信息学的突破和飞跃，对目前方兴未艾的精准医学有重要的意义。

影像组学实际上是一种多种影像互相结合、多种学科交叉的技术，主要包括影像的获取及重建、影像分割及兴趣区（ROI）勾画、特征的提取和量化、特征的选择、分析建模等五个步骤。

第 1 步，获得高质量、标准化的影像（MRI、CT 和 PET 等），用于疾病的诊断和评估。采集影像时应尽量选用同一台或同种扫描设备以及选择合理的层厚、像素大小和管电压等参数。

第 2 步，手动或自动分割与重建图像，目前常用的分割方法有图形切割法、活动轮廓法、区域生长法和水平集法等，通过以上方法勾画出肿瘤实质区域。

第 3 步，特征提取和量化，是从 ROI 中提取高维特征数据，包括形态特征、语义特征、纹理特征（一阶、二阶、高阶特征，基于模型和基于变换的纹理）。

第 4 步，特征的选择，根据特征的可重复性、与其他特征的相关性，以及与分期、预后、基因表达的关系等对其进行筛选。

最后，将筛选出的影像组学特征纳入合适的预测模型中。

第二节　影像组学的特征

提取高维特征数据用于定量分析 ROI 的过程是影像组学的核心步骤。其中，形态特征包括肿瘤的三维大小及形状，同时也包括硬度和偏心率。语义特征常用于描述 ROI，主要包括位置、尺寸、血管分布、毛刺及坏死等，但上述 2 种特征并不涉及肿瘤的异质性。

纹理特征则是指从图像中导出，用各种数学方法提供图像的不同灰度的相对位置信息，从而量化肿瘤的异质性。其中基于统计方法的纹理分析已应用于食管癌。

一阶特征，如灰度直方图，它与 ROI 中的灰度级频率分布有关，依赖于单个体素值，包括能量、平均绝对偏差、熵、偏度、锐利度、均值、最大值、中值、最小值、一致性、标准差、范围、均方根方差等。

二阶特征，如灰度共生矩阵（greylevel co-occurren cematrices，GLCM）、灰度游程步长矩阵（grey-level run length matrices，GLRLM）。灰度共生矩阵描述的是体素间的两两排列，包括熵、同质性、能源/角二阶矩、相关度和不同度。灰度游程步长矩阵描述的是具有相同强度的体素排列，包括长游程强调、短游程强调、游程长度非均匀性、灰度非均匀性。

高阶特征，如灰度区域大小矩阵（gray-level size zone matix，GLSZM）、邻域灰度差值矩阵（neighborhood graytone difference matrix，NGTDM）。灰度区域大小矩阵 描述同质性区域的特征。邻域灰度差值矩阵 描述单个体素与相邻体素之间的差异性。

第三节　影像组学质量评估

影像组学质量的评估：目前影像组学所建立的预测模型质量不佳，因此，迫切需要制定统一的评估标准和指南，使影像组学成为一个科学、严谨、可评判的研究领域。

Lambin 等（2017）提出了影像组学质量评分（radiomics quality score，RQS）及其标准，共有 16 个项目，每个项目下有 2~3 个选项，满分 36 分，研究者通过在线评分来进行影像组学研究的评估。

第四节　影像组学面临的挑战

可重复性：是在相同或几乎相同的条件和采集参数下的精度测量，并通过"测试□重新测试"分析进行评估，比较对同一患者采集图像的结果。研究结果显示，在相同成像参数设置和半自动分割下获得的影像组学特征可重复性较高（一致性指数 >0.9）。

样本量：影像组学是大数据时代的产物，充足的特征数据及构建数据库是影像组学研究前提。目前的影像组学研究大多是小样本量的研究，而样本量不足所产生的小数据集会降低模型预测准确率并增加过度拟合的风险。

统计与数据库：大多数影像组学研究并没有在独立队列研究中得到充分验证，从而患者人群的普适性不高。目前，只有一个小组对其影像组学模型进行了外部验证。多中心图像数据的共享可以成为构建大数据库的解决方案，并可作为外部验证的高质量数据库。

标准化：大多数影像组学研究使用的图像是从多个研究机构的各种扫描方案或来自不同供应商的扫描仪。不少学者认为需要通过扫描方案及重建算法的标准化来降低输入数据的变异度，尤其是多中心的研究，从影像组学研究开始就设定好方案，并按照随机对照试验标准严格把控，从而提高研究质量。

混杂因素过多：影像组学特征受到多种因素的影响，如设备平台、采集参数、受试者自身因素等。如何克服或者避免这些因素，或者找出能跨平台或跨参数的稳定的影像组学特征，是今后研究的重点方向之一。

缺乏更有效的循证医学论文：尽管目前很多研究表明影像组学在肿瘤临床应用方面的潜能，但几乎所有的研究都是回顾性研究，临床证据还不充分。还需要进行前瞻性、多中心验证，严谨的临床研究设计。

如何与新技术进一步结合：以深度学习（DL）为代表性技术的人工智能（AI）最近几年的发展非常迅猛。在今后的研究中，深度学习方法必将改变影像医学及影像数据挖掘的流程，但需要解决新技术与传统方法的结合问题。

新生概念的推广：影像组学的推广仍局限于一些规模较大的医学中心，还有很多国内的医生（包括影像诊断医生）对影像组学还不够了解。因此，需要将影像组学的基本知识、临床价值等介绍给医学界，尤其是肿瘤科和影像科临床医生，共同推进影像组学的临床研究，推动其临床应用转化，辅助临床决策。

第五章　机器学习

第一节　机器学习

近年来，随着医疗数据尤其是医学影像数据的集成和计算机运算能力的迅猛发展，基于机器学习（ML）的医学影像数据分析已经成为交叉学科中的研究热点。

当前，机器学习在计算机视觉、语音识别、自然语言处理、音频识别与生物信息学等领域取得了突破性进展。其在医学领域，特别是在医学影像领域的应用越来越多。这些研究主要集中在神经外科疾病、脑卒中、心血管疾病、肺部疾病、前列腺癌、宫颈癌、视网膜疾病等。

机器学习是统计学和人工智能（AI）衍生出的一个分支，而深度学习则是机器学习领域的一个分支。机器学习被广泛接受的定义是，将某种计算机算法应用到一组事件结局已知的数据中（如良性或恶性肿瘤图像），并且能够学习该组训练数据，进而根据学习结果对新的数据进行预测（如分析另外一张新的图像为良性还是恶性肿瘤）。

实际应用中，通过建立合理的机器学习算法模型，可以实现对数据训练和预测的功能。训练方面，机器学习算法系统使用一组输入影像来识别影像属性，在使用时可实现影像的正确分类（即描述良性或恶性肿瘤），并与这些影像所提供的原始输入分类标签相比较；预测方面，一旦系统已经学习如何对影像进行分类，将会把所学模型应用于新的影像以帮助医学影像医生识别肿瘤类型。

将基于计算机可识别的数字化数据、更低的成本及更快的计算机运算能力、越来越多的精细的统计学模型相互结合，通过计算机建立较好的预测模型，不仅可以降低成本，并且可能超过人类的判断能力。机器学习由于在数据分析上具有较好的应用前景，已经被誉为 2013 年以来的十大技术突破之一。

第二节　支持向量机

基本概念：支持向量机属于浅层模型，是指在机器学习中给定训练样本集，在其样本空间中寻找一个可以将不同类别样本分开的超平面，该超平面产生的分类结果是最鲁棒的。它能通过非线性变换将输入空间变换到一个高维空间，然后在这个新空间中取最优线性分类面。（图 5-1-5-1A，图 5-1-5-1B）

优势和适用范围：支持向量机是针对二分类任务设计的，对多分类任务要进行专门的推广。它在解决小样本、非线性问题上具有独到的优势；因为对预测性能起关键作用的是少数边界处的向量（支持向量）；只要边界处的向量分布正确、合理，预测效果就会较好。

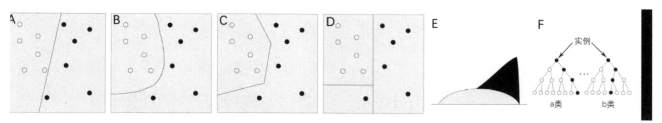

图 5-1-5-1　机器学习各类常见算法说明。A 图为线性支持向量机算法空间划分示意图,通过选择线性超平面将两类数据(白点和黑点)划分开;B 图为非线性支持向量机算法空间划分示意图,通过非选择线性超平面将两类数据(白点和黑点)划分开;C 图为 k-NN 算法空间划分示意图,1-NN(k=1 时)算法通过与相邻最近一个点比较将 2 类数据(白点和黑点)划分开;D 图为决策树算法空间划分示意图,经由每一个决策点将 2 类数据(白点和黑点)一步步划分开;E 图为朴素贝叶斯算法结构示意图,计算最可能的结果(黑色)作为先验概率(灰色)和由单个特征给出的条件概率,通常不是严格正确的,但可以很快计算出来并在实践中提供竞争预测。F 图为随机森林算法结果示意图,通过建立多个决策树,并将它们合并在一起以获得更准确和稳定的数据分类预测(a 类和 b 类)。

第三节　其他机器学习算法

k- 近邻(k-nearest neighbors, k-NN)没有训练(建模)的过程,属于非线性分类器,适用于标记样本数量很大或待处理对象维度很高时,其计算复杂度很大。处理特殊分布(如,中间圆形区域是一类,圆形区域的外面都是另一类的情况;或者两类的决策域均呈多峰分布且切交分布)较为有效(图 5-1-5-1C)。

决策树　得到的是一组规则集,决策过程具有良好的可理解性;处理分类问题,在解决每类呈现多决策域分布且交错分布的问题时,具有独特的优势

(图 5-1-5-1D)。

朴素贝叶斯算法　该算法用于定义输入特性集与输出之间的关系。因此,这种方法不涉及其他大多数机器学习方法所涉及的迭代训练过程,但与训练和测试数据相关的问题仍然适用(图 5-1-5-1E)。

随机森林　对于多维特征的数据集分类有很高的效率,还可以做特征重要性的选择。运行效率和准确率较高,实现起来也比较简单。缺点是在数据噪声比较大的情况下会过拟合(图 5-1-5-1F)。

第六章　深度学习和卷积神经网络

第一节　深度学习和卷积神经网络

医学影像是人工智能在医学领域的主要应用方向之一。机器学习是人工智能的下属概念,传统的机器学习算法主要包括神经网络、k最近邻、支持向量机、朴素贝叶斯和随机森林等。这些算法均依赖于人工给出的浅层特征。

近年兴起的深度学习则无需人工指定特征,机器能够自己学习,提供解决方案,为图像、视频、语音等数据的处理带来了突破。

大多数深度学习算法都基于人工神经网络(ANN),人工神经网络是受神经元的生物学过程启发而设计出的模型,通常由多层组成,包括输入层、输出层及中间的隐藏层。

卷积神经网络(CNN)是人工神经网络的子类,明确其输入内容为图像。典型的卷积神经网络结构由多层组成,使其能够学习图像的深层特征。卷积神经网络由卷积层、池化层、非线性层和全连接层组成。卷积层是构成卷积神经网络的核心模块,由一组可学习的过滤器组成,通常在连续的卷积层之间周期性地插入池化层,以最小化网络中的参数和计算量,避免过度拟合,两者配合具有提取输入图像特征的功能。

非线性层使用特定的非线性激活函数实现选择的功能,仅允许部分特征能够被输出。全连接层与前一层的所有激活函数完全连接,充当分类器。卷积神经网络在图像处理上表现格外出色,有近似医师的性能,在医学影像处理中应用最广。

第二节　深度学习技术与医学影像

100多年来,医学影像技术迅速发展,已经成为医疗诊断中不可或缺的技术。进入数字影像时代以来,海量数据的产生为医学影像未来的发展提供了更多的可能性。因此,如何对医学影像大数据做进一步分析和挖掘、如何从医学图像高维度数据中提取有价值的信息、如何将现代医学影像的发展与精准医疗紧密结合,成为医学影像未来发展的重要课题。近年来,随着计算能力的增强和数据的爆炸式增加,以深度学习(DL)为代表的人工智能(AI)技术取得了长足的进步,并开始应用于生产生活中的各个领域。

然而,深度学习技术还存在着很多不完善之处,在医学影像应用中也有很多尚未解决的问题,诸如:

第一,为了避免过拟合,算法训练需要大量数据,并且需要准确专业的人工标注。高质量数据的需求增加了训练复杂模型的难度和成本。第二,深度学习因为其算法复杂性与非线性,人们很难理解算法结果,不可避免地会影响算法的广泛采用以及对误差的理解。第三,因为缺少普适的算法评估方法,研究人员很难准确判断深度学习算法的准确性,选择不同的目标函数也会对训练结果有很大影响。第四,随着深度学习技术的使用,当前现有的诊疗流程将受到影响与冲击,反而可能降低医学影像的效率。此外,数据隐私问题仍然是一个需要考虑的潜在难题,当数据隐私的保护标准尚不完善。

第七章　人工智能与病理学

第一节　人工智能与病理图像

病理诊断是大部分疾病诊断的金标准,通过对病理切片分析来提供诊断依据。传统的病理切片分析由受专业训练的病理医师通过显微镜逐一进行人工分析,然后作出诊断。其诊断是个人的、主观的,且诊断是否正确与医师的经验有很大关系;同时较大的工作负担会使阅片疲劳,这些都导致一定的误诊率及漏诊率。因此,计算机辅助的病理切片定量分析在临床及科研工作中发挥着越来越大的作用。

第二节　人工智能在病理学领域中的应用

人工智能在病理学领域中的应用主要依赖于全切片数字化图像的发展;以及基于深度学习发展的大量定量分析算法的产生。

一方面通过提取图像特征,包括细胞和/或组织结构的特点,如染色、细胞形态、细胞质、细胞核、纹理特征等来区分肿瘤组织与正常组织;

另一方面通过支持向量机(support vector machine,SVM)、AdaBoost、卷积神经网络(convolutional neural network,CNN)、小波包(wavelet packet)等算法来进行组织分类或癌症分级。

近期多项研究结果表明人工智能在多种癌症中通过不同算法对数字化病理图像进行特征提取,再通过分类器可较准确地进行自动化分类分级。如:结肠癌、前列腺癌、乳腺癌、肺癌、脑膜瘤等癌症的诊断或识别分类。

除了上述的几个主要方面,人工智能还应用于智能医疗机器人、智能药物研发、智能健康管理等方面。虽然当前人工智能在癌症的诊疗中仍无法获得一个稳定的技术水平及宽泛的覆盖范围,但是随着科技的进步,以及计算机与医学更深入的跨学科合作,人工智能一定会在医疗领域内大有作为。

第八章　精准医疗

第一节　精准医学概念是对 4P 模式和 TIDEST 模式的兼收并蓄

精准医学的出现，是作为科学的医学与相关技术发展的必然结果，是 1953 年克里克和沃森发现 DNA 双螺旋结构，以及人类基因组计划得以实施后的必然产物。美国提倡的"精准医学"概念，是基于"人类发现了某些基因的改变可以导致某种疾病发生的机制，并且，如果人们改变此基因，那么又可以预防该疾病的发生或对其进行治疗"而提出。

精准医学概念实际上也是此前描述 21 世纪的医疗模式时各种提法的升级版。之前有学者提出 4P 医疗模式——预测（Prediction）、预防（Prevention）、个性化（Persona-lization）、参与（Participa-tion），以及 TIDEST 模式——找靶点（Targeted）、整合（Inte-grated）、以数据为基础（Data-based）、循证为基础（Evidence-based）、系统医学（Systems Medi-cine）、转化医学（Translational Medicine）。精准医学概念是对 4P 模式和 TIDEST 模式的兼收并蓄。

美国版"精准医学"的出现，可以追溯到 2011 年 11 月 1 日美国医学研究院发表的《迈向精准医学》报告，它首次对"精准医学"做了全面、详细地阐述，其要点是对疾病进行重新"分类"基础上的"对症用药"，并且以创建生物医学的知识网络和新的疾病分类分型为基础。

第二节　精准医疗与沃森基因

虽然精准医疗概念越来越普及，但目前因基因检测费用高，基因数据繁杂，其真正获益的患者仅为少数。

相对而言"沃森基因"（Watson for genomics）却有较好的应用前景，它是 IBM Waston 与 14 家肿瘤中心及机构（如麻省理工学院 - 哈佛大学布罗德研究所）联合开发的具有认知功能的计算机技术，通过获得大量数据资料，分析基因和医疗数据之间的关系，将人基因组与癌症基因组进行对比，同时也将患者的癌症基因与已报道的癌症基因相对比，以帮助医师分析和处理患者的基因组图谱，最终形成个性化的治疗方案。

第三节　未来影像医学的两大作用

1. 预防、预测和早期诊断疾病　影像医学发展到今天，其作用已不仅仅是诊断疾病。关于影像医学的未来，一些作者认为它是以预测和预防为先导，以早期诊断为重点，能为疾病预防、临床诊断和康复治疗提供一切与健康有关的、以影像为基础的生物学信息。另外，它必然会参与各种治疗计划的制订，是各种治疗计划制订的不可或缺的基础。它是预防，治疗和康复效果监测的最重要的手段。

2. 服务于个性化医疗的新手段　二十一世纪的医学是个性化医疗，而个性化医疗背后的基本理念就是"精准医学"：即建立联合临床 - 病理指数与先进分子资料分析来精准地创建诊断、预后和治疗战略以适应每个病人的需求。

作为结合了物理、化学及计算机等多方面的研究分子的新手段,分子影像学将是个性化医疗当中不可或缺的一部分。因此,当前影像医学必须着手在基本理论和知识培训方面引入分子医学和分子生物学的知识,才能应对时代变化的需求。

不过,个性化医疗还需要长时间的努力,也就是精准医学既不会自动发生也不会一蹴而就。应由国际社会包括来自学术界、卫生保健、政府和行业制订建议咨询公众的领导人统领过渡。

表 5-1-8-1　影像医学在未来的多功能作用

功能影像学	以图像的形式表达人体的功能状况
量化影像学 *	以数字的形式表达人体图像的意义和特性
预测影像学 *	以图像和数据联合的形式预测人类某种疾病发生的可能
治疗影像学	通过影像为各种治疗提供生物学信息
分子影像学	通过影像描述和测量细胞和分子水平的生物过程

* 量化影像学和预测影像学将成为未来医学影像学的崭新领域

第九章　人工智能在医学影像领域面临的挑战

第一节　人工智能在医学影像领域面临的挑战

一、标准化数据和数据库的建立

数据仍然是人工智能系统最核心和最关键的组成部分，包括图像存档和通信系统（PACs）和医学数字成像和通信（DICOM）在内的图像数据标准化存储便于访问和检索。然而，这些数据很少在标签、注释、分隔和质量保证等方面进行整理，医疗数据的管理需要训练有素的专业人员，时间和成本上都很昂贵，成为了开发自动化临床解决方案人工智能模型的一个主要瓶颈。标准化数据，特别是多种成像模式和解剖位置的数据，在医学领域尤其重要。

公开的医疗数据量越来越多，这是一个令人鼓舞的进步，但是我们不仅需要增加公开访问的数据库，而且需在性能、普遍性和可重复性方面进行优化。同时鼓励大学或者大学机构、专业团体和政府机构克服某些基本的技术、法律和伦理问题，共享经过验证的数据，促进智能合作。

二、人工智能深度学习模式——"黑匣子"

另一个限制是人工智能深度学习模式对特定结果的可解释性及对失败的预知能力。深度学习直接从数据中学习识别图像中有助于预测结果的特定特征，其是高度假设的，导致缺乏对深度学习如何得出某些结论的理解。由于缺乏透明性，因此很难预测故障或将特定结论广泛地推广到不同的成像硬件、扫描协议和患者群体。毫不奇怪，许多应用于影像学的无法解释的人工智能深度学习系统被称为"黑匣子"。

三、数据安全和伦理问题

使用患者数据来训练这些人工智能系统可能会引发数据安全和隐私方面的伦理问题。符合《健康保险可携性与责任法》的存储系统促进了更严格的隐私保护。相关研究探索了一种系统，它可以让多个实体不共享输入数据集，只共享训练过的模型的情况下联合训练人工智能模型。此外，当前人工智能工具的一个共同特点是能较好地执行单一任务，无法处理多个任务。医学影像医生是人工智能培训过程中的关键要素，贡献知识并监督效率，然而真正懂人工智能的医生相对较少。我们影像科医师需要充分利用这些资源，促使人工智能成为更好的工具，发挥他们最大的作用。只有这样，我们才能做到不仅能监督结果，还能采用验证手段来解释其背后的原因，以及发现潜在的、可能被忽视的隐藏信息，更高效地服务于临床。

第二节　人工智能技术尚未实现通用型智能

尽管以深度神经网络为代表的人工智能技术已在不同领域展现出了超越人类的表现，但人工智能技术尚未实现通用型智能（general intelligence）。

当前，深度神经网络应用的前提是有清晰定义的性能度量、环境、执行器、传感器（performance measure, environment, actuator, sensor, PEAS）。性能度量是指针对机器表现的具体评价指标，如ImageNet任务中的图像分类错误率；环境是指机器执行任务的具体场景;执行器是指呈现机器输出结果的具体形式,机器的输出往往是一系列数字,要理解输出结果就需要将这些数字转置成有意义的行为或符号;传感器是指输入机器的具体信息,数据形式的不同会直接导致机器任务产生极大的变化。

以 PEAS 框架分析医学影像领域中深度神经网络的应用场景,可将其主要分为发现异常、量化测量和鉴别诊断 3 类。

1. 发现异常　影像中哪里显示有问题? 从医学影像中发现异常就任务环境而言与深度神经网络的检测问题相当。机器的主要任务是通过分析某张或某个序列影像来识别该影像中所有存在目标病灶的具体位置。如输入胸部低剂量 CT(LDCT)影像,机器对图像进行分析后,以标注框的形式输出机器在图像上识别出的所有肺结节。评价机器发现异常的效果主要依靠灵敏度和假阳性率,其中假阳性率的计算方式可以是每例影像产生的假阳性结果的平均数,也可以是机器发现的所有结节中的假阳性结果与真阳性结果的比值。

2. 量化测量　病灶多大? 平均密度为多少? 测量某个具体病灶的大小就任务环境而言与深度神经网络的分割问题类似。机器的主要任务是通过分析某张或某个序列影像来分割出影像中所有属于某种病灶的像素点。如输入脑出血 CT 影像,机器对图像进行分析后,精确勾勒出所有出血区域,然后基于勾勒的出血区域计算出血量。分割任务可以看作是对每个像素的分类任务。

3. 鉴别诊断　属于 A 疾病还是 B 疾病? 医学影像的鉴别诊断就任务环境而言与深度神经网络中最常见的分类问题相当。机器的主要任务是通过分析某个或某序列影像来判断该影像属于几种疾病中的哪一种。如输入肺结节 CT 影像,机器对图像进行良恶性分类,输出结果可以为一个类别名称(如恶性结节)和机器判断的属于这个类别的概率(如 86%)。

评价机器鉴别诊断的效果主要是依靠准确率、灵敏度、特异度、受试者工作特征(ROC)曲线下面积(AUC)等医学研究领域常见变量。除发现异常、量化测量、鉴别诊断外,影像诊断还涉及患者的随访跟踪。深度神经网络还有一个小分支研究图像配准问题,其主要目的是实现多个同一模态或不同模态影像中目标物的匹配。

第三节　关于医学影像人工智能产品

就医学影像人工智能产品而言,提出四个问题在此讨论。

首先,目前大家对人工智能的前景有可能过于乐观,如果所有的资源和注意力都在产品化方面,后端的基础研究无法跟进,人工智能的发展很快就会枯竭。算法没有突破,基于神经网络的模拟没有突破,我们对人脑的认知仍然还是冰山一角。

其次,让模型更具可靠性。目前大多数公司的深度学习模型是基于国外有限的开放数据集完成的,这些数据集并不能完全反映该病种的全面性和国人的疾病影像特征。基于此类公开数据集的模型在临床上的应用有待验证。人工智能公司需要与医学影像医师合作,建立国人医学影像数据集,制定相应的图像标准,形成高质量的医学影像数据库用于机器学习,形成有前途的产品。

再次,模型应用场景。模型能够判断的疾病目前都还是胸部比较常见的几类病变,我们需要拓展胸部以外的应用,需要开发用于诊断和鉴别诊断的模型。人工智能公司需要和医学影像医师进行广泛深入的合作,才能形成来源于临床、用于临床的有生命力的产品。

第四,如何跳出信息孤岛,整合各方面有用的数据,进一步提升人工智能的综合诊断能力。目前,基于深度学习的人工智能在影像的应用还只是停留在图像的识别和简单分析上,整合病史、体征、实验室检查、内镜检查、病理学检查等其他检查信息,综合判断以提高诊断准确率以及给出最佳诊疗方案决策是人工智能未来努力的方向。从协助诊断起步,逐步过渡到预测判断和协助决策参考,从而贯穿整个医学影像学服务的全过程,这才是医学影像人工智能的终极之路。

第十章　正确看待人工智能技术在医学影像中的应用

第一节　如何面对目前的机遇

在人工智能工业革命的背景下，医学影像医师应该更客观地和更积极地面对眼前的"机"与"遇"。归纳有三：

更客观、更现实地看待人工智能技术。目前，人工智能技术尚处于初级阶段，更多是围绕某单一影像任务提出解决方案，与临床工作场景还有很远的距离。此外，目前深度神经网络应用的前提是大量的数据训练，并不是所有病种都能满足这个条件。

更严谨地评估人工智能技术。目前各类医学影像挑战赛成为新闻热点，这些挑战赛尚缺乏标准化、专业化设计，应从临床角度严格审视挑战赛在研究与应用两方面的意义。所有的技术都是为任务服务的，首先是要解决任务，其次才应寻找方法，深度学习技术只是其中一个方法，医师与技术团队应密切协作，深入探讨临床问题，了解这项技术的优势与局限，更好服务于临床医疗。

以更广阔的思路应用人工智能技术。医学影像不只应用于诊断，许多临床环节都涉及影像的分析与利用。人工智能技术也不只应用于影像分析，深度神经网络能就不同模态的信息（如文本、语音）产出有价值的应用成果，如在手术室等复杂环境中对成像和图像的分析研究，帮助医师提高工作效率、提升服务质量的任务环节。

2016 年，"深度学习人工智能之父" Geoffrey Hinton 教授在接受《纽约客》(The New Yorker) 杂志采访时曾表示，"医学影像医师已经站在失业的边缘。5 年内，人工智能将超越医学影像医师"。显然，Hinton 教授大大低估了医学影像领域工作的复杂程度。正如北美放射学会(RSNA)副主席 Curtis Langlotz 教授所言，"人工智能并不会取代医学影像医师，但拥抱人工智能的医学影像医师必然会取代抗拒人工智能的医学影像医师"。人工智能的发展离不开医师，未来医学影像领域医师的工作也将离不开人工智能，机器辅助下的医疗服务将是未来诊疗路径中的最优解决方案。

第二节　人工智能总体发展水平仍处于起步阶段

通用人工智能研究与应用依然任重而道远。

人的大脑是一个通用的智能系统，能举一反三、融会贯通，可处理视觉、听觉、判断、推理、学习、思考、规划、设计等各类问题，可谓"一脑百用"。

目前人工智能距离人类智能水平还有巨大差距，人工智能还有很多不能。

现有人工智能的局限性：有智能没智慧，无意识和悟性，缺乏综合差策能力；有智商没情商，机器对人的情感理解与交流还处于起步阶段；会计算不会"算计"，人工智能系统可谓有智无心，更无谋；有专才无通才：会下围棋的"阿狗"不会下象棋。

当前人工智能处于从"不能实用"到"可以实用"的技术拐点，但是距离"很好用"还有诸多瓶颈，理论创新和产业应用发展的空间巨大。人工智能的春天刚刚开始！

当今人工智能发展的瓶颈问题有：数据瓶颈；泛化瓶颈；能耗瓶颈；语义鸿沟瓶颈；可解释性瓶颈；可靠性瓶颈……

尽管目前人工智能结合医学影像的研究正如火如荼地进行，但真正落实到临床应用还有很多问题需要解决：①高质量的数据难以获取。②目前大部分研究机构都是基于自己的数据库进行模型的训练和验证，模型的泛化能力有待检验。③模型预测结果的准确性是判断其能否用于临床的关键，因此开发适用于特定临床问题的模型算法提升预测性能是当务之急。④人工智能技术在医学影像领域发展的伦理、法律方面还存在大量的争论和思考。⑤人工智能模型的可解释性未来还需要重点研究。只有理解模型的决策原理，才能增加人们对模型的信任。

第三节　人工智能的未来发展趋势

当前人工智能处于从"不能实用"到"可以实用"的技术拐点，但是距离"很好用"还有诸多瓶颈，理论创新和产业应用发展的空间巨大。人工智能的春天刚刚开始！人工智能有望引领新一轮科技革命，即第四次技术革命，人工智能将是未来一段时间内最具变革性的技术，无处不在的人工智能将成为趋势。

1. 从专用智能到通用智能　如何实现从专用智能到通用智能的跨越式发展，既是下一代人工智能发展的必然趋势，也是研究与应用领域的挑战。

2. 从机器智能到人机混合智能　人工智能（或机器智能）和人类智能各有所长，因此，需要取长补短，融合多种智能模式的智能技术将在未来有广阔的应用前景。"人＋机器"的组合将是人工智能研究的主流方向，"人机共存"将是人类社会的新常态。

3. 从"人工＋智能"到自主智能系统　"人工智能＝人工＋智能"付出多少人工才有多少智能！人工设计深度神经网络模型；人工设定应用场景；人工采集和标注大样本训练数据；用户需要人工适配智能系统。

4. 学科交叉将成为人工智能创新源泉

脑科学研究　提供生理学原理与数据、启发全新计算模式／相互支撑、相互促进、共同发展／提供仿真模拟手段、系统与与平台，支持科学假设的验证，提供广泛的应用前景　类脑智能研究

脑科学研究：脑的多尺度功能连接图谱／基因、蛋白质、神经元、神经环路的结构与功能／认知任务与脑结构的关联／疾病与脑结构的关联／脑疾病机理／……

类脑智能研究：借鉴脑科学研究成果，构建认知脑模型／研究类人学习及训练方法／模仿人脑多尺度、多脑区、多模态产生智能的机制，实现对人类智能的建模和机理的揭示／启发未来信息技术，推动智能产业的发展

5. 人工智能产业将蓬勃发展　《新一代人工智能发展规划》提出，到2030年，人工智能核心产业规模超过1万亿元，带动相关产业规模超过10万亿元。

6. 人工智能的法律法规将更为健全　联合国犯罪和司法研究所（UNICRI）决定在海牙成立第一个联合国人工智能和机器人中心。欧洲25个国家签署《人工智能合作宣言》，共同面对人工智能在伦理、法律等方面的挑战。

7. 人工智能将成为更多国家的战略选择　加拿大将人工智能列入"新经济"六大支柱。韩国大力发展人工智能，2022年可帮人类做决策。

8. 人工智能教育将会全面普及　国务院《新一代人工智能发展规划》指出要支持开展形式多样的人工智能科普活动。

人工智能经过60多年的发展已取得了重大进展，但总体上还处于初级阶段。

人工智能既具有巨大的理论与技术创新空间，也具有广阔的应用前景。

高科技本身没有天使和魔鬼之分，人工智能亦是如此。人工智能这把双刃剑是天使还是魔鬼取决于人类自身。我们应未雨绸缪，形成合力，确保人工智能的正面效应，确保人工智能造福于人类。

第四节　面对人工智能,我们该如何应对?

第一,积极参与。人工智能必将改变我们的工作和生活,科技的发展从来不会因个人的喜好而停滞,只有去学习它、研究它、改造它、使用它,让它成为医学影像医师可以信赖的工作伙伴,才能在这次浪潮中成为引领者和弄潮儿,而不是被巨浪掀翻或淘汰。

第二,多中心、多学科合作。开展多中心研究,在医学影像的图像采集、图像处理、图像标注中制定适合机器学习的行业标准,形成更大规模的高质量医学影像数据库和验证集,使机器学习更加精准,形成可靠的产品解决临床的问题。

第三,练内功。做具有创新性的工作,不可替代的工作,开发、使用和控制人工智能。医学影像学包括问诊、体检、影像检查、图像处理、图像阅读、图像分析、结合临床、综合判断、做出诊断、治疗后的随访观察等多个环节,我们要在机器擅长的图像阅读和综合判断环节参与研发,成为产品的主导者和使用者,成为创新的驱动者;更应该在机器不擅长的其他环节进一步加强医学修养,成为真正的临床医师,而不是"读片师"。

第二篇　误诊学是一门学科

第一章　从误诊中学习尽力减少误诊

第一节　学习和研究影像诊断误诊学的几点感想

一、误诊学是一门学科

误诊学是一门学科,相当深奥,相当复杂,值得深入学习和钻研,误诊学是临床医学中一门不可缺少的学科,是临床诊断学的一个重要组成部分,其涉及面之广度和深度,都是十分惊人的,我们应该努力研究和探讨。

我们认为,误诊研究是一项系统工程,它涉及到的范围甚广,不仅有疾病的影像诊断学、鉴别诊断学、病理学、活体形态学、发育变异的认识,而且还与医生的心理素质和分析研究方法、诊断和观察影像的环境、医院科室的管理、临床各科的协作等诸多因素有关。

作为学者,我们深深体会到我们本身知识面的狭窄和阅历的肤浅,对于许多问题我们都得从头学起,所以,对影像诊断误诊的研究,从开始的那一天起,一直都对于一个学习和研究的过程中,从中我们学到了许多新的知识和难得的经验教训,对我们自身临床诊断水平的不断提高起到重要的作用。

医学是世界科学界中最复杂的学科,它涉及的是人,而不是物;是活体,活生生的人,而不是无生命的其他物体;是有头脑、有思想的各种活人,而不仅仅是非活体的人体,这样就大大增加了医学的复杂性。

医生对医学的学习和研究是终其一生的事业,活到老,学到老,也学习不完,研究不完;每位医生的医学经验的积累十分宝贵,多少世代的医学研究和积累使现代医学的发展达到相当高的水平,通过医学教育和科研,医学院的学生有了一些基本知识,但每个医生都需要在前人经验的基础上,通过复杂的长期的临床医学实践,个人慢慢进行研究和积累,而

不是像其他非医学领域学科那样机械地继承和发扬,使得医学发展迅速。

医学的进步在医疗器械和仪器方面发展可以像其他非医学领域学科那样迅速发展,达到目前的高水平,但是,这些仪器需要医生和技师在临床上针对各类病人使用情况进行研究,这方面诊断和治疗的经验又得逐渐慢慢地积累,相当花费时间和精力,不是一两代人就能完成的事业。

对此,真正负责任的专家,理应谦虚谨慎,不论什么场合,都要对自己有一个正确的认识,不要自视甚高,随时随地都要虚怀若谷,而不要自吹自擂,应该认真对待每一次会诊,应看作是对自己的检测,认真观察,仔细分析研究,发表意见慎之又慎,这样才对得起病人,对得起同仁们对自己的信任。

有的人却四处吹嘘自己的老师诊断正确率达到95%以上,是"神医",拥有"金睛火眼",不是因为自己愚昧无知,就是别有用心! 事实证明也确实如此。

二、误诊的分类

误诊一般可分二类,一为难避免者;一为可避免者。

前者可为人原谅,诸如机器设备受限,年资经验受限等;后者则不能为人原谅,全属不负责任造成,诸如:可以再检查病人,有充裕时间读片与思考,但未做;可请示、讨论、会诊而未做。这是应负法律责任的错误。

我们体会到,对能确诊者不应拖延,对可疑者宜联系临床,再作进一步检查;对疑难者务必上网查询、查阅图书、请示上级医院和上级医生,认真研究和讨论。

随时随地都要牢记,对每例病人的诊断一定要做到三思而行,慎之又慎,千万马虎不得,切记不要敷衍了事。

三、影像诊断误诊学包括的内容甚多

本书关于误诊的讨论,包括的内容甚多,包括下述几个方面:影像检查技术的选择和检查序列的研究(比较影像学);发育变异的发现和研究(活体形态学);各系统各部位疾病影像诊断学理论和设备进展的介绍;影像诊断图像的观察方法的研究和分析;影像诊断学分析研究思维方式的探讨;各系统各部位常见疾病的影像诊断鉴别诊断学;常见疾病临床症状体征的学习和临床经验的积累;影像诊断信息的收集技巧和大量的影像诊断信息;影像诊断知识面和阅历的扩大;检查技术(含硬件与软件)的进步;各系统各部位疾病影像诊断的误诊教训和诊断陷阱的介绍、研究及分析;少见病的常见影像诊断表现;常见病的少见影像诊断表现等。

四、误诊学是一门复杂的学问

众所周知,在临床上,诊断包括一般的临床诊断

的研究和错误诊断的研究两部分。纵观国内外各类医学文献,对于前者,研究文献相当多,几乎占据医学文献的95%以上;而对于后者,却真是凤毛麟角,不知道能否达到1%,一般都只是在文章中对误诊顺便带上一笔,淡淡的几句话。

有的临床研究文章报告全是诊治成功的病例,全是成功的经验,在文章中根本看不出他们还有可能出现误诊的情况,在一些知名医院中一些知名医生发表的文章中常常都是这样,然而真正的诊治现实却并非如此。

至于专门研究和讨论误诊的专著,更是少而又少,有的专门讲发育变异,有的专门讲诊断陷阱,有的讲诊断思维。事实上,根据我们的肤浅研究,误诊的原因远远不止这些,误诊学是一门复杂的学问。

影像诊断误诊学不只是单纯误诊经验和教训的总结,每一次误诊都可能存在很多原因,诸如:观察方法、工作环境、采用的检查手段研究、设备条件的限制、学识水平、思维方法和分析的方法。

第二节　影像诊断中的"易"、"疑"、"难"

日常临床工作中,绝大多数的影像诊断是正确或基本正确,但总有少数出现误诊与漏诊,而误诊与漏诊又只能努力减少,却不能够完全避免。

对于大多数容易作出诊断的,称作"易",应实事求是地作出正确诊断。

对于拿不准,既像这又像那,不甚典型者,称作"疑"。宜反复观察或/和检查,尽量获取病变的各种信息,以求肯定诊断或是否定诊断。应追踪观察

并结合临床,经科内外讨论会诊以及上网查询或查阅文献加以解决。

对于少有的疑难病案,称作"难"。除科内外会诊结合临床外,重要的是上网查询、查阅文献,外出或远程会诊、追踪、随访。

面对任何会诊都应加以重视,都应小心谨慎严肃对待,切勿草率从事,这样才能提高会诊的质量。

第三节　误诊的四种情况

误诊可分为冤、假、错、漏四种情况。

冤,即不白之冤。无病误为有病,小病误为大病。我们曾经见过一例年青患者膝关节结核活检组织病理检查,被国内病理学权威误诊为肉瘤,拟行截肢处理,后经多次反复会诊,并结合临床密切观察随访,才给予纠正,直至80多岁时死于结核病,如不及

时纠正,则成终生冤案。

假,即假阴性与假阳性。有病,但未发现病变或诊断无病(包括不认识该病变,或把病变误认为无症状的发育变异),则称假阴性。无病,诊断为有病;轻症,诊断为重症,将发育变异误诊为疾病,则称假阳性。从某种意义上说来,假阴性比假阳性更为

可指,因其可耽误病人的治疗,浪费病人的宝贵时间,造成不可挽救的损失。恶性肿瘤未能早诊早治,尤其令人遗憾。

错,即观察与检查(技术性)错误。有病,检查有病(记录、显示阶段出现病变的图像)而诊断无病(未发现和/或未认识),称作观察错误或诊断错误;有病,检查无病(未记录、未显示或受检查技术或检查设备的限制)称为检查错误或技术性错误。

漏,即漏诊,属假阴性的一种,出现于发现阶段。漏诊的病变,不是未看见,也不是不认识,而是认识,既看见也认识,但被遗漏。之所以遗漏,不外乎是因观察时间过短,观察环境不佳(嘈杂、行政或其他事务的干扰等),读片时的心情(不重视读片,注意力不够集中,思想开了"小差",视而不见)以及工作量过大的压力等所致。

第四节　掌握三要素,避免误诊

以前,有学者曾指出,影像诊断有三要素:吸收(即X线检查和CT检查中放射线的吸收,为成影的基础)、对比(为观察的根据)及讨论,并强调在影像诊断学中的重要地位,影像诊断程序中,在曝光、记录显示阶段出现的误诊多为技术方面的误诊;在发现及认识阶段,则主要是诊断方面的误诊。

有学者指出,影像诊断有三要素:吸收(即放射线的吸收,为传统X线检查与CT扫描成影的基础)、对比(为各类图像观察的根据)及讨论(包括观察、认识、识别、分析、研究、争论等),并强调讨论在影像诊断学中的重要地位。

影像诊断的程序中,在曝光、记录显示阶段出现的误诊多为技术方面的误诊,在发现及认识阶段,则主要是诊断方面的误诊。

第五节　临床、影像、病理、追踪四结合诊断模式

一、四结合的由来

事实上,通过多年的临床及病理研究,二十一世纪以来大多数学者都一致认为,病理、影像与临床三结合才是真正的金标准因为通过临床实践证实,三结合的准确性与可靠性远远高于单一的病理结果,不仅影像学家和临床学家这样认为,病理学家也是这样认为的,这说明一个道理,只有实践才是检验真理的唯一标准。最好的办法是我们尽其可能地与临床及病理专家一块商量研究,争取做一个三结合的结论才是最好的、可靠的结论。

我们认为,正确的诊断模式应该是影像、病理与临床的三结合诊断。作为影像与病理医师来说,都不要忘记主动去与临床紧密结合,不要关门研究,而应采取开放的态度,与临床认真细致地一起研究,在可能的情况下,尽量去"临床"亲自接触病人,然后再下诊断的结论。通过几十年来的临床实践,我们认为,即使面对许多病人,还要注意紧密随访,请病人或亲属留下手机号码,以证实或修正自己的诊断。

二、关于临床诊断的四结合模式的建议

临床诊断的金标准的讨论一直在进行。普遍认为,临床诊断的金标准以前是病理诊断,长期临床实践告诉我们,临床诊断的金标准,应为临床、影像、病理和追踪随访四方面资料结合起来分析研究的结果(简称四结合),才更为正确,更符合实际情况。

实践是检验真理的唯一标准,在对疾病的斗争中,如何检查诊断治疗是否正确? 检验它们的唯一标准是疗效,诊断错误者疗效绝对不可能满意,疗效满意就是检验诊断是否正确的唯一标准。所以我们提倡四结合,即临床,影像,病理,追踪疗效四方面结合来做好临床诊断。

临床实践是检验临床诊断是否正确的唯一标准! 对于每个病例的影像诊断都是这样。

三、影像诊断后的治疗和追踪

影像诊断的误诊研究,不仅研究诊断,还要研究治疗与预后。在以前,影像诊断医生只研究有关诊断的各方面资料,对于治疗与预后从不过问,认为那

不是自己研究和学习的范围，那是临床医生的事。

到如今，有些疾病的影像诊断是否正确还要看治疗的方法，还要看治疗的效果，也就是我们强调的四结合的诊断模式。

例如，对于副肿瘤边缘叶脑炎（paraneoplastic limbic encephalitis，PLE）的治疗。目前针对副肿瘤边缘叶脑炎的治疗主要有抗肿瘤治疗和免疫治疗，积极寻找并治疗原发肿瘤以清除相应抗原是应首先考虑的治疗手段，部分患者在原发肿瘤切除后脑部损害症状可完全消失，影像学检查脑内病损也可完全恢复。

对于可复性后部脑病综合征的诊断也与其治疗密切相关。

四结合之追踪观察，一看病情变化（以小时、天、周、旬、月、季、年为单位），治疗后的近期、中期及远期疗效；二看动态观察病变影像学表现的变化；三看检查时的动态扫描，延时扫描（以分钟、小时、天计算）。

四、三加一结合研究

对一些疑难病例临床诊断的确定，除进行临床、影像、病理三结合研究探讨外，重要的还应进行临床、影像、病理及病因学三加一的结合研究，在病因学方面主要应考虑细菌学及病毒学的种类、免疫学情况、流行病学、传染病学、职业病学、过敏源等情况。

对于疑难病例除考虑常见情况外，重点还应考虑少见病及罕见病的可能。

第六节　关于医疗过失

葛文德，白宫最年轻的健康政策顾问，哈佛医学院临床外科副教授，是影响奥巴马医改政策的关键人物。他为《纽约客》、Slate 杂志撰写的医学专栏集结出版后，获得了美国文化界最高奖"亚瑟奖"。2010 年，葛文德入选《时代周刊》全球最有影响的100 位人物。

"我当时还是一名外科住院医生，写作也从那时候开始。作为住院医生，我可以从特殊的局内人的位置看待医学，这是很重要的。医学并不是一门完美的科学，而是一个时刻变幻、难以琢磨的知识系统。每天，外科医生都要面对变化莫测的情况——信息不充分，科学理论含糊不清，一个人的知识和能力永远不可能完美。"

"即便是最简单的手术，医生也不可能向病人保证手术后一定会比原来好。有些时候，你会觉得外科手术好像是一种方法，用来探索医学的不确定及其难题。即使最优秀的外科医生也深深认识到，科学和人类技术是有限的。"葛文德说。

"公众会认为医疗过失是由于某些医生不称职造成的，律师和媒体也这样想，但实际上并非如此，医疗过失其实经常发生，而且每个医生都有可能出现过失。"葛文德在写作中披露了大量的医疗"过失"，他说自己并不是想要揭露或者曝光医学中的这些错误。相反，他希望通过这些描述加深大众对于医学复杂性的认识。

一位外科医生在手术时把一支很大的金属器械落在了病人的肚子里，结果病人的肠子和膀胱都被刺破了；另一位肿瘤外科医生为一位女病人做乳腺切片检查，却搞错了地方，使其癌症诊断拖延了数月；还有一位外科医生在急诊室碰到一个腹部剧痛的病人，他没做 CT，就认定病人患有胆结石，18 个小时后，扫描结果显示病人腹部动脉瘤破裂，没多久就死了。

这些国内被"曝光"、"揭露"的案例，同样发生在美国。因为医疗过失，美国的医生们也必须面对医疗官司、媒体曝光、停职处分，甚至被解雇。根据相关统计，美国每年至少有 44 000 个病人死于医疗事故。

"在医生这个行当中，有一件事毋庸置疑：所有的医生都可能犯下可怕的错误。"葛文德说，"你也许会认为，治疗不当的例子只集中在少数坏医生身上。但事实上，大多数外科医生在行医生涯中至少被起诉过一次，而在医院照顾病人的临床医生，每年都可能犯下重大错误。每次媒体大幅报道骇人听闻的医疗事故的时候，医生很少会感到愤慨。他们通常会想：我也可能会犯这种错误。"

葛文德自己也曾因"过失"让人命悬一线，这个故事被他用"切烂的喉咙"为题，记录在书中。一名34 岁的女性酒醉驾车，车速过快而翻覆，抵达急诊时已经昏迷。可能由于呼吸道阻塞，急诊插管数次，没有成功。因值班主治医生在进行另一台手术,需要当时作为住院医生的葛文德进行气管切开术——在此之前,他从未做过气管切开术——尝试数次后,葛文德还是失败了。而病人缺氧若达四分钟,即便不死也会导致脑部永久性损伤。最终,一位经验丰富的麻醉科医生用儿科用气管插管成功,病人后期检查也显示并没有造成脑部永久性损伤,但这事对于葛文德来说是刻骨铭心的。

"病人比飞机更具有独特性,也更复杂。医学也不是生产线,更不是产品目录,它比人类涉足的其他任何领域都要复杂。"葛文德试图解释医学中错误发生的频繁,"如果一个体系的正常运作必须依赖完美的表现,那么很多错误会伺机冒出来。"

这样的例子数不胜数,比如开处方。这是一个常规程序,记忆力和专注力在其中至关重要——但人类的记忆力却并不可靠。无可避免,医生总会有开错药或者开错剂量的时候。即便处方签写得完全正确,药师拿药的时候也可能看错或者拿错。与此同时,医生工作量普遍过大,急诊现场混乱医疗团队成员沟通不足产生误解,都可能成为医疗体系中潜在错误的发生源。

"其实医疗过失的发生率不会因为医疗官司的存在而减少。那些提出医疗诉讼的病人中,只有很少的一部分确实是医疗过失的受害人。而医疗官司最终能否打赢,主要取决于原告病人的状况有多惨,而非这个结果是不是由医疗过失所造成的。"

葛文德进一步指出,有关医疗官司更深一层的问题是,若把过失放大化,将其视为不可饶恕的问题,那么医生当然会拒绝公开承认和讨论这个问题。这种扭曲的情况会造成医生和病人之间的敌对关系。

葛文德对于"难题"的描绘始终贯穿于他的写作,在一切看似无奈、无解的叙述背后,他始终有一颗试图"成为更好的医生"的心。

葛文德的第一本书在美国刚刚出版时,他遇上一台手术,为一名40岁的女性切除腹部肿瘤。打开后,葛文德发现肿瘤的个头很大,并且与周围脏器难以分离。"我们没法切除那个肿瘤,只好重新缝合。后来我坐下来跟她解释,我们无能为力。谈话结束的时候,她就坐在那里看着自己肚子上的缝合切口。那是我造成的切口,却没能对她的病情做任何改善。末了她问我:这是你缝合的吗?我回答说:是,是我缝合的。她说了一句:它很漂亮。"

葛文德说自己没能为这个病人做任何事,"但总有这样的时刻,它们会影响你"。

第七节　放射科医师任重而道远

在现代医院建设中,放射科作为医院重要科室,是一个集检查、诊断、治疗于一体的科室,临床各科许多疾病都须通过放射科医师明确诊断或辅助诊断。

然而,放射科医师是一个不为人熟知的群体,常常被人们称为"拍片子的"。很多患者和家属熟悉接诊他们的内、外科医师,却对为自己疾病做出正确诊断的放射科医师一无所知。

在欧洲放射学杂志2009年发表的一项研究中,对在放射科就诊的916例门诊病人进行了问卷调查,发现大众对放射科专科医生的了解程度差别很大:35%的被调查者认为放射科专科医生只是负责选择适当的影像学检查方法,只有65%的被调查者知道放射科医生是负责签发影像学报告的;38%的被调查者认为放射科医生对他们接受的治疗帮助不大,不是他们医疗团队的一员;32%的受访者会首选由医院的临床专科医生做出影像学诊断结果,而只有17%会首选由放射医生诊断。这项调查结果表明病人明显对放射科医生的作用和职责认识不足。

造成这种结果有其历史原因,20世纪初在西方医学界,放射科医生没有正式执业资质,相应的检查设备极其简单,在很多情况下确实只能充当"拍片子"的角色,在患者的诊治过程中起不到什么重要作用,往往被患者所忽略。国内早期的放射科更是如此,只有技术员,照照片子,并没有真正的医师。

然而随着医学技术的快速进步,进入20世纪70年代以后,CT、磁共振等大型放射诊断设备的出现,使放射科医师有了自己的"诊断利器",对疾病的诊断准确率大大提高,得到越来越多临床医师的认可,在临床诊断中发挥越来越重要的作用。

如今放射科影像检查诊断可以说是临床医师的

"眼睛"，是临床治疗和手术离不开的"路标"。几乎每个疾病的最终诊断都需要影像检查的帮助。放射科的称呼也由原来医院的"辅助科室"变为现在的"医学技术科室"。

在这种情况下，也对放射科医师自身提出了新的要求，不仅要全面掌握临床知识，特别是对解剖结构的掌握要达到外科医师的水平，还要熟悉诊断设备的各种技术。

为适应这种要求，全国各大医学院校大多设有医学影像专业，专门培养放射科医师，同时也有很多内、外科临床科室医师加入到放射科的队伍里。目前在三甲医院中，大部分放射科医师拥有本科以上学历。而在北京、上海这样的大城市三甲医院中，大部分放射科医师拥有硕士以上学历。在医院里，放射科不再是一个低学历科室，相反越来越多的高学历优秀医师愿意来放射科工作，在放射科，新设备、新技术层出不穷，年轻医师发展空间巨大。

那么放射科医师每天都在做什么呢？这要从患者来放射科说起。以做 CT 检查为例，患者到医院的放射科 CT 室做完检查，会产生大量的图像数据，信息丰富，有的患者腹部 CT 检查图像可多达近千幅。这些数据经网络传输到医师工作站，放射科医师在显示器上一张一张的观察图像，必要时还要对图像进行后处理，从这些黑白的图像中，放射科医师找出蛛丝马迹，找到危害人体健康的病灶和元凶。

而最终的影像报告也不仅是一位放射科医师完成的，为保证影像报告的准确性，从影像学检查到完整的影像学诊断报告，要经过住院医生的初步诊断和高年资医生的审核把关。

虽然患者拿到手里是几张片子和一张报告纸，但其中凝聚着放射科医师大量辛勤的工作。由于影像检查的对临床诊断的重要意义，几乎每位患者来医院就诊均会接受影像检查，所以放射科医师的工作量很大，大医院的放射科医师每天都要阅读上百位患者图像。

他们眼前的黑白影像世界直接把控着临床决策，决定着患者喜与忧，甚至是生和死，肩上的责任让他们在工作中不敢有丝毫的懈怠。一幅图像接一幅图像地阅读，简单病例的几分钟能搞定，复杂的要花半个小时以上，疑难病例还需要向临床医师及患者详细询问病史，了解病情，提请全科会诊。所以当您罹患的疾病得到准确诊断和有效治疗时，除了感谢临床医生的精湛医术外，也不要忽视背后放射科医师的辛勤工作。

现在放射科医师依靠自身对于影像检查的天然优势，可以直接走进临床，在门诊、病房面对患者和家属，指导患者选择合适的影像检查手段，提高检查效率，减少不必要的影像检查，减轻患者经济负担；也可以直接向患者解读影像报告，指导患者下一步临床就诊，减少患者就医的盲目性以及临床医师对于影像报告的误读。放射科医师作用不可忽视。

第八节　关于过度医疗行为

过度医疗为医疗行为的危害超过其潜在效益，或如果患者完全知情时会放弃的医疗行为，主要包括过度诊断与过度治疗。2015 年 11 月 9 日在线发表于《美国医学会杂志·内科学》（JAMA Intern Med）的一篇文章对过度医疗问题进行探讨，综述了 2014 年与过度医疗高度相关的最具影响力的 10 篇文献，此处选择 6 篇以飨读者。

一、无症状性颈动脉狭窄的筛查无益处

颈动脉狭窄超过 70% 的患者，其 5 年卒中发生风险约为 5%，许多干预措施（颈动脉血管成形术或外科动脉内膜切除术）被用于无症状颈动脉狭窄的治疗。美国预防服务工作组（USPSTF）的一项系统回顾和荟萃分析表明，没有研究数据表明颈动脉狭窄筛查是否能够减少卒中发生率。没有研究比较颈动脉成形术和支架置入术与药物治疗对无症状性颈动脉狭窄的益处。此外，药物治疗与颈动脉内膜切除术对比研究的数据已过时。

颈动脉内膜切除术并不能降低全因死亡率，并且与优化的药物治疗相比没有明显益处。另外，颈动脉超声筛查的特异性为 92%，这将导致更多的假阳性结果。

该学者认为，没有证据表明无症状性颈动脉狭窄的筛查能减少患侧脑卒中发生，且筛查会导致假阳性结果。

二、颅脑 CT 复查很普遍，但是对临床几乎没有帮助

CT 这一常用的影像学检查手段，可能发现一些并不重要的结果，从而导致过度诊断和过度治疗。一项回顾性队列分析回顾了一年内至少 7 次就诊于三级医疗中心的 130 例患者，他们平均做过 7 次 CT 扫描，其中包括 3 次颅脑扫描。有超过 1/3（36%）的颅脑 CT 检查是用来评估精神状态变化的，只有 4% 的颅脑 CT 检查发现了有临床意义的结果，从而导致临床管理措施的改变。

颅脑 CT 复查结果很少改变患者的临床管理方案，因此，在对同一患者进行多次 CT 扫描时，需要进行评估。

三、甲状腺癌被严重高估，导致更多的危害

在韩国，癌症筛查项目受到广泛重视，其中就包括甲状腺癌的超声检查。1993~2011 年间，韩国甲状腺癌的发病率上升了 15 倍，已成为了最常见的癌症。在这段时间里，诊断为癌症的结节体积在逐渐变小，但是甲状腺癌的死亡率并没有发生变化。筛查更加严格地区的甲状腺癌诊断显著增加。几乎所有被诊断为甲状腺癌的患者均接受了根治性手术或甲状腺次全切除术，而需要终身依赖甲状腺素。大约 11% 的患者术后出现甲状旁腺功能减退，2% 术后出现声带麻痹。

甲状腺癌过度诊断是非常常见的，由此带来的危害包括术后终身甲状腺素替代治疗、甲状旁腺功能减退和声带麻痹。

四、术后鸦片类药物的使用不应是长期用药的开始

一项回顾性队列研究评估了加拿大 39 140 例 2003~2010 年间进行择期手术，并应用鸦片类药物术后止痛的患者的情况，这些患者以前从未应用过鸦片类药物。49% 的患者在出院时被给予了鸦片类药物。超过 90 天后，3% 的患者仍在继续服用鸦片类药物。年轻人和那些社会经济地位较低的人对鸦片类药物的处方接受度更高。

鸦片类药物的过度使用可造成心理和躯体的伤害，因此临床医生应该认真评估患者术后鸦片类药物的应用，以确保完全正确使用。不止术后鸦片类药物的使用成为长期应用鸦片类药物的开始，这非常重要。

五、肾动脉狭窄的肾动脉血运重建术意义不大

动脉粥样硬化性肾动脉狭窄（RAS）在老年人中很常见，常与外周动脉和冠状动脉疾病同时存在。随机试验发现，动脉粥样硬化性肾动脉狭窄患者置入动脉支架后得到的血压控制和肾脏疾病进展，与临床管理获得的益处相似。

一项荟萃分析发现有 8 项研究，共比较了 2 223 例动脉粥样硬化性肾动脉狭窄患者肾动脉血运重建术加药物治疗和单纯药物治疗的效果。患者年龄为 59~72 岁，平均随访时间 34 个月。研究结果显示，与单纯药物治疗组相比，肾动脉血运重建术组收缩压无明显降低，但术后降压药需求量减少。而两种干预措施在疾病死亡率、充血性心力衰竭、卒中或肾功能恶化发生等并发症方面无显著差异。

不建议对动脉粥样硬化性肾动脉狭窄患者进行肾动脉血运重建术。此外，筛查动脉粥样硬化性肾动脉狭窄几乎没有益处。一致的证据表明，无论有无动脉粥样硬化性肾动脉狭窄，优化的治疗是针对高血压和慢性肾脏疾病管理。

六、避免过度医疗的方法：大多数诊断都可基于病史和体格检查完成

在每年 4 亿人次的门诊中，50% 以上有躯体症状，而医生通常都会为患者做出某一种疾病的诊断。

一篇文献综述表明，至少有 1/3（31%~37%）的症状并不能诊断为某一个可识别的疾病；接近 73%（56%~94%）的诊断是根据病史诊断的，4%~17% 的诊断是通过物理检查完成的。在躯体和心理症状之间有很多重叠的情况，而且接近 75%（71%~79%）的症状将在几个星期到几个月的时间里自行改善。

大多数疾病可以通过系统的病史采集和熟练的体格检查来诊断，因此，应该谨慎地应用影像学检查和实验室检查来诊断疾病。临床医生遇到没有明显病因的症状时，应注意躯体和心理症状共同发生的情况，同时应该认识到，患者大多数的症状大多在几星期到几个月内好转，且在长期随访中出现的症状通常不会非常严重。

医生可通过与患者探讨医疗行为的利弊，统一认识，避免过度医疗，谨慎选择检查和治疗手段，放

弃没有临床益处的医疗行为,这将有助于改善患者的预后、安全性和满意度,同时也能降低医疗费用。通过系统的问病史和查体,我们可以重新考虑许多

目前似乎是合乎逻辑但没有证据的医疗行为,并引入以患者为中心的医疗,以优化医疗服务。

第九节　其实我们早就应该重新定义医学和医生

请详见于本书　本卷　本部分　本篇　第四　章　第九节　其实我们早就应该重新定义医学和医生。

第十节　破解现代医学的观念困境的讨论

20世纪下半叶,人类基因图谱的建立、智能信息技术的突破性进展,使得医学的基础研究取得巨大的进步,人们逐渐形成一种信念:只要在基因层次确立各种疾病的原因,就能找到彻底治疗疾病的方法。随着终极病因和相应治疗手段的发现,现代医学必将如历史上有过的革命那样再一次大飞跃。

但正如一些学者所指出的,现代医学“革命性进展”的背后,存在诸多隐忧——复杂性疾病的防治、医患矛盾、医疗伦理危机。

这一切的根源在于,现代科学与人文“大分流”,导致医学沦为科学知识的简单运用。一些学者秉持哲学反思精神,结合医学、系统论和病理生理学,试图在科学与人文领域中重新定位医学,为破解现代医学的观念困境提供了一个可行的方向。

近年来,精准医疗和人工智能的蓬勃发展进一步加深了人们的这种信念。目前,精准医疗的全球市场规模已突破600亿美元;2016年,IBM公司研发的“沃森”人工智能系统,仅用不到10分钟时间就判断出一名60岁女性患有罕见的白血病,并提出治疗方案。

甚至有人乐观地预测:人类在2045年将实现永生。一些学者力图从哲学和人文的视角,重新审视现代医学的“革命性进展”。事实上,由于缺少整体的方法论和人文精神,现代医学在繁荣背后,存在诸多困扰和隐忧。

今天有必要在哲学层面,理解现代医学观念及其影响,重塑医学的意义世界,否则便会如韦伯所描绘的:专家没有灵魂,纵欲者没有心肝,这个废物还幻想着它自己已达到了前所未有的文明程度。

一、二十一世纪医学面临的挑战

纵观现代医学兴起的过程,其主线是把科学的因果解释用于医学的历史,现代医学的每一次大进步,都与某一类病因的发现联系在一起。

现代病因学开始于十九世纪下半叶巴斯德(Louis Pasteur)等人建立的病菌学说。该学说的核心观点正是人类的许多疾病由细菌引起,包括结核病、霍乱等,只要这些细菌被消灭,疾病便可痊愈。这个学说促进了消毒灭菌术的发展和抗生素的发现,极大地促进了临床治疗学和外科手术的进步。

到二十世纪上半叶,人们又发现缺乏某种营养素可引起疾病,并在此基础上建立了营养性疾病学说,该学说立即促成了维生素和其他营养素的发现,使得像坏血病及地方性甲状腺肿这一类疾病得以治愈。

上述两个学说是如此的成功,以至于人们更加相信疾病是由单一病因引起,只要去除病因,疾病便可痊愈;疾病发生的线性因果关系是如此的有影响力,以至于今天医学院的老师给学生讲课时,还时常教导他们,体内的多重病变最好能用一个病因来解释。

二十世纪五十年代,自身免疫性疾病的研究使疾病发生的因果探讨进入到更深层面。人们发现,当免疫系统在保护人体免受外源性病原体侵犯时,如果反应不当则会攻击人体自身。这些疾病包括红斑狼疮、多发性硬化、风湿热和幼年型糖尿病等。这使医生想到对疾病的因果分析必须深入到身体内部,即从基因水平来寻找病因。

随着病因研究进入DNA层面,现代医学对疾病的治疗真的发生了革命吗? 没有! 很多医生甚至

感到,对某些疾病的治疗总体上很可能是退步了。例如,随着疾病谱的变化,慢性病(包括心脑血管疾病、肿瘤、肥胖、糖尿病、老年痴呆等)的控制成为社会关注的焦点。

这些疾病大多属于复杂性疾病,发病不是由单一因素导致,致病因素往往多到难以用线性因果分析;此外,人类对身体日益深入的精密工具操作、介入和干预,导致由药物或诊断治疗过程引起的疾病——医源性和药源性疾病越来越普遍。

除了疾病防治效果的倒退,医学的意义,在世界也出现了断裂、失落和冲突。

第一,在现代医学观念中,采取各种措施消除疾病被视作医生的首要职责。但在现实中,很多医生经常要问自己的是:这些病要不要治疗呢"例如胃癌,目前最有效的治愈手段是手术切除,原则上一般可能要切除胃的三分之二,对晚期胃癌患者可能要切除全部。 不过患者术后的生活质量会大打折扣。对于晚期胃癌患者来说,哪怕保留一点胃,生活质量也会高得多。面对这种情况,医生应该如何保证适度干预。

第二,医学的观念危机,还存在于医患之间。正如一篇文章所指出的:如果去考察很多医疗纠纷,发现都有一个共同特点。一个手术完成后,患者主观感受很不好,而医学检查未见异常,医生认为很成功。

2013 年"温岭杀医案"便是典型案例。其实,对于疾病治疗,拥有再先进的设备和高超的医疗技术,都有发生意外的可能。在医生看来,患者在接受治疗时,已同意承担风险。而在患者看来,治病只是患者和医生之间的一场交易,正如在市场中两个行业之间的产品和技术交换一样。一旦治疗失败,患者有上当的感觉,认为这是医生的失职。 因此,尽管现代医疗技术和设备越来越先进,医患矛盾却愈演愈烈。

最后,现代科技发展本身对医学构成严峻挑战。

人类社会正步入大数据时代,这对医学发展很重要,但也形成致命的压力——疾病的发生不是一个概率过程,其中存在特定的病因。没有任何一个医生敢对别人说,在某个症状下一个人得病的概率是多少。但当下的形势又迫使每个医生使用大数据。

2014 年《英国医学杂志》刊发文章指出,循证医学像一把已上膛的手枪,瞄准临床医生的脑袋,威胁道:"你最好乖乖的按照最佳证据去做"。也就是说,大数据正在强迫医生去做未必正确的事情,不留一点自我辨识与判断的空间。

与医学大数据相关的研究,是近年来精准医疗中的突飞猛进方向。精准医疗本质是通过基因组、蛋白质组等组学技术和医学前沿技术,对于大样本人群与特定疾病类型进行生物标记物的分析与鉴定、验证与应用,从而精确寻找到疾病的原因和治疗的靶点,并对一种疾病不同状态和过程进行精确分类,最终实现对于疾病和特定患者进行个性化精准治疗的目的,提高疾病诊治与预防的效益。

需要强调的是,虽然当前测序技术能够发现致病基因,但这些基因水平的病因和以前发现的病因大不相同,它们很难与临床防治挂钩。

精准医学角度看来,只要认识每个人的 DNA,就能够以每一个患者 DNA 的类型规定疾病的类型,找到对其适用的干预手段。假定另一个人亦具有相同的 DNA,干预对他亦有效。 这里,某一个人的 DNA 似乎是独特的,但疾病的治疗仍然可普遍化和规范化,因为相同的 DNA 规定了同一类疾病。

但以肿瘤被普遍视作多基因突变的后果为例,一项采用当前先进的 DNA 测序技术来研究肺癌细胞基因组的结果显示,在一种肺癌细胞里就存在着两万多个碱基突变。再如高血压病,其候选基因(其编码的蛋白质参与血压调节的基因)至今虽然已报道 150 种,包括血管紧张素原基因、血管紧张素转换酶基因、醛固酮合成酶基因、心钠素基因、内皮型一氧化氮合成酶基因等,但它们中尚没有任何一个被确认为原发性高血压的决定基因。

鉴于这样的例子越来越多,英国《自然》杂志在 2008 年 6 月刊发的一篇文章中提出:由一种基因导致一类疾病的时代已经一去不复返了。

这样一来,医生必须在治疗干预的过程中,不断加深对复杂病因的认识,进而找到有效的治疗办法。

尽管如此,在精准治疗的理念下,人们还是日益陷入一个思维误区:医生是一个能够完全认知疾病的工程师,在清楚了解病因的前提下,对人体功能进行修复。假如修复出了问题,医生就该负全责。在外科治疗中有一种说法叫"二进宫",即在第一次干预失败后再做二次手术。大多数外科医生对此讳莫如深,即使知道再做一次手术对患者有好处,也不轻易提。因为这完全违背了先认识全部病因再干预的常规治疗模式。

在常规模式下，做第二次手术意味着第一次干预失败，医生必须为第一次干预失败负责。如果第二次手术也失败，问题更大了，这相当于医疗事故，打官司必败。

总之，这一切证明今日人们对医疗技术发展的那种自信、膨胀的态度完全没有道理。这自然向我们提出一个严峻的问题，为什么对病因的认识深入到基因层次以及干预人体能力的巨大进步，都没能带来在疾病治疗上的伟大革命？我们有理由怀疑当下医学的基本框架存在重大问题。

如果不从根本上解决医学理论的问题，医学将无处安身立命，而这一切的根源是缺乏对关键哲学问题的认识。我们可以将医学的基本框架分为两部分，一是对于医学知识的科学认知，这涉及医学与科学的关系；二是对医学知识的利用，这涉及伦理、价值层面的问题。

自十七世纪以来，科学与人文的关系从"嵌入"走向"大分流"，科学领域与人文领域逐渐分离。而与其他科学门类不同的是，医学在认知和应用上是无法截然分开的。科学与人文的"大分流"，导致治疗往往被简单归为科学知识的运用。这种哲学上的两难处境使得医学面对社会变迁、大数据、人工智能等的挑战时，无法及时、有效地应对。

早在本世纪初，一些学者基于这种哲学反思精神，在中国国际神经科学研究所（China-INI）中建立了一个医学哲学研究小组，力图打破专业的藩篱，实现医疗、系统论和病理生理学的结合，进而帮助医学在科学与人文领域重新寻找定位。人们将这种新的医学理论称为"系统医学原理"。

二、对系统医学原理的探讨

众所周知，现代科学有很多学科分支，包括物理学、化学、生物学、心理学、经济学等，却没有医学。医学在科学的家族中是个弃儿，仅有一个名称，却没有实际的存在。长期以来，医学都在仰仗其他学科来解释自己，从未能自成一个体系。医学只相当于物理学、化学、生物学等学科的简单相加吗？这一简单相加能回答医学中的根本问题，并给出医学的完整画像吗？不能！

现代科学是建立在受控实验所得到的公理之上，关键在于公理化。欧几里得几何学可以算作最早的公理系统，其中包括 5 个公理以及由此推导出的 467 个定理。之后的牛顿力学体系、达尔文进化论、量子力学体系、生命科学理论都立足于欧几里得的公理体系。医学却没有自身的公理体系，其理论建立在病理生理学的实验观察之上，而病理生理学也未能实现公理化。

需要指出的是，二十世纪病理生理学虽然尚未公理化，但却在公理化方向上迈出了重要的两步。

第一步是由美国生理学家坎农（Walter Bradford Cannon）迈出来的，其代表作《躯体的智慧》为今日生理学奠定了科学基础。坎农认为任何生命组织都必须具有一种基本的性质，这就是组织内部必须是"稳态"，即有机体具备这样一种能力：那些维系生命的条件一旦发生偏离，偏离会迅速得到纠正。比如对于高级生物，生命活动所依赖的生化反应的温度必须控制在 36℃ ~40℃ 之间，但无论是有机体内和体外，温度都可能受到干扰而发生变动。有机体建立了一套机构，一旦体温偏离生命所需的恒定值，由此会引发一系列反应，使体温重新回到恒定值。对于其他生理、生化条件的恒定也是一样。坎农称之为"内稳态"，而维持躯体"内稳态"的机制则被称为拮抗装置（Antagonists）。

第二步是由美国应用数学家诺伯特·维纳（Norbert Wiener）迈出的。众所周知，维纳是控制论的创始人，最早提出了"反馈"的概念。但他的贡献不止于此，维纳与生理学家罗森勃吕特（Arturo Rosenblueth）等人共同将"反馈"的数学方法应用到生理学研究中。在坎农那里，有机体"内稳态"多少有一点神秘的性质，这种有机体维持内稳态的独特能力被称为"智慧"。而维纳却指出，这种"智慧"无非是自然界普遍的负反馈调节而已。

负反馈调节的关键在于目标差的检测、效应器作用的发挥以及系统状态的变化，三者组成了一个封闭的环路。在负反馈调节中，即使效应器仅仅做出机械的反应，但作为整体却能达到调节的目的。

以人体组织维持体温为 37℃ 为例，如果将人体组织比作一个房间，当室内温度低于 37℃ 时，效应器产热；当室内温度高于 37℃ 时，效应器散热，那么即使效应器产热量的控制不准确，反馈调节环路的存在也能使一个机械的反应过程变成达到目的的过程，当一次放热温度没有达到 37℃，也就是目标差依然存在，效应器继续产热；当产热过多、超过 37℃ 时，效应器会散热，室温逐步向 37℃ 逼近。一旦室内温度达到了 37℃，目标差消失，效应器关闭；一旦室温在干扰作用下,再次偏离 37℃,那么整个调节机器又会开动起来,宏观上使室温自动保持在 37℃ 左右。这里,回路中每一个环节似乎都是机械的,但整体上却把 37℃ 看作调节的目标值。

换言之,二十世纪病理生理学的公理化已经取得巨大进展,但最终却没能成功,原因何在? 既然生理学的基础是维系稳态的负反馈原理,为什么不能用相应原理来分析疾病的发生机制呢? 关键在于,现代生理学与病理学之间存在着逻辑断裂。无论是病理学还是临床医学,都旨在研究和治疗疾病,我们首先要弄明白疾病的定义,才能知道问题出在哪里。

坎农把生命的本质视为内稳态,每一个描述内稳态的变量处于确定值,这就是生命,内稳态的破坏是死亡。这当然不错,但他忽略了内稳态变量偏离正常状态但尚未遭到破坏的情况。

疾病的发生意味着内稳态变量固定地偏离到不同于原有正常状态的另一个数值。迄今为止的病理生理学教科书中,都把病态理解为内稳态的偏离,并应用这个偏离的值作为诊断疾病的指标。

然而,现代病理生理学却忽略了在生病期间的这个值,也是内稳态。或者说,疾病时个人的生理指标对正常的偏离本身是一种稳态,即它是内稳态的移动(亦可称"偏离"或"变异")。只有当这种稳定的"偏离"都不能保持时,生命才会走向死亡。

如果把"死亡"看作一种不可逆转的状态,疾病的稳态则处于正常和死亡之间。这种"疾病内稳态"是如何从"生理内稳态"转化而来的,则一直没有搞清楚。

一些学者通过引入法国数学家托姆(René Thom)的结构稳定性学说,解决了上述问题。托姆(1972)出版了《结构稳定性和形态形成学》一书,第一次考虑到维系稳态的机制本身的稳定性问题——系统的结构稳定性,从而使稳态研究进入到一个比"控制论"更深的层面。坎农提出生命系统必须是内稳态的,控制论发现反馈是保持内稳态存在的机制,托姆则提出保持内稳态存在的机制本身必须是稳定的,当它受到扰动时,会发生内稳态的偏离甚至突变(崩溃)。

据此,一些学者给疾病、死亡与治疗做出了明确定义。什么是"疾病"? 疾病是指生命作为结构稳定的系统,其"内稳机制"受到某些外来扰动或/和内在扰动,使内稳态偏离了原来保持的调节范围。

什么是"死亡"? 死亡是"内稳机制"以及相应内稳态整体的消失或崩溃。什么是"治疗"? 治疗应该是通过人为干预来防止内稳态整体崩溃或者消除内稳态偏离的手段或过程。

由此得出系统医学的两个基本公理。

基本公理一:对于生命系统的任何一个"基本内稳态",都对应"唯一"的一个功能函数,内稳态是该功能函数输入成为输出所组成的自耦合系统的吸引子(编者注:一个系统有朝某个稳态发展的趋势,这个稳态就叫做吸引子)。而且为了保持生命存在,"内稳机制"在受到干扰时必须是稳定的,该自耦合系统的功能函数还应该满足结构稳定性的各种要求。

基本公理二:机体具有康复能力。治疗本质上是用另一个(组)内稳态偏离对原有内稳态偏离之取代,它要有意义,其前提正是由治疗所导致的偏离是可以自动康复的,有时即使不可能康复,但因康复机制的存在,偏离不会不断扩大以致内稳态完全集的崩溃。康复公理是治疗的前提。

这样一来,病理生理学和医学初步实现了科学化。由此出发,我们也就可以对 21 世纪医学面临的种种挑战做出回应了。

三、面对复杂性和与病共存

霍金称"二十一世纪将是复杂性科学的世纪",过去被经典科学的简化理性所排除的多样性、无序性、个体性因素重新进入了科学研究的视野。医学也不例外,生命系统作为一个内稳态完全集,每一个内稳态在不同时刻都呈现为不同的数值,内稳态集合的组成方式也是多样的、无序的、个体化的。换言之,疾病与健康本质上都是高度个体化的,20 世纪医学将健康/疾病指标化约为"正常人平均值"的做法显然不再适用于当下。

除了疾病本质上是个体的这一基本限定外,治疗反馈在很多情况下并不能简化为一个固定的程序(标准化检查、标准化诊断和标准化治疗)。为什么?

治疗负反馈在实际运作中每一环都可能出问题,这时医生必须去面对从未见过的例外,排除各种罕见的甚至不可思议的干扰,使得治疗负反馈能建立起来并运行良好。对于这种情况,有经验、负责任的医生经常碰到并总能做出正确的选择。他们称其为面对疾病的复杂性,并用这些案例来教育刚入行的实习医生,把他们从一个拥有书本知识和标准化医疗经验的博士转化为真正的医生。

医学的各科都有其独特的复杂疾病,不同年代、不同地区存在着不同的复杂疾病。其实,大多数复杂疾病的界定和医学知识的关系不大,因为"复杂"本是医生的一种主观感觉,是一个认识论概念。换言之,当治疗干预的反馈失灵,医生立即感到自己所处理疾病的复杂性。

最近经常听到这样的议论:随着高科技和大数据的出现,疾病的诊断越来越依赖于电脑智能,人做手术的准确度迟早不是机器人的对手,这样医生将被治疗机器人取代。其实,这是不可能的。任何一个患者背后都是一个超级复杂系统,医生随时随地准备抛弃固定模式以面对前所未见的变化,这都不是人工智能和机器人可以应对的。

如前所说,二十世纪人类疾病谱中出现许多慢性病,这些疾病往往是难以被根除的,有些将终身伴随。这些疾病太复杂了,以至于我们无法确认其病因在哪,换言之,这类疾病按理说是无法医治的,但是系统医学却认为其是可以治疗的。在这一点上,系统医学显示了不同于建立在因果律之上的现代"科学"治疗最大的优越性。现代"科学"治疗将疾病当作状态;而在系统医学看来,任何疾病都是内稳态的偏离。当处理的不是状态而是内稳态时,即使不知偏离的原因,控制者并非束手无策,很多时候仍可制订出有效的治疗方案。

这就是根据系统医学的基本公理对不同的患者采取不同的调节,使得内稳态的偏离受治疗反馈的控制:一方面增强机体调解功能,如对于如慢性肝炎和癌症,保持机体免疫力正常,避免过度劳累、情绪异常等抑制免疫力的因素,就可能使这些疾病持续处于"免疫控制期",疾病未被根除,但也不活动,因而对人体不构成明显危害。另一方面强化康复机制。也就是说,治疗反馈的目标不再是治愈疾病,而是如何"与病共存"。有些病在保证"与病共存"的治疗反馈中会慢慢自愈,而对于那些不能自愈的疾病,治疗反馈的有效运作保持着患者内稳态完全集不会崩溃。患者虽没有被治愈,但一直保持"与病共存",甚至病得"健康"。

举一个例子。有一位肝癌患者,被建议做肝移植。他相信只要换了肝,肝癌就能治愈。其实,肝移植主要用于治疗严重肝硬化或肝功能减退的患者,对治疗肝癌不合适。因为肝移植后,受者必须应用大量免疫抑制剂来抑制免疫系统,如此才能压制身体的排斥反应,而免疫系统是对癌细胞的重要抵抗。应用免疫抑制剂后,癌细胞可能会满身长、到处跑。所以,当医生知晓上述治疗方案时,坚决反对。但患者一心觉得换肝以后病就能好。结果,肝移植后没到半年全身就多处出现转移灶,患者只活了 9 个月。其实,我们不能责怪患者选择错误。因为今天医学界对癌症的治疗就是如此,有很多医生对局部手术非常重视(特别是当癌细胞 没有转移时),而对全身免疫状态却不太关注。

总之,在人类寿命大幅度延长的今天,医学的使命正在面临根本性的改变。这就是从治疗转化为如何让人"与病共存"。

四、医学:介于认知、艺术和道德之间

二十一世纪以来,高科技治疗普遍疾病带来的幻觉,再加上医学伦理越来越等同于市场社会的职业道德,使得医疗技术进步的同时,患者满意度越来越低,今日医患关系越来越紧张,其背后正是治疗等同于精准干预及其不能带来预期后果的失望。

在系统医学看来,疾病分为两类:一类是标准疾病(即可普遍化的);另一类是个体性疾 病,它只对患者成立,不可以普遍化。医生在诊断患者之初,无法判断这是普遍疾病还是个 体性疾病,只能通过不断地调节 - 反馈,深化对患者病情的认识,并找到合适的治疗方法。

换言之,医生在治疗任何一个患者时,一开始都面临知识的不确定性以及治疗和认知不可分。这时,固化的职业伦理不足以成为支配治疗反馈的价值系统,医生只能通过普遍道德价值的生成原则"己欲立而立人"来形成千变万化、应付各种情境的医疗道德,其在治疗过程中把自己换位患者,以决定自己如何行动才是道德的。

医学在本质上似乎包含了内在矛盾的性质,其核心知识是科学的,但其精神则是超越科学的,甚至属于反科学主义的人文领域。但对现代医学而言,这两种内容缺一不可。

首先,现代医学作为一门和科学交叉的"学科",必须界定普遍疾病,只有这样才具有公共的医疗知识,这使医学必须同建立在受控实验之上的生理学、病理学和分子生物学整合,并可以运用建立在科学实验之上的高科技成果。

其次,为了确定某一种普遍有效的疗法运用到

某一特定的患者身上是否构成过度干预,我们又必须先搁置普遍疾病的观念,彻底认识个体患者的特殊疾病;医生甚至必须以认知患者的个体特殊性为施行治疗的基础。

换言之,现代医学既要重视普遍疾病,也要强调疾病的个体性,其处于两种对立范式同时存在的境地。治疗普遍疾病和发展专门治疗技术,属于日新月异的科学技术领域,而以认知个别患者为志业,并发展因人而异的个别疗法,这有点像人文历史,甚至是艺术。二者尤如人文与科学互相补充,对现代医学都不可或缺。

杰出的医生通常是了解这两种主张的,他们可以做到两者并重,将这两种对立的范式统一在自己的医学追求和实践之中。但治疗普遍疾病和面对个体患者本质上是两种不同的观念,属于两种不同的自主活动,它们在很多时候是互不兼容的。要治愈患者,必须同时提倡这两种自主的活动,让它们发展到极致。

但这两种自主的活动发生冲突怎么办? 在医学日益专门化、科技日新月异的时代,要让多元的、自主的行动不互相冲突,仅仅依靠医生的自我修养和医德是不够的。唯一的方法是模仿现代社会制定法律以防止多元价值互相冲突。

为此,我们必须为包含两种范式的医学制订戒律,这就是系统医学的三戒。

第一戒:医生不能因治疗导致患者死亡,或使用治疗干预增加患者的死亡概率。原则上,任何对患者有可能造成潜在危害的治疗(破坏人体结构稳定性和扩大对内稳态完全集的影响)都是过度干预;医生必须尽可能避免过度干预。

第二戒:医生必须学习掌握有关普遍疾病的知识,尽可能用所有一切被认为是普遍有效的药物和现代设备治疗患者,即普遍疾病认知和相应干预手段的不断扩张是正当的和必需的。除非它和第一条矛盾。

第三戒:医生必须尽可能用一切手段来了解作为特殊个体的患者,认识干预如何导致其内稳态完全集的变化。也就是说,医生在面对患者或治疗过程中必须以认知该患者之个体为志业,使用一切对个体有效的治疗手段,治疗应成为针对具体患者的一门艺术。除非它和第一、第二条矛盾。

第一戒是从医学的目的和道德属性推出,第二戒规定医学知识的核心必须和现代科学技术重合,第三戒指出医学和现代科技不同,具有独特的人文关怀与艺术操控之特质。

由系统医学三戒,我们可以得到的一个重要结论是治疗的多元性,它可以表达如下:以生命科学为基础和用高科技仪器、手术、药物为治疗手段的现代医学(中国人称之为"西医")必须容纳多元化的治疗,即使某些治疗方法看上去与之相互矛盾,也不应该反对。为什么? 关键在于疾病的个体性。

对于个体性疾病,医生对其的认知和找到的干预方法可能是非科学的,甚至是现代科学技术(生理学和病理生理学)不能理解的(比如中医的治疗方式)。只要它对某一个特定患者确实有效,不仅要允许其存在,还应意识到它本来就是医学的一部分。

当然系统医学三戒禁止将其简单地推广到其他患者中,除非它得到科学的解释、被改进为某种普遍疾病的治疗方法。换言之,正如医学知识必须包含科学和人文,属于现代科学的 西医不仅不能排斥多元化治疗,反而应该有意识地将其吸纳到自己的视野中,使医学成为一 种犹如文化多元并存那样的学问。

五、医生:科学精神和人文价值的承担者

我们一直极力主张科学与人文的结合,金观涛在《反思"人工智能革命"》一文中提出:今日对人工智能冲击的忧虑,重要的不是其本身,而是现代社会包容一日千里科技革命的能力急骤地退步,其背后是现代社会立足的两大支柱本身受到科技革命的侵蚀。现代性的前提是科学理性与人文信仰的二分,当科学理性等同于技术,意味着它已异化。"上帝已死"和道德被等同于追求利益,表明终极关怀开始退出社会。

如何安顿个人生命的终极意义? 一个由没有道德、信仰的人组成的社会是否可能容纳科技和经济的进一步发展? 这都是人类文明正面临的巨大挑战。在很多人看来,这好像都是空话,是如此的不切实际。

有论者指出:当下"科技与人文不再具有任何对等和并列关系。毋宁说,人文领域正在被纳入到广义的科技领域,早已失去了和科学技术平起平坐的资格"。但是,至少对一种科学专家,人文精神仍

然具有重要意义，这就是以治病救人为志业的医生。其他门类的科学专家可以成为没有灵魂的机器，但医生不可以。

医生的认知和行动不同于其他人，他必须每天面对人的死亡，只能视死亡为平常，否则他的职业生涯将无法继续下去。然而，医生的职业道德又不断提醒他：不应该对他人的生老病死变得麻木不仁。这样一来，在真正的医者身上必然存在一种巨大的足以将其撕裂的张力：一方面必须和其他人一样投入生活和工作以忘却死亡终有一天会来临；另一方面怎样看待死亡是医生这种职业每时每刻都必须面对的。

他们只要在治疗过程中将心比心，必将每天受到生命意义的拷问：既然人固有一死，治疗的意义何在？既然人本质上是面对死亡的存在，医学的职业有终极价值吗？人在面对死亡的那一刻才真正显示出人性之本质：人虽离不开社会而生活，但生命从其一开始就是孤独的。医生的努力是社会行动的一部分，医生治疗的整个过程都是向患者显示社会的存在以及患者可以从社会中获得帮助。也就是说，医生是在帮助患者，因此医生必须尊重患者的选择。如果患者坚持要延长自己的生命，医生必须去尽一切力量去实行这一不可能成功的任务，因为这是医生的志业。在面对不可能任务时，医学从这个知其不可为而为之的努力中彰显其独特性。

一方面医生必须理解并尊重患者的终极关怀，给临终的患者以他能给予的帮助，另一方面医生的职业伦理必须是建立在科学理性之上的挽救或延长患者的生命。因为每个人的生命本身，是超出患者个体的，是人类整体生命的一部分。

这样，我们可以这样回答医学的终极价值。医学对个人所做的是在抗拒自然过程，拒绝死亡的必然性。这一过程所带来的精神痛苦，正随着人类的老龄化日益显现出来。然而，人类和其他生命一样，都把维持生存作为其本能；而不同的是人类可以意识到个体的永生是不可能的，用大无畏的探索来理解生命全过程中的法则，并将其作为生命的意义。

第十一节　医学的四个误会

一些学者提出，医学有四个误会。

第一个误会：把治疗和治愈联系在一起。其实，有史以来，有文字记载的疾病有几千种（由于疾病谱的变迁，有些疾病现在已没有了），真正有确凿证据治愈的只有42种。这让人们想起在撒拉纳克湖畔，特鲁多医生墓碑上的名言："有时是治愈；常常是帮助；总是去安慰"。医学本身在认识和方法上的局限性是一些医生讳疾忌医的。

第二个误会：所有的病（甚至症状）都需要治疗。这或许是观念上的问题，或许是医疗市场的需求，总之，医学发展到今天，附带着太多的过度医疗。

其实，有些病症没有必要去治疗，也许不治疗就是最好的办法。因为人体的一些所谓的"症状"是事实上是保护性的。

第三个误会：医学与人文的分离。目前的医学过于依赖和相信技术，"技术至上"导致医患距离的增大。

其实，医学从来都没有与文化分开过。宗教、哲学、教育、社会、经济等任何能决定一个人生活态度的东西都会对其个人的疾病倾向发生巨大影响。威廉·奥斯勒说：医学实践的弊端在于历史洞察的贫乏，科学与人文的断裂，技术进步与人道主义的疏离。

第四个误会：把疾病总看成是一个完全有害的生物过程。

事实上，疾病只不过是人体对异常刺激作出的异常反应的总和。它是进化适应的一种显现。疾病（至少一些慢性病）对人类的延续或许是有益的。

对个体而言，西格里斯特说的好：疾病不仅仅是一个生物过程，而且还是一段经历，它很可能是一段刻骨铭心的经历，对你的整个一生都有影响。

第十二节　关于对疾病认识不一致的考虑

对于不少疾病的认识，目前医学界不一定都可以统一达到一致的看法，随着科学的发展，有的疾病的认识可以慢慢地逐渐达成一致的观点,但有些仍然难以形成统一的意见。

在本书各卷各篇各个章节中,对一些疾病的认识难免出现不一致的看法,甚至是相反的观点,这不是我们编者们的意见自相矛盾、不统一,而是文献上各位研究者的意见不一,本书的内容只是反映了百家争鸣和百花齐放的精神,而不强求一致,将文献上各种不同的意见原原本本地提供给读者,让读者在临床实践中去识别、去分析、去研究、去总结,去证实、去否认,从而形成自己独特的正确的见解。

第十三节　教科书与本书的异同

各部位各器官疾病的影像诊断教科书介绍的内容,一般都是比较典型的、经典的影像学表现,大约占日常临床工作中遇到的所有疾病影像学表现的70%~85%,完全能够满足临床常规工作的需要。而本书介绍的内容大都是比较不典型的、非经典的影像学表现,与一般教科书有所不同,并且介绍的同一课题的文献资料也并非完全一致,而是有所差异,不同的作者对同一课题的分析研究侧重点不同,得出的结论甚至是互相矛盾的,充分体现出百家争鸣的精神,这些都是读者在使用本书时应该注意的。

本书在引用国内、外文献时,当发现一些问题不同作者的看法有异议、有矛盾时,我们从不回避矛盾和掩盖分歧,都尽可能将该文献作者对该项研究的结果及研究心得全文提供给读者,让读者在阅读时可以独立思考和分析研究,在临床实践中再去研究和和学习,再检验该项研究结果的谁是谁非,减少工作中的误诊和漏诊,从而提高自己诊断的水平。

第十四节　关于早期恶性肿瘤的可逆性变化的研究

在病理学研究中,对于恶性肿瘤的早期诊断十分重视,尽可能要临床检查发现早期恶性肿瘤,诸如原位癌等,目前从基因研究方面也是尽可能发现早期恶性肿瘤为己任。但是,从临床工作中却发现有一些病例在临床怀疑恶性肿瘤,并且病理学诊断也证实是恶性肿瘤的病例,却在临床治疗中出现好转,甚至痊愈。

因此,不少临床工作者就产生这样的揣想和想法,即早期恶性肿瘤是否可能在病人自身免疫功能健全的情况下,渐渐地出现可逆性变化,恶性肿瘤的基因或/和恶性肿瘤的细胞被体内的免疫系统消灭,原来病变的异常表现消失,恢复正常情况。

在这种情况下,自然而然地我们想到,能否在病理学研究或/和影像学研究中区别出这种情况,哪些病理学或/和影像学发现的异常情况可能逆转?哪些病理学或/和影像学发现的异常情况不可能逆转?我们认为,这也许是对我们病理和影像学研究的一个挑战。

第十五节　从错误中吸取教训比想象中要难

"经常出错,但从不被质疑"这句嘲讽的话,描绘了我们不愿承认的关于我们所有人的特征。对错误观念的心理学研究表明,我们都抱有许多有缺陷,乃至全然错误的观念,并且我们都异常顽固地坚持这些错误的观念。因此,仅仅听到正确的解释是不够的。

大多数教学和培训方法都假设,如果向人们提供正确的信息,这些信息就会取代听众可能已经掌握的错误信息。然而,在事实证明我们先前的观念（尽管是错误的）对我们有用的情况下,在这些观念似乎得到日常经验证实的情况下,我们会不愿放弃这些观念。

美国佐治亚大学语言和读写能力研究人员唐娜·阿尔韦曼指出,在一项又一项的研究中,"学生在正确的文本信息与他们之前的观念发生冲突时,会无视这些正确信息。在进行自由回忆和认知时,学生们始终会让他们之前不正确的知识凌驾于新接触的正确信息之上"。

这就是妈妈们所说的"一只耳朵进，另一只耳朵出"。我们必须积极去除我们自己和其他人的错误观念。认知科学和心理学研究指明了方法。

尽管这项研究大部分与关于物质世界如何运作的错误观念有关，但从研究中得出的技巧，可以用来纠正任何类型的有缺陷理解。这里有几种方法可以使新信息取代旧有信息：

强调错误观念。纠正错误观念最简单的办法是在陈述正确信息时，指出错误观念。2010年，研究人员克里斯蒂娜·蒂皮特在《国际科学和数学教育杂志》上发表文章，举了一本儿童科学读物的例子："一些人认为骆驼将水储存在驼峰里。他们认为，随着骆驼使用这些水，驼峰会变小。然而，这种想法是不对的。驼峰储存脂肪，并且只有在骆驼很长时间不吃东西的情况下才会变小。骆驼很多天不喝水也能存活是因为，当驼峰里的脂肪被消耗时就会产生水。"注意这段话的三段式结构：描述误解，表明这些理解是错误的，以正确的版本替代它。

提前发出警告。对于不能简单澄清的更深层次的想法，教师、经理人以及其他领导者可以让人们"激活"自己先前的想法，然后让他们阐述正确的解释与他们目前确信的观点不同的地方。

例如，唐娜·阿尔韦曼与其论文合著者进行了一个实验，要求上初级物理课的学生画出一个弹子从桌面上弹出后的运动路径，然后做出解释。研究人员在进行指导时使用了上述建议："如果你认为弹子的运动路径是笔直坠落、笔直射出然后笔直坠落，或者笔直射出然后弧线坠落，那么你的想法可能与物理规则所显示的不同。在阅读下面的文字时，要注意那些可能与你自己的想法不同的观点。"论文作者指出，得到"提前警告"的学生"在学习与他们现有知识相冲突的信息时表现出显著进步"。

第十六节　医学有限，要允许临床医生犯错

前不久，某院急诊科，46岁的内科医生接诊了一位80岁老太，出现呕吐、失语、头昏，既往糖尿病史、高血压病史，于是开了头部CT检查。CT报告未见颅内出血，家属认为是乱开检查单，过度治疗，于是患者之孙殴打医生。

这让我马上联想到我自己的一段亲身经历，我曾在急诊呆过一年半，有次夜班来一老年患者，主诉牙痛，查全口假牙，我下医嘱做心电图，家属很不高兴——牙痛让做心电图？这医生为了挣钱不择手段。结果示心肌梗死，家属这才没话了，之后也就很配合地做抽血化验，检验结果支持心肌梗死。

心肌梗死典型的临床表现为胸骨后上段、中段或心前区的窒息性、压榨性疼痛，疼痛剧烈，故称"绞痛"。但临床上千变万化，病人并不按照书本上的描写去发病，不典型的心绞痛很常见，比如胃痛（常与胃痉挛混淆）、左后背疼痛、左肩痛（易与肩周炎混淆），左上肢内侧痛并向无名指和小指放射，或向上放射至牙，糖尿病人可以无痛或仅有左上肢无力感……临床表现相当复杂，需要医生敏锐周到的观察和分辨。

所以，一般人遇到牙痛想到的是牙，而医生首先要排除心，排除了要命的病之后，再考虑不要命的病。该患者满口假牙，哪来的牙痛？再一问有冠状动脉心脏病史，那就必须排除——当时做一个心电图8块钱，医生没这8块钱又不会饿死，谁在乎？但患者没有这8块钱会死在回家的路上。所以，应该检查的，一定要查。

胃痛也一样，胃痛也是一个症状，一个症状可以由多种原因引起，都需要医生去排除。如果一个急诊医生没有让胃痛患者去做心电图，那么有三种可能：一是他在问诊过程中确认可以排除，比如根据患者年龄大小、有无气短、有无冠状动脉心脏病史、高血压病史等，瞬间他已做出判断；二是他有思想压力，怕患者认为是乱开检查单，能省一事就省一事；三是刚工作不久，没有经验。但最后一种可能性比较小，因为老师在学校的时候都会有讲到，实习的时候也会反复强调。

同理，一般人看见呕吐想到的是胃，但医生会在眼前秒放电影——急腹症、肝胆疾患、脑神经系统疾病……该患者同时伴有失语、头昏，三个症状加在一起，疑点更往脑部集中。尤其是失语，语言归大脑皮质语言功能区管，如果一个医生遇到"失语"只考虑到嘴巴和舌头，没有联想到脑，那是街头卖膏药的。同时，糖尿病常常并发心脑肾损害。作为医生，看到

这三个症状同时出现,又有糖尿病史,十个医生有十个都会条件反射性地想到脑,毫无疑问,必须排除——前述的这位医生,其实是位有经验的好医生,46 岁也正是行医的最佳年龄段,这个年龄段的医生,既有经验,又有精力,伤害这样的医生,我真无语。

我相信这件事会给他造成巨大的心理影响,以后他如果遇到像我遇到的那种情况,他还会开心电图吗? 开心电图,万一不是心肌梗死呢? 不开心电图,万一误诊呢?

医学是一门充满未知领域的科学,实践性很强。医学的未知性就在于,你永远不知道下一分钟将要发生什么、下一步将会出现什么,医学的魅力也在于它的未知性,它总能吸引着人类产生无尽的好奇心,去探险,去求解,去寻找未知的世界,医学精神也就是探险精神,无探险精神也就抽去了医学精神的精髓。

我再举个小例子,比如我曾超量使用细辛,违反用药剂量规定,经与患者商量,患者愿意配合,结果也非常满意。但那是十几年前的事了,现在的这种医疗环境下,我不敢。

尤其是涉及手术的治疗领域更是如此,在恶劣的医疗环境下,很难要求一线医生主动承担风险为患者寻求某种可能的治疗方案。规避探险性治疗,多少人会因此失去得救的机会? 一次又一次地恶意揣测、伤害医生,实在不可思议。

医学的未知性,还表现在医学各个领域中,需要医生周密思考,大胆设想,小心求证,步步排除。可是我们的医疗环境不具备这样的条件。该患者的孙子,这样质问医生:"我婆婆肚子痛为什么要检查头部",与当年质问我的那句"牙痛让做心电图?"何其相似,属于典型的"头痛医头,脚痛医脚"式思维,而这种思维方式,恰是医学大忌。

所以我建议外行,尤其是记者在报道实际病例的时候,最好不要对医学技术问题枉加指导,片面宣传,所造成的影响,以及延生出来的恶果,是常人无法估量的。

第十七节　过度诊断害人害已

扩大疾病定义　浪费医疗资源

越来越多的证据表明,过多的人认为他们的病情比实际严重,而越来越多的研究人员在谈论有关过度诊断的问题。

澳大利亚邦德大学高级研究员雷·莫伊尼汉在原《英国医学杂志》周刊网站 bmj.com 上写道,过度诊断就是因无损健康的症状对人们进行诊断和治疗。

由于将健康人视为病人、以及浪费不必要的医疗资源,过度诊断对人类健康构成了重大威胁。莫伊尼汉及其他研究人员举了几个例子。

加拿大一项大型研究发现,近三分之一被诊断为哮喘的人可能根本不具备发病条件。

一项综合检查得出结论说,在乳腺癌筛查中,可能有多达三分之一被查出罹患此病的患者属过度诊断。挪威一项最近的研究显示,通过乳腺 X 光检查发现的乳腺癌有四分之一是无害的,在妇女有生之年不会造成明显疾患。

许多研究人员现在认为,骨质疏松症的治疗可能会给那些未来骨折风险很低的妇女带来更多伤害。

研究人员说,前列腺癌早期检测对男性往往弊大于利。

9 月,研究人员将举行一次国际化会议,题为"防止过度诊断"。

研究人员表示:"随着损害健康人群的证据不断累积,对过度诊断的忧虑使得人们对如何防止过度诊断采取一致行动。"

莫伊尼汉和共同作者珍妮·道斯特教授与戴维·亨利教授说,推动过度诊断的因素有很多,包括商业和专业的既得利益,法律激励因素和文化问题等。

敏感度更高的检测能查出微小的"异常",而这些异常可能永远不会发展下去;而扩大疾病的定义和降低治疗阈值意味着那些患病风险很低的人群,将永远被贴上病人的标签,需要接受终身治疗,而且无法从中获益。

第十八节　疾病生态学

一、疾病源于人与自然的关系

眼下有一个词常挂在生态学家和经济学家的嘴边——生态系统服务。它指的是大自然以各种方式来帮助人类完成工作。例如，森林过滤我们所饮用的水，鸟儿和蜜蜂给作物授粉，二者既具有巨大的经济价值，也具有生物价值。

如果我们不能够理解并照顾自然界，就会造成这些生态系统的崩溃，反过来以我们所知甚少的方式影响到我们自己。一个很重要的例子就是传染病的演变模型，它表明大多数流行病——包括艾滋病、埃博拉病、西尼罗河病、非典、莱姆病以及过去几十年来出现的数百种疾病，不是凭空出现的，而是人类对自然界所做的种种事情的结果。

事实表明疾病在很大程度上是一个环境问题。在影响人类的新型传染病中，60%属于动物源性的，也就是说起源于动物，而其中超过三分之二起源于野生动物。

二、专家力图破解疾病生态学

由兽医和环保生物学家组成的小组正在与医生和流行病学家一道展开一个全球合作项目，从而理解"疾病的生态学"。它是得到美国国际开发署资助的一个叫"Predict"项目的一部分。专家们试图根据人类改变地貌的情况，例如修建新的农场或道路，来弄清楚下一波疾病在哪里可能会波及人类，以及如何在疾病露头但还没有扩散开来的时候发现它们。

他们从高危野生动物种群中搜集血液、唾液和其他样本，创建一个病毒档案馆。这样如果某一种病毒的确感染人类后，人类可以更加迅速地辨别它们。而且他们还在研究如何去管理森林、野生动物以及牲畜，以阻止疾病离开丛林，演变成下一波流行病。

这不仅是一个公共卫生问题，还是一个经济问题。世界银行曾经预估，一次严重的流感大流行可能会给世界经济造成 3 万亿美元的损失。

更糟糕的一个问题是穷国圈养牲畜的方式，因为这可能会成倍放大野生动物所携带疾病的影响。

国际牲畜研究所本月初发布的一份研究报告发现，每年有超过 200 万人死于野生动物和家畜传播给人类的疾病。专家们表示理解这其中的原因迫在眉睫。

总部在纽约的生态健康联盟的总裁、疾病生态学家彼得·达萨克说："过去三四十年来的所有新型疾病都是人类侵占荒地和人口结构发生改变造成的。"

三、自然界"保护性效应"是关键

新型传染病的源头要么是新型的病原体，要么是老的病原体变异成为新的，正如每年的流感一样。例如，艾滋病就是 20 世纪 20 年代非洲的猎人屠杀黑猩猩后才从黑猩猩传给人类的。

疾病总能走出丛林和野生动物，想方设法进入人群——鼠疫和疟疾就是两个例证。但是专家们说，过去半个世纪以来新型疾病的数量翻了两番，很大程度上是因为人类越来越多地侵占动物的栖息地，特别是在世界上疾病的"热点地区"，如热带地区。随着现代的航空旅行以及红火的野生动物走私市场的出现，在密集人群聚居区暴发严重传染病的可能性极大。

专家们表示，预测和阻止下一波流行病的关键在于能否了解他们提出的自然界"保护性效应"。例如在亚马孙地区，有一项研究表明森林采伐活动每增加约 4%，疟疾的发病率就会增加近 50%，因为传播疟疾的蚊子在采伐区光照和水都合适的环境下会大量繁殖。错误地开发森林可能会打开潘多拉的盒子。这便是新的小组试图破解的联系方式。

四、建病毒档案馆防范流行病

公共卫生专家已经开始在他们的模型中考虑生态的因素。例如澳大利亚刚刚宣布了一个耗资数百万美元的项目，以了解亨德拉病毒和蝙蝠的生态。

莱姆病研究人员理查德·奥斯特费尔德说："如果我们在一个生态系统中做了损害生物多样性的事情，例如我们将森林划分成小块或者将动物栖息地改成农田，那么我们常常会灭掉那些起到保护作用的物种。"

下一波流行病的命运可能要取决于 Predict 项目的工作。生态健康联盟及其伙伴——加利福尼亚大学戴维斯分校、野生动物保护协会、史密森学会和全球病毒预测行动组织，正在热带寻找野生动物携带的病毒，建立一个病毒档案馆。他们的大部分工作集中于灵长类、鼠类和蝙蝠，因为这些动物最有可能携带感染人类的疾病。

生态健康联盟的兽医乔纳森·爱泼斯坦说，总的来说，过去 20 年来所获得的有关新型疾病的知识应该能让我们睡得安稳些。他说："这是史上第一次有 20 个国家联合起来，开发一个监控新型动物源性传染病的预警系统。"

第二章 关于误诊原因的研究

第一节 主观原因和客观原因

本书作者们几十年来在临床工作中收集的大量的误诊漏诊病例,和各类文献资料的误诊漏诊报告,真是各式各样,品类繁多,分门别类,逐一介绍,并分析研究,目的是尽力让同仁们从中吸取教训,不要重蹈覆辙,减少和避免误诊和漏诊。

在我们学习和研究中,发现误诊根源甚多。

一、主观方面的原因

知识更新速度跟不上时代;自己医学和专业知识面太窄。

对新式仪器或新技术钻研不够,对其活体形态学的表现欠缺认识,正常与异常分界不清,过于迷信、盲从,可导致误诊。例如,PET 等过于敏感或敏感性过高,常造成过度诊断,导致过度治疗,既浪费资源,又损伤人体。

对少见的发育变异缺乏认识和了解;对一些疾病、征象不认识,对一些体征不了解,对产生该症状的原因不能全面深入分析。

对影像的观察方法及观察程序未养成优良习惯,难免漏看一些重要征象;观察影像及分析研究时不够专心、仔细、认真,受到外因干扰。

未静下心来认真思考、分析;观察分析时间过于短促,不够充裕;工作或/和行政工作太忙,没有时间参阅专业网上资料。

应行讨论的病例未及时讨论和请示;对某些征象的认识和理解陷入盲目性,未全面思考产生该征象可能的原因;影像诊断思维错乱,混淆了主要和次要征象的分析。

选择检查手段不恰当,检查序列不合理,未充分应用本单位现有设备进行检查;未使用应该使用的检查手段;检查程序错误,难以发现病变;检查序列不够,未做正反相位;应行增强扫描者,没有增强扫描;增强扫描间隔时间设置错误,未能及时准确抓住征象出现的时机;应行薄层重建者未行薄层重建;应行三维重建者未三维重建;做三维重建时时间仓促,对应有的重建方位掌握不好,未能重建出应当出现的征象。

心猿意马:视而不见

由于临床工作量大,观察图像时间不充分;或另有其他事情干扰;或有行政事务耽误;或观察图像与诊断环境欠佳;或观察时注意力不集中,一边观察一边与人交谈;或在观察图像的同时,却想着其他的事务,心猿意马,导致视而不见,这是相当危险的,势必造成某种程度的误诊和漏诊。我们在工作中一定要避免和减少此类情况,才能减少误诊和漏诊。

专心致志十分重要

这是作为医生的基本功之一,每个病人都是人命关天,病人将其生命及个人隐私都交与医生,医生必须尽力为病人服务,不论什么检查、诊断和治疗,都要认真、负责任地去做,都要专心致志地去做,这是医生工作基本道德规范,作为影像诊断医生,承担着临床诊断的重要工作,理应更要专心致志,千万不能心猿意马,更不能三心二意,要尽量集中精力去做好诊断工作,要对得起自己的签名和声誉,更要对得起病人对你的信任和尊敬。

随着影像设备的不断更新,扫描层面越来越薄,扫描时间越来越短,对活体形态及生理变化的观察和发现越来越精细,在临床医学方面发现不少新的问题,对一些影像表现的出现的认识,时时刻刻都在考验临床影像诊断医生,是正常还是异常? 是异常又是哪种异常? 查书查不到,不少征象是以前从未见过的,以往的临床经验完全不够用,这就需要我们不断去学习、不断去分析和研究,尽力减少和避免临床工作中的误诊和漏诊。

二、客观方面的原因

机器设备过时,未及时更新换代。

诊断室环境嘈杂,各种杂事干扰,行政事务耽误,影响图像的观察和分析;阅览图像时间过短,缺少分析和考虑的时间;忙于教学,忙于给学生或进修生讲解或答疑,对该病例图像观察分析欠深入细致。

我们曾经见过,在同一医院内,各项影像诊断手段独自工作,都是"独立王国",互相之间不协作,不支持,互不卖帐,互相拆台,互相诋毁,这是最坏的,也是误诊的一个常见原因。

虽然机器设备先进,但影像诊断各影像技术互不尊重,互相拆台,互不协作,不搞会诊,难以形成比较一致的诊断意见,由于单个影像诊断手段存在的固有缺陷,难免导致误诊。

科室行政管理不力,规章制度有名无实,从病人来科直到进入检查室,不按规章制度进行,而是程序紊乱,严重影响工作正常开展;病人准备不良,在 CT 和 MRI 检查时,体内的金属异物的存在,直接影响图像质量;登记查对不严格管理,出现张冠李戴。

据了解,正常人体解剖学的标本来源很不容易得到,不可避免地有一些标本实为因病去世的病人,是处于病理状态下的人,其解剖组织结构离正常人的情况相差很远,淋巴结分布的情况就是一例,也是误诊源头之一,以它做标准进行诊断疾病,不可能是早期诊断,这就直接影响临床的治疗效果,浪费医疗资源。认真地研究这些问题,就是我们当年编写《活体形态学》的初衷。

此外,误诊还与该疾病本身就是少见病、疑难病,影像学表现情况十分复杂、相当特殊有关。还包括一些疾病的鉴别诊断的讨论,由于对某疾病的鉴别诊断基本知识未能掌握,常常导致不应该发生的误诊。另外还有常见病的少见表现,少见病的常见表现。

造成误诊的原因有很多,国内外学者研究不少,专著甚多,有的从发育变异入手,专门研究导致误诊的发育变异,尤其是骨骼系统的发育变异,国内也有译本;有的从检查手段入手,专门研究影像检查中的因机器设备和检查技术不当引起的各类伪影,专业期刊不断有文章发表;有的从影像诊断的思维分析方法研究入手,还在专业期刊上开辟专栏进行讨论。

影像诊断误诊研究是对疾病的影像诊断更深层次的研究。误诊范围甚广,误诊的标准也各不相同,一是看我们对诊断水平层次的要求高与不高,如要求不高,许多误诊都被人们一笑置之,即称"低级错误",诸如诊断报告的左右写错,部位不准确……,严格要求来说,这些都是误诊,并不是"低级"的错误,并且,它们还可能酿成大祸,左右写错加上临床医生粗心大意,导致手术错误,小至牙齿拔错,大则肾脏误切,在临床上已屡见不鲜,值得我们认真地汲取教训!

从临床实践出发,我们理应严格要求自己,一点也不能错!深层次,高标准,严要求,这才对得起我们的病人,这才是科学的严谨,才符合做一名好医生的标准。

第二节　发育变异和诊断陷阱

发育变异:一个重要问题,是发育变异的问题,即发育变异对临床诊断的影响,这在影像诊断方面表现尤其突出,如不注意此点,则常常导致误诊。本书各卷分别对身体各部位影像检查所见的发育变异进行了简要介绍。

关于发育变异的详细介绍,请详见 2006 年科学出版社出版的《活体形态学》各卷。

诊断陷阱:在影像诊断学的各项检查所获取的各式各样的图像中,都可能隐藏着一些诊断陷阱,本书各卷中,对这些诊断陷阱进行了简要的讨论和介绍,请详见本书各卷有关章节中。

第三节　关于典型与不典型

在临床工作中,有一个大多数和少数的问题,对于一种疾病,一种症状,一种体征,大多数人表现都比较典型,即与教科书上写的相同或相似,只要认真地读好教科书,熟悉和了解这些疾病,这些症状和体征,认识它们,做出正确的诊断困难不是很大。但是,有少数情况,各类影像学表现常常是不典型、不清楚,不像教科书上说的,诸如常见病的少见表现,少见病的"常见"表现,经常发生影像诊断的混淆,出现诊断的陷阱,常常导致误诊。

第四节　复杂问题最好不要简化处理

人是活体,活体形态学研究发现人体的结构和功能十分复杂,人体的疾病和医学的研究更是复杂,我们一生从事临床医学的研究,做了一辈子医生更是深深地体会到,临床医学的研究是无止境的研究,深不可测……可是一些人为了"教学",独出心裁地想出不少点子和口诀,而且四处宣传推广,不是深入细致地去探索,去研究,而是反其道而行之,将临床医学的一些复杂的问题尽量进行简单化,甚至口诀化,这样去研究,怎么能解决复杂的临床问题。

第五节　具体情况进行具体分析,仔细地寻找误诊的具体原因

对于出现误诊的每一个病例,都应仔细地寻找误诊的具体原因,力争做到对具体情况进行具体分析,从中吸取具体的有益的教训,包括检查方法与技术、观察的步骤与方法、临床资料的梳理、院外的诊断意见、影像分析的次序及条理性、诊断思维的全面性、鉴别诊断的范围等,而不是泛泛而论,这样,才能总结出对临床工作有用的经验和教训,提高观察、分析和诊断的水平。

同时,要及时对误诊病例及误诊的体会进行详细记录,随时归类总结与分析和研究,不要当时讨论热烈,事后由于没有文字记载而完全忘记,付之东流。

第六节　关于"人体是一整体"的概念

众所周知,医学常识告诉我们,人体是一个整体,我们认为,在诊断疾病时切勿忘记这个原则!可是,一些人从经济利益出发,将影像学检查按器官来划分收费,将人体分成多个部位,再按部位计价收费。按照胸部与腹盆部扫描已经将躯干分为了两部分,在腹盆部又过细地分成肝胆脾、胰腺、左半结肠、右半结肠、上腹部、中腹部、下腹部、盆腔等。这样划分扫描检查的结果,也是导致误诊的一个原因。

为了经济利益,有的医院将腹部脏器以器官为单位来收取扫描费用,扫上腹部要将胰腺另外单独核算;只扫胰腺时则不要膈顶,上不顶天,下不着地,经常将肝膈疾病遗漏;扫结肠要分为左半结肠和右半结肠;扫下肢只扫一侧,另一侧不进入扫描范围;可是扫输尿管就没有办法了,只好上、下腹与盆腔一块扫;上腹与下腹分开扫在某些病人是可以的,但作为腹盆腔整体来说,分开扫总有缺陷,对腹盆部疾病的分析研究总不全面,如何兼顾这些问题,值得我们临床医师认真考虑和思索。

我们曾经见到 CT 平扫按照临床要求扫描胰腺时,上方只扫描胰尾,不扫肝顶,结果就将肝顶病变漏扫,导致误诊。我们认为,在腹盆部横断扫描时,不宜分得太细,建议两个方案:一个是腹盆部作为一个扫描单位,对腹盆部疾病的诊断较为理想;一个是以脐为分界将腹盆部分成上腹部和腹盆部两个扫描单位,即可满足临床的需要。我们认为,应该要求科学地扫描,尽力减少误诊和漏诊的机会!

人是一个整体,当某一器官患病时常常累及全身其他部位,尤其是邻近器官和组织。在 CT 扫描引进、普及的过程中,一些医院为了小单位的利益采用以器官多少来决定收费的标准,因为"经济效益"的缘故,不少单位还效法此类做法。例如扫描两个肾脏,扫描胰腺,扫描一侧髋关节,一侧下肢,都只扫该部位横断图像,邻近器官常常不扫描,这样造成很多病变的漏诊和误诊。

我们认为影像检查时不可"大包围"地全身扫描,这样的缺点太多;但是也不要只检查有症状和体征的部位,例如,上腹痛只扫上腹,事实上,上腹痛的原因太多,不少下腹部的病变也可引起上腹痛,还有腹腔的血管性疾病也常常表现为上腹痛,一些胸部疾病也可导致上腹部疼痛,这样,只检查上腹部势必要漏诊许多。

要全面地分析研究病人的症状和体征,因人而异,再具体情况具体分析地确定检查的范围和方法,这样才能尽量减少误诊与漏诊。

第七节　关于检查程序

我们曾见一例肝外胆管结石伴返流性胆管炎病例,在 CT 增强扫描时发现:肝内胆管不规则扩张伴积气,肝门及其附近一大团多层状环形致密影,最大直径约 4 公分,其内有成层状的气体,且管壁较厚,颇似肠套叠之同心圆征。主胰管扩张。病人有呕吐,胃泡较大,考虑十二指肠降段套迭或胆肠吻合术后空-空套迭;肝门胆管梗阻。

但超声发现肝外胆管可疑结石性扩张,病人经保守治疗后呕吐好转,仔细观察 CT 增强扫描图像发现在一个层面上,"同心圆"影之右侧可见胰腺组织,"同心圆"后方可见十二指肠肠袢。再给病人钡餐检查,未发现十二指肠梗阻,仅在降段中部有较宽的透亮带横过。

再回头来补做 CT 平扫,发现'同心圆'中有稍高密度的不规则影伴气体密度影,顿时觉悟到该同心圆影实质上是扩张的肝外胆管,其内充满堆砌着的胆红素钙结石及气体,肝外胆管壁明显增厚,为胆管结石伴化脓性胆管炎。

这个病例让我们认识到应常规在做 CT 平扫后再做增强扫描。

第八节　活体形态测量的分析

我们认为,对活体形态测量的具体数值应该辩证地观察和分析,不应该死板地对待具体测量数值,因为多种因素都可对它产生影响,例如各个学者选择测量样本的数量、选择样本群的标准、测量的方法、样本群的年龄、性别、体重、身高、体质、人种与民族、样本群生活的地域……诸多因素均可在一定程度上改变具体的测量数值。

与具体测量某一数值相比较,作为影像诊断的研究,最好是选择一种质的改变,例如,在纵隔内主-肺动脉窗平常不见或只见小片的淋巴组织变成结节状了;骨皮质的完整性破坏了;胃肠黏膜不仅增厚而且在增强扫描时呈现不规则强化了;凡此种种,这些有质的改变的异常征象的价值就比较高,在它们的基础上进行诊断就会有把握得多,诊断的信心也会增强不少。

第九节　核素检查的技术因素导致误诊

尿引起的皮肤核素污染:泌尿系统是许多放射性示踪剂排泄的主要途径,因而,尿的污染是潜在诊断错误的重要原因,例如,包裹婴儿的毛毯被患儿含示踪剂的尿污染后作核素骨显像,此伪影可酷似骨骼异常。在女性,尿失禁可造成会阴区明显的污染而伪似骨盆病变。在男性,阴茎尖处尿液的放射性活动可重叠于骨盆或近段股骨,导致诊断混淆。

绷带污染:在静脉穿刺注射示踪剂后,穿刺处的纱布或绷带均受放射污染,如未给予适当的注意,它们则是可能引起误解的原因。在骨骼显像,它们的放射性均位于骨外,而且在搜空病员衣裤的口袋后再扫描,往往能寻到此伪影的根源。

放射性药物的外渗:将引起一个区域性放射性增加,如果此区足够大,则导致伪影明显。在邻近软组织的放射性以窄角的康普顿散射表现出来。把外渗部位移动远离身体之后再扫描,或采取另外的斜位扫描,即可显示出此类伪影的性质。

皮肤和乳腺:在过度肥胖的病人,皮下组织脂肪甚多,在核素检查时,皮肤皱折可以是光子衰减的重要原因。在核素扫描的靶器官和晶体探测器之间的任何外部物件(软组织,丰满的乳腺,过厚的皮下脂肪等)都可使靶器官的光子放射发生衰减。乳腺整形术后填充物,或乳腺切除术后假乳,在核素扫描前未曾移除,扫描图像上可出现边界不清的伪影,混淆诊断,移去那些填充物后再行扫描,伪影去除,问题澄清。

在 ^{131}I, ^{123}I 和镓核素检查时,哺乳的妇女的乳腺含有放射性,可产生影像干扰图像,这些放射性示踪剂部分泌入乳汁,因此,在镓扫描后 72 小时,^{131}I 扫描后 6 周,^{123}I 扫描后 1 周避免哺乳。

病人准备不佳造成伪影:在扫描前,病人未除去金属钮扣,珠宝,金属项链,金属奖牌等,扫描图像中都可出现伪影,造成诊断混淆。有学者介绍颈胸部扫描时,未除去金属性大奖牌,造成伪似冷结节的阴影,几至误诊,除去奖牌后再扫描方澄清诊断。

病人准备不佳引起图像的缺损:文献上有所谓午餐缺损,即是病人扫描前已行午餐,胃中的食物引起光子衰减,导致左上腹影像的缺损。可以令病人口服放射性示踪物,再行扫描,澄清此缺损的原因,但一般说来,在大多数病例了解此类情况再询问病人,即可将事实真相弄明白。

核素检查仪器故障导致误诊:核素检查仪器发生故障,扫描图像多有改变,可造成诊断混淆,或图像难以解释,或导致诊断错误。这些故障包括下列19项:晶体破裂;光电倍加管不平衡;光电倍加无功能;非最高峰的影像或非最高峰的全身成像;电噪音;静电放电;无功能的像素;扫描时摄影机中信号欠缺;显影滑动失调;抓伤阴极射线管盖;二次曝光;准直仪分隔显现;能量缺失;全身成像台活动受阻或功能失调;影像形成器调节不善;影像形成器内异物;影像形成器中阴极射线管输出的排列不整;窗口过宽;摄影机上下转换失误。

止血带缺损:有学者报告,在静脉给药大腿核素扫描时,在膝上方偶而可见条状缺损,伪似腔内凝血块,事实是膝上方止血带所致。

误投放射性示踪剂:由于工作人员疏忽,对欲作肩部骨骼扫描的病人给予了镓酸盐,由于示踪剂的生物学分布主要由肾排泄分泌,很少途经肝胆系统,导致扫描图像紊乱。

颅脑扫描与过锝酸盐:颅脑扫描由于某些解剖结构、所用示踪剂的性质、扫描过程中的技术误差等因素,可导致正常脑扫描的错误解释。

如用 ^{99m}Tc-过锝酸盐扫描,可因脉络丛的放射性而出现颞部局限性浓集区,口服过氯酸钾扫描,此处放射性可被封闭。前额部的大脑上静脉、垂体前区的静脉窦、脑膜中静脉和颞叶前少量静脉丛中的放射性物质亦可出现假阳性。病人在服 ^{99m}Tc 后呕吐,或颅骨钻孔,或脑血管造影后 1 小时即做扫描亦可造成假阳性。小儿扫描时,如以头皮静脉作为 ^{99m}Tc 注入途径,由于 ^{99m}Tc 的反流容易出现假象。

此外,一些颅骨病变如血管瘤、转移癌、畸形性骨炎、慢性骨髓炎等,宜慎与颅内占位性病变鉴别。

颅脑核素显像分析的变异:Lin(1976)对颅脑核素显像的图像和分析的变化进行讨论,发现影响此类图像和分析差异的原因甚多,大致包含:人体的正常生理学变异;γ 射线放射过程的统计学变动;探测器的效率;探测器测量几何学问题;资料转印系统的特性;扫描结果的主观解释的差异;以及观察者报告和临床医生解释的变异等。

脑扫描的假阴性:Shaw 等(1971)在总结 3600例连续核素扫描中,发现 45 例假阴性的脑扫描,其中 11 例脑梗死,颅内其他疾病 34 例(含星形细胞瘤 11 例,转移性肿瘤 9 例,脑膜瘤和慢性硬膜下血肿各 4 例,颅咽管瘤 2 例,厌色腺瘤、听神经瘤、黑色素瘤及早期硬膜下血肿各 1 例)。

此 34 例中可分二组,即假阴性扫描后,短期难以解释的假阴性 18 例;余 16 例假阴性原因为:扫描时头部位置不当;病变的位置;损伤血-脑屏障的修复;病变的弥漫性特征等。扫描时头部位置不当,病人不舒适,易于移动致图像质量差。

后颅窝因为丰富的静脉窦和窦汇的变化,而观察困难;鞍内和鞍上病变可以是隐藏的,有时颇难发现,容易遗漏。4 例慢性硬膜下血肿手术显示已形成良好的腔,损伤后的血-脑屏障的修复导致扫描时难以定位。弥漫性病变也难确定。

过锝酸盐骨扫描的陷阱:过锝酸盐(^{99m}Tc)能量低于 140 KeV,它经肾排泄可充满膀胱,如果扫描前不排空膀胱,则将遮蔽骨盆,有碍观察。它进入甲状腺,使之具有放射性,故观察颈椎骨骼图像时应注意避免混淆。

几个因素可造成不常见的骨扫描的表现。在不少的病人中,两臂的放射性常有显著的差异,这与病人喜用右手或左手有关。有的病员有一持续存在的胸骨骨化中心,为定位良好的放射性增高区,切记不能解释为转移。一些病人(40岁以上病人的45%)可见股骨内侧有放射性增高的曲线状影,这在 Monckeberg 内侧硬化病人尤为显著,但它也出现于无任何动脉钙化者,事实上它是股动脉内侧的钙化,而非骨质异常。

骨扫描的假阴性:Thrupkaew 等(1974)介绍3例病人广泛的骨骼转移性病变,而骨核素扫描却未发现异常。在恶性病变有广泛转移倾向者(即来自于乳腺、前列腺、肺)骨核素扫描的解释务必小心。Charkes(1968)显示骨扫描能发现骨活检中多达79%的转移性病变。在 X 线片无异常而扫描异常者 2/3 的病人显示阳性扫描处有肿瘤细胞。Galasko(1972)指出,在骨扫描发现转移性病变与 X 线片上出现第一个转移征象之间隔时间可长达18个月,这对病人的治疗来说是多么宝贵的时光! 在早期乳

腺癌者(手术分期对这些病人不适合)24%有阳性骨扫描和无异常的 X 线照片。

骨扫描时,示踪剂吸收增加区常由下列紊乱引起:反应性骨形成和/或血流增加;X 线照片所示致密或透光区却可出现吸收增加,骨扫描也可无异常。

假阴性扫描能伴存明显的 X 线致密影,此刻骨形成速度转而正常,骨活检示良好矿物质沉积,旧的反应性骨目前多无放射性。

假阴性扫描出现于 X 线透光性病变区,这已为活检证实,此时多为转移性肿瘤侵犯骨质,但无反应性骨形成。

示踪剂吸收增强,或减弱,骨核素扫描实际上是反映扫描时刻骨骼的代谢状态,而 X 线照片则是反映曝光时刻新骨形成和骨质破坏的最终结果。

如上所述,假阴性骨扫描一般源于放射性示踪剂吸收的匀称的增加,这些病例一般为弥漫性转移病变,或稳定的骨质病变,或微小肿瘤生长等。

第十节　关于病因学

对一些疑难病例临床诊断的确定,除进行临床、影像、病理三方面研究探讨外,重要的还应进行临床、影像、病理及病因学四方面的研究,在病因学方面主要应考虑细菌学及病毒学、肿瘤学、创伤研究、免疫学情况、流行病学、传染病学、职业病学、先天发育异常、过敏源等情况。

对于疑难病例除考虑常见情况外,重点还应考虑少见病及罕见病的可能。

第十一节　临床观察与误诊

临床大夫总是在跟各种问题打交道,例如患者的主诉(症状、体征)或者异常的化验检查,处理这些问题的前提是什么? 我们先看两个真实病例。

病例一:某年的某个夜班,跟班同学跟我讲"3床那位 COPD、脑梗后气管切开的患者又气喘发作了,之前已有多次类似情况,是不是按此前的处理给予解痉平喘?""不急,我们先看看他"。

这个七十多岁的患者 COPD 并哮喘诊断是明确的,半年前因大面积脑梗而行气管切开,现在生活不能自理、运动性失语,还有老年痴呆。我看他烦躁不安,呼吸急促,血压高、心率快,低流量吸氧下,脉氧饱和度 100%,听诊喉鸣音明显的传导到整个肺部。是气道梗阻? 哮喘发作? 急性心衰?

"怎么那么臭",一位跟班神经科的轮转生问道。脱掉患者的裤子,我们看到他裤子上沾满大便——纸尿裤漏了。"刚才睡觉了,没注意,现在就弄干净",陪护的阿姨很不好意思的说。

两分钟后,患者的"呼吸困难"消失了,生命体征平稳。

真相大白:由于大便弄脏了裤子,患者无法表达,所以情绪激动的报警,便让我们看到了"急性呼吸困难"。

病例二:夜班。一位气管插管、机械通气、肺部感染的老年患者突发躁动、气促,血压高、心率快,脉氧正常,肺部听诊呼吸音粗,肺底少许湿罗音。统计护理记录 14 小时出入量:入量 1700 ml, 尿量

500 ml。同学问"考虑急性心衰？给予利尿？"

仔细查对，从下午四点半外出行 CT 检查后就未再排尿。留置尿管，膀胱叩诊充盈。顺着尿管往下看，尿管被夹闭了。打开尿管，尿液通畅的流出。几分钟后，患者"呼吸困难"消失。

真相大白：为了外出检查而夹闭了尿管，却因工作繁忙一时疏忽未将尿管打开。我们便看到了类似"急性心衰"发作。

一、类似的案例很多，给我们的启发是什么？

临床大夫以为，临床工作中要时刻提醒自己：我们看到的，未必是真的。确认问题的真伪，是我们面对问题、解决问题的前提。那就是，别把表征当问题，要透过现象看本质。

有哪些因素造成假象呢？至少可以从医护人员、病人（也包括家属）、设备三方面考虑。

所谓"眼见为实"，前提是理性分析。前面提到两个临床真实案例，目的就是告诉大家：我们看到问题时，首先要确认问题，其次才是处理问题。

问题当然就有轻重缓急，也有简单复杂。问题既可以是主诉、体征，也可以是某种检查检验结果，更可以是某种场景。不急的问题，可以慢慢分析，紧急的问题需要紧急分析，甚至边分析边处理。

识别问题的特性考验大夫的能力。每个医生在行医过程中都或多或少的逐渐建立起关于问题的"个人分类与索引"，有些知识来自书本，很多来自个人经验。当你听到某个问题或关键词时，你的反应是不一样的，如"餐后血糖 20 mmol/L"与"突发意识障碍"，这就与你对问题的轻重排序有关。在夜班这样一个特殊时间段里，大夫的使命在于处理突发问题，在于发现隐患，排除和处理危及生命的急症。当我们发现问题时，都要进行问题真实性确认。

二、影响问题的真实性有哪些因素呢？

一些学者认为，至少包括医护人员的能力（基本功，经验，细致严谨程度、思维严密性等）、患者和家属的能力（疾病特点，文化程度，表达能力，配合程度等）以及设备的能力（检查检验的方法与手段，设备的质量控制等）。我们分析问题时，可以多从这几个方面着手，逐渐建立起比较严密的分析过程。

以脉氧饱和度报警为例，确认这个数值是否真实至少包括几个方面：患者状况的评估；测量真实性评估，如局部血运不良造成干扰（如血压计袖带与脉氧计在同一侧；患者本身的末梢循环不良）或仪器故障。最可靠的确认是：动脉血气 + 患者情况分析。

又以如何确认尿量的真实性为例（护士报告：12 小时统计入量 2000 ml，尿量 500 ml，是否处理？），至少也涉及这么几个方面：出入量统计方法是否合理，计算是否准确；患者有没有尿潴留情况（未留尿管时是否存在尿潴留，留尿管时是否存在尿管堵塞或夹闭）；患者状况的评估。

你会发现，确认一个问题真实性的过程会衍生出许多子问题需要确认，实际有鉴别诊断思维不断参与。我们要不断积累确认问题的思维方法和过程。上述的问题应属比较容易分析的，有些问题确认是困难的，例如病例一。

合理思维方法的养成，对一个大夫能否成长影响深远，也是评判大夫成熟度的好指标。

第十二节　关于医学影像专业发展的不均衡

一、为何医学影像学专业的就业率高？

伴随着现代医学、生物工程学和计算机信息技术的飞速发展，医学影像学已成为与外科、内科并列的第三大治疗手段。医学影像已经成为推动医院发展起重要作用的综合平台，小到病床旁的 B 超，大到 3.0T MRI，医学影像设备在医院医疗设备的比重几乎达半壁江山。

许多重大疾病，如癌症和某些心脏疾病，通过高端的医学影像设备，可以在其病变早期发现，不仅可以提高治愈机会并且控制医疗费用。而从医学影像设备市场来看，高精度多模态医学成像技术早已成为全球各大科研机构和跨国公司角逐的热点。

医学影像在医学领域里是一个热门专业，长期以来，科班出身的专业人才供不应求。随着医学影像设备的不断更新换代，对本专业人才的需求也将呈现逐年增长的趋势。特别是近几年来各种高端影像设备不断普及到县及县级以下医院,导致目前中国较多医疗卫生单位,特别是西部医疗卫生单位对影像专业人才需求缺口增大。

二、为何国内医学影像学高专业人才匮乏,分布不均?

医学影像学是医学领域过去30多年发展最为迅速的学科之一,医学影像学的迅速发展,新设备、新技术的不断出现,对医生等从业人员提出了更高要求。医学影像学人才首先必须具备良好的基础医学和临床医学知识,可以说,一个影像学医师首先应是一个临床学科的医师,在此基础上再深入扎实地学习影像专业的知识。

在临床,疾病的种类繁多,疾病的影像学表现多种多样,可谓"同病异影"、"同影异病";要求影像学专业人才掌握非常扎实的专业知识以外,还要有丰富的临床经验。

但是,相对于医学影像学的高速发展,国内影像学学科更新速度较为缓慢,且单一的知识结构,缺乏高层次的系统培训,使我国不少从业人员的技术和思维受到了束缚。而我国地域辽阔,各城市各级别医院的设备、技术水平以及待遇不一,也使很多较为专业的影像学人才多分布于较发达、设备较先进的地区和医院,造成基层医院影像学专业人才的严重匮乏。

三、如何缓解各地影像技术水平不一?

面对我国参差不齐的设备、医疗技术水平,影像学从业人员水平不一,医疗实践经验差异过大的现状,加大学校专业教育和继续教育的技术培训,提高医学影像学人才队伍的综合水平迫在眉睫。同时,现阶段,各地方、各医院的网络互联互通,建立远程会诊中心,专业人员远程诊疗也是一个非常实在和有利的手段。

第十三节　临床影像诊断报告常见误诊与漏诊

影像诊断现已成为临床决策的重要依据,而影像诊断报告的差错则容易成为造成患者伤害的原因。前段时间有位同仁的影像诊断报告单因"左右写错",引发了一场医疗官司。

病案回顾:孩子在家不慎摔伤,送至医院治疗,医生为其拍X线片后,却误写诊断单,本为右踝关节,却填写为左踝关节诊断结果。孩子父母一气之下将医院告上法庭。江西省修水县人民法院判决该医院向原告支付赔偿款712元。

这件事给影像科各位同仁都敲了一个警钟,在写报告的时候一定要细心,不能犯那些错误,否则对自身名声、患者健康和医院声誉都造成不利的影响。

此处讨论12类报告错误,希望同仁们避免在写报告时重蹈覆辙。

1. 遗漏忽视　在影像中未能发现病理学征象。据统计,这类错误约占42%。这类错误最常见,原因常常是影像医生诊断时受到其他杂事干扰,或工作疲劳所致注意力分散。

2. 诊断满足之错　因满足于已发现一处病变征象,而未能继续努力寻找其他病变,导致错误。这类错误约占22%。

3. 未深入分析研究,盲目推断:在诊断工作中,发现一个病理征象,未深入分析研究,过于武断地认定为某一原因,而未做鉴别诊断。这类错误占比约9%。

4. 检查范围内病变的漏诊　因病变征象位置不在检查部分兴趣区内,影像医生观察不全面所致错误。例如颈椎MRI检查中垂体疾病的漏诊,腰椎CT中输尿管结石的漏诊等。CT或MRI中第一幅或最后一幅中的病变容易漏诊。这类错误约占7%。

5. 信任既往报告　因盲目信任该例患者既往的诊断报告所致的错误。一个错误在连续几份报告中出现的情况临床并不少见。这类错误约占6%。

6. 既往检查及病史了解不够　因对既往检查了解不足所致的差错。这类错误占比约5%。

7. 知识匮乏　发现一个病理征象,因知识匮乏未能做出正确解释。这类错误占比约3%。如颈椎骨折照片,但因不认识甲状软骨骨折而将其漏诊。

8. 检查技术不当　因检查技术缺陷,例如扫描范围不够等原因所致差错。这类错误约占2%。

9. 病史不足　因临床病史提供不够详细,或影像诊断医生对病史了解不足所导致的错误。这类错误占比约 2%。

10. 将发育变异误认为病变：当工作中发现一个征象，本来是正常的，或没有病理学意义，被解释成病变。也就是一般所说的假阳性发现。举个例子，例如将本属发育变异的二分髌骨认为是髌骨骨折。这类错误占所有错误比例约 0.9%。

11. 表述沟通不清楚　影像诊断学报告未能将影像科医生意思准确传达给临床医生。这类错误占比约 0.5%。

12. 并发症之错　因影像学检查操作所致的并发症。包括部位的错误，甚至病人的错误。这类错误约占 0.5%。

临床工作中经常发现，有些影像诊断医生在忙碌时，偶尔会有疏忽的时候。比如电脑打字拼写错误，将"结节"写成"姐姐"的；"腰椎"检查报告写成"颈椎"的，左右侧写错的，单位"cm"写成"m"的，男性患者检查报告中出现子宫描述的，女性患者检查报告中出现前列腺描述的等等，不一而足。希望同仁有则改之，无则加勉！

第十四节　临床医学基础十分重要

在编写本书的过程中，我们发现一些学者之所以出现误诊，十分重要的原因是自己的临床医学基础知识不扎实，尤其是一些国内影像专业毕业的同仁，尽管临床工作多年，但是常用的临床知识却十分欠缺。归根结底大概有几点：首先，是在国内影像专业院校学习时，对临床学习不够，一是临床课时太少，见习和实习效果太差，讨论影像还说得头头是道，但是联系临床时则一问三不知；其次，在国内影像专业院校学习时，对临床不够重视，尤其是开办国内影像专业院校的初期，一窝蜂地上马，一些专科学校升级为学院，先天不足，临床教学甚差，据了解，有的学生一直到毕业，都未亲眼看过一台手术，更不要说在临床科室管理病人了，自然，临床基础知识就不可能好到哪里去了；第三，国内影像专业院校毕业生到工作岗位时，自觉地或不自觉地向临床同仁学习和联系都不多，未自觉地努力去补上临床学习这一课，这是一个十分值得重视的问题。

第十五节　关于缩略语的规范化

在收集和研究文献资料时，我们发现，为了在文章发表时节省篇幅，有的学者在指导学生写论文或综述时，非常随意地，相当不规范地将英语词汇改为缩略语，造成读者在阅读该论文或综述时对该缩略语理解错误，这也是导致误诊的一个不可忽略的因素。

我们认为，在撰写论文或综述时使用缩略语一定要注意规范用语，最好查查词典，因为有的缩略语的原文有很多不同的意思，涉及各行各业使用的外语，尤其是只有两个外文字母的缩略语的意思更是层出不穷，千姿百态，千万不要随意乱编，以免造成误解，导致误诊。

第三章 关于影像诊断的个性化

第一节 十一个特征令每个人都独一无二

在几十亿人群中,面孔完全一样者能找到几个? 即使双胞胎,他们的发育条件基本相同,但其面孔也有差别! 这就是发育的变异。

在腹部脏器血管的分支类型与分布样式方面,这点反映也尤其突出,许多解剖学者对它进行研究,发现不少的分支类型和分布的不同,但大致可以归纳成几大类,这些也都是发育变异造成的。

在地球上几十亿人群中,气候(热带、亚热带、温带等)、地域(东半球与西半球、北半球与南半球、山区、平原、盆地、沿海沿江等)、国家、种族、民族、基因、染色体、性别、年龄等各种因素的不同,均可影响人体的组织结构的发生和发育,出现各式各样的变化,因而难以有一种统一的不变的标准来完全概括所有情况。此一时彼一时,此一地彼一地,变化随时都存在着。

不论两个人多么相像,他们绝不会一模一样。一些学者研究发现,可以寻找 11 个让你看起来真正独一无二的特征。对生物学进行深入研究并寻找鉴别人类身份的复杂方式,就能发现我们在哪些方面与众不同。有些像 DNA 和指纹,很明显;有些则不那么明显。

(1)DNA:从某种程度来说, DNA 确实让你独一无二。要想知道你在基因上和其他人有多大差别,试试用这些编码来测定。

别人和你有一模一样基因组的机会是零,即使同卵双胞胎也是如此。我们知道,微小的基因差异会对身体特征有巨大影响,例如眼睛的颜色或疾病的感染性。

(2)指纹:每个人都知道指纹是独特的,因此,其大小和形状主要由基因决定这一点不太会让人们惊讶。但是,成长中胎儿的指纹还由其他细微的因素塑造,如子宫壁压力,甚至羊水的晃动。

这就意味着,尽管同卵双胞胎的指纹可能非常相像,但是依然有足够的不同能区分他们。脚趾纹也是如此。

(3)面部:面部是我们最明显的个性特征,仅通过面部就能很容易认出别人。但是它们可能不像你想象中那么独特。

当人类或机器被提问两张非常相像的人脸照片是否来自同一个人时,答案就只能靠碰运气。对不熟悉的面孔,人类能答对其中仅仅 56%,而对熟悉的面孔为 66%,鉴于我们的独特性与面部息息相关,这一数字低得让人惊讶。

(4)步态:我们不太确定每个人是不是真的有独特的走路方式,早在 20 世纪 70 年代的研究显示,步态有足够大的差距,至少 90% 的情况下,我们能从走路方式认出我们的熟人。

步态在儿童时期会变化,但是当我们停止生长的时候,就会稳定下来。那时,我们腿长得不同、臀部宽度和环境因素(例如我们通过锻炼塑造的肌肉数量)加起来,能让我们具有独特的走路方式。

(5)耳朵:你可能没有过多注意耳朵的确切形状,但是如果你照照镜子,拉起耳朵,你会发现一只和另一只有细微差别。不仅如此,你的每只耳朵都和别人的不同。

这是因为人类耳朵来自怀孕 5 周左右出现在脑侧的 6 个小突起,然后它们慢慢融合。尽管基因决定了其大体形状,但影响耳朵最终形状的,是子宫内的环境,例如胎儿位置。

(6)眼睛:眼睛虹膜独特的原因在于虹膜结构的复杂性,杂乱的肌肉、韧带、血管和色素细胞构成网络,给予了它独特的颜色、深度、纹路等。

（7）声音：当你说话的时候，声音是如下很多部分的总和：空气通过喉部振动产生的声音，它在口鼻中颤动的方式，它通过腭部、舌头、唇部和脸颊而形成词语的方式。

因为喉部、嘴、舌、牙等不同，因此声音也不同。

（8）气味：没有两个人的气味是相似的。但是70亿人是不是真的有足够区别形成各自独特的气味？科学家认为答案是肯定的。

（9）心跳：没有两个人的心跳是一样的，通过记录心电图有可能区分出不同心脏。

（10）脑电波：每个人都有独特的大脑。大脑的区别能否解释为什么我们有不同的个性？或许可以。

（11）微生物：有一个让我们与众不同的方面，严格来讲，并非我们的一部分。它来自居住在你我身上的100万亿个细菌。每个人身上的细菌群落均有不同特点。

第二节　关于影像诊断的个性化

临床科室医生和中医诊断的个性化，与病人直接接触，望闻问切，深入了解病情病史，症状和体征，再做出诊断，进行个性化的治疗，远比现在我们影像诊断工作人员不看病人即做出诊断的误诊少许多！如何在影像诊断中应用这类个性化原则？真值得研究！

在此，我们不得不联想到临床科室门诊医生的职责，如果临床门诊医生能够真正做到尽职尽责，尽量多给予病人的信息资料，对于减少和避免影像诊断误诊将起到十分重要的作用。

第四章　如何正确地对待误诊

第一节　对待误诊的态度

医师对于误诊的认识很复杂,这听来很奇怪。诊断错误了,承认就是了,总结经验教训,以后不再犯了,这是一个十分简单的事。可是,在临床工作中远非如此。

如何正确地对待误诊? 采取不同的态度,得到不同的效果,是正视还是回避?

在研究误诊学时,我们发现,在临床工作中,对待误诊的态度真是五花八门:有的医生老实承认错误,仔细分析研究导致错误的原因,认真总结经验教训,写出研究误诊的文章,诊断水平不断提高;有的医生却避重就轻,称"太忙了,我只看了一眼",不负责任的推卸自己理应承担的责任;有的科主任在科室内是"权威",当有人告诉他出现误诊时,他只是一笑置之,立刻转移话题,从不讨论误诊和漏诊的问题,从不总结经验,固步自封,当有人追究责任时,则全部推给下级医生,自己永远都是"正确"的。

对于一些"大"医院的"大"医生来说,很难承认自己有错误出现的,他可以躲躲闪闪,他可以一笑置之,他可以沉默不语,他更可以不理不采。

因为,在这些人看来,自己工作那么多年,自己已经是主任医师了,自己的学生可谓桃李满天下了,怎么会错呢? 之所以出现误诊,多半是由于临床医生的误导、技术扫描不规范、自己工作太忙、观察图像时间太少……这些客观原因造成的,而从未在主观上检查一下自己。

因此,在这些人带领下的科室发表的文章中,从不提自己误诊的事,都是写"指导"他人的著作。很有趣的一件事是不少杂志上刊登的"个案报告"绝大多数是临床工作中的误诊病例,但真正在文中承认自己误诊的却少之又少,一些学者写"实难诊断",表示已误诊;一些学者写"诊断有困难",提示未诊断正确;一些写"属罕见病例",表示错在罕见;一些学者根本不提误诊之事,只是介绍诊断经验而已。

同样内容的文章,有的学者非常诚实的进行误诊分析,讨论自己误诊的情况;而另一些学者却不写误诊分析,只是说,在某些情况下,容易被误诊为其他疾病,然后进行讨论如何不被误诊。

第二节　科室领导的责任

为了照顾医生的威信,在临床科室、病理科及影像科室的日常工作中,从照顾某医生情面的立场出发,有的科室领导不是站在对病人负责的角度上去考虑,而是给下级医生的面子,不便从书面上进行纠正,而只是口头上纠正,尽可能不影响病人的治疗即算对得起病人,妥善解决问题了,这就是诊断工作中的"人治"与"法治"。

在此类情况下,只有当事者才知道事情的真相,

后来者只能从书面上去了解,去研究分析,有时的确难以找到事实的真相,不利于事后的总结和分析研究,从科学研究的角度看,这种做法是十分不科学的,也是对工作不负责任的。

我们认为,作为上级医生或科室主任,当发生误诊或漏诊时,应该主动从自己工作的检讨做起,主动承担责任,而不是左推右卸,四处找客观原因,从来不承认自己有错误,实际上却是经常误诊,想方设法

去掩盖、修正自己发出的诊断报告，或不及时发出诊断报告，或是等待病理报告检查结果后再写影像诊断报告。

我们就曾经看到过这样的科室，由于科室领导的不正之风，搞得谁也不服谁，科内的人事关系很紧张，最后人员大批辞职离科，科室的业务水平明显下降，影响全院的医疗教学工作顺利进行。

第三节　对误诊病例的思考

在临床工作中，对疾病的正确诊断的比例在各级医院、各位医生都有一定的差异，但一般说来正确诊断都是占绝大多数，误诊病例是少数。如何对待已经发生的误诊？是正视它，还是避重就轻？是遮遮掩掩，还是不去回避，认真总结经验？这对每个单位、每个医生来说都是值得思考的问题。

有的医生对误诊病例的思考有相当的深度，善于分析、归纳、总结，吸收教训，逐渐成为受病人欢迎的好医生、有经验的好医生；而有的医生却不是这样，不仅讳疾忌医，自以为是，而且不接受教训，最后落得来不受病人欢迎，一错再错，远近闻名。

总之，我们认为，为了避免影像诊断的误诊，除要重视影像诊断各专业检查个性化，要有充裕时间观察思考和讨论，开展科研和教学以不断提高业务水平及扩大知识面之外，还应努力设法建立保证质量的全面的合理的检查制度，即质量保证和质量控制，这是我们努力的方向。

第四节　文献上的误诊病例

不少学者对误诊都感兴趣，许多专业期刊的个案报告都是此类内容，只不过一些学者诚实地承认该病例发生了误诊，并在文章标题上清楚写明为误诊病例。

一些学者却碍于情面，放不下架子，不提误诊这两个字，只提经验教训一笔带过。

一些学者将误诊病例作为个案报告发表，也参考不少文献，进行深入讨论和分析，不知情者认为该个案报告很好，很有参考价值；知情者却清楚了解该例实为术前误诊病例，只是因为该作者身处大医院，放不下那个大医院大医生的架子，不承认自己还可能出现误诊。

我们发现，文献中的个案报告绝大多数都是误诊病例，有的学者比较诚实、客观、谦虚，在文章中主动承认误诊，并从中认真分析研究，总结经验教训，在文献上发表交流，力图减少同仁们重蹈覆辙；有的学者对报告内容认真分析研究，总结经验，但碍于该医院和作者个人的名声，放不下那点脸面，总难以明确说出是误诊的教训，只是说该病例难以正确诊断；有的作者则只是详细客观地介绍和讨论病例，却只字未提是否误诊。

有的地方专业学会学术活动每次都讨论误诊病例，但各地情况各异。一般都是报告病例的多，对于为什么出现误诊讨论分析的少，多只是吸收犯错误的教训而告终；有的完全变成了猎奇，多报告罕少见病例，而对于常见病的误诊和漏诊却极少报告；有的成了猜谜活动，或有奖竞猜，只报告手术病理结果，而对误诊的经验教训只字不提。

第五节　致谢

我们深深地感谢文献资料上的同仁们和各地向我们推荐病例的同仁们，由于本书编写时间长达三十多年，学习和引用的参考文献近万篇，但由于本书出版篇幅有限，未能全部列出文献资料上的作者姓名致谢，未能对历年来向我们推荐病例的各地同仁们致谢，在此我们深表歉意。

我们认为，能在文献上报告自己的误诊漏诊病例资料，减少同仁们重蹈覆辙，实在难能可贵，这已经相当不错,至少该组学者已经认识自己误诊,从而总结经验教训,比起那些从不认错的"神医",在人的品性上和治学的态度上确实是值得我们认真学习的。

第六节　正直的负责任的医生

我们认为,在临床工作中,作为一位正直的负责任的医生,应当在发现误诊后主动承认错误,承担责任,不推卸责任,然后对误诊情况进行认真地、仔细地、具体分析,尽力找出误诊的主要原因和次要原因,从中总结经验,吸取教训,然后记录在案,写好误诊笔记,到一定时间再进行归纳、分析、研究,酌情结合文献资料,写出研究误诊的文章,做好自我的继续教育和教育下级医生,这样,科室的诊断水平就会不断上升,整个科室的业务素质也得到提高,在和谐的氛围中愉快地工作。

第七节　怎样正确对待误诊的发生

有错即改,有错即认真分析,总结经验及教训。

对误诊发生后的正确对策,应该做到对事不对人,就事论事,认真分析研究,仔细寻找误诊的原因,对误诊可能的方方面面都考虑到,进行详细讨论,以便今后在各种各样情况下防止误诊和漏诊,避免以后再犯类似的错误。

第八节　防止出现误诊

防止误诊的发生,应该有作为,而不是无作为,不应文过饰非,只谈论其他人的误诊或漏诊情况,对自己的问题只字不提,宛如自己是"神医","100%的正确"。

对于已出现的误诊或漏诊,不宜只对事论事,批评一通,或指出错误就完事,而应坐下来,静下心来,仔细一对一地具体地进行细致分析和讨论,研究误诊或漏诊的全过程,一步一步地找出误诊或漏诊的原因,或是找出诊断的陷阱,着力于防止误诊的发生。

不仅只从专业知识方面去分析和研究,还要从医院和科室的管理角度去探讨,例如临床医生方面有无造成误诊或漏诊工作方面的陷阱,科室有无导致误诊的管理工作缺陷。

第九节　其实我们早就应该重新定义医学和医生

"我觉得在当今的医学文化中,有一部分文化必须要开始改变,而这个改变可以从一个医生开始,那就是我。"这是加拿大著名的急诊室医生 Brian Goldman 在 ted 演讲中的开篇。

在这个面向全球观众的 15 分钟演讲《Doctors make mistakes. Can we talk about that?》中,Brian Goldman 说道,和大多数人一样,他同样认为:当我们将所有的会犯错的人赶出医学界后,我们便会得到一个安全的系统。

因此从学医之初,他便要求自己——绝对,绝对不能作出错误的诊断,为此他努力学习,以优等的成绩毕业,以期成为那个"完美"的医生。然而在他二十余年的医疗工作和新闻事业中,从他为多伦多星报所写的第一篇文章到他现在主持的节目《白袍魔艺》,所学到的一点却是:在医疗行业中,错误绝对是无处不在。

其实,我们早就应该重新定义医学和医生。

医学从来不是一门完美的科学。医学不能治愈一切病人,医生不能治愈所有疾病。前段时间,美国白宫最年轻的健康政策顾问阿图·葛文德的一篇文章《所有医生都会犯可怕的错》在网上流传甚火，在文中，作者坦诚"公众会认为医疗过失是由于某些医生不称职造成的，律师和媒体也这样想，但实际上并非如此，医疗过失其实经常发生，而且每个医生都有可能出现过失……在医生这个行当中，有一件事毋庸置疑：所有的医生都可能犯下可怕的错误。"

医学永远具有复杂性、不确定性、多变性，医生是一个绝对的高风险职业，包括诊断风险、用药风险、手术风险等。即便是西方发达国家，临床的确诊率也仅为 70% 左右，即有 30% 左右的误诊率。对于医生来说，如果只允许成功不允许失败，是很不现实的。

承认医生会犯错，并不是盲目地纵容他们的错误，而是需要各方面的协调努力，理性的正视。媒体与大众，患者和家属等都应该多方面认识到医学的局限性、疗效的不确定性、患者自身的特异性，以更加宽容的态度对待医学的得失。

对于每位医生而言，更需要面对错误，并从中学习、努力寻求改善。随着年岁的增长，Brian Goldman 慢慢明白了自己当初想法的天真，他勇敢了说出了自己行医过程中曾经犯下的错误，而有些甚至是致命的。

面对着全世界的观众，Brian Goldman 认真而又严肃地总结道：如果真像我被教导的体系那般赶出所有易出错的医护专业人员，那么这个领域便不会有人留下…… 重新定义的医生也是人类，每个医生都需要明白自己是人，并接受这个事实。但是医生不能觉得犯错误是光荣的，而应从中学习并教于他人。

医生需要学会与他人分享经验，并在别人谈论自己过错的时候给予支持。

同时，我们整个社会需要培养一个宽容的工作环境，在随时指出一些潜在的错误的同时应该鼓励每位医生，当他们犯错后可以去正视并加以改正。

"我是布莱恩 - 高德曼，我是一位重新定义后的医生。我是一个人类，我也会犯错。我为此感到抱歉，但我会尽力从中学习并教于他人。我仍然不知各位如何看待我，但我想我对此可以接受。"在演讲的结尾，布莱恩 - 高德曼这样说道。

第三篇　诊断方法研究

第一章　影像诊断报告务必要留有余地

第一节　四点注意事项

不少学者在研究和总结如何书写诊断报告时，都谈到下述问题：①诊断意见千万不要绝对化，陷自己于困境之中。应实事求是，不做文字游戏。不宜一棒子打死，只做出一个诊断意见，而以做出两个可能性诊断（首先考虑，其次）或三个可能性诊断（首先考虑，其次，不排除）为宜。②宁愿紧张，切不可漏。假阳性多点不可怕，可怕的是假阴性，它可给予患者虚假的安全感，甚至贻误终生，应时刻加以警惕。③诊断四步曲：正常、发育变异与异常；先天异常、外伤、炎症与肿瘤；如是肿瘤，为良性或恶性或交界性；细胞学或组织学诊断。

我们一直认为，对于影像诊断各专业的诊断报告，走到三步就不错了，对于肿瘤，一般能做出良性、恶性或交界性诊断，则应算基本完成诊断任务，不宜苛求做出细胞学或组织学诊断。

我们必须有自知之明，应该谦虚谨慎，影像诊断自身只是观察分析影像，而不是研究细胞学和组织学，尽管影像学表现与后者有一定的关系，但也不必吹嘘我们可以做出细胞学和组织学诊断。④对一些特殊情况我们应予了解：常见征象可有少见原因，常见病可有少见表现，少见病又可呈现为常见表现，等等。

由于科学的不确定性和不断变化，无论什么情况，我们作诊断结论时都要留有余地。

总之，我们认为，为了避免影像诊断的误诊，除要重视影像诊断各专业检查个性化，要有充裕时间观察思考和讨论，开展科研和教学，除不断提高业务水平及扩大知识面之外，还应努力设法建立保证质量的全面的合理的检查制度，即质量保证和质量控制，这也是我们努力的方向。

第二节　影像诊断应有自知之明

对疾病的定位、定性、定量、定期，作为影像诊断来说，应当尽力而为，这也是影像诊断的优势所在，尤其是定位，作为活体形态研究的重要技术，影像诊断可在其中发挥不可或缺的作用。

相对于病变的定位，在病变定性方面，目前皆以病理组织细胞学诊断及免疫组织化学为准，与之相比较，影像学研究只是大体的、肉眼观为主的、形态学和功能学诊断，尽管分子影像学已有良好的开端，但毕竟临床应用方面还与病理学研究差距甚大，因此，客观地讲，在疾病的定性方面，影像诊断学与病理学并不是在一个层面上。

我们认为，影像诊断的定性问题，我们也应当尽力而为，但需要加一句，即适可而止，有的疾病在肿瘤细胞学方面可以提出影像诊断的意见，有的疾病则不宜勉为其难，并不是一定要达到细胞学层面的诊断，才算准确诊断。

换句话说，病变的细胞学、分子学诊断是我们影像学研究的方向，我们应当努力向这方面学习、前进，但是，实事求是地讲，不能过分要求目前的影像诊断研究一定要达到这个水平。

第三节　关于文责自负

如何书写影像诊断的报告？不知有多少学者和专家讲过这个题目，真是各抒己见，各有千秋，仁者见仁，智者见智，此处我们强调的是，诊断报告的作者与科研论文报告的作者完全一样，都是文责自负，希望写报告的医生重视自己的签名，珍惜自己的名声，当自己签名时，或电脑鼠标点击"确定"时，务必慎重考虑一下，此报告有无欠妥之处，自己一定要对这份报告负全责。

有的医生戏称自己的签名不值钱，无所谓，非常草率地四处签名，我们不赞成这种做法，我们认为，要珍惜自己的签名，重视自己的签名，平常没有出现问题时签名关系不大，但当涉及影像诊断报告的法律责任时，这个签名就十分重要了，那时，你就后悔莫及了。

在日常生活中，就曾出现过这样的故事：东北一位主任医师朋友在科内忙于工作时，他的朋友要他代签一份诊断报告，他在未认真读片和了解检查情况背景的情况下轻易地签字发了报告，两个月后外地缉毒警察专程从北京来当地医院和他约谈，并且在公安局拘留了半年才释放回家，这就是深刻的教训。他亲自给我们讲这故事时，真是后悔莫及，并嘱咐我们要多给年青人讲这个难忘的案例。

第四节　现代问题，人人都是专家

现代社会依赖专家，即那些在某领域有专业技能和经验的人。但是科学家们发现，有越来越多的人开始挑战专家的专业知识，甚至在一些存在强大科学共识的问题上亦然。

例如，家长与儿童权益的鼓吹者们长期以来声称某些疫苗可能导致儿童孤独症，尽管压倒性的医学证据显示两者之间并无关联。这已导致某些在很大程度上已经从现代生活中消失的疾病，因为一些未接种疫苗的孩子而重新暴发。

英国加的夫大学社会科学家哈里·柯林斯说："一个社会完全拒绝科学价值观和专业知识的前景是很可怕的，令人无法想像。"

柯林斯提出了一项建议，由此开始一个可能的解决办法，重新思考我们如何认识科学知识。柯林斯指出，人们拥有层次不同的专门知识。范围可能从最低层次的电视智力竞猜节目的常识，到最高层次的专业科学家的科研知识。多数人知道要信赖最高层次的业内专家，无论是因为腿骨折做医疗检查，还是找一个电工为房子布线。

柯林斯在接受记者采访时说："我会找一个内行的人，而不是我妈妈。"

有些非科学家的确拥有相当不错的科学认知，不管是从阅读趣味科学网站得到的"大众知识"，甚或是从阅读《科学》和《自然》杂志刊登的文章而获得的"第一手知识"。

然而，柯林斯和其他人指出，较低层次的专家在有争议的科学问题上会碰到麻烦，因为他们不具备相关细节的应用知识，而且没有在科学界工作多年的经验。这可能导致他们更愿意接受少数派的观点，这些观点与某个领域总体的科学认知不那么一致。

柯林斯还说，科学家在向公众传播专门知识方面能做得更好。试图把科学作为一种绝对真理或真相，与宗教真理类似，进行传播最终会适得其反，因为科学是不确定和不断变化的。

很多科学家煞费苦心，谨慎地强调其成果的不确定性。这或许为现代科学提供了强调其价值的中间道路——公开的辩论，还有以观察、理论说明和实验为基础的理解。

柯林斯说："科学发现要比宗教揭示的真理更可取，也比怀疑论的逻辑更有勇气，不过科学发现是不确定的。"

第五节　放射科医生应该如何进行工作

这篇文章讨论的是放射科医生通常的诊断过程。

诊断过程包括五个步骤:仔细的观察;仔细比较正常和异常图像的差异;提出假设诊断;检验假设诊断;最后诊断。

对复杂的病例,放射科医生应列出疾病的种类,包括:先天性疾病;炎症感染;肿瘤;创伤或手术;代谢性疾病;血管性疾病;过敏性疾病;与免疫有关疾病。

仔细观察包括三个连贯的步骤:初期全面的观察;对经常遗漏病灶的区域进行观察;对放射科医生容易忽视的区域,即心理盲区,进行重点观察。

将这篇文章阅读完毕,应能做到以下几点:列出诊断过程的五个步骤;列出疾病的分类;应用疾病的分类得出可能的诊断;列出仔细观察的三个连贯步骤。

当你进行医学实习时,你将花费许多时间观察你的病人的放射图像。你会发现解释放射图像的困难,但这不应该影响你观察和学习的信心。你可能常常对放射科医生关心你的病人的放射图像的报告感到吃惊,同时可能会问他是如何做到这些的。

放射科医生是如何进行工作的呢? William James Morton,美国第一位放射学工作者,他的方法我们至今还在应用。Morton,一位内科医生,是可能同时发现乙醚麻醉方法的牙科医生 William Morton 的儿子,曾经花费多年的时间研究治疗人类疾病的电动机械装置。1898 年,听到 Roentgen(伦琴)的发现后,他意识到他的一种实验装置很有可能产生(他还没有完全把握)X 线。他制造了这种装置,并开始对人体的所有部位进行投照,获得图像。通过这种方式,他获得大量正常人和病人的图像。当病人请他对放射图像做出诊断时,他将这张放射图像与他所获得的放射图像进行比较,通过比较做出诊断。

放射科医生是如何进行工作的呢? 共分五个步骤:仔细的观察;仔细比较正常和异常图像的差异;提出假设诊断;检验假设诊断;最后诊断。每一个步骤都是重要而且必需的。

一、仔细观察

从一名医学实习生或低年级医生到一名精通者,仔细观察很可能是最困难的技术环节,观察人体的皮肤和外部结构获得组织生理学情况;在放射图像上观察人体(内部)情况,这对医学实习生或低年级医生来说存在很多问题。为什么会这样呢? 在一般的高等院校,观察技术经常得不到应有的开发,学习的重要方式是口头记忆和口头分析。因为不需要,也就不学了。要想在放射学方面取得成功,必须学习一项新技术即观察技术。

有些学生很快就能弥补这个差距,但大部分还需一番努力。幸运的是仅有极少数人在精通这项技术前放弃。提高这项技术的方法是什么呢? 最基本的方法是具有一个观察模式,即对每一件事物进行系统的观察;这种模式是重要的,但不是足够的。这种必须的观察,不但对异常的发现有效,而且对每一个假设异常的发现进行检验时有效。

例如:图像 1-1 是一名 35 岁男性病人的胸片。你看到了什么?(图像 1-1 注:患者右上肺叶有一大块影,左侧肺门及左下肺有多个小块影,病人患转移性睾丸癌。)

大多数实习生能迅速发现右上肺的大块影由于沉醉于发现了一个异常病灶,他们将停止观察。他们的观察方式,如果记录下来,可能如图 1-2 所看到的那样。(图像 1-2 注:此为一种典型的缺乏经验的观察者的观察。观察者一直沉醉于发现一个大的块影而忽略了比较小的块影。)

如果继续观察,能看到其他什么吗? 在左侧肺门及左下肺各有一个小块影。如图 1-3。发现一个块影,你可能要假设这是肺癌。如果你想到了,你的假设应该促使你去寻找转移病灶,这样就帮助你找到其他的块影,然后你怀疑转移性肺癌,建议进一步寻找原发肿瘤。(图像 1-3 注:除了大块影外,另外多个小块影也被记录。)

每一个发现都应该促使去寻找更多的发现。最好的观察也不能发现所有的每一个病灶。最好的观察方法是,首先把整个图像有次序的观察一遍,然后根据发现假设可能存在的病变,有目的的去寻找可能的特异的、有预见性的异常征象。

(一)观察方式的分类

观察任何一幅图像,都必须用到下列三个连贯的步骤:初期全面的观察;对经常被遗漏的区域进行观察,随时检查观察的范围;对放射科医生本身容易忽视的区域,即心理盲区,进行重点观察

(二)初期全面的观察

观察方法有两种:分区法和解剖位置法。第一种是将图像分成几部分逐个观察,第二种是按器官和器官群观察。观察的先后顺序并不是特定的,可以从最可能是病变或最不可能是病变的区域或器官开始。在本书不同的章节建议的各种不同的观察方式,并不是绝对不变的原则,但可以作为引导你最后选出最适合自己的一套观察方法。

(三)检查观察的区域

即使对放射图像进行仔细系统的观察,在初期观察中也有20%的病灶被遗漏。因此,额外的观察是极其重要的。人体每一部分的放射图像,都有其各自的难以显示的部位。根据这些观察区域,可以明确经常容易遗漏病灶的部位,因此,牢牢记住检查这些观察的区域是很有用的。

(四)心理盲区

心理问题是过分强调了,但是,许多实习生和低年级医生在阅片的过程中,总是反复犯同样的错误。感觉这些观察上的遗漏是观察者内部的原因引起的,这只能通过刻苦的努力才能提高实习生的观察技术。在阅片时如果你遗漏了一个结果,你应该搞明白为什么你遗漏这个结果,以致引起你特别的注意,保证以后不在发生同一类型的错误。

(五)本环节的关键词

连贯观察的组成包括三步:初期全面的观察;检查范围;心理盲区。

两种观察方法包括:解剖位置观察法;分区法。

每次遗漏一个异常发现,努力搞明白你为什么遗漏它,争取下次不要遗漏。

二、仔细比较正常和异常的图像

我们必须提高对正常及异常放射图像的认识。唯一的方法是仔细地观看你的病人所有的放射图像,尽管可以查阅关于人的正常和异常的影像资料的书籍,但这极为笨重。牢记在脑海里的是最好的。

当遇到从未见过的图像时,你会做些什么? 你必须客观分析这幅图像。

三、假设诊断(假说)

在你的观察及你所观察的图像,和大脑中的正常及异常图像充分对比的基础上,你应该对病人所患疾病提出一个假说。对每一个或一组征象,你应该考虑出是由那一类疾病引起的。一种有效的途径就是列出疾病的分类清单。一种异常表现可能是先天性疾病、炎症感染、肿瘤、创伤或手术、代谢性疾病、血管性疾病、过敏性疾病或与免疫有关疾病。

例如一例病人的肺间质病变的过程,其病因可能有:淋巴管扩张;病毒感染;肿瘤的淋巴管转移;肺挫伤;心力衰竭;哮喘。

应用疾病的分类能帮助你提出假设诊断,但每一个假设诊断,都必须对着图像进行检验,在图像中寻找其他支持或反对你的假设诊断的征象。一旦假设诊断与图像中的所有征象相吻合,这对考虑临床情况十分有帮助。临床情况支持你的假设诊断吗? 临床情况是否提示有同样征象的其他诊断存在? 临床情况应该引导你再次观察放射图像寻找那些临床正确诊断的征象。

看起来好像放射科医生常常对你所说的情况不感兴趣,你讲话时,他对你心不在焉,而把注意力集中在放射图像。的确,使放射科医生看你几眼是很困难的事。为什么呢? 因为一名优秀的放射工作者总是专注于观察图像,一边听你述说,一边仔细观察。甚至一名熟练的放射科医生也知道他绝不可能辨认出放射图像上所有的征象,你所说的情况能引导他的搜索方向,帮助他进行新的观察,从而指导你的病人的治疗。

在一个又一个假设诊断基础上进行有效的观察是放射工作技术之一,这个技术你能够,而且你必须掌握,因为这同样是全部临床诊断医生必须掌握的中心技术:倾听患者的述说,提出假设诊断,带着问题去思索,进行体格检查,在其发现的基础上,再次提出假设诊断及再次带着问题去观察。

本环节的关键词

疾病的分类方法 1:先天性疾病,感染性疾病,肿瘤,创伤或手术,代谢性疾病,血管性疾病,过敏性疾病以及与免疫有关的疾病。

疾病的分类方法 2:VICTLM。V 代表血管性疾病;I 代表感染性疾病和与免疫有关的疾病;C 代表先天性疾病,癌症,血管胶原性疾病;T 代表创伤;L 代表特发性疾病;M 代表代谢性疾病。

在一个又一个假设诊断基础上进行有效的观察,是放射科医生的基本技术。

四、检验假设诊断

每一个假设诊断都必须经过放射图像上的征象、患者的临床病史及物理检查的检验。

在最初的学习过程中,首先提出假设诊断,紧跟着是检验结果。

在实践中,两者几乎同时发生;假设诊断的提出和评价结果几乎是同时产生的。掌握这两者是很重要的。

五、最后诊断

如果你想当然地认为经过上述步骤得出的诊断就是最后诊断,那就错了,这不是最后诊断。患者的病情是复杂的,是处于动态变化之中的。一个假设诊断要经过病人的其他所有资料的检验(包括按假设诊断治疗后的追踪随访,证实或否认假设诊断)才能成为最后诊断。

放射科医生仅根据放射图像判断病情,而你拥有患者的全部病史,物理检查结果,实验室检查结果,放射学检查结果,以及你自己的临床知识。就记住此点:临床医师和放射科医生应该使放射学检查为临床工作服务,而不是为放射学检查服务。

六、小结

直接观察是进行影像学评价基础。利用分区法或解剖位置法进行系统观察是提出和检验假设诊断的基础。每一次观察都是一个连贯的观察步骤组成:全面直接的初步观察,再次对病灶容易发生遗漏的区域进行观察,对自己曾经遗漏过病灶的区域进行观察以及在根据早期观察结果提出的假设诊断的基础上进一步观察。

通过利用疾病的分类方法可以帮助你提出尽可能多的假设诊断。尽管有好几种分类方法,但下面的这种 8 类分类方法对你的帮助会更大一些:先天性疾病,感染,肿瘤,创伤或手术,代谢性疾病,血管性疾病,过敏性疾病以及与免疫有关的疾病。

第六节　关于个案报告

建议国内一些杂志社放开对"个案报告"的字数的限制

国外一些杂志的"个案报告"深受读者的欢迎,因为那些个案报告不只是简单地报告一个病例,而是通过一个病例具体情况报告一类新发现的疾病;或是通过一个病例深入分析研究某种疾病的误诊和漏诊;或是通过一个病例深入浅出地讨论临床和影像诊断对某种疾病的诊断和治疗的新的动向;或是通过一个病例全面系统地综述全球对该类疾病的研究进展和趋势……此类个案报告,应该无字数的限制,让作者畅所欲言,讨论尽量深入细致,让读者受益匪浅。反观国内一些杂志对"个案报告"的字数的限制十分严格,我们建议应取消字数的限制,让作者畅所欲言,深入讨论。

我们发现国内杂志中,许多个案报告都是误诊或漏诊的经验总结,有的直截了当地说明是误诊教训的研究,有的则比较勉强地指出该疾病正确诊断甚为困难,自然也有从不承认自己有误诊出现的单位和个人撰写的病例报告。

深入总结工作中的经验十分必要:不少作者在杂志上发表"个案报告",部分作者以见到稀有的、罕见的病例进行介绍,结合文献进行一些讨论,主要是"猎奇",自我陶醉于报告了"罕见病例"而在学界同仁们面前达到"知名"的效果。

至于术前诊断是否正确,有何经验教训,一些作者却避而不谈。一个可能是因为工作忙未注意总结经验教训,一个可能是根本未想到要去总结经验教训,只想到杂志上发表"扬名",吹吹自己的工作成就。不深入总结工作中的经验,难以提高自己的诊断水平,这是十分令人遗憾的。

第七节　关于影像诊断报告

一份影像诊断的报告相当于一篇论文,描述部分是论据,诊断意见是论点,不仅仅反应报告书写者的诊断能力,更体现其严谨的治学态度,较强的观察能力、严格的逻辑思维以及深厚的临床基本功。

一、正常报告的描述

检查器官的特征性和功能性结构都必须予以描述。例如头部的灰质、白质、血管,肝脏的胆管系统、门静脉系统,膝关节的半月板、韧带和软骨,脊柱的椎体、椎间盘以及附属结构,这些都是观察的重点。

如果临床病史怀疑到某种疾病,即使未见异常,也必须做出相应阴性描述,例如怀疑耳聋耳鸣时,内耳结构、听神经、脑干和颞叶听觉中枢必须仔细观察并给予描述。

所有的描述都必须提到信号强度(密度)特征和形态结构特征,例如"胆管形态结构未见异常,内部信号均匀,未见充盈缺损"。X线和CT以"密度"代替"信号强度"。

对称性的结构必须以对称描述为前提,例如,脑中线结构居中,双侧大脑半球对称。

相关的附属结构和邻近器官必须观察到,甚至进行阴性的描述。例如,颈部范围内的甲状腺和椎动脉,胸椎腰椎前的主动脉都需要防止遗漏重要疾病。

二、异常报告的描述

任何一个异常影像的描述应该包括位置、分布、边缘、形态、内部结构、大小、数量、信号强度(密度)、周围、功能关系、与既往资料比较的变化,共计11个 要素,几乎所有影像诊断的描述都可以囊括其中。

1. 位置　用标准的解剖学术语,能精确到什么程度就定位到什么程度。例如肝脏和肺至少精确到段水平、脑至少精确到脑叶水平。如果是多个位置,则首先提及多灶病变,例如"肝脏内可见多个占位性病变,分别位于左叶内侧段和右叶前上段"。

2. 分布　指病灶位置特征。例如对称分布、弥漫分布,累及白质、累及灰质为主、肝被膜下等;不同的器官有一些特异性的描述用词,例如乳腺有局灶分布、小叶节段分布,骨骼有骨骺、干骺端、骨干等,对病变的诊断有提示意义。

3. 边缘　指病灶与正常结构的分界。基本用词包括"边缘光滑"、"边缘毛刺"、"边缘不规则";也可以是"边缘不清晰"指病灶和正常组织没有明确的分界(实际可以纳入边缘不规则内)。

4. 形态　指病灶的几何形态。包括圆形、椭圆形、不规则、长条状、分叶状、与某种结构适形(例如大血管间隙内),容易和边缘的描述混淆。

5. 大小　所有能测量的病灶均应该进行三维测量,至少需要给出病灶的最大径线或最小径线;性质相同的多个病灶可只测量最大的;不同性质的病灶需要分别测量。弥漫病灶、边缘不清晰的病灶无法准确测量时,可以用比例来描述,例如胶质瘤可以"累及左侧额叶大部分",乳腺非肿块样强化"累及1/2象限"。

6. 数量　单个、多个、多发、弥漫是描述数量的用词,可计数者应尽量准确,无法计数者可用多个、多发、弥漫表达。同时需要结合位置和分布特征。

7. 结构　指病灶内部的特征。用词比较多,例如实性、囊性、囊实性、均匀、不均匀、混杂、环形、晕征、靶征等,如果有特征性的用词如分隔、液 - 液平面则尽量使用,是诊断疾病依据。增强扫描后的强化特征也属于此范畴。

8. 信号与密度　在MRI用信号强度,一般简略为信号;在CT和X线用"密度",指不同的加权图像上的信号特征,包括增强的信号改变。尤其需要注意一些特征性的信号,如出血、化学位移对比差异;与结构描述可以共同表达。

9. 周围　在扫描范围内的其他异常结构或者信号,只要观察清晰,就应该给出描述,显示不充分或者诊断不明确可以建议病人进一步检查。但是不能遗漏不提!

10. 功能　包括两个方面,一方面结合临床病史,病人的症状是否能够用病灶解释,用病灶是否能解释病人的症状。另一方面,病灶是否累及了器官的功能,例如膝关节累及关节面的病灶必须做出描述和诊断,肝脏病变是否累及胆管系统。

11. 发展　如果有病人既往的资料,务必仔细认真对比,并给出是否变化的描述。

报告描述用词,尽量规范化和标准化,有参照规范的尽量使用规范用词,也可以采用本科影像诊断教材的用词。

复杂、多种病变的描述要注意逻辑顺序,和描述的层次。一般建议先描述重点、重要的、恶性的病变,然后是必要的阴性表现;熟练以后,其他阴性描述可以一笔带过。

三、诊断意见

诊断意见必须有针对性。例如脑 MRI 平扫未见异常发现的，必须是"颅脑 MRI 平扫未见异常"，不能是"颅脑未见异常"或者"颅脑 MRI 检查未见异常"。众所周知，一些脑膜转移瘤平扫是看不到的。其他设备也一样，X 线胸部报告只能是"胸部 X 线平片未见异常"，不能是"心肺膈肋未见异常"，用 CT 可能就能发现很多 X 线平片看不见的东西。

诊断结果必须包括部位、特征和诊断方向三个要素。例如"右肺上叶尖段肿块，考虑…"。特征用词参考放射诊断教材中各系统的基本病变。

关于诊断精度，宜根据自己的经验和能力，要有自知之明，切不可超出影像诊断的能力范围，尽量不要做出类似病理的诊断意见；对各种原因造成诊断信息不充分，诊断信心不足的应该明确写出来，不必忌讳；对有其他影像资料补充信息的，需要明确来源，例如"参阅外院 CT 检查…"。

如果有诊断规范可依，尽量参照广泛接受的学科规范。例如乳腺有 BI-RADS，还有甲状腺的 TI-RADS、肝脏的 LI-RADS、前列腺的 PI-RADS，椎间盘突出有北美脊柱外科协会和放射学会共同推荐的诊断标准，并且随时接纳各类标准规范的更新。

诊断意见必需结合临床，诊断意见同时支持影像表现和临床表现是最好的选择，如果影像表现和临床表现不符合时，需要大胆提出质疑，不能单纯偏就导致误诊。对于术后改变，宜做出客观的描述并进行比较，同时建议临床结合手术情况分析研究。

给出必要的处理建议和意见，一份优秀的诊断报告与其说是诊断，不如说是给出建议。这一点要求放射科医师有全面的临床知识，了解病变处理的基本原则、前沿技术、以及本院或者其他医院的技术资源。但是不要造成检查滥用。

诊断意见应该有层次地报告，主要、重要病变在先，次要病变在后。

建议临床阅读影像诊断报告时，需要注意，影像诊断只是最终诊断的必要条件，而不一定是最终诊断的决定条件。

第八节　影像诊断报告的三种格式

影像诊断报告看起来十分繁杂，格式多样，但是梳理归纳后，基本上有以下三种：肯定性诊断报告；分析性诊断报告；对照性报告。

一、肯定性诊断报告

根据临床资料以及影像学表现可以比较肯定做出诊断的报告，这一类报告大多数是较为典型的病例，是我们平时工作的主要类型的报告。

举例：右肾破裂的 CT 报告

CT 平扫所见：右肾增大，形态失常，中下部见巨大血肿，密度不均匀，范围约 8.5 cm×9.5 cm×7.5 cm，边缘不整，右肾周间隙扩大且结构紊乱与密度升高。右肾门区、胰头区、肝门下区结构紊乱，分界不清。左肾大小形态未见异常，双侧肾盂及膀胱内见高密度影充填，CT 值 89 HU。肝脏大小、形态及肝实质密度未见异常。肝内、外胆管未见扩张。胆囊不大，壁不厚。脾不大，实质密度均匀。胰腺体、尾未见异常密度。前列腺未见增大，密度未见异常。精囊腺显示清晰，膀胱精囊角存在。腹腔积液，主要分布于肝周及肠间隙内。

CT 诊断：CT 平扫发现右肾中下部肾破裂，右肾周筋膜间隙积血，双侧肾盂及膀胱积血。腹腔积液。

二、分析性诊断报告

临床资料以及影像学表现不典型的病例，需要经过一番分析，根据其中一些表现和临床资料做出一种倾向性判断的报告，这一类报告大多属于疑难病例。

举例：肺部孤立性结节

CT 所见：左肺上叶尖后段见一结节影，直径约 2.5 cm，边缘可见少许棘状突起，远端见纤维条索影与胸膜相连，结节内可见小空泡，余肺实质 CT 值 41 HU。结节外后缘尚可见两个直径约 1.0 cm 的小结节。结节远端肺组织内见小片絮状稍高密度影。余肺清晰，未见占位。纵隔内气管前腔静脉后间隙、主动脉 - 肺动脉窗见多枚肿大淋巴结，最短径约 0.8 cm。双侧胸腔未见积液。双侧肋胸膜稍增厚。

CT 诊断：左肺上叶尖后段占位，内见小空泡，周围见两个小结节，远端见小片絮状稍高密度影。考虑肺癌可能性大，但须除外肺结核可能，建议穿刺活检病理确诊。

三、对照性报告

已经明显诊断了的病例,在治疗中进行动态观察的报告,主要是对病变范围、病灶大小以及病情转归进行对照,例如肺癌放疗前、后的对照,主要观察肺内肿块大小的变化,纵隔淋巴结大小的变化等;脑出血病例的对照报告,主要观察治疗前、后血肿大小、密度的变化以及脑水肿的变化等。

第九节　正确的逻辑思维和书写影像诊断报告

综合化:平面→横断面→三维

精确化:宏观(大体观察)→微观(组织水平观察→分子水平观察)

互补化:各种检查技术的互相补充,X线检查、CT、MRI、超声、核素检查等影像技术有各自的优点和限制,只有将各自的优点开拓出来,取长补短,扬长避短,才能最准确地诊断疾病。

形态和功能的互补,其本质就是静态和动态的互补。

一体化:由单纯的影像诊断转化为诊断与治疗的一体化,如介入影像治疗学的诞生。

智能化随着计算机科学的发展,人工智能与计算机辅助处理越来越多地应用于医学影像领域。影像医学成为生物医学工程学科的发展的重头戏。

工科与医学人才结合,开发多种影像处理软件。通过软件处理,多维、多层次地显示,极大地丰富了影像信息,为影像和临床医生提供极大的方便。

通过软件处理,使抽象单调的影像界面变得更直接、友好和傻瓜化。

多层次显示,提供极其丰富的信息,用于临床的各个方面。如脑外科术前引导定位,可以精确地对病变位置进行定位。再如先天性心脏病的 EBCT 重建技术,使极其复杂的先天性心脏病变得一目了然。如 MRI 关节腔仿真内镜技术,成像可以与真实的内镜所见相媲美。CTA 技术可以将肿瘤与周围结构关节直观显示。

计算机辅助处理,可以节省大量的人力劳动。如图像分割及自动配准技术,对灰白质进行自动分隔,可用于海马容积测量。

在功能影像方面的应用。波谱、灌注、扩散及 BOLD-fMRI 等技术,主要专门的处理软件进行分析。

智能化与网络化都是数字化技术在医学影像领域的体现。它加快了成像过程,缩短了诊断时间,方便了病人治疗,有利于图像的保存和传输。

图像存档与传输系统(PACS)的建立在根本上解决了影像网络化问题,在真正意义上实现现代医学影像学的基本理念,达到人力资源、物质资源和智力资源的高统一和共享。

一、现代医学影像诊治报告的意义

影像诊治报告是病理变化、功能变化的客观记录,必须真实可靠,全面周到。

影像诊治报告是对病理变化及功能变化本质的理解、概括和总结。

影像诊治报告是重要的医疗和法律文件,是对病情进行治疗疗效观察和比较病情发展的最重要依据之一。

影像诊治报告是对疾病的发生、发展和转归的全面的科学研究材料的积累。

影像诊治报告是现代影像诊断医生表达对病理的宏观、微观变化的观察理解、分析、归纳、推理最终形成结论的逻辑思维形式和方法,是一个医生业务水平最重要的具体表现,也是培养现代医学影像诊断医生的最重要手段。

二、现代医学影像诊断报告的思维形式

既然书写现代医学影像诊断报告意义重大,那么其正确的思维形式是什么? 一些学者认为应从下面几方面来认识。

在书写报告之前,在三维空间上有效地、自然地进行学术研讨(读片等),思考形态和功能的变化,尽可能有机地将现代各种影像技术结合起来,理念上符合现代医学影像学的模式。

客观如实地寻找并描述征象,分析、归纳其特点,进行生理学和病理学解释,做出科学合理的诊断。

绝不可先入为主,具体地讲,不可先有结论再找

征象对号入座,避免从根本上违背诊断思维原则。

绝不可将影像征象看成是孤立的和静止的,要有全面动态的意识,不要只见树木不见森林,只看结果不看原因。如肾性骨病、心脏大血管疾病的肺血变化、脂肪肝的原因包括胰源性、代谢性、药物性等。

要时刻注重医学基础理论、临床医学与影像学的有机结合,切不可就事论事、看图识字、不作解释地下结论,不要犯经验主义的错误,要有理性思维,找出各学科之间对同一种疾病解释的内在联系。

时刻注重各影像学手段之间的互补性和综合性,切不可在没有任何诊断证据的情况下有排他性和否认性结论。

思维要符合疾病发生的正态分布规律,要从常见病、多发病入手,提高诊断正确性。

三、影像征象描述的一般规律

对影像学征象(或影像学表现)进行具体描述时务必注意下述问题。

首先要明确,任何影像诊断必须首先以寻找和描述影像学征象为先导,不可本末倒置。

诊断报告就是以文字构成的图像,因此,原则上在图像上所见到的任何异常现象都必须加以描述和解释,尽可能避免在描述中有"诊断性名词"出现。

要注意区分发育变异和病理变化:如肺门大血管断面与肺门占位、肠系膜上动脉压迹与十二指肠肿瘤、回盲瓣与回盲部肿瘤、骨骼肌腱附着点肥厚与病理性骨膜反应、巨大骨岛与骨肿瘤等。

四、对病理变化的理解

结构变化:通过病理变化对影像学表现的形态学异常加以解释,以达到对结构变化本质的认识。各种占位性病变的影像学特点及其形成的病理基础如脑内环形占位、肝内血供性占位、肺内球形病灶等。

功能变化:胃肠道等空腔器官的排空情况、蠕动的对称性;肝脏的血液循环,脑功能成像,如 CT 和 MRI 的扩散成像和灌注成像。

反射反应:如心功能不全所致的肺血变化;胃肠炎性病变的激惹现象;脑脊液流动梗阻后邻近脑回的充血现象;蛛网膜下隙出血的血管痉挛现象等都提示反射反应。

分子水平的异常变化:Cho(胆碱)当脑灰质胶质细胞增生或神经元退变时,Cho 增高;NAA(N-乙酰天门冬氨基酸盐),鉴别脑内、外肿瘤;Cre(肌酐),反应肿瘤的能量代谢变化;Lac(乳酸盐),当乏氧代谢旺盛时,Lac 则明显增高。

影像征象描述的具体要求如下:位置、形态、大小、数目、分布、密度或信号强度、结构、边缘(强化与否,光滑与毛糙,有无分叶,对邻近结构是压迫还是侵蚀等)、周围组织情况(有无占位效应,卫星病灶,血流短路等)、功能变化(对运动器官的实时成像动态观察功能变化十分重要,如胃肠检查,心血管功能成像,DSA 血管造影、脑功能变化等)、分子水平的变化、动态观察病变的发展和转归情况、尽可能综合各种影像学技术、结合临床,合理参考临床提供的资料,以及对治疗的反应等。

五、影像征象描述的辨证思维

由表及里有序观察,以免遗漏:发现病变时不要急于研究病变本身,尤其对解剖结构复杂的部位应按照由表及里、去粗取精、去伪存真的思路进行观察。例如颅脑占位性病变就先定位,再看占位性病变周围情况有无水肿及其程度,再仔细研究病变本身作鉴别诊断,最后再做出较为可靠的定性诊断。再如肺部实变,首先看胸廓、叶间裂、肺门纵隔和横膈的位置有无改变,如有位置改变则应看清向何处移位,再研究实变是肺不张所致还是一般性炎性渗出所致,如果是肺不张,是何原因(此时应认真研究肺不张本身)。

既注意显著征象,也注意不显著征象:对于不显著征象有待仔细寻觅。如肺内孤立性球形病灶的分析诊断、肝内占位性病灶的鉴别诊断、消化道良恶性溃疡的鉴别、骨肿瘤的鉴别诊断等。

既注意直接征象,也注意间接征象:如起源于大气道腔内的息肉样肺癌,其间接征象包括阻塞性肺气肿、阻塞性肺炎以及阻塞性肺不张,如果能正确识别这些征象,则对定性诊断大有帮助。还有脑实质内的占位性病变,其占位效应对定性诊断也十分有益。

既注意局部征象,也注意整体征象:如心脏疾病的肺部变化等。

先有调查研究,再有诊断结论:绝不是为结论而收集证据,避免先入为主的思维方法。

要动态比较地观察影像:不可静止、孤立地观察。

尽量做到"一元化"解释:但不可勉强硬凑。要有同一疾病有不同表现，不同疾病有相同表现的辨证思维。

六、怎样正确下诊断意见

概念：诊断意见就是影像诊断的结论，是通过对征象描述后综合、分析、归纳、推理的结果，影像检查的目的就在于得到正确的诊断，所以诊断报告必须有结论。

七、怎样科学地下诊断意见

肯定性诊断：包括明确的疾病名称、准确的解剖定位、病变范围、病变的主要阶段以及存在的并发症等。一个诊断意见要充分反映出疾病的内在的本质联系，不要孤立地将疾病的整体性分离开来，一个科学的诊断意见并不等于诊断意见下得越多越好。

不能做出的肯定性诊断：原则上按照可能性的大小加以说明；若同时想到有几个可能性，可以鉴别诊断方式列举，一般不超过两个诊断，按其可能性大小先后排列。

诊断的分类：病理诊断、病因（病原）诊断、临床诊断、描述性诊断、建议性诊断及综合性诊断。

病理诊断：如胶质母细胞瘤（WHO Ⅳ级）、骨巨细胞瘤、内生软骨瘤、成骨肉瘤、肺癌等，是理想的诊断。

病因（病原）诊断：指发病原因，如肺结核、金色葡萄球菌肺炎、风湿性心脏病、心源性肺水肿等，都是病因诊断，也是理想的诊断。

临床诊断：如肺部炎症、蛛网膜下隙出血、心功能不全等，是非常有价值的诊断，但不如前两种诊断。

描述性诊断：如骨质疏松、骨质软化、脾脏肿大等，对诊断有一定帮助。

建议性诊断：在诊断确有困难时，可做"性质待定，建议进一步检查"这种建议性诊断，给临床提供线索，进一步寻找病因。但要强调的是，这种诊断尽量少做。

综合性诊断：即归纳性诊断，将定位、病因、病理、范围及并发症等综合起来下诊断，最科学、最全面、最准确的诊断意见。

八、怎样结合临床给出诊断意见

单凭临床检查申请单所提供的临床资料给出诊断意见是有困难的，必要时应立即亲自直接向病人询问病史，检查身体或查阅病历并与经治医生讨论研究病情，闭门造车或完全依赖临床资料的诊断的正确率都是不高的。

九、书写报告的具体要求

一般记载：包括姓名、性别、年龄、方位等，必须准确具体。

描述要有序：描述应有序，从外向内、自上而下、由点到面、从主到次，不要混乱无序，无重点，不知所云。一定要做到内容与结论的统一。

十、检查技术的描述

检查部位应按表面解剖名称书写。如写胸部而不写两肺；写大腿而不写股骨；写腹部（上、中、下）而不写某一具体器官；写颅脑而不写大脑等。

体位：必须明确。如立卧位腹部平片等。

投射方向和方位：前后或后前位、MRI 的各方位的成像等。

特殊检查：必须说明方法，如 CT 必须注明层厚，是否连续；MRI 必须写明序列；造影检查一定要说明对比剂的名称、浓度、剂量、引入方法、速率、摄片时间以及体位。若用导管引入对比剂，必须说明其准确的引入位置。

十一、其他

书写要认真，字迹要清楚，语句要通顺，简明扼要，不可含糊其辞。

不要自造简化字和简称，不要画符号和外语缩写。

要用医学术语，避免使用民间俗语。

第二章 循证放射学和循证医学

第一节 循证放射学应该成为放射学研究的重要领域

基于医学科学的发展规律,医学实践和医学研究需遵循所处时代的认识水平和共识。迄今人类对生命科学客观规律的认知仍远远不足,因此在医学实践中医师在相当程度上仍需根据自己的经验和直觉做出判断和决策。这种对经验直觉有意和无意的依赖,造就了医学的"经验科学"属性。

放射学作为医学的分支之一,同样具有经验科学的特征。临床实践往往显著滞后于医学研究,放射学研究得到的可靠证据从成熟到临床普及应用至少需要数年时间,再写进临床应用指南还要更久;热点研究内容往往形成爆炸性的低水平重复,但得不出可靠的证据和结论。比如:同一个体在不同时间进行的脑功能成像,激活的脑区只有 50% 的可重复性;发表的通过脑功能成像窥视复杂人类脑功能活动的研究都存在不同程度的偏倚。

这与知识爆炸时代用最短的时间把最新的可靠成果应用到临床实践和再认识的理想模式是不相符的,在医学研究和医学实践宏观的"益 / 耗比"评价中也是最不经济的。引入循证医学的理念和方法是克服放射学发展中经验科学属性的一把钥匙。

一、循证医学的概念

循证医学(evidence medicine)是指遵循证据的医学科学。循证医学的创始人之一 Sackett 等(2000)对循证医学的定义为:"慎重、准确和明智地应用当前所能获得的最佳研究证据,结合医师个人专业技能和临床经验,尊重患者的价值取向和意愿,将三者完美结合,制订患者医疗方案的医学实践行为"。循证医学的核心是判断和决策的"证据",尤其强调利用最新的、最可靠的科学证据。

有学者关于循证医学的定义更倾向于技术性,把循证医学表述为:采用数学方法评估高质量样本研究中得到的利害风险结果,结合患者的个人意愿和价值取向,使医疗决策过程程序化和客观化。

把循证医学实践应用到放射学领域姑且称为循证放射学,具体的概念可以归纳为:"在循证医学原则的指导下,采集放射学实践中的证据,应用循证医学的研究方法,从广泛的同类医学成像研究中提取客观的结论性信息,用于放射学技术与信息的评价和筛选,指导放射学实践中的科学决策(含临床决策、研究决策、教育决策、卫生经济决策、卫生政策决策等)的放射学理念和实践"。

日常工作中,依据各种医学成像方法的原理和经循证放射学方法证实的价值与限度,规范各种医学成像技术在特定疾病或临床特征中的应用指征、应用程序、信息参照、合理使用的原则等实践即为循证放射学的组成部分。籍之制定拟推广应用的放射学临床指南。

二、循证医学发展的概况

现代循证医学的理论基础是由 Cochrane(1972)的工作奠定的。Eddy(1990)首先使用了"循证医学"这一名词,并于 1991 年首次出现在《内科学年鉴》增刊上。

1992 年该名词出现于美国医学会杂志(JAMA)上,首次指出了循证医学与传统医学的四个主要区别:①系统收集的证据优于非系统的临床观察;②以患者最终结局为判效指标的试验优于仅根据生理学原理制定指标的试验;③解读医学文献应作为医师的一项重要技能,需要学习正规的方法,培养熟练、规范解读文献的能力;④医师对患者的个性化评价优于专家意见。

此后循证医学得到快速发展，成立了 Cochrane 循证医学中心。到 2000 年涉及到循证医学的文献，已多达 175 000 篇，现在更是难以统计。在临床医学、预防保健、护理、卫生经济、卫生决策、医疗质量控制、医疗保险、医学教育等领域均广泛采用循证医学研究成果作为工作基础。派生出了循证医疗、循证诊断、循证决策、循证卫生采购服务等分支。

循证医学采用两种工作模式：一种是自上而下的工作模式，由一些研究中心、代表某一领域的专家团队或者专业的循证医学组织（如 Cochrane 循证医学中心）就某一项目设计和实施高质量的导向性研究，对最新研究成果进行系统性归纳、分析、评价和验证，发布该项目的循证医学指南并推广到医学实践中去。

另一种是自下而上的工作模式，其主体是掌握了循证医学知识和研究方法的一线工作者，在日常的医学实践工作中，针对面临的实际问题，收集和分析基于患者最终结局的实践经验，检索、评价相关文献，首先在局部小范围内获得可靠证据，继而传播、推广。

这两种工作模式得到的证据都还需要通过严格设计指导下的多中心协作研究证实，以形成循证医学的阶段性结论。这两种工作模式在实施中是相互交融的。

此外，循证医学的一个重要功能是可以明确提示在特定领域目前已经澄清了的问题，作为更深入研究的起点，避免重复性研究；也提出尚待解决的问题，指导进一步研究的方向。

三、循证医学在放射学中的应用

1. 专业背景　循证医学研究始于证据的汇总，最初是从 P 值合并和临床治疗效果评价开始的。因此，Cochrane 循证医学中心在医学诊断与筛查方面的工作起步较晚，诊断性研究结果的效应量合并模型相对不完善。在 2000 年以前，仅有几篇循证放射学的文献在非放射学专业的期刊上发表。2006 年出版的《循证医学成像》中指出，只有 30% 的放射学知识具有可靠的科学研究支持；另有报道，只有 10% 的医学影像检查方法有可靠的随机对照试验、系统性评价、综合分析的研究支持。而且，医学成像研究主要集中在成像技术的效能、设备性能和影像诊断效能方面，而对于设备、技术、医学影像诊断对临床诊断的影响，对患者临床治疗决策的影响和对

改变临床预后的价值等方面则少有研究。

医学放射学因其自身特点，引进现代循证医学的概念和研究方法比较滞后。临床领域的循证医学研究中，比较两种因素的作用，例如新药与传统药物、新建立的疗法和标准疗法的比较，通常使用经典的随机对照试验研究即可。

但是，比较两种医学成像技术的研究要涉及更多的混杂因素：①诊断效能的评价必须结合成像设备、成像方法、技术参数、影像后处理技术甚至最终的显示终端的条件，更要与解读影像医师的临床技能相结合，才能提取出客观的证据。如果把存在技术缺陷的资料或由不合格的医师（放射医师或临床医师）做出的评价纳入循证医学研究，则结果可想而知。事实上，仅就放射学临床研究采用的设备和技术条件就少有完全相同的，甚至相差悬殊，这对得出循证医学结论造成了极大的障碍。②医学成像技术的发展很大程度上是由理、工、计算机等专业的发展决定的，这种被动的快速发展（被发展了）使得新技术在还来不及设计出严格的临床试验阶段就已经又被改进了，造成无法形成足够证据的局面。③医学成像研究同样需要可重复性研究，研究者自己；特别是研究者之间的可重复性试验存在上述的很多困难，在相当程度上延缓甚至妨碍了循证医学证据的产生。④循证放射学的研究还涉及价值取向的界定，例如检查的辐射剂量与满足诊断需求的影像质量间的取舍，在结论的判断上就具有很强的主观性。⑤医学成像检查中，患者的表面效益（诊断效能）与实际效益（预后效能与社会效能）的判断也存在价值取向的因素，同样也会造成结论判断上的主观性。

2. 循证放射学的特征

（1）证据的采集和评价：循证放射学的核心是针对某一个具体放射学专业问题寻找最佳证据，寻找最佳证据的过程包括 5 个步骤：①提出问题；②发现证据；③严格地评价证据；④应用于实践；⑤评价实践效果。

循证放射学证据的评价目前采用 6 个层面。第一层：技术效能，是医学成像最重要的部分；第二层：诊断效能和可重复性，是放射学医师采用该技术和临床医师认同该技术的依据；第三层：医学成像结果对改变患者诊断的价值；第四层：医学成像结果对改变患者医学干预的价值；第五层：医学成像结果对改变患者预后的价值；第六层：医学成像技术的性价比评价，也就是投入产出比，属于循证经济学范畴。

其中第三层至第五层是需要放射学医师和临床医师共同关注与合作评价的,第六层则是医疗卫生机构从社会效益的角度判断的。

目前的放射学研究几乎完全集中在技术效能和诊断效能层面(即第一和第二层),这两个层面专属于放射科领域,但少有对改变临床诊断、对改变患者医学干预决策和对改变患者预后的影响以及对相应的社会效能影响(即第三至六层)的研究。

因此,缺乏有循证医学价值的高质量的证据,甚至在长期应用的"成熟"技术也是如此。比如前几年有大量 MSCT 冠状动脉成像的文献报道,内容完全聚焦在设备条件、成像技术、辅助用药与心率控制,发现冠状动脉狭窄的准确度和对狭窄判断的准确度以及后来引入的辐射剂量控制等方面,少有对诊断狭窄的后续问题,即对相应的临床决策、对患者的治疗及预后的价值给予进一步的关注。已经就此制订的"指南"也只涉及技术效能与诊断效能。

因此,放射学家需要建立采用更长的研究时间、更多经费、更严格组织和可实施长期数据收集的循证放射学研究体系,需要开展和技术发展同步的、多中心的随机对照试验研究,以及与临床医师及流行病学家的全面合作。

(2)原始文献的筛选和量化评估:循证放射学的实践和研究同样依赖于已发表的专业文献。笔者于 2011 年 3 月 3 日采用 Radiology 作为关键词在MEDLINE 上可以检索到 910 799 篇文献。1999 年北美放射学会在全球认定 42 个杂志属于放射学杂志,2009 年认定为 55 个。在中国,冠名与放射学相关的杂志已达 40 多个,对发表的所有文献通读是不可能的。

从循证医学的角度,发表的文献中重复性个案报道不具阅读价值;罕少见病对日常工作不具参考价值;存在方法学问题的研究结论不可信。这些都不能作为循证医学研究的基础。因此,循证放射学研究同样需要有严格的文献筛选方法。

2001 年 5 月,牛津大学循证医学中心制定了评价文献的分级标准,即分级为 A 级(证据水平1a~1c);B 级(证据水平 2a、2b、3a、3b);C 级(证据水平 4)和 D 级(证据水平 5)。其中证据水平评价标准在 1a~1c 的诊断性试验部分适用于循证放射学的研究。

2008 年 5 月,推荐评价、攻进和评估分级(GRADE)工作组(www.gradeworkinggroup.org)从制定和推广临床指南的高度提出了一套新的证据分级方法,该方法注重证据的质量、相对重要性以及技术的风险比和预后效能。虽然评价方法复杂,但证据分级相对简单。

证据的质量和相对重要性分为:①高代表性(证据):说明进一步的研究不太可能改变当前结果和可信度;②中度代表性(证据):说明进一步研究有可能改变当前的结果或可信度;③低代表性(证据):说明进一步研究很可能改变当前研究结果及可信度;④很低代表性(证据):说明该研究结果还不确定。

循证放射学研究中,技术的风险比也是重要的评估内容。GRADE 工作组把技术的风险比分为 4个等级:①净受益:提供的收益远大于风险;②中度受益:在收益和风险之间需要平衡;③不确定:收益和风险的比例不确定;④无净受益:代表风险要大于收益。

籍之给患者的建议也简单明了:①做或不做某项检查(患者知情后都会做出一致的决定);②推荐做和不推荐做某项检查(患者知情后大部分会做出的决定,但是仍然有少部分人会做出相反的决定)。为了便于临床实践,给出的最终建议为"强烈建议"和"仅供参考"。

对专业文献价值评估的理念和筛选能力不仅是循证医学得到可靠证据的保证,也是对放射医师综合能力的新判断标准之一。即使是研究性论文,如果引用的文献未经严格筛选,也会导致研究结果与结论的偏倚,被归入低水平证据类别。

四、循证放射学数据统计方法

1. 荟萃分析的概念　循证医学的统计工作是对存在足够数量的高质量设计的研究进行效应量合并,也就是 Glass 首次命名的 meta-analysis,意思是more comprehensive,即更加全面的综合,中文翻译有"后分析"、"再分析"、"综合分析"、"荟萃分析"、"分析的分析"、"资料的再分析"等,均不能完全反映原概念的含义,但"荟萃分析"带有一种升华的内涵,被很多研究者采用。也有统计学家建议把 Meta作为一个统计学术语使用,不进行翻译。即荟萃分析是从总体上把握证据,指导临床应用,而不依赖孤立的临床研究结果和结论。荟萃分析也是循证放射学的重要研究方法之一。

2. 荟萃分析的目的　荟萃分析主要解决的问题

是：①增加统计效能：通过对经严格筛选和评估的、具有可比性的多个小样本试验结果进行异质性分析，寻找异质性来源，选择合适的效应量合并模型进行效应量合并计算，改善效应量估计值，发现或确认干预效应的存在。并且通过对荟萃分析的稳健性、发表性偏倚和失安全数等分析，得出没有或尽可能少偏倚的科学结论。②寻求新的假说：回答单个研究尚未涉及或无法回答的问题，通过系列研究的综合评价，提出需要研究的新课题、新方向。

3. 荟萃分析的研究指标　荟萃分析研究的效应指标，就是各个研究具有一致性的统计量，包括 t 值、u 值、F 值、相关系数（r 值）、率、比值比（OR）、相对危险度（RR）、X2 值等，针对离散型、连续型、诊断试验性和连锁分析资料采用不同的分析方法进行综合加权，计算出合并后的统计量。如果原始研究的测量指标存在差异，需要进行统计指标的转换。

4. 荟萃分析工具　目前存在一些专门的荟萃分析软件，如 review manager、MLwin 等，一些大型统计软件也有采用各自编程语言编写的荟萃分析程序，例如 SAS，SPSS 和 STATA 等，从而将复杂的统计学运算过程简单化。尤其是 review manager，不仅具有统计功能，同时具有文档编辑功能，可以直接形成论文文档。但荟萃分析过程不仅是统计学软件和程序的运行过程，而且是耗时费力的系统过程，需要统计学和医学工作者的合作，不严格谨慎的做法则会损害循证医学结论的可靠性。

5. 荟萃分析的局限性　理论上荟萃分析结果也是多中心研究成果，但荟萃分析属于一种观察性研究，纳入的研究在设计之初没有也无法考虑各个研究间控制条件的异同，具有不可避免的异质性，不能完全取代严格设计的多中心协作研究。在没有更佳证据的时候，荟萃分析结果可以被认为是全面、客观的结果，但该结果仍然需要临床实践来验证。

五、循证放射学的前景

循证放射学研究成果可作为制定临床指南的依据。尽管临床指南的产生过程也具有自身局限性，如证据的数量、评价与合并过程、专家的经验与意见在评价证据和制定指南中的权重，以及使用者对指南的解读和与个人经验及患者的实际情况相结合后在应用时的差别等，但世界卫生组织已经明确指出，制定临床医学指南的目标在于对各种诊疗手段提供大量、严格和均衡的优缺点评价信息，以供医师在面

对具体患者时做出最全面、最严谨的判断。

目前，美国放射学会、加拿大放射学会、欧洲放射学会等组织均陆续发表了自己的医学成像临床指南。有的依据循证医学系统性评价和综合分析的方法，有的采用专家讨论意见的方式。尽管这些临床指南都是基于循证医学研究，但其结论并不统一，甚至有些内容相互矛盾。因此，也面临相互认同度较低、使用率不高的局面。

从战略上讲，国际放射学界迫切需要一个国际性组织，主导专业内主要项目的规范，进行客观完整的证据收集、整理、评价和临床验证，以期得出证据来自多中心协作研究的、有普遍指导意义、普遍认可的放射学临床指南，即以自上而下的模式开展循证放射学的工作。

从另一个角度讲，上述权威放射学会，也包括中国的放射学会，则需要以自下而上的模式开展规范的循证放射学工作，包括循证医学和循证放射学概念、意义的普及；循证医学意义上的文献解读、资料采集、资料归纳和整合、证据的评价和验证等方法学的培训；把设备、技术、放射学诊断对临床诊断的影响、对患者临床治疗决策的影响、改变临床预后的价值及患者取向等因素纳入循证放射学的结论；建立适当的多中心协作研究体系。

使放射学以更高的视角、站在更高的层面上体现自身价值，从事实上而不仅仅是名义上定位我们在医疗环节中的地位。

在查阅和掌握大量文献的基础上，总结了循证医学的概念、发展状况、工作模式，阐述了循证医学在放射学中的应用实践，强化了循证放射学的概念，指出了循证放射学在当前放射学研究和实践，尤其是在放射学指南制定中的重要作用。

学者们详细阐述了循证放射学证据评价中目前采用的 6 个层面。第一层面，技术效能研究；第二层面，诊断效能和可重复性研究；第三层面，医学成像结果对改变患者诊断的价值的研究；第四层面，医学成像结果对改变患者医学干预的价值的研究；第五层面，医学成像结果对改变患者预后的价值的研究；第六层面，医学成像技术的性／价比评价，也就是投入／产出比的研究。

通过大量实例，学者们证实目前的放射学研究几乎完全集中在技术效能和诊断效能层面，但这些研究不能反映当前医学放射领域设备的高速发展和影像技术的发展是否能使患者真正受益的问题。而

真正能反映放射检查设备和影像技术发展对改变患者医学干预决策和对改变患者预后的影响,以及对相应的社会效能影响的研究,即第三至第六层面的研究目前还较少见。

而第三至第六层面的研究才真正是患者能受益的研究。正是这类研究的缺乏,导致放射学文献被其他学科引用偏少、放射学期刊的影响因子偏低。

据此,呼吁放射学家需要建立采用更长的研究时间、更严格组织可实施长期数据收集的循证放射学研究体系,需要开展和技术发展同步的、多中心的随机对照试验研究,以及与临床医师及流行病学家的全面合作。

通过查阅文献,我们体会到学者们论述的观点是一种导向和引领,在呼吁应重视循证放射学的同时,也为我们指明了放射学领域未来的研究重点和方向。

第二节 循证影像学应用现状和对策

循证医学(EBM)是近年来临床实践中迅速兴起,并风靡全球的 21 世纪临床医学新思维的新兴学科。经验医学向循证医学转变是二十一世纪临床医学的一场深刻革命,是临床医学发展的必然趋势。

医学影像学随着现代科学技术的飞速发展,其新设备、新方法、新技术层出不穷,在现代医学中占据越来越重要的地位,其中介入医学已同内科、外科学并列为现代医学三大技术。

在医学影像学实践中,正确认识及应用循证医学,建立循证影像学(EBMI)新思维,将有助于医学影像学的规范化及发展,同时也是现代医学影像学的需要。

一、循证医学的证据来源

临床研究证据依据科学性和可靠性,有作者将循证医学中证据大体分为以下 5 级。

第一级,按照特定病种的特定疗法收集所有质量可靠的随机对照研究(RCT)后所作的系统性分析(SR)或 Meta 分析。

第二级,单个地大样本随机对照试验。

第三级,虽未使用随机对照研究,但设计很好地队列研究、病例-对照研究或无对照的系列病例观察。

第四级,专家意见。

第五级,经验总结。

第一级和第二级的可靠性最高,是评价临床治疗的金标准;由于第四、第五级受个人经验限制,相对可靠性最低。可见,循证医学在尊重专家经验的同时也对专家提出了挑战,使他们在医学事业中不断学习和创新,从而使现代临床医学进入一个良性优势环境。

二、Meta 分析

Meta 分析是指用系统合并的方法,对有相同研究目的多个独立研究结果进行比较和综合分析。其核心就是对以往研究结果(大多数来源于已发表的文献),进行系统的定量分析,其结论经敏感度检验后而得出。有学者又称之为"荟萃分析"。目前,临床医师可以通过 Cochrane 协作网,获得全球范围内搜集的随机对照研究资料及进行 Meta 分析的最佳证据,从而帮助临床医师根据自己患者情况制定最佳诊疗决策。

通过 Meta 分析所得的证据具有以下 4 个特点:增大了原研究结果统计功效;避免了单个小样本所致的偶然性,从而帮助解决专家之间对同一问题的不同分歧;相对于一般的文献综述其结果更具有可靠性和客观性;Meta 分析还能引出一些新的见解。

当然,它也存在无法控制原始文献质量和测定偏倚等缺陷。

三、循证医学与医学影像学的关系

近十年来,随着循证医学的飞速发展,在临床医学中产生了循证外科学、循证内科学、循证影像学等相关分支学科。

循证影像学就是循证医学与医学影像学有机的结合产物。循证影像学的基本理论则认为医师个人无法只凭经验获得无偏移的最佳诊治方法。对恰当的医疗措施的评价应该来源于循证性证据。这样一来,医师要做的就不再只是向专家学习知识和经验这么简单,而要彻底了解并且认真评价文献中的研究证据来指导临床决策。

在科学技术的进步得到飞速发展的今天,我们必须重视并发展循证影像学。根据循证医学理念，医学影像学应在不断地临床实践过程中，分析和总结出更科学、更合理地影像诊断金标准，制定具有最佳证据的介入治疗方案，同时也应更科学、更合理地选择和评价医学影像学检查设备和方法，避免乱用、滥用特殊检查技术。这样，不仅提高诊治水平，而且可以减轻患者痛苦和经济负担。

怎样正确评价和选择最佳的医学影像学检查方法、诊断标准和介入治疗方案？只有应用循证医学原理和方法，通过随机对照研究和 Meta 分析等，才能获得真正科学而合理地结论。

例如，在中晚期肺癌支气管动脉灌注化疗中，目前的标准方案主要是 EP 方案（足叶乙甙＋顺铂），而日本学者 Noda 等（2002）通过伊立替康＋顺铂和足叶乙甙＋顺铂的大样本随机对照研究，其结果是伊立替康＋顺铂组中位生存期提高 4 倍，2 年生存率 19.5%，比足叶乙甙＋顺铂组的 5.2% 也几乎提高 4 倍。毫无疑问，伊立替康＋顺铂会取代 EP 而成为晚期肺癌的首选治疗方案。

又如，新生儿缺氧缺血性脑病可导致死亡或致残，头颅 CT 扫描的广泛应用对该病的诊断起到一定作用，但由于缺乏新生儿脑组织 CT 正常值指标，各地对新生儿缺氧缺血性脑病的标准不一，导致了某些地区对 CT 滥用，使新生儿缺氧缺血性脑病的影像诊断，特别是早产儿缺氧缺血性脑病的诊断呈现扩大化，出现较多的假阳性及一些假阴性，临床和影像学诊断出现了不一致，直接影响了新生儿缺氧缺血性脑病的诊断和治疗。

对胎龄在 28~42 周不同胎龄新生儿包括小脑、脑干、基底节、丘脑、灰质、白质、脑室不同部位脑组织 CT 值正常范围的多中心研究，并评价其临床应用价值。首次提出了我国不同胎龄新生儿、不同部位脑组织正常 CT 值范围，首次报道了我国足月及早产儿缺氧缺血性脑病不同部位脑组织 CT 值改变情况，为统一新生儿缺氧缺血性脑病 CT 诊断标准，防止 CT 滥用提供了一个科学的量化指标。

四、我国循证影像学的现状及对策

（一）现状

中国循证医学尚处于起步阶段，1996 年由上海医科大学王吉耀教授将 Evidence-based Medical 翻译为"循证医学"，1999 年 3 月经国际 Cochrane 协作网注册，在华西医科大学成立了中国 Cochrane 中心，2001 年在广东正式创刊了《循证医学》杂志。虽然我国在短时间内取得了一些成绩，但与国外相比差距仍然很大。

在循证影像学方面，其主要差距表现在以下几点：①证据的科学性、可靠性方面，我国医学影像学领域诊断性试验研究及介入治疗性实验性研究的课题设计及论文水平，无论是在数量上还是质量上，都远远不能满足临床需要。课题设计方面，大多数局限于病例的回顾性分析，很少进行前瞻性对照性研究，更不用说大样本了。论文水平方面，大多数论文是停留在单纯描述性论文（特别是影像诊断论文），也很少运用医学统计学知识及相关应用软件进行分析，缺乏随机性对照研究，更不用说大样本的随机对照研究，其价值受到极大地限制。②影像诊断标准与介入治疗方案尚未达到建立在最佳科学研究的基础上，缺乏从 Cochrane 协作网上获取证据并对证据进行评价的能力。③临床影像学研究的低水平、重复性较多，缺乏有说服力证据，没有很好的将科学证据、个人实践经验及患者特殊性有机结合起来。④根据循证影像学理念，对医学影像进一步影像实践缺乏规范化和标准化。

（二）对策

怎样运用循证医学思维来改变我们目前医学影像学领域的现状？

首先，在进行某一疾病的诊断性标准的研究时，必须运用循证医学思维方式，考虑是否进行对照性研究，是否计算敏感性、特异性、准确性等指标，研究对象是否包括各型病例（如典型与非典型、早中晚期、轻中重度等）。只有这样才能较全面、准确、客观地反映某一疾病特征及变化规律，从而提高医学影像诊断标准的准确性、可靠性和科学性；

其次，还必须重视医学统计学的方法和原理，在医学影像学的临床和科研中学习和应用，采用一些常用的统计学计算方法和相关应用软件进行相关性分析，这也是提高我们科研水平的重要途径；

第三，在学习循证医学思维方法的同时，还必须努力学习和掌握相关知识。比如，如何进行大样本、多中心随机对照研究，怎样通过 Meta 分析为临床提供最佳证据，如何在 Cochrane 网上获得最佳证据等；

第四，在以后的医学影像诊断实践中，尽可能根据 1~2 级证据，并结合专家意见和个人经验，特别是

充分考虑患者的个体特殊性,只有这样才能正确的、科学的影像诊断结论;

第五,在不断积累临床经验的同时,积极参与国际大规模的多中心、大样本实验研究,从而更好指导临床工作实践。只有这样,才能逐渐把我们的思维观念从传统的经验影像学模式转到循证影像学模式上来;

第六,实施循证影像学的主要论点方法有以下4点:提出问题,问题来自于影像实践;带着问题查找相关文献;对相关文献进行系统性评价,找出最可靠的证据;根据搜集到的证据,结合医师个人经验和患者影像资料特点,作出对疾病的正确诊断和最佳解决方案。

循证医学的内涵就是科学诊治疾病。医学影像学要不断更新发展,使一些影像学术方面有争论性的问题(无论是诊断标准,还是检查方法或临床介入及实验研究等)得到比较明确的结论,就应该运用循证医学的研究方法,更多地开展影像诊断和介入治疗的临床及实验研究,找出简单、有效、准确、实用的诊断标准和治疗方案。

同时,要为临床应用提供有价值的诊断依据和有效的治疗方法。作为影像学医师,必须掌握循证医学的研究方法,科学地运用影像学技术,采用循证影像学思维观念,适应现代医学模式由经验医学向循证医学转换。这也是现代医学影像学发展的唯一出路和解决医学影像学现状的根本对策。

第三章　正确诊断必需的时间

第一节　关于时间问题

影像诊断的需要的时间可分为四类。

观察和读片时间：尽其所能细致详细地收集检查图像能够提供给我们的信息资料。

思考时间：多思考，勤动脑，认真分析和研究。

查阅和咨询时间：查阅影像诊断学资料及临床有关资料，上网查询，微信咨询有关专业的专家学者，查阅有关专著和杂志，检索及充分利用各类文献索引，可大大节约时间。

讨论时间：每天晨间读片甚为重要，有重点而又简明扼要。疑难者另外安排会诊讨论。

第二节　正确诊断必需的时间

要避免误诊的发生，一定要给诊断医生一定的时间，不能说时间非常充裕，至少也要不太紧迫，这在平常临床工作中应该这样，在请专家们会诊时也应这样，专家不是神仙，世界上没有神仙，也没有像神仙那样的神医，也要给他诊断的时间，让他能够认真观察，仔细分析，必要时还要查阅资料，只有这样才能避免误诊。

曾经发生过这样的事，有的专家以为自己是专家，走到那里，那里的人都会尊敬自己，都会是自己说了算，对一些病例的观察和分析十分草率，轻易表态。殊不知一些学者并不买他的账，将一些病例图像资料请他会诊，记录下他的会诊意见，等几天再将原来那些图像资料再请他看，他竟然又发表意见。这些学者将他的两次会诊意见进行对比，发现两次诊断意见出入不小，于是得出结论，所谓"专家"的意见并没有一个正确的标准，这位专家的声誉自然受到很大的影响。这也是过于自信、治学不严谨的下场。

第三节　观察的时间与环境

有学者将一组 X 线照片交同一位医生在同一环境下进行三次读片，三次读片的时间都不相同：①瞬间读片，眨眼的功夫；②限时读片，时间 1~2 分钟；③不限时，时间充裕。结果说明时间充裕的诊断正确率最高，瞬间诊断正确率则最低。

读片环境是否安静，读片者是否静下心来专心致志地读片与分析研究，工作量的大小，观察顺序和读片的技巧与经验，观察仔细与否，读片者的专业知识与科研范围与水平，PACS 观察时窗技术的充分应用与否，读片灯的亮度，亮灯与放大镜的适当应用与否，上述种种因素皆影响病变的发现率。

在数字减影血管造影（DSA）或 / 和 CT、MR 扫描时，有时，由于机器故障难以传输或摄片或工作量过大，或病情要求过急时，有的大夫竟在监视器前一边看图像一边出诊断报告，这是相当冒险和十分危险的方法，有时难免发生误诊与漏诊。

第四节 快速思考会使人作出糟糕的决定

当人们仓促作出决定时,他们往往会犯下更多的错误。据文献报道,一项针对猴子的研究解释了个中原因:新信息即使是糟糕的信息会令脑细胞变得高度灵敏,从而更有可能使我们得出错误的结论。

第五节 快速决策为何易犯错,脑细胞过度敏感是诱因

当人们仓促做出决定时,他们往往会犯下更多的错误。如今,一项针对猴子的新研究解释了个中原因:新信息——即使是糟糕的信息——会令脑细胞变得高度灵敏,从而更有可能使我们得出错误的结论。

这份研究报告的共同作者、范德比尔特大学的神经学家理查德·海茨说:"当我们试图过于迅速地做事情时,我们往往会犯下更多的错误,当我们慢下来时,我们往往会做得更加准确。当你处在不得不迅速做出决定的情况下,你的大脑以不同的方式看待事物。"

这份研究报告刊登在今天出版的一期《神经元》月刊上,其研究成果说明了精神分裂症和其他精神紊乱疾病患者的错误决策机制。

为了解释这种现象,海茨和同事训练两只猕猴做一种游戏:它们需要在满屏幕的字母"T"中找到一个字母"L",或者相反。

在每轮游戏之前,屏幕上会出现一个彩色的圆圈,用来表示测试的类型,即速度测试和准确度测试。

在速度测试中,如果两只猴子迅速地找到了正确的字母,它们就会得到一点果汁作为奖励。在准确度测试中,不论它们用了多长时间,只要找到的字母是正确的,就有果汁喝;如果答错了,则没有。

研究人员对两只猴子负责高级思考的大脑区域、即前额皮层的神经元活动进行记录。

海茨介绍说,当两只猴子得知下次测试是速度测试时,这些神经元的电活动在测试开始之前就有所增强,就像汽车在比赛开始之前发动引擎一样。研究团队发现,在速度测试期间,当猴子示意它们找到了正确的字母时,负责视觉处理的神经元更加猛烈地放电。这些神经元变得更加灵敏,就好像当大脑不得不迅速做出决定时,屏幕上的目标在大脑看来似乎更加明亮。

他说,灵敏度变高听上去或许不错,但"因为它们被放大了,因此在你看来,它们变得比实际状况要更加重要",这意味着,即便是错误的答案也可能被认为是正确的。

第四章　避免误诊的思维方法研究

第一节　思路要广阔，不要先入为主

思路要广阔。不要看到一个征象，就只想到一个相关疾病去解释，只想到与该病有关的其他表现；更重要的是，更要想到其他与该疾病无关，却与该征象有关的其他疾病；多考虑几类疾病，再用排他法去排除，或寻找其他征象去证实或否认。

不要看到一癌在身，再出现病变则考虑多为转移，事实上，其他完全不同性质疾病也同样可出现，这在临床上屡见不鲜。

我们时刻提醒自己，对于恶性肿瘤病人术后所出现的病灶，务必弄清病史及现病史认真思索后再分析，千万不能一见病灶，即先入为主地考虑为肿瘤复发或转移。

第二节　二者并非一定对立，可以并存

在临床影像诊断工作中，当发现病灶时，不要将一些疾病对立来看，例如：对于炎症与肿瘤，结核与肿瘤，不应采取对立的态度，不要考虑"不是炎症就是肿瘤"，在疾病的发展过程中，不一定都是有你无我，或有我无你，它们可以并存、可以同在，可以以一方为主而另一方为次，或反之，这是值得注意的问题。常常可以见到炎症与肿瘤同存，结核与肿瘤并发，结核与一般炎症同时存在于一个病灶中。

尤其是在胸部疾病的影像诊断中，常常都可见到这样的情况，在结核的基础上发生肿瘤，并可在一定条件下出现肿瘤的发展，或者肿瘤病人治疗过程中又患上结核，这样，即可见二者的影像学征象同时存在。

第三节　读片的不同途径

有学者提出读片三步曲：阅读图像，临床与影像诊断医生均可进行，但其阅读的深度、广度及联想思维则不一样，他们的读片途径是不一样的；图像的诊断，是影像诊断的主要任务，联想、分析、研究都应同步进行；治疗计划的制定，为临床及介入放射处理提供信息。

临床医生读片时，首先想到的是从临床诊断出发，找支持临床诊断有关的影像学征象，然后再去分析研究；如找到有关征象则符合临床诊断；如未找到有关征象，则需要进一步做其他手段的影像学检查，或再分析研究临床表现，再深入研究诊断问题。

影像诊断医生读片时，首先想到的是从图像中找出典型的或不典型的征象，然后初步考虑什么病可能性大，什么病属于次要考虑的；再去进一步联系临床，研究分析病人的症状和体征，看与图像中表现出来的征象符合与否，如符合良好，基本上就可以确定诊断；如符合欠佳，则要更深入观察和分析图像，或者进一步用其他影像诊断手段进行检查，尽力提出正确的诊断意见。

第四节　正确严谨的诊断思维有助提高腹盆部疾病的影像诊断水平

一、腹盆部影像诊断需要正确的认识论和方法论来指导

近30余年来,随医学影像学的发展和进步,尤其是影像设备、技术的开发、创新并应用于腹盆部疾病的影像诊断,显著扩大了影像学检查在腹盆部疾病诊断中的应用范围及作用;通过临床应用、知识更新、经验积累,已大大提高了腹盆部疾病的正确诊断率。

但是,我们也应该看到,腹盆部范围很大,占据了人体躯干的下半部分,涉及腹盆内脏器、腹膜腔、腹膜下间隙、腹膜后间隙及腹壁;涉及消化、泌尿、生殖、循环(主要为血管)、淋巴以及内分泌等系统。同时,在腹盆部范围内,相当部分解剖结构,左右并不对称,尚存在一定发育变异,解剖关系也比较复杂;一部分解剖结构和解剖关系的实质,还存在一定的争议;胃肠等脏器在腹膜腔内存在一定活动度,并可因不同病因产生不同的功能表现。这些都使腹盆部疾病的影像学表现存在着明显的复杂性和多样性,从而使腹盆部疾病的影像诊断增加了相当的难度。因此,如何做到腹盆部疾病准确的影像诊断,尽管在检查方法、技术上有了很大进步,迄今仍具相当的挑战性。

要提高腹盆部影像诊断的水平,除了加强医学基础(尤其是解剖、活体形态学、病理等)、影像学基础(着重数理基础、各种影像学检查方法的成像原理及相关技术等)及有关临床各科的基础知识和技能的学习以外,还有一个重要的武器需要很好的加以利用,即我们还必须十分重视和习惯于运用正确、严谨的诊断思维去处理腹盆部疾病的影像诊断问题。

不管我们是否自觉的意识到这一点,诊断思维的正确与否,都会明显的影响我们的影像诊断过程和最终能否获得准确结论及诊断。

影像诊断是以影像学检查中的影像学表现作为基础和依据的临床上诊断疾病的重要方法之一。它实际上是对疾病病理变化和发展过程在形态和功能上所产生的具体影像的认识和判断的过程。在影像诊断这一过程中,不管我们是否已意识到,我们都自觉或不自觉的运用了辩证唯物论或唯心论的认识论和方法论去指导和影响我们的影像诊断实践中的诊断思维。但是我们多年的实践经验表明,采用辩证唯物论的基本规律和逻辑推理来指导我们的诊断思维,可以大大有助于我们获得符合客观实际的正确的认识和准确的诊断。

二、影像学表现是正常状态和疾病病理改变的一面镜子

疾病的病理过程会产生一定的病理解剖和病理生理方面的变化,这些病理变化在不同的影像学检查中会产生不同的影像学信息(X线和CT是利用人体组织间的密度差异,MRI是利用组织间的MRI信号强度差异,超声是利用组织间的声学信息差异)和不同的影像学表现,它们通常都是以灰阶的形式显示出来。

我们应该熟悉腹盆部的正常活体形态学、生理学、病理解剖学和病理生理学,结合各影像学检查方法的成像原理和技术,认真、细致的观察、分析影像学表现,在与正常相对照中判断异常影像,认识其所反映的解剖、病理基础以及所反映的病理改变的形态和功能两方面的实际情况。

因此,影像学表现实际上是人体正常活体形态学、病理变化在影像学检查中客观的具体的反映,是正常状态和病理改变的一面镜子。

由于影像学表现是我们进行影像诊断最重要的基础和依据,也是我们认识病理影像学最初始的一步。认真、细致的观察、分析影像学表现,将为我们准确作出影像学诊断打好基础。在这一过程中,有一点值得高度重视,即熟悉正常表现是至关重要的,因为它是判断异常的重要基础。

三、准确的影像诊断来源于对影像学表现全面、周密、系统的观察和认识

我们在进行影像诊断的过程中,首先接触到的是一个一个的有别于正常的病理性的影像学表现。为了不遗漏,在阅读影像学表现时要循一定的顺序,全面、系统的检视检查范围内的所有部位,发现异于正常的影像,然后观察该病变影像的特点,结合成像

原理,分析该影像学表现所代表的病理变化,它的解剖病理基础,即从现象认识它的本质。

在此过程中,以下几点值得注意:腹盆部影像学检查的范围,除超声以外,一般均应包括横膈到盆腔这样大的范围。要从腹内脏器、腹腔、腹膜后及腹膜下间隙到腹壁诸多方面,按自己习惯的顺序,依次不漏的去检视,看有无异常。

腹内脏器的观察要注意包括实质脏器(例如肝、胰、脾、肾、肾上腺)和空腔脏器(例如胃、肠、胆囊、膀胱等)。对病理性的影像学表现更要注意准确、精细的观察,从形态、大小、边缘、密度(或信号强度)、毗邻……去分析认识它所能反映的解剖、病理基础和本质。

通过这一程序,我们所观察到的病理影像表现,尚且是孤立的、互不相关的,这仅仅是认识的开始,是第一步。

四、从分析影像学表现入手,结合临床,获得初步影像诊断

通过观察单个的病理性影像学表现及其特征,分析它所代表的解剖、病理基础,即从观察表现(现象)到认识它的实质(本质)以后,还应将这些单个的病理性影像学表现联系起来,研究它们之间的内部联系;经过对比分析、思考、推理、判断,筛选出起主导和支配作用的主要影像学表现和次要影像学表现。即分清主要矛盾方面和次要矛盾方面。

在初步观察和辨明这些影像学表现之间的相互关系和内部联系以后,我们可以试以某一种或某几种疾病的发生发展过程去解释前述种种病理性影像学表现,并阐明它们相互之间的主从关系。

这一解释和初步印象尚属原始的、不成熟的,还必须用临床资料和过去影像学检查发现,去与本次检查所见相互验证,保留前述初步印象中的合理部分,剔除不相吻合及不一致的部分。通过这一过程,逐步缩小诊断的范围,提出最接近临床实际的准确的诊断。

在与临床资料和过去影像学检查发现相结合当中,还应注意以下四点:除现病史以外,过去史也十分重要,尤其是与本病相关的过去史,过去所接受的手术或非手术治疗情况及治疗反应,过去手术式式,手术探查结果以及术后反应等;查体的发现与本次影像学检查发现是否相顺应;实验室检查结果与本次影像学检查初步考虑的诊断有无不悖;要尽可能多的收集、占有过去影像学检查资料以作对照,观察其病变的动态变化,帮助作出恰当诊断。

当与临床资料和过去影像学检查相验证的结果出现不相符的情况时,则应首先检视我们在阅读影像学表现分析其解剖、病理基础时有无误差,在分析解释整个病理过程当中有无片面、不合理之处。若这两方面都无差错,我们仍应重视和坚信自己的前述发现,因为它是客观存在的,是可信的。

我们可以亲自向病员核实病史,亲自查体,或与临床会商进一步作某些实验室检查或其他检查(例如内镜活检等)以进一步明确诊断。显然,经过这样的检视,可以相当程度减少或避免主观臆断,片面的作出不合实际的结论。

应该从病员的利益出发,尽可能作好我们的工作,竭尽自己所能的作出准确、全面、精细的影像诊断。

五、最后的影像诊断

影像诊断是根据影像学表现对疾病的病理改变及发展状态作出的客观表述和评价。在作诊断的过程中,应该注意贯彻"动"的观点和全面的观点。我们不仅要设计增强扫描的多时相检查,还要看到病变随时间推移的动态表现;不仅要看到病变的局部,更要看到病变沿一定的解剖通道(包括明确存在的和潜在的)进行扩散;不仅看到病变的主体(原发)部分,还要看到病变的从体(继发)部分。这样的影像诊断才可能是比较完整的、周密的、准确的。

还应该注意到,由于影像学成像原理所影响,或检查方法价值所限,并不是所有的病理改变都会在影像学检查中有所表现;另一方面,从病理改变开始到病理性的影像学表现的显示,需要一定的时间,即需要一定量的积累才能有所表现。

因此,影像学检查中未显示出来并不能排除其病理改变存在的可能性,应充分考虑前述因素的存在,加强与病员临床主管医师的互动、沟通,以免贻误诊断。

影像诊断应该包括定位、定性及定量三个方面,但事实上有时也难以完全做到,尤其是定性方面。因此,最后的影像诊断也存在着以下可能性:肯定诊断,否定诊断,可疑(可能)诊断。尤其是可疑诊断,常常需要参考过去临床影像学检查结果并加以对照,结合某些检查发现或建议增作某些检查,甚至间隔一段时间复查,通过时间的延续、观察病变转归,

才能帮助明确病变性质。

因此我们应竭尽全力,认真负责的收集、阅读、分析、认识影像,综合、归纳、推理、判断病理过程,最终获得恰当的影像诊断。

不尊重客观存在的影像学表现,过分跟随临床诊断,主观臆断地作出诊断,或一味将责任推给临床,仅简单的提出一大堆可能性的诊断,或只报告影像学表现而不提出具体的诊断意见的做法,都是对病人不负责任的表现。

通过采用正确严谨的诊断思维和遵循比较正规的阅片、诊断程序,相信我们一定可以使腹盆部影像诊断水平得到进一步提高,使腹盆部影像学检查能为更加准确、全面、精细的诊断腹盆部疾病起到更好的作用。

第五节　诊断思维之一

观察和认识征象:全面而仔细地观察和分析,联系其大体和镜下的病理学表现,理解征象的意义。

对照原来的图像,参照临床病史及实验室检查:注意临床病史的真实性与重要性;独立思考,认真分析研究。

得出初步意见:可有三种情况:常见病中典型或不典型征象;相对少见疾病的征象;前两种情况均不符合,可能征象太不典型,或尚未被认识的新疾病或新征象。

第六节　正确的逻辑思维和书写影像诊断报告

请详见于本书　本卷　本部分　本篇　第一章　第九节　正确的逻辑思维和书写影像诊断报告。

第七节　影像学诊断思路的讨论

影像学检查的目的:了解被检查者有无疾病,为治疗方式的选择提供依据。包括的内容有四:定位、定量、定性、定效。检查目的的不同,报告书写模式各异。

一、诊断原则

一些学者提出十二字原则:全面观察,具体分析,综合诊断。

二、全面观察

通过全面细致的观察,达到发现病变的目的。观察者应具备的基本素质包括:成像的基础知识,解剖知识,各种疾病的病理改变。

误诊举例:在常规横断CT图像上,将横膈肌束的结节状横断图像误为肿瘤转移;将小脑蚓部误为肿瘤;将常规横断位CT图像上的十二指肠乳头误为肿瘤;这些在临床上常常可以见到。

病变的观察内容包括:大小及数目、形态及边缘、位置及分布、密度信号和结构、周围情况、功能、动态变化等。要注意防止遗漏细小病变,细微的信息。

三、具体分析

应用病理学知识分析异常表现所代表的意义。

抓住主要矛盾:找出众多异常表现的主要特征。以主要特征为中心分析所有征象。

四、综合诊断

各种影像方法综合应用;密切关注临床症状、实验室检查、动态变化。

五、影像诊断步骤和阅片方法

影像诊断步骤和阅片方法,包括:了解一般资料;读片;分析;核查、补充检查;综合诊断。

了解一般资料:病史和检查资料;图像信息(检查方法和技术条件)。

患者信息:姓名、性别、年龄、检查号、检查时间

技术条件:CT:KV、mAs、准直、增强;层厚、间距、kemel、窗技术、矩阵等。

MRI:多种序列的选择和各种新技术的应用。

读片:系统观察;局部观察;对比观察;动态观察

系统观察:按一定顺序观察,避免遗漏。如CT、MRI颅脑图像的观察,逐幅图像进行观察,每幅图像依次观察脑室、脑实质、脑膜、颅骨和皮下组织等

局部观察:大小及数目、形态及边缘、位置及分布、密度信号和结构、周围情况、功能、动态变化。

对比观察:位置对比(左右对比)有利于发现病变、增强前后对比(确定病灶的大小、范围;确定强化特点,利于定性)、随访对比(务必认真、细致,这直接关系着诊断的准确性和治疗方法选择是否有效)。

六、分析

分析程序:明确图像是正常或异常;确定主要影像学特征;列出所有符合这一特征的疾病;分析所有征象做出初步诊断。

明确图像是正常或异常,依据:成像的基础知识;解剖知识、生理知识、生化知识、病理知识。还有熟悉和认识发育变异。

七、分析病例举例

(一)一例一侧后颅窝桥小脑角区实性肿块

列出所有符合这一表现的疾病:脑内病变:胶质瘤、血管网织细胞瘤、髓母细胞瘤、室管膜瘤、转移瘤、淋巴瘤、脓肿、霉菌、弓形体脑病;脑外病变:听神经瘤、脑膜瘤、脑膜转移瘤等。分析所有征象,做出初步诊断:由于肿块邻近脑池增宽,提示为脑外病变。再加上内听道扩大,考虑听神经瘤可能性大。

(二)一例右肺门肿大病例

列出所有符合这一表现的疾病:中心性肺癌、结核、肉芽肿、转移性肿瘤、肉瘤、淋巴瘤、错构瘤、硬化性纤维瘤、神经内分泌肿瘤、类癌等。分析所有征象,做出初步诊断:由于纵隔淋巴结肿大,考虑中心型肺癌、转移瘤、淋巴瘤、肉瘤、类癌;又由于肿块位于右肺门,且有分叶,考虑中心型肺癌可能性大。

一例双肺门肿块患者,双肺门淋巴结肿大,支气管无狭窄,无咯血及胸闷,体重无下降

列出所有符合这一表现的疾病:结节病、多源性肺癌、淋巴结核、转移瘤、淋巴瘤。分析所有征象,做出初步诊断:由于支气管未见异常,未再考虑多源性肺癌;又由于体内未发现原发病灶,未见恶性肿瘤特征,不再考虑淋巴瘤与转移瘤;影像表现中,淋巴结未见环样强化,肺内无结核灶,无结核中毒症状,不再考虑淋巴结结核,因此,考虑结节病可能性大。

八、核查与补充检查

核查:做出的诊断能否解释所有征象;其他影像学表现是否相符;临床表现与实验室检查是否相符。

如影像学表现与临床表现不相符,则需寻找引起该种症状的疾病。

一例11岁男孩患儿,左髋区疼痛、跛行2个月,左髋关节CT平扫未发现骨质异常。由于扫描范围不够,待寻找病变特征,遂补充检查CT胸部平扫,发现纵隔大肿块且伴钙化,鉴别诊断有:畸胎瘤、胸腺瘤、神经源性肿瘤、巨淋巴结增生症及转移瘤;扩大扫描范围,显示病灶全貌,见纵隔钙化大肿块与右侧甲状腺连续不能分离,考虑甲状腺肿瘤可能性大。

一例脊柱旁肿块患者,鉴别诊断应考虑:畸胎瘤、神经源性肿瘤、转移瘤、淋巴瘤、巨淋巴结增生症、肺肿瘤、炎性假瘤等。需要进一步显示病灶的特征。

进一步显示病灶的特征?畸胎瘤:寻找脂肪块、钙化;神经源性肿瘤:观察肿块与椎间孔的关系;转移瘤:寻找原发病灶,是否有多发病灶?淋巴瘤:观察其他部位有无淋巴结肿大;巨淋巴结增生症:寻找钙化,了解病史;肺肿瘤:肺内外病灶的鉴别。

一例右肺门肿块患者,鉴别诊断应考虑:中心型肺癌、结核肉芽肿、转移瘤、淋巴瘤、肉瘤、错构瘤、硬化性纤维瘤、神经内分泌肿瘤、类癌等。其中常见病是中心型肺癌、结核肉芽肿、转移瘤与淋巴瘤;病灶是单发,且相当局限,故想到中心型肺癌和结核肉芽肿;再认真观察病灶未累及邻近支气管,故考虑结核肉芽肿可能性大,再追问病史,病人有盗汗和血沉升高,更证实为结核病。

一例32岁男性患者,乏力、右上腹痛1月,CT发现肝右叶肿块。鉴别诊断有:肝癌、肝血管瘤、肝腺瘤、肝局灶性结节性增生、囊腺瘤、囊腺癌、纤维瘤、肉瘤、畸胎瘤、淋巴瘤、血管内皮瘤、血管外皮瘤。

核查发现:病灶等密度充填时间小于3分钟。由于增强时为高密度强化,延迟扫描亦为高密度强

化,故考虑血管瘤可能性大。

九、综合诊断

经过对某种影像检查资料的研究、分析并参考其他影像学检查结果和临床特征、实验室检查做出具体影像学诊断。

影像诊断学医师利用不同检查手段提供的信息,相互补充、相互参照、相互对比,从多方位、多角度分析研究疾病的表现,探索该疾病的本质,从而得出正确的诊断结论。

影像诊断模式有三:肯定诊断;怀疑诊断;现象诊断

肯定诊断:影像学表现准确反映疾病的本质,分析研究发现疾病本质的特异性征象,可以确诊。有两类特征为:显而易见的特征和分析后发现的特征。显而易见的特征包括:阳性结石、出血、发育畸形、损伤、具有特征表现的肿瘤、炎症等。

第五章 误诊与鉴别诊断

第一节 鉴别诊断学

以各种影像技术显示出病变影像表现为基础,分析和各种征象,做出初步诊断,提出应该进行鉴别诊断的其他情况,这是《鉴别诊断学》研究的内容。本书各卷各篇各章节介绍疾病时,酌情对鉴别诊断进行了一定的讨论。

以各种影像技术显示出病变影像表现为基础,分析和各种征象,做出初步诊断,提出鉴别诊断的同时,必须考虑可能存在的误诊经验、教训,该区可能出现的发育变异和生理变化,深入全面收集临床资料不够,影像学检查技术及程序的缺陷,观察图像技巧的不当,诊断方法及思维过程的欠妥,以及可能存在的诊断陷阱,这就是本书向读者介绍的内容。

第二节 准确定位是正确诊断的基础

认真、仔细、全面观察图像后,准确定位是正确诊断的基础,是减少误诊的第一步,在临床工作中,务必尽力定位准确;尽可能定位具体一点,越细越好;有的病例,病变范围太大,很难准确定位在某一器官,此时,宜应用中心定律,即以病变的中心所在部位为准,去观察、分析、研究。

第三节 鉴别诊断大纲

当疾病定位于一个器官后,对每个器官可能出现的不同疾病,从不同年龄组的疾病流行病学分析,在心里首先应有一个鉴别诊断大纲,最常见的是什么病?它的影像学表现是什么?当前观察到的影像学表现与它符合的程度有多少?然后再逐步地进行深入观察、分析、研究和讨论。

第六章　影像诊断中的讨论

第一节　谦虚谨慎，尊重同仁

有学者将一个人单独读片与集体读片（不在人多，而在于畅所欲言地充分讨论）进行比较，发现前者误诊远比后者为多。俗言"三个臭皮匠，顶个诸葛亮"，足见讨论之重要。

我们深深地体会到，每个人随时随地都应该自勉，千万不要陷入盲目性，思想不要僵化，随时都要谦虚谨慎。年轻人要尊重长者的经验与阅历，长者应考虑后生思维的敏锐、聪明才智、精力充沛和刻苦钻研的精神。

随时都要谦虚谨慎：医生的工作关系到病人的生命，是非常重要的工作，从基础训练看，一些先进国家学医都是读两次大学，获得双学位才能工作，因此作为医学生，从开始学医之日起，就要做好思想准备，在一生的医学工作中，随时都要谦虚谨慎，一辈子都要夹着尾巴做人，在影像诊断更是如此，这是我们的切身体会，也是我们要求学生做到的基本理念。

我们是无神论者，我们是人，天下没有神，所谓神医，只不过是病人对医生的恭维之词，下级对上级这样恭维，就别有用心了，事实证明就是这样。

多年的临床实践启迪我们，每人都应自勉，要自觉地作人，不去作神，不要中那些溜须拍马人的奸计，尽可能地不陷入盲目性。时时注意思想不僵化，随时都要谦虚谨慎。人外有人，天外有天，切不要妄自尊大，自封为神，难免将来让后人耻笑。

尽其所能地收集各方面的资料与信息，积累经验，包括听取别人的经验，学习刊物、网上、书上的经验；积累自己个人、本单位、本地区的经验；并随时互相交流。

人体本来就是复杂多变的，自然疾病的表现更是复杂多变，何况还有那么多的动态因素和外在因素影响，疾病表现就更加复杂。

我们认为，诊断思维很重要，作为影像诊断医生，在讨论诊断时，处处以小学生自居，谦虚谨慎，虚怀若谷，要听得进各种不同的意见，尤其是要听得进反面意见，这十分重要，它总是减少误诊的基础。

起初由于对某征象不认识而误诊，当认真总结教训，深入认识该征象后，在相当长的一段时间里对该征象都十分敏感，甚至过于敏感，从而发现具有该征象的不少病人，远远超过以往任何时期，在认识和诊断该征象方面进步很大。

凡事多方面分析研究总没有坏处，热烈争论与畅所欲言的讨论，可以听到多方面的意见，再从多方面考虑、分析、研究，结论自然考虑得更全面更准确。

另外，影像诊断科室还应扬长避短，与兄弟科室大力协作和交流。一方面与影像诊断各专业（X线、超声、CT、核医学、磁共振等）协作，一方面与临床相关科室加强联系，通力合作，尤其应强调与病理科及手术者、活检者合作，讨论与会诊，这样，就更不容易犯诊断错误。

第二节　关于晨间读片

与临床各科一样，每天早上上班交班后都应晨间读片，我们有机会参加过全国各地几十家医院的晨间读片活动，概括起来大致有下述几种类型：有的医院由科主任主持，读片内容主要是疑难病例，低年资医生报告病例后,各位医生踊跃发言,各抒己见,有时争论还十分激烈,然后由科主任总结出比较一致的诊断意见;有的科室是由低年资医生或进修医生报告误诊病例,让全科讨论,然后再报告正确的病理诊断,并对误诊情况进行分析研究;有的科室将晨间读片专门用来报告病案追踪,对于各个系统经手术病理证实的病例整理后分别报告,深入讨论各系统疾病的诊断经验和教训;有的科室还将一些晨间读片作为专题研究报告时间,由高年资医生、研究生和副高级职称以上医生分担,其内容则是各位医生科研项目的开题报告、学术论文、科研总结、专题讲座等。

有的科室晨间读片只是一个形式,没有讨论,基本上都是科主任一个人说了算,不征求意见;有的科室只是在有疑难病例时,在早上交班后,拿出来让大家看看,有时有讨论,有时不讨论,然后由科室主任总结;有的科室很少晨间读片,或者偶尔读片,要读也是由科主任讲几句就匆匆结束;有的科室根本就无晨间读片这个工作程序。

我们认为,晨间读片是一个难得的学术讨论的机会,这对科室医疗教学科研水平的提高十分重要,是科室业务建设的重要组成部分,是临床影像工作不可缺少的工作程序。

我们建议采纳前面三类读片方式,这样对科室业务水平的上升总是有益的。

第三节　关于会诊的建议

一、以理服人与人讨论或争论

在会诊讨论时,每个人都要谦虚谨慎,要诚恳虚心地听取不同的意见,尤其是听取下级医生和学生的不同意见,然后认真分析研究,修正自己的意见,平等待人、应该以理服人与人讨论或争论;千万不要顽固不化,固执己见,不接受他人的批评,听不进其他人的意见,搞得不欢而散。

二、只能做人不能做神

我们建议,在任何会诊时,都要时时刻刻警告自己,一定要实事求是,只能做人不能做神,尤其是高层次的会诊时,要将同仁们对自己的尊敬和热爱看作是严峻的考验,要认真对待会诊提出的问题,仔细地听取下级单位的情况介绍,然后认真分析研究,观察图像、讨论图像,提出自己的诊断意见。

我们推崇这样一种精神,不论在什么场合,做诊断时都要实事求是,都要做人不做神,时刻都要记住,自己是人不是神,尽管周围赞美之词满天飞,也不要被冲昏头脑,要清醒,要认真做好自己的工作,做出正确的诊断。千万不要不谦虚,自以为高人一等,或放不下架子,或为了要面子,不懂装懂。

三、参加临床科室的会诊

如果参加临床科室的会诊,建议不要只协助临床医生观察影像,解释影像,而应力争全程参加会诊,一方面向临床医生学习临床诊治该病例的有关临床的知识,一方面更深入了解该病例的临床情况,结合影像学表现,力争更准确地做出正确的影像诊断。

切记,病情是随时可以出现变化的,一定要随时检查与观察,不仅要注意检查时间与观察时间的差异,而且更要注意检查时间与讨论时间的差异,差异越大,检查所见越可能出现变化,影响诊断的准确性。

四、院外会诊

对待院外会诊时,尽管院外影像检查图像和照片有的质量较差,力争多收集资料和信息,看清楚后才能给予诊断意见;如图像不清晰,则应该写上"图像不清晰"、"观察不满意"或"结构紊乱"等,而不宜简单对其图像做出结论性的诊断意见。

对待院外会诊时,一定要注意尊重院外的诊断意见,如果有可能,应尽量了解院外诊断当时的情况,如收集资料、检查情况、有无讨论、与临床结合的情况,然后根据自己目前掌握的情况进行分析,有根有据地与院外同仁讨论,做出会诊的意见。如果不是同仁来会诊,则更要注意与院外的关系,要谦虚谨慎地具体分析,尽可能地充分了解一些情况,获取更多信息,再做出会诊意见。

五、每次会诊都是考试

前辈们教导我们,每次读片,每一次会诊都要认真对待,尤其是院外、远程会诊,每次会诊都是一场考试,自己都是接受考试的学生。处处都是考试,处处都可能有诊断陷阱,时时刻刻都须认真对待,慎之又慎,方不致于误诊和漏诊。

六、注重第一印象

对一个病例图像的分析研究,第一印象十分重要,并尽量做到第一印象比较全面、细致、完整。第二步是寻找证据,确认或否认第一印象。

七、一些联想

看见颅内占位时想到肺内原发病灶的可能。看到肺癌,要想到有转移至双侧肾上腺的可能性,如扫描条件允许,可以扫描胸部时再向下面胸腹连接区多扫几个层面,以观察肾上腺的情况。

猜测、猜谜与总结经验教训是两回事,前者只能增加讨论的兴趣,属于普及的问题;后者则为寻找规律性的东西,提高到理论水平,升华到一定的高度,对学习不无益处。

第四节　关于误诊后讨论的几点建议

一、具体回顾

讨论误诊总结经验和教训时,最好是具体地回顾当时诊断的时间、地点、场合等诊断环境的具体情况;如何观察、观察全面与否,观察的深度够不够,有无充分的讨论和争论;当时对观察到的信息分析的思路如何,了解临床资料的情况深入细致否;临床初步诊断意向、外院已经提出的诊断、病理诊断等信息有无误导等;对病人的年龄、性别、职业、既往史及家庭情况有无问询……。

二、讨论误诊的时间

建议安排讨论误诊的时间力争充裕一点,让大家畅所欲言地说话,充分听取在座诸位的意见,而不是少数人发言,草率从事;如果时间不够,也不要采取猜测的方式去猜谜;在学术会议上进行讨论,更要有根据地认真分析、总结经验和教训,提高到理论研究水平上去思考、升华,让参加学术讨论会的人员在业务学习上有所收获,吸取经验教训,提高自己的诊断水平。

第五节　优秀期刊对讨论部分的要求

讨论部分是科技论文的核心部分,其目的是解释现象、分析原因、阐述观点、说明研究结果的含义以及为后续的研究提供建议。

讨论部分也是衡量一篇论文优劣的标尺,能反映出作者所掌握的文献量以及对某一学术问题理解的深度。

优秀期刊对讨论部分的要求如下:①讨论内容需要有资料支持;②避免和前言、结果过多重复;③避免进行过度的文献复习;④列出其他相关研究的结果和讨论;⑤讨论重点集中在对文内的重要发现进行讨论;⑥提出研究的局限性和未来的工作方向;⑦讨论和论文的目的相一致;⑧动物和非人类的研究应提出未来的潜在应用价值。

第六节　原汁原味引用文献

本书在引用文献时,特别注意引用文献的原文,尽可能不综述不同作者的意见和看法,不增添我们对该项研究的想法和意见,尽可能原汁原味地将文献作者对该项课题研究的心得体会的本意提供给读者。

让读者在阅读时独立思考,了解到该课题研究的方方面面及其问题的复杂性，而不是只听一面之词，陷入盲目性。希望读者在临床实践中去认真学习和细心体会，再检验该项课题各种研究结果的真伪和应用价值，从而提高自己诊断的水平，更全面地深入认识问题的实质，达到减少工作中的误诊和漏诊的目的。

第七章 综合影像检查和诊断试验研究

第一节 综合影像检查在肿瘤诊断中的优势

众所周知,肿瘤的发病率正呈逐年上升的趋势,并已成为危害人类健康的重要原因之一,早期发现、早期诊断及早期治疗是影响其预后的最关键因素。

另一方面,影像检查技术的迅猛发展,新技术的不断涌现,使肿瘤影像诊断不再单纯依赖某一种检查手段。

由于不同影像检查技术各有优缺点,因此如何合理、优化选择最佳检查方法,在不同检查方法间取长补短,以达到对肿瘤的早期诊断及准确分期,是现代医学对临床及影像医师提出的又一新课题。

1898 年伦琴发现 X 射线是影像检查的基础,距今已有一百多年。一百多年来,影像医学日新月异,超声、CT、MRI 的先后出现使检查手段逐渐多样,诊断水平不断提高。而近几年推出的一些新技术如超声造影、MSCT、PET、PET/CT、PET/MR 等方法,为肿瘤影像诊断提供了更多的选择。

但是对于绝大多数肿瘤而言,尚无一种检查方法可以完全替代其他检查。例如对于消化道肿瘤而言,消化道造影是传统、经典的检查手段,可以直观、准确地显示腔内病变的部位与特征,对于肿瘤的定性诊断具有一定的优势,而 MSCT 仿真内镜技术虽然也可以显示部分肿瘤的大小与形态,但是对于消化道黏膜改变这一关键征象却难与造影媲美,自然无法完全取代传统的消化道造影。然而消化道造影也有其不足之处,由于不能显示肿瘤外侵、以及有无淋巴结或器官转移,因此不能全面、完整地评价肿瘤的分期与预后,仍需要结合内镜、超声、CT 或 MRI 等检查方法以弥补其不足。

胸片正侧位由于曝光量小、操作简单及普及率高的优点,是肺部肿瘤传统、基本的检查方法,可以发现肿瘤及对部分肿瘤进行定性诊断,但它也有明显的局限性,由于受到分辨率低的限制,以及肋骨、脊柱或心影的重叠,因此对于肿瘤的内部结构显示不佳,部分表现不典型的肿瘤难以进行定性诊断,对于微小病灶容易引起漏诊,因此当胸片发现或怀疑肿瘤时,常需进一步行 CT 检查,尤其是对于微小病灶,高分辨 CT(HRCT)常常会有很大的帮助。而当肺癌怀疑或需除外有无脑转移时, MRI 则是首选的检查方法。

CT 增强扫描是诊断肝脏肿瘤的最重要的检查手段之一,对于多数病例可以确诊,但仍有部分病例诊断困难,尤其是少数对碘对比剂过敏的病例,CT 平扫多不能明确诊断,此时需要结合超声或 MRI 检查。超声可以很好地鉴别肝脏肿瘤的囊实性,但是受人为因素影响较大。MRI 有助于发现肝脏微小病变,尤其是伴有肝硬化时,对于肝硬化结节与微小肝癌的鉴别具有一定的优势。PET/CT、PET/MR 在肿瘤的分期及疗效评估方面发挥着巨大作用。

总之,影像技术的研究与创新方兴未艾,必将为我们提供更多的可选择的影像检查手段。充分认识综合影像在肿瘤诊断中的重要性,结合某一病例具体情况,选择合适的检查手段或最佳的检查组合,为临床提供尽可能多的有价值的信息,对于肿瘤的诊断、治疗与预后至关重要。

第二节　诊断试验研究

一、诊断试验的概念及研究目的

1. 诊断试验（diagnostic test）的概念　临床工作中用于确定或排除某种疾病的一切检验方法。包括各种临床检验（生物化学、免疫学、微生物学、寄生虫学、病理学等）、影像诊断（B超、X线、CT、MRI等）、仪器检查（心电图、脑电图、核素扫描、内窥镜等）。

2. 诊断试验研究的目的　随着基础科学的发展和临床工作的需要，新的诊断试验方法不断被提出，并在医疗实践中迅速地推广、应用，为临床工作提供了大量可供选择的诊断技术。临床医师每天面对的大量工作是疾病的诊断与治疗，早期正确的诊断是疾病治疗的前提。面对众多的诊断技术，临床医师需要科学、合理的选择。而诊断试验是临床医师赖以做出准确诊断的重要工具，诊断试验本身的准确性直接影响疾病诊断的正确与否。遗憾的是，许多诊断试验的设计欠严谨，在临床应用中缺乏严格评价，应用效果往往令人失望，诊断效果不确切的诊断试验方法应用于临床，不仅是一种浪费，而且不利于临床医师对疾病做出早期正确的诊断。

诊断试验研究的目的就是对诊断试验的真实性（validity）和可靠性（reliability）两方面进行评价。因此，临床医师应用临床流行病学原理和方法，对诊断试验进行科学的研究，是正确认识各种诊断试验的特性、临床诊断价值及科学地解释诊断试验的各种结果的基本方法。同时，临床医师掌握和运用这些方法学标准，具备严格评价诊断试验的能力，将有助于在医疗实践中科学、合理地选择和运用诊断技术，从而避免临床医师凭经验盲目地选用诊断试验。

二、诊断试验研究的设计原则

设计诊断试验的基本方法是将诊断试验与金标准（gold standard）进行盲法和同步比较。

1. 设立金标准　金标准是指当前医学界公认的诊断某种疾病的最可靠方法，也称标准诊断。临床中常用的金标准，包括临床医学专家共同制订的诊断标准、外科手术发现、病理学诊断、长期临床随访、影像学诊断。

金标准确定后，所有研究对象均可用金标准划分为"有病"与"无病"两组。因此，金标准的选择必须正确，否则会造成疾病分类错误，从而影响诊断试验的正确评价。

2. 选择研究对象　诊断试验的研究对象包括两组，一组是金标准确认的病例组，另一组是金标准证实无该病的患者或人群，称为对照组。诊断试验的临床价值不是取决于是否能区分正常人与典型病例，而是能否区分容易混淆的疾病或疾病的严重程度。例如，癌胚抗原（CEA）可以准确区分晚期结肠癌或直肠癌患者与正常人，但是如果选择较早期的结肠癌或直肠癌患者、其他癌症患者或有胃肠疾病者为研究对象，CEA 的鉴别诊断能力就明显下降。因此，CEA 已不再用于癌症的诊断和筛选。所以，选择的研究对象应与临床实践的情况相似，诊断试验结果才有意义。

选择病例组时应包括各型病例：典型和不典型的病例，早、中、晚期的病例，轻、中、重型，以及有和无并发症的病例等，这样才能使试验结果具有代表性。

对照组选择用金标准判断无该病的病例，特别是容易和该病混淆的其他病例，这样的对照才有临床实用价值，而选择正常人作为对照是不妥当的。

3. 盲法同步比较诊断试验与金标准的结果　即要求判断诊断试验结果者不能预先知道金标准划分研究对象的结果。盲法的目的是避免疑诊偏倚。

新的诊断试验对疾病的诊断结果应当与金标准诊断的结果进行同步对比，并且列出四格表，以便进一步评估（表 5-3-7-1）。

表 5-3-7-1　评价诊断试验的四格表

		金标准		合计
		有病	无病	合计
诊断试验	阳性	真阳性（a）	假阳性（b）	a+b
诊断试验	阴性	假阴性（c）	真阴性（d）	c+d
		a+c	b+d	N

4. 样本大小的估计　在 1950 年著名的临床流

行病学创始人之一 Youden 就在 Cancer 上撰文指出,对诊断性研究而言,病例组和对照的样本量都至少应该在 30 例以上。样本量小,诊断试验的评价指标,如敏感性、特异性等指标的 95% 可信区间会很大,使诊断试验结果缺乏代表性。

每个诊断试验的敏感性和特异性均是稳定的指标,因此,可按照估计总体率的样本含量估算方法,分别计算"有病组"的样本最 n_1,"无病组"的样本量 n_2,为允许误差,计算公式如下:$n_1 = Z^x 2Sen(1-Sen)/\Delta^2$ $n_2 = Z^x 2Sep(1-Sep)/\Delta^2$

例如:超声对胆囊结石诊断,初步试验资料知其敏感性为 80%,特异性为 60%。试问应检查多少患者,才有统计学意义?

设 [] =0.05,Z =1.96(双侧),Sen =0.80,Spe =0.60,设 Δ=0.10

$n_1 =(1.96)^2(0.80)(1-0.80)/(0.10)^2 = 56$ 例 $n_2 =(1.96)^2(0.60)(1-0.60)/(0.10)^2 = 93$ 例

即病例组应有 97 例,对照组应有 145 例。

三、诊断试验评价指标及计算方法

将用金标准划分的病例组和对照组,以及由诊断试验测试的所有研究对象获得的阳性、阴性结果填入四格表中。

1. 敏感性(Sen):即采用金标准诊断为'有病'的例数中,诊断试验检测为阳性例数的比例。它反映了诊断试验检出患者的能力。Sen =a/(a+c)

2. 特异性(Spe):即采用金标准诊断为'无病'的例数中,诊断试验检测为阴性例数的比例。它反映了诊断试验鉴别非患者的能力。Spe =d/b(b+d)

3. 准确性(Ace):即诊断试验检测为真阳性和真阴性,在总检例数中的比例,它反映了诊断试验正确诊断患者和非患者的能力。Ace =(a+d)/(a+b=c+d)

4. 阳性预测值(+PV):即诊断试验检测的全部阳性例数中,'有病'者(真阳性)所占的比例。它较为直观地反映了诊断试验阳性结果的临床应用价值,数值越大越好。+PV =a/(a+b)

5. 阴性预测值(-PV):即诊断试验检测的全部阴性例数中,'无病'者(真阴性)所占的比例。它较为直观地反映了诊断试验阴性结果对排除某病的临床应用价值,数值越大越好。-PV =d/(c+d)

6. 患病率(Pre):即经诊断试验检测的全部病例中,真正'有病'患者所占的比例。在级别不同的医院中,某种疾病的患者集中程度不同。故患病率差别大,从而影响阳性及阴性预测值的结果。Pre = (a+c)/(a+b+c+d)

7. 阳性似然比(+LR):即诊断试验中,真阳性率与假阳性率的比值。表明诊断试验为阳性时患病与不患病机会的比值,比值越大则患病的概率越大,阳性结果的正确率越高。+LR =a/(a+b)/b/(b+d) =Sen/(1-Sep)

8. 阴性似然比(-LR):即诊断试验中,假阴性率与真阴性率的比值。表明诊断试验为阴性时患病与不患病机会的比值,比值越小,表明阴性结果的正确率越高。-LR =(1-Sen)/Spe

四、评价诊断试验的方法学标准

1)是否确立了金标准,以及金标准的确定是否正确。

2)是否将诊断试验与金标准进行了比较。

3)是否应用了盲法比较。

4)研究对象的代表性如。

5)样本含量是否足够。

6)是否说明了研究对象的来源。

7)正常值的确定是否合理可靠。

8)诊断试验的评价指标是否得到正确计算和合理解释。

9)诊断试验的重复性及测量变异如何。

10)是否对诊断试验的临床实用性用了实事求是的评判。

11)联合试验设计是否得当。

第三节 ROC 的基本原理和分析方法

Lusted(1960)首先把 ROC 分析引入医学诊断领域。目前 ROC 分析已成为在临床科研文献中应用最广泛的方法,是国际公认的比较评价两种或两种以上的影像诊断方法效能的差异性的客观标准。

影像医师在①肯定阴性;②可能阴性;③不清楚;④可能阳性;⑤肯定阳性中做出选择,对于这 5 个分级资料,分别以后 4 个分类(不考虑最小分类)作为诊断界点,大于等于界点暂作为阳性,小于界点者作为阴性。

　　根据不同的诊断界值，可以得出多对敏感性 - 特异性数值。用纵轴代表敏感性，横轴代表假阳性率（1- 特异性）即形成 ROC 曲线。

　　ROC 曲线分析的本质是动态地分析、比较诊断试验在多个诊断界值下其相对的敏感性和特异性曲线的差异。ROC 曲线下面积是 ROC 曲线分析的主要评价指标，范围在 0.5~1 之间。当 ROC 曲线下面积为 0.5~0.7 之间时表示准确性较低；0.7~0.9 之间时表示准确性中等；0.9 以上时表示诊断准确性较高。

　　例如，一项肝外胆管癌研究中，ACT=0.946，AMR=0.926，表明两者诊断准确性均较高。用 ROC 曲线下面积大小可以比较两种影像学方法，ROC 曲线下面积大的诊断系统好。该项研究 ACT> AMR，经 Z 检验，P>0.05，MSCT 与 MRI 对肝外胆管癌诊断效能的差异无统计学意义，不能说明 MSCT 优于 MRI。

第四篇　误诊与影像学研究

第一章　活体形态学与误诊

第一节　关于发育变异

一、关于活体形态学

学习、认识、研究和掌握活体内各器官、结构及组织的正常影像形态、功能及其发育变异,进而辨别出异常和病变是做好影像学诊断和治疗的重要基本功。由于现代影像技术对比分辨率和空间分辨率的显著提高,现代影像学所显示的活体体内的形态、功能及变异,不仅能反映大体解剖和手术检视的局部解剖及相应变化,在某些方面还可补充其不足,尤其在断面观察、功能研究及动态观察方面。这些新的进展已远非早年的 X 线解剖研究所能比拟的。因此,活体的形态、功能及变异的研究,与大体解剖和生理学对照,已成为医学影像学基础研究的重要组成部分。

2006 年由科学出版社出版的《活体形态学》一套 6 卷,主要讨论各种现代影像手段所获活体的各部器官组织的正常形态学表现,及功能性活动的观察。该书以活体形态学的影像学资料为主,结合大体解剖学所见,在各器官组织的发育变异方面深入探讨,并对其可能引起临床的误诊情况进行广泛介绍和讨论。在有关章节酌情介绍现代医学影像新技术的进展,以利于临床各科医生更好地了解与应用现代科学新技术,尽力地做到为病人的早诊早治。

二、辨证地看待影像学征象

临床经验告诉我们,对待影像诊断中的某项测量值的正常与异常,或某个影像学征像的诊断价值的评价,皆须辨证地看,灵活地使用,千万不可生搬硬套,机械地不折不扣地去比较,去实施,因为人毕竟是人,不是机械,不是非生命物体,人不仅有生命,是活体,而且有思想,有各种动态因素的影响。

我们随时随地都要想到正常范围内至少有 15%~20% 存在着发育变异,更何况性别、年龄、体型、体重、体位、呼吸、循环…诸因素对影像学表现都可能有影响,务须认真仔细地进行动态观察和分析。

三、80% 与 20%

通过对正常人体解剖学与组织学的研究,普遍认为,在正常的范畴内,一般可以包括两个基本内容,即 80% 左右的正常形态学(完全符合教科书上所述的正常表现者),与 20% 左右的变异(与教科书上的正常表现略有差异,但仍不属于异常的情况,一般无临床症状与临床体征)。

发育变异认识和熟悉的欠缺是误诊最常见的原因之一,本书和《活体形态学》尽可能地收集国内外有关资料,并将它介绍给读者,以备读者查阅和研究。

四、变异的命名

所谓变异,在文献上有几种提法,即几种名称:先天性变异、正常变异、生物学变异(人类学与考古学名词)、解剖学变异和发育变异,都是同一事物,实际上是在个体发育中出现的正常的变异。由于它不引起疾病的体征和症状,传统称之为变异,或先天性变异,以便与先天性异常区别,在后者,则可出现疾病的症状与体征。

但是有些变异,在出生时尚未出现或尚未完全出现,而在出生后的个体发育过程中才逐渐显露出来,因此,我们认为称之为发育变异更为符合实际情况。

有些发育变异在活体与尸体都可以发现,以往尸体解剖学发现它们后即称之为解剖学变异,事实上它们是发育变异的一部分。有的发育变异只在活体才能看见,而且,随着科学技术的发展,此类变异的发现的种类越来越多,发现的程度也越来越深,变异的细微程度也越来越细微,已有明显超过以往所谓解剖学变异的种类、程度以及范围之势。

变异者,只是解剖时发现的变异,而绝不是解剖时才出现的变异,所以,不宜称作为解剖变异或解剖学变异,我们认为,应该正名为发育变异为好。

第二节　活体研究与非活体研究

众所周知,在各级医院影像诊断学科临床上所获取的形态学资料及发育变异资料远远超过尸体解剖所见,所以,只靠有限的尸体解剖所获的资料进行研究,远远不能满足临床的需要。例如脑的基底动脉环发育变异的活体形态功能研究所获得的资料,则远远比尸体解剖所见丰富很多倍,乃因为在尸体上许多微小血管都不可能显示;加之与临床活体研究相比,尸体解剖的样本量确实太小。

发生解剖学:对机体内受精卵发育成熟的研究可分为两个方面。出生前的发育即胚胎学。及出生后的发育。一个个体的全部发育叫作个体发生。通过此种途径来研究人体解剖学,不仅能够扩大我们有关正常结构的知识面,而且还能增进我们对发育变异的了解。

影像诊断学检查,对于活体研究和详细的检查具有十分重要的价值,占有特殊的地位,它的使用,有助于我们了解各部内脏的个体发育的变异情况。

事实上,在大体解剖学研究时,因为不了解该尸体生前的情况(籍贯、年龄、职业史、死亡原因、过去病史等),尽管在全尸的观察上是"正常"的,不是严重疾病致死者,但该尸体的某些器官并非完全"正常",只是在标本上观察,或只是在局部标本上研究,则可能将已属病理的情况误认为是正常的情况,并以"正常"或"解剖学变异"为题进行论文报告,出现科研导向的错误。

第三节　对发育变异与先天异常的认识

发育变异与先天异常的区别何在? 目前的认识是,前者一般不出现临床的症状和体征,而后者则常常引起临床症状和体征,并且需进行治疗。

我们在研究中发现,发育变异与先天异常,在有的情况下,没有截然的界线,发育变异与先天异常并不能截然分开,当发育变异加上一些因素或条件(如发炎、外伤等),导致症状出现,此时的变异则与先天异常完全不可分,发育变异则成了先天异常了,例如,胆囊管低位异位汇合于总肝管,历来都认为属于发育变异,事实上,一些有此类"变异"的病人却出现严重的胆胰疾病,在我们一组最低位汇入者几乎全部都有临床症状和体征,此时,这类"变异"则应称作先天异常了。

又如胆胰管下端连接的胆胰共同管,当其长于10 mm时,则被称作胆胰管异常连接,它可以出现症状,也可不出现症状,如加上其他一些因素,出现胆系结石或胆系感染时,则可能出现症状,甚至产生其他重要的疾病,例如胆管囊肿、胆管癌或胰腺癌等。

我们曾研究正常成人 ERCP 检查,报告一组共同管长度均值为 3.24 ± 2.05 mm,最小值 1.7 mm,最大值 17.2 mm,与 Hand(1963)标本研究所测数据相近,他测得长度范围为 2~17 mm,半数为 4~7 mm。

Berci(1981)指出共同管长度变化于 1~32 mm,但长于 18 mm 者少见。我们分析,该学者当时不了解异常胆胰管连接的情况,对共同管长度测量的标准则不可能掌握好。

以前,有学者报告,总胆管括约肌全长约 10~30 mm,斜行进入十二指肠降段中间左侧壁,经一段距离后与胰管汇合形成胆胰共同管和乳头。

现在,从活体形态学观点进行分析,正常成人总胆管括约肌段(主要为胆胰共同管)长于 10 mm 则为胆胰管异常连接,何况 30 mm,因此,可以这样认为,括约肌段最长不过 10 mm,超过者则多有异常病理情况出现。而以往应用尸体标本进行的大体解剖学研究,因为不了解该尸体标本生前的情况,对于正常与异常的情况难以区分,才出现这样的研究报告。

有学者在国人 50 例成人标本上测量,十二指肠壁内段胆管长度为 5.6~29.6 mm,平均为 16.1 mm。壁内段胆管的绝对长度完全取决于胆管穿通十二指肠壁的角度。因此,该学者提出,在括约肌切开术时,切开范围不宜超过 25 mm。事实上,长于 10 mm 即可能已是异常情况,切开范围那么长更不应属于正常,在此,病理与正常的区别值得注意。用标本所测量得到的数据指导临床,难免出现这样或那样的问题。

第四节　变异的观点——先天发育与后天发育

发育,一般人理解都是胚胎发育,事实上,发育的范围相当宽,除了胚胎发育外,还应包括出生后的发育,即新生儿、婴儿、儿童、少年、青年、成年各期的发育。从发育的范围与发育时间的长短看,出生后的发育远比胚胎发育的时间长,胚胎期只有 10 月,不到 1 年,而后天的发育期男性一般为 25 年,女性大约为 23 年。出生后的发育的范围与内容也比胚胎发育的范围大内容多。由于发育的时间长、范围大和内容多,后天发育中可能受到更多的因素的影响,也就更容易导致发育出现变异,这是不能不正视的事实。

在胚胎发育中出现的变异,可以称为先天发育变异,出生时即应显示;而后天发育中出现的变异,则不宜称为先天发育变异,而只能称作后天发育变异,它在什么时候才出现而变为可见的变异,都是我们应该研究的课题。

从分子生物学的水平研究,发育变异多来源于基因的改变,先天发育变异中的基因改变肯定出现于胎生中,而后天表现出的(或后天才显示出的)发育变异的基因改变是存在于胚胎期? 或是在生后才出现改变? 这也是我们应该研究的课题。

在活体形态学的研究中,我们发现在正常群体范围内,存在着 15%~20% 的发育变异,他们与教科书上描写的有差异,但一般不引起症状,也无体征可言,因此,称之为发育变异,如不注意,则常可导致误诊。

在人体胚胎发育中,影响因素甚多,而每个器官和组织的发育过程相当漫长,要经历许多步骤,细胞的分裂和组织的生成、成长、融合、吸收等,一步一步地发育成长,在这过程中的某一阶段受到干扰,则可出现该阶段发育过程的放慢、或加速、甚至停顿,因而出现许多不同的发育的结果,产生各种各样的发育变异。

关于所谓"新发现"

因此,我们不能,也确实难以用自己的几十例病例的观察,开口闭口都说自己是"新发现",从而推翻国内外其他作者以前观察所做出的结论,只能(也是最好的方法)说明我们观察到的,可能是与以往学者所观察到的是不同的一种情况,可能就是一种发育变异,由于目前观察手段更为先进,使我们观察得比以往观察更为细致、详细、具体。

如果以活体的资料否认尸体的资料,这是完全可能的,因为,在以往,尤其是几十年以前,人们无法在活体上像今天这样利用影像技术进行观察和研究。

第五节　关于影像诊断的个性化

详见本书　本卷　第五部分　第二篇　第三　　章　关于影像诊断的个性化。

第六节　正常与异常

一、关于"正常标准"的制定

活体形态学研究发现,人体结构相当复杂,生活着的个体(活体)由于各种动态的生活因素的影响更为复杂。人类由于大脑的进化,思维能力的发展,社会生活的进步,导致其活体结构较非人类更为复杂。面对复杂的人的活体，只能以认真细致的工作深入分析和研究才能实事求是地得出比较符合实际的研究结果。

众所周知，复杂的问题不能用简化的方式研究，方法学上越是简化，研究得到的结果越是不符合实际情况。研究活体不能用简单的数学形式去研究，更不可能建立什么"正常标准"来笼而统之地研究。这一方面个体的差异实在太明显。

再一方面，活体的动态表现影响十分巨大，将这些因素都"忽略不计"来进行研究，置于一个统一的"标准"下面来进行比对，难免要出现不少错误，导致影像诊断中的误诊。

自然，限于目前科学的水平，"正常标准"的制定确实有一定的困难。

我们认为，最好的标准是自己非疾病状态下的健康的个体组织结构，用现代影像设备将发育成熟后的自己身体各部位的活体形态学表现记录下来，留待将来患病时进行对比、分析和研究。

为了做到这一步，需要许多客观条件，诸如：经费、设备、社会的关怀、个人的经济实力……要做到全社会都这样办，自然要花相当长的时间才能办到。

二、确定正常与异常的界限

对于误诊的研究第一件事就是确定正常与异常的界限，正常的标准在何处？这个问题是在诊断疾病时首先应该考虑的问题。纵观以往的临床工作，学者们对于不少领域的正常标准都未达到一致的意见，诸如对纵隔淋巴结大小的认识。

我们在《活体形态学》中强调指出，在正常情况下，纵隔内看不见结节状的淋巴结，只看见一些成片状、条状的淋巴组织，为此，我们提出纵隔内如出现结节状的淋巴结，其最短径大于 4 mm 则应认为属于异常，说明纵隔淋巴组织已对疾病有所反应，至少出现了反应性增生，从淋巴组织变成了淋巴结，至少是处于亚健康的状态。究竟病变在何处，也可能在肺、支气管、胸膜或纵隔，也可能在胸部之外体内其他部位。

但是，不少影像诊断工作者的知识更新并没有与时俱进，而是停滞不前，一直用着从国外引进的直径大于 10 mm 才是异常的非活体的标准，这就难免要漏掉许多异常被发现的机会，延误病人疾病的诊断，导致漏诊与误诊的发生。

了解和掌握活体形态学的正常表现，是影像诊断医生的基本功，只有将病人体内形态学表现的正常和异常分清楚，抓住异常的疾病的征象，才能进一步分析和研究，做出初步诊断。

三、关于"无异常发现"与"正常"

众所周知，就影像诊断学来说，对异常（病理解剖、病理生理、疾病的影像学征象等）的研究远比对正常（正常人体的影像形态、影像生理等）的研究深入广泛得多，所取得的成果也更为丰硕。在以往的医学影像学研究中，对异常研究甚多，即对疾病研究甚多，对有无疾病，教师与学生都比较有把握，而对是否为正常则常常心中无数，尤其对于容易引起误诊的一些发育变异更是如此。

因此，有学者指出，在做出影像诊断的结论时，宁可写上"无异常发现"，也不宜写作"正常"。通过多年的临床实践检验，这个意见确实有一定的道理，我们认为，这是应该提倡的作法。

第七节　动态生理与影像诊断的误诊

医学生在基础课程学习时，不是面对标本就是做做实验，当进入临床学习和工作时，难免要出一些问题，因为临床医师每天接触的都是活生生的病人，是有血有肉有感情有思维的人，教科书上的死教条与面前的活病人的表现总有一些矛盾。

在做影像诊断时也是这样，活体生理变化常常使检查的影像发生变化，如不熟悉这些变化，则难免造成漏诊和误诊。

关于动态生理，目前国内外已大力开展此项研究，其内容十分庞杂，现仅就手边有限资料作一浅介（请详见本书本卷第五部分第三章，及本书各卷各篇有关章节内容）。

第八节　医学生物学的发展

近年医学生物学(特别是在结构与功能关系方面)的重大进展,主要是在动态的实体结构研究的方向下迈出的。在遗传、变异、及生命基本性质方面,核酸和蛋白质的结构功能的认识,已使许多过去'纯功能性'的活动落实到分子结构上了。现在生命机体的实体结构的研究,已不再只是形态学的对象,它同时也是生物化学、生理学、生物物理学、分子生物学的对象。

发展的观点

在学术上,随着科学的进步,技术的发展,许多以往所见到的认为属于正常的情况,现在不一定认为是正常。例如对纵隔隆突下淋巴结与腹膜后腹腔动脉干周围淋巴结的研究和认识(请详见《活体形态学》胸心卷有关章节的内容)。

第九节　活体的动态观察

同一人在同一次检查中不同体位、不同功能状态时出现不同的贲门形态,每次吞钡都要经过三种形态的变换,即从开放到闭合,再从闭合到开放,显示率的多少仅仅是摄片概率而已,贲门大部分时间处于关闭状态,只在吞咽时才开放,所以给每个人的贲门定为一种类型不一定妥当,因此,一般认为,贲门分型的临床价值不大。

自 Herlinger(1980)把贲门口的形态分为四型以来,不少学者对此也作了很多研究,提出了各自大同而小异的分型,这些不同的形态在正常人中都能见到,但常见同一个人在同一次检查中可以交替地出现几个不同类型。

因此,已经公认的事实是,贲门区的形态、方向,与人的体型、胃型、年龄有关,且随着体位、呼吸、吞咽以及贲门的舒缩状态、药物的应用而改变。它只反映了贲门的开放、闭合或开放 ↔ 闭合的不同功能状态。过分地强调形态分型并无实际临床意义。

第十节　对活体形态学的研究任重而道远

随着新的医学检查仪器的飞跃发展,临床上所见活体形态学的内容越来越多,越来越复杂,什么是正常？什么是异常？这么简单的问题有时都难以正确回答。例如,在胸部 CT 扫描中,随着扫描速度的加快,扫描层厚和重建层厚的变薄,目前所见到的肺部的细微结构,远比以前所见的多得多。在肺孤立结节的研究中,要求发现早期的小的孤立结节,在临床实践中, MSCT 所见胸部扫描的活体形态学表现的研究变得十分重要,如何区分正常与异常,如何鉴别疾病,都是出现的新问题。

一、天人合一与二元论

有学者称,在中国古代,一直认为天人合一,世间万物对人的生存与人的健康都可能有影响,上至

天,下至地,周围环境都对人有影响。

有学者称,在西方,哲学界认为世界主要分为两部分,一为客观世界,一为主观世界,二者互相影响,又称作二元论。

二、经络与活体形态学

有学者称,据现代医学研究,中国古代的经络学说,在活体上却可以找到一些证据,(具体研究资料手边尚无法获得),在尸体上却毫无表现,为活体形态学研究提供研究对象和任务。也为活体研究与非活体研究找到更多的差异。

三、研究范围十分广泛

力争收集在各种水平(分子、亚细胞、细胞、器

官、系统、整体）进行活体形态学的研究的资料。

利用影像检查的各项手段（CT、MRI、超声、X线、DSA、PET 等）研究分析活体的解剖学改变和功能变化。功能方面的变化内容甚多，主要包括一系列的动态学改变，它们心血管系统（心跳与脉搏、各部位血管的血流变化、动脉期、静脉期、毛细血管期的表现等）、呼吸系统的各种类型的呼吸活动、消化系统各部位的功能活动（吞咽、消化、吸收、蠕动、胆汁胰液肠液的分泌和排出、排粪活动等）、泌尿生殖系统的生理活动（尿的分泌与排出、贮存、射精、排卵、妊娠、生育等）、眼耳鼻喉及口腔的运动、骨关节系统的各式运动（脊柱的左右侧弯及前屈与后伸、各个关节的各类形式的活动等）、大脑的思考活动等。

第二章　放射科医生

第一节　放射科医生的视野必须超越影像

放射科医生的视野必须超越影像，才能保持其在医疗中的领先地位；放射学的持久成功仰赖于放射科医生坚持不懈地关心关怀每位患者。

一、不局限在影像，以病人为中心、与多学科团队合作

芝加哥大学放射学名誉教授、主任 Richard L. Baron 曾做了"Beyond Imaging: Ensuring Radiology Impact in Clinical Care and Research（超越影像：保持放射学在临床和研究中影响力）"主题演讲。

在他的演讲中，强调了放射科医生的视野不应该仅仅局限在影像上，而是要具备更专业、更丰富的医学知识，与相应的专科医生一起组成团队，关注患者诊疗的全过程。

"放射学曾经是先进诊疗技术的驱动力，然而医学影像和治疗手段的革新并不是同步的，放射科医生必须要积极地投入到以病人为中心、以多学科团队合作为主要形式、以追求患者更好诊疗效果为目的的医疗实践中去，成为这个团队中重要的组成部分"。

Baron 教授强调，医疗的补偿模式发生了改变，患者和临床医生在医疗活动中更加关注"价值（Value）"，因此放射科医生的报告必须契合患者和临床医生的要求、关注解决方案而不是简单地描述所见，我们的研究也不能仅仅着眼于影像，要与多学科团队一起致力于多中心、多学科的前瞻性研究，改善所有患者的治疗效果。

二、人工智能，临床数据的深度挖掘

来自于 MGH 临床数据中心主任兼放射科副主任的 Keith J. Dreyer 教授，他曾做过关于：Digital Revolution in Radiology—the Good and the Bad（放射学数字革命—福兮祸兮？）"的演讲。

Dreyer 教授在演讲中强调"当机器开始思考，放射科的将来会怎样？基于人工智能、对包括影像资料在内的临床数据的深度挖掘，将大大改善影像诊断的质量，对影像学产生深远的影像。

人工智能（AI）将在医疗活动中发挥重要的作用，放射学排在第一位。作为诊断放射学的领导者，必须对计算机认知的进步有足够的重视"。但 Dreyer 教授最后说"像任何技术进步一样，AI 是一把双刃剑，祸福相依！就像 PACS 的发展，使放射科医生成为整天盯着显示器的记录员"。

三、医疗信息化

来自 UCSF 医学系的 Wachter 教授也曾做过题为"Hope、Hype and Harm as Medicine Enters the Digital Age（医学进入数字时代：希望、操作还是危害？）"的报告。

不管是对是错，放射学的数字之旅已经开始了。医疗信息化分为四个阶段：医疗数据的数字化（已经完成）；信息互通，包括企业与企业、第三方与企业、患者面对的系统与企业系统（尚未完成）；数据有用信息的收集（尚未完成）；将有用信息发挥作用来产生价值（尚未完成）。Wachter 教授说，根据之前产业革命的经验，要真正体现出价值还有好长一段路要走，十年或者更久？

第二节　影像征象的定义

100 多年来国内外学者总结出许多形象生动的影像征象，为医学影像学的发展做出了重要贡献。近年来，随着 CT 和 MRI 的发展，各种征象层出不穷，有待于深入学习研究。然而，众多的影像征象散见于各类杂志和书籍中，缺乏系统的研究和总结。

影像征象是疾病在不同病理阶段和层次上综合表露出来的形象信息。某些疾病显示出典型的影像征象而被训练有素的影像医师认识，由此单独依据影像表现做出可信的诊断；在一些病例，特征性的影像征象可以缩小鉴别诊断的范围。所以认识这些典型征象或特征性征象非常重要。然而，值得引起我们注意的是，在临床工作中，这些典型征象或特征性征象并不多见。

广义的影像征象泛指所有正常或异常的影像表现。这里所讨论的是狭义的影像征象，即特定或典型的影像征象。把影像征象的特征与自然界中的某些事物或现象进行联系和类比，用这些事物或现象命名影像征象，并与某一个或几个疾病建立确定的思维联系。这些征象形象生动，方便记忆，易于识别。西方学者把这种特定影像征象称为"Aunt Minnie"。

Applegate & Neuhauser（1999）描述了一个发生在波士顿儿童医院放射科的著名案例：一个 4 岁儿童因受外伤来看儿科医师，临床医师建议到放射科进行骨骼检查，放射科医师阅片后说："这是一个白血病"。令人震惊是临床检查全血细胞计数是正常的！放射科医师回答："What can I say? It's an Aunt Minnie!"，几周以后，复查全血细胞计数出现异常，儿童显现白血病症状。

第三节　影像征象的特点

一、特征性

特定的影像征象往往是直接征象、典型征象、主要征象、常见征象、充足征象及必要征象。它们对某种疾病的诊断往往具有一定的特征性。我们掌握了众多的特征征象，如右侧中心型肺癌的"横 S 征"，溃疡型胃癌的"半月征"，骨囊肿的"碎片陷落征"等，就可能抓住疾病的主要特征将某一疾病同其他疾病区别开来，从而比较迅速、准确地诊断疾病。

二、形象性

特定的影像征象多是通过自然界中的某些事物或现象的特定形象来表现，影像征象与这些事物或现象极为相像，通过这些特定形象作为桥梁或纽带，实现影像征象与疾病诊断的迅速而特定的关联，这是影像诊断实践中长期以来形成的行之有效的思维形式。比如"特瑞 - 托马斯征"（terry thomas sign）又称"稀疏牙缝征"，是舟月骨分离的典型 X 线平片表现，因与英国的著名喜剧演员特瑞 - 托马斯（terry thomas）特征性的前牙极为相像而得名。

在临床上，一些疾病有它自身独特的形象，这些形象通过书本的描述及影像医师临床经验的积累，以其特征性的形象储存在医师的大脑中。这些形象概括有时不能完全用词语、概念上来意识到，而是不知不觉地从过去类似疾病中所直接感知到的形象细节中所体验来的。当遇到某一具体病变时，相应的特征形象就重新在大脑中浮现出来，并与总体形象比较，从而抓住有重要意义的形象对疾病做出诊断。

三、阶段性

事物在发展，设备在更新，技术在进步，原来的认识就可能不适应，必须不断地去研究新问题，不能停留在一个水平上。

影像检查技术发展导致影像征象的阶段性。比如"闪耀星征"由 Kuhns 等（1980）首先进行描述并正式命名。是正常轴向走行的肺血管因搏动及其与周围密度差异形成的 CT 伪影，"星"代表正常肺血管断面，"星光"代表 CT 扫描过程中产生的不属于身体正常结构的图像伪影，其特点是沿着高密度肺血管呈放射状排列。该征的出现有利于肺血管断面影像与肺内孤立性结节的鉴别诊断。Kuhns 描述该征于 1980 年，使用设备为 MEI 5005 CT 扫描仪，为 CT 应用于临床的初期，受扫描速度、图像采集时间限制，故出现该征象。现今使用的螺旋 CT 及图像重建技术，已消除肺血管搏动及与周围组织密度差异较大对 CT 图像的影响。

对疾病的认识有其阶段性。在早期的 CT 检查中，由于设备和认识的原因，多数学者认为对缺血性卒中诊断的时间盲区达 24 h 或更久。目前的研究证实，大脑中动脉（MCA）阻塞的早期征象包括大脑中动脉高密度征（HMCA 征）、豆状核模糊征、岛带消失征、基底节消失征、低密度灶、占位征及皮质征，这些征象在梗死后 6 h 可变得明显，认识这些征象有利于缺血性卒中的早期诊断。

缺血性卒中的溶栓治疗是公认的介入治疗方法，但该疗法的时间窗为发病后 6 h 之内，传统的 MRI 诊断缺血性卒中的时间盲区也为 12 h 左右。Flacke 等（2000）首先报道在基于磁敏感性的磁共振灌注成像中发现，6 h 以内的大脑中动脉阻塞所致的中风病例中，其阻塞段大脑中动脉的信号明显降低，并且直径超过对侧相应动脉，称为"大脑中动脉磁敏感征"，这是早期诊断缺血性卒中有用的征象。MRI 扩散成像中"缺血半暗带"的概念和 MRI 与 CT 灌注成像中的相关参数则可进一步指导介入性治疗与其他治疗措施的实施。

四、层次性

影像诊断中的征象是疾病在不同病理阶段和层次上综合表露出来的形象信息，因此有其明显的层次性。医学研究都是有层次的，没有层次，就无所谓深入。每深入一次，相对都是一个新的突破。影像在各个层次上都体现出结构和功能、影像表现与组织形态结构或生化改变的统一。

股骨头缺血性坏死（ANFH）是一个常见的疾病。在影像检查方法中，X 线平片只是显示骨矿物质结构的影像，早期骨坏死并没有特别的平片表现，只有当缺血修复的反应开始，平片才能出现特征性改变，平片对早期诊断敏感性较低。不完全修复导致死骨部分吸收，被纤维肉芽组织和无定形细胞碎片所代替（X 线平片表现为"囊状透亮区"）。软骨下骨小梁进行性微骨折和关节面塌陷，形成软骨下沿骨折线的透亮区，即"新月征"。

随着病情进展，关节软骨破坏，出现股骨头变扁，关节间隙狭窄，进而成为退行性髋关节炎（"咬征"）。部分较早期的股骨头缺血性坏死，CT 可发现"星状征"的扭曲和股骨头局灶硬化。

自 20 世纪八十年代初 MRI 应用于股骨头缺血性坏死检查以来，以其无电离辐射，无创伤，多方位成像，软组织对比分辨力高以及对骨髓病变的高敏感性等优点，在对股骨头缺血性坏死（特别是早期股骨头缺血性坏死）的诊断方面，显示了极大的优势。

Mitchell 等（1987）描述的所谓"双线征"（double-line sign），即在 T_2WI SE 序列，包围骨坏死灶的低信号带内侧出现高信号带。"双线征"被认为代表活骨与死骨反应界面，低信号带代表硬化骨，高信号带代表肉芽组织，出现率达 80%，"双线征"是早期诊断股骨头缺血性坏死较为特异的征象。以上这些征象均在不同病理阶段和层次上反映了股骨头缺血性坏死的特征。

五、实用性

影像征象的实用性无须多言，下面以一个经典病例来说明。

患者，男，26 岁，间歇性头痛 10 天，抽搐 1 次入院。实验室检查：肿瘤相关抗原（OV、BR、CA199、AFP、CEA）阴性，ESR 36 mm/h（0~15 mm/h），三大常规无异常，骨髓穿刺无异常。腹部各脏器 B 超未见异常，胸部 X 线片及 CT 未见异常。ECT 示左侧颞部、额部及顶部之间骨质代谢异常增高，拟诊恶性肿瘤骨转移可能性大。颅脑 CT 表现：左侧额顶叶可见一低密度占位病灶，周围有片状低密度水肿区，增强后肿块可见明显强化，肿块周围水肿无强化，左侧额顶部颅骨受侵，并见软组织肿块形成，向内侵犯压迫脑组织，左侧脑室受压变窄。MRI 表现：左侧额顶部可见片状异常信号占位病灶，大小约 2.2 cm×3.2 cm×4.0 cm T_1WI 呈低信号、等信号，T_2WI 呈不均匀高信号，肿块周边见水肿，增强后肿块明显环形强化，可见"脑膜尾征"。肿块向颅外侵犯，额顶骨破坏，并见软组织肿块形成。

从 CT 和 MRI 表现看，有以下几个重要的影像征象。

"白质塌陷征"：该征是颅内脑外占位病灶的可靠征象，病变起源于脑膜、颅神经、颅骨、胚胎残余组织和血管，生长于颅骨内板之下，嵌入脑灰质并压迫白质。

"脑膜尾征"： Wilms（1989）首先描述，在MRI T_1WI 增强图像上表现为肿块伸延出来的线样脑膜增厚，形似一尾状结构，称为"脑膜尾征"。早期的文献报道认为"脑膜尾征"是脑膜瘤的特征性征象，Goldsher（1990）报道30例脑膜瘤，60%出现"脑膜尾征"。

近年的研究表明："脑膜尾征"的病理基础是肿瘤直接侵犯脑膜或脑膜产生富血管反应。除了脑膜瘤以外，颅内很多病变也可以出现"脑膜尾征"，如转移瘤、肉芽肿性脑膜炎（又称非化脓性脑膜炎，主要包括结核、真菌、嗜酸性肉芽肿、韦格纳肉芽肿、肥厚性硬脑膜炎）、血管外皮细胞瘤、淋巴瘤、绿色瘤、胶质母细胞瘤、少支胶质瘤、听神经瘤、乳头状中耳肿瘤、结节病、黑色素瘤等。

"环形强化征"：CT、MRI增强时，由于肿瘤中心坏死或者病灶周围肉芽组织血管反应形成环形强化。肿瘤环形强化往往厚薄不均，有壁结节；炎症肉芽组血管反应形成环形强化往往比较光整，厚薄均匀。

"颅板穿通征"：常提示病变起源于颅骨。

一般来讲，影像学征象包括定位征象和定性征象。该例"白质塌陷征"、"颅板穿通征"为定位征象，根据这些征象，病灶定位于脑外，起源于颅骨可能性大；"脑膜尾征"、"环形强化征"、"颅板穿通征"为定性征象。如果病变有多个影像学征象，某种病变出现这些征象的概率越多，其可能性越大。

定性征象往往有主要定性征象及次要定性征象。在该例中"脑膜尾征"是主要定性征象。关键的问题是：如果我们对"脑膜尾征"认识不全面，只考虑"脑膜瘤"，则正确诊断的难度就加大！

从影像征象的角度出发，结合实验室检查和临床，我们初步提出几个诊断的可能性：①脑膜瘤；②嗜酸性肉芽肿；③转移瘤；④血管外皮细胞瘤；⑤黑色素瘤；⑥淋巴瘤。其中脑膜瘤和嗜酸性肉芽肿最为可能。脑膜瘤为常见病，但增强常表现为均匀强化，无"环形强化征"，"颅板穿通征"少见，往往是产生颅板硬化。嗜酸性肉芽肿在青少年中发病率较高，"脑膜尾征"、"环形强化征"、"颅板穿通征"均较常见，此例影像表现比较支持。

影像诊断：嗜酸性肉芽肿可能性大。术后病理诊断：（左侧额顶部）朗格汉斯细胞组织细胞增生症，病变累及颅骨、皮下、肌肉组织与大脑皮质。

第四节　影像征象的分类

一、直接征象和间接征象

在反映疾病的各种征象中，直接征象是疾病本身的直接反映，是疾病主要影像特征，是影像诊断的关键，当然应注意观察其形态、边缘、密度和内部结构的变化。比如，在后前位胸片上显示的"横S征"（golden sign）是提示中心型肺癌导致右上叶不张的特征性征象。其中的"中心型肿块影"是直接征象；"右肺上叶不张"引起右肺上叶容积缩小、肺密度增加，根据容积缩小的程度出现的"水平裂移位"是间接征象。这些直接征象和间接征象综合表现出右侧中心型肺癌的典型征象——"横S征"。

每一种疾病总是以一系列征象为表现形式，有的可出现病变的直接征象，不少情况下只能见到间接征象。一般来说，只要有一种直接征象，无论是主要还是次要，就可明确诊断。但是，不能为寻找一种直接征象而采取一些不切实际甚至危险的检查方法。

由于很多病变的早期直接征象不明显，有时间接征象反而可作为诊断的主要依据。例如十二指肠球部溃疡的直接征象是龛影，而在早期很难直接看到龛影，晚期又被瘢痕性收缩所掩盖；更为多见的是由于痉挛或瘢痕收缩引起的变形。此时溃疡的诊断依据是间接征象的变形而不是直接征象的龛影。所以，在不同情况下直接和间接征象的重要地位是可以改变的，或两者均处于同等重要的地位，都是可以作为诊断依据的统一体。

这种例子颇为常见。例如早期中央型肺癌与支气管内膜结核直接征象相似，难以鉴别。但支气管内膜结核常并发肺部结核灶（斑片状影）、支气管播散灶（如"树芽征"）；纵隔肺门淋巴结增大（未钙化）多见于中央型肺癌。这些间接征象反而在鉴别诊断中起重要作用。

二、典型征象和非典型征象

所谓典型征象是人们从复杂的各种影像表现中

概括出来的标准形态。一般在病变部位、征象组合及特征、持续时间及演变趋势等方面显示出特征性表现。因此典型征象可以反映病变的本质特征。非典型征象则是离散的、变异的、缺乏特异性的疾病征象。典型征象多数情况下在诊断中起主要作用,但有时是不典型的、非特征性的征象在建立诊断中起关键作用。

典型征象只有当病程完全或疾病发展到特定阶段才能出现,疾病的早期常常是非典型的,如果我们只拘泥于某一两个典型征象,而忽略不典型征象,我们就会失去早期诊断的时机。比如,肝脓肿的形成大致可分为化脓性炎症期、脓肿形成初期和脓肿形成期3个阶段,病变不同阶段有不同的CT表现。国内外作者习惯上将具有中央均匀坏死区,病灶内有积气,增强扫描边缘出现"双靶征"等CT表现的肝脓肿称为"典型肝脓肿",无上述"典型"CT征象者则归为"不典型肝脓肿"。

"双靶征"是肝脓肿的典型征象。但是,"双靶征"反映的是脓肿形成期(晚期)脓腔完全液化坏死,脓肿壁形成这一病理改变。早期肝脓肿的CT增强表现为"斑片状强化"、"细网格征"、"蜂窝征"、"簇形征"及"一过性段性强化"等,虽然为非典型,但对肝脓肿的早期诊断有重要的提示意义,正确认识这些表现,动态观察并结合临床能提高诊断符合率。

值得指出的是,典型征象的意义是相对的和发展变化的,不是固定不变的,特别是对新发现的CT、MRI征象更是如此。比如,"碎石路征"(crazy paving appearance)首先由 Murch 等(1989)在肺泡蛋白沉积症病例中发现并报道,曾被认为是肺泡蛋白沉积症的典型胸部CT表现,但后来发现其他许多肺弥漫性疾病也可见到这种影像学改变。因此,我们在强调典型征象在诊断中的重要作用的同时,不能对其发展变化视而不见。

三、主要征象和次要征象

在诸多影像征象中,对疾病的诊断起主要和决定性作用的征象称主要征象,起非主要或从属作用的征象称次要征象。我们可以把直接征象看作主要征象,把间接征象看作次要征象,但两者之中又各有

主要和次要之分。直接征象中的次要征象相对于间接征象来说是主要的;间接征象中的主要征象相对于直接征象来说又是次要的。

一般来说,只要有一种直接征象,无论是主要还是次要,就可明确诊断;而多个间接征象的存在,尽管都是主要的,也只能提供某种参考信息,提示和怀疑某种疾病的存在和性质,而不能确立诊断。

四、充足征象、必要征象、否定征象和可能征象

充足征象是指这一征象仅见某病,但不一定是必要的,如果出现该征则100%是某病,但不见得此征100%出现于某病。由于此征具有很大的特异性,故肯定是直接征象,如二尖瓣钙化在心脏风湿性病变时的出现率仅10%,而一旦出现,即可确诊为风湿性二尖瓣病变(狭窄或闭锁不全)。

必要征象是指这一征象100%出现于某病,要诊断某病,此征是必要的,但未必是充分的,因此征亦可出现于其他疾病。由于此征具有一定的特异性,因而可以是直接征象(如创伤性湿肺时的渗出性改变),也可以是间接征象(如胃肠穿孔时气腹征也可见于腹腔手术后)。

否定征象是甲病绝对不应该有的,即发现此征就可100%的否定甲病。

可能征象即某病可能出现的某种征象(常见或可见或偶见)。由于此征的特异性不高,故仅指间接征象。如同直接征象一样,充足征象和必要征象是典型的、主要的,在影像诊断中是必不可少的。可能征象则可为影像诊断提供更多的参考依据。

总之,大多数疾病不可能只表现为一种影像征象,而经常是多种征象同时存在。某种疾病的影像征象越多,表现越充分,则对该病的影像诊断越有利,正确性越高。

我们在观察和分析征象时要学会辩证思维的方法,克服单纯从影像上追求诊断上的直观答案,不注意结合临床情况等形而上学思维方法。不要只强调直接的、典型的、主要的、常见的、充足和必要的征象而忽视了间接的、非典型的、次要的、少见的、可能的征象,更不要只注意了后者而不去把握前者。

第五节　基本功训练点滴

一、关于基本功的训练

避免误诊很重要的一条是熟练的临床基本功，了解临床病史、既往史、家族史等情况，研究流行病学有关资料，熟练掌握临床检查的基本点，能与临床医生共同研讨病人的临床资料，同时与影像资料结合起来一起讨论。

建议科室让年青医生对临床误诊每个病例分别进行认真复习、研究，尽力找到有关参考资料，深入地进行学习和思考，分析误诊的原因和教训，从中受到教育，同时也提高同仁们对该类病例的认识。

二、适当的联想很重要

看见颅内占位时，一定要想到肺内有无原发病灶的可能。

看到肺癌，一定要想到有无转移至肾上腺的可能性，如扫描条件允许，可以扫描胸部时再向下面胸腹连接区多扫几个层面，以观察肾上腺的情况。

三、关于低密度病变的 CT 值测量

在临床上，经常可以见到低密度病变的误诊，不少医师一见低密度病变，立刻就想到含水的囊肿，这在甲状腺疾病的影像诊断中尤其突出。

实际上，那些甲状腺肿瘤内多发性低密度影并非真正的囊肿，而是混杂密度的固态组织，只是比周围正常的甲状腺组织的密度低一些而已。

一定要注意 CT 值测量，密度高低的肉眼观是相对的，在书写 CT 诊断报告时，务必要求细致认真测定 CT 值，只有这样，才能正确反映真实情况，减少误诊。

四、误诊的心理研究之一

对一个征象的认识。起初由于对某征象不认识而误诊，当总结教训认识该征象后，在相当长的一段时间里对该征象都十分敏感，从而发现具有该征象的不少病人，远远超过以往任何时期，在认识和诊断该征象方面进步很大。

此时，则应当提醒自己，切记不要对该项征象过于敏感，造成过度诊断。

第六节　知识更新与诊断标准

一、知识更新对于防止和减少误诊非常重要

努力学习新的知识（包括医学及影像诊断知识更新和新近出现的机器设备资料）是避免和减少误诊的最重要、最行之有效的方法和途径。不断更新知识，扩大知识面，广开思路，对防止误诊与漏诊十分有用。

一方面不断地学习和研究新的医学文献，做到知识更新，充实自己，努力提高自己的诊断水平；一方面随时总结分析研究日常临床工作中的经验和教训，并应用在自己的临床实践中改进工作，帮助同事；一方面汇集归纳科室和自己承担的各级科研项目所获结果，分析、总结、提高，写出有水平的论文和著作，为自己从事专业的水平提高做出一定的贡献。

二、诊断标准和诊断水平一定要与时俱进

随着生活水平的提高，医药卫生情况不断改善，随着家庭经济收入的提高，农村医保工作的广泛开展，病人出现症状到医院就诊时间势必大幅度的缩短，不少疾病不再像以前那样危重才到医院就诊；在有条件的地方，健康检查逐渐普及，发现了不少早期的病例。这样，以往流行病学不少指标都出现了变化，许多疾病的诊断都应跟随这个大形势进行改变。

例如，在几十年前某病就诊时的情况与目前就诊时的情况就会大不相同。在临床上，有学者已注意到目前中央型肺癌远不如 20 世纪七八十年代那

样常见;不少恶性肿瘤就诊时并不像以前教科书说的那样有多大才来医院,而是很小时出现症状即到医院看病,因此一些疾病的诊断标准都可能随之改变。

第七节 疾病早期干预我们是否做得太多

"科学报告,限于学术;科学鼓励大胆质疑;一家之言;提供一个侧面,不是全面;时间所限,举例说明,点到为止;敬请媒体完整解读,切莫断章取义,拜托。"

这份以"对疾病危险因素控制和疾病筛查的考量"为题的报告,对当前我国疾病危险因素干预及肿瘤筛查的价值,具有"颠覆性"意义。同时,由于其罗列了大量实证,让人不得不对这些全新观点予以关注,并对相关问题进行重新思考。

一、疾病诊断的合理阈值在哪里

"第一个问题,高血压是病吗?几乎所有人举手,但依据《辞海》对'疾病'的定义,我说高血压是危险因素而不是疾病。第二个问题,高血压需要治疗吗?1/3 的人没举手,理由是既然高血压不是病就不用治疗,但当我说进行降压治疗可降低 25%~30% 的心脑血管事件发生风险时,几乎所有人举起手。第三个问题,如果你患上高血压,治疗吗?所有人举手。"

报告伊始,报告者讲述了 2012 年他在清华大学某论坛上,与医学博士生互动的场景,并由此引出一个问题,即建立在概率之上的疾病危险因素干预,并不等于个体获益。

以高血压为例,我国 40 岁以上高血压人群 10 年心血管事件发生率最高约为 15%。如上所述,通过危险因素控制,降低 30% 发生率,也就是将心血管事件发生率降低到 10.5%。这意味着 100 名 40 岁以上患者服用降压药物,只有四五个人受益,而其他人还要承担药物不良反应所带来的风险。

以上结论是否提示危险因素筛查毫无用处?答案并非如此。每一种慢性病都有一定的发病概率,控制相关危险因素,疾病的发生肯定会有所减少。但在该作者看来,当前医学界对危险因素的判断标准让人存疑。由此造成的结果是,"极少数人能够通过危险因素干预而获益,绝大多数人被过度诊断,有些人反而受到健康损害"。

"高血压诊断标准定位在 140/90 毫米汞柱合理吗?"2012 年一项荟萃研究结果显示,在对 8000 余名轻度高血压患者进行 4 年~5 年降压药治疗后,与不治疗组相比,其总死亡率、冠心病发病率、卒中发病率、总心血管病发生率都没有显著差别。不仅如此,治疗组有 9% 的患者因药物不良反应而不得不终止治疗。如果将高血压治疗起点放在 150/100 毫米汞柱,可减少大量人员服药,从而减少相应的药物不良反应。

二、什么样的癌症筛查才有意义

癌症筛查成为早防早治的重要抓手。但该作者对此也有不同看法,并给出大量佐证。

以前列腺癌抗原标记物 PSA 筛查为例,2012 年美国科学家发表了一项名为"PLCO"的研究成果,结果显示,每年接受一次 PSA 筛查的实验组虽然每年前列腺癌检出率比不做筛查的对照组增加 12%,但 10 年后,两组死于前列腺癌的患者数量却没有显著差别。

"即便死亡率有所改变,个体受益也非常有限。"2009 年《新英格兰医学杂志》发表了一项欧洲 7 国"ERSPC 研究",结果显示,每 4 年开展一次 PSA 筛查,经过 9 年随访,可将筛查人群前列腺癌死亡率降低 20%。"但由于前列腺癌人群死亡率为每年 0.3‰~0.4‰,因此,9 年间两组的实际死亡率相差仅为 0.71‰,这意味着每筛查 1409 人才能减少 1 人死亡。"

有作者指出,一些终生没有征兆、不产生麻烦的癌症,如果采用当前的筛查手段进行干预,或将造成过度医疗。2011 年国外一项研究显示,50 岁男性意外检出的肿块,包括肺脏、肾脏、肝脏、甲状腺在内,99% 左右都不是致命性癌症,10 年死亡风险几乎都小于 0.1%。

对于上述结论,癌症筛查的价值取决于不同癌症的病理特点。例如,结肠癌、子宫颈癌等作为"渐进型肿瘤",筛查后有一段时间可以进行治疗避免肿瘤进展;而食管癌、乳腺导管内瘤等是"进展极快型肿瘤",相比而言,前者的筛查意义高于后者。更重要的是，包括前列腺癌、乳腺癌、甲状腺癌、黑色素瘤等在内的绝大多数肿瘤都是"滞进性肿瘤"，或可与人体和谐相处。因此，患者能否从当前筛查手段中获益，经济效益比如何，还需进一步思考。

三、要下的功夫还有很多

如何减少疾病早期干预带来的过度诊断和过度治疗，该作者认为，总的原则应该是针对低概率事件做出合理决策，提高包括危险因素干预以及筛查干预措施的效率。

首先应该寻找特异性更高的疾病易感性标记或疾病标记，使筛选范围和干预范围更明确地指向高危人群。其次，要对多种危险因素进行综合分析，主要针对危险基线程度高的人群采取干预措施。以心脑血管疾病的危险因素控制为例，不仅取决于高血压程度，还需要考虑血脂、血糖、生活方式、遗传易感性等更多因素，以此来确定高危、低危患者。

此外，还应采取适应经济社会发展的干预方式方法；开展更多、更好地临床流行病学研究，并根据国情确定我国的诊断标准。每一个国家的经济社会发展，医疗经费支出是不同的，因此标准也应有所区别。

"最重要的是要解决医疗和健康的观念问题。"一方面应该从提高医疗综合效率与社会效益出发，把有限的医疗费用花在刀刃上。另一方面，要摆正医疗定位，采取综合措施提高健康水平，包括控烟、体育锻炼等生活方式干预，饮水改厕治污等生活环境干预，保险、教育、生产安全等社会环境干预，经费保障、扶贫等经济环境干预多方面。

第八节　临床危象简介

详见本书　本卷　第二部分　第十篇　第九　章　第七节　临床危象简介。

第九节　关于多部位多系统疾病

影像诊断学医生的视野必须广阔，除了必须超越影像以外，还须经常想到不少疾病不是只发生于某系统、某器官或某组织结构，它还可发生于多部位、多系统、多器官，因此，本书专门系统介绍一些多部位多系统疾病，供读者们参考。

对于多部位多系统疾病，以流行病学上最常见发病部位为主诉的器官和组织为该病主要讨论的章节，尽可能详尽讨论，然后指出该病发病少的部位或器官；而对于该病发病较少的部位或器官章节，仅讨论该处发病具体较特殊的情况及鉴别诊断，再参考该病主要讨论的章节，这样互相呼应，以利于读者对该病有一个完整的认识和了解。

一般认为，只有正确和准确地定好病变的部位，才能进一步研究和分析该病变的性质，这是正确诊断减少误诊的基础的基础。

第十节　淡定：医生最重要的特质

140 年前，当时被誉为美国四大名医之一的约翰·霍普金斯大学医学院教授威廉·奥斯勒，作为嘉宾出席美国第一所医学院——宾夕法尼亚大学医学院的毕业典礼。他在典礼上的致辞，主题是论述一名医生最重要的特质是什么。他选用了一个古老的拉丁词汇"Aequanimitas"，可将它译为"淡定"。

奥斯勒认为，淡定是医生最重要的特质，它是一种可以让病人感知到的从容与理性。

淡定不是冷漠与麻木，而是临床工作中的沉着与冷静。尤其是面对复杂、危重、紧急的病症时，医生能够理性地做出清晰的判断，采取及时、有效的救治措施。

淡定也不是无能与无奈，而是一种基于知识与经验的把控能力，是一种临床诊疗的境界。遇上不淡定的医生,病人是不幸的。医生的优柔寡断、焦虑,甚至慌乱,会让病人丧失治疗的信心。

淡定不是缺乏热忱与关爱。医生对病人的关爱并不能完全等同于笑容可掬、和蔼可亲。审慎与冷静,才能让医生审时度势,从复杂多变的临床现象中厘清思路,做出正确的决策。

我们可以说,淡定是医生的一种天然品德。由此,任何复杂、难测的病情才不会扰乱医生的思维与判断,才不会妨碍有条不紊的诊疗过程。尤其是在医学技术高度发展的当今,敏锐的感受、冷静的判断、精细的操作不仅是衡量优秀医生的标准,也是医生的美德。

淡定不仅是一种身体的禀赋,也是一种内在的精神持守,是一种人生的哲理。当今社会的浮躁之风不可避免地蔓延到了医学界,或许随着经济的发展、科研经费的增加,各类大项目、大工程层出不穷,有些人总希望能走捷径、跨越式地赶超世界先进水平,争着、抢着要为科学发展做出自己的贡献。

虽然这的确表达了急于改变现状的一种心情,但这种心情不加注意就会转化为浮躁,时间长了,甚至会变成一个个虚张声势的、随时都会破灭的泡泡。浮躁的实质就是缺乏淡定,沉不下心来扎扎实实地做学问,不能认认真真地解决科学问题。

不确定性是医学最难破解的难题,也是病人的担忧与恐惧。人们总是希望找到绝对的真理,但遗憾的是在大多数情况下,我们不得不满足于部分真理。

生命与疾病的复杂性,使得即便在充斥着基因组、蛋白组、疾病组等各类"组学"的今天,我们依然还是像博物学家和考古学家只能根据获得的化石片段来重建一个理想的生物一样,只能通过基因组的片段来构建我们对生命与疾病的理解。我们需要走的路还很漫长。

淡定也是一种价值观念。毫无疑问,几乎没有人永远一帆风顺,人总会面临生活的波折、事业的困境,甚至不得不承担失败的结果。但是,只要我们以淡定的心态,对困难与挫折泰然处之,在困境中积累经验、保持平和,即使灾害和危机迫在眉睫,也能勇敢地面对,达到"富贵不能淫,贫贱不能移,威武不能屈"的境界。

作为年轻的学子,无论今后从事临床实践还是科学研究或是行政管理,抑或转入其他行业,"独立之人格,自由之精神"应当成为一种追求的理想。实际上,也只有在此基础上,我们才能有所发明、有所创新、有所前进。

今天的我们之于奥斯勒,对生命与疾病现象都有了更深入的认识。我们具备了更高精尖的仪器设备,掌握了更丰富的诊疗知识与技能,但我们不一定就能更好地把握生命与疾病的意义和价值。我们引用这位医学前辈推崇的古罗马帝国五贤帝之一的皇帝安东尼倡导的这个概念——淡定,目的是想说明,知识易习,智慧难得。人生的智慧,需要用一生的实践与感悟来追寻。

第三章　动态观察与影像诊断的误诊

第一节　颅脑

医学院的医学生在基础课程学习时,不是面对标本,就是做做实验,当进入临床学习和工作时,难免要出一些问题,因为临床医师每天接触的都是活生生的病人,是有血有肉有感情有思维的人,教科书上的死教条与面前的活生生的病人的表现总有不少的矛盾。

在做影像诊断时也是这样,活体生理变化常常使检查的影像发生变化,如不熟悉这些活体形态学的变化,则难免造成漏诊和误诊。关于动态生理,自二十世纪七十年代以来,国外已大力开展此项研究,我国作了不少工作,其研究的内容十分庞杂,现仅就手边有限资料作一浅介。

一、侧脑室体积的迅速变化

Probst(1972)研究 58 例脑造影病人,发现在造影期间,侧脑室体积前后照片对照发生迅速变化,占 15/58,他对这种急剧改变的原因、机制及重要性进行了讨论。15 例额角充盈后体积均有明显改变,对比脑疾患的临床表现,侧脑室体积改变者与未改变者均无显著差异。分析其原因,考虑此改变或多或少是由于尾状核和侧室壁的邻近结构的匀称移位所致。因为脑组织不会收缩,核的位移可能系由压力梯度引起,这反应出脑组织的弹性,特别在儿童和年轻人尤其如此。此种体积的改变纯属正常生理变化,切勿误为病理表现。

二、小儿脑疝使颅骨骨折缝隙扩大

Stein & Tenner(1972)报告 6 例小儿脑疝造成颅骨骨折缝隙不断扩大,小儿年龄为 3 个月到 9 岁,骨折缝隙扩大发生的时间各不相同,最短者为 1 例 3 月幼儿创伤后 10 天,最长者为一 6 岁儿童颅骨骨折后 4 年。由于大脑疝的出现使骨折的 X 线表现发生了明显的改变。对此类患儿,影像学检查对于术前研究是十分必要的。

三、大脑血管性痉挛

Stone & Burns(1982)报告 15 例脑梗死,大部分在 40 岁以下,以往皆曾患过动脉硬化,或血栓性栓塞征,此次发作经临床检查分析,考虑大脑血管性痉挛是脑梗死的原因,该学者指出,在较年轻的病人尤其如此。这些病例告诉我们,在考虑脑梗死的病因时,不仅要考虑器质性疾患,而且理应想到这种功能性的一时性的血管痉挛。

第二节　胸部

一、气管隆突角的假性增宽

作为放射科医师,应经常提醒,错误的诊断印象多来自于一立体结构经 X 线投照于平面的照片上,即是三维的结构摄影成二维的照片,常见例子是骨折错位的观察,某器官(如肾)当其长轴未与 X 线束垂直时,则长径短缩。

一个立体结构角度的测量在平面上的投影的观察则更是微妙。作为 X 线诊断,一个角度的测量有时甚为重要,诸如气管隆突角,尿道膀胱连接处,骨折端夹角,脊柱侧弯曲线,脑血管造影中不同的角度,股骨头与干的夹角等。

气管隆突角为左、右主支气管交会处的夹角,一般引用此角平均70°,是源于 Kobler & von Hovorka(1893)之解剖学观察,其他的正常值还有65°~75°(Cooley & Schreiber, 1968),50°~100°(von Hayek, 1960;Fraser & Pare, 1970)。

事实上,此隆突角为一动态性结构,头的伸展后仰和吸气使支气管树伸长,则使隆突角变小;相反,头的屈曲和呼气使支气管树缩短,此角则增大,这变化的范围可多达26°(von Hayek, 1960)。此角的病理性增宽可见于隆突下淋巴结肿大或左房的扩大。

此外,脊柱前凸或后弓,X线束向上或向下成角还可使隆突角照片上的投影的角度改变。综上活体形态学研究所述,可见影响隆突角测量的因素甚多,解剖、生理、投照技术都可影响,故分析影像的诊断价值时务必多想一下成影的各方面因素,这样才不拘泥于某一教条所言,诊断更为准确。

二、线状影

X线胸片上出现线状影,可有许多原因,前已述及可概分四类,即:人为的(伪影),解剖结构的正常看见,正常结构的非正常情况下的显示,疾病所致。

解剖结构的正常看见为肋软骨,肩胛骨脊柱缘,叶间裂,奇裂,其他副裂。解剖结构的不正常显示有小叶间隔,Kerley A、Kerley B 线。A 线是2~4 cm长,从肺门放射,不分支;B 线 1~2 cm 长,其外端接触胸膜,且与胸膜成直角。B 线是肺表面小叶间隔异常增厚所形成,可见于间质肺水肿,癌性淋巴管炎,类肉瘤病等情况。A 线是肺深部结缔组织薄片。A、B 线又称"隔线"。

产生线影的病变是肺气肿之大泡壁,正在吸收的肺梗死,吸收消散中的肺部炎症,肺的含铁血黄素沉积,盘状肺不张等。产生线影的伪影甚多,不在此赘述。

总之,从产生线影的四类原因推而广之,每当我们看到一种阴影时,都可这样去分析,才比较全面,结论也才更踏实。

三、舒张期与收缩期末心脏体积之间的差异

Bergstrom 等(1971)为研究舒张期与收缩期末心脏体积之间的差异,测量 10 例心脏病人与 11 例健康自愿者,发现在心脏病病人舒张期末体积高于收缩期末体积 2.6%,而健康对照组为 1.4%。在仰卧位时,心脏体积在舒张期末与收缩期末比较,差异甚小;而在直立位时,差异最大。另外,心率低者比心率快者在收缩、舒张期末心脏体积差异要大些。

四、冠状动脉痉挛和变异性绞痛

Fziedman 等(1979)分析 2394 例选择性冠状动脉造影,其中 23 例出现冠状动脉痉挛,9 例为变异性绞痛,14 例为导管产生的痉挛。

血管造影的表现可鉴别二者,后者通常无症状,几乎不变地出现于右冠状动脉,此痉挛位于导管尖,边界光滑,向心性缩窄,长度一般短于 2 mm;而变异性绞痛能出现于任何冠状动脉分支,其位置常离导管尖 1~4 cm,通常边界不规则,为偏心性,且伴有心绞痛,心电图 ST 段抬高,低血压,节律异常,对硝酸甘油酯反应常见,但总不完全。

在变异性绞痛者,狭窄较固定者似乎应怀疑痉挛,甚至如果对硝酸甘油酯无反应,特别当血管其余部分无异常时,更应怀疑,可给予药物治疗,甚或再插管证明病变的动态性质,从而避免不必要的手术。

五、食管的运动功能

在呼吸时,沿着食管壁振动出现纵行运动,与呼吸同节奏,此被动运动为横膈的呼吸运动所引起。在以往,食管蠕动中环肌的作用已被强调,而纵肌的作用却被忽略,事实上,环、纵肌在推动食物入胃时都有作用。连续的环肌收缩作用推动食物走向胃,纵肌蠕动收缩使食管缩短,减少食物前进的路程。

对下食管括约肌开放机制的研究,发现在食物通过该括约肌区带时,括约肌向口侧运动,松弛,但并不开放。此括约肌区带开放是一被动的机制,为神经调节,开放与松弛不应视为同一概念。

下食管括约肌张力的形成有三个因素:胆素激性神经的刺激,内生的胃泌激素和肌原性作用。在防止胃食管反流中,下食管括约肌所起作用的机制一般认为有二:机械因素和壁内下食管括约肌的张力。

至于下食管括约肌在人体内是否如同幽门括约肌那样恒定存在,目前各学者意见不一,但该区存在生理性高压带却已为大家公认,另外,称该区为胃

食管连接区的提法也越来越为人们通用。

对于食管运动，作为放射科大夫可以考虑：①在食管蠕动时，正常可出现胃的小部分疝入；②蠕动期间食管环的位置有别于食管未蠕动时，食管环位于胃食管连接处；③食管的蠕动性缩短常常有助于区别壁内病变和壁外的压迫性缺损（在食管蠕动期间，病变向口侧移动，此病变起源于壁上；而壁外病变则一直保持在原来的平面上）；④一般可确定食管的纵行蠕动活动，它常推进或牵引产生一个食管憩室。

六、弥漫性食管痉挛

对于弥漫性食管痉挛的病因问题，Bennett & Hendrix（1970）结合文献进行详尽的讨论，他们不同意一元论的观点。有时痉挛症状出现而未见 X 线表现及测压的异常；相反，X 线检查和测压均观察到痉挛时，病人却并无症状。

食管弥漫性痉挛可能不是一个有界限的疾病，而是食管活动的紊乱，能为几个互不相关的情况引起。在 X 线表现上，不仅病人之间可不相同，同一患者不同时间检查表现也可不同，介于第三收缩与螺旋形食管之间的生理性差异就是一个问题。难以确定正常到弥漫性痉挛之间的过渡点，也不好辨别弥漫性痉挛与变性改变。

常见痉挛性收缩出现于几种疾病。根据临床，该症可有下述五类：①老年性食管；②神经节变化：食管弛缓不能，Chagas 病；③刺激诱发：腐蚀性吞咽；胃食管返流；④贲门梗阻；⑤神经肌肉功能性紊乱性的特异性弥漫性食管痉挛（保留一个除外性诊断）。

七、食管的横行皱襞

纤细的食管横行皱襞能见于人类食管双对比造影检查时，类似于猫类食管。此横行皱襞是暂时性的，瞬息即变，可能为黏膜肌的收缩。横行皱襞能见于胃食管反流病人，也见于无任何食管疾患症状和体征的人，横行皱襞切面使食管边缘呈锯齿状，切勿误诊为弥漫性食管小溃疡。

正常横行皱襞数条线状影互相平行，走行规则，线影及间隔的粗细排列甚为整齐，如这些正常表现出现紊乱，则提示黏膜表浅疾患，或是反流性食管炎，或是表浅糜烂。

在目前，虽然对横行皱襞的病理生理性重要性尚未清楚了解，但对此皱襞的观察和认识将提高对食管黏膜表浅病发的诊断水平。

第三节 腹盆部

一、关于胃排空

Moore 等（1981）用放射性核素技术监测研究固态食物与液态食物在胃的排空情况，发现液态食物排空比固态食物快。在固态餐中，较大体积和较大重量的液体排空慢于较小体积及较小重量的液体。幽门窦区的运动，在固态食物和液态食物标记，都比较恒定。了解上述胃排空的特点，对胃的 X 线观察有一定的益处。

二、胃的动脉性压迹

钡餐检查时，脾动脉常常产生胃的后内部分轮廓的缺损，特别在老人，当此动脉迂曲或呈动脉瘤状，此压迹尤其明显，而且可伪似新生物引起的充盈缺损。与此相似，主动脉也可产生胃的压迹。熟知这些压迹，将避免误诊和不必要的探查手术。

脾动脉近侧段靠近胃切迹，如挤压该处可产生一缺损。脾动脉更近段常在靠近贲门处推挤胃壁导致缺损。这些缺损各有不同，从一小的局灶性变形到较长的搏动性压迹。此类缺损的范围有时不容易观察，除非在合适的角度和体位摄制点片，发现压迹，不然则常致误诊。

脾动脉对胃的压迹一般总是宽而浅的，具有壁外病变的特点，覆盖此缺损的黏膜皆完整无损。脾动脉的钙化或胃壁的局限性搏动增加（电视透视观察），有时出现，则利于确定血管的位置和压迹的性质。

腹主动脉瘤产生胃的块状缺损容易识别，但主动脉迂曲造成胃的挤压，则既不常见，又难认识。

三、结肠脾曲类似左肾或肿块

Teele 等（1977）发现在左肾异位或左肾缺如的病例，结肠的解剖脾曲可出现于左肾窝，在超声扫描时，充盈粪便或液体的结肠脾曲可伪似左肾或左肾肿块或其他肿块。横断扫描时,此包块常是γ形;矢状或冠状断面扫描时,该包块下缘缺乏明确的边界。对此类病人,超声检查结合 X 线造影常可准确诊断。

四、饮水以后脾体积的变化

在饮水以后,脾体积增大,以往假说认为是由于门静脉血流和压力的增加。

Parker & Bennett(1971)用 ^{99m}Tc 硫胶行脾显像检查 9 例正常男性青年,发现脾体积变化出现于饮水 5 分钟之后,这些变化主要是由于脾位置改变所致,而门脉血流及压力增加的影响甚小。

脾位置与形状的改变大概是由于饮水后,邻近的胃体积增大,压力增加,将脾向外侧和脚侧推挤。脾位置与形状的这种改变,造成脾体积增大的误解。饮水 30 分钟以后,脾的位置和形状基本上恢复到饮水前的状态。

五、脾外伤诊断的一次教训

脾外伤的直接血管造影征象包括对比剂外渗,动静脉瘘,毛细血管期中脾的不规则显影,随后的无血管的脾髓或血肿形成。间接征象是邻近结构的移位,或脾本身从腹壁和横膈的位移,以及脾内血管束伸直等。

Tuttle(1971)报告 1 例 18 岁青年,选择性腹腔动脉造影示脾内动脉伸直达脾上极,伴对比剂外渗围绕脾上极,考虑为脾上极内大的包膜下血肿,手术却未见包膜下血肿。

再回顾造影片总结教训,发现胃内充盈液体,胃底膨胀挤压脾上极,造成脾内血管与围绕胃底的胃短动脉伸直,术前将胃短动脉误认为脾内血管,且又将扩张的胃黏膜血管延迟照片上的表现混淆为对比剂外渗,故造成误诊。

六、肾脏大小的变化

有作者报告,在 76% 泛影葡胺注射 20 ml 后 2',3',4',5' 和 10' 照片测量肾脏大小,然后开始滴注尿素 40 mg 溶于 500 ml 生理盐水中,再摄滴注后 10',20',35' 三片,测量肾脏大小,在高血压伴正常肾动脉的病人组和正常血压组同时进行两种方法测量值的比较,发现高血压病人组滴注尿素后肾影大小平均增加 7.8%,在血压正常组平均增加 4.8%。这种现象解释为间质压的上升伴肾内血管扩张所致。

七、近段输尿管的正常扩张

在排泄性尿系造影时,输尿管上 2/3 扩张,众所周知为成人的正常表现, Kaufman 等(1981)发现此现象同样出现于正常儿童。

回顾 1000 例儿童正常排泄性尿系造影片,发现此类扩张见于大约 1/3 正常儿童,考虑为髂总动脉交叉于输尿管处的压迫所致。扩张见于右侧占 55%,左侧 15%,双侧 30%。在总人数中 37.5% 有扩张。前后位照片比后前位出现扩张为多。膀胱扩张与输尿管扩张关系不明确。输尿管与髂总血管交叉可产生"梗阻",严重者可误诊为狭窄、结石。左右侧扩张出现率不一致解释为髂血管不对称及双侧输尿管与骨盆边缘的毗邻关系的差异。

八、输尿管不完全充盈可造成的误诊

在排泄性尿系造影或逆行性肾盂造影中,有时输尿管出现不完全充盈,如不认识则可能导致误诊。输尿管之明显狭窄,充盈缺损,变宽的带状区,扭曲等异常表现都可能是不完全充盈的结果,另外,一个明显扩张的病理性输尿管,如为对比剂不完全充盈,它可呈现为正常影像。为避免此类错误,务必识别不完全充盈的表现,在造影时努力促使输尿管充盈良好。

九、生理性子宫肌层增厚

妊娠时子宫肌层增厚通常由子宫肌瘤引起,但也有例外,下述病例即为一例。

London 等(1979)报告 1 例 24 岁妇女妊娠 24 周做超声检查,发现子宫后壁部分性肌层增厚,大约 10 分钟以后该增厚区消失。据推测,该区增厚是子宫肌局部收缩造成的。

十、对腹腔动脉干的压迫

横膈脚的中央弓状韧带恰在腹腔动脉开口上方横过主动脉,此韧带与腹腔动脉的关系每人不尽相同,其变化范围甚大,可以压闭腹腔动脉,也可不干扰腹腔动脉内血液流动。在血管造影时可清楚地观察这种关系。在呼气时,内脏移向颅侧,腹腔动脉及其分支也相应向颅侧移位,血管造影示其夹角也相应缩小。

Edwards 等(1970)对 3 例膈中央弓状韧带压迫腹腔动脉干的病人术中进行血流研究, 1 例在呼与吸气时血流无差异，2 例呼气时通过腹腔动脉干血流减少。他们又对 200 例 17~30 岁自愿者进行检查，男女各 100 例，发现 13 例上腹有杂音，其中 2 例在平静呼吸时有杂音,呼气时杂音加重；10 例只呼气有杂音；1 例只吸气有杂音。为观察呼吸时上腹杂音的变化，Reuter（1971）观察深吸气、深呼气时 12 例病人侧位主动脉造影中腹腔动脉干形状的改变，其中 3 例在平静呼吸时无杂音，深呼气时出现杂音，膈中央弓状韧带压迫引起腹腔动脉干颅侧表面一个切迹；第 4 例在平静呼吸时有杂音，主动脉造影示吸气时腹腔动脉大约狭窄 80%，在呼气时则完全阻断。

十一、膀胱膨胀压迫髂动脉

Pillari 等（1982）报告一例发生在周围血管疾病患者的继发于膀胱膨胀的对称可逆性髂动脉狭窄。此类空腔脏器的膨胀可导致动脉血液动力学的严重改变，在周围血管疾病患者，血流已经减慢，血压甚低的状况中，膀胱膨胀则可成为肢体获救或丧失的一个重要因素。

文献中还有胃膨胀压迫下腔静脉（Doppman & Johnson，1969），膀胱膨胀造成下肢和阴囊水肿的病例。

十二、盆腔静脉石移位的意义

所有成人大约 1/4 到 1/2 的盆腔 X 线照片均可见静脉石，其中一半以上都为双侧性，此时常趋两侧位置对称，可作为观察活体盆腔软组织形态学的一个标记。

此类病人如发生盆腔肿块，静脉石移位可作为盆腔肿块的一个间接征象。Fenlon & Augustin（1971）报告 1 例骨盆枪伤，1 例盆腔肿瘤，1 例膀胱大憩室，他们的盆腔肿块在腹部平片上都可看到，而静脉石移位则成为有趣的间接辅助征象。

第四节　脊柱

一、颈段脊柱的正常运动

了解颈椎动态性变化，有助于分析肌肉和韧带的功能和观察不同的姿势中各部结构的形态。为实用的目的，上、下颈椎的运动应分开讨论。上部颈椎组成为：寰椎、枢椎齿突、寰枕、寰枢，包括：关节和韧带。它们与下部颈椎不同，下部颈椎各椎均有类似的解剖结构，包括椎间盘与钩椎关节。上、下部颈椎通过齿突进行联接，然后再以强有力的枕齿韧带连接于枕骨。寰椎可以考虑是一个介于下颈椎与枕骨之间的轴承，引导和限制枢椎与枕骨之间的运动。

从后面观察颈椎肌肉，显示枢椎棘突处于中央，肌肉由该处向各方向放射。在枢椎上方肌肉各有其特殊排列，相反，下颈区的肌肉则是一致的或交织在一起的。这就解释了为什么下颈椎功能是联合的，每个肌肉均作用于几个节段，而上颈椎则只完成一个节段（即寰 - 枢的旋转）的特殊运动。

上颈椎必要的运动发生于枕骨与枢椎之间，但为寰椎所调节。在寰椎平面的屈伸运动中，相当仰赖于枕骨与枢椎间实际的关系。寰椎的侧屈在枕 - 枢联接的任何位置上有一严格的限制，这是由寰椎侧块特有形状所致。对于 X 线研究说来，旋转一复杂的运动。

在正常儿童中，枢椎和第三颈椎后缘之间可见一阶梯形成，称作颈 2~3 的假性半脱位，这可以用枢椎椎体在颈 2~3 处运动轴的位置来解释。此种假性半脱位在儿童比成人更为突出，乃因儿童时期颈 2~3 的活动较多的缘故。

二、骶前间隙的宽度

骶前间隙宽度增加，一般表示直肠和 / 或盆腔邻近结构患病，包括溃疡性结肠炎、肉芽肿性结肠炎，淋巴肉芽肿，放疗后改变，下腔静脉栓塞，直肠结核，直肠后壁肿瘤，骶骨肿瘤以及癌瘤转移。

测量骶前间隙的宽度以骶 5 平面为宜，在钡剂充盈直肠后，侧位片上测量直肠后缘与第 5 骶椎前缘之距离。选该平面的理由是：该平面直肠均位于中线；如用第 3 骶椎，此间距常不准确，因乙状结肠常下达此平面。

Chrispin & Fry（1963）指出正常成人此间隙平均宽 7.5 mm，超过 15 mm 即应怀疑异常，超过 20 mm 则考虑为异常。Eding & Eklof（1963）认为超过 10 mm 则应考虑有病。Kattan & King（1979）指出，在他们 187 例正常成人中有 76.5% 为 10 mm

或更小，15.0% 为 11~15 mm，8.5% 为 16 mm 或以上，而等于或超过 16 mm 的 16 例均大于 45 岁，男性 11 例，女性 5 例。此 16 例中有 7 例为 46 岁以上，均超过 20 mm。从上述资料可以看出，一项测量数值在各学者之间，不同性别，不同年龄组之间均有差异，这是使用直接数值测量误差甚大的重要原因之一。

第五节　关于动态观察

对影像诊断图像的动态观察是极为重要的问题，其内容甚多，盖分四类：

影响影像显示的动态因素，诸如呼吸相与呼吸的深度、患者的体位、X 线束竖直投照与水平投照，禁食与饱食（直接关系着胆系及胃肠的影像表现和脾脏体积的大小）等；

病变的自然消失，已报告者有胃息肉、胆囊结石、肝外胆管结石及泌尿系结石等皆可自然消失；

病情的变化，如肿瘤的倍增时间，炎症的消散与吸收，肺空洞的闭合等。

随访，又可分为治疗后复查、定期随访与密切随访，追踪其病情的变化、进一步检查的情况；观察药物的疗效、活检或手术病理结果，以及死亡尸解的资料。

有学者指出，气管隆突角本身即为一动态结构，不仅因人而异，而且随着头颅与颈部的伸屈、呼吸的深度而发生变化。近年研究发现，随着年龄的增长，胰管的大小与胆管的大小皆逐渐增宽，前者尤其明显。这些都是值得注意的动态问题。

第六节　注意检查与观察的时间差

在对院外会诊或网络会诊时，务必要注意的一点是，病情随时都可能出现变化，一定要随时检查与观察。

要注意检查时间与观察时间的差异，时间差异越大，以前检查所见越不能代表目前的真实情况，此类资料则越不可靠。

第七节　各部位 CT 增强扫描时间安排建议

一、颅脑

颅脑增强扫描分为平扫后增强（平扫基础上加做的增强扫描）和直接增强扫描（注入对比剂后逐层连续扫描）两种方法。增强后的扫描时间依据病变的性质而定。与血管有关的病变，如脑血管畸形、动脉瘤等，可在注射对比剂 50 ml 时开始扫描；颅内感染、囊肿等，可在注射对比剂 60 秒后开始扫描；颅内转移瘤、脑膜瘤等，可在注射对比剂 6~8 分钟后开始扫描。头部增强扫描可用平扫参数，也可只对病变部位进行薄层扫描。

二、鞍区 CT 增强扫描参数

静脉注射对比剂 50~70 ml，流速 2.5~3 ml/s，延迟扫描时间 20~25 秒，病人体位同颅脑轴位，扫描基线可用听眶线；扫描层厚与层间距可用 3~5 mm，扫描范围从听眶线至鞍区上缘。疑颅内肿瘤侵入鞍区时，需加作常规头部扫描。

三、眼眶

怀疑眶内肿瘤、炎症、血管性病变及眶内肿瘤向眶外侵犯时，需作增强扫描。增强扫描可使血管、肌肉和有血供的病变清楚显示，利于对病变的定性。对比剂使用同颅脑增强。延迟扫描时间为 50 秒。临床怀疑血管性病变者，还可用动静脉双期扫描。对比剂用量 60~80 ml，流速 2.5~3 ml/s，延迟扫描时间为动脉期 20 秒，静脉期 50 秒，扫描参数同平扫。

四、颌面部

颌面部血管病变、肿瘤，以及了解有无转移时，需作增强扫描。增强扫描时,静脉注射对比剂50~60 ml,流速2.5~3 ml/s,延迟扫描时间20~25秒。扫描范围、层厚及层间距同颅面部平扫。扫描方式可用连续扫描或螺距为1的螺旋扫描。

五、咽喉部

咽喉部肿瘤或血管性病变需作增强扫描,对比剂用量50~60 ml,静脉注射的流速2.5~3 ml/s,延迟扫描时间20~25秒。

六、颈部

颈部检查一般需作增强扫描,增强扫描可区别颈部淋巴结与丰富的颈部血管,了解病变的侵犯范围,协助对占位性病变的定位和定性。选择层厚3~5 mm层间距的薄层扫描。对比剂用量60~80 ml,静脉注射的流速2.5~3ml/s,延迟扫描时间20~25秒。

七、颈部血管造影

扫描体位:仰卧,头后仰,使下颌支与扫描床面垂直;扫描范围:在颈部侧位定位像上,设定从胸腔入口至颅底的扫描区域。扫描方式:单层或多层螺旋。扫描参数:单层螺旋的扫描层厚2~3 mm,间隔1~1.5 mm;多层螺旋的扫描层厚0.75~1 mm,重建层厚1 mm,间隔0.7~1 mm。对比剂:静脉注射对比剂70~90 ml,流速3 ml/s,延迟扫描时间15~18秒。

八、甲状腺CT灌注

平扫定位:层厚与层间距为5 mm,扫描范围只包括甲状腺,以确定甲状腺有无病变。

灌注扫描:对比剂50 ml,流速4~5 ml/s,扫描层厚5 mm,注射对比剂后立即扫描。常规增强扫描:扫描范围包括全颈部,层厚与层间距可用5~8 mm。

九、胸部

当需要对肺门血管与淋巴结相鉴别,或为观察纵隔病变时,可行胸部增强扫描。增强扫描时,可静脉团注对比剂60~70 ml,流速2~2.5 ml/s延迟扫描时间30~35秒。扫描范围和扫描参数同平扫。

十、腹部

腹部脏器CT检查一般均应做增强扫描。增强扫描通常在平扫后进行,便于发现病变并作出定性诊断。腹部扫描的对比剂注射方法均采用静脉内团注法,对比剂用量60~80 ml,流速2~3 ml/s。

肝脏、脾脏增强通常采用三期扫描,动脉期延迟扫描时间25~30秒,门脉期延迟扫描时间60~70秒,实质期延迟扫描时间85~90秒。若怀疑肝血管瘤,则实质期的延迟扫描时间为3~5分钟或更长,直至病灶内对比剂充满为止;

胰腺增强扫描通常采用"双期",动脉期延迟扫描时间35~40秒,静脉期延迟扫描时间65~70秒;

肾脏增强扫描通常应扫描皮质期、髓质期和分泌期,皮质期延迟扫描时间25~30秒,髓质期延迟扫描时间60~70秒,分泌期延迟扫描时间2~3分钟。

十一、腹部血管造影

腹部CT血管造影通常用于腹主动脉及大部分支的血管成像,可用于诊断腹主动脉夹层、腹主动脉瘤、肝血管异常及肾动脉狭窄等。检查前不宜口服对比剂,以免干扰血管的显影。对比剂总量80~100 ml,流速3~4 ml/s,延迟扫描时间通常为15~20秒,层厚1~2 mm,间隔1~2 mm。

十二、盆腔

对盆腔占位进行定性,并确定其部位、大小和范围,以及是否引起盆腔淋巴结转移等,必须作增强扫描。增强扫描常规用静脉内团注法,对比剂总量60~80 ml,流速2~2.5 ml/s,延迟扫描时间30~35秒。

十三、脊柱

脊柱常规不作增强扫描,若平扫发现占位性病变,可行增强扫描以确定病变性质、范围、大小以及周围结构的关系和血供情况。对比剂用量60~80 ml,流速2~2.5 ml/s,延迟扫描时间25~30秒。

十四、四肢

骨关节及软组织的增强扫描,主要是为了了解肿瘤病变的供血情况以及周围血管动脉瘤的位置和形态。此外,还可以显示骨骼、肌肉内肿块与邻近动静脉血管的关系。增强扫描常规用静脉内团注法,对比剂总量60~80 ml,流速2~2.5 ml/s,延迟扫描时间25~30秒。

第四章　相关学科与医学影像学通力合作

第一节　相关学科与医学影像学

一、相关学科对医学影像学的影响

目前,三个主要领域的突破已对医学科学产生深远的影响,同样对医学影像学的发展也起着重要作用。

二、分子生物学和分子遗传学技术揭示生命的分子基础

基因图谱的绘制正迅速促进功能性基因重组学的发展,使能发展新的诊断、治疗及健康筛选方法,基因治疗和移植成为现实。从分子生物学和分子遗传学研究角度出发,医学影像学开发新的放射性药物、造影剂和对比剂,特别是用于核医学和 MRI 的药物。另外,研究人员已证明了通过成像方法图示基因表达和监控基因治疗在理论上的可能性。

三、神经生物学和人类心理学研究的突破揭示人脑的奥秘

尽管人脑作为一个实体器官可以在实验室研究其大体解剖和分子学基础,但人类心理的研究却是非形态学依赖性的。医学影像学在神经生物学的研究中起着独特的作用。在神经生物学家和心理学家研究脑的功能及其对认知、身体及心理各方面刺激的反应过程中,脑图成像和正电子发射体层功能成像、磁共振成像及单光子发射体层扫描等提供了一个全新的研究途径。已证明功能成像方法是脑生理和病理状态下功能研究极其有用的工具,在诊断疾病和评价疗效时可提供特有的客观依据。

四、在科研和医学实践中高技术电子学和计算机系统是核心

诊疗仪器越来越依赖于高技术装备,同时医学信息学是科学研究和临床实践的基础。比如人类基因组计划的完成,没有现代计算机的应用是不可想象的。在医学领域内放射科比其他专科更受益于电子学和计算机的发展。所有临床应用的成像仪器都由高技术电子学和计算机控制,已成为现实的全数字化放射科及远程医学影像学取决于计算机和电子网络的发展。

第二节　手术学科对医学影像学的依赖性越来越高

目前的手术方法肉眼观察视野小,只能限于手术野表面,凭经验分辨病灶与正常组织。欲扩大其视野,分辨不同层次组织内部结构及确定正常组织和病理组织的界限,则需由手术室里的三维实时影像作参照。手术室将装备先进的成像仪器,如磁共振成像及其先进的成像程序,集中术前和术中的多种图像信息于一个数据库中,可为手术医师在术中根据实时三维成像手术导航,采取最佳的手术方法,明显地缩小手术创伤和提高手术成功率。不少有创性手术已在影像技术的介导下发展成为微创手术。介入治疗学正在进一步扩大其领域。

第三节　医学影像学科自身的发展

一、结构、功能和分子信息融合一体

在医学影像学实践的第一个世纪，主要进行的是大体解剖和大体病理水平的研究，故放射诊断是以影像与病理对照为基础。至于新时代的影像研究方法，更趋向于研究功能、代谢和生化，这种融合的成像方法将使结构、功能和分子信息成为一体。例如，磁共振成像（MRI）结合磁共振波谱分析（MRS）同时研究相关器官的解剖结构和生物化学改变。

二、数字化

前 80 年医学影像学以模拟技术为主，近年，普通 X 线摄影已逐步转变为数字成像技术，如计算机放射学（CR）、数字放射学（DR）、数字减影技术（DSA）、计算机断层（CT）、MRI、正电子发射体层（PET）、脑图成像等，正在向无胶片放射科迅速发展。

三、特异性对比剂

在后勤装备方面，需生产、储存、补偿的硬拷贝胶片正逐渐让位于毫无信息损失的数字式显示与存贮方式。除核医学外，现在应用的造影剂和对比剂多无组织特异性，目前使用的血管内造影剂和对比剂循环于血管内和细胞外间隙，没有特异的靶组织。

目前已研究和生产出组织及疾病特异性造影剂和对比剂，这有赖于特异受体靶制剂的发展、基因表达成像和新陈代谢及生理成像的进步。磁药靶将包含核医学成像的组织特异性和磁共振成像的高空间分辨率两方面的成果。

四、介入治疗比重增大

医学影像学诊断以前主要以质量为重点，现诊断数字化，同时包括图像处理及三维图像重建特殊断面绘图。放射诊断仍将为放射学的主要工作，但介入治疗所占比重将越来越大，原因之一是影像学导向下微创治疗将增加。在新的诊断和治疗合二为一的部门中，各专科医生团结协作从而使放射科和其他学科的界限变得越来越模糊。

五、图像的解释

放射专家和其他专科医生将逐渐进对放射科产品的共识，最重要的不是图像本身的价值，而是放射专家对图像的解释和临床主管医师对此信息的更深的理解和认识。

六、节约时间

由于社会有减少医疗花费的需求，在医疗过程中，对影像诊断的需要将增加。目前许多医院的放射科都提供实时、在线医学影像学服务。因此，医学影像学处理的周期逐渐缩短，在医学影像学领域更加强调节约时间的观念。

第四节　医学影像学信息系统的发展

一个世纪以来，放射科主要是以硬拷贝胶片记录影像和手写报告方式进行工作。近年来，数字成像仪器日新月异，如 CR、DR、CT、MRI、正电子体层（PET）等。由于 DICOM 标准的全球统一，使所有这些成像设备联网，PACS 正在国内外逐渐普及。

随着计算机的发展和互联网全世界的联通，医学影像学信息系统越来越强大。PACS 及声音识别系统的发展将有益于医学影像学科实时、在线服务。

这些电子系统要融合得十分完美虽还存在一定困难，但仍可以先通过医院和放射信息系统把病人信息直接送入成像设备，随后传送出所得图像的诊断信息，这些诊断信息是放射专家利用电脑软件和声音识别技术通过 PACS 来完成的，最后图像和诊断信息通过院内外的联网，送到所申请医师的案头。

信息处理技术的突破使可提高医疗水平的新技术的应用成为必然。通过因特网上影像传输、计算机辅助诊断、网上获取病人信息资料、远程会诊等已经带来令人难以置信的诊断准确率。通过局部联网、实时放射诊断报告和任意可选择的图像将对临床医生有重要帮助。通过互联网，病人自身也参入了对自己疾病的诊断和治疗。

以前的医学影像学信息系统只在医院内或放射科内运行。PACS建设的目标是把所有数字图像送入工作站，在充分的软件程序和网络解决方案的前提下，进入互联网络，实现商业化的PACS，改变目前的院内或科内运作成为企业行为，为超出院界和国界的广大患者和医生服务。一些单位已将医学影像为主的放射科信息系统融入医院疾病管理信息系统中，更重视医学影像的效价比，以便更正确使用图像及采取最佳医疗方针。

广泛应用医学影像学网络教育。互联网已经建立医学影像学教育资料信息库——医学影像电子图书馆，它提供大量的教学节目、期刊和书籍。目前电子教育利用多媒体技术，融合各种医学影像检查手段于一体的教学节目，使网上医学影像学教育更生动、形象，更易于理解和掌握。

通过加强交流，医学全球化（或医学影像学全球化）已经有效地逐渐实施。基于医学影像学通过电子传输的基础，医学影像学逻辑和现实的地位，它将领导着医学全球化。面对医学影像学全球化的挑战，不少国家分享技术进步，而帮助一些国家提高治疗水平，通信技术的不断突破，将进一步确保医学影像学这些目标成功地实现。

例如，仿真内镜技术使学习者模拟深入组织器官内部不同的方位，识别各种解剖和病理结构。网上远程会诊中心的建立，使普通放射专业人员能随时随地通过互联网与知名放射专家讨论病例。网上包括以上各部门及其他设施等功能完善的医学影像学社区，这个社区无国界，使边远地区的放射专业人员可受到同等的教育机会，并能使全世界医学影像诊疗技术共同提高、同步发展，更好地服务于人类健康。

第五节　携手兄弟科室共同发展

作为影像学工作者，不仅关心自己专业的发展，还要时时刻刻关心和协助病理专业以及临床学科的发展，一起学习，一起分析、讨论和研究，互相交流，互相帮助，这样整个医院的诊断水平才能提高，不可能单枪匹马地影像学科室水平上升。病理专业业务水平不上升，影像学发现的许多病例都会得不到证实，自然难以提高诊断水平。

提倡影像诊断学工作者与临床各科及病理学工作者合作进行科学研究，一起筹划、申报同一课题，一起分析研究撰写文章，使影像诊断与临床及病理结合更为紧密，更好地减少和避免出现误诊和漏诊。

各级医院情况有别，建议正确设置自己的努力方向。

作为医科大学的附属医院影像学科的工作人员，由于设备齐全，病人众多，各方面信息量充裕，理应在完成日常临床工作的基础上，尽力学习和掌握国内外先进的影像诊断技术，结合本单位临床科室的发展方向和实力，在某个解剖生理系统的疾病诊断中深入钻研，做出应有的成绩，努力成为该系统的全国水平的专家和学术带头人，更好地服务于病人，指导全国有关人员科研教学和医疗。而不应该懒于学习和研究，满足现状，只应付临床工作，在科研和教学医疗方面毫无建树，庸碌一生。

作为基层医院或基层教学医院影像学科的工作人员，由于设备不够齐全，病人压力较大，工作人员配备不足，每天都忙于应付日常的临床工作，学习和研究的时间不多，有的还身负教学任务，更是忙得不可抽身，只能忙中抽闲进行学习和研究，不少同事还结合本单位临床科室的优势和发展，对某专科疾病的影像诊断精益求精深入研究，做出了不小的成绩，值得我等学习。

第六节　影像诊断与临床

影像诊断中的误诊和漏诊一个重要原因是不了解临床情况，要求临床提供必要的信息，应该提高影像诊断地位，当代的影像诊断的进步早已今非昔比，绝对不是几十年前或20世纪所谓的"辅助诊断科"，而是名符其实的重要的会诊科室，临床诊断如果离开影像诊断的会诊，其后果可以说是不堪想像，日常的临床诊断工作则难以顺利完成。

一、关于临床门诊医师的职责

对于影像学诊断，临床提供患者的症状、体征和病史十分重要。对于住院病人，可以利用 PACS 了解临床的情况，但是，目前门诊病人的情况的了解就有一定的困难。

有的门诊医师不告诉患者的症状及体征，有的只是简单写上病人的症状，诸如胸痛、腹痛、咳嗽、发热等，有的影像诊断申请单上只有病人的姓名，症状、体征竟只字皆无。这说明该位门诊医生对病人相当不负责，未认真地研究病人的症状和体征，甚至连病人就诊的主诉都不了解不清楚；其后果则是既浪费影像诊断的资源，耽误诊断的时间，导致影像诊断医师心中无数、毫无重点地观察，又浪费影像诊断医师观察、分析、研究图像的时间，诊断质量明显降低，甚至造成误诊和漏诊，这在临床上真是屡见不鲜。

我们认为，临床各科的门诊医师应正确认识自己应尽的职责，应认真地研究病人的症状和体征，倾听病人的主诉，简单扼要地填写影像诊断申请单，让不在门诊坐诊的影像诊断医师基本了解病人的情况，重点地观察分析研究可能产生症状和体征部位的器官和组织，这对减少和避免误诊和漏诊十分重要。

二、临床上应该做的三件事

不少文献指出，在临床上，对病人至少有三件工作要做。一是疾病的诊断，二是疾病的治疗，三是对病人的随访，了解病人诊治后的效果，诊断是否正确，治疗是否合适，疾病是否如期痊愈。建议对病人建立常规的随访制度，这样对病人是更负责，减少误诊的发生，增加对病人的诊治责任，同时，对临床上医生本人诊治水平的提高必定贡献不少。

三、影像诊断与临床

关于影像诊断学与临床医学的关系问题讨论甚多。我们认为，说影像诊断引导临床诊断不合适，将医学影像科室说成是辅助科室，不仅不符合实际情况，而且早已过时。

正确地说，影像诊断学对于临床医学，既不是指导，也不是领导、辅助、辅导，是侦察、是检查、是寻找、是探索症状与体征的根源，是分辨体内正常与异常，区别生理情况与病理表现，辨识病灶的部位，大小，范围及性质等。我们认为，确切地说，影像诊断应该是临床的会诊科室。

四、提倡影像、临床和病理密切合作

提倡影像诊断学工作者与临床各科及病理学工作者合作进行科学研究，一起筹划、申报、完成同一课题，一起分析研究撰写文章，使影像诊断与临床及病理结合更为紧密，更好地减少和避免出现误诊和漏诊。

五、如何对待争论

如何对待临床医生按临床教科书上的描写与你争论？如何结合临床分析研究？如何使临床理解影像诊断的思路和分析研究？如何与临床合作？心平气和的讨论，畅所欲言的分析研究，相互理解与支持，互相都做到换位思考，而不是固执己见，钻牛角尖，只站在自己立场上考虑与分析。我们建议，作为影像诊断医生，面对临床各科同仁，应该谦虚谨慎，虚怀若谷，平等待人，一起讨论和研究，这样才对临床工作有所帮助。

六、大力提倡影像诊断医生主动结合临床

目前，在大多数医院工作的影像诊断医生大多毕业于各地医学院校的影像专业，由于学制、学科安排及在校学习时间限制，在临床方面的课时和教学内容都比一般医疗专业的医学生学得少，有的医学院校由于学校从大专升本科，临床教学更为欠缺，据了解，这些第一线的影像诊断医生的临床经验太少，不少学生不仅参加手术少，甚至看手术的机会都很少。

这些医生在校重点学习影像诊断，因此看影像的技能还能够应付一般临床工作，但再深入一步探讨与临床相关的问题就出现困难，这样，就给影像诊断的误诊和漏诊埋下了隐患，这是一个现阶段不得不注意的现实问题。鼓励和支持他们多接触临床，多与临床医生交流，多向临床医生学习临床的知识，对于减少和避免影像诊断的误诊和漏诊是十分重要的。

如果条件允许，影像诊断医生应该向病人学习，尽量争取时间与病人接触，与病人"闲聊"，了解病

史情况及现在病情,职业及家庭情况,对做好影像诊 断不无益处。

第七节　观察者的差异

观察者的差异,包括观察者自身的差异和观察者之间的差异,这些差异直接关系着诊断的正确与错误。观察者自身的差异与个人学术造诣、阅读能力、阅历、经验、知识面、总结分析经验的水平及科研课题等多种因素有关。

观察者之间的差异,与各个观察者的专业、资历、经验、外文水平、资料来源、思维方法、钻研精神、治学态度、以及学科专长和科研方向等诸多因素有关。

随着科学的发展,在临床医学工作中,专科越分越细,越专越深,事实上现已无全面之言,确有专行之实,只有横向联系,互相取长补短共同提高,而难以一人面面俱到,因此,提倡讨论、会诊、实为上策。

第八节　CT肺动脉成像之肺动脉栓塞的影像诊断读片者间的一致性研究

在肺动脉栓塞的影像诊断方法中,虽然肺通气/灌注显像还被临床应用,经导管肺动脉造影还被认为是诊断肺段和肺亚段动脉栓子的金标准,但在临床实践中,由于CT肺动脉成像(CTPA)具有较高特异性、敏感性,检查速度快,可观察肺实质情况,已成为诊断肺动脉栓塞安全有效的常规检查方法。

一、不同读片者间的一致性

对肺动脉栓塞诊断敏感性和特异性,除了检查技术的因素影响外,研究不同诊断经验的放射科医生对CT肺动脉成像诊断肺动脉栓塞的一致性或称差异性也很重要。不同的研究表明不同经验的放射科医生在对CT肺动脉成像判读上,不同读片者间的一致性(interreader agreement)非常好,尤其是在有经验的放射科医生之间。

Domingo等(2000)研究中,读片者检出栓子的Kappa值较高,说明一致性较好,在主肺动脉、肺叶动脉及肺段动脉的Kappa值分别为0.802~0.946、0.915~0.958及0.879~0.718。

Shaham等(2006)研究中,2位应诊住院医师和有经验的胸部放射科医师的一致性达到了93%和91%。Ginsberg等(2004)的研究中,低年资放射科医生和有经验医生对肺栓塞诊断符合率达到了93%(Kappa值为0.80)。

该研究表明CT肺动脉成像诊断肺段动脉以上水平的肺动脉栓塞,虽然放射科医生的经验差别较大,但读片者间一致性非常好,6位读片者在87.3%的患者中达成了一致性诊断意见,Kappa值为0.91。而同一读片者不同时间重新观察CT肺动脉成像图像的一致性,即读片者自身的一致性(intrareader agreement)非常好,Kappa值为0.93。

二、难以确诊的原因

CT肺动脉成像上对肺动脉栓塞难以确诊的原因有多种,例如血管邻近的肺实质和肺门淋巴结以及肺动脉走行方向(斜行或横行)等原因,发生部分容积效应而影响肺动脉栓塞的诊断。

在右上叶后段、右中叶外侧段动脉、舌叶上和下段、左叶间动脉的读片者间和读片者自身的不一致发生率高,因为这些区域的血管几乎平行于扫描的轴面层面。

三、减小扫描层厚

减小扫描层厚会降低部分容积效应,可能会提高读片者间的一致性。但CT肺动脉成像上肺动脉栓塞难以确诊的主要原因是对比增强检查技术的限制(如对比剂应用不足)和心脏运动伪影,导致肺段动脉的假性充盈缺损。运动伪影主要影响肺下叶,所以在左肺下叶内基底段和后基底段的读片者间及读片者自身的不一致有较高的发生率。

CT肺动脉成像图像上肺血管内的栓子显示受窗技术设置的影响,一般的窗宽窗位设置易掩盖小的栓子。该研究中病例的回顾性分析是在工作站上进行的,允许读片者调节窗宽窗位,并能连续观察轴面图像,有助于提高读片者间及读片者自身的一致性。

四、肺亚段动脉栓子诊断一致性

CT 肺动脉成像上每位读片者诊断肺动脉栓塞正确与否,即诊断的精确性不是该研究的目的,从文献上可知 CT 肺动脉成像在识别肺段动脉以上的栓子有较好的精确性。虽然肺亚段动脉内的栓子可能被识别,但该研究没有评价肺亚段动脉栓子诊断一致性的情况。当栓子限于肺亚段动脉水平时,即使有经验的放射科医师对肺亚段动脉的栓塞的一致性也较差,所以大多数不一致发生在小的肺段和肺亚段动脉。

Shaham 等(2006)研究的 81 例 CT 肺动脉成像图像中 2 位专家在 13 例患者诊断上不一致,其中 5 例发生在肺段和肺亚段动脉栓子的检出上。

Ruiz 等(2003)研究表明肺动脉栓塞诊断一致性是 80%(Kappa 值 0.65),对每个血管区域,主肺动脉、肺叶动脉及肺段动脉、肺亚段动脉诊断一致性的百分比(Kappa 值)分别是 98%(0.91)、92%(0.78)、79%(0.56)、59%(0.21),所以肺亚段动脉的读片者一致性较差,不能诊断的血管分支发生率高。

有学者研究有类似的由中央向周围动脉一致性下降的趋势,肺叶动脉肺动脉栓塞的一致性是 86%,肺段动脉肺动脉栓塞是 61%。对肺亚段动脉肺动脉栓塞的一致性的评价,还有待于作进一步的研究。

总之,CT 肺动脉成像是诊断肺动脉栓塞的可靠方法,在主肺动脉、肺叶动脉及肺段动脉上的一致性较好。在 CT 肺动脉成像诊断肺段动脉水平以上的肺动脉栓塞时,读片者间和读片者自身的一致性在各种经验的放射科医师中是非常好的,独立读片和专业水平不影响一致性结果。

因此,在门急诊及日常工作中,经过一定训练的低年资医师判读 CT 肺动脉成像的结果也是可靠的,不会影响肺动脉栓塞患者的诊断和治疗。但以每个肺动脉为观察单位,高年资放射科医师的一致性高于低年资放射科医师,因此低年资医师在遇到难以确诊的病例时应咨询高年资医师的意见。

第九节　影像诊断各项诊断技术的通力协作是减少误诊的基础

目前,在一所普通的综合医院,医学影像科一个科室固定资产大约占全院固定资产总额百分之三十,影像设备是高科技,也是高成本。各项影像诊断手段虽然都是独自工作,各项影像诊断手段和技术理应通力协作,扬长避短,尊重兄弟科室,发挥各自优势,合力最大,经常讨论、协商、会诊,形成比较一致的诊断意见,对提高影像诊断水平十分重要,这对院内院外都是这样。然而,纵观近三十年临床影像诊断工作,一些医院的临床经验证明,影像诊断手段之间不协作是导致影像诊断误诊一大原因。

在以前,就有这样的个别医院,CT 室与 MRI 室在医疗、教学、科研都是各搞一套,各自独立,互不认账,互不协作,不搞会诊,用自己的优点去与对方的缺点比较,互相揭短,并且老死不相往来,从科室领导到一般工作人员,人际关系搞得很僵,难以形成比较一致的影像诊断意见,搞得临床科室无所适从,严重影响临床工作的正常开展,导致不少误诊出现。

各种影像诊断手段的选择应用,有力地减少和避免许多误诊

例如,骨挫伤是 MRI 被应用于临床后才提出的一个概念,亦被称为骨髓水肿、微细骨折等,可以由外力直接撞击、骨质相互挤压或撞击、撕脱性骨折等损伤引起,病理上表现为骨髓出血、水肿及骨小梁微细骨折。由于此类病理改变不造成骨质密度和形态的明显变化,因而在 X 线平片及 CT 上难以发现。当骨挫伤不累及关节面时,即使在关节镜下亦无异常发现。

MRI 属于化学成像,对水分子的变化非常敏感,是发现骨挫伤的最佳手段。不同的序列对骨挫伤的诊断价值不同,其中 FS PDWI 或 STIR 序列等压脂技术由于抑制了正常骨髓及皮下脂肪的信号,更为突出了水肿的信号,因而在各种序列中最为敏感,即使轻微的骨挫伤亦能敏感地发现。

发现骨挫伤可以推测膝关节的受伤机制。急性髌骨脱位主要发生在青少年日常体育活动中的非直接暴力,由于髌骨多已经复位或者移位不明显,患者往往未能察觉,临床检查也不能准确判断其损伤情况,误诊率较高,一组骨挫伤病例中,有 74.4% 的患者在 MRI 检查前,诊断为内侧副韧带损伤、内侧半月板损伤及交叉韧带损伤等。

各种影像诊断手段的合理应用

检查(诊断)技术的选择、适当应用、合理应用直接影响诊断的水平,对减少误诊率及漏诊率十分重要。

学习和掌握新技术、新设备对于提高诊断的水平,对减少误诊率及漏诊率十分重要。

目前使用的设备包括:X线检查(常规X线技术、适当的投照技术、X线造影技术、数字减影技术、数字化设备);CT[常规与传统CT、单排、多排(4、8、16、64到更多)、双能量、宝石等各种三维重建技术的合理应用];超声(常规与传统超声、彩色多普勒超声、内镜超声、不同部位的特殊超声等);磁共振(高场强、低场强、不同的序列、不同的软件与硬件的进步);核医学(SPECT、PET、PET/CT、PET/MRI等)及各种示踪剂。

关于这方面的研究,可以参考我们早年出版的《实用影像诊断手册》,只不过出版时间已经过去三十多年了。

要充分了解各项影像检查手段的限制和局限性,例如,对面神经损伤的诊断,CT检查主要是观察有无涉及骨性面神经管的骨折来发现是否有面神经的损伤,在个别情况下,由于骨折线细小或见不到明确的骨折线,CT很难诊断面神经管骨折。当临床有外伤史且有面瘫症状但CT未见阳性征象时,应考虑神经挫伤的可能,主动建议临床结合MRI检查,以防漏诊和误诊。

近年来,医学影像学发展突飞猛进,灌注成像、扩散成像、血氧水平依赖性成像等一系列新的成像方式,使影像学由仅显示大体解剖和大体病理学改变的技术范围,向显示细胞水平、分子水平甚至基因水平的成像方面发展。影像学检查由单纯的影像诊断,发展到协助临床选择治疗方案、判断疗效、预测预后的时代。

因此,对影像科医生的要求也日益提高,作为影像科医生,应在全面掌握临床知识的基础上加强与各临床学科之间的学术沟通,创建影像 - 病理 - 手术相结合的思维方式,通过影像指导临床,通过临床总结影像。

不同的影像检查手段的影像学表现并不一定一致

不同的影像检查手段对同一疾病的同一病理变化的表现可能不一致,这也是可能造成误诊的原因之一,例如,对于病理证实的骨巨细胞瘤,X线检查一般认为边缘无硬化,但CT由于其密度分辨率远高于X线检查,发现边缘硬化甚多,一般认为是1/4~1/2病例,有学者报告可达到3/4的病例。

又如对于肝外胆管结石,X线直接法胆管造影可见到充盈对比剂的胆管中出现结石的充盈缺损,而MRCP图像的水成像由于有胆汁处才有信号,在一个充满结石的肝外胆管,可表现出一些奇异的影像,以X线直接法胆管造影的诊断经验确实难以解释其图像的形成,只有在回过头来再看原图像,才恍然大悟,一目了然,那些奇异的影像事实上是结石之间缝隙中的胆汁形成的。

充分认识影像诊断的局限性和限制

不论作为临床医师,还是作为影像诊断工作者,都应充分认识影像诊断各专业的局限性,切勿对之盲目信任,它绝非万能。

应充分认识到:①影像诊断不等于病理诊断,影像诊断各专业检查方法本身就给诊断带来限制、缺陷和弱点,应清醒地自觉地认识这一点;②诊断正确者成千上万,理应如此,无人问津;但极个别的误诊或漏诊,处理不当,则可直接影响某医师的声誉与形象,难以交代;③影像诊断各种检查手段所获的专业图像形成的机制复杂,关系着成影的物理学和化学、高等数学的计算、投影几何学、密度分辨力和空间分辨力等。它们可以异病同影,也可同病异影,经常导致混淆,不时设下诊断的陷阱。

影像的个性少,共性多,特异性差,能够确定诊断的绝对征象极少。

第十节　影像诊断科室危急值及紧急告知

一、"危急值"的定义

"危急值"(Critical Values)是指当这种检查结果出现时,表明患者可能正处于有生命危险的边缘状态,临床医生需要及时得到检查信息,迅速给予患者有效的干预措施或治疗,就可能挽救患者生命,否则就有可能出现严重后果,失去最佳抢救机会。

二、"危急值"报告制度的目的

"危急值"信息,可供临床医生对生命处于危险边缘状态的患者采取及时、有效的治疗,避免病人意外发生,出现严重后果。

"危急值"报告制度的制定与实施,能有效增强影像诊断工作人员的主动性和责任心,提高影像诊断工作人员的理论水平,增强影像诊断人员主动参与临床诊断的服务意识,促进临床、影像诊断科室之间的有效沟通与合作。

影像诊断科室及时准确的检查及报告,可为临床医生的诊断和治疗提供可靠依据,能更好地为患者提供安全、有效、及时的诊疗服务。

三、"危急值"项目及报告范围

医学影像检查"危急值"报告范围。

颅脑:严重的颅内血肿、挫裂伤、蛛网膜下隙出血的急性期;硬膜下/硬膜外血肿急性期;脑疝、急性脑积水;颅脑 CT 或 MRI 扫描诊断为颅内急性大面积脑梗死(范围达到一个脑叶或全脑干范围或以上);脑出血或脑梗死,复查 CT 或 MRI,出血或梗死程度加重,与近期片对比超过 15% 以上。

脊柱、脊髓疾病:X 线检查诊断为脊柱骨折,脊柱长轴成角畸形、椎体粉碎性骨折压迫硬膜囊。

面颈部症:眼眶内异物;眼眶及内容物破裂、骨折;颌面部、颅底骨折。

呼吸系统:气管、支气管异物;液气胸,尤其是张力性气胸;肺栓塞、肺梗死。

循环系统:心包填塞、纵隔摆动;急性主动脉夹层动脉瘤。

消化系统:食道异物;消化道穿孔、急性肠梗阻;急性胆管梗阻;急性出血坏死性胰腺炎;肝胰脾肾等腹腔脏器出血。

超声发现:急诊外伤见腹腔积液,疑似肝脏、脾脏或肾脏等内脏器官破裂出血的危重病人;急性胆囊炎考虑胆囊化脓并急性穿孔的患者;考虑急性坏死性胰腺炎;怀疑宫外孕破裂并腹腔内出血;晚期妊娠出现羊水过少并胎儿呼吸、心率过快;心脏普大并合并急性心衰;大面积心肌梗死;大量心包积液合并心包填塞。

四、"危急值"报告程序和登记制度

(一)门、急诊病人"危急值"报告程序

影像诊断科室工作人员发现门、急诊患者检查出现"危急值"情况,应及时通知门、急诊医生,由门、急诊医生及时通知病人或家属取报告并及时就诊;一时无法通知病人时,应及时向门诊部、医务科报告,值班期间应向医院总值班报告。必要时门诊部应帮助寻找该病人,并负责跟踪落实,做好相应记录。医生须将诊治措施记录在门诊病历中。

(二)住院病人"危急值"报告程序

影像诊断人员发现"危急值"情况时,检查者首先要确认检查设备是否正常,操作是否正确,在确认临床及检查过程各环节无异常的情况下,才可以将检查结果发出,立即电话通知病区医护人员"危急值"结果,同时报告本科室负责人或相关人员,并做好"危急值"详细登记。

(三)体检中心"危急值"报告程序

影像诊断科室检出"危急值"后,应立即打电话向体检中心相关人员或主任报告。体检中心接到"危急值"报告后,需立即通知病人速来医院接受紧急诊治,并帮助病人联系合适的医生,医生在了解情况后应先行给予该病人必要的诊治。体检中心负责跟踪落实并做好相应记录。

医护人员接获电话通知的患者的"危急值"结果时,必须进行复述,确认后,方可提供给医生使用。

(四)登记制度

"危急值"报告与接收,均遵循"谁报告,谁记录"原则。影像诊断科室应建立检查"危急值"报告登记本,对"危急值"处理的过程和相关信息做详细记录。

(五)质控与考核

影像诊断科室要认真组织学习"危急值"报告制度,人人掌握"危急值"报告项目与"危急值"范围和报告程序。科室要有专人负责本科室"危急值"报告制度实施情况的督察,确保制度落实到位。

"危急值"报告制度的落实执行情况,将纳入科室质量考核内容。

第十一节　关于美国大学原创不断的四个制度

为什么世界一流大学都不约而同的集中在美国？为什么美国牛校得个诺贝尔奖就好像探囊取物？为什么世界各国的优秀学生源源不断远赴美国求学？在我国研究生复试正如火如荼召开之际，我们需要深刻的反思，如何才能培养出一流的研究生？如何才能在体制机制上进行实实在在的创新，真正使得创新人才脱颖而出。

一些作者根据自己的亲身经历，认为美国大学原创不断有以下四个制度在支持着。

面向全世界招收优秀学生的研究生招生制度

美国研究生招生采用申请制，而不是简单的统考。所谓的 GRE 统考，一年可以考很多次，而不像我国研究生统考一考定终身。我国一个学生一般只报考一个学校，最多再调剂一个学校，而在申请美国研究生，一个学生可以同时申请多个学校。美国提供优厚的奖学金，吸引来自全世界的优秀学生，使得研究生（一般指博士生）做科研后顾无忧。

在伯克利的实验室，研究生队伍来自世界各国。不同的文化背景和思维方式，经常能碰撞出思维的火花。

Tenure 制度避免教授成名后阻挡助理教授或者副教授的发展

在中国做研究，是人越老越值钱，名人年年搞项目，搞大项目，越资深的教授拿的项目越多，年轻的助理教授（或副教授）的机会就会越来越少。这可能与年度考核制度有关，越有名的教授考核指标越高，人就像骡子一样负重而行。

美国大学设计了 Tenure 制度，做研究到了一定程度，一般晋升为正教授（也有部分副教授）免于年度考核，学校完全相信教授自觉做研究。这样做至少有两个好处：其一，获得 Tenure 的教授，将会减少与年轻助理教授（或副教授）竞争科研项目，给年轻人更多机会。其二，获得 Tenure 的教授，没有年度考核的压力，有足够的时间思考一些难度大、短期难以出成果的较大而高深的科学问题。

例如，该作者的访问导师 Lotfi Zadeh，在成为终身教授之前是著名的控制论专家。当上终身教授之后，毅然改变研究方向，开创了 fuzzy set，fuzzy logic，soft computing 等新的研究领域，50 年如一日，深入思考，原创不断，终于成为一代宗师。

据该作者所知，Lotfi 一直项目很少，经费很少，博士生很少，没有团队成员。如果没有 Tenure 制度，按照中国的考核制度，教授级别越高考核指标越高，Lotfi 恐怕早就被 UC Berkeley 淘汰了，或者被降为副教授了。

在美国，年轻的助理教授有更多的机会拿到科研项目，冲锋在科研的第一线，而年长的终身教授则抽出闲暇来教书育人，或者思考大的科学问题。科学研究是一个高度耗费劳力和体力的工作，年轻人应该多承担责任。

"非升即走"制，大浪淘沙，选择优秀人才

美国对于年轻的助理教授才用严格甚至残酷的"非升即走"制度。据说，在伯克利，助理教授的淘汰率达到了 80% 左右。这样，加速了人才的流动，使人都可以找到适合自己的岗位，而且增加了不同工作的阅历。其实，据该作者体会，习惯了就好，一点也不残酷，反而使得生活更有挑战性、更丰富多彩。

这种制度，大浪淘沙，使得最适合该岗位的优秀人才脱颖而出。相比而言，我国年轻教师队伍的流动性太差，据该作者观察，也许 10% 都不到。这么低的流动性，人的经历阅历有限，创新思维成为了无源之水，无本之木。

本校博士生毕业不许留校，避免近亲繁殖

美国的著名大学都不允许自己本校培养的博士生直接留校工作，避免了近亲繁殖。这样也使得博士生毕业之后到不同的研究机构学习交流，融合百家之长真正开展协同创新。

当然，伯克利的教授中也有毕业于伯克利的博士生，但是仔细一看他们的简历，他们都有其他大学的博士后或助理教授等经历，最后才通过公开应聘，

回到伯克利工作。这样,可以把别的研究机构好的经验,带回伯克利,也把伯克利的优秀经验传播到其他研究机构。

相比而言,我国博士生留校的比例太高,估计有30%以上。一个人长期呆在一个工作岗位,从事同一个工作,虽然可以"十年磨一剑",把某项技术做到极致。

但是,这样很容易导致思维的广度和深度比较狭窄和肤浅,创新都很难,何况原创? 当然,另外一个副作用就是大学里面关系错综复杂,派系林立,妨碍工作。

第十二节　检查申请单是影像诊断医生和临床医生之间的纽带

临床医生与影像医生的协作,对获取有效的诊断信息至关重要。这样的协作是相互的,需要双方都提供准确有效的信息。

一份好的检查申请单,临床资料信息多,影像医生诊断就多了许多依据,诊断的准确性自然提高许多;如没有临床资料,负责任的影像医生会再去临床询问,不负责任的医生则只会敷衍了事,一是耽误了诊治的时间, 二是影响影像诊断结论准确性。可见详实的检查申请单对影像和临床医生诊断都有益,最终为医生早日得到准确诊断、提高服务质量有益。

检查申请单应认真填写临床资料,如病史、症状与体征、其他检查结果;如果发现影像报告单描述、侧别或结论有误,应立即直接与影像诊断发报告者联系沟通,而不要直接告知患者。

往往临床医生一张空白检查申请单,搞得影像诊断医生寻找病人,重新问病史,查体征,浪费宝贵的诊断时间。

临床医生应认真填写检查申请单,病史尽可能详细,这样会减少影像诊断的工作量;还可以只做适当检查而不再过度检查。有些临床医生不认真查体,不知道申请检查的部位、有时就出现过度的检查,这种现象常见的就是儿科。

不要过度检查。有的临床医生做了增强 CT 再去做增强 MRI。还有的临床医生一个劲地开急诊,病史写的太简单。有时候影像诊断医生不清楚他们到底想知道什么。

检查申请单不只是写入院主诉就够了,经过什么治疗(尤其是外科手术与否),目前检查最想了解什么方面,最想让影像科室解决什么问题。常常遇到入院一个月了,检查申请单还是复制入院主诉的那几个字,搞得影像诊断科室写报告很被动。

希望临床医生能尽量提供病史,并要了解与自己专业相关的影像知识,对于影像诊断科室写的一些诊断描述和结论能够理解。

希望临床医生学习一些影像基础知识,尤其是各种影像技术成像原理,这样选择影像检查时就会有的放矢。

不要乱开检查申请单,小孩子磕了碰了,动不动就做 CT,过度医疗给孩子们带来的伤害远大于身体上的轻微损伤。

临床科室要和影像科有定期的临床-影像会诊,最好能制度化,每月或两周一次为好。

首先病人信息要准确填写,临床诊断与患者症状相符,然后把要检查的项目标明,如果能把与本次检查有关的一些临床信息及实验室结果提供给影像检查的医生,影像诊断科室就更能准确地为临床提供更多的信息,而且这对以后病例的随访和诊断水平的提高都有很大帮助。

必要的查体结果写明;相关的辅助检查结果写明;既往史写明;临床诊断写明,可疑的诊断病名或者诊断考虑的方向也点明一下,可能会帮助影像诊断科室结合临床给出更为可靠、更具参考价值的影像诊断意见。

检查申请单上要写上详细的病史及相关的实验室检查结果,不要只知道催报告、跟病人讲"等报告下药",一般认为,"等报告下药"的医生并不一定是好医生。

多了解一些影像检查的适应征,少开错检查申请单,有些检查实在是让影像诊断科室医生难办,让患者花冤枉钱。有的医生不知如何填写申请单,见病人便血,就写钡餐检查"全消化道",搞得放射科医生晕头转向,忙得不可开交,检查结果也并不理想。

应当避免过度检查,现在不少的临床医生过度依赖影像检查,忽略了影像检查的副作用,临床医生的临床诊断技能有待提高。

有的医院在申请单上专门加注填写"检查目的"，结果仍是收效甚微。有的门诊医生由于太忙而未填写，有的则对病人症状体征分析研究太少，自己也不清楚检查目的应该是什么?

建议检查申请单上各栏多写些字，不要空白，查体栏上也不要空白，关键的病史一定要提供，更不能提供虚假病史。影像诊断科室不能每一个病人都详细去问病史。

其实，影像诊断科室对临床医生的要求比较简单:把检查申请单上的内容按要求认真写好就行了。

第十三节　建议摒弃"辅助学科"、"辅助检查"的概念

"辅助学科"、"辅助检查"，是比较陈旧的观念。以往，在临床医学学科的配置上，分为两类，一为临床学科，包括内外妇儿等临床科室;一为非临床学科，包括放射、检验、病理等科室。

随着现代科技和医学的飞跃进步，放射和检验发展十分迅速，在临床工作中所占比重越来越大，对于疾病的诊断起着非常重要的作用，不敢想像，目前的现代化医院中，如果没有影像学检查和实验室检查，正常诊断和治疗工作如何开展?

从这个角度分析，影像学检查和实验室检查在医疗工作中远非"辅助"的作用，它们与临床工作一样重要，都是主力军，因此，我们支持许多学者的意见，建议摒弃"辅助学科、辅助检查"这些词语，改为影像学检查和实验室检查为好。

影像学检查包括:超声、X线检查、CT、MR、核医学等。实验室检查包括:常规检验、病理学检查、免疫学检查、生物化学检查、微生物学检查等。

第十四节　常用医学影像学名词简释

详见于本书　本卷　第四部分　第一篇　第二　章　第三节　常用医学影像学名词简释。

第五章　关于病理学检查的认识

第一节　重视临床病理的工作和科学研究

在临床影像诊断误诊的研究中，发现不少病例误诊都与病理诊断有关。在几十年的临床实践中，接触的病理科医生各式各样，从中使我们学习到许多病理学知识。

在一些医学院校内，我们了解病理学科内常常是重视医学教学病理学科研，而对临床病理却不很重视，从人力资源配备、工作有关设备的安排及科研力量诸方面都说明了这个问题，从临床实际出发，我们建议病理学科重视临床病理学的医教研工作。

从医学的发展来说，一切为了病人，一切从病人出发，一切首先都应该考虑临床实践，这是无容置疑的，也是人们公认的常识。

一些学者提出由医院来办医学院，医学院校的教学、科研都应为临床服务，我们觉得这不无道理。从误诊学的角度出发，我们建议病理学的教学和科研也应这样安排，将为临床服务放在第一位，这样临床病理也才能提高诊断水平，减少误诊。

我们在临床工作中经常为临床病理学的发展打抱不平，每所医院都应重视临床病理诊断学的发展，它的水平直接影响一个医院的诊治水平。常规组织病理学如何为临床服务？取材太少（临床取材多么困难！病理学工作者应体谅之！）难以观察；再加上常规取材切片，手术标本再大，也不一定取到与诊断密切相关的标本，如何依据具体情况取标本，观察有代表性的病变处取材更好；基层医院普遍对病理学科重视不够，人才引进，进修机会，与世界接轨的水平的提高等有碍病理学的发展；对细胞病理学的重视更差，甚至有忽视的倾向；这样，从临床病理学诊断看，不知漏诊与误诊有多少。

临床、病理、影像及追踪四结合的活动开展甚差，更无提高诊断水平的机会。提高临床病理诊断水平为形势所逼。

第二节　欢迎临床病理医生到影像科室指导工作

我们见过的各式各样的临床病理医生，大概可分为几类：大多数医院的临床病理医生是不到临床来的，尤其不到影像诊断科来，只是忙于应付临床各科的病理检查工作，由于人少事多，临床病理的大量工作就累得他们吃不消了。

一些临床病理医生偶尔到临床来，也到影像诊断科来，与影像诊断医生一起讨论病例，倾听临床医生和影像诊断医生对该病例的临床和影像诊断方面的分析，然后一起对该例患者进行诊断，并且一起追踪该病例的治疗效果及长期随访。

极个别的临床病理专家喜欢到临床来，更喜欢到影像诊断科来，一起讨论疑难病例，并且相约，分别查询各自专科的文献资料再行进一步的讨论，甚至不止一次地再研究分析，最后得出诊断意见，再给予正确的治疗和追踪，而且合作撰写有关该病例科研论文。我们作为影像诊断工作者，十分欢迎这样的临床病理专家，一方面从病理专业方面可以给我们指导，一方面又丰富我们的临床病理知识，提高诊断水平，减少临床影像的误诊。

第三节　病理与误诊

病理检查与影像学检查一样,存在很多人为的因素,诸如:是针刺活检还是手术活检;是活检还是手术切除标本病理检查;在手术标本上如何选取切片的部位,切片组织的范围,切片数目的多少,观察切片的数目,每张切片观察的镜头的多少,观察镜头的认真与否,识别病理异常的经验,对病理表现可疑异常的怀疑与跟踪研究,每天病理检查的工作量,病理检查的工作环境,观察病理切片常规是看几个视野?观察病理切片的时间是否充裕?临床病理检查工作的经验,组织病理学与细胞病理学的研究领域的划分,每个临床病理医生的研究侧重点……许多因素都直接影响病理检查诊断的水平及病理诊断的质量,不要以为一个病理诊断就"一锤定音",就像我们影像诊断一样,还有不少可以商榷的地方。

就像我们影像诊断一样,在病理诊断上也应分出普通简单病例,复杂病例,疑难病例,对于第一种,可作为常规工作的内容,病理诊断也较简单;对于后二类,则需要与临床及影像进行三结合的讨论和研究,有时还不止一次研究,还要反复分析研究才能确定正确的诊断,必要时还要临床进一步观察,进一步检查,或治疗后观察一段时间,以及更长期的随访研究。

病理诊断就像我们影像诊断一样,也有可疑诊断,不排除诊断,什么诊断可能性大,病理的特异性征象或表现,病理可靠的异常表现。

病理学上,囊肿包含三内容:纤维组织囊壁;被覆上皮;囊肿内容物。无明显上皮者,难以辨别被覆上皮者均称单纯性囊肿。淋巴类病变影响器官结构不如肿瘤破坏那样严重;肿瘤常有边界,炎症细胞则四处钻缝。不同病理现象,影像表现也不会一样。

免疫组化检测:可排除上皮性(原发性和转移癌)、肌源性、神经性及神经内分泌性、间皮性、滑膜性肿瘤、胃肠道外间皮瘤等。

第四节　病理误导与误诊

有学者报告病例,没有认真研究影像表现做出诊断,而是依病理报告下结论,将癌误为内翻性乳头状瘤。1月5日门诊活检:左鼻腔内翻性乳头状瘤;1月19日CT报告:左鼻腔内翻性乳头状瘤;住院后手术切除后,1月21日病理报告:左鼻腔、鼻窦鳞状细胞癌。灰白灰红色碎组织一堆,5 cm×3 cm×2 cm,表面乳头状,质脆。光镜:癌细胞核大深染,呈巢状、条索状排列,可见核仁及病理核分裂象。

这一方面说明活检的病理检查结果常常与手术切除后病理检查结果不一样,这是活检病理的局限性,在临床上应充分认识这个局限性,因此,我们在讨论病理检查结论是否可靠时,一定要弄清是活检,还是手术切除后病理检查;活检还分针刺活检和手术取材活检,前者的标本有时只有几个细胞,有时只有无用的其他细胞,病理检查只能是细胞病理学检查,而且只有少量细胞,这样诊断更为困难。

临床穿刺活检或切开活检与手术所见差异甚大,前者的可靠性远低于后者,一是手术大体所见及手术时所见内幕,二是病理标本大小相差太大,信息量的来源也不一样。

病理穿刺标本与手术病理标本的差异更大,所获得的信息不是同一档次,更不能相提并论;影像学资料尽可能全面、完整、详尽,信息量的多少直接影响诊断的准确性。

第五节　关于临床诊断金标准的认识

众所周知,历来的医学教育及临床研究一直认为,病理学检查结果是临床诊断的唯一的金标准。

如何正确认识和合理应用病理学检查这个传统的"金标准"是个不得不注意的问题。

我们认为，对于单一的病理结果要正确客观地对待，不要盲从，要分析，要研究。作为影像工作者与临床工作者来说，不要将病理诊断看成神圣不可侵犯的金标准。

病理学检查与影像诊断学一样，它也可以有人为因素在内，它也可有观察不细致分析不全面的问题，它也可有误诊与漏诊，它也可出现似是而非的情况，它也存在着一个又一个诊断标准建立的问题，它也有疑难病例讨论，应该辨证地去看它，可以与它商榷，甚至可以用事实推翻它的诊断！

另外，还有一般病理学与临床病理学的问题；组织病理学与细胞病理学的问题。组织病理学者常常可能在细胞病理学上出错，反之，细胞病理学者难免在组织病理学上误诊。

事实上，通过多年的临床及病理研究，目前大多数学者都一致认为，病理、影像、临床及追踪随访四结合的结果才是真正的金标准，因为，通过临床实践证实，四结合的准确性与可靠性远远高于单一的病理结果，不仅影像学家和临床学家这样认为，病理学家也是这样认为。

因此，我们认为，对于单一的病理结果要正确客观地对待，最好与临床科室及病理科室一块商量研究，争取做一个四结合的结论才是最好的更为可靠的结论。

正确的诊断模式应该是影像、病理、临床及追踪随访四结合诊断。作为影像与病理来说，都不要忘记主动去与临床紧密结合，不要关门研究，而应采取开放的态度，与临床认真细致地一起研究，最后再下结论。同时，时时刻刻都要注意追踪和随访，以证实或修正自己的诊断。

第六节　关于病理证实的问题

为了确保影像诊断的正确性，本书中所提到的病例都是经过手术病理证实的，如无病理证实者都属于淘汰之列。

我们认为，对于影像诊断的研究，应该有病理的证实，多数病例还有免疫组化检测证实，千万不要用影像证实影像，对于一些文章中的病例要辨证地看，有的是经过病理证实的，有的却不一定经过病理证实，只是滥竽充数而已。

在收集文献的过程中，我们发现，凡是论文中对手术病理不加详细讨论者，实际上，多半没有做那么多手术和病理检查，或者根本没有做手术，更无病理证实，或者是不愿意去认真追踪手术病理情况，此类情况均被淘汰。

第七节　关于病理报告与误诊

我们发现，在一些医院的放射科主任，常常是等待病理报告出来后再发出影像诊断报告，被一些人认为是"最聪明"的，一定不会出现多少误诊，一定不会犯错误。

可是，从另一个角度再看这个问题，就不能不让人深思，影像诊断究竟应该怎样为临床服务？对于临床，在什么时候最需要影像诊断？作为一位影像诊断医生，究竟应该怎样来看待误诊与漏诊？在实践中学习，在实践中锻炼，对于个人的成长是相当重要的，只有在实践中认真总结，认真思考，才能学到真正的本事，也才能真正实现临床工作对影像诊断工作者的要求。

在有的医院，个别影像诊断医生在手术后病理检查结果出来后，再修正自己术前的影像诊断报告，纠正自己的术前影像诊断意见，给人印象是误诊很少，科室的正确诊断率很高，事实上却害了自己和整个科室。一是误诊未给人以教训，事隔数年再总结误诊教训时，找不到误诊的病例，难以提高改正错误的能力；二是自己欺骗自己，也欺骗他人，满足于自己的工作水平，阻碍自己检讨错误，不再进一步钻研业务，难以在学术上取得进步；三是长此以往，自己和科室都会满足现状，缺乏进取的动力，只能原地踏步，害人害己。

第八节　临床生物学行为和组织病理表现

虽然腱鞘巨细胞瘤绝大多数为良性肿瘤,但术后易复发,包膜不完整者复发率更高,腱鞘巨细胞瘤临床生物学行为和组织病理表现并不完全一致,良、恶性腱鞘巨细胞瘤的鉴别比较困难,有时组织病理为恶性表现,但临床进程为良性经过,相反,临床上出现转移的病例病理上并无恶性征象。

临床生物学行为和组织病理表现如何才能统一起来? 它们之间的矛盾如何解释? 我们认为,它们只是一个疾病的复杂的多方面表现的两个方面,除了它们,疾病的表现还有流行病学、病史、家族史、遗传性状、症状、体征、检验表现、影像学表现……多种不同的信息资料。对于一个疾病的诊断应该是全面的、综合的考虑,不宜将它们一些局部表现对立起来,而应将之与其他方面一起分析研究,综合统一考虑来进行解释才符合疾病的实际情况,也才有可能得出更为正确的诊断意见。

第六章　误诊与病变的发现

第一节　熟悉正常才能发现异常

医用影像的活体形态学正常表现与发育变异的熟练掌握是发现病变的基础。

以 X 线胸片为例，只有熟识肺门与肺纹的构成，才能在肺野中发现异常的阴影，也才能发现肺门是否受到侵犯。

对活体形态学正常表现与发育变异研究的进展，澄清了不少以往的模糊概念，从而减少许多假阳性的诊断错误。

第二节　阴影的意义

在影像诊断的各种图像上的阴影的意义，大致有四个方面。现以 X 线胸片上所见的肺的线状影为例：①人为的伪影，如胶片或 / 和增感屏上的划痕、水迹等；②解剖结构的正常看见，如肋软骨、肩胛骨、脊柱缘、叶间裂、奇裂及副裂等；③解剖结构的不正常看见，如小叶间隔，Kerley A 线、Kerley B 线等；④疾病，如肺大泡的壁、正在吸收的肺梗死、正在吸收的肺炎、含铁血黄素沉积，盘状肺不张等。

第三节　对疾病的早期诊断、早期发现

对疾病的早期诊断、早期发现直接关系着疾病的漏诊与误诊，在 MRI 与早期类风湿性关节炎的讨论中生动地说明这个问题。

对致残的疾病，早期发现、早期诊断可以中断疾病的进程，减少致残的概率。

对于致死的疾病，早期发现、早期诊断可以早期治疗，明显地减少死亡率或 / 和延长患者的生命。

对疾病的早期诊断、早期发现的研究是减少漏诊与误诊研究的不可缺少的内容。

第四节　关于读片的程序

一般有两种情况：一为先看临床资料，后看影像资料上的图像，再下结论；一为根据临床要求进行各种影像检查（一种或多种影像检查手段），认真地观察分析检查所得的图像，然后再根据影像学表现的需要，酌情地重点回顾临床有关情况，通过 PACS 查询或亲自问询临床医师，再做出诊断。

作为临床医师，阅读影像诊断的图像，自然是第一种程序，作为专门从事影像诊断的工作人员则以第二种程序为宜，应充分发挥专业观察读片的经验和技能，从图像上多下功夫，从图像的观察、分析和研究上去当好临床的参谋，从影像诊断的角度去结合临床，而不宜反其道而行之。

另外,影像诊断图像上不少缺乏特异性,认真观察、研究影像后必须紧密结合临床,而切勿只凭影像,一点都不问临床的情况,武断地做出诊断结论,这样单靠影像表现做出的结论,势必导致一些误诊,甚至闹出令人难堪的笑话,这在临床上,可谓是屡见不鲜。

第五节　关于混合医学成像

为满足未来个体化、精准医疗的需求,应对肿瘤和心脑血管疾病等重大疾病的诊断和治疗,我国应尽快开展混合医学成像的理论研究和设备开发。一些学者以多示踪剂正电子成像系统(PET)为例,对混合医学成像技术将通过设备层次、模型层次和算法层次的有机集成,有望从整体上全面揭示和定量理解生理和病理机制进行研究。

目前,肿瘤、心脑血管病等疾病主要依靠光学影像、CT 和 MRI 等影像手段。不过,在临床医生看来,影像诊断鉴别出的疾病一般已进入晚期,最佳治疗时期已经过去。

对此,不少学者指出:个性化、精准医疗的新需求要求将生物体全面的生理病理信息作为诊疗依据,但目前的成像方式尚未能获取人体完整的信息,混合医学成像技术则有望能够提供人体完整信息。

例如,能够进行肿瘤早期诊断的光学分子影像分辨率低、无法提供解剖结构信息、穿透能力有限;CT 和 MRI 虽然具有较高的解剖结构分辨率,但其特异性和分辨率较低。因此,应大力开展多模态混合分子影像技术的研究,更完整地获取人体解剖结构水平、功能代谢水平和细胞分子水平的生理病理信息。

当前,混合医学成像已是各国在生物医学工程领域的必争之地,多位专家一致认为,我国应该积极在混合医学成像设备方面做出我国的战略布局,抢占这方面的知识产权高地,并提高我国仪器和关键部件制造水平,从而形成高端技术产业链。

第七章　影像学诊断质量评价和管理

第一节　关于影像学诊断质量评价和管理

随着医学科学技术的迅猛发展，大型医用设备越来越多地应用到临床实践中，大大提高了疾病诊断的正确性和治疗的有效性，促进了医学科学的发展。与此同时，新技术的广泛应用也带来了临床服务成本的急剧上涨。面对日益严峻的卫生筹资状况，许多国家，包括发达国家在内不得不寻求控制卫生费用上涨的各种途径。如何既要合理地解决疾病的诊断问题，又要整体上降低疾病的诊断成本，将是当今乃至今后一个时期内的研究方向。

鉴于此点，有必要加大对影像学诊断质量评价和管理进行研究，以此来规范影像学检查流程，规范诊断技术选择及标准，提高影像学诊断质量，减少误诊与漏诊，以期逐步解决影像学诊断中存在的重复检查、过度检查的现状，并缓解由此所造成的卫生资源浪费、诊断成本上升而诊断阳性率过低之间的矛盾。

有学者提出影像学诊断质量评价和管理研究的方法学，为下一步进行疾病或症状的影像学诊断质量评价与管理研究提供理论指导。

一、影像学诊断质量评价和管理研究的必要性

采用影像学技术早期检出和诊断恶性疾病是早期治疗、功能恢复和提高生存率的关键。然而，近年来随着各种新技术在临床上的使用和推广，新技术的重复使用、过度使用的现象越来越普遍。

同时，尽管目前影像学检查的病人数剧增，但诊断阳性率未呈现相应的上升。影像学诊断的低效率、低效能以及所造成的疾病诊断成本的上升问题已受到关注。诊断成本的降低依赖于诊断质量的提高，诊断规范化是建立在诊断质量提高的基础上的。

如何优化影像学检查手段，以简捷、有效、无创及经济的途径获得明确的诊断，成为目前医疗改革工作中亟待解决的问题。

二、影像诊断质量的评价与管理

影像诊断质量的评价包括技术评价和管理评价两个层面。基本要求是对于所检查的疾病，使用的每一种影像学检查技术都应该是必要和适当的，应该达到诊断效能最高，并且符合卫生经济学要求；同时图像质量要满足诊断需要，以及能够及时、正确地被影像医师识别并做出正确的诊断，为临床诊治提供依据。

1. 影像诊断质量的技术评价及方法

1）技术评价内容

影像诊断试验（包括外部条件、影像方法和设备）和实验者（即诊断医师）决定着诊断质量的好坏。当这两个因素中的任何一个因素发生变化时，诊断质量就可能发生变化。因此影像诊断技术评价具体应包括以下内容。

（1）影像诊断技术的合理选择，其基本原则是使用最低价格、选用最适当的检查技术，对此进行符合卫生经济学和疾病临床评价指标的常见的主要疾病影像诊断技术的比较研究。

（2）合理利用新技术并进行诊断价值评价。

（3）影像诊断医生的合理、科学、准确的诊断包括：常见主要疾病影像诊断标准的制定，依此来提高影像诊断的精度，缩小诊断差异，提高诊断效能的一致性及其与临床、病理诊断的符合率。

2）影像诊断质量的受试者工作特性评价

受试者工作特性（ROC）曲线法是首选的统计方法。采用ROC曲线分析方法可以对一个诊断系

统的诊断效能作出评价,或对 2 个及 2 个以上的诊断系统的诊断效能作出比较。具体方法是:采用一种检查方法或者设备对一种或多种疾病的鉴别诊断价值的评价;比较 2 种或多种检查方法及设备对一种或多种疾病的诊断价值的评价;评价不同医师对一种(或多种)疾病的诊断能力。

ROC 曲线下的面积是以上评价的客观指标,ROC 曲线法现已成为影像检查技术和影像诊断方法效能评价的客观标准。

2. 影像诊断质量的管理学评价

提高影像诊断质量同样需要科学的管理。管理不仅是提高医院经济效益的重要手段,而且对提高医疗结构的服务质量也有重要意义。医疗机构要发挥应有的作用,必须要有有效的管理。影像诊断质量的管理包括诊断报告、质控环节、人的因素三方面。

1) 诊断报告的管理学评价及方法

以前医院质控部门对放射科诊断管理的考核,只能从报告书写的及时性、字迹的整洁方面进行管理,但无法对诊断报告中有无遗漏的影像资料的描述进行考核,并未起到真正的质量管理作用。

图像存档与传输(PACS)和放射信息系统(RIS)的诊断报告书写系统,以国际病案诊断用名为标准,提供诊断报告模版,包含了诊断部位、正常和异常的描述、标准化诊断术语的使用,使诊断报告书写成为格式化。

其发展的方向是采用格式化的诊断报告书,这样质控部门就可以从形式和内容上全面评价诊断报告,从而达到真正意义上的质量管理。同时,放射信息系统提供了每天、每月、年度等检查病人数及各个部位检查数量和检查阳性率,便于质量管理指标统计;放射信息系统还可以统计个人工作的数量及质量,有利于医疗服务质量的改善和提高。开发经济、实用的 PACS 和放射信息系统系统并得到普遍应用对提高影像诊断质量非常重要。

2) 质控环节的管理学评价及方法

分析质量管理问题产生的原因时,不要只看表面现象,而是要探索深层次的真正原因。利用数据从各个角度、层次进行分析。结合影像诊断工作实际情况,质控环节的评价因素主要包括以下四个方面。

人员因素:主要是指医师个人对放射理论的熟知程度、临床实践时间的长短、对其他影像学科和临床学科知识的掌握程度、其所书写报告内容与影像结论的相符程度及所诊断疑难病例的手术病理诊断符合率。

仪器操作因素:包括检查是否严格按照临床申请单要求进行,检查时间长短、影像质量、仪器使用是否规范和熟练以及设备有无定期保养等。

服务工作因素:包括急诊检查的开展项目、与临床科室的合作情况及病人的满意度。

诊断因素:包括报告内容被临床认同的程度,诊断结论及其他影像学检查结果与手术、病理的对照分析,开展科研及论文发表情况等。

参照放射技术部门的质量管理的评价方法可将质控环节评价分为 A、B、C、D 级。A 级:各个环节无明显缺陷;B 级:有 1 个环节有明显缺陷或不足;C 级:有 2 个环节有缺陷或 1 个环节有明显严重的缺陷;D 级:缺失其中的 1 个环节或有 3 个环节以上的缺陷。

为了明确 B、C、D 三级质量中的主要缺陷所在,找出质量上产生缺陷的原因,对照上述 4 个评价因素,又可粗略地划分出甲、乙、丙、丁、戊 5 种原因。甲为基础知识缺乏,乙为服务质量差,丙为操作有失误,丁为疑难病例,戊为 2 个以上的原因。

因此,要对影像诊断质量的管理环节进行评价和分级,找出产生缺陷的原因并进行改进,对影像诊断质量进行过程管理和质量控制。

3) 人力资源的管理学评价及分析

在数字化放射成像的过程中,有 3 方面的因素影响成像质量和诊断效果,它们分别是:技术资源,即成像设备的性能,包括成像设备的物理性能、网络传输和存储的效能以及显示设备的质量情况;环境条件,即诊断环境的情况,如诊断环境的光亮度情况、安静与否、工作量大小等;人力资源,即诊断医师的认知能力差别,不同年资的医师对同一幅图像的诊断效果是不同的。

所有影像诊断必须由人来完成,因此阅片人员的理论水平、经验积累、专业方向、心理因素以及不同层次、不同专业的阅片人员数量均对诊断正确率有着很大的影响。因此,可以从读片的程序、影像诊断中的讨论、诊断医师观察的差异、读片分析的时间、影像诊断的局限性以及影像诊断报告的结论等方面进行客观地分析。管理者应对以上几方面做出必要的规定,从而保证影像诊断质量。

三、影像诊断质量评价的应用

（一）多种技术在疾病定性诊断和分级中的比较研究

Rühl 等（2008）评估了单独应用数字胸片及结合双曝光双能量的数字胸片在肺部结节的诊断和分级中的敏感性和特异性。结论是标准胸片结合碘化铯探测器为基础的双曝光双能量成像对于发现肺部结节、识别钙化以及良恶性的定性能力均没有提高，诊断能力的差异无统计学意义（P=0.4）。研究表明，结合双曝光双能量新技术的数字胸片的应用并没有带来更多有价值的诊断信息，也没有提高诊断效能。因此认为该技术在肺部结节诊断和分级中的意义不大。

Cronin 等（2008）评价各种影像学诊断方法在识别孤立性肺结节（SPN）的恶性成分的临床价值，并利用临床数据和无创性放射学检查的阳性结果制作一个相关性线图或者"查找"表，通过该图或表对检查后的恶性概率进行预测估计。研究中利用 CT、MRI、PET 以及 SPECT 来评估肺内实性结节。依据每种影像检查的研究特异以及总体的阳性似然比（LRs）得出一个恶性的确定性诊断，而依据相应的阴性似然比得出一个实性占位为恶性的排除性诊断。

结果显示，临床医生可以自信地选择以上 4 种检查手段中的任何一种对肺内实性结节进行深入评估，考虑费用低廉和技术的普遍性等因素，SPECT 可作为肺内实性结节进一步评估的首选。所以该研究对孤立性肺结节影像学诊断质量评价的研究结果可用来指导规范临床医生合理选择孤立性肺结节评估的技术手段。

Shinmura 等（2008）回顾性分析 CT 肝动脉成像所发现的硬化肝内交界性结节中的富血供病灶，比较动态 MSCT、动态钆对比剂增强 MRI（动态 MRI）和超顺磁性氧化铁（SPIO）增强 MRI 对其的检出率，相关性检验的统计学方法采用 c2 检验，研究结果表明，动态 MSCT 动脉期能更好地显示交界性结节中的富血供特点（P<0.05），动态 MSCT 可作为乏血供交界性病变随访检查的影像学手段。

有学者在原发性输尿管癌影像诊断评价的研究中，关于术前影像检查包括：B 超、排泄性尿系造影、逆行输尿管造影、CT 和 MRI。以手术所见和病理诊断为参照，对术前原始影像诊断报告进行比较分析，以原诊断报告描述管壁增厚、占位、充盈缺损，诊断意见提示肿瘤者视为准确。结果表明 B 超的使用率最高，MRI 的诊断符合率最高，两者结合可能是原发输尿管癌诊断的最佳影像组合。

随着疾病诊断技术的日益增多，上述有关疾病影像学诊断技术的比较研究与新技术的诊断价值应用方面的研究显得尤为重要。这不仅涉及到各种影像学检查的效能问题，更多的是解决卫生资源的合理分配，达到降低诊断成本，更加符合卫生经济学要求的目的，因而针对疾病的影像技术诊断效能评价具有重要的临床应用价值和政策需要。

（二）合理利用新技术并进行诊断价值评价

Hock 等（2008）在仿真 CT 结肠镜研究中，4 名没有 CT 结肠镜诊断经验的放射科医生通过仿真 CT 结肠镜读取方式评价了 100 例已经由光学结肠镜证实的病人的 CT 结肠镜资料。2 名诊断医师同时使用计算机辅助设计（CAD）技术。数据是由 5 个连续的部分（每天 1 个，每部分由 20 例病人资料组成）读取的。息肉的检出及假阳性率、受试者工作特性曲线及读取时间均分别根据个人、计算机辅助设计组、非计算机辅助设计组记录。诊断价值是通过相对危险度为 95%CI 统计学比较得出来的。曲线下面积（AUC）（用 Hanley and McNeil 法进行配对资料分析；z 检验用于非配对资料分析）及读取时间（Wilcoxon 秩和检验）分别在各个部分中、各个部分间及整个研究中进行统计学比较。

结果表明，仿真 CT 结肠镜的诊断读取技术对短的学习曲线有作用，同时使用计算机辅助设计可增强效果，但是在平均读取时间上没有差异。该研究表明利用计算机辅助诊断这项新技术并没有提高利用仿真 CT 结肠镜的诊断效率。

随着新型医疗保障制度的贯彻实施，大型医院影像学检查病人量剧增，工作强度加大，在这样的医疗环境下，针对提高工作效率，加快诊断速度的新技术评估也有重要的研究价值。

Young 等（2009）在无症状糖尿病研究缺血检测的一项随机对照试验中，1123 例没有冠心病症状的 Ⅱ 型糖尿病病人被随机分配到腺苷应激反应放射性核素心肌灌注显像（MPI）筛查组和无筛查对照组。主要观察指标为心脏死亡或非致死性心肌梗死。结果显示历时 4.8 年心肌灌注显像筛查心肌缺血,心脏病发生率很低且其降低没有意义。

可见目前所开展的一些检查项目或许是不具实际价值的。这仅从相关疾病临床结局评价指标看,研究还未考虑卫生经济学和诊断成本的要求。然而无效的或者低效的检查结果,不仅造成资源浪费而且给病人及家庭带来沉重的经济负担。但是要限制使用或摒弃无效检查,则必须依据诊断质量评价结果做出合理的决策。

有研究显示通过采用常规 CT 扫描和常规 CT 扫描加 3 种图像处理(基底节区周围作中间夹层扫描,采用两次重建图像的融合技术,正确合理使用窗技术,应用图像放大处理)两种技术对比诊断评价,对基底节区腔隙性梗死 CT 检查质量控制进行探讨,认为常规平扫影像加 3 种综合技术,诊断阳性符合率明显高于平扫检查。这项研究表明技术参数的合理选用对提高诊断质量也有帮助,应该引起重视,提示技术标准制定和规范使用具有重要性。

(三)不同级别医师对一种(或多种)疾病的诊断能力评价

有学者在孤立性肺肿块 CT 诊断个体间差异的研究中,以 3 位有不同工作经历的临床影像科诊断医师作为观察者,采用双盲法,对经病理证实的 49 例孤立性肺肿块的 CT 影像进行评价,评价指标包括肺肿块的边缘、轮廓、分叶、棘状突起、毛刺、密度、空泡征、支气管充气征、空洞、钙化、血管集束征、胸膜凹陷征及病变的良、恶性共 13 项观察指标。观察者孤立性肺肿块 CT 征象识别的一致性用 Kappa 值(k 值)判定。

研究表明不同资历的影像科医师对于孤立性肺结节征象的识别率存在差异。而事实上不仅不同年资的影像科医师对征象的识别率存在差异,即便是相同年资的影像科医师对征象的识别率也存在差异。导致这种情况发生的原因之一就是对影像征象诊断标准和影像解释规范化缺乏培训。

另有研究介绍了一种教育干预方法,尤其是专业培训课程,并对该干预方法在初学者解释 CT 结肠成像数据时形成的影响给予结构性评价。采用的方法是 7 位初学者接受基本训练,包括 1 年课程、读片练习、自学计算机模块(含 61 个数据组)、观摩专家解释 3 个病例、全面解释 10 个病例、每个病例解释后给予答案。

经过训练后,阅片者独立通过二维影像解释 60 个病例(60 例共 93 个息肉,其中直径为 6~9mm 的息肉 61 个,直径 ≥ 10mm 的息肉 32 个),对每个病例阅片后给予答案。对于每一个病例均记录阅片时间、息肉部位和最大直径。对阅片者阅片能力提高情况的评估采用 t 检验,并构建 ROC 曲线。在该组息肉群组研究中,初学者阅读 CT 结肠成像时,在全面训练课程的结构性评价中获得较高的敏感性和良好的特异性;采用类似的全面训练方法能够减少阅片者之间在阅片精度上的差异,有助于阅片者获得执照。此项研究表明通过建立诊断标准,提高诊断精度,并进行规范化培训,缩小医师间的差异是可行的。

四、研究中应注意的问题

(一)课题设计的前瞻性

Gur 等(2008)在"实验室"效应研究中比较了放射科医生在临床和实验室解读乳腺钼靶片的表现和差异,指出回顾性实验室研究并不能很好地代表放射科医生在临床环境中阅读乳腺钼靶片的表现水平或阅片者间的差别。

因此开展疾病影像诊断质量评价的研究时,要注意课题设计的前瞻性,针对影像诊断质量评价的不同内容制定不同的技术路线,并进行影像诊断质量的 ROC 评价,只有这样才能保证研究结果的真实性和可推广性。

(二)评价指标的规范化

在应用任何一种方法对系统方案进行评价之前,都要对每个方案的评价指标进行规范化。在系统评价中,通常采用的指标评分法有排序打分法、专家评分法、两两比较法、连环比值法、逻辑判断评分法等。医学研究中专家评分法的应用较为广泛。

影像诊断质量评价的目标是建立规范的疾病诊断评估与流程,规范影像检查程序,制定相应的技术标准,提高影像学诊断的精度。影像学诊断流程是提高影像诊断质量管理的核心环节,是研究的重点。疾病影像诊断流程的建立是影像诊断质量的保证,是提高影像诊断效率和效能的有效方法,也是节约诊断成本和提高有限卫生资源利用度的有效途径。

第二节　医学生物学的发展

近代医学生物学发展的第一步是由解剖学跨出的,从解剖分析的方法入手,经过 17~20 世纪的发展,对人体的认识,已从器官、系统、组织、深入研究到了细胞水平及分子水平。形态学的重要性在于以实验的方法,动态的观点寻求内在的本质的结构形式,阐明结构的本质性规律。近代生理学是由哈维（1578~1657）开始的,他首先发现了血液循环。从一定意义上讲,生理学最初是作为动态解剖学而出现的。

一、结构与功能关系的认识

纵观医学生物学发展的历史,在结构与功能关系的认识上,发展不仅十分错综复杂,而且是迂回曲折的,总的说来,已经经历了肯定实体结构（强调纯结构认识）与否定实体结构（强调纯功能认识）两大阶段。

二十世纪 40 年代以后的许多医学生物学新成就表明,认识的历史已经进入其第一个螺旋上升的总结阶段。

二、物质与运动的关系

近年医学生物学（特别是在结构与功能关系方面）的重大进展,主要是在动态的实体结构研究的方向下迈出的。在遗传、变异、及生命基本性质方面,核酸和蛋白质的结构功能的认识,已使许多过去'纯功能性'的活动落实到分子结构上了。

现在生命机体的实体结构的研究,已不再只是形态学的对象,它同时也是生物化学、生理学、生物物理学、分子生物学的对象。

在目前,不只是认识深入到新的结构层次,更重要的是还要在各方面把实体结构与动态功能的认识结合起来。

实体结构与动态功能的关系,在本质上,是物质与运动的关系,就是生命活动体系中,物质结构与运动形式的关系。不能设想,会有无实体结构的功能,也不会存在无动态功能的活生生的实体结构。

三、辨证的关系

实体结构与动态功能之间,谁决定谁,谁先谁后的关系是辨证的。从本质论方面讲,应该是实体结构决定动态功能,即生命机能是高度有组织的物质体系——实体结构的产物。动态功能对实体结构是有辨证的反作用的,它改变着或加强着实体结构,从本质论看,这是第二位的。

从认识论方面看,机能与结构的先与后,以及决定性问题,则既是变动的,又是可以肯定的。对一定机能变化所引起的结构变化而言,机能往往先于结构,从而引起结构的改变与加强。对一定机能出现的根据,和实体结构所许可的运动范围而言,则是结构决定功能,结构先于功能。

对于有机体认识发展的辨证过程,是实体结构与动态功能客观辨证过程的主观反映。只要有机体存在的话,客观过程是无止境的,认识和实践要想跟上,就得避免僵化,自觉地不断地从实体结构到动态功能,再从动态功能到实体结构,这样螺旋式反复地前进。既没有永恒地先于生活实体结构的生活机能,也没有永恒地先于生活机能的生活实体结构。

第三节　我国医学影像学的发展

1895 年 X 线的发现及其在医学上的应用,其后现代医学影像学的形成和发展,不仅是自然科学史上的一个重大的里程碑,而且在相当程度上改变了医学科学尤其是临床医学的进程,为人类的疾病防治作出了巨大贡献。

X 线发现伊始,即应用于医学临床,我国则始于

20 世纪 10~20 年代,据知, 1915 年上海少数医院已有 X 线机,20 年代初当时的北平协和医学院建立和运营的 X 线学科后改称放射学科（系）,恐系我国最早从事这一专业的学科组织。新中国成立后,自 50 年代初期至 60 年代早、中期是我国 X 线诊断学迅猛发展时期,其后工作进一步深入,逐步由一般放射

学向诸如腹部、心血管和胸部、骨关节和神经放射学等专业分工发展。不少高等医学院校,大型综合医院相继组建了专业组,与此同时,胸部、心血管、骨关节和肿瘤专科医院和科研机构的组建,又推动了这一深化过程,从而把我国的整体放射学水平提高到一个新的阶段。

一、现代医学影像学的兴起和进展

1972 年 CT 的问世为现代医学影像学奠定了基础。其后,磁共振成像(MRI)、数字减影血管造影(DSA)等新技术相继开发、应用。50 年代和 60 年代放射性核素(当时称为放射性同位素)和超声技术相继出现,并应用于临床,但 CT 问世以前往往各成系统。CT 的开发,使医学成像进入了一个以电子计算机和体层成像相结合,以图像重建为基础的新阶段。

至 70 年代中、末期和 80 年代初期,超声体层、放射性核素体层、MRI 体层成像和数字式 X 线成像逐步兴起,应用于临床。这些技术的成像参数、诊断原理和检查方法虽各有不同,但结果都是形成某种图像,依此进行诊断,故统称为影像诊断学。

介入放射学自 60 年代兴起,70 年代中期逐步应用于临床,获得迅猛发展,尤期是介入治疗。近年已成为与内科、外科并列的三大诊疗技术。影像诊断学与介入放射学结合共同构成了现代医学影像学,于 80 年代中期形成了相应的学科体系。

我国自 70 年代末至 80 年代初、中期先后引进 CT、MRI、DSA 等影像学新技术和介入放射学并应用于临床,虽起步较晚,但进展迅速,至 90 年代初、中期形成了较完整的现代医学影像学体系。这是 20 年来我国放射学进展的主要标志,诊断和治疗兼备的医学影像学的形成,开创了本学科的新纪元。

二、医学影像学的发展趋向

步入新世纪,知识经济的兴起,即以知识为基础的经济时代,知识和科技的创新、传播、应用及普及,以及知识的全球化和可持续发展将成为人类经济和社会发展的主流。生命科学(含脑科学)和信息科学将是跨世纪科学发展中的主要学科;分子生物学将继续对医学科学的发展起主要作用,生物技术、基因工程和医学生物工程的结合,将加速预防和诊治技术的更新,促进医学各个领域的发展,甚至使医学科学的面貌发生根本的变化。面对这样新的形势,

医学影像学将如何发展?

随生命科学的进展,分子生物学、生物技术和基因工程(人类基因组 / 疾病基因组学)等,将深入影响基础医学和临床医学含影像学的进程和发展。实际上,生物、功能和代谢成像和基因诊断和治疗已经并将进一步深入影像学诊治及基础研究,所谓的分子 / 基因成像已提上日程。

随医学生物工程和计算机、微电子技术的进展,新一代的影像和介入设备和器具(如新近的多层面螺旋 CT 等)的开发,功能的改进,各种影像设备的图像采集和显示新技术(如三维仿真成像、MRI 频谱和成像的融合)和精确度的提高等。进而与生物技术相结合,组织和 / 或疾病特异性对比剂的开发、应用,影像诊断和介入治疗将不断拓展新领域,向更广更深处发展。另外,MRI 多种原子核成像(现为氢核)的研究、开发,医学成像多能源化,如微波、红外线和光等,前景如何?

随信息科学的进展,由于影像存档与通讯系统(PACS)和远程放射学系统,智能型计算机和工作站,计算机辅助诊断和治疗等的进展和实用化,网络医学将会到来。人工智能技术(如机器人),将会应用于影像诊断和介入治疗的操作。

随社会经济和人民生活水平的提高,人口老龄化,对健康的认识和医疗服务体系的转变,人们对安全、有效而微创和 / 或无创性治疗方法,进而与心理、社会和环境相协调的防治对策的需求将会不断提高。

总之,影像学诊断,将由以大体形态学(或以器官、细胞为基础)为主的阶段向生理、功能、代谢和 / 或基因成像过渡;对比增强由一般性向组织和 / 或疾病特异性方向发展;图像分析由'定性'向'定量'发展;诊断摸式由胶片采像和阅读逐步向数字采像 / 电子传输(无胶片放射学)方向发展,介入治疗向实时、立体及少 - 无射线引导,进而与内镜、微创治疗和 / 或外科的融合、发展等,这些将改变医学影像学实践和服务方式,使医学影像学在未来的医疗服务体系中占有更大的比率和更重要的地位。

三、现状

20 世纪 90 年代中期,我国已基本上形成了现代医学影像学体系,近年又有不少新的进展。但整体上与国际先进水平仍有较大差距。

影像诊断学仍处于以形态学为主的阶段,功能、

代谢成像如 MR 扩散和 / 或灌注成像，MR 频谱分析，正电子发射型计算机断层（PET）的研究以及超声心肌造影等已进入临床。

介入治疗的发展和普遍应用，现已成为同内科、外科并列的三大诊疗技术之一。但近年新技术发展较慢，又面临微创治疗 / 外科的挑战，同时主要介入治疗技术的规范化等待进一步解决。

基础、实验研究和新技术开发薄弱，缺少创新；与影像学诊治临床工作相比，工程技术尤其相关器械、器材的研制明显滞后，目前绝大部分依靠进口；影像技术学的专业水平及队伍滞后。同时，全国各地区、甚至不同单位专业、学术水平发展不平衡，专业队伍素质有待提高，更缺少高素质的中青年学术带头人等为当前主要问题。

四、发展战略的探讨

（1）继续发挥我国临床应用研究优势，组织"多中心研究"，努力作到诊断和 / 或治疗及评价标准的"规范化"和"国际化"。

以肿瘤介入治疗为例，应严格按照国内外'肿瘤学'通用的诊断（如 TNM 分期，获取组织学诊断等）和疗效评价（PR、CR 和年度存活率）标准。

积极开展并建立我国影像诊断和介入治疗的基础和实验研究体系，致力于体制和机制改革，努力创新及其应用、扩散。无创新即无生命力。

（2）加强医学影像学专业人员的教育和培训，注重全面素质的提高，以医师为例。

住院医师培训，在原有《医学影像学住院医师培训规范及实施方案》基础上，参照国内外经验，应补充、强调培训基地的评估，严格考试、考核和资格认证，以及进行加强科研能力、进而提高全面素质的培训等。

同时，应调动生物医学工程技术方面的力量、条件和潜力，更主要的是找到适合我国国情的医工结合和合作的途径与方式，抓住重点，提高质量，为研制、开发国产产品而努力。

（3）从在校教育开始，加强技术学人员的在职及继续教育培训，提高素质，医、工、技协调和 / 或合作，至关重要。

建立、健全我国医学影像学的继续和 / 或终身教育体系，开展相关研究，重新认识其在知识经济社会条件下的重要意义。为此提出：提高各类、各级专业人员对继续和 / 或终身教育重要性的认识、自觉性和责任感；知识更新及专业技能的提高并重，注重向广深发展，以及强调各学科和 / 或专业间的配合；不仅要'学会'以适应工作需要，更要'会学'，以提高创新能力；充分利用现代化信息手段，如远程和 / 或网络医学体系；加强管理，理顺体制，如卫生行政部门、学术团体、医教研机构，以及评估、验证机制等。

（4）适应我国国情，统筹安排做好提高与普及两方面的工作，继续开展影像学综合诊断优选应用研究，大力普及规范化的主要介入治疗技术，向广大城乡人民提供优质服务。争取增加科研和教育投入，除国家、各级政府外，通过政策引导，鼓励寻求企业和个人等多渠道来源。

医学影像学的发展有两个依赖：一为对设备的依赖，没有设备，其他许多问题均无从谈起；一为对临床科室的依赖，如果，本单位的临床科室实力不强，医学影像学要想进一步发展也相当困难，其一是病人的来源问题，其二为病理学证实的问题，其三是进一步开展新技术的问题，都不可能得到理想的发展。

现代医学对影像学的要求越来越高，力求全面、快速、准确和无创。影像学在现代医学领域中的作用越来越广泛。

第四节　开展影像诊断的质量保证

世界上，全面开展影像诊断质量保证以美国为最早，在二十世纪七十年代，美国进行的几项调查中发现许多单位拍摄 X 线照片影像质量甚差，受检者接受放射性辐射量较高。

Trout 等（1973）指出有的尘肺胸部 X 线片中废片率高达 40%。Beideman 等（1976）调查发现某些口腔 X 线照片有 20% 为废片。Hall（1977）报告发现，通过大量 X 线摄影设备的调查表明，所拍摄的 X 线照片中平均有 13% 是废片，9% 是需要重拍的照片。

而且，Bunge 等（1976）认为，对于相同类型的 X 线设备，在相同摄影条件下（千伏值、总过滤和投照距离),各设备之间的放射线输出量差别甚大,从 5 mR/mAs 到 100 mR/mAs,竟达 20 倍,美国卫生和人类事业部的放射卫生处(后来改名为国家医疗设备和放射卫生中心,CDRH)分析造成上述情况的主要原因是 X 射线机器的性能不良,并提出建议,在放射科或影像诊断科中实行有效的质量保证计划,对于影像诊断设备,从选购、安装到使用运转的整个期间,必须连续地执行性能监测,从而保证获得质量合格的图像,减少受检者的放射剂量,降低医疗费用。

在 20 世纪 80 年代初,上述工作首先引起世界卫生组织(WHO)的关注,他们向各成员国发出调查表,了解各国开展影像诊断质量保证的动向,并决定积极宣传和推动这项对提高影像诊断质量和减少受检者辐射剂量为目的之计划,鼓励各国的专家们提出适用于国际范围、国家范围、甚至不同规模的影像诊断科的一些实用可行的影像诊断的质量保证计划的建议,特别希望一些发展中国家,更需要建立一些切实可行的质量保证计划,从而减少废片,减少受检者和工作人员的受辐射剂量和改善影像诊断的图像质量及诊断质量,提高医疗水平。

20 世纪 80 年代中,随着影像诊断技术的进一步发展,放射防护学、影像诊断学、医用物理和工程学,医用影像技术学的相互结合与渗透,使影像诊断的质量保证和质量控制在一些工业发达的国家得到迅速的发展,也引起更多的国际组织的支持,召开专题讨论会,出版指南或手册,发表学术报告和著作,从而也引起某些生产制造影像诊断设备的厂家们的关注,研制质量控制技术,生产供应质量控制的设备、工具和装置,直到 1990 年,几乎所有发达国家的医院都开展了影像诊断质量保证工作,并且正在向广度和深度发展。

影像诊断质量保证(QA)和质量控制技术(QC)的重要作用,以及给放射学界带来的许多好处,日益取得许多国家的政府、科学团体和专家们的理解和承认。在许多国家的医疗卫生法规、标准和学术团体的报告书中,都有对影像诊断质量保证的规定。

影像诊断的质量保证是指为提供一种适当的保证措施而采取的一系列有计划和有系统的活动,从而保证某一装置和部件有满意的性能要求,即产生一致性好的高质量的影像,而且受检者辐射剂量降到最低。为执行某项任务的质量保证所制定的一个详细计划,称做质量保证计划(QAP),它包括两个方面,即质量控制技术和质量管理程序(Qad)。

质量保证计划可大可小,取决于放射科规模的大小。质量控制技术是指为改善一台影像诊断设备的性能,对其进行监测和维修所采取的技术方法的总称。质量管理程序是保证正确执行和评价监测技术,以及在需要时进行适当校正措施而做的一些管理工作,它也包括质量保证计划的组织机构。

在实施质量控制技术过程中所进行的监测可分为三种:验收检验、一致性检验和现状检验。

验收检验:指新设备安装后或现有设备作大的改动以后,为鉴定该设备与合同的指标是否相一致所进行的检验。

一致性检验:就是为保证设备使用期间运行状况符合规定的标准,或是为能早期发现设备组成部件的性能变化而进行的一系列检验。

现状检验:即在给定时刻证实使用的设备的性能状态所进行的一种检验。

对于验收检验和现状检验后得到的监测值(或其平均值)称为基线值,它是该设备性能参数的参考值。对于每一次一致性检验得到的监测值为现测值,根据标准限值范围(为所规定的允许值)对现测值可进行评价,使在质量保证计划中了解每项的一致性检验结果在标准限值范围内的变化,预示该设备的运行是否令人满意。

从已执行影像诊断质量保证计划的世界各国的报告分析,执行此计划至少可获下列益处:改善影像诊断图像及照片的质量,提高影像诊断的水平,减少诊断错误。同时提高放射学科管理技术。节约资金,减少医疗费用,大大降低废片率和重摄片率,提高影像诊断效率。降低受检者和工作人员辐射剂量,有益于病员和医护人员的健康。

第五节　不可滥用影像学检查,美国放射学会给出 5 个建议

不只在中国,影像学检查滥用已成为世界性的　　问题,对此,美国放射学会对临床医生和患者提出了

5点建议。当然国情不同，我国影像学检查滥用的原因可能又有不同。

早有放射学家呼吁，医生应该停止给病人做根本没必要的影像学检查，因为不合理的影像学检查会使卫生保健成本上升的同时，也使病人暴露在过量的射线下。

为了减少影像学检查的滥用，美国放射学会（ACR）征求了各级医生的意见，列出了可能滥用影像学检查的情况，并最终列出了以下5条建议：

不要为普通的头痛患者做影像学检查

对于无明确的器质性疾病危险因素的头痛患者，影像检查不太可能改变治疗或改善预后。很有可能因器质性疾病导致头痛，故而需要立即引起注意的患者，在很多情况下可以通过临床筛查被发现。众多研究和临床实践指南一致认同上述观点。另外，影像检查偶然发现的异常只会导致额外的医疗手段和医疗费用，却并不能改善患者的健康。

不要为低患病风险的疑似肺栓塞患者做影像学检查

深静脉血栓和肺栓塞在临床相对常见，但在血浆 D- 二聚体不高、无特定风险因素时则罕见。影像检查，尤其是因快速、准确而广泛应用的 CT 肺动脉造影术的应用对根据血清检查和临床标准显示患病可能性极低的患者意义不大。影像检查仅有助于确定或排除高风险患者是否患有肺栓塞，对肺栓塞验前概率低的患者则没有这样的作用。

避免在入院或术前为无明显特殊病史和体格检查的非卧床患者进行胸片检查

不推荐无特殊病史和 / 或体格检查结果无异常的患者入院或术前进行胸片检查。这样的影像学检查仅能改变 2% 的患者治疗方案。如果为疑有急性心肺疾病或有慢性稳定性心肺疾病史、年龄大于 70 岁、且超过 6 个月没进行胸片检查的老年患者拍摄胸片就是合理的。

除非超声不能确认，不要为疑似阑尾炎的儿童做 CT 检查

尽管 CT 能准确诊断儿童中的疑似阑尾炎，但在经验丰富的超声医生手中，超声的诊断效果几乎可以等同于 CT。超声可减少儿童的辐射暴露，是儿童影像学检查的首选。但如果超声检查结果不明确，或可加做 CT 检查。这样做，性价比高，可降低潜在辐射风险，且报告灵敏度和特异性可以达到 94%。

不要建议对临床意义不大的附件囊肿做影像学随访检查

育龄妇女的单纯性囊肿和出血性囊肿几乎都是生理性的。在绝经后妇女，小的单纯性囊肿也很常见，临床上无关紧要。卵巢癌虽然通常是囊性，但不会起于这些良性囊肿。不要推荐为育龄妇女的典型黄体或最大直径小于 5cm 的单纯性囊肿做超声随访。采用 1cm 作为绝经后女性单纯性囊肿的阈值。

这些建议在我国会适用吗？

由于国情不同，也许这些建议在我国并不完全适用。很多医院存在影像重复检查、不合理检查和滥用检查等现象，有些也许可以通过 ACR 的建议有所缓解。

产生滥用影像学检查现象的原因可能有以下几点：各级各类医院的影像学检查不能互认；不合理检查主要表现在：申请单不符合适应证；多种影像检查单一起开；直接选择昂贵、创伤性或有射线辐射危害的影像学检查等；由于众所周知的原因，开了影像学检查医生和患者都更放心。

参考文献

[1] 中华放射学杂志编委会.头颈部 CT、MR 扫描规范指南(修改稿)[J]. 中华放射学杂志,2007,41(9):996.

[2] 中华医学会放射学分会对比剂安全使用工作组.碘对比剂使用指南(第 2 版)[J]. 中华放射学杂志,2013,47(10):869.

[3] 中华医学会放射学分会头颈学组.搏动性耳鸣影像学检查方法与路径指南 [J]. 中华医学杂志,2013,93(33):2611.

[4] 中华医学会放射学分会乳腺学组.乳腺 X 线摄影检查和诊断共识 [J]. 中华放射杂志,2014,48(9):711.

[5] 中华医学会神经病学分会.中国脑血管病一级预防指南 2015[J]. 中华神经科杂志,2015.48(8):629.

[6] 中华医学会影像技术分会,中华医学会放射学分会.CT 检查技术专家共识 [J]. 中华放射学杂志,2016,50(12):916.

[7] 中华医学会影像技术分会,中华医学会放射学分会.MRI 检查技术专家共识 [J]. 中华放射学杂志,2016,50(10):724.

[8] 中华医学会影像技术分会,中华医学会放射学分会.MRI 检查技术专家共识 [J]. 中华放射学杂志,2016,50(10):724.

[9] 中华医学会影像技术分会,中华医学会放射学分会.CT 检查技术专家共识 [J]. 中华放射学杂志,2016,50(12):916.

[10] 巫北海.X 线检查中不常见的意外死亡 [J].重庆医药,1983,(2):30.

[11] 巫北海.X 线解剖图谱 正常·变异 [M]. 重庆:科学技术文献出版社重庆分社,1985.

[12] 巫北海.X 线检查时的意外死亡与休克 [M].中华放射学杂志,1985,19(5):307.

[13] 巫北海.努力减少 X 线诊断的误诊与漏诊 [J].中级医刊,1988,23(12):41.

[14] 巫北海.实用影像诊断手册 [M].重庆:科学技术文献出版社重庆分社,1988.

[15] 巫北海.医学影像正常解剖——《X 线解剖图谱 正常·变异》续编 [M].重庆:科学技术文献出版社重庆分社,1989.

[16] 巫北海,戴帜.矮身材的防治 [M].成都:成都科技大学出版社,1991.

[17] 巫北海.专家评述:学习实事求是,力争实事求是 [M].中华放射学杂志,1993,27(12):815.

[18] 巫北海.影像诊断中的误诊 [M].成都:四川科学技术出版社,1995.

[19] 巫北海.专家论坛:质量保证和质量控制与诊断医师密切相关 [J].中华放射学杂志,1996,30(5):367.

[20] 巫北海,牟玮.专家经验谈:学习,学习,再学习——浅谈调整知识结构以促进介入医学的发展 [J].介入医学杂志,1997,2(4):153.

[21] 巫北海.活体形态学·面颈卷.第一版 [M].北京:科学出版社.2006.

[22] 李群.临床病理学.第一版 [M].北京:人民卫生出版社,2010.

[23] 陈自谦,杨熙章,钟 群.临床医师影像读片指南系列图谱.头颈部分册 [M].北京:军事医学科学出版社,2014.

[24] 陈凡.放射诊断学征象 [M].武汉:同济大学出版社,1995.

[25] 全冠民,陈敏,袁涛.CT 和 MRI 诊断 - 重点、热点问题精讲.第 1 辑(修订版)[M].北京:人民军医出版社,2012.

[26] 全冠民,袁涛,耿左军.CT 和 MRI 诊断 - 重点、热点问题精讲.第 2 辑 [M].北京:人民军医出版社,2013.

[27] 全冠民,陈为军,袁涛.磁共振基本病例诊断·鉴别诊断·CT 对照 [M].北京:人民军医出版社,2012.

[28] 陈克敏,主编.能谱 CT 的基本原理与临床应用.第一版 [M].北京:科学出版社,2012.

[29] 杨天和,主编.少见病影像诊断分析.第一版 [M].福州:福建科学技术出版社,2016.

[30] 孙灿辉,冯仕庭,彭振鹏,等.Von Hippel-Lindau 病胰腺和肾受累的影像表现 [J].中华放射学杂志,2009,43:378.

[31] 田军,巩武贤,刘立成,等.获得性骨肥大综合症的影像表现 [J].中华放射学杂志,2011,45:367.

[32] 钱玉娥,胡红杰,张峭巍,等.新双源 CT 虚拟平扫技术在肝脏检查中的应用 [J].中华放射学杂志,2011,45:120.

[33] 于宝海,刘杰,钟志伟,等.骨原发性淋巴瘤影像分析 [J].中华放射学杂志,2011,45:653.

[34] 李瑞敏,顾雅佳,毛键,等.定量动态增强 MRI 鉴别乳腺良恶性病变的研究 [J].中华放射学杂志,2011,45:164.

[35] 李春媚,陈敏,李飒英,等.3.0 T MR 动态增强扫描定量分析诊断前列腺癌的初步研究 [J].中华放射学杂志,2011, 45:50.

[36] 余卫,林强,姚金鹏,等.获得性骨肥大综合征影像表现及其临床诊断价值 [J].中华放射学杂志,2012,46(9):816.

[37] 陆小霞,宋英儒,黄仲奎,等.伴骨骼侵犯的多发淋巴管瘤一例 [J].中华放射学杂志,2012,46:758.

[38] 吴柯,史大鹏,王梅云,等.原发性慢性闭角型青光眼视神经 MR 扩散张量成像研究 [J].中华放射学杂志,2012,46:19.

[39] 韩志江,陈文辉,周健,等.微小甲状腺癌的 CT 特点 [J].中华放射学杂志,2012,46:135.

[40] 张云燕,欧丹,顾雅佳,等.MR 扩散加权成像评价涎腺功能的初步研究 [J].中华放射学杂志,2012, 46: 425.

[41] 陈晓丽,王振常,鲁辛辛,等.不同真菌所致鼻窦真菌球的 CT 鉴别诊断 [J].中华放射学杂志,2012,46(7):611.

[42] 陶晓峰.非甲状腺相关性免疫性眼病突眼的 MRI 诊断价值 [J].中华放射学杂志,2012,46:28.

[43] 方哲明,刘颖,曹代荣,等.外淋巴间隙钆成像 MR 评分及其对梅尼埃病的诊断价值 [J].中华放射学杂志,2012,46:719.

[44] 董继永,杨本涛,张武,等.眼眶孤立性纤维瘤的 MRI 诊断 [J].中华放射学杂志,2012,46:230.

[45] 赵燕风,罗德红,王小艺,等.颈部非甲状腺肿物的 CT 表现及诊断价值 [J].中华放射学杂志,2012,46:23.

[46] 梁雯雯,张雪林,江晓勇,等.原发性青光眼患者双侧视放射及视皮质的磁化传递成像 [J].中华放射学杂志,2012,46:154.

[47] 张丽萍,唐秉航,李良才,等.Ⅱ型永存寰前节间动脉合并同侧椎动脉缺如一例 [J].中华放射学杂志,2012,46(10): 955.

[48] 岳秀慧,陶晓峰,高欣.MR 扩散加权成像在甲状腺疾病诊断中的应用 [J].中华放射学杂志,2012,46:500.

[49] 李硕丰,马国军,杨琳,等.左侧先天性锁骨假关节一例 [J].中华放射学杂志,2013,47:17.

[50] 杨献峰,朱斌,蒋青.膝关节周围骨挫伤的临床与影像学研究进展 [J].中华放射学杂志,2013,47:190.

[51] 朱庆强,吴晶涛,陈文新,等.第五跖骨上皮样血管瘤一例 [J].中华放射学杂志,2013,47:568.

[52] 付琳,杨本涛,曲晓峰,等.IgG4 相关性疾病眼眶结构受累的 MRI 表现 [J].中华放射学杂志,2013,47(6):495.

[53] 尹榕,石向群,张志强,等.脑动脉夹层八例治疗探讨 [J].中华放射学杂志,2012,46(7):640.

[54] 蒯新平,王胜裕,刘士远,等.MR 扩散加权成像在眼眶淋巴瘤诊断中的应用价值 [J].中华放射学杂志,2013,47(6):490.

[55] 周建功,马小龙,汪建华,等.腺泡状软组织肉瘤的影像学特征与病理对照 [J].中华放射学杂志,2013,47:162.

[56] 李红文,刘斌,吴兴旺,等.能谱 CT 诊断甲状腺良恶性结节的价值 [J].中华放射学杂志,2014,48(2):100.

[57] 刘颖,曹代荣,方哲明,等.伴眩晕突发性耳聋患者内耳外淋巴液增强 MRI 特征 [J].中华放射学杂志,2014,48(12):996.

[58] 金雁,张娅,李鹃,等.MRI 定量动态增强参数在宫颈鳞癌病理分级中的价值 [J].中华放射学杂志,2015,49(5):360.

[59] 李拔森,朱文珍,王良,等.CT 在无症状人群个人健康评估中的合理应用 [J].中华放射学杂志,2015,49(7):553.

[60] 卢光明. 动态对比增强 MRI 的应用与进展 [J]. 中华放射学杂志, 2015, 49（6）:406.

[61] 赵梦龙, 沙炎, 程玉书, 等. 高分辨率 MRI 用于伴眩晕症状的迷路内微小病变诊断的价值 [J]. 中华放射学杂志, 2015, 49（6）:440.

[62] 卢光明. 动态对比增强 MRI 的应用与进展 [J]. 中华放射学杂志, 2015, 49（6）:406.

[63] 金雁, 张娅, 李鹃, 等. MRI 定量动态增强参数在官颈鳞癌病理分级中的价值 [J]. 中华放射学杂志, 2015, 49（5）:360.

[64] 冯晓源. 精准医疗, 影像先行 [J]. 中华放射学杂志, 2016, 50（1）:1.

[65] 沈杰, 许晓泉, 胡昊, 等. 常规 MRI 联合扩散加权成像鉴别诊断眼眶淋巴增生性疾病的价值 [J]. 中华放射学杂志, 2016, 50（6）:412.

[66] 余建明. 广泛凝集专家共识, 规范影像检查技术 [J]. 中华放射学杂志, 2016, 50（7）:481.

[67] 张利文, 方梦捷, 臧亚丽, 等. 影像组学的发展与应用 [J]. 中华放射学杂志, 2017, 51（1）:75.

[68] 吴佩琪, 刘再毅, 何兰, 等. 影像组学与大数据结合的研究现状 [J]. 中华放射学杂志, 2017, 51（7）:554.

[69] 梁长虹, 田捷, 孙应实, 等. 积极开展影像组学研究, 推进影像组学的发展和临床转化 [J]. 中华放射学杂志, 2017, 51（12）:897.

[70] 刘士远, 萧毅. 基于深度学习的人工智能对医学影像学的挑战和机遇 [J]. 中华放射学杂志, 2017, 51（12）:899.

[71] 吴亚平, 刘博, 顾建钦, 等. 基于影像组学的脑胶质瘤分级方法 [J]. 中华放射学杂志, 2017, 51（12）:902.

[72] 陈瑾, 王海屹, 叶慧义. 纹理分析在肿瘤影像学中的研究进展 [J]. 中华放射学杂志, 2017, 51（12）:979.

[73] 吴亚平, 林予松, 顾建钦, 等. 影像组学的研究进展与挑战 [J]. 中华放射学杂志, 2017, 51（12）:983.

[74] 苏会芳, 周围锋, 谢传淼, 等. 放射组学的兴起和研究进展 [J]. 中华医学杂志, 2015, 95（7）:553.

[75] 杨青, 屈丽娜, 史本清, 等. SAPHO 综合征 22 例分析 [J]. 中华皮肤科杂志, 2010, 43:449.

[76] 周婧, 李南云, 周晓军, 等. Von Hippel-Lindau 综合征及散发性中枢神经系统血管母细胞瘤的临床病理观察 [J]. 中华病理学杂志, 2010, 39:145.

[77] 王玲, 史大鹏. 神经皮肤黑变病并脑膜黑色素浸润恶变为黑色素瘤一例 [J]. 中华儿科杂志, 2010, 48:787.

[78] 王晓茜, 吴佩娜, 许眯咪, 等. 耳硬化 CT 表现与临床症状的比较分析 [J]. 中华耳科学杂志, 2011, 9（2）:153.

[79] 强再兴, 李正江, 唐平章, 等. 甲状腺髓样癌的外科治疗及预后分析 [J]. 中华耳鼻咽喉头颈外科杂志, 2011, 46（3）:209.

[80] 杨博, 张芳, 姜学钧. 咽鼓管上隐窝与胆脂瘤型中耳炎病程关系的影像学研究 [J]. 中华耳科学杂志, 2011, 9:136.

[81] 王晓东, 王凯, 刘明霞. 老年 Fahr 综合征 CT 及 MR 扩散张量成像一例 [J]. 中华临床医师杂志: 电子版, 2011, 5:6844.

[82] 王丹丹, 桂秋萍, 王世伦, 等. 神经皮肤黑变病合并 Dandy-Walker 畸形一例 [J]. 中华神经科杂志, 2012, 45:16.

[83] 徐丽, 陈裕, 马言旭, 等. 小儿常见血液病的骨髓 MRI 与磁共振氢质子波谱分析 [J]. 中华医学杂志, 2012, 92:587.

[84] 林玮, 陈华, 吴庆军, 等. IgG4 相关性米库利兹病临床研究 [J]. 中华医学杂志, 2013, 93:973.

[85] 戴媛媛, 沙炎, 张放, 等. 表现为搏动性耳鸣的颞骨占位性病变的影像学诊断 [J]. 中华医学杂志, 2013, 93（33）:2617.

[86] 郭鹏德, 鲜军舫, 陈光利, 等. 眼部淋巴瘤临床表现、病理及 MRI/CT 影像分析 [J]. 中华医学杂志, 2015, 95（11）:814.

[87] 苏会芳, 周国锋, 谢传淼, 等. 放射组学的兴起和研究进展 [J]. 中华医学杂志, 2015, 95（7）:553.

[88] 杨春华, 王天津, 黄思敏, 等. 支持精准医疗的国外临床决策支持系统 [J]. 中华医学图书情报杂志, 2016（2）:14.

[89] 周志华. 机器学习: Machine learning[M]. 北京: 清华大学出版社, 2016.

[90] 张盼盼, 赵继志, 王木, 等. IgG4 相关性疾病 346 例临床特征分析 [J]. 中华内科杂志, 2017, 56（9）:644.

[91] Acharya UR, Hagiwara Y. Sudarshan VK, et al. Towards precision medicine: from quantitative imaging to radiomics[J]. J Zhejiang Univ Sci B, 2018, 19

（1）：6.

[92] Aerts HJ, Grossmann P, Tan Y, et al. Defining a radiomic response phenotype: a pilot study using targeted therapy in NSCLC[J]. Sci Rep, 2016, 6: 33860.

[93] Beukinga RJ, Hulshoff JB, Van Dijk LV, et al. Predicting response to neoadjuvant chemoradiotherapy in esophageal cancer with textural features derived from pretreatment ^{18}F-FDC PET/CT imaging[J]. J Nucl Med, 2017, 58（5）: 723.

[94] Cameron A, Khalvati F, Haider MA, et al. MAPS: a quantitative radiomics approach for prostate cancer detection[J]. IEEE Trans Biorned Eng, 2016, 63（6）:1145.

[95] Carlson ML, Deep NL, Patel NS, et al.Facial nerve schwannomas: review of 80 cases over 25 years at mayo clinic[J]. Mayo Clin Proc, 2016, 91（11）: 1563.

[96] Cen D, Xu L, Li N, et al. BI-RADS 3-5 microcalcifications can preoperatively predict breast cancer HER2 and Luminal a molecular subtype[J]. Oncotarget, 2017, 8:13855.

[97] Chen JH, Deshpande V. IgG4-related disease and the liver.Gastroenterol Clin North Am, 2017, 46（2）:195.

[98] China's latest cancer data in 2017. Chin J Clinic Oncol Rehabil, 2017, 24（5）: 574.

[99] Cicero M, Bilbily A, Colak E, et al. Training and validating a deep convolutional neural network for computer-aided detection and classification of abnormalities on frontal chest radio-graphs[J]. Invest Radiol, 2017,52（5）:281.

[100] Ciganti F, Antunes S, Salemo A, et al. Gastric cancer: texture analysis from multidetector computed tomography as a potential preoperative prognostic biomarker[J].Eur Radiol, 2017, 27（5）: 1831.

[101] Cillies RJ, Kinahan PE, Hricak H.Radiomics: Images are more than pictures, they are data[J]. Radiology, 2016, 278（2）: 563.

[102] Cousins C.ICRP and radiological protection in medicine[J].Radiat Prot Dosimetry, 2017, 173（1-3）: 177.

[103] Criminisi A. Machine learning for medical images analysis[J]. Med Image Anal, 2016,33:91.

[104] Cui Y, Tha KK, Terasaka S, et at.Prognostic imaging biomarkers in glioblastoma: development and independent validation on the basis of multiregion and quantitative analysis of MR images[J]. Radiology, 2016, 278（2）: 546.

[105] Culver EL, Chapman RW. IgG4-related hepatobiliary disease: an overview[J]. Nat Rev Gastroenterol Hepatol, 2016, 13（10）:601.

[106] de Bruijne M. Machine learning approaches in medical image analysis: from detection to diagnosis[J]. Med Image Anal,2016,33:94.

[107] De Cecco CN, Schoepf UJ, Steinbach L, et al.White paper of the Society of Computed Body Tomography and Magnetic Resonance on dual-energy CT, Part3: Vascular, cardiac, pulmonary, and musculoskeletal applications[J].J Comput Assist Tomogr, 2017,41:1.

[108] De Cecco CN, Boll DT, Bolus DN, et al.White paper of the Society of Computed Body Tomography and Magnetic Resonance on dualenergy CT, Part 4: Abdominal and pelvic applications[J].J Comput Assist Tomogr, 2017,41:8.

[109] Do KH. General principles of radiation protection in fields of diagnostic medical exposure[J]. J Korean Med Sci, 2016, 31 Suppl 1: S6.

[110] Do KH, Jung SE. Current status of medical radiation exposure in Korea-recent efforts to develop a radiation exposure control system focussed on justification and optimisation[J]. Ann ICRP, 2016, 45（1 Suppl）: 113.

[111] Donnem T, Kilvaer TK, Andersen S, et al. Strategies for clinical implementation of TNM-Immunoscore in resected nonsmall-cell lung cancer[J]. Ann OncoL 2016, 27（2）:225.

[112] Doorenspleet ME, Hubers LM, Culver EL, et al. Immunoglobulin G4（+）B-cell receptor clones distinguish immunoglobulin G 4-related disease from primary sclerosing cholangitis and biliary/pancreatic malignancies[J]. Hepatology, 2016, 64（2）: 501.

[113] Dreyer KJ, Geis JR. When machines think: radiology's next frontier[J]. Radiology, 2017, 285

（3）:713.

[114] Drysdale AT, Grosenick L, Downar J, et al.Resting-state connectivity biomarkers define neurophysiological subtypes of depression[J]. Nat Med, 2017,23（1）:28.

[115] Esteva A, Kuprel B, Novoa RA.et al.Dermatologist-level classification of skin cancer with deep neural networks[J].Nature, 2017, 542（7639）:115.

[116] Farhidzadeh H, Coldgof DB. Classification of progression free survival with nasopharyngeal carcinoma tumors[J]. Spie Medical Imaging, 2016, 3（12）: 215.

[117] Fetit AE, Novak J, Rodriguez D, et al.Radiomics in paediatric neuro-oncology: a multicentre study on MRI texture analysis[J]. NMR Biomed, 2018, 31（1）: e3781.

[118] Gillies RJ. Kinahan PE, Hricak H. Radiomics: Images Are More than Pictures, They Are Data[J]. Radiology, 2016, 278（2）: 563.

[119] Gnep K, Fargeas A, Cutierrez-Carvajal RE, et al. Haralick textural features on T2-weighted MRI are associated with biochemical recurrence following radiotherapy for peripheral zone prostate cancer[J]. J Magn Reson Imaging, 2017, 45（1）:103.

[120] Gulshan V, Peng L, CoramM, et al.Development and validation of a deep Iearning: algorithm for detection of diabetic retinopathy in retinal fundus photographs[J]. JAMA,2016, 316（22）:2402.

[121] Gutenko I, Dmitriev K, Kaufman AE, et al. AnaFe: visual analytics of image-derived temporal features-focusing on the spleen[J]. IEEE Trans Vis Comput Graph, 2017,23（1）:171.

[122] Hatt M, Tixier F, Pierce L, et al.Characterization of PET/CT images using texture analysis: the past, the present …any future[J]. Eur J Nucl Med Mol Imaging, 2017, 44（1）: 151.

[123] Havaei M, Davy A. Warde-Farley D, et al. Brain tumor segmentation with deep neural networks[J]. Med Image Anal,2017,35:18.

[124] Hazlett HC, Gu H, Munsell BC, et al. Early brain development in infants at high risk for autism spectrum disorder[J]. Nature, 2017,542（7641）:348.

[125] He L, Huang Y, Ma Z, et al. Effects of contrast-enhancement, reconstruction slice thickness and convolution kemel on the diagnostic performance of radiomics signature in solitary pulmonary nodule[J]. Sci Rep, 2016,6:34921.

[126] Huang Y, Liu Z, He L, et al. Radionucs signature: a potential biomarker for the prediction of disease-free survival in early-stage（Ⅰ or Ⅱ）non-small cell lung cancer[J]. Radiology, 2016,281: 947.

[127] Huang YQ, Liang CH, He L, et al.Development and validation of a radiomics nomogram for preoperative prediction of lymph node metastasis in colorectal cancer[J].J Clin Oncol, 2016,34（18）: 2157.

[128] Huynh E, Coroller TP, Narayan V, et al. CT-based radiomic analysis of stereotactic body radiation therapy patients with lung cancer[J]. Radiother Oncol, 2016,120（2）:258.

[129] Jha S, Topol EJ. Adapting to artificial intelligence: radiologists and pathologists as information specialists[J].JAMA, 2016,316（22）:2353.

[130] Kadam PD, Chuan HH. Erratum to: rectocutaneous fistula with transmigration of the suture: a rare delayed complication of vault fixation with the sacrospinous ligament[J]. Int Urogynecol J, 2016, 27（3）: 505.

[131] Kandukuri R.Evaluation of sinonasal diseases by computed tomography[J].J Clin Diagn Res, 2016,10:TC09.

[132] Kickingereder P, Andronesi OC. Radiomics, metabolic, and molecular MRI for brain tumors[J]. Semin Neurol, 2018, 38（1）:32.

[133] Kleesiek J, Urban G, Hubert A, et al. Deep MRI brain extraction: a 3D convolutional neural network for skull stripping[J]. Neuroimage, 2016, 129:460.

[134] Larue RT, Defraene C, De Ruysscher D, et al. Quantitative radiomics studies for tissue characterization: a review of technology and methodological procedures[J].Br J Radiol,2017,90:20160665.

[135] Lee EJ, Kim YH, Kim N, et al.Deep into the brain: artificial intelligence in stroke imaging[J].J Stroke, 2017, 19（3）:277.

[136] Lian M, Li B, Xiao X, et al.Comparative clinical characteristics and natural history of three vari-

ants of sclerosing cholangitis: IgG4-related SC, PSC/AIH and PSC alone[J]. Autoimmun Rev, 2017, 16（8）: 875.

[137] Liang C, Huang Y, He L, et al. The development and validation of a CT-based radiomics signature for the preoperative discrimination of stage Ⅰ-Ⅱ and stage Ⅲ-Ⅳ colorectal cancer[J]. Oncotarget, 2016, 7（21）: 31401.

[138] Litjens G, Sanchez CI, Timofeeva N, et al. Deep learning as a tool for increased accuracy and efficiency of histopathological diaghosis[J]. Sci Rep, 2016,6: 26286.

[139] Litjens G, Kooi T, Bejnordi BE, et al. A survey on deep learning in medical image analysis[J]. Med Image Anal, 2017,42:60.

[140] Liu F, Jang H, Kijowski R, et al. Deep learning MR imaging-based attenuation correction for PET/MR imaging[J]. Radiology, 2018,286（2）:676.

[141] Livne M, Boldsen JK, Mikkelsen IK, et al.Boosted tree model reforms multimodal magnetic resonance imaging infarct prediction in acute stroke[J]. Stroke, 2018, 49（4）: 912.

[142] Lochard J. First Thomas S. Tenforde topical lecture: the ethics of radiological protection[J]. Health Phys, 2016, 110（2）: 201.

[143] Ma J, Zhao J. Automatic lung nodule classification with radiomics approach[J]. Spie Medical Imaging, 2016,9789:97 8906.

[144] Malone J, Zolzer F. Pragmatic ethical basis for radiation protection in diagnostic radiology[J]. Br J Radiol, 2016, 89（1059）: 20150713.

[145] Malone J, Del Rosario Perez M, Friberg EG, et al.Justification of CT for individual health assessment of asymptomatic persons: A World Health Organization consultation[J].J Am Coll Radiol, 2016, 13（12 Pt A）: 1447.

[146] Mattonen SA, Palma DA, Johnson C, et al. Detection of local cancer recurrence after stereotactic ablative radiation therapy for lung cancer: physician performance versus radiomic assessment[J]. Int J Radiat Oncol Biol Phys, 2016, 94（5）:1121.

[147] Mendel KR, Li H, Giger ML. Quantitative breast MRI radiomics for cancer risk assessment and the monitoring of high-risk populations[J]. Spie Medical Imaging,2016:97 851W.

[148] Milchenko M, Snyder AZ, LaMcmtagne P, et al.Heterogeneous optimization framework: reproducible preprocessing of multi-spectral clinical MRI for neuro-oncology imaging research[J]. Neuroinformatics, 2016, 14（3）: 305.

[149] Morgan WF. Overview of ICRP Committee 1: radiation effects[J]. Ann ICRP, 2016, 45（1 Suppl）: 9.

[150] Nagel S, Sinha D, Day D, et al. e-ASPECTS software is non-inferior to neuroradiologists in applying the ASPECT score to computed tomography scans of acute ischemic stroke patients[J]. Int J Stroke, 2017,12（6）:615.

[151] Nakanuma Y, Ishizu Y, Zen Y, et al. Histopathology of lgG4-related autoimmune hepatitis and IgG4-related hepatopathy in IgG4-related disease[J]. Semin Liver Dis, 2016, 36（3）:229.

[152] Nie K, Shi L, Chen Q, et al.Rectal cancer: asessment of neoadjuvant chemoradiation oulcome based on radiomics of multiparametric MRI[J]. Clin Cancer Res,2016,22（21）:5256.

[153] Nielsen A, Hansen MB, Tietze A, et al.Prediction of tissue outcome and assessment of treatment effect in acute ischemic stroke using deep learning[J]. Stroke, 2018,49（6）:1394.

[154] Ohri N, Duan F, Snyder BS, et al. Pretreatment 18F-FDG PET textural features in locally advanced non-small cell lung cancer: secondary analysis of ACRIN 6668/RTOG 0235[J]. J Nucl Med, 2016, 57（6）: 842.

[155] Ortiz-Ramon R.Larroza A, Arana E, et al.A radiomics evaluation of 2D and 3D MRI texture features to classify brain metastases from lung cancer and melanoma[J]. Conf Proc IEEE Eng Med Biol Soc, 2017,2017:493.

[156] Parekh V, Jacobs MA. Radiomics: a new application from established techniques[J]. Expert Rev Precis Med Drug Dev,2016,1（2）:207.

[157] Peng H, Zhou J, Zhou Z.et al.Bioimage informatics for big data[J]. Adv Anat Embryol Cell Biol, 2016, 219: 263.

[158] Permuth JB, Choi J, Balarunathan Y, et al. Combining radiomic features with a miRNA classifier may improve prediction of malignant pathology for pancreatic intraductal papillary mucinous neoplasms[J]. Oncotarget, 2016, 7(52): 85785.

[159] Poo MM, Du JL, Ip NY, et al. China brain project: basic neuroscience, brain diseases, and brain-inspired computind[J]. Neuron, 2016,92(3):591.

[160] Powell EC, Leonard JR, Olsen CS, et al.Atlantoaxial rotatory subluxation in children[J]. Pediatr Emerg Care,2017,33:86.

[161] Qin JB, Liu Z, Zhang H, et al. Grading of gliomas by using radiomic features on multiple magnetic resonance imaging(MRI) sequences[J]. Med Sci Monit, 2017,23:2168.

[162] Rahmim A, Schmidtlein CR, Jackson A, et al. A novel metric for quantification of homogeneous and heterogeneous turuors in PET for enhanced clinical outcorue prediction[J]. Phys Med Biol, 2016,61(1):227.

[163] Saintigny P, Foy JP, Ferrari A,et al.Comtribution and challenges of Big Data in oncology[J]. Bull Cancer, 2016, 50007-4551(16):30287.

[164] Sala E, Mema E, Himoto Y, et al. Unravelling tumour heterogeneity using next-generation imaging: radiomics, radiogenomics, and habitat imaging[J]. Clin Radiol, 2017,72(1):3.

[165] Setio AA, Ciompi F, Litjens G. et al. Pulmonary nodule detection in CT images: false positive reduction using multi-view convolutional networks[J]. IEEE Trans Med Imaging, 2016,35(5):1160.

[166] Shen D, Wu G, Suk HI. Deep learning in medical image analysis[J]. Annu Rev Biomed Eng, 2017,19:221.

[167] Simpson AL, Doussot A, Creasy JM, et al. Computed tomography image texture: a noninvasive prognostic marker of hepatic recurrence after hepatectomy for metastatic colorectal cancer[J].Ann Surg Oncol, 2017, 24(9): 2482.

[168] Suo S, Cheng J, Cao M, et al.Assessment of heterogeneity difference, between edge and core by using texture analysis: differentiation of malignant from inflammatory pulmonary nodules and masses[J]. Acad Radiol, 2016, 23(9): 1115.

[169] Tanaka A, Tazuma S, Okazaki K, et al. Clinical features, response to treatment, and outcomes of lgG4-related sclerosing cholangitis[J].Clin Gastroenterol Hepatol, 2017, 15(6): 920.

[170] Tang A, Tam R, Cadrin-Chenevert A, et al. Canadian association of radiologists white paper on artificial intelligence in radiology[J]. Can Assoc Radiol J, 2018,69(2):120.

[171] Tashi S,Purohit BS,Becker M.The pterygopalatine fossa: imaging anatomy, communications, and pathology revisited[J].Insights Imaging, 2016, 7: 589.

[172] Teramoto A, Tsukamoto T, Kiriyama Y, et al. Automated classification of lung cancer types from cytological images using deep convolutional neural networks[J]. Biomed Res Int, 2017, 2017:4067832.

[173] Vidyaratne L, Alam M, Shboul Z, et al. Deep learning and texture-based semantic label fusion for brain tumor segmentation[J]. Proc SPIE Int Soc Opt Eng, 2018,2018.pii:105750D.

[174] Wang J, Liu X, Dong D, et al. Prediction of malignant and benign of lung tumor using a quantitative radiomic method[J]. Conf Proc IEEE Eng Med Biol Soc, 2016. 2016: 1272.

[175] Wang L, Li BS, Zhu WZ, et al.Rational use of computed tomography for individual health assessment in asymptomatic population: Chinese experience[J]. Chin Med J(Engl), 2016, 129(3):348.

[176] Wu W, Parmar C, Grossmann P, et al. Exploratory study to identify radiomics classifiers for lung cancer histology[J].Front Oncol, 2016, 6:71.

[177] Xu Y, Jia Z, Wang LB, et al. Large scale tissue histopathology image classification, segmentation, and visualization via deep convolutional activation features[J]. BMC Bioinformatics, 2017, 18(1): 281.

[178] Yip SS, Coroller TP, Sanford NN, et al. Use of registration-based contour propagation in texture analysis for esophageal cancer pathologic response prediction[J]. Phys Med Biol, 2016, 61(2): 906.

[179] Yip SS, Aerts HJ. Applications and limitations of radiomics[J].Phys Med Biol, 2016, 61(13): R150.

[180] Yu J，Shi Z，Lian Y，et al. Noninvasive IDH1 mutation estimation based on a quantitative radiomics approach for grade Ⅱ glioma[J].Eur Radiol，2017，27（8）：3509.

[181] Yu KH，Zhang C，Berry GJ，et al. Predicting non-small cell lung cancer prognosis by fully automated microscopic pathology image features[J]. Nat Commun，2016，7：12474.

[182] Zen Y. The pathology of lgG4-related disease in the bile duct and pancreas[J]. Semin Liver Dis，2016，36（3）：242.

[183] Zhang B，Chang K，Ramkissoon S，et al. Multimodal MRI features predict isocitrate dehydrogenase genotype in high-grade gliomas[J]. Neuro Oncol，2017，19（1）：109.

[184] Zhang B，Tian J，Dong D，et al.Radiomics features of multiparametric MRI as novel prognostic factors in advanced nasopharyngeal carcinoma[J]. Clin Cancer Res，2017，23（15）：4259.

[185] Zhang J，Song Y，Xia F，et al. Rapid and accurate intraoperative pathological diagnosis by artificial intelligence with deep learning technology[J]. Med Hypotheses，2017，107：98.

[186] Zhao B，Tan Y，Tsai WY，ei al. Reproducibility of radiomics for deciphering tumor phenotype with imaging[J]. Sci Rep.2016,6:23428.

[187] Zhou Y，He L，Huang Y，et al. CT-based radiomics signature：a potential biomarker for preoperative prediction of early recurrence in hepatocellular carcinoma[J]. Abdom Radiol（NY），2017，42（6）：1695.

[188] Zhou M，Scott J，Chaudhury B，et al.Radiomics in brain tumor：image assessment，quantitative feature descriptors，and machine-learning approaches[J]. AJNR,2018,39（2）:208.

[189] Zinn PO，Singh SK，Kotrotsou A，et al. 139 Clinically applicable and biologically validated MRI radiomic test method predicts glioblastoma genomic landscape and survival[J].Neurosurgery，2016，63 Suppll：156.

本书本卷有关医学影像词汇

在研究误诊时,我们发现不少误诊都源自于对中文的英译原文理解和翻译错误,而同一外文词条下的中译又五花八门,一些翻译者相当随意,其中在缩略语上的随意性更是达到登峰造极,导致不少读者理解的混淆和概念的混乱。因此,我们将专业的医学影像词汇收集起来,介绍给读者,使其在临床上随时可查阅,以减少诸如此类的混淆和错误。

本书各卷书末所附的医学影像词汇,为便于读者查阅和使用,均按英文字母次序排列:有缩写词者按缩写词英文字母次序排列;无缩写词者按首位单词首位字母排列。缩写词相同者,酌情同排于一个词条或多个词条。同一英语词条,不同中译文者均排于同一词条;同一中文词条,不同英语译文者亦排于同一词条。

A

adnoids,A(腺样体厚度)

atherosclerotic abdominal aortic aneurism,aAAA(动脉粥样硬化性腹主动脉瘤)

atypical adenomatous hyperplasia,AAH,atypical adenomatous hyperplasis,AAH(不典型腺瘤样增生),AAH(非典型腺瘤样增生)

AACD(寰枢关节复合脱位),AALSD(寰枢关节侧方半脱位),AARD(寰枢关节旋转脱位)

acute aortic dissection,AAD(急性主动脉夹层)

aggressive angiomyxoma,AAM(侵袭性血管黏液瘤,即血管黏液瘤,又称为 deep angiomyxoma(深部血管黏液瘤)

AAPM TG18(2002 年美国医学物理学家协会第 18 工作组)

acute aortic syndrome,AAS [急性主动脉综合征,又称为急性胸痛综合征,包括一组有相似临床症状的异质性疾病:典型的 acute aortic dissection,AAD(急性主动脉夹层)、intramural hematoma,IMH(主动脉壁内血肿)和 penetrating atherosclerotic ulcer,PAU(穿透性粥样硬化性溃疡)]

auditory brain response,ABR(听觉脑干反应试验)

ACAS(无症状颈动脉粥样硬化)

acinic cell carcinoma,ACC(腺泡细胞癌)

adenoid cystic carcinoma,ACC(腺样囊性癌,又名圆柱瘤)

anterior cingulated cortex,ACC(前扣带回)

accuracy,Ace(准确性)

acoustic impedance(声阻抗)

antibody-conjungated paramagnetic polymerized liposomes,ACPLs(抗体耦联的顺磁性多聚酯质体)

American College of Radiology,ACR(美国放射学会)

acquisition(采样),acquisition of information(信息采集),acquisition matrix(采集矩阵),acquisition time(采集时间)

acute coronary syndrome,ACS(急性冠状动脉综合征)

Actin(肌动蛋白,免疫组织化学指标之一)

actual focal spot(实际焦点)

aortic dissection,AD(动脉夹层)

apparent diffusion coefficient,ADC(表观扩散系数值)

average diffusion coefficient,ADC(平均扩散系数)

average fiffusion coefficient,DCavg(平均扩散系数图)

adenomatoid tumor(腺肌样瘤)

Atlanto-dental interval,ADI(寰齿间距)

anterior disk displacement with reduction,ADDR(可复性关节盘前移位),anterior disk displacement without reduction,ADDWR(不可复性关节盘前移位)

adnoids,A(腺样体厚度)。以往多采用教科书上提出腺样体最突出点至颅底斜坡骨面的垂直距离为腺样体厚度,硬腭后缘(PNS)至翼板与颅底交点

间的距离为鼻咽部的宽度 N，但有作者认为该 N
线并非咽腔的最狭窄处，鼻咽腔的最狭窄处，位于
腺样体最突出点至软腭后缘处，即上述 A 线向前
下方延长至软腭后缘为 N，所以其临床意义不及
后者，但 A/N 值大于前者 A/N 值

American Diabetes Association，ADA（美国糖尿病
协会）

acute fulminant invasive fungal sinusitis, AFIFS（急性
暴发型真菌性鼻窦炎）

Alpha-fetoprotein, AFP（甲胎蛋白）

AGES 分类标准（Age, Grade, Extent, Size），为美国
Mayo 医院 Hay 首先提出，A 为年龄，G 为组织分
级，E 为甲状腺浸润范围，S 为原发肿瘤大小

AG200（睡眠监测阻塞定位仪）

American Heart Association, AHA（美国心脏学会）

apnea hypopnea index，AHI（呼气暂停低通气指数，
呼吸紊乱指数），apnea index, AI（呼吸暂停指数）

AHO（遗传性骨营养障碍）

artificial intelligence, AI（人工智能，人工智能技术）

acquired immunodeficiency syndrome，AIDS（获得性
免疫缺陷综合征，艾滋病）

arterial input function, AIF（动脉输入函数）

anterior ischemic optic neuropathy, AION（前部缺血
性视神经病变）

autoimmune pancreatltis, AIP（自身免疫性胰腺炎）

air trapping（空气捕捉）

American Joint Committee on Cancer，AJCC（美国癌
症联合会，美国癌症联合委员会）

amplitude of low frequency fluctuation, ALFF（低频
振幅）

subcutaneous angiolymphoid hyperplasia with eosino-
philia，ALHE（皮下血管淋巴样增生伴嗜酸细胞
增多症），血管淋巴样增生伴嗜酸细胞增多症，an-
giolymphoid hyperplasia with eosinophilia，ALHE
（血管淋巴样增生伴嗜酸性粒细胞增多症）

anaplastic lymphoma kinase, ALK（间变性淋巴瘤酶）

alkaline phosphatase, ALP（碱性磷酸酶）

alanine aminotransferase, ALT（丙氨酸转氨酶）

ameloblastomas（成釉细胞瘤，造釉细胞瘤）

AML（血管平滑肌脂肪瘤）

he agger nasi cell, AN（鼻丘气房 t）

Antoni A 区（神经鞘瘤富细胞区），Antoni B 区（神
经鞘瘤疏细胞区）

angle between optic tract, AOT（视束夹角）

apparent contrast to noise ratio，AppCNR（对比噪
声比）

a predefined dictionary（预定义资料库）

a pseudo randomized acquisition（伪随机采集）

amine precursor uptake and decarboxylation，APUD
（神经嵴的内分泌细胞，即胺前体摄取及脱羧细
胞）。神经内分泌肿瘤罕见，归类于 amine precur-
sor uptake and decarboxylation，APUD（弥散的神
经内分泌细胞肿瘤）

acoustic quantification, AQ（声学定量检查）

aquaporin 4, AQP-4（水通道蛋白 4）

acoustic rhinometry, AR（鼻声反射测量计）

acoustic radiation force impulse, ARFI（声脉冲辐射
力成像）

arrhythmogenic right ventricular cardiomyopathy/dys-
plasia, ARVC/D（致心律失常性右室心肌病）

sensitivity encoding，SENSE，sensitivity encoding
technique,（敏感度编码技术），又称为 ASSET（ar-
ray spatial sensitivity encoding technique）

atherosclerosis, AS（动脉粥样硬化）

as low as reasonably achievable，ALARA（辐射防护
的最优化与合理使用剂量原则）

as long as reasonable（剂量最优化原则）

adaptive statistical iterative reconstruction，ASIR（适
应性统计迭代）

arterial spin labeling technigue，ASL（动脉自旋标记
技术），arterial spin labeling，ASL（动脉血流自旋
标记法）分为 continuous arterial spin labeling，
CASL（连续式）和 pulsed arterial spin labeling，
PASL（脉冲式）。FAIR 是 PASL 的一种，分别采
用选层与非选层的反转恢复脉冲对成像层面进行
射频激发，将所得图像减影得到灌注图像。

aspergilloma, fungal ball（曲菌球），aspergillus flavus
（黄曲菌），aspergillus fumigatus（烟曲菌），

aspergillus niger（黑曲菌）

alveolar soft tissue sarcoma，ASPS（腺泡状软组织
肉瘤）

AST（天冬氨酸转氨酶）

ATS/ERS/WASOG（美国胸科协会 / 欧洲呼吸协会 /
结节病及其他肉芽肿性疾病世界组织）

area under the ROC curve, AUC（ROC 曲线下面积）

advanced vessel analysis, AVA（高级血管分析）

"3A"原则，即 awareness（意识）、appropriateness（恰当）和 audit（临床审计）

axial diffusivities, l∥（平行扩散率）

B

b（扩散梯度因子），b value（扩散敏感因子）

striate cortex（纹状皮层），即 BA17（Brodmann area 17）

bronchiolo-alveolar carcinoma，BAC（细支气管肺泡癌）

back projection（反投影法）

β- actin（β 肌动蛋白）

Balance-FFE[平衡式稳态自由进动梯度回波序列（Philip）]；Siemens 公司又称 true fast imaging with steady state procession，True FISP（真稳态进动快速成像）

three-dimensional balance-fast field echo, 3D-Balance-FFE（三维平衡快速梯度回波）

BAR（BILL 隔）

basal cell adenoma，BCA（基底细胞腺瘤），basal cell carcinoma，BCC（基底细胞癌）

beam hardening artefact（射线硬化伪影）

Bell's palsy（贝尔面瘫）

blood flow，BF（血流量）[ml/100ml/min]

bFGF（碱性成纤维细胞生长因子）

benign fibrous histiocytoma，BFH（良性纤维组织细胞瘤，骨良性纤维组织细胞瘤）

big data（大数据）

binomial excitation（二项式激励）

Binsvanger disease, BD（Binsvanger 病），又称为 subcortical arterioscleratic encephalopathy，SAE（皮层下动脉硬化性脑病）

breast imaging reporting and data system，BI-RADS（乳腺影像报告和数据管理系统）

BLADE（刀锋伪影校正）

benign lymphoepithelial lesion，BLEL（良性淋巴上皮病变，又称 Mikulicz 病、淋巴上皮涎腺炎和自身免疫性涎腺炎等）

bluring artifact（模糊伪影）

$\beta_2$microglobulin，β_2M（β_2 微球蛋白），$\beta_2$microglobulin amyloidosis，Aβ_2M（β_2 微球蛋白淀粉样变性病）

bone mineral content，BMC（骨矿含量）

bone mineral density，BMD（骨密度）。BMD 定量测量的方法从最初的 RA（X 线吸收法）、SPA（单光子吸收法）、DPA（双光子吸收法）发展到 DXA（双能 X 线吸收测定法）

body mass index，BMI（体质量指数，体重指数）

biomedical microimaging，BMMI（生物医学显微图像学）

bone morphogenetic proteins，BMPs（骨形态发生蛋白），bone morphogenetic proteins-2，BMP-2（骨形态发生蛋白 -2）

benign nodules，BNS（良性结节）

blood oxygenation level-dependent，BOLD（血氧合水平依赖，血氧水平依赖成像），blood oxygenation level-dependent functional magnetic resonance imaging，BOLD-fMRI（血氧水平依赖功能磁共振成像）

Botryodes Sarcoma（葡萄状肉瘤）

Back Propagation，BP（误差反向传播）

base pair，bp（碱基对）

BRAVO（脑容积扫描序列）

blue rubber bleb nevus syndrome，BRBNS（蓝色橡皮大疱样痣综合征）

idiopathic bronchiolocentric interstitial pneumonia，BrIP（特发性细支气管中心性间质性肺炎）

bony septum，BS（骨性分隔板）

benign symmetric lipomatosis，BSL（良性对称性脂肪过多症，也称 Madelung 病，马德隆病，多发性对称性脂肪瘤病，Launois-Bensaude 病，肥颈综合征，良性对称性脂肪瘤病）

International and European Basic Safety Standards，BSS（国际和欧洲基本安全标准）

balance steady state free precession，B-SSFP（平衡稳态自由进动），不同厂家分别称为 fast imaging employing steady-state acquisition，FIESTA（快速平衡稳态成像）、FIESTA（快速稳态自由进动序列）、fast imaging with steady-state precession，FISP（稳态进动快速成像）和 true FISP

B-TFE（平衡式三维快速梯度回波序列）

broadband ultrasound attenuation，BUA（振幅衰减）

blood urea nitrogen，BUN（血液尿素氮）

blood volume，BV（血容积，血容量）[ml/100ml]

C

3-D constructive interference in steady state，3D-CISS（三维稳态构成干扰序列，三维积极干预稳态梯度回波，三维稳态结构进动相干扰，三维稳态进动结构相干）

choroidal hemangioma，CH（眼球脉络膜血管瘤）

characteristic radiation（标识辐射）

chemical shift selective，CHESS（频率选择化学位移）

chondroblastoma（软骨母细胞瘤，又称成软骨细胞瘤，软骨母细胞瘤被 Jaffe & Lichtensteun 描述为"钙化的软骨巨细胞瘤"）

chiasmato-posterior commissural line，CH-PC（视交叉 - 后联合连线）

cochlear implantation，CI（人工耳蜗植入术）

clinically isolated syndrome，CIS（临床孤立综合征）

cytokeratin，CK（细胞角蛋白），CK（组织角质蛋白多肽）

cytokeratin-18，CK18（细胞骨架蛋白）

CLIO（交联化氧化铁）

cervical lymph nodes，CLN（颈部淋巴结）

choroidal melanoma，CM（脉络膜黑色素瘤）

cost-minimization analysis，CMA（最小成本分析）

Chiari malformation Type Ⅰ，CM Ⅰ（Chiari 畸形Ⅰ型）

chronic myelocytic leukemia，CML（慢性粒细胞性白血病）

curved multiplanar reformation，CMPR（曲面多层面重组）

cardiovascular magnetic resonance，CMR（心血管MR）

oxygen consumption，CMRO$_2$（氧耗量）

congenital muscular torticollis，CMT（先天性肌性斜颈）

central mucoepidermoid carcinoma of the maxillary，CMCM（上颌骨中心性黏液表皮样癌）

cytomegalovirus，CMV（巨细胞病毒）

oculomotor nerve，CN3（动眼神经）

abducence nerve，CN6（外展神经）

cochlear nerve dysplasia，CND（蜗神经发育不良）

convolutional neural network，CNN（卷积神经网络）

chronic necrotizing pulmonary aspergillosis，CNPA（慢性坏死性肺曲霉病）

contrast-to-noise，CNR（对比噪声比）

retinal telangiectasis（外层渗出性视网膜病变，视网膜毛细血管扩张症）、大块渗出性视网膜病变、Coats 病（渗出性视网膜炎）

cutaneomeningospinal angiomatosis（皮肤 - 脊膜 - 脊椎血管瘤病，又称 Cobb 综合征）

Cochlear view（X 线耳蜗平片）

Codman 瘤（成软骨细胞瘤，又称软骨母细胞瘤）

Cog（齿突）为咽鼓管上隐窝恒定的底部结构

Committee on Medical Aspects of Radiation in Environment，COMARE（英国卫生部和环境辐射医学委员会）

compressed sensing（压缩感知）

Compton effect（康普顿效应），Compton scattering（康普顿散射）

cone beam CT（锥形线束 CT）

congenital cystic eyeball（先天性囊肿眼）

Conglomeration of lymphoid follicles（淋巴滤泡球形增生）

continuous mode（连续方式），continuous X-ray spectrum（连续 X 线谱），continuous wave，CW（连续波）

contrast-detail curve（对比度 - 细节曲线）

chronic obstructive parotitis，COP（慢性阻塞性腮腺炎）

chronic obstructive pulmonary disease，COPD（慢性阻塞性肺疾病）

Committee on Publication Ethics，COPE（出版道德委员会）

chronic periaortitis，CP（慢性主动脉周围炎）

CPA（桥小脑角）

curved planar reformation，CPR（曲面重建），或 curred multiplanar reformation，CPR（曲面重建）

congenital pyriform sinus fistula，CPSF（先天性梨状窝瘘）

computed radiography，CR（计算机 X 线摄影）

Creatine，Cr（肌酐）

Crouzon 综合征，又名遗传性颅面骨发育不良

clinic-radiologic-pathologic diagnosis，CRP diagnosis（临床 - 影像 - 病理诊断）

cyclosporin A，CsA（环孢霉素 A）

cat-scratch disease，CSD（猫抓病，又称良性淋巴网状细胞增多症）

congenital subglottic haemangioma，CSH（先天性声

门下血管瘤）

chemical shift imaging, CSI（化学位移成像）

cervical spordylotic myelopathy, CSM（脊髓型颈椎疾病）

computed tomography angiography, CTA（CT 血管成像）

CTA Source image, CTA-SI（CTA 原始图像）

Circulating Tumor Cell, CTC（循环肿瘤细胞）

connective tissue disease, CTD（结缔组织病）

CT dose index, CTDI（CT 剂量指数）

CT dose index, CTDIvol, 单位 mGy（CT 容积剂量指数）

CTDi（辐射剂量指数）

cytotoxic T lymphocyte, CTL（细胞毒性 T 淋巴细胞）

CT perfusion imaging, CTPI（CT 灌注成像）, CT perfusion, CTP（CT 灌注）

CT virtual laryngoscopy, CTVL（CT 仿真喉镜）

combined CT venography and pulmonary angiography, CTVPA（CT 肺动脉造影联合间接法下肢静脉造影）

cost-utility analysis, CUA（成本 - 效用分析）

cerebrovascular disease, CVD（脑血管病）

CT spectral imaging（CT 能谱成像）

common variable immunodeficiency, CVID（普通变异型免疫缺陷病）

combined venous lymphatic vascular malformation, CVLVM（混合性的静脉淋巴管血管畸形）

D

two dimension, 2D（二维）, three dimension, 3D（三维）, four dimension, 4D（四维）

diameter, D（内径）

2D fast-imaging employing steady-state acquisition, FIESTA（2D 快速平衡稳态采集序列）

2D TOF MRA（心电门控二维时间飞跃）

3,3'-diaminobenzidine, DAB（二氨基联苯胺）

data acquisition system, DAS（数据采集系统）

databases and data sharing（数据库建立与共享）

dendritic cell, DC（树突状细胞）

DCavg（平均扩散系数）

dynamic contrast enhanced megnetic resonance, DCE-MR（磁共振动态增强）

dural cavernous fistula, DCF（硬脑膜动脉海绵窦瘘）

ductal carcinoma in situ, DCIS（导管原位癌）

decision tree（决策树）

degree of enhancement, DE（增强程度）

dual energy CT, DECT（双能量 CT）

de novo synthesis of unique imaging agents（探针合成途径）

desmoids tumor（韧带样瘤 / 硬纤维瘤）、desmoid-type fibromatosis（韧带样型纤维瘤病）

3D- DESSWE（三维双重回波稳态水激励技术成像，三维双回波稳态水激励技术）

dual energy X-ray absorptiometry, DEXA（双能 X 线吸收测量法）

display field of view, DFOV（重建范围）

duplicated internal auditory canal, DIAC（内耳道重复畸形）

digital imaging and communication in medicine, DICOM（医学数字成像和传输，医学数字成像与通信标准）

digital image（数字图像）, 数字透视, digital fluoroscopy, DF（数字荧光摄影）, 数字 X 线摄影, digital radiography, DR（数字 X 线照片检测法）, digital scan converter, DSC（数字扫描转换器）, digital subtraction angiography, DSA（数字减影血管造影）

anterior dorsal intraparietal sulcus, DIPSA（顶内沟背侧前部）

DIN V 6868-57[2001 年德国标准机构（the German Standards Institution）发布的《X 线诊断图像的质量保证》第 57 部分]

double inversion recovery, DIR（双反转恢复序列）, DIR（双翻转脉冲）

display matrix（显示矩阵）

distance average（平均间距）

diffusional kurtosis imaging, DKI（扩散峰度成像）

deep learning, DL（深度学习）

diffuse large B cell lymphoma, DLBCL（弥漫大 B 细胞性淋巴瘤）

dose length product, DLP, 单位 mGy·cm（剂量长度乘积）

Data Mining, DM（数据挖掘）

dysplastic nodule, DN（退变结节），曾称为腺瘤样增生、发育不良结节、不典型增生结节、退变结节、异型增生结节等。根据其细胞异型性程度，DN 又分为 low grade DN，LGDN（低级别）和 high grade DN，HGDN（高级别）两类

diffuse neuroendocrine system，DNES（弥散神经内分泌系统）

digital object identifier，DOI（数字对象惟一标识符）

diabetic osteoporosis，DOP（糖尿病性骨质疏松症）

Doppler（多普勒），Doppler effect（多普勒效应），Doppler shift（多普勒频移），Doppler tissue velocity，DTV（多普勒组织速度图），Doppler tissue acceleration，DTA（多普勒组织加速度图），Doppler tissue energy，DTE（多普勒组织能量图），Doppler tissue pulse wave，DTPW（多普勒组织频谱图），Doppler tissue M-mode，DTM-mode（多普勒组织 M 型）

外展神经行经区（Dorello 管区）

Dose Report（辐射剂量报告文件）

delay phase image，DPI（延迟成像）

digital radiography，DR（数字化 X 线摄影术）

dialysis-related amyloidosis，DRA（透析相关性淀粉样变性）

dose reference levels，DRL（剂量参考水平）

digital subtraction angiography，DSA（数字减影血管造影）

dynamic susceptibility contrast-enhanced，DSC（动态磁敏感对比剂增强）

dynamic susceptibility contrast-enhanced perfusion MR imaging，DSCE-MR（动态磁敏感性对比增强 MR 灌注成像）

dual source CT，DSCT（双源 CT）

dual source CT coronary angiography，DSCTCA（双源 CT 冠状动脉血管成像）

desmoplastic small round cell tumor，DSRCT（促结缔组织增生性小圆细胞瘤）

diffusion tensor imaging，DTI（扩散张量成像，磁共振扩散张量成像）

diffusion tensor tractography，DTT（扩散张量纤维束成像，扩散张量纤维束示踪成像）或 fiber tracking，FT（纤维追踪）

Duane 综合征，又称眼球后退综合征

distribution volume，DV（分布容积）

developmental venons anomaly，DVA（脑发育性静脉异常），又名 cerebral venous angioma，CVA（脑静脉性血管瘤），或 cerebral venous malformation，CVM（脑静脉性血管畸形）

diffusion weighted imagmg，DWI（扩散加权成像）。目前，DWI 所常用的序列主要包括 spin echo DWI，SE-DWI（自旋回波 DWI）、stimulated-echo DWI，STE-DWI（激励回波 DWI）、steady-state free precession DWI，SSFP-DWI（稳态自由进动 DWI）、echo planar imaging DWI，EPI-DWI（回波平面 DWI）以及近年来快速发展起来的 WB-DWI 技术。

diffusion weighted imaging with background body signal suppressed，DWIBS（背景信号抑制扩散加权成像），diffusion weighted whole body imaging with background body signal suppression，DWIBS（背景抑制全身扩散加权成像，背景抑制扩散加权全身成像技术）

dynamic first-pass bolus rtacking of susceptibility contrast agent magnetic resonance imaging（MRI 对比剂团注示踪法）

dual-energe X-ray absorptiometry，DXA，DEXA（双能 X 线吸收仪，双能 X 线吸收测量法）

E

external auditory canal，EAC（外耳道）

external auditory canal cholesteatoma，EACC（外耳道胆脂瘤）

eADC（指数表观扩散系数值）

electroanatomic mapping，EAM（电解剖标测系统）

epithelioid angiomyolipoma，EAML（上皮样血管平滑肌脂肪瘤）

electric beam computed tomography，EBCT（电子束 CT）

epstein barr virus-encoded small RNA，EBER（EB 病毒编码小 RNA）

evidence based medicine，EBM（循证医学），evidence-based medical imaging，EBMI（循证影像学）

Epstein-barr virus，EBV（EB 病毒）

enterochromaffin cells，EC（肠嗜铬细胞）

European cooperative acute stroke study，ECASS（欧洲急性脑卒中合作组）

electrocardiography，ECG（心电图）

extracellular matrix，ECM（细胞外基质）

extracapsular spread，ECS（淋巴结包膜外受侵，包膜

外侵犯）

European Carotid Surgery Trial，ECST（欧州颈动脉外科试验组）

emission computed tomography，ECT（发射型计算机体层扫描术）

ectopic endometrium（异位内膜）

effective dose，ED（有效剂量）

enhancement degree，ED（强化程度）

endolymaphatic duct，ED（内淋巴管）

EDS（Ehlers-Danlos 综合征）

expanded disability status score，EDSS（扩展的残疾状况评分），或扩展残疾状况量表。

　expanded disability status scale，EDSS（残疾状态评分），或 expanded disability status scale，EDSS（扩展功能障碍等级评分）

ethylenediamine tetraacetic acid，EDTA（乙二胺四乙酸钠）

end diastolic velocity，EDV（舒张末期流速）

electroencephalography，EEG（脑电图）

Effective-Z（有效原子序数）

extraction-flow product，EFP（灌注参数）

extravascular extracellular space，EES（血管外细胞外间隙）

epidermal growth factor，EGF（表皮生长因子），EGFR（表皮生长因子受体）

external hydrocephalus，EH（外部性脑积水）

epithelioid hemangioendothelioma，EHE（上皮样血管内皮瘤，上皮样血管内皮细胞瘤病），epithelioid hemangioendothelioma，EH（上皮样血管内皮细胞瘤），亦称组织细胞样血管瘤、组织细胞样血管内皮细胞瘤和硬化性内皮样肉瘤

enzymeimmunoassay，EIA（酶免疫分析法）

early lung cancer action project，ELCAP（国际早期肺癌行动计划）

electronic cassette（电子暗盒）

electronic linear scanner（电子线形扫描器）

electric quadrupole moment（电四极矩）

electronic pair effect（电子对效应）

electronic phased array scanner（电子相控阵扫描器）

electron-hole pair（电子空穴对）

electrospray ionization tandem mass spectrometry，ESI-MS/MS（电喷雾电离质谱分析）

enzyme-linked immunosorbent assay，ELISA（酶联免疫吸附法）

elliptical scanning（椭圆形扫描）

endolymphatic sac tumor，ELST（内淋巴囊肿瘤），又名 low-grade adenocarcinoma of probably endolymphatic sac（来自于内淋巴囊的低度恶性腺癌），内淋巴囊腺样囊性癌、内淋巴囊乳头状腺癌或乳头状内淋巴囊瘤

extra myocellular lipids，EMCL（细胞外脂质）

emission and stimulation spectrum（发射和激发光谱）

extramedullary plasmacytoma，EMP（髓外浆细胞瘤）

energy subtraction（能量减影）

European Neuroendocrine Tumor Society，ENETS（欧洲神经内分泌肿瘤学会）

extracapsular spread，ECS 或 extranodal spread，ENS（结外侵犯）

entropy（熵）

eosinophilic granuloma（嗜酸细胞性肉芽肿）

enhancement peak，EP（增强峰值）

excretory phase，EP（分泌期）

echo planar imaging，EPI（回波平面成像，或平面回波成像）

single-shot EPI（单次激发平面回波成像），spin echo-echo planar imaging，SE-EPI（T_2 加权）或 gradient echo-echo planar imaing，GE-EPI（重 T_2 加权），inversion recovery echo planar imaging，IR-EPI（T_1 加权），echo planar imaging diffusion-weighted magnetic resonance imaging，EPI-DWI（扩散加权平面回波成像）

extrapontine myelinolysis，EPM（脑桥外髓鞘溶解症），EPM 与 centraI pontine myelinolysis，CPM（脑桥中央髓鞘溶解症）合称渗透性髓鞘溶解症。

enhancement ratio，ER（强化率）

estrogen receptor，ER（雌激素受体）

endoscopic retrograde cholangiopancreatography，ERCP（经内镜逆行胆胰管造影术）

embryonal rhabdomyosarcoma，ERMS（胚胎型横纹肌肉瘤）

extrarenal rhabdoid tumor，ERRT（肾外恶性横纹肌样瘤）

ERS（欧洲呼吸病学会）

endolymphatic sac，ES（内淋巴囊）

excess kurtosis（超值峰度）

extracapsular spread，ESC（包膜外受侵）

extrapleura solitary fibrous tumor，E-SFT（胸膜外孤立性纤维瘤）

erythrocyte sedimentation rate，ESR（血沉）

enhancement-time curves，ETCs（增强 - 时间曲线）

ectopic thyroid gland，ETG（异位甲状腺）

echo train length，ETL（回波链长度，长回波链）

ultrasonography-fine needle aspiration，EUS-FNA（内镜超声介导的细针活检术）

evidence medicine（循证医学）

external vertebral venous plexus，EVVP（椎外静脉丛）

exposure（照射，曝光），exposure data recognizer，EDR（曝光数据识别），exposure dose efficiency（曝光剂量效率）

F

FA（各向异性），fractional anisotropy，FA（各向异性分数，各向异性分量，各向异性指数，部分各向异性图，各向异性比值），fractional anisotropy，FA，fraction anisotropy，FA（部分各向异性）

FA（反转角）

fiber assignment by continuous tracking，FACT（纤维分配连续示踪技术）

flow-sensitive alternating inversiong recovery，FAIR（流入敏感性交替反转恢复技术，血流敏感性的交替反转恢复）

extra radiofrequency pulse FAIR，FAIRER（超射频脉冲 FAIR）

flow-sensitive alternating inversion recovery exempting separate T_1 measurement，FAIREST（流速敏感交替反转恢复免除独立 T_1 测量）

fast acquisition with multiple excitation，FAME（多次激发快速采集技术）

fat saturation，FATSAT，又称 CHEMSAT/CHESS（脂肪饱和序列）

fast asymmetric spin echo，FASE（高级快速自旋回波序列）

F Ⅷ -Ag，即 von willebrand factor，vWF（抗Ⅷ因子相关抗原）

fatty metamorphosis（脂肪变态）

the frontal bullar cell，FB（额筛泡气房）

fatal bacteria granuloma after trauma，FBGT（外伤后细菌性致死性肉芽肿）

filtered back projection，FBP（滤波反投影法）

fetal bovine serum，FBS（胎牛血清）

the frontal cells，FC（额气房）

fibrous cortical defect，FCD（纤维性骨皮质缺损）

F-18 fluorocholine，FCH（^{18}氟胆碱）

fog density，FD（乳剂灰雾）

fractal dimension，FD（分形维数）

fibrous dysplasia of bone，FDB（骨纤维异常增殖症）

follicular dendritic cell sarcoma，FDCS（滤泡性树突状细胞肉瘤）

fluorodeoxyglucose，FDG（^{18}F- 脱氧葡萄糖，脱氧葡萄糖），F-18 fluorodeoxy-D-glucose，FDG（^{18}氟脱氧葡萄糖），^{18}F-fluorodeoxyglucose，^{18}F-FDG（^{18}F- 氟脱氧葡萄糖）

^{18}F-fluorodopamine（^{18}F- 氟多番）

field echo，FE（场回波）

finite element，FE（有限元），finite element analysis，FEA（有限元分析法）

frontal eye field，FEF（额眼区）

γ-Fe_2O_3（磁赤铁矿），Fe_3O_4（磁铁矿）

Feridex（菲立磁）

Ferumoxides 或 SPIO（超顺磁性三氧化二铁制剂）

Ferumoxtran-10 或 US-PIOs，Combidex（超小超顺磁性三氧化二铁制剂）

fat embolism syndrome，FES（脂肪栓塞综合征）

functional endoscopic sinus surgery，FESS（功能性内镜鼻窦手术）

fat fraction，FF（脂肪信号分数），MRI-estimated proton density fat fraction，MRI-PDFF（质子密度 FF）

^{18}F-FET（氟代乙基酪氨酸）

^{18}F-FMISO（^{18}F- 氟硝基咪唑）

fast Fourier transform，FFT（快速傅里叶变换）

focal ground glass opacity，fGGO（局灶性磨玻璃密度影）

fibroscan（瞬时弹性成像，是利用脉冲回波超声采集数据测量肝脏硬度，从而评价肝纤维化程度的一种超声技术）

free induction decay，FID（自由感应衰减）

free induction decay signal，FID（自由感应衰减信号）

field inhomogeneity（磁场的非均匀性）

balance steady state free precession，B-SSFP（平衡稳态自由进动），不同厂家分别称为快速平衡稳态成像，稳态采集快速成像，快速 T_2WI 序列即 fast imaging employing steady-state acquisition, FIESTA（快速稳态进动采集序列）、FIESTA（快速稳态自由进动）序列、fast imaging with steady-state precession, FISP（稳态进动快速成像）和 true FISP

the fast imaging employed steady-state acquisition, FIESTA（三维稳态进动快速成像）

SSFP 不同厂家分别称为 fast imaging employing steady-state acquisition, FIESTA（快速平衡稳态成像）、fast imaging with steady-state precession, FISP（稳态进动快速成像）和 true FISP。

FIESTA（快速平衡稳态成像序列），2D-FIESTA（二维快速平衡稳态序列），三维稳态进动快速成像，3D the fast imaging employed steady-state acquisition, 3D-FIESTA（三维稳态采集快速成像序列）

international federation of gynecology and obstetrics, FIGO（国际妇产科协会）

fluorescein isothiocyanate, FITC（异硫氰酸荧光素）

filling factor（填充系数）

film graininess（胶片的粒状性）

filter interpolation（滤过内插法）

fingerprinting dictionary（指纹库）

firefly luciferase（萤光素酶）

fast inversion recovery motion insensitive sequence, FIRM（快速 T_1WI，即反转恢复运动抑制序列），fast inversion recovery motion, FIRM（快速反转恢复运动抑制序列）

fast imaging with steady-state precession, FISP（快速稳态进动成像）

fluorescein isothiocyanate, FITC（异硫氰酸荧光素）

fluid attenuated inversion recovery, FLAIR[液体衰减反转恢复，液体抑制的（流动衰减）反转恢复序列]，fluid-attenuated inversion recovery sequence, FLAIR（液体衰减反转恢复成像）

three-dimensional fluid-attenuated inversion recovery, 3D-FLAIR（三维快速液体衰减反转恢复，三维液体衰减反转恢复）。3D-FLAIR 有许多变异：主要有 conventional turbo spin echo, 3D-FLAIR-CONV（常规）和 variable flip angle turbo spin echo, 3D-FLAIR-VFL（变异翻转角）两种形式

flow sensitive alternating inversion recovery with an extra radiofrequency pulse, FAIRER（外在射频脉冲的的血流敏感性交替反转恢复）

fast low angle shot, FLASH（快速小角度激发），

3D-fast low-angle shot, 3D-FLASH（三维快速小角度激发序列）

fatty liver disease, FLD（脂肪性肝病）

flip angle（翻转角）

fibro-muscular dysplasia, FMD（肌纤维发育不良）

fast multiplanar spoiled gradient-echo, FMPSPGR（快速多层面扰相梯度回波）

functional magnetic resonance imaging, fMRI（功能磁共振成像）

figural memory test, FMT（形象记忆测试）

familial MTC, FMTC（家族性甲状腺髓样癌）

fine-needle aspiration cytology, FNAC（细针穿刺细胞学检查，细针抽吸细胞学分析）

FN（面神经），FN（蜗神经）

false negative, FN（假阴性），false negative fraction, FNF（假阴性概率）

field of view, FOV（视野）

first-pass period, FP（首过期）

flat panel detector, FPD（平板探测器）

false positive, FP（假阳性），false positive fraction, FPF（假阳性概率）

FPI（空腹血浆胰岛素）

FR（圆孔）

three-dimensional fast recovery fast spino echo, 3D-FRFSE（三维快速反转自旋回波）

free receiver operating characteristic, FROC（无条件限制性 ROC）

framingham risk score, FRS（Framingham 危险积分）（有关冠心病）

facial recognition test, FRT（肖像识别测试）

fat suppression contrast enhanced, FSCE（抑脂增强扫描）

flow-sensitive dephasing, FSD（血流敏感散相，血流敏感梯度）

FSD-bSSFP（平衡稳态自由进动序列非增强 MRA）

fast spin echo, FSE（快速自旋回波，快速自旋回波序列）

fast spoiled GRE, FSPGR（快速扰相 GRE 序列，快速扰相梯度回波序列）

3D fast spoiled gradient echo, FSPGR（三维快速扰相梯度回波序列）

fiber tracking, FT（纤维追踪）或 diffusion tensor tractography, DTT（扩散张量纤维束成像）

fiber tractography，FT（纤维束成像，纤维束示踪技术），FT图（扩散张量的示踪图）

frame transfer，FT（帧间转移）

FT4（血清游离甲状腺素）

fast short time inversion recovery，FTIR（平扫抑脂）

fungal ball，aspergilloma（曲菌球），fungus ball（真菌球）

FVF（全肝脂肪分数）

full width at half maximum，FWHM（全宽半高值）

G

gamma scinticamera（g闪烁照相机）

γ-GABA（γ-氨基丁酸）

Glyceraldehydes-3 phosphate dehydrogenase，GAP-DH（3-磷酸甘油醛脱氢酶）

Gasserian裂（鼓鳞裂）

gastric antral vascular ectasia，GAVE（胃窦血管扩张症）

glioblastoma，GBM（恶性胶质瘤）

gliomatosis cerebri，GC（大脑胶质瘤病）

giant cell angiofibroma，GCA（巨细胞血管纤维瘤，眼眶巨细胞血管纤维瘤）

giant cell interstitial pneumonia，GCIP（巨细胞间质性肺炎）

giant cell reparative granuloma，GCRG（巨细胞肉芽肿，又称巨细胞修复性肉芽肿）

giant cell tumor of bone，GCT（骨巨细胞瘤）

Gd-BOPTA（钆贝葡胺，贝酸二甲葡胺钆）

Gd-DOTA（钆特酸葡甲胺）

Gadolinium diethylenetriamine pentaacetic acid，Gd-DTPA（钆喷替酸葡甲胺，二乙三胺五醋酸钆），Gd-PBCA-NP（Gd-DTPA聚氰基丙烯酸正丁酯纳米微粒），Gd-DTPA-PGM，HAS-Gd-DTPA（大分子量的Gd-DTPA类螯合物）

geniculocalcarine tracts（膝距束，又称视放射）

genomes（基因组），genomics（基因组学）

genetic pathways for the prediction of the effects of irradiation（欧洲放射治疗学和肿瘤学学会的GENEPI计划）

gastroenteropancreatic neuroendocrine tumors，GEP NET（胃肠胰NET）

glial fibrillary acidic protein，GFAP（血管周围瘤细胞胶质纤维酸性蛋白，胶质纤维酸性蛋白，免疫组织化学检查内容之一）

green fluorescent protein，GFP（绿色荧光蛋白）

ganglioglioma，GG（神经节细胞胶质瘤，以往称为节细胞胶质瘤）

ground-glass opacity，GGO）（磨玻璃密度影，simple GGO or pure GGO（单纯磨玻璃影）或者nonsolid nodule（非实性结节），pure GGO，pGGO（纯磨玻璃影），complex GGO（混杂磨玻璃影）或sub-solid nodule（亚实性结节），mixed GGO（混合性磨玻璃影）

gamma glutamyl transferase，GGT（γ谷氨酰转肽酶）

gastrointestinal mesenchymal tumor，GIMT（胃肠道间叶源性肿瘤）

gastrointestinal stromal tumors，GIST（胃肠道间质瘤）；消化道以外的腹腔软组织如网膜、肠系膜：腹膜后等处亦可发生与GIST形态、免疫表型及分子遗传特征类似的肿瘤，称为EGIST

gray-level co-occurrence matrix，GLCM（灰度共生矩阵）

glial tumors of uncertain origin（来源未定的胶质肿瘤）

glutamate，Gln（谷氨酸盐），Glu/Gln（谷氨酸和谷氨酰胺，代表神经递质），Glutarate，Glu（谷氨酸），glutamic acid，Glu（谷氨酸），Glx（谷氨酸盐），Glx（谷氨酰胺和谷氨酸复合物）

glycine，Gly（甘氨酸）

glycerophosphocholine（甘油磷酸胆碱）

gastric mucosal blood flow，GMBF（胃黏膜血流）

ganglioneuroma，GN（节细胞神经瘤，又称神经节细胞瘤、节细胞神经纤维瘤）

ganglioneuroblastoma，GNB（节细胞神经母细胞瘤，节细胞成神经细胞瘤）

Goldenhar syndrome（Goldenhar综合征），结膜皮样瘤或皮脂肪瘤若合并耳、脊椎发育不良称Goldenhar综合征

gonadoblastoms（性腺母细胞瘤）

gastroesophageal varices，GOV（胃食管静脉曲张）

GPC（磷酸甘油胆碱），GPE（甘油磷酰乙醇胺）

GPU（图形处理器）

granularity（粒状性）

Granulocytic sarcoma（粒细胞肉瘤）

generalized autocalibrating partialy parallel acquisitions，GRAPPA（全面自动校准部分并行采集）

GRASS（三维稳态梯度回波采集序列）

Grave 病（毒性弥漫性甲状腺肿），thyroid orbitopathy（甲状腺性眼眶病变），又称 endocrine ophthalmopathy（内分泌眼病），或 Graves 眼病

grading of recommendations assessment, development and evaluation, GRADE（推荐评价、攻进和评估分级）工作组（www.gradeworkinggroup.org）

gray level（灰度级），gray scale（灰阶）

gradient echo, GRE（梯度回波,梯度回波序列），gradient echo, GE（梯度回波），gradient-echo plannar imaging, GRE-EPI（梯度回复回波 - 回波平面成像）

gradient and spin echo, GRASE（梯度自旋回波），gradient spin-echo, GSE（梯度自旋回波）

gradient inversal pulse（梯度翻转脉冲）

gradient magnetic field（梯度磁场）

gradient phase dispersion（梯度相位发散），gradient phase effect（梯度相位效应）

German Radiation Protection Commission, GRPC（德国辐射防护委员会）

gradation shift, GS（谐调曲线移动量），gradation type, GT（谐调曲线类型），gradation processing（谐调处理）

Grayscale standard Display Function, GSDF（灰阶标准显示函数）

gemstone spectral imaging, GSI（CT 能谱成像,能谱成像）

gemstone spectral imaging（GSI）Viewer 软件（能谱观察与分析系统 GSI 浏览器）

glutathione-S-transfering enzymeM4, GSTM4（谷胱甘肽 -S- 转移酶 M4）

glutathione S-transferase, GSTP1（谷胱甘肽 S- 转移酶 1）

GTV（鼻咽癌原发肿瘤靶区）

graft versus host disease, GVHD（移植物抗宿主病）

H

serum hyaluronic acid, HA [血清透明质酸（肝纤维化的一种标志物）], hyaluronic acid, HA（透明质酸）

high altitude cerebral edema, HACE（高原脑水肿）

half-Fourier Imaging（半傅立叶成像），half Fourior Acquisition（半傅立叶采集）

Haller's cell（Haller 气房）

Hand-Schuller-Christian（黄脂瘤病）

Hangman 骨折（枢椎椎弓的骨折）

hepatic artery perfusion index, HAI（肝动脉灌注指数），hepatic artery perfusion, HAP（肝动脉灌注量）

half-Fourier acquisition single-shot turbo-SE, HASTE（半傅里叶采集单次激发快速自旋回波），half-Fourier acquisition single shot turbo spin-echo, HASTE（半傅立叶采集单次激发快速自旋回波），HASTE（half-fourier single-shot turbo spin-echo）

抗 -HBc（乙型肝炎核心抗体），抗 -Hbe（乙型肝炎 e 抗体），抗 -HBs（乙型肝炎表面抗体）

global hepatic blood inflow, HBF（全肝血流量）

hereditary cerebral hemorrhage with Amyloidosis-Dutch type, HCHWA-D（遗传性脑出血性淀粉样病）

histoplasma capsularum, HC（荚膜组织胞浆菌）

human chorionic gonadotropin, HCG（绒毛膜促性腺激素）

HCL（肝细胞脂肪含量）

hypertrophic cardiomyopathy, HCM（肥厚型心肌病）

Hodgkin's disease, HD（何杰金病）

hirayama disease, HD（平山病,又称青年上肢远端肌萎缩症）

Huntington's disease, HD（亨亨病），Huntington disease（亨廷顿病）

HDL（高密度脂蛋白）

hemangioblastom [血管母细胞瘤,又称 angioreticuloma（血管网状细胞瘤）]

hematoxylin eosin, HE（苏木素 - 伊红染色）

hemangioendothelioma, HE（血管内皮瘤）

hemolysis, elevated liver enzymes, and low platelet count, HELLP 综合征（溶血、肝酶升高和低血小板综合征）

Heads of European Radiological Protection Competent Authorities, HERCA（欧洲首脑放射防护主管机关）

Heschl 回（颞横回）

hemifacial microsomia, HFM（半侧颜面发育不全畸形），曾有不少的命名,包括: first and second brachial arch syndrome（第一、二腮弓综合征），

oto-mandibular dysostosis）（耳 - 下颌发育不良，mandibulofacial dysostosis（下颌 - 面发育不良），unilateral craniofacial microsomia（单侧颅面短小畸形），1ateral facial dysplasia（半侧颜面发育不全），Goldenhar syndrome（Goldenhar 综合征），craniofacial microsomia（颅面发育不全），oculoauriculo vertebral dysplasia（眼耳椎发育不全），facio-auriculo-vertebral spectrum（面 - 耳 - 椎序列征）

hemifacial spasm,HFS（偏侧面肌痉挛）

high grade dysplasitic nodule，HGDN（高级别异形增生结节）

horizontal gaze palsy with progressive scoliosis，HGPPS（水平注视麻痹伴进行性脊柱侧弯）

hereditary hemorrhagic telangiectasia，HHT（遗传性出血性毛细血管扩张症），又名 Osler-Weber-Rendu 综合征

HHV-8（人疱疹病毒 8 感染）

hypoxic-ischemic encephalopathy，HIE（新生儿缺氧缺血性脑病）

high intensity focused ultrasound，HIFU（高强度聚焦超声）

high/low frequency word（高频词和低频词）

hypoxic-ischemic injury，HII（缺氧缺血损伤）

hospital information system,HIS（医院信息系统）

human immunodeficiency virus，HIV（人类免疫缺陷病毒）

human leukocyte antigen，HLA（人类白细胞抗原），human being Leuckocyte B27 antigen，HLA-B27（人类白细胞 B27 型抗原）

hyaline membrane disease，HMD（肺透明膜病），又称 neonatal respiratory distress syndrome，NRDS（新生儿特发性呼吸窘迫综合征）

^{1}H proton magnetic resonance spectroscopy，^{1}H-MRS（磁共振氢质子波谱）

histocyticnecrotizing lymphadenitis，HNL（组织细胞性坏死性淋巴结炎），又称 Kikuchi 病

heterogeneous optimization framework，HOF（异质性优化框架）

HOMA-IR（胰岛素抵抗指数）

histoplasmosis,HP（组织胞浆菌病）

helicobacter pylori,Hp（幽门螺旋杆菌,幽门螺杆菌）

hemangiopericytoma,HPC（血管外皮瘤），hemangio-pericytomas，HPC（血管外皮细胞瘤），又称为血管周细胞瘤、周细胞血管肉瘤

hepatopulmonary syndrome,HPS（肝肺综合征）

hemodynamic response function，HRF（血流动力反应功能）

high resolution CT，HRCT（高分辨率 CT）

high-resolution magic angle spinning MR spectroscopy,HRMAS MRS（高分辨魔角旋转磁共振波谱）

hyperparathyroidism,HPT（甲状旁腺功能亢进）

Horse-radish peroxidase，HRP（辣根过氧化物酶）

heat stroke,HS（热射病,又称致命性中暑）

HSC（造血干细胞），hematopoietic stem cell transplantation,HSCT（造血干细胞移植）

hepatic stellate cell，HSC（肝星状细胞）

HSE（Hahn 自旋回波）

hysterosalpingography,HSG（X 线子宫输卵管造影）

heat-shock protein 60，HSP60（热休克蛋白 60），heat shock protein,HSP72（72 ku 热休克蛋白）

human herpes simplex virus，HSV（单纯疱疹病毒），herpes simplex virus Ⅰ，HSV-Ⅰ（单纯疱疹病毒Ⅰ型）

hemorrhagic transformation，HT（脑梗死继发出血），hemorrhagic transformation,HT（出血性转化）

hyalinizing trabecullar tumor of thyroid，HTT（甲状腺透明变梁状肿瘤）

hounsfield unit，HU（X 线衰减系数），Hounsfield unit，HU（CT 值单位）

Huguier 小管（前鼓索小管）

hyaline vascular type,HV（透明血管型）

half value layer,HVL（半价层）

hyperintense vessel sign,HVS（高信号血管征）

hybrid subtraction（混合减影）

hydrazine（经联氨）

I

inflammatory abdominal aortic aneurysm，IAAA（炎性腹主动脉瘤）

immunoglobulin G4-associated cholangitis，IAC（IgG4 相关性胆管炎）

internal auditory canal,IAC（内耳道）

The International Association for the Study of Lung Cancer,IASLC（国际肺癌研究会）

inflammatory bowel disease,IBD（炎症性肠病）

insula cortex, IC（岛叶）

ICA（大脑后动脉）

interal carotid artery, ICA（颈内动脉）

iodine concentration in portal venous phase, Ica/Icp（肝动脉/门静脉期碘含量比值）

internal carotid artery dissection, ICAD（颈内动脉系统夹层）

intercellular adhesion molecule, ICAM（细胞间黏附分子）

intraclass correlation coefficient, ICC（组内相关系数）

ICC（间质细胞）

iodine concentration, IC（碘浓度）, iodine concentration difference, ICD（碘浓度差异）

intercellular adhesion molecule, ICAM（细胞间黏附分子）

iodine concentration difference-to-normal parenchyma ratio, ICDNR（碘浓度差异比）

intracranial hemorrhage, ICH（脑出血）

intracranial hypotension syndrome, ICH（低颅压综合征）

International Committee of Medical Journal Editors, ICMJE（国际医学期刊编辑委员会）

intracranial pressure, ICP（颅内压）

International Commission on Radiological Protection, ICRP（国际辐射防护委员会）

international commission on radiological protection, ICRP（国际放射防护委员会）

isovolumic contraction time, ICT（等容收缩时间）

ICVD（缺血性脑血管疾病）

IDCS（指突状树突细胞肉瘤）起源于淋巴组织中的IDC（指突状树突细胞），又称为IRCS（指突状网状细胞肉瘤）、ICS（指突状细胞肉瘤）

iterative decomposition of water and fat with echo asymmetric and least-squares estimation, IDEAL（最小二乘法迭代分解非对称性水脂分离技术）, Quantitative FAT/R_2*Imaging（脂肪定量 IDEAL-IQ）

idiopathic demyrlinating optic neuritis, IDON（特发性脱髓鞘性视神经炎）

interictal epileptiform discharges, IEDs（发作间期痫样放电）

IEPI（隔行扫描 EPI）

the interfrontal septal cell, IF（额窦间隔气房）

interferon, IFN（干扰素）

invasive fungal sinusitis, IFS（侵袭性真菌性鼻窦炎）: acute fulminant invasive fungal sinusitis, AFIFS（急性暴发型）; chronic indolent invasive fungal sinusitis（慢性无痛型）; granulomatous invasive fungal sinusitis（肉芽肿型）

immunoglobulin, Ig（免疫球蛋白）

IgG4-related disease, IgG4-RD（IgG4 相关性疾病）

isolated growth hormone deficiency, IGHD（单一性生长激素缺乏）

^{123}I-GLP-1（胰高糖素样肽）

IGT（糖耐量异常）

isolated gastric varices, IGV（孤立性胃静脉曲张）

individual health assessment, IHA（个体健康评估）

infantile hepatic hemangioendothelioma, IHHE（婴儿型肝脏血管内皮细胞瘤）

idiopathic hypoparathyroidism, IHP（特发性甲状旁腺机能减退症）

intracranial hypotension syndrome, IHS（低颅压综合征）

idiopathic interstitial pneumonia, IIP（特发性间质性肺炎）

signal intensity of the lymphnode, IL（淋巴结的信号强度）

interleukin, IL（白细胞介素）, interleukin 6, IL-6（体内白介素 -6）, interleukin 6, IL-6（白细胞介素 6）, interleukin-18, IL-18（白介素 18）

IL-6、TNF-α（前炎症细胞因子, 抗炎因子 IL-10）

ischamic leukoaraiosis, ILA（缺血性脑白质疏松）

Interstitial lung disease, ILD（肺间质性疾病）

interline transfer, ILT（行间转移）

signal intensity of the muscle tissue, IM（肌肉的信号强度）

image segmentation（图像分割）

intra myocellular lipids, IMCL（细胞内脂质）

intramural hematoma, IMH（壁间血肿）

intramuscular hemangioma, IMH（肌肉内血管瘤）

meta-iodo-benzyl guanidine, ^{123}I-MIBG（^{123}I 间位碘代卡胍）

immunomics（免疫组学）

inflammatory myofibroblastic tumor, IMT（炎性肌纤维母细胞瘤，又称炎性假瘤、肌纤维母细胞瘤、肺

外炎性假瘤、浆细胞肉芽肿、浆细胞假瘤、组织细胞瘤、假性淋巴瘤、纤维黄色瘤和炎性纤维肉瘤等)

IMT [(颈动脉内)中膜厚度]

iodine-based material decomposition images(碘基物质图像)

image noise,IN(图像噪声)

inducible nitric oxide synthase,iNOS(诱导型一氧化氮合酶)

integrated mask(积分掩模),integrated remasking(积分再掩模)

in-and out-of-phase imaging,IOP(同反相位成像)

IOUS(术中超声)

in-phase,IP(同相位)

ischemic penumbra,IP(缺血半暗带)

inverted papilloma,IP(内翻乳头状瘤)

invasive pulmonary aspergillosis,IPA(侵袭性肺曲霉菌病)

integrated parallel acquisition techniques,iPAT(并行采集技术)

idiopathic pulmonary fibrosis,IPF(特发性肺纤维化),亦即 UIP(usual interstitial Pneumonia,UIP)

intraductal papillary mucinous neoplasm,IPMN(导管内乳头状黏液性肿瘤)

idiopathic pneumonia syndrome,IPS(特发性肺炎综合征)

image quality control system,IQCS(影像质量控制系统),image infensifier-TV,II-TV(影像增强器电视),image artifact(图像伪影),image extent(成像范围),image integrated(图像合成),image interval(成像间隔),image noise(图像噪声),image number(成像数),image pixel(图像矩阵),image processor controller,IPC(影像处理装置),image reading device,IRD(影像读出装置),image receptor(影像接收器),image reconstruction 或 image rebuilding(图像重建),image recorder controller,IRC(影像记录装置),imaging plate,IP(成像板)

short turbo inversion recovery-diffusion weighted imaging-echo planar imaging,STIR-DWI-EPI(IR 技术)

insuline resistance,IR(胰岛素抵抗)

inversion recovery,IR(反转恢复序列,反转恢复)

inversion-recovery single shot fast spin echo,IR-SSFSE(单次激发快速反转回复序列)

IR turbo FLASH sequence(反转恢复快速 FLASH 序列)

Inferior rectus muscle,IR(下直肌)

idiopathic retroperitoneal fibrosis,IRF(特发性腹膜后纤维化)

impulse residue function,IRF(推动剩余函数)

inversion-recovery single shot fast spin echo,IR-SSFSE(单次激发快速反转回复序列)

time of arrival,IRF To(对比剂到达时间)

isovolumic relaxation time,IRT(等容舒张时间)

iliac vein compression syndrome,IVCS(髂静脉受压综合征,也称 Cockett 综合征或 May-Thurner 综合征)

intravenous leiomyomatosis,IVL(静脉内平滑肌瘤病)

IVN(前庭下神经)

intravenous pyelography,IVP(静脉肾盂造影),intravenous urography,IVU(静脉尿路造影)

internal vertebral venous plexus,IVVP(椎内静脉丛)

J

jugular bulb,JB(颈静脉球)

jugular foramen(颈静脉孔)

jugular foramen schwannoma,JFS(颈静脉孔区神经鞘瘤)

judgment of line orientation test,JLOT(直线方向判断测试)

nasopharyngeal angiofibroma(鼻咽纤维血管瘤),又称鼻咽血管纤维瘤,好发于男性青年,故也称为 juvenile nasopharygeal angiobroma,JNA(青年鼻咽血管瘤)

junctional zone,JZ [联合带,结合带(子宫)]

K

kurtosis anisotropy,KA(峰度各向异性)

Kartagener 综合征,又称为内脏反位 - 副鼻窦炎 - 支气管扩张综合征

karzinoide(类肿瘤的)

Kasabach-Merritt syndrome(巨型血管瘤伴血小板减少症)

keratocystic odontogenic tumour,KCOT(牙源性角化

limits of agreement（可信限度）

linearity（线性），linear discriminant analysis，LDA（线性鉴频分析），line spread function，LSF（线扩散函数），linear rise speed（线性上升速率）

linearity-differential-FT（微分非线性度），linearity-integral-FT（积分非线性度），linearity-spatial-FT（空间非线性度），line-scan-diffusion-imaging，LSDI（线扫描扩散成像）

lymphocytic interstitial pneumonia，LIP（淋巴细胞间质性肺炎）

Lipid，Lip（脂质）

lipiodol-CT，Lip-CT（碘油 CT 扫描）

lipopolysaccharide，LPS（脂多糖），lipomatous nodules（脂瘤性结节），lipopeliosis（脂肪性肝紫癜症），lipoatrophic diabetes（脂肪萎缩性糖尿病），lipoblastomas（脂肪母细胞瘤）

liver imaging reporting data system，LI-RADS（肝脏影像报告和数据管理系统）

Lisch 结节（虹膜错构瘤）

laminin，LN（层黏连蛋白）

labyrinthitis ossificans，LO（骨化性迷路炎）

levator palpebrae superioris，LPS（上睑提肌）

lateral rectus muscle，LR（外直肌）

positive likelihood ratio，+LR（阳性似然比），negative likelihood ratio，-LR（阴性似然比）

lipid rich necrotic core，LRNC（富脂质坏死核心，斑块内富脂质坏死核心）

local recurrent nasopharyngeal carcinoma，LRNPC（局部复发鼻咽癌）

location-response operating characteristic，LROC（定位 ROC 曲线）

L/S（淋巴结长径短径比），L/T（淋巴结长径/横径的比值）

luminescence center（发光中心）

large vestibular aqueduct，LVA（大前庭导水管），large vestibular aqueduct syndrome，LVAS（大前庭导水管综合征）

M

metanephric adenoma，MA（后肾腺瘤）

mean apparent diffusion coefficient，mADC（平均表观扩散系数值）

mycobacterium avium intracellulare，MAC（鸟型胞内分支杆菌复合体）

Madelung's disease（马德隆病），又称多发性对称性脂肪瘤病、Launois-Bensaude 病、benign symmetric lipomatosis，BSL（良性对称性脂肪增多症）等

matrix-assisted laser dissection ionization-time flying mass spectrography，MALDI-TOF MS（基质辅助激光解析电离飞行时间质谱）

mucosa-associated lymphoid tissue，MALT（黏膜相关淋巴组织），mucosa-associated lymphoid tissue lymphoma，MALToma（黏膜相关淋巴组织淋巴瘤）

mangafadipir（锰福地吡，胰腺特异性对比剂）

mean arterial pressure，MAP（平均动脉压）

major aortopulmonary collateral arteries，MAPCAs（主肺动脉侧枝动脉）

metal artifacts reduction system，MARs（金属伪影消除技术）

McCune-Albright syndrome，MAS（麦-奥综合征）

macrovesicular steatosis，MaS（大泡性脂肪变性）

mass attenuation coefficient（质量衰减系数）

matched filtering（匹配滤过）

mathematical morphological filters（数学形态滤过法）

mathematical morphology based on disk kernel（基于盘状核的数学形态学法）

mathematical morphology based on a spherical kernel（基于球形核的数学形态学算法）

maxdI/dt（动态延迟增强计算最大增强值与时间的比率）

myocardial bridging，MB（心肌桥），myocardial bridge，MB（心肌桥）

microbleeds，MB（小出血点）

marchiafava bignami disease，MBD（胼胝体变性）

MBP[髓鞘碱性蛋白（免疫组织化学检查内容之一）]

myoepithelial carcinoma，MC（肌上皮癌），也称malignant myoepithelioma，MME（恶性肌上皮瘤）

mesenchymal chondrosarcoma，MC（间叶性软骨肉瘤）

MCA（大脑中动脉）

mural coronary artery，MCA（壁冠状动脉）

maximum contrast enhancement ratio，MCER（最大对比增强率）

mild cognitive impairment，MCI（轻度认知障碍），vasculat MCI，vMCI（血管性 MCI），nonvascular MCI，nvMCI（非血管性、变性型的 MCI）和 amnestic MCI，aMCI（遗忘型 MCI）

McGregor 线（从枕骨最低点到硬腭的连线）

mucinous cystic neoplasms，MCNs（黏液性囊性肿瘤）

pancreatic mucinous cystic neoplasm，MCN（胰腺黏液性囊腺肿瘤），包括 pancreatic mucinous cystic cystadenoma，MCA（黏液性囊腺瘤）、pancreatic mucinous cystic cystadeno-

cacinoma，MCC（黏液性囊腺癌）和介于二者间的 pancreatic mucinous cystic borderline cystadenoma，MCB（交界性黏液性囊腺瘤）

microcarcinoma of thyroid，MCT（微小甲状腺癌）

Meniere disease，MD（梅尼埃病，梅尼埃综合征）

mean diffusivity，MD（平均扩散系数，平均扩散度，平均扩散率）

multiple directions diffusion weight，MDDW（多方向扩散加权）

mental development index，MDI（智力发育指数）

multidrug resistance，MDR（多药耐药）

myelodysplastic syndrome，MDS（骨髓异常增生综合征）

mitochondnal encephalopathy，ME（线粒体脑肌病）

myoepithelioma，ME（肌上皮瘤，涎腺肌上皮瘤）

mean intraobserver variability（观察者间变异均数）

mucoepidermoid carcinoma，MEC（黏液表皮样癌）

Meckel 腔，Meckel cave（默克尔腔）

medical psychological physics（医学心理物理学）

multi echo data image combination，MEDIC（西门子 3D MEDIC 序列）

MEDIC，Multi Echo Data Imagine Combination（多回波数据联合成像序列）

mediterrean anemia（地中海贫血），又称 thalassemia（海洋性贫血）

medullomyoblastoms（髓肌母细胞瘤）

magnetoencephalography，MEG（脑磁图）

metabolomics（代谢组学）

monoenergeric imaging，MEI（单能量成像）

Melanoma（黑色素瘤）

mitochondrial encephalomyopathy lactic acidosis and stroke-like episodes syndrome，MELAS（线粒体脑肌病伴高乳酸血症和卒中样发作综合征）

multiple endocrine neoplasia type 1，MEN1（多发内分泌肿瘤 1 型，又称 Wermer 综合征）

multiple endocrine neoplasia type 2，MEN2（多发内分泌肿瘤 2 型）

MeRae 线（枕大孔前后唇连线）

mixed epithelial and stromal tumor of the kidney，MEST（肾混合性上皮间质瘤）

methionine，MET（甲基蛋氨酸）

metabolomics（代谢组学）

metabolic syndrome，MetS（代谢综合征）

Meyer 环（视放射，颞祥）

metaphseal fibrous defect，MFD（干骺端纤维缺损）

malignant fibrous histocytoma，MFH（恶性纤维组织细胞瘤），曾被称为 malignant fibrous xanthoma（恶性纤维黄色瘤）、fibrous xanthosarcoma（纤维黄色肉瘤）

MG（重症肌无力）

McKinsey Global Institute，MGI（麦肯锡全球研究院）

methylguanine DNA methyltransferase，MGMT（甲基鸟嘌呤 DNA 甲基转移酶）

major histocompatibility complex，MHC（主要组织相容性复合物）

micro-HCC，MHCC（微小肝癌）

meningeal hemangiopericytoma，MHP（脑膜血管周细胞瘤）

mI（肌醇，提示胶质增生的程度），myo-Inosital，mI（肌醇），Mi，Myo-Inosito（肌醇）

metaiodobenzylguanidine，MIBG（间碘苯甲胍）

MIBI（^{99m}Tc- 甲氧基异丁基异腈）

Michel 畸形（双侧迷路未发育）

Mikuliez 病和 Kuttner 瘤（硬化性涎腺炎）

microcomic disease in normal appearing white matter（正常表现脑白质的微观病变）

micro-computed tomography，micro-CT（显微 CT）

microscopic fat，intracellular lipid（镜下脂质）

mono-crystalline iron oxide nanoparticles，MION（单晶体氧化铁纳米颗粒），

MION-46L（单晶体四氧化三铁）

maximum intensity projection，MIP（最大密度投影，最大信号强度投影，最大强度投影）

minimum intensity projection，MinIP（最小密度投

影,最小信号强度投影,最小强度投影)

mixed type,MIX(混合型)

mean kurtosis,MK(平均峰度)

mycobacterium kansasii,MK(堪萨斯分支杆菌)

megalencephalic leukoencephalopathy with subcortical cysts,MLC(伴有皮层下囊肿的巨脑性脑白质病,又称 van der Knaap 病)

malignant melanoma,MM(恶性黑色素瘤)

MM(心肌质量=心肌的体积×心肌的密度)

multiple myeloma,MM(多发性骨髓瘤)

malignant myoepithelioma,MM(恶性肌上皮瘤),又称 myoepithelial carcinoma(涎腺肌上皮癌)

methylmalonic acidemia,MMA(甲基丙二酸血症),又称 methylmalonic aciduria(甲基丙二酸尿症)

myoepithelial carcinoma(肌上皮癌),又称 malignant myoepithelioma,MME(恶性肌上皮瘤)

modern medical imaging,MMI(现代医学影像学)

matrix metalloproteinases,MMPs(基质金属蛋白酶)

Mini-mental State Examination,MMSE(简易智能量表)

mini-mental state examination,MMSE(简易智能状态检测)

mini-mental status examination,MMSE(简易精神状态量表)

mesoblastic nephroma,MN(中胚叶肾瘤)

malignant nodules,MNS(恶性结节)

multiple organ dysfunction syndrome,MODS(多器官功能障碍综合征)

molecular imaging(分子影像学)

moment analysis(矩分析)

monoenergetlc or spectral imaging(能谱技术)

monochromatic image,Mono(单能量图像数据)

morning glory syndrome(牵牛花综合征)

mosaic attenuation pattern(马赛克衰减型)

mosaic oligemia,perfusion(马赛克血量减少,灌注)

multiple overlapped thin slab acquisition,MOTSA(多个重叠薄层块采集)

microscopic polyangiitis,MPA(显微镜下多血管炎)

meconium peritonitis,MP(胎粪性腹膜炎)

myocardial perfusion imaging,MPI(心肌灌注显像)

myocardial performance index,MPI(心肌运动指数)

malignant peripheral nerve sheath tumor,MPNST(恶性周围神经鞘瘤,恶性外周神经鞘瘤)

multiplane refonuation,MPR(多平面重建),multiplanar reformat,MPR(多平面重建),multiplanar reformation,MPR(多平面重组),multi-plane reconstruction,MPR(多平面重建),multiplanar reconstruction,MPR(多层面重建)

medial rectus muscle,MR(内直肌)

magnetic resonance angiopraphy,MRA(磁共振血管成像)

magnetic resonance cholangiopancreatography,MRCP(磁共振胆胰管成像)

MR dacryocystography,MRD(MR 泪道成像)

magnetic resonance elastography,MRE(磁共振弹性成像)

MR Fingerprinting,MRF(磁共振指纹)

MR microscopy,MRM(MR 显微术)

MR myocardial perfusion imaging,MRMPI(MR 心肌灌注成像)

magnetic resonance neurography,MRN(MR 神经成像术)

MR pulmonary perfusion,MRPP(磁共振肺灌注)

magnetic resonance renoglam,MRR(磁共振肾图)

magnetic resonance sialography,MRS(磁共振腮腺导管成像)

magnetic resonance spectroscopy,MRS(MR 波谱分析),magnetic resonance spectroscopic,MRS(磁共振波谱),magnetic resonance spectroscopy,MRS(磁共振波谱),MR spectroscopy,

MRS(MR 波谱)

magnetization(磁化),magnetic susceptibility[磁化率(居里磁化率)],magnetic susceptometry(磁化率测量法)

magnetization vector(磁化强度矢量),MPRAGE(磁化准备快速梯度回波),magnetic dipole moment(磁偶极距),magnetogyric ratio 或 gyromagnetic ratio(磁旋比)

maximum relevance and minimum redundancy,mRMR(最大相关最小冗余)

MR Venography,MRV(磁共振静脉成像)

mass spectrography,MS(质谱)

myeloid sarcoma,MS(髓细胞肉瘤,亦称髓样肉瘤、绿色瘤、粒细胞肉瘤、髓原始细胞肉瘤、绿色白血病、髓外白血病等)

MSA(多系统萎缩)

roendocrine carcinoma（大细胞性神经内分泌癌）

net enhancement（净增强值）

neurendocrine tumorlets（神经内分泌性微小瘤）或 tumorlets of carcinoid（类癌型微小瘤）或肺微小瘤

neurenteric cysts（神经胶质囊肿，也称胶质室管膜囊肿）

neurenteric cysts（神经肠源性囊肿）

neurocysticercosis（脑囊虫病）

neuropil（神经纤维网）

number of excitation, NEX（激励次数）

NF（神经纤维细丝蛋白，免疫组织化学检查内容之一）

neurofibromatosis, NF, NFD（神经纤维瘤病），又称 Von Recklinghausen 综合征

nodular goiter, NG（结节性甲状腺肿）

nerve growth factor, NGF（神经生长因子）

non-Hodgkin's lymphoma, NHL（非何杰金淋巴瘤）

normalized iodine concentration ratio, NIC（标准化碘浓度比）

near-infared, NIF（近红外线）

national institutes of health, NIH（美国国立卫生研究院），NIH（美国卫生部），National Instituition of Health, NIH（美国国家健康学会）

NIHSS（national institute of health stroke scale）评分

NIP（内翻性乳头状瘤）

normal aging leukoaraiosis, NLA（正常无症状的脑白质疏松）

National Library of Medicine, NLM（美国国立医学图书馆）

nasal minimal cross-sectional area, NMCA（鼻腔最小横截面积）

neuromyelitis optica, NMO（视神经脊髓炎），也称为 Devic 病, Devic 综合征, OSMS（视神经脊髓型多发性硬化）

neuronet work, NNW（神经网络）

naso-orbital- ethmoid, NOE（鼻眶筛区）

nonossifying fibroma, NOF（非骨化性纤维瘤）

non-deconvolution method（非去卷积法）

non-linearity（非线性度）, nonlinear least-square method（非线性最小平方法）

nephrographic phase, NP（实质期）

nasopharyngeal carcinoma, NPC（鼻咽癌）

nontumorous perfusion defect, NPD（非肿瘤性灌注缺损，又称为假阳性病变）

nasopharyngeal lymphoma, NPL（鼻咽部淋巴瘤）

noise power spectrum, NPS（噪声功率谱）

neuropsychiatric SLE, NPSLE（神经精神性系统性红斑狼疮或狼疮性脑病）

NPT（非搏动性耳鸣）

non-papillary thyroid carcinoma, N-PTC（非乳头状甲状腺癌）

negative predictive value, NPV（阴性预测值）

nutation-rotate, N-R（章动 - 旋转）

neonatal respiratory distress syndrome, NRDS（新生儿特发性呼吸窘迫综合征），又称 hyaline membrane disease, HMD（肺透明膜病）

nodular regenerative hyperplasia, NRH（结节性再生性增生）

NSA（国家脑卒中学会）

non-stereo corresponding contours, NSCC（非立体对应周线算法）

non-small cell lung cancer, NSCLC（非小细胞肺癌）

neuro-specific enolase, NSE（神经元特异性烯醇化酶，神经特异性烯醇化酶）

nonspecific interstitial pneumonia, NSIP（非特异性间质性肺炎）

non-thyroidal masses of the neck, NTMN（颈部非甲状腺肿物）

NTP（核苷三磷酸盐）

neuro-vascular conflict, NVC 或 micro-vascular conflict, MVC（神经微血管压迫学说）

Nyquist（乃奎斯特）

O

ophthalmic artery, OA（眼动脉）

ocular adnexal lymphoma, OAL（眼附属器恶性淋巴瘤）

osteochondritis disease, OCD（剥脱性骨软骨炎）

oriental cholangiohepatitis, OCH（东方人胆管性肝炎）

odontome（牙瘤）

oxygen extraction fraction, OEF（氧提取分数）, oxygen extraction fractional, OEF（氧摄取率）

ossifying fibroma, OF（骨化性纤维瘤）

odontogenic keratocyst, OKC（牙源性角化囊肿）

labyrinthitis ossificans, OL（骨化性迷路炎）

oligemia（血量减少）

oligocystic（少囊性）

orthotopic liver transplantation, OLT（原位肝移植）

osteochondral lesions of the talus, OLT（距骨骨软骨损伤）

ostiomeatal complex, OMC（鼻道-窦口复合体,窦口鼻道复合体）

-omics（组学）

orthogonal multiplanar reformation, OMPR（3D 正交多平面重组）

osteonectin, ON（骨连接蛋白）

olfactory neuroblastoma, ONB, ON（嗅神经母细胞瘤）

olfactory neuroepithelioma, ONE（嗅神经上皮瘤）

FDA（美国食品药品监督管理局）正式上线了一个公开数据开放项目——OpenFDA

opposed-phase, OP（反相位）

opposed-phase gradient echo technique（反相位梯度回波技术）

OPLL（颈椎后纵韧带骨化症）

osteopontin, OPN（骨桥蛋白）

OPT-keV（最佳能量值）

optic radiation（视放射,又称为膝距束）

optical reset（可见光复位）

optimum contrast（优化对比技术）, optimized sampling scan（优化采样扫描）

odd ratio, OR（比值比）

orthographic-to-phonological center（拼字-发音转换中心,或称为字词形成中心）

obstructive sleep apnea syndrome, OSAS（阻塞性睡眠呼吸暂停综合征）, obstructive sleep apnea hypopnea syndrome, OSAHS（阻塞性睡眠呼吸暂停低通气综合征）

opticospinal multiple sclerosis, OSMS, optic-spinal MS, OSMS（视神经脊髓型多发性硬化,即复发型视神经脊髓炎）

Os odontoideum（游离齿突小骨,也称为游离齿突）

Ossiculum terminale [永存终末小骨,也叫 Bergman（伯格曼）小骨]

osteoblastoma（骨母细胞瘤）

occult thyroid carcinoma, OTC（隐匿型甲状腺癌）

optical transfer function, OTF（光学传递函数）

otosclerosis（耳硬化症,又称耳海绵化症）

P

"4P" 医疗,即 prediction（预测）、personalization（个性化）、prevention（预防）和 participation（参与）医疗

"5 P"征:pain（疼痛）、paresthesia（感觉异常）、paralysis （麻痹）、pulselessness （无脉）和 pallor（苍白）

pilocytic astrocytoma, PA（毛细胞星形细胞瘤）

parathyroid adenoma, PA（甲状旁腺腺瘤）

propionibacteium acnes, P.acnes（痤疮丙酸杆菌）

picture archiving and communication system, PACS（图像存储与传输系统,图像归档与通讯系统）

panarteritis nodosa, PAN（结节性全动脉炎）

pancreatoblastoms（胰母细胞瘤）

peripheral artery occlusive disease, PAOD（外周动脉闭塞病）

parallel imaging techniques（并行采集技术）, parallel imaging（并行采集技术）, parallel imaging（平行成像）

perianeurysmal retroperitoneal fibrosis, PARF（动脉瘤周围腹膜后纤维化）

paraneoplastic syndromes（副瘤综合征）

penetrating atherosclerotic ulcer, PAU（穿透性动脉粥样硬化性溃疡）, penetrating aortic ulcers, PAU（穿透性主动脉溃疡）

Prussian blue, PB（普鲁士兰）

polybutylcyanoacrylate, PBCA（聚氰基丙烯酸正丁酯）

PBD（经皮肝穿胆管引流）

pharyngobasilar fascia, PBF（咽颅底筋膜）

peripheral blood monocyte, PBMC（外周血单个核细胞）

peribronchiolar metaplasia-interstitial lung disease, PBMILD（细支气管周围化生性间质性肺疾病）

phosphate buffered saline, PBS（磷酸盐缓冲液）

prune belly syndrome, PBS（梅干腹综合征,又称 Garrod-Davies 综合征、Engle-Barret 综合征、Traid 综合征）

PC（磷酸胆碱）

phase contrast, PC（相位对比法）

PC（翼管）

type Ⅲ procollagen, PC Ⅲ（Ⅲ型前胶原）

procollagen type Ⅲ peptide, P Ⅲ P（血清前胶原肽）

plasma cell type, PC（浆细胞型）

principal component analysis, PCA（主成分分析法）

PC-Cine（电影相位对比法）

primary ciliary dyskinesia, PCD（原发性纤毛运动障碍）

phase contrast cine magnetic resonance imaging, PC cineMRI（相位对比电影磁共振成像）

papillary cystadenoma of the epididymis, PCE（附睾乳头状囊腺瘤）

phosphocholine, PCho（磷酸胆碱）

phase-contrast mammography, PCM（乳腺位相成像诊断仪）

parasagittal cerebral necrosis, PCN（旁矢状区损伤）

phase-contrast cine MRI, PC-MRI（相位对比动态MRI）

phase contrast magnetic resonance imaging, PC MRI（相位对比磁共振成像）

proliferating cell nuclear antigen, PCNA（增殖细胞核抗原）

primary central nervous system lymphoma, PCNSL（中枢神经系统原发淋巴瘤）

partial pressure CO_2, PCO_2（CO_2分压）

posterior commissure-obex, PC-OB（后联合-闩连线）

phosphocreatine, PCr（磷酸肌酸）

PCP（卡氏肺囊虫肺炎，又称卡氏肺孢子虫肺炎）

polymerase chain reaction, PCR（聚合酶链反应）

PCT（CT静脉成像）

Parkinson's disease, PD（帕金森病），PDS（帕金森叠加综合征）

power Doppler imaging, PDI, PD（能量多普勒），power doppler sonography, PDS（能量多普勒超声），power Doppler flow imaging, PDI（能量多普勒血流显像法）

pervasive developmental disorders, PDD（广泛性发育障碍）

PDE（磷酸二酯）

PE（磷酸氨基乙醇，磷酸乙醇胺）

peak enhancement（增强峰值）

perivascular epithelioid cell tumor, PEComa（血管周上皮样细胞肿瘤）

pulmlonary epithelioid hemangioendothelioma, PEH（肺上皮样血管内皮瘤）

peliosis-like lesion（紫癜样病变）

Permeability, Per（通透性），Per为直线的斜率，P-BV为直线在Y轴的截距。Per指单位组织的毛细血管内皮总面积与通透性的乘积，是所有通过毛细血管的扩散量。P-BV指Patlak分析法得出的单位组织内血管的容积和组织容积的比值。Patlak分析法主要用于通透性分析，该方法的优点是可以接受较长时间的扫描时间间距，可以减少扫描次数，降低患者接受的辐射剂量和CT球管的负荷。

perspective projection（远景投影）

positron emission computed tomography, PET（正电子发射型计算机体层成像），PET reporter gene, PRG（PET报告基因），PET reporter probe, PRP（PET报告探针），PET predictive ratio, PPR（PET预测率）

perfusion flow, PF（灌注量）

prefrontal cortex, PFC（前额叶）

prostacyclin, PGI, prostacyclin, PGI_2（前列环素）

PGNT（乳头状胶质神经元肿瘤）

multidrug resistance MDRl P-glycoprotein, Pgp（多药耐药相关蛋白）

p-glycoprotein, PGP9.5（P糖蛋白）

prostaglandins, PGs（前列腺素）

pleomorphic hyanilizing angiectaic tumor of soft parts, PHAT（软组织多形性透明变性血管扩张性肿瘤）

phase array（阵列），以往译为"相控阵"

phase encoding（相位编码），phase encoding step（相位编码步），phase memory（相位记忆），phase transfer function, PTF（相位传递函数），phase cycling gradient recalled echo（相位循环梯度回波）

phase-contrast radiography（直接衍射位相成像）

pheochromocytoma, PHEO（嗜铬细胞瘤）

pseudohypohyperparathyroidism, PHHP（假性甲状旁腺功能减退伴亢进症）

postherpetic neuralgia, PHN（带状疱疹后遗神经痛）

photoelectric effect（光电效应）

photo stimulated substance（光激发物质），photo stimulated luminescence, PSL（光激发发光），photo stimulated luminesence substance（光激励发光物

质）

Pseudohypoparathyroidism, PHP（假性甲状旁腺功能减退症，又名西 - 班综合征）

primary hyperparathyroidism, PHPT（原发性甲状旁腺功能亢进症）

primary hyperparathyroidism, PHPT（原发性甲状旁腺功能亢进性骨病，又称为泛发性纤维囊性骨炎）

persistent hyperplastic primary vitreous, PHPV（永存性原始玻璃体增生症，永存原始玻璃体增殖症）

inorganic phosphate, Pi（无机磷酸盐）

pulsatility index, PI（搏动指数，脉动系数）

proatlantal intersegmental artery, PIA（寰前节间动脉，永存寰前节间动脉）

posterior limb of the internal capsule, PIC（内囊后肢）

piezoelectric crystal（压电晶体）, piezoelectric effect（压电效应）

pineoblastoms（松果体母细胞瘤）

prostate imaging reporting and data system, PI-RADS（前列腺影像报告和数据管理系统）

posterior inferotemporal cortex, PIT（后颞下回皮层）

platelet/endothelial cell adhesion mo1ecule（抗 CD31 抗体）

PLB（经皮肝组织活检）

primary liver cancer, PLC（原发性肝癌）

poly-L-lysine, PLL（聚左旋赖氨酸）

pilomyxoid astrocytoma, PMA（毛状黏液样星形细胞瘤）

peritoneal mucinous carcinomatosis, PMCA（恶性腹膜黏液腺瘤病）

primary malignant lymphoma of thyroid, PMLT（原发性甲状腺恶性淋巴瘤）

pseudomyxoma peritonei, PMP（腹膜假性黏液瘤）

peripheral neurocetodermal tumor, PNET（外周神经外胚层瘤）

primitive neuroectodermal tumor, PNET（原始神经外胚层肿瘤）, peripheral primitive neuroectodermal tumor, pPNET（外周型原始神经外胚层肿瘤）, sPNET（中枢型）

perineural spread, PNS（沿神经侵犯）, perineural tumor spread, PNS（神经周围扩散）

PNS（硬腭后缘）

primary open angle glaucoma, POAG（原发性开角型青光眼）

POEMS 综合征为具有 polyneuropathy, P（多发性神经病变）、organomegaly, O（脏器肿大）、endocrinopathy, E（内分泌病变）、monoclonal gammopathy, M（单克隆丙种球蛋白病）和 skin changes, S（皮肤改变）的综合性表现临床症候群

polypoid adenomyoma（息肉样腺肌瘤）

POV（原发性眼眶静脉曲张）

procollagen type Ⅲ peptide, P Ⅲ P（Ⅲ型血清前胶原肽）

posterior canal section to the posterior surface of the petrous bone, PP 值（后半规管断面中心到颞骨岩部后面的最短距离）

pleuropulmonary blastoms, PPBs（胸膜肺母细胞瘤）

pterygopalatine fossa, PPF（翼腭窝）

pseudo pseudo-hypoparathyroidism, PPHP（假假性甲状旁腺机能减退症）

ppm（parts per miilion）, ppm 表示 10^{-6}

peripheral primitive neurocetodermal tumor, PPNET（外周原始神经外胚层瘤）

parapharyngeal space, PPS（咽旁间隙）

positive predictive value, PPV（阳性预测值）

precision medicine（精准医疗）

preenhancement attenuation（平扫密度）

progesterone receptor, PR（孕激素受体）

prevalence rate, Pre（患病率）

pre-reader（预识别）, predictor（预测变量）, presamping（预抽样）, presaturation（预饱和），

preset pulse（预置脉冲）

progenitor cel1 antigen（抗 CD34 抗体）

propeller（推进器技术），实际上是 periodically rotated overlapping parallel lines with enhanced reconstruction [周期旋转重叠平行线（采集）伴增强重建技术的缩写]

point resolved spectroscopy, PRESS（点分辨波谱分析法）, point-resolved selective spectroscopy, PRESS（点分辨选择波谱）, point resolved echo spin spectroscopy, PRESS（点分辨自旋回波波谱法）

posterior reversible leukoencephalopathy syndrome, PRLS（可逆性后部白质脑病综合征）

projection reconstruction spectroscopic imaging（投影重组波谱成像）

periodically rotated overlapping parallel lines with enhanced reconstruction, PROPELLER [周期性旋转

重叠平行线采集和增强后处理重建技术（螺旋桨）]，periodically rotated overlapping parallel lines enhanced reconstruction，PROPELLER（周期性旋转重叠平行线采集和增强后重建技术，又称螺旋桨成像技术）

proteomics（蛋白质组学）

proton（质子），PD-Fs（质子密度），proton density，PD（质子密度成像），proton density weighted image，PDWI（质子密度加权像），proton magnetic resonance spectroscopy，MRS（磁共振质子波谱成像）

proximity average（平均接近度）

Prussak 间隙（鼓膜上隐窝）

power spectrum，PS（功率谱）

phosphatidylserine，PS（磷脂酰丝氨酸）

permeability surface，PS（表面通透性），permeability of capillary vessel surface，PS（毛细血管表面通透性）

permeability surface area product，PS（渗透表面积乘积，血管表面渗透面积），又称为毛细血管表面通透性。permeability，P[ml/100ml/min]（渗透系数）

prostate-specific antigen，PSA（前列腺特异抗原），PSA（前列腺血清特异性抗原）

persistent stapedial artery，PSA（永存镫骨动脉）

primary squamouscell carcinoma，PSCC（原发性鳞状细胞癌）

point spread function，PSF（点扩散函数）

polysomnography，PSG（多导睡眠监测，多导睡眠监测仪）

1 PSI=6.89 kPa，DSA 高压注射器最高注射限压 250 PSI

three-dimensional reversed FISP with diffusion-weighted，3D-PSIF-DWI（三维翻转稳态自由快速进动扩散加权成像，三维翻转稳态自由进动扩散加权成像，三维稳态快速进动反转扩散加权成像）

pituitary stalk interruption syndrome，PSIS（垂体柄阻断综合征）

PSP（进行性核上麻痹）

pancreatogenic segmental portal hypertension，PSPH（胰源性区域性门静脉高压症）

primary sjgren's syndrome，PSS（原发性干燥综合征）

peak systolic vocational，PSV（收缩期最高血流速度）

耳鸣，分 PT（搏动性耳鸣）与 NPT（非搏动性耳鸣）

prothrombin time，PT（凝血酶原时间），prothrombin activity，PTA（凝血酶原活动度）

parathyroid adenoma，PTA（甲状旁腺腺瘤）

papillary thyroid carcinoma，PTC（甲状腺乳头状癌）

percutaneous transluminal coronary angioplasty，PTCA（经皮经腔冠状动脉血管成形术）

parathyroid hormone，PTH（甲状旁腺（激）素）

primary thyroid lymphoma，PTL（原发性甲状腺淋巴瘤）

papillary thyroid microcarcinoma，PTMC（甲状腺乳头状微小癌）

percutaneous needle biopsy，PTNB（经皮针吸活检）

publication bias（发表偏倚）

pulsed（脉冲的），pulse mode（脉冲方式，断续工作方式），pulsed repeated frequency（脉冲重复频率），pulsed wave，PW（脉冲波）

positive predictive value，+PV（阳性预测值），negative predictive value，-PV（阴性预测值）

peak velocity，PV（峰值流速）

tissue plasma volume，PV（组织血浆容量）

pattern visual evoked potential，P-VEP（图形视觉诱发电位）

portal vein perfusion，PVP（门静脉灌注量）

positive voxel ratio，PVR [阳性体素比（分区内阳性体素占所有体素的个数比值）]

peripheral vessel space，PVS（血管周围间隙，即 Virchow-Robin 间隙）

perfusion weighted imaging，PWI（MRI 灌注加权成像）

peripheral zone，PZ（前列腺外周带）

Q

quality-adjusted life year，QALYs（质量调整生命年）

quantitative computed tomography，QCT（定量 CT）

QIR（quadruple inversion recovery）技术

quantitative-magnetization transfer imaging，qMTI（定量磁化传递成像）

quantitative ultrasound，QUS（定量超声）

quantization（量化）

quantum mottle（量子斑点）

R

relative amsotropy，RA（相对各向异性），Relative Anisotropy，RA（相对各向异性值）

rotating angle of atlas on dentate，RAAD（寰枢椎相对旋转角度）

relative apparent diffusion coefficient，rADC（相对表观扩散系数）

radial diffusivities，$l_\perp$（垂直扩散率）

radiogenomics（放射基因组学）

radiomics（影像组学，放射组学）

Ramsay-Hunt 综合征是由水痘 - 带状疱疹病毒所引起的耳痛、耳部疱疹、同侧周围性面瘫三联征，亦称带状疱疹膝状神经节综合征

Ranson 分数（急性胰腺炎分级时用）

retinoic acid receptor，RAR（视黄酸受体）

rapid acquisition with relaxation enhancement，RARE（弛豫增强快速采集序列），rapid acquisition relaxation enhanced，RARE（快速采集弛豫增强）

retinoblastoma，RB（视网膜母细胞瘤）

respiratory bronchiolitis interstitial lung disease，RB-ILD（呼吸性细支气管炎性间质性肺疾病）

RCA（右冠状动脉）

relative cerebral blood volume，rCBV（相对脑血容量）

randomized controlled trial，RCT（随机对照研究）

retinal detachment，RD（视网膜脱离）

integrated radiomics database，RDB（整合的影像组学数据库）

sinus histiocytosis with massive lymphadenopathy，SHML（窦组织细胞增生伴巨大淋巴结病，窦组织细胞增生症），又称为 RDD（Rosai-Dorfman 病）

recursive filtering（递归滤波）

revised European and American Lymphoma，REAL（修正的欧美淋巴瘤分类法）

real word、pseudoword and nonword（真词、假词和非词）

real-time FGRET（实时快速多回波梯度回波）

receptor binding/internalization（受体结合或 / 和内化）

inversion recovery with real reconstruction，3D-real IR（三维实时重建反转恢复）

response evaluation criteria in solid tumors，RECIST（"实体肿瘤疗效评价标准"）

regional homogeneity，ReHo（局部一致性）

Reissner 膜（前庭膜）

radiation-induced encephalopathy，REP，radiation encephalopathy，REP（放射性脑病）

reporter genes（报告基因）

reticuloendothelial system，RES（网状内皮系统）

resting-state functional MRI（静息态脑功能成像）

root entry/exit zone，REZ（神经根进、出部）

radio frequency，RF（射频）

rheumatoid factor，RF（类风湿因子）

regional hepatic blood volume，rHBV（局部肝血容量）

restance index，RI（阻力指数，阻力系数），resistance index，RI（阻抗系数）

radioimmunoassay，RIA（放射免疫法）

Reversible Ischemic Neurologic Deficit，RIND（可逆性缺血性脑损害）

radiology information system，RIS（放射信息系统，放射科信息系统）

radial kurtosis，RK（径向峰度）

rhabdomyosarcoma，RMS（横纹肌肉瘤），Spindle Cell Rhabdomyosarcoma（梭型细胞性横纹肌肉瘤），Alveolar Rhabdomyosarcoma（腺泡状横纹肌肉瘤），Pleomorphic Rabdomyosarcoma（多形性横纹肌肉瘤）

root mean square，RMS（均方根值），root-mean-square variation（变异均方根）

relative mean transit time，rMTT（相对平均通过时间）

regenerative nodule，RN（再生结节）

frequency rank，RN（频率等级），frequency type，RT（频率类型）

RNAomics（RNA 组学）

renal oncocytoma，RO（肾嗜酸细胞腺瘤）

robust（鲁棒）

rotation（旋转），rotation amount，GA（旋转量），rotation center，GC（旋转中心），rotate clip，RC（转动剪辑），rotate-rotate，R-R（旋转 - 旋转）

receiver operating characteristic analysis，ROC（受试者操作特性解析），receiver operating characteristic curve，ROC（受试者操作特性曲线），receiver operating characteristic curve，ROC（受试者工作特性

曲线），receiver operating characteristic curve，ROC 曲线（受试者操作特征曲线），fundamentals and application of ROC analysis（ROC 分析基础与应用）

region of interest，ROI（兴趣区），regions of interest，ROIs（感兴趣区）

retinopathy of prematurity，ROP（早产儿视网膜病变）

Rosai-Dorfman 病，又称 SHML（窦组织细胞增生伴巨大淋巴结病）

relative pulmonary blood flow，rPBF（相对肺血流量）

recurrent pyogenic cholangitis，RPC（复发性化脓性胆管炎）

retroperitoneal fibrosis，RPF（腹膜后纤维化），即 Ormond's 病

relative risk，RR（相对风险度）

rotate-rotate，R-R（旋转 - 旋转），rotation（旋转），rotation amount，GA（旋转量），rotation center，GC（旋转中心）

relapsing-remitting multiple sclerosis，RRMS（复发缓解型 MS）

relative speed，RS（相对感度）

reflex sympathetic dystrophy，RSDS（交感神经反射性营养不良）

resting state functional magnetic resonance imaging，RS-fMRI（静息态功能磁共振技术）

relative signal intensity，RSI（相对信号强度）

Radiological Society of North America，RSNA（北美放射学会）

road map mode（路标方式），road map test，RST（道路地图检测）

relative tissue blood flow，rTBF（相对组织血流量）

relative tissue blood volume，rTBV（相对组织血容量）

real-time three dimensional echocardiography，RT-3DE（实时三维超声心动图技术）

radiation therapy oncology group，RTOG（美国放射肿瘤治疗协作组）

reversal transcription-polymerase chain reaction，RT-PCR（逆转录聚合酶链反应）

rise value，RV（增幅）

S

sensitivity，S（感光度，敏感性，灵敏度）

primary somatosensory cortex 1，S1（第 1 躯体感觉区）

secondary somatosensory cortex 2，S2（第 2 躯体感觉区）

secondary somatic sensory cortex（第二躯体感觉皮层），又称 S Ⅱ 区（体感 2 区）

subcortical arteriosclerotic encephalopathy，SAE（皮层下动脉硬化性脑病），又称为 Binsvanger disease，BD（Binsvanger 病）

subarachnoid hemorrhage，SAH（蛛网膜下腔出血）

SAM（平滑肌动蛋白）

SaO_2（最低血氧饱和度）

synovitis acne pustulosis hyperostosis osteomyelitis，SAPHO 综合征（滑膜炎 - 痤疮 - 脓疱疹 - 骨肥厚 - 骨炎综合征），即获得性骨肥大综合征

specific absorption rate，SAR（组织吸收率）

severe acute respiratory syndrome，SARS（严重急性呼吸综合征）

sleep apnea syndrome，SAS（睡眠呼吸暂停综合征）

subarachnoid space，SAS（蛛网膜下腔）

subacute thyroiditis，SAT（亚急性甲状腺炎）

subcutaneous abdominal adipose tissue，SAT（腹部皮下脂肪）

the suprabullar cell，SB（筛泡上气房）

shift clip，SC（移动剪辑）

spontaneous carotid artery dissection，SCAD（自发性颈动脉内膜剥脱症，自发性颈动脉夹层）

spontaneous cervicocerebral artery dissection，sCAD（自发性头颈部动脉夹层，自发性头颈动脉内膜剥脱症）

squamous cell carcinoma，SCC（鳞状细胞癌）

spinal cavernous hemangioma，SCH（脊髓海绵状血管瘤，亦称脊髓海绵状血管畸形）

spinal cord injury，SCI（脊髓损伤）

small cell lung cancer，SCLC（肺小细胞癌）

sternocleidomastoid，SCM（胸锁乳突肌）

single-chain fragment of the V region，scFv（单链抗体）

spiral CT during arterial portography，SCTAP（螺旋 CT 动脉门脉造影）

striatonigral degeneration，SND（纹状体黑质变性），也称为 Parkinson variant of multiple system atrophy，MSA-P（P 型多系统萎缩）

sensorineural hearing loss，SNHL（感音神经性耳聋）

solitary necrotic nodule，SNN（孤立性坏死结节）

sinonasal-type hemangiopericytoma，SNTHPC（鼻腔鼻窦型血管外皮细胞瘤，鼻腔鼻窦型血管周细胞瘤，鼻窦型血管外皮细胞瘤，鼻窦型血管周细胞瘤）

superior oblique muscle，SO（上斜肌）

the suparorbital ethmoid cell，SO（眶上筛房）

serous oligocystic adenoma，SOA（寡囊型浆液性囊腺瘤）

secretory otitis media，SOM（分泌性中耳炎）

secondary osteonecrosis of the knee，SON（膝关节继发性骨坏死）

spontaneous osteonecrosis of the knee，SONK（膝关节自发性骨坏死），又命名为 idiopathic osteonecrosis（膝关节特发性骨坏死），或 primary osteonecrosis（原发性骨坏死）

solitary plasmacytoma，SP（孤立性浆细胞瘤），solitary plasmacytoma of bone，SPB（孤立性骨浆细胞瘤）

single photon absorptiometry，SPA（单光子骨矿分析仪）

sampling perfection with application-optimized contrast different flip angle evolutions，SPACE（可变翻转角的超长回波链魔方成像）

spectral attenuated inversion recovery，SPAIR（频谱衰减反转恢复序列）

Spectrally selective Attenuated Inversion Recovery，SPAIR（脂肪抑制序列检查），Philips 公司的 SPIR（Spectral Inversion Recovery）序列，GE Healthcare 的 SPECIAL（SPECtral Inversion At Lipids）序列

spatial modulation of magnetization，SPAMM（磁化空间调节 MRI 技术）

spoiled gradient recalled echo，SPGR（扰相梯度回波），spoiled gradient echo（扰相梯度回波）

superparamagnetic iron oxide，SPIO（超顺磁性氧化铁微粒）

spectral presaturation by inversion recovery，SPIR（频谱预饱和反转恢复序列）

spectral saturation inverision recovery，SPIR（频谱饱和反转恢复法脂肪抑制术）

spatial characteristics（空间特征），spatial filtering（空间滤过），spatial frequency（空间频率），spatial frequency processing（空间频率处理），spatial peak pulse average（平均空间峰值脉冲），spatial peak time peak（空间峰值时间峰值）

specificity，SPE，specificity，Spe（特异性）

single photon emission computed tomography，SPECT（单光子发射计算机体层成像，简称 ECT）

spectra1 dispersion（光谱分散）

spatium perilymphaticum gadolinium opacification，SPGO（外淋巴间隙钆成像）

superparamagnetic iron oxide agent，SPIO，superparamagnetic iron oxide，SPIO，Ferumoxides 或 SPIO（超顺磁性氧化铁微粒，超顺磁性氧化铁颗粒，超顺磁性三氧化二铁制剂）

spectral presaturation inversion recovery，SPIR（频率预饱和反转恢复）

statistical paramatric mappmg，SPM（统计参数图）

solitary pulmonary nudole，SPN（孤立性肺结节），SPN-to-aorta ratio（SPN 与主动脉增强峰值比）

Sprengel 畸形（高肩胛）

selected photon shield，SPS（能谱纯化技术），selected by photon shields，SPS（选择性能谱滤过）

styloid process syndrome，SPS（茎突综合征，茎突过长症），亦称 Eagle syndrome（Eagle 综合征）

solid—psuedopapillary tumors of pancreas，SPTP（胰腺实性 - 假乳头状瘤）

systemanc review，SR（系统性分析）

superior rectus muscle，SR（上直肌）

state-rotate，S-R（静止 - 旋转）

summary ROC，SROC（集成受试者工作特征曲线）

steepest slop，SS（最大斜率）

synovial sarcoma，SS（滑膜肉瘤）

Sjögren's Syndrome，SS（舍格伦综合征）

Sjogren syndrome，SS（干燥综合征）

sSAE（散发性皮层下动脉硬化性脑病）（Binswanger 病）

superior semicircular canal dehiscence，SSCD，superior semicircular canal dehiscence syndrome，SSCDS（上半规管裂综合征）

surface shaded display，SSD（表面遮盖显示，表面阴影显示，遮蔽表面显示）

spontaneous spjnal epidural hematoma，SSEH（自发性脊髓硬膜外血肿）

SSFP 不同厂家分别称为 fast imaging employing steady-state acquisition，FIESTA（快速平衡稳态成像）、fast imaging with steady-state precession，FISP（稳态进动快速成像）和 true FISP

single shot echo planar imaging，SS-EPI（单次激发 EPI 成像）

single-shot echo-planar DWI，SS-EPI-DWI（单次激发平面回波 DWI）

single-shot fast spin echo，SS-FSE（单次激发快速自旋回波序列，单激发 FSE）

multiphase-multisection single-shot FSE，SSFSE（多期多层单激励快速自旋回波技术）

slice sensitivity profile，SSP（螺旋层面灵敏度）；slice selection（选层）；slice thickness（层厚）

slab thickness，ST（投影块厚度）

spasmodic torticollis，ST（痉挛性斜颈）

signal targeting alternating radiofrequency，STAR（信号靶向交替射频技术）

small thyroid carcinoma，STC（小甲状腺癌）

steal phenomenon（盗血现象）

stimulated echo acquisition mode，STEAM（激励回波采集模式），stimulated-echo acquisition mode，STEAM（激发回波），stimulated-echo acquisition-mode，STEAM（激励回波脉冲序列），stimulated-echo acquisition mode，STEAM（激励回波探测法），stimulated-echo method，STEAM（激励回波方法）

stepdown-stepup phenomenon（上下跳跃现象）

short time inversion recovery，STIR（短时反转恢复序列，短时间反转恢复序列）

short-TI inversion recovery，STIR（短反转时间反转恢复，短 TI 的反转恢复序列）

short time inversion recovery magnetic resonance imaging，STIR-MRI（全身短时反转恢复序列磁共振成像）

supertubual recess，STR（咽鼓管上隐窝）

stress fracture（应力性骨折），俗称 march fracture（行军骨折），亦称 fatigue fracture（疲劳骨折）

sliding thin slab maximum vs minimum projection，STS-MIP（滑动薄层块最大密度投影或 minIP）

Sturge-Weber syndrome，SWS（颅面血管瘤病，脑三叉神经血管瘤病，Sturge-Weber 综合征）

standardized uptake volue，SUV（标准化摄取值，标准摄取值）

SV（每搏输出量 = EDV- ESV= 舒张末期容积 - 收缩末期容积）

single volume spectroscopy，SV（单体积波谱分析），single volume spectroscopy，SVS（单体素）

MRS 信号的方法

super vena cava syndrome，SVCS（上腔静脉阻塞综合征）

SVN（前庭上神经）

susceptibility vessel sign，SVS（磁敏感血管征）

susceptibility weighted imaging，SWI（磁敏感加权成像），susceptibility-weighted imaging，SWI（磁敏感成像）

subcortical white matter，SWM（皮层下白质）

single energy x-ray absorptiometry，SXA（单能 X 线吸收测量仪）

Syn（乳头间瘤细胞突触素，突触素，免疫组化学检查内容之一）

synaptophysin，Syn，SYN（突触蛋白）

T

T_1 mapping（T_1 值映射）

Tesla，T（特斯拉）

hyroid adenoma，TA（甲状腺腺瘤 t）

time-attenuation，TAC（时间 - 密度曲线）

transcatheter arterial chemoembolization，TACE（经导管动脉化疗栓塞术）

transarterial chemotherapy embolization，TACE（经肝动脉栓塞化疗）

transarterial embolization，TAE（经肝动脉栓塞）

Tagging-MRI（MRI 标记技术）

Takayasu's 动脉炎（大动脉炎）

thrombosis angiiatis obliterance，TAO（血栓闭塞性脉管炎，也称 Buerger 病）

transabdominal sonography，TAS（经腹部超声）

total bilirubin，Tbil（总胆红素）

tracheobronchomegaly，TBM（气管支气管巨大症，又称 Mounier-Kuhn 综合征）

transient bone marrow edema，TBME（一过性骨髓水肿）

thyroid carcinoma，TC（甲状腺癌）

total cholesterin，TC（总胆固醇）

temporal cluster analysis，TCA（时间聚类分析）

traumatic carotid cavernous fistula，TCCF（外伤性颈内动脉海绵窦瘘）

transcranial Doppler ultrasound，TCD（经颅多普勒超声）

^{99}Tc^m-MIBI（甲氧基异丁基异腈）

^{99}Tc^m-HL91 为一种新型乏氧组织显像剂

type 2 diabetes mellitus，T2DM（2 型糖尿病）

time density curve，TDC 曲线（时间密度曲线）

tissue doppler imaging，TDI（组织多普勒成像）

echo time or last echo time，TE 或 TE last（回波时间）

transesophageal echocardiography，TEE（经食管超声心动图）

telediagnosis（远程诊断），telemedicine（远程医学）

temporal characteristics（时间特征），temporal resolution（时间分辨力），temporal subtraction（时间减影）

Tenon 囊（眼球囊，即眼球筋膜囊）

triangular fibrocartilage complex，TFCC（三角纤维软骨复合体）

transferrin，Tf（转铁蛋白），transferrin receptor，TfR（转铁蛋白受体）

thin film transistor，TFT（薄膜晶体管）

triglycerides，TG（甘油三酯），triglyceride，TG（血脂）

TGAb（甲状腺球蛋白抗体）

time gain compensation，TGC（时间增益补偿）

thyroglossal duct cyst，TGDC（甲状舌管囊肿）

transforming growth factor，TGF（转化生长因子），TGF-α（转化生长因子 α），transforming growth factors β，TGF-β（转化生长因子 β），TGF-β1（细胞转化生长因子）

the central slice theorem（中心切片定理）

thermal relaxation（热弛豫）

the maximum relative enhancement ratio（最大相对增强率）

the slope of ephancement（增强斜率）

three-dimensional contrast-enhanced MRA，3D CE MRA（三维增强 MRA），three dimensional contrast enhanced MRA，3D-CE MRA（三维对比增强磁共振血管成像）

three-dimensional contrast-enhanced time-of-flight MR angiography，3D CE TOF MRA（三维时间飞跃法血管成像）

three dimensional constructive interference steady state，3D–CISS（三维稳态构成干扰）

three-diamensional dynamic contrast-enhanced MR angiography，3D DCE-MRA（三维动态增强 MR 血管造影）

three-dimensional high-resolution，gradient-echo sequence，3D fGRE（三维高分辨力梯度回波）

three dimensional fast inflow with steady-state precession，3D FISP（三维稳态进动快速成像）

three-dimensional fast recovery fast spino echo，3D-FRFSE（三维快速反转自旋回波）

three dimensional magnetization-prepared rapid acquisition gradient-echo，3D MP-RAGE（三维磁化准备快速梯度回波）

three dimensional spoiled gradient recalled acquisition in the steady-state，3D SPGR（三维稳态损毁梯度回波采集）

time of flight，3D-TOF（三维时间飞跃）

three-dimensional segementation（三维分割软件）

transient hepatic attenuation difference，THAD（一过性肝密度差异）

transient hepatic parenchymal enhancement，THPE（一过性肝实质强化）

tolosahunt syndrome，THS（痛性眼肌麻痹）

thyroid orbitopathy（甲状腺性眼眶病变），endocrine ophthalmopathy（内分泌眼病），Grave 眼病

inversion time，TI，time of inflow（TI）[反转时间]

transient ischemic attacks，TIA（短暂性脑缺血发作）

time-signal intensity curve，TIC（信号强度 - 时间曲线），TIC（时间 - 信号曲线）

temporal independent component analysis，TICA（去卷积和时间独立成分分析法）

time interval differenee，TID（时间间隔差）

total imaging matrix，TIM（全身成像矩阵技术）

tissue inhibitor of metalloproteinases-3，TIMP3（组织金属蛋白酶抑制剂）

transjugular intrahepatic porto-systemic shunt，TIPS（经颈静脉肝内门 - 体分流术）

turbo spin echo with inversion recovery magnetization preparation，TIRM（快速反转恢复磁化准备自旋回波）

temporal lobe epilepsy, TLE（颞叶癫痫）

total liver perfusion, TLP（肝总灌流量）

total liver perfusion, TLP（全肝总灌注量）, TLP=HAP+PVP

temporomandibular disorders, TMD,（temporomandibular joint disorder, TMJ）,（internal derangement of TMJ, TMJID）[颞下颌关节紊乱病]

total mesoretal excision, TME（全直肠系膜切除术）

temporomandibular joint, TMJ（颞下颌关节）

temporomandibular joint disk displacement, TMJDD（颞下颌关节盘移位）

temporomandibular joint dysfunction syndrome, TMJDs（颞下颌关节功能紊乱综合征）

trigeminal neuralgia, TN（三叉神经痛）

true negative, TN（真阴性）, true negative fraction, TNF（真阴性概率）

triple negative breast cancer, TNBC（三阴性乳腺癌）

true non-enhanced, TNE（真实平扫）

TNF-α（肿瘤坏死因子）

transient osteoporosis, TO（一过性骨质疏松）

time of flight, TOF（时间飞跃法）, time of flight, TOF（时间流逝法）

3D TOF（三维时间飞跃法）, 三维时间飞跃法磁共振血管成像, three-dimensional time of flight magnetic resonance angiography, 3D-TOF-MRA（三维时间飞跃法断层血管成像）

Tolosa-Hunt Syndrome（痛性眼肌麻痹）

TORCH 综合征（中枢神经系统先天性感染）, TORCH 是一类具有致畸作用的病原微生物的缩写, T 指 toxoplasmosis（弓形体病）, R 指 rubella virus（风疹病毒）, C 指 cytomegalo virus（巨细胞病毒）, H 指 herpes virus（疱疹病毒）, 由这一组病原体所引起的感染称为 TORCH 感染

Tornwaldt 囊肿（鼻咽潴留囊肿, 咽囊炎）

Tourette syndrome（抽动秽语综合征）

true fast imaging with steady state procession, True FISP[平衡式稳态自由进动梯度回波序列（Philip）], Balance-FFE[真稳态进动快速成像（Siemens）, 真实稳态自由进动序列]

true positive, TP（真阳性）, true positive fraction, TPF（真阳性概率）

TP（扁桃体与咽腔比值）

tubed pectoralis major myocutaneous flap, TPMF（原

肌球蛋白 3）

T_{peak}（达峰时间）

TPOAb（抗甲状腺过氧化物酶抗体）

tumor polysaccharide substance, TPS（组织多肽特异性抗原）

repetition time, TR（重复时间）

Treacher-Collin 综合征（双侧病变合并双侧性耳前瘘管或有耳赘及脊椎发育畸形）

TRAb（促甲状腺激素受体抗体）

TNF-related apoptosis-inducing ligand, TRAIL（肿瘤坏死因子相关凋亡诱导配体）

transcriptomics（转录组学）

translation（平移）, translate-rotate, T-R（平移 - 旋转）

transmission（透射）

time resolved echoshared angiographic technique, TREAT（时间分辨回波分享 MRA 技术）

tuberous sclerosis, TS（结节性硬化）, tuberous sclerosis complex, TSC（结节性硬化症）, 又称 Bourneville 病

trans atlantic intersociety consensus, TSAC（泛大西洋国际研讨组织）

turbo spin echo, TSE（快速自旋回波）

TSH（促甲状腺激素）

thrombospondin-1, TSP-1（血小板反应素 -1）

TTE（经胸壁超声心动图）

time to peak, TTP（对比剂峰值时间, 达峰时间）

3D-tureFISP（三维真实稳态进动快速成像）

T_2-selective IR scheme（T_2 选择性反转恢复序列）

T_2 shine-through effect（T_2 穿透效应）

tumorlets of carcinoid（类癌型微小瘤）或 neurendocrine tumorlets（神经内分泌性微小瘤）或肺微小瘤

transrectal ultrasound, TURS（直肠超声）

tissue velocity imaging, TVI（组织速度成像）

transvaginal sonography, TVS（经阴道超声）

two-dimensional Fourier transform, 2DFT（二维傅里叶变换）

two or three-dimension contrast-enhanced phase-contrast MR angiography, 3D/2D CE PC MRA（三维或二维相位对比法 MR 血管成像）

two-dimensional time of flight magnetic resonance angiography, 2D-TOF MRA（二维时间飞跃磁共振

血管成像）

T_1-weighted dual-gradient echo chemical shift imaging，T_1WI dua（T_1 加权双回波化学位移梯度回波成像）

T_1WI, In- 和 out-of-phase（正和反相梯度回波序列）

T_2WI/3D/TSE（三维快速自旋回波序列）

thromboxane A_2，TX A_2（血栓素）

type Ⅲ collagen，C Ⅲ（Ⅲ型胶原蛋白）

type Ⅳ collagen，C Ⅳ（Ⅳ型胶原蛋白），type- Ⅳ -collagen，C Ⅳ（Ⅳ型胶原）

type Ⅲ procollagen，PC Ⅲ（Ⅲ型前胶原）

TZ（前列腺移行带）

U

ultrasound biomicroscope，UBM（超声生物显微镜）

uterus cervical cancer，UCC（子宫颈癌）

ultrasonic cardiograph，UCG（超声心动图仪）

UDPS（二磷酸尿苷糖）

international union against cancer，UICC（国际抗癌联盟）

UK biobank（英国生物样本库计划）

usual interstitial pneumonia，UIP（寻常型间质性肺炎，普通型间质性肺炎）

Ultrasound elastography（超声弹性成像）

uvulopatopharyngoplasty，UPPP（悬雍垂腭咽成型术）

Uniform Requirements for Manuscripts Submitted to Biomedical Journals，URMs（生物医学期刊投稿的统一要求）

ultrasound（超声），ultrasonic field（超声场），ultrasound imaging，USI（超声成像），ultrasonic elastography，USE（超声弹性成像）

ultrasound-guided fine needle aspiration biopsy，US-FNAB（超声引导下细针穿刺活检）

Ferumoxtran-10 或 US-PIOs（超小超顺磁性三氧化二铁制剂）

ultra-super-paramagnetic iron oxide particles，USPIO（超顺磁性氧化铁颗粒）

ultrasmall superparamagnetic iron oxide particles，US-PIO（超小顺磁性氧化铁颗粒）

ultrasmall superparamagnetic iron oxide，USPIO（超微型超顺磁性氧化铁颗粒），目前应用的超微型超顺磁性氧化铁颗粒一般有 Combidex、AMI

227、AMI Code 7227、BMS 180549、Sinerem 等。

ultrashort echo time，UTE（超短回波时间）

V

primary visual cortex，V1（初级视觉皮层）

vestibule aqueduct，VA）（vestibular aqueduct，VA（前庭导水管）

vertebral artery，VA（椎动脉），vertebral artery dissection，VAD（椎动脉系统夹层）

vascular dementia，VaD（血管性痴呆）

vasa vasorum（滋养血管）

visceral adipose tissue，VAT（腹腔内脂肪）

voxel based morphometry，VBM（基于体素的形态学测量，以单体素为基础的形态学分析法，基于体素的形态测量学）

vertebrobasilar transient ischamic vertigo，VBTIV（椎 - 基动脉短暂缺血性眩晕）

vascular cognitive impairment，VCI（血管性认知功能损害）

血管性认知功能障碍包括 3 种情况，即：vascular cognitive impairment no dementia，VCIND（非痴呆血管性认知功能障碍）、vascular dementia，VaD（血管性痴呆）、伴有血管因素的 AD，即 mixed AD/VaD（混合性痴呆）

volume computed tomography，VCT（容积 CT）

volume doubling time，VDT（倍增时间），volume doubling time，VDT（体积倍增时间）

virtual endoscope，VE（仿真内镜，仿真内窥镜）

velocity encoded cine MR imaging，VEC-MRI（速度编码电影 MRI）

vascular endothelial growth factor，VEGF（血管内皮生长因子）

vestibular-evoked myogenic potential，VEMP（前庭诱发肌源性电位检查）

Vence（速度编码）

visual evoked potential，VEP（视觉诱发电位）

vertical facical nerve，VFN（面神经管垂直部）

VGR（体积增长率）

VHL 综合征（von Hlippel-Lindau 综合征）

von Hippel-Lindau tumor-suppressor gene（VHL 抑癌基因）

volumetric interpolated breath-hold examination，VIBE（各向同性容积式插入法屏气检查）

volume imaging for breast assessment, VIBRANT（乳腺容积成像技术）

vibration（振动）

video image（视频图像），video signal（视频信号）

Vim（波形蛋白，免疫组织化学检查内容之一）

Virchow-Robin 腔（血管周围间隙）

Vogt-Koyanagi-Harada syndrome, VKHS（Vogt- 小柳 - 原田综合征）是一种伴有神经系统及皮肤、毛发改变的双眼内源性葡萄膜炎

visceral larva migrans, VLM（内脏幼虫移行症，人弓蛔虫病）

volume measurement error, VME（体积测量误差）

virtual non-contrast, VNC（虚拟平扫），virtual non-enhanced, VNE（虚拟平扫）

volume of interest, VOI（感兴趣容积）

voxel（体素），single voxel（单体素）和 multivoxel（多体素），voxel-vise（体素钳）

V/P 显像（通气灌注肺显像）

vestibule to posterior surface of pertous bone, VP 值（前庭到颞骨岩部后面的最短距离）

vessel probe, VP（血管探针技术）

verbal paired associates test, VPAT（口头配对相关测试）

VPS（血管性帕金森综合征）

volumetric quantitative computed tomography, vQCT（容积定量 CT）

volume render, VR,（volume rendering, VR）[容积重建, 容积再现]

volume ratio, VR（容积比率），Volume Ratio, VR（容积比），1-VR（1- 容积比）

volume rendering technique, VRT（容积再现技术）

variance of residence time, VRT（驻留时间方差）

venous sinus thrombosis, VST（静脉窦血栓形成）

virtual touch tissue imaging, VTI（声触诊组织定性成像）

virtual touch tissue quantification, VTQ（声触诊组织定量成像）

volumetric quantitative computed tomography, vQCT（容积定量 CT）

vesiculo-vascuolar organelles, VVO（血管囊泡小体）

varicella zoster virus, VZV（水痘带状疱疹病毒）

W

Waldeyer 环（咽淋巴环），韦氏环、the lymphatic Waldeyer's Ring（咽淋巴环内环）

Wallerian degeneration（华勒变性）

WATS（选择性水激励）

Watson 综合征（即有牛奶咖啡斑和精神发育不全，伴有肺动脉狭窄而无其他 NF Ⅰ的表现），

骨纤维结构不良综合征（有早熟、多发性骨改变，如骨增生、增粗、弯曲畸形，有时皮肤亦有类似的褐色斑点和色素沉着，但无皮肤和皮下的神经纤维瘤改变）

adenolymphoma（腺淋巴瘤，又名 Warthin 瘤，或称淋巴乳头状囊腺瘤）

wash-in rate（信号增高率）

whole-body diffusion-weighted magnetic resonance imaging, WBDWI（磁共振全身扩散加权成像）。目前广泛应用的有 3 种：① breath-hold single-shot EPI-DWl（屏气单次激发扫描技术）；② free-breathing multiple-averaging single-shot EPI-DWl（自由呼吸多次平均扫描技）；③ diffusion-weighted whole-body imaging with background body signal suppression, DWIBS（全身扩散背景抑制技术）

WC（腰围）

（语言的）Wernicke 区（包括左侧颞上回、颞中回后部、缘上回和角回，尤其是角回）

Wegener's granulomatosis, WG（韦格纳肉芽肿）

Whipple 病（肠源性脂肪代谢障碍）

World Health Organization, WHO（世界卫生组织）

WHO International Clinical Trials Registry Platform, WHO ICTRP（世界卫生组织国际临床试验注册平台）

whole body magnetic resonance imaging（MRI 全景扫描）

waist to hip ratio, WHR（腰臀围比值）

Willis 环（脑底动脉环）

window level, WL [窗位（窗水平）]，window technology（窗技术），window width, WW（窗宽）

white light bronchoscopy, WLB（普通纤维支气管镜）

white-matter hyperintensilties, WMHS（脑白质高信号），white matter areas of high signal intensity, WMH（白质高信号区）

washout ratio, WR（廓清率，流出率，清除率）

Wrisberg 韧带（板股韧带）

WR_{320s}（320s 时目标组织的信号强度）

Wiener spectrum, WS（威纳频谱）

X

X-ray absorption（X 线吸收），X-ray maximum linear dose（X 线最大的线性剂量）

X-ray spectrum（X 线谱），X-ray computed tomography, CT（X 线计算机断层摄影术）

xanthogranulomatous cholecystitis，XGC（黄色肉芽肿性胆囊炎）

Y

^{99}Y-minigastrin（小胃泌素）

yolk sac tumor, YST（卵黄囊瘤）

Z

Zeeman effect（塞曼效应）

ZOOM-EPI（区域放大倾斜多层 EPI）

常用文献类型及对应的标志代码：M（普通图书），C（会议录），G（汇编），N（报纸），J（期刊）；常用电子文献载体及对应的标志代码：CD（光盘），OL（联机网络）